HANDBUCH DER MIKROSKOPISCHEN ANATOMIE DES MENSCHEN

BEGRÜNDET VON
WILHELM v. MÖLLENDORFF

FORTGEFÜHRT VON
WOLFGANG BARGMANN
KIEL

VIERTER BAND
NERVENSYSTEM

FÜNFTER TEIL

MIKROSKOPISCHE ANATOMIE DES VEGETATIVEN NERVENSYSTEMS

ERGÄNZUNG ZU BAND IV/1

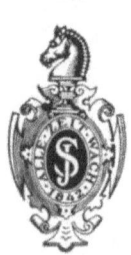

SPRINGER-VERLAG BERLIN HEIDELBERG GMBH

1957

NERVENSYSTEM

FÜNFTER TEIL

MIKROSKOPISCHE ANATOMIE
DES VEGETATIVEN NERVENSYSTEMS
ERGÄNZUNG ZU BAND IV/1

BEARBEITET VON

PHILIPP STÖHR JR.
PROFESSOR DER ANATOMIE
UND DIREKTOR DES ANATOMISCHEN INSTITUTES DER UNIVERSITÄT BONN

MIT 501 ZUM TEIL FARBIGEN ABBILDUNGEN

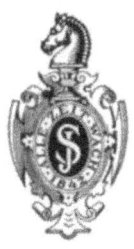

SPRINGER-VERLAG BERLIN HEIDELBERG GMBH
1957

ISBN 978-3-642-47924-3   ISBN 978-3-642-47923-6 (eBook)
DOI 10.1007/978-3-642-47923-6

ALLE RECHTE,
INSBESONDERE DAS DER ÜBERSETZUNG IN FREMDE SPRACHEN,
VORBEHALTEN

OHNE AUSDRÜCKLICHE GENEHMIGUNG DES VERLAGES
IST ES AUCH NICHT GESTATTET, DIESES BUCH ODER TEILE DARAUS
AUF PHOTOMECHANISCHEM WEGE (PHOTOKOPIE, MIKROKOPIE) ZU VERVIELFÄLTIGEN

© BY SPRINGER-VERLAG BERLIN HEIDELBERG 1957
URSPRÜNGLICH ERSCHIENEN BEI SPRINGER-VERLAG BERLIN · GÖTTINGEN · HEIDELBERG 1957
SOFTCOVER REPRINT OF THE HARDCOVER 1ST EDITION 1957

DEM ALT-EHRWÜRDIGEN ORIEL COLLEGE IN OXFORD

GEWIDMET

Inhaltsverzeichnis.

	Seite
I. Vorbemerkung	1
II. Über Entwicklung und Wachstumserscheinungen des vegetativen Nervensystems	2
1. Ontogenese	2
2. Wachstumserscheinungen	13
III. Aufbauelemente des sympathischen Systems	30
1. Ganglienzelle und Hüllplasmodium	30
a) Allgemeine Bemerkungen	30
b) Neuroplasma	31
Neurofibrillen	31
Nissl-Substanz	31
Mitochondrien	35
Pigment	35
Golgi-Apparat	39
Histochemische Reaktionen	39
Vacuolen	41
c) Kern	45
d) Mehrkernige Ganglienzellen	47
e) Hüllplasmodium	51
f) Alterserscheinungen	55
g) Degenerative Merkmale	57
h) Bemerkung über multipolare Ganglienzellen im Ganglion Gasseri und in den Spinalganglien	62
2. Nervenfaser	64
Degenerative Veränderungen	68
3. Rami communicantes	70
Intermediäre, vegetative Ganglien	73
IV. Das sympathische System	74
1. Ganglien des Grenzstranges	74
Individueller Bau	75
Nebenzellenplasmodium	75
Bemerkungen über die Synapse	80
Rami internodiales	87
N. splanchnicus	87
2. Kopfganglien	88
Ganglion ciliare	89
Ganglion pterygopalatinum	89
Ganglion oticum	90
Ganglion submandibulare	90
Versprengte, kleine sympathische Ganglien	90
V. Vagussystem	91
1. Ganglien	91
2. Nervus vagus	103
VI. Bemerkungen über das Verhalten des vegetativen Nervengewebes in der Kultur	106
VII. Die Endigungsweise des vegetativen Nervensystems	110
1. Allgemeine Beobachtungen und Bemerkungen	110
2. Zur Nomenklaturfrage der nervös-vegetativen Endigung	125
3. Physiologische Bemerkungen über die nervös-vegetative Endigung	126

	Seite
4. Das Verhalten des nervösen Terminalreticulums zu den Geweben	128
a) Epithel- und Drüsengewebe	128
α) Epithel	128
β) Endokrines Drüsengewebe	131
γ) Exokrines Drüsengewebe	136
b) Muskelgewebe	142
α) Glatte Muskulatur	142
β) Herzmuskulatur	151
γ) Quergestreifte Eingeweidemuskulatur	154
δ) Skeletmuskulatur	156
c) Das Verhalten des nervösen Terminalreticulums im Bindegewebe	157
d) Afferente Endigungen	166
e) Über regenerative Vorgänge im vegetativen Nervenendgebiet	168
f) Kurze Zusammenfassung	171

VIII. Die Innervation der Paraganglien … 172
1. Paraganglion caroticum … 172
2. Paraganglion supracardiale … 179
3. Verstreute, nicht chromaffine Paraganglien … 181

IX. Innervation des Gefäßsystems … 182
1. Herz … 182
2. Blutgefäße … 201
   Allgemeine anatomische Bemerkungen zur Gefäßinnervation … 201
   a) Arterien … 206
   b) Venen … 217
   c) Arteriovenöse Anastomosen … 219
   d) Capillaren … 222
   e) Bemerkungen über den Weg der Gefäßnerven … 226
   f) Gehirngefäße … 228
3. Milz … 235
4. Knochenmark … 242
5. Lymphatische Organe … 243

X. Innervation der innersekretorischen Drüsen … 244
1. Hypophyse … 244
   a) Neurohypophyse … 244
   b) Pars intermedia … 258
   c) Adenohypophyse … 260
   d) Pars tuberalis (Pars infundibularis) … 265
2. Glandula thyreoidea … 266
3. Glandula parathyreoidea … 269
4. Nebenniere … 270
5. Thymus … 283

XI. Verdauungssystem … 291
1. Mundhöhle und Pharynx … 291
   a) Mund- und Gaumenschleimhaut … 291
   b) Zunge … 294
   c) Speicheldrüsen … 296
   d) Zähne … 297
   e) Schleimhaut des Pharynx … 303
   f) Tonsillen … 303
2. Darmkanal … 304
   a) Allgemeine Bemerkungen über die Aufbauelemente des intramuralen Darmnervensystems … 304
   b) Die Innervation des Oesophagus … 323
   c) Die Innervation des Magens … 334
      α) Plexus subserosus … 334
      β) Plexus myentericus (AUERBACH) … 338
      γ) Plexus submucosus (MEISSNER) … 345
      δ) Plexus mucosus … 351
      ε) Bemerkungen über eigentümlich gewundene, neurofibrillenführende Plasmastränge („Schlingenterritorien") in der Submucosa … 353

Seite

ζ) Bemerkungen über die Gefäßnerven des Magens 355
η) Bemerkungen zur Konstruktion und über degenerative Vorgänge des intramuralen Nervensystems 357
d) Die Innervation des Dünndarmes 360
   α) Plexus subserosus 360
   β) Plexus myentericus (AUERBACH) 361
   γ) Plexus muscularis profundus 373
   δ) Plexus submucosus (MEISSNER) 373
   ε) Plexus mucosus 382
e) Die Innervation des Dickdarms 385
   α) Caecum 385
   β) Processus vermiformis 386
   γ) Colon 391
f) Die Innervation des Rectums 401
g) Zur Entwicklung des Darmnervensystems 405
h) Schlußbemerkungen 406
3. Innervation der Leber 407
4. Innervation der Gallenblase und der Gallengänge 409
5. Innervation des Pankreas 414
6. Peritonaeum 421

XII. Innervation der Respirationsorgane 423

1. Nasenschleimhaut 423
2. Larynx 425
3. Trachea 428
4. Lunge 429
5. Pleura parietalis 434

XIII. Innervation der Exkretionsorgane 435

1. Niere 435
2. Ureter 444
3. Harnblase 446

XIV. Innervation des Genitalsystems 452

1. Männliche Genitalorgane 452
   a) Hoden 452
   b) Nebenhoden 454
   c) Ductus deferens 454
   d) Vesicula seminalis 455
   e) Prostata 455
   f) Penis 456
2. Weibliche Genitalorgane 457
   a) Ovarium 457
   b) Tube 461
   c) Uterus 462
   d) Vagina 469
   e) Klitoris 470
   f) Anhang 472

XV. Innervation der Hirnhäute 472

1. Dura mater 472
2. Pia mater und Plexus chorioideus 473

XVI. Vegetative Innervation des Auges 478

1. Ganglion ciliare 479
2. Chorioidea, Corpus ciliare, Iris 487
3. Cornea, Sklera 498
4. Glandula lacrimalis 500
5. Äußere Augenmuskeln 502

XVII. Vegetative Innervation des Gehörorgans 503
    1. Häutiges Labyrinth 503
    2. Membrana tympani secundaria 507
    3. Plexus tympanicus 509
    4. Membrana tympani 511

XVIII. Vegetative Innervation der Haut 513
    Anhang: Vegetative Innervation der Brustdrüse 523

XIX. Zur vegetativen Innervation des Bewegungsapparates 524
    1. Gelenkkapseln und Bänder 524
    2. Knorpel und Knochen 528
    3. Skeletmuskulatur 528

Literatur 529

Namenverzeichnis 614

Sachverzeichnis 633

MIKROSKOPISCHE ANATOMIE
DES VEGETATIVEN NERVENSYSTEMS

FÜNFTER TEIL

I. Vorbemerkung.

Der nachfolgende Beitrag beruht im wesentlichen auf eigener Untersuchung und auf den Studien meiner Mitarbeiter; er ist in mehreren Jahrzehnten entstanden. Die zur Darstellung des peripheren Nervengewebes benötigten Methoden bieten manche Schwierigkeit, und die histologische Kritik eines Präparates erfordert eine gewisse Erfahrung. Daher bleibt hastiges Arbeiten in der Neurohistologie meist ohne Erfolg. Eine Diskussion über die angeblich für das Nervengewebe geeignetste Methode führt gewöhnlich zu nichts. Wer sich einem Silberpräparat gegenüber unsicher fühlt, sei an die Kunst des Mikroskopierens bei unseren alten Anatomen erinnert, die ihre bedeutsamen Beobachtungen mit primitiven technischen Mitteln gewonnen haben. Nicht diejenige Methode ist die beste, die das Nervengewebe besonders „elektiv" darstellt, sondern diejenige, die bei starker Vergrößerung den untrennbaren Zusammenhang zwischen dem Nervengewebe und den übrigen Geweben bewahrt. Nur muß man das Nervengewebe von den übrigen Geweben unterscheiden können. Ein Meister wie DOGIEL war hierzu jedenfalls imstande, als das Methylenblau einmal (1895) neben dem Nervengewebe andere Gewebe gefärbt hatte.

Die mikroskopische Arbeit am vegetativen Nervensystem führt zu Grenzen, die unsere Einsicht beschränken, mit unserer Technik nicht überschreitbar sind und manches Streben unbefriedigt lassen. Hierher gehört die Frage nach der strukturellen Übereinstimmung des fixierten, mit Silber imprägnierten Neuroplasmas mit dem lebenden Gewebe.

Die Beobachtungen mit dem Elektronenmikroskop vermögen unsere Kenntnis über den strukturellen Bau der Gewebe bedeutsam zu fördern, bringen aber das bekannte morphologische Bild der Neurofibrillen ins Wanken. Da die Elektronenmikroskopie vorzugsweise an einem mit Osmiumsäure fixierten Material arbeitet, kann ihr allerdings der Vorwurf, den man gegenüber der Fixationshistologie erhebt, nicht erspart bleiben. Das bedeutet: Jede Fixierung führt das Cytoplasma nicht in lebenstreuem Zustand zu Gesicht, sondern erzeugt irgendwie Artefakte. Für letztere gilt der Ausdruck „Aequivalentbild", der gerne für das histologische Trümmerfeld eines NISSL-Präparates gebraucht wird, nur als eine mild-verkleidende Bezeichnung. Daher bin ich mir wohl bewußt, das Nervengewebe an Strukturen studiert zu haben, die dem lebendigen Zustand nicht entsprechen, die bei der hier geübten Methode jedoch nicht entbehrt werden können. Es mag im folgenden genügen, in den fixierten, mit Silber imprägnierten Neurofibrillen Neuroplasma zu erkennen.

Die zweite, beim Studium des Präparates stets wiederkehrende Frage betrifft das gegenseitige Verhalten von Form und Funktion. Einer rein deskriptiven Morphologie ohne Berücksichtigung der Physiologie fehlt ein klares Ziel. Aber nirgends fällt es so schwer, aus der Form auf die Funktion zu schließen als beim Nervengewebe. Schon mancher Autor ist bei diesem Versuch von einer Hypothese in die andere geraten. Ein gleiches spekulatives Resultat erfährt man gewöhnlich aus der umgekehrten Bestrebung, nach einem am Organismus beobachteten Vorgang eine zugehörige Form zu konstruieren. Es bleibt unmöglich, aus einem fixierten Präparat einen Vorgang des lebendigen Geschehens abzuleiten oder gar beweisen zu wollen. Dieser oft genug bedrückenden Grenze sei der Histologe eingedenk, wenn er sich nicht in nebelhafte Hypothesen verlieren will.

Der Morphologe darf auf Veränderungen des Bildes, das er sich von seinem Objekt geschaffen hat, jederzeit gefaßt sein; er muß die große Leistung unserer alten Meister kennen und imstande sein, Veraltetes beiseite zu schieben. Eine wissenschaftliche Arbeit wie die vorliegende kann niemals vollendet sein, sondern bleibt nur insoweit fertig, als es Zeit und Umstände erfordern.

Der Bau des vegetativen Nervensystems ist nicht in vereinfachte Schemata einzuzwängen; er erscheint um so komplizierter, je tiefer der Einblick war, den man in seine Konstruktion getan hat. Der morphologische Befund läßt im Organismus keinen Vorgang denken, an welchem das vegetative Nervensystem nicht beteiligt wäre. Doch wird jenes System in seinem alle Gewebe und Organe verknüpfenden riesigen Syncytium und in seinem rätselvollen Geschehen geheimnisvoll und unerklärbar bleiben. Aber gerade darum erweist es sich in seiner Formschönheit für den Histologen einer denkenden Beobachtung würdig.

II. Über Entwicklung und Wachstumserscheinungen des vegetativen Nervensystems.

1. Ontogenese.

Bei der Primitiventwicklung des sympathischen Grenzstranges, um den es sich im folgenden in erster Linie handelt, spielt die Differenzierung der Sympathicoblasten aus einem ursprünglich gleichartig aussehenden, embryonalen Gewebe eine entscheidende Rolle. Eine bedeutsame Lageverschiebung der embryonalen Sympathicoblasten während der ersten Entwicklungszeit kommt hinzu. Die Differenzierung der Sympathicoblasten läßt sich beim Hühnchen nach etwa 50 Std der Bebrütung sicher erkennen. Die Materialverschiebung im embryonalen Organismus stellt einen Vorgang dar; zu dessen Analyse bildet das fixierte Objekt niemals eine eindeutige Grundlage. Das mikroskopische Präparat eignet sich, allein verwendet, nicht zur Beweisführung eines Vorganges im lebenden Geschehen; es gestattet nur die Aufstellung von Hypothesen.

In der erwähnten Schwierigkeit, einen Vorgang aus dem fixierten Präparat nicht sicher ableiten zu können, liegt der Grund für manche vergebliche Polemik über eine ektodermale (BALFOUR 1877) oder über eine mesodermale (REMAK 1847) Abkunft des Sympathicus. Beim *Hühnchen*, das als günstiges Objekt für die folgende, ontogenetische Betrachtung gewählt sei, werden nach den Angaben von FUNAOKA und UCHIDA (1927), JUBA (1937) und TERNI (1931) die ersten Spuren des sympathischen Nervensystems etwa am 3. Bebrütungstage ermittelt. Das fragliche Gewebe findet sich zu beiden Seiten der Aorta, wird als primärer Grenzstrang bezeichnet und liefert das Keimmaterial für den Plexus aorticus und Plexus coeliacus. Er verschwindet später; kurz vorher entwickelt sich beim Erscheinen der Rami communicantes der sekundäre Grenzstrang. Er stellt die erste Anlage für die beiderseits der Wirbelsäule gelagerte, thorako-lumbale Ganglienkette dar, aus welcher der Grenzstrang hervorgeht. In Abb. 1 ist jenes primitive Anlagestadium, das etwa dem 6.—7. Bebrütungstage angehört, wiedergegeben.

Man kann sich die ersten, der Aortenwand angelagerten Sympathicoblasten des primären Grenzstranges im fixierten Präparat ebenso gut aus dem Mesenchym in loco entstanden als aus dem Neuralrohr nach vorne gewandert vorstellen. So denkt ALCALÁ-SANTAELLA (1934) beim 48 Std. bebrüteten *Hühner*-Embryo an eine mesodermale Herkunft der seitlich der Aorta gelegenen Sympathicoblasten; TELLO (1925) hat seinerzeit die Frage nach der Abstammung der ersten Sympathicoblasten unentschieden gelassen, tritt aber später (1949) für eine Genese der sympathischen Ganglien aus dem perivasculären Mesenchym der Aorta ein. Jedoch genügt das Studium des mikroskopischen Schnittes nicht, um eine ektodermale oder mesodermale Abkunft des primären Grenzstranges zu behaupten. Zur Entscheidung dieser Frage muß das kausal-analytische Experiment hinzutreten; es besteht in der Entfernung der Ganglienleiste oder von Teilen des

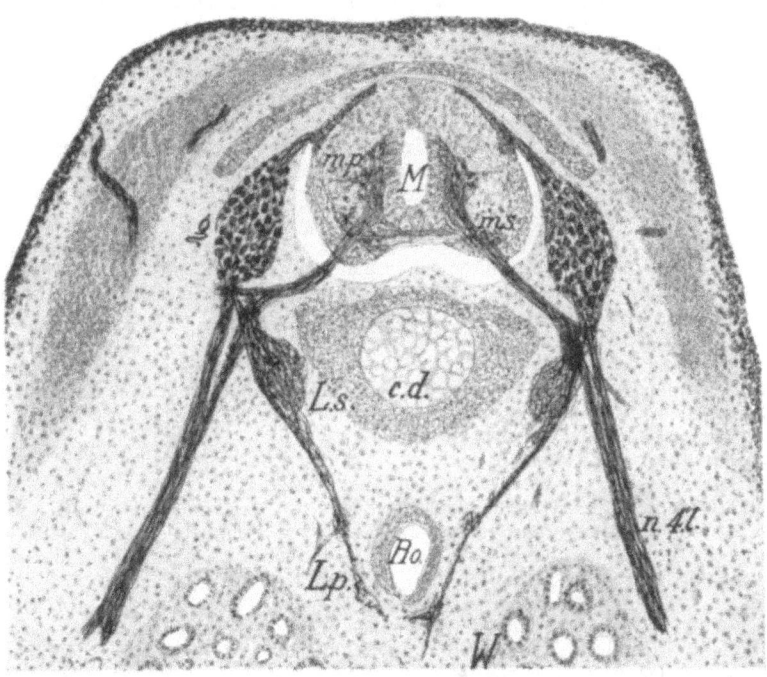

Abb. 1. Anlage des sympathischen Nervensystems in Höhe des 4. Thorakalnerven. *Hühnchen*; *L.s.* sekundärer Grenzstrang; *L.p.* primärer Grenzstrang, wird Plexus aorticus; *M* Rückenmark; *m.p.* motorische, sympathische Zellen; *m.s.* motorische Zellen der Columna ventralis; *g* Spinalganglion; *c.d.* Chorda dorsalis; *A.o.* Aorta; *W* Urniere. Nach TERNI 1931.

Neuralrohres und wurde zuerst, allerdings ohne eindeutiges Ergebnis, von KUNTZ (1922) und E. MÜLLER (1923) durchgeführt.

Neuere experimentelle Arbeiten lassen an der ektodermalen Abkunft der primitiven Sympathicoblasten beim *Hühnchen* keinen Zweifel mehr bestehen. Nach Entfernung der Neuralleiste am 3. Bebrütungstage kommt es nicht mehr zur Ausbildung eines sympathischen Grenzstranges (BRIZZEE 1949, VAN CAMPENHOUT 1936, HAMMOND und YNTEMA 1947); demnach hat zunächst die Neuralleiste als die Ursprungsstelle der auswandernden Sympathicoblasten für die Thorakal- und Lumbosacralregion des Grenzstranges zu gelten. Nimmt man schon am 2. Bebrütungstag im Stadium von 18—20 Somiten das Neuralrohr vor Auswanderung des für die Ganglienleiste bestimmten Materials hinweg, so fehlt ebenfalls dem wachsenden Embryo ein sympathischer Grenzstrang (HAMMOND 1949, BRIZZEE 1949). Nach vollständiger Entfernung der caudalen Kopfganglienleiste, welche präsumptives Vagusmaterial enthält, haben YNTEMA und HAMMOND (1954) ein Fehlen von Ganglien bei den Thorax- und Baucheingeweiden festgestellt. Entfernung der Neuralleiste in der Cervicalregion des Hühnchenembryos mit 7—19 Somiten klärt nach den gleichen Autoren (1945) die Herkunft des Halssympathicus aus der Neuralleiste auf.

In der Lumbosacralregion ergibt die von YNTEMA und HAMMOND (1955) durchgeführte Entfernung der Neuralleiste beim *Hühnchen* die Abwesenheit von Nervenzellen in den vegetativen Beckengeflechten und ein Fehlen des REMAKschen Nerven. Die präganglionären Fasern entstammen dem Neuralrohr und vermutungsweise den Zellen, die in der Columna retro-paracentralis (TERNI 1923) gelegen sind; sie vermögen einen Plexus pelvicus und den REMAKschen Nerven zu entwickeln, in welchem Ganglienzellen fehlen. Das lumbosacrale Nervengeflecht setzt sich aus präganglionären Fasern des erwähnten, zentralen Säulengebietes, aus peripheren, aus dem Rückenmark ausgewanderten Ganglienzellen und deren Fortsätzen, und schließlich aus Fortsätzen sensibler Ganglienzellen zusammen. Die drei genannten Nervenelemente können sich unabhängig voneinander differenzieren. Nach Exstirpation der Neuralleiste machen sich an den entstehenden präganglionären Fasern im Verlauf und in der Form anomale Veränderungen bemerkbar; die SCHWANNschen Scheidenelemente fehlen. Der REMAKsche Nerv wird als eine direkt aus dem Rückenmark entstandene, also nicht dem Sympathicus angehörende Bildung betrachtet.

JONES (1937) hat beim *Hühnchen* die Neuralleiste und dorsale Teile des Neuralrohres exstirpiert und in der Folge zwar einen Mangel des Spinalganglions, hingegen einen normal entwickelten Grenzstrang beobachtet. Daher betrachtet der Autor das ventrale Neuralrohr als die Ursprungsstelle der Sympathicoblasten, die demnach entlang der vorderen Wurzel an den Ort des späteren Grenzstranges gelangt sein müssen. Das vorliegende Ergebnis stimmt mit den Resultaten der oben genannten Autoren nicht überein, beruht aber sehr wahrscheinlich auf einer von JONES (1937, 1939) nicht ganz vollständig durchgeführten Exstirpation der Ganglienleiste und des dorsalen Neuralrohrs. Die SCHWANNschen Elemente des sympathischen Nervensystems stammen nach VAN CAMPENHOUT (1936), ROJAS und SZEPSENWOL (1940) gleich den Sympathicoblasten aus der Ganglienleiste, sind also ektodermaler Genese. STAUDACHER (1940) hält eine Herkunft der Sympathicoblasten aus der Anlage der Spinalganglien für wahrscheinlich, RAYBUCK (1956) sieht neben der Neuralleiste im Neuralrohr eine Ursprungsstelle des primären Sympathicus.

Bei den *Amphibien* beschreibt GREEVEN (1938) an *Bombinator*-Larven ventrolateral der Chorda dorsalis einen primären Grenzstrang, dessen Zellen er aus der Neuralleiste ableitet. Bei 7 mm langen Larven zerstreuen sich die Zellen des primären Grenzstranges und lagern an benachbarten Gefäßen, während sich ein sekundärer Grenzstrang ventrolateral der Aorta aus Sympathicoblasten aufbaut, die wahrscheinlich aus dem Spinalganglion auf dem Wege über den Spinalnerven ausgewandert sind. Die experimentellen Arbeiten, die VAN CAMPENHOUT (1929, 1930) an *Rana pipiens* und *palustris*, DETWILER (1937) an *Amblystoma* und RAVEN (1936) an *Triton* durchgeführt haben, bezeichnen übereinstimmend die Neuralleiste als die Quelle des sympathischen Grenzstranges. RAVEN (1937) hält bei *Triton* überdies eine Auswanderung der Sympathicoblasten aus dem ventralen Neuralrohr entlang der vorderen Wurzeln für möglich. Aus der *Reptilien*-Klasse haben FUNAOKA und UCHIDA (1927) bei der *Kreuzotter* eine Herkunft des Sympathicus vom Neuralrohr und der Anlage der Spinalganglien beschrieben.

Die Literatur über die Ontogenese des sympathischen Grenzstranges ist aus den Referaten von VAN CAMPENHOUT (1936, 1948), DIAMARE und MENNATO (1931), GLEES (1940) und YNTEMA und HAMMOND (1947) zu ersehen.

Für die Frage nach der Abstammung der Sympathicoblasten bei den *Säugetieren* und beim *Menschen* muß man sich auf das Studium fixierter Serienschnitte beschränken. Es fehlt also das kausal-analytische Experiment. Daher lassen sich widersprechende Angaben der Autoren nicht ohne weiteres aufklären; denn für den Vorgang der bei der Ontogenese des sympathischen Grenzstranges stattfindenden Materialverschiebung kann das mikroskopische Präparat als kein hinreichendes Beweismittel gelten. Nach der oben geschilderten experimentellen Erfahrung darf man die ektodermale Herkunft der Sympathicoblasten aus der Neuralleiste als gesichert annehmen. Es scheint somit kein einleuchtender Grund vorzuliegen, für die Primitiventwicklung des Grenzstranges bei den *Säugern* nach einem anderen Modus zu suchen als bei den übrigen Vertebraten. Daher sei im folgenden die Abstammung der Sympathicoblasten aus der Neuralleiste zum mindesten als sehr wahrscheinlich betrachtet.

Wie aus Abb. 2 hervorgeht, findet man bei *Säuger*-Embryonen die erste Anlage des Grenzstranges in Gestalt wenig differenzierter Sympathicoblasten dorsal und lateral der Aorta. Die fraglichen Zellen erscheinen hier, bevor die Anlagen der Rami communicantes hervortreten, (DaCosta 1948, Funaoka und Uchida 1927, Mihálik 1936, Sala 1928, Yntema und Hammond 1947). Da in früheren Stadien jede Verbindung mit dem Zentralnervensystem fehlt und sich eine Lageveränderung der Sympathicoblasten im Präparat nicht beweisen läßt, so liegt es im vorliegenden Fall besonders nahe, an eine in loco stattfindende mesodermale Genese der Sympathicoblasten zu denken.

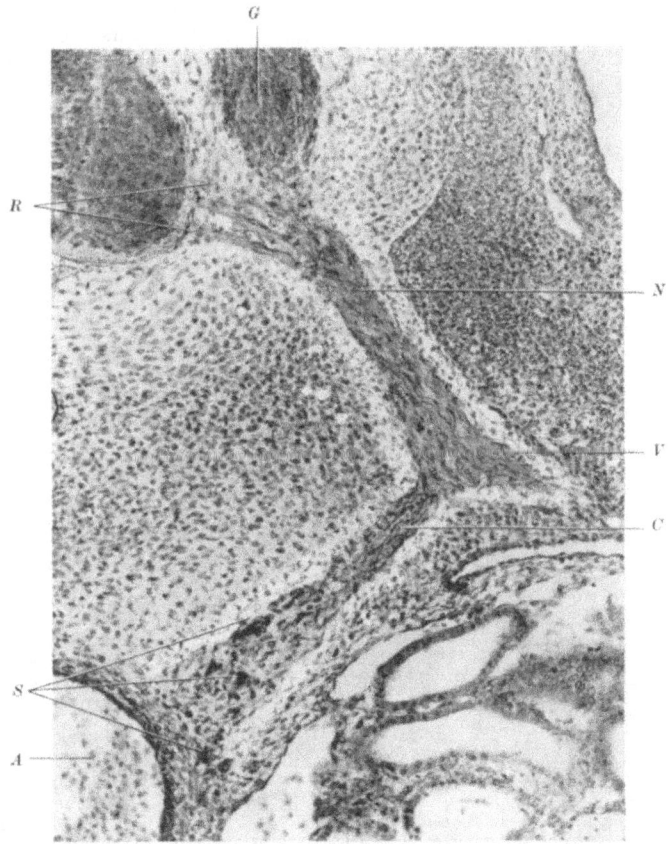

Abb. 2. Anlage des sympathischen Grenzstranges S. Embryo, *Schwein*. 11 mm Scheitelsteißlänge. *R* Radix ventralis; *G* Ganglion spinale; *V* Ramus ventralis; *N* Nervus spinalis; *A* Aorta; *C* Ramus communicans. Carminfärbung. (120mal vergrößert.)

Die gleichsam aus dem Mesenchym aufgetauchten Sympathicoblasten, denen hier eine Abwanderung aus Neuralleiste und Spinalganglienanlage zugestanden sei, differenzieren sich; es folgt eine segmentale Gliederung des zunächst einheitlichen Zellstranges.

Fischel (1929) nimmt beim menschlichen Embryo von 6 mm bereits eine Lageverschiebung der Sympathicoblasten aus der Neuralleiste längs der hinteren Wurzel an; die Sympathicoblasten gelangen vor die Anlage der Wirbelkörper und bleiben einige Zeit hinter den noch paarigen Aorten liegen. Im 9 mm-Stadium des Embryos ist ein geschlossener, sympathischer Längsstrang entwickelt; die Sympathicoblasten werden multipolar, es bilden sich an ihrer Oberfläche in kranialer und caudaler Richtung längere Fortsätze, deren gesteigertes Längenwachstum allmählich zu einer Gliederung des nunmehrigen Grenzstranges in

Ganglien und Rami internodiales führt. Nach KOLMER (1928) ist beim menschlichen Embryo von 10,5 mm die Grenzstranganlage mit dem Zentralnervensystem über den N. spinalis und die vordere und hintere Wurzel durch die Rami communicantes noch nicht hergestellt. Letztere zeigen sich ursprünglich nur aus Sympathicoblasten zusammengesetzt und erreichen ihren faserigen Aufbau erst bei der Differenzierung der Fortsätze, die teils den Zellen des Grenzstranges, teils den Zellen der sympathischen Kerngebiete im Rückenmark angehören.

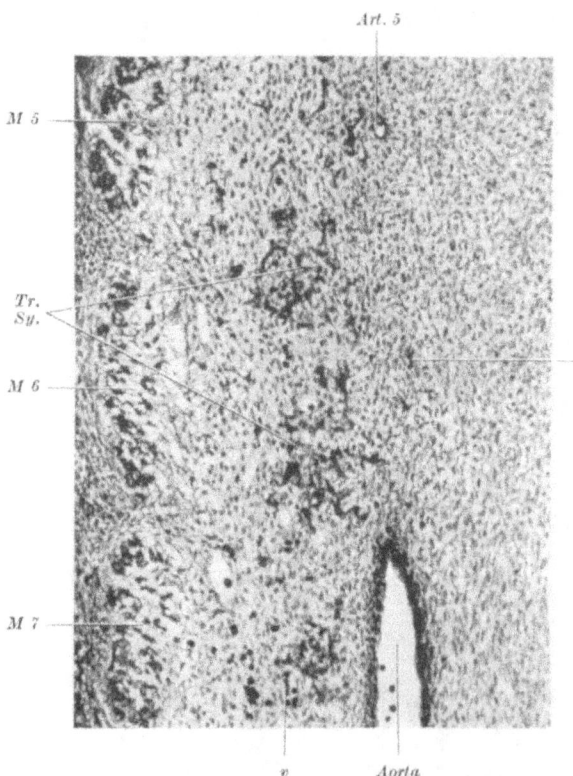

Abb. 3. Längsschnitt durch die metamer gegliederte Frühanlage des Truncus sympathicus *Mensch*. Tr. Sj. Embry von 7,6 mm. Die schwarz imprägnierten Sympathicoblasten im Mesenchym sind teilweise durch Fortsätze miteinander verbunden. (Silberimprägnation nach AGDUHR. 132mal vergrößert.) Nach ANDRES und KAUTZKY 1955.

Bei jener Umgestaltung der Rami communicantes entwickeln sich, wahrscheinlich durch verlagerte Sympathicoblasten aus dem Grenzstrang, die *intermediären Ganglien*. WRETE (1935, 1941) hat ihre unmittelbare, topographische Nähe zu den Spinalnerven und den Rami communicantes beim *Menschen* und bei kleineren *Säugetieren* eingehend beschrieben. Hiernach werden die intermediären Ganglien des Menschen vor allem in der Cervical- und obersten Thorakalregion, ferner in der untersten Thorakal- und in der Lumbalregion beobachtet; im größeren Gebiet der Thorakalregion und im obersten Sacralsegment treten sie nur vereinzelt in Erscheinung. Die intermediären Ganglien sind mit den Rami communicantes verbunden; die Zellfortsätze der Ganglien lassen sich als präganglionäre, vom Grenzstrang zu den Spinalnerven verlaufende Fasern auffassen und den Rami communicantes grisei zurechnen. Ausnahmsweise findet man die intermediären Ganglien mit den Rami communicantes vereinigt. Es ist WRETE (1944) mit einer besonderen Methodik gelungen, die Rami communicantes grisei und den N. caroticus int. schwächer zu imprägnieren als cerebrospinale Nervenfasern und die Rami communicantes albi. Hiernach erhalten die präganglionären Rami communicantes albi menschlicher Embryonen in ihrer Hauptmasse bei starker Imprägnation eine dunkelbraune Färbung, während überwiegende Teile der postganglionären Rami communicantes grisei nur schwach imprägniert in gelber oder braungelber Tönung vor das Auge gelangen.

Die Lageverschiebung der Sympathicoblasten aus den Spinalganglien erstreckt sich zunächst auf das Rumpfgebiet vom VI. Thorakal- bis zum III. Lumbalnerven und greift allmählich auf die anderen Segmente über. Nur in der Halsregion wird die Auswanderung der Sympathicoblasten nicht gleichmäßig auf jedes Segment verteilt, sondern auf wenige Abschnitte beschränkt. Daher gibt es im Halsgrenzstrang nur 3 Ganglien, von denen das mittlere fehlen kann; das untere Halsganglion verschmilzt nach TERNI (1930, 1931) bei *Amnioten* häufig mit dem I. und II. Thorakalganglion.

ANDRES und KAUTZKY (1955) haben den Halsgrenzstrang bei menschlichen Embryonen von 7,6 mm in der Frühanlage als einen mit kleinen Verdickungen zwischen den Segmentalarterien ausgestatteten Strang beobachtet, der noch eine deutliche metamere Gliederung besitzt (Abb. 3). Der Strang tritt zunächst im Mesoderm als ein locker gefügtes Gebilde hervor, das sich aus syncytial verbundenen Sympathicoblasten aufbaut; letztere lassen sich trotz ihrer Imprägnierbarkeit mit Silber nur sehr schwer von den mesenchymalen Elementen ihrer Umgebung unterscheiden. Nervenfasern sind in diesem Stadium noch nicht zu sehen; sie gelangen erst vom I. Thorakalnerven an als Rami communicantes albi in den primitiven Grenzstrang. Im Hinblick auf die Beschränkung, welche uns das

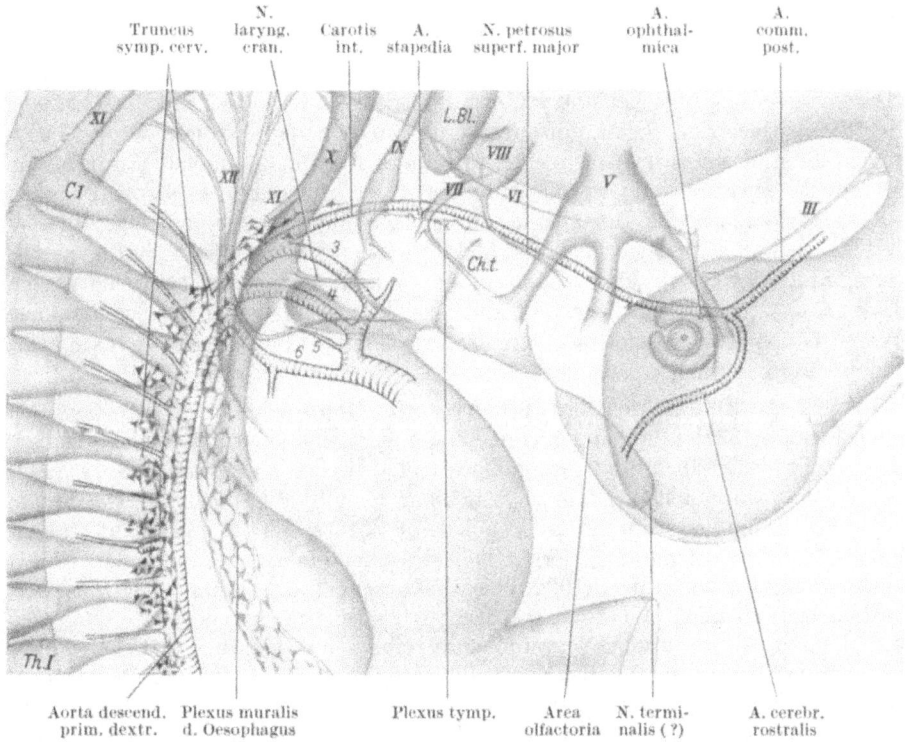

Abb. 4. Profilrekonstruktion des Hals-Kopfbereiches eines 7,6 mm langen, menschlichen Embryos mit Anlage des vegetativen Nervensystems. *Ch.t.* Chorda tympani; *L.Bl.* Labyrinthbläschen. Hirnnerven mit römischen, Kiemenbogenarterien mit arabischen Ziffern bezeichnet. (Etwa 30mal vergrößert.) Nach ANDRES und KAUTZKY 1955.

mikroskopische Präparat bei der Annahme embryologischer Materialverschiebungen auferlegt, vermeiden die beiden Autoren mit Recht jede bestimmte Aussage über die Herkunft oder über eine Auswanderung der Sympathicoblasten aus Ganglienleiste oder Neuralrohr, entscheiden sich aber immerhin für deren Abstammung aus der Ganglienleiste.

Beim menschlichen Embryo von 7,6 mm erstreckt sich die Anlage des Halsgrenzstranges dorsalateral der primitiven Aorta etwa von der Höhe des Ganglion nodosum und der extrakranialen Ganglien des N. glossopharyngeus nach abwärts (Abb. 4); das kraniale Ende der Anlage entzieht sich im umgebenden Mesenchym einer exakten Bestimmung. Ob der von TELLO (1924) und JUBA (1937) beiderseits der Aorta beschriebene Nervenstrang als die Ursprungsquelle des Truncus sympathicus zu gelten hat oder nur eine Teilanlage desselben darstellt, kann nicht eindeutig beantwortet werden.

In einem Entwicklungsstadium von 11—13 mm verschwindet die metamere Gliederung in der Anlage des Halsgrenzstranges, der eine geschlossene Form gewinnt und im Bereich der Cervicalwurzeln I—IV eine kraniale Verdichtungszone entwickelt. An ihrem oberen Ende differenziert sich der N. caroticus int., der sich nach Abzweigung von Fasern an den Plexus tympanicus bis zum N. petrosus superficialis major erstreckt.

Bei 14—20 mm langen Embryonen sind oberes und unteres Halsganglion erkennbar und durch einen kurzen, zellfreien Faserstrang miteinander verbunden. Das mittlere Halsganglion stellt eine variable Bildung dar. Die Ansa subclavia tritt in Erscheinung, der N. carotis int. hat sich bis zur Region des Sinus cavernosus differenziert. Bei Embryonen von 20 mm und darüber zeigt sich die Gesamtanlage des Halssympathicus vollkommen ausgebildet, sympathische Fasern werden bis zu den motorischen Nerven der Augenmuskeln, den Trigeminusästen und längs der A. ophthalmica beobachtet.

Über die Entwicklung der sympathischen Kopfganglien siehe S. 88.

Ob Sympathicoblasten auf dem Wege über die vordere Wurzel das Medullarrohr verlassen, ist unsicher und kaum wahrscheinlich. Die örtliche Verschiebung der Sympathicoblasten hat mit ihrem Auftreten in der späteren Grenzstrangregion ihr Ende noch nicht erreicht. Es kommt beim menschlichen Embryo von 10 mm zu einer weiteren Verlagerung von Sympathicoblasten aus den Grenzstrangganglien vor die Aorta und zur Anlage eines Plexus aorticus, mesentericus, coeliacus, hypogastricus usw. Aus jenem Plexus sondern sich nochmals Sympathicoblasten ab und tragen in der Wand mancher Eingeweide (Herz, Darm usw.) zur Entwicklung „intramuraler Plexus" bei oder bleiben auf dem Wege zu den Eingeweiden als vorgelagerter Plexus (Pl. pulmonalis, cardiacus, renalis, uterovaginalis usw.) liegen.

Vagus und Sympathicus entwickeln sich im Halsabschnitt bei den *Amnioten* nach TERNI (1931) unabhängig voneinander und sind deutlich unterscheidbar; solches gilt gleichfalls für das Abdominalgebiet. Hier hat VAN CAMPENHOUT (1946) bei einem menschlichen Embryo von 9 mm den Sympathicus im Duodenum entwickelt gefunden, während der Vagus den Pylorusabschnitt noch nicht erreicht hatte. In Übereinstimmung hiermit läßt sich nach einer experimentellen Untersuchung VAN CAMPENHOUTS (1932) beim *Hühnchen* ein intramurales Darmnervensystem bei fehlendem Vagus beobachten; letzterer erreicht erst später den Anschluß an den intramuralen Nervenplexus. Nach der Verbindung zwischen Vagus und Sympathicus in Hals-, Brust- und Bauchregion ist die Anlage des vegetativen Nervensystems im wesentlichen geschaffen. Dieser Anlage gehören noch ektodermale Elemente des SCHWANNschen Leitplasmodiums und der die Ganglienzellen umgebenden Hüllplasmodien an.

Schließlich differenzieren sich aus der Masse primitiver Sympathicoblasten besondere *phäochrome Zellen*, welche sich aus der Sympathicusanlage absondern und in deren Nähe die Paraganglien entstehen lassen. Sie werden beim menschlichen Embryo von 18—22 mm in der Halsregion, besonders zahlreich in Bauch- und Beckenhöhle und in der Umgebung der Aorta beobachtet, später jedoch vielfach zurückgebildet. DACOSTA (1936) hat in der Abdominalregion bei *Säuger*-Embryonen einen ganzen Strang solcher *Paraganglien* beschrieben. Zwischen den erhalten gebliebenen Paraganglien und dem vegetativen Nervensystem bleibt eine auffallend reiche, nervöse Verbindung bestehen, die an die frühere Abstammung der Paraganglien von der Sympathicusanlage erinnert.

HOLMDAHL (1934) will beim menschlichen Embryo eine „Neuralleiste" von einer „Ganglienleiste" unterschieden wissen; erstere wird im Stadium mit 4 Somiten beobachtet, soll wieder verschwinden und nach einem „Indifferenz-Stadium" durch die im 3 mm-Stadium auftretende „Ganglienleiste" ersetzt werden. Erst die Ganglienleiste soll, nachdem die Entwicklung der Neuralleiste abgeschlossen ist, durch ihre segmentale Gliederung die Spinalganglien entstehen lassen. Da die Bezeichnung Ganglienleiste und Neuralleiste in der Literatur abwechselnd für die gleiche Anlage Verwendung findet, so scheint die doppelte Begriffsbestimmung HOLMDAHLS nicht recht glücklich.

Ontogenese.

Zahlreiche Einzelheiten über die Primitiventwicklung des *Halsgrenzstranges* bei den *Amnioten* sind aus den umfangreichen, vergleichend anatomischen Arbeiten von TERNI (1930, 1931) zu ersehen. Hervorgehoben seien die Angabe über die Genese des Grenzstranges aus einer primären und sekundären Ganglienkette und die weitere Beobachtung, welche das Ganglion cervicale sup. ohne segmentalen Ursprung entstanden sein läßt. TERNI hält einen Ursprung der Sympathicoblasten aus der Neuralleiste für wahrscheinlich und verneint ihre mesodermale Abkunft. Den N. vertebralis, dem präganglionäre Fasern und Ganglienzellen fehlen, rechnet der Autor nicht zum Grenzstrang gehörig; hingegen soll der Ramus ventralis der Ansa subclavia (Vieussenii) stets von thorakalen, präganglionären Fasern gebildet werden, die kranialwärts verlaufen. Schließlich wird durch die embryologischen Beobachtungen TERNIS die Innervation des Paraganglion caroticum bei *Sauropsiden* und *Säugern* durch Halssympathicus, Vagus und Glossopharyngeus aufgezeigt. Der Anteil von Vagus und Sympathicus an der Versorgung der Thymusdrüse und der großen Halsarterien erhält ebenfalls eine klare Schilderung. DANON (1948) gibt eine histologische Beschreibung vom Ganglion cervicale sup. eines *Cavia*-Embryos. Nach MORIN (1947) sollen die Intersegmentalarterien des Halses von Bedeutung für die Morphogenese des regionären Grenzstrangabschnittes sein. DACOSTA (1948) beobachtet das erste Sichtbarwerden des Grenzstranges bei *Säuger*-Embryonen im Halsgebiet.

Über die Entwicklung des vegetativen Nervensystems im *Thorax*-Raum geben die Untersuchungen von LUJÁN (1953) für die Herzregion und von BAUMANN (1940) für die Lunge Aufklärung.

Im Bereich des *Bauchraumes* ist die Entwicklung der sympathischen Nervengeflechte von F. ROSSI (1929, 1930) in eingehender Weise bearbeitet worden. Der Autor hat mit Hilfe von Serienschnitten menschliche Embryonen im Alter von 6, 8, 9 und 12 Wochen untersucht und eine Fülle von Einzelbeobachtungen mitgeteilt. Hiernach sind beim Embryo von 6 Wochen ein ungegliederter Grenzstrang, die Rami communicantes und die Anlage der Nn. splanchnici bereits vorhanden. Beim Embryo von 8 Wochen kommt es zu Größenzunahme und Segmentierung, es entwickeln sich Nervengeflechte um Aorta und Ganglion solare; auf der rechten Seite erscheinen 2, auf der linken Seite 3 Nn. splanchnici, nervöse Verbindungen zwischen rechtem und linkem Grenzstranggebiet werden hergestellt, und die Eingeweide enthalten Nervenfasern in geringer Menge. In der 9. embryonalen Woche sind gangliöse Geflechte in der Höhe der A. iliaca communis, vor allem um die A. coeliaca in größerem Umfang ausgebildet; hierbei wird die Zahl der embryonalen Ganglienzellen stets höher als diejenige der Nervenfasern angegeben. Die folgenden Wochen zeigen am vegetativen Nervensystem mehr die Erscheinungen des Wachstums als diejenigen einer differenzierenden Neubildung.

VAN CAMPENHOUT (1946) schildert bei einem menschlichen Embryo von 9 mm die Differenzierung von Vagus und Sympathicuselementen im Bereich des Magens, Duodenums und Pankreasgebietes. WEBER (1940) berichtet über die Entwicklung des gastroduodenalen intramuralen Nervengeflechtes beim Hühnchenembryo von $3^{1}/_{2}$ Tagen und beschreibt an der Papilla Vateri die ersten Sympathicoblasten, die noch keine Verbindung mit Rückenmark und Grenzstrang besitzen. Kritische Anmerkungen über das erste Auftreten von Sympathicoblasten in der Darmwand des *Hühnchens* finden sich bei VAN CAMPENHOUT (1947). DEREYMAKER (1943) zeigt am Transplantat embryonalen Gewebes vom 8—10 Tage alten *Hühner*-Embryo auf die Chorioallantois die Potenz des sympathischen Nervengewebes den AUERBACHschen und MEISSNERschen Plexus in Abwesenheit des Vagus und des REMAKschen Nerven vollständig zu entwickeln. Demnach weist der Autor die Ganglienzellen der Darmnerven und der intramuralen Plexus dem sympathischen System zu, wobei er den Ursprung der Sympathicoblasten von der Neuralleiste ableitet. Eine Übersicht über die Verteilung der Ganglienzellen im Magen-Darmtractus des *Katzen*-Embryos ist von BECKER (1950) gebracht worden. Nach FINK (1941) zeigen beim *Meerschweinchen*-Fetus die Ganglienzellen des Plexus solaris gegen Ende der Gravidität die *Vitamin C-Reaktion*.

Die Entwicklung vegetativer Nervengeflechte in der *Beckenregion* ist verschiedentlich untersucht. Die Beteiligung der aus dem Rückenmark entspringenden Sacralnerven an der Genese des Plexus pelvicus bedarf eines besonderen Hinweises. Nach KUNTZ (1952) gelangen beim menschlichen Embryo von 12 mm die Neuroblasten des Plexus pelvicus teilweise aus den Sacralsegmenten des Zentralnervensystems auf dem Wege über die Nn. pelvici in die Beckengeflechte; zum anderen Teil stammen sie aus den thorakolumbalen Segmenten des Grenzstranges und aus dem Plexus hypogastricus. Die Innervation der Beckenorgane scheint in höherem Grade vom Sacralmark als vom Sympathicus entwickelt zu sein. BROWNE (1953) beobachtet beim menschlichen Embryo die Verbindung des visceralen Beckengeflechtes mit dem Plexus hypogastricus und dem III. und IV. Sacralnerven. Bei CALABRISI (1956) findet man über die Innervation der Glans penis und clitoridis einige Angaben, die am menschlichen Embryo von 15 mm Länge erhalten wurden. Beim *Hühnchen*-Embryo erhält

10 Über Entwicklung und Wachstumserscheinungen des vegetativen Nervensystems.

das Beckengeflecht Verbindungen mit den Lumbosacralnerven VIII—XII, mit dem REMAK-schen Nerv, dem Plexus aorticus und mit medialen Fasern vom Truncus sympathicus.
    FRANCESE (1948) sieht an der Genese der visceralen Beckengeflechte bei kleinen *Säugern* ebenfalls den II.—IV. Sacralnerven und den Plexus aorticus in Verbindung mit dem I. Lumbalganglion beteiligt. SILVA (1932) hat bei Embryonen der *Ratte* und des *Menschen* entsprechende Resultate erreicht und bei der Bildung des Beckengeflechtes die Äste der Sacralnerven

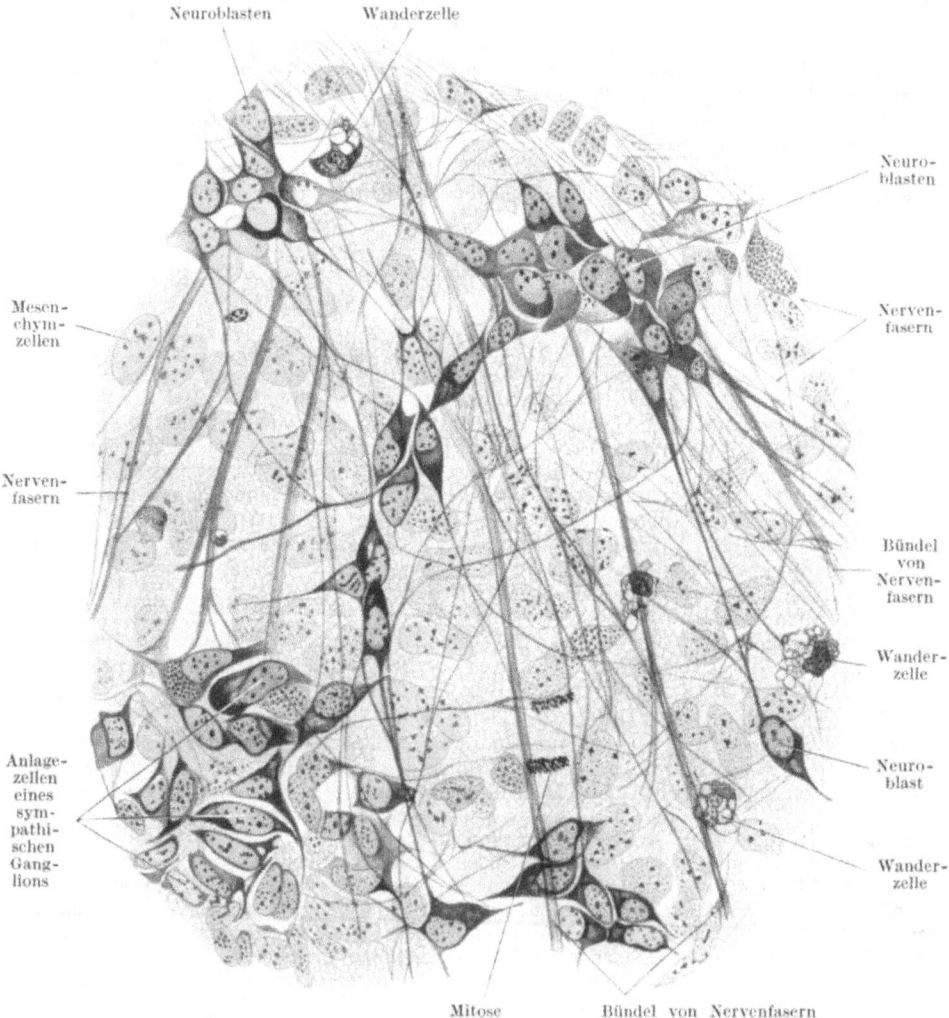

Abb. 5. Kultur aus der Grenzstranganlage eines 12 Tage alten Rattenembryos. (250mal vergrößert.)
Nach MAXIMOW 1925.

früher als diejenigen des Sympathicus erscheinen sehen. Einzelbeobachtungen über die Versorgung der Beckeneingeweide bei einem weiblichen, menschlichen Embryo sind aus dem Beitrag von HURTADO (1953) zu ersehen.
    Im vorhergehenden wird die vielfach begründete Vorstellung festgehalten, die Herkunft der primitiven Sympaticoblasten aus der Neuralleiste und diejenige der Vaguszellen aus einem entsprechenden Bezirk der Kopfneuralleiste anzunehmen. Die SCHWANNschen Zellen scheinen mehr durch die vordere als die hintere Wurzel in den Grenzstrang zu gelangen; die dem Bereich der „Nebenzellen" KOHNs angehörenden Elemente des pericellulären Hüllplasmodiums und

die Paraganglien gehören ihrer Abstammung nach ebenfalls dem Neuroektoderm an. Die viel erörterte Frage, auf welche Weise Wachstum und Differenzierung der aus den sympathischen Ganglienzellen stammenden Fortsätze erfolgen und die Bildung der peripheren Nervenbahnen zustande kommt, sei hier nicht berührt. In Anlehnung an die von BAUER (1938, 1953) eingehend beleuchtete Neurencytiumtheorie HELDs darf immerhin bei der Primitiventwicklung des vegetativen Nervensystems dem Mesoderm ein wichtiger gestaltender Faktor zukommen. So sollen

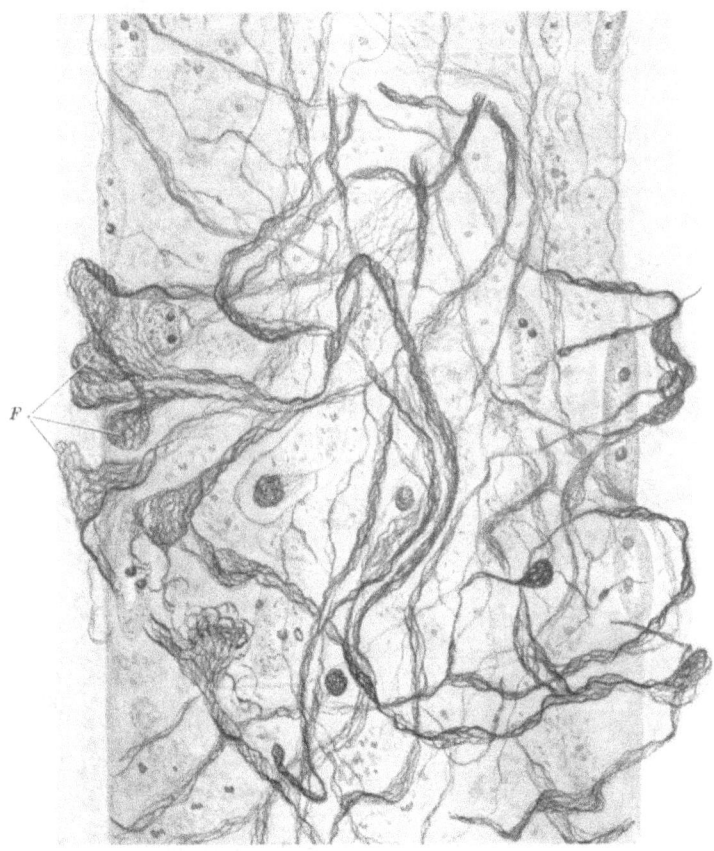

Abb. 6. Nervöse, einer Endigung ähnlich sehende Formation auf der Venenwand eines Sympathicoblastoms. *Mensch.* *F* Fibrilläre Auflockerungen. (BIELSCHOWSKY-Methode. 1250mal vergrößert, auf $^3/_4$ verkleinert.)

nach WEBER (1955) bei der Differenzierung des intramuralen Darmnervensystems die „Interstitiellen Zellen" aus dem Mesenchym abstammen und mit ihrem Cytoplasma zu Kreuzungsstellen der primitiven peripheren Neurofibrillen werden.

Es ist MAXIMOW (1925) gelungen, in der *Gewebekultur* aus einem Stückchen des primitiven sympathischen Grenzstranges der *Ratte* eine gangliöse, syncytiale Nervenformation zu züchten, welche in ihrem Aussehen der Anlage eines AUERBACHschen Plexus sehr ähnelt (Abb. 5). Nach der vorliegenden Abbildung liefert das gleichzeitig mitexplantierte Mesenchym die Unterlage, auf welcher sich die Entwicklung jener plexusähnlichen, sympathischen Formation vollzogen hat. Es liegt sehr nahe, in jenem Mesenchym irgendwelche Faktoren zu vermuten, welche auf die formale Ausgestaltung des embryonalen Nervengewebes von Einfluß sein könnten. Der AUERBACHsche Plexus des Duodenums zeigt in der

Bildung seiner Maschen und Ganglien ein wesentlich anderes Aussehen als im übrigen Dünndarm oder gar im Colon. Das morphologische Verhalten des neurovegetativen Endnetzes erweist sich in der glatten Muskulatur im Drüsen- und Bindegewebe jeweils sehr verschieden. Demnach dürfte bei der Genese des vegetativen Nervensystems, abgesehen vom Mesenchym, auch den Geweben der Erfolgsorgane eine formgestaltende Bedeutung zufallen. So haben REISER und COLMANT (1956) an Implantaten der Cornea beim Kaninchen und HAFERKAMP am menschlichen Granulationsgewebe auf die Mitwirkung des Mesoderms bei der Neubildung von Nervenbahnen besonders eingehend hingewiesen.

Wenn auswachsende, vegetative Nervenfasern aus der gewohnten Bahn des SCHWANNschen Leitplasmodiums heraus in ortsfremdes Gewebe geraten, so verändern derartige „Fibrae aberrantes" ihren Verlauf bedeutsam und lassen Geflechte von anderer Anordnung als an gewohnter Stelle entstehen. In welchem Grade schließlich das innervierte Gewebe in die Gestaltung des wachsenden nervösen Endapparates einzuwirken vermag, ersieht man aus einem Vergleich der Abb. 6 und 7. Die erstere Abbildung zeigt eine nervöse Formation, die sich auf der Wand einer Vene innerhalb eines Sympathicoblastoms entwickelt hat; Abb. 7 gibt ein normales Nervengeflecht in der Wand einer Vene aus der menschlichen Pia mater wieder. Beide Nervenbildungen sind einander auffallend ähnlich. Da sich das dargestellte Nervengebilde der Abb. 6 an keiner anderen Stelle des Sympathicoblastoms findet, so scheint hier die Venenwand auf das auswachsende Nervengewebe induzierend gewirkt und die fibrilläre Wucherung und Auflockerung der Achsencylinder an der umschriebenen Stelle veranlaßt zu haben. Nach einer Abbildung FALINs (1941) umwachsen die Nervenfasern eines experimentellen Hodenteratoms die drüsigen Gänge in ähnlicher Weise, wie aus Abb. 6 hervorgeht.

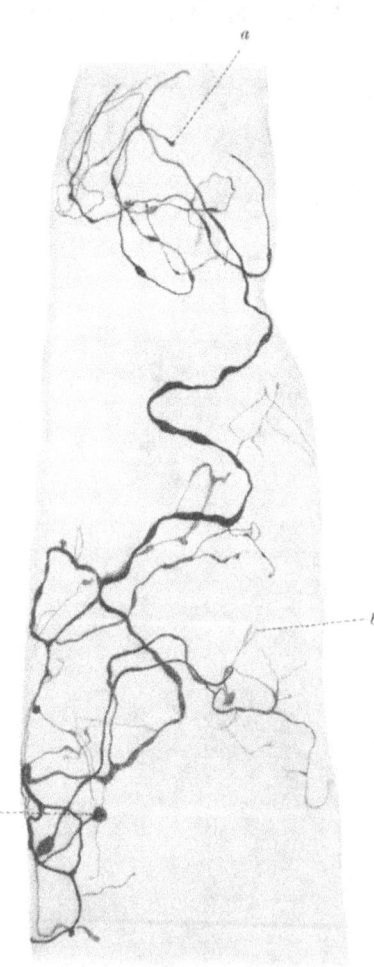

Abb. 7. Nervengeflecht in der Wand einer Vene aus der Pia mater. *Mensch. a, b, c* Kleine Endkörperchen. (Silbermethode nach O. SCHULTZE. 200mal vergrößert auf ⁴/₅ verkleinert.)

Der von den zu innervierenden Geweben ausgehende, formgestaltende Einfluß auf das wachsende Nervengewebe dürfte jeweils von verschiedener Wirkung sein und den Bau der für glatte Muskulatur, Epithelgewebe und Mesenchym bestimmten neurovegetativen Endigungen spezifisch gestalten. Welcher Art die formativen Einflüsse der innervierten Gewebe sind, läßt sich nur vermuten; wahrscheinlich handelt es sich um Faktoren chemischer Natur.

Zusammenfassend sei über die Frage nach der Morphogenese des vegetativen Nervensystems folgende Vorstellung gewählt: Die Sympathicoblasten des Grenzstranges und seiner sämtlichen Verzweigungen entstammen der Neuralleiste, die Neuroblasten des Vagus der vagalen Kopfneuralleiste. Die SCHWANNschen Elemente kommen teils über die vordere Wurzel aus dem Neuralrohr, teils ebenfalls aus Neuralleiste und Spinalganglion. Das gesamte Gewebe der „Nebenzellen" (pericelluläres Hüllplasmodium, Paraganglien) gehört dem ektodermalen, präsumptiven Sympathicusmaterial an. Bei der Entwicklung des Grenzstranggebietes muß dem Mesenchym, bei der Genese der neurovegetativen Nervenendausbreitung dem innervierten Gewebe eine bedeutsame, formgestaltende Rolle zukommen.

2. Wachstumserscheinungen.

Das Gewebe des vegetativen Nervensystems besitzt für jeden Menschen ein eigenes, individuell-morphologisches Gepräge. Kein Ganglion aus dem Grenzstrang eines Menschen bietet in der Bauweise und Anordnung seiner nervösen Einzelelemente das gleiche Aussehen wie das homologe Ganglion eines anderen Menschen, selbst gleichen Alters. Das vegetative Nervengewebe erweist sich während des ganzen Lebensablaufes veränderlich. Beim außerordentlichen Wachstum eines graviden Uterus muß sich selbstverständlich die Masse des die glatte Muskulatur versorgenden Nervenendapparates in entsprechender Weise vergrößern. Bei der Rückbildung der Uteruswand dürfte ein degenerativer Prozeß für das intramurale Nervengewebe zutreffen. Im vorliegenden Fall zeigt somit das vegetative Nervensystem die Erscheinungen der Massenzunahme und der Rückbildung als einen physiologischen Vorgang.

Die Veränderungen, welche die Ganglienzelle beim Lebenslauf von der Geburt bis zum Greisenalter erleidet, gehören ebenfalls in den Bereich des Physiologischen; diese *„Altersveränderungen"* sind am gangliösen Gewebe des vegetativen Nervensystems aus dem Wachstum und der Rückbildung der Zellkörper, aus der Entwicklung der Fortsätze und des gesamten Neurofibrillensystems vielfach zu erschließen. Jener durch das Altern bedingte, während des ganzen Lebens im vegetativen Nervengewebe wirksame Prozeß zu fortwährender Umbildung erfährt in späteren Abschnitten an geeigneter Stelle eine kurze Schilderung. Im folgenden sei an Hand einiger Abbildungen auf verschiedene Wachstumsphänomene am Nervengewebe verwiesen; sie treten zunächst an Ganglienzellen des vegetativen Nervensystems hervor und lassen sich sehr wahrscheinlich weniger durch einen Altersfaktor, als vielmehr durch pathologische Reize verursacht denken. Naturgemäß ist am Nervengewebe eine scharfe Trennung zwischen einer normalen und einer pathologischen Form nicht eindeutig festzulegen. Wie ich aus exstirpierten Ganglien bei klinisch festgestellter, neurovegetativer Störung ersehen habe, ist die normal aussehende sympathische Ganglienzelle nicht immer imstande, normale Arbeit zu leisten; andererseits muß eine mit pathologischen Merkmalen behaftete Ganglienzelle nicht unbedingt zum Untergang verurteilt sein. Nur auffallende, von der Norm abweichende Wachstumserscheinungen des vegetativen Nervengewebes seien hier, soweit sie für eine morphologische Beurteilung in der normalen Anatomie etwas bedeuten, kurz hervorgehoben.

In Abb. 8 ist eine Reihe sympathischer Ganglienzellen von normalem Aussehen wiedergegeben. Der Umfang des Kernes steht zu demjenigen des Zellkörpers in einem anscheinend bestimmten Verhältnis; ein Gleiches trifft für die Zahl und die Dicke der Fortsätze gegenüber dem Zellkörper zu. Der Verlauf der Fortsätze zeigt keinerlei Besonderheit. Ein derartiges Zellbild tritt uns in einem sympathischen Ganglion bei einem gesunden Menschen mittleren Alters am häufigsten entgegen und darf als normal betrachtet werden.

Wenn man auf die *Proportion* zwischen dem Körper der Ganglienzelle und der Masse der zugehörigen Fortsätze näher achtet, so weichen die in Abb. 9

14 Über Entwicklung und Wachstumserscheinungen des vegetativen Nervensystems.

gezeichneten Ganglienzellen von dem in Abb. 8 wiedergegebenen Zellbild ab. In Abb. 9 erscheinen die Fortsätze bei den Ganglienzellen hinsichtlich ihrer Ausbildung für die kleinen Zellkörper zu groß. Bei der normalen multipolaren Ganglienzelle besteht zwischen der Größe des Zellkörpers und der Zahl und Größe der Fortsätze eine gewisse Harmonie, Zellkörper und Fortsätze sind offenbar innerhalb

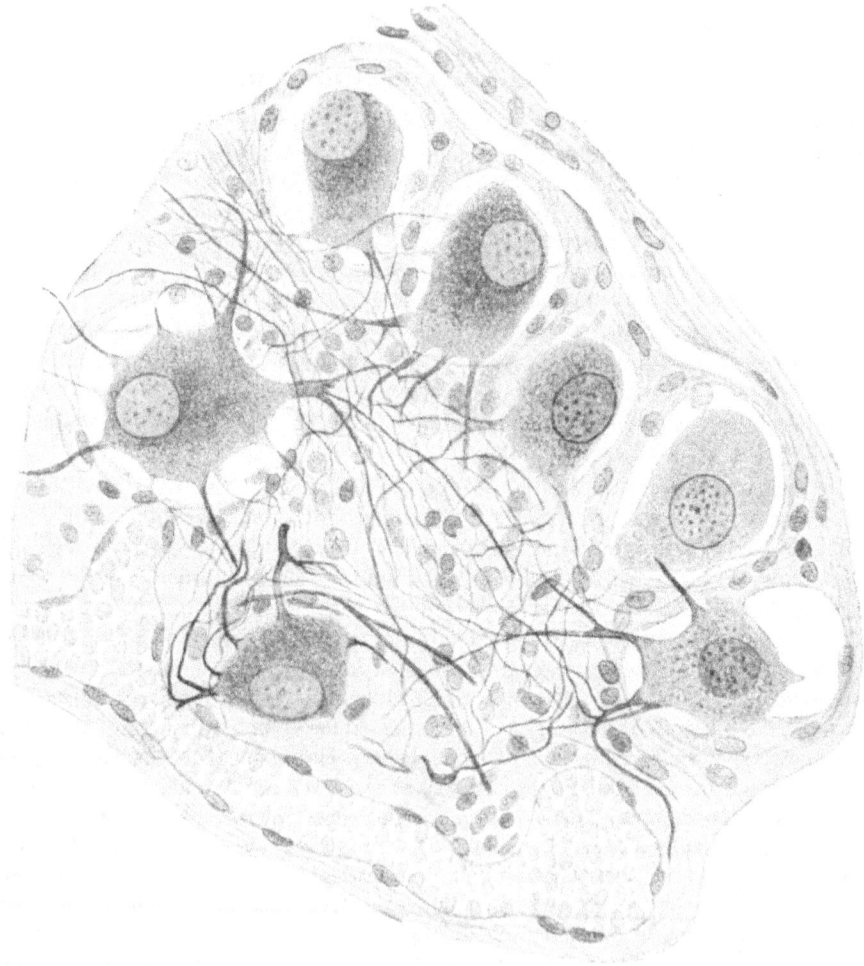

Abb. 8. Sympathische Ganglienzellen mit Nebenzellenplasmodium. Ganglion solare. *Mensch.* (BIELSCHOWSKY-Methode. 1200mal vergrößert, auf $^6/_{10}$ verkleinert.)

einer bestimmten Variationsbreite größenmäßig gegeneinander abgestimmt. Diese Harmonie hat bei den Nervenzellen der vorliegenden Abbildung eine Störung erfahren, die ich 1934 beobachtet und 1941 als „Fortsatzdisharmonie" bezeichnet habe. Die Frage, ob die Erscheinung noch in den Bereich des Normalen gehört oder nicht, läßt zunächst bei der beginnenden Fortsatzdisharmonie an ein Wachstumsphänomen anomaler Art denken. Die enorme Umgestaltung der sonst kugeligen Zellkerne, die Herkunft der Ganglienzellen aus der Wand eines mit einem alten, callösen Ulcus behafteten Magens vermögen eine solche Vorstellung zu stützen.

DE CASTRO (1930, 1932) hat bei erkrankten Nervenzellen im Ganglion jugulare und im Ganglion Gasseri an den Fortsätzen ähnliche Veränderungen beobachtet, die zu einer beträchtlichen Verschiebung des Massenverhältnisses zwischen Zellkörper und Fortsätzen geführt haben. In der Literatur hat der Begriff Fortsatzdisharmonie als ein von der Norm abweichendes Merkmal mannigfache Erwähnung gefunden (HAGEN 1942, 1949, HÜLSBERG 1952, KÖHLER 1953, KÖHLER und v. HEIN 1953, KURUCZ und OSGYANI 1954, WALTER und MARCOS 1955, STÖHR und SCHMITZ 1943 u. a.). Das gesteigerte Wachstum, das MEYER und JABLONSKI (1937) an den Fortsätzen lange Zeit gezüchteter Spinalganglien gefunden haben, deutet ebenfalls auf anomale Vorgänge in der Ganglienzelle hin.

Man gewinnt zunächst den Eindruck, als ob die Ganglienzellen des Sympathicus und des Vagus die Entwicklung ihrer Fortsätze in außerordentlicher Weise

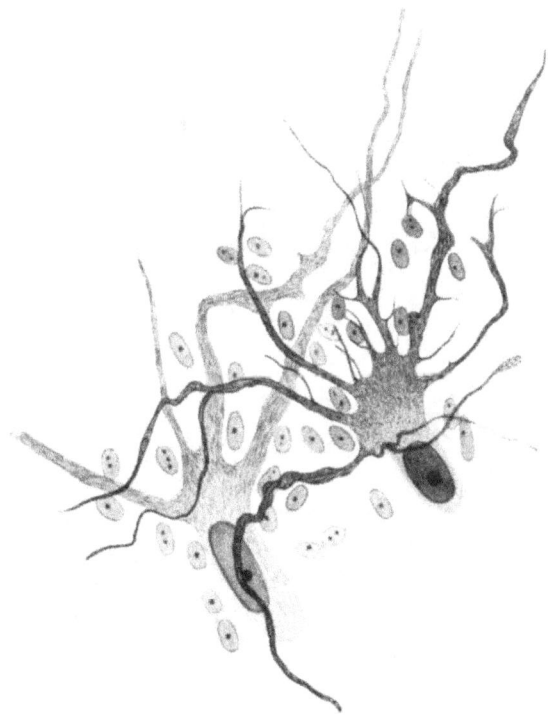

Abb. 9. Erkrankte Ganglienzellen mit „Fortsatz-Disharmonie". Magenulcus. *Mensch.* (BIELSCHOWSKY-Methode. 800mal vergrößert, auf ³/₄ verkleinert.)

zu steigern vermöchten. So erscheinen die Fortsätze nach Abb. 10 stark verbreitert und zu einem kaum entwirrbaren Knäuel miteinander verschlungen; sie sind hypertrophiert, stellenweise nur schwach imprägnierbar, von blasser Farbe und lassen vielfach im Inneren eine wahrscheinlich auf einem Verflüssigungsprozeß beruhende Aufhellung erkennen. Daher erwecken die dicken Fortsätze im Querschnitt den Eindruck von Hohlzylindern. Eine Fülle feinster Neurofibrillen ist in jenen hypertrophischen Faserknäuel verwickelt. Die Frage, ob man es bei einer derartigen nervösen Formation mit einer synaptischen Verbindung, einem cellulären Reizzustand oder mit einer Alterserscheinung zu tun hat, sei im folgenden kurz erörtert.

Dem gesteigerten, bis zur hypertrophischen Knäuelbildung führenden Wachstumsphänomen an den Fortsätzen läßt sich ein weiteres abnormes Merkmal hinzufügen: die übermäßige Ausbildung *pericellulärer Faserkörbe*. Der in Abb. 11 wiedergegebene Faserkorb besitzt etwa die Form eines Kegels, mit der Zelle als

16 Über Entwicklung und Wachstumserscheinungen des vegetativen Nervensystems.

Basis und mit zwei langen Fortsätzen der Ganglienzelle als Spitze, und baut sich aus einer enormen Menge spiralig verlaufender Nervenfäserchen auf. Die Kegelgestalt kann sich weiterhin bis zu einer gewissen Grenze verlängern und hierbei eine hornartige Krümmung erfahren. Andererseits sieht man die Kegelfigur zu einer breiten, amorphen Masse vielfach umgeformt (Abb. 12). Schließlich fehlt dem pericellulären Faserkorb das kegelartige Aussehen von vornherein, und man

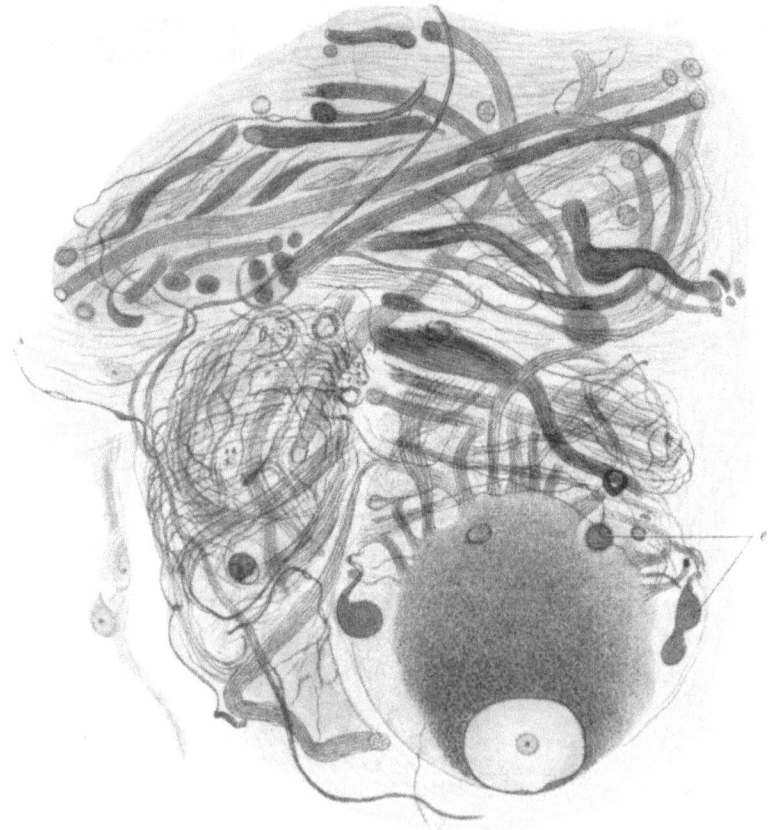

Abb. 10. Ganglienzelle mit gewuchertem Fortsatzknäuel. Starke Fortsatzdisharmonie. Ganglion cerv. sup. 33jähriger Mann. Asthma bronchiale. *e* Endplättchen. (BIELSCHOWSKY-Methode. 1300mal vergrößert, auf $^4/_5$ verkleinert.)

gewahrt ihn als feines, um den Körper der Ganglienzelle konzentrisch geschichtetes Nervengeflecht.

In den Abb. 11—13 finden sich in das Fibrillengewirr der Faserkörbe zahlreiche, kleine Kerne eingezeichnet; sie gehören dem Hüllplasmodium an. Die geschilderten Grundformen der Faserkörbe sind an entsprechende Bildungen des Hüllplasmodiums geknüpft. Diese die vegetativen Ganglienzellen umlagernde Gewebsart behält ihre ursprüngliche Lage und ihre meist geringe Masse keineswegs immer bei, sondern vermag unter bestimmten Bedingungen zu wachsen. In dem sich vermehrenden Gewebe kommt es gleichzeitig zur Differenzierung jener fibrillären Korbgeflechte, welche bei guter Imprägnierung im Silberpräparat die jeweilige Wachstumsform des Hüllplasmodiums leicht kenntlich machen. Die rmehrung des Hüllplasmodiums und die Genese der vorliegenden, pericellulären Faserkörbe scheinen demnach unmittelbar miteinander verknüpft.

Selbstverständlich kann man die zunehmende Umgestaltung des Hüllplasmodiums zu verdichtet konzentrischen, stumpfkegeligen oder leicht gebogenen, kernhaltigen Plasmakomplexen schon im Hämatoxylin- oder VAN GIESON-Präparat sehen. Das gilt besonders für die Ganglien bei verschiedenen Erkrankungen; daher liegt es nahe, das geschilderte Wachstum des Hüllplasmodiums als eine anomale Erscheinung zu betrachten, für welche in der pathologischen Anatomie der gewöhnliche Ausdruck „*Kapselwucherung*" gebraucht wird. Die Bezeichnung ist nicht ganz glücklich, da sich das Hüllplasmodium niemals als „Zellkapsel" definieren läßt, und da sich sein vermehrtes Wachstum gleichzeitig mit der Differenzierung einer neurofibrillären Formation verbindet; letztere tritt allerdings erst nach Gebrauch einer Silbermethode hervor.

Die verschiedenen Phasen, in denen sich die Differenzierung eines Faserkorbes in dem wuchernden Hüllplasmodium abspielt, kann man an der unterschiedlichen Imprägnierbarkeit der fädigen Nervenelemente einigermaßen erkennen. Zu Beginn der Entwicklung zeigt das Hüllplasmodium eine leichte Trübung, die in eine feinste, mit Silber nur undeutlich darstellbare fibrilläre Streifung übergeht. Zuerst werden an der Spitze eines kegelförmig gewucherten Hüllplasmodiums feinste Neurofibrillen sichtbar; sie sitzen haubenartig der Kegelspitze als grauschwarze Masse auf, nehmen an Stärke und Imprägnierbarkeit zu und verfeinern sich in der Richtung zur Ganglienzelle beinahe bis zur Unsichtbarkeit. Man kann daher nach Abbildung 11 gewisse neurofibrilläre Bildungszonen unterscheiden, von denen die an der Kegelspitze befindliche und am stärksten imprägnierbare die älteste sein dürfte. Somit rückt der Gedanke nahe, in den beschriebenen pericellulären Faserkörben weniger eine konstante morphologische Einrichtung als eine veränderliche Neubildung zu sehen. Sie tritt in den vegetativen Ganglien bei unterschiedlichen Krankheiten auf, von denen Asthma bronchiale, renale Hypertonie, RAYNAUDsche Gangrän die häufigsten sind, wird aber auch bei Lues cordis, Lymphadenose und bei Alkohol- und Nicotinabusus beschrieben (HAGEN 1942, 1949, HERMANN 1950, 1951, HÜLSBERG 1952, KÖHLER 1953, STÖHR 1943, 1944, 1947,

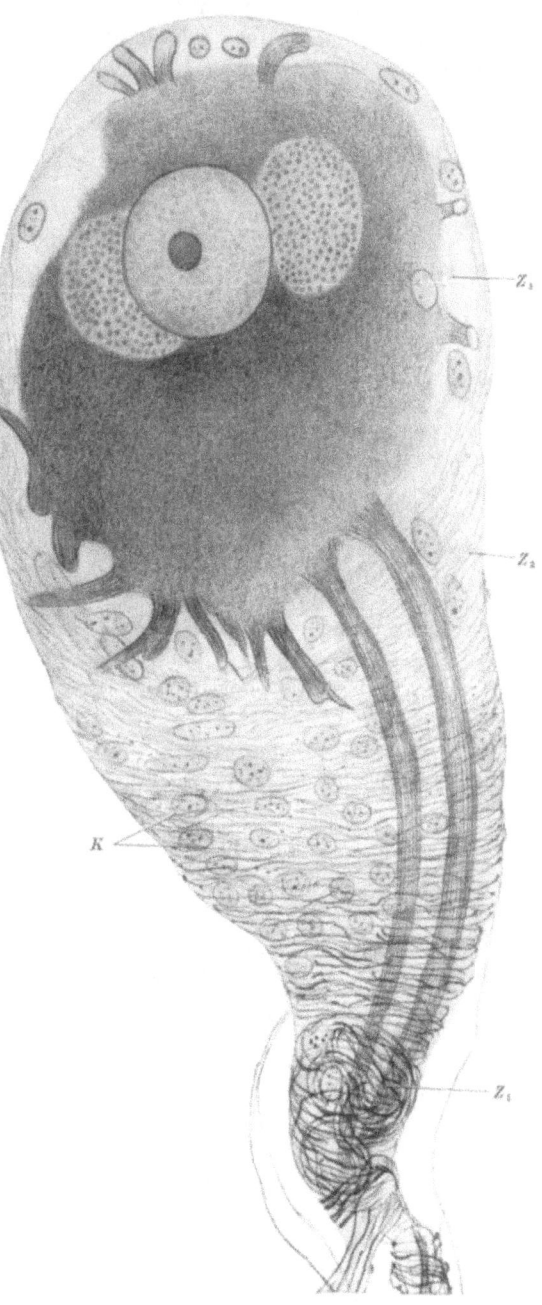

Abb. 11. Ganglienzelle mit einem in Bildung begriffenen, hyperplastischen Faserkorb. Ganglion cerv. sup. 36jähriger Mann. K Kerne des gewucherten Hüllplasmodiums; Z_1 Zone mittelstarker Nervenfasern; Z_2 Zone feinster Nervenfasern; Z_3 faserfreie Zone. (BIELSCHOWSKY-Methode. 1300mal vergrößert, auf $^3/_4$ verkleinert.)

STÖHR und SCHMITZ 1943, SUNDER-PLASSMANN 1938). Es handelt sich demnach um keine, für eine bestimmte Krankheit spezifische Veränderung am Nervengewebe.

18 Über Entwicklung und Wachstumserscheinungen des vegetativen Nervensystems.

Der Versuch, die erwähnten Faserkörbe als eine pathologische Erscheinungsform zu deuten, gewinnt durch häufig zu beobachtende Veränderungen am Kern und Plasma der zugehörigen Ganglienzelle eine weitere Stütze. *Mehrkernigkeit*,

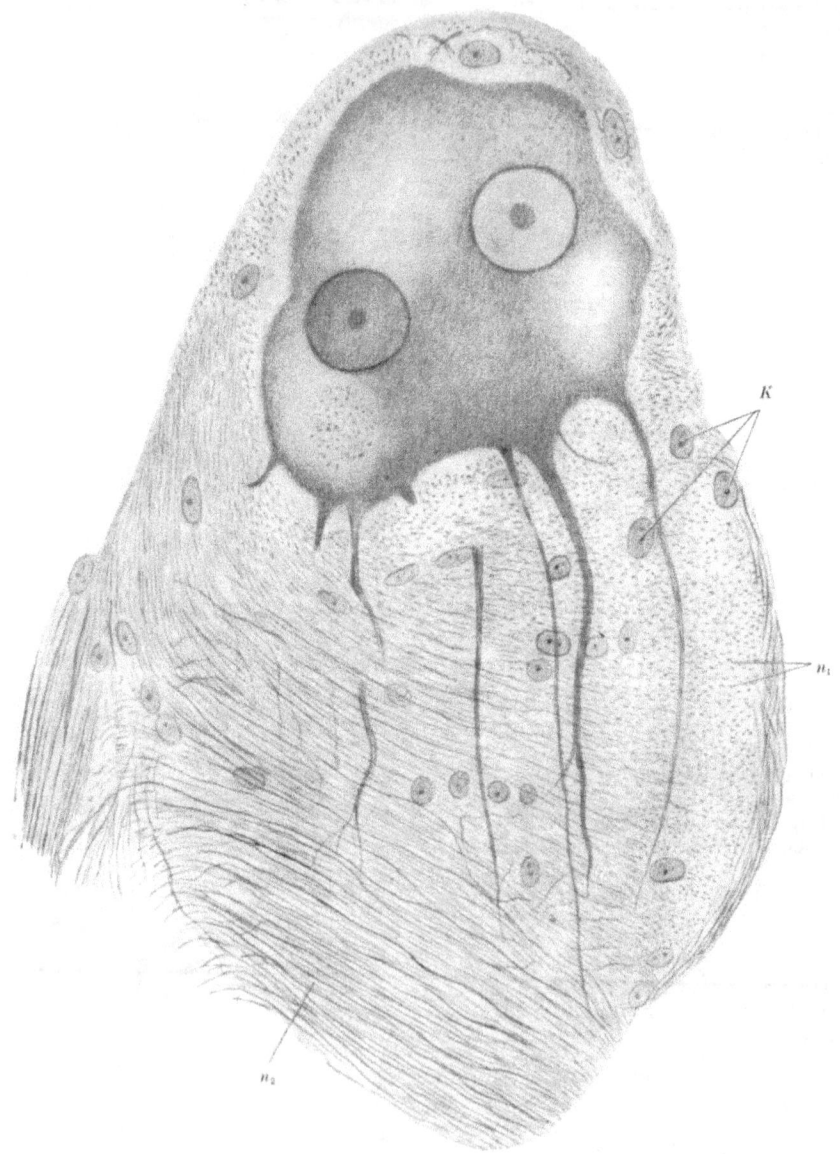

Abb. 12. Ganglienzelle mit gewuchertem Hüllplasmodium und gewuchertem Faserkorb. Ganglion cerv. sup. 36jähriger Mann. Asthma bronchiale. K Kerne des Hüllplasmodiums; n_1 Nervenfäserchen im Querschnitt; n_2 im Längsschnitt. (BIELSCHOWSKY-Methode. 1500mal vergrößert, auf $^3/_4$ verkleinert.)

Kerndegeneration bis zum Kernschwund, Vakuolisation und Einlagerung von Granula in einem verwaschenen oder vergröberten Fibrillengefüge werden hierbei vielfach beobachtet. Im Ganglion nodosum kommen nach Feststellung der Physiologie präganglionäre Endigungen, als welche die oben beschriebenen Faserkörbe an sympathischen Ganglienzellen von manchen Autoren betrachtet werden,

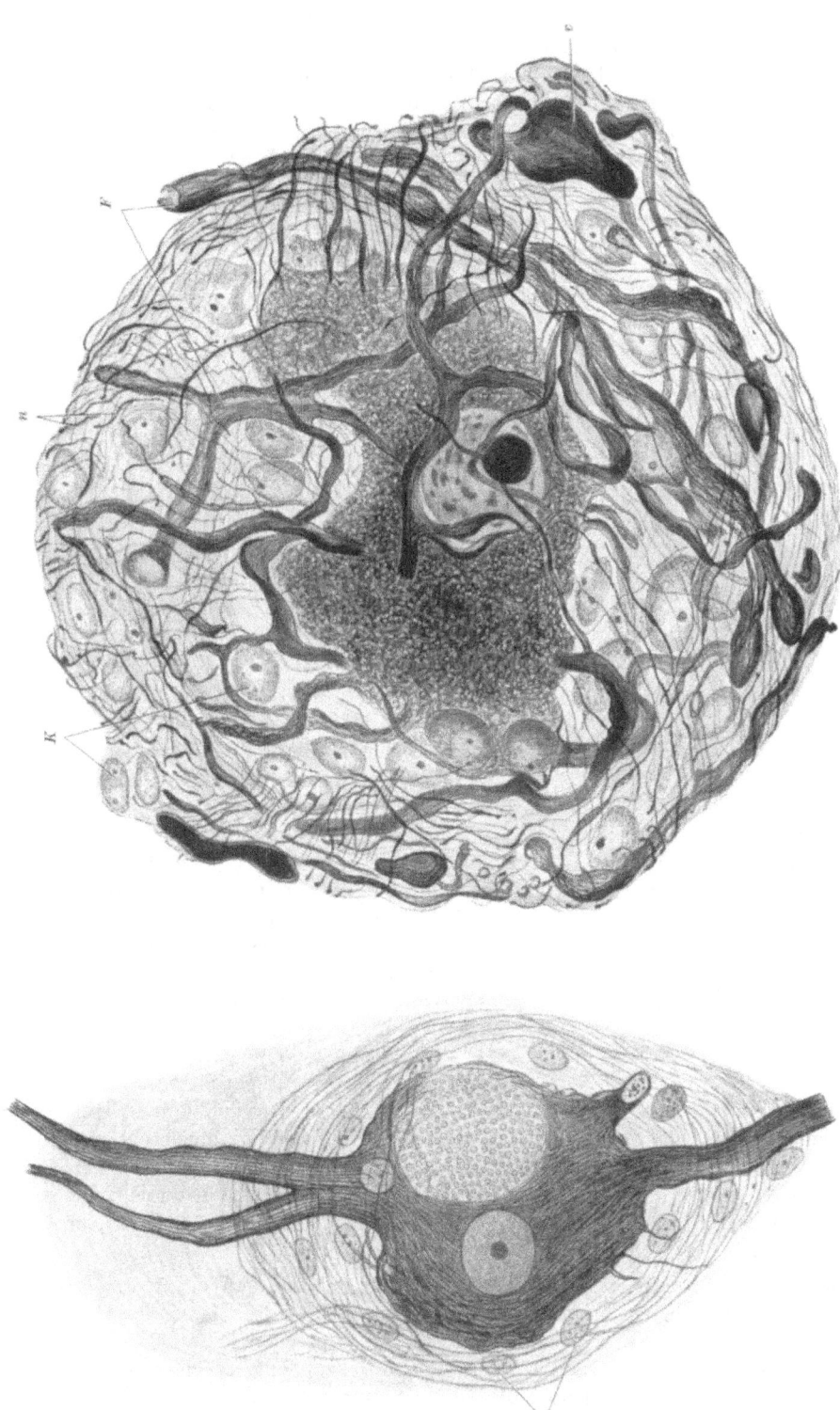

Abb. 14. Ganglienzelle mit Wucherung des Hüllplasmodiums, des Fortsatzes und mit hyperplastischem Faserkorb. Ganglion nodosum. 33jähriger Mann. *F* Geschwollene Teilstücke der Fortsatzschlingen; *n* feine Nervenfäserchen; *v* plättchenartige Verbreiterung der Fortsatzschlinge; *K* Kerne des Hüllplasmodiums. (BIELSCHOWSKY-Methode. 1500mal vergrößert, auf ²/₃ verkleinert.)

Abb. 13. Ganglienzelle mit Fortsatzdisharmonie und einem in Bildung begriffenen, hyperplastischen Faserkorb. Ganglion cerv. sup. 51jähriger Mann mit Alkohol- und Nicotinabusus. *K* Kerne des Hüllplasmodiums. (BIELSCHOWSKY-Methode. 1200mal vergrößert, auf ³/₄ verkleinert.)

nicht vor. Trotzdem ist bei der in Abb. 14 gezeichneten Nervenzelle aus dem Ganglion nodosum ein derartiger Faserkorb entwickelt worden. Die bizarre Knäuelung und das Auswachsen neuer Fortsätze aus dem Zellkörper und ihre Verästelung, der eigentümlich verbogene Umriß des Zellkörpers, die Wucherung des besonders kernreichen Hüllplasmodiums lassen hier ohne weiteres an eine anomale Beschaffenheit des gesamten Gewebskomplexes denken.

Derartige, als pathologisch zu deutende Zellbilder der Abb. 14 hat NAGEOTTE schon 1907 nach Transplantation von Spinalganglien, WEIN (1943) nach mechanischer und thermischer Schädigung des II. cervicalen Spinalganglions bei der Katze erhalten. Dies bestätigt weiterhin die obige Vorstellung, die Entwicklung dichter, pericellulärer Faserkörbe als eine Reaktion von Ganglienzelle und Hüllplasmodium auf einen pathologischen Reiz aufzufassen. CAJAL (1935) hält seinerseits die um die sympathischen Ganglienzellen gewickelten „Faserspiralen" noch für eine normale Endigungsweise präganglionärer Nervenfasern; andererseits will der Autor an den sympathischen Ganglienzellen typische und atypische „Nester" unterschieden wissen, von denen die atypischen Fasernester häufig vorkommen und pathologischer Natur sein sollen. Da sich nach CAJAL (1935) typische und atypische Formationen nur schwer unterscheiden lassen, so wird man aus der Darstellung des Autors nicht recht klug.

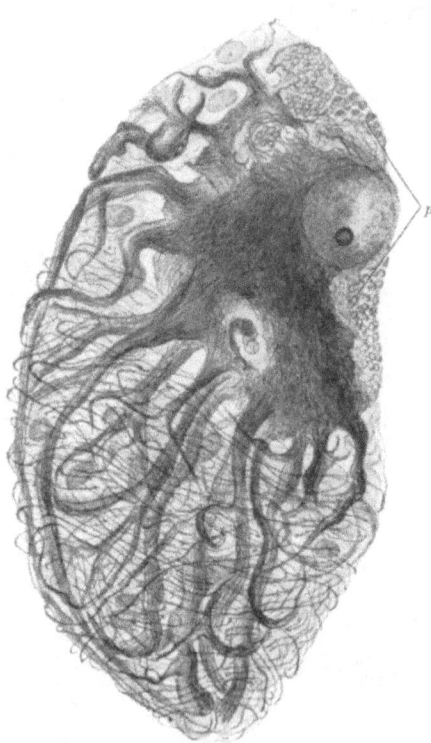

Abb. 15. Ganglienzelle mit Fortsatzhyperplasie, gewuchertem Hüllplasmodium und pericellulärem Faserkorb. Ganglion cerv. sup. 36jähriger Mann. p Pigment. (BIELSCHOWSKY-Methode. 1000mal vergrößert, auf $^3/_4$ verkleinert.)

Den oben geschilderten Erscheinungen des Wachstums wie Fortsatzdisharmonie, Wucherung des Hüllplasmodiums und Entwicklung pericellulärer Faserkörbe sei als letzter Vorgang von allgemeiner Bedeutung die *Neubildung von Fortsätzen* hinzugefügt. Sie kann an sympathischen Ganglienzellen während des ganzen Lebens erfolgen und läßt sich in diesem Fall als ein Merkmal zunehmenden Alters einschätzen. Wird die Zahl der Fortsätze unter gleichzeitigen Veränderungen an Ganglienzelle und Hüllplasmodium erheblich gesteigert, so läßt sich eher eine pathologische Umgestaltung annehmen. Abb. 15 zeigt eine derartige Zelle; die hyperplastische Entwicklung der vielfach verschlungenen Fortsätze bleibt mit dem gebildeten Faserkorb auf den kegelförmigen Umfang des gewucherten Hüllplasmodiums beschränkt, am Körper der Ganglienzelle werden Pigmentvermehrung, Aufhellung und Verklumpung des Neurofibrillengefüges beobachtet. Das ganze, aus Ganglienzelle, Fortsätzen und Hüllplasmodium aufgebaute Mikrosystem trägt die Anzeichen der Erkrankung.

Nach Abb. 16 kann die Hyperplasie der Fortsätze in enormer Weise gesteigert werden und hierbei das harmonische Verhältnis zwischen der Masse des Zellkörpers und derjenigen der Fortsätze sehr stark zugunsten der Fortsätze verschieben. Nach Abb. 17 hat das Längenwachstum der Zellfortsätze weiterhin erheblich zugenommen, mußte jedoch offensichtlich nur innerhalb des gewucherten Hüllplasmodiums vor sich gehen, dessen Kerne in Abb. 16 und 17 der Übersichtlichkeit wegen nicht eingezeichnet sind. Daher werden die Fortsätze gezwungen,

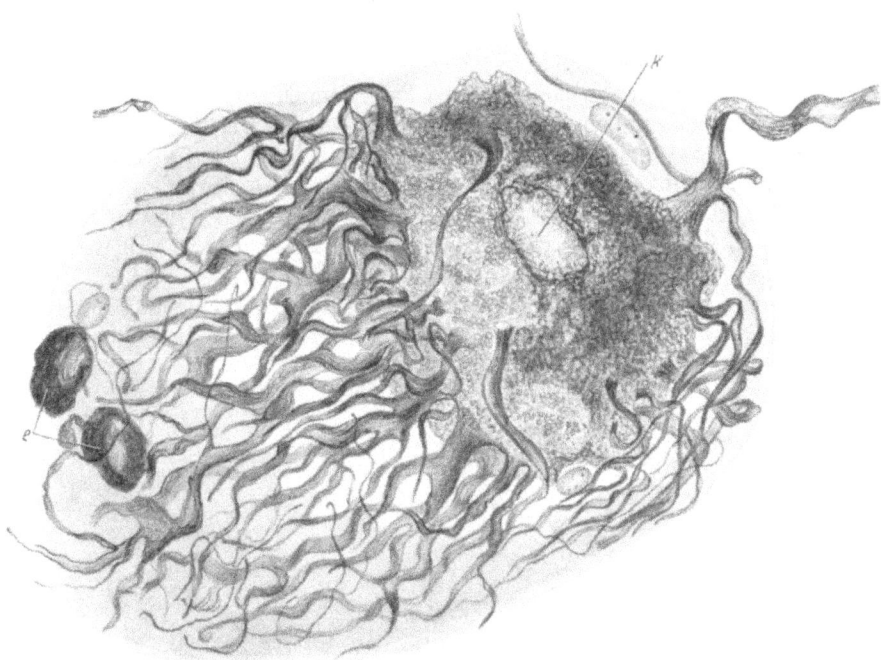

Abb. 16. Erkrankte Ganglienzelle mit starker Fortsatzvermehrung. Grenzstrang. 53jähriger Mann. Endarteriitis. *e* Endplättchenartige Neurofibrillenklumpen; *K* Stelle des Zellkerns. (BIELSCHOWSKY-Methode. 1300mal vergrößert, auf $^6/_7$ verkleinert.) Nach HAGEN 1950.

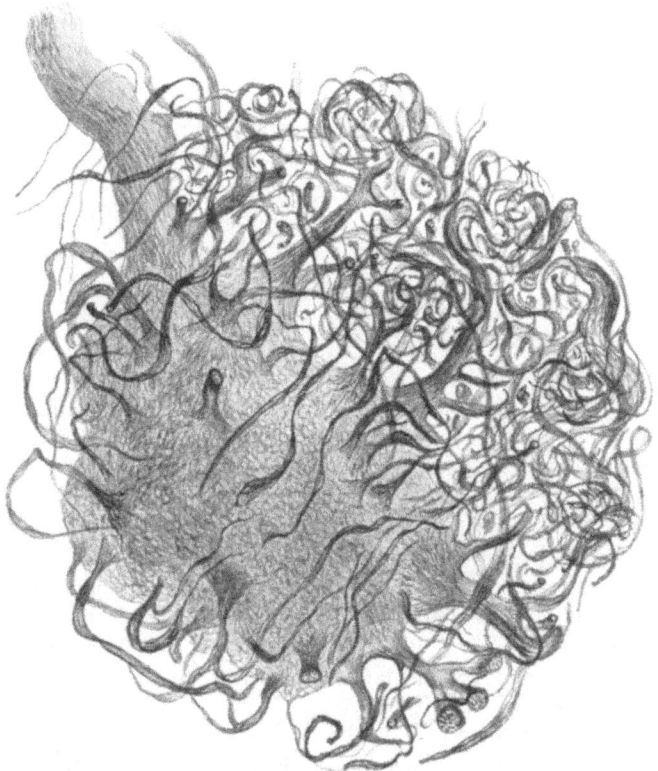

Abb. 17. Ganglienzelle mit starker Fortsatzhyperplasie. Grenzstrang. 53jähriger Mann. Endarteriitis. (BIELSCHOWSKY-Methode. 900mal vergrößert, auf $^9/_{10}$ verkleinert.) Nach HAGEN 1950.

sich bei weiterem Längenwachstum mehrfach aufzustellen, sich in Schlingen und Windungen zu legen und zu pericellulären Faserknäueln zu verwickeln. Bei dem in Abb. 218 wiedergegebenen Gewebskomplex scheint der Wucherungsprozeß den äußersten Grad erreicht zu haben. Die zu mächtigen Knäueln zusammengeballte fibrilläre Substanz der verschlungenen Fortsätze dürfte an Masse diejenige des zugehörigen Zellkörpers übertreffen; wie die eingelagerten Kerne beweisen, hat die Entwicklung des Fortsatzknäuels innerhalb eines gewucherten Hüllplasmodiums stattgefunden.

Sucht man aus den hier gezeigten Wachstumsvorgängen eine allgemeine Vorstellung für die Neurogenese zu gewinnen, so kann es sich bei den pericellulären

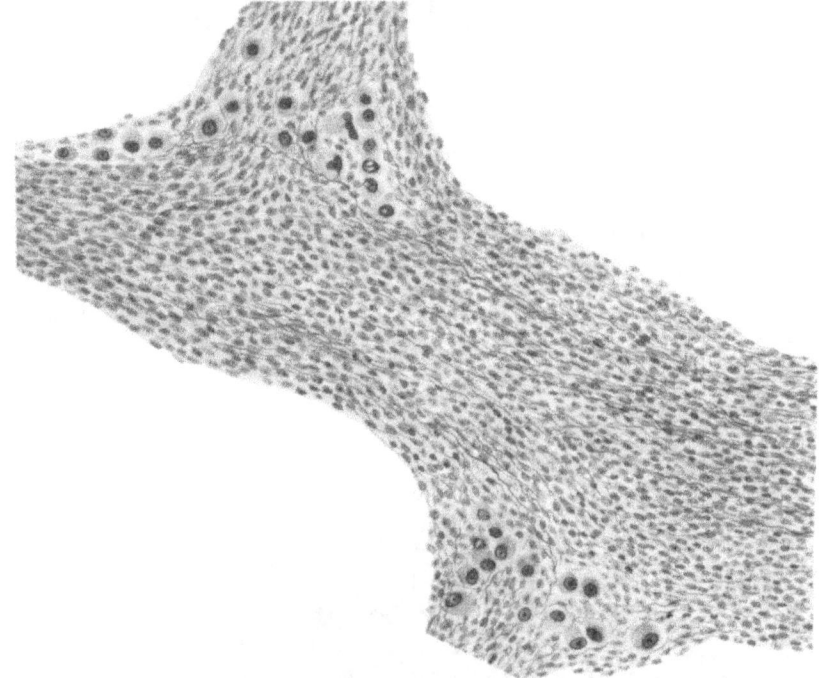

Abb. 18. Hyperplasie des AUERBACHschen Plexus mit Vermehrung der SCHWANNschen Kerne und der Achsenzylinder. Magenulcus. BIELSCHOWSKY-Methode. 180mal vergrößert, auf ⁹/₁₀ verkleinert.

Faserkörben und Fortsatzknäueln nicht um eine einfache Leistung der Ganglienzelle, nicht nur um ein „Auswachsen" neurofibrillärer Substanz handeln. Die Differenzierung der erwähnten faserigen Formationen ist von Ganglienzelle und Hüllplasmodium abhängig und als ein intraplasmatischer Vorgang aufzufassen. Der Begriff des Auswachsens freier Nervenfasern aus der Ganglienzelle im Sinne der alten Neuronentheorie wird der Entwicklung der Fortsatzknäuel und Faserkörbe nicht mehr gerecht, deren fortschreitende Differenzierung im Anschluß an die Ganglienzelle man als eine Leistung des Hüllplasmodiums betrachten dürfte. Die Entwicklung der Fortsatzknäuel und Faserkörbe läßt sich im Sinne der von HELD (1909), BOEKE (1935) und BAUER (1953) geäußerten Vorstellung als eindrucksvolles Beispiel einer intraplasmatisch fortschreitenden Differenzierung des Nervengewebes deuten.

Die Erscheinungen gesteigerten Wachstums betreffen die Ganglienzelle und das zugehörige Hüllplasmodium gleichzeitig. Solches kann kein Zufall sein. Der Gedanke, nur in der Ganglienzelle mit ihren Fortsätzen ein celluläres, morphologisches und physiologisches Individuum zu sehen, erweist sich als unzureichend. Ganglienzelle, Fortsätze und Hüllplasmodium sind im vegetativen System zu einem morphologischen Gewebskomplex verschmolzen, der als ein zusammengesetztes Mikrosystem seine Einheit auch im pathologischen Geschehen nicht verliert. So erscheint die Potenz zur proliferativen Leistung auf Ganglienzelle und Hüllplasmodium gleichzeitig verteilt. Bei der synaptischen Verbindung vegetativer Ganglienzellen dürfte dem untrennbaren Zusammenhang von Ganglienzelle und Hüllplasmodium eine erhebliche Bedeutung zufallen.

Schließlich führt ein unzureichend gehemmtes, lokalisiertes Wachstum an irgendwelchen Stellen des vegetativen Nervensystems zur Bildung von *Tumoren*. Sie können sich aus Ganglienzellen, Nervenfasern, SCHWANNschem Leitgewebe, Bindegewebe und Gefäßen in unterschiedlicher Weise zusammensetzen, sollen jedoch im Hinblick auf die, ihren geweblichen Bau berücksichtigende pathologisch-anatomische Nomenklatur keine Erörterung erfahren. Bei H. K. WEBER (1949) findet sich eine große Übersicht über Sympathicustumoren zusammengestellt. Es sei im Folgenden nur auf einige das Wachstum betreffende mikroskopische Beobachtungen verwiesen, die einem beim Studium des vegetativen Nervensystems begegnen und die oft schwierige Unterscheidung zwischen normal und pathologisch erleichtern sollen.

Es fällt nicht allzu schwer, an dem in Abb. 18 wiedergegebenen Abschnitt aus dem AUERBACHschen Plexus des Magens eine enorme Vermehrung des SCHWANNschen Leitgewebes wahrzunehmen. Die gewöhnliche Breite der nervösen Maschen hat sich um mehr als das

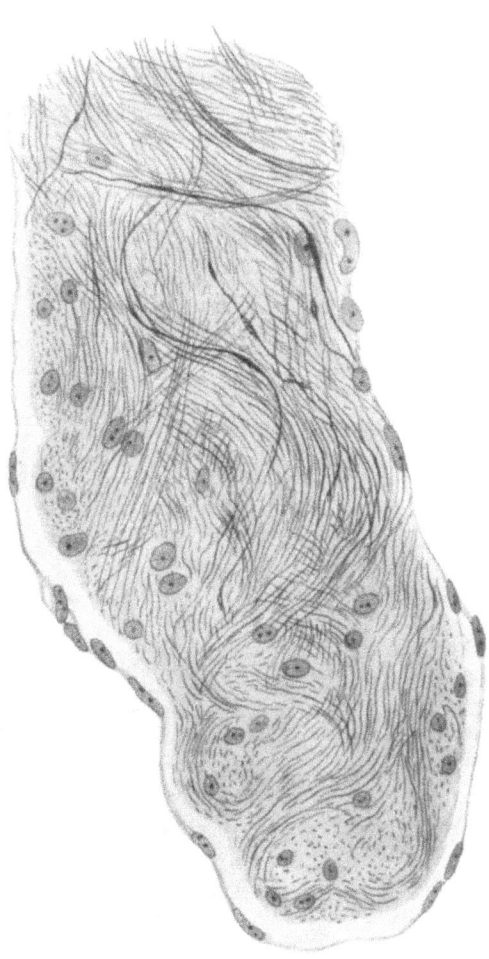

Abb. 19. Spiralig gewucherte Stränge markloser Nervenfasern aus dem AUERBACHschen Plexus. Mensch. Magenulcus. 700mal vergrößert, auf ⁴/₅ verkleinert.

Doppelte vergrößert, die Zahl der SCHWANNschen Kerne ist gewaltig gesteigert und ihre sonst längliche Form verkleinert und abgerundet. Wahrscheinlich scheint eine Vermehrung des SCHWANNschen Leitgewebes ohne eine gleichzeitige Neubildung von Achsencylindern nicht vorzukommen. Daher findet man feinste, neuentstandene Achsencylinder in großer Masse zwischen dem gewucherten Leitplasmodium liegen. Die gesteigerte Wachstumstendenz des Nervengewebes beschränkt sich im vorliegenden Falle keineswegs nur auf eine Verbreiterung des dem AUERBACHschen Plexus angehörenden Maschenwerkes; es kommt stellenweise zu einem Längenwachstum der gesamten Faserzüge. Hierbei werden die

24 Über Entwicklung und Wachstumserscheinungen des vegetativen Nervensystems.

auswachsenden Nervenbündel wahrscheinlich teilweise durch den Widerstand des umgebenden Gewebes genötigt, eigentümliche Spiraltouren zu entwickeln (Abbildung 19).

Stärkere Nervenbündel können bei ungehemmtem Längenwachstum in Form sehr flacher, enggedrängter Spiralwindungen neuromartige Gebilde entstehen lassen (Abb. 19). Schließlich erhellt aus dem in Abb. 20 gezeichneten, neuromartigen Faserkorb der spiralige Charakter in der Windung der gewucherten Neuro-

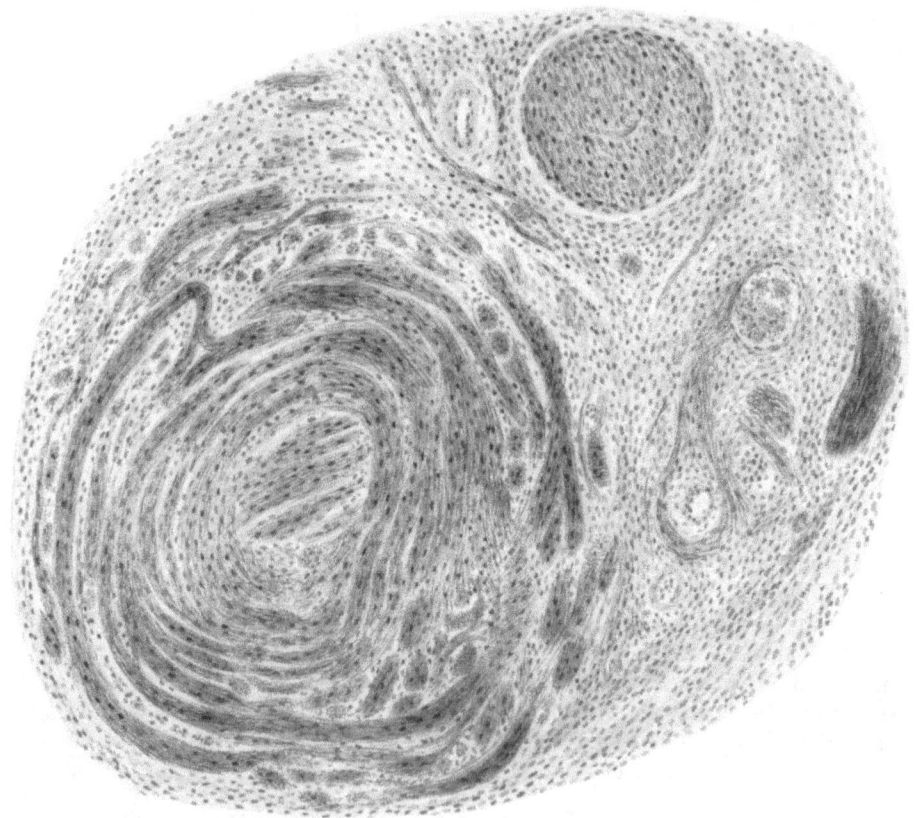

Abb. 20. Neuromartige Bildung, aus spiralig gewucherten Nervensträngen des AUERBACHschen Plexus bestehend, Magenulcus. *Mensch.* (BIELSCHOWSKY-Methode. 130mal vergrößert, auf ⁴/₅ verkleinert.)

fibrillen ohne weiteres. Es bleibt fraglich, ob man allein im Widerstand des umgebenden Gewebes, somit in der Raumbeschränkung den Grund zur Spiralbildung der sich verlängernden Nervenfasern zu suchen hat. Denn eine gewisse Tendenz, spiralige Formen zu gestalten, scheint wachsendem, faserigem Gewebe vielfach innezuwohnen und wird abgesehen vom Nervengewebe auch beim Binde- und Muskelgewebe ersichtlich. Es sei hierbei an den Bau von Gallenblase und Uterus, an die quergestreiften Spiralmuskelfasern erinnert oder auf die spiralig verlaufenden Sehnenfasern in ihrer Ansatzstelle am Knochen hingewiesen, um zu ersehen, wie häufig wachsendes, faseriges Gewebe zu Spiralformen gestaltet wird.

Tumorartige Gebilde der Abb. 18 und 19 können sich aus dem Maschenwerk des AUERBACHschen und MEISSNERschen Plexus in der Wand des Darmkanals entwickeln; beide Geflechte besitzen in der Nähe derartiger Neurome bereits ein hyperplastisches Aussehen. Selbstverständlich erweist sich die Genese der durch eine Wachstumssteigerung vegetativer Nervenfasern entstehenden, mikroskopischen Gebilde überaus verwickelt. Offenbar erhält hierbei die jeweilige gewebliche Zusammensetzung, in welcher sich wucherndes Nervengewebe entwickelt, für die architektonische Konstruktion der sich neuformenden Nervenfasern gestaltende Faktoren. So erscheint die Masse der in einer verwirrt gewachsenen Muskulatur wuchernden Nervenbündel zu einem regellosen Flechtwerk durcheinandergemischt, mithin nach Abb. 22 trotz des gleichen, zur Hypertrophie führenden Wachstumsvorganges in anderer Form als in Abb. 18 und 19.

Das *Terminalreticulum* kann nach Abb. 144 einem neuromatösen Wucherungsprozeß verfallen. So finden sich bei GERLING (1947) im menschlichen Appendix feinste, dem MEISSNERschen Plexus entstammende Faserzüge dargestellt, welche in ein überaus zartes, neurofibrilläres Netz einstrahlen. Letzteres zeigt stellenweise die Tendenz durch spiralige Anordnung und wirbelförmige Verdichtung zu einer tumorartigen Formation anzuwachsen.

Im vorhergehenden sind bei der Primitiventwicklung des vegetativen Nervensystems die Herkunft und Auswanderung der Neuroblasten aus der Neuralleiste auf Grund experimenteller Erfahrung behauptet und bei der Genese der ersten Nervengeflechte ein formativer Einfluß der versorgten Gewebe, vor allem des Mesoderms, angenommen worden. In der pathologischen Anatomie kennt man das Vorkommen jugendlicher Neuroblastenhaufen im Tumorgewebe des vegetativen Nervensystems seit langem; die Masse der Neuroblasten gleicht beim ersten Anblick einer lymphocytären Infiltration (Abb. 22). SCHERER (1934) bezeichnet die Zellhaufen als „nervöse Keimzentren". Man würde die angesammelten Rundzellen für Lymphocyten halten können, wenn nicht in der Umgebung des Zellhaufens verstreute,

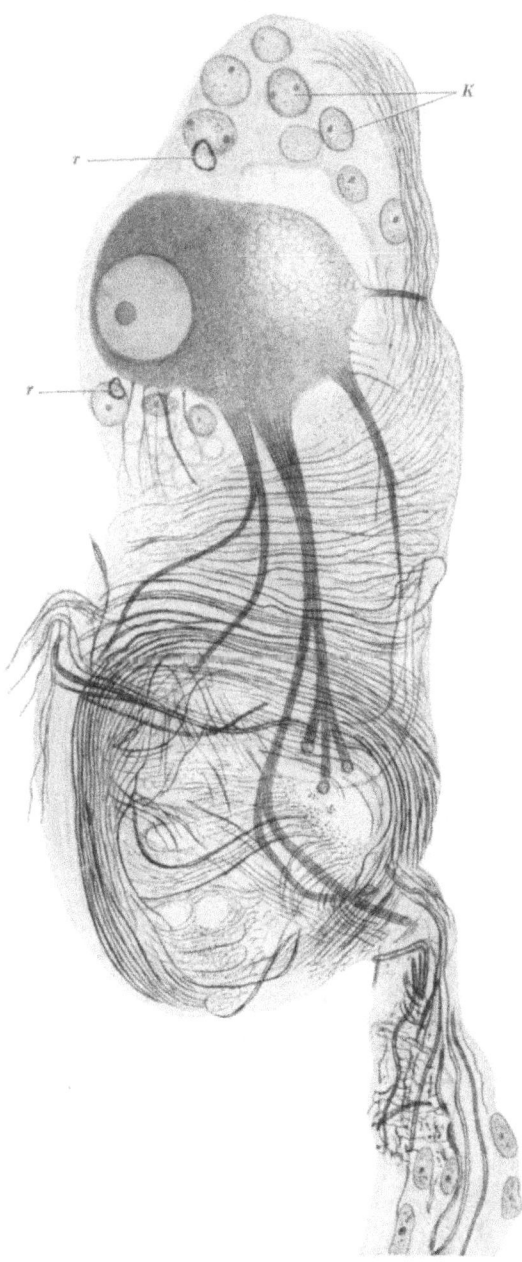

Abb. 21. Ganglienzelle mit gewuchertem Hüllplasmodium und neuromartigem Faserkorb. Ganglion cerv. sup. 36jähriger Mann. K Kerne des Hüllplasmodiums; r ringartige Gebilde. (BIELSCHOWSKY-Methode. 1300mal vergrößert, auf $^3/_4$ verkleinert.)

26 Über Entwicklung und Wachstumserscheinungen des vegetativen Nervensystems.

kleinzellige Elemente gelegen wären, die durch eine Fülle von Übergangsformen mit den erwähnten Rundzellen verbunden sind und im fortgeschrittenen Reife-

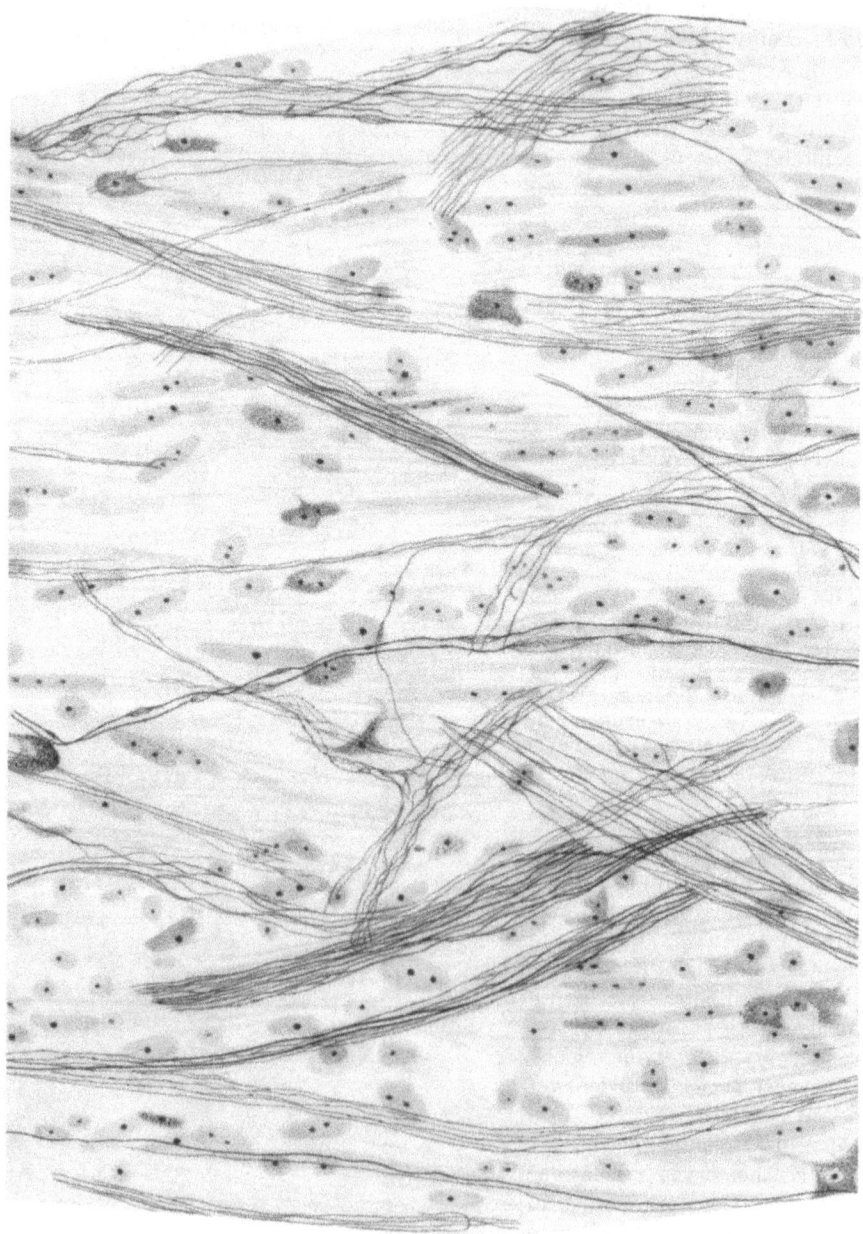

Abb. 22. Regellos gewucherte Bündel markloser Nervenfasern zwischen einer ödematösen, zellig infiltrierten glatten Muskulatur. Magenulcus. *Mensch.* (BIELSCHOWSKY-Methode. 800mal vergrößert, etwas verkleinert.)

stadium zweifellos als Neuroblasten kenntlich werden (Abb. 23). Sie dürften aus dem Haufen unreifer Zellen ausgewandert sein und sich zu höheren Formen umdifferenziert haben.

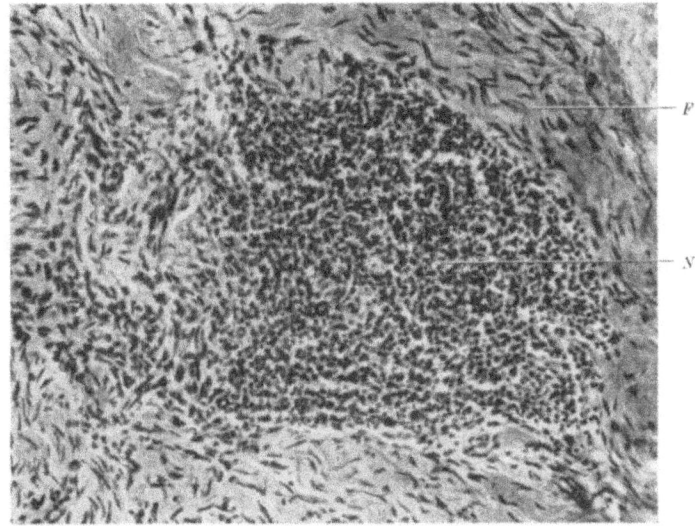

Abb. 23. Neuroblastenhaufen *N* in einem Tumor des Brustgrenzstranges. *Mensch.* *F* Gewucherter Nervenfaserstrang mit SCHWANNschen Kernen. BODIAN-Methode. 180mal vergrößert.

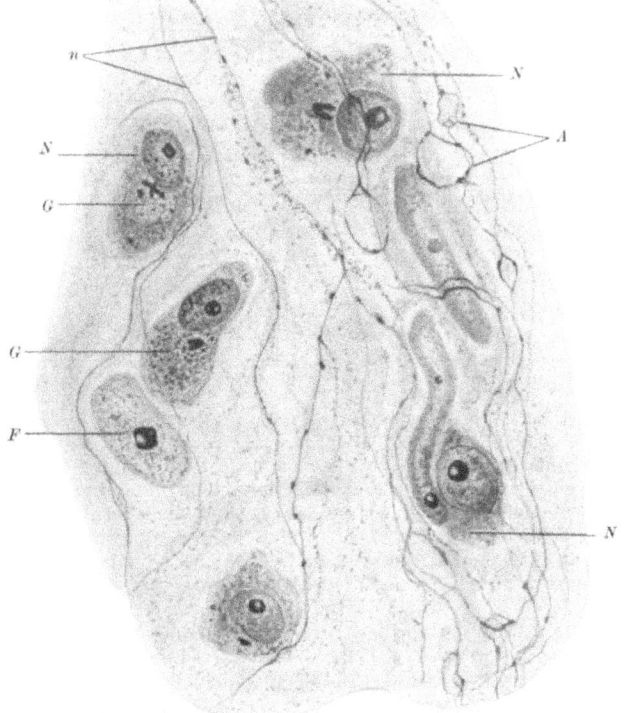

Abb. 24. Neuroblasten *N* in einem Tumor des Brustgrenzstranges. *Mensch.* *G* GOLGI-Apparat; *A* Aufquellungen von Neurofibrillen. *F* Fibrocytenkern. (BODIAN-Methode. 1900mal vergrößert, auf $^2/_3$ verkleinert.)

Die primitiven Neuroblasten der Abb. 23 enthalten im Plasma feinste Silbergranula, die zuerst vereinzelt auftreten, sich vergrößern und vermehren. Die BODIAN-Methode fördert innerhalb einer helleren Plasmazone bei den Neuroblasten eigentümlich gewundene, schleifen-

28   Über Entwicklung und Wachstumserscheinungen des vegetativen Nervensystems.

artige Gebilde zutage, welche, dunkelschwarz imprägniert, gebogenen oder sich überkreuzenden Chromosomen gleichen. Wahrscheinlich hat man es mit Plastokonten oder mit einem GOLGI-*Apparat* zu tun. Die fragliche Bildung verschwindet später aus dem Neuroplasma. Die primitiven Neuroblasten des Tumors zeigen vielfach degenerative Merkmale wie Kernschrumpfung, Vakuolisierung des Plasmas, Abstoßen von Plasmatrümmern mit folgendem Zerfall des Zellkörpers. Die meisten Neuroblasten enthalten offenbar zur Differenzierung einer normalen Ganglienzelle nicht die nötigen Potenzen.

Hinsichtlich der Herkunft der in Abb. 23 und 24 dargestellten Neuroblasten sei noch einmal die Frage nach einer ektodermalen oder mesodermalen Genese des Sympathicus berührt. Der in Abb. 23 wiedergegebene Zellhaufen dürfte im Bindegewebe entstanden sein. Hier erscheint es zunächst gewagt und wenig begründbar, ein Auswandern unreifer Sympathicoblasten aus einem Ganglion des Grenzstranges anzunehmen. Die Neuroblasten der

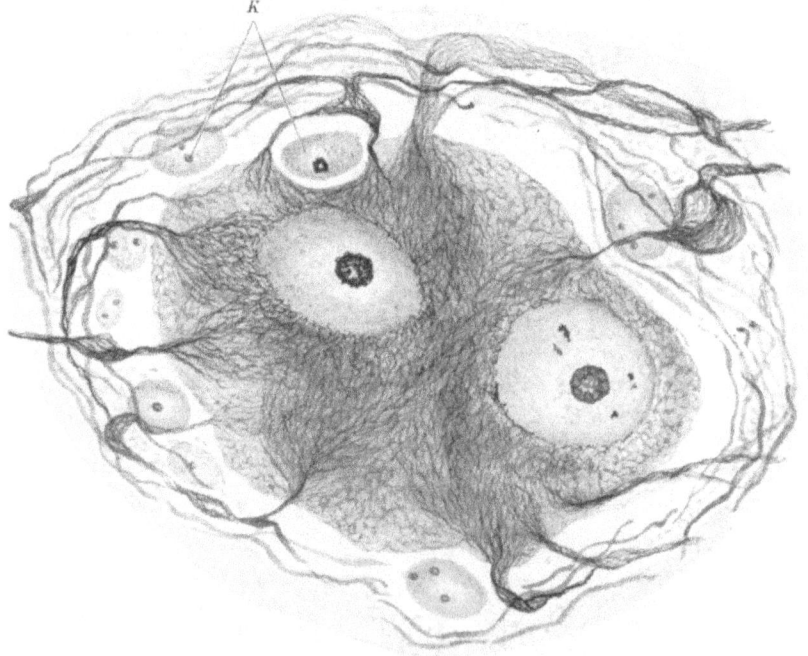

Abb. 25. Zweikernige Ganglienzelle von anscheinend normalem Aussehen. Grenzstrangtumor. *Mensch*. *K* Kerne des Hüllplasmodiums. (BIELSCHOWSKY-Methode. 580mal vergrößert, auf $^3/_4$ verkleinert.)

Abb. 24 sehen den von KEUNING (1945, 1948) in der Kultur gezüchteten Neuroblasten überaus ähnlich, von denen der Autor eine mesenchymale Abstammung behauptet. FROMME (1953) hat auf die gestaltliche Ähnlichkeit zwischen einem primitiven Mesenchymnetz und einem primitiven Nervennetz im Hinblick auf den gemeinsamen syncytialen Bau aufmerksam gemacht. Diese Ähnlichkeit wird aus Abb. 151 ohne weiteres ersichtlich. Daher läßt sich im vorliegenden Fall an eine mesenchymale Genese des einem lymphocytären Keimzentrum ähnelnden Neuroblastenhaufens immerhin denken, jedoch kein eindeutiger Beweis hierfür beibringen.

Ebenso bleibt die Entstehung der in Abb. 24 gezeichneten Neurofibrillen ungeklärt; sie lagern im gewucherten SCHWANNschen Leitgewebe des Tumors oft in enormen Massen dicht beieinander. Irgendein kontinuierlicher Zusammenhang mit den Neuroblasten wird nicht erkennbar, da die Fortsätze den letzteren entweder fehlen oder meist nur schwach entwickelt sind. Die zarten Neurofibrillen kümmern sich in ihrem Verlauf nicht weiter um die Neuroblasten, lassen auch keinerlei keulenartige Endverdickungen als angebliches Zeichen des oft genug behaupteten Auswachsens beobachten. Sie müssen offenbar aus einer Differenzierung des SCHWANNschen Gewebes in loco entstehen und treten zu irgendeinem Zeitpunkt als argyrophile Faserelemente mit einem Male hervor. Bei einem derartigen Vorgang dürfte die Neuronenlehre hoffnungslos scheitern, die Genese peripherer Neurofibrillen von einem Auswachsen der Neuriten aus den Neuroblasten ableiten zu wollen. BOEKE (1935) lehnt daher mit Recht den Begriff vom freien Auswachsen regenerierender Nervenfasern ab; der Autor will in Würdigung der das Wachstum der Gewebe regelnden Kräfte für die Genese der Nerven-

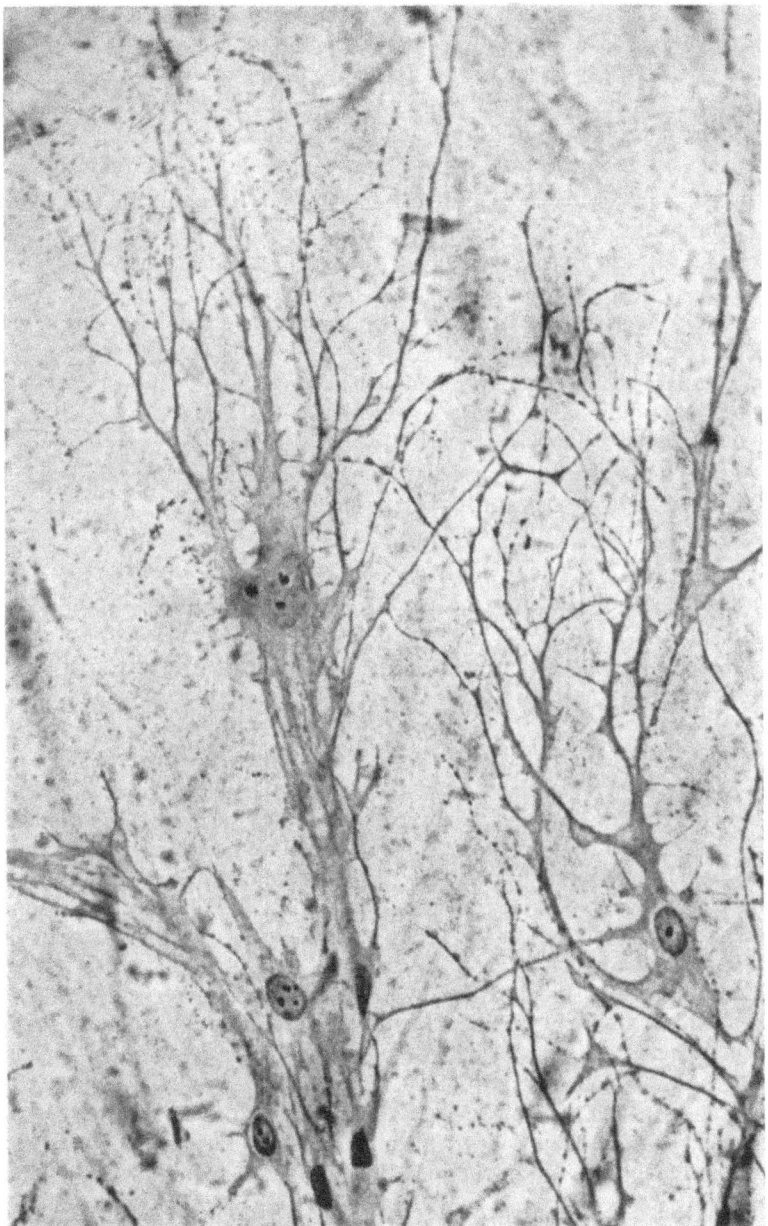

Abb. 26. Veränderte Ganglienzellen aus einer 16 Tage alten Kultur eines sympathischen Ganglioneuroms. Bouin. Imprägnation nach BODIAN. 460mal vergrößert, auf ⁹/₁₀ verkleinert. (Nach MURRAY und STOUT.)

fasern eine in loco fortschreitende Differenzierung der lebenden Substanz im Anschluß an ein bereits differenziertes Nervengewebe gesetzt wissen.

Wie im vorhergehenden bemerkt, können in einem Sympathicoblastom die etwa vorkommenden unreifen Neuroblasten vielfach mit degenerativen Merkmalen behaftet sein. Trotzdem vermögen sich einzelne von ihnen zu einer Ganglienzelle von anscheinend normalem Aussehen zu entwickeln (Abb. 25). Wenn auch die vorhandene Zweikernigkeit unter Umständen an eine minderwertige Verfassung der Zelle denken läßt, so könnte die von einem Hüllplasmodium umfaßte Ganglienzelle in jedem sympathischen Ganglion von normaler Beschaffenheit gelegen sein. Wie schwer beim vegetativen Nervensystem Form und Funktion in Einklang zu bringen sind, dürfte ohne weiteres aus dem vorliegenden Befund hervorgehen; denn niemand wird in einer aus einem Tumorgewebe stammenden Ganglienzelle trotz ihres normalen Aussehens eine normale Funktion vermuten.

MURRAY und STOUT (1947, 1948) haben reife, aus einem sympathischen Ganglioneurom stammende Ganglienzellen in der Kultur gezüchtet. Nach Abb. 26 gewinnen hierbei die Nervenzellen ein etwas bizarres Aussehen; die Fortsätze verlieren die glatten Konturen, werden mit Verdickungen besetzt, vermehren und verästeln sich. Eine ähnliche vielfache Verzweigung an den Fortsätzen kultivierter Spinalganglienzellen wurde von LEVI und MEYER (1941) beobachtet. Bei den sympathischen Ganglienzellen deuten zunehmende Verästelung der Fortsätze und Neubildung von Fortsätzen gewöhnlich auf einen degenerativen Prozeß hin; er dürfte auch bei den kultivierten Ganglienzellen eintreten. Bei zunehmendem Lebensalter können die geschilderten Verästelungen an den Zellfortsätzen ebenfalls in vermehrter Anzahl hervortreten.

III. Aufbau-Elemente des sympathischen Systems.
1. Ganglienzelle und Hüllplasmodium.
a) Allgemeine Bemerkungen.

In das Ausbreitungsgebiet des vegetativen Nervensystems findet sich eine enorme Menge sympathischer *Ganglienzellen* eingebaut; diese sind mulitipolar, entstammen letzten Endes dem Neuralrohr und besitzen, woran sich heute kaum zweifeln läßt, eine ektodermale Herkunft. Unipolare und bipolare Ganglienzellen scheinen beim Erwachsenen sehr selten vorzukommen. Wie bereits aus Abb. 8 hervorgeht, sehen sich die multipolaren Ganglienzellen alle sehr ähnlich, und doch gleicht keine Zelle der anderen. So bleibt die unübersehbare morphologische Verschiedenheit der sympathischen Ganglienzellen geheimnisvoll; es würde jedenfalls ein hoffnungsloses Unterfangen bedeuten, hier Form und Funktion miteinander in Einklang bringen zu wollen. Daher sei von der früheren Bestrebung durch Aufstellung bestimmter „Zelltypen" (CAJAL 1911, DOGIEL 1895, MICHAILOW 1908, 1950) die Ganglienzellen in morphologische Gruppen zu ordnen, abgesehen. Letzteres gilt jedoch nicht für den vor allem im intramuralen Nervensystem vorhandenen DOGIELschen Zelltypus I und II, wie man aus dem Abschnitt über die Aufbauelemente des intramuralen Darmnervensystems ersehen kann.

Zahlenangaben über den *Durchmesser* sympathischer Ganglienzellen bei *Mensch* und *Säugetier* finden sich in der Arbeit von KÖHLER (1953) zusammengestellt. Einzelbeobachtungen hierüber sind von BARON (1932), HERMANN (1948), DE CASTRO (1932), CHRIST (1930), LASOWSKY (1931), PALUMBI (1938/39) und WATZKA (1928) beigesteuert worden. Da der Umfang der Ganglienzelle von der Zeitdauer nach dem Tode und von dem jeweiligen Fixierungsmittel abhängt, so schwanken hierüber die Angaben der Autoren und dürften überdies infolge mancherlei beim Meßverfahren auftretenden Fehlerquellen nicht allzu wertvoll sein. Nach LASOWSKYS Messungen (1931) scheint sich der Durchmesser einer sympathischen Ganglienzelle von der Geburt bis zum Alter von 40 Jahren beim Menschen ungefähr zu verdoppeln. Es mag im übrigen genügen, wenn man im Hinblick auf die Zellgröße von kleinen, mittelgroßen und großen Ganglienzellen spricht.

b) Neuroplasma.

Bekanntlich vermögen Silber- und Methylenblaumethoden im gesamten Neuroplasma die schon von den alten Autoren längst gesehenen *Neurofibrillen* besonders elektiv darzustellen. Das Auftreten des neurofibrillären Systems gilt bei Anwendung der gewöhnlichen Lichtmikroskopie als ein morphologisches Charakteristikum der nervösen Substanz. Ob man es bei den Neurofibrillen mit statischen Organellen, „Tonofibrillen", oder mit dem die Erregung leitenden Element zu tun habe, darüber zu diskutieren lohnt sich heute nicht mehr. Die außerordentliche Schwierigkeit, Neurofibrillen im lebenden Gewebe vors Auge zu bringen, rückt vielmehr die Frage nach einer etwaigen Artefaktnatur der Neurofibrillen in den Vordergrund.

Über die Entstehung und Bedeutung der Neurofibrillen sind im Laufe der Zeit viele Hypothesen geäußert und in Sammelreferaten von PARKER (1929) und PÉTERFI (1929) eingehend behandelt worden. Im Hinblick auf die umständliche chemische Prozedur, welche man zur Darstellung des Neurofibrillengerüstes benötigt, habe ich (1930) letzteres mit einer gewissen Wahrscheinlichkeit für ein Artefakt gehalten. Nachdem WEISS und HSI WANG (1936), LEVI und MEYER (1937) in kultivierten Spinalganglienzellen des *Hühnchens* Neurofibrillen in einer Form beobachtet hatten, als seien sie mit Silber imprägniert worden, ließ mich (1941) eine derartige morphologische Übereinstimmung fixierten und unfixierten Neuroplasmas das Neurofibrillensystem als eine im lebenden Neuroplasma vorgebildete Strukturerscheinung mit Wahrscheinlichkeit betrachten. Allerdings habe ich schon damals auf Grund pathologischer Veränderungen die fibrilläre Struktur als veränderlich angenommen; im gleichen Sinn haben LEVI und MEYER (1937) über das Fibrillensystem ihrer Zellkulturen als einer labilen Erscheinung berichtet. Ob uns die Betrachtungsweise mit dem gewöhnlichen Lichtmikroskop, sei es am fixierten, sei es am explantierten Präparat, hinreichend in den Stand setzt, die Natur der Neurofibrillen klar zu erkennen, habe ich (1941) immerhin für fraglich gehalten.

Nach den Studien von ZEIGER und HARDERS (1951) am Luminescenzmikroskop sind Neurofibrillen im lebenden Nervengewebe an den Ganglienzellen und an den Nervenfasern nicht hervorgetreten. Die beiden Autoren sehen daher in den Neurofibrillen weder lebenstreue, vitale, noch etwaige an Zahl, Form und Breite präformierte Strukturen und erblicken in den Neurofibrillen, wie mir scheint mit Recht, ein Produkt der Fixationshistologie, mithin „charakteristische Reaktionsbilder einer labilen, submikroskopischen Struktur auf bestimmte, histochemische Eingriffe". Wir würden somit in den Neurofibrillen typische Äquivalentbilder wie bei den NISSL-Granula vor uns haben. Da ich in den mit Silber imprägnierbaren Neurofibrillen in den letzten Jahren nichts anderes als ein untrügliches Beweismittel für die Existenz, nicht etwa für die Struktur des Neuroplasmas gesehen habe, so besagt ihre immer wahrscheinlicher werdende Artefaktnatur für unsere neurohistologische Arbeit am fixierten Präparat im Lichtmikroskop nicht allzuviel. Welch' ein neuroplasmatisches Trümmerfeld I. Ordnung stellt nicht das NISSL-Bild dar, und wie viele bedeutsame Kenntnisse in der Hirnanatomie hat es nicht der Forschung vermittelt! Gleich den Äquivalentbildern der NISSL-Granula dürften diejenigen der Neurofibrillen, solange nicht bessere Methoden zum Nachweis fixierten Nervengewebes vorliegen, ihren Wert noch einige Zeit beibehalten.

Die NISSL-*Substanz* der sympathischen Ganglienzellen ist in ihrem normalen Verhalten, ihrer Verteilung und in ihrer auf Reiz verschiedener Art erfolgenden Veränderung mannigfach untersucht worden (BLOTEVOGEL 1927, CLARK 1926, CHODOS 1931, ALPERT 1931, EINARSON 1933, ENGELBRECHT 1951, INGERSOLL 1934, ITO 1936, ITO und KUBO 1940, ITO und NAGAHIRO 1937, KUNTZ 1929, LAWRENTJEW 1934, MEYER 1950, GLEES 1940, ORSÓS 1935, PASTORI 1929, SUNDERPLASSMANN 1940, STÖHR 1941, TINEL 1937, TSCHERNJACHIWSKY 1932). Bei der unterschiedlichen topographischen Herkunft der untersuchten Ganglienzellen (Grenzstrang, Kopfganglien, intramurale Ganglien) und bei der Verwendung mannigfachen Untersuchungsmaterials erscheinen die Angaben der Autoren über die Morphologie der NISSL-Substanz voneinander vielfach abweichend. Die Schwierigkeit, über die NISSL-Granula in den sympathischen Ganglienzellen eine einheitlich klare Vorstellung zu gewinnen, erhellt ohne weiteres aus einem Vergleich der Abb. 27 mit den Abb. 299 und 456. Hiernach verhält sich die NISSL-

Substanz hinsichtlich der Gestalt ihrer corpusculären Elemente und deren Verteilung im Neuroplasma sehr verschieden.

Die Ganglienzellen des AUERBACHschen Plexus im Dünndarm der *Katze* beherbergen nach der vorliegenden Abbildung die NISSL-Substanz in Form kleiner, schollenartiger Körper, in deren Zwischenräumen einzelne, allerfeinste Granula eingelagert sind. Beim *Kaninchen* zeigen sich in den entsprechenden Ganglienzellen die Tigroidgranula in einer mehr diffusen, über das gesamte Neuroplasma gleichmäßig verteilten Anordnung (Abb. 299).

Nach eigener Beobachtung und dem übereinstimmenden Urteil der Autoren besitzt das Tigroid in den Ganglienzellen des *menschlichen* Grenzstranges eine feinkörnige Beschaffenheit und findet sich unterschiedlich gelagert, sei es als verdichtete Masse in unmittelbarer Kernnähe, sei es als „Rand-Tigroid" an den Außenzonen der Zelle, sei es in einer ausgesprochen diffusen Verteilung. Im Ganglion cervicale sup. eines erwachsenen *Menschen* ergeben Form und Anordnung der NISSL-Granula ein sehr uncharakteristisches Bild. Für die Abb. 28 ist kein besonderer „Typus" der Tigroidgestaltung willkürlich ausgesucht, sondern ein beliebiges Exemplar aus Hunderten von Zellen herausgegriffen. Die äußerst feinen, teilweise offenbar zu einer netzartigen Formation miteinander verbundenen Granula erscheinen diffus verteilt, am Zellrand und in der Nähe des Kernes zu einer unscharf begrenzten, dichteren Masse angehäuft; an jenen helleren Stellen, an denen die NISSL-Granula spärlicher auftreten, haben wir vielleicht *Pigment*, Teile des GOLGI-*Apparates* oder *Plastokonten* zu vermuten.

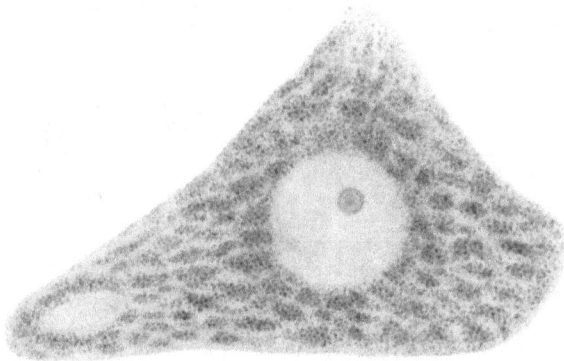

Abb. 27. Ganglienzelle mit NISSL-Granula. AUERBACHs Plexus des Dünndarms. *Katze*. Im Nucleolus ein dunkelfärbbarer Körper. NISSL-Färbung. 2000mal vergrößert.

Bei der NISSL-Methode zeigt jede sympathische Ganglienzelle ein anderes Bild. Manche Nervenzellen erwecken unter der schwachen Vergrößerung bei ihrer dunklen Farbe den Eindruck, als seien sie mit Tigroid bis zum Äußersten angereichert; andere Zellen zeigen ein helles, vakuolisiert aussehendes Neuroplasma, in dem man die NISSL-Substanz erst bei starker Vergrößerung als feinste Granula nur spärlich verteilt vorfindet. An jenen tigroidarmen Zellen läßt sich gelegentlich die zarte, netzartige Anordnung der zu Maschen aneinandergereihten, allerfeinsten Tigroidkörnchen feststellen. Manchmal sitzen die Tigroidgranula als dichte, dunkle Masse der Kernmembran wie eine Kappe auf, manchmal scheinen sie aus einer hellen, ringartigen Zone um den Kern fast restlos verschwunden und wahllos in größeren oder kleineren Haufen im Neuroplasma verteilt. Hinwiederum kann ein ziemlich breiter Randsaum der Zelle arm an NISSL-Granula oder frei von solchen bleiben. Somit ergibt das NISSL-Bild in einem Schnitt durch ein sympathisches Ganglion das gleichzeitige Vorhandensein „heller" und „dunkler" Nervenzellen mit allen erdenklichen, leicht zu findenden Zwischenstufen oder „Übergangsformen".

Die wechselvolle Verteilung und das ungleiche morphologische Verhalten der NISSL-Substanz in den sympathischen Ganglienzellen legen es nahe, an einen unterschiedlichen Funktionszustand, nicht etwa an spezifische Zelltypen zu denken. Weiterhin läßt sich schon normalerweise an tigroidarmen und tigroiderfüllten sympathischen Ganglienzellen eine Verschiebung oder Veränderung der NISSL-Substanz wesentlich schwerer als im Zentralnervensystem erkennen. Solches hat man nach experimentellen Eingriffen am Sympathicus bei Verwendung des NISSL-Bildes für eine pathologisch-anatomische Diagnose in seine Reflexion mit großer Vorsicht einzuflechten.

Der von CLARK (1926), EINARSON (1933) und INGERSOLL (1934) durchgeführte Versuch, nach dem jeweiligen NISSL-Bild die Ganglienzellen in bestimmte *morphologische Typen* zu gliedern und jene Typen als Ausdruck eines bestimmten Reizzustandes zu betrachten, erscheint zunächst im Hinblick auf die durch die experimentelle Forschung bekanntgewordene Veränderlichkeit der NISSL-Substanz einigermaßen einleuchtend. INGERSOLL (1934) stellt am Ganglion coeliacum der *Ratte* 9 verschiedene Zelltypen nach dem jeweiligen Verteilungsmodus der NISSL-Granula auf, während der Autor beim Ganglion coeliacum des *Hundes*, ähnlich EINARSON (1933), nur drei Hauptgruppen unterscheidet. Die erste Gruppe zeigt hiernach große, tiefblau gefärbte und gleichmäßig im Neuroplasma verteilte NISSL-Granula. Bei der zweiten Gruppe findet sich das Tigroid bandförmig an die Peripherie des Zellkörpers verlagert; bei der dritten Gruppe erscheint es in Gestalt allerfeinster, schwach färbbarer Körnchen, die sich diffus im gesamten Neuroplasma verteilen.

Nach WARWICK (1954) ruft eine direkt oder indirekt durchgeführte, experimentelle Schädigung der Nn. ciliares breves fast bei sämtlichen Zellen des Ciliarganglions eine Auflösung der Tigroidsubstanz hervor. Da aber solche chromatolytischen Zellen nach der obigen Schilderung normalerweise vorkommen, so erfahren hierdurch die von INGERSOLL (1934) und WARWICK (1954) mitgeteilten Beobachtungen, die an

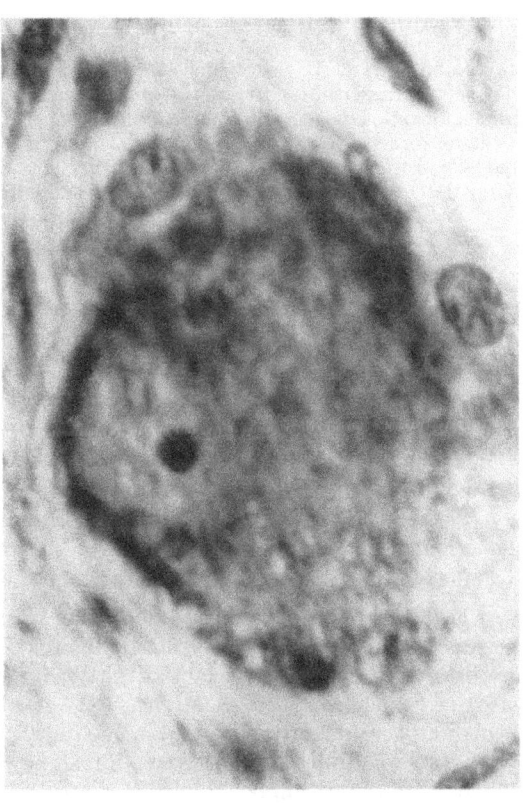

Abb. 28. Ganglienzelle aus dem Ganglion cerv. sup. *Mensch*. NISSL-Färbung. 1000mal vergrößert.

der NISSL-Substanz sympathischer Ganglienzellen nach experimenteller Reizung erhalten wurden, eine gewisse Unsicherheit. Denn man kann aus einem einzigen Schnitt durch ein normales, sympathisches Ganglion alle Stadien einer allerdings nach dem NISSL-Bild nur angenommenen Zelltätigkeit vom intensivsten Reizzustand bis zum Stadium der Ruhe und der äußersten Erschöpfung nach Gutdünken herauslesen. So hält TINEL (1937) eine perinucleäre Lagerung der NISSL-Granula mit Wahrscheinlichkeit für ein Ruhestadium, eine randständige Verteilung des Tigroids für eine Phase des Reizes oder der Ermüdung bei der Nervenzelle. Der Autor begründet seine These mit dem Hinweis auf ein Abwandern des perinucleären Tigroids nach Reizung des Grenzstranges von 15—20 min Dauer an die Zellperipherie.

HOLLINSHEAD und CLARK (1935) haben beim *Menschen* und bei verschiedenen *Säugetieren* in normalen, sympathischen Ganglienzellen die NISSL-Granula entweder in der Außenzone ringartig angehäuft oder gleichmäßig im ganzen Neuroplasma verstreut aufgefunden, vermochten jedoch keine im allgemeinen gültige Verteilung wahrzunehmen. Nach Verletzung der Fortsätze wird in den zugehörigen Ganglienzellen eine Veränderung der NISSL-Granula unter dem Bild der Chromatolysis und einer kappenartigen Anhäufung von Tigroidsubstanz an der Kernmembran beschrieben.

Nach KULENKAMPFF (1951) wird die NISSL-Substanz der Vorderhornzellen bei der *Maus* während einer physiologischen Ermüdung aufgebraucht und bei Erholung in wenigen Stunden regeneriert; hierbei soll sich die NISSL-Substanz bei Erschöpfung grundsätzlich anders verhalten als bei retrograder Degeneration einer Nervenzelle nach Durchschneidung des Neuriten. Eine derartige Aufklärung über die NISSL-Granula dürfte sich bei den sympathischen Ganglienzellen in ihrem völlig uncharakteristischen NISSL-Bild kaum erwarten lassen. Somit besteht nach den obigen Ausführungen hinreichend Grund, bei einer kritischen Beurteilung des NISSL-Bildes Zurückhaltung zu üben, im Falle man aus der Form auf die Funktion zu schließen gedenkt.

In einem von mir (1955) beschriebenen *Sympathicusblastom* zeigte sich im wesentlichen dieselbe Unregelmäßigkeit in der Verteilung, Färbbarkeit und Einzelgröße der in den Ganglienzellen gelegenen NISSL-Granula wie im normalen. Immerhin waren jene Ganglienzellen, in deren Neuroplasma die NISSL-Granula ihre Färbbarkeit verringert oder verloren haben und staubförmig zerfallend verschwunden sind, bedeutsam vermehrt. Nach ORSÓS (1935) kann die bei plötzlichem Tod fixierte Nervenzelle andere morphologische Erscheinungen einer vitalen Reaktion zeigen als die einem allmählichen Hinsterben verfallene Zelle; der Autor vermutet in den Ganglienzellen des vegetativen Nervensystems eine starke Empfindlichkeit und eine besondere Neigung zu Veränderungen. Jedenfalls besteht, wenigstens bei den sympathischen Ganglienzellen, hinreichend Grund, nach experimentellen Eingriffen den Wert des NISSL-Bildes für eine Diagnose bestimmter Funktions- und Krankheitszustände nur mit Vorsicht zu betrachten.

Es ist hier nicht die Aufgabe, auf die Gestalt und Bedeutung der NISSL-Granula näher einzugehen, da man deren Verhalten gewöhnlich an den für das vorliegende Thema wesentlich günstigeren Nervenzellen des Zentralnervensystems untersucht hat. Die von EINARSON (1933) an sympathischen Ganglienzellen erhobene Behauptung von einem Kernaustritt des Nucleolus und dessen Beziehung zum Tigroid sei daher nur kurz vermerkt, vielmehr der morphologische Befund der NISSL-Substanz geprüft, wie er im Elektronenmikroskop zutage tritt. Bei dieser Methode präsentiert sich die NISSL-Substanz nach den Beobachtungen von PALAY und PALADE (1955) als ein „endoplasmatisches Reticulum", in das schneckenartige Körperchen („Cisternae"), Röhrchen, Bläschen und allerfeinste Granula von 10—30 $\mu\mu$ Durchmesser eingelagert sind (Abb. 29).

Die „Cisternae" bauen sich aus konzentrisch geschichteten Hohlräumen auf, die durch schmale Wände von relativ dichtem Plasma voneinander getrennt sind. Im Kern dieser eigentümlichen Struktur finden sich feine Granula angehäuft. Die Grenzmembran der „Cisterna" ist granulafrei; bei ci_1 der vorliegenden Abbildung geraten zarte Granula in Kontakt mit der „Cisterna" und dem endoplasmatischen Reticulum der NISSL-Substanz. Die Kernmembran wird von den beiden Autoren als doppelt konturiert angegeben, ein Resultat, das sich in den Ergebnissen der Elektronenmikroskopie häufig darbietet.

Von dem membranartigen System der NISSL-Substanz soll sich ein weiteres Membransystem unterscheiden lassen, das bei fehlenden Granula eine dichtere Anordnung des endoplasmatischen Reticulums aufweist. Zwischenformen unter den beiden Systemen sollen vorhanden sein.

Die im vorhergehenden berührte Frage, ob man es bei den Neurofibrillen mit lebenstreuen, vitalen Strukturen zu tun hat, besitzt auch für die im Elektronenphotogramm wiedergegebenen Teile des Neuroplasmas Geltung. Obwohl die Osmiumsäure seit langer Zeit als ein vorzügliches Fixierungsmittel gilt, dürfte sie ohne Zweifel die submikroskopischen Strukturen des lebenden Neuroplasmas verändern. Mit dem Gebrauch der Osmiumsäure hat die Elektronenmikroskopie die das Studium lebender Substanz so sehr behindernden Konservierungsmethoden der „Fixationshistologie" keineswegs verlassen und bleibt daher der Kritik an der Lebenstreue ihrer gezeigten Plasmastrukturen ausgesetzt. Genau betrachtet kann man alles fixierte Plasma einem Artefakt gleichstellen. In welchem Grade solches bei der Elektronenmikroskopie zutrifft, läßt sich erst dann entscheiden, wenn es gelungen ist, lebendes Plasma elektronenmikroskopisch zu untersuchen. Vorher scheint es mir kaum vertretbar, die histologischen Resultate der Elektronenmikroskopie den submikroskopischen Strukturen lebenden Plasmas als lebenstreu gleichzusetzen.

Mitochondrien sind im Plasma sympathischer Ganglienzellen von GATENBY und MOUSSA (1950), ITO und NAGAHIRO (1937), MOUSSA (1952) und SULKIN (1950) in Gestalt kleiner Granula und Stäbchen beschrieben worden. Jene Granula erscheinen nach PALAY und PALADE (1955) im Elektronenmikroskop als rundlich- oder längsovale Körper mit eigentümlichen, quergestellten Septen, als ,,Cristae" bezeichnet (Abb. 30). Feinste Granula lagern sich an die Grenzmembranen der in ein endoplasmatisches Reticulum eingeschlossenen Mitochondrien.

Nach den Beobachtungen von SULKIN und KUNTZ (1950) erleiden bei sympathischen Ganglienzellen der *Katze* die Granula der Mitochondrien nach Nervenreizung eine Veränderung

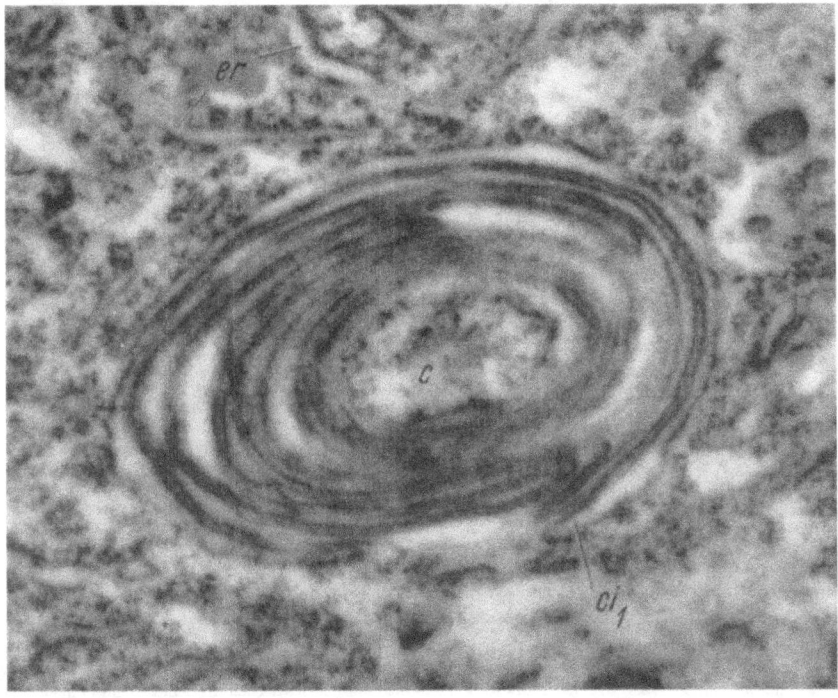

Abb. 29. Teilansicht einer sympathischen Ganglienzelle aus dem AUERBACHschen Plexus. 2—3 Monate alte Ratte. Man sieht einen, in ein endoplasmatisches Reticulumer eingelagerten schneckenartigen Körper ci_1, in dessen Mitte sich dichte, feinste Granula c befinden. Gepufferte Osmiumsäure. Elektronenmikroskop. 50000mal vergrößert. (Nach PALAY und PALADE 1955.)

und Verringerung ihrer Substanz. Nach ITO und NAGAHIRO (1937) sollen die Mitochondrien in den sympathischen Ganglienzellen der Darmwand bei der *Ratte* feine fuchsinophile und siderophile Granula liefern, die wie Sekretkörnchen aussehen.

Das *Pigment* kommt in den sympathischen Ganglienzellen in zweifacher Form, als hellgelbe sudanophile und als dunkel-schwarzbraune Granula, zur Beobachtung. Die Granula finden sich gewöhnlich im Neuroplasma an bestimmten Bezirken angehäuft; letztere können mitunter scharf abgegrenzt sein und daher im Fibrillenpräparat leicht sichtbar werden. Manchmal zeigen die Pigmentansammlungen unscharfe Grenzen; hierbei verlieren sich die Granula gleichsam diffus zwischen das Gefüge der Neurofibrillen. Eine regelmäßige Lagerstätte des Pigments, sei es in der Nähe des Kernes, sei es am Zellrand, läßt sich nicht angeben. Zuweilen vermag sich das Pigment unter Verdrängung des neurofibrillären Plasmas in beträchtlichem Maße auszudehnen. Hierbei können erhebliche Teile des Neuroplasmas von den Pigmentgranula in Besitz genommen werden (Abb. 31 und 32).

Bethe und Fluck (1937) haben auf die Erfahrung hingewiesen, daß die Grundsubstanz und die Färbbarkeit des gelben Pigments alkalibeständig sind, während das Tigroid seine primäre Färbbarkeit in alkalischen Bändern verliert, nach Aufhebung der Färbbarkeit der Nissl-Schollen eine elektive Färbung des Pigments mit basischen Farbstoffen erzielt. Es gelingt demnach, mit jener Methode an der nämlichen Ganglienzelle zuerst das Nissl-Bild und nach dessen Verschwinden das Pigmentbild zu erhalten. Das Pigment setzt sich somit nach den Ergebnissen der beiden Autoren „aus einer wahrscheinlich eiweißartigen Grundsubstanz, einer in gewissen organischen Lösungsmitteln löslichen, mit Fettfarbstoffen färbbaren Substanz und einem gelben Farbstoff, welcher der Grundsubstanz anhaftet" zusammen.

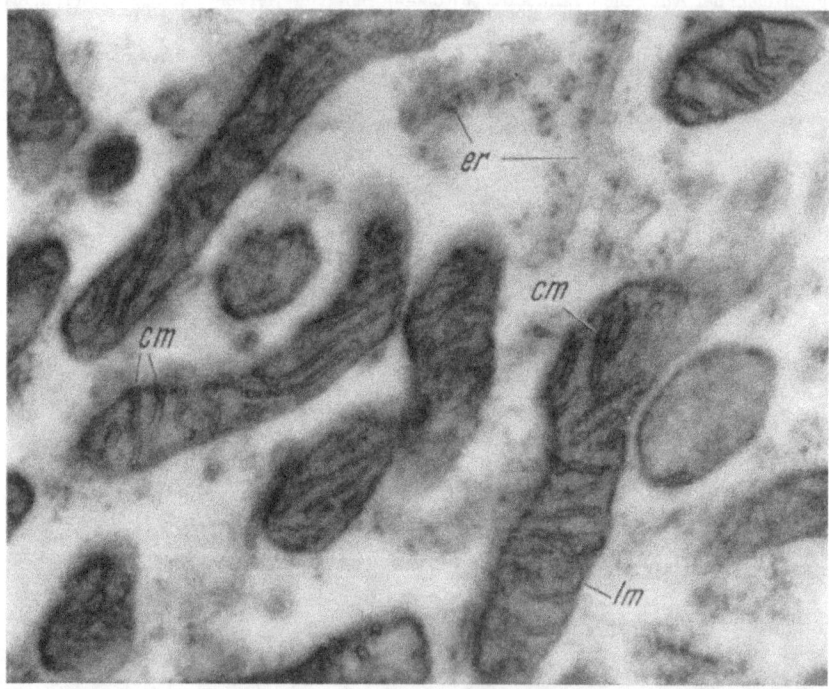

Abb. 30. Mitochondrien im Plasma einer Ganglienzelle aus dem Auerbachschen Plexus. Darm der Ratte. *cm* Cristae mitochondriales; *lm* Grenzmembran; *er* Teile des endoplasmatischen Reticulums mit angelagerten, feinsten Granula. Gepufferte Osmiumsäure. Elektronenmikroskop. 74500mal vergrößert. (Nach Palay und Palade 1955.)

Die sudanophilen Granula in sympathischen Ganglienzellen sind von Tinel (1937) und Sulkin und Kuntz (1950) beobachtet worden; nach Gatenby und Moussa (1950) lassen sich unter den Fettgranula zwei Typen unterscheiden: Die sudanophilen Granula verschwinden nach Gebrauch von Alkohol und Xylol aus dem Neuroplasma; die anderen Granula zeigen eine gröbere Struktur und erweisen sich als argyrophil. Clara (1942) hat die Granula in den Nervenzellen des Ganglion cervicale sup. beim *Menschen* nach der Methode von Giroud und Leblond geschwärzt gesehen und hieraus die Anwesenheit von *Vitamin C* gefolgert. Ferner berichten Mosinger, Ollivier und Bontoux (1939) nach Gebrauch der gleichen Methode über reduzierende Substanzen in den Nervenzellen des Plexus solaris beim *Meerschweinchen*.

Meyer (1950) deutet die nach Goldner dunkel färbbaren Eiweißvacuolen als Vorläufer des Lipofuscinpigments; er stellt die in den Ganglienzellen auftretende Granulierung als Beweismittel für eine etwaige sekretorische Funktion in Abrede, da man sonst die im Herzmuskel vorkommenden Lipofuscingranula ebenfalls für eine sekretorische Begleiterscheinung halten müßte. Clara (1942) erblickt in den Silber- und Pigmentgranula identische Gebilde, während Gatenby und Leslie-Ellis (1951) in den argentophilen Granula die Vorläufer der sudanophilen Granula sehen und in letzteren wieder eine Vorstufe der Pigmentgranula erkennen wollen.

In den intramuralen Ganglienzellen des Herzens scheint das Pigment, selbst im höchsten Alter, nur vereinzelt und sehr spärlich vorzukommen (Lasowsky 1930, Hermann 1949, Köhler 1953). Slavich (1932) weist im gleichen Sinne auf einen Pigmentmangel in den

Nervenzellen des Ganglion ciliare, oticum und pterygopalatinum hin. GODINA (1950) glaubt in den sympathischen Ganglienzellen der *Haussäugetiere* mehr Pigment als in denen des *Menschen* gefunden zu haben. Auch KÖHLER (1953) bezeichnet die Ablagerung des Pigments in den Ganglienzellen der *Rinder* und *Pferde* als reichlich.

Es ist hier nicht die Aufgabe, die Genese, den Aufbau, die Vermehrung und eventuelle Umwandlung des Pigments in chemische Körper anderer Zusammensetzung zu behandeln. Die zahlreichen Unstimmigkeiten der Autoren in diesen Fragen beruhen hauptsächlich in der Verwendung fixierter Präparate für den Nachweis eines gedachten Vorganges. Dem mikroskopischen Präparat fehlt jedoch die nötige Beweiskraft zu weitgehenden, funktionellen Schlußfolgerungen, die als Hypothesen aufgestellt nur wenig überzeugend, höchstens anregend zu wirken pflegen. Auch scheint mir die Bezeichnung „Argyrophile Granula" für eine spezifische Pigmentart in den Ganglienzellen kaum brauchbar. Denn mit Silber lassen sich nicht nur alle Formen der Pigmentgranula, sondern auch solche Granula imprägnieren, die mit Pigment nicht die geringste Verwandtschaft besitzen. Chromatingranula im Kern, feinste Granula im Nucleolus, in den Drüsenzellen des Darmkanals, ferner Granula in Bindegewebszellen der Abbildung 438 seien hier als gelegentliche „argyrophile Elemente" angeführt. Auch die in Abb. 39 wiedergegebenen, auffallend groben Granula dürften mit Pigment nichts gemein haben. Somit bedeutet die Bezeichnung „Argyrophile Granula" keine bestimmte Reaktionsweise einer spezifischen Granulaart, sondern nur eine allgemeine, unsichere und schwer erklärbare Erscheinung an granulierten Körpern bei Verwendung des Silbers.

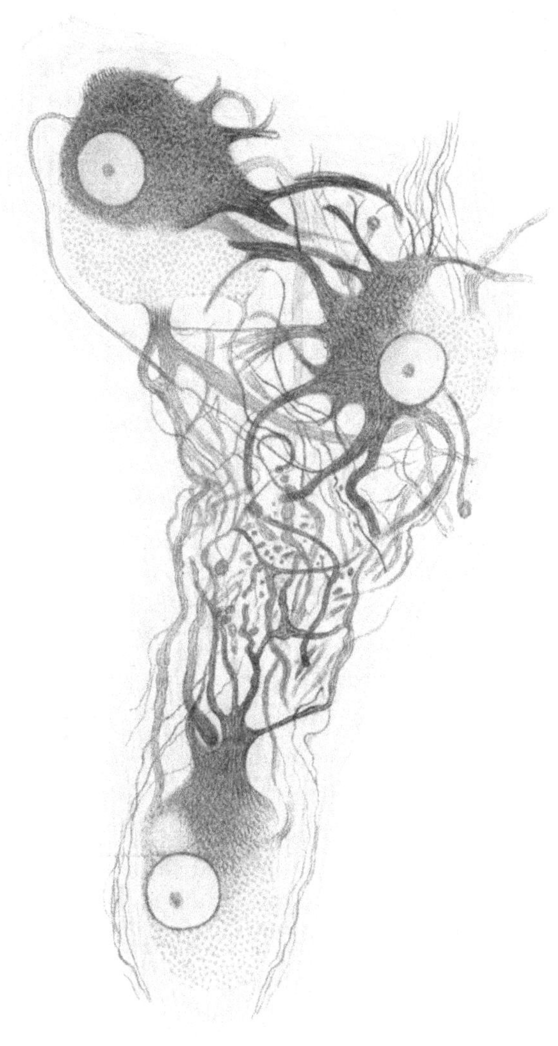

Abb. 31. Pigmentreiche Ganglienzellen mit Knäuelbildung der Fortsätze. Ganglion cerv. inf. 58jähriger Mann. (BIELSCHOWSKY-Methode. 1000mal vergrößert, auf $^5/_6$ verkleinert.)

Man hat das Auftreten der Pigmentgranula in den sympathischen Ganglienzellen vielfach als eine für das Altern charakteristische Erscheinung gedeutet und in diesem Sinne von „*Abnutzungspigment*" gesprochen. Ich habe in den sympathischen Ganglien jugendlicher Individuen im Alter von 18—20 Jahren oft in sämtlichen Zellen des Ganglion cervicale sup. Ansammlungen von Pigmentgranula festgestellt (Abb. 32); ANRAKU (1937) bemerkt pigmenthaltige Ganglienzellen im 10.—15. Jahr, TINEL (1937) bringt eine vom Ganglion cervicale sup. eines Kindes stammende Abbildung, die sämtliche Nervenzellen mit lipoidhaltigen Granula gefüllt wiedergibt. Nach SLAVICH (1932) beginnt die Pigmentbildung bei der Geburt, DE CASTRO (1923) hat sie bereits im oberen Halsganglion eines menschlichen Embryos vom 6.—7. Monat beobachtet; ALTSCHUL (1938) beschreibt gleichfalls das Vorkommen von Pigment in embryonalen Ganglienzellen.

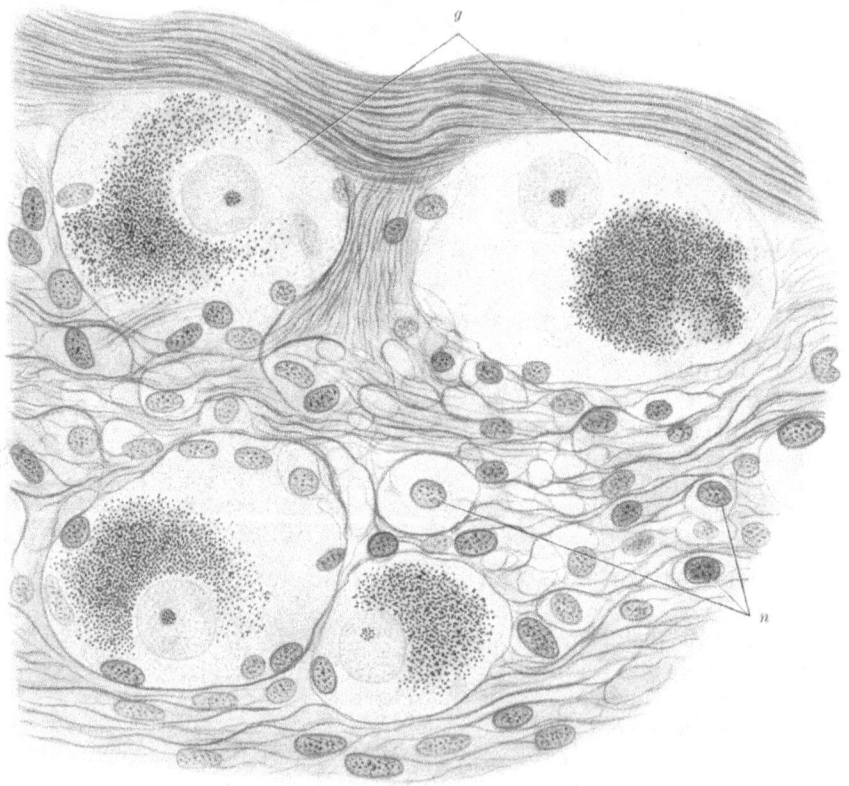

Abb. 32. Ganglienzellen *g* mit dunklem Pigment. Grenzstrang. 19jähriger Mann. *n* Zellen des Hüllplasmodiums mit hellem Plasma. Methode nach HORTEGA. Nachfärbung mit Methylgrün, Säurefuchsin-Orange. 1000mal vergrößert, auf ³/₄ verkleinert.

Wenn die sympathischen Ganglienzellen das Pigment häufig und oft in erheblicher Menge zeigen (Abb. 31), so gibt es, wie ALTSCHUL (1938) mitteilt, in den Ganglien alter Leute hinwiederum sehr viele Nervenzellen ohne jedes Pigment. Es bleibt somit nicht hinreichend begründet, im Pigment ein für das Altern des Individuums charakteristisches Kennzeichen degenerativer Art zu sehen. Es liegt näher, dieses Pigment als ein für den Stoffwechsel der Ganglienzelle benötigtes Material in Anspruch zu nehmen, ohne daß sich hierbei aus der jeweiligen Menge des eingelagerten Pigments auf eine entsprechende Aktivität im Betriebsvorgang der Zelle schließen läßt. Wenn auch nach MATWEJEWAS (1935) Beobachtung die Ganglienzellen im Darmkanal des *Frosches* im Winter Pigment aufspeichern und im Herbst erhebliche Mengen verlieren, so wird hierdurch die Rolle des Pigments in den sympathischen Ganglienzellen des Menschen nicht geklärt. Daher dürfte es überdies schwerfallen, eine pathologische Pigmentvermehrung gegenüber dem normal erscheinenden Pigmentgehalt einer Ganglienzelle abzugrenzen. Im Grunde genommen ist mit der Bezeichnung des in den Ganglienzellen enthaltenden Pigments als Vorratsstoff oder Stoffwechselprodukt (KÖRNER 1937) nicht gerade allzuviel gesagt und unser Nichtwissen über seine Bedeutung mehr beleuchtet als geklärt.

Der GOLGI-*Apparat* hat zuerst in den Nervenzellen des Ganglion cervicale sup. beim *Hund* von VERATTI (1899) eine gute Darstellung erhalten und findet sich in entsprechenden Abbildungen von KOPSCH (1926), BÄNDER (1952), KOLOSSOW und SABUSSOW (1929) an menschlichem und tierischem Zellmaterial des sympathischen Nervensystems wiedergegeben. In Übereinstimmung mit ITO und NAGAHIRO (1937) reicht nach WATZKA (1939) der GOLGI-Apparat niemals bis an die Oberfläche der Ganglienzelle, sondern findet sich meist in Gestalt eines kontinuierlichen, verschlungenen Fadengerüstes nahe dem Kern, wobei stets ein

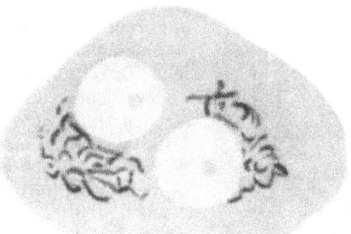 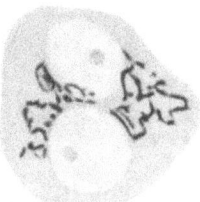

Abb. 33. Zweikernige Nervenzellen mit getrenntem GOLGI-Apparat. Bauchsympathicus des Kaninchens. Methode nach KOPSCH-KOLATSCHEW. 1350mal vergrößert. (Nach WATZKA 1939.)

kleiner Teil des Kernumfangs von der sonst engen Nachbarschaft des GOLGI-Apparates frei bleibt. Dieser Umstand hat ITO und seine Schüler NAGAHIRO und AOKI (1939) veranlaßt, von einer polaren Orientierung des GOLGI-Apparates zu sprechen. In den überwiegend zweikernigen, sympathischen Ganglienzellen des *Kaninchens* schildert WATZKA (1939) die Lage des GOLGI-Apparates teils für jeden Kern gesondert, teils für beide Kerne einheitlich, wobei die Masse der GOLGI-Substanz bei den zweikernigen Ganglienzellen im allgemeinen verdoppelt erscheint (Abb. 33). Die Bedeutung des GOLGI-Apparates sei hier nicht weiter behandelt.

Nach WATZKA (1939) läßt sich die Entstehung von Granula im GOLGI-Gerüst auf eine zu große Zeitspanne zwischen dem Tod und der Fixierung zurückführen. PRIBOR und KUNTZ (1952) sehen in vegetativen Ganglienzellen den GOLGI-Apparat, der spät nach dem Tode fixiert worden war, in Einzelteile auseinandergefallen. Derartige Angaben sind bei Hypothesen über einen angeblich granulären Zerfall des GOLGI-Apparates unter bestimmten Bedingungen zu beachten. ZEIGER und HARDERS (1951) vermochten mit der vitalen Fluorochromfärbung im Luminescenzmikroskop keine elektive Speicherung des GOLGI-Apparates, der Mitochondrien und der Lipofuscingranula mit dem Acridinorange nachzuweisen.

MOUSSA (1952) betrachtet in Gemeinschaft mit GATENBY (1950) und LESLIE-ELLIS (1951) den GOLGI-Apparat in sympathischen Ganglienzellen der *Maus* nach Beobachtungen im Phasenkontrastverfahren als ein perinucleäres Kanalsystem, das nicht mit lipoiden Granula identisch ist, jedoch sudanophile Granula in das Neuroplasma abgeben soll. SULKIN (1950), SULKIN und KUNTZ (1948) vermuten chemische Beziehungen des GOLGI-Apparates zur Ascorbinsäure.

Von den Ergebnissen über die *histochemischen Reaktionen* im Neuroplasma der sympathischen Ganglienzellen seien die von ZEIGER und HARDERS (1951) mit der vitalen Fluorochromfärbung erzielten Beobachtungen zunächst genannt. Im Luminescenzmikroskop heben sich hierbei die Nervenzellen in den Ganglien des Grenzstranges zunächst ungefärbt als rundliche, optisch leere Felder ab;

primäre Fluorescenzerscheinungen sind nicht nachzuweisen, die Neurofibrillen nicht erkennbar. Die Differenzierung des Neuroplasmas in eine Innen- und Außenzone erweist sich als unsicher und schwankend. Nach Zufuhr von Acridinorange erscheint eine orangeleuchtende Granulierung im gesamten Neuroplasma, ohne daß eine Gliederung in eine Innen- und Außenzone sichtbar wäre. Nach Abschluß der Farbeinwirkung leuchten die Kerne der Nervenzelle gelbgrün auf, die Nucleolen erscheinen intensiv hellgelb, die Chromatinstruktur wird nicht ganz deutlich. Etwas später wird im Neuroplasma eine grünliche, granulafreie Außenzone und eine orangekupferrote Innenzone erkennbar (Abb. 34).

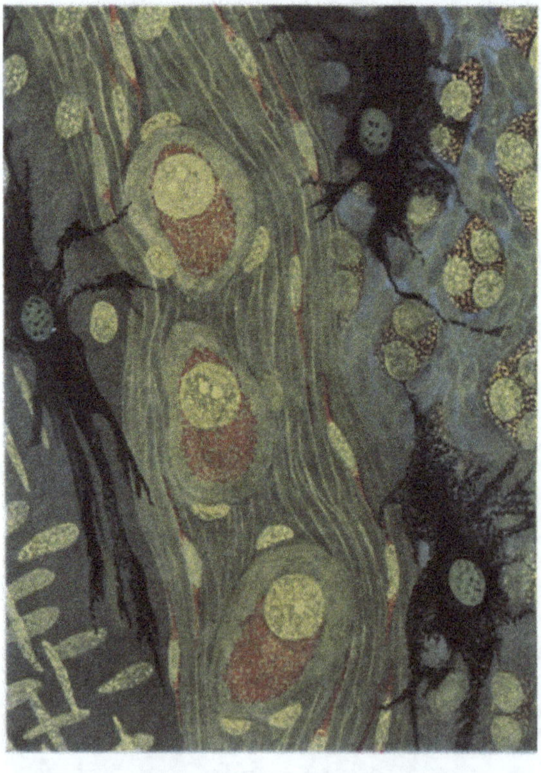

Da der aufgenommene Farbstoff sich wieder auswaschen läßt, so handelt es sich bei seiner Speicherung nach ZEIGER und HARDERS (1951) um einen intravitalen, reversiblen Vorgang, der zu einer verschieden starken Anreicherung von Acridinorange an bestimmten Zellregionen führt und im Gebiet der rot fluorescierenden Granulierung sein Maximum erreicht. Der Farbstoff wird vorzugsweise an ribonucleotidhaltigen Orten im Neuroplasma reversibel gespeichert; jedoch decken sich die Speicherorte nicht mit den bekannten Plasmaorganellen wie NISSL-Substanz, GOLGI-Apparat, Mitochondrien usw. Die von LENETTE und SCHARRER (1946) in sympathischen Nervenzellen des *Affen* beschriebenen *neurosekretorischen Granula* wurden von ZEIGER und HARDERS (1951) nicht gesehen. BARBONI (1955) beobachtet bei normalen Nervenzellen des Ganglion coeliacum beim Menschen an Plasma und Nucleolus Fluorescenz; der Kern fluoresciert nicht. An pathologischen Ganglienzellen soll sich das Fluorescenzvermögen verringern.

Abb. 34. Lungennerv mit drei Ganglienzellen. Frosch. Links unten: Arterie. Rechts: Teil einer Alveolenwand mit Körnchenzellen und Blutcapillaren, dazwischen Pigmentzellen. Acridin-Orange. Dauer der Färbung 15 min. Zustand unmittelbar nach der Farbstoffzufuhr. Etwa 900mal vergrößert. (Nach ZEIGER und HARDERS 1951/52.)

HIRT (1939) hat mit dem Luminescenzmikroskop an den Darmganglien der lebenden *Maus* nach Injektion von Trypaflavin rot fluorescierende Granula im Neuroplasma dargestellt; der Autor vermutet in den Granula einen gewissen Gehalt an komplexgebundenem *Vitamin B_2*. CASSELMANN und BAKER (1955) liefern über die in sympathischen Ganglienzellen des Kaninchens vorhandenen Lipoidgranula, Mitochondrien und über weitere plasmatische Einschlüsse verschiedene Beobachtungen.

Nach SULKIN und KUNTZ (1948) sind in sympathischen Ganglienzellen kleiner *Säuger* Granula, welche *Ascorbinsäure* enthalten, gleichmäßig über das ganze Neuroplasma verteilt oder auf den GOLGI-Apparat begrenzt. Nach faradischer Reizung präganglionärer Fasern soll eine Abnahme des Ascorbinsäuregehaltes erfolgen, der eine Woche nach Durchschneidung der präganglionären Fasern zum Normalen wieder ansteigt. Bei *Meerschweinchen* mit hoher Vitamin C-Diät wird eine Zunahme, bei Vitamin C-Mangel eine Abnahme des Ascorbinsäuregehaltes bemerkbar. Bei *Kaninchen* mit hoher Cholesteroldiät nimmt die Ascorbinsäure im Neuroplasma ab. In sympathischen Ganglien von Hochdruckpatienten erweist sich der Gehalt an Ascorbinsäure verändert; SULKIN und KUNTZ (1948) vermuten daher eine gewisse Bedeutung der Ascorbinsäure für den normalen Betriebsablauf in der Ganglienzelle. Nach SULKIN (1952) wächst der Gehalt an Ascorbinsäure bei *Hunden*, die weniger als 30 Tage alt sind, während der Entwicklungsperiode und verringert sich im Senium. ALLISON (1953) hat in Übereinstimmung mit SULKIN und KUNTZ (1948) in sympathischen Ganglienzellen der *Ratte* eine Abnahme des Ascorbinsäuregehaltes nach Reizung präganglionärer Fasern festgestellt. In den Nervenzellen des Grenzstranges und des Ganglion nodosum bei alten und jungen *Hunden* sind von SULKIN (1955) *mucoproteinhaltige Granula* beobachtet worden.

KUNTZ und PRIBOR (1953) haben an vegetativen Ganglienzellen der *Katze* durch pathologische Infektionen, Verwendung von Dinitrophenol oder unter Hunger prämortale, *pathologische Veränderungen* herbeigeführt. Hierbei ergaben sich eine bemerkenswerte Reduktion und Veränderungen an der chromatischen Substanz; manche Zellen zeigten eine Abnahme ihres Gehaltes an *Ascorbinsäure* und *Glykogen*. Der GOLGI-Apparat war nicht sichtbar oder in Granula zerfallen. Nach einer Hungerperiode von zwei Wochen waren in den meisten Ganglienzellen Ascorbinsäure und Glykogen verschwunden und die GOLGI-Substanz sehr geschädigt, mitunter auf dem einen Zellpol zusammengeklumpt.

AROS, BARKA, PÓSALAKY und GERECZE (1951) beobachten bei *Katze*, *Kaninchen* und *Meerschweinchen* eine Zunahme in der Aktivität der *alkalischen Phosphatase* in den sympathischen Ganglienzellen während der Gravidität. Nach SULKIN (1950), SULKIN und KUNTZ (1952) ergibt faradische Reizung der präganglionären Fasern in den zugehörigen sympathischen Ganglienzellen bei der *Katze* einen Rückgang in der Aktivität der alkalischen Phosphatase im Neuroplasma und im Kern, besonders im Nucleolus, während eine gleichzeitige Steigerung dieser Aktivität im Hüllplasmodium erfolgen soll. Die *saure Phosphatase*-Aktivität scheint bei verschiedenen Tieren zu variieren, sich jedoch nach präganglionärer Reizung in den Ganglienzellen zu verringern; der *Glykogengehalt* im Neuroplasma soll nach faradischer Reizung zunehmen. SUL-

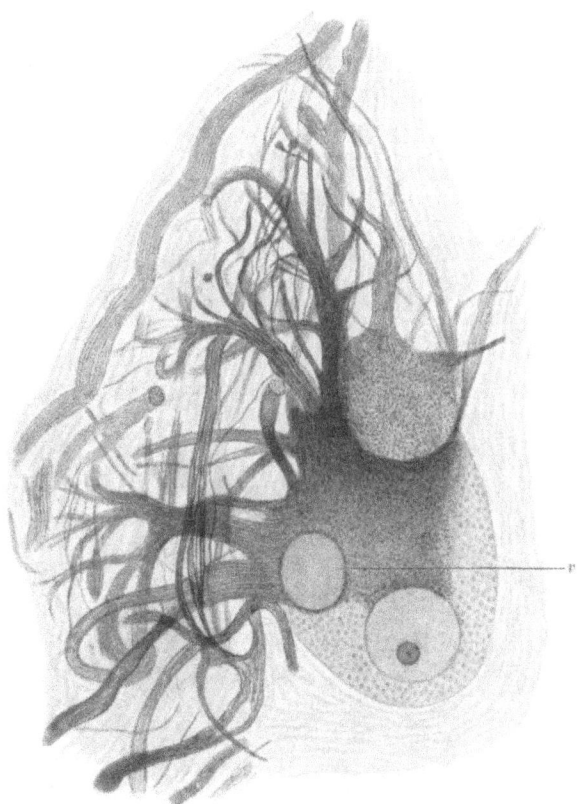

Abb. 35. Ganglienzelle mit hyperplastischer Knäuelbildung der Fortsätze, reduziertem Neuroplasma und starker Pigmenteinlagerung. Ganglion cerv. inf., 58jähriger Mann. Asthma bronchiale. *v* Vacuole. (BIELSCHOWSKY-Methode. 1400mal vergrößert, auf $^5/_7$ verkleinert.)

KIN (1952) bemerkt schließlich Veränderungen in der Aktivität der alkalischen Phosphatase während des *Seniums* beim *Menschen* und beim *Hund*. Bei ALLISON (1953) findet man noch einige Angaben über die Aktivität der alkalischen Phosphatase in den sympathischen Ganglienzellen der *Ratte* nach Durchschneidung und folgender faradischer Reizung der zugehörigen, präganglionären Fasern. SCHÜMMELFEDER (1956) zeigt an Schnitten durch ein sympathisches Ganglion des Menschen, daß bei Behandlung mit gepufferten Farblösungen neben der Bindung von Farbstoffionen eine Adsorption von farblosen Ionen des Puffergemisches erfolgt.

Vacuolen sind im Neuroplasma der normalen peripheren vegetativen Ganglienzellen äußerst selten; man kann, wie sich aus Abb. 8 und 68 erschließen läßt, die durch ganze Ganglien gesunder Menschen gelegten Serienschnitte durchmustern, ohne in den sympathischen Nervenzellen eine einzige Vacuole zu finden. Demnach dürfte es sich bei den Vacuolen um keine für einen normalen Betriebsablauf in der Ganglienzelle unentbehrliche, charakteristische Erscheinung handeln.

Es liegt somit nahe, bei der Vacuolenbildung im Kern und Neuroplasma der peripherischen sympathischen Ganglienzellen ein hochdifferenziertes Plasma durch minderwertige Substanz ersetzt zu sehen. Damit sei der Ganglienzelle eine Erholung von jenem, an das Depressive grenzenden, vacuolenhaltigen Zustand durch Ausstoßung oder Resorption der Vacuole keineswegs abgesprochen. Würden die Vacuolen im Neuroplasma sympathischer Ganglienzellen eine konstante Erscheinung darstellen, so würden die alten Anatomen eine solche längst gesehen und beschrieben haben.

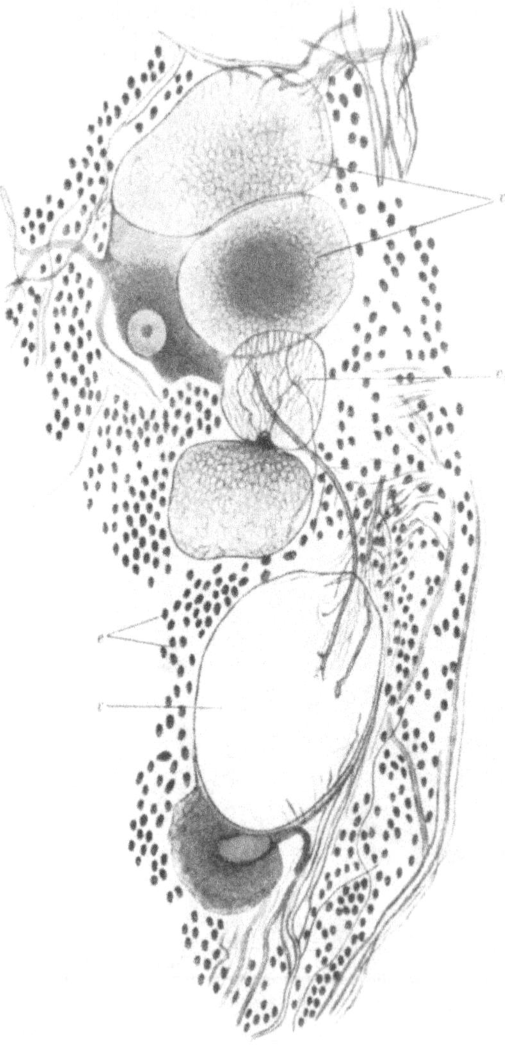

Eine langjährige Erfahrung legt es somit nahe, die im Neuroplasma der sympathischen Ganglienzellen auftretenden Vacuolen als ein regressives Phänomen zu betrachten und demgemäß in den pathologisch veränderten Ganglien nach solchen zu suchen. Hierbei fällt es nicht gerade schwer, in jenen Ganglienzellen, die mit pathologischen Merkmalen wie Fortsatzdisharmonie, hypertrophischer Knäuelbildung und übergroßen Pigmentmassen behaftet sind, Vacuolen zu entdecken (Abbildung 35). Vielfach können in derartigen, offensichtlich einem degenerativen Vorgang verfallenen Ganglienzellen mehrere Vacuolen gleichzeitig entstehen, einen erheblichen Umfang erreichen und wahrscheinlich miteinander verschmelzen, so daß Kern und Neuroplasma stark reduziert den großen Vacuolen gleich dem GIANNUZZIschen Halbmond bei den Drüsen, aufsitzen (Abb. 36). Manchmal erscheint das gesamte Neuroplasma degenerierender Ganglienzellen gleichmäßig von kleinen Vacuolen durchsetzt (Abb. 55).

Abb. 36. Ganglienzellen mit vacuoliger Degeneration in frischer Blutung. Ganglion cerv. inf., 32jährige Frau. Asthma bronchiale. v Große Vacuole; v_1 beginnende Vacuolenbildung mit zerfallendem Fibrillengerüst; v_2 Vacuole mit Fibrillenmantel; e Erythrocyten. BIELSCHOWSKY-Methode. 700mal vergrößert, auf $^4/_5$ verkleinert. (Nach HAGEN 1942.)

Im Neuroplasma der größeren Zellfortsätze kann es ebenfalls zur Bildung von Vacuolen kommen; solche Fortsätze gleichen im Querschnitt Hohlzylindern, in denen die Neurofibrillen an die Peripherie gedrängt erscheinen oder sie treten als gestielte, dem Zellkörper anhängende Blasen hervor, in deren Wand sich ein allerfeinstes Fibrillennetz vorfindet.

Bei manchen Erkrankungen wie Hypertonie, Endarteriitis, Arteriosklerose, RAYNAUDscher Gangrän, Asthma bronchiale, Endangitis obliterans, werden vielfach in den regionären sympathischen Ganglien schwere *pathologische Veränderungen* an den Nervenzellen bemerkbar. Zu jenen regressiven Merkmalen zählen zweifelsohne die Vacuolen; sie sind daher häufig in den Ganglien der an den erwähnten Leiden erkrankten Patienten beschrieben worden

(Hagen 1942, 1949, Köhler 1953, Müller und Walter 1955, Stöhr 1944, Stöhr und Schmitz 1943, Sunder-Plassmann 1938). Ferner wird auf das Vorkommen von Vacuolen in sympathischen Ganglienzellen bei Erkrankungen des Darmkanals (Herbst 1933, Miyake 1936, Rieder 1935, Stöhr 1932), des Herzens (Hermann 1949, 1951) und des Kehlkopfes (Hülsberg 1952) mehrfach hingewiesen. Rieder (1931) hat in den intramuralen Ganglienzellen des Oesophagus nach Durchschneidung der präganglionären Fasern eine deutliche Vakuolisierung beobachtet.

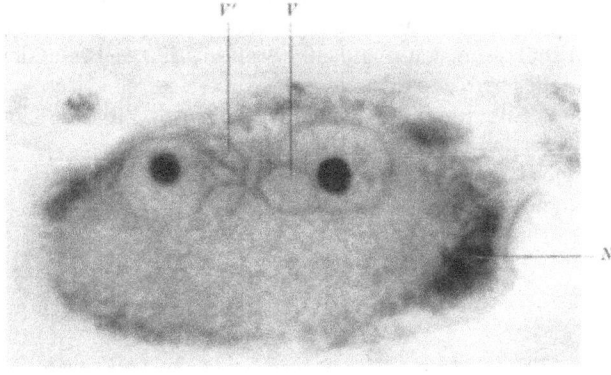

Man darf den sympathischen Ganglienzellen, die zum Bestandteil eines *Sympathicustumors* gehören, von vornherein eine gewisse Minderwertigkeit zusprechen. Wenigstens treten in derartigen Ganglienzellen die Vacuolen häufig zutage. Sie werden als kleine kugelige Gebilde oft unmittelbar am Kernrand bemerkt, den sie in geringem Grade eindellen können (Abb. 37).

Abb. 37. Zweikernige Ganglienzelle. Sympathicoblastom. *Mensch.* N Nissl-Granula; V Vacuole im Kern; V' Vacuolen mit stark lichtbrechender Substanz. Nissl-Färbung. 1100mal vergrößert.

Da sich die rundlichen Vacuolen nicht innerhalb des Kernplasmas feststellen lassen, so liegt kein Grund vor, einen Austritt vakuolisierten Plasmas aus dem Kernbereich anzunehmen. Mitunter übertrifft der Umfang einer Vacuole denjenigen des Kernes bei weitem und vermag erhebliche Teile des Neuroplasmas einzunehmen (Abb. 38). Erscheinen derartige große Vacuolen im Randgebiet der Zelle, so läßt sich eine Ausstoßung ihres Inhaltes in die pericelluläre Umgebung als sehr wahrscheinlich annehmen. Jedoch sieht man gerade in unmittelbarer Umgebung sympathischer Ganglienzellen häufig genug kleine Hohlräume, die wie Vacuolen aussehen und auf einer Schrumpfung infolge der Fixationsmittel beruhen.

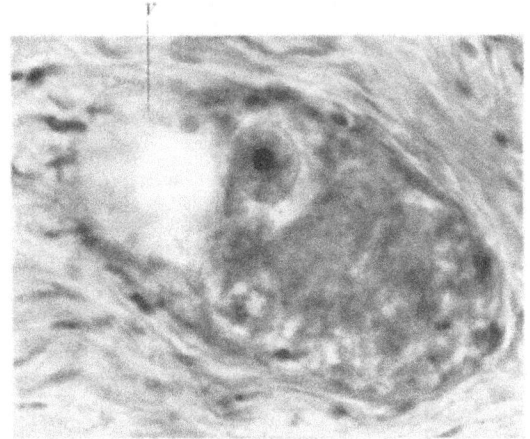

In neuerer Zeit hat man im Hinblick auf die von Gaupp jr. (1938) aufgestellte Hypothese über eine *neurosekretorische Leistung des sympathischen Grenzstranges* mehrfach versucht, die in den Ganglienzellen vorkommenden Vacuolen als sekretorische Produkte oder Vorstufen von solchen zu beobachten (Petry 1940, Eichner 1951, 1953,

Abb. 38. Ganglienzelle mit großer Randvacuole V. Sympathicoblastom. *Mensch.* (Weigert-Methode. 500mal vergrößert, auf ⁴/₅ verkleinert.)

Lehmann und Stange 1953). Picard und Chambost (1952) sprechen von kolloidführenden sympathischen Ganglienzellen und bringen eine Reihe histochemischer Resultate über die chemische Zusammensetzung und deren Veränderungen bei den Vacuolen. Hingegen sieht Meyer (1950) in den gelegentlich auftretenden, kleinen tropfigen Eiweißeinschlüssen sympathischer Ganglienzellen nur eine Vorstufe des Lipofuscinpigments und somit kein Anzeichen einer Sekretion. Godina (1950) will die Vacuolen in sympathischen Ganglienzellen als eine Alterserscheinung gedeutet wissen, Müller und Walter (1955) halten sie gleichfalls für die Anzeichen einer regressiven Veränderung, da sich beide Autoren von dem Auftreten teilweise überaus großer Vacuolen in Ganglienzellen von Hypertoniekranken leicht überzeugen konnten.

Bei dem Versuch, aus dem morphologischen Befund einer sympathischen Ganglienzelle eine sekretorische Funktion zu folgern, sucht man, abgesehen von den Vacuolen noch mancherlei Granula, darunter sogar die NISSL-Granula als Beweismittel neurosekretorischer Tätigkeit zu verwenden. Auffallend grobe Granula, die sich nicht ohne weiteres in die Reihe der oben angeführten Granula eingliedern lassen, treten mitunter in vereinzelten sympathischen Ganglienzellen nach Silberimprägnierung hervor (Abb. 39). Solche Gebilde werden nur sehr selten in den Ganglien gesunder Menschen beobachtet, so daß es naheliegt, ihr Erscheinen auf eine Störung des Stoffwechsels in der

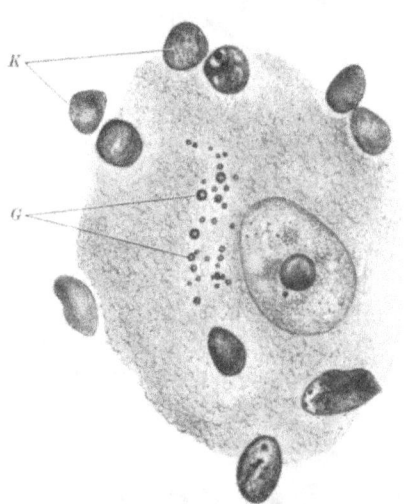
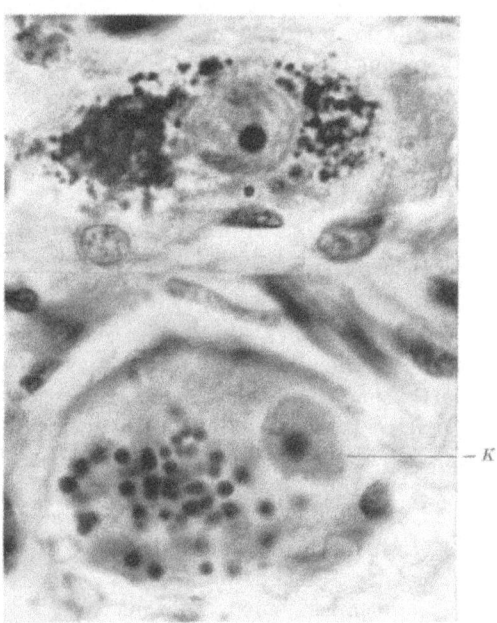

Abb. 39. Ganglienzelle aus dem Plexus utero-vaginalis. *Mensch.* G Grobe Granula; K Kerne des Hüllplasmodiums. (BIELSCHOWSKY-Methode. 1200mal vergrößert, auf ⁶/₇ verkleinert.)

Abb. 40. Ganglienzellen mit groben, dunkelblau gefärbten Granula im Neuroplasma. Sympathicoblastom. *Mensch.* K Defekter Kern. (WEIGERT-Methode. 1300mal vergrößert, auf ⁴/₅ verkleinert.)

Ganglienzelle zurückzuführen. Der Gedanke wird um so eher begründbar, als man derartige Granula in Sympathicustumoren, in denen keine normal funktionierenden Ganglienzellen zu erwarten sind, leicht zu Gesicht bekommt (Abb. 40). Die Minderwertigkeit jener Ganglienzellen erhellt ohne weiteres aus dem defekten Zustand des Zellkerns K in der vorliegenden Abbildung.

In solchen Ganglienzellen erscheinen die groben Granula im WEIGERT-Präparat blauschwarz bis schwarz, sind zu umgrenzten Haufen zusammengeballt; sie kommen vielfach in geringer Zahl unregelmäßig über das Neuroplasma verstreut vor. Bei der Azanmethode werden die Granula leuchtendrot gefärbt. Viele jener minderwertigen Ganglienzellen enthalten wesentlich feinere und wenig intensiv färbbare Granula, die zu einer, mit Azan noch rot gefärbten kompakten Masse im Neuroplasma einer zugrundegehenden Zelle verschmelzen können. Die außerordentliche Seltenheit der beschriebenen groben Granula in normalen Ganglienzellen und ihr spärliches, aber relativ häufigeres Vorkommen in krank aussehenden Ganglienzellen lassen bei jenen groben Granula eher an einen pathologischen Vorgang im Stoffwechsel denken, als aus der seltenen Struktur auf eine Neurosekretion schließen. Überdies könnte ein von einer sympathischen Ganglienzelle gebildetes Neurosekret niemals auf direktem Wege in das pericelluläre Bindegewebe oder in die Blutcapillaren gelangen, sondern müßte erst seinen Weg durch das Hüllplasmodium hindurch nehmen, eine Überlegung, die — bisher von niemanden entwickelt — eine neue Hypothese über die Bildung des Neurosekretes erfordern würde. PICARD und STAHL (1956) haben kürzlich eine kritische Übersicht über die Frage der Neurosekretion gegeben; ich unterlasse es hierzu Stellung zu nehmen, da mir die Literatur über die angebliche Neurosekretion sympathischer Ganglienzellen allzuviel des Hypothetischen zu enthalten scheint, als es sich für eine Darstellung in einem Handbuch eignen würde.

Über neurosekretorische Phänomene an sympathischen Ganglienzellen bei *Bufo marinus* sind Einzelbeobachtungen von SMITH (1952, 1954) veröffentlicht worden. Auch THOMAS (1948) hat sich zum Problem der Neurosekretion an sympathischen Ganglienzellen geäußert. Seine an der Veränderlichkeit des GOLGI-Apparates erhobenen Hypothesen beruhen allzusehr auf einer willkürlichen Aneinanderreihung unterschiedlich gestalteter Plasmaeinschlüsse zu einem gedachten Vorgang, als daß sie zum Beweis einer sekretorischen Funktion dienen könnten.

c) Kern.

Man kann in den Ganglienzellen des menschlichen Grenzstranges zwei unterschiedliche Kernformen wahrnehmen; JONAS (1951) hat darauf hingewiesen. In

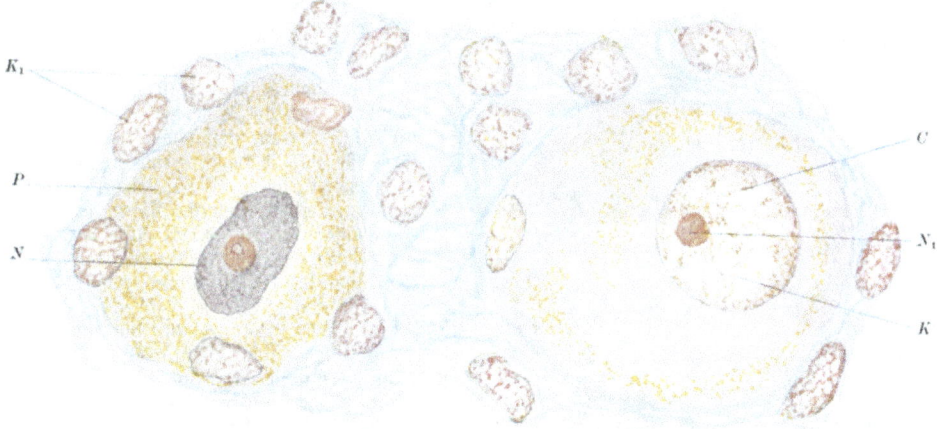

Abb. 41. Zwei Ganglienzellen mit verschieden gebautem Kern. Grenzstrang. 50jährige Frau. N Nucleus; N_1 Nucleolus; C Chromatin; K Kernsaft; P Neuroplasma; K_1 Kerne des Hüllplasmodiums. Bouin. Azanfärbung. 1600mal vergrößert, auf ⁴/₅ verkleinert. (Aus STÖHR jr., Histologie.)

einem Fall erscheint der Kern ziemlich klein, oft längsoval und dunkel gefärbt; von den Kernstrukturen ist außer dem Nucleolus im Silberpräparat oft nur wenig, mitunter infolge einer tiefschwarzen Imprägnierung nichts zu erkennen. Die Kernmembran tritt nicht besonders hervor. Im anderen Fall besitzt der Kern einen wesentlich größeren, überdies rundlichen Umfang; der helle Kerninhalt läßt den Nucleolus und die Chromatinstrukturen leicht beobachten, die Kernmembran ist zu sehen (Abb. 41). Ob es sich bei den beiden, mit verschiedenen Kernformen ausgestatteten Ganglienzellen um zwei differenzierte Zellarten oder nur um einen unterschiedlichen Funktionszustand der gleichen Zellart handelt, ist bis jetzt nicht eindeutig zu bestimmen.

Statistische Angaben über das Verhältnis der *Kern- und Zellgröße* (BARON 1932) haben bei großen sympathischen Ganglienzellen des *Menschen* große Zellkerne festgestellt; im Verhältnis zwischen Zelloberfläche und Kernoberfläche sollen jedoch kleine Zellen relativ große Kerne enthalten. Die *Nucleus-Nucleolusrelation* bei menschlichen sympathischen Ganglienzellen ist von HARTING (1952) und JONAS (1951) mit statistischen Methoden geprüft und bei verschiedenen Zellgrößen eine gewisse Regelmäßigkeit im Verhältnis des Nucleolenvolumens gegenüber dem Kernvolumen vermutet worden. Demnach finden sich in kleinen Zellkernen kleine, in mittleren und großen Kernen große Nucleolen, ein Umstand, der vielleicht auf eine gesetzmäßige Größenzunahme des Nucleolus im Verlauf des Kernwachstums zu schließen gestattet. In einer späteren Arbeit denkt HARTING (1953) an ein isometrisches und proportionales Wachstum des Nucleolusvolumens gegenüber dem Kernvolumen; doch soll auch das Nucleolusvolumen gemeinsam mit der Kernoberfläche größer werden können.

Nach SEITE, CHAMBOST und PICARD (1954) kommen sowohl im Kern als im perinucleären Neuroplasma sympathischer Ganglienzellen bei der *Katze* tropfenartige kleine Gebilde vor, die vermutungsweise dem Nucleolus entstammen und aus dem Kern in das Neuroplasma gelangen sollen. Die genannten Autoren deuten die fraglichen Gebilde als ein Anzeichen neurosekretorischer Funktion, ein hypothetischer Versuch, dem ich bis jetzt nicht recht beizupflichten vermag. SEITE (1955) hat jene plasmatischen Einschlüsse histochemisch untersucht und unter ihnen fuchsinophile, sudanophile und siderophile Körper, die letzteren im Kontakt mit dem Nucleolus, festgestellt. Der Autor beschreibt ferner kleine fuchsinophile „maulbeerartige Massen", die nach Abbildung 42 teils der Kernmembran von innen, teils weniger intensiv gefärbt von außen angelagert sein können.

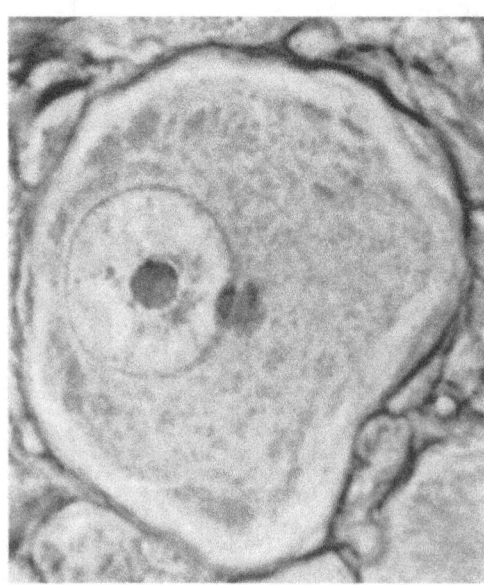

Abb. 42. Ganglienzelle aus dem Ganglion cerv. sup. *Katze*. Am Kernrand eine „maulbeerartige Masse". Ein stark fuchsinophiler Teil liegt der Kernmembran von innen, ein anderer, schwächer färbbarer Teil der Kernmembran von außen an. HELLY-MALLORY-Färbung. (Nach SEITE 1951.)

Ein kleines, im Azanpräparat leuchtendrot gefärbtes Körperchen, das dem in Abb. 42 wiedergegebenen intranucleären Gebilde in Lage, Form und Reaktion gleicht, habe ich an den sympathischen Ganglienzellen des *Menschen* häufig beobachtet. Es findet sich in Abb. 47 unter *chr* eingezeichnet und liegt der Kernmembran von innen dicht an, ähnlich dem Chromatin in den Radkernen der Plasmazellen. So nahe es liegen mag, einen Substanzaustausch vom Kern in das Neuroplasma oder vom Neuroplasma in den Kern anzunehmen, so halte ich das fixierte mikroskopische Präparat nicht für hinreichend, einen derartigen Vorgang zu beweisen und verzichte darauf, eine Hypothese mit einer anderen abzulösen. Die Schilderung des morphologischen Befundes mag genügen, bis andere, experimentelle Methoden die Hypothesen über *Neurosekretion* oder Neuroinkretion sympathischer Ganglienzellen in eindeutige Beobachtungen verwandeln. Das dürfte auch für die Anschauung DE ROBERTIS (1954) gelten, der auf Grund elektronenmikroskopischer Befunde einen Austritt basophiler, makromolekularer Substanzen aus dem Kern in das Neuroplasma sympathischer Ganglienzellen beim *Ochsenfrosch* vermutet.

Abgesehen davon, daß ITO und NAGAHIRO (1937) bei den Ganglienzellen in der Darmwand der *Ratte* „sekretkörnchenähnliche" Granula beobachten und von der Möglichkeit einer inkretorischen Funktion sprechen, findet sich der Gedanke an eine etwaige sekretorische Leistung der Ganglienzelle schon bei MICHAILOW (1910); der Autor vergleicht das Hüllplasmodium der sympathischen Ganglienzellen mit den Membranae propriae der Drüsen und erinnert an die „Möglichkeit einer inneren Sekretion von seiten der sympathischen Zellen, der ‚Begleitzellen' oder des die Innenfläche solcher Kapseln bedeckenden Endothels". Immerhin bleiben dergleichen Äußerungen einstweilen noch im Rahmen der Hypothese. Ebenso scheinen mir die Angaben von BARR und BERTRAM (1949), BARR, BERTRAM und LINDSAY (1950) von der Existenz eines im Kern der sympathischen Ganglienzellen bei der *Katze* vorkommenden, für das Geschlecht charakteristischen Körperchens (Satelliten), das Desoxyribonucleinsäure enthalten und als Abspaltung des Nucleolus mit der Kernmembran in Kontakt geraten soll, an dem spärlichen Untersuchungsmaterial allzu wenig begründet, als daß man hier ein gesichertes Ergebnis vor sich hätte.

Mit der Azanmethode habe ich vereinzelt im Kern sympathischer Ganglienzellen ein längliches *Kristalloid* gefunden; übereinstimmend berichten ITO und NAGAHIRO (1937) über ein gelegentliches Auftreten stäbchen- oder fadenartiger Kristalloide im Kern der in der Darmwand gelegenen Ganglienzellen.

Daß sich der *Nucleolus* in den Ganglienzellen aus feineren Einzelkörperchen zusammensetzt, war schon CAJAL (1909) bekannt. Wie sich aus zahlreichen Abbildungen des vorliegenden Beitrages ersehen läßt, vermag das Silber im Nucleolus der sympathischen Ganglienzellen feinste Granula oft deutlich zu imprägnieren und besonders bei erkrankten Ganglienzellen jene Nucleolengranula in morgenstern- oder maulbeerartigen Bildungen vor Augen zu führen.

Eine *Verdoppelung des Nucleolus* kommt vor, ist aber selten. KÖHLER (1953) hat niemals mehr als 3 Nucleolen im Kern einer sympathischen Ganglienzelle gesehen; DE BISCOP (1947) bildet eine solche Zelle, die erkrankt war, aus dem AUERBACHschen Plexus eines Megacolons ab. Nach SEITE und CHAMBOST (1954) ist der Nucleolus in den vegetativen Ganglienzellen der *Katze* sowohl mit sauren als mit basischen Farbstoffen darstellbar. Nach Behandlung mit Ribonuclease geht die Färbbarkeit mit Toluidinblau zurück. Fettfärbung wird vor allem am Randgebiet des Nucleolus wirksam. Die Metachromasie gegenüber dem Toluidinblau wird teilweise auf die Gegenwart von Polysacchariden zurückgeführt.

d) Mehrkernige Ganglienzellen.

Das Vorkommen mehrkerniger Ganglienzellen im Bereiche des sympathischen Nervensystems ist mehrfach behandelt worden. (STÖHR 1941, 1943, HAGEN 1945). Zunächst sind zweikernige Ganglienzellen, vor allem im Grenzstrang, nicht gerade selten anzutreffen; ich

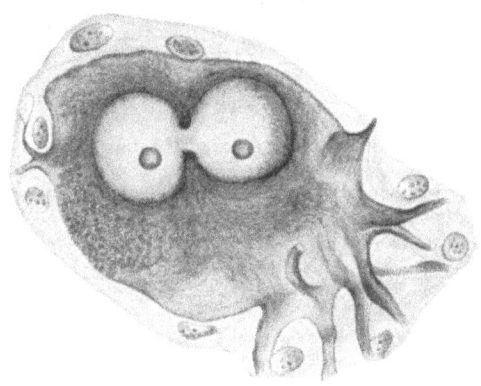

Abb. 43. Amitose in einer sympathischen Ganglienzelle. Ganglion cerv. inf. 36jähriger Mann. Beide Kerne noch durch eine Plasmabrücke verbunden. (BIELSCHOWSKY-Methode. 1600mal vergrößert, auf ³/₄ verkleinert.)

habe sie weiterhin in der Harnblase und in der Nebenniere gesehen. Bei BIELSCHOWSKY (1935), PASTORI (1929), BARON (1932), KÖHLER (1953), HERMANN (1950) findet man weitere Angaben über die Verbreitung zweikerniger Ganglienzellen im Sympathicusgebiet. Bei den einzelnen Individuen scheinen zweikernige Ganglienzellen verschieden häufig aufzutreten; so bemerkt man im Ganglion cervicale inf. mancher *Menschen* beinahe in jedem Schnitt eine oder mehrere zweikernige Ganglienzellen, während es im gleichen Ganglion anderer Menschen oft Mühe bereitet, eine zweikernige Zelle zu entdecken. Offenbar hat MATSUI (1926) bei seinen Berechnungen über die Häufigkeit zweikerniger Ganglienzellen einen solchen Grenzstrang verwendet, der zweikernige Ganglienzellen nur außerordentlich selten enthält. Nach unserer Erfahrung verhalten sich Zweikernigkeit und Mehrkernigkeit im Hinblick auf ihre Verbreitung individuell schwankend und teilweise mit der Konstitution des Menschen verkoppelt.

Nach TSCHERNJACHIWSKY (1932) spielt die *Amitose* bei der Genese der Mehrkernigkeit in sympathischen Ganglienzellen eine wichtige Rolle. Es ist mir in einem einzigen Fall gelungen, zwischen den beiden Kernen einer Ganglienzelle eine deutliche, mit Kernsaft erfüllte Plasmabrücke nachzuweisen (Abb. 43); hiernach liegt es nahe, die Zweikernigkeit auf einen amitotischen Vorgang zurückzuführen. Ob diese Vorstellung allgemein zu gelten hat, bleibt indessen fraglich.

Nach KOHN (1907) besitzen die Ganglienzellen des Grenzstranges bei den *Nagetieren*, vor allem beim *Kaninchen*, überaus häufig zwei Kerne. Die gleichen Beobachtungen kehren in der neueren Literatur wieder (MATSUI 1926, HARTING 1938, 1951, INGERSOLL 1935, WATZKA 1939). Zahlreiche zweikernige Ganglienzellen im Ganglion cervicale sup. des *Kaninchens* sind bereits bei schwacher Vergrößerung leicht zu sehen. Nach MATSUI (1926) verhalten sich die zweikernigen Ganglienzellen zu den einkernigen an jenem Tiermaterial wie 892:1000. Es ist bis jetzt nicht gelungen, eine eindeutige Erklärung für die merkwürdige Anhäufung zweikerniger Ganglienzellen beim *Kaninchen* abzugeben.

Mehrkernige Ganglienzellen kommen beim Erwachsenen normalerweise sehr oft in den Ganglien der Beckengeflechte, im Plexus prostaticus, seminalis und uterovaginalis vors Auge. Die Vielkernigkeit läßt sich schon im Kurspräparat gewöhnlicher Färbung feststellen.

WATZKA (1928) hat den Nervenplexus von 28 menschlichen Samenblasen untersucht. Beim Fetus von 5 Monaten besaßen die meisten Ganglienzellen nur einen Kern, enthielten im Fetalalter von 7 Monaten selten 2 Kerne, jedoch von der Geburt bis zum Alter von 55 Jahren in 20—23% mehrere Kerne. In höherem Alter ergab sich eine Abnahme der mehrkernigen Zellen. Nach dem gleichen Autor sind die Kerne der mehrkernigen Zellen weder kleiner noch chromatinärmer als diejenigen einkerniger Zellen. Im Alter gehen offenbar viele mehrkernige Ganglienzellen zugrunde. Zellen, die bis zu 14 Kernen in ihrem Neuroplasma enthalten, werden von WATZKA (1928) erwähnt; zufälligerweise hat GEORGIEWSKI (1930) schon 1903 die nämliche Kernzahl in einer Ganglienzelle des Plexus prostaticoseminalis beim *Menschen* entdeckt.

In Übereinstimmung mit den obigen Resultaten schildert PENITSCHKA (1929) die Existenz mehrkerniger Ganglienzellen im Plexus uterovaginalis des *Menschen*. Der Autor erörtert wie WATZKA (1928) eine mögliche Beziehung zwischen den schon von S. MAYER (1872) in den sympathischen Ganglien des Kindes beschriebenen „Zell- und Kernnestern" und den mehrkernigen Ganglienzellen der Beckeneingeweide. Der Gedanke, die multinucleären Ganglienzellen als unreife Elemente zu betrachten und hierbei nach einem Zusammenhang mit dem beim *Menschen* spät reifenden Genitalapparat zu suchen, tritt in der Reflexion hervor.

Die Frage, in welchem Grade Mehrkernigkeit einen Einfluß auf die *Zellgröße* ausübt, erfährt keine einheitliche Antwort. Nach WATZKA (1928) erweist sich die Zellgröße unabhängig von der Kernzahl; BARON (1932) will etwa in der Hälfte der Fälle einen Einfluß der Mehrkernigkeit auf die Zellgröße erkennen. Ich habe ebenso wie HAGEN (1945) im menschlichen Grenzstrang oft wahre Monstra und zahlreiche übernormal große Exemplare unter den zwei- und mehrkernigen Ganglienzellen beobachtet, ohne daß dies allgemeine Geltung besitzen würde. Offenbar scheinen zwischen Mehrkernigkeit und Zellgröße keine geregelten Beziehungen vorhanden zu sein.

Im Sympathicus der *Selachier* hat GLEES (1940) kleine einkernige Ganglienzellen und größere Zellen, die bis zu 8 Kerne enthalten, unterschieden.

Das sonderbare, gehäufte Vorkommen multinucleärer Ganglienzellen in den Beckengeflechten des *Menschen* erscheint schwer deutbar und jeder Erklärungsversuch wenig befriedigend. DE CASTRO (1923), SZANTROCH (1938) und TSCHERNJACHIWSKY (1932) berichten eingehend über mehrkernige Ganglienzellen im Ganglion cervicale sup. bei menschlichen Embryonen und bei Kindern, vom Neugeborenen bis zum Alter von 9 Jahren. Die beiden letztgenannten Autoren betrachten die vor allem beim Neugeborenen in Erscheinung tretenden multinucleären Ganglienzellen als Vorstufen in der Entwicklung, gleichsam als ein primäres Stadium, das aus mehrkernigen, embryonalen Plasmaanhäufungen „Corpuscules sympathiques" (SZANTROCH 1938) hervorgegangen sein soll.

SZANTROCH (1938) hat im Ganglion cervicale sup. des *Neugeborenen* Nervenzellen mit 10 Kernen festgestellt, TSCHERNJACHIWSKY (1932) erwähnt im gleichen Ganglion 2—4jähriger Kinder abnorm große, 2—7kernige Ganglienzellen und führt die Mehrkernigkeit auf Amitose zurück. SZANTROCH (1938) glaubt in den mehrkernigen Zellen Neugeborener und älterer Embryonen eine Masse zusammengepreßter Neuroblasten zu sehen, die sich in ihrem Verband bei fortschreitender Entwicklung auflockern und die später erscheinenden Knäuelbildungen der Fortsätze zwischen benachbarten Ganglienzellen entstehen lassen.

Nach TSCHERNJACHIWSKY (1932) zeigt während der Entwicklung des Grenzstranges das Ganglion cervicale sup. gut differenzierte Nervenzellen, während in den mehr caudal gelegenen sympathischen Ganglien noch zahlreiche Neuroblasten vorhanden sind. Solches würde auf einen von kranial nach caudal fortschreitenden Reifungsprozeß hinweisen, wofür noch eine Reihe weiterer Beobachtungen zur Genese des Sympathicus sprechen würde. Bei der Entwicklung des *Amphibien*-Körpers hat v. UBISCH[1] ein ausgeprägt polar orientiertes, von vorne nach hinten

---

[1] UBISCH V.: Roux' Arch. 52 (1923).

absteigendes ,,Differenzierungsgefälle" angenommen, das immerhin einen ursächlichen Faktor für das späte Auftreten unreifer, mehrkerniger Zellen in den Ganglien der vegetativen Beckengeflechte enthalten könnte. Auch läßt sich vielleicht die Beobachtung ANRAKUs (1937), der den Umfang der sympathischen Ganglienzellen im Halsabschnitt des Grenzstranges größer fand als im Brustabschnitt, in die These eines ,,Differenzierungsgefälles" begründend einreihen. Somit könnte man die multinucleären Nervenzellen in den erwähnten Beckenganglien mit einer gewissen Wahrscheinlichkeit für unreife Elemente halten;

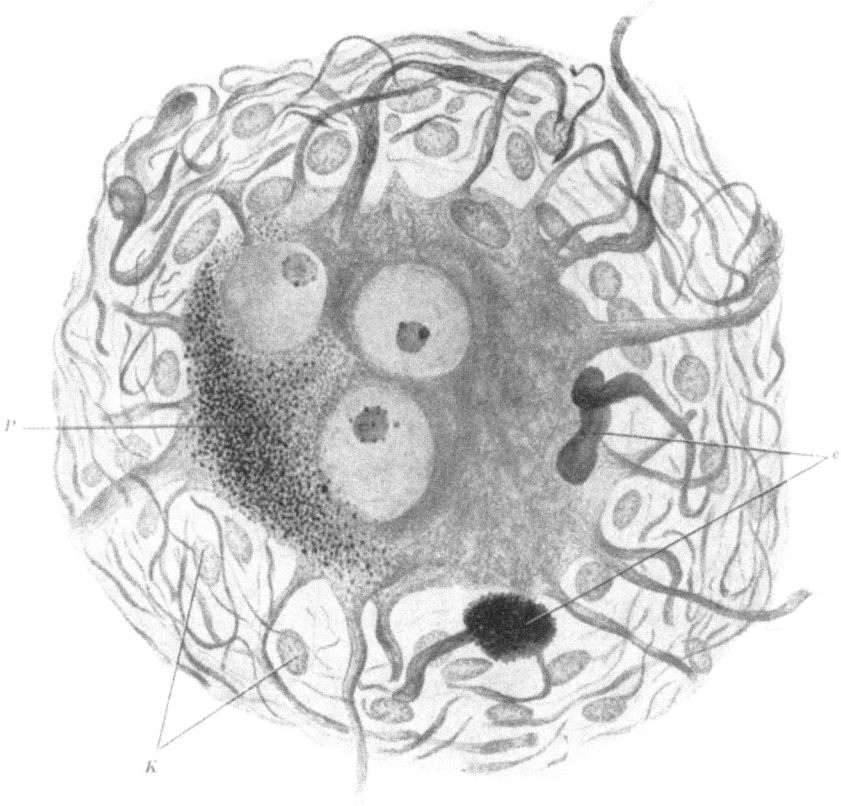

Abb. 44. Dreikernige Ganglienzelle mit hyperplastischem Faserkorb. Ganglion cerv. sup. 32jähriger Mann. e Anomale ,,Endplättchen"; P Pigment; K Kerne des gewucherten Hüllplasmodiums. BIELSCHOWSKY-Methode 1600mal vergrößert, auf ²/₃ verkleinert. (Nach HAGEN 1945.)

ihr langes, unter Umständen dauerndes Verbleiben im Nervengeflecht des Erwachsenen erscheint aber bisher nicht geklärt.

Die Mehrkernigkeit bei den sympathischen Ganglienzellen findet sich sehr häufig mit *pathologischen Merkmalen* im Zellkörper und dessen Fortsätzen verknüpft. Dieses Verhalten, das sich immerhin zu der obigen These von der Unreife multinucleärer Zellen in eine gewisse Beziehung bringen läßt, wird bereits aus Abb. 44 ersichtlich. Die dargestellte dreikernige Zelle, deren Umfang das Maß des Normalen überschreitet, zeigt eine verwaschene und stellenweise zerfallende Fibrillenstruktur und vermehrte, auffallend gewundene Fortsätze, die in einem gewucherten, sehr kernreichen Hüllplasmodium einen dichten, hyperplastischen Faserkorb entstehen lassen. Die stark argyrophilen, als Endplättchen bezeichneten Gebilde gehören in den Bereich des Anomalen, was wahrscheinlich auch für die in den Nucleolen bemerkbaren Granulationen gelten dürfte. Bei dem gesamten, aus Ganglienzelle, Fortsätzen und Hüllplasmodium bestehenden Gewebskomplex der Abb. 44 prägt sich durchweg eine Wucherungstendenz aus, die nach unseren Erfahrungen auf einen degenerativen Vorgang hindeutet.

Bei der in Abb. 45 dargestellten, übernormal großen Ganglienzelle erweist sich die Mehrkernigkeit mit degenerativen Prozessen vergesellschaftet. Die allzu

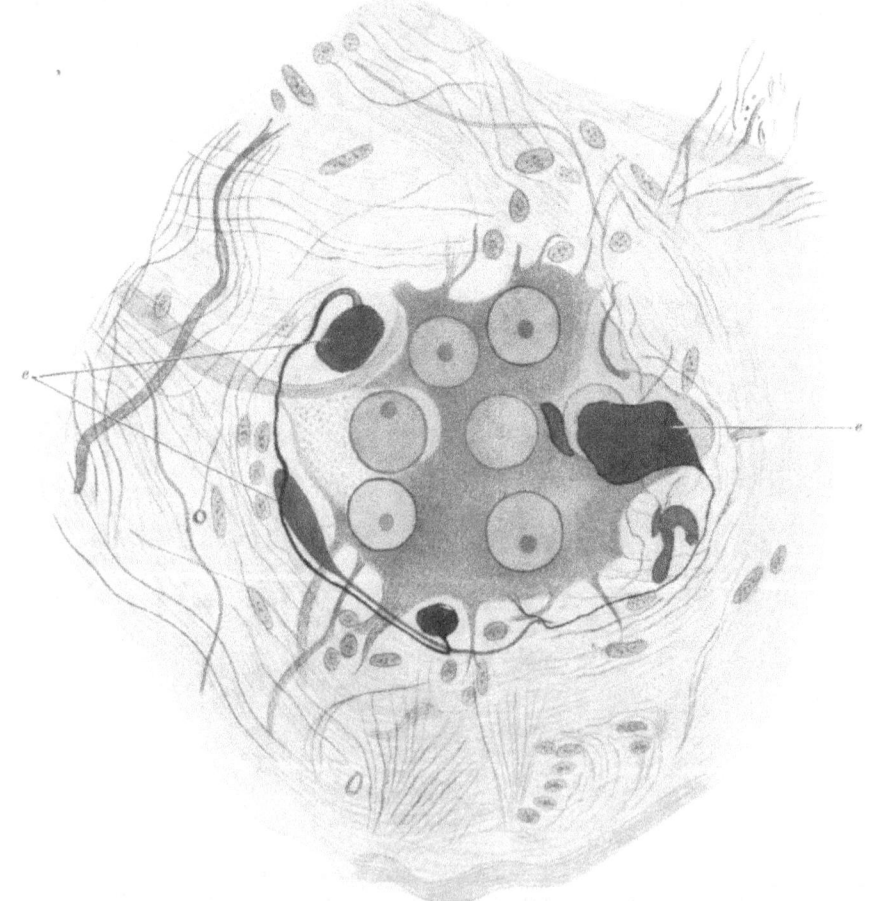

Abb. 45. Siebenkernige Ganglienzelle. Ganglion cerv. inf. 26jähriger Mann. Asthma bronchiale. *e* Anomale „Endplättchen". BIELSCHOWSKY-Methode. 1000mal vergrößert, auf $^3/_4$ verkleinert. (Nach STÖHR und SCHMITZ 1943.)

zahlreichen, zum Teil neu entstehenden Fortsätze, die übermäßig stark imprägnierten, auf einen pathologischen Reizzustand des Nervengewebes hinweisenden „Endplättchen" und das häufige Vorkommen derartiger Zellen in den sympathischen Ganglien von Asthmakranken lassen daran denken, in den vielkernigen Ganglienzellen Elemente mit einer gewissen Minderwertigkeit zu sehen. WATZKA (1928), HAGEN (1945) und KÖHLER (1953) haben sich in solchem Sinne geäußert.

Schließlich gibt Abb. 46 ein sonderbares Zellmonstrum wieder, das in seinem Neuroplasma sogar elf Kerne von unterschiedlicher Größe und variabler Beschaffenheit beherbergt. Eine große Masse grober eingelagerter Granula, das

Fehlen der Fortsätze, das an den beiden Zellpolen gewucherte Hüllplasmodium mit den Restteilen nervöser Fasern, die gestörte Kern-Plasmarelation, all' dies dürfte hinreichend Grund geben, eine normale Funktion eines derartigen Plasmakomplexes für sehr fraglich, wenn nicht für erloschen zu halten. Zur Beurteilung solcher Zellen kommt ihre Herkunft aus dem Ganglion eines mit Alkohol- und Nicotinabusus behafteten *Menschen* und ihr häufiges Erscheinen in einem *Sympathicoblastom* (STÖHR 1955) hinzu.

Der Befund führt zur Vorstellung, in den mehrkernigen sympathischen Ganglienzellen einschließlich des Hüllplasmodiums bei Erwachsenen, teils mit Sicherheit, teils mit Wahrscheinlichkeit Gewebskomplexe minderer Leistung oder gar krankhafter Funktion zu erblicken. Bei den Ganglienzellen unserer vegetativen Beckengeflechte bleibt die Mehrkernigkeit jedoch bis jetzt nicht deutbar.

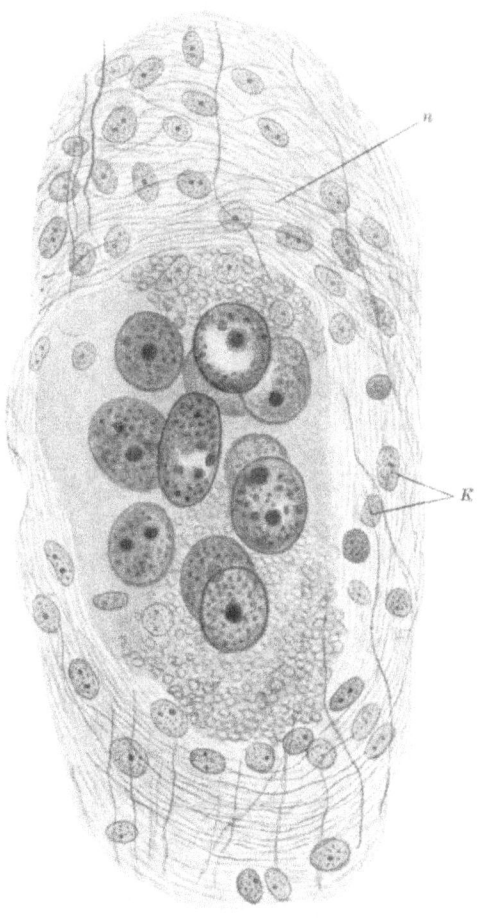

Abb. 46. Elfkernige Ganglienzelle. Ganglien cerv. sup. 51jähriger Mann mit Alkohol-Nicotin-Abusus. *K* Kerne des Hüllplasmodiums; *n* feine Nervenfäserchen. BIELSCHOWSKY-Methode. 900mal vergrößert, auf ⁹/₁₀ verkleinert.

Bei einer Zählung (STÖHR 1943) erweckten von 194 zweikernigen sympathischen Ganglienzellen 39 einen normalen Eindruck; 155 zweikernige Zellen zeigten, abgesehen von einem übergroßen Umfang und ungleicher Kerngröße, pathologische Merkmale wie Defekte, Vacuolisierung und übermäßige Pigmentansammlung im Neuroplasma. Verwaschenheit des Fibrillenbildes, Hyperplasie, Hypertrophie oder Verklumpung der Fortsätze kamen hinzu. 31 zweikernige Ganglienzellen waren von einem stark gewucherten Hüllplasmodium und einem überaus feinen Fibrillengeflecht umschlossen. 29 mehrkernige Ganglienzellen wiesen sämtlich am Kern und Plasma, ferner in Form umhüllender Faserkörbe und mächtiger „Endplatten" krankhafte Befunde auf. HAGEN (1945) hat von 755 mehrkernigen Ganglienzellen, die aus dem Halsgrenzstrang von Asthma- und RAYNAUD-Kranken stammten, bei 80% der Zellen vielgestaltige Veränderungen am Kern, Neuroplasma, an den Fortsätzen und am Hüllplasmodium gefunden. Die Neigung jener mehrkernigen Zellen zur degenerativen Entartung bis zum Zerfall, ihre auffallende Häufigkeit bei bestimmten Krankheiten (Asthma, Raynaud oder im Tumorgewebe) dürften somit an ihrer funktionellen Minderwertigkeit kaum mehr einen Zweifel bestehen lassen. Ob es sich bei den mehrkernigen Ganglienzellen um persistierende Kern- und Zellnester aus der Embryonalzeit handelt, oder ob Amitose die Mehrkernigkeit nach sich zieht, bleibt fürs erste ungeklärt.

e) Hüllplasmodium.

Die sympathischen Ganglienzellen werden von einem schwer bestimmbaren, kernhaltigen Gewebe kapselartig umfaßt, mit welchem sie untrennbar verbunden eine anatomische wie funktionelle Einheit darstellen. Auf das auffallende, geradezu harmonische Zusammenwirken von Ganglienzelle und Hüllplasmodium bei der Genese hyperplastischer Gebilde habe ich im Abschnitt II genügend hingewiesen. Weiterhin läßt sich bei der Frage über die synaptische Verbindung zwischen den sympathischen Ganglienzellen eine funktionelle Beteiligung des Hüllplasmodiums nicht ausschalten. Jedenfalls bedeutet die in der Neuronentheorie geübte Bezeichnung des Neurons, als aus Ganglienzelle und Fortsatz bestehend, etwas willkürlich aus dem Zusammenhang Gelöstes, das es im vegetativen Nervensystem gar nicht gibt. Ganglienzelle und Hüllplasmodium sind als einheitlicher Begriff zu betrachten.

In der unmittelbar die Ganglienzelle umlagernden lockeren Plasmamasse habe ich deutliche Zellgrenzen trotz vieler Mühe nicht gefunden und daher die

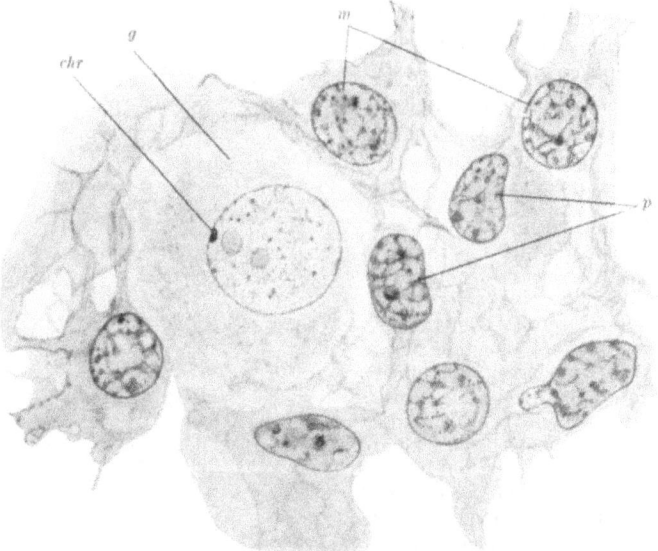

Abb. 47. Sympathische Ganglienzelle *g* mit Hüllplasmodium. Ganglion cerv. sup. *Mensch*. *chr* Intensiv rot färbbares Chromatinteilchen; *m* große, *p* kleine Kerne des Hüllplasmodiums. Azanfärbung. 2400mal vergrößert, auf $^7/_{10}$ verkleinert.

Bezeichnung Hüllplasmodium für jenes Gewebe gewählt. Man erkennt in diesem Gewebe zunächst zwei verschiedene Kernformen; große helle rundliche Kerne lassen sich von kleineren, dunklen, längsovalen Kernen leicht unterscheiden (Abb. 47). Auch zwischen den beiden verschiedenen Kernformen ist es mir nicht geglückt, Zellgrenzen zu sehen. Da zwischen beiden Kernarten Übergangsformen bestehen, so läßt sich aus der wechselnden Kernform eher an einen bestimmten Funktionszustand als an differenzierte Zellarten denken.

Bei einer Färbung mit Methylgrün-Säurefuchsin-Orange erscheint das Hüllplasmodium teils graurosa, teils blaß, teils ins dunkle Rot spielend. Manchmal findet sich dunkles Plasma mehr um dunkle, helles Plasma um helle Kerne angehäuft. Jedenfalls nimmt das Hüllplasmodium die Farbe nicht gleichmäßig an, was auf eine unterschiedliche oder wechselnde Strukturdichte schließen läßt (Abb. 48). Runde und plattovale Kerne liegen im Plasma regellos verstreut, nicht etwa an bestimmte Plasmaschichten gebunden.

Selbstverständlich war den alten Anatomen die Anwesenheit einer Hülle um die sympathischen und cerebrospinalen Ganglienzellen wohl bekannt. Meist wird die Existenz einer kernhaltigen „glasigen Hülle" angenommen, die dem Neurilemm entsprechen soll. Darüber soll sich eine zweite, zellhaltige bindegewebige Schicht ausbreiten, in deren innerer Lage runde Kerne, weiter peripher längliche Kerne vorkommen sollen. Abgesehen von der Bezeichnung Syncytium werden Zellen beschrieben und als Epithel, Plattenepithel, mesodermales Epithel, Neurilemm, Endothel definiert und die Einzelelemente als epithelartig, regelmäßig, glatt, spindelförmig, sternförmig und verästelt bezeichnet; auch sollen sie nach HENLE und MERKEL (1896) weder bindegewebig noch nervös sein. Man mag aus diesen uneinheitlichen Ergebnissen ersehen, welche Schwierigkeiten das Hüllplasmodium hinsichtlich seines Baues schon den alten Anatomen bereitet hat. Die vielen Namen, die man für die in jener Zellfülle vorhandenen plasmatischen Elemente verwendet hat (Neurilemmzellen, Scheidenzellen, Amphicyten, Mantelzellen, Gliocyten, Satelliten, Belegkerne) vermögen eher unsere unsichere Kenntnis zu beleuchten, statt klärend zu wirken. Auf das Vorhandensein einer plasmodialen Schicht um die Ganglienzelle habe ich (1928) hingewiesen und bei SOBOTTA (1938), LUNA (1936). TROSTANETZKY (1929) und KÖRNER (1937) übereinstimmende Angaben gefunden.

Das Hüllplasmodium erweist sich gegenüber unseren Fixierungsmitteln überaus empfindlich und zeigt sich hierbei dem Mark der Nebenniere oder dem Paraganglion sehr ähnlich. Die verschiedenen Kernformen und die schwankende Färbbarkeit des Protoplasmas deuten auf eine unterschiedliche, vielleicht durch die jeweilige Funktion bedingte, chemische Zusammensetzung hin. Im übrigen kann, wie die meist schrumpfende Einwirkung der Fixierungsmittel beweist, der plasmatische Zusammenschluß des Hüllplasmodiums kaum sehr fest sein; denn letzteres muß den zahlreichen Fortsätzen der Ganglienzellen den Durchtritt gestatten und enthält eine Fülle kollagener, vielleicht auch präkollagener Fäserchen, denen sich vielfach, aber nicht immer, pericelluläre, nervöse Faserkörbe hinzugesellen. Daher kommt es bei einer derartigen Menge eingelagerter, faseriger Elemente im Hüllplasmodium sehr leicht zu Schrumpfungserscheinungen, die ihrerseits das Auftreten der epithel- und spindelartigen sowie der sternförmigen Zellen der Autoren bedingen dürften.

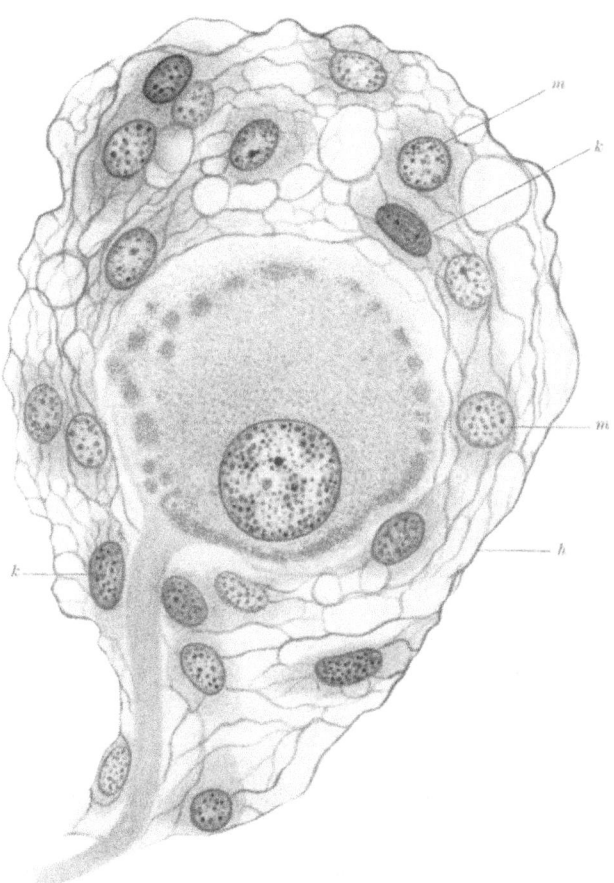

Abb. 48. Sympathische Ganglienzelle mit Hüllplasmodium. Ganglion cerv. sup. *Mensch*. *m* Große, helle Kerne; *k* kleine, dunkle Kerne; *h* Hüllmembran. Methylgrün-Säurefuchsin-Orange. 1500mal vergrößert, auf ⁴/₅ verkleinert.

Nach den Angaben vieler Autoren (GREVING 1935, AMPRINO 1938, DE CASTRO 1932, KOLOSSOW und SABUSSOW 1929, PINES 1931 u. a.) liegen die kurzen Fortsätze vieler Ganglienzellen, der ,,Kronenzellen" L. R. MÜLLERS (1931) innerhalb der Zellkapsel. Diese Resultate sind dahin zu korrigieren, daß die Ganglienzellen durch die fibrillären Verbreiterungen ihrer kurzen Fortsätze mit dem zugehörigen Hüllplasmodium in engste plasmatische Verbindung geraten. Die zur gleichen Frage von SETO (1936), MIYAKE und ODA (1938), NAIDITSCH (1929), YOSHITOSHI (1937), ILJINA und LAWRENTJEW (1932), LASOWSKY (1930), JABONERO (1953), OTTAVIANI und BONIVENTO (1937/38), HAYASI (1937), DIJKSTRA (1939), KOLOSSOW und IWANOW (1932), DE BISCOP (1947) u. a. veröffentlichten Abbildungen über die von LAWRENTJEW (1929) genauer beschriebenen fibrillären Verbreiterungen der kurzen Fortsätze lassen an deren Lage innerhalb des Hüllplasmodiums keinen Zweifel. Die Abb. 291, 294, 296 mögen zum weiteren Beweis in dieser Hinsicht dienen. Die unterschiedliche Einlagerung der neurofibrillären Verbreiterungen dürfte an der wechselnden Färbweise und schweren Fixierbarkeit des Hüllplasmodiums weiterhin eine gewisse Schuld tragen.

Das Hüllplasmodium umgibt nicht gleichmäßig wie eine Kugelschale den Körper einer Ganglienzelle; es ist häufig auf einer Seite der Ganglienzelle stärker entwickelt als auf der anderen, es scheint manchmal auf einer Seite fast restlos zu fehlen, während es auf der Gegenseite in beträchtlicher Masse hervortritt. In solchem Falle scheint das Hüllplasmodium immerhin zur Hyperplasie zu neigen, oder das Hüllplasmodium hängt mit den in sympathischen Ganglienzellen vorhandenen Nebenzellensträngen kontinuierlich zusammen. Hiervon wird später die Rede sein.

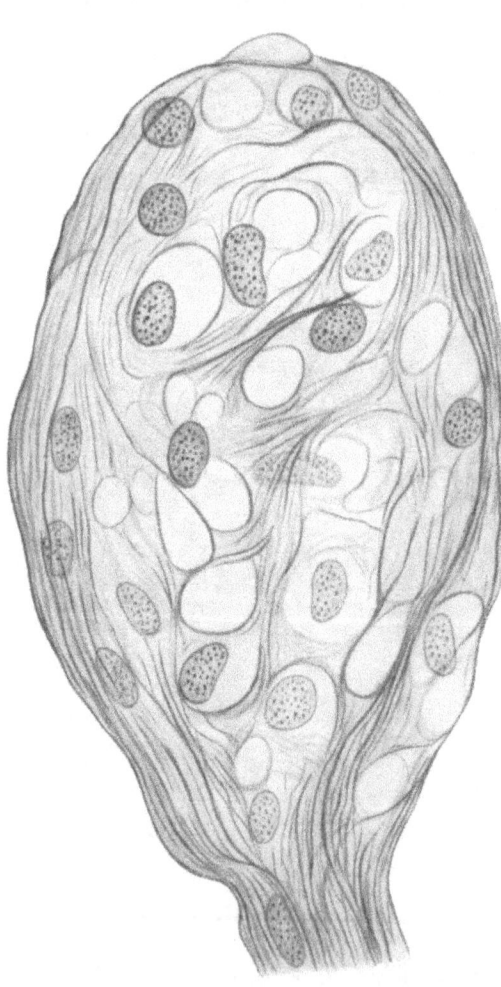

Abb. 49. Faserhülle um eine sympathische Ganglienzelle. Ganglion cerv. inf. *Mensch*. Methode nach HORTEGA. Nachfärbung mit Methylgrün-Säurefuchsin-Orange. 1500mal vergrößert, auf ⁴/₅ verkleinert.

Die multipolare Ganglienzelle besitzt an ihrer Oberfläche nicht immer jene glatten Konturen, welche die Methoden nach GOLGI und CAJAL gewöhnlich wiedergeben. RIEGELE (1932) hat an den Zellen des AUERBACHschen Plexus auf die engen Beziehungen zwischen Neuroplasma und Hüllplasmodium hingewiesen. In zahlreichen Abbildungen, die aus unserem Laboratorium hervorgegangen oder bei der Arbeit anderer Autoren entstanden sind, läßt sich ein Austreten feinster, fibrillärer Strukturelemente aus dem Zellkörper in das Hüllplasmodium feststellen. Bei manchen Ganglienzellen, die eine wie mit neurofibrillären Flämmchen besetzte Oberfläche zeigen und sich wahrscheinlich in einem gewissen Reizzustand befinden, müssen Neuroplasma und Hüllplasmodium aufs engste miteinander verzahnt und verschmolzen sein. Schon vor Einführung der Silbermethoden hat LEYDIG (1865) einen plasmatischen Zusammenhang zwischen „dem SCHWANNschen Gewebe der Ganglienzelle und dem Spongioplasma der Matrixzelle" (= Hüllzelle) in Form feiner Fäden beobachtet. Bei HOLMGREN (1899), NEMILOFF (1908), LEVI (1907) und ITO (1936) findet man ähnlich klingende Angaben über ein Eindringen feinster Kapselfäserchen in das Innere einer Ganglienzelle.

PFLÜGERS alte Beobachtung (in STRICKERS Handbuch 1871), die eine sympathische Ganglienzelle und Teile des Hüllplasmodiums ohne scharfe Grenze aneinander gelagert sein läßt, kommt dem wirklichen Verhalten näher als die ersten Resultate der GOLGI-Methode, welche durch übermäßige Imprägnierung die Ganglienzellen wie aus Blech gestanzt und ohne jeden geweblichen Zusammenhang mit ihrer Umgebung zur Ansicht gebracht hat. ROHDE (1893, 1905) stellt auf Grund des kontinuierlichen Zusammenhanges zwischen Ganglienzelle und Hüllplasmodium bei *Fischen* und *Wirbellosen* bereits die Individualität einer Ganglienzelle in Frage. BIELSCHOWSKY (1935) demonstriert an einem NISSL-Präparat die enge Verbindung von Spinalganglienzelle und Hüllplasmodium ähnlich LEYDIG (1865).

Die im vorhergehenden geschilderten Ergebnisse der Literatur und der eigenen Beobachtungen führen zu folgender Vorstellung: Die erst durch die GOLGI-Methode künstlich „elektiv" isolierte sympathische Ganglienzelle läßt sich mit ihren Fortsätzen schwerlich noch als ein individualisiertes, zelliges „Neuron" betrachten, das eine „Kapsel" besitzt. Vielmehr erweist sich die sympathische Ganglienzelle mit ihrem Hüllplasmodium zu einer untrennbaren morphologischen Einheit, gleichsam zu einem symbiotischen, plasmatischen Komplex zusammengeschlossen, in dem sich kein Gewebe ohne das andere denken läßt.

Nach PLENK (1927) und SNESSAREW (1910) findet sich um die sympathischen Ganglienzellen eine aus *argyrophilen Fäserchen* bestehende Hülle. Kombiniert man die HORTEGAsche Methode mit einer Nachfärbung mit Methylgrün-Säurefuchsin-Orange, so hebt sich ein schwarz imprägniertes Faserwerk aus dem lilarotgefärbten Hüllplasmodium hervor. Vielfach sind die zarten Fibrillen selbst bei stärkster Vergrößerung nicht mehr als isolierte Gebilde erkennbar und gewinnen infolge ihrer dichten Masse das Aussehen plasmatischer Membranen (Abb. 49). Letztere müssen den Fortsätzen der Ganglienzellen und den gelegentlich auftretenden pericellulären Faserkörben genügend Raum geben, worauf die hellen plasmatischen Zellen der vorliegenden Abbildung offenbar hindeuten.

PICARD und CHAMBOST (1953) haben unmittelbar an den Ganglienzellen im Gebiet der Nebenniere subcapsuläre, *phäochrome Drüsenzellen* beschrieben, die sich zu indifferenten Zellen umwandeln sollen. Andererseits werden von den beiden Autoren subcapsuläre, undifferenzierte Zellen als Vorstufen von Ganglienzellen betrachtet. Ein derartiger Versuch, solche Umdifferenzierungen aus dem fixierten Präparat zu erschließen, dürfte allerdings stets eine gewisse Unsicherheit zur Begleitung haben.

Über das Vorkommen von *Glia* in sympathischen Ganglien soll in Abschnitt IV berichtet werden.

f) Alterserscheinungen.

Wie im vorhergehenden ausgeführt, besitzt jedes Grenzstrangganglion ein eigenes „Gesicht", kein Ganglion eines Menschen gleicht dem entsprechenden Ganglion eines anderen Menschen. Zu jenem individuellen Verhalten der sympathischen Ganglien trägt der Altersfaktor in bedeutsamem Grade bei. TERNI (1929) hat schon 1922 versucht, das ungefähre Alter eines Menschen aus der strukturellen Beschaffenheit zu bestimmen. Mehrere Autoren (DE CASTRO 1932, GODINA 1950, AMPRINO 1938, KÖHLER 1953, DELORENZI 1930, SLAVICH 1932, SZANTROCH 1938, EHLERS 1951, UNGER 1951, VANDERVAEL 1943) berichten über Altersveränderungen an den Ganglien des Grenzstranges, CONTI (1952), ITO und NAGAHIRO (1937) bringen entsprechende Angaben über das intramurale Nervengeflecht des Processus vermiformis; LASOWSKY (1930) und HERMANN (1950) beschreiben hierher gehörige Resultate am intrakardialen Nervenplexus.

Bei derartigen Untersuchungen hat man zunächst das bei schwacher Vergrößerung hervortretende Gesamtbild eines Schnittes durch ein sympathisches Ganglion für eine Kritik über das mögliche Lebensalter ins Auge zu fassen; man darf somit nicht in den Fehler verfallen, aus dem morphologischen Befund vereinzelter Ganglienzellen das Alter des Menschen zu folgern. Während des ganzen

Lebens findet man degenerierende und dem Normalbereich nicht mehr angehörende Ganglienzellen. Zu den seltenen Formen unter den Ganglienzellen rechnen die „gefensterten" Zellen der Abb. 50. Sie kommen nur sehr vereinzelt vor, lassen ihre merkwürdige Fensterbildung sehr wahrscheinlich auf ein bogenförmiges Zusammenwachsen benachbarter Fortsätze zurückführen und erscheinen in den mikroskopischen Schnitten unabhängig von Krankheit und Lebensalter. Die „gefensterten Zellen" sind im Grenzstrang des *Menschen* als abnorme Formen, als seltene Varietäten zu betrachten und zu einer Krankheits- oder Altersdiagnose eines sympathischen Ganglions nicht verwendbar. Nach GODINA (1950)

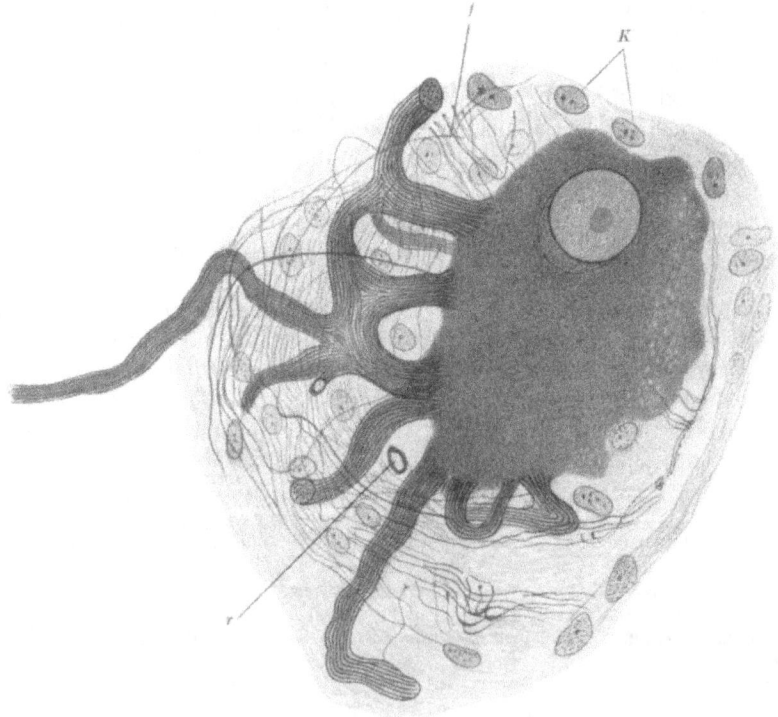

Abb. 50. Gefensterte Ganglienzelle. Ganglion cerv. sup. 18jähriger Mann. *K* Kerne des Hüllplasmodiums; *f* feinste Nervenfäserchen; *r* ringartige Bildung. (BIELSCHOWSKY-Methode. 1300mal vergrößert, auf $^4/_5$ verkleinert.)

soll allerdings bei den *Haussäugetieren* die Zahl der gefensterten Zellen im Alter, vor allem beim *Rind*, eine Zunahme erfahren.

Von den Umwandlungen, welche die sympathische Ganglienzelle während des Lebenslaufes in unterschiedlicher Weise durchmacht, sei zuerst das *Größenwachstum* des Zellkörpers angeführt (ANRAKU 1937, VANDERVAEL 1943). Von der Geburt bis zum 30. Lebensjahr scheint die Größe der Ganglienzellen im Grenzstrang im allgemeinen gleichmäßig zuzunehmen. Eine Veränderung der Zellform kommt hinzu: Aus den kleinen sternförmigen Ganglienzellen des Kindes werden umfangreiche Gebilde, welche die Masse ihrer neurofibrillären Substanz durch Entwicklung neuer, zuerst sehr kleiner Fortsätze gesteigert haben. Im späteren Lebensalter werden, allerdings in individuell-unterschiedlicher Weise, an den Ganglienzellen die Fortsatzknäuel (Glomeruli) in zunehmendem Maße sichtbar; sie entstehen durch vermehrtes Längenwachstum der Fortsätze im Gebiet des gleichfalls seine Masse vergrößernden Hüllplasmodiums (Abb. 31). Eine gewisse Tendenz zur Verzweigung zeigt sich an den Fortsätzen.

Die Ganglien etwa über 70 Jahre alter Leute lassen meist eine Abnahme der Zellzahl beobachten; auch bilden sich offenbar viele Fortsätze zurück. Man sieht viele atrophische und zugrunde gehende Ganglienzellen. Die Fortsatzknäuel sind vielerorts noch an den Ganglienzellen zu sehen. Nach SULKIN (1952) treten an den sympathischen Ganglienzellen des *Menschen* und des *Hundes* während des Alterns *histochemische Veränderungen* auf, die sich am GOLGI-Apparat und in einer Verringerung von Kernsubstanzen sichtbar auswirken. Eine vielfach behauptete, im Altersprozeß einsetzende Zunahme des *Pigmentgehaltes* in den sympathischen Ganglienzellen erweist sich als schwer nachprüfbar und nicht hinreichend begründet.

SLAVICH (1932) findet im Ganglion cervicale sup. eines 3 Monate alten Kindes neben einigen bereits weithin differenzierten Ganglienzellen noch viele unreife Elemente; SZANTROCH (1938) hat schon im gleichen Ganglion des Neugeborenen stark entwickelte Fortsatzknäuel entdeckt. Da es sich hierbei um stets individuell wechselnde Einzelerscheinungen, niemals um ein allen Ganglienzellen gemeinsam zukommendes Merkmal handelt, so läßt sich ein derartiger Befund nur für die Wachstumsvorgänge einzelner Ganglienzellen und ihrer Hüllplasmodien, niemals aber für eine Altersbestimmung ohne die nötige Einschränkung verwenden. Eine exakte Altersangabe auf Grund eines durch ein Grenzstrangganglion gelegten mikroskopischen Schnittpräparates bleibt unmöglich; annäherungsweise Altersbestimmungen sind höchstens, vor allem bei älteren Personen, mit einer Fehlergrenze von 10—20 Jahren Differenz durchführbar. Denn zu den auf den strukturellen Bau eines sympathischen Ganglions einwirkenden Faktoren des Alters und der individuellen Konstitution tritt noch als wichtiger Faktor der jeweilige, das vegetative Nervensystem in Mitleidenschaft ziehende Krankheitsprozeß hinzu. Die hierdurch bedingten, an den Ganglienzellen entstehenden pathologischen Veränderungen vermögen das Gesamtbild eines sympathischen Ganglions derart umzugestalten, daß sich die morphologischen Kennzeichen von denen des höheren Lebensalters nicht mehr trennen lassen, somit Alter und Krankheit gemeinsam das Bild eines sympathischen Ganglions prägen. Die Vorstellung, die im Alter eine Art Krankheit erblickt, hat viel für sich, wenn man die Auswirkung beider Zustände auf die morphologischen Erscheinungen im Gebiet des vegetativen Nervensystems zu prüfen gedenkt.

Eine umfangreiche Studie über Alterserscheinungen an den Nervenzellen des Ganglion coeliacum bei 80jährigen Greisen ist kürzlich von BOTAR (1956) veröffentlicht worden. Leider gibt der Autor die Zahl der untersuchten Personen nicht an, ein Umstand, der so statistische Untersuchung, um die es sich hier handelt, sogleich unsicher werden läßt. Auch ist dem Autor bei seinem Versuch aus der Form die Funktion festzulegen und die Zahl der gesunden Nervenzellen bei 80jährigen Leuten auf nur 7% anzugeben, kaum beizustimmen. Ferner sind die degenerativen Veränderungen in den Ganglien alter Leute keineswegs immer ausgebreiteter und ausgeprägter als in jüngeren Jahren, wie der Autor behauptet, sondern können schon im jugendlichen Alter ein bedeutendes Ausmaß erreichen. Letzten Endes lassen sich bei den sympathischen Ganglienzellen die Erscheinungen des Normalen vom Pathologischen nur unscharf und diejenigen des Alters von denen der Krankheit oft gar nicht trennen. BOTARS Material war zweifellos zu klein, um bei der gerade beim Vegetativen Nervensystem besonders entwickelten individuellen Bauweise statistische Angaben schon in Prozenten auszudrücken. Derartige Versuche dürften wenig Aussicht auf Erfolg haben, zumal eine Bestimmung über die jeweilige gesunde oder krankhafte Funktion einer Ganglienzelle im mikroskopischen Präparat überdies der Willkür des Autors überlassen bleibt. Im übrigen gestattet nicht die von BOTAR bevorzugte Wiedergabe ausgesuchter einzelner Ganglienzellen, sondern nur diejenige von Übersichtsbildern dem Leser den jeweiligen Alterszustand eines sympathischen Ganglions nur ungefähr zu beurteilen. Ich habe mich bei Altersschätzungen sympathischer Ganglien, die Leuten von 80 Jahren und darüber entstammten, schon um mehr als 30 Jahre Differenz geirrt; das veranlaßt mich nach einer entsprechenden Kontrolle von Hunderten sympathischer Ganglien die statistischen Angaben jeder Art über das vorliegende Thema nicht gerade hoch zu bewerten.

g) Degenerative Merkmale.

In einigen vorhergehenden Abschnitten habe ich auf mehrere, nicht mehr in den Bereich des Normalen gehörende Befunde an sympathischen Ganglienzellen wie Mehrkernigkeit, Fortsatzdisharmonie, Vermehrung der Fortsätze, Faserkorbhyperplasie und Vakuolisierung hingewiesen. Im folgenden soll nicht die pathologische Anatomie der sympathischen Ganglienzelle eingehend behandelt werden; vielmehr seien nur einige Abbildungen dem degenerativen Verfall preisgegebener Ganglienzellen wiedergegeben, die beim Studium der normalen Verhältnisse nicht allzu selten vors Auge gelangen und dazu dienen sollen, die normale von der pathologischen Form leichter zu unterscheiden.

In welcher Weise degenerative Veränderungen an sympathischen Ganglienzellen im Silberpräparat zutage treten, läßt sich aus zahlreichen Arbeiten ersehen (DE CASTRO 1932, DE BISCOP 1947, CHODOS 1931, HAGEN 1942, 1944, 1949, HERMANN 1949, 1951, HERBST 1933, HÜLSBERG 1952, LASOWSKY 1930, JABONERO 1951, KÖHLER 1953, REISER 1932, RIEDER 1930, STÖHR 1932, 1934, 1947, STÖHR und SCHMITZ 1943, SUNDER-PLASSMANN 1938, 1941, WALTER und MARCOS 1955). Die Namen weiterer Autoren, die sich mit der pathologischen Anatomie des vegetativen Nervensystems beschäftigt haben, sind in einem besonderen Abschnitt des Literaturverzeichnisses angegeben.

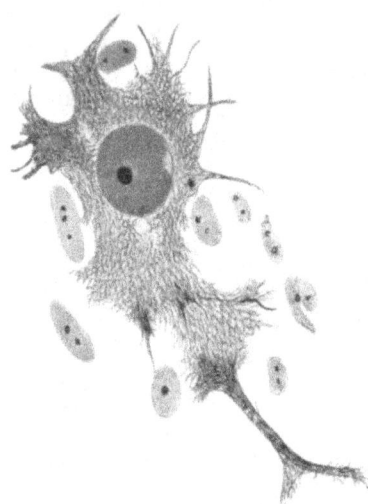

Abb. 51. Ganglienzelle mit degenerativer Atrophie. Magen. *Mensch*. Ulcus chronicum. Vacuolige Aufhellung im Neuroplasma und am rechten Kernrand. (BIELSCHOWSKY-Methode. 1000mal vergrößert, auf ⁵/₆ verkleinert.)

Die degenerative Atrophie an den sympathischen Ganglienzellen ist leicht zu erkennen (Abb. 51); die gesamte Masse des Zellkörpers erweist sich stark verringert, von den Fortsätzen sind viele verschwunden oder nur als kurze, gleichsam abgerissene Fragmente übriggeblieben; es entstehen an der Zelloberfläche unterschiedlich tiefe Einbuchtungen, in welche sich meistens Kerne des Hüllplasmodiums einlagern. Auflockerungen des Fibrillengefüges, vacuolige Aufhellungen im Neuroplasma und am Kern vervollständigen das Bild jener Atrophie, die zum Untergang der Zelle führt. Fetzen neurofibrillären Plasmas inmitten eines mit vielen kleinen Kernen durchsetzten Hüllplasmodiums bleiben eine Zeitlang zurück; schließlich bezeichnet nur eine kleinkernige Masse des ehemaligen Hüllplasmodiums die frühere Lage der Ganglienzelle.

Die in Abb. 52 wiedergegebenen Ganglienzellen lassen zwar in ihren hyperplastischen, fibrillären Faserkörben und Fortsätzen eine gewisse Tendenz zu Wachstum und Wucherung erkennen. Trotzdem scheinen sich beide Zellen mit dem gleichsam hemmungslosen Hinausströmen neurofibrillärer Substanz zu erschöpfen. Denn die Größe des Zellkörpers erscheint im Hinblick auf die starke Entwicklung der Faserkörbe und der wenigen Fortsätze zu klein; viele von ihnen dürften geschwunden sein. Besonders grobe, argyrophile Granula und eigentümliche, stark lichtbrechende Substanzen werden im Neuroplasma sichtbar. Bei der oben eingezeichneten Zelle ist der Kern bereits in Verfall begriffen; die übermäßig stark imprägnierten Neuroplasmateile am Fortsatz der unteren Zelle sind weiterhin als degeneratives Merkmal zu bewerten. Der geschilderte morphologische Befund und die Herkunft der gezeigten Zellen aus einem Sympathicoblastom stellen somit eine hier vorwaltende Degeneration außer Zweifel.

Abb. 53 zeigt den degenerativen Zerfall, welcher der vorhergegangenen, übermäßigen Neubildung von Fortsätzen und von Fibrillenbüscheln zu folgen pflegt. Letztere flackern gleich kleinen Flämmchen aus den vorerst glatten Konturen des Zellkörpers und der Fortsätze hervor. Ungehemmtes Wachstum hat die Zelle in eine verströmende neurofibrilläre Plasmamasse verwandelt. Der geschrumpfte, schlecht hervortretende Kern, die Veränderung des Fibrillengefüges und der in

Spiralform gedrehte Neurit deuten mit Sicherheit auf den bevorstehenden Zelltod hin. Mitunter entwickelt sich die hervorwuchernde Fibrillenmasse in Gestalt plumper Fortsätze, die sich im Inneren vacuolisieren und zu einem kleinen, von feinstem fibrillärem Neuroplasma umschlossenen Hohlorgan umgestalten können. Selbstverständlich verfallen auch derartige Gebilde der Auflösung.

Reichliches Vorkommen von *Pigmentgranula* darf man keineswegs immer als ein degeneratives Merkmal bewerten. Nach Abb. 54 hat jedoch das leuchtendgelbe Pigment das fibrilläre Neuroplasma in der Ganglienzelle fast restlos verdrängt. Eine mit einer derartigen Pigmentmenge bis zum Übermaß vollgestopfte Ganglienzelle besitzt kaum noch die Fähigkeit normaler Funktion, sondern

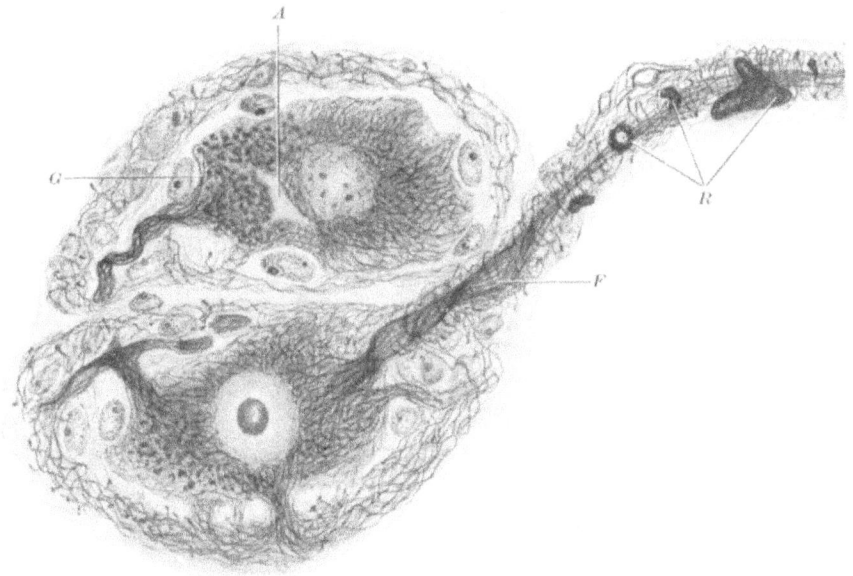

Abb. 52. Degenerierende Ganglienzellen mit gewucherten, pericellulären Faserkörben im Hüllplasmodium. Sympathicoblastom. *Mensch.* G Grobe Granula; A stark lichtbrechende Substanz; F hyperplastischer Fortsatz mit spiralig gewucherten Neurofibrillen; R argyrophile Neuroplasmareste. (BIELSCHOWSKY-Methode. 1580mal vergrößert, auf ³/₄ verkleinert.)

steht vor dem drohenden Untergang. Letzterer erhält in den offenbar verlorengegangenen Fortsätzen, in den unregelmäßigen Kernkonturen, in dem hyperplastischen Faserkorb nebst dem gewucherten Hüllplasmodium weitere, schwerwiegende Anzeichen von degenerativer Bedeutung. Das gelegentlich enorm dichte hyperplastische Fibrillengespinst des Faserkorbes offenbart in dem hier obwaltenden Auflösungsprozeß oft eine stärkere Widerstandskraft als die zugehörige Ganglienzelle. Diese besteht, wie aus Abb. 55 hervorgeht, manchmal nur aus einem geschrumpften Rest kernlosen, vacuolisierten Plasmas mit wenigen kurzen Fortsätzen, während der pericelluläre Faserkorb noch völlig erhalten geblieben ist. Möglicherweise hat hier das Hüllplasmodium dem Faserkorb durch Zufuhr von Nahrungsstoffen eine längere Lebensdauer verliehen.

Schließlich treten bei den in fortschreitender Degeneration befindlichen kernlos gewordenen Ganglienzellen auch Zerfallserscheinungen am Faserkorb hervor (Abb. 56). Die Neurofibrillen lösen sich in zahllose, kleine Fragmente auf, bilden stellenweise nur noch Reihen kleiner Granula, verlieren ihre Imprägnierbarkeit und verschwinden allmählich. Das Hüllplasmodium enthält später viele kleine Vacuolen und gewinnt schließlich unter dem Hinschwinden seines Plasmas das

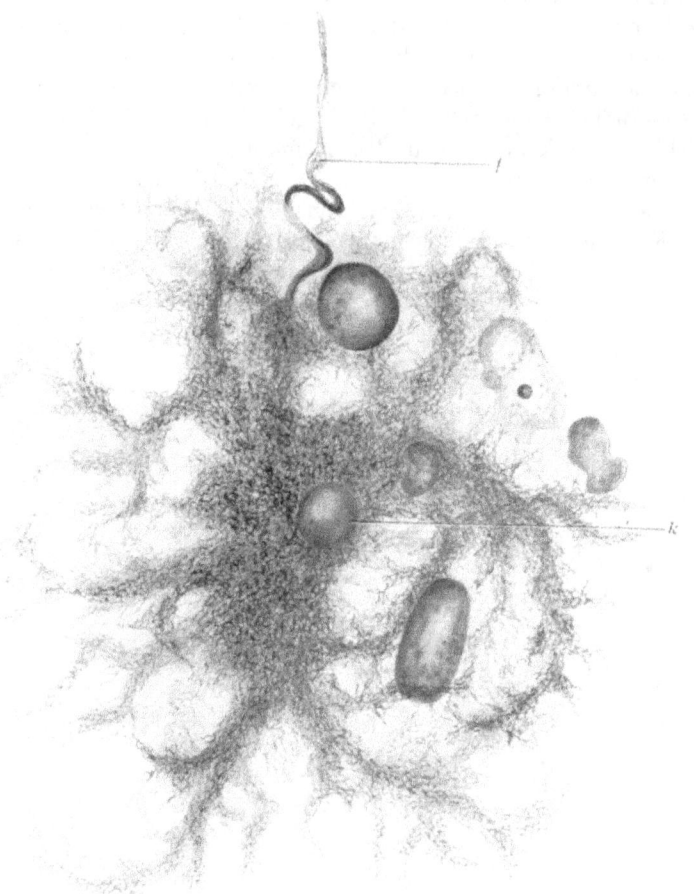

Abb. 53. Degenerierende Ganglienzelle vom Typus I mit fibrillärer Auflockerung der neugebildeten Fortsätze. AUERBACHs Plexus eines Megacolons. 45jähriger Mann. k Geschrumpfter Kern; f Rest des Neuriten. (BIELSCHOWSKY-Methode. 2100mal vergrößert, auf $^3/_4$ verkleinert.)

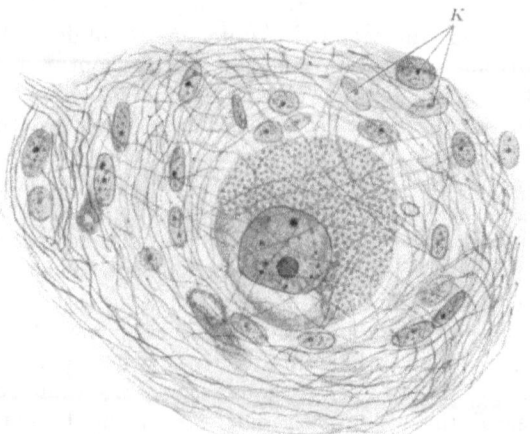

Abb. 54. Mit Pigment angefüllte Ganglienzelle mit hyperplastischem Faserkorb. Ganglion cerv. sup. 51jähriger Mann mit Alkohol- und Nicotinabusus. K Kerne des Hüllplasmodiums. (BIELSCHOWSKY-Methode. 1200mal vergrößert, auf $^4/_5$ verkleinert.)

Aussehen eines umschriebenen Kernnestes. Obwohl sich kernhaltige Teile des Hüllplasmodiums, ähnlich den Osteoklasten am Knochengewebe, in tiefe Buchten degenerierender Ganglienzellen hineinzwängen können, habe ich eine echte Phagocytose neurofibrillärer Substanz durch das Hüllplasmodium nicht beobachtet.

Ob die Zerfallsreste der Ganglienzellen und ihrer Faserkörbe unter weiterer chemischer Zergliederung durch das Hüllplasmodium beseitigt oder aufgenommen werden, läßt sich wie jeder Vorgang aus dem mikroskopischen Präparat, nicht eindeutig beurteilen. HAGEN (1942) und KÖHLER (1953) lehnen jedenfalls eine echte *Neuronophagie* an den sympathischen

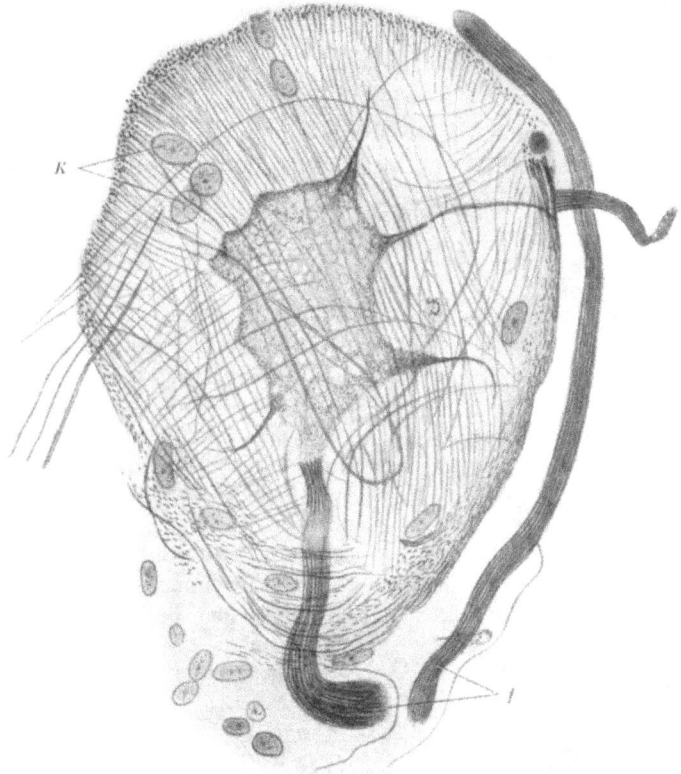

Abb. 55. Degenerierende, vacuolisierte Ganglienzelle mit feinem Faserkorb. Der Kern bereits zerfallen. Ganglion cerv. inf. 34jährige Frau. Asthma bronchiale. K Kerne des Hüllplasmodiums; f Fortsatzreste. (BIELSCHOWSKY-Methode. 1400mal vergrößert, auf $^4/_5$ verkleinert.)

Ganglienzellen ab. MIYAKE (1936) und SUNDER-PLASSMANN (1938) denken anscheinend an einen Ersatz degenerierter Ganglienzellen durch das Hüllplasmodium. FILATOWA und LAWRENTJEW (1932) lassen im erkrankten Ganglion nodosum des Menschen „Zellen lymphoiden Charakters" an Stelle der durch Schrumpfung zugrunde gegangenen Ganglienzellen nachrücken. Wenn auch WOHLWILL (1928) Neuronophagie an sympathischen Ganglienzellen gesehen zu haben glaubt, so bleibt jener Begriff, funktionell gefaßt, wenig klar und bedeutet in morphologischer Hinsicht nichts anderes als eine Besitznahme des von der immer mehr schrumpfenden Ganglienzelle innegehabten Platzes durch die vorrückenden Elemente des Hüllplasmodiums.

Bei dem ödematösen Schwellungsprozeß — DE CASTRO (1932) nennt ihn „Hydropic alteration" — geschehen die zur Degeneration der Zelle führenden Vorgänge unter einem anderen histologischen Bild, als ich es oben beschrieben habe. Das fibrilläre Netzgefüge erfährt stellenweise eine beträchtliche Auflockerung und Aufhellung, verschwindet mancherorts restlos und wird durch eine homogene, helle Plasmamasse ersetzt. Hierbei nimmt die Ganglienzelle an Umfang zu; die Quellung vermag oft die Fortsätze zu unförmigen Röhren umzugestalten, die im Inneren jenes helle, strukturlose Plasma enthalten, während das fibrilläre Neuroplasma ihre Randzone einnimmt (Abb. 57). Infolgedessen geben die Querschnitte derartiger Fortsätze sämtlich ein ringförmiges Bild und sehen aus, als seien sie hohl.

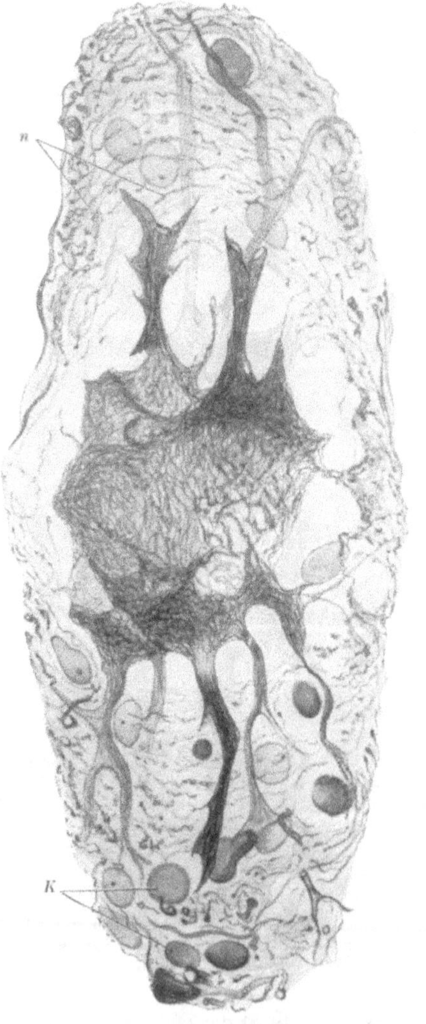

Die angegebenen Schwellungserscheinungen können den Umfang einer Ganglienzelle gewaltig vergrößern; die enorme Volumenzunahme wird aus Abb. 58 durch einen Vergleich einer gequollenen Zelle mit einer benachbarten normalgroßen Ganglienzelle leicht ersichtlich. An einem derart erkrankten Zellmonstrum fehlen die Fortsätze entweder ganz oder sind nur noch als Reststücke erhalten. Das neurofibrilläre Plasma ist in völliger Auflösung begriffen; Schrumpfung und Aufhellung des Kernes, Verlust der Imprägnierbarkeit des Nucleolus weisen auf die Mitbeteiligung des Kernes an dem im vorliegenden Fall wohl unaufhaltbaren degenerativen und zum Untergang der Ganglienzelle führenden Vorgang hin.

Aus den verschiedenen Formen, Fortsatzveränderungen mit Bildung pericellulärer Faserkörbe, Atrophie, ödematöser Schwellung, unter denen an den Ganglienzellen die Degeneration erscheinen kann, läßt sich nicht auf das Vorhandensein einer jeweils zugehörigen bestimmten Erkrankung schließen.

Gute Beobachtungen über degenerative Erscheinungen an Ganglienzellen in experimentellen *Hodenteratomen* beim *Hahn* sind von FALIN (1941) veröffentlicht. WARD (1936) berichtet über pathologische Veränderungen, die am Nervengewebe transplantierter sympathischer Ganglien bei der *Katze* entstehen.

Abb. 56. Degenerierende Ganglienzelle mit zerfallendem Faserkorb. Ganglion cerv. inf. 34jährige Frau. Asthma bronchiale. *K* Kerne des gewucherten Hüllplasmodiums; *n* Reste von Nervenfasern. (BIELSCHOWSKY-Methode. 1500mal vergrößert, auf ³/₄ verkleinert.)

h) Bemerkung über multipolare Ganglienzellen im Ganglion Gasseri und in den Spinalganglien.

In Bd. IV, S. 207 (1928) dieses Handbuches habe ich auf das von mehreren Autoren beobachtete Vorkommen multipolarer Ganglienzellen in den Spinalganglien im Ganglion nodosum und im Ganglion Gasseri hingewiesen und solchen Zellen keine besondere physiologische Bedeutung beigemessen. Jedenfalls sind multipolare Ganglienzellen in den Spinalganglien überaus selten. BURKHARDT (1953) hat hier kürzlich beim *Kind*, bei *Hund*, *Katze* und *Rind* überhaupt keine multipolaren Ganglienzellen gefunden. KISS, GELLÉRT und BACSICH (1932) gedenken mit einer von ihnen veröffentlichten „prolongierten Osmium-Methode" multipolare sympathische Zellen von den cerebrospinalen Ganglienzellen zu unterscheiden, wobei eine dunkle Imprägnierung als Charakteristikum für die sympathischen,

Bemerkung über multipolare Ganglienzellen im Ganglion Gasseri.   63

eine helle Imprägnierung als Kennzeichen für die sensiblen Nervenzellen betrachtet wird. In weiteren Arbeiten von KISS und O'SHAUGNESSY (1934), BACSICH (1933), BLAIR, BACSICH

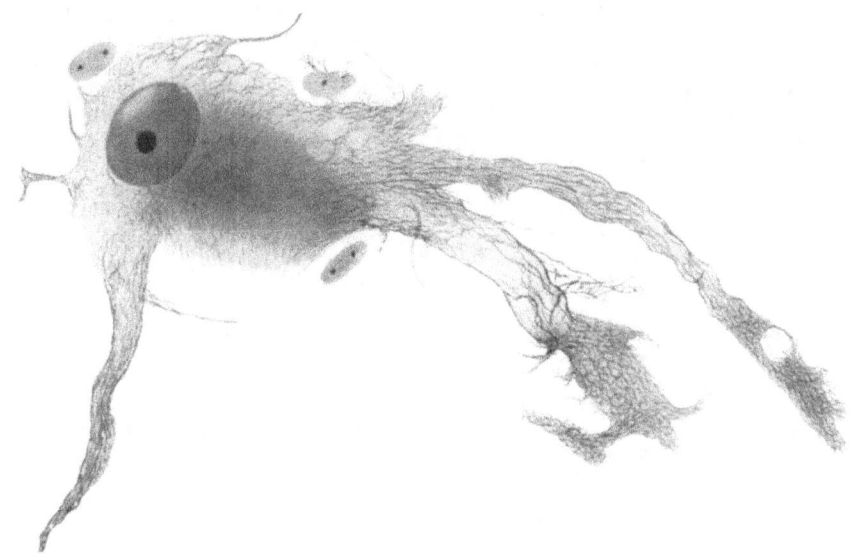

Abb. 57. Ödematös veränderte Ganglienzelle mit gequollenen Fortsätzen. AUERBACHS Plexus. Magenulcus. Mensch. (BIELSCHOWSKY-Methode. 1000mal vergrößert, auf ⁴/₅ verkleinert.)

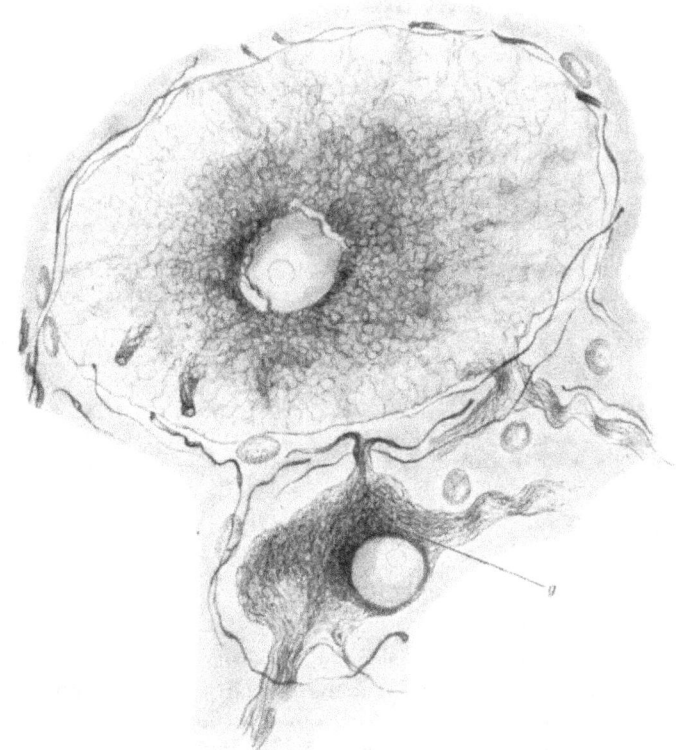

Abb. 58. Ödematöse Ganglienzelle mit vacuolisiertem Fibrillensystem. Grenzstrang. 42jährige Frau. Renale Hypertonie. g Normal große Ganglienzelle. BIELSCHOWSKY-Methode. 1000mal vergrößert, auf ⁴/₅ verkleinert. (Nach HAGEN 1949/50.)

und DAVIES (1935), SÁVAY, SZEGEVÁRI und CSILLIK (1951) wird diese These im gleichen Sinne durchgeführt und die Anwesenheit multipolarer, sympathischer Ganglienzellen in den Spinalganglien für genügend begründet gehalten.

Man ersieht aus den beigegebenen Abbildungen der angeführten Arbeiten sehr leicht, daß die obige Osmiummethode nicht imstande ist, die Fortsätze der Ganglienzellen zu imprägnieren; daher erweist sich die Osmiummethode der BIELSCHOWSKY-Methode weit unterlegen und nötigt die genannten Autoren, aus einer Dunkel- oder Hellimprägnierung der Nervenzellen hypothetische Schlüsse zu ziehen, die sich als sehr unsicher darstellen. Daher hat LEVI (1932/33) die unzureichende Leistung der von KISS und seinen Mitarbeitern verwendeten Osmiummethode mit Recht als zu einer irrtümlichen Auffassung führend abgelehnt.

In seltenen Fällen kommen in den Spinalganglien und in den ähnlich gebauten Ganglien der Gehirnnerven (Ganglion Gasseri, nodosum, geniculi) Nervenzellen vor, die statt des T-förmigen Fortsatzes zwei oder mehrere Fortsätze aus dem Zellkörper hervorgehen lassen. In Abb. 86 sind derartige Zellen aus dem Ganglion nodosum wiedergegeben. Aus dem Stammfortsatz einer Spinalganglienzelle können zarte Kollateralen hervorgehen; wird ihre Ursprungsstelle an die Oberfläche des Zellkörpers gerückt, so glaubt man multipolare Ganglienzellen vor sich zu haben. Derartige Ganglienzellen behalten aber, worauf YAMASHITA (1939) überzeugend hingewiesen hat, trotz ihrer Multipolarität den Charakter einer Spinalganglienzelle bei und lassen sich somit niemals als eine multipolare sympathische Ganglienzelle bewerten.

KNOCHE (1955) hat kürzlich aus dem Ganglion Gasseri des *Menschen* multipolare Ganglienzellen abgebildet, die man wegen ihrer zahlreichen Fortsätze auf den ersten Blick für sympathischer Herkunft halten könnte. Derartige Zellen hat der Autor in gesunden Ganglien nur vereinzelt, in erkrankten Ganglien hingegen in ganzen Gruppen beobachtet. Daher deutet KNOCHE (1955) jene multipolaren Ganglienzellen als in gesteigertem Wachstum begriffene regenerative Elemente, die sich zum Ersatz für zugrunde gegangene Zellen zu einer derartigen hyperplastischen Form entwickelt haben; ob sich hiermit eine vollwertige Funktion verbindet, wird als fraglich hingestellt. Die erkrankten Zellen können nach KNOCHE (1955) von einem hyperplastischen Faserkorb in einem gewucherten, kernreichen Hüllplasmodium umschlossen werden, eine Erscheinung, die mit derjenigen an der erkrankten sympathischen Ganglienzelle durchaus im Einklang steht und auf die untrennbare, morphologische und funktionelle Einheit von Ganglienzelle und Hüllplasmodium hinweist. Die Umwandlung der pseudounipolaren Spinalganglienzellen findet sich schon bei NAGEOTTE (1907) beschrieben, dessen Beobachtungen an transplantierten Spinalganglien noch heute für ein Studium der im Nervengewebe vorhandenen formativen Potenzen von Bedeutung sein dürften.

Zusammenfassend läßt sich über das Vorkommen multipolarer Ganglienzellen im Spinalganglion anführen: 1. Gesunde, scheinbar multipolare Zellen können in seltenen Fällen durch das Aussprossen feiner Kollateralen aus dem Zellkörper entstehen. Derartige Zellen sind als Wachstumsvarietäten zu betrachten und sympathischen Zellen nicht vergleichbar. 2. Multipolare Zellen können vereinzelt oder in erkrankten Spinalganglien als in den Bereich des Anomalen gehörende, hyperplastische Gebilde von regressivem Wachstum auftreten. Sie haben jedenfalls nichts mit dem sympathischen Nervensystem zu tun. 3. Daß unzureichende Fixierung die Spinalganglienzellen durch Schrumpfung zu multipolaren Elementen umzugestalten vermag, sei angefügt.

Ferner sei auf die von ORSÓS (1935) angegebene, besondere Empfindlichkeit und Neigung der vegetativen Ganglienzelle zu Veränderungen bei der Fixierung verwiesen; diese zeitigt gerade im Hinblick auf die von KISS (1932) ,,protrahierte" Osmiummethode, sofort nach dem Tode angewendet, andere Resultate, als 24 Std später gebraucht.

Da in die Spinalganglien sympathische Nervenfasern gemeinsam mit den Gefäßen gelangen, so wäre hier die Existenz einer beim Entwicklungsvorgang verlagerten, multipolaren sympathischen Ganglienzelle immerhin möglich. Doch dürfte es sich um eine überaus seltene, bedeutungslose Einzelerscheinung handeln.

2. Nervenfaser.

Im folgenden sei auf die Histologie der Nervenfaser nur insoweit eingegangen, als es sich nach den wenigen vorliegenden Arbeiten um Bauelemente des vegetativen Nervensystems handelt; die feinere strukturelle Zusammensetzung der Nervenfaser wird jedoch nicht berührt. Man erhält hierüber aus dem Übersichtsreferat von STOECKENIUS und ZEIGER (1956) Aufklärung. Schon die Frage, ob man eine marklose oder eine markhaltige Faser vor sich habe, läßt sich selbst bei Anwendung unserer besten histologischen Methoden leider nicht eindeutig beantworten, da die etwa bei 1—2 μ Faserdicke gelegene Grenze zwischen markhaltig und marklos nicht scharf bestimmbar bleibt. DAHLSTRÖM und SWENSSON (1942) stellen daher mit Recht eine scharfe Trennung zwischen markhaltigen und marklosen Fasern in Abrede und nehmen im Hinblick auf GÖTHLINs (1913) grundlegende Untersuchungen fließende Übergänge zwischen beiden Faserarten an.

v. HEDENSTRÖM (1949) hat im Sympathicus der *Katze* dünne markhaltige und mit Schnürringen versehene Nervenfasern gefunden, deren Durchmesser von 1,6—3,4 μ dem Durchmesser markloser Fasern gleichkommt. Die durchschnittlichen Abstände der SCHWANNschen Kerne betragen bei der *Katze* 130—270 μ, beim *Kaninchen* 30—60 μ. Weitere Angaben zur Physiologie der Nervenfaser findet man in den Handbüchern der Physiologie, ferner bei KORNMÜLLER (1947) und STÄMPFLI (1952).

SCHARF (1952) hat beim *Säugetier* die Milznerven, die allgemein als Musterbeispiel markloser Fasern gelten und nach GÖTHLINs (1913) Nomenklatur als proteotrop bezeichnet werden, näher studiert und die Anwesenheit geordneter Lipoidmoleküle nach der stabil proteotropen Reaktion GÖTHLINs, ferner rhodiochrome und cyanochrome Lipoide festgestellt. Auch in den marklosen Milznerven des Menschen sind rhodiochrome und cyanochrome Nervenmarklipoide vorhanden; Plasmal ist nur schwach nachweisbar. Mithin enthalten die als markscheidenlos anerkannten Nervenfasern morphologisch erkennbares Lecithin und Ganglioside. Der Autor faßt die Bildung der Markscheide als eine spezifische Leistung des Neuroplasmas auf und betrachtet die marklosen Fasern als primitive Formen.

Von verschiedenen Einzelbeobachtungen an vegetativen Nervenfasern seien hier vermerkt: Nach BAUD (1948) werden Nervenfasern und Nervenendigungen durch die Imprägnierung nach A. WEBER (1947) dichroitisch; sie erscheinen parallel zur Schwingungsrichtung des Nicols braunschwarz, senkrecht hierzu hellgelbbraun; der fädige Endabschnitt (WEBERs „Appareil métaterminal") ist schwach argyrophil und zeigt trotzdem deutlichen Dichroismus; er wird bei maximalem Kontrast gegen den Grund des Präparates leicht gesehen, verschwindet jedoch, quer zur Schwingungsrichtung des Polarisators gestellt, fast völlig. Doppelbrechung läßt sich am „Appareil métaterminal" wegen dessen geringer Dicke nicht erkennen. Aus dem Vorkommen des Dichroismus schließt der Autor auf eine Längsordnung der Intermicellarlücken in den Nervenfasern.

BAUD und PERNOUX (1951) führen Unterschiede, die sich in der Imprägnierbarkeit markhaltiger und markloser Fasern mit Silber bemerkbar machen, auf strukturelle Verschiedenheiten zurück; so sollen im elektronenoptischen Bild bei annähernd gleicher Dicke beider Faserarten die Neurofibrillen im markhaltigen Nerven durch relativ weite Zwischenräume getrennt sein, während sie in den marklosen Fasern dicht nebeneinander liegen. COLLUCCI (1930) teilt einige Ergebnisse über den verschiedenen Grad der Doppelbrechung bei den im sympathischen Grenzstrang verlaufenden Nervenfasern mit. Zahlreiche weitere Resultate über die vegetativen Nervenfasern bei verschiedenen *Säugetieren* sind bei JONESCO und TEITEL-BERNARD (1929) zu finden.

VOEGTLI (1954) berichtet über Markgehalt und Segmentierung der Nervenfasern aus dem Grenzstrang und dem N. splanchnicus des *Hundes*. Nach HEDENSTRÖM (1949) vergrößern sich bei den marklosen, unsegmentierten Fasern aus dem Sympathicus des *Kaninchens* die Kernabstände mit zunehmender Faserdicke; bei der *Katze* soll es nur wenig unsegmentierte Fasern geben; postganglionäre Fasern können markhaltig sein. Der Autor verlegt den Grenzwert zwischen markhaltig und marklos auf etwa 2 μ Faserdicke. ROBSON (1950) hat nach Gebrauch von Kresylviolett an den SCHWANNschen Zellen sympathischer Fasern die Protagongranula sehr spärlich, bei markhaltigen Cerebrospinalfasern hingegen in reichlicher Menge beobachtet. FERNÁNDEZ-MORÁN (1952) erwähnt morphologische Einzelheiten, die an markhaltigen und marklosen sympathischen Nervenfasern des *Frosches* und der *Ratte* im Elektronenmikroskop zutage treten. Mit der gleichen Methode haben DE ROBERTIS und BENNETT (1954) an SCHWANNschen Zellen sympathischer Fasern beim *Frosch* kleine Bläschen von 350—360 Å Durchmesser entdeckt und hieraus einen gewissen Stofftransport innerhalb der SCHWANNschen Scheide gefolgert. HESS und LANSING (1953) weisen mit dem Elektronenmikroskop das Vorkommen von *Mitochondrien* im Plasma SCHWANNscher Zellen bei Nervenfasern des *Kaninchens* und *Meerschweinchens* nach.

KISS und MIHÁLIK (1929) unterscheiden mit der Osmiumsäure und mit der WEIGERTPALschen Methode im Sympathicusgebiet drei Faserarten: a) marklose Fasern, welche die Hauptmasse bilden, b) dünne markhaltige und c) dicke markhaltige Fasern; hierunter sollen zahlreiche cerebrospinale Fasern sein. Nach SCHIMERT (1935), der die Osmiumsäuremethode nach O. SCHULTZE verwendet, sollen die markhaltigen vegetativen Nervenfasern die Markscheide in der Entwicklung später als die motorischen und sensiblen cerebrospinalen Fasern erhalten; dicke, markhaltige Nervenfasern im Sympathicusgebiet werden als cerebrospinal gedeutet, den vegetativen Nervenfasern wird nur eine feine Markscheide zugewiesen, falls eine solche vorhanden. SHEEHAN (1933) hat in den Spinalnerven der *Katze* marklose Nervenfasern festgestellt, die dem Sympathicus nicht angehören und einem Spinalsympathicus zugerechnet werden können. RANSON und DAVENPORT (1931) betrachten marklose Fasern in den Spinalnerven als sensibel.

Technische Angaben zur Darstellung vegetativer Nervenfasern finden sich bei LASSMANN (1955), WRETE (1951), WEBER (1947) und TERIO (1941).

Die BIELSCHOWSKY-Methode gibt die Achsencylinder der Nervenfasern in den schmalen intramuralen Nervenbündeln des vegetativen Nervensystems ungleich dick wieder; neben Achsencylindern mittlerer Stärke sieht man bis zu solchen von äußerster Feinheit alle möglichen, fließenden Übergangsformen (Abb. 59). Wenn auch die feineren Elemente sehr wahrscheinlich durch Aufteilung stärkerer Achsencylinder entstehen, so läßt sich für das dichte Nebeneinander von Achsencylindern ungleicher Stärke innerhalb der Nervenbündel schwer ein Grund finden, im Falle es sich hierbei nur um markarme oder marklose Elemente der gewöhnlichen Begriffsbestimmung handelt. Die schmalen Faserbündel von der in der Abb. 59 wiedergegebenen Dicke werden gewöhnlich noch von einer zarten kernhaltigen Endothelhülle umfaßt, die bei weiterer Aufgliederung der Bündel allmählich verschwinden kann.

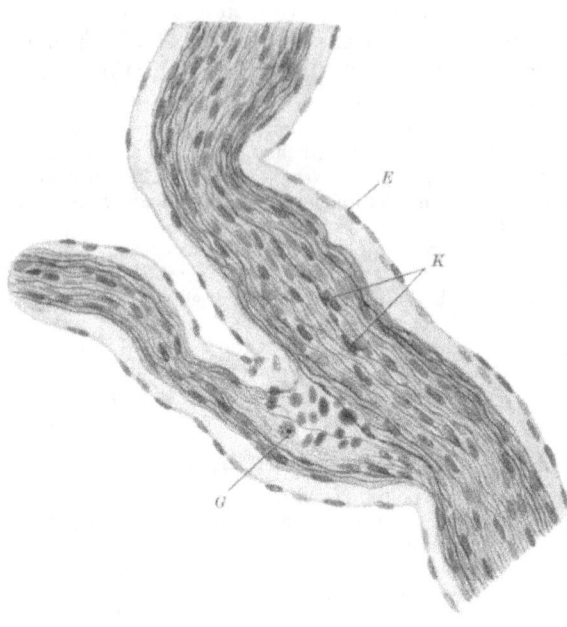

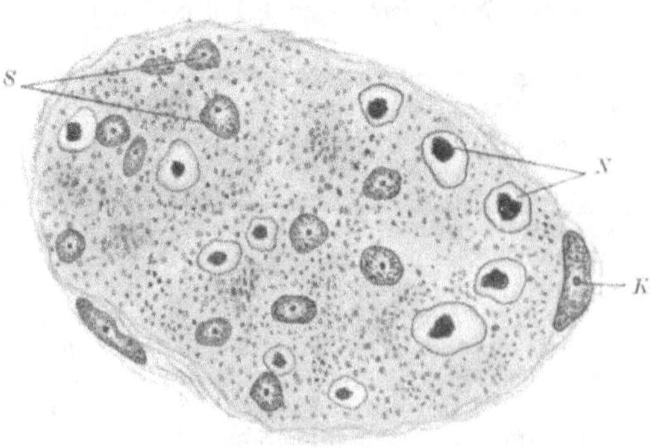

Abb. 59. „Markloser" Nerv aus dem AUERBACHschen Plexus des Magens. *Mensch.* Achsencylinder von verschiedener Dicke. *K* SCHWANNsche Kerne; *E* Endothelhülle des ödematös erweiterten, perilymphatischen Spaltraumes; *G* Kern einer Ganglienzelle. (BIELSCHOWSKY-Methode. 300mal vergrößert.)

Abb. 60. Querschnitt eines sympathischen Nervenbündels. *Mensch.* Marklose feinste Nervenfäserchen (Neurofibrillen) im SCHWANNschen Leitplasmodium schwarz punktiert. *S* Querschnitte SCHWANNscher Kerne; *N* markhaltige Nervenfasern; *K* Kern einer bindegewebigen Endothelhülle. (BIELSCHOWSKY-Methode. 1500mal vergrößert, auf $^5/_6$ verkleinert.) Aus STÖHR jr., Histologie.

Im letzteren Fall übernimmt das kernhaltige SCHWANNsche Leitplasmodium vorzugsweise die Umhüllung der sich immer mehr verschmälernden Achsencylinder, wie sich aus dem in Abb. 60 wiedergegebenen Querschnitt leicht ersehen läßt. Hier treten die markhaltigen Nervenfasern gegenüber den marklosen Elementen deutlich hervor; an eine gesonderte Funktion beider Faserarten läßt sich unwillkürlich denken. Die marklosen Achsencylinder erscheinen selbst bei stärkster Vergrößerung noch von derartiger Feinheit, daß man Achsencylinder und Neurofibrillen nicht unterscheiden kann. Man mag sich damit begnügen, in jenen mit Silber imprägnierten Gebilden Neuroplasma in der für das Lichtmikroskop gerade noch erreichbaren feinsten fädigen Struktur zu sehen. RIEGELE (1932) hat von dem zarten Bau des Hüllplasmodiums und den darin verlaufenden Neurofibrillen aufklärende Abbildungen gegeben.

Im Silberpräparat zeigen die Achsencylinder der vegetativen Nervenfasern bis herab zu den feinsten, peripheren Neurofibrillen sehr häufig schmale spindelförmige Auftreibungen, die sog. „Varicositäten". Diese können, vor allem bei geringer Größe, dunkelschwarz imprägniert sein, so daß jeder Einblick in eine feinere Innenstruktur verwehrt bleibt. Besitzen die Varicositäten einen größeren Umfang, so erscheinen sie vielfach hell und lassen im Inneren zarteste, fädige Elemente von unterschiedlicher Anordnung wahrnehmen. Bei den Varicositäten handelt es sich zweifellos um Aufquellungen, somit um Artefakte, die von der Fixierung abhängen, für eine Unterscheidung zwischen Nerven- und Bindegewebe jedoch erhebliche Bedeutung besitzen. Da die Fibrillen des Bindegewebes niemals jene Auftreibungen zeigen, so bilden die Varicositäten der feinsten marklosen Nerven demnach geradezu ein unentbehrliches Charakteristikum für ihre Zugehörigkeit zum Nervengewebe. Von jenem Verhalten habe ich nur eine einzige Ausnahme bei den Clasmatocyten beobachtet, deren feinste Fortsätze im Silberpräparat das Aussehen von Neurofibrillen annehmen und mit kleinen Varicositäten besetzt sein können.

Gewinnen die Varicositäten eine übernormale Größe, und erscheinen sie hell und blasig aufgetrieben (Abb. 61), so erhebt sich immerhin die Frage für jenen überdimensionalen Umfang, abgesehen von der Fixierung, noch einen weiteren Grund in irgendwelchen degenerativen Vorgängen des Nervengewebes zu suchen. Die in der beigegebenen Abbildung gezeichneten Neurofibrillen stammen aus einem mit Ulcus behafteten Magen, dessen Ganglienzellen und Nervenfasern teilweise schweren pathologischen Veränderungen unterworfen sind. Daher wird die Vermutung, in übergroßen Varicositäten eine gewisse Minderwertigkeit des Nervengewebes zu sehen, einigermaßen zur Wahrscheinlichkeit. Ferner habe ich bei Megacolon, Polypose des Colons und neuromatöser Appendicitis, vor allem im Gewebe eines Sympathicoblastoms an sämtlichen Neurofibrillen ausnahmslos Aufquellungen beobachtet, bei welchen die gewöhnlichen Varicositäten stark vergrößert, verbreitert und geradezu unförmig erscheinen (Abb. 62). Da man das gesamte Nervengewebe in einem Sympathicoblastom kaum als normal betrachten darf, so liegt es nahe, für die dicht gehäufte Masse übergroßer Varicositäten neben der Einwirkung des Formols noch eine zur Degeneration neigende Beschaffenheit des Neuroplasmas ursächlich anzunehmen.

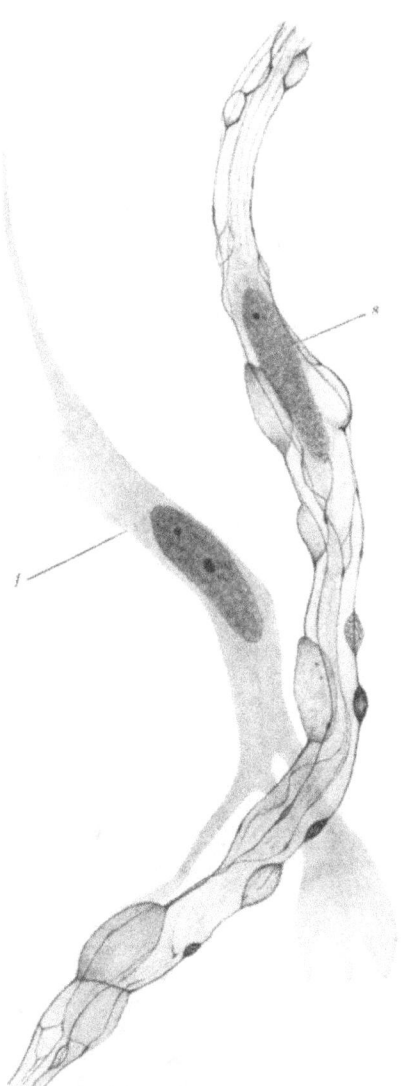

Abb. 61. Neurofibrillen mit großen Aufquellungen. MEISSNERscher Plexus des Magens. *Mensch.* Ulcus. *s* SCHWANNscher Kern; *f* Fibrocyt. (BIELSCHOWSKY-Methode. 2100mal vergrößert, auf ²/₃ verkleinert.)

68 Aufbau-Elemente des sympathischen Systems.

Zur Feststellung *degenerativer Veränderungen* an den vegetativen Nervenfasern ist die Verwendung einer Silbermethode unbedingt erforderlich; ihre Resultate sind mitunter schwer zu deuten. Ein körniger Zerfall der Achsencylinder und der

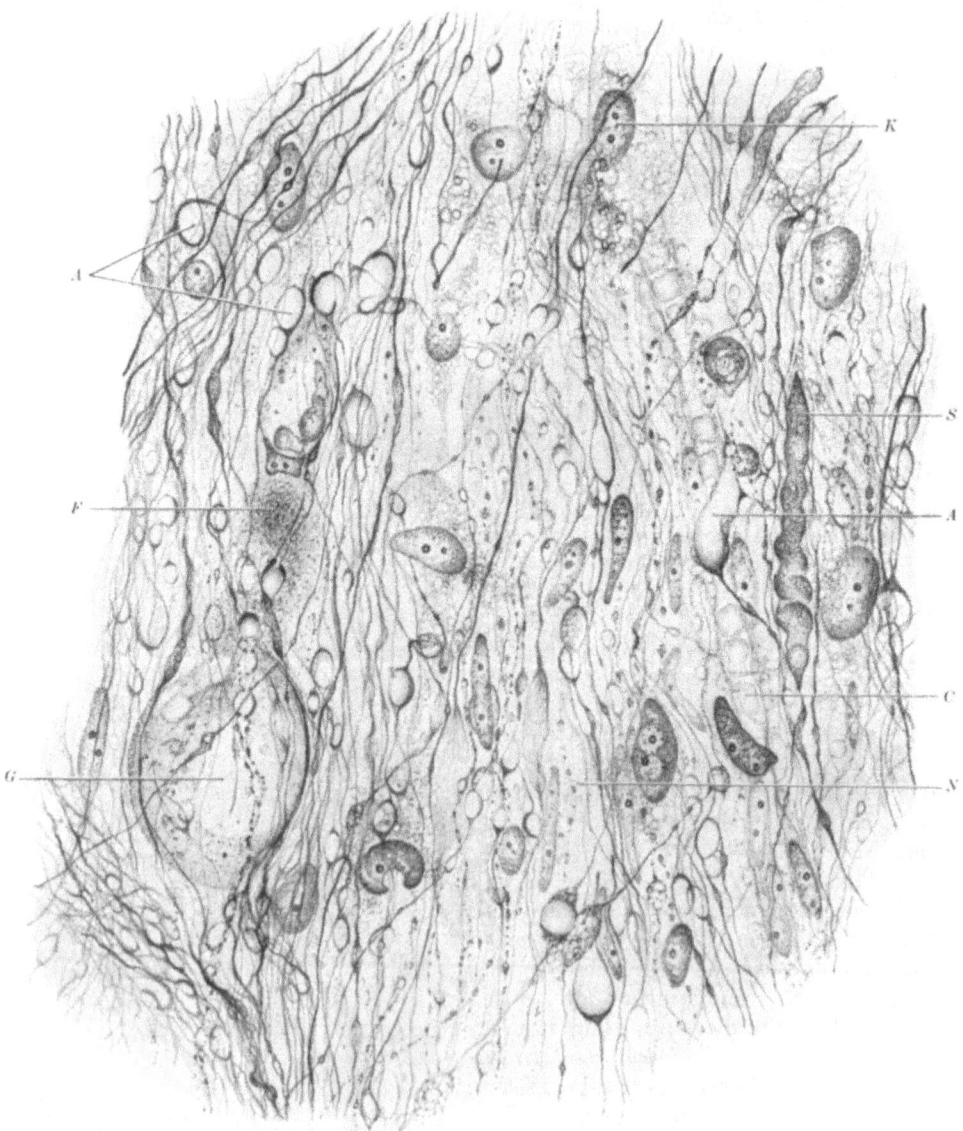

Abb. 62. Degenerative Veränderungen an Neurofibrillen. *Mensch.* Sympathicoblastom. *A* Aufquellungen: *N* granulärer Zerfall; *G* Rest einer Ganglienzelle mit aufgehellter rundlicher Zone; *F* gequollener Fortsatz; *K* Kern eines vacuolisierten Fibrocyten; *S* spiralig gedrehter SCHWANNscher Kern; *C* Capillare mit Erythrocyten. (BIELSCHOWSKY-Methode, 1000mal vergrößert, auf $^6/_7$ verkleinert.)

peripheren feinsten Neurofibrillen wird meistens nach Anwendung starker Vergrößerungen kenntlich (Abb. 62, 63 und 143). Statt der sonst glatten Konturen an den feinsten Fäserchen sieht man letztere nur noch aus aneinandergereihten argyrophilen Granula oder Stäbchen bestehen, die schließlich ihre Imprägnierbarkeit verlieren und verschwinden.

Bei experimenteller Nervendurchschneidung dürften die geschilderten degenerativen Vorgänge an den marklosen Nervenfasern in verhältnismäßig kurzer Zeit ablaufen. Nach den Ergebnissen der Autoren, z. B. von LAWRENTJEW und BOROWSKAJA (1936), FALIN (1935) usw., können die ersten Zerfallserscheinungen an den marklosen Nervenfasern des vegetativen Endgebietes schon 48 Std. und eher nach dem Eingriff sichtbar werden; doch schwanken die Angaben hinsichtlich der postoperativen Zeitdauer. Bedenkt man, welche Zerstörung das Durchschneiden für das empfindliche Nervengewebe darstellt, so dürfte sich die hierauf folgende degenerative Umbildung am Nervengewebe zeitlich und morphologisch kaum in der gleichen Weise entwickeln, als wenn ein krankhafter Prozeß die nervöse Degeneration verursachen würde. Denn die Faktoren, die etwa beim Magenulcus, bei Sklerodermie, RECKLINGHAUSENscher Krankheit, Ulcus cruris oder Lepra einen Zerfall markloser Nervenfäserchen des vegetativen Endgebietes hervorrufen, sind zweifellos von wesentlich anderer Ursache und Wirkung als eine Nervendurchschneidung.

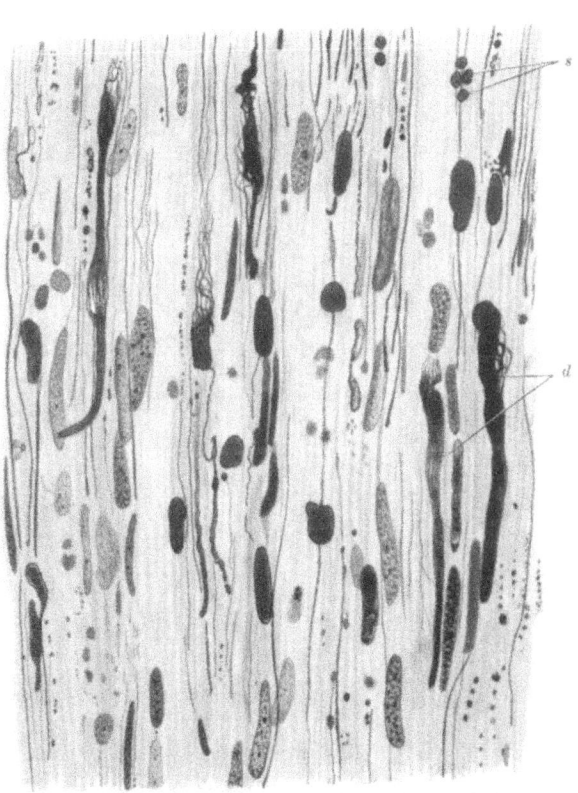

Bei Prozessen regenerativer Wucherung scheinen mitunter an den feinsten marklosen Nervenfäserchen die Varicositäten in Form kleinster Knötchen in besonders stark gehäuftem Maße vorzukommen. Bei KIMURA(1922) und KATSURASHIMA (1932) findet man entsprechende Hinweise. In solchem Fall kann es mitunter schwierig werden, regressiv wuchernde Nervenfasern von Nervenfäserchen, die sich im Beginn degenerativen Zerfalls finden, zu unterscheiden.

Bei der während eines Krankheitszustandes erfolgenden Degeneration des Nervengewebes läßt sich eine Fülle morphologischer Veränderungen an den Achsencylindern beobachten; hierbei spielen gelegentlich degenerative und regenerative Prozesse ineinander hinein (Abb. 63). Beträchtliche Auf-

Abb. 63. Degenerierende Nervenfasern aus dem Grund eines callösen Magenulcus. *Mensch.* *d* Geblähte, übermäßig stark imprägnierte Achsencylinder mit fibrillären Auflockerungen; *s* zerfallender SCHWANNscher Kern. (BIELSCHOWSKY-Methode. 1200mal vergrößert, auf $^2/_3$ verkleinert.)

blähung der Achsencylinder, übermäßig starke Imprägnierung, die jeden Einblick in die Struktur jener dunkelschwarzen Neuroplasmamasse verhindert, Zerfall dieser gequollenen Achsencylinder in dunkle kolbenartige Bruchstücke und verschieden gestaltete Schollen lassen sich ohne weiteres als sichere Merkmale degenerativer Art bewerten. Auch die stellenweise Auflockerung jener gequollenen Faserstränge in ein wirres, fibrilläres Gefüge zählt zu den Merkmalen degenerativer Entartung. Manchmal erscheinen jene kolbig aufgetriebenen, überimprägnierten Achsencylinder wie aus Wachs geformt und von einem äußerst fein granulierten Plasma umgeben, das dem miterkrankten SCHWANNschen Leitplasmodium angehören dürfte. Das Silberpräparat vermag wahre Trümmerfelder von argyrophilen Fragmenten, Schollen und Granula zum Zeichen degenerativen Verfalls vorzuweisen.

Abb. 64 zeigt im Ausschnitt das Teilstück eines hyperplastischen Nerven, der durch das Narbengewebe eines alten Magenulcus hindurch nach der Oberfläche der Magenschleimhaut hingewuchert war. Nach dem Auftreten der zahlreichen, argyrophilen Ringbildungen, der dunkelschwarz imprägnierten Endkolben und der sich rechts oben im Bild sonderbar aufteilenden Faser läßt sich hier eher eine regenerative Leistung des Nervengewebes vermuten; DE CASTRO (1930) hat in seiner Arbeit über die Regeneration des sympathischen Nervengewebes ähnliche Beobachtungen mitgeteilt. Doch dürften die neugebildeten Fasern nach ihrer anomalen Beschaffenheit von vornherein zum Untergang bestimmt sein; die regenerierten Nervenfasern tragen offenbar den Keim des Verfalls in sich.

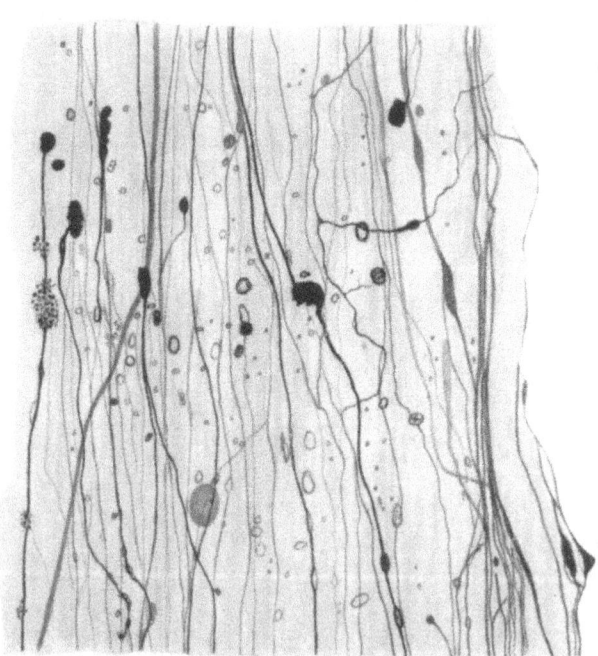

Abb. 64. Nervenbündel mit degenerierenden und regenerierenden Fasern. Magen. *Mensch.* Ulcusgrund. (BIELSCHOWSKY-Methode. 1200mal vergrößert, auf ²/₃ verkleinert.)

Das gilt in besonderem Grade für die gesamte Masse der in Abbildung 62 dargestellten Nervenelemente. Eine Degeneration der Achsencylinder und der peripheren Neurofibrillen läßt sich sowenig wie die Regeneration ohne Mitbeteiligung des zugehörigen SCHWANNschen Leitplasmodiums denken. Die sonderbare, spiralig verlängerte Form des in Abb. 62 gezeichneten SCHWANNschen Kernes weist genügsam auf gleichzeitige degenerative Veränderungen im Leitplasmodium hin.

Die pathologisch-anatomische Literatur findet sich unter IIa „Arbeiten zur pathologischen Histologie des vegetativen Nervensystems" verzeichnet.

3. Rami communicantes.

Die Rami communicantes sind im Bereiche des makroskopischen Gebietes vielfach untersucht worden. KISS und v. MIHÁLIK (1929), PICK und SHEEHAN (1946), AXFORD (1928), BUSCH (1950), DASS (1952), JUBA (1930), KIMMEL (1955), KUNTZ (1927), LABBOK (1937/38), SIWE (1931), SKOOG (1947), ROMANKEVIČ (1930) Guerrier (1947) haben ihre Studien an *menschlichem* Material durchgeführt. Entsprechende Beobachtungen bei der *Schildkröte* werden von TERNI und MURATORI (1937), beim *Kaninchen* von BOROS (1932), beim *Schwein* von UCHIDA (1928) und bei verschiedenen *Säugern* von BOTÁR (1931, 1932, 1933) und von BOTÁR, VILÁGHI und SERE (1950) mitgeteilt. Eine besonders eingehende, präparatorische und entwicklungsgeschichtliche Bearbeitung der Rami communicantes beim *Menschen* und bei *Säugetieren* ist WRETE (1930, 1934, 1941) zu verdanken. Nach den embryologischen Angaben des Autors kommt beim Menschen die Verbindung zwischen Spinalnerv und Sympathicus dadurch zustande, daß sich teils Zweige der Spinalnerven zu den Grenzsträngen, teils Äste der Grenzstränge zu den Spinalnerven entwickeln. Überdies scheint für die topographische Anordnung des Halsgrenzstranges und seiner Rami communicantes bei der Ontogenese noch die Entwicklung der A. vertebralis und der Segmentalarterien von Einfluß zu sein.

Nach KUNTZ (1927) führt ein Nervenast vom I. und II. Thorakalnerven dem Plexus brachialis sympathische Fasern aus dem Brustgrenzstrang zu. Diese häufige Anastomose verbindet durch die Rami communicantes das Ganglion stellatum oder das II. Thorakalganglion mit dem II. Thorakalnerven. SKOOG (1947) hat auf jene Verbindung zwischen dem Halsgrenzstrang und den zwei oberen Thorakalganglien hingewiesen. Um den Plexus brachialis vollständig von sympathischen Fasern zu befreien, dürfte demnach zur Entfernung der Ganglia cervicale med. und stellatum noch die Exstirpation des obersten Brustgrenzstranges hinzukommen.

Marklose Fasern im *N. phrenicus* sind, wie aus dem Handbuch von L. R. MÜLLER (1931) zu ersehen, seit langem bekannt. GUENIN (1930) hält dieselben für sympathischer Abkunft, was durch die von SIWE (1931) beim *Menschen* festgestellten Verbindungen zwischen dem thorakalen Phrenicus und dem Grenzstrang sowie im Hinblick auf die Resultate älterer Autoren als gesichert gelten mag. Die sehr gründlichen, an umfangreichem Material durchgeführten Untersuchungen YANOS (1928) über den Zusammenhang des Phrenicus mit dem Sympathicus in der unteren Halsregion des *Menschen* bedürfen einer besonderen Erwähnung. Ein weiterer Beitrag zu jener Frage ist von PUENTE DOMINGUEZ (1945) beigesteuert worden.

JANSEN (1931) hat bei der *Ziege* jeweils nach Durchschneidung des Vagosympathicus, nach Exstirpation des Ganglion cervicale supremum und des Ganglion solare im Röntgenbild eine einseitige Tonusabnahme des Zwerchfells beobachtet und demgemäß eine sympathische Innervation des Diaphragmas auf dem Wege über den N. phrenicus gefolgert. Hierbei weist der Autor auf die Herkunft der sympathischen Nerven aus der Halsregion hin.

Bekanntlich enthalten die Rami communicantes zweierlei Arten von Nervenfasern: markhaltige (weiße) und markarme oder marklose (graue) Fasern. Beim Überwiegen der einen Faserart über die andere spricht man von Rr. communicantes albi und Rr. communicantes grisei. Wie ich schon 1927 bemerkt habe, besteht ein R. communicans albus nicht nur aus markhaltigen Fasern; ebensowenig enthält ein R. communicans griseus nur marklose Fasern. Vielmehr birgt jeder Ramus communicans stets beide Faserarten in verschiedener Menge und führt bei annähernd gleicher Verteilung auch den Namen „gemischter" Ramus communicans. In übereinstimmender Weise halten KISS und v. MIHÁLIK (1929) eine nach der jeweils vorhandenen Faserart durchgeführte scharfe Trennung zwischen einem R. communicans albus und einem R. communicans griseus nicht für durchführbar.

Die histologische Erforschung der Rami communicantes bereitete seit jeher erhebliche Mühe, und die Resultate der Autoren scheinen vielfach wenig sicher und widersprechend. Ein Grund hierfür liegt in der im vorhergehenden angemerkten Unmöglichkeit, markhaltige und marklose Nervenfasern mit dem Lichtmikroskop eindeutig zu unterscheiden; der individuelle Aufbau des vegetativen Nervensystems vermehrt die Schwierigkeit des Studiums. Ein neurohistologischer Befund, der beim einen Menschen gilt, braucht beim anderen noch lange nicht zu gelten; für allgemein gehaltene morphologische Angaben sind große Untersuchungsreihen notwendig. Schließlich lauten die histologischen Resultate über das zum Studium benutzte Säugetiermaterial vielfach verschieden und lassen sich nicht ohne weiteres auf menschliche Verhältnisse übertragen. Daher besitzt die anatomische Literatur über die Rami communicantes manches Unklare und wenig Befriedigende.

Wie sich aus den Abb. 65 und 66, welche die Querschnitte von zwei Rami communicantes der gleichen Segmenthöhe zeigen, ersehen läßt, gibt es keine „reinen" Rr. communicantes albi und grisei; vielmehr enthält der nach Abb. 65 einem R. albus angehörende Querschnitt neben einer Fülle markhaltiger Fasern verschiedener Dicke noch eine beträchtliche Masse markloser Elemente. Den in Abb. 66 wiedergegebenen Querschnitt könnte man einem R. griseus zuweisen; gleichwohl werden markhaltige Fasern in großer Zahl zwischen den marklosen Fasern sichtbar. Nach JUBA (1930) erscheint der Gegensatz im morphologischen Bild beider Rami communicantes weniger ausgesprochen, wenn statt zwei mehrere

Rami communicantes vorhanden sind; in solchem Fall verwischen sich die Unterschiede, und die Querschnitte sehen einander sehr ähnlich.

Wie JUBA (1930) bemerkt, gibt es in den Rami communicantes von Th. II bis Th. VI fast nur dünne, markhaltige und nur wenig marklose Fasern; in Th. VII bis Th. XII nehmen die marklosen Fasern zahlenmäßig wieder zu. In L. III bis L. V sollen alle Rami communicantes eine gleichmäßige Verteilung dünner markhaltiger und markloser Fasern zeigen. Es entsteht bei solcher Faserverteilung nach Abb. 67 ein Querschnittsbild, wie wenn man feinen Pfeffer über die Unterlage markloser Nervenfäserchen gestreut hätte (PICK und SHEEHAN 1946).

Die letztgenannten Autoren bringen mit Osmiumsäure den Fasergehalt der Rami communicantes beim *Menschen* in einem morphologischen Typenschema zur Darstellung. Hiernach rechnen die Rr. communicantes albi zur Type I und enthalten in weit überwiegender Zahl markhaltige Fasern. Der R. communicans griseus zählt zur Type II A und führt entweder bündelweise breite markhaltige Fasern zwischen marklosen Fasern oder vereinzelte feine markhaltige Fasern in

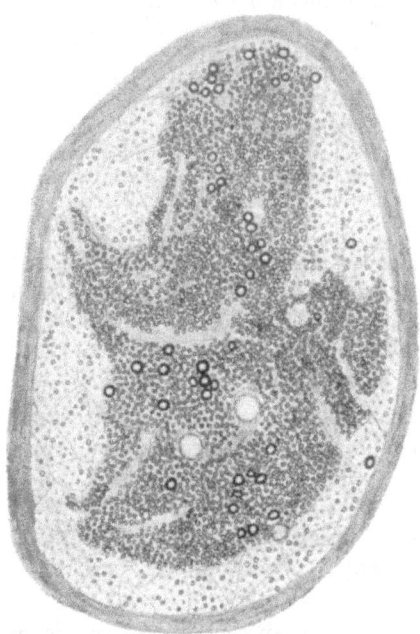
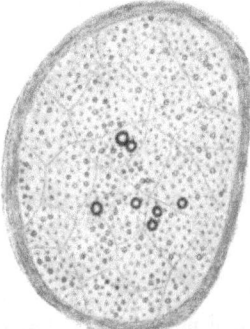

Abb. 65. Querschnitt eines Ramus communicans des IV. Thorakalsegmentes. *Mensch*. Färbung nach WEIGERT-PAL, RUBIN S. (Nach JUBA 1930.)

Abb. 66. Querschnitt des Ramus communicans des IV. Thorakalsegments. Färbung nach WEIGERT-PAL, RUBIN S. (Nach JUBA 1930.)

einer Masse markloser Fasern. Beim Typus II B erscheint der R. communicans griseus im Querschnitt mit feinen markhaltigen Fasern wie „gepfeffert". Die Bezeichnung Typus III wird für den „gemischten" Ramus communicans verwendet, dessen Fasermasse in gesonderte Bündel markhaltiger und markloser Elemente gegliedert sein kann.

In gleicher Weise haben SHEEHAN und PICK (1943) eine Typeneinteilung der weißen, grauen und gemischten Rami communicantes beim *Affen* durchgeführt. In den Rr. grisei werden manche dünnen, markhaltigen Nervenfasern von den beiden Autoren als postganglionär angesehen, manche im Hinblick auf die intermediären Ganglien als präganglionär betrachtet. Bei BOTÁR, VILÁGHI und SERE (1950) findet man von den Rami communicantes des *Affen* schöne, mit Osmiumsäure dargestellte Querschnittsbilder. Nach den Beobachtungen der Autoren kann sich beim gemischten Ramus communicans ein grauer Anteil in toto an den weißen anschließen und mit diesem verschmelzen; oder nur ein Teil des R. griseus verbindet sich mit dem R. albus, ein Befund, der vor allem in den mittleren Thorakalsegmenten zutage treten soll.

Verschiedene Einzelbeobachtungen über den Aufbau der Rami communicantes bei der *Katze*, beim *Hund* und beim *Affen* finden sich in den Arbeiten von KISS und ZÁDORY (1941), VOEGTLI (1954) und DAHLSTRÖM und SWENSSON (1942). PUSATERI jr. (1939) beschreibt in den Rr. communicantes sacrales des *Menschen* präganglionäre markhaltige Fasern, die im I. Sacralnerven an Menge überwiegen und in den caudalen Abschnitten an Feinheit zunehmen sollen. Auch dicke markhaltige Fasern kommen vielfach in kleinen Gruppen vor. Der N. vertebralis zeigt beim *Menschen* nach JUBA (1930) eine gleichmäßige Verteilung markloser und markhaltiger Fasern, ähnlich dem in Abb. 67 dargestellten Querschnitt eines Ramus communicans aus der Sacralregion. PODHRADSZKY (1935) behauptet nach experimenteller Nervendurchschneidung bei der *Katze* das Vorhandensein postganglionärer, markhaltiger Fasern in den kranialen Ästen des Ganglion cervicale sup. Eine vorläufige Notiz zur Deutung der markhaltigen und marklosen Fasern in den Rami communicantes ist kürzlich von KUNTZ (1956) erschienen.

In unmittelbarer Nähe der Rami communicantes und des angrenzenden Spinalnerven oder inmitten der Rami communicantes kommen nach den Beobachtungen von GRUSS (1932), BOYD (1950) und MONRO (1951) kleine Ganglien vor. Sie sind schon auf S. 6 erwähnt worden, enthalten multipolare Nervenzellen und gehören dem sympathischen System an. Die fraglichen Ganglien wurden von WRETE (1930, 1934, 1941, 1943, 1951) in ihrer Beziehung zu den Rami communicantes beim *Menschen, Affen, Kaninchen*, bei der *Katze* und *Ratte* eingehend studiert und als *„Intermediäre vegetative Ganglien"* bezeichnet. Die größeren intermediären Ganglien sind gut abgegrenzt und makroskopisch zu sehen. Die meisten dieser Ganglien werden erst mit dem Mikroskop entdeckt und stellen unregelmäßige Zellhaufen dar, die in die Fasermasse der Rami communicantes eingezwängt oder diesen angelagert sind. Selbstverständlich spielt beim Menschen die individuelle Variation im Hinblick auf die Lage, Zahl und Größe der intermediären Ganglien eine ziemliche Rolle.

Nach WRETE (1951) werden die intermediären Ganglien beim *Menschen* am häufigsten in der Cervicalregion, weniger oft mit stark wechselnder Zahl in der Lumbalregion beobachtet. Bei der *Maus* scheinen die Intermediärganglien völlig zu fehlen, beim *Affen* erweist sich die Cervicalregion frei von ihnen. Die Anwesenheit der intermediären Ganglien verhindert somit nach Exstirpation des Grenzstranges eine vollständige sympathische Denervierung der Spinalnerven; dieses Verhalten vermag zahlreiche experimentelle Ergebnisse zu trüben und ist bei der Deutung beobachteter Vorgänge zu berücksichtigen.

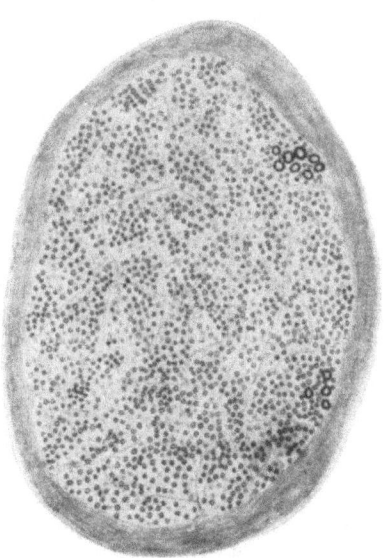

Abb. 67. Querschnitt eines Ramus communicans aus dem I. Sacralsegment. Färbung nach WEIGERT-PAL, RUBIN S. (Nach JUBA 1930.)

Die Anwesenheit markloser Nervenfasern und markhaltiger Fasern von verschiedener Dicke in den Rami communicantes läßt die wichtige Frage nach der jeweiligen, möglicherweise unterschiedlichen funktionellen Bedeutung jener Faserarten aufwerfen. Hierauf kann man aus dem fixierten Präparat heraus nicht ohne weiteres eine Antwort erhalten und bedarf daher der experimentellen Nervendurchschneidung. Jedoch stehen, wie ich schon 1928 bemerkt habe, einem solchen Vorgehen erhebliche Schwierigkeiten im Wege. Zunächst ist mit dem Lichtmikroskop eine exakte Unterscheidung markloser und markhaltiger Nervenfasern von einem Durchmesser von etwa $2\,\mu$ nicht möglich; auch bleibt ein degenerativer Verfall feinster markloser Fäserchen innerhalb der Rami communicantes nur sehr schwer feststellbar; fehlen die marklosen Fäserchen nach Exstirpation des Grenzstranges, so kann ihr Nichterscheinen durch mangelhafte Imprägnation verursacht sein; sind sie trotz Resektion des Grenzstranges vorhanden, so lassen sich die zugehörigen Ganglienzellen im Rückenmark, in den Spinalganglien und in den intermediären Ganglien denken.

Eine Vielheit von Nervenfasern, die aus vorderer und hinterer Wurzel, aus den Grenzstrangganglien, den intermediären Ganglien und aus der neurovegetativen Peripherie stammen können, findet sich in den Rami communicantes zusammengefaßt. Daher ist die so oft mißbrauchte Formel, markhaltige Fasern als efferent präganglionär und marklose Fasern als efferent postganglionär zu bezeichnen, viel zu schematisch, als daß sie gelten könnte. So können nach SHEEHAN und PICK (1943) dünne markhaltige Fasern in den Rr. grisei sowohl postganglionär als präganglionär sein; WRETE (1943) hält ebenso den Verlauf präganglionärer Fasern in den Rr. communicantes grisei für möglich.

Im folgenden seien einige experimentelle Resultate über die jeweilige funktionelle Bedeutung der in den Rami communicantes vorhandenen Nervenfasern wiedergegeben. Hierbei ist stets Vorbehalt am Platze, da sich eine kritische Würdigung experimenteller Angaben von dem Nichtexperimentator im Hinblick auf viele Fehlermöglichkeiten in Beobachtung und Reflexion nur schwer wiedergeben läßt.

In der Radix dorsalis kommen marklose Nervenfasern vor, die auf dem Wege über den Grenzstrang durch die Rami communicantes und die Spinalnerven in die Haut gelangen. RANSON und DAVENPORT (1931) betrachten diese marklosen Fasern als sensibel und den kleinen Nervenzellen in den Spinalganglien zugehörig. SAWATARI (1937) hat bei der *Katze* nach Exstirpation des Bauchgrenzstranges eine Verminderung jener marklosen Fasern in der hinteren Wurzel beobachtet und teilt infolgedessen die marklosen Fasern dem sympathischen System zu. Aus den unterschiedlichen Resultaten der beiden Arbeiten erhält man somit keine Klarheit; auch die von KUNTZ und FARNSWORTH (1928) stammenden Angaben über die Verteilung der markhaltigen Nervenfasern in den Rr. communicantes grisei beim *Hund* lassen sich nur schwer beurteilen.

Die von KISS und ZÁDORY (1941) bei der *Katze* zur Analyse der Rami communicantes durchgeführten Nervendurchschneidungen zeitigen folgendes Ergebnis: a) Nach Durchschneidung der ventralen Wurzeln zerfallen im R. albus die dünnen markhaltigen Nervenfasern mit dem Diameter von 2—6 μ. Hierbei soll es sich um präganglionäre sympathische Fasern handeln. b) Nach Entfernung des Spinalganglions zerfallen im R. albus die dickeren, markhaltigen Fasern mit einem Diameter von 8—12 μ; die sekundäre Degeneration einer Anzahl von dünneren, markhaltigen Fasern kommt hinzu. Die bei der Durchschneidung der vorderen Wurzeln zerfallenden, dünnen markhaltigen Fasern bleiben unversehrt. c) Durchtrennung der hinteren Wurzel proximal vom Spinalganglion ergibt kein besonderes Resultat. d) Bei Durchtrennung des N. spinalis peripher vom Ganglion spinale summieren sich die nach dem Vorgehen von a) und b) erzielten Zerfallserscheinungen; demnach sollen sämtliche markhaltigen Fasern im R. albus degenerieren. Für die im R. albus verlaufenden marklosen Nervenfasern lauten die Angaben der beiden Autoren begreiflicherweise weniger sicher; denn die marklosen Elemente können, wie eingangs bemerkt, sehr verschiedenen Ursprungs sein. Als Quelle der efferenten sympathischen Fasern hat COPPO (1932) bei *Mensch* und *Säugetier* die in der grauen, intermediären Zone des Rückenmarkes gelegene, aus kleinen Zellen aufgebaute Säule angegeben, die sich vom I. Thorakalsegment bis zum IV. Lumbalsegment erstreckt.

Zusammenfassend läßt sich aus dem vorhergehenden erschließen: Eine eindeutige physiologische Unterscheidung der in den Rami communicantes verlaufenden Nervenfasern scheint allein auf Grund ihres Diameters einstweilen nicht möglich. Man kann die Fasern nur unter dem beschränkenden Moment der Wahrscheinlichkeit auf ihre funktionelle Leistung beurteilen. Gibt es doch bereits für die marklosen Fasern in den Rami communicantes verschiedene Quellen ihrer Herkunft. Dünne markhaltige Nervenfasern können aus vorderer und hinterer Wurzel stammen, efferent und afferent sein. Die dicken markhaltigen Nervenfasern werden gewöhnlich als sensibel angesprochen; JUBA (1930) hält auch dies für fraglich.

IV. Das sympathische System.

1. Ganglien des Grenzstranges.

Bereits auf makroskopischem Gebiet kann man am Grenzstrang hinsichtlich Lage und Zahl der Ganglien und der Rami internodiales und viscerales eine erhebliche Variabilität wahrnehmen. Dieser Umstand hat zahlreiche Autoren zu präparatorischer Arbeit am Grenzstrang veranlaßt, um in der Vielheit der morphologischen Erscheinungen eine gewisse Regel zu finden. Über den konstruktiven Bau des Grenzstranges beim *Menschen* und über die besonders im Cervical- und Lumbalabschnitt auftretenden Varietäten findet man in einer wahren Fülle von Untersuchungen hinreichende Kenntnis (ALEXANDER 1949, ALEXANDER, KUNTZ, HENDERSON und EHRLICH 1949, AXFORD 1928, BECKER und GRUNT 1955, CAPONETTO 1933, GEORGIEWSKI 1934/35, LAUBMANN 1929, LUNA 1939, INACIO 1951, JOHNSON 1953, TEITELBAUM und UHLENHUTH 1932, LANNON und WELLER 1950, MATSUSHIMA 1929, PEARSON 1952, REED 1952, LAUX, GUERRIER, MARCHAL und OLIVIER 1953, SACCOMANNO 1943, SPECIALE 1934).

Im Bereich der vergleichenden Anatomie des Grenzstranges bei den Wirbeltieren sei auf die Ergebnisse der folgenden Autoren verwiesen: AKULININ (1954), HIRT (1934), KISS (1932), BOTÁR (1932), INACIO (1951), ORLOV (1940), KUNTZ und MOSELEY (1936), PICK und SHEEHAN (1951), MEHLER, FISCHER und ALEXANDER (1952), MIZERES (1955), SACCOMANNO (1943), STIEMENS (1934), TERNI (1931).

Über die *Gefäßversorgung* der Halsganglien beim Kind erfährt man in den Arbeiten von PATTERSON (1950, 1953) hinreichende Aufklärung. ORTS LLORCA und BOTÁR (1932) berichten über das Vorkommen von *Lymphgefäßen* am Grenzstrang des Neugeborenen.

Individueller Bau. Betrachtet man die Ganglia stellata verschiedener Personen im mikroskopischen Präparat bei schwacher Vergrößerung, so gleicht kein Ganglion im Schnitt dem anderen. Die Individualität tritt somit in einem sympathischen Ganglion deutlich zutage; anders ausgedrückt: jeder Mensch besitzt in seinen sympathischen Ganglien eine eigene Bauweise. Zunächst läßt sich an Erbfaktoren als ein ursächliches Moment für ein derartig individualisiertes Verhalten der sympathischen Ganglien denken. Es bleiben aber zwei weitere Faktoren zu berücksichtigen, welche dem sympathischen Ganglion des Grenzstranges und seinen mehr peripherwärts verlagerten Ganglien ein individuelles Gepräge verleihen, nämlich *Krankheit* und *Lebensalter*.

Beide Faktoren vermögen den Bau eines sympathischen Ganglions fortwährend umzugestalten. Das gesamte sympathische System erweist sich somit als ein in dauernder Veränderung begriffenes Neuroplasma von gewaltigem, bis in die äußerste Peripherie des Organismus reichendem Umfang. Über die Altersveränderungen an den sympathischen Ganglienzellen ist im vorhergehenden Abschnitt berichtet worden. Für den *menschlichen Grenzstrang* sind morphologische Erscheinungen, welche das Lebensalter betreffen, von BOTÁR (1955), KUNTZ (1938), SLAVICH (1932), SZANTROCH (1935, 1936), für den Grenzstrang des *Kaninchens* und der *Katze* von UENAE (1929) geschildert worden.

Selbst beim gleichen Individuum dürften nach HERMANN (1952) Unterschiede im Bau der verschiedenen regionären Grenzstrangganglien bestehen und leichter am Gesamtbild eines Präparates als aus umständlicher Beschreibung zu erkennen sein. KUNTZ (1938, 1940) hält den Aufbau des Ganglion coeliacum und der unteren Mesenterialganglien für komplizierter als den der Grenzstrangganglien; der Autor erblickt nach experimenteller Prüfung in jenen Ganglien Reflexzentren von verwickelter Konstruktion.

Der zweite, das morphologische Verhalten eines Grenzstrangganglions bestimmende Faktor, die *Krankheit*, sei hier ebenfalls nicht weiter berührt. In welch hohem Grade das gesamte Neuroplasma eines sympathischen Ganglions einer Umgestaltung fähig ist, erhellt aus einem Vergleich der Abb. 68 und 69. Das am häufigsten vorkommende, mithin als normal zu bezeichnende Bild eines sympathischen Ganglions ersieht man aus Abb. 68. Das dargestellte Ganglion stammt von einem Mann mittleren Alters. Abb. 69 zeigt die gewaltigen Veränderungen, die ein sympathisches Ganglion eines etwa gleichalten Mannes im Krankheitsfall erleiden kann. An Stelle der harmonisch erscheinenden, multipolaren Ganglienzellen und ihrer Fortsätze ist ein wirres, regelloses und verfilztes Strauchwerk getreten, das eine Entstehung einer hemmungslosen Wucherung der nervösen Zellfortsätze verdankt.

Nebenzellenplasmodium. Die untrennbar enge morphologische und wohl auch physiologische Verbindung zwischen der sympathischen Ganglienzelle und dem zugehörigen Hüllplasmodium ist im III. Abschnitt hinreichend zur Sprache gelangt. Ein Blick auf Abb. 68 läßt einen weiteren, regellosen Zusammenhang jenes Hüllplasmodiums mit Massen und Strängen eines gleichgebauten Gewebes erkennen. Es handelt sich hierbei um die von KOHN (1907) in klarer Erkenntnis ihrer ektodermalen Abkunft beschriebenen „Neurogenen Nebenzellen". Hierzu gehören chromaffine und nichtchromaffine Zellen, das Hüllplasmodium, interstitielle Zellen, vielleicht auch Nester unreifer Ganglienzellen. Die ganze kernhaltige Plasmamasse setzt mangels charakteristischer morphologischer und färberischer Eigenschaften einer genauen Definition mancherlei Schwierigkeiten ent-

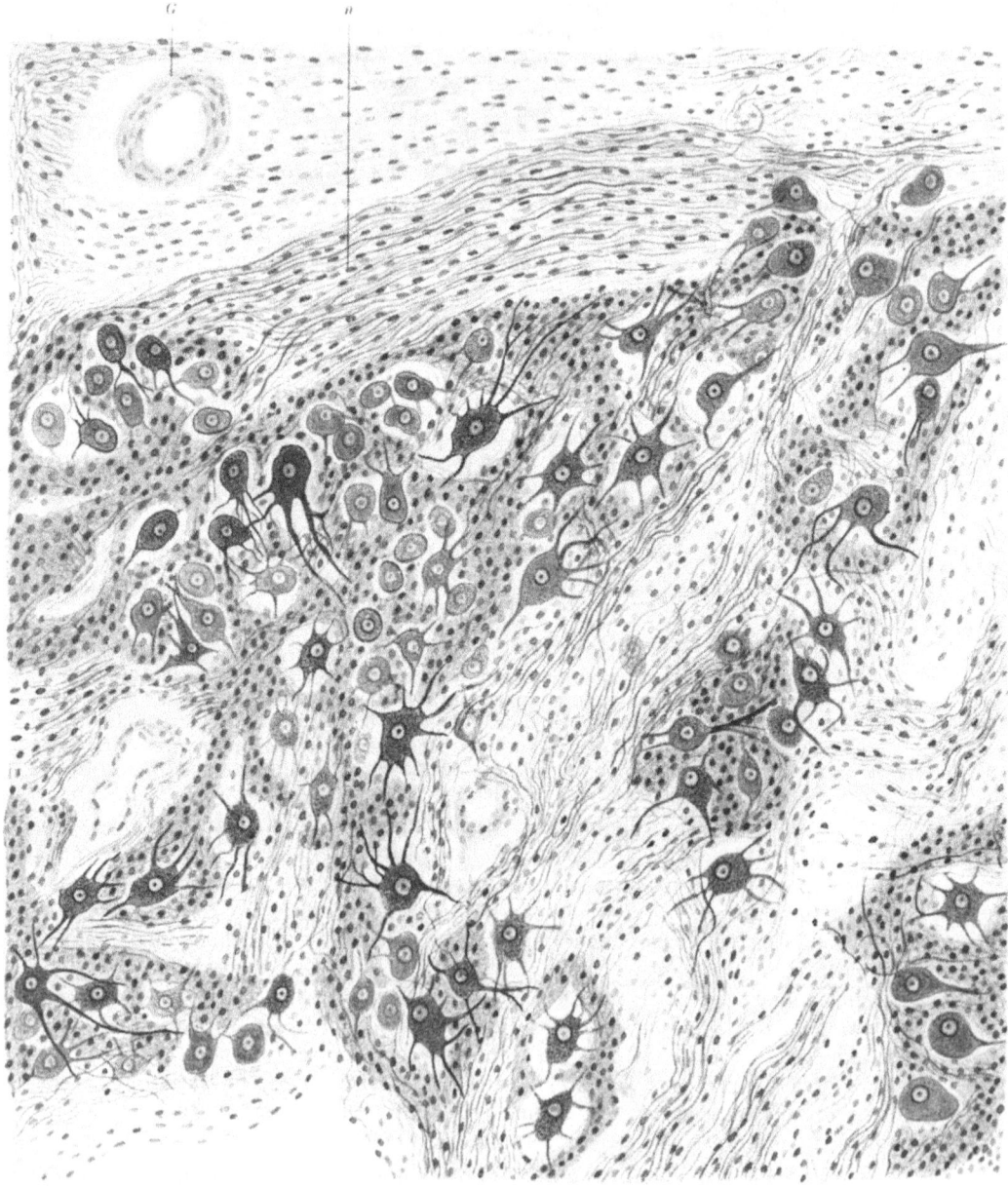

Abb. 68. Ganglion solare. *Mensch.* Ganglienzellen und Nervenfasern schwarz. Nebenzellen farbig. *n* Nervenfasern mit SCHWANNschen Kernen; *G* Gefäß. (BIELSCHOWSKY-Methode. 250mal vergrößert.)

gegen. Da ich in diesem Gewebe keine klaren Zellgrenzen gefunden habe, so habe ich es mit dem Namen ,,Nebenzellenplasmodium" versehen.

Die alten Autoren haben jene kleinkernigen Zellhaufen in den sympathischen Ganglien längst gesehen. Wahrscheinlich hat schon VALENTIN (1836) die kleinen, als ,,Flecke in der zellgewebigen Hülle" einer Ganglienzelle bezeichneten Kerne der Zellstränge richtig beobachtet. S. MAYER (1872) weist in den sympathischen Ganglien der *Salamander* und *Tritonen* auf vielkernige Körper hin, die Kern- oder Zellnester genannt werden. Gleichlautende Beobachtungen finden sich bei ARNDT (1874), DIAMARE (1902), COURVOISIER (1866), KOLLMANN und ARNSTEIN (1866), SMIRNOW (1890), TOLDT (1884). PFLÜGER (1871) spricht in STRICKERS Handbuch von ,,Kernnestern", die mit der Marksubstanz der Nebenniere identisch sein sollen. ROBIN (zit. nach WAGNERS Handbuch 1842—1846) hat in den Visceralganglien abgesehen von den Ganglienzellen und Nervenfasern ,,eine vereinigende, amorphe Substanz beobachtet, welche von kleinen Körnchen durchsät ist und eine große Menge granulierter Körner enthält". Letztere sind wohl mit Rücksicht auf die damalige primitive Technik den Kernen der Nebenzellen gleichzusetzen, während die Bezeichnung ,,amorphe Substanz" für

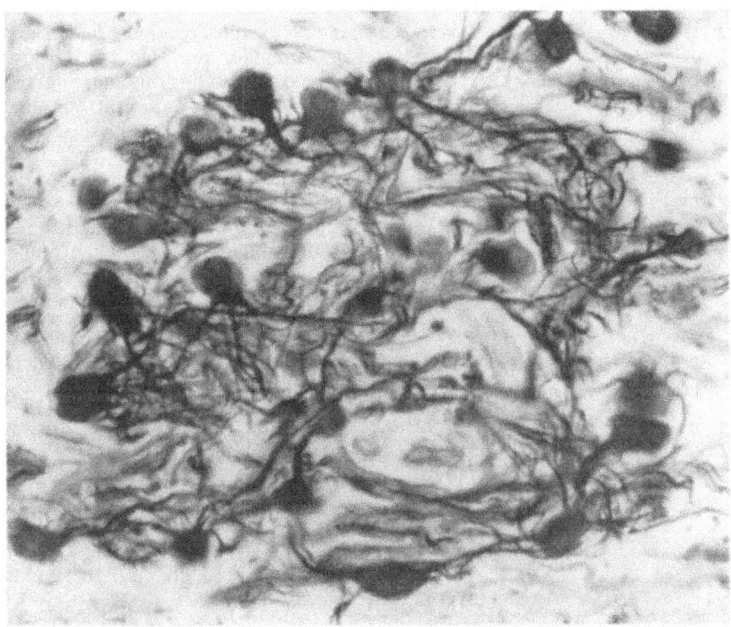

Abb. 69. Erkrankte Nervenzellen mit starker Fortsatzwucherung. Ganglion stellatum. *Mensch*. Asthma bronchiale. (BIELSCHOWSKY-Methode. 300mal vergrößert.)

das selbst mit den Mitteln des modernen Lichtmikroskops strukturlos erscheinende Plasmodium der Nebenzellen Verwendung gefunden hat. KOSE (1898) vermißte in jenen zur Rede stehenden geweblichen Komplexen eine deutliche Zellgrenze.

In gleicher Weise habe ich im Nebenzellenplasmodium die Zellgrenzen entweder nur undeutlich und verwischt, meistens aber gar nicht gesehen. An der Existenz plasmodialer, kernhaltiger Territorien in den sympathischen Ganglien dürfte somit kaum ein Zweifel bestehen; allerdings muß man hierbei eine individuelle schwankende Verteilung des Plasmodiums berücksichtigen. Hierbei handelt es sich nicht immer um eine geschlossene, zusammenhängende Plasmamasse von einheitlicher Differenzierung. Man findet an sehr dünnen, mit der Azanmethode gefärbten Schnitten in gleicher Ebene mit dem blassen lilagrau gefärbten Plasmodium zahlreiche, stark blau gefärbte Fäserchen, die zweifellos dem Bindegewebe angehören (Abb. 70). Jene Fäserchen reichen oft bis an die unmittelbare Nähe des Kernes und liegen dann nur 1—2 μ von seiner Membran entfernt.

Man gewinnt den Eindruck, als seien die zarten Bindegewebsfibrillen vielfach in das Nebenzellenplasmodium eingebettet. Es gelingt mit der HORTEGA-Methode wie mit der Azanfärbung, ein zartes Geflecht, möglicherweise ein netzartiges

Gefüge feinster Fäserchen in dunkelschwarzer Farbe zu imprägnieren (Abb. 71). Dieses Faserwerk muß gleich dem in Abb. 70 dargestellten in das Nebenzellenplasmodium eingelagert sein und entwickelt an der Oberfläche der Ganglienzelle eine besonders engmaschige Netzhülle. Da sich mit der HORTEGA-Methode sehr verschiedene Gewebe darstellen und feinste kollagene Fibrillen von Reticulinfasern an der Grenze der Sichtbarkeit nicht eindeutig unterscheiden lassen, so sind die beiden gezeigten Fasergeflechte wahrscheinlich identisch und dem Reticulingewebe zuzuschreiben.

Nach PLENK (1927) und SSNESSAREW (1910) besitzen die Hüllen der sympathischen und spinalen Ganglienzellen eine aus *argyrophilen Fäserchen* aufgebaute Verspannung; sie dürfte sich aus dem gleichen Material wie die in Abb. 71 mit k bezeichnete Faserhülle zusammensetzen. Letztere erweist sich einem von PASTORI (1929) mit Protargol-Goldchlorid in sympathischen Ganglien dargestellten Faserwerk sehr ähnlich. In gewisser Übereinstimmung hiermit hat NAWZATZKY (1934) mit der HORTEGA-Methode ein feines Reticulum zwischen sympathischen Ganglienzellen bei der *Maus* beobachtet und als Reticulinfasern gedeutet. Mit der Azanmethode fällt es übrigens nicht allzuschwer, ein bindegewebiges Hüllgewebe an jeder Nervenzelle in einem sympathischen Ganglion festzustellen (Abb. 41); auch TROSTANETZKY (1929) und SELL (1935) haben dieses Verhalten des Bindegewebes bemerkt.

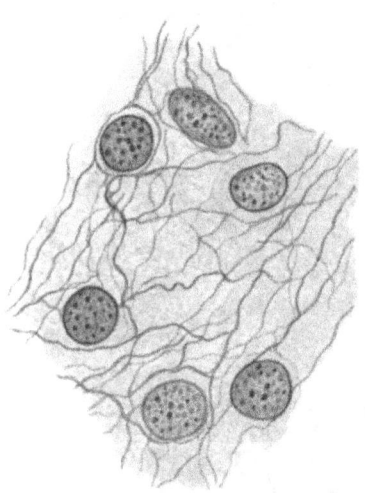

Abb. 70. Nebenzellenplasmodium im Ganglion cervicale supr. *Mensch.* Feinste kollagene Fäserchen sichtbar. AZAN-Methode. 1800mal vergrößert, auf ⁴/₅ verkleinert.

Abgesehen von dem zarten bindegewebigen Reticulum findet sich in die Stränge des Nebenzellenplasmodiums das Nervengewebe mit einer Fülle feiner Fasern und Fortsätze eingeschlossen. Solches läßt sich aus den Abbildungen 8 und 72 leicht ersehen. Hierbei werden die meisten Fortsätze der Ganglienzellen das Nebenzellenplasmodium wahrscheinlich als Leitgewebe benützen; den feinen Nervenfasern fehlen ebenfalls die SCHWANNschen Kerne des Leitplasmodiums. Ob sich bei der überaus engen plasmatischen Verbindung der feinen peripheren Neurofibrillen mit dem Nebenzellenplasmodium an eine etwaige Innervation des letzteren denken läßt, soll später erörtert werden.

Die Masse der eingelagerten Bindegewebs- und Nervenelemente bedingt zweifellos eine lockere Beschaffenheit des Nebenzellenplasmodiums; vielleicht handelt es sich um eine Konstruktion nach Art einer reticulären Bauweise. In vielen meiner Präparate scheint ein solches Reticulum zu bestehen; losgelöste Nebenzellen sehen den „Reticulumzellen" eines Lymphknotens sehr ähnlich. Das in Abb. 47 und 48 dargestellte Hüllplasmodium, welches dem zur Rede stehenden Plasmaverband durchaus gleicht, könnte infolge der vorhandenen Lücken dazu verleiten, die Existenz isolierter, sternförmiger Zellen anzunehmen oder gar an sekrethaltige Vacuolen zu denken. Viel näher liegt es jedoch, die gezeigte reticuläre Beschaffenheit als das Resultat einer bei der Fixierung erfolgten Schrumpfung zu betrachten, die durch die Masse der eingelagerten faserigen Bindegewebs- und Nervenelemente noch besonders gesteigert werden dürfte.

Es ist mir nicht gelungen, mit den Methoden nach HORTEGA, WEIGERT, HOLZER und ALZHEIMER-MANN in den sympathischen Ganglien *Gliazellen* aufzufinden, TROSTANETZKY (1929) ist es mit der HORTEGA-Methode ähnlich ergangen. Mir wollen jedenfalls die „selbständigen" sternförmigen Gliocyten, Amphicyten, Satelliten der Autoren (ÁBRAHÁM 1940, HERZOG 1954, PASTORI 1929, JABONERO 1955, KUNTZ und SULKIN 1947) im Hinblick auf den lockeren Bau des Nebenzellen- und Hüllplasmodiums wenig mehr als Artefakte bedeuten.

Immerhin bilden nach DE CASTRO (1942, 1950) die sternförmigen Gliocyten schon eine zusammenhängende „Syndesmie", eine Bezeichnung, die letzten Endes das gleiche wie Plasmodium besagt. Im übrigen vermag ich in der höchst unsicheren HORTEGA-Methode, mit welcher man auch andere Gewebe als Glia darstellen kann, kein exaktes Beweismittel für die Existenz von Glia in den sympathischen Ganglien zu sehen. Ein Glianachweis scheint mit den gebräuchlichen Gliamethoden bis jetzt nicht geglückt zu sein. Viele Autoren sprechen gerne von Gliagewebe in den sympathischen Ganglien, unterlassen es aber sorgfältig, ihre Behauptung mit einer der gebräuchlichsten Gliamethoden zu beweisen.

Schon DOGIEL (1895) hat mit Methylenblau ein Reticulum sternförmiger Zellen um eine Nervenzelle im sympathischen Ganglion des *Hundes* dargestellt. Der erfahrene Meister hat zwar jene Formation mit „Gliazellen" bezeichnet, räumt aber sogleich ein, daß sich

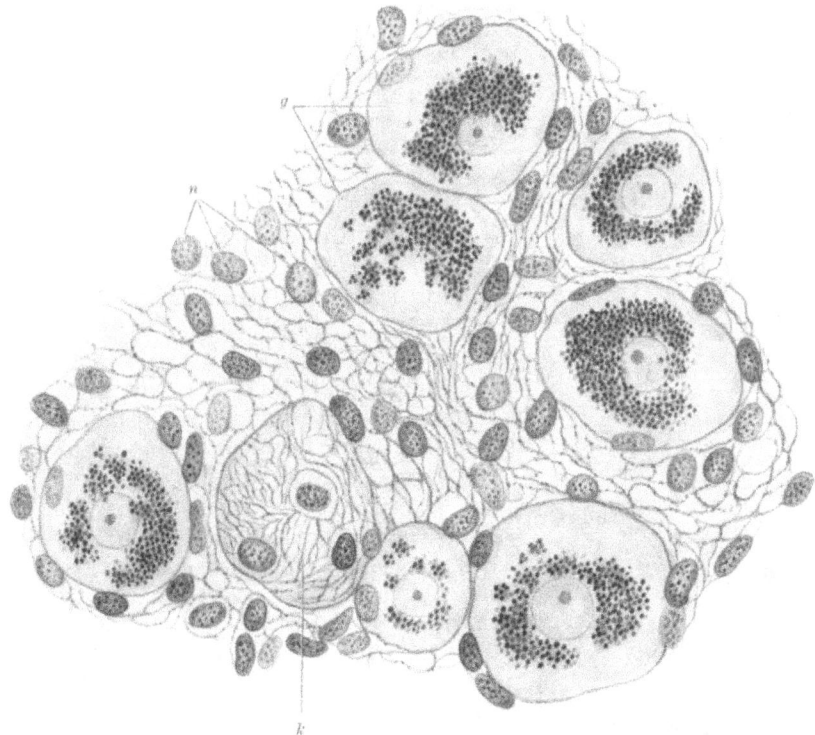

Abb. 71. Feinstes Faserwerk im Nebenzellenplasmodium. Sympathisches Ganglion. *Mensch.* *g* Ganglienzellen; *n* Kerne des Hüllplasmodiums; *k* Faserhülle um eine Ganglienzelle. Färbung nach HORTEGA-Gold-Methylgrün. 1500mal vergrößert, auf $^2/_3$ verkleinert.

Gliagewebe nicht mit Methylenblau färben lasse und man die fragliche Formation eher dem Bindegewebe zuweisen müsse. Einstweilen sehe ich keinen triftigen Grund, die ektodermalen Abkömmlinge der „neurogenen Nebenzellen" (KOHN 1907), zu denen Hüllplasmodium und das hiermit vielfach zusammenhängende Nebenzellenplasmodium rechnen, als Glia zu bezeichnen.

Mit Toluidinblau gelingt es, im Nebenzellenplasmodium deutlich blau gefärbte Granula zu beobachten. Die Körnchen sind spärlich verteilt und zeigen bei starker Vergrößerung erhebliche Unterschiede im Umfang, der von eben sichtbaren Teilchen bis zur Größe mäßiger Chromatinbrocken ansteigen kann. Die Granula besitzen ein rundliches, ovales, schollenähnliches und stäbchenartiges Aussehen und finden sich in einem Plasma, das zu den rundlichen wie zu den ovalen Kernen des Nebenzellenplasmodiums gehört. Die mit der NISSL-Methode färbbaren Granula sind immerhin von einer derartigen Feinheit und von so seltenem Vorkommen, daß es zweifelhaft bleibt, die fraglichen Gebilde als echte NISSL-Substanz zu betrachten, wären nicht Form und Färbung so überaus deutlich gewesen. MEIYLING (1938) hat im Zellsyncytium des *Paraganglion caroticum*, das sich genetisch von den neurogenen Nebenzellen KOHNS herleitet, die NISSL-Granula in reicher Masse angehäuft gesehen.

TRUEX (1950) weist auf das gelegentliche Vorkommen *chromaffiner Zellen* in den thorakalen und lumbalen Grenzstrangganglien des *Menschen* hin; ferner hat der Autor ein Paraganglion beobachtet, das einem sympathischen Lumbalganglion unmittelbar angelegen war. Die Möglichkeit, *Sympathicustumoren* aus derartigen Bildungen entstehen zu sehen, wird hierbei angedeutet.

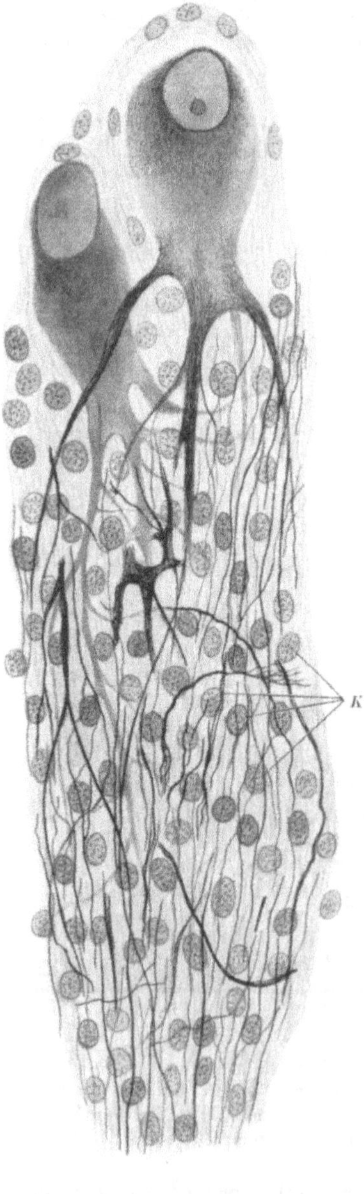

In Präparaten sympathischer Ganglien, die vom *Menschen* stammen und mit Eosin-Orange-Toluidinblau gefärbt waren, habe ich gelegentlich im Bereich des Nebenzellenplasmodiums zellenartige Gebilde mit dunklen, runden Kernen in einem eigentümlich dunkelrot gefärbten Plasma gesehen. Die Kerne zeigen sich vielfach als eine verschwommene dunkle Masse und scheinen schließlich aus dem Plasma zu verschwinden; letzteres bleibt als dunkelrotes, isoliertes Reststück noch deutlich von seiner geweblichen Umgebung unterscheidbar. Offenbar hat man es hier mit einem degenerativen Vorgang zu tun, nicht etwa mit einer Sekretion von Kolloid, wie GAUPP jr. (1938) behaupten möchte. Gehen doch selbst sympathische Ganglienzellen in allen Altersstufen unseres Lebensablaufes zugrunde.

Bemerkungen über die Synapse. Es bleibt eine bedeutende Entdeckung LANGLEYs (1922), in den sympathischen Ganglien mit Nicotin eine Unterbrechung der nervösen Erregung nachgewiesen zu haben. Die Physiologie folgerte hieraus eine Verbindungsstelle zweier Neurone und bezeichnete jene Nahtstelle mit dem Namen Synapse. Hierbei soll die präganglionäre Faser, die als Neurit dem ersten, im Rückenmark gelegenen „Neuron" angehört, auf dem Körper der im sympathischen Ganglion befindlichen Nervenzelle in irgendeiner Weise ein Ende finden. Die letztgenannte Ganglienzelle wird als „zweites Neuron" betrachtet, das seinen Neuriten in das Gewebe des Erfolgsorgans entsenden soll. Betrachtet man die einfachen Schemata der Physiologie, so müßte es für die Morphologie ein leichtes sein, jene synaptische Verbindung nachzuweisen und der Neuronenlehre die festeste Stütze zu bauen.

Leider liegt die obige Aufgabe für die Morphologie nicht so einfach, wie es sich mancher Autor gedacht hat. In Anatomie und Physiologie gibt es auf dem Gebiete der Synapsen eine Unmenge von Hypothesen; sie alle in ihrem Für und Wider kritisch zu beleuchten, ist hier nicht der Ort. Auf ein umfassendes Referat von NOEL (1949) sei verwiesen. Im folgenden wird die Frage der Synapsen vorzugsweise auf das Morphologische beschränkt bleiben und zu schildern sein, welche geweblichen Konstruktionen uns im Rahmen des Lichtmikroskopes zur Verfügung stehen, eine Synapse wenigstens mit gewisser Wahrscheinlichkeit anzunehmen.

Abb. 72. Ganglienzellen und Nervenfasern im Nebenzellenplasmodium. Ganglion cervicale supr. *Mensch.* K Kerne des Plasmodiums. (BIELSCHOWSKY-Methode. Eosin-Lichtgrün. 1200mal vergrößert, auf ⁴/₅ verkleinert.)

Um zu einer mit morphologischen Mitteln begründbaren Definition der Synapse zu gelangen, muß man von dem schematisierten Abstraktum einer

Ganglienzelle und einer ihr etwa von WINDLE und CLARK (1928) noch zugewiesenen „Kittsubstanz" Abstand nehmen. Es gibt, wie ich in Abschnitt III ausgeführt habe, in einem sympathischen Ganglion keine isolierte Ganglienzelle. Vielmehr bildet die Ganglienzelle mit ihrem Hüllplasmodium einen untrennbaren geweblichen Komplex. Dieser geschlossene Verband muß auch physiologisch zu harmonischem Zusammenwirken bestimmt sein. So können nach NAWZATZKY (1934) die Ganglienzellen des Grenzstranges samt dem zugehörigen Hüllplasmodium bestimmte Farbstoffe speichern. Die früher beschriebene, gemeinsame Umgestaltung von Nervenzelle und Hüllplasmodium im Krankheitsfall oder die von KUNTZ und SULKIN (1947) beobachtete Hyperplasie des Hüllplasmodiums nach faradischer Reizung der präganglionären Fasern stützen einen solchen Gedanken. Demnach muß bei der Übertragung eines von der präganglionären Faser ausgehenden Impulses auf die Ganglienzelle das gesamte Hüllplasmodium in Mitleidenschaft gezogen sein.

Man neigt vielfach dazu, die *pericellulären Faserkörbe* oder die „*Pericellulär-Apparate*" LAWRENTJEWS (1934) als die Endform einer präganglionären Faser anzusehen. Inwieweit eine

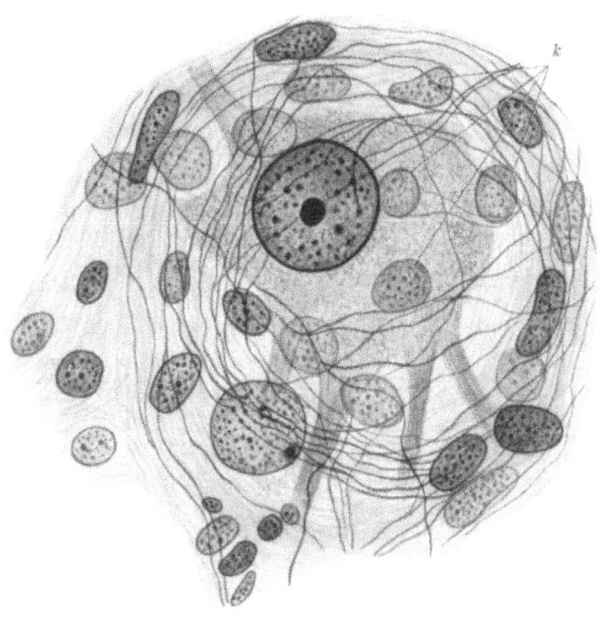

Abb. 73. Sympathische Ganglienzelle mit einem, im zugehörigen Hüllplasmodium verlaufenden Faserkorb. Grenzstrang. *Mensch. k* Kerne des Hüllplasmodiums. (BIELSCHOWSKY-Methode. Lichtgrün. 1800mal vergrößert, auf $^7/_{10}$ verkleinert.)

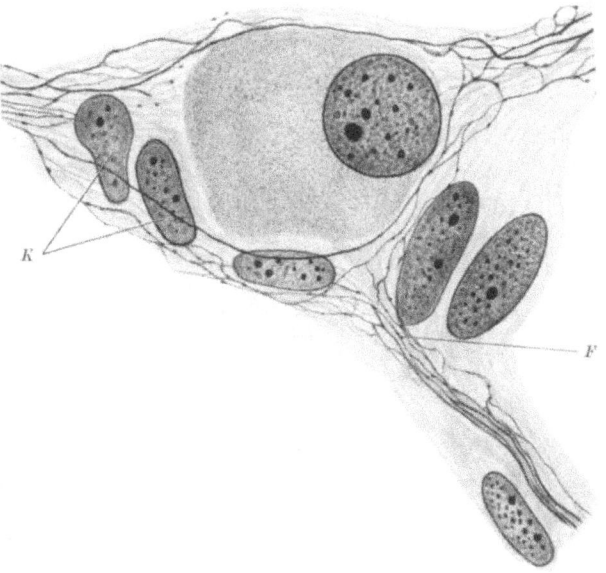

Abb. 74. Ganglienzelle mit pericellulären Neurofibrillen. Ganglion solare. *Mensch. K* Kerne des Hüllplasmodiums; *F* Fortsatz. (BIELSCHOWSKY-Methode. 2000mal vergrößert, auf $^7/_{10}$ verkleinert.)

solche Anschauung zu Recht oder zu Unrecht besteht, soll im folgenden erörtert werden. Jedenfalls bleibt die Bildung eines pericellulären Faserkorbes ohne die Anwesenheit eines Hüllplasmodiums nicht möglich. Die in Abb. 73 gezeichneten, feinsten Fäserchen des pericellulären Faserkorbes müssen zweifellos innerhalb des locker gebauten Hüllplasmodiums gelegen sein; einige besonders zarte Fibrillen dürften, wie sich bei der starken Vergrößerung erkennen läßt, unmittelbar auf der Oberfläche der Ganglienzelle, also noch innerhalb des Hüllplasmodiums, einherziehen.

Geringer an Zahl, aber in der gleichen Anordnung und Beziehung zu Ganglienzelle und zum Hüllplasmodium, erweisen sich die pericellulären Neurofibrillen der Abb. 74 und 302. Ganglienzelle, Hüllplasmodium und pericellulärer Faserkorb sind hier aufs engste miteinander verbunden. Nach der bei stärkster Vergrößerung gezeichneten Abb. 75 scheinen die im Hüllplasmodium verlaufenden pericellulären Neurofibrillen so eng mit der Kernmembran verschmolzen, daß man beinahe an eine intranucleäre Lage denken könnte, aber jedenfalls einen intraplasmatischen Verlauf der Neurofibrillen als gesichert halten darf.

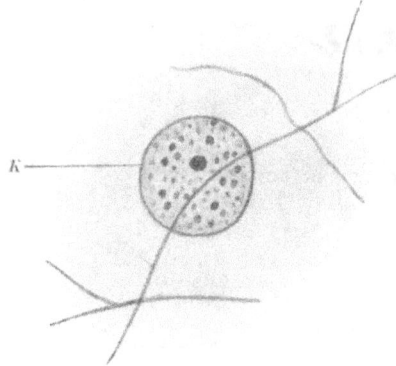

Abb. 75. Feinste, im pericellulären Hüllplasmodium verlaufende Neurofibrillen. Ganglion solare. *Mensch.* K Kern des Plasmodiums. (BIELSCHOWSKY-Methode. 2400mal vergrößert, auf ⁴/₅ verkleinert.)

Mit den in Abb. 73 und 74 dargestellten pericellulären Faserkörben ist die feinste nervöse Formation, welche für die Übertragung nervöser Impulse auf die Ganglienzelle in Betracht kommen könnte, vielleicht noch nicht hinreichend gekennzeichnet. Nach Abbildung 76, 82 und 303 werden bei stärkster Vergrößerung auf der Oberfläche der Ganglienzelle feinste Neurofibrillen sichtbar; sie sind zahlreich vorhanden, verlieren sich in das Hüll- und Nebenzellenplasmodium und lassen nirgends ein freies Ende in Gestalt knopf- oder kolbenartiger Gebilde erkennen. Demgemäß dürften jene Neurofibrillen ihrer außerordentlichen Feinheit wegen dem Gebiet der vegetativen Endausbreitung angehören und in das Gebiet des Terminalreticulums zu rechnen sein.

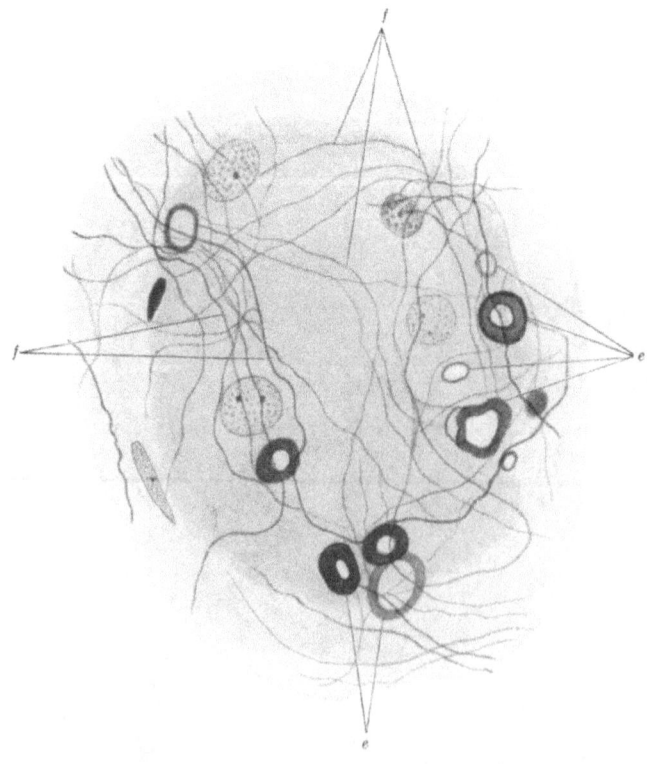

Abb. 76. Oberfläche einer Ganglienzelle mit pericellulären Neurofibrillen *f*. Nebenniere. *Mensch.* *e* Überimprägnierte, nervöse Gebilde. (BIELSCHOWSKY-Methode. 2000mal vergrößert, auf ⁴/₅ verkleinert.)

Vor einer Definition über die Morphologie der Synapse sei hier auf diejenigen neurohistologischen Formationen eingegangen, welcher meiner Meinung nach nichts mit einer synaptischen Einrichtung zu tun haben. Hierher gehören die in Abb. 77 wiedergegebenen, um einzelne Fortsätze der sympathischen Ganglienzelle gewickelten *Spiralfasern*. So verlockend es auch sein mag, die spiraligen Nervenfäserchen als die Endform einer präganglionären Faser anzusehen, so erscheinen sie selbst in den bestimprägnierten Präparaten viel zu selten, um als Normalbefund von Bedeutung gelten zu können. Andererseits kommen die Spiralfasern bei Weiterentwicklung zu hyperplastischen Faserkörben unter gleichzeitiger Wucherung des Hüllplasmodiums bei krankhaften Veränderungen in den sympathischen Ganglien sehr häufig vor. Daher glaube ich in den Spiralfasern nicht das präganglionäre Teilstück einer Synapse, sondern den Ausdruck einer im Nervengewebe vorhandenen, pathologischen Wucherungstendenz vor mir zu haben.

Andererseits erblicken zahlreiche Autoren in kleinen Ringbildungen, Plättchen, verschieden geformten kolbigen Endgebilden das sog. „freie Ende" der präganglionären Faser. Derartige Endkolben vermögen vor allem in der Nebenniere einen erheblichen Umfang zu gewinnen. Nach Abb. 78 kann ein solcher Endkolben in eine tiefe Bucht der Ganglienzelle gleichsam eingepreßt sein und in seinem Inneren die Neurofibrillen dicht aneinandergereiht in eigentümlichen spiraligen Windungen enthalten. Mitunter vermag eine zur Ganglienzelle führende Nervenfaser kleine fibrilläre Ösen und Schlingen zu entwickeln, die sich in einem

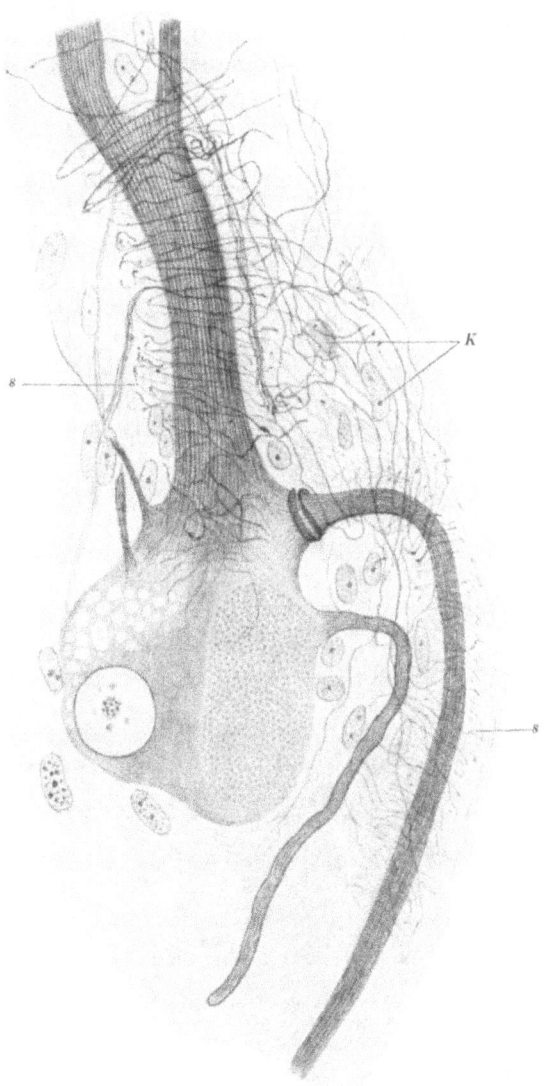

Abb. 77. Erkrankte Ganglienzelle mit „Spiralfasern" *s* um ihre Fortsätze. Ganglion cervicale supr. 51jähriger Mann mit Alkohol- und Nicotinabusus; *K* Kerne des Hüllplasmodiums. (BIELSCHOWSKY-Methode. 1200mal vergrößert, auf ³/₄ verkleinert.)

deutlich abgegrenzten, dunklen Plasma vorfinden (Abb. 79). Abgesehen von jenen großen Endkolben gibt es an den Ganglienzellen der Nebenniere noch eine Fülle kleinerer, dunkel imprägnierter ringartiger Gebilde und Plättchen; sie liegen teils direkt der Außenfläche der Ganglienzelle auf, teilweise aber auch in deren Hüllplasmodium oder im pericellulären Bindegewebe und können in letzterem Falle keineswegs an der Rolle einer Synapse alter Vorstellung teilnehmen. In dem Abschnitt über die Nebenniere habe ich eine Deutung der hier abgebildeten, großen Endkolben versucht, aber leider keine sichere Beurteilung gefunden.

Endkolben von der hier an den Ganglienzellen der Nebenniere beschriebenen Größe kommen an einer normalen Ganglienzelle des Grenzstranges niemals vor. Daher bleibt es von vorneherein vergeblich, die fraglichen Kolben als präganglionäres Ende an der Bildung einer Synapse teilnehmen zu lassen. Immerhin fällt

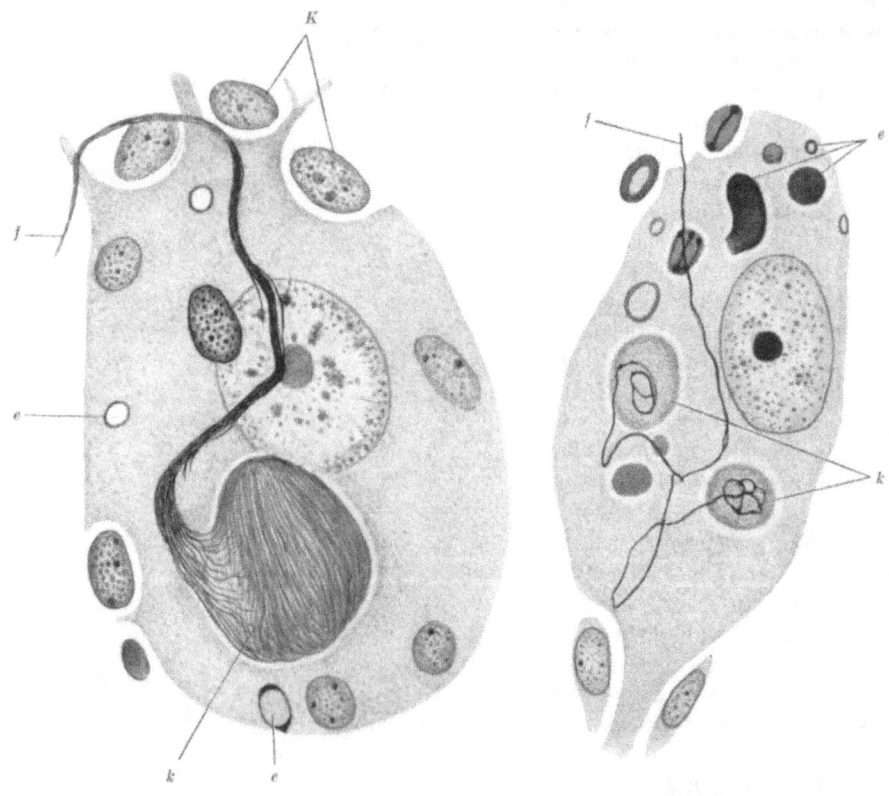

Abb. 78.   Abb. 79.

Abb. 78. Ganglienzelle aus der Nebenniere. *Mensch.* *f* Marklose Nervenfaser mit kolbenartigem Endgebilde *k*; *e* kleinere nervöse Gebilde; *K* Kerne des Hüllplasmodiums. (BIELSCHOWSKY-Methode. 1800mal vergrößert, auf ⁴/₅ verkleinert.)

Abb. 79. Ganglienzelle aus der Nebenniere. *Mensch.* *f* Marklose Nervenfaser mit kolbenartigen Endgebilden *k*; *e* kleinere, überimprägnierte nervöse Gebilde. (BIELSCHOWSKY-Methode. 1800mal vergrößert, auf ⁴/₅ verkleinert.)

die Beurteilung jener kolbenartigen Nervenenden leicht, wenn man diese in erkrankten Ganglien des Grenzstranges oder des Vagus aufsucht. In solchem Falle trifft man die Endkolben in beträchtlicher Menge auf der Oberfläche der Ganglienzelle oder deren Hüllplasmodium (Abb. 44, 45 und 90). LAWRENTJEW und LASOWSKY (1931) haben den Endkolben ähnlich gestaltete Gebilde experimentell erzeugt, als „Kugelphänomen" beschrieben und als eine Reizerscheinung gedeutet.

Das für die beschriebenen Endkolben Gesagte gilt in entsprechender Weise für die kleinen Ringbildungen und angeblichen freien Endigungen, die gewöhnlich von den Autoren (ÁBRAHÁM 1940, BARBEY-GAMPERT 1947/48, JABONERO 1955 u. a.) als das Ende präganglionärer Fasern gedeutet worden sind. Denn man sieht an einem gut imprägnierten Präparat die fraglichen Gebilde entweder gar nicht oder nur vereinzelt an einer Zelle und äußerst selten. Daher können sie entweder nur als eine Reizerscheinung des Nervengewebes oder aber als das Resultat ungenügender Technik betrachtet werden. Selbst DE CASTRO (1950), ein besonders treuer Verteidiger der veralteten Neuronenlehre, gibt nunmehr zu, daß sich die Synapse nach der landläufigen Vorstellung nicht mehr auf das knopfförmige Ende einer präganglionären Faser beschränken könne, sondern einen mehr diffusen Charakter besitzen müsse. Immerhin ist der geehrte Autor mit seinen „Nuevas ideas", die er 1942 über die Synapse geäußert hat, dem, was ich schon vorher (1939) über das gleiche Thema behauptet hatte, im gewissen Grade näher gekommen. Das geht aus folgendem hervor.

Zu einer morphologischen Definition der Synapse sind zunächst drei Teilkörper zu berücksichtigen: die Oberfläche der Ganglienzelle, das Hüllplasmodium und die Endigungsweise der präganglionären Faser. Eine Analyse des letztgenannten Faktors fällt am schwersten. Denn die vielgenannten pericellulären Faserkörbe sind selbst in der in Abb. 73 dargestellten Form allzuselten, um als eine normale, jeder Ganglienzelle zukommende Einrichtung zur Übertragung nervöser Impulse zu gelten. Auch verdanken derartige Faserkörbe niemals einer einzelnen präganglionären Faser, sondern stets mehreren marklosen Fäserchen, mitunter sogar den eigenen Fortsätzen der Ganglienzelle ihre Entstehung. So lassen sich die verhältnismäßig groben Faserkörbe als eine variable, individuelle, unter Umständen sogar pathologische Erscheinung betrachten.

Man gewinnt jedoch für den normal histologischen Aufbau der Ganglien eine andere Vorstellung, wenn man die allerfeinsten, der Oberfläche der Ganglienzelle aufgelagerten Neurofibrillen der Abb. 74, 76, 302, 409 als Endausbreitung der präganglionären Faser annimmt. Da diese feinsten Neurofibrillen im Durchmesser den Neurofibrillen des peripheren, vegetativen Endgebietes völlig entsprechen, auch nirgends ein knopfähnliches oder sonstwie „freies" Ende besitzen, so müssen sie letzten Endes eine netzartige Formation entwickeln. Dieses Neurofibrillennetz bleibt in seiner Anordnung aber nicht auf die Oberfläche der Ganglienzelle beschränkt, sondern breitet sich in das anliegende Hüllplasmodium hinein aus; Abb. 75 dürfte hieran keinen Zweifel lassen.

Somit hat man in der Synapse einen aus Ganglienzelle, Hüllplasmodium und Neurofibrillennetz aufgebauten, zusammenhängenden geweblichen Komplex vor sich. Es würde aber nicht der histologischen Beobachtung entsprechen, wollte man in jenem Gewebskomplex eine morphologisch isolierbare Einheit sehen. Wie aus Abb. 68 hervorgeht, hängen die pericellulären Hüllplasmodien mit den Hüllplasmodien benachbarter Ganglienzellen und mit den Strängen des Nebenzellenplasmodiums vielfach kontinuierlich zusammen. Ein gleiches läßt sich für das eingelagerte Neurofibrillennetz annehmen (Abb. 72). Aus dem vorliegenden, neurohistologischen Befund resultiert für den Versuch einer morphologischen Definition der intraganglionären Synapse die Vorstellung: Oberfläche der Ganglienzelle, Hüllplasmodium, Nebenzellenplasmodium und ein diffuses, aus der Aufsplitterung der präganglionären Nervenfasern hervorgegangenes neurofibrilläres Netzwerk gehören zu den Bestandteilen der Synapse. Diese kann nicht als Nahtstelle zwischen einer präganglionären Faser und einer einzelnen Ganglienzelle betrachtet werden; vielmehr dürften sich die von den präganglionären Fasern eintreffenden Impulse nach der oben wiedergegebenen histologischen Beobachtung alsbald über größere Strecken des Ganglions ausbreiten. Der hier zur Morphologie der Synapse beanspruchte Gewebskomplex erweist sich als veränderlich; die Bildung pericellulärer Faserkörbe, die Entwicklung von Spiralfasern und ein vermehrtes Wachstum des Hüllplasmodiums begründen die obige Behauptung. Die morphologische Veränderung der Synapse dürfte sehr wahrscheinlich auch von einer Veränderung der physiologischen Vorgänge bei der synaptischen Übertragung begleitet sein. In solchem Fall scheint ein Schluß aus der veränderten Form auf eine gestörte Funktion des vegetativen Nervensystems immerhin denkbar.

Auf die enge Verbindung zwischen Hüllplasmodium und sympathischer Ganglienzelle und ihre mögliche Bedeutung für die Vorgänge bei der Synapse ist verschiedentlich hingewiesen worden (ÁBRAHÁM 1940, 1951, DE CASTRO 1942, 1950, JABONERO 1955, PALUMBI 1940, SATO 1955). Auf physiologischer Seite hält KORNMÜLLER (1947) eine humorale Einwirkung des durch den Impuls der präganglionären Faser erregten Hüllplasmodiums auf die Ganglienzelle für möglich. Das von SZANTROCH (1936, 1937) beschriebene „interneuronale Gitterwerk" habe ich nicht gefunden. Nach der vom Autor dargestellten Form dürfte es sich bei diesem Gitterwerk um die wahrscheinlich etwas veränderten, aus den Fortsätzen der Ganglienzellen gebildeten Glomerulusschlingen handeln.

Es bedeutet nicht gerade die vornehmste Aufgabe der Anatomie, klinische und physiologische Hypothesen über eine mutmaßliche morphologische Einrichtung des Organismus nachzuprüfen. Um die aus dem LANGLEYschen Nicotinexperiment gefolgerte Unterbrechung und „Umschaltung" festzustellen, ist manche histologische Arbeit erfolglos verwendet und jene intracelluläre Synapse, die SJSÖTRAND (1954) als Ausläufer bipolarer Nervenzellen an den Stäbchenzellen der Retina im Elektronenmikroskop demonstriert hat, doch nicht gefunden worden. Der LANGLEYsche Versuch, dessen immer wiederkehrendes Synapsis-Schema die einen als morphologische, die anderen als symbolische Deutung hinnehmen, entbehrt einer morphologischen Unterlage.

Immerhin könnte sich für die mit Nicotin erzielte Unterbrechung der nervösen Erregung im vegetativen Nervensystem bei der obigen Definition der Synapse eine gewisse Deutung finden lassen. Nach den Angaben zahlreicher Autoren wird nach Reizung präganglionärer Fasern an den in den sympathischen Ganglien gelegenen Synapsen Acetylcholin frei (BRONK 1939, CANNON und ROSENBLUETH 1937, COPPÉE und BACQ 1938, DALE und FELDBERG 1934, DIKSHIT 1938, ECCLES 1935, FELDBERG und GADDUM 1934, FELDBERG 1952, KAHLSON und MACINTOSH 1939, LOEWI und HELLAUER 1938, LORENTE DE NÓ 1938, SCHILF 1954 u. a.). Die genannten Autoren sehen in dem Acetylcholin einen chemischen Vermittler bei der Übertragung nervöser Impulse von der erregten präganglionären Faser auf die Ganglienzelle. Letztere würde somit durch das gebildete Acetylcholin in Erregung versetzt. HOLTZ (1952) erblickt übrigens in dem Arterenol einen derartigen Wirkstoff.

Im Hinblick auf den untrennbaren Zusammenschluß zwischen Ganglienzelle und Hüllplasmodium habe ich schon 1939 eine Produktion des Acetylcholins durch das Hüllplasmodium und eine direkte Einwirkung des Überträgerstoffes auf die Ganglienzelle für denkbar gehalten. Auch auf eine durch die LANGLEYsche Nicotinvergiftung möglich gewordene Störung in der Produktion des Acetylcholins und die hierdurch bedingte Unterbrechung in der Übertragung präganglionärer Erregung habe ich damals hingewiesen. Ich sehe auf morphologischem Gebiet keinen Grund, meine seinerzeitige Vorstellung zu verändern und weise noch auf den vielfachen Zusammenhang zwischen Hüllplasmodium und den in gleicher Weise von zahlreichen feinsten Nervenfasern durchzogenen Nebenzellensträngen hin, um den engen plasmatischen Zusammenhang der Ganglienzellen untereinander durch Hüllplasmodium, Nebenzellenstränge und ein zartes neurofibrilläres Netzwerk zu betonen.

JABONERO (1955) nimmt eine Erregung der peripheren, sympathischen Ganglienzelle durch das „Glioplasma" an; DE CASTRO (1942, 1950) sieht in dem um jede Ganglienzelle gelagerten, syncytialen „Gliocyten"-Mantel ein unentbehrliches Übertragergewebe der präganglionären Erregung auf die Ganglienzelle und läßt des weiteren die Erregung von einer Ganglienzelle auf die andere durch die „Gliocyten" besorgt sein. Setzt man statt der von den beiden Autoren gewählten Bezeichnung Glia für das gleiche Gewebe den Ausdruck Hüllplasmodium und Nebenzellenstränge, so sieht man, in welchem Grade sich die Autoren meiner schon 1939 geäußerten Vorstellung genähert haben. Wie KORNMÜLLER (1950) und BAUER (1953) richtig bemerkt haben, dürfte das Gliagewebe den Aufgaben einer „Stützsubstanz" kaum gerecht werden, zu welcher dasselbe von den Neuronentheoretikern mit Vorliebe degradiert wird; auch Hüllplasmodium und Nebenzellenstränge sind keine „Stützsubstanz".

Soweit das fixierte Präparat eine Aussage über den Bau der Synapse überhaupt zuläßt, muß die Synapse innerhalb eines sympathischen Ganglions als ein ausgedehnter, geweblicher Komplex betrachtet werden, der sich im einzelnen aus Ganglienzelle und deren kurzen Fortsätzen, Hüllplasmodium und einem von den präganglionären Fasern entwickelten fibrillären Netzwerk zusammensetzt. Nebenzellenstränge und zahlreiche Neurofibrillen, die teils den Fortsätzen der Ganglienzellen, teils dem Endgebiet der präganglionären Fasern angehören, sorgen für eine plasmatische Verbindung der Ganglienzellen untereinander.

Experimentelle Durchschneidung präganglionärer Fasern, um die Degeneration und Regeneration interganglionärer Synapsen zu studieren, ist verschiedentlich durchgeführt worden (BERSELLI und ROSSI 1953, BERSELLI und MATTIOLI 1955, V. BRÜCKE 1931, DE CASTRO 1930, 1942, CLARK 1933, FEDOROW 1935, LAWRENTJEW 1934). Über eine Neubildung heterogener Synapsen, die nach experimenteller Verbindung von Vagus, Phrenicus und Cerebrospinalnerven mit dem Grenzstrang zustande kommen sollen, äußern sich BARON (1934) und LAWRENTJEW und NESSONOW (1936). Hierbei betrachten allerdings die Autoren eine zufällig in der Nähe der Ganglienzelle verlaufende Nervenfaser mit einem ringähnlichen Ende als Synapse, somit etwas anderes, als ich oben in dieser Hinsicht angegeben habe. FEDOROW und MATWEJEWA (1935) berichten über die in den Herzganglien des *Frosches* vorkommenden Synapsen; letztere sind intra vitam unter verschiedentlicher elektrischer Reizung von STEPANOVA und KROKHINA (1941) im Dunkelfeld studiert worden. Bei HAMLYN (1954) und SAMUEL (1952, 1953) findet man Angaben über das Verhalten der Tigroidsubstanz in den sympathischen Ganglienzellen nach Durchschneidung präganglionärer Fasern.

An Einzelbeobachtungen über die Histologie der Grenzstrangganglien sei auf die Resultate von PALUMBI (1939) (bei *Mensch* und *Kalb*), von KOLOSSOW und SABUSSOW (1929) (bei *Reptilien* und *Vögeln*) und von GIROLAMO (1949) bei (*Selachiern*) verwiesen. BOTAR (1956) versucht die Nervenzellen im Ganglion coeliacum gesunder Menschen im Alter von 16 bis 31 Jahren in unentwickelte, gesunde, reife und in veränderte und degenerierende Elemente zu gliedern. Hierbei bleibt es zunächst eine willkürliche Annahme kleine Formen von Ganglienzellen, die sich überdies von mittelgroßen nicht scharf abgrenzen lassen, als Sympathicoblasten zu bezeichnen. Des weiteren scheint mir eine quantitative Untersuchung an nur 3 Personen keineswegs hinreichend, um das Vorkommen jener 3 Zelltypen in Prozentzahlen bei der überdies individuellen Bauweise des sympathischen Systems festzulegen. COUJARD (1951) hat Beobachtungen über eine hormonale Beeinflussung der mit dem Genitalapparat der *Vögel* verbundenen sympathischen Ganglien veröffentlicht. Statistische Angaben über das Vorkommen und die Zugehörigkeit markhaltiger Fasern und ihr Verhältnis zu den marklosen Fasern sind bei BELLONE (1938), FOLEY und DU BOIS (1940), MEHLER (1950, 1952) und WOLF jr. (1941) zu ersehen. HINSEY, HARE und WOLF jr. (1942) beschreiben Vagusfasern im Halsgrenzstrang und Vaguszellen in der Kapsel des Ganglion cervicale sup. bei der *Katze*. Nach PODBRADSZKY (1935) besitzen die feinen, aus dem Ganglion stellatum der *Katze* hervorgehenden postganglionären Fasern eine Markscheide.

Cholinesterase ist von HARD und PETERSON (1950) in der Außenzone der sympathischen Ganglienzellen und vor allem im Hüllplasmodium festgestellt worden. Nach SAVAY, CSILLIK und BONDRAY (1953) weisen die sympathischen Ganglien eine mittelmäßige, unspezifische Esteraseaktivität auf; zwischen der Aktivität der einzelnen Ganglien sollen graduelle Unterschiede bestehen. In den menschlichen Grenzstrangganglien hat WALTER (1954/55) *saure Phosphatase* im Neuroplasma der Ganglienzellen und *alkalische Phosphatase* im pericellulären Hüllplasmodium gefunden. Über eine quantitative Bestimmung der Alkaliphosphatase im sympathischen Ganglion und ihre Veränderungen während der Gravidität sind von AROS, BARKA, PÓSALAKY und GERECZE (1951) einige Resultate geliefert worden.

In der Kapsel des Ganglion stellatum beim *Menschen* beschreibt ÁBRAHÁM (1951) sensible Nervenenden. Ob im Ganglion mesent. inf. des Menschen sensible Endapparate vorkommen, wie SLEPKOV (1954) behauptet, halte ich für fraglich, da sich sensible Endkörper unter Umständen mit ähnlich gestalteten pathologischen Bildungen leicht verwechseln lassen. Über eine an das Ganglion stellatum und die Lumbalganglien gebundene spezifische Schmerzempfindung, die sich von der cerebrospinalen Schmerzempfindlichkeit unterscheiden soll, hat ARNULF (1949) nähere Angaben beigesteuert. MALAISE und GEREBTZOFF (1951) haben basophile Granula in den Histiocyten der sympathischen Ganglien beobachtet.

Rami internodiales. Über die Rami internodiales liegen nur wenige histologischen Beobachtungen vor. ELETTO (1937) schildert im Stammfaserzug des *menschlichen* Grenzstranges das Vorkommen von Ganglienzellen, die oft in Reihen zwischen der Fasermasse hervortreten. DE CASTRO (1950) liefert statistische Angaben über das Zahlenverhältnis dicker, mittelstarker und dünner markhaltiger Nervenfasern in den Rami internodiales der *Katze*. FAWORSKY (1940/41) weist am gleichen Objekt auf den zahlenmäßigen Wechsel markhaltiger Fasern bei *Hund, Katze, Kaninchen* und *Meerschweinchen* hin.

N. splanchnicus. Präparatorische Arbeiten, die eine gute Übersicht von der Bildungsweise des N. splanchnicus aus dem Grenzstrang darbieten, sind von ROSSI (1927), MATTUSCHKA (1942), PICK und SHEEHAN (1946), SAMPAIO-TAVARES (1949) und BOTÁR (1932) an *menschlichem* Material geleistet worden. MATTUSCHKA (1942) bezeichnet die Äste des Lendengrenzstranges, die in den Plexus hypogastricus führen, als Nn. splanchnici lumbales. BOTÁR (1932) veröffentlicht eine vergleichend anatomische Studie über den Beckenabschnitt des N. splanchnicus bei *Katze, Löwe* und *Pferd*. Sympathische Ganglienzellen sind im N. splanchnicus des *Menschen* vielfach entdeckt worden (REED 1951, KUNTZ 1955, NÄÄTÄNEN 1947, L. R. MÜLLER 1931, ROSSI 1927); sie kommen häufig vereinzelt, nicht selten zu ganzen Ganglien angesammelt vor. STRECKFUSS (1931) bezeichnet den N. splanchnicus major des *Menschen* geradezu als ein langgestrecktes Ganglion von variabler Zusammensetzung. HERMANN (1935) ist zum gleichen Resultat am N. splanchnicus des *Hundes* gelangt.

Histologische Angaben über den unterschiedlichen Markgehalt und die verschiedene Dicke der im Splanchnicus einherziehenden Nervenfasern findet man bei DE CASTRO (1950), OTUKA (1940) und KISS und MIHÁLEK (1950). Nach KUNTZ (1955) nehmen im N. splanchnicus des Menschen die präganglionären Fasern von kranial nach caudal zahlenmäßig zu, die postganglionären Fasern ab. Durchschneidungsexperimente zur Analyse der im Splanchnicus verlaufenden Fasern sind von FUNAOKA (1928) und HARRIS (1943) durchgeführt worden. ASAI (1927) berichtet über das Vorhandensein zentripetaler Nervenfasern im Splanchnicus des *Kaninchens*; PERA (1951) bringt weitere Einzelheiten über Verlauf und Bau der Nn. splanchnici bei den Vögeln. ARNULF (1949) bezeichnet den Splanchnicus als Schmerznerv der Baucheingeweide.

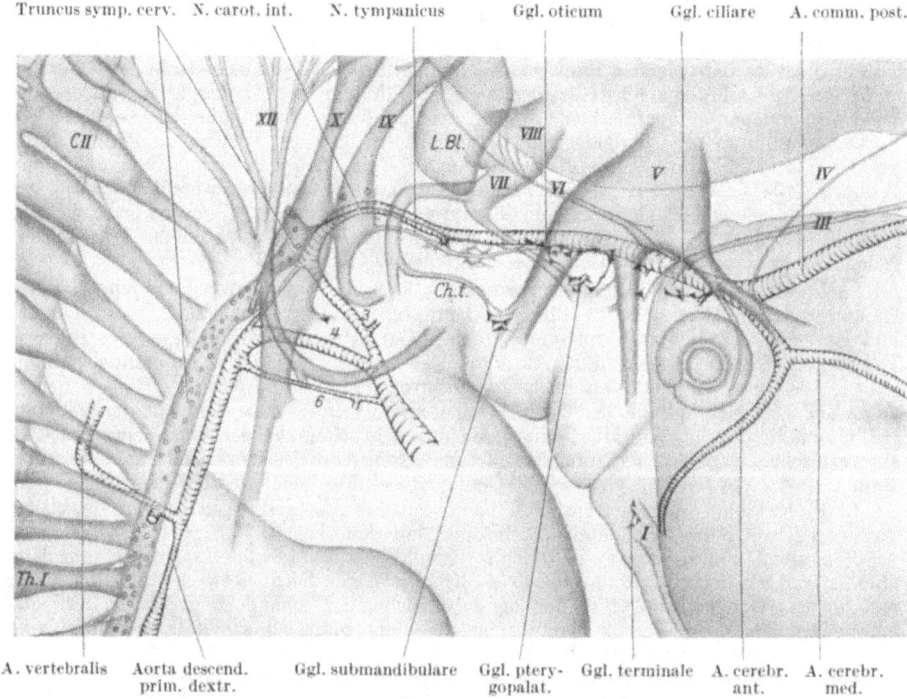

Abb. 80. Profilrekonstruktion des Hals-Kopfbereiches eines menschlichen Embryos von 11 mm. Anlage des vegetativen Nervensystems. *Ch.t.* Chorda tympani; *L.Bl.* Labyrinthbläschen. Hirnnerven mit römischen, Kiemenbogenarterien mit arabischen Ziffern bezeichnet. Etwa 30mal vergrößert.
(Nach ANDRES und KAUTZKY 1955.)

2. Kopfganglien.

Die vegetativen Kopfganglien entwickeln sich aus dem Neuroblastenmaterial der Kopfganglienleiste. Abb. 80 gibt ein Entwicklungsstadium des Kopfsympathicus in einer Profilrekonstruktion bei einem menschlichen Embryo von 11 mm wieder. Bei dem untrennbaren Zusammenhang der Kopfganglien mit dem in Begleitung der Carotis int. einherziehenden sympathischen Nervenstrang seien besonders im Hinblick auf die Multipolarität der Ganglienzellen das Ganglion ciliare, pterygopalatinum, oticum und submandibulare dem Sympathicus zugerechnet. Es besteht für die Anatomie kein Grund, die histologisch gerechtfertigte Bezeichnung sympathisch wegen des physiologischen Begriffes „parasympathisch" bei den fraglichen Kopfganglien aufzugeben.

MITCHELL (1953) denkt sich das obere Ende beider Grenzstränge innerhalb des Schädels gelegen, vielleicht an der A. communicans anterior, wo der Autor beim *Affen* ein kleines

„Ganglion craniale impar" gefunden hat. Doch konnte diese Beobachtung beim *Menschen* von ANDRES und KAUTZKY (1955) in ihren Studien über die Genese der vegetativen Kopfganglien nicht bestätigt werden.

Ganglion ciliare. Über die Histologie des Ganglions wird auf S. 479 ausführlich Bericht erstattet.

Ganglion pterygopalatinum. Das Ganglion ist mit Ästen des N. maxillaris verbunden; viele, manchmal ziemlich dicke Bündel von Trigeminusfasern ziehen durch das Ganglion hindurch, ohne mit den Ganglienzellen in engeren Konnex zu geraten (Abb. 81). Die Ganglienzellen sind, wie schon RETZIUS (1880) bekannt war, multipolar und gehören infolgedessen zum sympathischen System. Einzel-

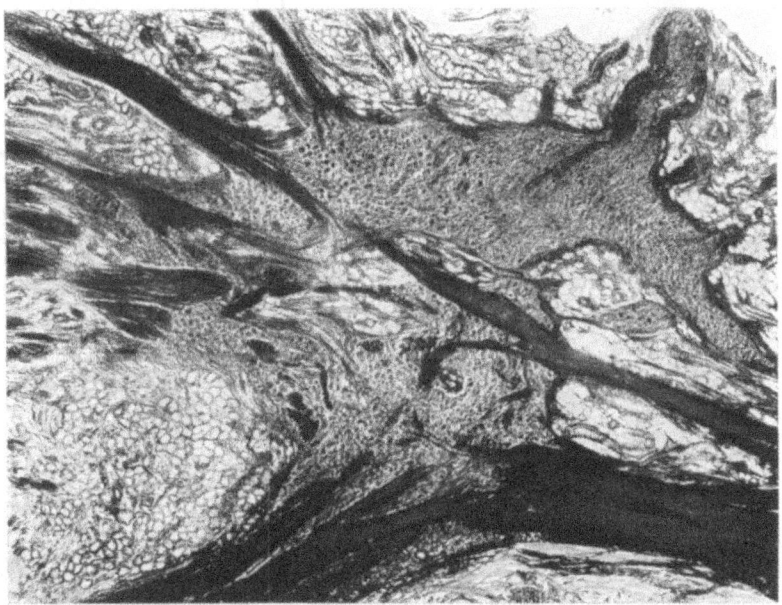

Abb. 81. Schnitt durch das Ganglion pterygopalatinum. *Mensch.* (BIELSCHOWSKY-Methode. 20mal vergrößert, Präparat von Dr. ANDRZEJEWSKI.)

beobachtungen über die Ganglienzellen finden sich bei SLAVICH (1932) und ZOTTO (1952). Nach PALUMBI (1939) gehören die Ganglienzellen vorwiegend dem Typus II DOGIELS an. In Abb. 82 ist eine solche Zelle mit feinstem Fibrillennetz an ihrer Oberfläche dargestellt.

Die postganglionären Fasern des Ganglions, abgesehen von den nur das Ganglion passierenden Faserbündeln des Trigeminus, sollen beim *Hund* nach KEN KURÉ und SAKURASAWA (1929) unter $3\,\mu$ dick und markhaltig sein; marklose Fasern sollen sich überdies darunter befinden.

VITALI (1928) hat beim *Menschen* aus dem Ganglion pterygopalatinum stammende Nervenäste beschrieben, die zur Fissura infraorbitalis ziehen und bei ihrem Verlauf mit kleinen Ganglien in Verbindung geraten. Der Autor läßt die an der unteren Augenspalte vorhandene glatte Muskulatur von Fasern aus jenen Ganglien innerviert sein. Letztere sind später von ANDRES und KAUTZKY (1955) beim *menschlichen Embryo* wieder aufgefunden und als Retroorbitalganglien bezeichnet worden. Sie liegen teils extra-, teils intraorbital, teils innerhalb der glatten Muskelplatte. Hinsichtlich einer funktionellen Beziehung zwischen den kleinen Ganglien und der glatten Muskelplatte sei auf die Angabe von ANDRES und KAUTZKY (1956) verwiesen, die in Serienschnitten durch die Orbita der *Amsel* ein Fehlen der glatten Muskelplatte bei gleichzeitigem Fehlen der Retroorbitalganglien festgestellt haben. MORIN (1939) beschreibt bei *Cavia* ein kleines Ganglion am N. petrosus superficialis major.

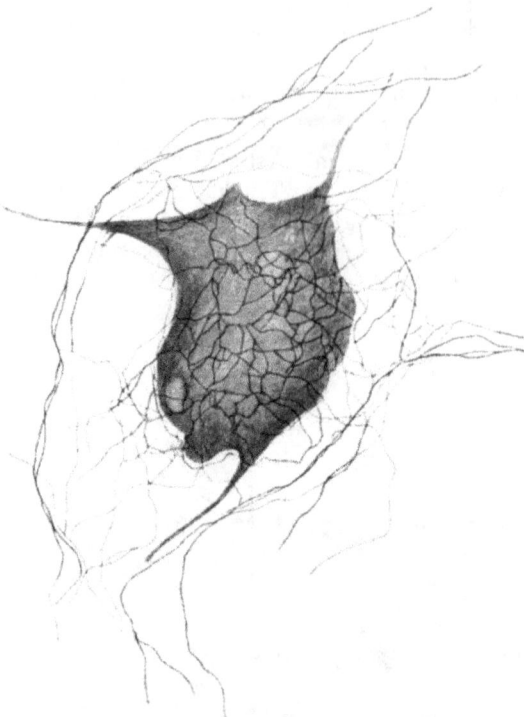

Abb. 82. Ganglion pterygopalatinum. *Kalb*. Multipolare Nervenzelle vom Typus II mit feinstem pericellulärem Fibrillennetz. BIELSCHOWSKY-Methode. 1600mal vergrößert, auf $^2/_3$ verkleinert. (Nach PALUMBI 1939.)

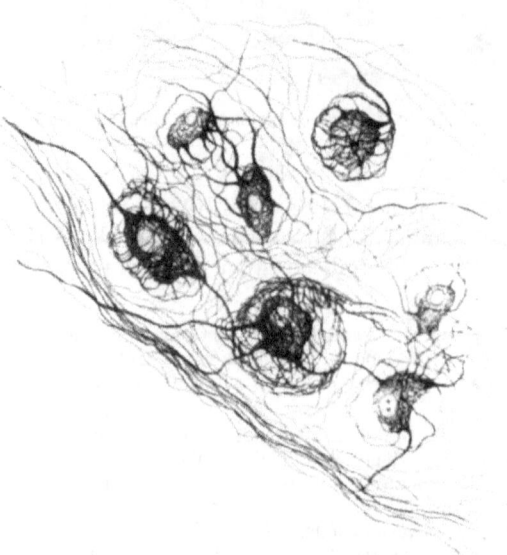

Abb. 83. Ganglion oticum. 2jähriges Kind. Ganglienzellen vom Typus II mit pericellulären Faserkörben. Rechts oben eine Zelle vom Typus I des Ciliarganglions. BIELSCHOWSKY-Methode. 400mal vergrößert, auf $^4/_5$ verkleinert. (Nach PALUMBI 1939.)

Ganglion oticum. Das mit Faserzügen des III. Trigeminusastes verbundene Ganglion oticum enthält multipolare Zellen (PINES und NAROWTSCHATOWA 1934, L. R. MÜLLER 1931, PALUMBI 1939, SLAVICH 1932, GAETANI 1934). Daher rechnet es zum sympathischen System. Morphologisch lassen sich die Ganglienzellen in die beiden DOGIELschen Typen I und II gliedern (Abb. 83). PINES und NAROWTSCHATOWA (1934) bezeichnen den Bau des Ganglions, das in mehrere zerstreute Zellmassen zerfallen kann, als sehr kompliziert.

Über den *Markgehalt* der im Ganglion oticum verlaufenden Nervenfasern sind bei GELLÉRT (1935) verschiedene Einzelbeobachtungen zu finden. Der Autor bildet im Ganglion oticum des Schweines sehr feine markhaltige Fasern ab, die als postganglionär bezeichnet werden und in den N. auriculotemporalis gelangen sollen. Desgleichen soll der N. petrosus superficialis minor feine markhaltige Fasern führen. Eine Existenz ,,parasympathischer" Fasern lehnt der Autor ab. Die bindegewebigen Strukturen des Ganglions beim Schafe sind von GAETANI (1933) näher beschrieben worden.

Ganglion submandibulare. Über die multipolaren Ganglienzellen im *Ganglion submandibulare* beim *Menschen*, bei *Equiden* und bei der *Ziege* hat CATANIA (1927) einige Beobachtungen veröffentlicht. Beim *Menschen* sollen sich mikroskopisch kleine Ganglien an den Ästen des N. lingualis und des Ganglion submandibulare vorfinden. TAKAHASHI (1956) veröffentlicht einige Beobachtungen über die Nervenzellen des Ganglion submandibulare bei einem 4 Monate alten menschlichen Embryo.

Versprengte kleine sympathische Ganglien, die mit den oben angeführten Kopfganglien durch Faserzüge verbunden sind, werden an verschiedenen Stellen in der Schädelhöhle teilweise konstant angetroffen. Die Ganglien enthalten multipolare Zellen und dürften nach Verlagerung aus dem Neuroblastenmaterial der großen sympathischen Kopfganglien entstanden sein. FERNER

(1940) beschreibt zwei konstante Ganglien im Sinus cavernosus des *Menschen*, GELLÉRT (1951) ein solches an gleicher Stelle beim *Kaninchen*. SINCLAIR (1951) erwähnt ein kleines Ganglion an der Crista galli. ANDRES und KAUTZKY (1956) haben die Lage jener kleinen Ganglien bei einem *menschlichen Embryo* von 25 cm Länge eingehend studiert und folgenden Überblick über die Topographie der Ganglien gegeben: 1. Gangliengruppen im Sinus cavernosus; 2. Ganglienknoten zwischen Sinus cavernosus und Ganglion oticum, als *Ganglion „paraoticum"* bezeichnet; 3. ein Ganglion zwischen Sinus cavernosus und Ganglion pterygopalatinum = *Ganglion „parapterygopalatinum"*; 4. Gangliengruppe in der Fissura orbitalis inferior = *Retroorbitalganglien*.

V. Vagussystem.

1. Ganglien.

Die beiden peripheren Ganglien des N. vagus, das *Ganglion jugulare* und das *Ganglion nodosum*, werden im Hinblick auf ihren histologischen Bau gewöhnlich

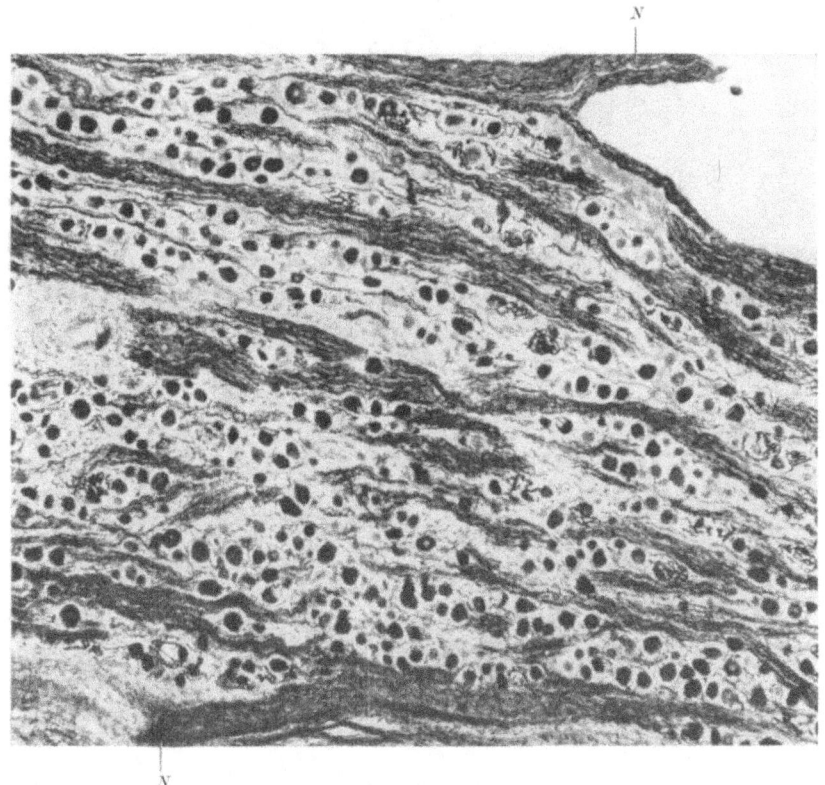

Abb. 84. Übersicht aus dem Ganglion nodosum eines 26jährigen Mannes. *N* Abgehende Nervenäste. (BIELSCHOWSKY-Methode. 50mal vergrößert auf $^{19}/_{20}$ verkleinert.)

den Spinalganglien gleichgeachtet; solches scheint nach Abb. 84 in gewissem Sinn berechtigt. Trotzdem legen gestaltliche und physiologische Besonderheiten in den Vagusganglien es nahe, deren morphologische Gleichstellung mit den Spinalganglien aufzugeben und die Vagusganglien eher als nervöse Gebilde eigener Prägung zu betrachten.

Makroskopisch läßt sich das meist in gleicher Höhe mit dem Ganglion cerv. sup. gelegene Ganglion nodosum nicht immer deutlich im Verlaufe des Vagusstammes feststellen, da die für ein Ganglion charakteristische knötchenartige Anschwellung fehlen kann. Das Ganglion nodosum zeigt in seinem Aufbau erhebliche, individuelle Unterschiede und besitzt gegenüber der Fasermasse des Vagusstammes keine scharfen Grenzen; es tritt vielfach nur mit reihenweise angeordneten, gangliösen Zellketten hervor, die zwischen den Faserbündeln des

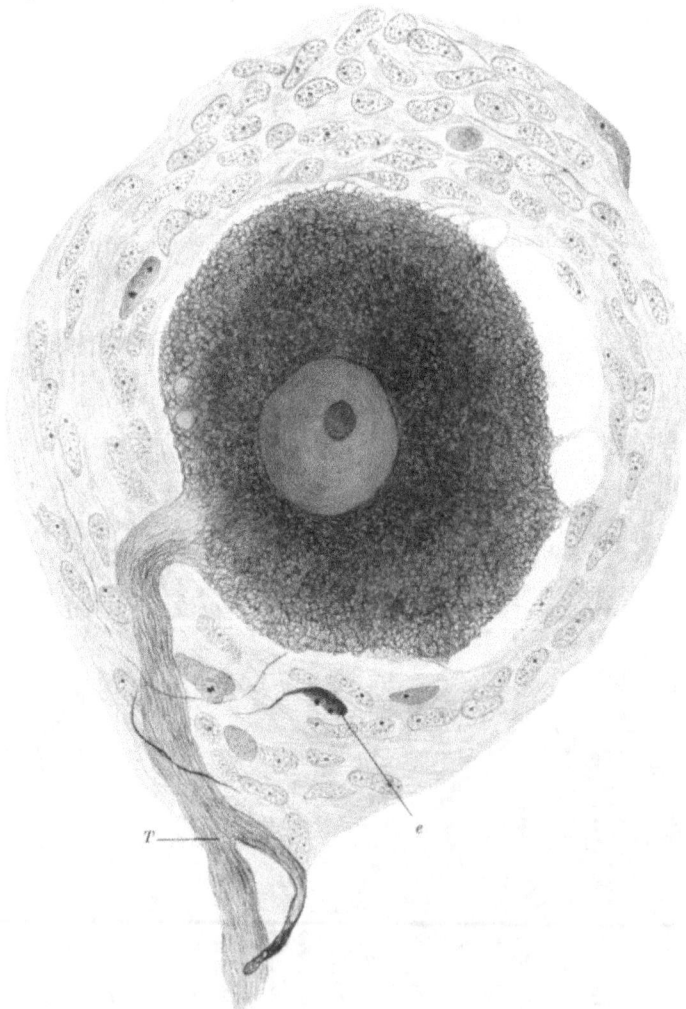

Abb. 85. Ganglienzelle mit gewuchertem Hüllplasmodium. Ganglion nodosum. 26jähriger Mann. *T* Teilungsstelle des Fortsatzes in 2 Äste von ungleicher Dicke; *e* Endplättchen. (BIELSCHOWSKY-Methode. 1000mal vergrößert, auf $^2/_3$ verkleinert.)

Vagus lagern. Im letzteren Fall erstreckt sich das makroskopisch kaum sichtbare Ganglion mit seinen Nervenzellen weit in den Vagusstamm nach abwärts. Im übrigen enthalten der Vagusstamm und seine Äste zahlreiche Ganglienzellen; hiervon wird später die Rede sein.

Die Nervenzellen des *Ganglion nodosum* sind pseudounipolar, besitzen also wie die Zellen der Spinalganglien einen einzigen, die neurofibrilläre Struktur klar zeigenden Fortsatz, der sich gewöhnlich dichotomisch in einen dickeren und einen dünneren Ast aufspaltet (Abb. 85). Ein mit Kernen von unterschiedlicher Größe und Zahl besetztes Hüllplasmodium umgibt die Ganglienzelle. Gelegentlich erscheint das Neuroplasma vereinzelter Ganglienzellen gefenstert; RANSON, FOLEY und ALPERT (1933) haben ebenfalls darauf hingewiesen. Entgegen der Meinung von KISS (1933), der das Vorhandensein dunkler, multipolarer, als sympathisch gedeuteter Ganglienzellen im Ganglion nodosum behauptet, habe ich keine multipolaren Ganglienzellen gesehen. Nur selten entdeckt man Nervenzellen mit zwei feinen Fortsätzen; in solchem Fall hat offenbar der Umwandlungsprozeß von der bipolaren zur unipolaren Zelle während der Embryonalzeit eine Störung erfahren (Abb. 86).

Die *Vagusganglien* gewähren wie die sympathischen Ganglien einen jeweils individuell verschiedenen Anblick. Die schwankende Einordnung der Ganglien-

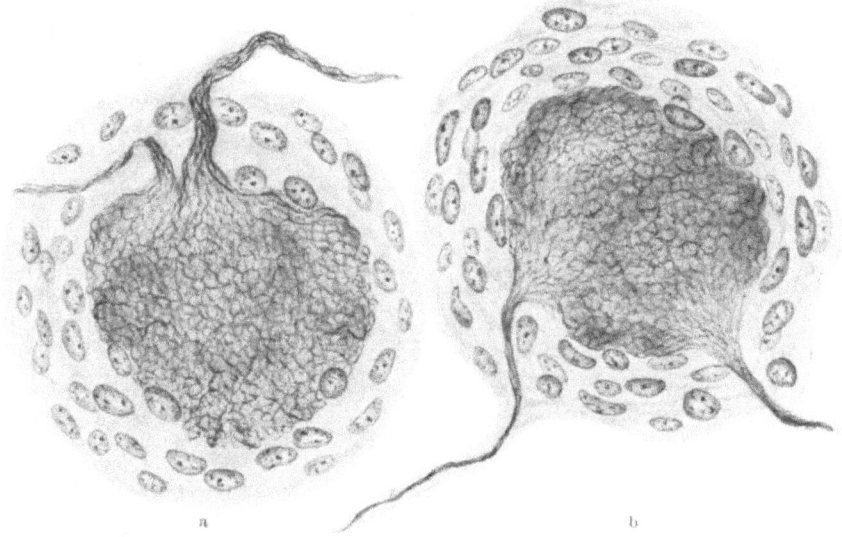

Abb. 86. Nervenzellen mit 2 Fortsätzen. Ganglion nodosum. a 33jähriger Mann; b 26jähriger Mann; schematisiert (BIELSCHOWSKY-Methode. 950mal vergrößert, auf ⁸/₇ verkleinert.)

zellen in den Vagusstamm, die wechselvolle Größe der Nervenzellen, die unterschiedliche Entwicklung knäuelartiger Fortsatzgebilde und pericellulärer Faserkörbe, schließlich das Auftreten pathologischer Veränderungen verleihen im wesentlichen den Vagusganglien eine individuelle Note. Die einzelnen Ganglienzellen behalten im übrigen ihr ursprüngliches Aussehen nicht auf die Dauer bei, sondern können dieses während des Lebensablaufes verändern. In allen Altersstufen lassen sich, wie auch MASSIG (1936) bemerkt hat, an den Ganglienzellen *atrophische Erscheinungen* nachweisen, die zu Verkleinerung, Schrumpfung und gestaltlicher Umänderung des Neuroplasmas führen. In Abb. 87 findet man eine ganze Gruppe derartiger, atrophischer, fortsatzloser Ganglienzellen dargestellt. Offenbar gehen während des Lebens viele Ganglienzellen zugrunde; ob sie durch Neubildungen oder durch eine Größenzunahme anderer Ganglienzellen in funktioneller Beziehung ersetzt werden, bleibt einstweilen eine schwer lösbare Frage.

Eigentümliche Umgestaltungen an den Fortsätzen der Ganglienzellen treten im Silberpräparat besonders deutlich hervor; hierbei gewinnt der in Abb. 85 noch einigermaßen gestreckt verlaufende Fortsatz im pericellulären Gebiet der Ganglienzellen ein übermäßiges Längenwachstum, das ihn an dieser umschriebenen Stelle zwingt, sich in Schlingen und Windungen zu legen. Aus Abb. 88

wird der Beginn einer derartigen Schlingenbildung ersichtlich. Sie kann solche Ausmaße annehmen, daß der entwickelte Fortsatzknäuel die Ganglienzelle an Umfang bei weitem übertrifft und eher als der zugehörige Zellkörper vors Auge gelangt. Doch handelt es sich hierbei sehr wahrscheinlich um einen anomalen Vorgang, worüber später berichtet werden soll.

HERMANN (1951) hat die *Altersveränderungen* im Ganglion nodosum von 150 Menschen, vom Neugeborenen bis zum 80jährigen Greis, untersucht. Der Autor verzichtet auf die Methoden einer mathematischen, an diesem Material übrigens kaum exakt durchführbaren Statistik und vermittelt nur den allgemeinen morphologischen Eindruck, den ein bei schwacher Vergrößerung betrachtetes Ganglion erweckt. Hiernach sind die Ganglienzellen beim Neugeborenen klein, im ersten Jahre vielfach noch bipolar und zweikernig. Erstes und zweites Jahrzehnt bewirken Größenwachstum des Zellkörpers und beginnende Schlingenbildung an den Fortsätzen. Zwischen 50 und 70 Jahren haben die meisten Ganglienzellen ihren größten Umfang erreicht; degenerierende Ganglienzellen werden, wie oben bemerkt, in jedem Altersstadium beobachtet. Doch erreicht die Zellatrophie, die vielfach von einer Vergröberung des Fibrillennetzes begleitet wird, im höheren Alter eine zahlenmäßig stärkere Ausbreitung. *Pigmentgranula* kommen schon in den Ganglienzellen des Neugeborenen vor. Nach HERMANN (1951) läßt sich an den Vagusganglien der Eintritt des Alterns nur jeweils individuell festlegen und nicht etwa mit einem bestimmten Jahrzehnt verbinden. Multipolare Ganglienzellen werden in den Bereich des Pathologischen verwiesen. In welcher Weise sich das Aschenbild der Nervenzellen im Ganglion nodosum des Kaninchens nach Durchschneidung der Nervenfortsätze verändert, läßt sich aus der Monographie von HINTZSCHE (1956) ersehen. Es erfolgt nach

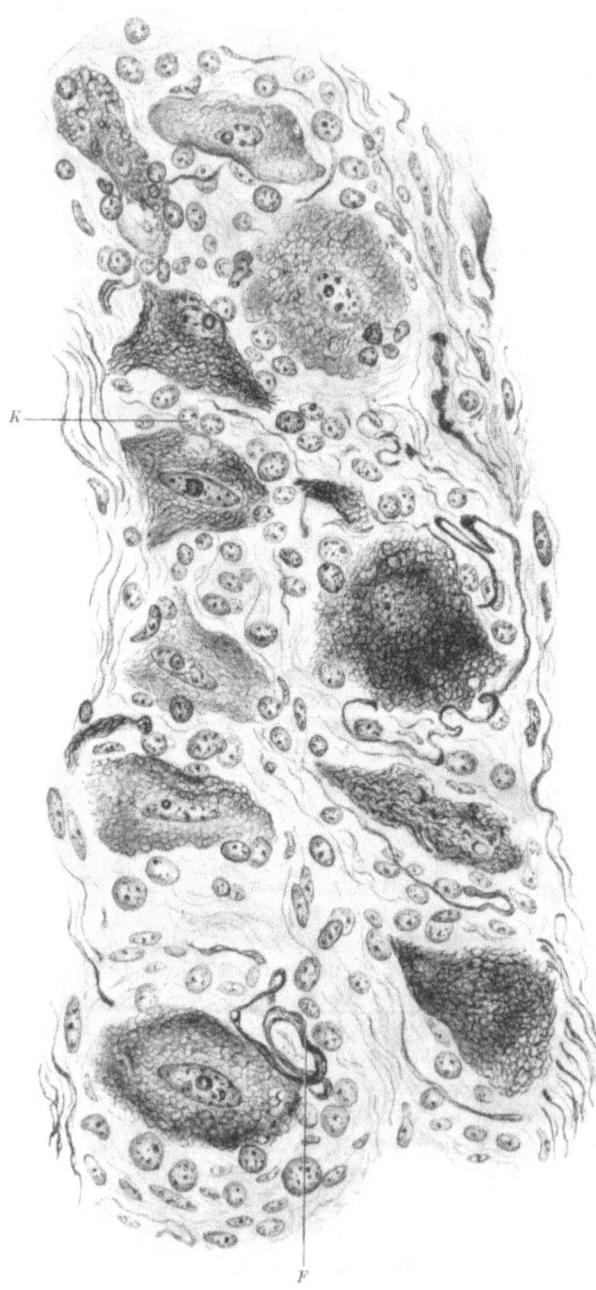

Abb. 87. Atrophische Nervenzellen aus dem Ganglion nodosum. 70jähriger Mann. *F* Rest eines Fortsatzes; *K* Kerne des Hüllplasmodiums. (BIELSCHOWSKY-Methode. 650mal vergrößert, auf ⁴/₅ verkleinert.)

Durchschneidung der zugehörigen Neuriten eine beträchtliche Aschenabnahme im Plasma der Ganglienzelle.

Nach den Angaben von RANSON, FOLEY und ALPERT (1933), ferner von HEINBECKER und O'LEARY (1933) liegt im Ganglion nodosum für die Annahme einer Synapse kein Beweis vor. Hiernach entwickeln somit die präganglionären Fasern weder pericelluläre Faserkörbe noch irgendwelche, der Ganglienzelle aufliegende Endplättchen; wenigstens glaubt man beide Gebilde im morphologischen Sinne als eine Synapse aufzufassen. Jedoch läßt sich das Auftreten kugeliger oder längsovaler *Endplättchen*, die direkt auf dem Körper der Ganglienzelle oder im interstitiellen Bindegewebe lagern und häufig von einer besonderen Zellschicht umhüllt sind, nicht in Abrede stellen (Abb. 89). Unter Umständen finden sich die kugeligen, fibrillär strukturierten Endplättchen in tiefe Einbuchtungen der

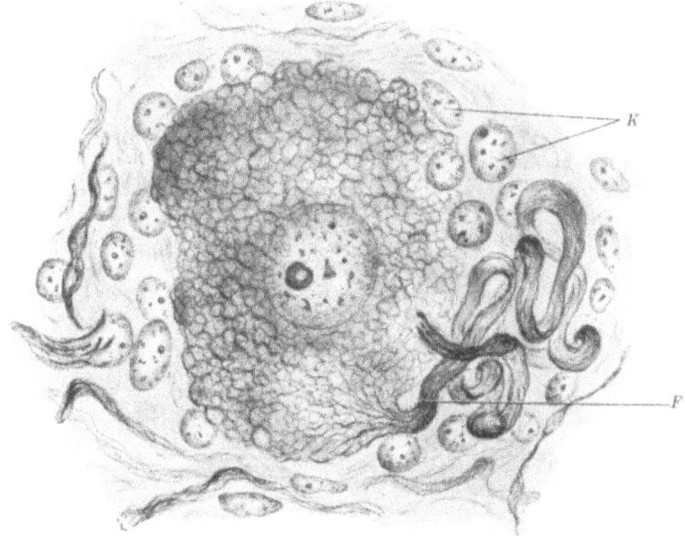

Abb. 88. Nervenzelle aus dem Ganglion nodosum. 70jähriger Mann. *K* Kerne des Hüllplasmodiums; *F* Fortsatzschlinge. (BIELSCHOWSKY-Methode. 1000mal vergrößert, auf $^6/_7$ verkleinert.)

Ganglienzelle gleichsam eingewuchert vor (Abb. 90). In manchen Vagusganglien begegnen einem die Endplättchen in beträchtlicher Zahl, bei anderen Ganglien kostet es erhebliche Mühe, ein einziges Endplättchen an Hunderten von Nervenzellen aufzufinden. Demnach kann es sich bei den Endplättchen um keine allgemeine, für die Funktion bedeutungsvolle Einrichtung, sondern nur um eine individuelle Erscheinung handeln.

Die Endplättchen entstammen feinen, den Nervenzellen des Ganglion nodosum entsprungenen Fortsätzen und dürften als eine rasch wachsende Neubildung aufgefaßt werden; die fraglichen Gebilde sind auch als „*Kugelphänomen*" beschrieben und verdanken wahrscheinlich ihre Genese einem anomalen Reiz. Ich habe die Endplättchen im Ganglion nodosum des Menschen bei mancher Erkrankung wie beim Asthma bronchiale häufig beobachtet. FILATOWA und LAWRENTJEW (1932), welche die pathologischen Veränderungen im Ganglion nodosum bei Larynxtuberkulose schildern, halten das „Kugelphänomen" mit Recht für den Ausdruck eines anomalen Vorgangs. HARTING (1944) hat nach Durchschneidung des Vagus unterhalb des Ganglion nodosum beim *Kaninchen* nur wenige Nervenzellen des Ganglions mit der Bildung eines „Kugelphänomens" reagieren sehen. Offenbar müssen sehr verwickelte Faktoren, die keineswegs gleichmäßig auf alle Ganglienzellen einwirken, an der Genese der Endplättchen beteiligt sein. Die Endplättchen können eine bedeutsame Größe erreichen, sich zu kugeligen oder eiförmigen Endkolben entwickeln; wenn sie, statt in unmittelbarer Nähe der zugehörigen oder einer benachbarten Ganglienzelle, im interstitiellen Bindegewebe gelegen sind, vermögen sie eine afferente Endigung vorzutäuschen.

Ebensowenig wie bei den Endplättchen darf man in den *pericellulären Faserkörben* im Ganglion nodosum eine konstante, funktionell bedeutsame Einrichtung vermuten, die als Endform einer präganglionären Nervenfaser oder nach CAJAL (1911) als afferenter, möglicherweise sympathischer Endapparat gelten könnte. Einer derartigen Vorstellung steht die Seltenheit der Faserkörbe in den Vagusganglien gesunder Menschen entgegen. Auch HERMANN (1951) hat bei seinen an normalen Ganglien angestellten Studien über die Altersveränderungen die Faserkörbe nur vereinzelt gesehen. Andererseits sind mir die pericellulären Faserkörbe (Abb. 91) im Ganglion nodosum von Menschen mit Alkohol- und

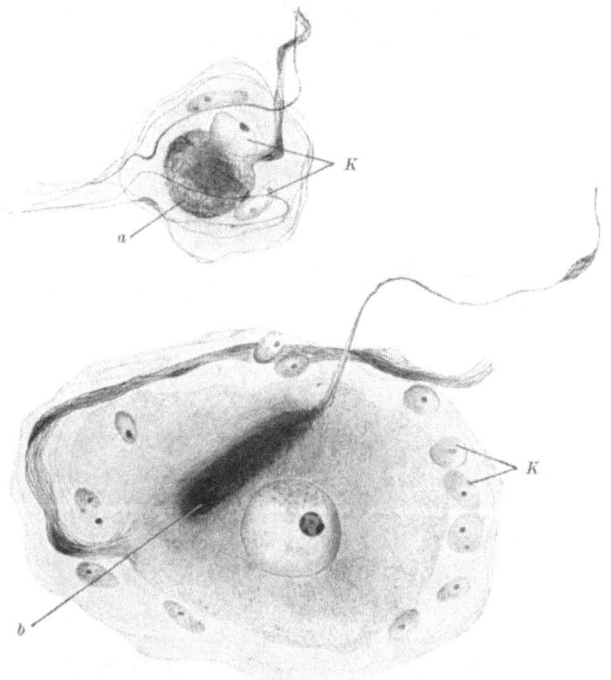

Abb. 89. *a* kugeliges, *b* längliches Endplättchen. Ganglion nodosum. 33jähriger Mann; *K* Kerne des Hüllplasmodiums. (BIELSCHOWSKY-Methode. 1600mal vergrößert, auf ³/₄ verkleinert.)

Nicotinabusus und bei Asthmatikern in großer Zahl begegnet. Die starke und dichte Entwicklung der Faserkörbe, die merkwürdigen Anschwellungen der beteiligten Nervenfasern, das Auftreten zahlreicher Endplättchen von vielfach kolbiger Beschaffenheit verleihen einem derartigen Ganglion schon bei schwacher Vergrößerung eine auffallende Note. Ein solcher Befund kommt bereits bei jugendlichen Menschen vor und läßt sich daher kaum als eine Ausdrucksform des Alterns, vielmehr als ein Merkmal pathologischer Art betrachten.

Für den Gedanken, die pericellulären Faserkörbe im Ganglion nodosum als eine *pathologische Neubildung* aufzufassen, spricht noch eine Reihe weiterer, abnormer Einzelbefunde. Sie sind in Abb. 92 wiedergegeben und in der Wucherung des besonders kernreichen Hüllplasmodiums, in der hyperplastischen Masse der Neurofibrillen, in dem Aussprossen feiner Fortsätze aus dem Körper der Ganglienzelle und an den unregelmäßigen Konturen des Nucleolus und der Kernmembran ohne weiteres erkennbar. Da keine Verbindungen des pericellulären Faserkorbes mit den benachbarten Nervenfasern des Ganglions nachweisbar waren, so dürften die zarten, aus dem Neuroplasma der Ganglienzelle herausgewachsenen Äste an der Bildung des Faserkorbes beteiligt gewesen sein.

Es bleibt verkehrt, die in Abb. 92 gezeichnete Zelle wegen der ausgesproßten, feinen Fortsätze etwa als multipolar zu bezeichnen; vielmehr weisen die zarten, sich von der Ganglienzelle loslösenden Fortsätze nur auf einen gewissen Reizzustand hin, in dem das Neuroplasma zur Neubildung angeregt wird.

DOLGO-SABUROFF (1937) will die pericellulären Faserkörbe, die er um die Ganglienzellen im Vagusstamm der *Katze* gesehen hat, als Endigungen präganglionärer Fasern gewertet wissen, wobei er das Vorhandensein postganglionärer Fasern ungeklärt läßt. Wahrscheinlich handelt es sich jedoch bei jenen Faserkörben ebenfalls um anomale Formationen. Mit letzterer Deutung bildet DE CASTRO in PENFIELDS Handbuch (1932) einen zweifellos pathologischen Faserkorb ab, der sich um eine Nervenzelle aus dem Ganglion nodosum bei Delirium tremens entwickelt hatte.

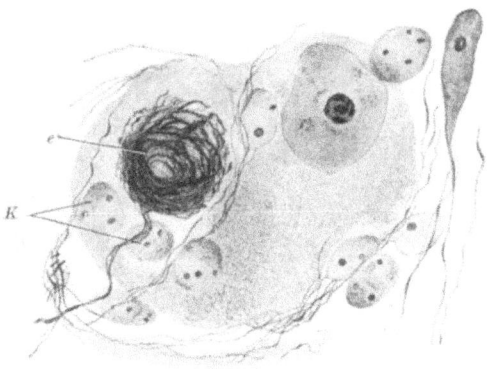

Abb. 90. Kugeliges Endplättchen *e* auf der Oberfläche einer erkrankten Ganglienzelle. *K* Kerne des Hüllplasmodiums. Ganglion nodosum. 33jähriger Mann mit Asthma bronchiale. (BIELSCHOWSKY-Methode. 2000mal vergrößert, auf ⁴/₅ verkleinert.)

Die von SETO (1951) bejahte Frage nach dem *Vorkommen sensibler Endigungen* im Ganglion nodosum verknüpft sich mit dem Auftreten kleiner kernreicher Knötchen, die von TERPLAN (1926) zuerst in den Ganglien des Grenzstranges beschrieben worden und als pathologische Bildungen zu betrachten sind. Die Knötchen sehen nach Abb. 93 im Silberpräparat einem sensiblen Endkörperchen sehr ähnlich. Jedoch besteht das Grundmaterial der Knötchen aus kernreichen Elementen des Nebenzellengewebes und des Hüllplasmodiums und nicht etwa wie bei den sensiblen Endorganen, aus einem spezifischen Terminalplasma, SCHWANNschem Leitgewebe und einer bindegewebigen Hülle.

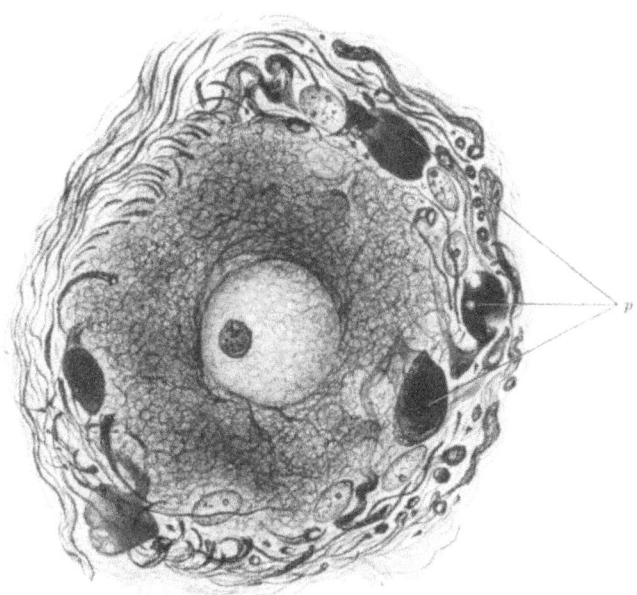

Abb. 91. Ganglienzelle aus dem Ganglion nodosum. 33jähriger Mann. *p* Verbreiterungen von Nervenfasern des pericellulären Faserkorbes im Hüllplasmodium. (BIELSCHOWSKY-Methode. 950mal vergrößert, auf ⁶/₇ verkleinert.)

Die Knötchen werden nur in bestimmten, mit jenem Wucherungsphänomen behafteten Ganglien beobachtet, stellen also kein konstantes Merkmal dar. Sie sind als eine Neubildung aufzufassen, die aktives Wachstum, Kernvermehrung und bei weiterer Größenzunahme eine enorme Menge neuromartig gewucherter Neurofibrillen in ihrem Plasma beherbergt. Sehr kleine Knötchen bleiben vielfach dem Auge verborgen, vor allem dann, wenn sie eng eingezwängt zwischen einer dichten Masse

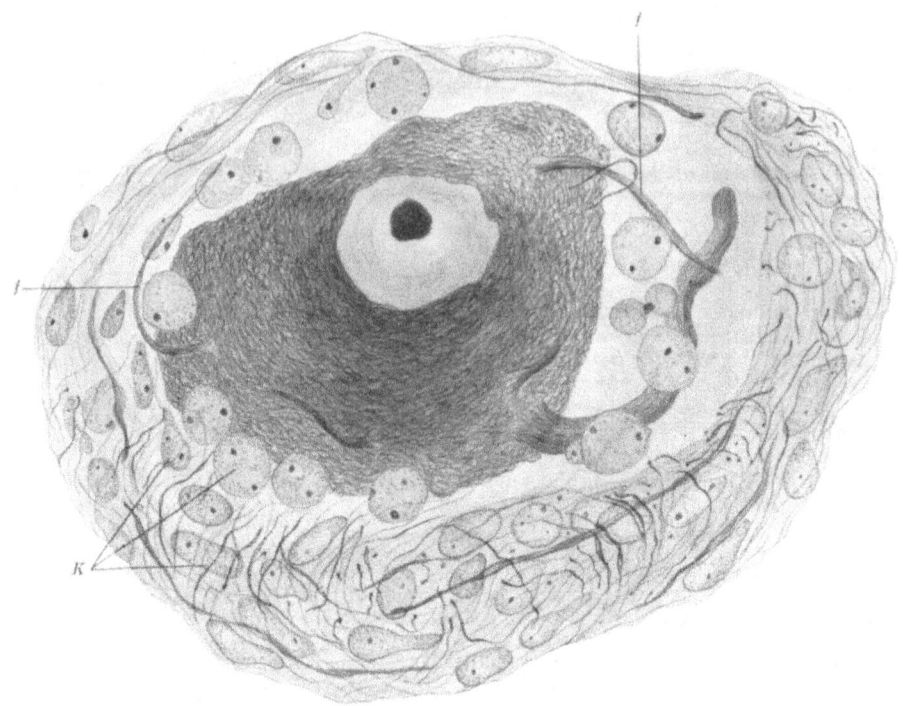

Abb. 92. Ganglienzelle aus dem Ganglion nodosum mit gewuchertem Hüllplasmodium und pericellulärem Faserkorb. 26jähriger Mann. *f* Feine Zellfortsätze; *K* Kerne des Hüllplasmodiums. (BIELSCHOWSKY-Methode. 1600mal vergrößert, auf ²/₃ verkleinert.)

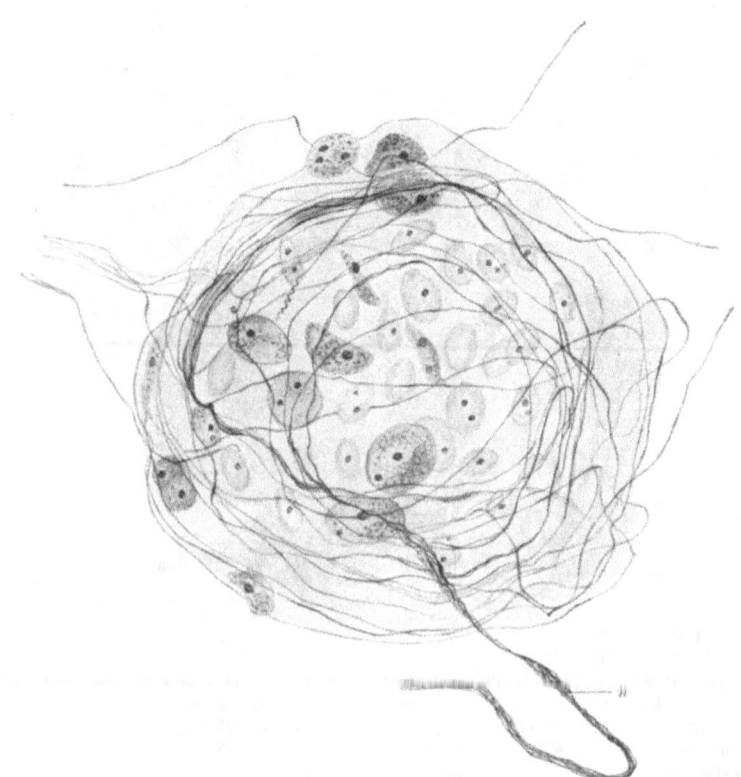

Abb. 93. Pathologisches Nervenknötchen in Gestalt eines KRAUSEschen Endkolbens. Ganglion nodosum. *Mensch.* *n* Zuführende Nervenfaser. (BIELSCHOWSKY-Methode. 2000mal vergrößert, auf ³/₄ verkleinert.)

markhaltiger Fasern lagern; bei größerem Umfang lassen sie sich leicht wahrnehmen. Augenscheinlich hat DE CASTRO (1932 in PENFIELDS Handbuch) ein solches Knötchen für den pericellulären Faserkorb einer erkrankten Ganglienzelle gehalten.

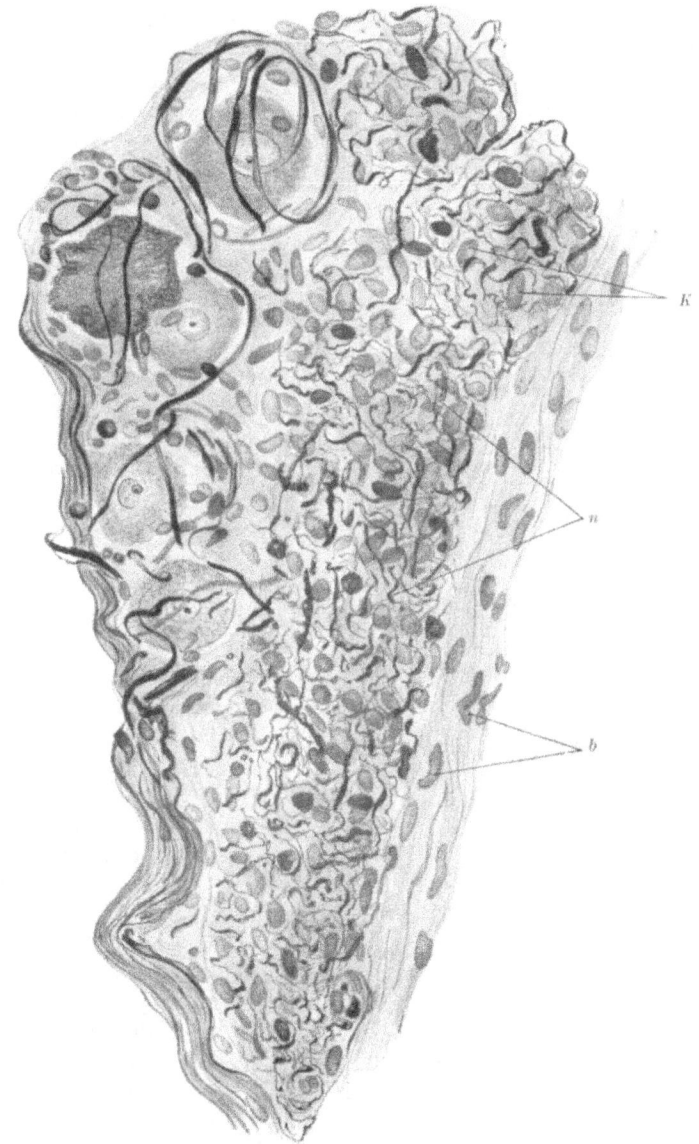

Abb. 94. Nervöse Wucherung n in Gestalt eines Endbäumchens. Ganglion nodosum. *Mensch.* K Kerne des Nebenzellenplasmodiums; b Kerne der bindegewebigen Kapsel des Ganglions. (BIELSCHOWSKY-Methode. 500mal vergrößert, auf $^4/_5$ verkleinert.)

In seltenen Fällen findet man im Ganglion nodosum kleine Körperchen, die sich aus schlecht färbbarem Protoplasma, aus schmalen längsovalen Kernen und aus einer Masse schraubenartig gewundener Neurofibrillenbündel aufbauen. Hier hat man es wohl mit einem Neurom zu tun.

Es besteht, soviel ich sehen kann, kein Anlaß, im Ganglion nodosum sensible Endapparate anzunehmen, da solche durch den ähnlichen Aufbau der TERPLANschen Knötchen nur vorgetäuscht werden. Ein Gleiches gilt für baumartige Verästelungen, die allerdings selten im Vagusganglion zutage treten und etwa das Aussehen der in der Wand der A. carotis befindlichen sensiblen Endorgane gewähren können. In Abb. 94 ist eine derartige, aus einem dichten knäuelartigen Gewirr markloser Fasern und einem kernreichen Plasma bestehende Formation wiedergegeben. Sie verdankt ihre Genese einem scheinbar abnorm gesteigerten Wachstum von Neuriten, deren Ausbreitungsgebiet sich jedoch auf das Gewebe des Ganglions beschränkt und nicht auf das Bindegewebe der Kapsel übergreift.

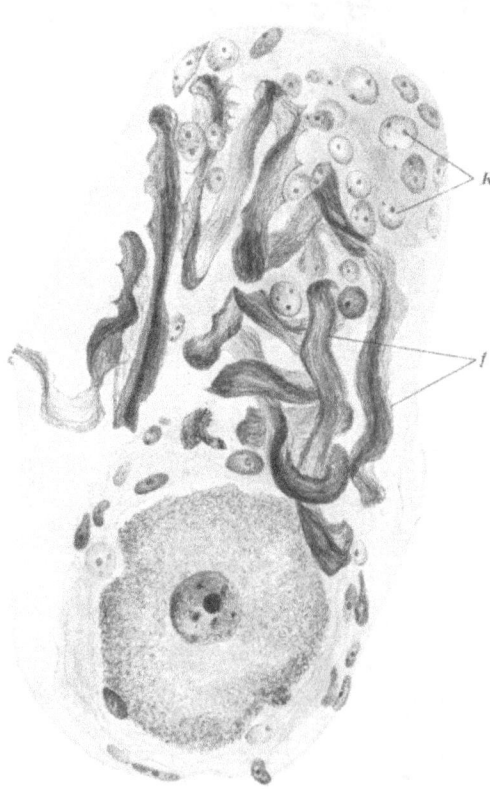

Abb. 95. Pathologische Knäuelbildung am Fortsatz *f* einer Ganglienzelle. Ganglion nodosum. 26jähriger Mann. *K* Kerne des Hüllplasmodiums. (BIELSCHOWSKY-Methode. 1000mal vergrößert, auf ³/₅ verkleinert.)

Bei kleineren Wucherungen dieser Art kann man leicht ihre Entstehung aus einer marklosen Faser verfolgen und ihre Windungen, fibrillären Verbreiterungen und wabigen Fibrillennetzchen wie bei einer sensiblen Endigung gut erkennen. Trotz alledem darf man das vorliegende, nervöse Knäuelgebilde als eine pathologische Wucherung auffassen. Sensible Endapparate treten demnach entgegen einiger Angaben in der Literatur in den Ganglien des vegetativen Nervensystems nicht in Erscheinung.

Es fällt am Nervengewebe besonders schwer, das Normale vom Pathologischen zu trennen; in jenem Bereich, der gerne als Übergang vom Normalen zum Pathologischen angesehen wird, bleibt eine histologische Unterscheidung beider Zustände vielfach unmöglich. Auch scheint eine krankhafte Funktion des vegetativen Nervensystems nicht immer mit mikroskopisch wahrnehmbaren Veränderungen an den zugehörigen Ganglienzellen und deren Fortsätzen verbunden zu sein. Immerhin mag derjenige, der sich mit der Histologie des normalen Nervengewebes beschäftigt, sein Augenmerk in gleicher Weise auf die pathologischen Erscheinungen innerhalb der nervösen Substanz richten. Hierbei sei der an den sympathischen Ganglien bereits entwickelte Gedanke, der die Ganglienzelle samt ihren Fortsätzen und dem Hüllplasmodium als eine gewisse morphologische und funktionelle Einheit auffaßt, in den Vordergrund gerückt und zur Vermeidung von Wiederholungen nur auf die Beziehung zwischen Fortsatzwucherung und Hüllplasmodium kurz hingedeutet.

Nach Abb. 95 erweist sich die Schlingen- oder Glomerulusformation eines Fortsatzes mit einer kegelartig gewucherten Masse des Hüllplasmodiums verknüpft. Der bandartig verbreiterte Fortsatz wechselt vielfach Stärke und Imprägnierbarkeit, zeigt unregelmäßig gezackte Konturen und plasmatische Einschmelzungszonen, die einen allmählichen Zerfall der gesamten Knäuelbildung in einzelne Fragmente nach sich ziehen. Oft zeichnen sich derartige Glomerulusformationen durch besondere Affinität zum Silber und durch auffallende, bizarre Gestaltung aus, bleiben jedoch stets auf das Gebiet des hyperplastischen, pericellulären Hüllplasmodiums beschränkt. Rechnet man zu dem geschilderten Befund an Fortsatz und Hüllplasmodium noch die gleichzeitig erkennbaren Veränderungen am Kern und Fibrillengefüge der Ganglienzelle hinzu, so besteht an einer Erkrankung des ganzen Gewebskomplexes wohl kein Zweifel.

Offenbar können Ganglienzelle und Hüllplasmodium nur in gemeinsamer proliferativer Tätigkeit derartige, letzten Endes zum Untergang bestimmte Wucherungsformen entwickeln. Hierbei kommt es innerhalb des Hüllplasmodiums zur Ausbildung spiralig verflochtener Neurofibrillenzüge, welche die Fragmente des bandartig gequollenen Fortsatzes in dichter Masse umwickeln (Abb. 96). Jener hyperplastische Neurofibrillenkorb kann nicht als Endigungsform etwaiger, präganglionärer Fasern gelten, sondern muß als das Resultat des auf normale Weise in Wucherung geratenen, gesamten Gewebskomplexes betrachtet werden. Neurofibrilläres Zellplasma und Hüllplasmodium sind zur normalen und krankhaften Funktion aufs engste miteinander verbunden.

HERMANN (1952) hat eine Reihe von *pathologischen Veränderungen im Ganglion nodosum* des *Menschen* übersichtlich zusammengestellt; Homogenisierung, Schwellung, Zerfall des Fibrillengerüstes, Bildung plasmatischer Lappen an der Zelle, Entwicklung pericellulärer Faserkörbe, Veränderungen der Fortsätze und des Hüllplasmodiums, schließlich das Auftreten der TERPLANSCHEN Knötchen spielen hierbei die wichtigste Rolle. Multipolare Zellen lassen sich in den Spinal- und Vagusganglien gelegentlich als postmortale Erscheinung deuten oder auf schlechte Fixierung zurück-

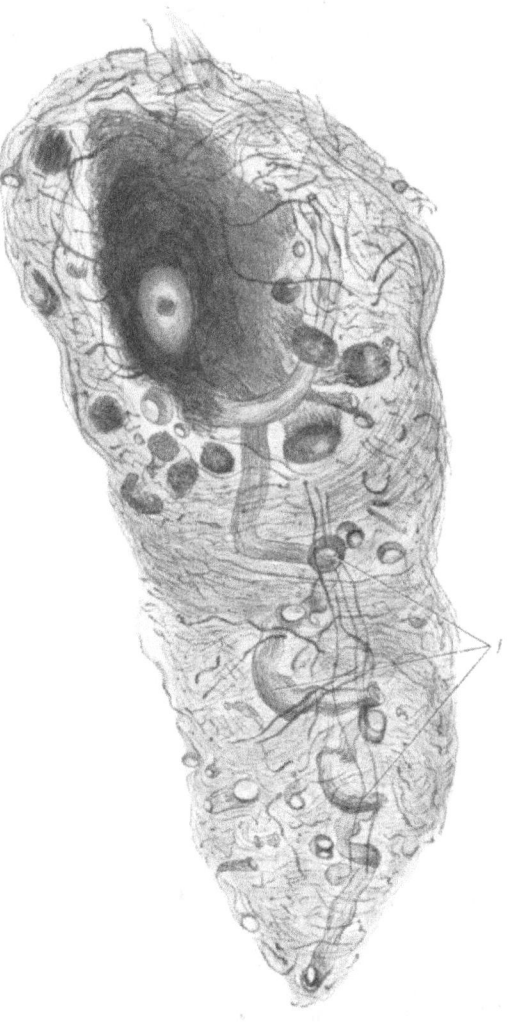

Abb. 96. Ganglienzelle mit hyperplastischem Faserkorb in einem kegelförmig gewucherten Hüllplasmodium. Ganglion nodosum. 33jähriger Mann. *f* Teile des Fortsatzes. (BIELSCHOWSKY-Methode. 1000mal vergrößert, auf ³/₄ verkleinert.)

führen. Wie ich mehrfach beobachtet habe, scheinen pathologische Veränderungen im Ganglion nodosum mit krankhaften Erscheinungen im benachbarten Ganglion cervicale sup. desselben Individuums hinsichtlich ihres Entwicklungsgrades ungefähr gleichen Schritt zu halten (STÖHR 1944).

BROWN (1936) und TERNI (1924) bringen Einzelbeobachtungen über die Nervenzellen in den Vagusganglien der *Vögel*. Statistische Ergebnisse über das zahlenmäßige Vorkommen der Ganglienzellen im Ganglion nodosum der *Katze* und ihr Verhältnis zu den im Vagusstamm verlaufenden Achsenzylindern findet man bei FOLEY und DU BOIS (1937). MANNU (1933) gibt an Hand zweier Abbildungen über das Vorkommen unipolarer und multipolarer sympathischer Zellen im Vago-sympathicus des *Pferdes* eine gewisse Aufklärung.

Langgestreckte *Bündel markhaltiger Nervenfasern* sieht man in großer Zahl in der Längsachse des Vagusstammes durch das Ganglion nodosum hindurchziehen (Abb. 84). Der größte Teil dieser Fasern dürfte wohl durch die Fortsätze der pseudounipolaren Nervenzellen des Ganglions dargestellt werden. Neben den markhaltigen Fasern, die unterschiedlich dick sein können, verlaufen im Ganglion *marklose Fäserchen*, darunter solche von äußerster Feinheit. Es fällt nicht leicht, die Herkunft jener marklosen Fäserchen sicher zu erkennen; manche von ihnen stammen jedenfalls bei der Katze nach RANSON und MIHÁLIK (1932) aus dem sympathischen Grenzstrang, wie andererseits Bündel markhaltiger Fasern aus dem Vagusstamm direkt unterhalb des Ganglion nodosum in den Grenzstrang gelangen können. Mehrfach habe ich feinste, marklose Fasern, gleich Kollateralen, aus den Fortsätzen der im Ganglion nodosum befindlichen Nervenzellen entspringen sehen. Schließlich beteiligen sich am Aufbau der pericellulären Korbgeflechte und der TERPLANschen Knötchen marklose Fasern, die in der Hauptsache den Nervenzellen des Ganglion nodosum entstammen dürften.

Selbstverständlich müssen im Ganglion nodosum marklose *sympathische Nervenfasern* für die Gefäße vorhanden sein; da sich die Gefäßnerven keineswegs in ihrem Verlauf nur auf die Gefäßwände beschränken, sondern sich gleichzeitig in die nervösen Endausbreitungen der Organe verlieren, so könnte derartiges auch für das Ganglion nodosum zutreffen. Demnach läßt sich bei manchen marklosen Nervenfäserchen unter dem allgemeinen Fasergewirr an eine Zugehörigkeit zu den Vasomotoren denken.

RANSON, FOLEY und ALPERT (1933) haben bei der *Katze* sensible und motorische *Vaguswurzeln* beobachtet, die von der Medulla oblongata durch das Ganglion jugulare bis zum Ganglion nodosum zu verfolgen sind und sich den in Abb. 84 wiedergegebenen Nervenbündeln zugesellen müssen. Funktion und Leitungsrichtung der im Ganglion nodosum verlaufenden Nervenfasern lassen sich aus dem morphologischen Verhalten nicht ersehen und bedürfen experimenteller Klärung. Nach HEINBECKER und O'LEARY (1933) besitzen die afferenten Fasern eine Markscheide, doch soll die Leitung der Erregung durch das Ganglion nodosum in beiden

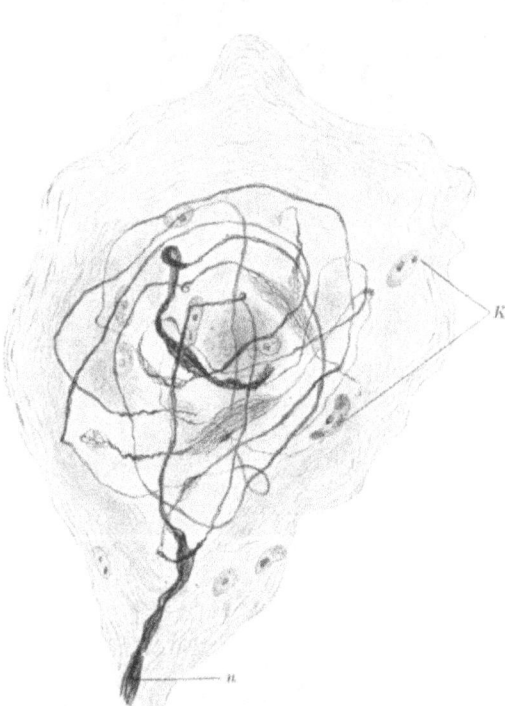

Abb. 97. KRAUSEscher Endkolben in der Kapsel des Ganglion nodosum. *Mensch. K* Kerne des Hüllplasmodiums; *n* zuführende Nervenfaser. (BIELSCHOWSKY-Methode. 1000mal vergrößert, auf $^2/_3$ verkleinert.)

Richtungen möglich sein. MOHIUDDIN (1953) bezeichnet die Nervenfasern in der Hauptsache als afferent und erörtert gleichzeitig die Möglichkeit einer efferenten Funktion. Wie JONES (1932) berichtet, vergrößert sich bei der *Katze* die Zahl der marklosen Fasern des Ganglion nodosum in der Richtung von kranial nach caudal, weshalb die meisten marklosen Fasern des Vagusstammes ihre Herkunft aus dem Ganglion nodosum erfahren sollen. Der Autor hält die Anwesenheit efferenter Zellen im Ganglion nodosum für erforderlich; hierbei könnte es sich allerdings nur um einen Teil der pseudounipolaren Elemente handeln, da die gewöhnlich als motorisch gedeuteten, multipolaren Zellen des vegetativen Nervensystems für eine efferente Funktion in den Vagusganglien nicht zur Verfügung stehen.

In der *bindegewebigen Kapsel* des Ganglion nodosum findet man gelegentlich sensible *Endkörperchen*; sie gleichen den KRAUSEschen Endkolben (Abb. 97) und spielen offenbar eine Rolle bei der Blutregulation. Weiterhin lassen sich, wie ich (1948) bemerkt habe, sehr häufig kleine *Paraganglien* im Kapselgewebe antreffen (Abb. 124 und 174). HERMANN (1951), SETO, YAMAMOTO und FUJII (1950), WATZKA und SCHARF (1951) weisen gleichfalls auf das Vorkommen von Paraganglien in jener Region hin.

Gelegentlich habe ich in der Kapsel *marklose Nervenfäserchen* gesehen, welche eine unharmonische Verlaufsweise zeigen und marklose Schlingen- und Netzbildungen entstehen lassen. Offenbar hat man es hier mit Fasern zu tun, die aus dem gangliösen Gewebe heraus in das ortsfremde Bindegewebe der Kapsel geraten sind und als „Fibrae aberrantes" gelten können. HERMANN (1952) hat ähnliches beobachtet.

Nervöse *Verbindungen* zwischen dem *Ganglion nodosum* und dem *Ganglion cervicale sup.* werden vielfach in der Literatur beschrieben (COULOUMA 1939, CORDIER und COULOUMA 1938, FUNAOKA 1928, LUNA 1938, KOLESSNIKOV 1936, HERMANN 1951). SUZUKI (1937) sah nach Exstirpation des Ganglion cervicale beim *Hunde* marklose Fasern im N. vagus degeneriert, weshalb der Autor marklose Nervenfasern im Vagusstamm, wenigstens teilweise, dem Sympathicus zuordnet. Weiterhin berichtet SILVANO MARQUES (1945) über Anastomosen zwischen Vagus und Sympathicus beim Menschen. Über nervöse Beziehungen zwischen dem Ganglion nodosum und der Thymus bei Vögeln findet man bei TERNI und MURATORI (1933) nähere Angaben.

2. Nervus vagus.

Wie man aus meinem Beitrag in Bd. IV dieses Handbuches (1928) ersieht, hat der N. vagus häufig genug als Objekt histologischer Untersuchungen gegolten. Einer neurohistologischen Analyse der im N. vagus verlaufenden Fasersysteme stellen sich außerordentliche technische Schwierigkeiten entgegen; daher lauten heute die oft mühevoll erreichten Resultate keineswegs übereinstimmend und besitzen nicht immer die nötige Überzeugungskraft. Verhältnismäßig leicht kontrollierbar bleibt das Vorhandensein von *Ganglienzellen* im Vagusstamm und in dessen Ästen. Ein derartiges Vorkommen ist von BROWN (1936) bei *Vögeln* und *Säugern*, von DOLGO-SABUROFF (1935) bei der *Katze*, von GORODINSKAJA (1937) beim *Kaninchen* nachgewiesen worden. BOTÁR, AFRA, MORITZ, SCHIFFMANN und SCHOLTZ (1948, 1950) haben eine genaue Zählung der im Vagusstamm enthaltenen Ganglienzellen beim *Menschen*, *Hund* und bei der *Katze* durchgeführt.

Nach Text und Abbildungen BROWNS (1936) erwecken die aus dem Ganglion nodosum in den Vagusstamm eingewanderten Nervenzellen einen etwas anomalen, kränklichen Eindruck; multipolare, sympathische Zellen scheinen ebenfalls vorzukommen. DOLGO-SABUROFF (1935) hat multipolare Zellen in der Bauchregion des Vagus gefunden, während in der Thoraxregion die Zahl der pseudounipolaren Zellen ihre größte Höhe erreicht. Der Autor sieht ferner in den pericellulären Faserkörben, die er an den Ganglienzellen im Vagusstamm darstellt, die Endigungsweise präganglionärer Fasern, eine These, die nach den obigen Ausführungen über die pericellulären Faserkörbe kaum haltbar sein dürfte. Schließlich führt DOLGO-SABUROFF (1938) eine in zentraler Richtung erfolgende Regeneration von Nervenfasern aus dem peripheren Stumpf des unterhalb des Zwerchfells durchschnittenen Vagus auf das Vorhandensein von den im caudalen Gebiet des Vagus gelegenen Ganglienzellen zurück. GORODINSKAJA (1937) weist in Übereinstimmung mit DOLGO-SABUROFF (1935) auf die besonders hohe Zahl der Ganglienzellen im thorakalen Abschnitt des Vagus hin und erwähnt überdies das Auftreten mehrkerniger sympathischer Zellen.

BOTÁR, AFRA, MORITZ, SCHIFFMANN und SCHOLTZ (1948) erblicken in den zahlreichen Ganglienzellen des thorakalen Vagusgebietes extramurale, in die Funktion des gesamten Atmungsapparates eingreifende Elemente. Nach einer von den gleichen Autoren (1950) durchgeführten statistischen Erhebung beträgt die *Gesamtzahl* der beim Menschen im Vagusstamm und seinen Ästen eingeschlossenen Ganglienzellen auf jeder Seite 1700; hiervon enthält der N. laryngeus sup. die meisten Elemente. Im Einzelfall wurden im oberen thorakalen Abschnitt (Ganglion nodosum — N. recurrens) rechts 435, links 278, im mittleren thorakalen Abschnitt (N. recurrens — unterer Rand der Radix pulmonis) rechts 236, links 191, im unteren thorakalen Abschnitt (unterer Rand der Radix pulmonis — Endaufteilung) rechts 84, links 11 Ganglienzellen gezählt. Im N. laryngeus sup. und in seinen Ästen waren rechts 723, links 926 Ganglienzellen nachzuweisen. Bei der stark individuellen Bauweise des vegetativen Nervensystems hat man selbstverständlich in den Resultaten solcher Zählungen mancherlei Schwankungen zu erwarten.

Der Aufbau des N. vagus aus *markhaltigen* und *marklosen Fasern* jeder in Betracht kommenden Stärke ist seit langem bekannt. Elektronenmikroskopische Beobachtungen über die nähere Beziehung der SCHWANNschen Zellen zu den

Vagusfasern sind von CAUSEY und HOFFMANN (1956) veröffentlicht worden. Nach Serienschnitten durch den Vagusstamm verändert sich die Zusammensetzung des Vagus in cranio-caudaler Richtung; die Zahl der marklosen Fasern nimmt im allgemeinen, je weiter man caudalwärts gelangt, zu und die Zahl der markhaltigen Fasern ab (BOTÁR 1943, JONES 1932, EVANS 1950). HOFFMANN (1956) führt die Zunahme markloser Nervenfasern unterhalb des Ganglion nodosum beim Menschen auf die Bildung von Kollateralen zurück; auch hält der Autor eine Umänderung markhaltiger Nervenfasern in marklose Elemente im Verlaufe des Vagus immerhin für annehmbar. Gute Übersichtsbilder von Querschnitten durch den Vagus in verschiedener Höhe bei der *Katze* hat TOMONAGA (1939) beigesteuert; HIGASHIGO und AMIKURA (1939) liefern statistische Angaben über die verschiedene Faserdicke bei *Katze* und *Kaninchen*.

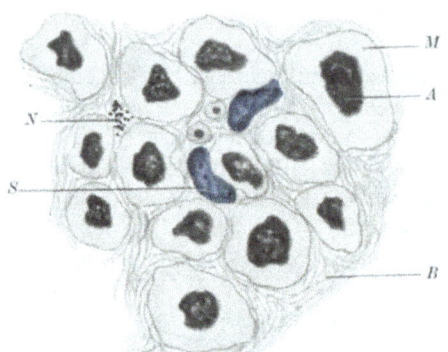

Abb. 98. Querschnitt aus einem Vagusast in Höhe des Ganglion nodosum. 30jähriger Mann. *A* Achsenzylinder; *M* Markscheide, *S* SCHWANN-scher Kern; *N* feinste marklose Nervenfasern; *B* Bindegewebe. (BIELSCHOWSKY-Methode. 1100mal vergrößert, auf $^9/_{10}$ verkleinert). Aus STÖHR, jr., Histologie 1951.

Es kann nicht die Aufgabe der Forschung bleiben, beim Betrachten der verschiedenen Querschnittsbilder durch den Vagus im rein Deskriptiven zu verharren. Die Frage über die funktionelle Bedeutung markloser und markhaltiger Fasern, über ihre Zugehörigkeit zu bestimmten Zellgruppen, über ihre Erregungsleitung, über den Ablauf degenerativer Vorgänge bedarf neben statistischer Arbeit gleichzeitig einer genauen experimentellen Prüfung; bei dieser gelangt vorzüglich die Durchschneidungsmethode mit folgendem Studium degenerierter Nerven und Ganglienzellen zur Anwendung. Bei einer kritischen Bewertung der auf solche Weise erhaltenen Resultate muß man sich allerdings über zahlreiche Schwierigkeiten klar werden, die teils in der komplizierten Zusammensetzung des Vagus, teils in Mängeln der technischen Methoden ihren Grund haben können.

Auf die Hindernisse, die einer morphologischen und physiologischen Deutung der im Vagusstamm verlaufenden *Nervenfasern* entgegenstehen, sei hier kurz verwiesen: Da der Dickendurchmesser der markhaltigen Vagusfasern beträchtlich schwankt und extrem dicke und extrem dünne Fasern in fließenden Übergängen nebeneinander existieren, so genügt es nicht für eine Statistik nur von dünnen oder dicken markhaltigen Fasern zu reden; EVANS und MURRAY (1954) ziehen es daher vor, markhaltige Fasern, die dicker sind als $10\,\mu$, und markhaltige Fasern, die dünner sind als $4\,\mu$, für eine Analyse zu wählen. Im übrigen hat kürzlich SCHWARZACHER (1954) auf Fehlerquellen beim Messen markhaltiger Nervenfasern aufmerksam gemacht. Markhaltige Fasern können, wie längst bekannt, afferent und efferent sein; ein Gleiches trifft für die marklosen Fasern zu. Sollte die Analyse BOTÁRS (1943), daß markhaltige Vagusfasern im Ganglion nodosum und in den Vagusästen ihre Markscheide verlieren können, richtig sein — im Ganglion nodosum habe ich jedenfalls feinste marklose Nervenfäserchen von sehr breiten Achsenzylindern abgehen sehen —, so würde ein derartiges Verhalten eine funktionelle Deutung der faserigen Nervenelemente weiterhin erschweren. Es dürfte fernerhin nicht leicht fallen, die in Abb. 98 wiedergegebenen feinsten marklosen Nervenfäserchen sämtlich vollkommen zu imprägnieren und exakt zu zählen.

Es bleibt weiter zu erwägen: Die marklosen Fasern des Vagus werden nach BOTÁR (1943) und JONES (1932) bei der *Katze*, nach RANSON und MIHÁLIK (1932) bei *Hund* und *Katze* schon in den Vaguswurzeln beobachtet, können demnach aus den Kerngebieten des Vagus in der Medulla oblongata stammen. Der sympathische Grenzstrang und die Vasomotoren lassen ebenfalls eine beträchtliche Zahl markloser Fasern dem Vagus zuströmen. Nach JONES (1932) sollen die meisten marklosen Fasern des Vagusstammes bei der *Katze* aus dem Ganglion nodosum kommen. Der Autor fand nach Durchschneidung des Vagus proximal vom Ganglion nodosum die marklosen Fasern im Vagusabschnitt distal des Ganglions nur teilweise degeneriert; infolgedessen schließt er auf eine Herkunft der meisten marklosen Vagusfasern distal vom Ganglion nodosum aus den Zellen jenes Ganglions. Da der vorliegende Schluß das Eindringen sympathischer, markloser Fasern aus dem benachbarten Ganglion cervicale sup. durch nervöse Verbindungsfäden in das Ganglion nodosum nicht berücksichtigt, so könnten die nach der obigen Operation erhalten gebliebenen marklosen Fasern des Vagusstammes auch dem Sympathicus zuzuweisen sein.

Rechnet man zu den angeführten, den Einblick in die bauliche Konstruktion des Vagus erschwerenden Ursachen die sicher vorhandenen individuellen Abweichungen morphologischer Natur hinzu, so resultiert die dringende Notwendigkeit, bei einer Kritik der mit der Durchschneidungsmethode erzielten Resultate äußerste Vorsicht zu zeigen. Unter diesem Vorbehalt seien im folgenden die für die Morphologie immerhin bedeutsamen Durchschneidungs- und Zählungsergebnisse einiger Autoren kurz wiedergegeben.

Nach EVANS (1950) kommen 50% der dicken und schmalen markhaltigen Fasern im N. recurrens des *Kaninchens* aus Zellen des Ganglion nodosum; die dünnen Fasern sollen für die Trachea und den Oesophagus bestimmt und sensibel sein; die dicken markhaltigen Fasern sollen als motorische Elemente die Larynxmuskulatur versorgen. EVANS und MURRAY (1954) haben im abdominalen Vagus des *Kaninchens* 26000 Fasern gezählt und hierbei 75% als marklos festgestellt; hiervon erreichten die motorischen Fasern keine 10%. Die beiden Autoren verneinen den Ursprung visceromotorischer Fasern aus den Vagusganglien. GOLDBY und MOHIUDDIN (1950) fanden nach Durchschneidung der Vaguswurzeln bei der *Katze* degenerierende Fasern im Vagusstamm und retrograde Zellveränderungen in den Vaguskernen. Präganglionäre Vagusfasern innervieren, wie die Autoren anführen, die Baucheingeweide auf direktem Wege und stammen aus dem Nucl. dorsalis vagi, eine Vorstellung, die mit den Angaben von EVANS und MURRAY übereinstimmen würde. MOHIUDDIN (1953) bestätigt die vorliegenden Ergebnisse durch weitere Vagusstudien bei der *Katze*. Hiernach enthält der Vagus nach Angabe der thorakalen Äste sehr viele Fasern aus dem dorsalen Vaguskern; sie sind wahrscheinlich für die Versorgung der Baucheingeweide bestimmt. Ferner verlaufen im abdominalen Teil des Vagus viele sympathische Fasern von schwankender Zahl und Fasern aus dem Ganglion nodosum in beträchtlicher Menge. Vagusdurchschneidung unterhalb der Lungenäste ergibt retrograde Degeneration der großen Zellen im dorsalen Vaguskern und degenerative Veränderungen bei etwa einem Fünftel der im Ganglion nodosum lagernden Nervenzellen.

Nach Vagotomie unterhalb des Ganglion nodosum waren alle Achsenzylinder mit einem Durchmesser größer als 2 μ in 3—10 Tagen in den thorakalen Vagusanteilen verschwunden; nur einige feinere Achsenzylinder, vielleicht sympathischer Abkunft, blieben im cervicalen Abschnitt erhalten. Im thorakalen Abschnitt unterhalb des Abganges der Lungenäste wird die Zahl der überlebenden marklosen Achsenzylinder geringer; vermutlich handelt es sich um absteigende Fasern aus dem Ganglion stellatum.

Nach FOLEY und DU BOIS (1937) können dünne und dicke motorische Vagusfasern bei der *Katze* eine Markscheide besitzen und überdies marklos sein. Die beiden Autoren haben im Ganglion nodosum 22000—29000 Nervenzellen und im Vagusstamm 33000—39000 Achsenzylinder gezählt; hiervon werden 60—80% als afferent und 20—35% als efferent gedeutet. Hiermit stimmt die von JONES (1932) durchgeführte Zählung, welche im Ganglion nodosum der Katze so viele Zellen ergibt, als im distalen Vagusstamm Fasern vorhanden sein sollen, nicht überein. Hingegen wird die Zellzahl im Ganglion nodosum größer angegeben als die Zahl der im proximalen Vagusstamm enthaltenen markhaltigen und marklosen Fasern. RÉTHI (1951) hat nach Durchschneidung der intrakranialen Accessoriuswurzel beim *Hund* zahlreiche Nervenfasern im N. recurrens degeneriert gefunden, während nach Durchschneidung des intrakranialen Vagus die motorischen Recurrensfasern intakt geblieben sein sollen. MORGAN und GOLAND (1932) beobachten nach Vagusdurchschneidung proximal vom Ganglion nodosum beim *Hund* im Vagusstamm eine Reihe intakter Nervenfasern, welche als den Nn. accelerantes, und postganglionären Fasern als dem Ganglion nodosum angehörend betrachtet werden. Durchschneidung des Vagus unterhalb des Ganglion nodosum beim *Kaninchen* ergibt, wie DE BURGH-DALY und EVANS (1953) mitteilen, eine Degeneration beinahe aller markhaltigen und marklosen Fasern in den für Herz und Lunge bestimmten Vagusästen; nach intrakranieller Vagotomie degenerieren schmale 2—4 μ dicke, markhaltige und marklose Fasern im thorakalen Vagusstamm, während breite Fasern intakt bleiben sollen. Die Dicke der motorischen Fasern für Herz und Bronchien wird mit 2—4 μ, diejenige der afferenten Fasern mit 4—14 μ angegeben; beide Faserarten sind markhaltig und marklos.

RANSON, der sich sehr intensiv mit dem faserigen Aufbau des Vagus beschäftigt hat, gibt in einer mit FOLEY und ALPERT (1933) veröffentlichten Arbeit noch die folgenden Resultate über das Vagussystem der *Katze* bekannt: Aus dem Ganglion cervicale sup. gelangt nur eine geringe Zahl markloser Fasern in das Ganglion nodosum. In den Vaguswurzeln finden sich sensible, markhaltige und marklose Fasern in jeder Stärke, auch die motorischen

Fasern können dick und dünn sein. Einige präganglionäre, visceral-efferente Fasern sind in der bulbären Ursprungsstelle des N. accessorius marklos, jedoch weniger fein als die in den sensorischen Wurzeln enthaltenen Fasern und weniger stark gebündelt. Nach intrakranialer Durchschneidung der Vago-Accessoriuswurzeln degenerieren die motorischen Bündel, während die sensiblen Fasern intakt bleiben; in ihrer Menge verlaufen feine marklose Fasern, die wahrscheinlich proximale Äste der Zellen im Ganglion nodosum darstellen.

SHIMIZU (1954) hat nach Vagotomie bei der *Maus* degenerierende Fasern, abgesehen vom Stammgebiet, im Grenzstrang und im N. splanchnicus major beobachtet; der Vagus kann nach Angabe des Autors die Baucheingeweide teils auf direktem Wege der Verästelung und teils über das Ganglion solare erreichen. In den Nervengeflechten des Abdomens wurden multipolare, bipolare und unipolare Ganglienzellen entdeckt. SUZUKI (1937) beschreibt nach Exstirpation des Ganglion cervicale sup. beim *Hunde* degenerierende Fasern im N. laryngeus sup., im N. depressor und in den Rami cardiaci. Das Ganglion cervicale med. liefert nach dem gleichen operativen Vorgehen Fasern in den N. recurrens; das Ganglion stellatum gibt Fasern für die Respirationsorgane und den Oesophagus ab.

Über regenerierende Fasern im Amputationsstumpf eines durchschnittenen Vagusendes beim *Kaninchen* berichten KIMURA und MATSUMOTO (1934); auch bei EVANS und MURRAY (1954) sind Angaben über regenerative Vorgänge markloser Vagusfasern zu ersehen. Über die Entwicklung des Vagus beim *Hühnchen* bringt SMITH-JONES (1942) verschiedene Einzelbeobachtungen. COULOUMA (1937), DELMAS und JAYLE (1931), BOTÁR (1933), NIEDERHAUSERN (1954), SORCETTI und LOHERONI (1955) und TEITELBAUM (1933) schaffen in präparatorischen Beiträgen Aufklärung über Verlauf und Aufteilung der Vagusfasern, vorwiegend im Gebiet des Abdomens. GOORMAGHTIGH (1936) hat in jenem Bereich kleine, *nicht chromaffine Paraganglien* bemerkt, die zwischen Diaphrama und Plexus coeliacus und sogar in der Porta hepatis gelegen sind.

VI. Bemerkungen über das Verhalten des vegetativen Nervengewebes in der Kultur.

Man hat viel Mühe und Fleiß darauf verwendet, mit Hilfe des Kulturverfahrens in fundamentale Eigenschaften des lebenden Nervengewebes, Bauweise, Wachstum, Differenzierung, Degeneration und Regeneration sowie in die Leitung der Erregung einen Einblick zu gewinnen. Die zusammenfassenden Übersichtsreferate von LEVI (1934), LEVI und MEYER (1941) geben von den Resultaten dieser Arbeit Zeugnis. Man verwendet teils aus technischen Gründen, teils infolge einer mit den Problemen des Wachstums verknüpften Fragestellung mit Vorliebe embryonales oder jugendliches Gewebe zur Kultur. MURRAY und STOUT (1947) haben es zum ersten Male unternommen, sympathische Ganglien des erwachsenen *Menschen* in der Kultur zu züchten.

Die Ganglien waren in diesem Falle durch Sympathektomie wegen *essentieller Hypertonie* entfernt worden. Nach den Beobachtungen von HAGEN (1949) kommen bei jener Erkrankung schwere *degenerative Erscheinungen* an den sympathischen Ganglienzellen vor. Die degenerativen Merkmale treten in der von den Arbeit beigegebenen Abbildungen der beiden Autoren stellenweise ebenfalls zutage und brauchen deshalb nicht alle einer begrenzten Lebensdauer in der Kultur zugerechnet werden.

Nach MURRAY und STOUT (1947) vermögen die sympathischen Ganglienzellen Erwachsener verschiedene Monate in der Kultur zu leben (Abb. 99). Die explantierten Nervenzellen können wachsen, sich durch *Mitose* teilen und verzweigte Fortsätze aussenden, die sich mit SCHWANNschen Zellen verbinden; sie lassen in der Kultur eine zentrifugale Wanderung erkennen, zeigen vielfach Mehrkernigkeit und ein veränderliches Verhalten des GOLGI-*Apparates*, der *Melanin*- und NISSL-Granula. Neurofibrillen sind in den lebenden Zellen nicht gesehen worden. Solches scheint bei der Wandelbarkeit des Neurofibrillenbildes in einem Ganglion, dessen Zellen überdies bei Hypertonie eine Verwaschenheit des fibrillären Systems aufweisen, nicht weiter verwunderlich. Hierbei sei der technischen Schwierigkeiten gedacht, die zu überwinden sind, wenn man Neurofibrillen im lebenden

Nervengewebe von *Homarus americanus* (DE RÉNYI 1929) oder in Spinalganglienzellen von *Hühnchen*embryonen (WEISS und HSI WANG 1936, LEVI und MEYER 1937, MEYER und JABLONSKI 1937) vors Auge bringen will. MURRAY und STOUT

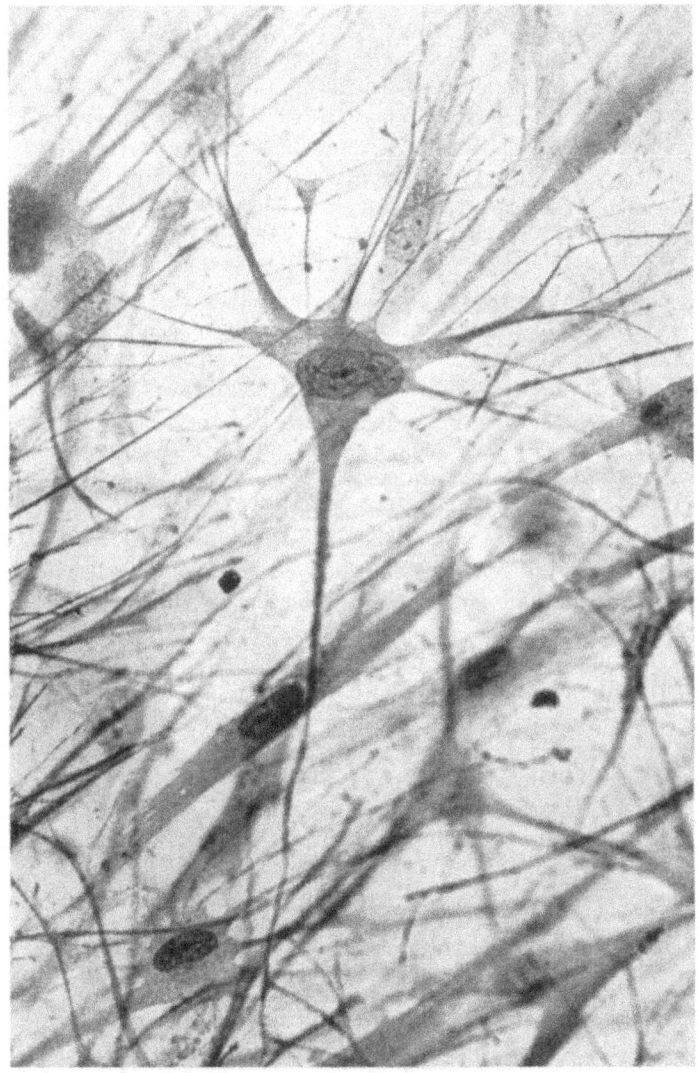

Abb. 99. Ganglienzelle mit gelapptem Kern aus einem Lumbalganglion des Grenzstranges. Mensch. 23 Tage in der Kultur. (Silberfärbung nach BODIAN. 274mal vergrößert, auf $^9/_{10}$ verkleinert.) Nach MURRAY und STOUT 1947.

(1947) sehen in dem Verhalten der explantierten, sympathischen Ganglienzellen die Auswirkung fetaler und regenerativer Faktoren.

In einer Kultur sympathischen Nervengewebes vom *Hühnchen*embryo sind Fragestellung und Resultate anderer Natur als bei einem in vitro gezüchteten Gewebe vom erwachsenen *Menschen*. Man hat beim embryonalen Gewebe sehr darauf geachtet, ob die aus der Masse explantierter Ganglienzellen auswachsenden Neuriten bei weiterer Verlängerung miteinander anastomosieren oder nicht.

Denn man glaubte, wie aus der Kontroverse zwischen LEVI (1934) und BAUER (1932) hervorgeht, in dem isolierten Faserwachstum ein Anzeichen für die Gültigkeit der alten Neuronenlehre und in der Anastomosenbildung zwischen den Fasern hinreichend Grund für eine umfassende, syncytial-netzartige Konstruktion des Nervensystems zu sehen.

An kultiviertem Gewebe treten stets nur Potenzen hervor, niemals aber Erscheinungen, die dem lebendigen Geschehen innerhalb des Organismus entsprechen würden. Zum anderen wird jede Kultur isolierten Nervengewebes vom Geist einer Abstraktion überschattet, da es isoliertes Nervengewebe im Organismus gar nicht gibt und sich nur im Zusammenhang mit anderen Geweben denken läßt. Daher zeitigen Mischkulturen, in denen embryonales Nervengewebe gemeinsam mit anderen Gewebsarten gezüchtet wird, für ein Urteil über Wachstum und Konstruktion des Nervensystems Ergebnisse, die einem Vorgang im Organismus wesentlich näher stehen und unsere Reflexion besser begründen lassen als Kulturen isolierten Nervengewebes. LEVI (1934) und VANDERVAEL (1954) haben an isolierten Sympathicuskulturen von *Hühner*embryonen derartig zahlreiche Anastomosen an den auswachsenden Nervenfasern und unter den Ganglienzellen beobachtet, daß nach LEVIS (1934) eigener Angabe hierbei die Individualität der Neuronen völlig verschwinden kann. Ein solches Resultat würde gut mit der hier entwickelten Vorstellung von einer syncytialen Konstruktion des vegetativen Nervensystems übereinstimmen.

Immerhin kommen die Beobachtungen, die BAUER (1932), ESAKI (1929), GRIGORIEFF (1931), SZANTROCH (1933) an Mischkulturen erhalten haben, den plasmatischen Einrichtungen innerhalb des Organismus wesentlich näher; denn bei dieser Methode wird an der Genese des Nervensystems die gestaltende Potenz der Muskulatur, des Epithels und des Mesenchyms deutlich spürbar. So sind in die Kultur eines embryonalen sympathischen Ganglions nach LEVI und DELORENZI (1934) mesenchymale Elemente eingewandert, wobei unter den auswachsenden zarten Neuriten feinste Anastomosen und Netzbildungen zustande kommen (Abb. 100). Mit Recht hat GRIGORIEFF (1931), der embryonales Muskel- und Hirngewebe in Parallelkulturen züchtete, an Hand überzeugender Abbildungen auf die Bedeutung des Mesenchyms für die Wachstumsrichtung, die Struktur und die Differenzierung des mit ihm verbundenen Nervengewebes hingewiesen.

Wuchernde Nervenfasern zeigen innerhalb des die Ganglienzelle umgebenden Hüllplasmodiums oder auf einer Gefäßwand wesentlich andere Wuchsform als in kollagenem Bindegewebe oder Epithelgewebe. Hieraus habe ich des öfteren, vor allem bei pathologischen Prozessen (1954), auf einen formbestimmenden Einfluß des innervierten Gewebes auf das Wachstum des zugehörigen Nervengewebes geschlossen. Auch lassen sich aus vielen Experimenten mit transplantiertem Nervengewebe ähnliche Folgerungen ziehen.

Mit der Annahme, daß das zu innervierende Gewebe wesentliche Faktoren für die Gestaltung der peripheren Endausbreitung enthält (ESAKI 1929, GRIGORIEFF 1931, SZANTROCH 1933), nähert man sich dem von HELD (1929) und von BAUER (1937) entwickelten „*Neurencytiumbegriff*", der besagt, daß die spezifischen Produkte der Nervenzellen in ungleichartigen cellulären und andersartigen Bildungen des Protoplasmas weiterwachsen. Ein solcher Zustand läßt sich immerhin bei geeigneter, mikroskopischer Technik nachweisen, und der von den beiden letztgenannten Autoren erörterte Gedanke besteht wohl zurecht. Doch sei im folgenden die Genese des peripheren Nervensystems nicht näher behandelt.

KEUNING (1944/48) hat einen, vom *Hühnchen*embryo stammenden Oesophagus-Magen-Tracheakomplex in der Kultur gezüchtet. Nach den Angaben des Autors soll der plasmatische Komplex keine Verbindung mit dem Grenzstrang und mit den Vagusganglien besessen und hierbei soll das differenzierte Mesenchym Neuroblasten entwickelt haben. Die Frage nach der Herkunft der für die Entstehung der vegetativen Nervenformationen maßgebenden Neuroblasten läßt sich, wie ich in Abschnitt II ausgeführt habe, durch das mikroskopische Präparat allein nicht eindeutig beantworten.

Es würde einen Irrtum bedeuten, wenn man aus den einst bedeutsamen Nervenkulturen von HARRISON (1906), LEWIS (1907), BURROWS (1911), BRAUS (1911) und LEVIS (1916) einen Beweis für die alte v. KUPFFER-HISsche Hypothese von einem freien Auswachsen des Neuriten bis zum Erfolgsgewebe erkennen wollte. Nach den genannten Arbeiten hat die Kultur nur die Potenz der Ganglienzelle gezeigt, einen langen Neuriten aus ihrem Zellkörper hervorgehen zu lassen. Hiermit ist der komplizierte Vorgang der peripheren Neurogenese innerhalb

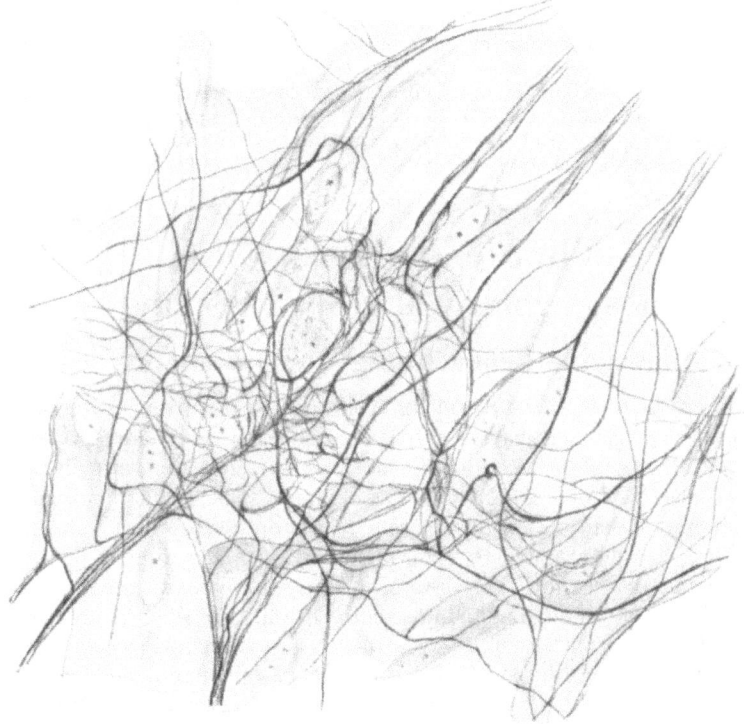

Abb. 100. Kultur eines sympathischen Ganglions vom Hühnchenembryo nahe der Wachstumszone. Zahlreiche Anastomosen zwischen den Geflechten der Nervenfasern. (465mal vergrößert). Nach LEVI und DELORENZI 1934.

des Organismus keineswegs geklärt. Es müssen hierbei auch vom innervierten Gewebe her wirksame formgestaltende und differenzierende Faktoren im Spiele sein, woran die alten Anatomen schon gedacht haben.

KEUNING (1944) hat in seinen Kulturen in der Wand der Oesophagusanlage nicht nur innerhalb des Mesenchyms einzelne Neuroblasten, vielmehr regelrechte Nervengeflechte beobachtet, die der Anordnung des intramuralen vegetativen Nervensystems entsprechen. Die eindrucksvollen Abbildungen des Autors zeigen jedenfalls die Genese ganglienhaltiger Nervenplexus in mesenchymalen Gewebe ohne weiteres. Auch in der glatten Muskulatur hatte sich eine netzartige nervöse Endformation differenziert.

Bezieht man nach KEUNING in den zu kultivierenden, embryonalen Komplex von Oesophagus, Magen, und Trachea das Vagusganglion ein, so werden bereits innerhalb 24—48 Std im Mesenchym die vom Vagus abstammenden Neuroblastenhaufen in der charakteristischen Geflechtbildung des peripheren Nervengewebes sichtbar. Auch können Mesenchymzellen bei der Neurogenese der peripheren Nervenbahnen die Stelle des SCHWANNschen Scheidenplasmodiums vertreten.

Bei den bemerkenswerten Resultaten KEUNINGS (1944) scheint es sich zunächst um eine Demonstration bedeutsamer, im Mesoderm schlummernder Potenzen zu handeln. Da jedoch noch niemand in den Reinkulturen embryonalen Mesenchyms eine nervöse Formation hat entstehen sehen, so muß bei den Experimenten KEUNINGS das Mesoderm unter ganz bestimmten Bedingungen gestanden haben; deren Analyse dürfte infolge des mehrere Organanlagen umfassenden, kultivierten Plasmakomplexes überaus schwer fallen. Andererseits läßt sich der Einwand, daß undifferenzierte Neuroblasten des Vagus- und Sympathicus in die Kulturen KEUNINGS gelangt sind, nicht ohne weiteres von der Hand weisen. Inwiefern allerdings bei der Genese der peripheren Nervenbahnen im Organismus dem Mesenchym eine wichtige Rolle zufällt, habe ich in Abschnitt II kurz bemerkt.

CHLOPIN (1939) hat kleine Vagusstückchen neugeborener *Kaninchen* in vitro gezüchtet und hierbei sein Augenmerk besonders auf die SCHWANNschen Zellen gerichtet. Diese vermögen bündelweise zu wachsen oder in isoliertem Zustand eine fadenförmige Gestalt anzunehmen. Bei fortdauernder Kultur können sich die SCHWANNschen Zellen in mesenchym- oder epithelähnliche Formationen umwandeln. MURRAY und STOUT (1942) haben sympathische Nervenfasern des Erwachsenen aus dem N. splanchnicus und coeliacus in vitro gezüchtet. Hierbei gewinnt während einer längeren Dauer der Kultur das SCHWANNsche Leitplasmodium das Aussehen eines reticulin-faserigen Gewebes. Demnach zeigt sich das SCHWANNsche Leitplasmodium in der Kultur zu mancherlei formaler Umwandlung fähig. KNOTH, TAUPITZ und ZIMMERMANN (1955) haben in Kulturen jungen menschlichen Granulationsgewebes keine Nervenfasern gefunden. Im älteren Granulationsgewebe wurden vereinzelte Nervenfasern beobachtet.

VII. Die Endigungsweise des vegetativen Nervensystems.

1. Allgemeine Beobachtungen und Bemerkungen.

Die viel erörterte Frage, auf welche Weise das vegetative Nervensystem mit den plasmatischen Elementen der Erfolgsorgane seine Verbindung findet, bleibt zunächst eine *morphologische Aufgabe* und ist infolgedessen mit den Mitteln morphologischer Technik in Angriff zu nehmen. Die morphologische Arbeit muß sich darauf beschränken, das zu sehen, was da ist; sie darf aber nicht das sehen wollen, was eine erstarrte Neuronenlehre oder experimentell erarbeitete theoretische Anschauungen jeweils vom Mikroskopiker entdeckt zu haben wünschen. Bereitet schon die histologische Technik für die Untersuchung der peripheren Nervenformationen oft erhebliche Schwierigkeit, so fällt es nicht minder leicht, sich am Mikroskop in voller Unvoreingenommenheit mit den geheimnisvollen Strukturen des vegetativen Nervensystems auseinanderzusetzen.

Solches bleibt ebenso selbstverständlich wie die Beherrschung der nötigen Technik, ist es aber keineswegs. Es gibt keine „elektive", histologische Methode, welche nur das Nervengewebe und sonst nichts vom übrigen Protoplasma darstellt. CAJAL (1935) glaubt gerade in der Elektivität seiner Silbermethode einen besonderen, technischen Vorteil zu finden. Selbst wenn seine Methode rein elektiv für das Nervengewebe wirken würde, was gar nicht der Fall ist, so vermag ich in einem Präparat mit einem elektiv dargestellten Nervengewebe heute keine große Errungenschaft mehr zu sehen. Denn das für die folgende Betrachtung Wichtigste, die plasmatische Verbindung von Nervengewebe mit dem versorgten Plasma, läßt sich mit einer rein elektiven Methode nicht erreichen. Je mehr Anteil von den übrigen Geweben eine Nervenmethode zeigt, um so besser will sie mir scheinen. Schließlich läßt sich das Nervengewebe ohne Zusammenhang mit den übrigen Geweben weder morphologisch noch physiologisch denken, bleibt also in seiner Isolierung nur ein vom Ganzen abstrahierter Teilkörper.

Wenn GLIMSTEDT und HILLARP (1942) im Methylenblau einen für das Nervengewebe spezifischen Farbstoff sehen, so braucht eine derart elektive Farbwirkung nicht ausnahmslos zu gelten. In der Darmnervenarbeit von HILL (1927) sind zweifellos die *Clasmatocyten* mehrfach als Ganglienzellen oder als Interstitielle Zellen definiert worden. Mir wollten früher die von BOEKE (1949) an Methylenblaupräparaten MEIJLINGS (1938) und LEEUWES (1937) gefärbten Interstitiellen Zellen als Clasmatocyten vorkommen. Ebenso rechnen LLOMBART und JABONERO (1945) die oben genannten Interstitiellen Zellen MEIJLINGS dem Bindegewebe zu. Eine neuerliche Darstellung MEIJLINGS (1955) läßt dazu neigen, seine Interstitiellen Zellen wieder dem Nervengewebe zuzuweisen. Vielleicht ist aber die Frage von einer nervösen oder bindegewebigen Natur der Interstitiellen Zellen nur von untergeordneter Bedeutung

Allgemeine Beobachtungen und Bemerkungen. 111

gegenüber dem Befund, der die Einlagerung eines terminalen Neurofibrillennetzes im Plasma der Interstitiellen Zellen klargestellt hat.

Auf den Abb. 101 und 102 erblickt man zunächst eine dichte, scheinbar wirre Nervenmasse, aus Bündeln und feinsten fibrillären Nervenelementen aufgebaut. Auch verschieden geformte Kerne finden sich in das nervöse Faserwerk eingewoben. Dieses liegt nach Abb. 101 innerhalb der aus reticulärem Bindegewebe und glatten Muskelfasern zusammengesetzten Tunica propria des Colons; nach

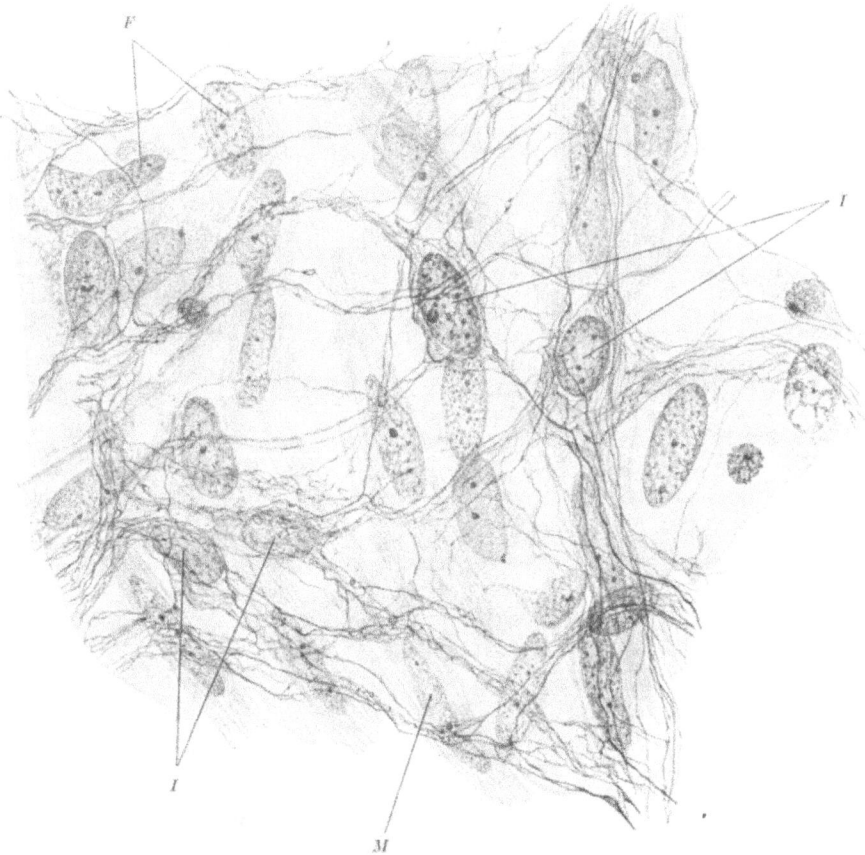

Abb. 101. Nervöses Terminalreticulum aus der Mucosa des Colons. *Mensch.* *I* Kerne interstitieller Zellen; *M* Kern einer glatten Muskelfaser; *F* Kerne von Bindegewebszellen. (BIELSCHOWSKY-Methode. 2000mal vergrößert, auf $^1/_2$ verkleinert.)

Abb. 102 schmiegt es sich unmittelbar der glatten Ringmuskulatur der A. uterina an. Die beiden Nervenformationen scheinen einander sehr ähnlich, ohne sich völlig zu gleichen; der morphologische Unterschied läßt sich leichter aus einem Vergleich beider Abbildungen wahrnehmen als durch eine umständliche Beschreibung.

Die beiden Nervenformationen erreichen mit ihren feinsten, fibrillären Ausläufern bereits die Grenze lichtmikroskopischer Sichtbarkeit; sie sind als *Terminalreticulum* bezeichnet und einer nervösen Endigung angehörig. Ihre formale Entwicklung darf man keineswegs nur als das Resultat der dem Nervengewebe innewohnenden, formbildenden Faktoren betrachten. Auch die Gewebe der Erfolgsorgane, deren strukturellem Bau sich das entstehende Nervengewebe anzupassen hat, gewinnen auf die Bildung nervöser Endformationen gestaltenden Einfluß. Es bleibt daher im Hinblick auf das morphologische Verhalten einer nervösen Endigung nicht gleichgültig, ob sich diese im reticulären Bindegewebe (Abb. 101), auf der Muscularis einer Arterie (Abb. 102), oder innerhalb der Darmmuskulatur (Abb. 103) entwickelt hat. Demnach wird, je nach dem geweblichen Aufbau der Erfolgsorgane, mit mancherlei Variationen in der Zusammensetzung und

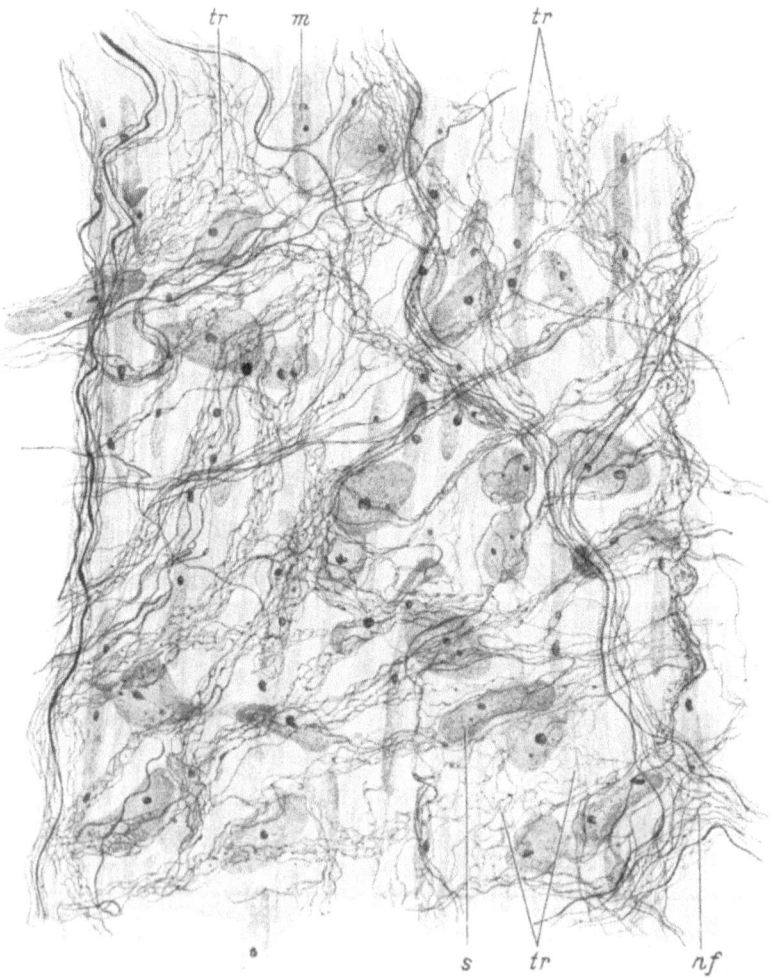

Abb. 102. Nervöses Terminalreticulum an den glatten Muskelfasern der Arteria uterina. *Mensch. tr* Nervöses Terminalreticulum; *nf* feine, marklose Nervenfaser; *s* SCHWANNscher Kern; *m* Kern einer glatten Muskelfaser. (BIELSCHOWSKY-Methode. 1850mal vergrößert, auf $^{11}/_{20}$ verkleinert.) Nach KNOCHE 1952.

Konstruktion des Terminalreticulums zu rechnen sein. Die Innervation des in Abb. 104 dargestellten Fettgewebes mag diese vorliegende Anschauung weiterhin begründen.

Beim Betrachten der Abb. 101—104 erheben sich folgende Fragen: Hat man es bei den dargestellten Nervenformationen mit einer *terminalen Netzbildung* zu tun, ohne daß sich hier die „freien Enden" des sog. Neurons in Gestalt verdämmernder Blitzableiterspitzen oder der von BOEKE (1915) zuerst beschriebenen „*Reticularen*" erkennen lassen? Wo befindet sich die Übertragungsstelle nervöser

Impulse auf das Gewebe des Erfolgsorgans, die vieldiskutierte *Synapse*? Läßt sich ferner die Existenz einer syncytialen, nervösen Netzbildung mit den „klassischen Grundsätzen" der Neuronenlehre vereinbaren, von der selbst ihr angesehenster Befürworter, CAJAL (1935), behauptet hat, daß für ihre Geltung

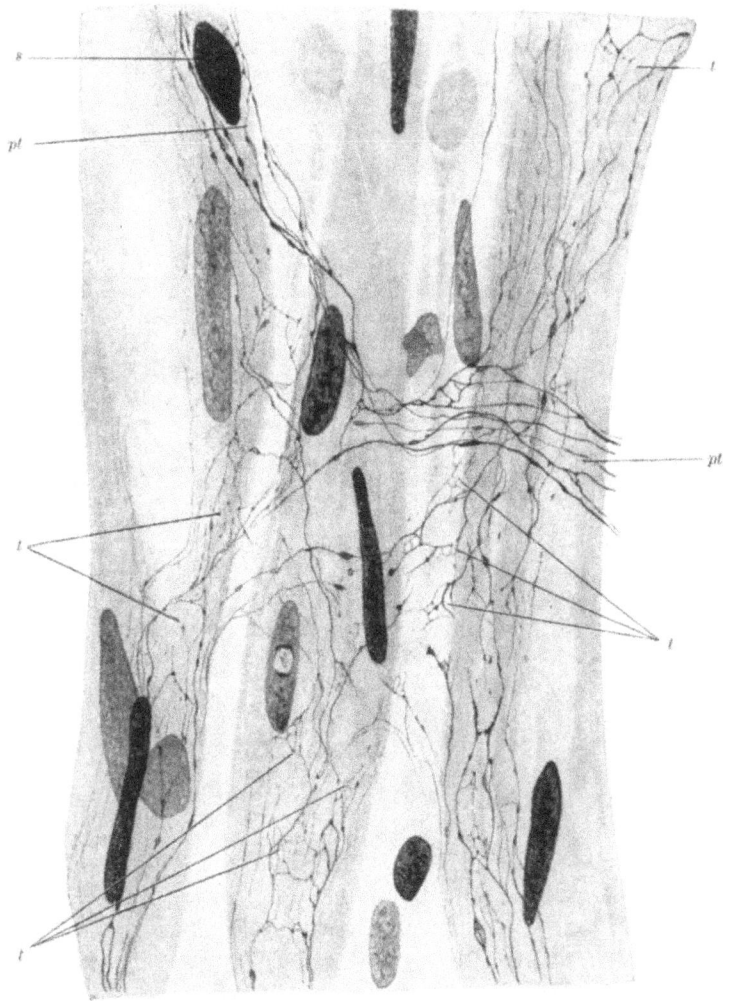

Abb. 103. Nervöses Terminalreticulum *t* in der Muscularis. Processus vermiformis. *Mensch. pt* Präterminales Netzwerk; *s* SCHWANNscher Kern. BIELSCHOWSKY-Methode. (2100mal vergrößert, auf $^7/_{10}$ verkleinert.) Nach REISER 1935.

„wichtige Einschränkungen und Umarbeitungen, sowie ergänzende Hypothesen" nötig seien, mit anderen Worten: daß man die Neuronenlehre ruhig verlassen könne, wenn es an der Zeit sei?

Kommt es schließlich zu einer plasmatischen Verbindung des peripheren Nervennetzes mit dem Gewebe des Erfolgsorgans, so verliert auch die innervierte Körperzelle schon nach dem morphologischen Verhalten ihre angebliche Individualität. Hieraus resultiert alsbald die Frage, ob man noch mit Recht den Organismus als einen Zellenstaat betrachten und seine Gesamtleistung auf die Leistungssumme der für „Elementarorganismen" gehaltenen Zellen zurückführen kann.

Das Studium der nervös-vegetativen Endausbreitung bleibt stets mit Fragen von allgemeinbiologischem Interesse verknüpft; es nötigt auch die experimentelle Forschung zu einer Auseinandersetzung mit den Ergebnissen der Morphologie. Ob unsere histologische Technik hinreicht, die feinsten terminalen Strukturen des vegetativen Nervensystems in vollendeter Klarheit zu erkennen, scheint mir

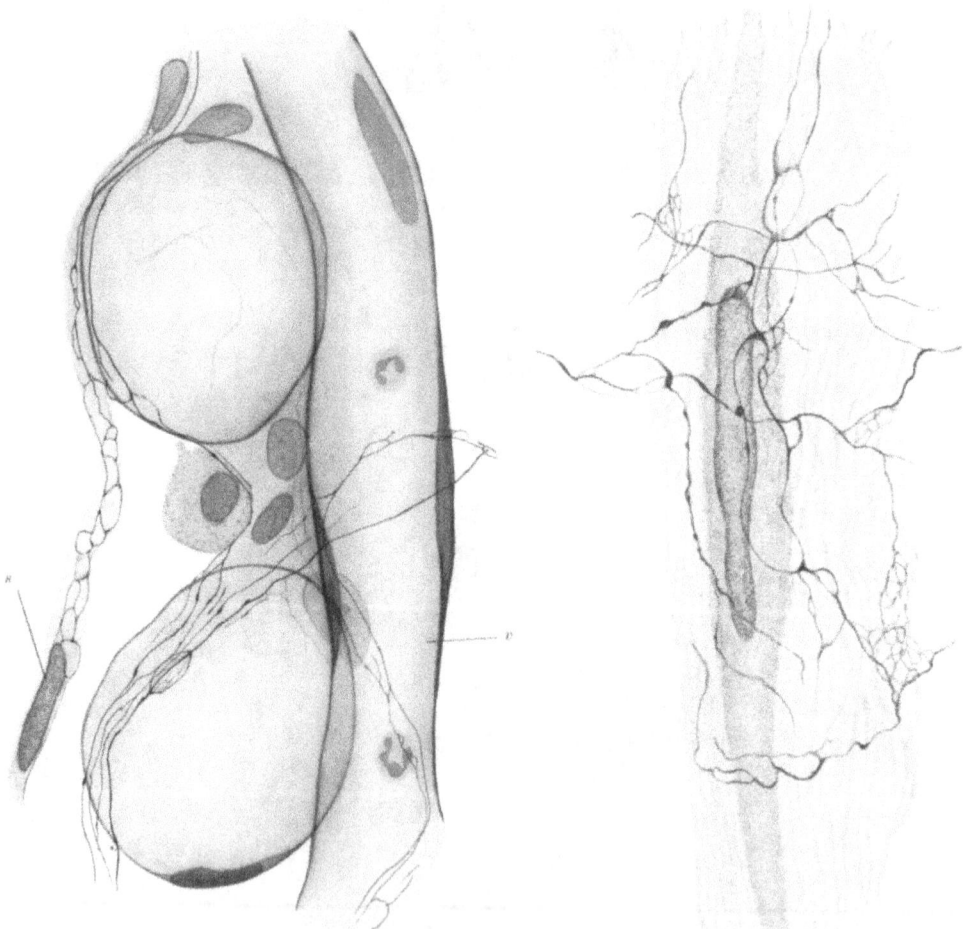

Abb. 104. Nervöses Terminalreticulum an Fettzellen. Submucosa des Magens. *Mensch.* v Kleine Vene, s SCHWANNscher Kern. (BIELSCHOWSKY-Methode. 1700mal vergrößert, auf $^2/_3$ verkleinert.)

Abb. 105. Nervöses Terminalreticulum an der glatten Muskelfaser einer Vene. Klitoris. *Affe.* (BIELSCHOWSKY-Methode. 2100mal vergrößert, auf $^{10}/_{11}$ verkleinert). Nach KNOCHE 1951.

fraglich. Daß der in Abb. 105 wiedergegebene Innervationsmodus mit den früher gezeigten Verhältnissen nicht übereinstimmt, läßt sich leicht ersehen. Ich glaube jedoch schon in der Entwicklung, in den Ergebnissen der Zellkulturen und in zahlreichen Einzelbeobachtungen des peripheren Nervengewebes die Vorstellung einer netzartigen Endigungsweise des vegetativen Nervensystems hinreichend begründen zu können. Vielleicht vermag das Elektronenmikroskop die verschiedenen Anschauungen, die heute noch über die Konstruktion des vegetativen Endnetzes bestehen, zu einer gesicherten, einheitlichen Vorstellung zu verschmelzen. Im folgenden sollen die mit dem Lichtmikroskop erzielten

Resultate über das vegetative Nervenendgebiet eine zusammenfassende, kritische Schilderung erfahren.

Zahlreiche Autoren haben sich in den letzten 20 Jahren bemüht, die Endigungsweise des vegetativen Nervensystems histologisch aufzuklären. Ein kurzer Rückblick auf die hierbei geleistete Arbeit läßt vor allem die Namen BOEKE,

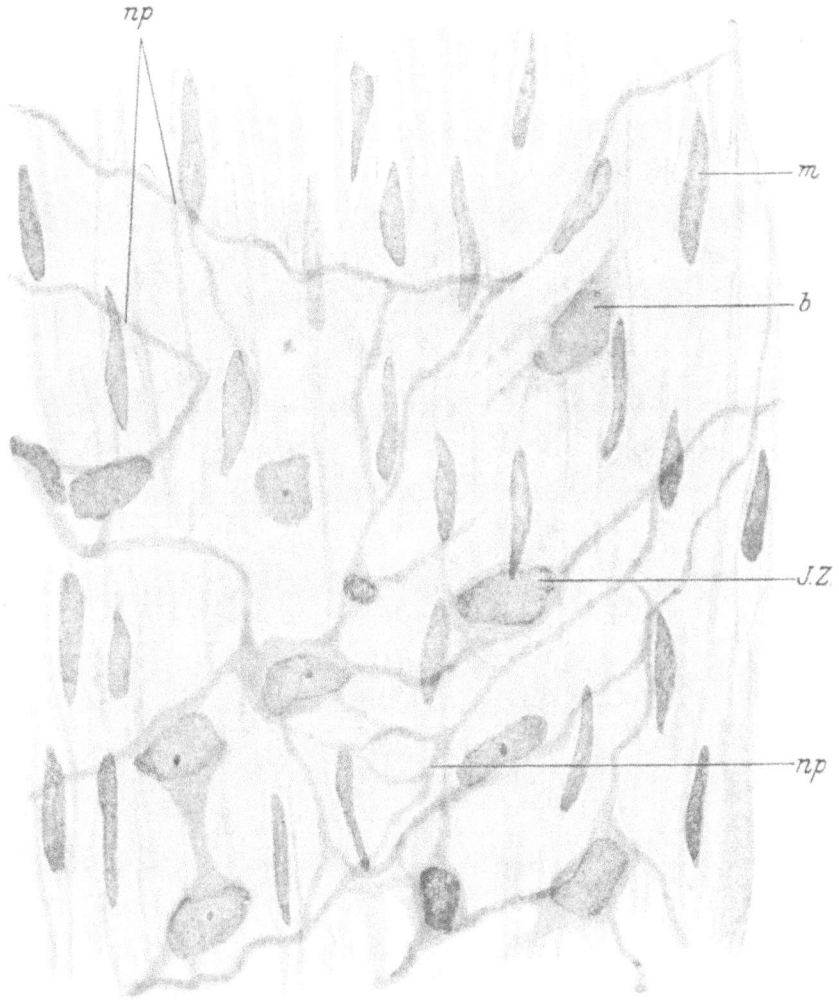

Abb. 106. Nervöses Plasmasyncytium auf der Muscularis der Arteria uterina. *Mensch*. *np* Nervöse Plasmastränge; *J.Z.* Interstitielle Zelle; *b* Bindegewebszelle; *m* Kern einer glatten Muskelfaser. (Einschlußfärbung mit EHRLICHs Hämatoxylin nach FEYRTER. 950mal vergrößert.) Nach KNOCHE 1952.

STEFANELLI, OTTAVIANI, ROSSI, REISER, LAWRENTJEW, SETO, ÁBRAHÁM, SCHABADASCH, WEBER, JABONERO, FEYRTER und SUNDER-PLASSMANN immer wieder in Erscheinung treten. Die verschiedenen Methoden der Autoren haben unterschiedliche Resultate ergeben. Daher kann es zu einem Irrtum führen, wenn man sich stets der gleichen Methode bedient. Dasjenige Präparat, welches in seinem Zustand mit dem lebenden Protoplasma die größte Ähnlichkeit besitzt, verdient den Vorzug. Es bleibt allerdings ein Akt reiner Willkür, wenn man sich aus den, mit verschiedenen Methoden behandelten Präparaten das für seine Vorstellung gerade passende Objekt heraussucht; solches läßt sich kaum vermeiden, mag aber auch das Subjektive in der Betrachtungsweise der Autoren als eine weitere Ursache für die differenten Vorstellungen über die vegetative Endigungsweise herbeiführen.

FEYRTER (1951) hat mit seiner „nativen Einschlußfärbung" in EHRLICHs Hämatoxylin eine besonders brauchbare Methode gefunden, die unter Verzicht

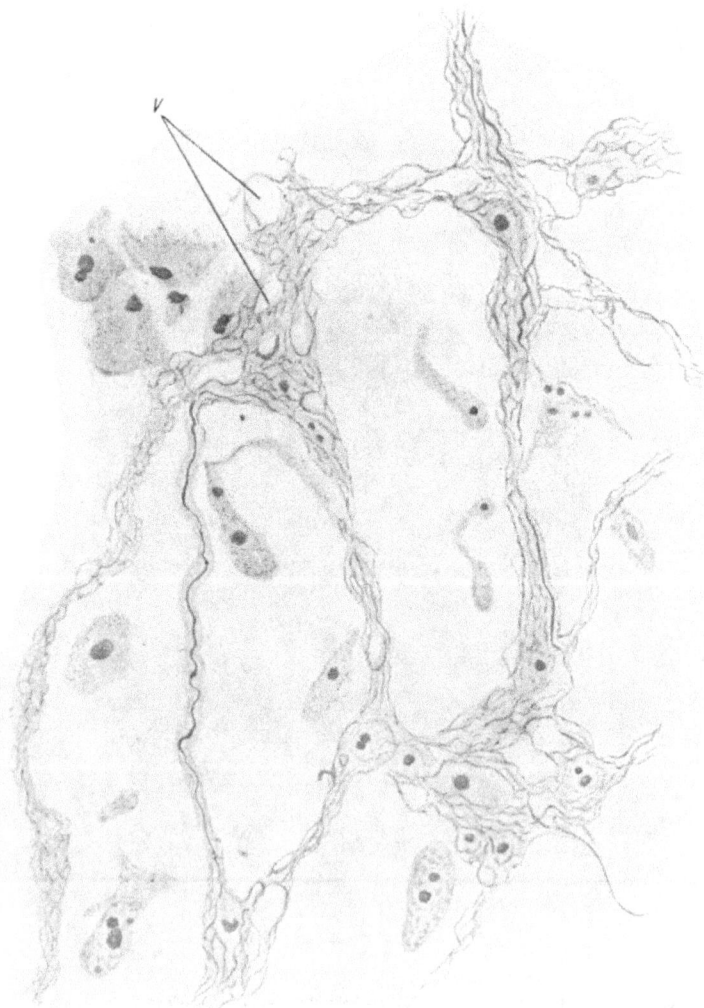

Abb. 107. Degenerierter Tertiärplexus aus dem AUERBACHschen Geflecht. Megacolon, 65jähriger Mann. V Vacuolen im Leitplasmodium. (BIELSCHOWSKY-Methode. 1200mal vergrößert.)

auf artefaktbildende Fixiermittel das plasmatische Grundgerüst für den Aufbau des vegetativen Nervenendgebietes gut hervortreten läßt. Nach Abb. 106 läßt sich ein kernhaltiges, unregelmäßiges, plasmatisches Maschenwerk als diejenige Formation betrachten, welche nach ihrer Konstruktion mit dem sympathischen Grundplexus BOEKEs (1938), dem peripheren, nervösen Syncytium JABONEROs (1951) und mit den Methylenblauresultaten von SCHABADASCH (1934), HILLARP

(1942) und TAMPONI (1940) eine beinahe übereinstimmende Ähnlichkeit besitzt. Auch große Anteile des von REISER (1932) und mir beschriebenen Terminalreticulums zeigen die gleiche Bauweise wie das vegetative Endnetz FEYRTERs (1951).

Wie alles Lebendige so erscheint auch jenes nervöse Maschenplasmodium veränderlich zu sein; man kann solches im Falle einer pathologischen Umgestaltung an einer Vacuolisierung des Plasmas und einer Umänderung der Kerne leicht wahrnehmen (Abb. 107).

In jenem syncytialen Netzwerk findet sich noch ein weiteres Strukturelement eingelagert. Verwendet man zur Darstellung der Neurofibrillen bestimmte Silbermethoden, so ergibt sich innerhalb des plasmatischen Netzwerkes die Anwesenheit feinster, schwarzimprägnierter, fädiger Elemente von unzweifelhaft nervöser Herkunft (Abb. 108). Diese, als *Neurofibrillen* zu bezeichnenden Strukturen hängen immer mit den aus den vegetativen Ganglienzellen entsprungenen Fortsätzen plasmatisch zusammen.

Die Neurofibrillen treten bei der FEYRTERschen Methode nicht hervor; sie brauchen aber deshalb nicht als Artefakte zu gelten und bedürfen zu ihrer Darstellung besonderer, chemischer Mittel. Bei degenerativen Vorgängen können die Neurofibrillen trotz Anwendung der Silbermethoden unsichtbar bleiben. So sind nach Abb. 109 die Neurofibrillen aus dem Plasmastrang völlig verschwunden; nur längsovale Kerne sind in einem teils granulierten, teils vacuolisierten Plasma übriggeblieben.

Das intramurale Nervensystem des Magens fällt beim Vorhandensein eines Ulcus zu großen Teilen einer degenerativen Veränderung anheim, welche die Ganglienzellen und die nervöse Endausbreitung gleichzeitig betrifft. Man könnte das Verschwinden der Neurofibrillen in den Plasmasträngen auf eine Degeneration der zugehörigen Ganglienzellen zurückführen. Doch können auch die vom zerfallenden Ulcusgewebe herrührenden Toxine ebenfalls eine Degeneration der Neurofibrillen verursachen, wenn sich die Plasmastränge unmittelbar am Ulcusrand befinden.

Eine Degeneration der Neurofibrillen innerhalb der plasmatischen Leitstränge kann unter sehr verschiedenen Erscheinungen zutage treten. Teils schwindet die Imprägnierbarkeit der Neurofibrillen, teils verändert sich deren Form. An

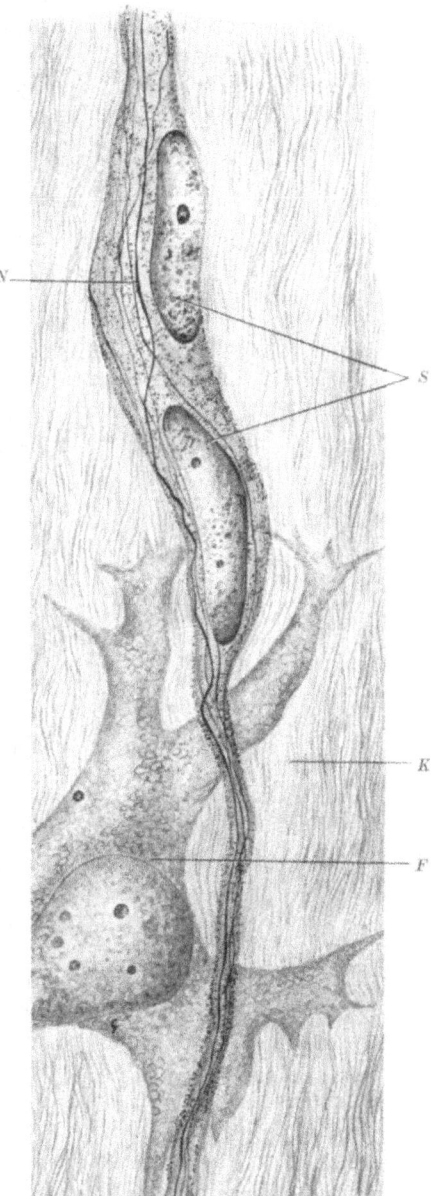

Abb. 108. Feinste Neurofibrillen im SCHWANNschen Leitplasmodium. Oesophagus. *Mensch.* *N* Neurofibrillen; *S* SCHWANNsche Kerne; *F* Fibrocyt; *K* Kollagene Fibrillen. (BIELSCHOWSKY-Methode. 2000mal vergrößert, auf $^9/_{10}$ verkleinert.)

Stelle einer tiefschwarzen, klaren Zeichnung lassen sich eine hellere Graufärbung, verwaschene Konturen und eine vielfach wellige Verlaufsrichtung der Neurofibrillen beobachten. Letztere gewinnen ein Aussehen, als seien sie aus Wolle gebildet; sie können aber auch in feine Granula zerfallen. Statt einer mangelnden Imprägnierbarkeit sieht man an den Neurofibrillen eine übermäßig starke Schwarzfärbung und Verklumpung des Neuroplasmas nicht allzu selten.

Es fragt sich, mit welcher Benennung man die gezeigten Aufbauelemente des vegetativen Endnetzes bezeichnen soll. Die länglichovalen, schmalen Kerne erweisen sich mit den SCHWANNschen Kernen als identisch; da sie im feinkörnigen Plasma des Maschenwerks gelegen sind, da ferner Zellgrenzen fehlen, darf man wohl von einer syncytialen Formation hier sprechen. Ich habe jenes, mit SCHWANNschen Kernen ausgestattete, feingranulierte Plasma der Abb. 108 SCHWANNsches *Leitplasmodium* genannt. Es ist innerhalb der vegetativ-nervösen Endausbreitung an die Stelle des Neurilemms stärkerer und vor allem markhaltiger Nervenfasern getreten.

Bei den in das SCHWANNsche Leitplasmodium eingelagerten, argyrophilen Fadenelementen handelt es sich um die gleiche nervöse Substanz, die sich in den Ganglienzellen und ihren Fortsätzen vorfindet. Man kann die fädigen Bauelemente als Neurofibrillen betrachten; sie sind von schwankender Dicke und zeigen im allgemeinen ein stärkeres Kaliber als die innerhalb einer sympathischen Ganglienzelle gelegenen Neurofibrillen.

An den Knotenpunkten eines intramuralen, nervösen Maschenwerkes kommt es bei den hier zusammentreffenden Nervenbündeln zu einem fortwährenden Austausch der einzelnen Nervenfasern; diese werden hierbei auf jede erdenkliche Weise miteinander vermischt. Bei den Neurofibrillen gewahrt man in dieser Hinsicht ein gleiches Verhalten wie bei den Nervenfasern. In den Knotenpunkten des vom SCHWANNschen Leitplasmodium gebildeten, vegetativen Endnetzes werden die Neurofibrillen geradeso miteinander vermengt und durchmischt, als ob es sich um die Nervenfasern des AUERBACHschen oder MEISSNERschen Plexus handeln würde (Abb. 110). In der vegetativen Endausbreitung wie im Neuroplasma einer sympatischen Ganglienzelle, läßt die neurofibrilläre, mit dem Lichtmikroskop noch faßbare Anordnung auf eine sich stets wiederholende, denkbar innige Durchmischung des Neuroplasmas schließen. Offenbar handelt es sich hierbei um eine fundamentale, bis zum submikroskopischen Gebiet reichende Eigenschaft des vegetativen Nervengewebes.

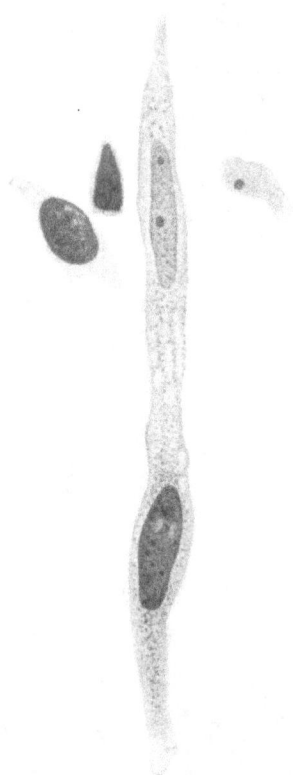

Abb. 109. SCHWANNsches Leitplasmodium, dessen Neurofibrillen degeneriert sind. Magen, Ulcusrand. *Mensch*. (BIELSCHOWSKY-Methode. 1300mal vergrößert, auf ³/₄ verkleinert.)

Nach JABONERO (1951) können die Neurofibrillen in den Plasmasträngen des vegetativen Endnetzes gelegentlich fehlen; der Autor folgert hieraus eine Übertragung nervöser Impulse aus den Plasmasträngen auf das Gewebe des Erfolgsorgans durch chemische Stoffe an Stelle einer an die Neurofibrillen und das Leitplasmodium geknüpften, rein leitenden Übertragungsfunktion. Hingegen verneint BAUER (1953) das Fehlen von Neurofibrillen im vegetativen Endgebiet; auch FEYRTER (1952) führt ihr Nichtvorhandensein auf technische Mängel bei der Imprägnierung zurück. BOEKE (1949) scheint gleichfalls an ein Versagen der Silbermethode bei den Resultaten JABONEROS (1946/1948) zu denken. In den „Schlingenterritorien" der menschlichen Magenwand habe ich seinerzeit einzelne Teilstrecken beschrieben, in denen keine Neurofibrillen zu sehen waren. Da sich aber ein solcher Abschnitt wieder in einen fibrillenhaltigen fortsetzen kann, so glaube ich das Fehlen von Neurofibrillen in der vegetativen Endausbreitung auf irgendeinem Mangel bei der Versilberung beruhen zu lassen.

Wahrscheinlich vermag nur ein degenerativer Prozeß die Neurofibrillen in den Strängen des Leitplasmodiums zum Verschwinden zu bringen. Solches konnte ich beim Magenulcus (Abb. 109) und gemeinsam mit DE BISCOP (1947) beim Megacolon (Abb. 107) beobachten. Doch ergreift ein derartiger, degenerativer Vorgang auch gleichzeitig die Kerne und das Plasma des Leitplasmodiums, dessen homogene oder feingranulierte Beschaffenheit einer allmählich einsetzenden Vacuolisierung verfällt. Ferner nehmen die längsovalen SCHWANNschen Kerne eine mehr rundliche Form an. Neurofibrillen und Leitplasmodium bilden offenbar eine morphologische und funktionelle Einheit.

In den zarten Plasmasträngen und Knotenpunkten des vegetativen Endnetzes treten Kerne hervor, die sich von den länglichovalen SCHWANNschen Kernen durch ihre mehr rundlichovale Form unterscheiden (Abb. 106). Mit einer Silbermethode wird in der plasmatischen Umgebung der Kerne gewöhnlich eine Fülle von Neurofibrillen sichtbar, die sich in allen möglichen Richtungen überkreuzen (Abb. 110). Gelegentlich scheinen die Neurofibrillen an derartigen Überkreuzungsstellen netzartig miteinander zusammenzuhängen (Abbildung 111); inwieweit hierbei der Formolfixierung eine Rolle zufällt, sei dahingestellt. Es kommt auf den untrennbaren plasmatischen Zusammenhang der neurofibrillenführenden Plasmastränge mit den, mit rundlichen Kernen ausgestatteten Plasmabezirken an. Es bleibt gleichgültig, ob sich das vegetative Endgebiet im Zusammenhang mit Bindegewebe, Muskelgewebe oder Epithelgewebe (Abb. 112) befindet; die fraglichen Kerne weichen jedenfalls mit ihrer rundlichen Form von der länglichen Gestalt der schmalen SCHWANNschen Kerne mehr oder weniger stark ab. Wir haben in den rundlichen Kernen diejenigen der sog. *„Interstitiellen Zellen"* vor uns.

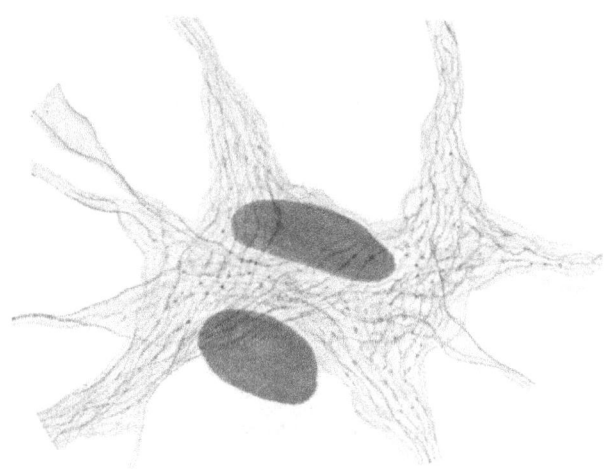

Abb. 110. Fibrillenbild in einem Knotenpunkt des Plexus mucosus. Dünndarm. *Katze*. Die Kerne wahrscheinlich den interstitiellen Zellen angehörig. (BIELSCHOWSKY-Methode. 2000mal vergrößert, auf $^4/_5$ verkleinert.)

Leider lastet auf der Form der den Interstitiellen Zellen zugehörigen *Kerne* für eine exakte Definition eine Wolke des Zweifels. Denn zwischen den rundlichen Kernen der Interstitiellen Zellen und den länglichen SCHWANNschen Kernen gibt es eine Fülle von Zwischenformen, die eine Unterscheidung beider Kernarten vielfach vereiteln. Man könnte bei solchem Sachverhalt an eine Umwandlung der einen Kernform in die andere denken. Wenn sich an den motorischen Endplatten der quergestreiften Muskulatur die Kerne unter bestimmten Bedingungen verändern können (STÖHR 1949), so könnte ein Gleiches auch bei den Kernen des SCHWANNschen Leitplasmodiums der Fall sein.

Man liest gewöhnlich, die Interstitiellen Zellen seien von CAJAL (1894) entdeckt worden, der auch hierauf Anspruch erhoben hat. Man ersieht aber aus Virchows Archiv, Bd. 66, daß schon L. GERLACH (1876) am intramuralen Nervennetz des Froschherzens die Interstitiellen Zellen richtig beobachtet und abgebildet hat. GERLACH (1876) weist mit Recht die „kernhaltigen Knotenpunkte des Netzes" dem Nervensystem zu, ohne sie, wie später irrtümlich CAJAL (1894), als „wirkliche Zellen" zu bezeichnen. Auch die durch eine Artefaktbildung entstandene Stern-

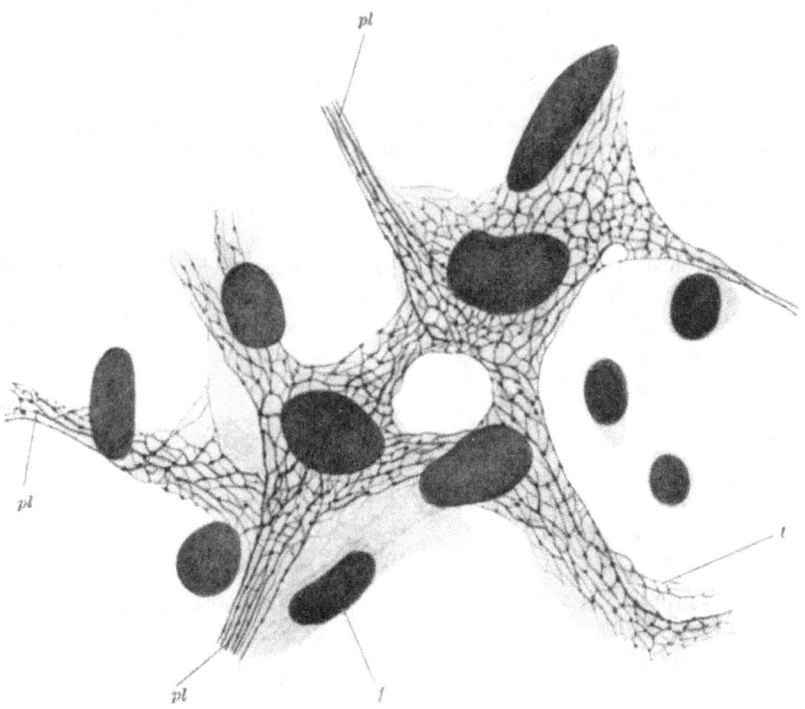

Abb. 111. Nervöses Terminalreticulum in der Tunica propria des Dünndarms. *Katze. pl* Nervöse Plasmastränge; *f* Fibrocyt; *t* undeutlich imprägniertes Terminalreticulum. Die beiden rundlich-ovalen Kerne in den Kreuzungsstellen des Nervengewebes gehören den insterstitiellen Zellen an. (BIELSCHOWSKY-Methode. 1800mal vergrößert, auf ³/₄ verkleinert.)

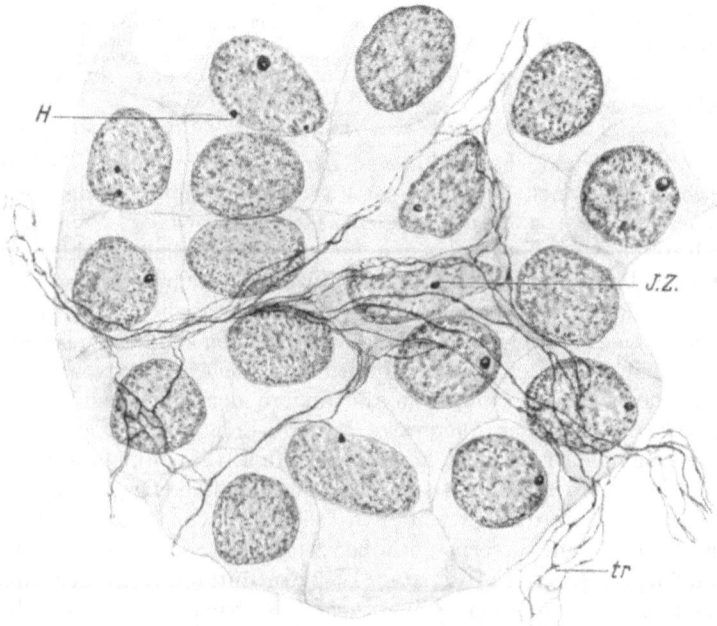

Abb. 112. Interstitielle Zelle *I.Z.* an einem Tubulus contortus. Niere. *Mensch. tr* Terminalreticulum; *H* Harnkanälchen. (BIELSCHOWSKY-Methode. 2000mal vergrößert, auf ⁵/₆ verkleinert.) Nach KNOCHE 1951/52.

form der Interstitiellen Zellen ist bei GERLACH (1876) deutlich zu erkennen. In neuerer Zeit haben vor allem BOEKE (1943) und LAWRENTJEW (1926) zur Aufklärung über die Interstitiellen Zellen beigetragen.

In den Arbeiten von VAN ESVELD (1928), OKAMURA (1934), RIEGELE (1932), REISER (1935), SUNDER-PLASSMANN (1938), OSHIMA (1929), OHKUBO (1936), COUJARD (1950), LI (1950),

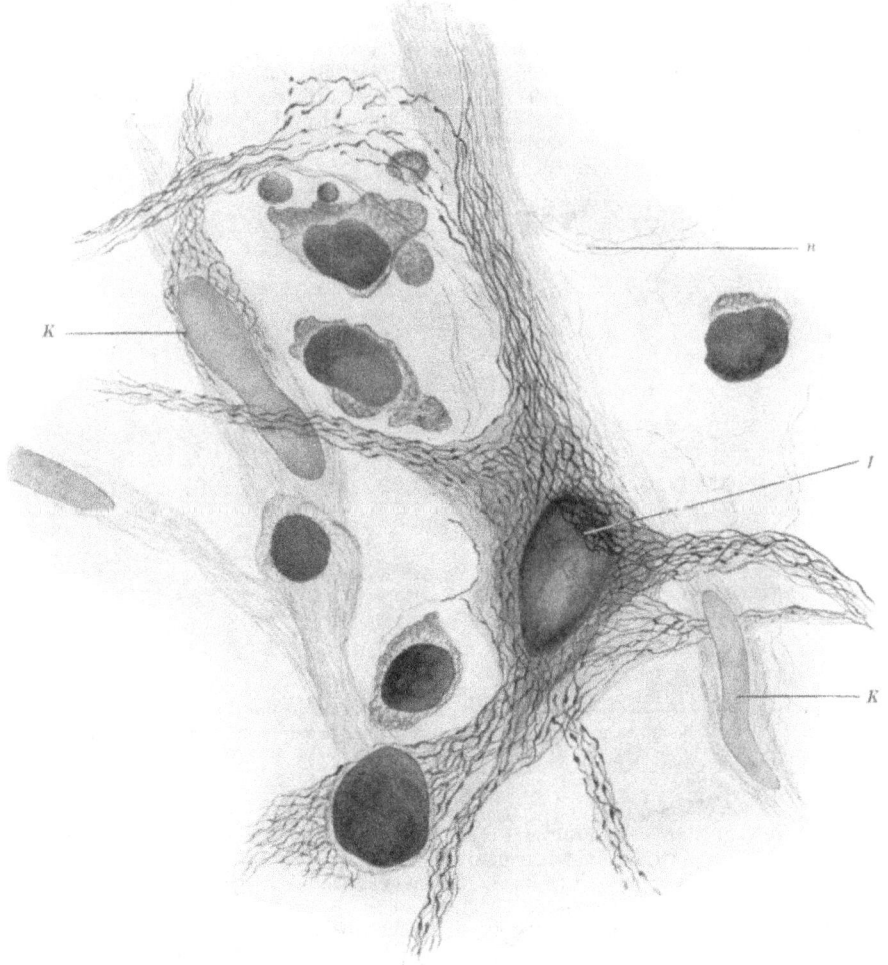

Abb. 113. Insterstitielle Zelle *I* aus dem Terminalreticulum des Plexus mucosus. Dünndarm. *Katze*. *K* Kerne glatter Muskelfasern; *n* feinste Neurofibrillen. (BIELSCHOWSKY-Methode. 2400mal vergrößert, auf $^2/_3$ verkleinert.)

OTTAVIANI und CAVAZZANA (1940), MEIJLING (1938), LEEUWE (1937), SCHABADASCH (1934), KOLOSSOW und SABUSSOW (1928) u. a. finden sich die Interstitiellen Zellen eingehend behandelt, mit deren Natur ich mich mehrfach, zuletzt 1952, beschäftigt habe. JABONERO (1952/53) faßt in einer jüngst erschienenen Publikation die gesamte Literatur über die Interstitiellen Zellen noch einmal zusammen.

Es ist bis heute nicht recht gelungen, das *Cytoplasma* der Interstitiellen Zellen spezifisch zu färben oder Zellgrenzen festzustellen. Wahrscheinlich handelt es sich bei den fraglichen Elementen nicht um Zellen, sondern um ein Syncytium. Das geht aus den alten Abbildungen GERLACHs (1876) und CAJALs (1911) hervor. BOEKE (1943), SCHABADASCH (1934), LAWRENTJEW (1926) u. a. haben sich seit langem für einen syncytialen Charakter der Interstitiellen Zellen ausgesprochen. Im übrigen habe ich die Interstitiellen Zellen niemals in der von CAJAL (1894) mit der GOLGI-Methode dargestellten Form gesehen. Sie zeigen sich vielmehr stets in der in Abb. 113 wiedergegebenen Gestalt, gleichsam als Knotenpunkte im neurofibrillenführenden Endnetz.

Wahrscheinlich hat die GOLGI-Methode im vegetativen Endgebiet das Leitplasmodium, die Neurofibrillen und die Kerne der Interstitiellen Zellen zu einem einheitlichen Netz von schwarzer Farbe verschmolzen. Offenbar beruht somit die Sternform der Interstitiellen Zellen auf einer artefiziellen Verklumpung des Protoplasmas. Auch die Osmiumsäure scheint der Interstitiellen Zelle eine Sternform zu verleihen, wie man aus einer Arbeit von CHAMPY, COUJARD und COUJARD-CHAMPY (1945) über die sympathische Innervation der Drüsen ersehen kann. In gleicher Weise hat das Methylenblau nach Abbildungen DE CASTROS (1950)

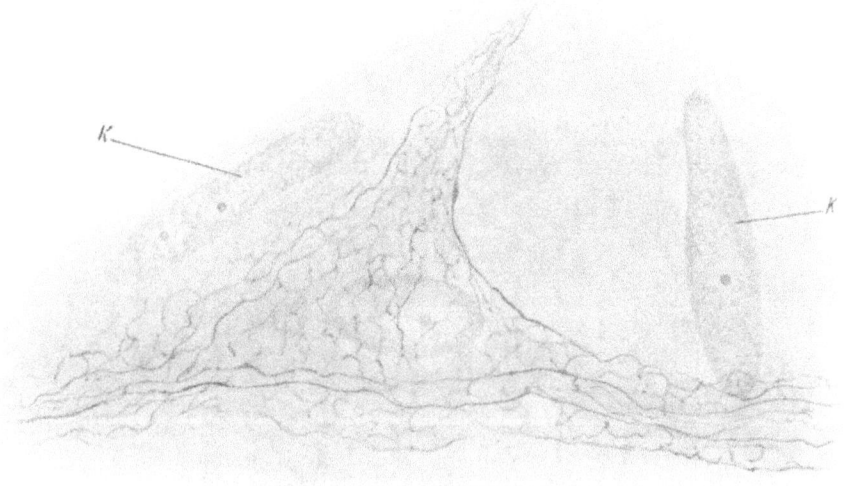

Abb. 114. Interstitielle Zelle mit Neurofibrillen aus dem vegetativen Nervenendnetz in der Muscularis mucosae. Colon. *Mensch.* K Kern einer glatten Muskelfaser. (BIELSCHOWSKY-Methode. 2400mal vergrößert, auf ³/₄ verkleinert.)

von einem Nervenplexus der Darmwand die Kerne, das Plasma und die Neurofibrillen der Interstitiellen Zellen samt den angrenzenden Plasmasträngen zu einer Sternform umgestaltet. WEBER (1955) sucht diese dadurch zu klären, indem er die Interstitiellen Zellen von den sternförmigen Elementen des Mesenchyms ableitet und in deren Plasma nach erfolgter Umdifferenzierung eine Überkreuzung entstehender Neurofibrillen annimmt.

OTTAVIANI und CAVAZZANA (1940) haben im Plasma eines lockeren Zellnetzes aus der Darmwand des *Meerschweinchens* nach Injektion mit Trypanblau das Auftreten von Granula festgestellt und die granulahaltigen Abschnitte des Netzwerkes als Interstitielle Zellen bezeichnet. Ob es sich hier stellenweise nicht doch um eine bindegewebige Formation handelt, scheint einer weiteren Klärung bedürftig.

Nach dem vorhergehenden findet sich die Interstitielle Zelle innerhalb der schmalen Plasmastränge des syncytialen, vegetativen Endnetzes und ist an ihrem runden oder rundlichovalen Kern erkennbar. Da es zahlreiche Zwischenformen zwischen den SCHWANNschen Kernen und den Kernen der Interstitiellen Zellen gibt, so bleibt die Definition einer Interstitiellen Zelle vielfach unsicher und dem Gutdünken des Autors überlassen. Jedenfalls ist die Interstitielle Zelle nur als kernhaltiges, neurofibrillenführendes Teilstück eines Syncytiums zu betrachten; solche Gebilde sind in den Abb. 101, 102, 106, 111—113 wiedergegeben. In Abb. 110 bleibt es zweifelhaft, ob man die dargestellten Kerne dem SCHWANNschen Leitplasmodium oder den Interstitiellen Zellen zuweisen soll.

Bei der in Abb. 114 gezeichneten Interstitiellen Zelle setzt sich das den rundlich-ovalen Kern umgebende Plasma in die syncytialen Stränge des SCHWANNschen Leitplasmodiums fort. Feinste Neurofibrillen von unterschiedlichem Kaliber werden im perinucleären Gebiet stark durcheinander gemischt; sie scheinen sich hierbei aufzuzweigen und netzartig zu verbinden. LIPP (1951) hat ein ähnliches Bild einer Interstitiellen Zelle aus der Herzklappe mit Methylenblau erhalten. Die rundlichen Kerne lassen sich an den Knotenpunkten des nervösen Netzwerkes, aber auch inmitten der anschließenden Plasmastränge entdecken. In letzterem Falle liegt die oben erwähnte Vermutung nahe, als könne sich ein SCHWANNscher Kern in den Kern einer Interstitiellen Zelle umwandeln.

Zusammenfassend darf man zur vorliegenden Frage bemerken: Die mit rundlichen Kernen ausgestatteten Interstitiellen Zellen liegen im vegetativen

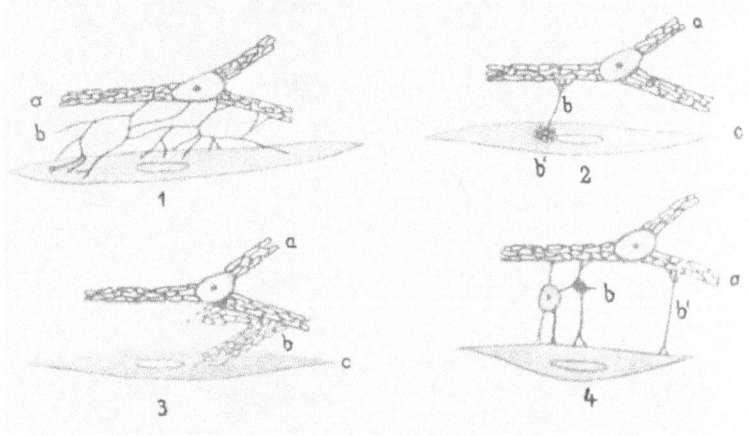

Abb. 115. Darstellung der Endformationen des vegetativen Nervensystems. *1a* und *b* Terminalreticulum (STÖHR und REISER) oder *a* präterminales Netzwerk; *b* Terminalreticulum (REISER); *c* Erfolgszelle (glatte Muskelfaser); *2a* Sympathischer Grundplexus mit Kollaterale *b*; *b'* ösenförmiges Ende der Kollaterale (Reticulare) mit periterminalem Netzwerk (BOEKE); *3a* sympathischer Grundplexus mit lateralem, periterminalem Netzwerk (BOEKE); *4a* Vegetatives, nervöses Endnetz; *b* intercaläre Zellen (BOEKE); *b'* seitlicher Ast des Endnetzes zur Erfolgszelle (FEYRTER). Nach FEYRTER 1955.

Endnetz; sie stellen im kontinuierlichen Zusammenhang mit dem SCHWANNschen Leitplasmodium eine nicht immer einheitliche syncytiale Formation dar, welche in ihrem Plasma Neurofibrillen von teilweise netzartigem Gepräge ähnlich einer kleinen Ganglienzelle beherbergt.

Es fragt sich nunmehr, ob mit jenem Nervennetz der Abb. 106 das äußerste, mikroskopisch faßbare Ende des vegetativen Nervensystems erreicht ist, oder ob nicht wesentlich feinere Nervenelemente außerhalb der angedeuteten Nervenformation existieren. Als ich mit REISER (1932) den Begriff des Terminalreticulums zu entwickeln suchte, war uns das Vorhandensein überaus zarter, oft netzartig verknüpfter Neurofibrillen aufgefallen, die sich außerhalb der nervösen Plasmastränge vorfinden und mit den geweblichen Anteilen der Erfolgsorgane plasmatisch zusammenhängen. Auch BOEKE (1938) hat in seinem „Sympathischen Grundplexus" nicht das letzte Ende der neurofibrillären Bahn angenommen und im „Periterminalen Netzwerk" die plasmatische Verbindung zwischen Nervengewebe und dem innervierten Plasma gesehen. In Abb. 115 sind zur Orientierung über die etwas schwierige Nomenklatur der vegetativen Endformation verschiedene Hypothesen schematisch dargestellt. Vielleicht hätte FEYRTER (1951) das netzartige Gefüge des Terminalreticulums (Abb. 115) ein wenig deutlicher zum Ausdruck bringen können.

JABONERO (1955) setzt die in Abb. 115 mit a bezeichnete Nervenformation seinem „distalen nervösen Syncytium" gleichwertig an die Seite; hier läßt sich zustimmen. Wenn der Autor jedoch die Existenz feinerer Nervenelemente, als sie in Abb. 106 sichtbar werden, in Abrede stellt, so vermag ich seinem Gedankengang leider nicht beizupflichten. JABONERO braucht

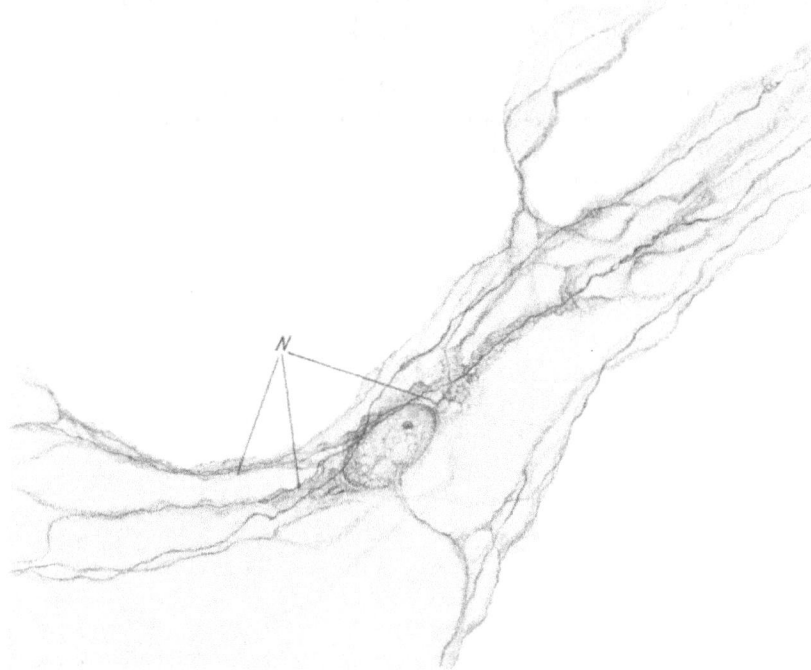

Abb. 116. Fibrocyt mit intraplasmatischen Neurofibrillen N aus der Submucosa des Colons. *Mensch.* (BIELSCHOWSKY-Methode. 2000mal vergrößert, auf $^2/_3$ verkleinert.)

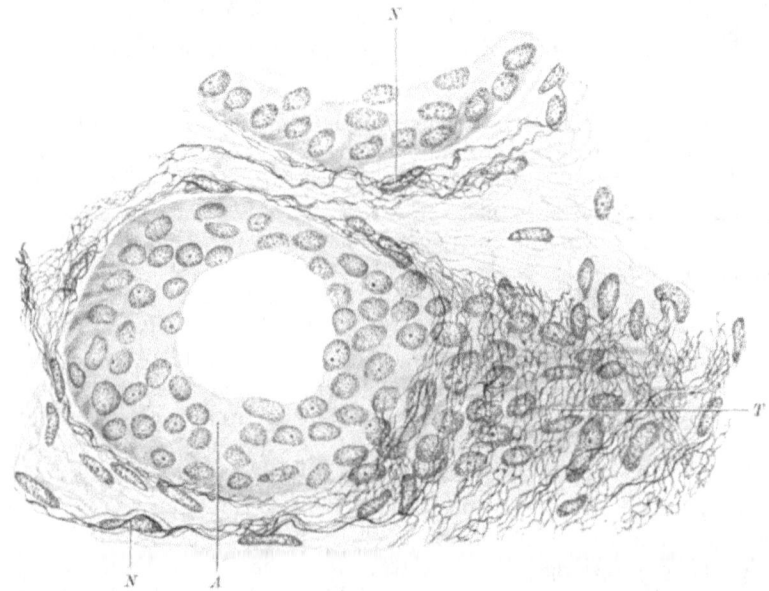

Abb. 117. Subepitheliales, nervöses Terminalreticulum T in der Wand eines Schweißdrüsen-Ausführungsganges. Achselhaut. *Mensch.* A Ausführungsgang; N Neurofibrillenbündel mit SCHWANNschem Kern. (BIELSCHOWSKY-Methode. 700mal vergrößert, auf $^9/_{10}$ verkleinert.)

nur zahlreiche Abbildungen aus den Arbeiten BOEKEs und unseres Instituts zu betrachten oder die folgenden Abb. 116 und 117 anzusehen, um sich über die Richtigkeit seiner These von neuem zu befragen.

In Abb. 116 beobachtet man feinste Neurofibrillen, welche im Plasma und in den zarten Fortsätzen eines Fibrocyten verlaufen. Diese Neurofibrillen lassen sich nicht mehr der in Abb. 115 unter a geschilderten Nervenformation zuweisen, sondern gehören dem wesentlich feineren, in Abb. 115 unter b beschriebenen Fibrillensystem an. Solches stimmt mit den bildlichen Darstellungen vieler Autoren (REISER 1933, HAGEN 1950, RIEGELE 1932, STEFANELLI 1938, FATTO-RUSSO 1943, MEIJLING 1938, DIJKSTRA 1939, KNOCHE 1952, SUNDER-PLASSMANN 1938 u. a.) überein, die sämtlich das Vorkommen feinster Neurofibrillen außerhalb der nervösen Endformation der Abb. 106 beobachtet haben.

2. Zur Nomenklaturfrage der nervös-vegetativen Endigung.

Im vorhergehenden habe ich versucht, das morphologisch Übereinstimmende, das die Autoren über den Bau der vegetativen Endausbreitung festgestellt haben, zu schildern, ohne mich allzusehr mit dem Nomenklatorischen zu befassen. Der Klarheit wegen sei im folgenden kurz auf die Nomenklaturfrage eingegangen; es geschieht an Hand der Abb. 115 verhältnismäßig leicht.

Nach BOEKE (1938) baut sich die vegetative Endigung aus dem kernhaltigen *„Sympathischen Grundplexus"* und dem *„Periterminalen Netzwerk"* auf. Ich selbst habe gemeinsam mit REISER (1932) beide Formationen, da sie sich nicht scharf voneinander trennen lassen, mit *„Nervöses Terminalreticulum"* und die dem Grundplexus BOEKEs (1938) entsprechenden, zarten, faserigen Bündel vielfach als *„Nervöse Plasmastränge"* bezeichnet. Von letzteren hat ein leider nicht scharf abgrenzbarer Anteil von REISER und KNOCHE (1952) unter *„Präterminale Stränge"* einen Sondernamen erhalten.

SUNDER-PLASSMANN (1938) nennt BOEKEs (1938) sympathischen Grundplexus *„Neurovegetativer Präterminalplexus"* und die sich peripher anschließende, feinere, nervöse Endformation *„Terminalreticulum"*. Der Autor hält die länglichen SCHWANNschen Kerne an seinen Präterminalplexus gebunden; er verlegt die rundlichen Kerne der Interstitiellen Zellen in den Bereich des Terminalreticulums. Gleichzeitig erblickt SUNDER-PLASSMANN (1941) in seinen *„Neurohormonalen Zellen (nh-Zellen)"* ein mit hellen, rundlichovalen Kernen ausgestattetes Zellsystem, das innerhalb der vegetativen Endausbreitung gelegen ist, veränderlich erscheint und mit polyvalenten Eigenschaften ausgestattet „die Organisationskraft von Nervensystem und Hormonen vereinigt". Inwieweit dieses nh-Zellsystem mit den Interstitiellen Zellen und den „Intercalären Zellen" FEYRTERs (1951) gemeinsame morphologische Merkmale besitzt oder sich als identisch erweist, bedarf noch einiger Aufklärung.

FEYRTER (1951) ersetzt BOEKEs Namengebung „Sympathischer Grundplexus" durch die umfassendere und auch präzisere Bezeichnung *„Vegetatives, nervöses Endnetz"*; gleichzeitig schaltet er zwischen jenes Netz und das Erfolgsgewebe seine *„Intercalären Zellen"* und die Masse feinster Neurofibrillen ein. Schließlich handelt es sich bei den Begriffen sympathischer Grundplexus (BOEKE 1951), Präterminales Netzwerk (REISER 1952), Vegetativ-nervöses Endnetz (FEYRTER 1951), Distales nervöses Syncytium (JABONERO 1952) um denselben Gegenstand, der sich auch in den etwas weiter gefaßten Begriff Nervöses Terminalreticulum (STÖHR und REISER 1932) ohne weiteres einfügen läßt. *Eine neurofibrillenhaltige, vom SCHWANNschen Leitplasmodium und den Interstitiellen Zellen getragene, syncytiale Netzkonstruktion sei hier als das wichtigste, von vielen Autoren erarbeitete, übereinstimmende Resultat über die vegetative Endausbreitung hingestellt.*

3. Physiologische Bemerkungen
über die nervös-vegetative Endigung.

Bei einer Aussage über das funktionelle Geschehen innerhalb der vegetativen Endformation handelt es sich von vornherein im folgenden um Ausführungen hypothetischer Natur. Denn aus dem histologischen Präparat läßt sich, vor allem beim Nervengewebe, auf einen Vorgang, mithin aus der Form auf die Funktion, niemals ein sicherer Schluß ziehen. So hat etwa BOEKE (1951), trotz einer umfangreichen Erörterung, nicht zu beweisen vermocht, wo sich in seinem sympathischen Grundplexus die „Umwertungsstellen der Erregung" und die von der Physiologie geforderten Synapsen befinden sollen. Demnach ist bei dem Versuch, unserem morphologischen Befund eine funktionelle Bedeutung zu geben. äußerste Zurückhaltung geboten.

Zunächst müssen innerhalb der nervös-vegetativen Endformation die sympathischen, „parasympathischen", zentrifugalen und zentripetalen Elemente mit wenigen Ausnahmen gemeinsam im SCHWANNschen Leitplasmodium und im Syncytium der Interstitiellen Zellen verlaufen und gemeinsam mit den Geweben der Erfolgsorgane plasmatisch verbunden sein. Leider ist es mir bis jetzt nicht gelungen, im zarten, vegetativen Endnetz die Neurofibrillen verschiedener Abkunft histologisch zu unterscheiden. Solches gilt nicht für bestimmte, grobe, motorische und sensible Vagusfasern, die man, da sie nicht im Endnetz einherziehen, mitunter sehr gut erkennen kann.

Kürzlich hat MEIJLING (1953, 1955) auf das Vorhandensein afferenter und efferenter Fasern und auf den Zusammenhang „parasympathischer" und sympathischer Elemente innerhalb der vegetativen Endausbreitung hingewiesen. Da BOEKES (1938) Namengebung „Sympathischer Grundplexus" diese Möglichkeit außer acht läßt, so erweist sich der Begriff „sympathisch" als zu eng gefaßt; das Beiwort „vegetativ" wäre jedenfalls besser angewendet.

Im Bereich der vegetativen Endformation dürfte die Leitung nervöser Impulse nicht nur Sache des fibrillenhaltigen Neuroplasmas, sondern auch des SCHWANNschen Leitplasmodiums und der Interstitiellen Zellen sein. Die genannten Gebilde entstammen wohl sämtlich dem Ektoderm und repräsentieren gemeinsam einen einheitlichen, plasmatischen Komplex, den man als nervös bezeichnen kann. Ich habe, wie BOEKE (1949) und COUJARD (1949), häufig eine beträchtliche Ähnlichkeit der Interstitiellen Zellen mit sehr kleinen Ganglienzellen gefunden; letztere treten bekanntlich in großer Menge im Gesamtgebiet des vegetativen Nervensystems in Erscheinung. LEEUWE (1937) beschreibt sogar im Plasma der Interstitiellen Zellen das Vorkommen von NISSL-Schollen. Es liegt immerhin nahe, die Interstitiellen Zellen, trotz JABONEROS (1953) Einwand, als Mikroganglienzellen zu betrachten; hiermit braucht ihre eventuelle Beteiligung an einer sekretorischen Funktion nicht in Abrede gestellt zu sein. MEIJLING (1955) hält die Interstitiellen Zellen für ein Art primitiver Ganglienzellen, welche in ihrem syncytialen Verband ein peripheres Nervennetz enthalten. Sympathische, „parasympathische", efferente und afferente Fasern sollen an jenem peripheren „Nervenzellennetz" synaptisch endigen, das die Funktion der Gewebe durch Bildung spezifischer Stoffe nach der Vorstellung des Autors reguliert.

Infolge der netzartigen Konstruktion des vegetativen Nervenendgebietes läßt sich immerhin von jeder vegetativ innervierten Körperstelle aus die Leitung der Erregung innerhalb gewisser Grenzen nach jeder Richtung hin als möglich denken. Die schwierige Frage, wo und auf welche Weise die nervösen Impulse auf die vegetativ versorgten Gewebe übertragen werden, ist lediglich mit dem Mikroskop nicht zu beantworten. Daß die Neurofibrillen an der Überleitung nervöser Erregungen beteiligt sein müssen, kann man aus ihrem Vorhandensein im nervösen Terminalreticulum und aus ihrem Zusammenhang mit dem innervierten Gewebe mit Sicherheit folgern. So können die Neurofibrillen an jenen Stellen, wo sie in das Plasma der Erfolgsgewebe gelangen, nervöse Impulse direkt auf das umgebende Plasma übertragen. Eine andere Möglichkeit läßt sich in diesem Fall kaum annehmen. Auch eine plasmatische Berührung des neurofibrillenhaltigen Endnetzes mit den versorgten Zellen — früher nannte man ein solches Verhalten

"Contiguität" — könnte als Übertragungsstelle nervöser Erregung, eben als "Synapse", Geltung beanspruchen. Möglicherweise handelt es sich bei der intraplasmatischen Lage oder eventuellen Endigung feinster Neurofibrillen im innervierten Gewebe um eine veränderliche, vielleicht auch um eine von dem Augenblick der Fixation abhängige Erscheinung.

Für die Vorstellung einer gelegentlich intraplasmatischen Endigungsweise der Neurofibrillen sprechen auch BOEKES (1925) und WEBERS (1943) Resultate in den Begriffen "Periterminales Netzwerk" und "Appareil métaterminal"; letzterer erfuhr von DENBER (1944), TCHENG (1949), DANON (1951) eine weitere Beschreibung.

Ob man wie WEBER (1943) geradezu von einem "cyklischen Phänomen" degenerativer und regenerativer Veränderungen bei jenen feinsten Neurofibrillen im Plasma der versorgten Gewebe reden kann, halte ich bei der außerordentlichen Kleinheit der Objekte, bei der Schwierigkeit der Imprägnierung und der möglichen Gefahr, irgendwelche Artefakte willkürlich zur Beweisführung zu benützen, einstweilen für ein etwas gewagtes Unternehmen. Denn WEBER (1943) stellt, wie bei einem Trickfilm, beliebige, gut oder schlecht fixierte Fibrillenteilchen mit allen erdenklichen Zwischenstadien nebeneinander und schließt hieraus auf cyclische Veränderungen seines *"Appareil métaterminal"*. In einem solchen Vorgehen des willkürlichen Aneinanderreihens passend ausgesuchter Strukturelemente vermag ich aber leider keine exakte Beweisführung zu sehen.

Man weist heute vielfach den Interstitiellen Zellen die Produktion der für die Übertragung der Erregung wichtigen Stoffe zu (BOEKE 1949, JABONERO 1953, WEBER 1946, COUJARD 1949, FEYRTER 1951, MEIJLING 1955 u. a.). Eine Absonderung bestimmter Stoffe durch die Interstitiellen Zellen ist denkbar. Man könnte sogar in dem aus dem SCHWANNschen Leitplasmodium, den Interstitiellen Zellen und den Neurofibrillen aufgebauten Endnetz der Abb. 106 den Produzenten der neurohumoralen Wirkstoffe sehen und jenem gesamten Plasmasystem die Rolle einer gleichsam chemischen Synapse zuteilen. Daß es neben einer derartigen, histologisch allerdings nicht mehr beweisbaren, sondern nur vermuteten Synapse noch eine mikroskopisch erkennbare, neurofibrilläre Synapse gibt, steht nach der obigen Erörterung über den Zusammenhang zwischen dem vegetativen Endnetz und den von ihm versorgten Geweben außer Zweifel. Die Möglichkeit, nervöse Impulse auf doppeltem Wege, durch chemische Stoffe und durch direkte, neurofibrilläre Leitung, auf das innervierte Gewebe zu übertragen, dürfte die sich innerhalb des synaptischen Gebietes abspielenden Vorgänge überaus kompliziert gestalten.

Ein Schluß aus der im fixierten Präparat wiedergegebenen Form auf die Funktion kann nur zu einer *Hypothese* führen und niemals die Beobachtung einer Tatsache bedeuten. Nach JABONERO (1955) "fehlt für den größten Teil der Fälle ein hinreichender Beweis für die angenommenen Vorgänge" einer Neurosekretion im peripheren neurovegetativen Gewebe. Ein solcher Beweis läßt sich aus dem Präparat heraus überhaupt nicht führen. Solange man eine aus dem Präparat gezogene Schlußfolgerung als Hypothese betrachtet, kann sie nutzbringend wirken; zum Schaden wird sie dann, wenn die folgenden Autoren die Hypothese für bare Münze der Beobachtung hinnehmen und einen Fehlschluß nach dem anderen auf einem Grundirrtum aufbauen.

Bei der Hypothese von einer etwaigen Produktion chemischer Stoffe von seiten der vegetativen Endausbreitung liegt es nahe, in der Masse der Interstitiellen Zellen adrenergische, cholinergische oder sensible Elemente als morphologisch differenzierte Spezialzellen entdecken zu wollen (NELEMANS 1948 und NAUTA). Ein solcher Versuch scheint mir einstweilen etwas gewagt und hat kürzlich durch JABONERO (1953) Ablehnung erfahren.

Wenn in ähnlicher Weise C. CHAMPY, COUJARD und CH. COUJARD-CHAMPY (1945) in dem richtig erkannten Nervennetz an den Drüsen noch trophische, adrenalinergische, cholinergische und sensible sympathische Fasern zu unterscheiden gedenken, so vermag ich ihrem Versuch, jede Nervenfibrille sogleich mit einer Funktion auszustatten, nicht uneingeschränkt beizupflichten.

JABONERO (1951) hat sich mit der Vorstellung, etwa in dem nervösen Endnetz der Abb. 106 die „letzte distale, plexiforme Synapse auf Distanz" zu sehen, das zunächst morphologisch aufzufassende Problem der Synapsen vielleicht allzusehr vereinfacht. Welch' bedeutsame Rolle der Hypothese bei der Frage nach der Übertragung nervöser Impulse auf das Gewebe des Erfolgsorgans zukommt, ersieht man leicht aus dem umfangreichen Referat, das JABONERO (1955) über die anatomischen Grundlagen der peripheren Neurosekretion geschrieben hat. Der Autor betrachtet sein „Distales nervöses Syncytium" zwar mit Recht als eine anatomische Einheit. Ob aber in dieser plexiformen Synapse auf Distanz der „nervöse" Faktor tatsächlich eine nur geringe Rolle spielt und durch einen chemischen Faktor mit einer eventuellen Abgabe von Adrenalin und Sympathin ersetzt wird, wie JABONERO (1955) behauptet, so fehlt einer solchen Vorstellung doch die nötige Beweiskraft. Wo mit Silber schwärzbare Neurofibrillen vorhanden sind wie in dem distalen, nervösen Syncytium, und sei es bis in die Epithellien hinein, da kann an einem nervösen Faktor bei der Übertragung nervöser Impulse kein Zweifel bestehen. Hierbei scheint es gleichgültig, in welcher Form die Neurofibrillen zutage treten, da ihre reale Existenz im lebenden Neuroplasma keineswegs mit absoluter Sicherheit besteht.

Daher fällt es mir einstweilen schwer, gleich JABONERO die Veränderungen des Neurofibrillensystems innerhalb der kernhaltigen Plasmastränge für etwaige Schlußfolgerungen auf ein mögliches funktionelles Geschehen allzu hoch zu bewerten. Denn bei der Darstellung der peripheren Neurofibrillen steht das Artefakt in Gestalt von Vacuolen und Granula gewöhnlich Pate. Es mag genügen, aus dem Vorhandensein von Neurofibrillen die Anwesenheit nervöser Substanz zu folgern.

4. Das Verhalten des nervösen Terminalreticulums zu den Geweben.

a) Epithel- und Drüsengewebe.

α) Epithel.

Unter den vielen Epithelien der vom vegetativen Nervensystem versorgten Organe breitet sich gewöhnlich ein allerfeinstes, diffuses Nervennetz aus. Es baut sich aus Neurofibrillen, dem kernhaltigen SCHWANNschen Leitplasmodium und den Interstitiellen Zellen auf. Die vorliegende Formation gehört nach der oben erwähnten und hier verwendeten Nomenklatur dem nervösen Terminalreticulum an. In Abb. 117 findet sich ein derartiges, subepitheliales Nervennetz aus der Wand eines Schweißdrüsen-Ausführungsganges wiedergegeben.

Ähnlich gestaltete, *subepitheliale Nervennetze* sind in der *Tube* (SAKAGUCHI 1939), im *Ureter* (PIEPER 1951), unter dem *Pigmentepithel* der *Retina* (F. ROSSI 1940), am *Alveolarepithel* der *Lunge* (HAYASI 1937, DIJKSTRA 1940, SUNDER-PLASSMANN 1938), am *Pleuraepithel* (MARTINO 1939), *Niere* und *Clitoris* (KNOCHE 1950/51) und an den *Tubuli contorti* und *Ductuli efferentes* des menschlichen *Hodens* (YAMASHITA 1939) beschrieben worden. Da die Form der vom peripheren Nervengewebe entwickelten Bildungen vom geweblichen Aufbau der innervierten Organe zweifellos beeinflußt wird, so läßt sich von vornherein mancherlei Verschiedenheit in der Konstruktion der subepithelialen, vegetativen Nervennetze erwarten. Manche Autoren haben neben einer Fülle feinster Neurofibrillen vereinzelte stärkere Nervenfasern, wahrscheinlich afferenter Natur, im subepithelialen Terminalreticulum beobachtet.

In Abb. 118 sieht man in der *Haut* ein *subepitheliales Terminalreticulum*, das offenbar dem vegetativen Nervensystem angehört. Das feine Neurofibrillennetz breitet sich an der Basis der menschlichen Epidermis aus und berührt oder umfaßt jede basale Epithelzelle. Ob ein solches Verhalten allgemein zutrifft, bedarf weiterer Untersuchungen. Es läßt sich auch nicht mit völliger Sicherheit angeben, ob das in Abb. 119 gezeigte terminale Nervennetz eine rein neurovegetative Nervenformation darstellt, wie der Autor annimmt, oder ob nicht auch afferente, cerebrospinale Elemente darin enthalten sind. Vereinzelte *„Helle Zellen"* der epidermalen Basis sind gelegentlich in das subepitheliale Terminalreticulum eingeschlossen. Es war bisher nicht möglich, von jenem subepithelialen Nervennetz aus irgendwelche Neurofibrillen in die Epidermis hinein zu verfolgen. Wenn somit auch intraepitheliale Neurofibrillen von eindeutig sympathischer

Herkunft in der Haut nicht nachgewiesen sind, so könnte man immerhin aus der engen Verbindung zwischen der Basis der Epidermis und dem daruntergelagerten, sympathischen Nervennetz auf eine mögliche Abhängigkeit der Epidermisfunktion vom vegetativen Nervensystem schließen.

Über die Ausbreitung eines subepithelialen, vegetativen Nervennetzes in der *Haut* verdanken wir, abgesehen von den Arbeiten JOHNS (1940, 1941, 1944), weitere Kenntnisse ORMEA (1950), TAMPONI (1940), SCHARTAU (1936), KNOCHE (1950) und PASQUALINO (1942). Die in der gesamten Epidermis auftretenden LANGERHANSschen *Zellen* betrachtet FERREIRA-MARQUES (1951) in einer ausführlichen Untersuchung als eingewanderte SCHWANNsche Elemente, denen er als epidermalen Sinnesreceptoren eine Rolle bei der Empfindung des oberflächlichen Schmerzes zuteilt.

Ob Neurofibrillen aus dem subepithelialen Terminalreticulum auch in die Epithelien unserer Eingeweide eindringen, läßt sich bis jetzt nicht verallgemeinernd beantworten. Jedenfalls kommen in den mehrschichtigen Epithelien der Eingeweide nervöse Faserelemente sicher vor; so gehören die in den mehrschichtigen Epithelien des *Pharynx, Oesophagus* und *Larynx,* der *Trachea* und der *Bronchien* vorhandenen Neurofibrillen teils dem Glossopharyngicus, teils dem Vagus an und dürften afferenter Natur sein (Abbildung 120). In einschichtigen Eingeweidenepithelien habe ich mich von der Existenz eingelagerter Neurofibrillen nicht überzeugen können.

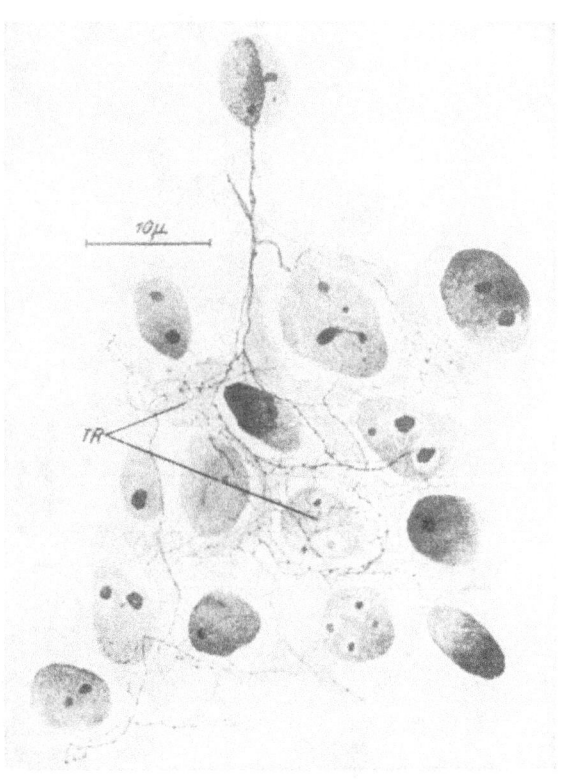

Abb. 118. Nervöses Terminalreticulum (*TR*) an den Basiszellen der Epidermis. *Mensch.* (Flachschnitt. BIELSCHOWSKY-Methode.) Nach JOHN 1944.

Intraepitheliale Neurofibrillen sind im *Bronchialsystem* (HAYASI 1937, SUNDER-PLASSMANN 1933), in der *Epiglottis* (KADANOFF 1927), im *Ureter* (PIEPER 1951), in der *Urethra* und ihren Drüsengängen (SETO 1939) und im *Analring* (SETO 1940, JABONERO und Mitarbeiter 1951) beschrieben worden. SCHABADASCH (1934) schildert mit der Methylenblaumethode einen Plexus intraepithelialis in der *Harnblase* der *Katze;* an jenem Plexus sollen sich sogar SCHWANNsches Leitplasmodium und Interstitielle Zellen vorfinden. Doch scheint der von SCHABADASCH (1934) erwähnte Nervenplexus nicht intraepithelial, sondern subepithelial zu liegen.

Im einschichtigen Zylinderepithel des *Darmes* habe ich ebenso wie OSHIMA (1929) Neurofibrillen nicht gesehen. Die von C. I. HILL (1927) im Darmepithel des *Kaninchens* dargestellten Neurofibrillen erwecken den Eindruck, als seien sie durch die mit Methylenblau gefärbten Zellwände hervorgetäuscht.

Die intraepithelialen Neurofibrillen können offenbar teils intercellulär, teils intracellulär verlaufen. Die in Abb. 121 wiedergegebenen, fibrillären Auflockerungen schmiegen sich unmittelbar der Kernmembran an und haben somit im

Plasma der Zelle Platz gefunden. Wahrscheinlich hat man es bei jenen intraepithelialen „Varicositäten" mit der kleinsten Form einer afferenten Endigung zu tun; sie gehört im vorliegenden Fall dem Glossopharyngicus oder Vagus an.

Ein Epithel ist durch die wechselnde mechanische Beanspruchung seiner Masse und seiner Unterlage und durch fortwährende, degenerative und regenerative Vorgänge dauernden

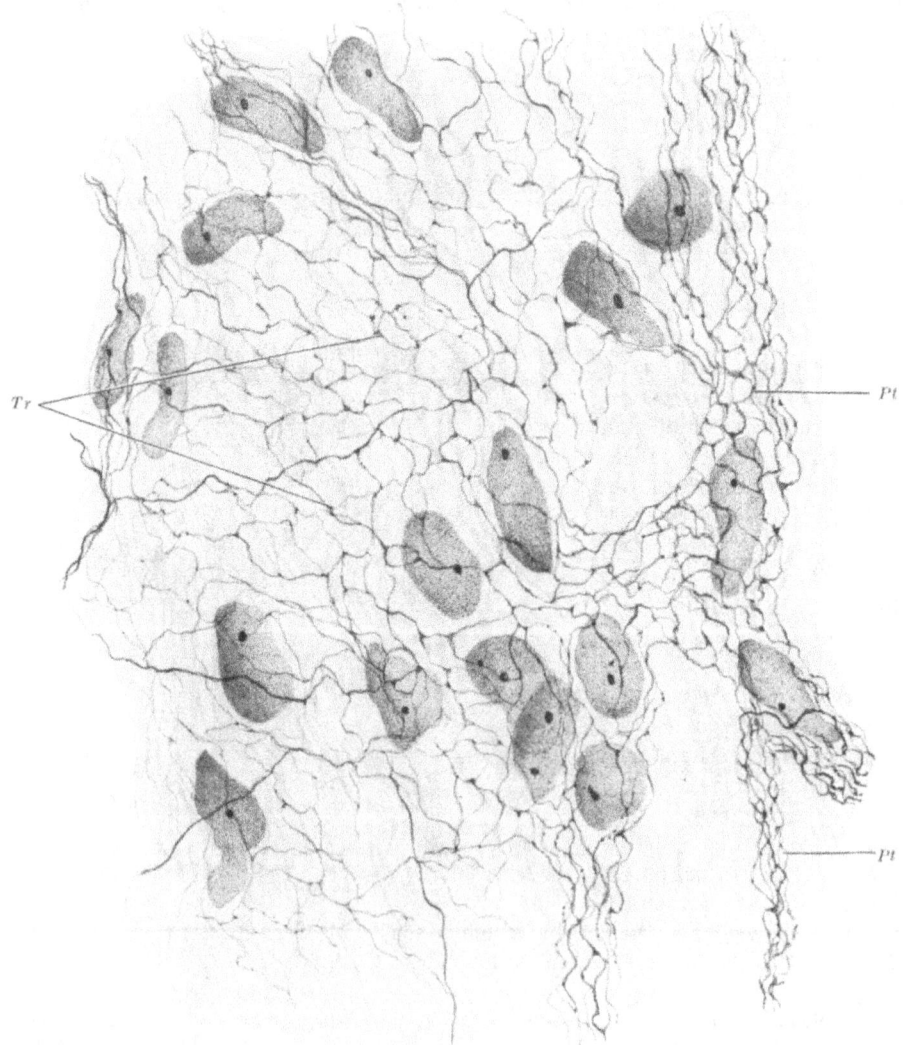

Abb. 119. Neurovegetative Endformation im subepithelialen Bindegewebe; Clitoris. *Affe.* *Tr* Terminalreticulum; *Pt* präterminales Netz. (BIELSCHOWSKY-Methode. 1800mal vergrößert, auf ⁴/₅ verkleinert). Nach KNOCHE 1954.

Verschiebungen in seinem cellulären Gefüge ausgesetzt. Im Hinblick auf die unaufhörlichen, epithelialen Veränderungen besitzt die Frage nach einem intracellulären oder extracellulären Verlauf der Neurofibrillen innerhalb des Epithelgewebes keine allzu große Bedeutung. Überdies kann das Fixiermittel die jeweilige Lage der Neurofibrille zum Plasma der Epithelzelle beeinflussen.

SAUER (1939) hat im *metaplastischen Trachealepithel*, das bei *Ratten* infolge *Vitamin A-Mangels* zu einem Plattenepithel umgebildet war, vereinzelte Neurofibrillen beschrieben; sie stammen wahrscheinlich vom Vagus ab. Ein ähnliches Verhalten ist vom Autor im Epithel der *Samenblase* beim gleichen Tier und unter den gleichen Bedingungen beobachtet worden.

β) Endokrines Drüsengewebe.

Zwischen den Epithelhaufen der *Paraganglien* und dem peripheren Nervengewebe lassen sich morphologische Beziehungen auffallender Art feststellen. Aus der eigentümlichen Anordnung, der großen Menge und der wechselvollen

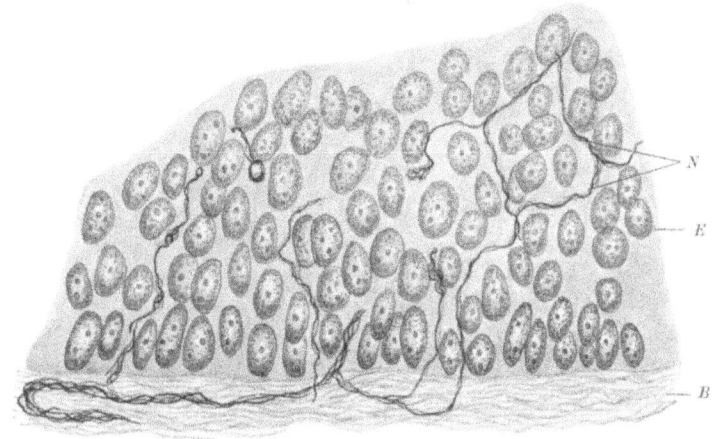

Abb. 120. Mehrschichtiges Plattenepithel mit intraepithelialen Neurofibrillen. Pharynx. *Mensch*. *E* Epithel; *B* Bindegewebe; *N* Neurofibrillen. (BIELSCHOWSKY-Methode. 1600mal vergrößert, auf $9/10$ verkleinert).

Form der Nervenfasern kann man fast mit Sicherheit auf das Vorhandensein paraganglionären Gewebes schließen, selbst wenn dieses im Silberpräparat unsichtbar geblieben wäre. Man vermeint im vorliegenden Fall den formativen Einfluß eines innervierten Gewebes auf die Entwicklung der zugehörigen Nervenelemente besonders deutlich zu erkennen.

Bei der Innervation der Paraganglien zeigt das Nervengewebe innerhalb des Drüsenparenchyms eine beträchtliche Ausbildung seiner Oberfläche. Das ersieht man bereits aus den breiten Nervenfasern, die sich aus ursprünglich schmalen Achsenzylindern zu aufgelockerten, vielfach gewundenen und verschlungenen Fibrillenbändern umgestaltet haben (Abb. 122). Sie behalten jedoch ihr breites Kaliber nicht bei, sondern vermögen sich von erheblicher Dicke zu äußerster Feinheit zu verschmälern und wiederum zu verbreitern, wobei sie sich fortwährend aufteilen oder kleine Seitenästchen abgeben (Abb. 123).

Die plasmatische Verbindung zwischen Drüsenparenchym und Nervengewebe wird durch ein äußerst dichtes, nervöses Endnetz vermittelt; es zeigt sich in einem wirren Durcheinander von Neurofibrillen, schmiegt

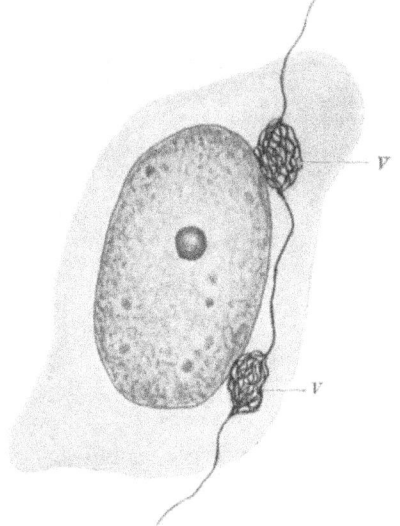

Abb. 121. Intraepitheliale Neurofibrillen im Plasma einer Epithelzelle verlaufend. Pharynx. *Mensch.* *V* Varikosität.
(BIELSCHOWSKY-Methode. 2400mal vergrößert.)

sich mit feinsten Elementen an jede Zelle an und läßt an kurzen, fibrillären Ästchen zarte Endösen oder Reticularen erkennen (Abb. 124). Eigentümliche Fibrillenknäuel, welche teils die Drüsenzellen umklammern, teils zwischen ihnen liegen oder sich um stärkere Nervenfasern herumwickeln, erschweren weiterhin die Orientierung über den strukturellen Aufbau jenes komplizierten Terminalreticulums. Offenbar hat das vegetative Nervengewebe auf dem eng beschränkten

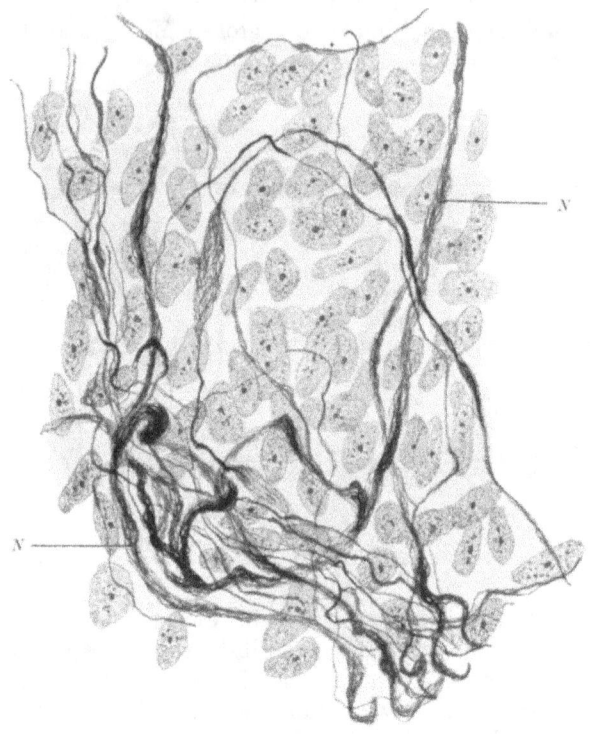

Abb. 122. Breite, marklose Nervenfasern *N* aus dem Paraganglion caroticum. *Mensch.*
(BIELSCHOWSKY-Methode. 980mal vergrößert.)

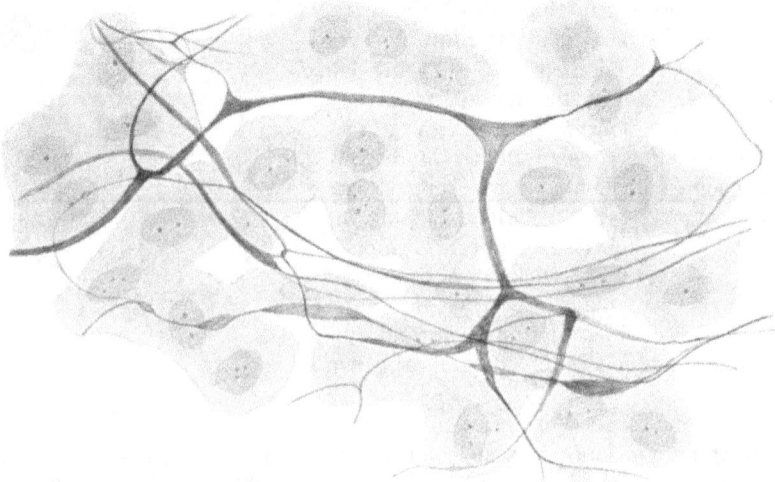

Abb. 123. Breite, für ein Paraganglion charakteristische marklose Nervenfasern im Mark der Nebenniere. *Mensch.*
(BIELSCHOWSKY-Methode. 1400mal vergrößert, auf ²/₃ verkleinert.)

Gebiet eines Paraganglions eine enorme Nervenmasse durch fibrilläre Auflockerung oder Aufspaltung und durch fortwährende Schlingenbildung der einzelnen Fasern und Fibrillen angehäuft.

Ob die vom feinsten Netzwerk abgezweigten Neurofibrillen mit ihren Endösen und Fibrillennetzen in das Plasma der Parenchymzellen eindringen oder nicht, ist schwer zu entscheiden. In der Mehrzahl der Fälle finden wahrscheinlich die

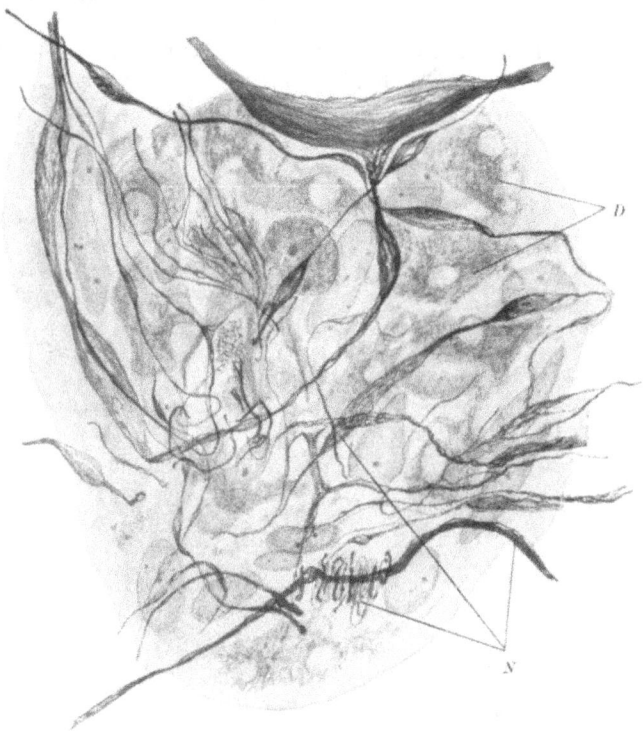

Abb. 124. Paraganglion aus der Kapsel des Ganglion nodosum. *Mensch.* *N* Nervenfasern; *D* Drüsenzellen. (BIELSCHOWSKY-Methode. 1800mal vergrößert, auf ⁴/₅ verkleinert.)

mit Silber noch deutlich imprägnierbaren Reticularen an der Oberfläche der Drüsenzellen, somit intercellulär, ihren Platz (Abb. 125). Da RIEGELE (1928) bei stärkster Vergrößerung eine direkte Berührung der Reticularen mit der Kernoberfläche der Drüsenzellen beobachtet und abgebildet hat, so dürfte auch eine intracelluläre Lage der nervösen Endgebiete vorkommen.

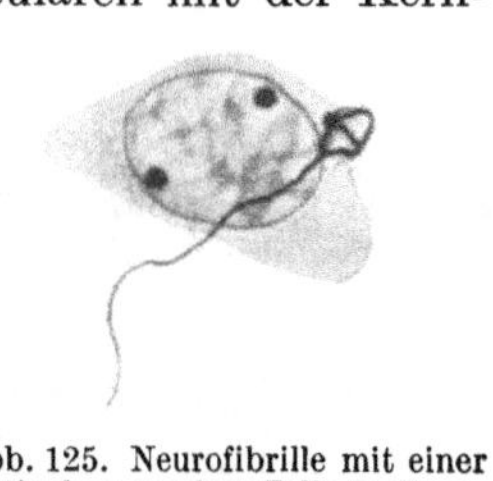

Die meisten Autoren (DE CASTRO 1928, RIEGELE 1928, SUNDER-PLASSMANN 1930, PINES und NAROWTSCHATOWA 1931, ÁBRAHÁM 1942) haben sich für eine *extracelluläre Lage der Reticularen* ausgesprochen. ÁBRAHÁM (1942), dem wir neben MURATORI (1934) und SETO (1935) eine gründliche Studie über die Innervation des paraganglionären Gewebes verdanken, nimmt für das *Paraganglion caroticum* eine doppelte Innervierung an: Die mit den Reticularen zwischen den Parenchymzellen endigenden Neurofibrillen sollen den Hirnnerven (Vagus, Glossopharyngicus), die körbchen- und knäuelartigen

Abb. 125. Neurofibrille mit einer Reticulare an einer Zelle des Paraganglion caroticum.*Mensch.*(BIELSCHOWSKY-Methode. 2000mal vergrößert.) Nach RIEGELE 1928.

Gebilde dem Sympathicus angehören. Ob wir es bei beiden Endformen auch mit solchen einer unterschiedlichen, spezifischen Funktion zu tun haben, scheint mir einstweilen fraglich; denn ich vermag in all' jenen Reticularen und Knäuelbildungen nichts anderes als eine Oberflächenvergrößerung der neurofibrillären Masse zu sehen. SETO, YAMAMOTO und FUJII (1950) haben die erwähnten Fibrillenknäuel auch in einem Paraganglion beschrieben, welches dem Ganglion nodosum anliegt und seinerzeit von WATZKA und SCHARF und von mir gefunden war.

DE CASTRO (1929) stellt bei einer leider zu schwachen Vergrößerung eine Nervenfaser dar, welche mit einem feinsten Fibrillennetz eine Parenchymzelle des Paraganglion caroticum umschließt. Nach SETO (1935) liegt dieser zarte Neurofibrillenkelch pericellulär, nach MEIJLING (1938), der vorwiegend am Material vom *Pferd* gearbeitet hat, reichen die Neurofibrillen in das Plasma der Drüsenzellen hinein, deren Kerne sie kelchartig umfassen. HAGEN (1950) hat im Vorderlappen der *menschlichen Hypophyse* nervöse Bildungen beobachtet, die den von DE CASTRO (1928) und MEIJLING (1938) beschriebenen Fibrillenkelchen überaus ähnlich sehen.

Nach HAGEN (1950) entwickeln im *Vorderlappen* der *Hypophyse* breite Fibrillenbänder, die ihren Durchmesser dauernd verändern und sonderbare,

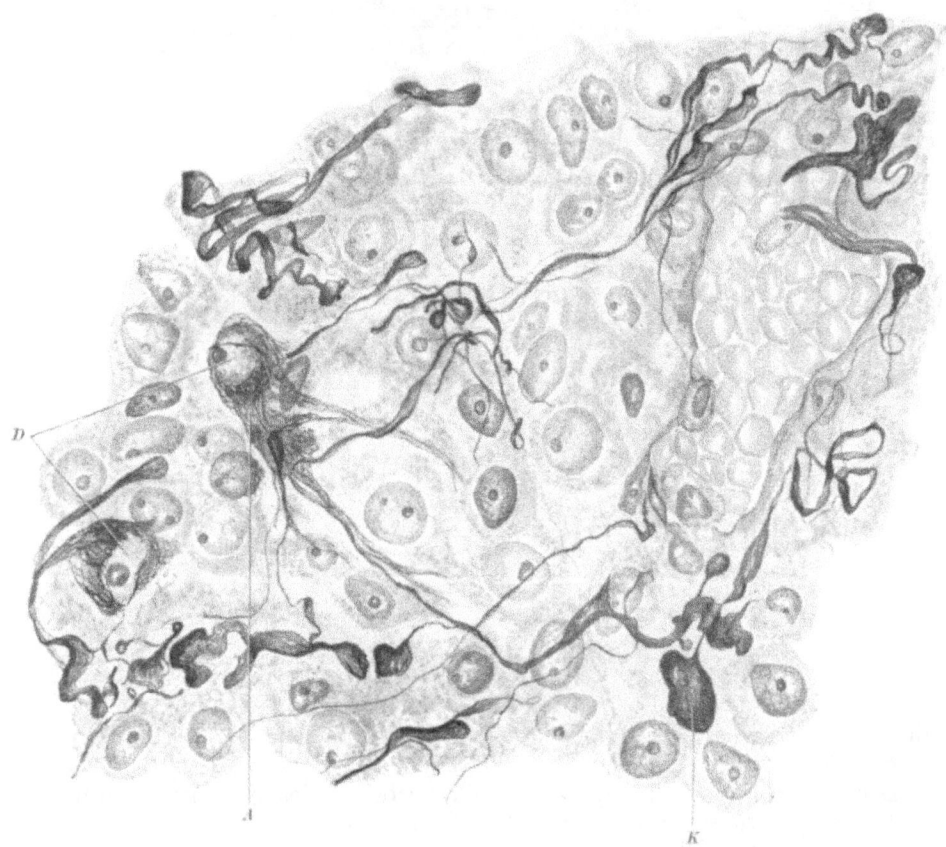

Abb. 126. Fibrilläre Aufsplitterung knotig verdickter Nervenfasern um einzelne Drüsenzellen. Vorderlappen der Hypophyse. *Mensch.* A Terminale Aufsplitterung; *D* Kerne von Drüsenzellen; *K* knospenartige Auftreibungen an den Nervenfasern. (BIELSCHOWSKY-Methode. 1200mal vergrößert, auf ⁵/₇ verkleinert). Nach HAGEN 1950.

knospenartige Auftreibungen besitzen, um einzelne, besonders große Drüsenzellen ein korbartiges Neurofibrillennetz (Abb. 126). Dieses dringt von der Oberfläche der Zelle in deren Plasma hinein und scheint vielfach der Kernmembran direkt aufgelagert (Abb. 127). Nach den Abbildungen stimmen die Resultate HAGENS (1954) über das Vorkommen intracellulärer Neurofibrillen bei innersekretorischen Drüsen mit den Ergebnissen MEIJLINGS (1938) überein. Leider läßt sich aus der vorliegenden Form kein sicherer Schluß auf die funktionelle Bedeutung folgern.

MEIJLING (1938) erblickt in den neurofibrillenhaltigen Zellen der Paraganglien ein Syncytium echter, peripherer Ganglienzellen, die dem vegetativen Nervensystem angehören und als afferente Elemente regulierend in das neurohormonale Getriebe des Paraganglions eingreifen sollen. Wenn man auch beim ersten Blick auf Abb. 126 die mit D bezeichneten

Gebilde für kleine Ganglienzellen halten könnte, so will ich zunächst davon abstehen, sie ebenso wie die neurofibrillenhaltigen Zellen MEIJLINGS (1938) als Ganglienzellen zu bezeichnen. Die kelchartige Lagerung der Neurofibrillen dürfte sich mit der gewohnten Struktur einer Ganglienzelle nicht recht in Einklang bringen lassen. Betrachtet man die intracellulären Neurofibrillennetze AKKERINGAS (1930) in der *Wurzelscheide*, die Abbildungen JABONEROS und seiner Mitarbeiter (1951) über intraepitheliale Nerven der *Analregion* und schließlich die von ANDRZEJEWSKI (1955) demonstrierte Endigungsweise des *N. vestibuli* in der *Crista ampullaris*, so liegt es nahe, den fraglichen Nervengebilden eher Aufgaben afferenter

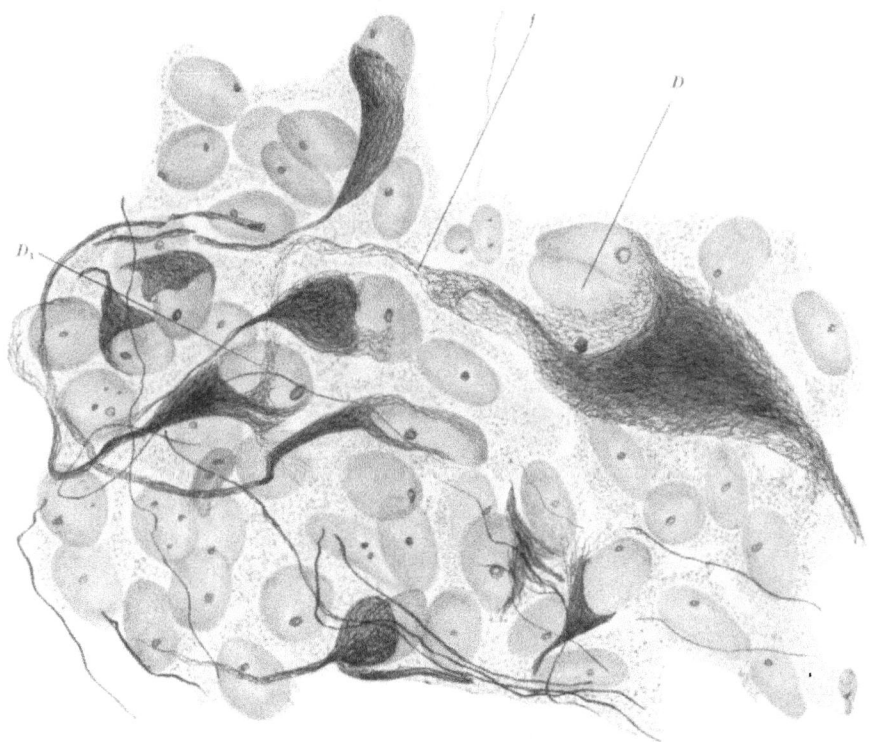

Abb. 127. Korbartige Fibrillenstrukturen der Nervenfasern um Drüsenzellen. Vorderlappen der Hypophyse *Affe*. D und D_1 Drüsenzellen; f Neurofibrillenzug. (BIELSCHOWSKY-Methode. 1500mal vergrößert, auf $^5/_7$ verkleinert.) Nach HAGEN 1954.

Art zuzuschreiben. Veränderungen in der chemischen Zusammensetzung der Drüsenzelle oder ihrer Produkte dürften in solchem Fall den adäquaten Reiz für die Erregung jener neurofibrillären Kelche darstellen.

Sollten die Neurofibrillenkelche efferent sein, so würde ihre Struktur von allen bisher beobachteten sekretorischen Drüsennerven erheblich abweichen. Es bleibt selbst nach experimentellen Eingriffen immer schwierig, die Funktion einer im mikroskopischen Präparat fixierten Nervenformation zu deuten. Die widersprechenden Meinungen, die DE CASTRO (1929), MEIJLING (1938) und ÁBRAHÁM (1942) über die Funktion der das Paraganglion caroticum versorgenden Nerven entwickelt haben, legen es jedenfalls nahe, äußerst vorsichtig zu sein, wenn man beim vegetativen Nervensystem Form und Funktion miteinander vereinen will.

Die im vorhergehenden erörterte außerordentliche Schwierigkeit, an den terminalen Formationen des vegetativen Nervensystems eine efferente Endigung von einer afferenten mit Sicherheit zu unterscheiden, erhellt schließlich aus Abb. 128. Hier entsteht aus einer breiten, marklosen Nervenfaser im *Hinterlappen* der *Hypophyse* durch vielfache Aufspaltung ein feinstes, fibrilläres Netzwerk, das sich teilweise eng der Wand eines Drüsenfollikels im Hinterlappen anlegt. Es bleibt unmöglich, der hier vorliegenden nervösen Endformation eine afferente oder efferente Funktion zuzuweisen, da sie auch eine doppelte Leitfähigkeit besitzen könnte.

Hingegen erweckt das in Abb. 129 wiedergegebene, einem Drüsenfollikel angelagerte, nervöse Reticulum durchaus den Eindruck einer Endigung, die in ähnlicher Weise auch an exkretorischen Drüsen zutage tritt und nach unserer

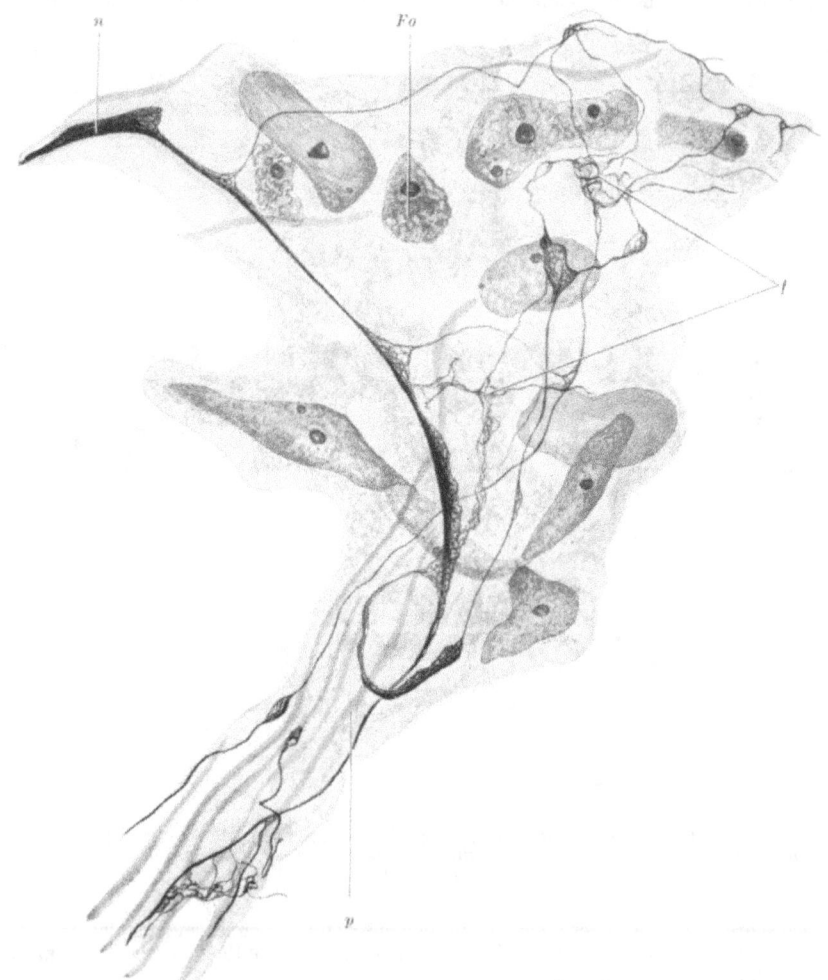

Abb. 128. Fibrilläre Aufsplitterung einer aus dem Hinterlappen stammenden Nervenfaser an einem Drüsenfollikel des Mittellappens. Hypophyse. *Mensch.* f Fibrilläre Netze; Fo Kern einer Follikelzelle; p Pituicytenfasern. (BIELSCHOWSKY-Methode. 2400mal vergrößert, auf $^2/_3$ verkleinert.) Nach HAGEN 1954.

Definition über den Aufbau des Terminalreticulums efferente und afferente Fasern enthalten könnte.

In den HASSALLschen Körperchen der *Thymusdrüse* bei einer 10 Tage alten *Katze* beschreibt TCHENG (1950) sonderbar gestaltete, „mumifizierte" Nervenfasern, die nach der Imprägnationsmethode WEBERS dargestellt wurden. Die eigentümlich plump aussehenden, fädigen Gebilde sollen nicht mehr mit dem vegetativen Endnetz in Verbindung stehen und ohne Funktion sein.

γ) Exokrines Drüsengewebe.

Über die Innervation der exokrinen Drüsen liegt eine ziemlich umfangreiche Literatur vor; es bleibt ein Verdienst BOEKES (1934), zu diesem Thema Resultate erreicht zu haben, welche alle früheren Ergebnisse übertreffen und bis heute kaum einer Korrektur bedürfen. BOEKE (1934) hat die nervöse Versorgung der *Tränen-*, *Schweiß-* und *Talgdrüsen* und der *Glandula parotis* histologisch untersucht. Abb. 130 demonstriert den Modus der Innervation. Das neurofibrillentragende, kernhaltige SCHWANNsche Leitplasmodium entwickelt mit seinen zarten Strängen ein geschlossenes Netz, das sich mit vielen Teilen an die Basalmembran der Drüsentubuli dicht anschmiegt. Ob feinste Neurofibrillen noch in die Basalmembran eindringen oder mit ihr verschmelzen, läßt sich nicht sicher angeben.

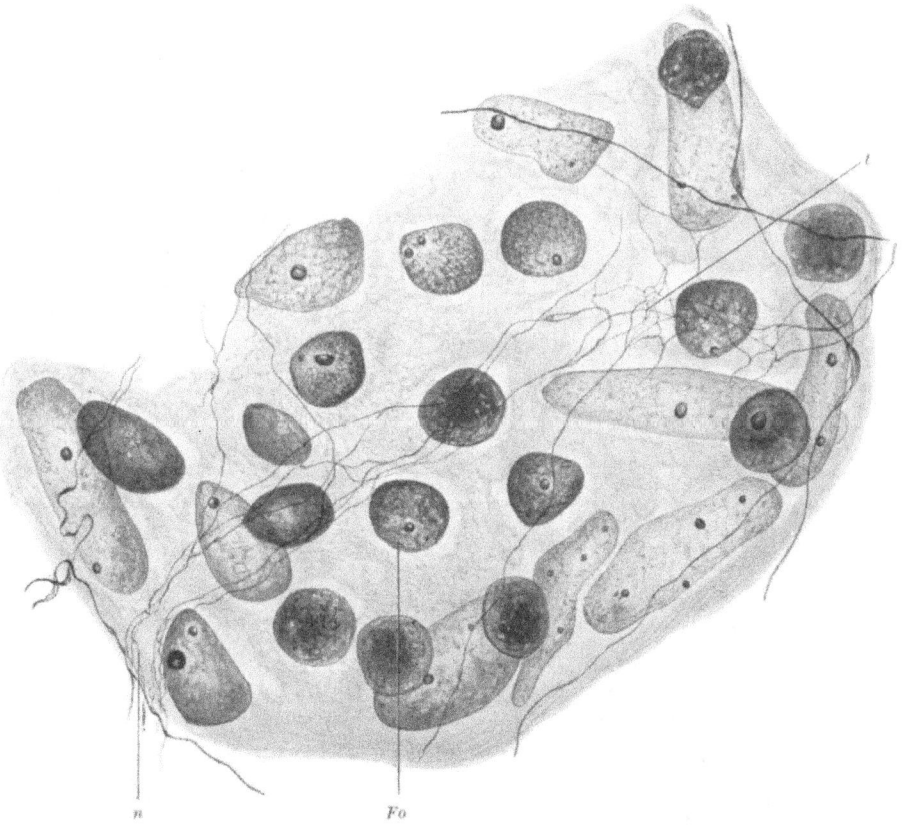

Abb. 129. Nervöses Terminalreticulum *t* der Infundibularnerven an einem Drüsenfollikel des Mittellappens. Hypophyse. *Mensch*. *n* Neurofibrillen; *Fo* Kern einer Follikelzelle. (BIELSCHOWSKY-Methode. 2400mal vergrößert, auf ³/₅ verkleinert.) Nach HAGEN 1950.

Wie bei jeder terminalen Formation des vegetativen Nervengewebes findet auch bei den Drüsennerven innerhalb der Plasmastränge des Endnetzes an den Knotenpunkten ein fortwährender Austausch der Neurofibrillen statt. Sie überkreuzen einander, spalten sich vielfach auf und scheinen stellenweise netzartig zusammenzuhängen (Abb. 131).

Es ist mir nicht gelungen, zwischen den einzelnen Drüsenzellen oder in deren Plasma noch Neurofibrillen zu beobachten, die dort nach SASYBIN (1930, 1933), JALOWY (1936, 1938) und TAKINO (1929) ein ringartiges oder knöpfchenförmiges Ende finden sollen. Auch ROSSI und MOCCHI (1935) haben mit der GOLGI-Methode keine freien Nervenenden am Drüsenepithel gesehen, sondern betrachten die vegetative Endausbreitung an den exkretorischen Drüsen als eine geschlossene, netzförmige Konstruktion. Das stimmt mit dem überein, was sich aus der bei stärkster Vergrößerung gezeichneten Abb. 132 ersehen läßt: Die vegetative Endausbreitung entbehrt an den exokrinen Drüsen der sog. freien Nervenenden und stellt, selbst wenn letztere zwischen den Drüsenzellen vorhanden sein sollten, ein nervöses Syncytium dar. Dieses ist in gleicher Weise an den *Bronchialdrüsen* von DIJKSTRA (1939) und HAYASI (1937) geschildert worden. Ein ähnliches Nervennetz hat KOPPEN (1950) an den uterinen *Cervixdrüsen* gut beobachtet.

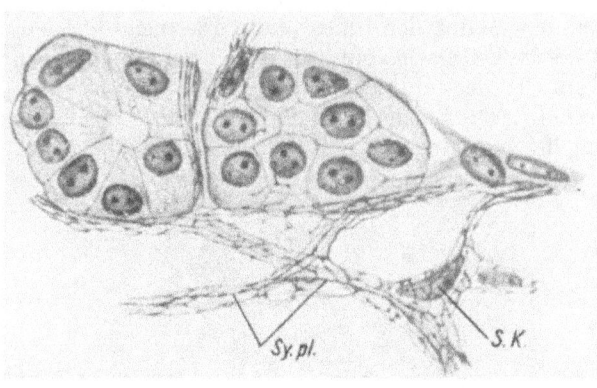

Abb. 130. Innervation der Tränendrüse. *Mensch*. Zwei Drüsentubuli mit dem „sympathischen Grundplexus" (*Sy.pl.*) BOEKES. *S.K.* SCHWANNscher Kern. (BIELSCHOWSKY-Methode. Starke Vergrößerung.) Nach BOEKE 1934.

Die Innervation der in der *Haut* vorkommenden *Schweiß-* und *Talgdrüsen* wurde noch verschiedentlich untersucht (TAMPONI 1940, ORMEA 1949, JOHN

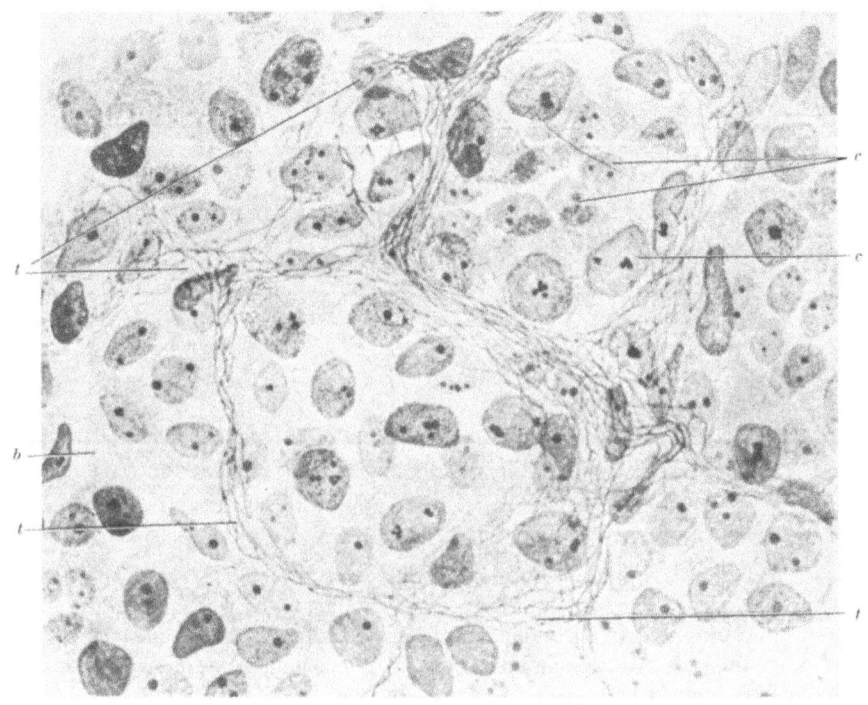

Abb. 131. Nervöses Terminalreticulum *t* an den Endstücken einer Speicheldrüse. *Igel*. *c* Kerne von Drüsenzellen; *b* Interstitium. (BIELSCHOWSKY-Methode. 1500mal vergrößert.) Nach SETO und FUKUYAMA 1936.

1940, 1941, JABONERO 1951, CHAMPY 1945 u. a.). Bei den epidermalen Drüsen unterscheidet sich der netzförmige Aufbau des nervösen Endapparates in keiner Weise von demjenigen der oben geschilderten Drüsen. Die *Myoepithelzellen* der

Schweißdrüsen hängen mit dem nervösen Terminalreticulum plasmatisch zusammen und geraten damit in funktionelle Abhängigkeit vom vegetativen Nervensystem (Abb. 133). Die gleiche Abbildung zeigt überdies den plasmatischen Zusammenhang des für die Drüsen bestimmten Nervennetzes mit der Wand einer Blutcapillare. Es gibt also weder eigene Capillarnerven noch eigene Drüsennerven. Vielmehr zieht das gleiche Terminalreticulum, das die Drüsenendstücke und ihre Ausführungsgänge umklammert, auch die zugehörigen Capillaren in seinen Bereich. Sekretion und Gefäßregulation stehen somit unter dem Einfluß der nämlichen nervösen Endformation.

Eine Einwirkung des Nervensystems auf das Epithelgewebe der *Darmkrypten* läßt sich nach dem histologischen Ergebnis der Abb. 134 leicht feststellen. Man sieht auf der Drüsenwand eine ungeheure Menge von Neurofibrillen, die teilweise gebündelt einherziehen, teilweise wirr durcheinander laufen und netzartig aneinander geschlossen sind. Wir haben hier die syncytiale Formation des Terminalreticulums vor uns.

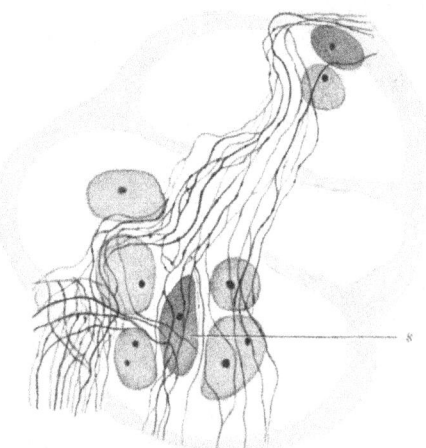

Abb. 132. Feinste, dem Terminalreticulum angehörende Neurofibrillen an den Drüsenzellen der Zunge. *Mensch.* *s* SCHWANNscher Kern. (BIELSCHOWSKY-Methode. 2400mal vergrößert, auf ¹/₂ verkleinert.)

Die Resultate von KOLOSSOW, SABUSSOW und IWANOW (1932), OKAMURA (1934), OSHIMA (1929), ÁBRAHÁM (1936) und SATO (1935) über die Innervation der *Darmdrüsen* und diejenigen von KOLMER (1936) über die Innervation der *Tränendrüse* seien der Vollständigkeit wegen angeführt; entscheidende Bedeutung kommt ihnen nicht zu.

Schließlich übernimmt nach KNOCHE (1950) in der *Niere* das Terminalreticulum die Übertragung nervöser Impulse auf die Epithelwände der Harnkanälchen (Abb. 135). Ein zartes syncytiales Nervennetz, das SCHWANNsche Kerne und die Kerne von Interstitiellen Zellen enthält, lagert sich an die Membrana propria der Nierenkanälchen und die zugehörigen Capillarwände und hängt ferner mit den Pericyten und Endothelzellen der Glomerulusschlingen zusammen. Die Niere wird somit, wie jede andere exokrine Drüse, von einem nervösen Syncytium versorgt.

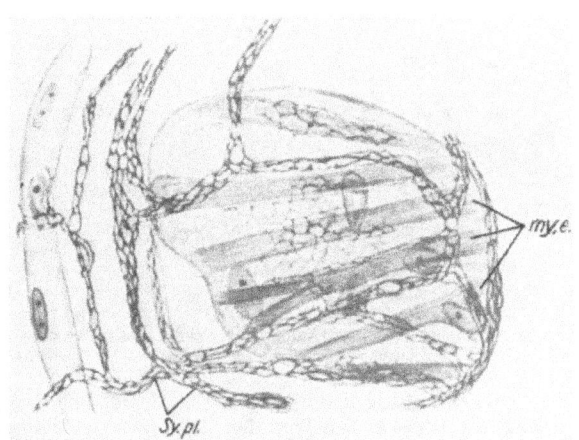

Abb. 133. Tangentialschnitt durch einen Schweißdrüsentubulus mit Myoepithelzellen *my.e.* und deren Innervation. *Mensch.* (BIELSCHOWSKY-Methode. Starke Vergrößerung.) Nach BOEKE 1934.

In dem für die Innervation aller exkretorischen Drüsen bestimmten Maschenwerk des Terminalreticulums müssen afferente und efferente, sympathische und „parasympathische" und zugleich vasomotorische Impulse möglich sein. Ich habe früher diese Frage hinreichend erörtert, sie aber nicht in dem Sinne zu lösen vermocht, daß es mir gelungen wäre, innerhalb des vegetativen Endgebietes bei den Drüsen sympathische, „parasympathische" und etwaige afferente Neurofibrillen histologisch zu trennen.

Nach SETO und FUKUYAMA (1936) beteiligen sich sympathische, „parasympathische" Elemente und die langen Fortsätze intramuraler Ganglienzellen am Aufbau des in den *Speicheldrüsen* ausgebreiteten Terminalreticulums. Auch CHAMPY, COUJARD und COUJARD-

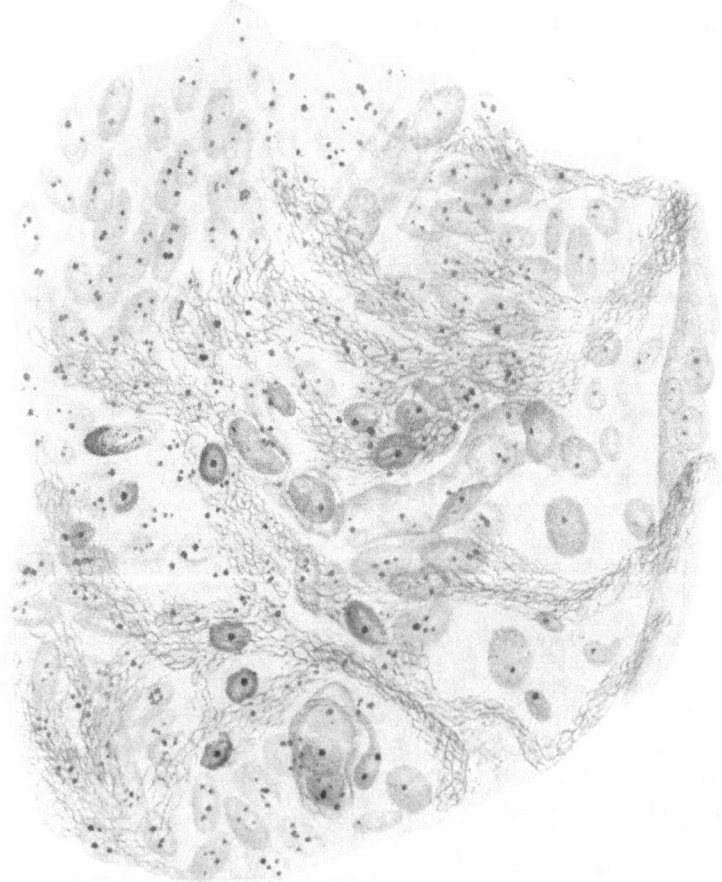

Abb. 134. Nervöses Terminalreticulum auf einer LIEBERKÜHNschen Krypte. Appendix. 57jähriger Mann. (BIELSCHOWSKY-Methode. 1200mal vergrößert, auf $^5/_6$ verkleinert.)

CHAMPY (1945) weisen den in den Speicheldrüsen eingelagerten Ganglienzellen eine offenbar regulierende Rolle in der Funktion des nervösen Endnetzes zu. Die genannten Autoren sprechen in ihrer vergleichend-histologischen Untersuchung am interglandulären Nervennetz von sympathischen adrenergischen, von sympathischen sensiblen Fasern und lassen die Nerven der Schweißdrüsen cholinergisch sein, weil ihre Darstellung mit der Osmiummethode nicht gelingen soll. Schließlich soll nach der Meinung jener Autoren das nervöse Endnetz an den serösen Drüsen dichter ausgebreitet sein als an den mukösen Drüsen. Bei jenen Reflexionen scheint mit die Hypothese ihre Grenze gegenüber der Beobachtung allzu weit überschritten zu haben. Der von GLIMSTEDT und HILLARP (1942) erbrachte experimentelle Nachweis, wonach im Nervennetz der *Glandula submandibularis* der *Ratte* sympathische und „parasympathische" Fasern im gleichen SCHWANNschen Leitplasmodium einherziehen, verdient jedenfalls etwas mehr Vertrauen.

Bei der *Sklerodermie* sind an dem die Schweiß- und Talgdrüsen versorgenden Terminalreticulum von JOHN (1949) und ORMEA (1951) degenerative Veränderungen in Form eines körnigen Zerfalls der Neurofibrillen beschrieben worden. JOHN (1940) schildert weiterhin das Verhalten des Terminalreticulums in der Haut bei *carcinomatösen Metastasen*, deren Epithelmasse anscheinend von Neurofibrillen unberührt bleibt.

Über den plasmatischen Zusammenhang des Nervensystems mit den *Follikeln* und den *Corpora lutea* des *Ovariums* findet man bei SAKAGUCHI (1939) zahlreiche exakte Beobachtungen. Daher sei nur kurz auf das Verhalten der Neurofibrillen gegenüber den Primärfollikeln eingegangen. Nicht anders als bei vielen Epithelien dringen einzelne Neurofibrillen aus dem im Stroma ovarii ausgebreiteten Terminalreticulum unter Verstärkung ihres Kalibers in das Follikelepithel ein. Von hier gelangen sie nach einem von E. HAGEN (s. STÖHR 1954) angefertigten Präparat

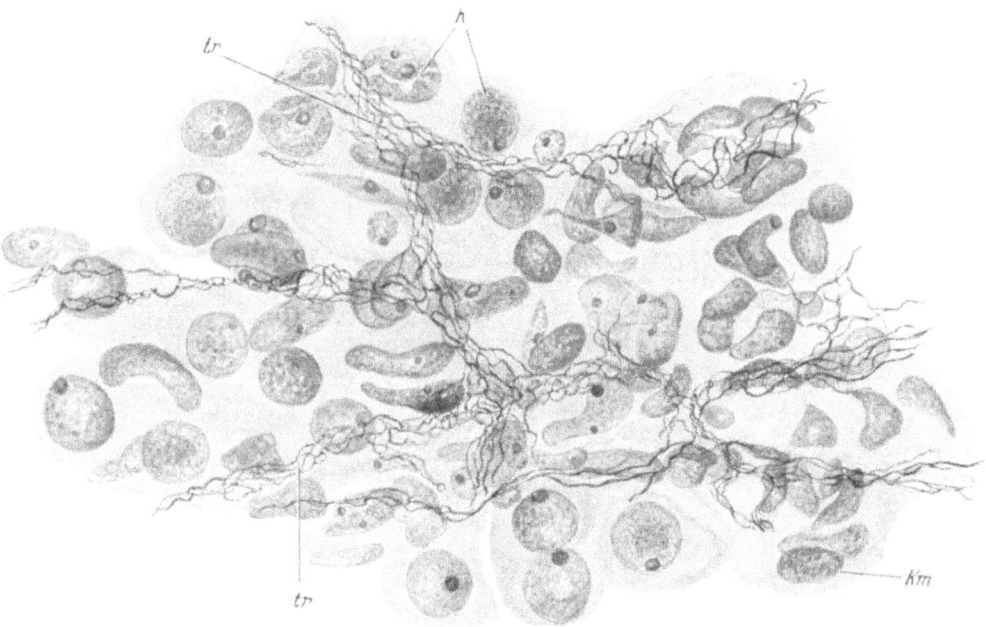

Abb. 135. Nervöses Terminalreticulum *tr* auf einem Tubulus contortus. Niere. *Mensch*. *Km* Kerne der Membrana propria; *K* Kerne des Harnkanälchens. (BIELSCHOWSKY-Methode. 1400mal vergrößert, auf $^6/_7$ verkleinert.) Nach KNOCHE 1950.

nur in geringer Zahl an die Oberfläche der Eizelle und umfassen diese mit bogenartigen Schlingen (Abb. 136). An der Eioberfläche geben die Neurofibrillen mitunter feinste Ästchen ab; eine besondere Endigungsweise der Neurofibrillen war nicht festzustellen. Jedenfalls vermag ich in den scheinbar freien Endigungen der vorliegenden Abbildung nicht das wirkliche Ende, sondern nur das Resultat der Schnittführung oder einer nicht restlos gelungenen Imprägnation zu sehen. Der vorliegende Befund dürfte auf die Möglichkeit eines nervösen Einflusses auf das Ooplasma hindeuten. Über die Existenz oder Nichtexistenz ,,Trophischer Nerven" ist schon vieles geschrieben worden. Im Falle der Innervation einer Eizelle läßt es sich schwer denken, daß das Nervensystem einen anderen als das Wachstum regulierenden oder fördernden Einfluß haben sollte. Das Nervengewebe kann hier nur direkt, offenbar ,,trophisch", auf das Ooplasma einwirken, ohne daß in diesem Fall das Capillarsystem zur Ernährung des Primordialfollikels ausgeschaltet zu sein braucht.

Die geschilderte *Innervation der Eizelle* im Primärfollikel beim *Affen* stimmt mit den Beobachtungen überein, die KOPPEN (1951) am Primärfollikel beim *Kaninchen* erhalten hat.

Im *menschlichen Ovarium* ist es KOPPEN (1950) nicht gelungen, Neurofibrillen im Epithel der Primärfollikel zu entdecken, während SAKAGUCHI (1939) solche im Follikelepithel des *Menschen* verlaufen sah. Nach den Angaben der beiden Autoren sollen übrigens nur wenige Primärfollikel Neurofibrillen besitzen, welche sich überdies bei weiterem Wachstum der Follikel allmählich an Zahl verringern. PINES und SCHAPIRO (1930) haben an ihrem Untersuchungsmaterial, das von verschiedenen *Säugetieren* stammt, niemals intraepitheliale Neurofibrillen oder gar deren Vordringen bis zur Eizelle bei den Follikeln aller Stadien beobachtet; nach den beigegebenen Abbildungen scheint mir eine nicht gerade vollendete Technik an dem etwas unbefriedigenden Ergebnis die Schuld zu tragen.

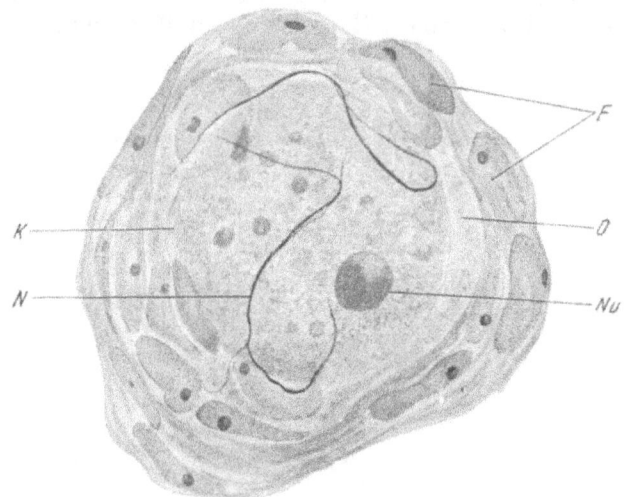

Abb. 136. Neurofibrillen *N* um eine Eizelle eines Primärfollikels. Ovarium. *Affe*. *K* Kern; *Nu* Nucleolus; *O* Ooplasma; *F* Follikelzellen. (BIELSCHOWSKY-Methode. 1300mal vergrößert, auf $^7/_8$ verkleinert. Präparat von E. HAGEN.)

b) Muskelgewebe.

α) Glatte Muskulatur.

Die Frage nach dem Zusammenhang zwischen Nervensystem und glatter Muskulatur erfordert zu ihrer Lösung von dem Morphologen die Beherrschung einer schwierigen Technik. Da es nicht jedermanns Sache ist, sich Monate oder Jahre lang um eine rein technische Fertigkeit zu bemühen, so begegnen einem in der Literatur gerade auf dem fraglichen Gebiet zahlreiche Abbildungen, die technische Mängel aller Art erkennen lassen. Infolgedessen sieht sich mancher Autor genötigt, irgendwelche Artefakte als eine nervöse Endigung zu betrachten und an Stelle einer richtigen Beobachtung eine Hypothese zu setzen. Hiermit scheint aber der Physiologie, die schon ihrerseits in der vorliegenden Frage nach der Verbindungsweise zwischen Nerven- und Muskelgewebe eine Fülle von Hypothesen entwickelt hat, wenig geholfen. NOEL (1949) hat über jenes Thema ein umfassendes Referat erstattet. Leider pflegen Morphologie und Physiologie auf diesem viel diskutierten Gebiet häufig nebeneinander, statt miteinander zu arbeiten. Im nachfolgenden sei versucht, die Verbindungsweise zwischen dem vegetativen Nervengewebe und der glatten Muskulatur mit anatomischen Methoden zu beantworten.

Im Hinblick auf die Frage, ob das vegetative Nervensystem mit der glatten Muskulatur im Sinne der Neuronenlehre durch sog. „freie Endigungen" oder durch Vermittlung einer netzartigen Konstruktion verbunden sei, habe ich mich bisher nicht genötigt gesehen, meine frühere Meinung zu ändern. So gilt das kernhaltige, syncytiale Terminalreticulum als das anatomische Substrat, gleichsam als die Synapse, welche die Übertragung nervöser Impulse auf das glatte Muskelgewebe durchführt.

Die formale Ausgestaltung jenes peripheren Nervennetzes, das sympathische und ,,parasympathische", efferente, afferente und vasomotorische Elemente in sich vereinen muß, erweist sich von der Anordnung der glatten Muskulatur abhängig. Sind die glatten Muskelfasern wie in der Tunica propria des *Darmes* zu einem lockeren Syncytium miteinander verknüpft, so wird auch das Maschenwerk des Terminalreticulums mit seinen Neurofibrillenzügen nicht besonders dicht

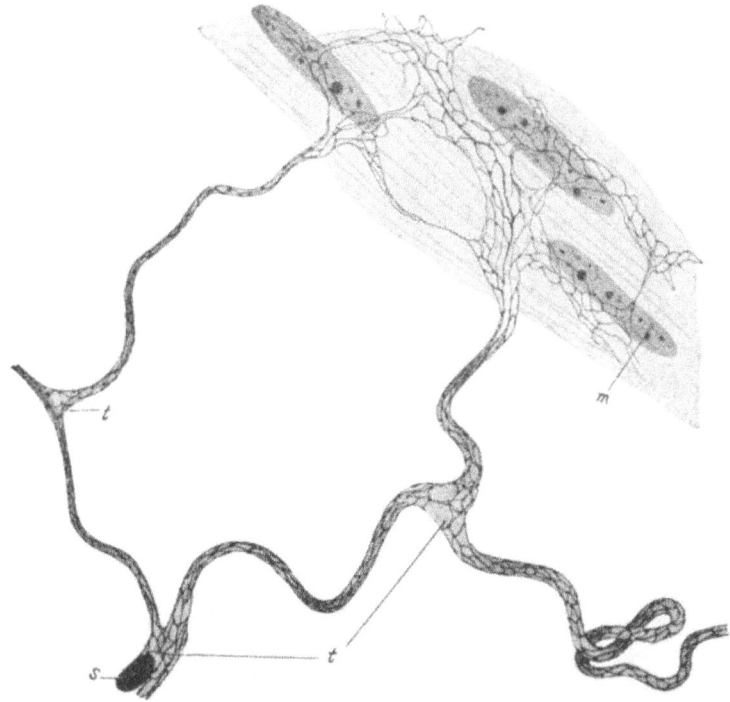

Abb. 137. Gewundene Plasmastränge *t*, die sich in der Muscularis mucosae in das Terminalreticulum aufspalten. Processus vermiformis. *Mensch.* m Muskelkern; s SCHWANNscher Kern, eventuell Kern einer interstitiellen Zelle. (BIELSCHOWSKY-Methode. 2000mal vergrößert, auf ³/₄ verkleinert.) Nach REISER 1932.

erscheinen. In diesem Falle sieht man leicht, wie sich die nervösen (,,präterminalen") Plasmastränge in ein zartes Fibrillennetz aufspalten, das sich zwischen die glatten Muskelfasern einzwängt und mit deren Ektoplasma aufs engste verbunden sein muß (Abb. 137). Liegen hingegen die glatten Muskelfasern zu einer einheitlichen Haut fest zusammengeschlossen, so gewinnt das Terminalreticulum eine außerordentliche Dichte; in solchem Falle bleibt es schwer, sich eine glatte Muskelfaser vorzustellen, die nicht in irgendeine plasmatische Verbindung mit dem neurofibrillären Netzwerk geraten wäre (Abb. 138).

Ähnliche Abbildungen, welche die Existenz eines Neurofibrillennetzes an der glatten Muskulatur demonstrieren, finden sich in neuer Zeit bei REISER (1952) und bei FEYRTER (1951) *(Appendix)*, bei KOPPEN (1950) *(Uterus)*, bei PASQUALINO (1942) *(Ureter)*, bei TISCHENDORF (1948) und HARTING (1952) *(Milz)* und bei FATTORUSSO (1943) *(M. ciliaris)*. LEGAIT und DOLLANDER (1947) zeigen auf der Muscularis einer *Gehirnarterie* ein zweifellos dem Terminalreticulum angehörendes ,,réseau périterminal", welches die beiden Autoren dem

„Appareil métaterminal" WEBERs (1943) zuweisen. JOHN (1942) und ORMEA (1949) haben die schon von BOEKE (1934) gefundene Innervation der *Mm. arrectores pilorum* in der menschlichen *Haut* durch ein terminales Nervennetz in zahlreichen Einzelbefunden bestätigt.

Beim Zusammenschluß zwischen Nervensystem und glatter Muskulatur muß es sich in anatomischer und physiologischer Hinsicht um eine Einrichtung von besonderer Bedeutung handeln. Schon in der alten Pathologie spricht man von Nervenende und glatter Muskulatur als etwas Zusammengehörigem unter dem Namen „Neuromuskuläres System"; MASSON (1930)

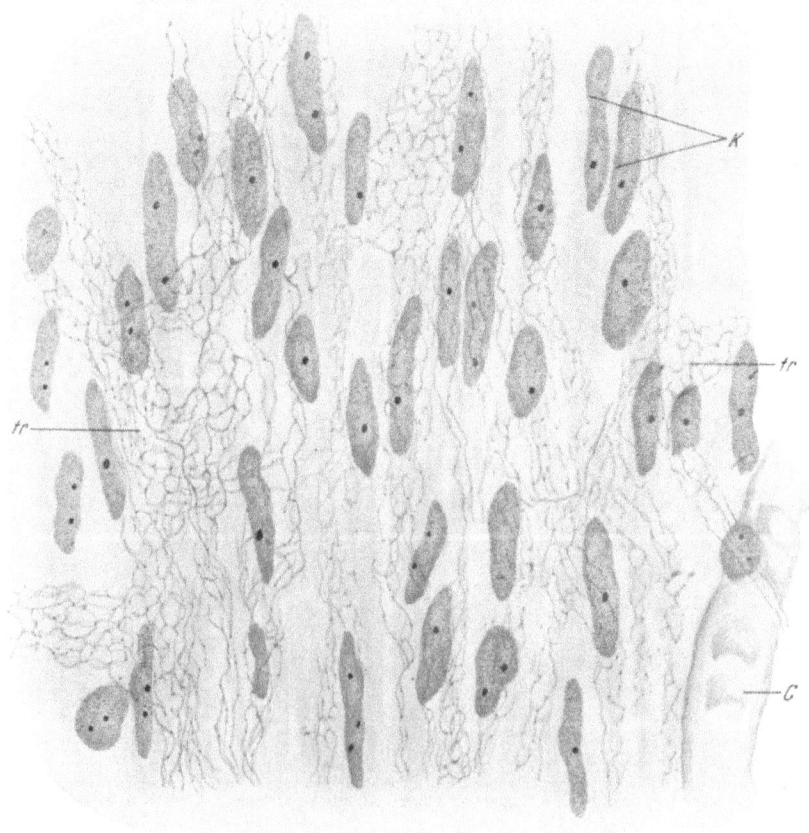

Abb. 138. Nervöses Terminalreticulum *tr* in der glatten Muskulatur des Processus vermiformis. *Mensch.* *K* Kerne der glatten Muskelfasern; *C* Capillare. (BIELSCHOWSKY-Methode. 1500mal vergrößert, auf ³/₅ verkleinert.)

hat hierfür den Ausdruck „Musculonervous complex" geprägt. Auch die bei der *Appendicitis neuromatosa* vorkommende gleichzeitige Hypertrophie von Muskulatur und peripherem Nervennetz läßt sich für einen engen physiologisch-anatomischen Zusammenhang zwischen Nervenendgebiet und glatter Muskulatur in Anspruch nehmen.

Im Hinblick auf die außerordentliche Bedeutung des vorliegenden Problems hat im Laufe der letzten Jahrzehnte die Innervation der glatten Muskelfasern eine eingehende morphologische Bearbeitung gefunden. Zur Untersuchung gelangten die glatten Muskeln des *Auges* (AGABABOW 1942, BOEKE 1933, KOLMER 1936, SCHIMERT 1938, S. L. CLARK 1937, F. ROSSI 1936, KRÜMMEL 1938, PINES und PINSKY 1932/33, BULLÓN und STIEFEL (1955), der *Mm. arrectores pilorum* (BOEKE 1934, TAKINO 1929, SCHARTAU 1936), der *Milz* und *Gallenblase* (RIEGELE 1929 und HARTING 1952), des *Bronchus* (HAYASI 1937, SUNDER-PLASSMANN 1933, DIJKSTRA 1939, GAYLOR 1934), der *Tube* (BEAUFAYS 1937, SAKAGUCHI 1939), des *Ductus deferens* (BRITES 1931, YAMASHITA 1939) und des *M. areomammillaris* (DE LUCCHI 1935). Zahlreiche Autoren haben sich ferner die glatten Muskeln des *Magen-Darmkanals* zum Objekt ihrer

Innervationsstudien gewählt (van Esveld 1928, Hill 1927, Lawrentjew 1926, Reiser 1933/34, Sunder-Plassmann 1936, Kolossow und Sabussow 1932, Kolossow und Polykarpowa 1935, Lawrentjew und Borowskaja 1936, Iwanow und Radostina 1937, Ábrahám 1940, Schabadasch 1930, Ottaviani und Bonivento 1936). Schließlich haben Saupe (1939) zur nervösen Versorgung der glatten Muskulatur in der *Schwimmblase* von *Perca fluviatilis* und Schartau (1936) zur Innervation der glatten Muskulatur in der *Vogelhaut* bemerkenswerte Beiträge gegeben.

Wie ich beim Verhalten des peripheren Nervennetzes zum Epithelgewebe bemerkt habe, scheint mir auch beim glatten Muskelgewebe die Frage, ob die letzten Neurofibrillenästchen extra- oder intraplasmatisch gelagert sind, in Übereinstimmung mit Ábrahám (1953) nicht mehr für eine lange Diskussion geeignet. Im Hinblick auf die unter Umständen beträchtlichen Verschiebungen, denen die glatte Muskulatur ausgesetzt ist, dürften die Lagebeziehungen feinster Neurofibrillen zu den glatten Muskelfasern wechselnd sein. Daß sich überdies die intraplasmatisch gelegenen Neurofibrillen dauernd verändern können, wie Weber (1948) und Baumann (1951) annehmen, bleibt denkbar. Immerhin habe ich das scheinbar freie Ende, das Legait und Dollander (1947) an einer Neurofibrille in Kernnähe einer glatten Muskelfaser abbilden, an gut imprägnierten Präparaten nirgends gefunden. Auch dürften die von den beiden Autoren als keulenförmige Endigungen geschilderten Gebilde nur als artefizielle Varicositäten der Neurofibrillen gelten.

Jabonero stellt mit seinen Mitarbeitern (1951) die Versorgung der glatten Muskulatur (*Appendix, Muscularis mucosae* des *Magens, Brustwarze*) durch distale, nervöse Syncytiumstränge fest, verzichtet aber leider auf eine nähere Untersuchung über die Verbindungsweise zwischen dem peripheren Nervennetz und den glatten Muskelfasern; mit der Vorstellung einer „Synapse plexiforme à distance" umgeht er alle histologischen Schwierigkeiten. Schließlich ersieht man in einer Arbeit von Stern (1951) gute photographische Abbildungen eines feinsten Neurofibrillennetzes, das der Autor nach Ultrabeschallung und Versilberung nach Gratzl im Meissner*schen Plexus* des menschlichen *Magens* erhalten hat; hiernach liegen die äußersten Fibrillenausläufer des Nervennetzes in Kernnähe der glatten Muskelfasern.

Vergleicht man die durch Silbermethoden erzielten Ergebnisse über die Innervation der glatten Muskulatur mit den entsprechenden Resultaten der Methylenblaumethode, so scheint mir ebenso wie Ábrahám (1953) die Methylenblaumethode weniger geeignet zu sein, etwaige Nervenenden in der glatten Muskulatur sichtbar zu machen. Wenn man die mit der Methylenblaumethode erhaltenen Photoabbildungen von Millen (1948), Langworthy und Ortega (1943), Kleyntjens und Langworthy (1937), Langworthy und Murphy (1939), Larsell und Dow (1933) betrachtet, so erkennt man wenig mehr als nervöse Trümmerstücke aller Art, wobei jeder Versuch einer funktionellen Deutung vergeblich bleibt. Es handelt sich bei den Methylenblaudarstellungen der genannten Autoren nirgends um Nervenenden, wie Ábrahám (1953) richtig bemerkt hat, sondern um technisch mißglückte Ergebnisse. Neuerdings haben sich übrigens Kuntz und Napolitano (1956) sowohl bei der Methylenblau- wie bei der Silbertechnik von der Existenz eines neurofibrillären Endnetzes ohne jede freie Endformation an der glatten Muskulatur und am Drüsengewebe überzeugt.

Trotzdem verhält sich Ábrahám (1953) der Existenz eines syncytial gebauten Terminalreticulums in der glatten Muskulatur gegenüber ablehnend und gelangt mit der Silbermethode zu keinem besseren Resultat, als es die selbst von ihm als ungeeignet bezeichnete Methylenblaumethode ergeben hat. Es sollen somit nach Ábrahám (1953) irgendwelche an den Neurofibrillen auftretenden Knöpfchen das wahre Ende der Nervenbahn an den glatten Muskelfasern darstellen. Den Beweis für seine These bleibt der geschätzte Autor leider schuldig, da seine demonstrierten „Nervenendfasern" nur als unvollkommen imprägnierte Neurofibrillen gelten dürften.

Hillarp (1946) hat mit der Bielschowsky-Methode das Terminalreticulum am *Dünndarm* und mit der Bodian-Methode am *Ganglion cervicale* deutlich imprägniert. Trotzdem hält er für richtig, den Resultaten der Silbermethoden zu mißtrauen und sein ganzes Vertrauen der Methylenblaumethode zu schenken, obwohl diese weder für die Darstellung des Nervengewebes als spezifisch gelten kann noch dessen feinste Verzweigungen mit der Klarheit der Silbermethoden zu Gesicht bringt. Hillarp (1946) erblickt in der neurovegetativen Endausbreitung mit Recht eine „geschlossene, terminale Formation", offenbar ein Syncytium, mit dem „wahrscheinlich der Effektorzelle in unmittelbaren Kontakt tritt". Solches habe ich lange vorher behauptet. Sonderbarerweise lehnt Hillarp (1946) die Existenz eines Terminalreticulums ab, will die Gültigkeit der alten Neuronenlehre erhalten wissen und gerät bei seinem Vermittlungsversuch zwischen Neuronenlehre und der Vorstellung eines syncytialen Nervennetzes in Bild und Text seiner Arbeit in einen inneren Widerspruch, bei dem man sich nicht mehr zur Klarheit durchfindet.

Das periphere, vegetative Nervennetz bringt nicht nur die gesamte Masse der glatten Muskelfasern, sondern auch die im Muskelgewebe verlaufenden

Blutcapillaren in seinen Bereich (Abb. 138). Auch die Fortsätze der Ganglienzellen, die sich in der glatten Muskulatur des *Magen-Darmkanales*, der *Gallenblase* oder der *Harnblase* vorfinden, gelangen vielfach mit dem zarten Fibrillennetz des Terminalreticulums in direkten Kontakt (Abb. 139). Die gleichen Neurofibrillen liegen teilweise auf der Oberfläche der Ganglienzelle und müssen ihren

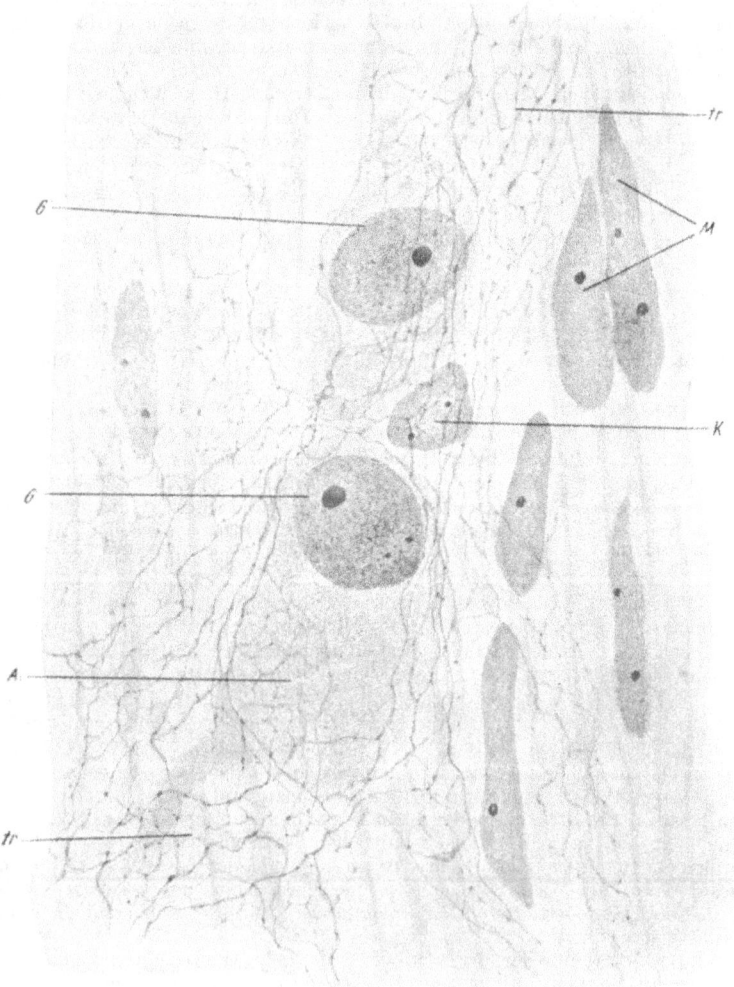

Abb. 139. In der Muscularis gelegene Ganglienzellen *G*. Appendix. *Mensch*. *tr* Terminalreticulum; *M* Kerne der glatten Muskelfasern; *K* Kern des Hüllplasmodiums. (BIELSCHOWSKY-Methode. 1720mal vergrößert, auf ⁴/₅ verkleinert.)

Platz demnach innerhalb des die Ganglienzelle umgebenden Hüllplasmodiums einnehmen. Auf jene Verbindung zwischen Terminalreticulum und der intramuralen Ganglienzelle hat REISER (1932) schon vor langem hingewiesen; bei JABONERO (1951) und GREVING (1951) trifft man auf ähnliche Abbildungen. Ich habe bei den Ganglienzellen der *Magenwand* auf die engen Beziehungen zwischen dem Körper und den Fortsätzen der Nervenzelle und dem Terminalreticulum aufmerksam gemacht.

Im komplizierten Gefüge des *M. ciliaris* zeigt das periphere Nervennetz eine andere histologische Konstruktion als in der glatten Muskulatur des *Darmes*, der *Harnblase* und anderer Hohlorgane. Man findet, wie sich aus den Abbildungen BOEKES (1933) und JABONEROS (1954) ersehen läßt, in das neurofibrilläre Netzwerk des M. ciliaris eine Fülle von kleinen Endringen, Reticularen, Varicositäten und netzartigen Verbreiterungen eingewoben. Diese zarten, mannigfach geformten Gebilde verleihen dem zwischen die glatten Muskelfasern eingeschlossenen und teilweise in deren Sarkoplasma versenkten Nervennetz ein charakteristisches Aussehen, das den Morphologen in diesem eigentümlichen Nervennetz auch eine besondere, funktionelle Leistung vermuten läßt.

In Abb. 140, die einer Arbeit von KRÜMMEL (1938) entnommen ist, tritt das Morphologisch-Eigenartige des ciliaren Nervennetzes gegenüber der in Abb. 138 dargestellten, in der Darmwand ausgebreiteten Nervenendformation deutlich

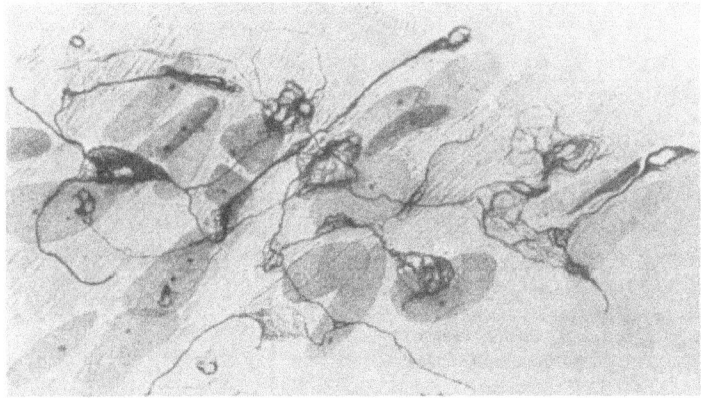

Abb. 140. Nervöses Endnetz im M. ciliaris. *Mensch.* (BIELSCHOWSKY-Methode. 2400mal vergrößert, auf $^1/_{20}$ verkleinert.) Nach KRÜMMEL 1938.

zutage. Nur führt die außerordentliche Mannigfaltigkeit des im M. ciliaris entwickelten Nervennetzes mit seinen zahlreichen, fibrillären Verbreiterungen zur Frage, ob man es hier neben motorischen Endigungen nicht auch mit afferenten Endapparaten zu tun hat. Da der M. ciliaris seine nervöse Versorgung aus dem Ganglion ciliare, dem N. nasociliaris, dem N. oculomotorius und dem Sympathicus erhält, so ergibt sich, abgesehen von experimenteller Erfahrung, für eine funktionelle Deutung des vorliegenden Nervennetzes schon aus rein anatomischer Erwägung mancherlei Schwierigkeit.

FATTORUSSO (1943), HIRANO (1941), offenbar auch BOEKE (1933) schreiben dem mit dem *M. ciliaris* verknüpften Nervennetz eine rein motorische Funktion zu; KOLMER (1936) läßt zu jeder einzelnen Muskelfaser eine Neurofibrille mit einem Endknöpfchen gelangen; gleichzeitig spricht der Autor von der Existenz sensibler Nervenenden, die vor langer Zeit von AGABABOW (1912) beschrieben wurden, vermag aber für eine sensible Innervation des M. ciliaris keine beweisende Abbildung anzuführen. Ob die von BOEKE (1933), ebenso die von CLARK (1937) und von PINES und PINSKY (1932/33) als sensibel gedeuteten Nervengebilde wirklich als derartige Endorgane zu betrachten sind, will mir einstweilen nicht ganz sicher erscheinen. Die Masse der breiten Endplättchen, die in das Nervennetz des M. ciliaris eingefügt sind, sieht allerdings den sensiblen Formationen überaus ähnlich, zumal wenn es sich um die von ROSSI (1936) dargestellten, ganglienzellartigen, neurofibrillären Gebilde handelt.

Die Unsicherheit, aus der Form des in den M. ciliaris versenkten Nervengewebes auf eine bestimmte Funktion folgern zu wollen, wird auch in der Arbeit von KRÜMMEL (1938) deutlich. Denn der Autor bezeichnet als „sensiblen Apparat" nervöse Strukturen, die ebensogut motorisch sein könnten und umgekehrt. Man kann nicht ohne weiteres der in Abb. 140 wiedergegebenen Nervenformation eine rein motorische oder rein sensible Aufgabe zuweisen. Letzten

Endes könnte man das im M. ciliaris gezeigten Nervennetz dem Terminalreticulum gleichstellen und in ihm das Vorkommen sympathischer, motorischer (Oculomotorius) und afferenter Bahnen vermuten.

Auch JABONERO (1954) hat auf den unterschiedlichen Innervationstypus der *Darmmuskulatur* und des M. ciliaris hingewiesen und die Endigungsweise der zarten Neurofibrillen in Gestalt von Ösen in den glatten Muskelfasern und Bindegewebszellen des *Corpus ciliare* beim *Menschen* dargestellt. Der Autor hält die gezeigten Endösen für eine motorische Endigungsform. Da er aber in seinen „nervösen Plasmafasern" das eigentliche nervöse Endgebiet mit einer chemischen Fernwirkung auf das innervierte Gewebe erblickt, so gelangt er zur Vorstellung einer doppelten efferenten Innervierung des M. ciliaris: Eine direkte oder unmittelbare Innervation durch die Endösen und eine indirekte Innervation mit Hilfe einer chemischen Vermittlersubstanz.

In beschränktem Maße finden sich innerhalb der glatten Muskulatur nervöse Gebilde, die den sensiblen Endbäumchen sehr ähnlich sind, wenn auch in ihrem

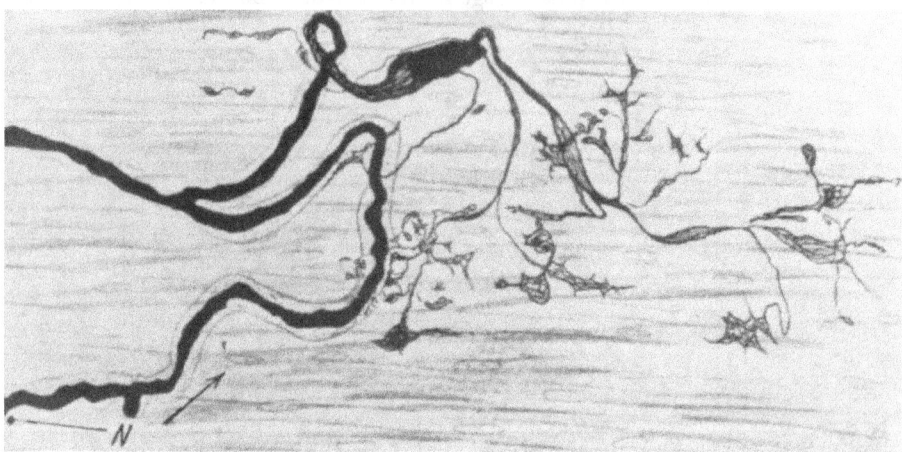

Abb. 141. Neurovegetatives Receptorenfeld in der glatten Muskulatur eines intrapulmonalen Bronchialastes. *Mensch*. *N* Markhaltige Nervenfaser. (BIELSCHOWSKY-Methode. Starke Vergrößerung.)
Nach SUNDER-PLASSMANN 1933.

Bau nicht völlig gleichen. Derartige Formationen kommen vorzugsweise in der *Bronchialmuskulatur* zu Gesicht und werden hier zuerst von LARSELL (1922) beim *Kaninchen* unter dem Namen „smooth-muscle nerve spindles" beschrieben. SUNDER-PLASSMANN (1933) hat in den Muskelzügen eines intrapulmonalen Bronchialastes beim *Menschen* homologe Nervenendigungen entdeckt und als „Neurovegetative Receptorenfelder" geschildert. Die Herkunft aus einer markhaltigen, mannigfach gewundenen Nervenfaser, die umschriebene, mit fibrillären Plättchen besetzte, strauchartige Verbreitung verleihen einer derartigen Bildung ein für ein afferentes Endorgan charakteristisches Aussehen (Abb. 141). HAYASI (1937) und ELFTMANN (1943) haben am gleichen Objekt eine entsprechend gebaute nervöse Formation beobachtet, JABONERO (1952) auf das Vorhandensein besonderer Kerne in solchen Nervenendigungen hingewiesen.

JABONERO (1952) schildert die rundliche oder ovale Form der innerhalb der „fuseaux neuromusculaires" gelegenen Kerne in der *menschlichen Bronchialmuskulatur* sehr genau; er rechnet sie einem neuroglialen Plasmakomplex zu und bezeichnet die gesamte nervöse Formation im Vergleich mit einer motorischen Endplatte als „synapse sensitive". Ein tuberkulöser Prozeß vermag nach JABONERO (1953) jene sensiblen Endapparate in der Bronchialmuskulatur zur Degeneration zu bringen.

Die von LARSELL und Dow (1933) in der glatten Muskulatur der menschlichen Bronchien aufgefundenen, sensiblen Nervengebilde stimmen in ihrer Form mit den oben beschriebenen, bäumchenartigen Endorganen überein und dürften infolgedessen die gleiche Funktion besitzen. Möglicherweise handelt es sich auch bei der von GREVING (1931) in der glatten

Muskulatur des *Oesophagus* bei der *Katze* dargestellten „Muskelspindel" um eine sensible Endigung. Hingegen dürfte die von DE LUCCHI (1935) im *M. areomammillaris* des *Menschen* als *Muskelspindel* betrachtete Endigung durch eine verunglückte Technik entstanden sein. Jene neuromuskulären Spindeln, die COUJARD (1947) um die glatten Muskelfasern bei *Maus*, *Ratte* und *Protopterus* geschildert hat, habe ich niemals gesehen. Auch die wenig klaren Abbildungen, die LANGWORTHY (1939) und seine Mitarbeiter MURPHY (1939), ORTEGA (1943) und KLEYNTJENS (1937) von angeblich sensiblen Nervenenden in der glatten Muskulatur des *Magens* und der *Harnblase* bei der *Katze* veröffentlicht haben, erwecken kein allzu großes Vertrauen. Schließlich ist mir das von LEGAIT und DOLLANDER (1947) beschriebene, sensible Ende, das von einer markhaltigen Nervenfaser stammen und gabelförmig um den Kern einer glatten Muskelfaser gelagert sein soll, in dieser Form noch nicht vors Auge gekommen.

KIMURA (1953) erwähnt in der *Muscularis mucosae* des *Jejunums* und des *Pylorus* beim *Hund* das Erscheinen ziemlich dicker Nervenfasern mit zugehörigen, sensorischen Endigungen. Da ähnliche Formationen sogar nach doppelseitiger Durchschneidung des N. Vagus erhalten bleiben, so nimmt der Autor im Magen-Darmkanal die Existenz einer doppelten, sensorischen Innervation, nämlich einer vom Vagus und einer vom Sympathicus stammenden als experimentell erwiesen an. Möglicherweise gehören die dicken Nervenfasern KIMURAS (1953) dem Vagus an und sind afferent.

KIMURA (1953) scheint nur im oberen *Rectum*, sonst aber nirgends spezifisch gebaute sensorische Endapparate vor sich gehabt zu haben.

Nach DE HAAN und KEUNING (1945) entwickeln sich in einem gezüchten *Oesophagus-Magen-Trachealkomplex* vom *Hühnerembryo* in der Wand vom Oesophagus in der glatten Muskulatur netzartige Nervenformationen, welche dem oben geschilderten Terminalreticulum sehr ähnlich sehen (Abb. 142). Daß dem Nervengewebe in der *Gewebekultur* die Tendenz zur Anastomosenbildung, mithin zur Entwicklung eines

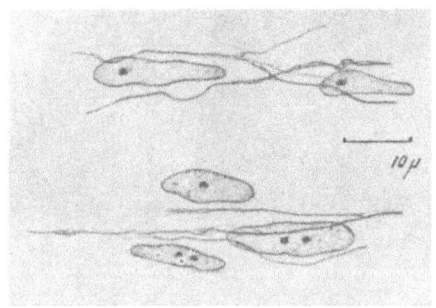

Abb. 142. Nervöses Terminalnetz an glatten Muskelfasern eines kultivierten Oesophagus-Mesenchymkomplexes vom 4 Tage alten *Hühnchen* entstanden. Nach KEUNING 1948.

syncytialen Systems innewohnt, habe ich früher schon angegeben. Wie jedem innervierten Gewebe, sei es Epithel- oder Bindegewebe, so dürfte auch im vorliegenden Falle der glatten Muskulatur bei der Differenzierung und Gestaltung des mit ihr verbundenen Nervennetzes ein gewisser Einfluß zukommen.

Die Potenz der glatten Muskulatur, am Aufbau ihres zugehörigen Nervennetzes gestaltend mitzuwirken, geht aus der experimentellen Untersuchung OTTAVIANIS (1950) an der *Harnblase* des *Hundes* hervor. Der Autor pflanzte an Stelle der durchgeschnittenen, zuführenden vegetativen Nerven den N. obturatorius in die Harnblase ein. Nach Verlauf von 65 Tagen zeigte das in der glatten Muskulatur regenerierte, neurofibrilläre Netzwerk eine ähnliche Anordnung wie die ursprünglich vorhandene vegetative Nervenendformation.

Das in die glatte Muskulatur versenkte Terminalreticulum kann unter bestimmten, schädigenden Bedingungen einer degenerativen Veränderung anheimfallen. Hierbei hat das zarte, neurofibrilläre Netzwerk vielfach seine Imprägnierbarkeit mit Silber verringert oder eingebüßt. Eine Menge allerfeinster, argyrophiler, kettenartig aneinandergereihter Granula, fädiger Fragmente und kleiner Schollen erinnert noch an die Existenz des Terminalreticulums (Abb. 143). Schließlich kommt es zum völligen Schwund der argyrophilen Elemente im Gefüge des vegetativen Endnetzes.

Doch kann unter Umständen von jenem vegetativen Endnetz das Maschenwerk des SCHWANNschen Leitplasmodiums samt dem Syncytium der Interstitiellen Zellen noch längere Zeit erhalten bleiben. Hierbei erscheinen weitere, degenerative Veränderungen in großer Zahl. Die Kerne des Leitplasmodiums sind vielfach deformiert oder pyknotisch, das Plasma zeigt an Stelle seiner gewöhnlichen homogenen Beschaffenheit einen mehr faserigen und aufgelockerten

150   Die Endigungsweise des vegetativen Nervensystems.

Zustand, der durch das Vorhandensein vieler Vacuolen von unterschiedlichem Umfang bedingt wird (Abb. 107). Andererseits kommen bei der *Appendicitis neuromatosa* (MASSON 1921, GERLING 1947) ausgedehnte Wucherungen des Terminalreticulums deutlich zum Vorschein. Die Hyperplasie ergreift das gesamte in der Mucosa ausgebreitete nervöse Endnetz, das sich im Bindegewebe und in der gleichfalls veränderten glatten Muskulatur völlig umgestaltet. In Abb. 144 läßt sich der Zusammenhang des hyperplastischen Terminalreticulums mit den

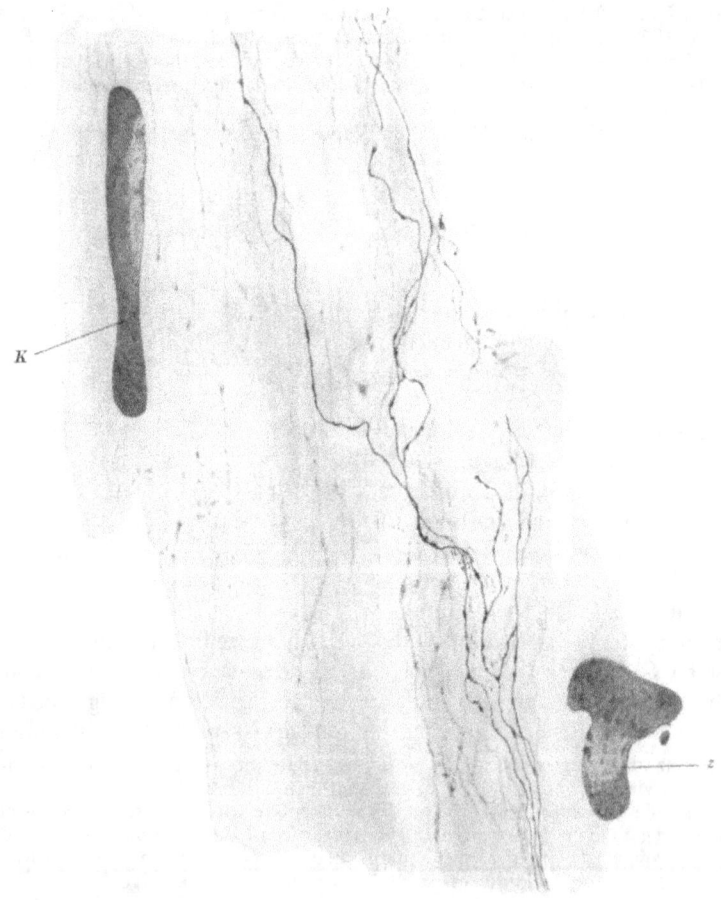

Abb. 143. Degenerierendes Terminalreticulum an glatten Muskelfasern des Magens. Ulcusgrund. *Mensch.* K Kern einer glatten Muskelfaser; z zerfallender Kern. (BIELSCHOWSKY-Methode. 2400mal vergrößert, auf ²/₃ verkleinert.)

in der Submucosa verlaufenden Faserzügen des MEISSNER*schen Plexus* leicht wahrnehmen. Auch LLOMBART und JABONERO (1945) haben auf die Veränderungen des peripheren Nervennetzes innerhalb der glatten Muskulatur bei der *Appendicitis acuta* aufmerksam gemacht.

JOHN (1949) und ORMEA (1951) berichten über einige degenerative Vorgänge, die sich am Terminalreticulum der glatten Muskulatur in der *Haut* bei *Sklerodermie* und *Morbus Recklinghausen* abgespielt haben, und bringen von der Verklumpung und vacuoligen Degeneration des argyrophilen Neurofibrillenwerks anschauliche Abbildungen. Ferner weisen die beiden Autoren auf eine gewisse Wucherungstendenz des Terminalreticulums bei Morbus Recklinghausen hin.

Russische Autoren wie LAWRENTJEW und BOROWSKAJA (1936), POLYKARPOWA (1935) u. a. haben in zahlreichen Arbeiten die degenerativen Erscheinungen an den mit der glatten

Muskulatur verbundenen Nervenelementen geschildert. Hierbei scheint es mir, als würden die degenerativen Vorgänge im peripheren, vegetativen Nervennetz nach experimenteller Nervendurchschneidung in etwas anderer Weise verlaufen, als ich sie beim *Magenulcus* und *Megacolon* gesehen habe und als sie John (1949) und Ormea (1951) bei *Sklerodermie* und *Morbus Recklinghausen* beschrieben haben. Die morphologischen Resultate, welche nach Nervendurchschneidung erhalten werden, lassen sich mit den Resultaten, welche aus einer Erkrankung hervorgehen, nicht immer restlos in Einklang bringen. Für die Art und den zeitlichen Ablauf degenerativer Vorgänge am peripheren Nervennetz bringt eine Nervendurchschneidung schließlich andere ursächlich schädigende Faktoren mit sich als eine Erkrankung. Von besonderer Bedeutung für das vorliegende Thema bleiben die Untersuchungen Feyrters (1950) über die Pathologie der nervösen Peripherie.

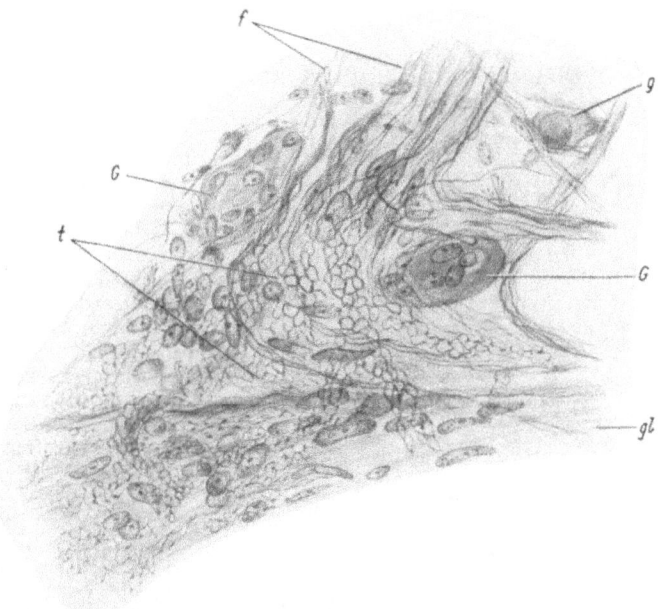

Abb. 144. Neuromatöse Wucherung des Terminalreticulums von der Submucosa auf die gewucherte Muscularis mucosae übergreifend. Appendix. *Mensch*. t Gewuchertes Terminalreticulum; g Ganglienzelle; f Neurofibrillenzüge; G obliterierte Gefäße; gl glatte Muskelfasern. (Bielschowsky-Methode. 1000mal vergrößert, auf ³/₅ verkleinert.) Nach Gerling 1949.

β) Herzmuskulatur.

Das Studium nach dem anatomischen Zusammenhang zwischen Nervengewebe und Herzmuskulatur ist alt und von Bedeutung. Auch die Frage, ob das Nervengewebe im Myokard sich als ein geschlossenes Netz oder als ein Flechtwerk mit freien, knöpfchenartigen Enden betrachten läßt, wurde seit Jahrzehnten bearbeitet. Schon Gerlach (1876), dem die Interstitiellen Zellen im Nervengewebe des Herzens lange vor Cajal (1894) bekannt waren, ist sich im Zweifel, ob es sich bei den Neurofibrillen im Myokard nicht etwa um Teile eines Netzes handeln könnte, und ob im Präparat das scheinbare Abbrechen einer Neurofibrille mit einer Knötchenform nicht auf ein Versagen der von ihm benützten Goldmethode zurückzuführen sei.

Ich habe mir beim Gebrauch der Silbermethoden die gleichen Fragen wie die alten Autoren vorgelegt und gleich Gerlach (1876) das Vorkommen freier Nervenenden im Bereich der vegetativen Endformation bezweifelt. Offenbar haben Boeke (1933) und Seto (1936) wie vorher Michailow (1908) das Rechte getroffen, wenn sie für die Übertragung nervöser Impulse auf die Herzmuskulatur eine neurofibrilläre Netzkonstruktion in Anspruch nehmen. Jene nervöse Endausbreitung findet sich in Gestalt des Terminalreticulums, das sich mit Muskelfasern und Blutcapillaren in gleicher Weise plasmatisch verbindet (Abb. 145). Elemente aus Vagus und Sympathicus müssen in diesem Netz enthalten sein und die Tätigkeit der Herzmuskulatur in harmonischer Zusammenarbeit regeln.

BOEKE (1925) hat in einer früheren Arbeit die intraplasmatisch gelegenen Endösen der Reticularen im Herzen der *Schildkröte* als das eigentliche Ende des vegetativen Nervengewebes im Myokard betrachtet; in einer späteren Arbeit glaubt der Autor in den Reticularen eine Endformation des Vagus zu sehen. Das würde eine doppelte Innervationsweise der Herzmuskulatur, eine sympathische durch das Nervennetz und eine dem Vagus angehörende durch die Reticularen, bedeuten. Jedoch zeigt BOEKE (1933) bei seiner Reflexion eine derartige Vorsicht, daß kaum noch von Vermutung, geschweige denn von einer Hypothese die Rede sein dürfte.

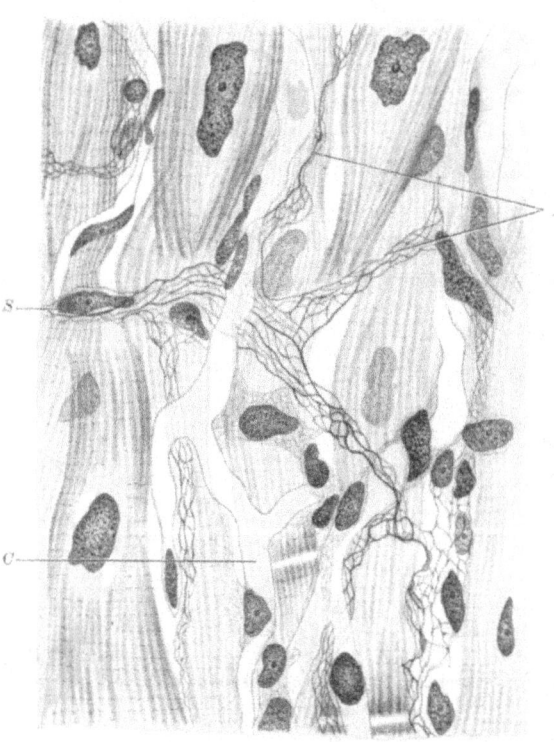

Abb. 145. Nervöses Terminalreticulum im Herzmuskelgewebe. *Mensch. N* Nervöse, feinste Plasmastränge; *S* SCHWANNscher Kern; *C* Blutcapillare. (BIELSCHOWSKY-Methode. 1200mal vergrößert.) Nach SETO 1936.

Nach LAWRENTJEW und GURWITSCH-LASOWSKAJA (1930) läßt sich die nur geringe Zahl der von ihnen im Herzmuskel der *Ratte* aufgefundenen Reticularen auf eine ungenügende Imprägnierung zurückführen. Wenn jedoch die beiden Autoren den in der Herzmuskulatur einherziehenden terminalen Neurofibrillen während ihrer ganzen Verlaufsstrecke eine Übertragung nervöser Impulse zuweisen, so nähern sie sich damit dem Gedanken einer Existenz eines nervösen Endnetzes. Die Angabe der beiden Autoren, wonach im Herzen der *Katze* keine besonderen Endapparate vorhanden sein sollen, läßt keine andere Annahme als die Vorstellung eines nervösen Endnetzes zu. Nach FATTORUSSO (1943) reicht das periphere Nervennetz mit seinen neurofibrillären Ausläufern in das Sarkoplasma der Muskelfasern hinein, so daß sich die allerfeinsten Ästchen direkt in Myofibrillen fortsetzen sollen. Die letztere Angabe erscheint allerdings zweifelhaft.

FATTORUSSO (1943) erwähnt neben dem marklosen, peripheren Nervennetz noch das Vorkommen von gleichmäßigen dicken Nervenfasern, die auf eine verschiedene, leider nicht recht klar angegebene Weise im Myokard endigen sollen. Nach LANDAU (1950) lassen sich in der Herzmuskulatur verschieden dicke, markhaltige Nervenfasern feststellen; sie finden wahrscheinlich zum großen Teil im Endokard und Epikard, weniger im Myokard ihr Ende. TCHENG (1950) glaubt mit der WEBERschen Silbermethode im Herzen drei Arten markloser Fasern unterscheiden zu können: 1. dicke Elemente, die sensibel, 2. feinste Fibrillen, die sympathisch, 3. feine, schwarzgefärbte Fäserchen, die als „parasympathisch" gelten sollen. Alle drei Faserarten finden nach TCHENG (1950) im Sarkoplasma der Muskelfasern als Knöpfchen, Ringe und Granula unter WEBERS (1943) Bezeichnung „appareil métaterminal" ein Ende. TSUNODA und KASAHARA (1928) berichten über eine ähnliche Endigungsweise, STEFANELLI (1929) spricht bei den nämlichen Gebilden von traubenförmigen Endigungen der Neurofibrillen („GRAPPOLINI"). Ich habe dergleichen Endigungen, ebensowenig die von LAWRENTJEW (1929), OKADA (1932), HOSI (1928), DAVIES, FRANCIS und KING (1952) erwähnten Endformen der Neurofibrillen nicht gesehen.

TCHENG (1950) gedenkt aus dem wechselnden Durchmesser zarter Neurofibrillen auf bestimmte funktionelle Eigenschaften zu schließen. Da schon MICHAILOW (1908) markhaltige Nervenfasern während ihres Verlaufs marklos und wieder markhaltig werden sah, da eine Nervenfaser sich in dünnere Ästchen aufteilen kann, so bleibt es von wenigen Ausnahmen abgesehen stets unsicher, innerhalb der vegetativen Endausbreitung den Durchmesser einer Nervenfaser für eine physiologische Deutung zu verwenden. Damit sei das Vorhandensein verschieden starker, markloser Nervenfasern im Myokard nicht in Abrede gestellt.

FUKUTAKE (1925), SCHIMERT (1937) und ÁBRAHÁM (1940) sind trotz mancher Mühe zu keinem sicheren Urteil über die Endigungsweise des vegetativen Nervensystems im Myokard gelangt. NONIDEZ (1937) hat sich alle erdenkliche Mühe gegeben, das Terminalreticulum als Form argyrophilen Bindegewebes hinzustellen. Ich habe ihm (1937) seinen Irrtum vorgehalten, BOEKE (1938) hat dem Autor entgegnet; entsprechend seinem Verfahren, sich mit Resultaten unvollständiger Imprägnierung zufrieden zu geben, vermag NONIDEZ (1937) mit seinem Innervationsbild der Herzmuskulatur nicht einmal die Ergebnisse des ihm überdies unbekannten GERLACH (1876), geschweige diejenigen BOEKES (1933) und SETOS (1936) zu erreichen. Daher verdienen die von NONIDEZ (1939, 1941) präsentierten „terminal rings" und „terminal swellings" nicht die Bezeichnung einer Nervenendigung. Die zahlreichen Abbildungen ZITZLSPERGERS (1943) über die Herzinnervation erwecken den Eindruck, als habe der Autor seine neurohistologischen Studien über die Interstitiellen Zellen im Papillarmuskel des menschlichen Herzens an Fibrocytennetzen betrieben.

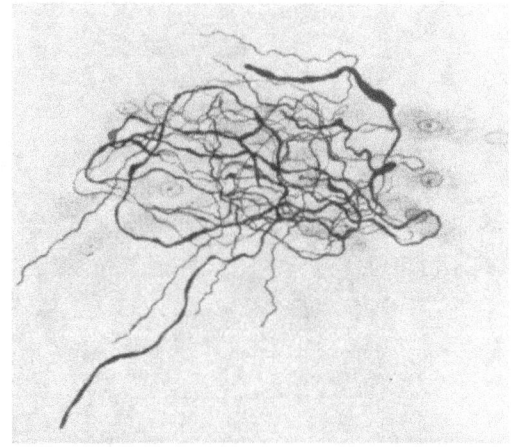

Abb. 146. Sinusknoten; Herz von *Talpa enropaea*. Knäuelartiges Nervengeflecht an den Muskelfasern. (BIELSCHOWSKY-Methode. 1100mal vergrößert, auf ³/₄ verkleinert.) Nach PALUMBI und VERGA 1940.

Die morphologischen Beziehungen zwischen dem *Atrioventrikularbündel* und dem vegetativen Nervengewebe gaben hinreichend Anlaß zu einer neurohistologischen Untersuchung. Eine enorme Fülle von Neurofibrillen wurde von PALUMBI und VERGA (1940) im Sinusknoten von *Talpa* (Abb. 146), ferner von LAWRENTJEW und GURWITSCH-LASOWSKAJA (1930) im Atrioventrikularbündel der *Ratte* nachgewiesen. Wenn auch das spezifische Muskelsystem des Herzens mit dem gleichen Nervennetz wie die übrige Herzmuskulatur verbunden erscheint, so erhält es offenbar durch besondere Nervenfasern von stärkerem Durchmesser (FATTO-RUSSO 1943, TCHENG 1949) eine weitere, nervöse Versorgung. Hierbei sollen nach den Beobachtungen von VITALI (1937), TSUNODA und KASAHARA (1928) marklose Nervenfäserchen die einzelnen Muskelfasern in mannigfacher Weise umschlingen.

Solches stimmt mit den Resultaten SETOS (1936) überein, der das Vorkommen besonderer Nervenelemente an den spezifischen Herzmuskelfasern beobachten konnte. Es bleibt indessen hier unsicher, aus der Form des Nervengewebes auf dessen Funktion zu schließen. VITALI (1937) und SETO (1936) denken bei den breiten, schließlich zu äußerster Feinheit werdenden Nervenfäserchen, welche sich wie in den Muskelspindeln der Skeletmuskulatur verhalten, an eine mögliche afferente Leitfähigkeit. In diesem Fall würden die geschilderten nervösen Endapparate gleichsam als Überwachungsorgane regulatorisch in das Getriebe der Herzarbeit eingreifen. Wahrscheinlich besteht die Ansicht beider Autoren zu Recht.

Die Befunde von FIELD (1951), BLAIR und DAVIES (1935) lassen an einer Innervation des KEITH-FLACKschen *Knotens*, des *Atrioventrikularknotens* und des *Atrioventrikularbündels* keinen Zweifel, geben aber die Verbindung zwischen Nerven und Muskelgewebe in den Abbildungen nicht recht klar wieder. LANDAU (1950) erwähnt schließlich das Vorkommen markhaltiger Nervenfasern im Hisschen Bündel.

γ) Quergestreifte Eingeweidemuskulatur.

a) Oesophagus. Die quergestreiften Muskelfasern des Oesophagus erhalten die nervösen Impulse wie die Skeletmuskelfasern durch die motorischen Endplatten (Abb. 147). Nach dem übereinstimmenden Urteil der Autoren (N. P. SABUSSOW 1913, LAWRENTJEW 1929, HARTING 1934, KOLOSSOW 1933, STEFANELLI 1941, OTTAVIANI 1937 und BULÓN-RAMIREZ 1945 u. a.) entwickeln sich die Endplatten aus den markhaltigen Fasern des N. vagus. Der Vagus besitzt somit an der Muskulatur des Oesophagus und Larynx eindeutige, motorische Endplatten, eine Erscheinung, die an den Muskelfasern des Herzens fehlt. Sollte die Form einen Schluß auf die Funktion gestatten, so müßte sich die Zusammenarbeit von Vagus und Sympathicus am Herzen anders gestalten als am Oesophagus. Inwieweit sich feinste sympathische Fasern an der quergestreiften Muskulatur des Oesophagus beteiligen, habe ich nicht sicher feststellen können.

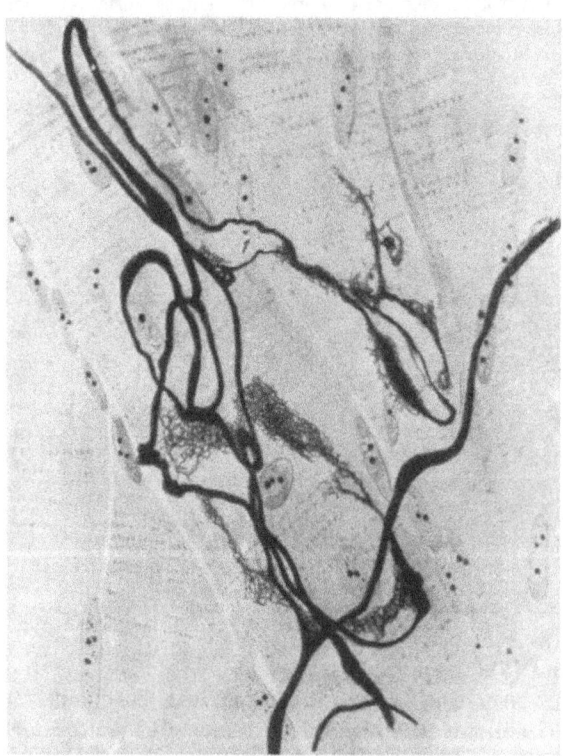

Abb. 147. Motorische Vagusendigungen auf quergestreiften Muskelfasern des Oesophagus. *Maus.* (BIELSCHOWSKY-Methode. Etwa 1500mal vergrößert.) Nach OTTAVIANI 1938.

Nach SLAWIK (1942) kommen im oberen Drittel des Oesophagus gelegentlich *Muskelspindeln* vor; sie werden offenbar nur selten beobachtet. Über *Degeneration* und *Regeneration motorischer Endplatten* des Vagus im menschlichen Oesophagus habe ich (1949) bei einer Erkrankung des zugehörigen intramuralen Nervensystems berichtet.

b) Larynx. An den quergestreiften Muskelfasern des Larynx finden sich durchwegs aus dem Vagus stammende, motorische Endpaltten samt den eingestreuten Sohlenkernen vor. Nach SUNDER-PLASSMANN (1933) besitzen sie im *M. cricoarytaenoideus dorsalis* des Menschen überwiegend die Gestalt einer Vogelklaue oder eines Steckkontaktes (Abb. 148). Doch scheinen, wie aus der Schilderung von LAWRENTJEW und FILATOWA (1934) hervorgeht, auch motorische Endplatten nach bekannter Beschreibung vorhanden zu sein. Ein Terminalreticulum, das sich an der quergestreiften Muskulatur des Oesophagus nicht finden konnte, hat SUNDER-PLASSMANN (1933) an den Muskelfasern des *M. cricoarytaenoideus dorsalis* zweifelsohne dargestellt (Abb. 149). Im *M. vocalis* werden die motorischen Endplatten von zarterer Beschaffenheit als die in den gewöhnlichen Skeletmuskeln geschildert.

Im *M. vocalis* finden sich nach SUNDER-PLASSMANN (1933) Nervenendigungen, die wie Endkolben aussehen (Abb. 148) oder sich als langgezogene Fibrillennetze schleifenartig um

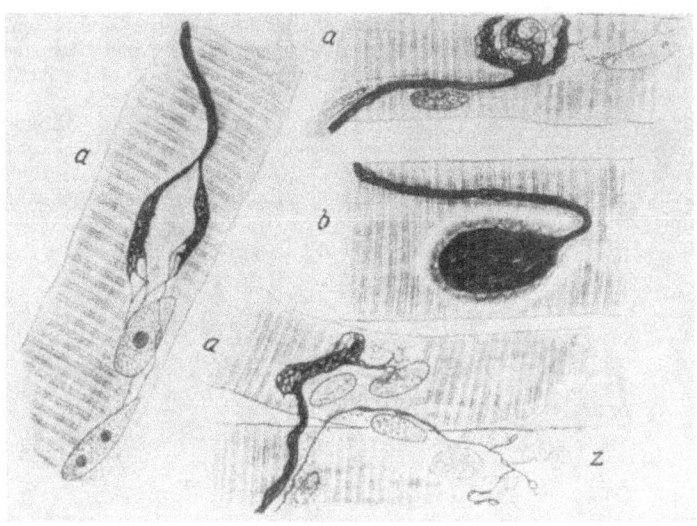

Abb. 148. Nervöse Endigungen im M. cricoarytaenoideus dorsalis. *Mensch.* a Motorische Endplatten; b Endkolben; z akzessorische Endigung. (BIELSCHOWSKY-Methode.) Nach SUNDER-PLASSMANN 1933.

die Muskelfasern winden. Der Autor rechnet die fragliche Endigung zum receptorischen Typus; möglicherweise befindet er sich hiermit im Recht. Doch bleibt es gelegentlich un-

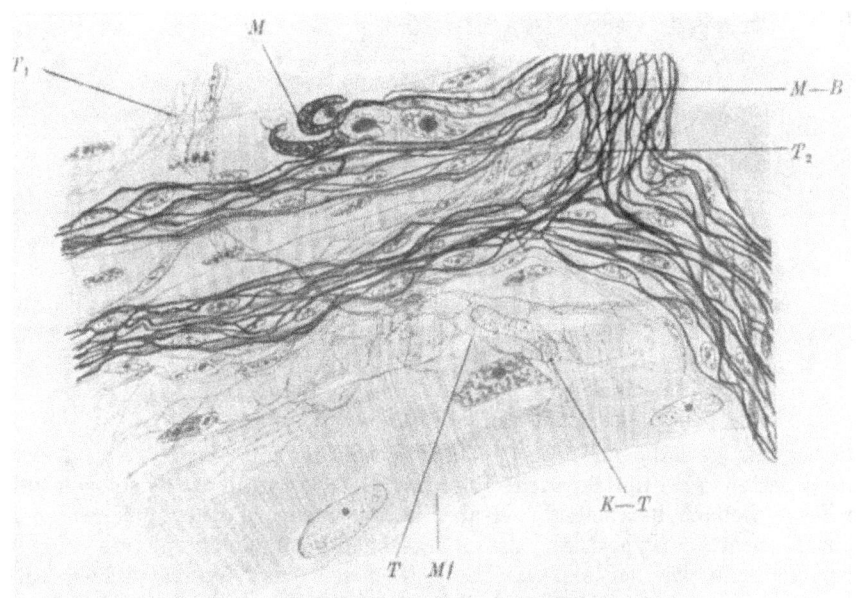

Abb. 149. M. cricoarytaenoideus dorsalis. *Mensch.* $M-B$ Motorische Recurrensfasern; M motorische Endigung; T, T_1, T_2 Terminalreticulum, $K-T$ SCHWANNscher Kern; Mf Muskelfaser. (BIELSCHOWSKY-Methode.) Nach SUNDER-PLASSMANN 1933.

sicher, an den Muskelfasern des Vagusgebietes eine receptorische von einer motorischen Endigung zu unterscheiden. Denn feinste, marklose Nervenfäserchen, welche mit einer kleinen Öse innerhalb einer gewöhnlichen, motorischen Endplatte verlaufen, brauchen keineswegs stets von dem Sympathicus abzustammen, wie man vielfach liest; sie lassen sich mitunter als Kollateralen einer dicken, markhaltigen, motorischen Faser des Vagus oder des spinalen Systems nachweisen.

Im Larynx des *Kaninchens* hat MÜNDNICH (1937) motorische Endplatten mit ihren Sohlenkernen an den Muskelfasern des M. vocalis und des M. cricoarytaenoideus dorsalis anschaulich beschrieben. Die vom Autor als sensibel gedeuteten Endorgane dürften indessen motorisch und unvollständig imprägniert sein.

LAWRENTJEW und FILATOWA (1934) berichten mit aufschlußreichen Abbildungen über *degenerative Vorgänge*, welche sich an den motorischen Endplatten des M. cricoarytaenoideus dorsalis bei Larynx-*Tuberkulose* abspielen. Die Resultate der beiden Autoren stimmen weitgehend mit entsprechenden Beobachtungen überein, die ich an motorischen Endplatten im Oesophagus des Menschen erhalten habe.

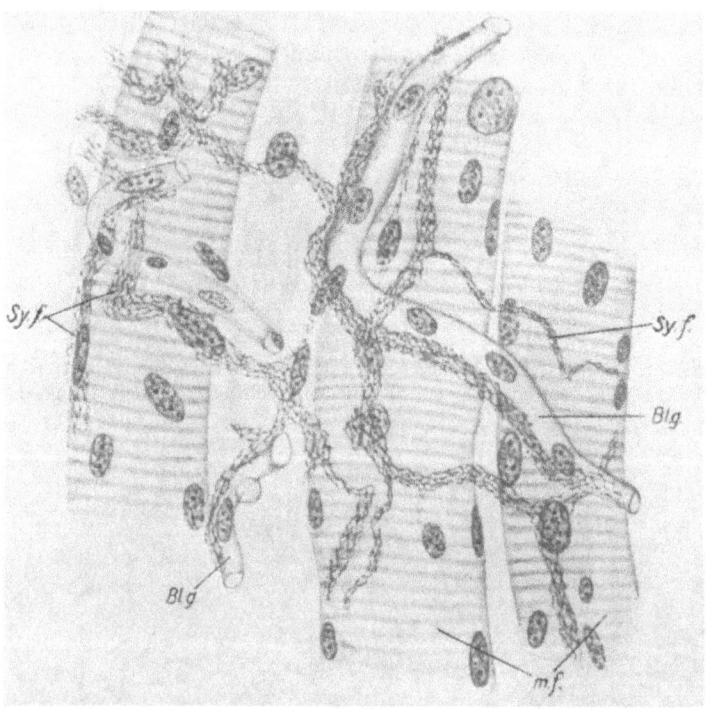

Abb. 150. Übersichtsbild der sympathischen Nervenversorgung der quergestreiften Muskelfasern und ihrer Blutcapillaren. Zunge des *Igels*. *Sy.f.* Sympathische Fasern; *Bl.g.* Blutcapillaren; *m.f.* Muskelfasern. (BIELSCHOWSKY-Methode.) Nach BOEKE 1933.

δ) Skeletmuskulatur.

Über die Abhängigkeit der Skeletmuskulatur vom vegetativen Nervensystem besteht eine umfangreiche Literatur. Anatomen und Physiologen haben die Frage vielfach bearbeitet, sind aber häufig genug zu widersprechenden Resultaten, mehr zu Hypothesen als zu Tatsachen gelangt. Offenbar bereitet der morphologische wie der experimentelle Nachweis einer sympathischen Innervation der Skeletmuskelfasern erhebliche Schwierigkeit.

Es bleibt ein Verdienst BOEKEs (1911, 1913, 1926, 1933), die nervöse Versorgung der Skeletmuskulatur durch den Sympathicus mit der neurohistologischen Methode nachgewiesen zu haben. In Abb. 150 tritt die netzartige Endformation, die ich dem Terminalreticulum zurechne, in voller Klarheit hervor. Das nervöse Netzwerk stimmt in Anordnung und Zusammensetzung mit den oben geschilderten terminalen Nervenformationen des Drüsen- und glatten Muskelgewebes vollkommen überein. Auch spricht die gleichzeitige Versorgung der Blutcapillaren und Muskelfasern durchaus für die vegetative Zugehörigkeit des in Abb. 150 dargestellten Nervennetzes.

BOEKE (1930) hat die Innervation der quergestreiften Muskulatur durch den Sympathicus bei *Reptilien (Python, Varanus)* und bei *Säugern (Igel, Katze)* in einwandfreien Präparaten dargestellt. Ich selbst vermochte nur kleinste Bruchstücke eines vegetativen Endnetzes an den quergestreiften Muskelfasern zu beobachten. Es erübrigt sich auf die Arbeiten jener Autoren einzugehen, die sich um Klärung der vorliegenden Frage gleich mir mit weniger Glück als BOEKE bemüht haben.

c) Das Verhalten des nervösen Terminalreticulums im Bindegewebe.

Die morphologischen Beziehungen zwischen den verschiedenen bindegewebigen Formationen und dem vegetativen Nervengewebe lassen sich histologisch

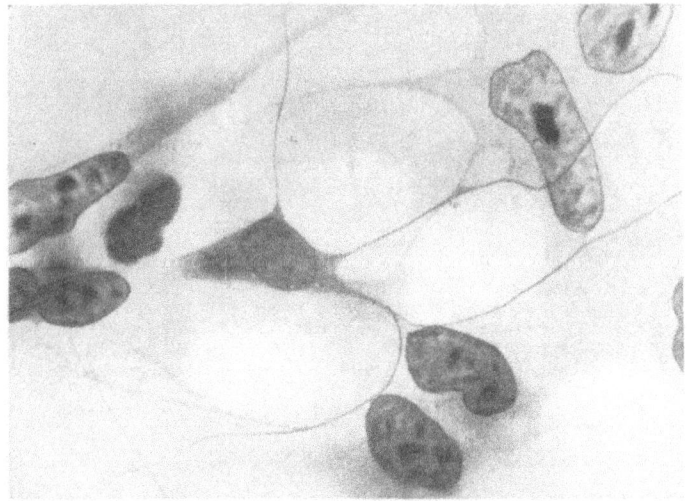

Abb. 151. Neuroblast im syncytialen Zusammenhang mit undifferenzierten Mesenchymzellen. Kultur eines Oesophagus-Mesenchymkomplexes vom 4 Tage alten *Hühnchen*. (BODIAN-Methode. 1150mal vergrößert.) Nach KEUNING 1944.

nicht leicht feststellen und in funktioneller Beziehung nur schwer erfassen. Nach den Ergebnissen von HELD (1929) und BAUER (1953) geht die Primitiventwicklung der peripheren Nervenfasern im Plasma des Mesenchyms und nicht etwa in dessen Lücken vor sich. BOEKE (1926) hat zuerst auf das Vorkommen von Neurofibrillen im Plasma von Bindegewebszellen beim Erwachsenen hingewiesen; ich habe ebenfalls an Fibrocyten häufig einen intraplasmatischen Verlauf der Neurofibrillen beobachtet und abgebildet.

DE HAAN und KEUNING (1948) haben an Organanlagekomplexen, die unter besonderen Bedingungen gezüchtet waren, eine Differenzierung von Neurofibrillen innerhalb des syncytialen Mesenchyms gefunden, das gleichsam die Rolle eines Scheidenplasmodiums übernommen hatte (Abb. 151). Hieraus resultiert zweifellos eine aktive Mitwirkung des Mesenchyms an der Genese des vegetativen Endnetzes, ein Vorgang, der den engen plasmatischen Zusammenhang zwischen dem peripheren Nervengewebe und dem Bindegewebe verständlich werden läßt.

Für das reticuläre Bindegewebe hat RIEGELE (1929) den histologischen Nachweis nervöser Abhängigkeit erbracht. Der Autor hat im Pulpareticulum der *Milz* beim *Schwein* und im reticulären Gewebe der menschlichen *Nasenschleimhaut* den intraplasmatischen Verlauf feinster Neurofibrillen deutlich gesehen. Die Neurofibrillen benützen gewöhnlich da, wo das SCHWANNsche Leitplasmodium fehlt, das verzweigte Plasma des Reticulums als Wegstrecke, finden sich also in das Plasma des Reticulums eingebettet (Abb. 152). HARTING (1944) und TISCHENDORF (1948) haben beim *Menschen* und an verschiedenem tierischem Material die Ergebnisse RIEGELEs (1929) bestätigt und erweitert. Da beide Autoren keine freien Nervenenden in den Milzpräparaten entdecken konnten,

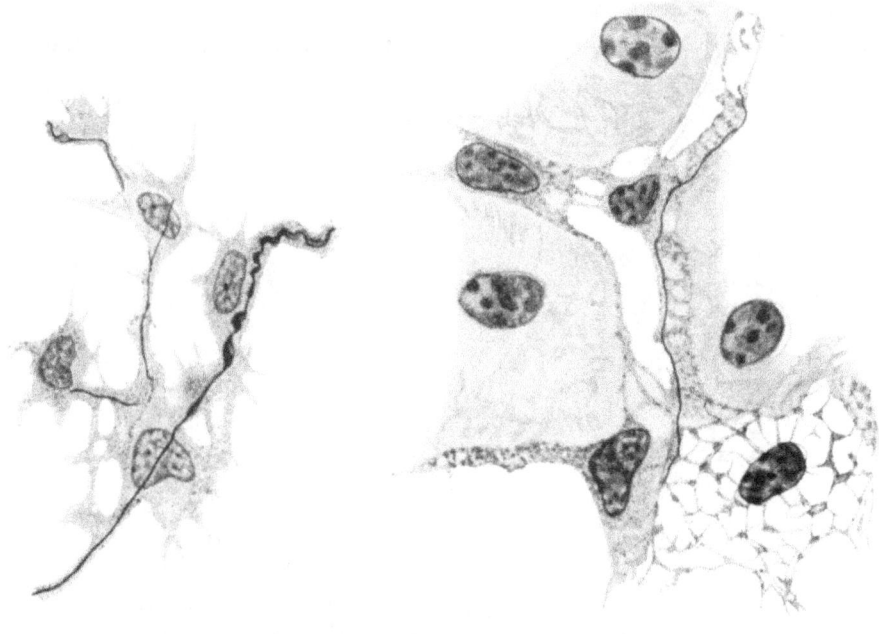

Abb. 152   Abb. 153

Abb. 152. In das Pulpareticulum eingebettete Neurofibrillen des Terminalreticulums. Milz. *Schwein*. (BIELSCHOWSKY-Methode.) Nach RIEGELE 1932.

Abb. 153. Neurofibrille des Terminalreticulums im syncytialen Plasma der KUPFFERschen Sternzellen. Leber. *Kaninchen*. (BIELSCHOWSKY-Methode.) Nach RIEGELE 1932.

so muß die Innervation des gesamten Milzgewebes durch ein geschlossenes Nervennetz, nämlich durch das Terminalreticulum erfolgen.

Hierbei läßt sich die Frage, an welcher Stelle man sich die Übertragung nervöser Impulse auf das Reticulum oder umgekehrt die Überleitung von den im Reticulum auftretenden Stoffwechselsvorgängen auf die Neurofibrillen zu denken habe, kaum anders beantworten, als daß man den Neurofibrillen innerhalb ihrer gesamten, intraplasmatischen Verlaufsstrecke die Funktion einer Synapse zugesteht. FEYRTER (1951) bezeichnet die nach Abb. 152 innervierten Zellen als „intercalär" und läßt hiervon weitere, nervöse Erregungen auf die anliegenden, nicht innervierten Reticulumteile ausgehen. Solches bleibt möglich.

Nach RIEGELE (1932) sind die KUPFFER*schen Sternzellen* in der *Leber* und die Zellen der Capillarwand in der *Nebenniere* auf die gleiche Weise wie das Reticulum der Milz mit dem Nervensystem verbunden. Daher trifft man auch hier auf feinste Neurofibrillen, welche innerhalb der Syncytien in der Gefäßwand der Leber und Nebenniere verlaufen (Abb. 153). Die Funktion jener Blutcapillaren befindet sich somit zweifellos unter nervösem Einfluß.

Ein Gleiches gilt für das Fettgewebe, dessen Abhängigkeit vom Nervensystem seit langem bekannt ist. Auf anatomischem Gebiet hat bereits DOGIEL (1898) am *Fettgewebe* Nervenfasern beobachtet, die er sonderbarerweise für sensibel hält. Zarte, dem Terminalreticulum zugehörige, neurofibrillenführende Plasmastränge winden sich durch das Fettgewebe hindurch und schmiegen sich der Membranoberfläche der Fettzellen dicht an (Abb. 154). Die Capillaren des Fettgewebes erhalten wie die Drüsenzellen von dem nämlichen Nervennetz wie die Fettzellen ihre nervöse Versorgung.

Die Resultate von BOEKE (1934), REISER (1932), SCHARTAU (1936), MAGGIONI (1939), BRUNO (1953), JABONERO (1953) und seinen Mitarbeitern stehen mit der vorliegenden Schilderung im Einklang. WASSERMANN (1932) und HAUSBERGER (1934) haben ihre mit Methylenblau erzielte Beobachtung über die Innervation der Fettzellen bei der *Maus* mit einer experimentellen Durchschneidung der für das Fettgewebe bestimmten Nervenfasern erweitert. Ein lesenswerter Beitrag über die chemische und histologische Veränderung des *braunen Fettgewebes* bei *Maus* und *Ratte* nach vorheriger Denervierung stammt von SIDMANN und FAWCETT (1954). KOSTOWIECKI (1937) berichtet weiterhin über die Versorgung des Fettgewebes in der Umgebung eines Lymphknotens beim *Meerschweinchen* durch ein nervöses intracelluläres Grundgeflecht.

In einem *Blastom des Brustsympathicus* habe ich (1955) an solchen Stellen, wo die Masse der Ganglienzellen und Nervenfasern durch Fettgewebe aufgelockert war, letzteres vielfach in gleicher Weise wie normales Fettgewebe innerviert gefunden. Auch hier schieben sich zarte, kernhaltige Plasmastränge aus dem Tumorgewebe

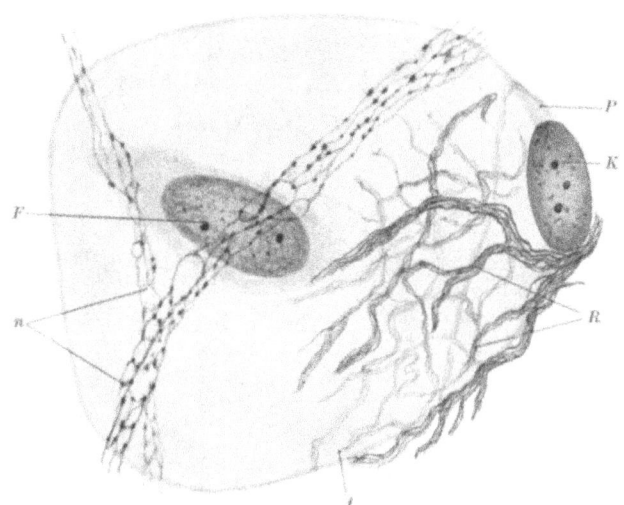

Abb. 154. Innervation einer Fettzelle aus der Submucosa des Magens. *Mensch.* K Kern; P Plasma; f Fett; F Fibrocyt; n feinste Nervenstränge; R Reticulinfasernetz. (BIELSCHOWSKY-Methode. 1800mal vergrößert, auf ⁴/₅ verkleinert.)

zwischen die Fettzellen hinein, mit deren Oberflächenmembran sie in enge, plasmatische Verbindung geraten. Eine derartige Innervation habe ich jedoch nur in manchen bindegewebigen Territorien, nicht etwa im gesamten Fettgewebe des Tumors beobachtet.

Feinste im interstitiellen Bindegewebe vorhandene Netze vom Bau des Terminalreticulums brauchen nicht ohne Einschränkung etwa nur dem vegetativen Nervensystem anzugehören. Wahrscheinlich können in manchen Organen auch cerebrospinale Fasern in das Terminalreticulum eingeschlossen sein. Das dürfte auch bei dem von REISER (1936) in der *Sklera* dargestellten nervösen Endnetz der Fall sein (Abb. 155). Bei jenen, teils im Plasma der Fibrocyten, teils zwischen den kollagenen Fasern verlaufenden feinsten Neurofibrillen bleibt es nach dem histologischen Bild unmöglich, ihre Herkunft aus dem Trigeminus oder Sympathicus bestimmen zu wollen. Von beiden Nerven können Einzelelemente an der Entwicklung des vorliegenden Netzes beteiligt sein.

Wenn die zarten, neurofibrillären Plasmastränge mit den Fibrocyten in der Submucosa des *Oesophagus* (STEFANELLI 1941), des *Magens* (STERN 1951) oder der *Iris* in plasmatische Beziehung treten, so dürften sie mit gewisser Wahrscheinlichkeit dem vegetativen Nervensystem angehören. Auch die von DE CASTRO (1930) und LUBOSCH (1928) zwischen den *Osteoblasten* des unverkalkten Knochens beschriebenen Neurofibrillen lassen sich wohl dem vegetativen Nervensystem zuweisen. Schließlich erwähnt TUSQUES (1949) in der *Schwimmblasenhaut* der *Froschlarven* ein zartes, syncytiales Nervennetz; es schließt die *Melanocyten* in seine Maschen ein und scheint nach den experimentellen Resultaten des Autors dem Sympathicus anzugehören und die Pigmentzeichnung und Melaninbildung möglicherweise durch Absonderung eines Wirkstoffes zu beeinflussen. Ob im Plasma oder auf dem Plasma bindegewebiger Pigmentzellen knopfähnliche Nervenenden vorkommen, wie sie SASYBIN (1930) beschrieben hat, bleibt ungewiß. BOEKE (1936) vermochte an den Chromatophoren in der *Iris* eines *Macacus*-Embryo keine knopfartigen Nervengebilde zu finden.

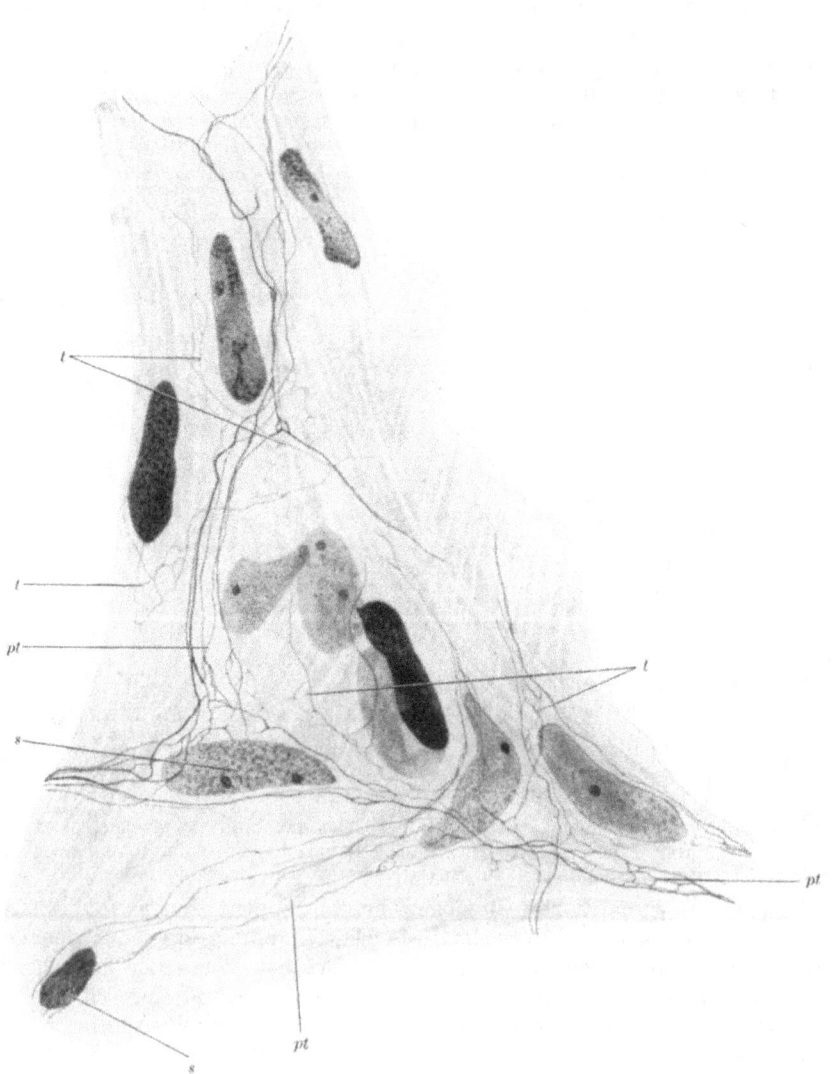

Abb. 155. Nervöses Terminalreticulum *t*, Sklera. *Mensch*. *pt* Präterminale Plasmastränge; *s* SCHWANNsche Kerne. (BIELSCHOWSKY-Methode. 2200mal vergrößert, auf $^7/_{10}$ verkleinert.) Nach REISER 1936.

Die im Stroma des *Ovariums* einherziehenden Neurofibrillen besitzen eine außerordentliche Feinheit. Bei der beträchtlichen Dichte des kernreichen Ovarialstromas liegt es nahe, einen intraplasmatischen Verlauf der Neurofibrillen in der Hauptsache anzunehmen (Abb. 156). SAKAGUCHI (1939) und KOPPEN (1950) haben den netzartigen Charakter der im Stroma ovarii eingelagerten Nervenmasse erkannt und deren periphere Teile dem Terminalreticulum zugewiesen.

Nach dem anatomischen Befund läßt sich eine funktionelle Abhängigkeit des ovariellen Bindegewebes vom vegetativen Nervensystem nicht in Abrede stellen. Von den in Abb. 156 dargestellten Neurofibrillen dürften eine Anzahl auch für die Innervierung der Primärfollikel bestimmt sein.

BOEKE (1936), AKKERINGA (1930), STEFANELLI (1938), SUNDER-PLASSMANN (1938), REISER (1936), WIEDMANN (1952), JABONERO und LORENTE (1952), ROSSI (1950), KNOCHE (1952) u. a. haben an Hand instruktiver Abbildungen auf den engen, plasmatischen Zusammenhang zwischen den Neurofibrillen des peripheren Nervennetzes und den Fibrocyten der *Iris, Cornea*, der *Haut* oder

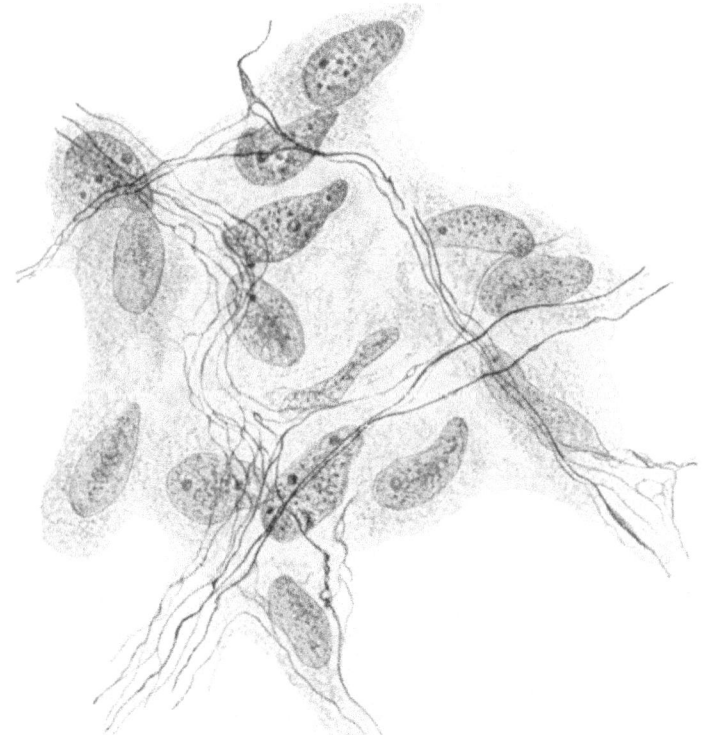

Abb. 156. Neurofibrillenstränge im Bindegewebe des Ovariums. *Kalb.* (BIELSCHOWSKY-Methode. 1300mal vergrößert, auf ⁴/₅ verkleinert.)

des *interstitiellen Bindegewebes* hingewiesen. Nur fragt es sich, ob man in jenen Neurofibrillen, die in einem vom cerebrospinalen Nervensystem versorgten Bindegewebe vorkommen, nur vegetative oder nicht etwa auch cerebrospinale Elemente vor sich hat. Abb. 157 mag die Schwierigkeit, in einem solchen Nervennetz cerebrospinale und vegetative Neurofibrillen zu unterscheiden, vor Augen führen.

Es scheint, als sei das von F. ROSSI vorzüglich imprägnierte Nervennetz aus der *Synovialhaut* des Kniegelenkes nach seiner Konstruktion und im Hinblick auf eine enge Verbindung mit der Capillarwand dem Terminalreticulum gleichwertig an die Seite zu setzen. SUNDER-PLASSMANN und DAUBENSPECK (1938) haben ebenfalls Teile eines solchen Nervennetzes in der Synovialhaut gesehen. Man kann wohl in dem Nervennetz der Abb. 157 das Vorhandensein afferenter, cerebrospinaler Elemente innerhalb einer Masse vegetativer Neurofibrillen annehmen.

162 Die Endigungsweise des vegetativen Nervensystems.

Clara (1953) faßt offenbar das in Abb. 157 dargestellte, diffuse Nervennetz als eine nur im Dienste der Schmerzempfindung stehende Endformation auf. Ich kann ihm hierin nicht ganz beistimmen, sondern halte jenes Nervennetz eher für eine vegetative Endausbreitung, in welcher allerdings schmerzleitende Neurofibrillen verlaufen können.

Im Bindegewebe der *Haut* hat ein aus marklosen Fasern aufgebautes feinstes Nervennetz mit den verschiedensten Methoden (Bielschowsky-Methode,

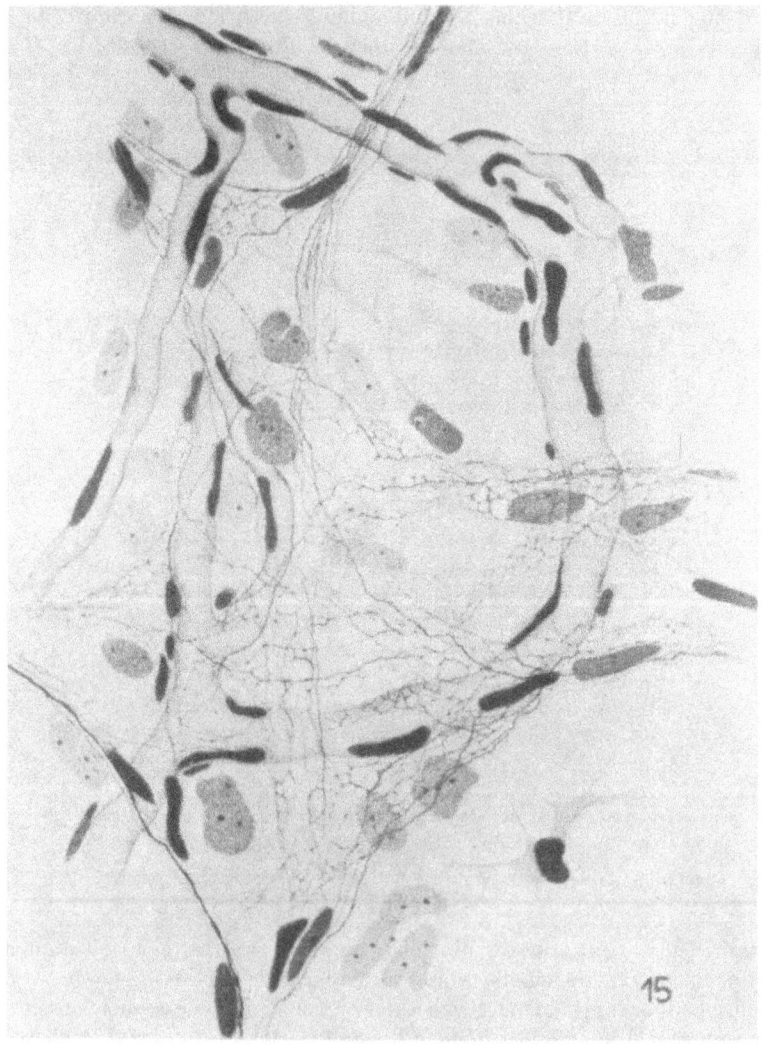

Abb. 157. Diffuses Nervennetz in der Synovialhaut der Kapsel des Kniegelenkes. *Mensch*. (Bielschowsky-Methode. 2300mal vergrößert, auf ⁵/₉ verkleinert.) Nach F. Rossi 1950.

Rongalitweißmethode, Goldchloridmethode, Methylenblaumethode) eine ausgezeichnete Schilderung erhalten (Stefanelli 1936, Tamponi 1940, Weddell und Zander 1950, John 1940, Ormea 1949). Nach John (1942) und Ormea (1950) umklammert jenes Endnetz mit seinen zarten Neurofibrillen die Capillaren, Drüsen, glatten Muskelfasern und Fettzellen in gleicher Weise und vermag sogar in das Epithel der Haarwurzelscheide mit neurofibrillären Ausläufern einzudringen.

John (1949) nimmt mit Recht einen gemeinsamen Verlauf afferenter und efferenter Neurofibrillen innerhalb des vegetativen Endnetzes in der Haut an. Vielleicht lassen sich die dicken Nervenfasern, die John (1949) in den vegetativen Plasmasträngen der Haut beobachtet hat, als afferente, die feinsten Neurofibrillen eher als efferente, sympathische Elemente deuten. Wie schwer sich

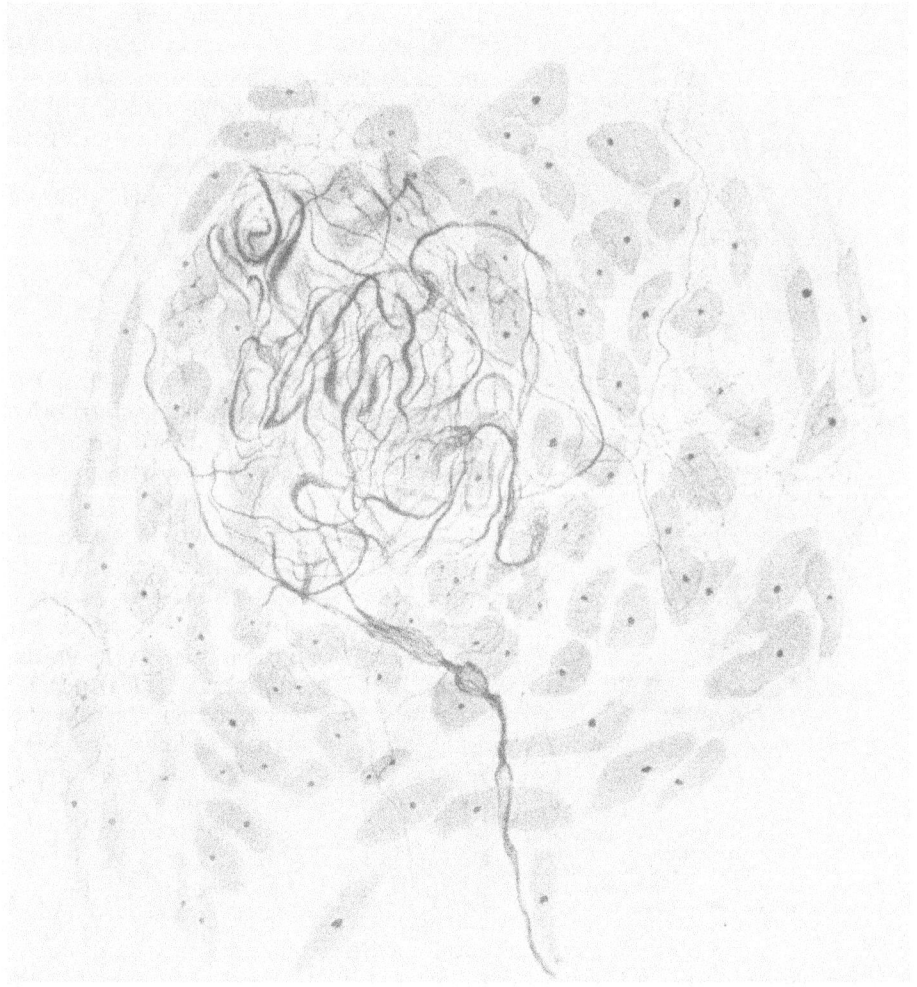

Abb. 158. Sensibles Endkörperchen in Verbindung mit dem vegetativen Terminalreticulum. Haut der Clitoris. *Affe*. (Bielschowsky-Methode. 1770mal vergrößert. Präparat aus dem Anatomischen Institut in Oxford.)

schließlich sensible, cerebrospinale Fasern von den vegetativen Fasern im Mikroskop unterscheiden lassen, erhellt aus Abb. 158. Hier erscheint das mit zahlreichen, fibrillären Auflockerungen durchsetzte, nervöse Fasergewirr des Krause*schen Endkolbens* so sehr mit den Neurofibrillen des vegetativen Terminalreticulums verknüpft, daß man auf die Anwesenheit sympathischer Elemente im sensiblen Endkolben und sensibler Elemente im vegetativen Endnetz schließen muß.

John (1940) bildet im Plasma des vegetativen Nervennetzes der Haut rundlichovale Kerne ab, die er den Interstitiellen Zellen, den „neurohormonalen Zellen" Sunder-Plassmanns oder spezifischen „terminalen Nervenzellen" zuteilt.

In der Submucosa des *Magens, Oesophagus* und *Colons* beim *Menschen* habe ich vor langer Zeit an umschriebenen Stellen eigentümliche Windungen und Schlingen von nervösen Plasmasträngen gesehen, die sich aus dem kernhaltigen SCHWANNschen Leitplasmodium und den darin eingeschlossenen Neurofibrillen aufbauen (Abb. 159). Ich habe diese Bildungen, die sich auch in der Nähe von Blutgefäßen vorfinden und mit Gefäßnerven zusammenhängen können, seinerzeit als „Schlingenterritorien" bezeichnet. Sie wurden unterdessen von REISER (1932), OTTAVIANI und BONIVENTO (1937/38), HARTING (1934), OTTAVIANI (1937, 1940) und anderen Autoren in der Submucosa verschiedener Organe aufgefunden. PIEPER (1937) beschreibt die Schlingenterritorien als „vielfach geschlungene Nervenfaserzüge" in der Tunica propria des menschlichen *Ureters*. BEAUFAYS erwähnt sie in der *Tube*, KIMURA (1953) bezeichnet sie als „sensory nerve ending", PASQUALINO (1947) bildet sie sogar als im menschlichen *Amnion* vorkommend ab. JABONERO (1953), der ihr Vorkommen im *Myometrium* erwähnt, hat sich eingehend mit den Schlingenterritorien beschäftigt und sie als „Fibres protoplasmiques" dem vegetativen Nervenendgebiet zugerechnet.

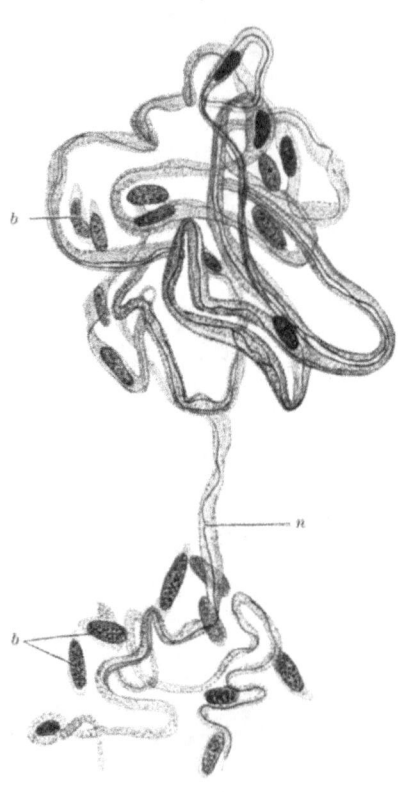

Abb. 159. Schlingenterritorium; knäuelartig gewundener Plasmastrang mit Neurofibrillen. Mucosa der Regio pylorica des Magens. *Mensch.* *n* Feinste Nervenfaser; *b* Bindegewebszellen. (BIELSCHOWSKY-Methode. 700mal vergrößert, auf $^4/_5$ verkleinert.)

In Abb. 160 findet sich ein Schlingenterritorium aus der Mucosa des menschlichen *Colons* dargestellt. Das gezeigte Nervengebilde besitzt große Ähnlichkeit mit einer Nervenformation, die STAUDACHER, BELLI und GHIRINGHELLI (1953) in der Submucosa des menschlichen *Magenfundus* beobachtet und mit den Schlingenterritorien verglichen haben. Die genannten Autoren erblicken nach ihren experimentellen Untersuchungen in den Schlingenterritorien des Magens afferente, dem Vagus zugehörige Apparate mit „tenso- und chemoreceptorischer Bedeutung". Schon OTTAVIANI (1937) hatte in den Schlingenterritorien des *Oesophagus* receptorische Endorgane des Vagus vermutet und den gleichen Bildungen im *Rectum* der *Maus* ebenfalls eine afferente Funktion zugeschrieben.

Es liegt nahe, zumal das obige Ergebnis dafür zu sprechen scheint, in der Schleimhaut des Magen-Darmkanals die Existenz spezifisch gebauter, sensorischer Endorgane für erforderlich zu halten. Ich habe stets die Anwesenheit afferenter Elemente in der syncytialen, vegetativen Endausbreitung angenommen und gedenke in den Schlingenterritorien das Vorkommen afferenter Neurofibrillen nicht zu leugnen. Aber die Vorstellung, in den Schlingenterritorien lediglich sensible Endigungen zu sehen, scheint mir, wenigstens histologisch, nicht hinreichend begründet. Das von STAUDACHER (1953) und seinen Mitarbeitern als „Gomitolo sensitivo" bezeichnete Gebilde oder das „sensory nerve ending" KIMURAS (1953) stellen noch keine Endkörperchen im strengen Sinne dar; denn Kapsel, fibrilläre Auflockerungen und die für ein sensibles Endkörperchen spezifischen Kerne fehlen offensichtlich. Wie man aus dem folgenden ersehen kann, vermögen innerhalb des vegetativen Endgebietes pathologische Gebilde zu entstehen, die einer sensiblen Endigung sehr ähnlich sehen. So bleibt es immerhin möglich, in den Schlingenterritorien eine Erscheinung pathologisch gesteigerten Wachstums zu vermuten.

In den Bereich schwer deutbarer Nervenformationen des vegetativen Systems fallen auch die eigentümlichen, mit besonderen, fibrillären Kolben und merkwürdigen Platten ausgestatteten Faserschlingen, die PIEPER (1951) in der Tunica propria des *Nierenbeckens* und des *Ureters*, 2 cm oberhalb seiner Einmündung in die *Blasenwand*, beobachtet hat.

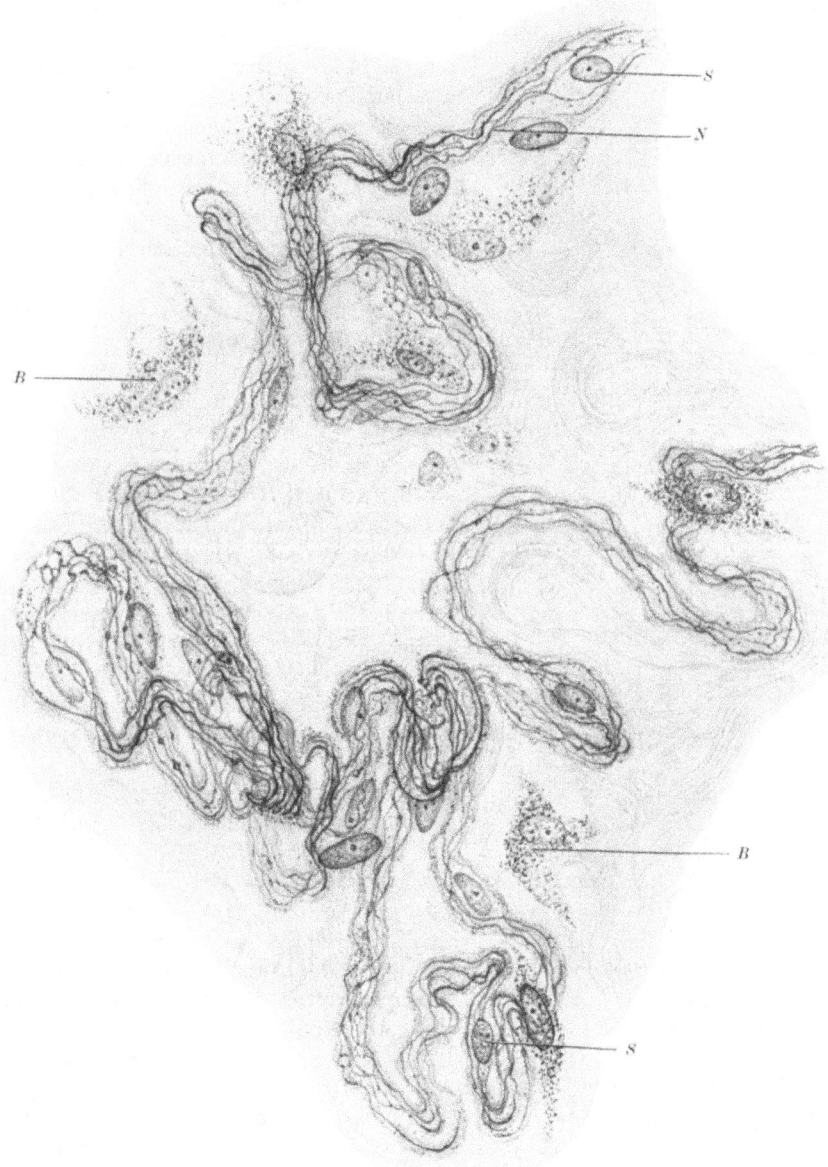

Abb. 160. „Schlingenterritorium" aus der Submucosa des Colons. *Mensch*. *N* Neurofibrillen; *S* Kerne des SCHWANNschen Leitplasmodiums. Die Bindegewebszellen *B* besitzen argyrophile Granula. (BIELSCHOWSKY-Methode. 900mal vergrößert, auf $^4/_5$ verkleinert.)

Leider fand sich jenes nervöse Schlingenwerk nur in den beiden Nierenbecken eines einzigen *Menschen*, während an entsprechenden Stellen von 5 weiteren Menschen, ferner vom *Kalb*, *Hund* und *Schaf* nichts dergleichen zu entdecken war. Wahrscheinlich hat man es bei den vorliegenden Beobachtungen PIEPERS (1951) ebenso wie bei den Schlingenterritorien letzten Endes mit einem anomalen Wachstumsvorgang zu tun; ich vermag das aber nicht mit Sicherheit zu behaupten.

d) Afferente Endigungen.

Die Frage, ob das vegetative Nervensystem imstande ist, afferente Endorgane zu entwickeln, welche an Gestalt den sensiblen Endkörperchen von KRAUSE, MEISSNER, PACINI entsprechen, läßt sich nur mit Einschränkung beantworten. Der Sympathicus im engeren Sinne scheint keine charakteristischen Endkörperchen zu bilden. Immerhin ist eine innige Verbindung sympathischer Fasern mit sensiblen Endkörperchen vielfach anzunehmen; auch dürften im nervösen Terminalreticulum afferente Elemente verlaufen. Echte Endkörperchen, die etwa im Larynx, Pharynx, Oesophagus, Trachea, Lunge, Herzgebiet, Bulbus caroticus, Paraganglion caroticum vorkommen, gehören dem Vagus, unter Umständen dem Glossopharyngicus an und sind somit als afferente Endigungen des vegetativen Nervensystems anzusprechen.

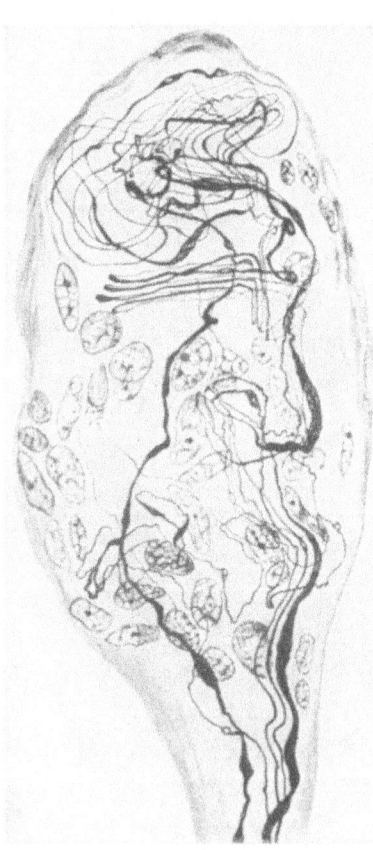

Abb. 161. KRAUSEscher Endkolben am Paraganglion caroticum. *Mensch.* (BIELSCHOWSKY-Methode. 1700mal vergrößert.)
Nach RIEGELE 1928.

Regelmäßig kann man sensible Endapparate in der Nähe des *Paraganglion caroticum*, in der Wand des *Sinus caroticus* und der großen *Herzarterien* und *Herzvenen* beobachten (DE CASTRO 1929, SUNDER-PLASSMANN 1930, ÁBRAHÁM 1949, JABONERO 1953, NONIDEZ 1935, MURATORI 1937, SETO 1937). Abb. 161 gibt ein in der bindegewebigen Umgebung des Paraganglion caroticum gelegenes Endkörperchen wieder, das den KRAUSEschen *Endkolben* zugehört und wahrscheinlich dem Glossopharyngicus entstammt.

Von derartig abgekapselten Endkörperchen, die in ähnlicher Form von CONTI und BARIATTI (1953) in der *Lunge* beschrieben und als PACINIsche *Lamellenkörperchen* im *Pankreas* seit langem bekannt sind, läßt sich eine zweite sensible Endformation, die bäumchenartige Verästelung, deutlich unterscheiden. Solche *Endbäumchen* (Abb. 162) entstehen als circumscripter Typus aus einer markhaltigen Faser des Glossopharyngicus in der Wand des Sinus caroticus und bilden, oft in großer Zahl aneinandergelagert, das „Neurovegetative Receptorenfeld" (SUNDER-PLASSMANN 1930) für den von H. E. HERING als zentripetalen Nerven erkannten „*Sinusnerv*". Die Nervenfasern lockern in zahlreichen Plättchen, Netzchen und kleinen Verbreiterungen ihr fibrilläres Gefüge auf und gewinnen durch den vielfach verschlungenen Verlauf ihrer Ästchen eine bedeutende Vergrößerung der Oberfläche.

In anderen Fällen erhalten die Endbäumchen einen mehr in die Breite strebenden, diffusen Charakter. SETO (1937), ÁBRAHÁM (1950), NONIDEZ (1935) und MURATORI (1937) haben in neuerer Zeit für das Endgebiet des *N. depressor* instruktive Abbildungen von jenen Endbäumchen gegeben. Es fällt schwer, sich über das wirkliche Ende der feinsten, fibrillären Verzweigungen zu orientieren. Selbst bei stärkster Vergrößerung erhält man den Eindruck, als ließen sich die zarten Neurofibrillen infolge ihrer Kaliberabnahme für das Studium ihrer Beziehungen zum Bindegewebe nicht mehr scharf genug imprägnieren (Abb. 163).

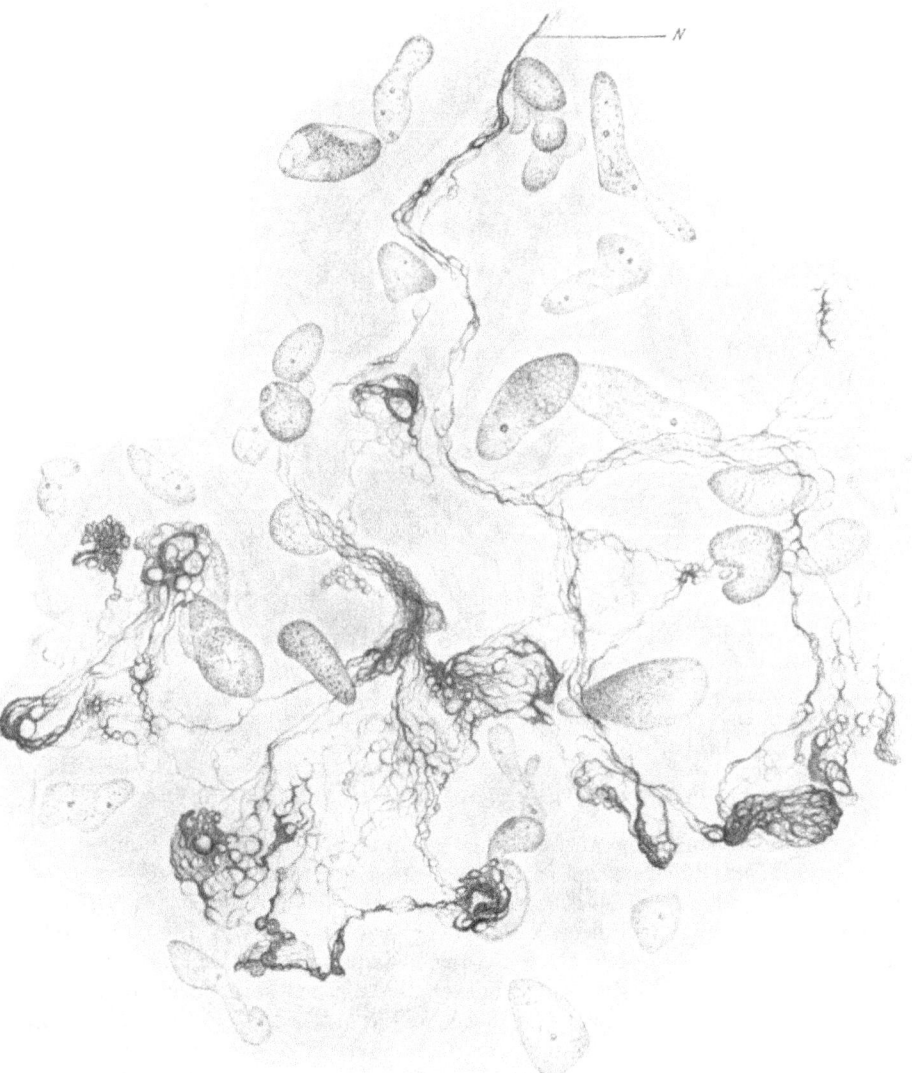

Abb. 162. Sensible, bäumchenartige Endigung in der Wand des Sinus caroticus. *Mensch.* N Stammfaser der Endigung. (BIELSCHOWSKY-Methode. 1700mal vergrößert, auf $^3/_4$ verkleinert.)

Das fibrilläre Neuroplasma „verdämmert", wenigstens für den Bereich unseres Lichtmikroskopes, gleichsam im Bindegewebe.

Die Verästelung eines Endbäumchens erfolgt in der Wand der *Carotis interna* und des *Aortenbogens* stets in einer bindegewebigen Unterlage der äußeren Media, gelegentlich auch der Adventitia. Das Vorhandensein zahlreicher Kerne innerhalb des gesamten Verästelungsgebietes legt den Gedanken nahe, wonach weitere, zum Aufbau der Endorgane bestimmte Zellen vielleicht mit der Fähigkeit irgendwelche Erregungsstoffe zu produzieren betraut sind.

168 Die Endigungsweise des vegetativen Nervensystems.

Die von ÁBRAHÁM (1953) in der Wand der *A. renalis* beim *Menschen* beobachteten nervösen Endknäuel gehören wohl dem Vagus an und können für die Regulation des Blutkreislaufs in der Niere von Bedeutung sein. Die zahlreichen nervösen Endkörperchen, welche in der Wand der peripheren Gefäße gefunden worden sind, lassen sich kaum mehr dem vegetativen, sondern dem cerebrospinalen Nervensystem zurechnen, wenn auch an ihrer regulatorischen Mitwirkung bei der Leistung der Blutgefäße kein Zweifel bestehen dürfte.

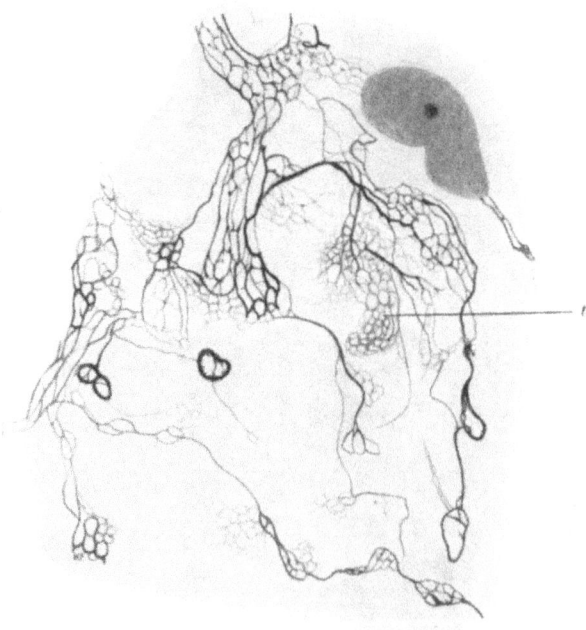

Abb. 163. Peripheres Teilstück eines sensiblen Endbäumchens in der Wand des Sinus caroticus. *Mensch.*
t Terminales Neurofibrillennetz. (BIELSCHOWSKY-Methode. 2400mal vergrößert, auf $^7/_{10}$ verkleinert.)

e) Über regenerative Vorgänge im vegetativen Nervenendgebiet.

Im folgenden soll kein ausführliches Referat über die Erscheinungen der Degeneration und Regeneration im vegetativen Nervengewebe gegeben werden. Vielmehr sei auf einige nervöse Formationen hingewiesen, deren Deutung schwierig ist und leicht in die Irre führen kann. So erweckt das in Abb. 164 dargestellte Endbäumchen den Eindruck einer sensiblen Vagusendigung in der Wand des *Oesophagus*. In Wirklichkeit handelt es sich, wie ich aus dem Vorkommen zahlreicher, degenerierter Endplatten im gleichen Präparat schließen konnte, um die regenerative Leistung einer markhaltigen, motorischen Vagusfaser. LAWRENTJEW und FILATOWA (1934) haben ebenfalls an einer motorischen Endplatte des Vagus in der *Larynxmuskulatur* das proliferative Vermögen des erkrankten Nervengewebes beobachtet.

Bei der Entwicklung der neuen motorischen Endplatten auf Abb. 164 scheint das Wachstum der regenerierten Nervenelemente teilweise planlos und tastend geschehen zu sein. Die übermäßige Produktion neurofibrillärer Substanz hat, abgesehen von der Bildung einer Art motorischer Endplatte (*e*), noch zur Entwicklung neurofibrillärer Endnetzchen an der Capillarwand und in einem auffallend kernreichen Bindegewebe, ähnlich einem sensiblen Endbäumchen, geführt. Es bleibt fraglich, ob ein solches Nervenregenerat einer vollwertigen Leistung fähig ist. FALIN (1941) äußert sich bei einem ähnlich gebauten Regererat, das er in experimentellen *Hodenteratomen* an quergestreiften Muskelfasern gefunden hatte, im gleichen Sinne.

Über regenerative Vorgänge im vegetativen Nervenendgebiet.

Die starke Anhäufung von Kernen im umgebenden Bindegewebe der Nervenregenerate läßt auf eine mesenchymale Mitbeteiligung bei der Genese peripherer Nervenelemente schließen, eine Annahme, die sich auch bei BOEKE (1921) vorfindet. Das gilt in gleicher Weise für die, in Abb. 165 dargestellte, im Bindegewebe eines *Megacolons* von DE BISCOP (1947) und mir beobachtete Nerven-

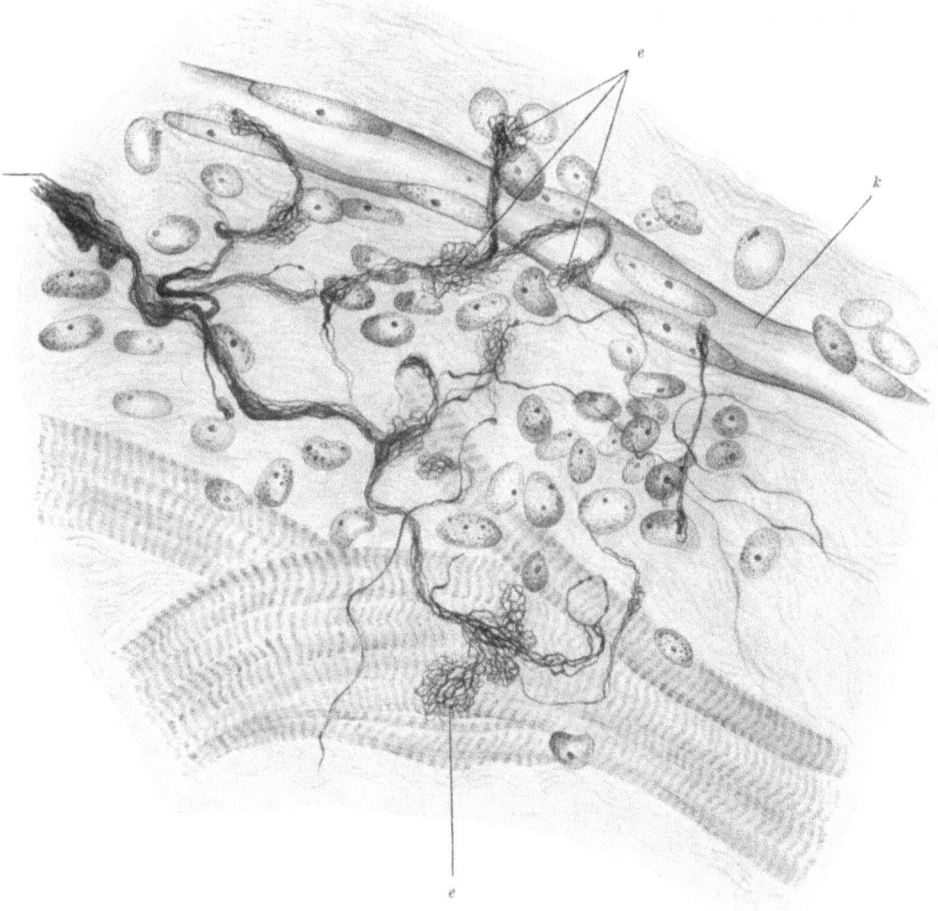

Abb. 164. Regenerierte Endnetze *e* einer motorischen Nervenfaser im Oesophagus. *Mensch.* *k* Blutcapillare.
(BIELSCHOWSKY-Methode, 1000mal vergrößert, auf $^4/_5$ verkleinert.)

formation. Sie war als Wucherung einem stark gequollenen Fortsatz einer erkrankten Ganglienzelle im AUERBACHschen Plexus entsprossen. Diese gewucherten Fortsätze, die auch DE CASTRO (1930) im Ganglion nodosum nach zufälliger Durchschneidung des Vagus beschreibt, lassen bei ihrem abirrenden Wachstum offenbar den gestaltenden Einfluß des Hüllplasmodiums und des SCHWANNschen Leitgewebes vermissen; sie entwickeln unter der Mitwirkung des Bindegewebes allerlei zwecklose Neubildungen in Gestalt von Endbäumchen mit vielen Schlingen und neurofibrillären Verbreiterungen.

Die nervöse Neubildung der Abb. 165 zeigt in ihrem strukturellen Aufbau kein normales Aussehen. Das Fibrillensystem verhält sich teils verwaschen, teils nicht mehr imprägnierbar, teils verklumpt und übermäßig schwarz gefärbt. Das Auftreten von Vacuolen im Neuroplasma, die eigentümlich-wechselvollen Quellungen in den Konturen des Fortsatzes weisen ebenfalls auf einen pathologischen, zum Untergang führenden Zustand hin. Bäumchenartige, nervöse Gebilde von oft beträchtlichem Umfang habe ich im *Ganglion nodosum* des *Menschen* gefunden; das neurofibrilläre Plasma benützt durchwegs das Plasma der Nebenzellen oder des Hüllplasmodiums zu seinem Wachstum. Doch überschreitet ein solcher, als pathologische Wucherung zu bezeichnender Gewebskomplex niemals die bindegewebige Kapsel des Ganglions.

Gelegentlich trifft man in der Kapsel eines Vagus- oder Sympathicusganglions vereinzelte, marklose Nervenfasern, gleichsam „Fibrae aberrantes", die

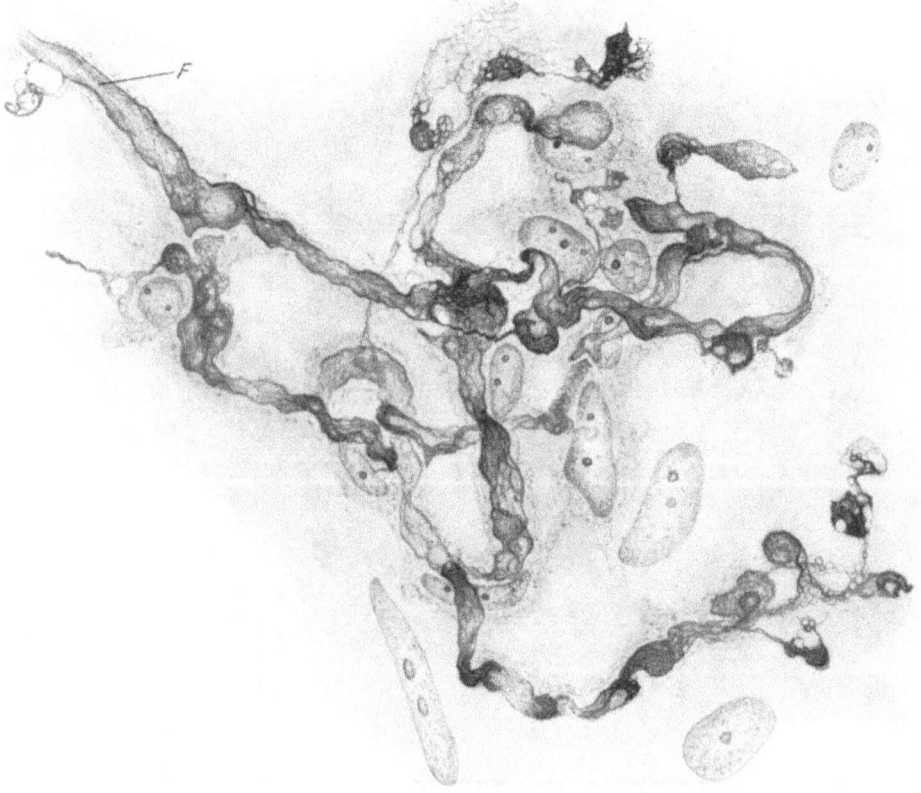

Abb. 165. Fortsatzwucherung einer erkrankten Ganglienzelle in Gestalt eines sensiblen Endbäumchens. AUERBACHscher Plexus. Megacolon. *Mensch.* F Gewucherter Fortsatz einer Ganglienzelle. (BIELSCHOWSKY-Methode. 2300mal vergrößert, auf ⁵/₇ verkleinert.)

geflecht- oder netzartige Formationen entstehen lassen und mitunter kleinen Endkörperchen gleichen. Diese Nervenbildungen besitzen gewöhnlich ein unharmonisches, bizarres Aussehen und lassen das SCHWANNsche Leitgewebe nicht mit Sicherheit erkennen. Solche Formationen tragen die Anzeichen eines irgendwie gestörten, zwecklosen Wachstums und dürfen als das Resultat einer pathologischen Wucherung gelten. OERTEL (1929) und ÁBRAHÁM (1939) haben im Bindegewebe von *Carcinomen,* FALIN (1941) im Bindegewebe von experimentellen *Teratomen* und SASYBIN (1930) im Bindegewebe von *Transplantaten* ähnliche, beinahe gleichgestaltete nervöse Bildungen, wie ich sie gesehen habe, beschrieben.

Bei den von OTTAVIANI (1950) beobachteten, nervösen Regeneraten, die nach Einpflanzung des N. obturatorius in die Harnblase entstanden sind, kann man ebenfalls eine gewisse Ähnlichkeit mit sensiblen Endapparaten nicht in Abrede sellen. So hat KIMURA (1953) wahrscheinlich ein Regenerat des Vagus in der Muscularis mucosae des *Pylorus* für eine sensorische Nervenendigung gehalten.

Schließlich kommen in den Ganglien des Vagus und Sympathicus noch knäuelartige, nervöse Knötchen vor, welche eine große Ähnlichkeit mit sensiblen Endkörperchen aufweisen. Sie liegen im Bindegewebe und verdanken, soviel

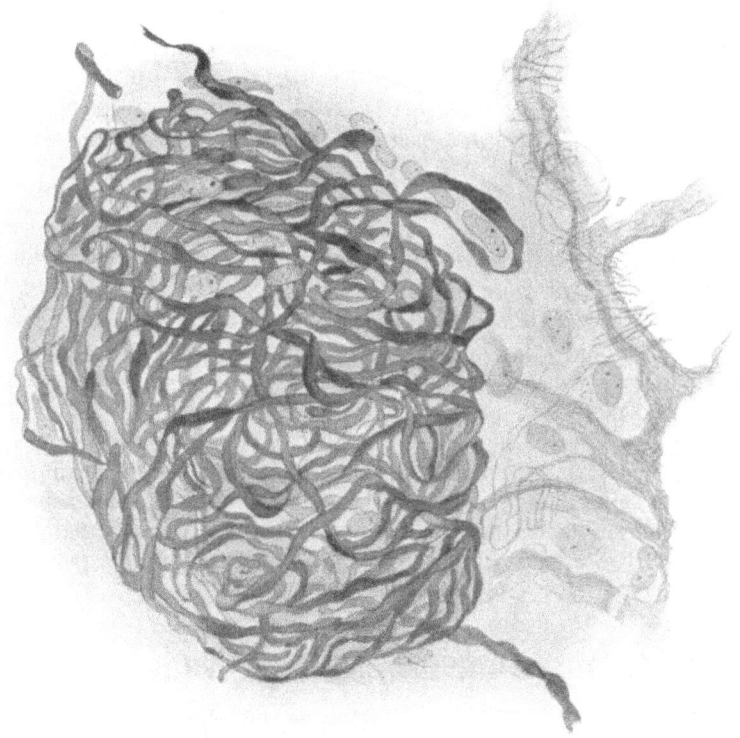

Abb. 166. Knäuelartige, aus dem Fortsatz einer erkrankten Ganglienzelle stammende Bildung. Ganglion cervicale craniale. 41jähriger Mann. Rechts Hypertrophischer, von Neurofibrillen umschlungener Fortsatz einer erkrankten Ganglienzelle. (BIELSCHOWSKY-Methode. 1200mal vergrößert, auf $^3/_4$ verkleinert.)

ich sehen kann, ihre Genese durchwegs einem regenerativ-hyperplastischen Wachstumsprozeß der Ganglienzellfortsätze mit einer gleichzeitigen Wucherung des Nebenzellenplasmodiums (Abb. 166). SCHWANNsches Leitgewebe scheint am Aufbau dieser plasmatischen Komplexe nicht oder selten beteiligt zu sein. DE CASTRO (1930) bezeichnet solche Bildungen als „Terminaciones sensitivos aberrantes". Ich habe hingegen in vielen tausend Schnitten niemals, auch nicht atypisch gebaute, sensible Endorgane gesehen. Da bei ihrem Vorkommen stets zahlreiche Ganglienzellen erkrankt sind, so lassen sich die knäuelartigen Gebilde nicht als sensible Endorgane, sondern als abnorme Wucherungen auffassen.

f) Kurze Zusammenfassung.

Nach den vorhergegangenen Ausführungen erscheint in der äußersten Peripherie des vegetativen Nervensystems als verbindendes Glied zwischen dem Nervengewebe und den Geweben der Erfolgsorgane ein zartes, nervöses Syncytium. Es besteht aus einem Netzwerk feinster Neurofibrillen, die teilweise in den Maschen des kernhaltigen SCHWANNschen Leitplasmodiums, teilweise im Plasma der innervierten Gewebselemente einherziehen und mit kleinen Endästchen in deren Plasma bis in Kernnähe eindringen können. In das syncytiale Maschenwerk des SCHWANNschen Leitplasmodiums findet sich im Bereich seiner letzten Endausbreitung noch eine mit runden oder rundlichovalen Kernen ausgestattete neurofibrillentragende Plasmamasse eingewoben: Das syncytiale System der *Interstitiellen Zellen.*

Zu dem Begriff „*Synapse*", der heute mehr den Stempel der Physiologie als der Anatomie trägt, sei folgendes als Annahme bemerkt: Überall da, wo die Neurofibrillen des peripheren Nervennetzes mit der Wand der versorgten Zellen plasmatisch verbunden sind oder in deren Plasma eindringen und darin verlaufen, bleibt eine direkte Übertragung nervöser Impulse auf das Erfolgsgewebe denkbar. Hiermit würden die plasmatischen Verbindungsstellen des syncytialen Terminalreticulums mit den Geweben der Erfolgsorgane als Synapsen zu gelten haben.

Das syncytiale System der Interstitiellen Zellen ist von dem SCHWANNschen *Scheidenplasmodium* nicht streng zu isolieren. Daher läßt sich von vornherein eine Produktion chemischer Übertragungsstoffe allein durch die Interstitiellen Zellen nicht annehmen; vielmehr müßte eine solche Annahme für das gesamte Terminalreticulum zutreffen, das in diesem Fall die Rolle einer Synapse mit chemischer Wirkung übernehmen würde. Somit wäre ein zweifacher Modus bei der Übertragung nervöser Impulse durch das periphere Endnetz auf die Erfolgsorgane denkbar.

Innerhalb des Terminalreticulums müssen efferente, afferente, sekretorische und die, für die Capillarfunktion verantwortlichen Neurofibrillen gemeinsam verlaufen. Die Anatomie vermag im Bereich der nervösen Endausbreitung für den angeblichen Antagonismus vom Sympathicus und „Parasympathicus" keine morphologische Unterlage zu schaffen. Sympathicus und „Parasympathicus" müssen zu harmonischer Tätigkeit vereinte Synergisten sein.

VIII. Die Innervation der Paraganglien.

Bei der Definition der von KOHN (1902) als Paraganglien bezeichneten, zum vegetativen Nervensystem in Beziehung stehenden Zellkomplexe soll im folgenden die von WATZKA (1943) durchgeführte Gliederung der Paraganglien gelten.

WATZKA (1943) unterscheidet: *A.* Sympathogene, chromaffine, adrenalinproduzierende Paraganglien: 1. Paraganglion suprarenale (Mark der Nebenniere); 2. freie Paraganglien (chromaffine Körper); 3. intraneural oder intraganglionär eingelagerte, chromaffine Zellen oder Zellgruppen. *B.* Aus der Anlage des N. glossopharyngeus und des N. vagus stammende, nicht chromaffine und nicht adrenalingebende Paraganglien: 1. Paraganglion caroticum; 2. Paraganglion supracardiale; 3. verstreute Zellgruppen im N. vagus und N. glossopharyngeus.

Von allgemeiner Bedeutung bleiben nach WATZKA (1943) folgende Ergebnisse: Die chromaffinen Zellen sind Abkömmlinge des Sympathicus, vom embryonalen Zustand entwickeln sie sich nicht zu Nervenzellen, bilden somit keine Fortsätze und werden zu „Nebenzellen". Alle Paraganglien lassen eine besonders reiche Innervation beobachten. Je größer die Zahl der chromaffinen Zellen in einem Paraganglion, um so stärker der Anteil des Sympathicus an seiner nervösen Versorgung. Je geringer die Menge der chromaffinen Zellen, um so mehr überwiegt der Anteil des Vagus oder wie beim Paraganglion caroticum derjenige des N. glossopharyngeus.

1. Paraganglion caroticum.

Das Paraganglion caroticum liegt am Grunde in der Teilungsstelle der A. carotis communis; es baut sich nach dem Vorhergehenden beim *Menschen* im allgemeinen aus nicht chromaffinen Zellen auf. Daher dürfte bei seiner Innervation dem Sympathicus eine nur geringe Rolle zufallen. Die Herkunft der für die Versorgung des Paraganglions bestimmten Nervenäste aus dem Vagus, Glossopharyngeus und Ganglion cervicale supremum war schon LUSCHKA (1862) bekannt und wurde später durch KOHNS (1900) grundlegende Arbeiten bestätigt. Merkwürdigerweise fand die Verbindungsart zwischen dem Nervengewebe und dem Zellparenchym, abgesehen von einer, von WILSON und BILLINGSLEY (1923) verfaßten Arbeit nur ein geringes histologisches Interesse. Erst DE CASTRO (1926, 1928, 1929), kurz darauf RIEGELE (1927, 1928), SUNDER-PLASSMANN (1930), etwas später BOEKE (in PENFIELDs Handbuch Bd. I, S. 274, 1932) und MURATORI (1932, 1933) haben den Grund gelegt, auf dem unsere Kenntnis über die feinere Innervation der Paraganglien beruht. WILLIS und BIRREL (1955) liefern einen ausführlichen Beitrag über das Verhalten des Nervengewebes bei einem Tumor des Paraganglion caroticum.

Die Frage, aus welcher Quelle das Paraganglion caroticum seine Nerven erhält, wurde mit der Methode der vergleichenden Entwicklungsgeschichte von BENOIT (1928), TERNI (1931), HAMMAR (1934), CELESTINO DA COSTA (1935, 1936), DE WINIWATER (1939) teilweise eingehend untersucht. Das gleiche Thema fand mit Hilfe des histologisch-experimentellen Verfahrens durch WHITE (1935), NONIDEZ (1935), MEIJLING (1938), OCHOTERENA (1936), BOTÁR (1935), GOORMAGHTIGH (1939), PALUMBI (1940), ÁBRAHÁM (1942), SCHWARZ-KARSTEN (1944) und DE KOCK (1954) eine weitere Bearbeitung. IWANOW (1932) gibt einen umfassenden Überblick von der bis zu jener Zeit geleisteten Arbeit über die Paraganglien und ihre Innervation. Als Gesamtresultat kommt für die folgenden Ausführungen in Betracht: Sympathicus aus dem Ganglion cervicale superius und Zweige des Grenzstranges, N. vagus und N. glossopharyngeus versorgen mit ihren Ästen das Paraganglion caroticum. Aus dem Vagusgebiet sei noch ein Ast des N. laryngeus sup. und vom N. hypoglossus beim *Hund* (RIJNDERS 1933) ein weiterer Zweig hinzugefügt.

Das Paraganglion caroticum stellt beim *Menschen* keine scharf umgrenzte Masse dar; sein aus neurogenen, epitheloiden Zellen bestehendes Parenchym setzt sich aus einem lockeren Gefüge kleiner Knötchen zusammen. Eine einheitliche, bindegewebige Kapsel fehlt gewöhnlich; das gilt auch für die parenchymatösen Knötchen, die durch kollagenes Bindegewebe mehr oder weniger von einander getrennt werden. Selbstverständlich findet sich das Nervensystem in der Anordnung seiner geweblichen Einzelteile dem Bauplan des Paraganglions eingefügt. Nach der für das vegetative Nervensystem charakteristischen Weise entwickeln die aus Sympathicus, Vagus und Glossopharyngeus stammenden Fasern unter fortwährender Verbindung miteinander um die gesamte Masse der Parenchymknötchen ein dichtes Geflecht (Kapselgeflecht nach RIEGELE 1928). Im Hinblick auf die Kleinheit des Organs wirken die Masse und die Dicke der das Kapselgeflecht formierenden Nervenbündel besonders auffallend (Abb. 167).

BOTÁR (1935) hat die zum Kapselgeflecht des Paraganglions ziehenden Äste des IX. und X. Hirnnerven näher untersucht. Hiernach stammen die marklosen Fasern meist aus dem Grenzstrangast, der übrigens auch vereinzelte, markhaltige Fasern enthält. Am zahlreichsten finden sich dünne, markhaltige Fasern, denen neben marklos gewordenen Nervenfasern offenbar der Hauptanteil bei der Innervierung des Organparenchyms zufällt. Dicke, markhaltige Nervenfasern kommen in den zuführenden Ästen des Kapselgeflechts verstreut oder gruppenweise vor; sie sollen am Paraganglion nur vorbeiziehen, um das neurovegetative Receptorenfeld im Sinus caroticus zu erreichen. Ein Gleiches nimmt BOTÁR (1935) für den Sympathicus an, der an der nervösen Versorgung des Paraganglions nicht beteiligt und nur daran vorbeigeführt sein soll. Ich vermag dem Autor hier nicht beizustimmen; denn selbst starke, markhaltige Nervenfasern können, wenn sie in das Gebiet nervöser Endausbreitung gelangen, ihre Markscheide verlieren. Anderseits finden sich an allen Gefäßen, also auch an denen des Paraganglions, sympathische Nervenfasern, die sich wie in jedem drüsigen oder

174   Die Innervation der Paraganglien.

drüsenartigen Organ mit den eigentlichen Organnerven zu einem gemeinschaftlichen Endnetz verbinden.

Ganglienzellen kommen im Innern des Paraganglion caroticum selten und vereinzelt vor. Multipolare Formen finden sich bei Kindern nach RIEGELE (1928) vor allem im dorsalen

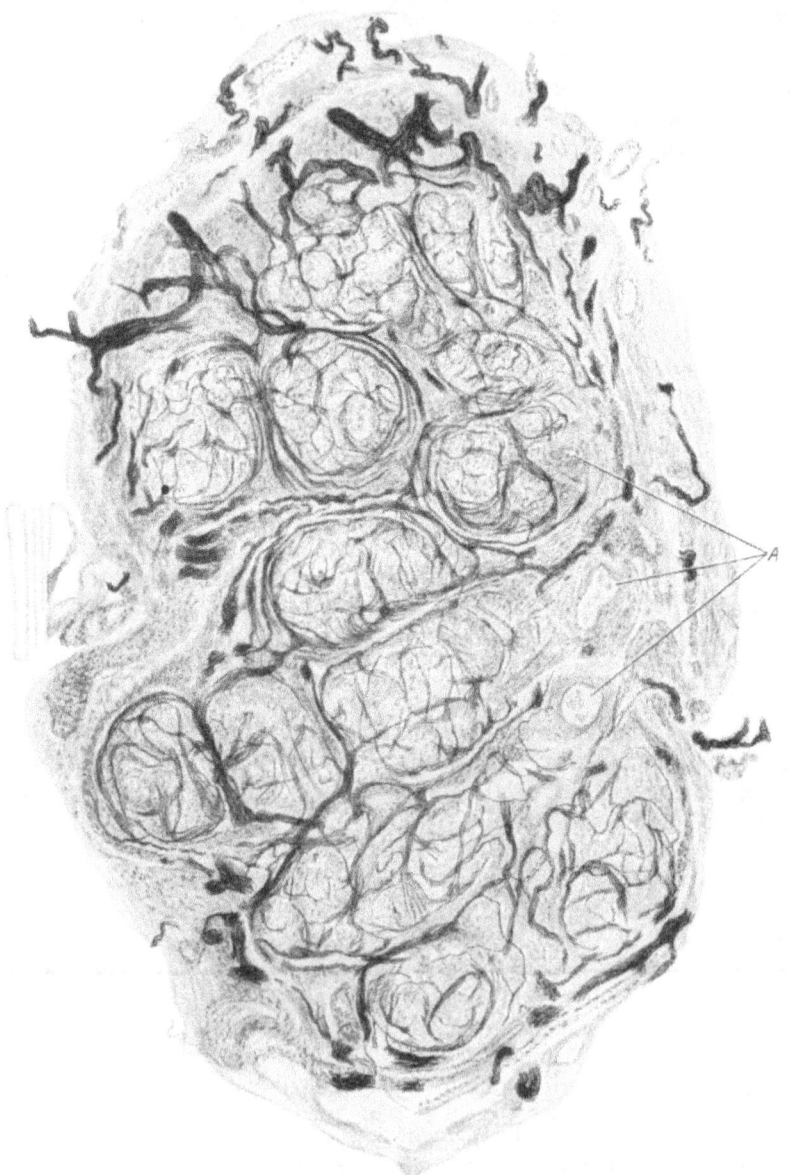

Abb. 167. Paraganglion caroticum vom Kind. Übersicht. *A* Querschnitte von Blutgefäßen. Nerven dunkelschwarz. (BIELSCHOWSKY-Methode. 50mal vergrößert.) Nach RIEGELE.

Bereich des Kapselgeflechts, zwischen den Sekundärknötchen des Paraganglions erscheinen sie nur spärlich. Die meisten Autoren (HAMMAR 1934, BOYD 1937, DE KOCK 1954, MEIJLING 1938, BENOIT 1928, WATZKA 1928, CIARDI-DUPRÉ 1936, HANDSCHIN 1928, WILLIS u. BIRRELL 1955) sehen die wenigen Ganglienzellen auf die bindegewebige, unmittelbare Umgebung des Paraganglions beschränkt. PALUMBI (1940) bezeichnet mit RIEGELE (1928) die Ganglienzellen als multipolar; sie gehören somit dem Sympathicus an. Pseudounipolare Zellen sind in Verbindung mit dem für das Paraganglion bestimmten Vagusast von MURATORI (1933) bei *Vögeln* und von WATZKA (1934) beim *Igel* beobachtet worden; sie dürften vom Vagussystem abstammen.

Die Nervenbündel verlassen das Kapselgeflecht in großer Masse und verlaufen zunächst in dem zwischen den einzelnen Sekundärknötchen des Parenchyms gelegenen bindegewebigen System. Hierbei fällt die eigentümliche Anordnung der Nervenbündel auf. In der Glandula parotis formieren die inter-

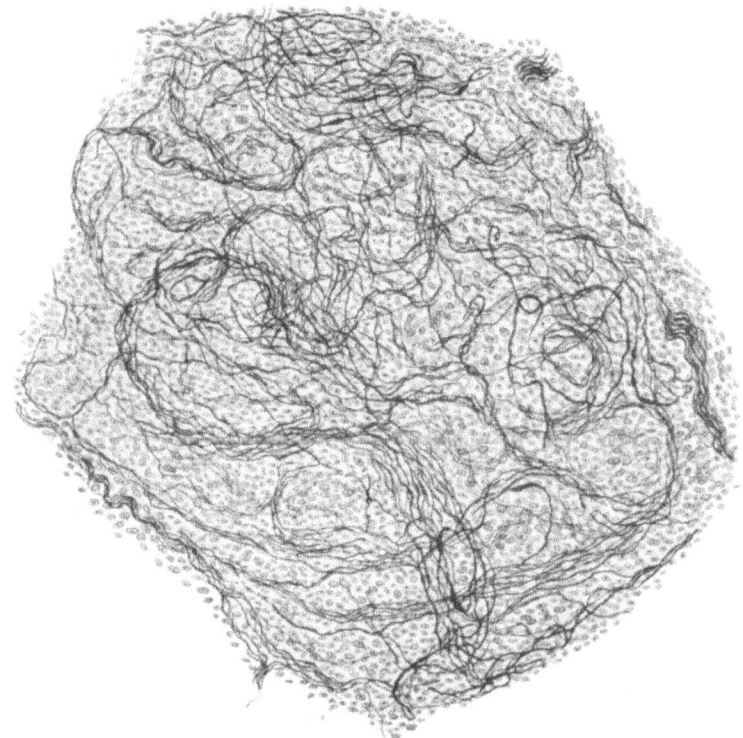

Abb. 168. Paraganglion caroticum. *Mensch.* Knötchen mit Nervengeflecht. (BIELSCHOWSKY-Methode. 400mal vergrößert.)

lobulären Nervenbündel einen charakteristischen Plexus, von welchem sich fortwährend feinere Äste in das Drüsenparenchym loslösen. Im Paraganglion caroticum wird die Konstruktion eines derartigen, internodialen Geflechtes dadurch mehr oder weniger verwischt, daß bereits die Nervenbündel von mittlerer Stärke zu einem vielfach verschlungenen und gewundenen Verlauf gezwungen werden. Es wird innerhalb der Größenordnung des internodialen Geflechtes die Oberfläche der nervösen Substanz beträchtlich vergrößert (Abb. 168). Möglicherweise wird durch die umständliche Verlaufsweise der Nervenbündel der von allen Autoren behauptete Nervenreichtum des Organs bis zu einem gewissen Grade nur vorgetäuscht.

Zwischen den einzelnen Nervenbündeln findet ein fortwährender gegenseitiger Austausch unter den Fasern statt; diese verändern ihre morphologische Beschaffenheit, je mehr sie mit den Parenchymzellen in Beziehung geraten, sehr erheblich. Die Nervenfasern verlieren, soweit sie nicht als Abkömmlinge des Sympathicus von vornherein marklos sind, ihre Markscheide und zeichnen sich durch einen eigentümlichen Wechsel ihrer Dicke aus. Die gleiche Nervenfaser, die als dickes Band von Neurofibrillen erscheint, verschmälert sich kurz darauf zur Feinheit einer einzigen Neurofibrille (Abb. 122). Da sich jene für das paraganglionäre Gewebe charakteristischen Nervenfasern immer wieder dichotomisch aufteilen, so resultiert hieraus die Bildung eines besonderen Nervennetzes, wie es etwa in Abb. 123 im Mark der *Nebenniere* wiedergegeben ist.

Der plasmatische Zusammenschluß des vegetativen Nervensystems mit den Parenchymzellen des Paraganglions erfolgt jedoch durch eine Nervenformation von wesentlich feinerer Bauart. Bei einer mittelstarken Vergrößerung sieht man eine Fülle feinster, mit zarten, fibrillären Auflockerungen versehener Nervenfäserchen (Abb. 169); sie finden sich zwischen die, in ihrer Form offenbar wechselnden Parenchymzellen und die Capillaren eingeklemmt. Erst der Gebrauch einer stärkeren Optik gewährt die nötige Einsicht in die Bauweise der nervösen Endausbreitung. Hierbei handelt es sich zweifellos um eine netzartige Konstruktion, die sich aus Elementen des Vagus, Glossopharyngeus und Sympathicus zusammensetzt.

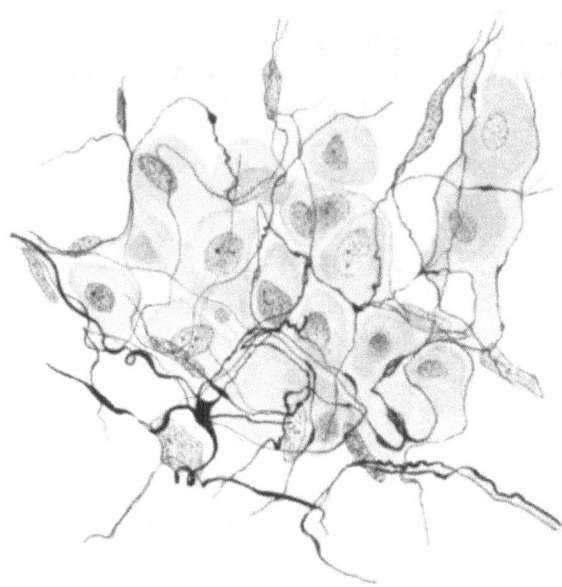

Abb. 169. Paraganglion caroticum. *Mensch*. Zellhaufen mit Nervenendnetz. (BIELSCHOWSKY-Methode. 660mal vergrößert.) Nach RIEGELE 1928.

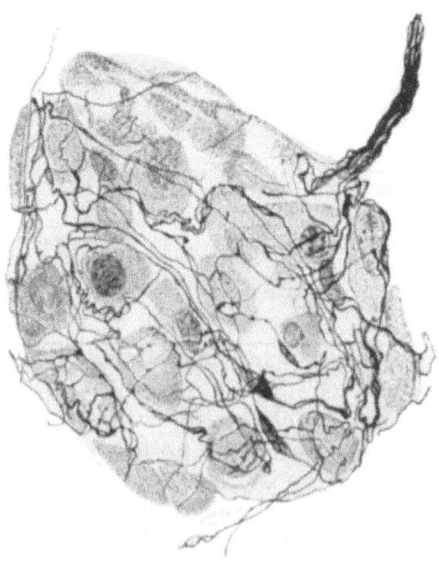

Abb. 170. Aufsplitterung eines Nervenfaserbündels in ein spezifisch gebautes Endnetz. Paraganglion caroticum. *Mensch*. (BIELSCHOWSKY-Methode. 850mal vergrößert.) Nach RIEGELE 1928.

Das morphologisch Besondere dieses Nervennetzes, das man dem Terminalreticulum gleichsetzen kann, beruht in der Tendenz der feinsten Neurofibrillen, sich vielfach spiralig zu krümmen und eigentümlich zu verwickeln (Abbildung 170). Da sich die Neurofibrillen überdies fortwährend aufteilen und miteinander wieder verbinden, so ergibt sich ein geradezu verwirrendes Bild in der Verbindungsweise zwischen Nervengewebe und Parenchym. Hierbei kommen die einzelnen Parenchymzellen nicht wie exokrine Drüsenzellen mit einer Seite, sondern mit mehreren Seiten ihrer Oberfläche in plasmatische Berührung; manche Zellen erscheinen geradezu von Neurofibrillen umwickelt zu sein

(Abb. 171). Dadurch wird die Kontaktfläche zwischen Parenchymzelle und nervöser Substanz an der Stelle der Synapse bedeutsam vergrößert.

Aus diesem intracellulären Nervennetz können sich einzelne Neurofibrillen abzweigen und, wie RIEGELE (1928) zuerst gezeigt hat, in das Innere der Parenchymzelle eindringen. Die Neurofibrille erreicht hier, mitunter direkt der Kernmembran aufliegend, in Gestalt einer ringartigen, fibrillären Auflockerung, der sog. „Reticulare", ein Ende (Abb. 125). Derartige Reticularen kann man auch auf der Oberfläche der Parenchymzelle oder zwischen den Zellen beobachten.

Wie bemerkt, kann die Parenchymzelle auf vielen Seiten vom Nervengewebe korbartig umfaßt werden und mit den, teilweise zu neurofibrillären Netzchen aufgelockerten Nervenfäserchen in plasmatische Berührung gelangen. Wo man bei dem außerordentlich dichten, in das Parenchym gleichsam eingesteckten Fasergewirr die eigentliche Synapse zu suchen hat, läßt sich schwer entscheiden. Sogenannte freie Nervenenden (ÁBRAHÁM 1942) dürften hierfür kaum in Betracht kommen, da sie allzu selten auftreten; sehr wahrscheinlich lassen sich auch die intracellularen (RIEGELE 1928) oder die epicellularen Reticularen (DE CASTRO 1929) nicht als die einzige Form der Synapse ansprechen. Möglicherweise übernimmt das gesamte neurovegetative Nervennetz an denjenigen Stellen, wo es sich dem Rand der Parenchymzellen direkt anlagert, die Funktion der Synapse. Bei dieser Vorstellung können die von DE CASTRO (1927), RIEGELE (1928), MURATORI (1933), ÁBRAHÁM (1942) und DE KOCK (1954) beschriebenen, pericellulären Schlingen- und Knäuelformationen der Neurofibrillen nicht ohne Bedeutung sein.

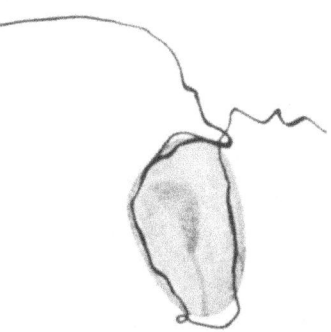

Abb. 171. Nervöse Faserschlinge um eine Zelle im Paraganglion caroticum. *Mensch.* (BIELSCHOWSKY-Methode.) Etwa 1000mal vergrößert. Nach RIEGELE 1928.

Es ist MEIJLING (1938), später MARTINEZ (1939), DE CASTRO (1951) und DE KOCK (1954) gelungen, im Plasma der Parenchymzellen zarte, vom letztgenannten Autor als fibrilläre Menisken bezeichnete feinste Neurofibrillennetze darzustellen. Letztere können sich bis zur Kernmembran ausdehnen und diese kelchartig umfassen, wie es etwa HAGEN (1954) an den Drüsenzellen im *Vorderlappen* der *Hypophyse* und NONIDEZ (1935) im *Paraganglion supracardiale* betrachtet haben (Abb. 127). Die Parenchymzellen der Paraganglien lassen ihre Grenzen in den Silberpräparaten nur unscharf oder gar nicht hervortreten; MEIJLING (1938) spricht geradezu von einem Zellsyncytium. Daher fällt es oft schwer, sich für eine intra- oder extracelluläre Lagerung der Fibrillennetze zu entscheiden. Vielleicht hat schon SETO (1935) im Paraganglion supracardiale die intracellulären Nervennetze gesehen, jedoch für extracellulär gehalten und als Terminalreticulum bezeichnet. Immerhin besteht nach den Resultaten der oben genannten Autoren an der Existenz intracellulärer Neurofibrillennetze in den Paraganglien kein Zweifel. Die Methylenblaumethode vermag, wie aus den Abbildungen MEIJLINGS (1938) hervorgeht, mit Silber deutlich imprägnierbare, intracelluläre Neurofibrillennetz nur in Form von eng gelagerten, kleinen Granula darzustellen.

DE CASTRO (1951) glaubt im Bau der Parenchymzellen eine gewisse Bipolarität zu erkennen, derart, daß die Zelle im einen Pol des Protoplasmas den „fibrillären Meniscus" enthält und mit der gegenüberliegenden Polseite die Wand der Capillaren berührt. Solches dürfte bei allen Parenchymzellen schwer zu beweisen sein; denn die Parenchymzellen können offenbar von der rundlichen bis zur polygonalen Form wechseln, deutliche Grenzen besitzen oder zu syncytialen Strängen zusammengestellt sein und mit den Capillaren auf unterschiedliche Weise in Berührung gelangen. Selbst, wenn man mit WATZKA (1943) das von GOSSES (1936), MEIJLING (1938) und MARTINEZ (1939) behandelte netzartige Zellreticulum des Parenchyms als ein Artefakt betrachten sollte, scheint mir doch DE CASTRO (1951) mit seiner These von der Bipolarität der Zelle dem Protoplasma Gewalt angetan und strukturelle Einrichtungen als bestehend angenommen zu haben, die sich zwar in Sinnes- oder Darmepithelien, an den regellosen Zellhaufen der Paraganglien jeder Art aber nicht recht denken lassen.

Bei der häufig zu beobachtenden, unmittelbar an die Capillaren angrenzenden Lage der Parenchymzellen gelangt das gesamte für die Parenchymzellen bestimmte Nervennetz mit der Capillarwand ebenfalls in direkten, plasmatischen Zusammenhang. Auch PALUMBI (1940) hat hierauf hingewiesen. Das vegetative Endnetz verhält sich somit im Paraganglion nicht anders, als ich es beim

Terminalreticulum in den verschiedenen Organen angegeben habe; nur werden die Gefäßwände der Paraganglien ebenfalls von dem zugehörigen, besonders konstruierten Nervengewebe versorgt, wie sich aus Abb. 172 ersehen läßt. DE CASTRO (1929) beschreibt an einer kleinen Arterie eine sensible bäumchenartige Verästelung. DE KOCK (1954) hat ähnliche Bildungen im Bindegewebe des Paraganglions beobachtet und als „Pressoreceptoren" bezeichnet. Angaben über die Herkunft der für das Paraganglion caroticum bestimmten Gefäßnerven finden sich bei LEGAIT (1947).

Faßt man die obigen Resultate kurz zusammen, so zeigt sich die synaptische Verbindung der Parenchymzellen mit dem Nervengewebe sehr verwickelt und unter mannigfacher Gestalt. Das aus Elementen des Vagus, Glossopharyngeus und Sympathicus zusammengesetzte, mit vielen morphologischen Eigentümlichkeiten versehene Nervenendnetz entwickelt intra- und pericelluläre, vielfach ringartige Reticularen, intra- und pericelluläre, feinste Fibrillennetze und pericelluläre Knäuel; seine Fäserchen kommen ferner ohne ein deutlich differenzierbares Endgebilde fortwährend mit der Wand der Parenchymzellen und der Capillaren in direkten, plasmatischen Zusammenhang. Überdies erweist sich die jeweilige Zusammensetzung des Nervennetzes aus den oben genannten Nerven bei den *Warmblütern* als sehr verschieden. So erhält das Nervennetz im Paraganglion caroticum des *Schweines* nach WATZKA (1934) wesentlich mehr Nervenfasern aus dem Sympathicus als aus dem Vagus und Glossopharyngeus. Die komplizierte, anatomische Konstruktion und Zusammensetzung des Nervennetzes, seine verwickelten Beziehungen zu den Parenchymzellen und den Capillaren bereiten einer funktionellen Deutung außerordentliche Schwierigkeit. Bei dem Versuch, sich über die Physiologie eines Paraganglions Klarheit zu verschaffen, hat man sich überdies vor Verallgemeinerungen zu hüten.

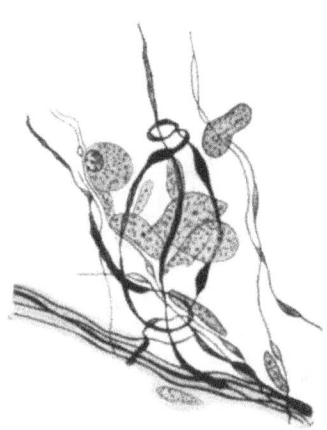

Abb. 172. Schlingenbildung von Nervenfasern auf einer Gefäßwand. Paraganglion caroticum. *Mensch*. (BIELSCHOWSKY-Methode. 1000mal vergrößert.) Nach RIEGELE 1928.

Im umgebenden *Bindegewebe* der Paraganglien sind verschiedentlich *Lamellenkörperchen* beobachtet worden (HANDSCHIN 1928, WATZKA und PENITSCHKA 1932, IWANOW 1932, LEGAIT 1947, CIARDI-DUPRÉ 1936). PALME (1934) berichtet über eigenartige Nervenknäuel im perivasalen Bindegewebe des Paraganglion caroticum; RIEGELE (1928) bildet aus dem gleichen Paraganglion ein sensibles Nervenkörperchen ab, das den KRAUSEschen *Endkolben* angehört (Abb. 161). WATZKA (1943) erwähnt an Hand guter Bilder das Vorkommen von Lamellenkörperchen in den Paraganglien des *Plexus prostaticus* und *uterovaginalis* bei *Feten* und *Kindern*. Die Lamellenkörperchen verschwinden später, gleichzeitig mit den noch vorhandenen, chromaffinen Zellen.

Bei der Frage nach der Funktion des Paraganglion caroticum läßt sich eine von DE CASTRO (1951) bei *Katze* und *Hund* erhaltene experimentelle Beobachtung als sicheres Resultat anführen: Der vorwiegend an der Innervation des Paraganglions beteiligte N. glossopharyngeus leitet die Erregung in zentripetaler Richtung. Da aber Vagus und Sympathicus ebenfalls ihre Äste zur Bildung des im Paraganglion vorhandenen Endnetzes abgeben, so erschließt das obige Resultat nur eine Teilfunktion des nervösen Endgebietes, keineswegs aber seine ganze Bedeutung. DE CASTRO (1951) behilft sich damit, daß er die Parenchymzellen für ein chemoreceptorisches Sinnesorgan erklärt, das über Veränderungen in der chemischen Zusammensetzung des Blutes zu wachen hat. In diesem

Gedankengang hat der Autor wohl die von ihm behauptete „Bipolarität" der Parenchymzelle mehr konstruiert als beobachtet. Für die Arterien der Paraganglien will DE CASTRO (1951) die dort vorhandenen, sensiblen Endapparate als „Baroreceptoren" gedeutet wissen.

DE CASTROS (1951) Vorstellung, wonach das Paraganglion caroticum lediglich als ein chemoreceptorisches Sinnesorgan zu gelten habe, scheint mir, gemeinsam mit SCHNEIDER (1951), ÁBRAHÁM (1942), WATZKA und SCHARF (1951) allzu einfach zu sein; die Annahme DE CASTROS (1951) müßte selbstverständlich für alle nicht chromaffinen Paraganglien zutreffen, auch da, wo man wie in manchen vegetativen Ganglien sich schwer tun würde, eine nähere Beziehung der nicht chromaffinen Zellen zum Capillarsystem oder eine entsprechende „Bipolarität" zu entdecken. Nach WATZKA (1943) lassen sich die bei vielen Tieren vorkommenden paraganglionären Zellstränge und Zellbalken und das Auftreten chromaffiner Zellen im Paraganglion caroticum des *Schweines* mit dem Begriff einer „Sinneszelle" und deren rein chemoreceptorischer Funktion nicht recht in Einklang bringen.

Bei einer Betrachtung über die Funktion des paraganglionären Gewebes darf man die schon von WILSON und BILLINGSLEY (1923) erörterte Möglichkeit einer sekretorischen Leistung nicht ohne weiteres beiseite setzen. Im Hinblick auf die sicher nachgewiesene, adrenalinbereitende Tätigkeit der chromaffinen Zellen liegt es sehr nahe, auch für die nicht chromaffinen Zellen der Paraganglien die Abgabe von Stoffen, darunter das Acetylcholin, anzunehmen. Daher lassen sich sehr wohl sekretorische Fasern, sei es vom Vagus, sei es vom Sympathicus, innerhalb des Nervennetzes in den Paraganglien denken. In diesem Falle würde der von den Parenchymzellen des Paraganglions gebildete Stoff, nicht aber eine Veränderung in der chemischen Zusammensetzung des Blutes, als Reiz für die, in das nervöse Endnetz verwobenen zentripetalen Fasern des N. glossopharyngeus zu gelten haben. Übrigens könnte man, wie WATZKA (1943) vermutet, auch in den sensiblen Endigungen in der Umgebung des Organs und an den Arteriolen chemoreceptorische oder druckregulatorische Organe vermuten. Schließlich sind das Paraganglion caroticum und die Endausbreitung des HERINGschen „*Sinusnerven*" im *Sinus caroticus*, SUNDER-PLASSMANNS „neurovegetatives Receptorenfeld", durch zahlreiche feinste Nervenäste eng miteinander verbunden. Solches darf man bei einer Reflexion über die Physiologie des Paraganglion caroticum nicht außer acht lassen.

MEIJLING (1938) bezeichnet das gesamte Parenchym des Paraganglions beim *Pferd* als ein Syncytium sensibler, vegetativer Ganglienzellen. Das Auftreten von NISSL-Granula und feinsten neurofibrillären Netzen im Plasma, das polymorphe, oft multipolare Aussehen der Parenchymzellen haben den Autor zu dieser These veranlaßt. Vereinzelte NISSL-Granula sieht man gelegentlich auch in dem um die Nervenzellen sympathischer Ganglien befindlichen Hüllplasmodium. Dessen Elemente sind, ebenso wie die Parenchymzellen der Paraganglien, als Abkömmlinge der Nebenzellen KOHNS aufzufassen. Es erübrigt sich, sie wegen der gelegentlich vorkommenden NISSL-Granula und Neurofibrillennetze als Ganglien- oder Sinneszellen zu bezeichnen. Den Zellen der Paraganglien und der Hüllplasmodien läßt man am besten als einem neurogenen Gewebe sui generis ihre Eigenheit.

2. Paraganglion supracardiale.

Das von PENITSCHKA (1931) nach längerer Vergessenheit wieder entdeckte Paraganglion supracardiale läßt zwei Teilkörper unterscheiden: Ein *Paraganglion supracardiale superius*, welches sich im Bindegewebe zwischen Aorta und A. pulmonalis kurz unterhalb des Aortenbogens befindet. Es steht in Verbindung zu dem aus dem N. vagus stammenden N. depressor, welcher in der benachbarten

Wand der Aorta sein mit zahlreichen nervösen Endorganen ausgestattetes Ausbreitungsgebiet besitzt. Das *Paraganglion supracardiale inferius* liegt in der Nähe der Aortenwand an der Ursprungsstelle der A. coronaria sinistra. SETO (1935) hat von der etwas wechselnden Lage des Paraganglion supracardiale (Paraganglion aorticum) eine orientierende Skizze gebracht. Die beiden Paraganglien erhalten ihre Nerven aus dem Vagus und Sympathicus; im oberen Paraganglion sollen mehr Anteile vom N. vagus, im unteren Paraganglion, das nach PALME (1934) gelegentlich chromaffine Zellen aufweisen kann, mehr Sympathicusanteile vorhanden sein.

Zahlreiche Autoren (SETO 1935, PENITSCHKA 1931, NONIDEZ 1935, CELESTINO DA COSTA 1935, PALME 1934, MURATORI 1935, 1937, BOYD 1937, HOLLINSHEAD

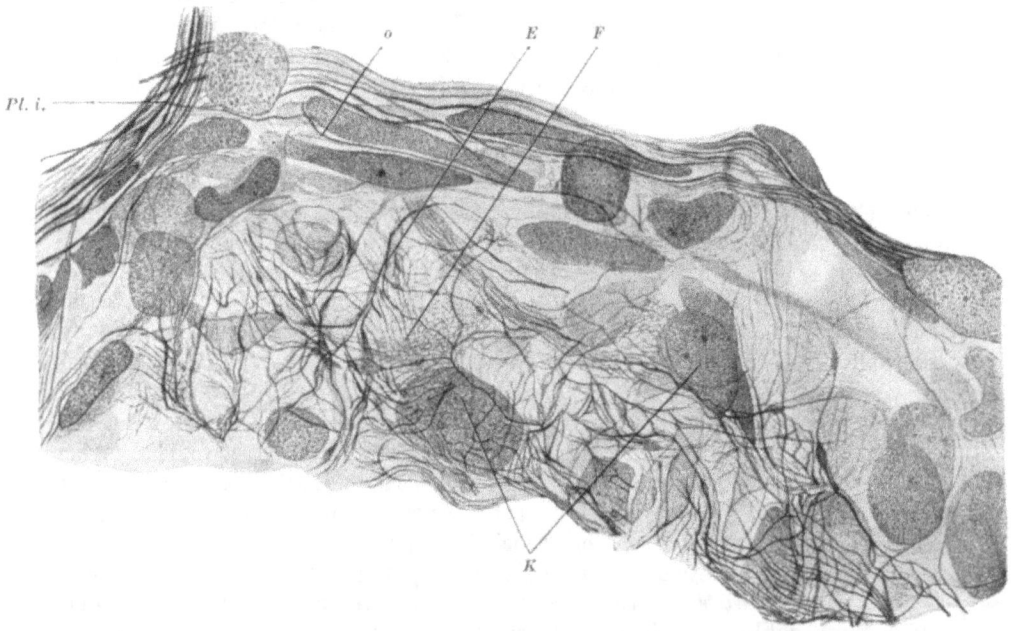

Abb. 173. Nervenausbreitung im Paraganglion supracardiale. *Mensch.* E Endgeflecht; F Fibrillen des Terminalreticulums; o oberflächliches Nervengeflecht; *Pl.i.* Plexus internodialis; K Kerne der Parenchymzellen. (BIELSCHOWSKY-Methode. 1600mal vergrößert.) Nach SETO 1936.

1939, 1940, GOORMAGHTIGH und PANNIER 1939, WATANABE 1941, SCHWARZ-KARSTEN 1944, STRECHT-RIBEIRO 1945) haben unsere histologische Kenntnis über die mikroskopische Innervation des Paraganglion supracardiale mit ihren Beiträgen bereichert. Es fällt nicht allzu schwer, in der Verbindungsweise zwischen dem Nervengewebe und den Parenchymzellen eine weithingehende Übereinstimmung zwischen dem Paraganglion supracardiale und dem Paraganglion caroticum festzustellen. Hierauf haben verschiedene Autoren bereits hingewiesen (DE CASTRO 1940, GOORMAGHTIGH und PANNIER 1939, MURATORI 1937, NONIDEZ 1935).

Von der morphologischen Ähnlichkeit kann man sich an den gelieferten Abbildungen der Autoren sowie an Abb. 173 leicht überzeugen. Man entdeckt hier die gleiche Konstruktion des nervösen, aus Vagus und Sympathicus aufgebauten Endnetzes und die nämliche Reichhaltigkeit an neurofibrillärer Masse, wie ich es im vorhergehenden geschildert habe. Auch das Kapselgeflecht und das zwischen die einzelnen Parenchymknötchen gelagerte internodiale Geflecht gelangen in gleicher Weise wie im Paraganglion caroticum zu Gesicht. Die morphologische Übereinstimmung beider Paraganglien erstreckt sich sogar auf die einzelnen, eigentümlich verlaufenden Nervenfasern mit ihren sonderbaren Anschwellungen. In der Adventitia der kleinen Arterien sind sensible Endigungen markhaltiger Fasern gefunden worden (SETO 1935, NONIDEZ 1935); GOORMAGHTIGH und PANNIER (1939) erwähnen die sensible Innervation einer *arteriovenösen Anastomose*.

In dem das Paraganglion supracardiale umgebenden Nervengeflecht hat man vereinzelte *Ganglienzellen* beobachtet (PALME 1934, PENITSCHKA 1931, WATANABE 1941, GOORMAGHTIGH und PANNIER 1939).

3. Verstreute, nicht chromaffine Paraganglien.

Von den weithin im Körper verstreut vorkommenden, nicht chromaffinen Paraganglien sei im folgenden nur auf eines hingewiesen, das sich offenbar konstant im oder am *Ganglion nodosum* des Vagus vorfindet und mit Einzelteilen auch im oder am Stamm des Vagus gelegen sein kann. Jedenfalls hängen die oft kleinen Paraganglien mit dem Vagussystem unmittelbar zusammen; daß der Sympathicus feine Äste an das, im Parenchym des Paraganglions entwickelte nervöse Endnetz abgibt und überdies die zugehörigen Gefäße versorgt, ist anzunehmen. MURATORI (1931, 1932, 1933) hat zuerst auf jene Paraganglien bei *Vögeln* aufmerksam gemacht; ich (1948) habe sie beim Studium vegetativer Ganglien häufig beim *Menschen* gesehen. SETO, YAMAMOTO und FUJII (1950), WATZKA und SCHARF (1951) bringen weitere Beobachtungen über jenes Paraganglion beim *Menschen*.

Im Hinblick auf den histologischen Modus der Innervation unterscheidet sich das vorliegende Vagusparaganglion in keiner Weise von den oben geschilderten Paraganglien. Ein Blick auf Abb. 174 macht eine wiederholende Beschreibung überflüssig und zeigt zur Genüge das eigentümliche Schlingenwerk mittelstarker Nervenfasern mit ihrer wechselnden Dicke, den spindelförmigen Verbreiterungen und den fibrillären Auflockerungen. Die Fasern haben vor ihrem Eintritt in das paraganglionäre Zellparenchym die ursprüngliche Markscheide verloren und stammen, wie sich leicht nachweisen läßt, aus dem Ganglion nodosum. Aus Abb. 124 ersieht man die verwickelte Konstruktion des nervösen Endnetzes; letzteres dürfte, wie alle vegetativen Endnetze, noch sympathische Fasern enthalten, worauf die Beobachtung von WATZKA und SCHARF (1951) über das Vorkommen von Nerven an den Arteriolen und Venen hindeutet. Ein weiteres, nicht chromaffines Vagusparaganglion, das zwischen Diaphragma und Plexus coeliacus im Abdomen der *Maus* gelegen ist, wird von GOORMAGHTIGH (1936) erwähnt.

Das Vagusparaganglion als ein Sinnesorgan aufzufassen, liegt kein Grund vor. Eher läßt sich an eine Abgabe von Stoffen des Zellparenchyms an das durch eine beträchtliche Oberflächenvergrößerung zur Stoffaufnahme besonders vorbereitete Nervengewebe denken.

v. BAKAY jr. (1938) beschreibt bei menschlichen *Feten* und *Kindern* im ersten Lebensjahr in der Hinterwand der *Blasenmuskulatur* chromaffine Paraganglien mit eingestreuten, sympathischen Ganglienzellen. Eine ganze Masse von Nervenfasern mit spindelförmigen Verdickungen, kolbenartigen Enden und vielen Verzweigungen ist vorhanden; markhaltige Fasern sollen nicht vorkommen. Der Autor sieht zwar einen nervösen Einfluß auf beinahe jede chromaffine Zelle als gesichert an, vermag jedoch über die eigentliche Endigungsform des Nervengewebes in den kleinen Paraganglien keine aufklärende Feststellung zu liefern.

Das chromaffine *Paraganglion aorticum abdominale* erhält nach KOFMANN (1935, 1937) bei einigen *Säugetieren*, darunter beim *Hund*, seine Nerven aus dem Ganglion solare, dem Ganglion mesent. inferius und dem Plexus suprarenalis. Das Organ schwindet bei alten

Tieren. Der Autor beschränkt sich mit seiner neurohistologischen Technik mehr auf das makro-mikroskopische Grenzgebiet, als daß er über die feinere Histologie der nervösen Endausbreitung Auskunft geben könnte.

In der Bauchhöhle der *Maus* glaubt SHIMIZU (1954) argentophile und argentophobe Paraganglien unterscheiden zu können. In den Zellen der argentophilen Paraganglien wird eine mit Silber darstellbare Granulation beschrieben, welche den Zellen der argentophoben Paraganglien fehlt. BOTÁR und PRIBÉK (1935) haben in der Orbita des *Schimpansen* ein kleines Paraganglion in der Nähe des Ganglion ciliare gefunden.

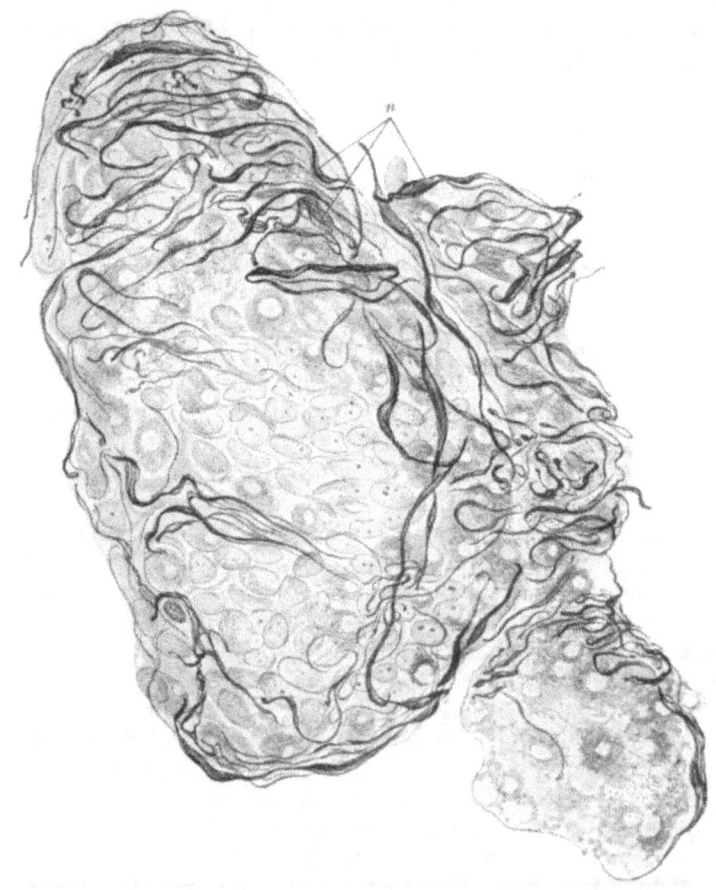

Abb. 174. Paraganglion aus der Kapsel des Ganglion nodosum. 20jähriger Mann. *n* Breite Abschnitte der Nervenfasern. (BIELSCHOWSKY-Methode. 1000mal vergrößert, auf ³/₄ verkleinert.)

IX. Innervation des Gefäßsystems.

1. Herz.

Das Herz erhält seine Nerven gemeinsam mit der Schilddrüse, Thymus und den Epithelkörperchen aus den Halsabschnitten des Vagus und Sympathicus. Von den beiden Nn. laryngici kommt dem N. laryngicus inf. offenbar der größere Anteil an der Versorgung des Herzens durch den Vagus zu. Ein eigener N. depressor, der bei vielen *Säugetieren* aus dem N. laryngicus sup. entspringt und zum Bulbus aortae zieht, kommt beim *Menschen* nicht vor. Nach HIRT (1934) ist der N. depressor wahrscheinlich bei allen *Säugetieren* konstant und als Aortennerv des Vagus zu bezeichnen. Die sympathischen Fasern für das Herz entstammen den 3 Halsganglien und dem I.—IV. Thorakalganglion des Grenzstranges.

IONESCU und ENACHESCU (1928), KUNTZ und KERPER (1929) haben beim Erwachsenen, PAPILIAN und DAGHIE (1928) beim menschlichen Fetus auf das Vorkommen thorakaler Grenzstrangäste besonders hingewiesen. Nach KUNTZ und MOREHOUSE (1930) kommen die sympathischen thorakalen Äste beim Menschen aus dem II. und III. Thorakalganglion, selten aus dem IV. Thorakalganglion; sie enthalten vereinzelte, markhaltige, wahrscheinlich afferente Fasern. Vagus- und Sympathicuselemente verschmelzen, bevor sie die Wand des Herzens und der großen Gefäße erreichen, zu einem untrennbaren, einheitlichen Nervengeflecht von außerordentlicher Dichte. Sie finden nach den bemerkenswerten präparatorischen Arbeiten BRAEUCKERs (1927) beim *Menschen* und RIEGELEs (1926) beim *Affen* in den monographischen Aufsätzen von GREVING (1935) und HIRT (1934) eine eingehende Schilderung. Auf die große monographische Studie von MITCHELL (1956) über die Herz- und Gefäßinnervation sei ihrer allgemein orientierenden Bedeutung wegen verwiesen.

Die Hauptmasse der sympathischen Nervenäste entspringt beim *Kalb*, beim *Orang* und bei der *Katze* aus dem Ganglion cervicale caudale, beim *Hund* aus dem Ganglion cervicale medium. BOTÁR und BECKER (1939) haben die Nerven des extrakardialen Geflechtes beim *Maki-Affen* mit einer Markscheidenmethode untersucht und in den drei zuführenden Vagusästen eine jeweils unterschiedlichen Gehalt an kleinen und mittleren markhaltigen und an marklosen Fasern festgestellt. Bei den sympathischen Ästen handelt es sich fast durchweg um markarme, weniger um marklose Fasern, wie die beiden Autoren behaupten, und um wenig markhaltige Fasern. Sympathische Fasern können bündelweise im Vagus verlaufen, während sich Vagusfasern mit einem Ast des Ganglion cerv. cran. verbinden können. Nach MIZERES (1955) soll beim *Hund* dem rechten N. vagus bei der Innervation des Sinusknotens Bedeutung zukommen. GREENBERG (1956) gibt beim gleichen Tier einen Hinweis zur funktionellen Analyse markhaltiger und markloser Fasern der Herznerven und deren Beziehung zu den sympathischen Halsganglien.

Innerhalb des makro-mikroskopischen Grenzgebietes erweisen sich die Färbemethoden der russischen Autoren (WOROBIEW 1917, SCHABADASCH 1935) der alten Präpariertechnik überlegen (Abb. 175). Das eng gewirkte, dem Herzen außen aufgelagerte, nervöse Maschenwerk wird von WOROBIEW (1917) in sechs zusammenhängende Einzelgeflechte gegliedert; es entsteht jeweils ein vorderes und hinteres linkes und rechtes Kammergeflecht, ferner ein vorderes und ein hinteres Geflecht der Vorhöfe. KONDRATJEW (1930) ist dieser, am menschlichen Herzen erhaltenen Gliederung in einer umfangreichen, vergleichend-anatomischen Beschreibung über die Verteilung der Ganglien im Herzen aller Wirbeltiere gefolgt, LASOWSKY (1930) hat sie am menschlichen Herzen bestätigt. Auch WOROBIEWs Schüler haben an Hand ausgezeichneter Abbildungen die Herznerven mit ihren Ganglien im Bereich des makro-mikroskopischen Gebietes in sechs Geflechte eingeteilt und unsere Kenntnis der sehr verwickelten, morphologischen Verhältnisse an verschiedenem, tierischem Material bedeutsam erweitert [ANUFRIEW (1928) bei der *Katze*, SSINELNIKOW (1928) bei den *Vögeln*, WOLHYNSKI (1928) beim *Kalb*, MARMORSTEIN (1930) beim *Hund* und *Kaninchen*, SCHURAWLEW (1928) beim *Hund*]. Die Mündungsgebiete der großen Herzvenen und die Ursprungsstellen der Aorta und A. pulmonalis werden gemeinsam, ohne jede Grenze von dem geschilderten ganglienführenden Nervengeflecht mit den Vorhöfen und Kammern umschlossen. HAUSMANN (1956) läßt in einer guten präparatorischen Arbeit an menschlichem Material das Geflecht der Herznerven aus je 3 Vagus- und 3 Sympathicusästen beiderseits entstanden sein. Hierbei werden die Äste aus Vagus und Sympathicus durchwegs miteinander vermischt, so daß man makroskopisch über die Funktion einzelner Plexusnerven keine sichere Angabe bringen kann.

KONDRATJEW und ERES (1938) versuchen in die außerordentliche Mannigfaltigkeit in der Anordnung der Nervengeflechte und Verteilung der Ganglienzellen im Herzen der Wirbeltiere durch „Typeneinteilung" eine gewisse Ordnung zu bringen, wobei sie für *Mensch* und *Säugetiere*, für *Vögel, Reptilien* und *Amphibien* jeweils einzelne Verteilungstypen des Nervensystems unterscheiden. Nach LANDAU (1951) finden sich mit einer modifizierten Markscheidenmethode in den Herznervengeflechten, vor allem im subepikardialen Plexus der Arterien, häufig markhaltige Fasern, deren Myelinscheide verschieden dick sein kann.

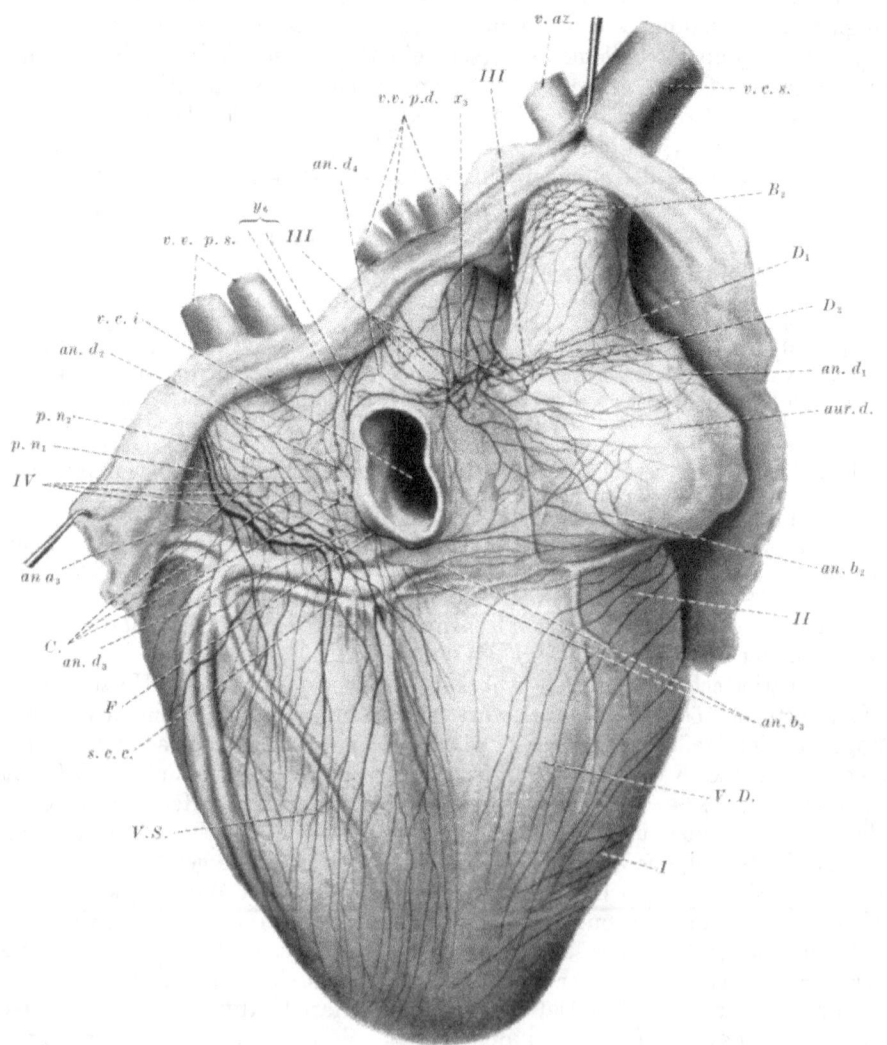

Abb. 175. Hintere Oberfläche des Herzens. *Hund.* v.c.s. Vena cava superior; v.c.i. Vena cava inferior; v.az. Vena azygos.; v.v.p.s. Venae pulmonales sin.; v.v.p.d. Venae pulmonales dex.; V.S. Ventriculus sin.; V.D. Ventriculus dex.; aur.d. Auricula dex.; s.c.c. Sulcus cordis coronarius.; F. „Fossula nervina Worobiewi"; C. Knotenfeld des 4. Geflechtes; D_1 Knotenfeld des 3. Geflechtes; D_2 Knotenfeld des 3. Geflechtes; B_2 Knotenfeld auf der äußeren Oberfläche der oberen Hohlvene; *I.* Zweige des 1. Geflechtes; *II.* Zweige des 2. Geflechtes; *III.* 3. Geflecht; *IV.* 4. Geflecht; x_3 Ast vom $n.c.s.s_2$, das 3. Geflecht bildend; y_4 Äste vom 6. Geflecht; $an.b_2$ Anastomosen zwischen 2. und 3. Geflecht; $an.b_3$ Anastomosen zwischen 4., 2. und 3. Geflecht; $an.d_2$ Anastomosen zwischen 4. und 6. Geflecht; $an.d_3$ Anastomosen zwischen 3., 4. und 6. Geflecht; $an.d_4$ Anastomosen zwischen 3. und 6. Geflecht; $an.d_1$ Anastomosen zwischen 3. und 5. Geflecht; $an.a_3$ Anastomosen zwischen 1 und 4 Geflecht; $p.n., p.n.$ stärkere Stämmchen, die zur „Plica nervina" gehören. (Farbemethode nach WOROBIEW. $1^{1}/_{2}$mal vergrößert.) Nach SCHURAWLEW 1928.

Über die topographische *Verteilung der Ganglienzellen* innerhalb der Herzwand erhält man durch eine Modellrekonstruktion von FRANCILLON (1928) nach

Serienschnitten durch das Herz eines menschlichen Embryos einen näheren Einblick (Abb. 176 und 177). Hiernach treten die Ganglienzellen gewöhnlich im subepikardialen Bindegewebe und meist in Gruppen von 8—150 Zellen in Erscheinung. Innerhalb des Myokards der Vorhöfe werden Ganglienzellen nur in oberflächlichen, bindegewebigen Schichten beobachtet. Als Grenze für das Vorkommen von Ganglienzellen hat im allgemeinen nach den übereinstimmenden Berichten der Autoren der Sulcus coronarius zu gelten.

Demnach kommen die Ganglienzellen im menschlichen Herzen im Kammergebiet nur in unmittelbarer Nähe des Sulcus coronarius vor. In der Anordnung und Zusammensetzung der Nervenplexus des makro-mikroskopischen Grenzgebietes sowie in der Masse, Verteilung und Form der Herzganglien hat man mit individuellen Schwankungen zu rechnen.

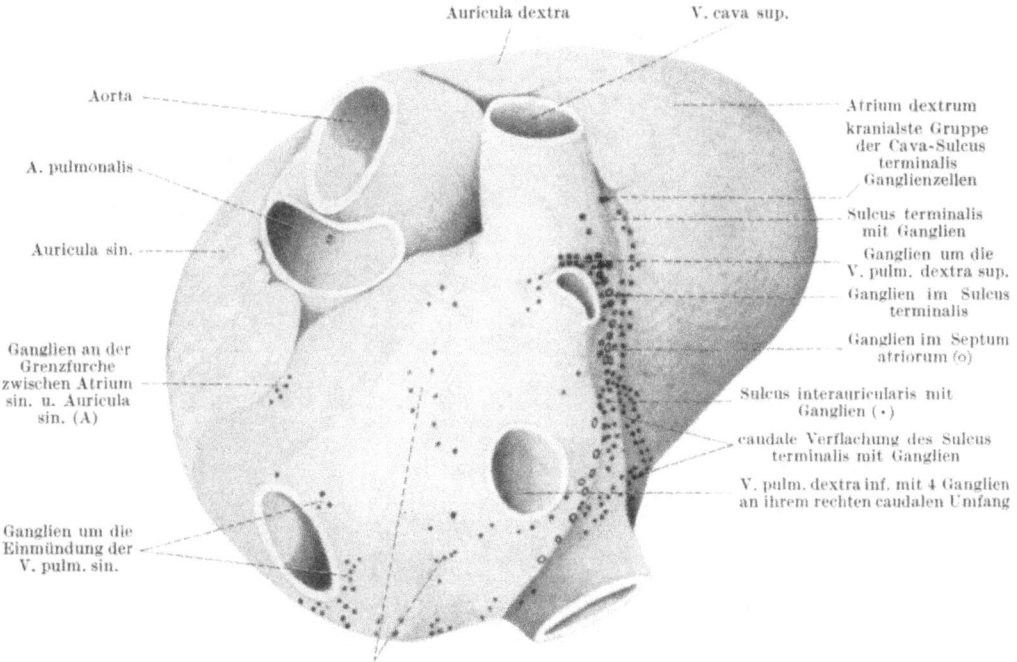

Abb. 176. Ganglien an der Herzbasis. Menschlicher Embryo. Die in der Tiefe des Septum atriorum gelegenen Ganglien sind durch Kreise, die subepikardial gelegenen Ganglien durch Punkte dargestellt. Nach FRANCILLON 1928.

Nach FRANCILLON (1928) ergibt sich für die topographische Bestimmung der menschlichen Herzganglien folgender Hinweis:

I. *Rechter Vorhof:* Ganglien im Gebiet der Venae cavae, im Sulcus terminalis, in der dorsalen Wand des Sinusgebietes, in der Nähe des Sinusknotens, spärlich im Bindegewebe desselben. II. Ganglien im *Septum atriorum* und im Sulcus interauricularis. III. *Linker Vorhof:* Ganglien an der Grenze zwischen Herzohr und Vorhof, in der Facies diaphragmatica atrii sin. bis zum Sulcus coronarius; wenige Ganglien in der oberen Wand. Ganglien nahe der Mündung der Vv. pulmonales. IV. Ganglien um das *Ostium arteriosum dextrum* und längs der rechten Wand der A. pulmonalis. V. Ganglien um das *Ostium arteriosum sinistrum*. VI. Ganglien im dorsalen Bereich des *Sulcus coronarius*, im Ventrikelgebiet nur unmittelbar an der Kammerbasis. Ganglien in der Valvula Thebesi. VII. Ganglien im *Septum fibrosum atrioventriculare* und in der Umgebung des Atrioventrikularbündels.

Den drei klar umgrenzten Ganglien des *Froschherzens* (BIDDER, REMAK, LUDWIG) weist FRANCILLON beim menschlichen Herzen folgende Gebiete als homolog zu:

1. Ganglion *Bidder:* Die Ganglien im Gebiet der Aorta und A. pulmonalis und im Sulcus coronarius. 2. Ganglion *Remak:* Die Ganglien im Bereich des Sulcus terminalis und an der Wand des linken Vorhofs. 3. Ganglion *Ludwig:* Die Ganglien im Septum atriorum. STIENON (1930) hält ebenfalls beim menschlichen Embryo von 28 mm die Zonen der drei erwähnten Ganglien für erkennbar.

Auf folgende Einzelbefunde sei hingewiesen: SETO (1936) hat an menschlichem Material vereinzelte kleine Ganglien im inneren Myokard der Vorhöfe, ÁBRAHÁM (1940) in der Adventitia und Periadventia der Coronargefäße beobachtet. HERMANN (1948) findet beim *Menschen* am rechten Umfang der V. cava cranialis unmittelbar über dem Beginn des Sulcus terminalis in 10% der Fälle statt mehrerer Ganglien ein einziges, langgestrecktes Ganglion. Ein Schema des Autors zeigt an der hinteren Vorhofswand die Ausdehnung des Ganglienfeldes, das von kranial nach caudal an Breite zunimmt und sich nach unten hin dem Septum atriorum nähert, so daß rechts der Mündungsstelle der V. cava caudalis nur noch wenige Ganglien lagern. Nach WOLHYNSKI (1928) lassen sich beim *Kalb* an der Spitze des Papillarmuskels im subendokardialen Bindegewebe verschiedentlich Ganglienzellen entdecken. DAVIES, FRANCIS und KING (1951) bringen weitere Ergebnisse zur Verteilung der Herzganglien und zur Form der Nervenzellen an einem umfangreichen Material aus der Wirbeltierreihe. MITCHELL, BROWN und COOKSON (1953) erwähnen schließlich bei

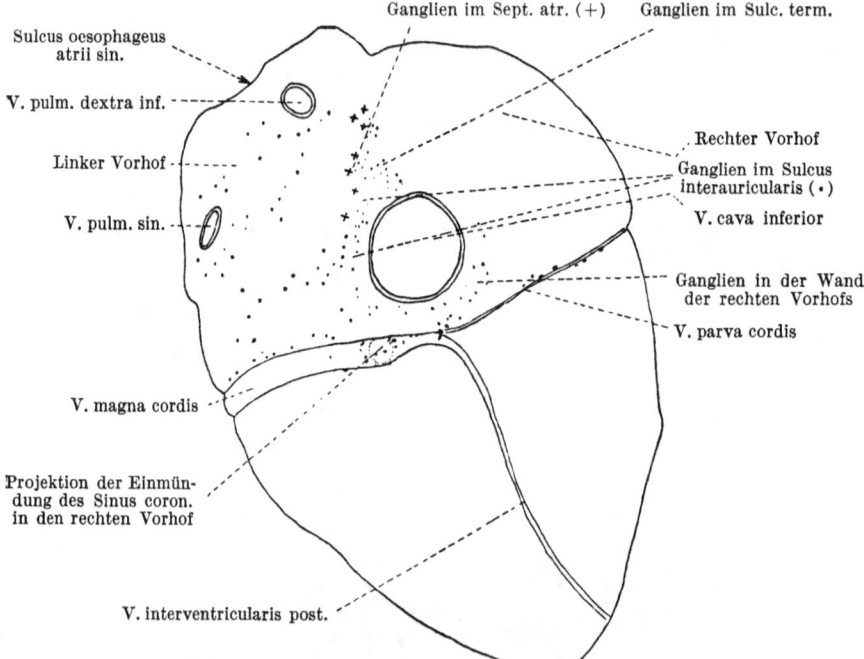

Abb. 177. Facies diaphragmatica des Herzens. Menschlicher Embryo. Die subepikardial gelegenen Ganglien punktiert, die Ganglien im Septum atriorum mit Kreuzen bezeichnet. Nach FRANCILLON 1928.

Macacus rhesus und beim *Kaninchen* in der Wand des linken Ventrikels unter dem Epikard gelegene multipolare Ganglienzellen; sie sollen ihren Platz näher an der Herzspitze als an der Atrioventrikularfurche einnehmen.

Zur Histogenese der Herzganglien beim *Hühnchen* erhält man aus einer Arbeit von SZANTROCH (1929) weitere Kenntnisse; BAUMANN (1933) hat die gleiche Frage bei *Bombinator pachypus* studiert. SHANER (1929) berichtet über die Entwicklung der Herznerven des *Kalbes*. Nach SZEPSENWOL und BRON (1936) erfolgt bei *Hühnchen-* und *Entenembryonen* die erste Innervation des Herzens durch den Vagus; kurz darauf entwickelt sich eine Anastomose zwischen Vagus und Grenzstrang, wodurch Vagus- und Sympathicuselemente miteinander vermischt werden. Die Ganglienzellen der Herzwand sollen aus dem Ganglion cervicale superius des Grenzstranges stammen. IHDIMA (1929) und GREENBERG (1953) bringen histogenetische Beiträge zur nervösen Versorgung des Herzens beim menschlichen Fetus. Eine gute Übersicht über das Verhalten des vegetativen Nervensystems bei einem menschlichen Embryo der 9. Woche findet sich bei LICATA (1954). Der Autor macht hierbei wie SHANER (1929) auch auf ein Eindringen von Vagusfasern in den Ductus arteriosus und in die Aorta aufmerksam.

Die Ganglienzellen des erwachsenen Herzens sind in der gesamten Wirbeltierreihe multipolar und werden jeweils von einem kernhaltigen Hüllplasmodium umfaßt (Abb. 178). Vereinzelt scheinen bipolare (ÁBRAHÁM 1940) und unipolare (PALUMBI und VERGA 1939) Formen vorzukommen. Die multipolare Gestalt verleiht den Ganglienzellen das Aussehen sympathischer Elemente; ob wir es aber hierbei mit Zellen sympathischer Funktion zu tun haben, bleibt sehr fraglich, zumal wenn präganglionäre Vagusfasern nach experimenteller Erfahrung mit den multipolaren Ganglienzellen in Verbindung treten sollten. Zahlreiche, schmale Nervenbündel der myokardialen Plexus bauen sich aus den langen Fortsätzen der Ganglienzellen auf; die kurzen Fortsätze können als dünnes Plättchen am Körper einer benachbarten Zelle, als Endkolben oder als fibrilläre Verbreiterung in unmittelbarer Nähe der zugehörigen Ganglienzelle ein Ende erreichen.

Nach den Ergebnissen von SETO (1936), SATO (1954) und ÁBRAHÁM (1940) lassen sich die Ganglienzellen im Hinblick auf ihr Fortsatzsystem in den Typus I nach DOGIEL mit einem oder wenigen langen Fortsätzen und vielen kurzen Fortsätzen und in den Typus II mit mehreren langen Fortsätzen einteilen (Abbildung 179). Die langen Fortsätze verlassen sämtlich das die Ganglienzelle umlagernde Hüllplasmodium, lassen aber ihre Endigung außerhalb des Ganglions nicht mehr sicher nachweisen. Jedenfalls können sie sich verästeln und hierdurch zu einer stattlichen Vermehrung der in den peripheren Nervenbündeln verlaufenden Achsenzylinder beitragen.

Die Zahl der langen Fortsätze beläuft sich nach SETO im erwachsenen Herzen bei einer Ganglienzelle etwa auf 2—10; die kurzen Fortsätze können bis zu 30 aus einer Ganglienzelle entspringen und liegen unter mannigfacher Schlingenbildung meist innerhalb des pericellulären Hüllplasmodiums. Die Ursprungsstellen der Fortsätze verteilen sich gewöhnlich

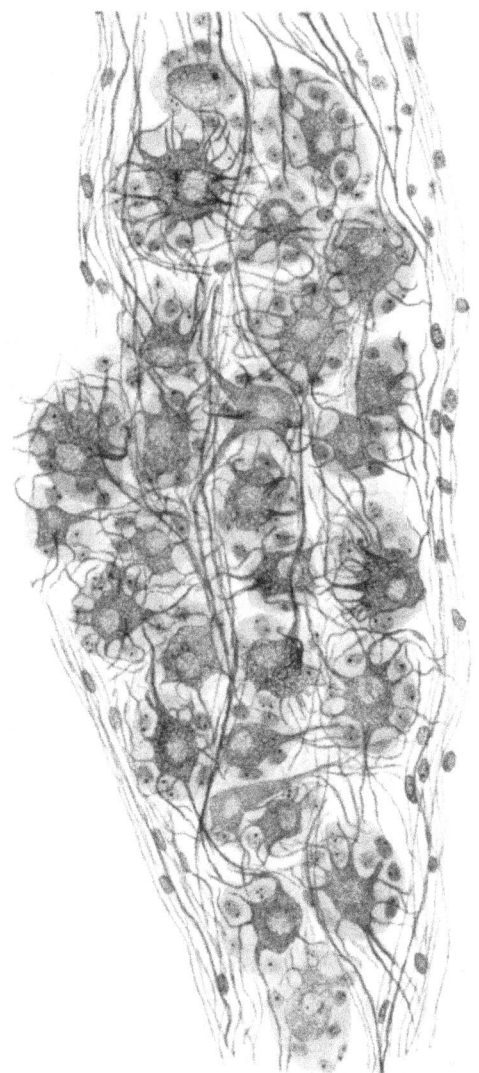

Abb. 178. Herzganglion. 56jährige Frau. (Hirnabsceß.) BIELSCHOWSKY-Methode. (260mal vergrößert, auf ⁴/₅ verkleinert.) Nach HERMANN 1951.

ungleichmäßig über die Oberfläche der Ganglienzelle; mitunter werden sie nur auf einen Pol der Zelle zusammengedrängt. Rechnet man das Vorkommen großer und kleiner Zellen innerhalb der Herzganglien hinzu (OKAMURA 1929), so ergibt sich eine beträchtliche Variabilität in der Form der Ganglienzellen.

Ausgezeichnete Studien zur Morphologie des Nervengewebes im Herzen bei den *Crustaceen* hat ALEXANDROWICZ (1934) veröffentlicht. Das gleiche Thema findet sich von NEVMYWAKA (1928) bearbeitet.

Schon den alten Autoren (DOGIEL 1899, MICHAILOW 1908) waren an den Ganglienzellen des Herzens plumpe, kolbenartige Fortsätze und kleine, gestielte plasmatische Lappenbildungen bekannt. In Abb. 180 ist eine derartige Ganglienzelle wiedergegeben, die einen nach oben gerichteten, breiten, kurzen Fortsatz aufweist. Wahrscheinlich handelt es sich bei solchen Bildungen um eine durch das *Alter* bedingte Erscheinung. Wie die Ganglien des Grenzstranges zeigen auch die Herzganglien ein individuelles Gepräge, bei dessen Entstehung dem Lebensalter eine bedeutsame Rolle zufällt. Daher haben LASOWSKY (1930), HERMANN (1950) und CONTI (1948) versucht, die Veränderungen, welche von der Geburt

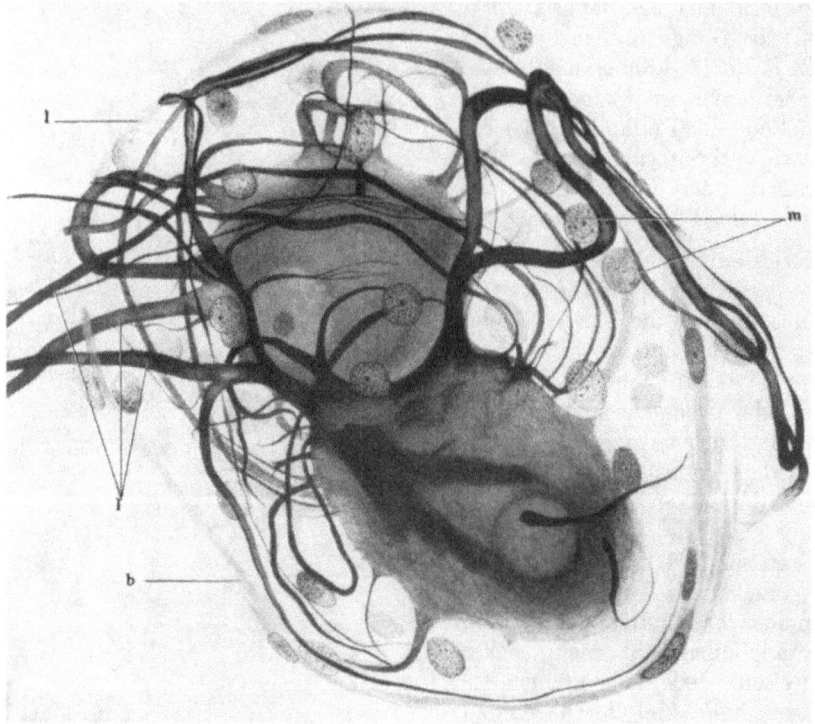

Abb. 179. Ganglienzellen vom Typus I. aus dem rechten Atrium. *Mensch.* *l* Lange Fortsätze; *b* Bindegewebe; *m* Kerne des Hüllplasmodiums. (BIELSCHOWSKY-Methode. 1400mal vergrößert, auf ³/₅ verkleinert.) Nach SETO 1936.

bis zum Greisenalter an den Herzganglien auftreten, histologisch festzustellen. Über ihre Resultate sei im folgenden berichtet.

Es fällt mitunter sehr schwer, an der sympathischen Ganglienzelle pathologische Merkmale von den Merkmalen des Alters zu trennen. Manchmal ist eine solche Unterscheidung unmöglich. Man muß daher nur gesunde Herzen, an denen sich keinerlei Abweichung vom normalen Befund bemerkbar macht, zur Untersuchung verwenden. Die oben genannten Autoren haben diese Maßnahme befolgt und zwar CONTI (1948) an 30, LASOWSKY (1930) an 45 und HERMANN (1951) an 145 Herzen. Für eine statistische Übersicht scheinen mir diese Zahlen, vor allem bei den erstgenannten Autoren, nicht gerade hoch, so daß sich nur allgemeine, über das gesamte Ganglion erstreckende Veränderungen auswerten lassen, weniger oder gar nicht die an der einzelnen Nervenzelle zutage tretenden Merkmale. Man muß demnach bei der Aufstellung einer Altersanatomie an vegetativen Ganglien sehr vorsichtig und unter mancherlei Vorbehalt verfahren.

Im späten fetalen Alter, etwa vom 6. Monat ab, sind die Ganglienzellen des Herzens noch ziemlich klein, rundlich oder birnförmig, mit wenigen Fortsätzen ausgestattet und noch nicht im Besitze eines eigenen Hüllplasmodiums. Unipolare

Zellen werden vielfach beobachtet, die wenigen Fortsätze nehmen gewöhnlich am gleichen Pol der Zelle ihren Ursprung. Beim Neugeborenen kann man zahlreiche kleine und vereinzelte große Ganglienzellen unterscheiden, ihre Fortsätze belaufen sich auf etwa 2—3, die unipolaren Formen werden seltener beobachtet. Es gibt unter den Ganglienzellen auch viele undifferenzierte Elemente.

In den ersten Monaten nach der Geburt werden viele Ganglienzellen von einem eigenen, kernreichen Hüllplasmodium umfaßt, wodurch sich der gegenseitige Abstand vergrößert und die Architektur des Ganglions eine gewisse Auflockerung erfährt (Abb. 181). Das Wachstum der Ganglienzellen geschieht innerhalb eines Ganglions weder gleichmäßig noch gleichzeitig. Man sieht daher neben zahlreichen kleinen Zellen vereinzelte sehr große Zellen, welche den Umfang der kleinen Elemente um das 3—4fache übertreffen und durch eine gesteigerte Zahl ihrer Fortsätze auffallen. Zwischen den Fortsätzen dieser besonders weit entwickelten Zellen lassen sich des öfteren plasmatische Anastomosen feststellen, welche später wieder verschwinden.

Die progressiven Formveränderungen der Ganglienzellen äußern sich während des weiteren Wachstums im allgemeinen in einer Volumenzunahme des Zellkörpers und in einer Vermehrung der Fortsätze. Umbildungen an den Fortsätzen kommen hinzu, die nunmehr an jeder beliebigen Stelle der Zelloberfläche entspringen. Jede Zelle gewinnt ein eigenes Hüllplasmodium, mit welchem sie eine morphologische und sehr wahrscheinlich auch funktionelle Einheit eingeht (Abb. 182). Vom mittleren Lebensalter an pflegt die Zahl der Fortsätze, sei es durch Verästelung, sei es durch Auswachsen kurzer Fortsätze zuzunehmen und zu einer Oberflächenvergrößerung der neurofibrillären Substanz zu führen. Die Entstehung keulenförmiger Fortsätze und lappenartiger Auswüchse dürfte sich im gleichen Sinne auswirken.

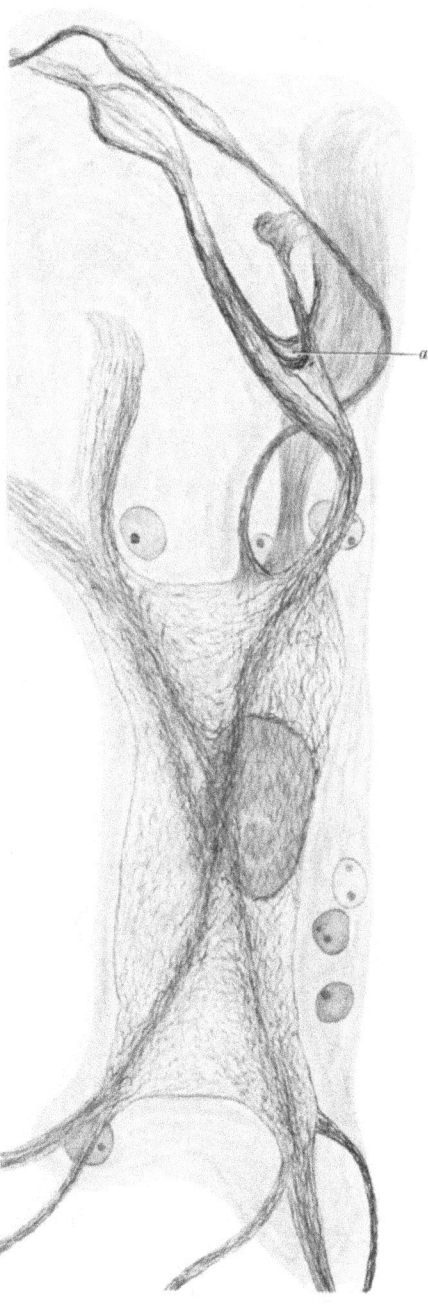

Abb. 180. Ganglienzelle mit gelapptem Fortsatz. Herz. 50jähriger Mann. *a* Plasmatische Verbindung zwischen den Fortsätzen. (BIELSCHOWSKY-Methode. 1240mal vergrößert, auf $^5/_6$ verkleinert.) Nach HERMANN 1950.

Vom 50. oder 60. Lebensjahr bis zum höchsten Greisenalter unterbleibt augenscheinlich die weitere Differenzierung. Viele Fortsätze verbreitern sich in unregelmäßiger Weise und erhalten ein gezacktes, gleichsam dorniges Aussehen. Auch treten an den Ganglienzellen vereinzelte degenerative Merkmale wie Vacuolisierung, Veränderung des Fibrillenbildes bis zur Atrophie und zum völligen Zellschwund in Erscheinung (Abb. 183). Da schon beim zweijährigen Kind

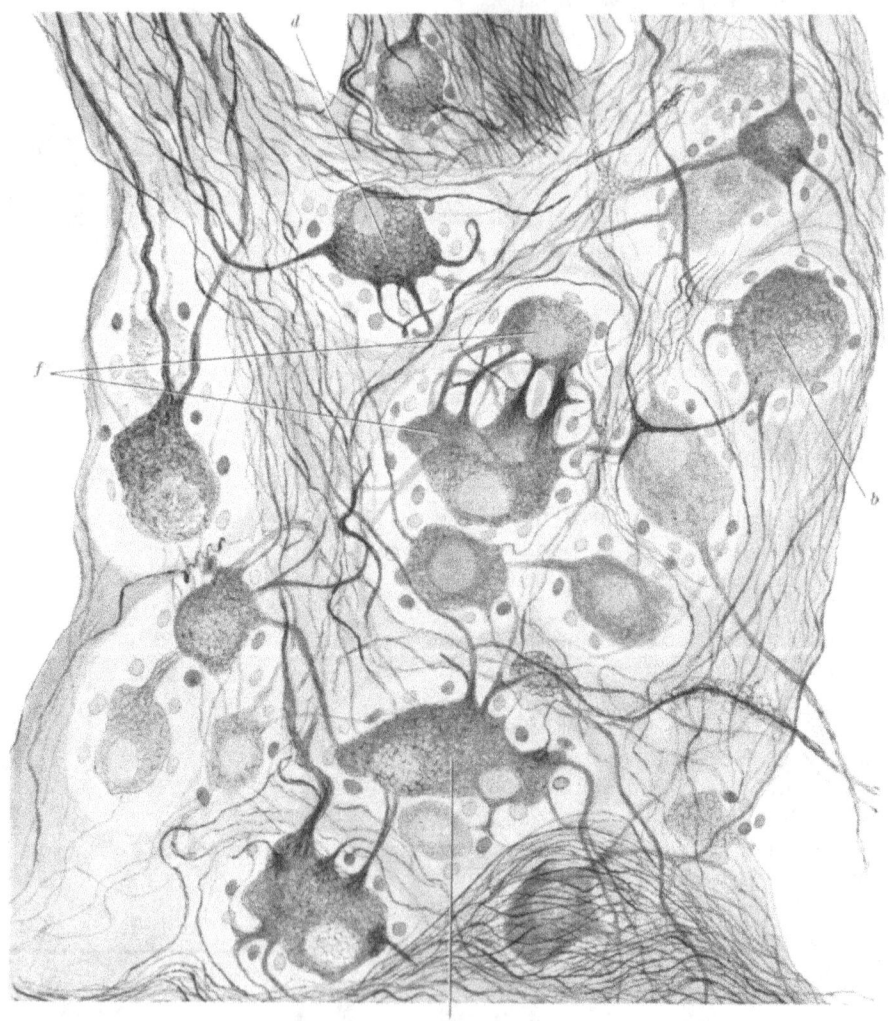

Abb. 181. Herzganglion vom 4 Monate alten Kind. *b* und *d* große Nervenzelle; *e* zweikernige Ganglienzelle; *f* anastomosierende Nervenzellen. (BIELSCHOWSKY-Methode. 780mal vergrößert, auf $^5/_6$ verkleinert.) Nach HERMANN 1950.

einzelne Zellen solchen eines Erwachsenen gleichen können, hat bei einer Beurteilung über das Lebensalter eines Menschen niemals der Befund einer Einzelzelle, vielmehr nur die Übersicht eines durch das ganze Ganglion geführten Schnittpräparates maßgebend zu sein.

Die Entwicklung von spiraligen Faserknäueln um die Ganglienzellen läßt sich offenbar nicht als eine Alterserscheinung bewerten. Jene hyperplastischen Zellkörbe sind stets mit einer entsprechend gestalteten Wucherung des zugehörigen Hüllplasmodiums verknüpft und dürften einen abnormen Reizzustand des erkrankten Nervengewebes widerspiegeln. Die in Abb. 184 gezeigte Darstellung solcher Nervenhyperplasien bei einem an Endokarditis verstorbenen, jugendlichen Mann von nur 28 Jahren mag zum Beweis für die obige Anschauung dienen.

Zur *pathologischen Histologie der Herzganglien* findet man bei CONTI (1947), CATALDI (1938) und ÁBRAHÁM (1940) weitere Einzelheiten. Besonders eingehend hat sich HERMANN (1951)

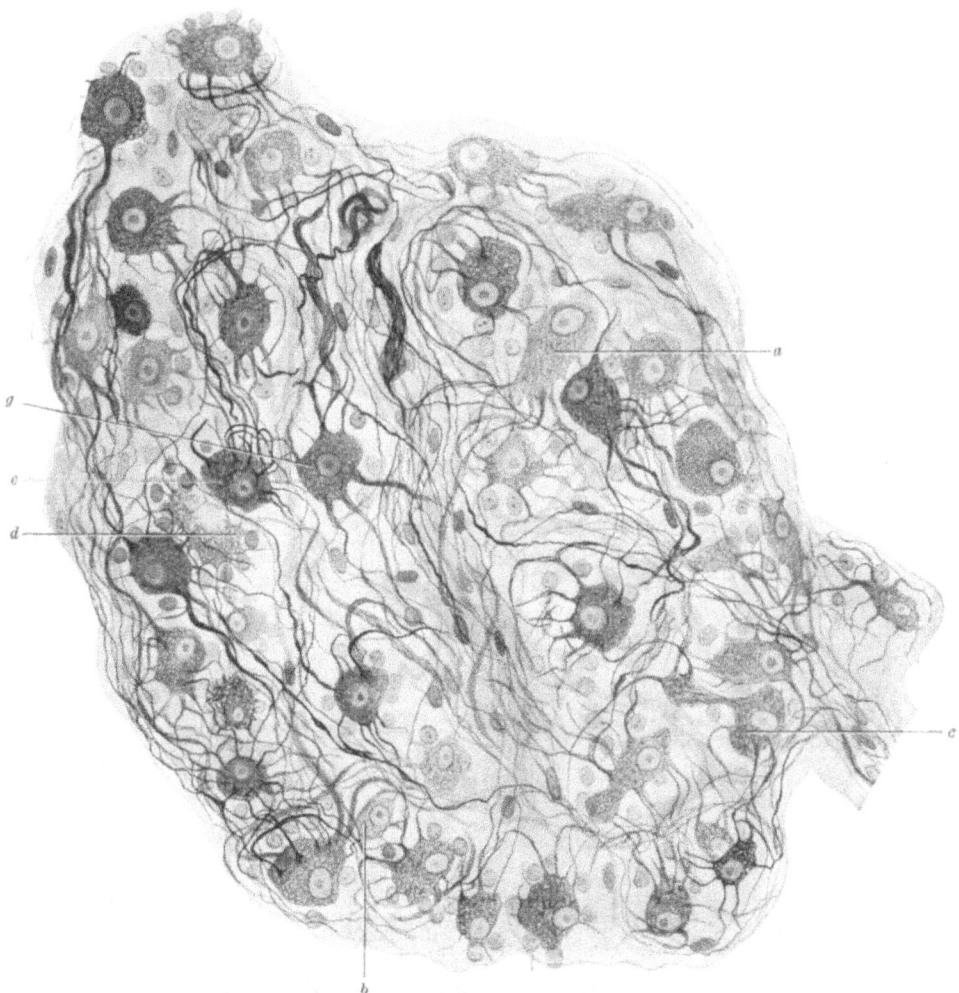

Abb. 182. Herzganglion. 26jähriger Mann. *a* Große; *b* kleine Nervenzelle; *c* gelappte Ganglienzelle; *d* degenerierende Ganglienzelle; *e* Zelle mit kurzen, *g* Zelle mit langen Fortsätzen. (BIELSCHOWSKY-Methode. 780mal vergrößert auf ⁴/₅ verkleinert.) Nach HERMANN 1950.

mit jener Frage bei verschiedenen Erkrankungen wie Coronarsklerose, Endokarditis, Myokarditis, Hypertonie, tuberkulöse Perikarditis und Lues beschäftigt.

In unmittelbarer Umgebung des KEITH-FLACKschen Sinusknotens, des TAWARAschen Knotens und der HISschen Bündel sind von zahlreichen Autoren Ganglien beschrieben worden (CONTI 1950, STIENON 1930, ARPINO 1934, INADA 1935, PALUMBI und VERGA 1940, LAWRENTJEW und GURWITSCH-LASOWSKAJA 1930, BLAIR und DAVIES 1935, WOLHYNSKI 1928, TSUNODA und KASAHARA 1928, GLOMSET 1940).

Nach den Beobachtungen von LAWRENTJIEW (1929) bei der *Katze*, von FEDOROW und MATWEJEWA (1935) beim *Frosch* und von MAKSUDOWA (1936) beim *Hund* führt Vagus-

durchschneidung zur Degeneration zahlreicher, markhaltiger Nervenfasern innerhalb der Herzganglien. Wenn auch die Endigungsweise der Vagusfasern an den Ganglienzellen nach den Abbildungen der Autoren nicht restlos geklärt zu sein scheint, so läßt sich immerhin ein anatomischer Zusammenhang zwischen Vagus und Herzganglien annehmen. Demnach kann die Funktion der Ganglienzellen trotz ihrer multipolaren, dem Sympathicus eigenen Form nicht rein „sympathisch" sein. Wie ferner aus der Innervationsweise des Myokards hervorgeht, erweisen sich Vagus und Sympathicuselemente histologisch so eng miteinander

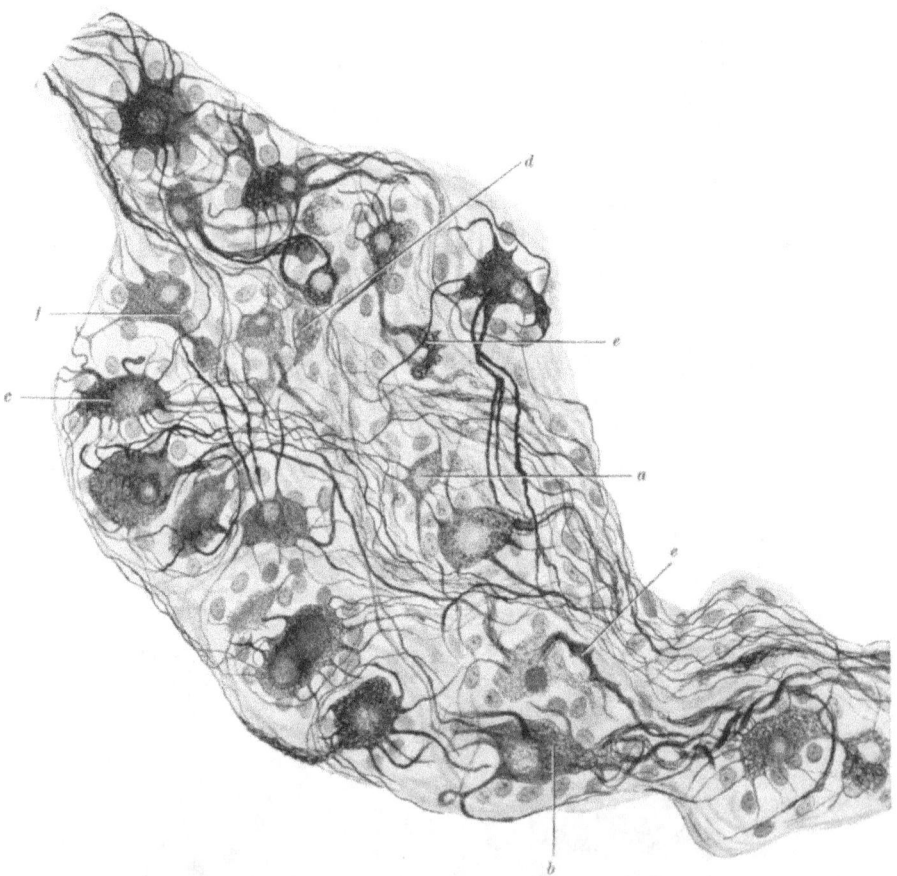

Abb. 183. Herzganglion. 88jährige Frau. *a* Kleine Nervenzelle; *b* Ganglienzelle mit langen, groben Fortsätzen; *c* Ganglienzelle mit dünnen Fortsätzen; *d* degenerierende Ganglienzelle; *e* verdickter Fortsatz; *f* gelappte Ganglienzelle. (BIELSCHOWSKY-Methode. 780mal vergrößert, auf ⁴/₅ verkleinert.) Nach HERMANN 1950.

verbunden, daß es näher liegen dürfte, eine synergistische, statt eine antagonistische Arbeitsweise beider Komponenten anzunehmen.

Die Frage, auf welche Weise die zum Herzen verlaufenden präganglionären Fasern an die intrakardialen Ganglienzellen mit einer Synapse geschlossen sind, läßt sich mit histologischen Methoden überaus schwer feststellen, macht bei der benötigten, sehr starken Vergrößerung eine exakte Beobachtung unsicher und führt gewöhnlich zu einer Hypothese als Antwort.

PALUMBI und VERGA (1940) bilden die, in mancherlei Windungen um die Ganglienzellen verlaufenden Nervenfasern als präganglionär ab. NONIDEZ (1939) stellt pericelluläre Verästelungen markhaltiger Nervenfasern als synaptisches Vagusende dar; dergleichen scheint mir eher als ein Einzelbefund zu bewerten, als daß es sich bei einer so konstanten Erscheinung wie bei der physiologischen Synapse um eine entsprechende allgemeine morphologische Einrichtung handeln könnte. An dem umfangreichen menschlichen Untersuchungsmaterial über die Herzganglien von HERMANN (1950) ist jedenfalls von einer dem Befund von NONIDEZ (1939) homologen, histologischen „Synapsen"-Struktur keine Rede.

Nach TCHENG (1951) hat man sich die interneuronalen Synapsen in den Herzganglien in Form freiliegender kleiner Ringe oder Endknospen als „metaterminale Gebilde" vorzustellen, die im Sinne WEBERS (1950) cyclischen Veränderungen unterworfen sein und sich bereits im normalen Geschehen auflösen und wieder erneuern sollen. Auf welche Weise sich aber die beim Cyclus zugrunde gehenden „metaterminalen" Endknospen von den nach Vagusdurchschneidung bis zum Schwund zerfallenden metaterminalen Endknospen histologisch unterscheiden lassen, dürfte nach den Abbildungen des Autors infolge außerordentlicher Kleinheit der Objekte sehr schwerfallen.

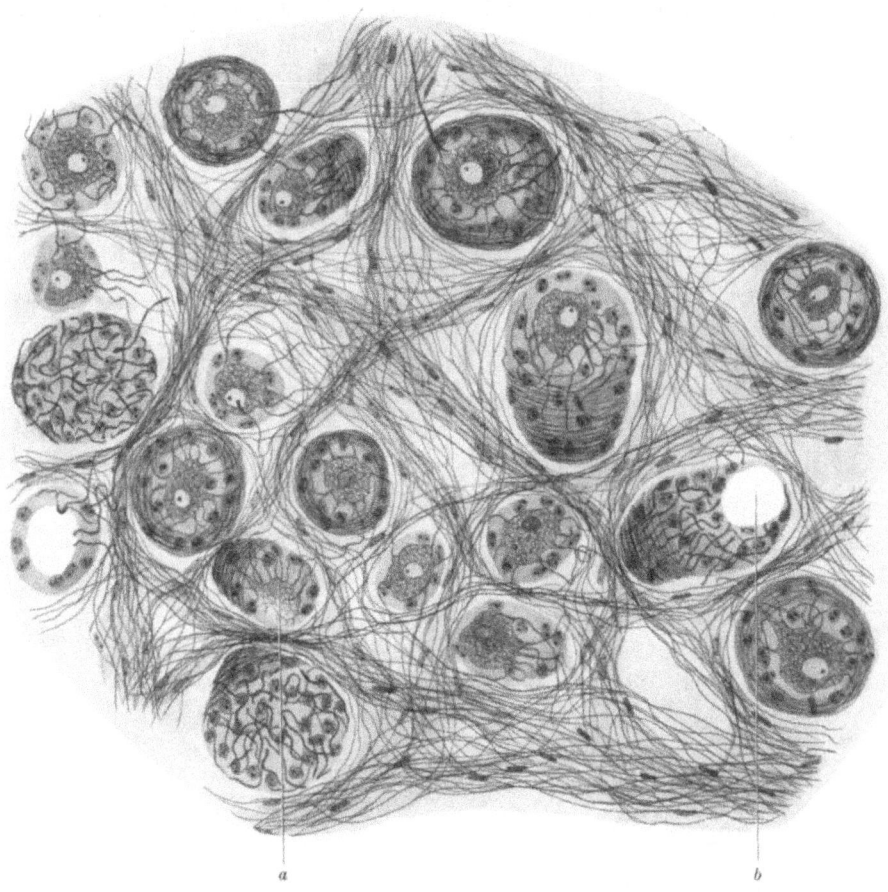

Abb. 184. Herzganglion eines 28jährigen Mannes. Endokarditis. *a* Degenerierende Nervenzelle mit hyperplastischem Faserkorb; *b* Vacuole im Neuroplasma. (BIELSCHOWSKY-Methode. 360mal vergrößert, auf $^2/_3$ verkleinert.) Nach HERMANN 1951.

LAWRENTJEW und MAKSUDOWA (1936), TCHENG (1951) und MAKSUDOWA (1936) finden übereinstimmend nach Vagusdurchschneidung nicht alle zu den Herzganglien ziehenden Fasern degeneriert, sondern teilweise erhalten. Demnach müssen sich entweder sympathische Fasern oder Fortsätze intrakardialer Ganglienzellen noch an der Bildung der pericellulären Nervengeflechte in den Herzganglien beteiligen.

FEDOROW (1935) und FREEDMANN (1952) haben die Frage des interneuronalen Zusammenhangs zwischen Vagus und den Herzganglien am lebenden *Froschherzen* studiert und über mancherlei Veränderungen des Nervengewebes schon bei intakten Nn. vagi, später nach Vagusdurchschneidung berichtet. Es bleibt aber schwierig festzustellen, inwieweit die von den Autoren beobachteten Strukturen den durch Fixation erhaltenen Elementen entsprechen. KHABAROVA (1955) hält bei der *Katze* eine Abkunft der pericellulären Fasern um die Ganglienzellen des Herzens von den vier oberen Spinalganglien für möglich. Auf eine weitere experimentell-analytische Untersuchung von SOLER VIÑOLO (1954) über die Herzinnervation bei der *Katze* sei hingewiesen.

194 Innervation des Gefäßsystems.

Das *spezifische Herzmuskelgewebe*, nämlich *Sinusknoten, Atrioventrikularknoten* und Hisches Bündel, hat wegen seiner außerordentlichen funktionellen Bedeutung zahlreichen Autoren zum Studium seiner Innervation gedient (AIBA 1954, ARPINO 1934, AKKERINGA 1949, BLAIR und DAVIES 1935, CONTI 1950, DUMONT 1954, FATTORUSSO 1943, FIELD 1950, GLOMSET 1940, INADA 1935, KAYLOR 1946, LAWRENTJEW-GURWITSCH-LASOWSKAJA 1930, MUIR 1954, NAI 1938, NONIDEZ 1943, PALUMBI und VERGA 1940, SATO 1954, SANDRI 1932, SCAGLIA 1927, SETO 1936, STOTLER und MACMAHON 1947, TCHENG 1950, TSUNODA und KASAHARA

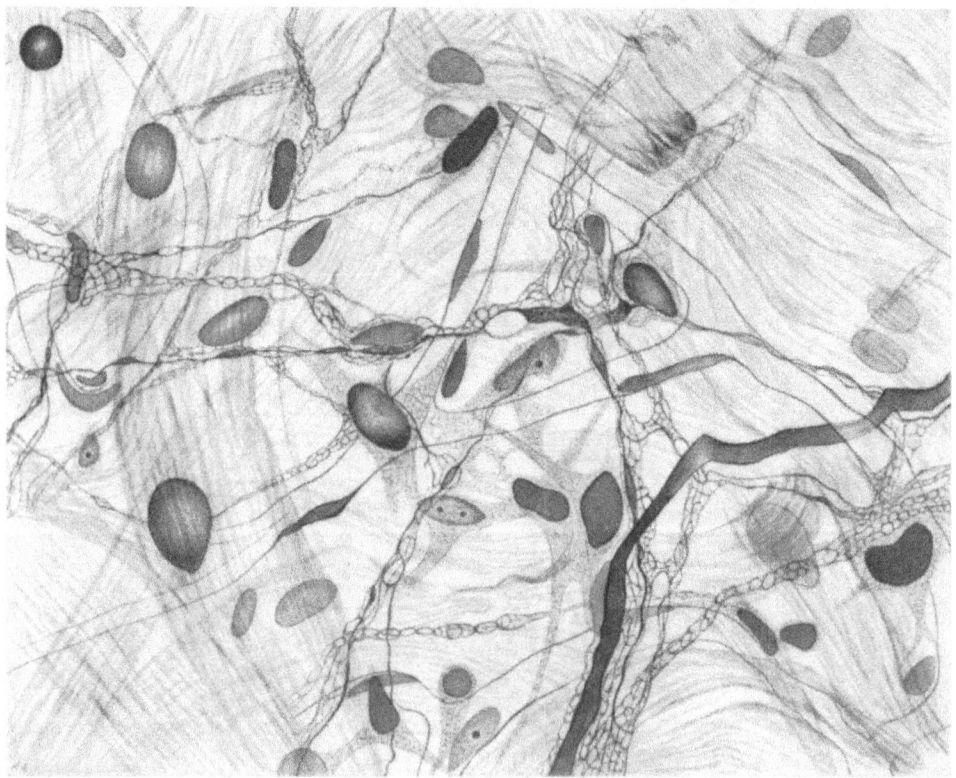

Abb. 185. Nervennetz im TAWARAschen Knoten des Herzens. *Mensch.* (BIELSCHOWSKY-Methode. 1200mal vergrößert, auf ³/₄ verkleinert.) Nach SETO 1936.

1928, TRUEX und COPENHAVER 1947, VITALI 1937, WAHLIN 1936). Nach ihrem übereinstimmenden Ergebnis besteht an einer Versorgung des spezifischen Herzmuskelgewebes durch das vegetative Nervensystem kein Zweifel. Die mit dem Muskelgewebe verbundenen Nervenfasern entstammen entweder den unmittelbar anliegenden Ganglienzellen oder dem Vagus und Sympathicus, wobei sich die jeweilige Abkunft der einzelnen Nervenfaser oder Neurofibrille trotz mancher Bemühung nicht mit Sicherheit feststellen läßt. Ob sich der Modus der Innervation durch eine besondere Reichhaltigkeit oder eigentümliche Formgebung seiner Elemente auszeichnet, soll im folgenden dargestellt werden.

Beim Betrachten der Abb. 146 gewinnt man freilich den Eindruck, als sei im Sinusknoten von *Talpa* eine enorme Menge nervöser Substanz an umschriebener Stelle um die Muskelfasern angehäuft. Es fragt sich aber, ob man es hierbei nicht mit einer afferenten Nervenformation zu tun hat, für welche eine eng umgrenzte, dichte Aufknäuelung von Nervenfasern immerhin charakteristisch bleibt. Ein Vergleich der Abb. 145 mit Abb. 185 ergibt jedoch hinsichtlich der Innervation des spezifischen Herzmuskelgewebes beim *Menschen* keinen auffallenden Unterschied gegenüber der nervösen Versorgung der gewöhnlichen Myokardmuskeln. Bei beiden Muskelarten scheint die Übertragung nicht näher bestimmbarer, nervöser Impulse nach den Angaben SETOs (1936) und SATOs (1954) (beim *Menschen*) und FATTORUSSOS (1943) (beim *Schaf*) einem zarten, mit SCHWANNschen und interstitiellen Zellkernen ausgestatteten Nervennetz, dem Terminalreticulum, anzugehören, das auch die Blutcapillaren in seinen Bereich einschließt. Möglicherweise zweigen sich von jenem Nervennetz, wie TCHENG (1950) beim *Lamm* gezeigt hat, allerfeinste Neurofibrillenästchen ab, um im Sarkoplasma der spezifischen Herzmuskelfasern nach Art von WEBERs (1950) „appareil métaterminal" ein Ende zu finden.

Nach Abb. 186 wird die sarkoplasmareiche Muskelfaser des Atrioventrikularbündels bei der *Ratte* von einem überaus dichten Neurofibrillengeflecht umfaßt, das eine wesentlich größere Zahl nervöser Elemente enthält, als aus den Resultaten SETOs (1936) hervorgeht. VITALI (1937) bildet an einer PURKINJEschen Faser aus dem Herzen des *Schafes* eine reichhaltigere Neurofibrillenmasse ab, als sie beim *Menschen* vorzukommen scheint. Wenn sich auch die Behauptung vereinzelter Autoren, wonach sich das spezifische Herzmuskelgewebe gegenüber dem gewöhnlichen Myokard durch einen besonders auffallenden Nervenreichtum auszeichnet, vor allem beim *Menschen* schwer be-

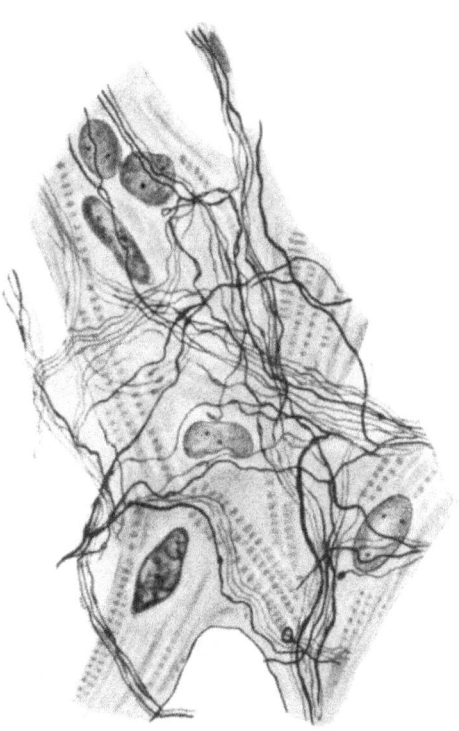

Abb. 186. Nervengeflecht im Crus commune des Atrioventricularbündels. Herz. *Ratte*. (BIELSCHOWSKY-Methode.) Nach LAWRENTJEW-GURWITSCH-LASOWSKAJA 1930.

weisen läßt, so ist bei einer vergleichenden Betrachtung des HIsschen Bündels bei den Wirbeltieren eine Anpassung des Nervengewebes an die jeweilige Differenzierung der spezifischen Herzmuskulatur wohl denkbar; es sei hierbei nur an die besonders ausgeprägte Entwicklung des HIsschen Bündels bei den *Huftieren* erinnert. So läßt TCHENG (1950) nach seinen Befunden am Herzen vom *Kalb*, *Schaf* und von der *Katze* eine jeweils ausgeprägtere Differenzierung des HIsschen Bündels mit einer entsprechenden Vermehrung seiner Nervenmasse verknüpft sein.

AKKERINGA (1949) hat mit Silber und Methylenblau beim *Pferd* ein nervöses Netzwerk dargestellt, welches mit BOEKES Grundplexus und dem Terminalreticulum STÖHRs identisch ist und in Anastomose mit den Interstitiellen Zellen die PURKINJEschen Fasern umfaßt. SCHWANNsche Zellen sollen in diesem Netzwerk fehlen, besondere Nervenenden nicht vorhanden sein. Vereinzelt dringen nach den Abbildungen des Autors an sog. „innervationpoints" feinste Neurofibrillen in das Plasma der PURKINJEschen Fasern ein.

Über den feineren histologischen Zusammenhang zwischen dem Nervensystem und dem spezifischen Herzmuskelgewebe erfährt man bei vielen Autoren nur wenige oder unklare

Angaben, während sich andere damit begnügen, in den zarten varicösen Verdickungen der den Muskelfasern aufliegenden Neurofibrillen eine nervöse Endigung zu sehen. Gegen eine solche Anschauung habe ich bereits an anderer Stelle (s.S. 152) Bedenken geäußert, so daß sich hier eine weitere, kritische Betrachtung erübrigt.

In der Literatur werden verschiedentlich markhaltige oder dickere marklose *Nervenfasern* erwähnt, die zwischen der Menge markloser Nervenfäserchen im spezifischen Herzmuskelgewebe einherziehen (LANDAU 1951, LAWRENTJEW 1929, ARPINO 1934, SETO 1936, SCAGLIA 1927, TCHENG 1950 u. a.). Sehr wahrscheinlich handelt es sich bei jenen Nervenfasern um afferente, dem Vagus angehörende Elemente; sie wickeln sich in spiraligen Schlingen um die sarkoplasmareiche

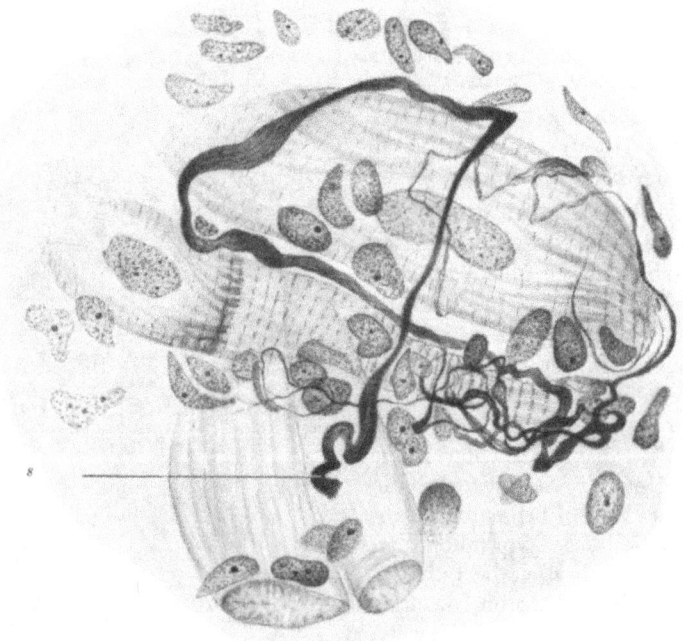

Abb. 187. Afferente Nervenendigung um eine spezifische Herzmuskelfaser aus der Umgebung des Sinus coronarius *Mensch*. *s* Stammfaser. (BIELSCHOWSKY-Methode.) Nach SETO 1936.

Muskelfaser, wobei die nervöse Substanz eine beträchtliche Vergrößerung ihrer Oberfläche erfährt (SETO 1936, AIBA 1954, STOTLER 1947, DAVIES, FRANCIS und KING 1951). In Abb. 187 findet sich eine solche Endformation wiedergegeben.

Eine etwaige efferente Funktion der in Abb. 187 gezeichneten Nervenbildung läßt sich auf Grund des mikroskopischen Präparates kaum annehmen; denn im allgemeinen kann das terminale Nervennetz zur Übertragung nervöser, efferenter Impulse in Anspruch genommen werden, wenn sich auch eine gleichzeitig vorhandene afferente Funktion bei einem Endnetz niemals in Abrede stellen läßt. Ob das von VITALI (1937) um eine spezifische Herzmuskelfaser dargestellte Nervennetz eine afferente Funktion besitzt, wie der Autor behauptet, bleibt unbeweisbar. Die von LAWRENTJEW und GURWITSCH-LASOWSKAJA (1930) in der bindegewebigen Hülle des Atrioventrikularbündels beobachtete nervöse Endigung gehört sicher zu den afferenten Formationen.

Eine Zusammenfassung der vorliegenden Befunde über die Innervation der spezifischen Herzmuskulatur ergibt somit folgendes Resultat: KEITH-FLACKscher Sinusknoten, TAWARAscher Knoten und Atrioventrikularbündel besitzen zunächst eine der übrigen Herzmuskulatur vergleichbare nervöse Versorgung durch eine netzartige Formation, das Terminalreticulum; Vagus- und Sympathicuselemente können hier miteinander verknüpft sein. Eine bestimmte Funktion, ob efferent oder afferent, läßt sich aus der vorliegenden Form nicht erschließen. Fortsätze der in der unmittelbaren Umgebung des spezifischen Herzmuskelgewebes gelegenen Ganglienzellen beteiligen sich am Aufbau des peripheren Nervennetzes. Des weiteren kommen im interstitiellen Bindegewebe zwischen den Muskel-

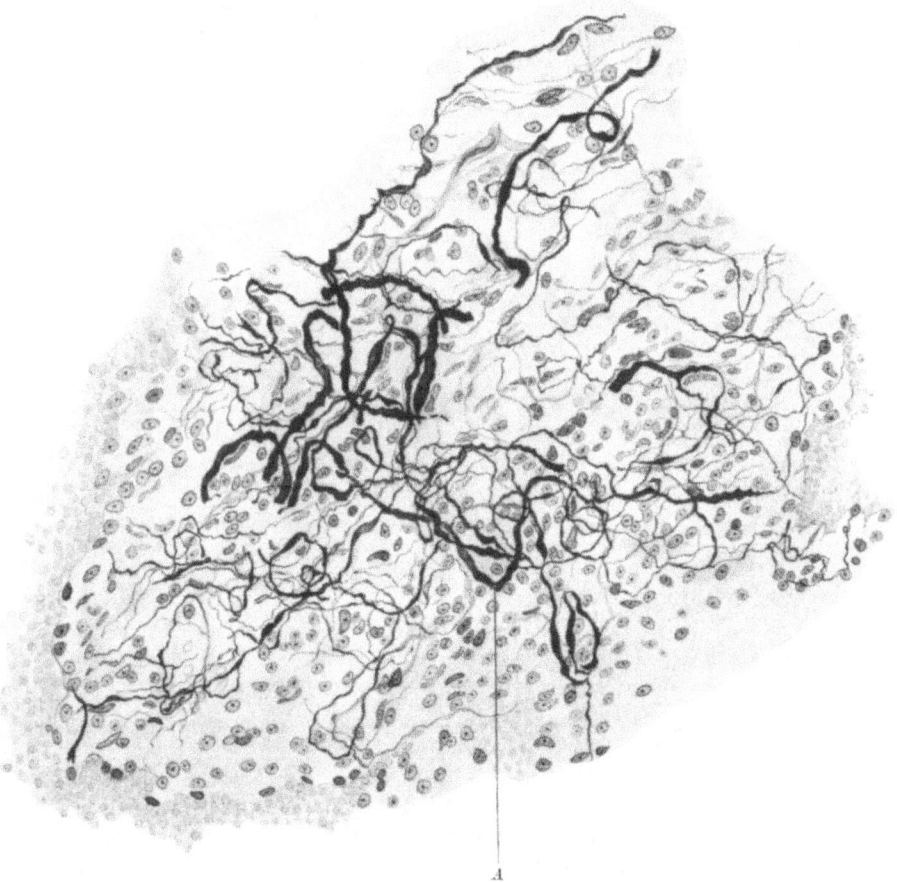

Abb. 188. Afferente Nervenendigung aus dem Endokard des rechten Vorhofs. *Mensch*. *A* Stammfaser. (BIELSCHOWSKY-Methode. 300mal vergrößert, auf ⁷/₉ verkleinert.) Nach SETO 1936.

fasern oder mit manchen Muskelfasern schlingenartig verbunden afferente Endformationen vor, die mit größter Wahrscheinlichkeit dem Vagussystem angehören. Eine geschlossene nervöse Verbindung zwischen der Muskulatur des Vorhofs und derjenigen des Ventrikels ist auf dem Wege über das Atrioventrikularbündel sicher vorhanden. Für die Leitung erregender Impulse vom Vorhof auf den Ventrikel kann man demnach sehr wohl das Nervengewebe in Anspruch nehmen, ohne daß man dabei an einen rein muskulären Leitungsvorgang im HISschen Bündel zu denken braucht.

Afferente, nervöse Endorgane sind schon vor langer Zeit, vor allem im bindegewebigen Abschnitt des Endo- und des Epikards beschrieben worden; sie gelangen in Gestalt bäumchenartiger Verästelungen oder eingekapselter KRAUSEscher Endkolben zu Gesicht. In neuerer Zeit haben LAWRENTJEW (1929), SETO

(1937), ÁBRAHÁM (1950), SATO (1954), NONIDEZ (1941) und AIBA (1954) derartige Endorgane beobachtet. Abb. 188 gibt eine über einen größeren Bezirk des Endokards ausgedehnte Endformation wieder, deren beträchtliche, neurofibrilläre Oberflächenvergrößerung auf einer vielfach wiederholten, mannigfachen Schlingenbildung nur weniger, breiter Nervenfasern beruht. In Abb. 189 findet sich eine auf eine eng umschriebene Region beschränkte nervöse Formation gezeichnet, die sich aus dichten Faserknäueln und spezifischen Zellen eines besonderen nervösen Terminalplasmas aufbaut. Selbstverständlich ist die Form der im Endokard und Epikard entdeckten afferenten Endorgane sehr unterschiedlich, weshalb SETO (1937), AIBA (1954) und SATO (1954) schon eine gewisse „Typen-

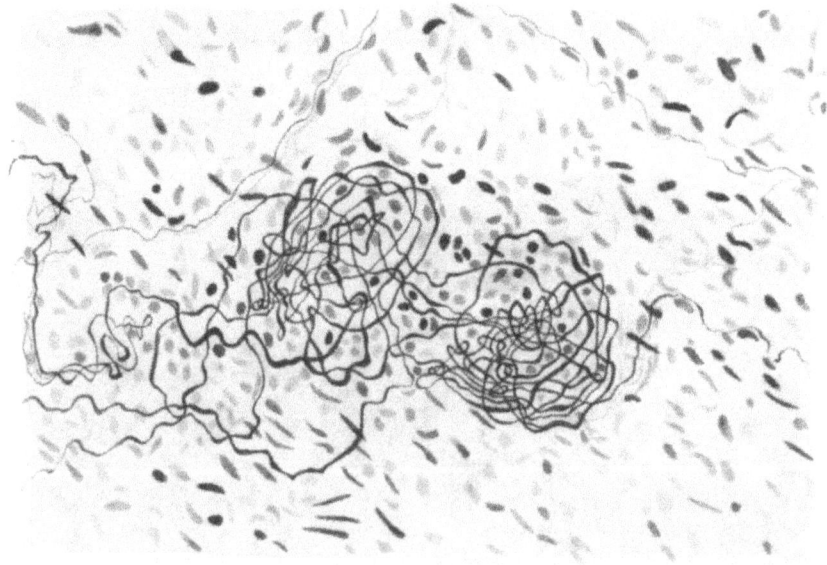

Abb. 189. Afferente Endknäuel aus dem Atrium dextrum des Herzens. *Mensch*. (Silberimprägnation nach SETO 300mal vergrößert, auf ¹/₂ verkleinert.) Nach AIBA 1954.

Klassifikation" dieser Gebilde durchgeführt haben. Doch dürfte es freilich zunächst vergeblich sein, Form und Funktion der vielgestalteten Endkörperchen jeweils miteinander in Einklang zu bringen.

Im Herzen des *Frosches*, unweit der Eintrittsstelle der Lungenvenen, hat LEONTOWITSCH (1929) mit der Methylenblaumethode zahlreiche kleine Nervenknäuel beobachtet, welche den in Abb. 189 dargestellten Formationen ähnlich sehen. Man kann die von LEONTOWITSCH (1929) gefundenen Gebilde den KRAUSEschen Endkolben zurechnen.

Eine dritte Art nervöser Endigungsweise, die *bäumchenartige Verästelung*, ergibt sich schließlich aus Abb. 190. Hier liegt das afferente Organ im bindegewebigen Interstitium des Myokards; die breite Stammfaser findet mit zahlreichen, neurofibrillären Aufzweigungen und kleinen Endplättchen im Bindegewebe ein Ende. Ähnlich gestaltete, afferente Endorgane lassen sich in der Wand großer Arterien (Aorta, A. pulmonalis, Bulbus der A. carotis) beobachten.

Die *Gefäße der Herzwand*, A. coronaria und Sinus coronarius bis zu den Capillaren, stehen sämtlich unter nervösem Einfluß. Zur Innervation der A. coronaria zeigen NONIDEZ (1941) und ÁBRAHÁM (1951) gute Abbildungen; der letztgenannte Autor hat auch in der Adventitia der Kranzarterien beim *Menschen Ganglienzellen* vom Typus I nach DOGIEL gefunden; die von ihm beobachteten, dicken markhaltigen Nervenfasern dürften wahrscheinlich afferenten Elementen des Vagus angehören. So berichten NETTLESHIP (1936), FIELD (1950) und PLECHKOVA (1936) weiterhin von sensiblen Enden an den Coronargefäßen. AIBA

(1954) demonstriert ein Nervennetz an einer Venenwand des Herzens, SETO (1936) und FATTORUSSO (1943) erbringen den Nachweis einer nervösen Versorgung der Capillarwand. Physiologische Angaben über die nervöse Abhängigkeit der Coronargefäße findet man bei DANIELOPOLU, MARCOU und PROCA (1931).

Über die Innervation der großen Herzgefäße siehe Abschnitt Gefäße.

Die *Klappen* der großen Herzarterien und die Atrioventrikularklappen erhalten an ihrer Haftstelle aus den angrenzenden Nervenplexus ihre zuführenden Nerven. Hierüber liefert NETTLESHIP (1936) nach Beobachtungen am Herzen der *Katze* entsprechende Angaben. Eingehende Resultate über die Innervation der Pulmonalisklappen beim *Meerschweinchen* sind von LIPP (1951) beigesteuert worden.

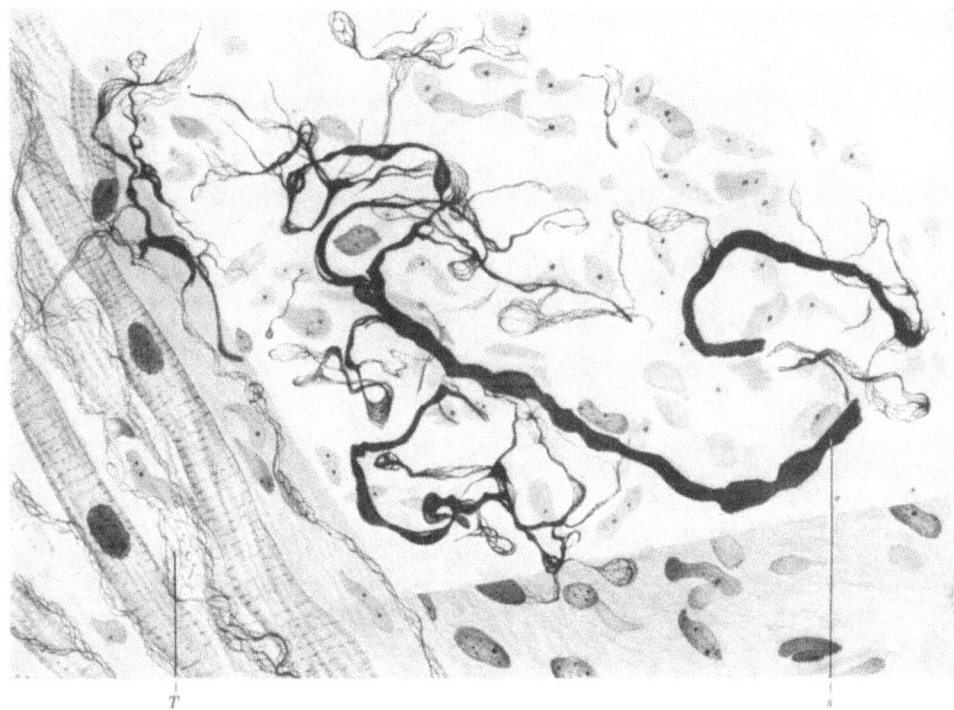

Abb. 190. Afferente Nervenendigung aus dem Myokard des linken Vorhofs. *Mensch.* s Stammfaser; T Terminalreticulum in der Muskulatur. (BIELSCHOWSKY-Methode. 600mal vergrößert, auf ²/₃ verkleinert.) Nach SETO 1937.

Der Autor hat in den Pulmonalisklappen einen außerordentlichen Nervenreichtum demonstriert (Abb. 191); er unterscheidet zunächst einen aus dem Endokard kommenden, aus breiten Faserbündeln aufgebauten Nervenplexus, der sich in ein feineres, die ganze Dichte der Klappe bis zu den Noduli Arantii durchsetzendes Maschenwerk aufgliedert. Letzteres wird als „Eigenplexus" bezeichnet und enthält in seinen mit SCHWANNschen Kernen ausgestatteten neurofibrillären Strängen auch Interstitielle Zellen. LIPP (1951) glaubt in jenem Maschenwerk eine echte Netzformation vor sich zu haben. Schließlich läßt sich an jener der Ventrikelhöhle zugewendeten Klappenoberfläche noch ein zart fibrillierter, hypoendothelialer „Nervenplexus" beobachten.

Nach LIPP (1951) finden sich im Klappengewebe sensorische *Endkörperchen*; sie scheinen nicht gerade häufig zu sein, weshalb es schwierig bleibt, von der Funktion der in die Herzklappen versenkten Nervenmasse eine eindeutige Vorstellung zu gewinnen. Eine afferente Nervenleitung der Klappennerven dürfte nicht nur den wenigen Endkörperchen, sondern dem ganzen, feinen neurofibrillären Maschenwerk zufallen und regulatorisch in das nervöse

System des Herzens eingreifen, zumal die Herzklappen zwischen zwei Grenzgebieten mit verschieden wechselnden Druckverhältnissen ihren Platz erhalten haben. Will man der zarten, netzförmigen Nervenformation keine afferente Funktion zugestehen, so bleibt nur übrig, an die so oft angezweifelte, trophische Bedeutung des Nervengewebes zu denken.

Über die *Innervation des Perikards* finden sich bei DE LUCCHI (1938) und bei MORIN und BONIVENTO (1940) einige Angaben. Nach den Beobachtungen der beiden letztgenannten Autoren übernehmen Phrenicus und Sympathicus die nervöse Versorgung des Perikards. Die feinere histologische Untersuchung ergibt das Vorhandensein dicker markhaltiger Nervenfasern von wahrscheinlich

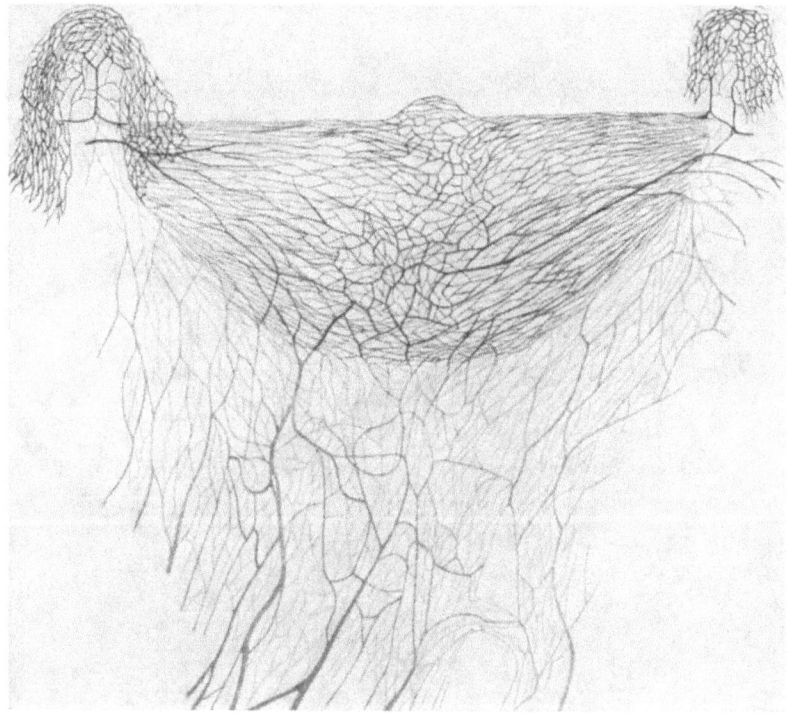

Abb. 191. Schema zur Innervation der linken Pulmonalisklappe. *Cavia.* Nach LIPP 1951.

vorwiegend afferenter Bedeutung. Ferner kommen mit einer nur dünnen Myelinscheide ausgestattete Nervenfasern vor, die offenbar in eine dem Terminalreticulum gleichzusetzende, zarte Nervenformation übergehen. Die reichhaltige Nervenmasse soll der Vermittlung von pressorischen Änderungen und Schmerzgefühlen dienen. Über degenerative Erscheinungen an den markhaltigen Nervenfasern nach Durchschneidung des Phrenicus wird weiterhin berichtet.

Der *Ductus arteriosus Botalli* enthält in seiner Wand nervöse Bestandteile verschiedener Herkunft (DE LUCCHI 1938, MURATORI 1936, ALLAN 1954, BOYD 1941, MURATORI und BORELLI 1951, TAKINO und WATANABE 1937, NOBACK, ANDERSON und COOPER 1951). Die Nervenfasern stammen hauptsächlich vom linken Vagus ab, lassen sich auch teilweise aus dem linken Grenzstrang herleiten. Ein lobenswerter präparatorischer Beitrag über die Innervation des Ductus Botalli ist von ALLAN (1955) geliefert worden. Nach seiner an 15 menschlichen Embryonen durchgeführten Studie stammen die fraglichen Nerven zum Teil aus den kardialen Ästen des linken Halssympathicus und einem zugehörigen

Plexus an der A. subclavia sinistra; ein weiterer sympathischer Anteil leitet sich vom 2. und 3. Thorakalganlion ab. Der Vagus sendet zum Ductus Botalli aus dem unteren cervicalen und oberen thorakalen Abschnitt seine Zweige, die sich mit den sympathischen Ästen zu einem einheitlichen Geflecht verbinden; überdies besteht zwischen dem Nervengeflecht des Ductus Botalli und demjenigen der A. pulmonalis ein weiterer nervöser Zusammenhang. Sehr wahrscheinlich gehören dem Vagus die von den meisten Autoren beschriebenen baumförmigen Verästelungen an, die in der Media des Gefäßes vorkommen und entsprechenden Endapparaten in der Aorta und im Bulbus caroticus sehr ähnlich sehen. Die fraglichen Endbäumchen wurden beim *Menschen*, ferner bei *Kaninchen, Katze, Hund* und *Hühnchen* gefunden, dürften afferenter Natur sein und reflektorisch in die Blutregulation durch die Gefäßwand eingreifen. Auch efferente Nerven in der Muskulatur des Ductus Botalli glaubt man beobachtet zu haben.

Nach TAKINO und WATANABE (1937) sollen beim *Meerschweinchen, Kaninchen* und bei der *Ratte* selbst nach vollständiger Obliteration des Ductus Botalli die receptorischen Endorgane noch beim erwachsenen Tier vorhanden sein. MURATORI und BORELLI (1951) erwähnen ferner im Ligamentum arteriosum eines einmonatigen *Kindes* und eines 40 Tage alten *Kalbes* das Vorkommen von Nerven.

2. Blutgefäße.

Allgemeine anatomische Bemerkungen zur Gefäßinnervation.

Innerhalb gewisser Grenzen lassen sich an den großen Gefäßstämmen mit der Lupe bereits gröbere Nervengeflechte präparieren. Die vorzüglichen Abbildungen von BRAEUCKER (1927), HIRT (1924), MARGORIN (1932) u. a., ferner die in den Monographien von HOVELACQUE (1927), TINEL (1937), DELMAS und LAUX (1933) gebrachten bildlichen Wiedergaben liefern hinreichend Zeugnis von exakter präparatorischer Arbeit. Im Bereich des makro-mikroskopischen Grenzgebietes haben die von WOROBIEW (1925), KONDRATJEW (1926) und SCHABADASCH (1930) verfeinerten Methylenblaumethoden bemerkenswerte Fortschritte in unseren Kenntnissen über die Gefäßinnervation gebracht. Die Resultate von DOWGJALLO (1932) und die vorzüglichen Schilderungen, die SCHURAWLEW (1928), WOLHYNSKI (1928), ANUFRIEW (1928) und SSINELNIKOW (1928) über die Nerven der großen Herzgefäße gegeben haben, verdienen neben den Ergebnissen von LEONTOWITSCH (1930) und SEREBRJAKOW (1936) besonders erwähnt zu werden.

Es fragt sich, ob alle diejenigen Nervenfasern, welche sich in der Adventitia oder im periadventitiellen Gewebe eines größeren Blutgefäßes vorfinden, sämtlich als Vasomotoren oder Vasoregulatoren anzusprechen sind, und ob nicht vielfach die für die Innervation des Organs bestimmten Nerven die äußere Gefäßwand streckenweise nur als Leitbahn benutzen. An den Gefäßen der Extremitäten und des Kopfes sind feine Nervenästchen präparatorisch dargestellt, die ihren Ursprung aus den unmittelbar benachbarten Cerebrospinal- und Kopfnerven nehmen (BRAEUCKER 1927, WOLLARD und WEDDELL 1935, COATES 1932, KUNTZ 1929). Die feinen, zu den Gefäßen ziehenden Zweige der Cerebrospinalnerven lassen mit dem im periadventitiellen Bindegewebe befindlichen sympathischen Nervengeflecht ein einheitliches, nervöses Maschenwerk entstehen. Bei den aus den Cerebrospinalnerven stammenden und für die Gefäßwand bestimmten Abzweigungen handelt es sich in der Hauptsache wohl um sympathische, von den Rami communicantes in die Cerebrospinalnerven gelangte Elemente; auch sensible Elemente dürften darunter sein. Jedenfalls hat man in der Verbindung der Cerebrospinal- und einiger Kopfnerven mit den großen Gefäßwänden die anatomische Unterlage für eine segmentale Gefäßversorgung zu sehen.

Der dichte, mit zahlreichen Ganglienzellen durchsetzte *Plexus aorticus* läßt sich von der Aorta aus auf die Wand der großen Gefäßäste wie Truncus brachiocephalicus, A. carotis communis, A. subclavia und A. iliaca präparatorisch verfolgen. TSCHARUGIN (1926) gelang es, beim Neugeborenen mit der Methylenblaumethode KONDRATJEWs (1926) ein kontinuierliches Nervennetz von der Aorta bis zur A. tibialis zu beobachten. Dieses Nervennetz verschmilzt mit den segmentalen Verbindungsästen aus den Gehirn- und Cerebrospinalnerven zu einer untrennbaren, anatomischen Geschlossenheit. Morphologisch bleibt immerhin die Existenz einer langen, von der Aorta bis zu den

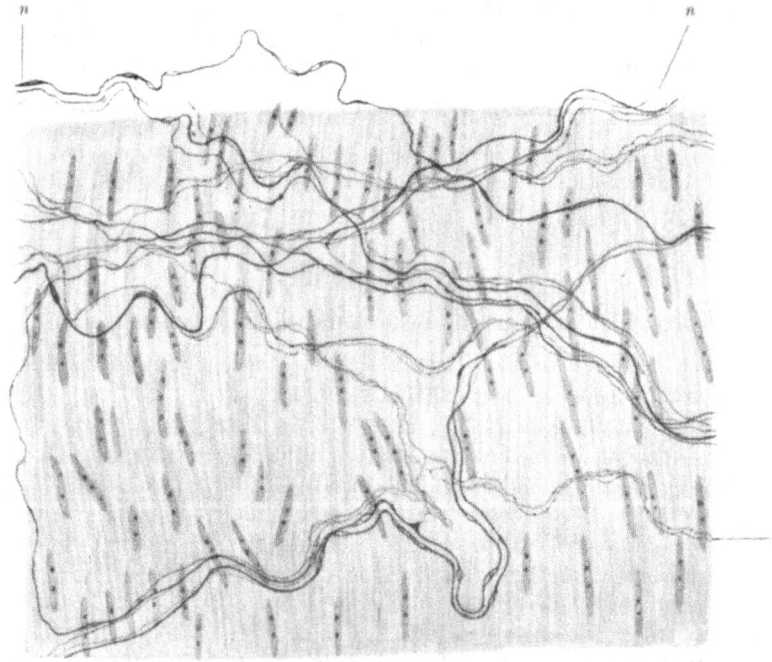

Abb. 192. Grobes Nervengeflecht auf der Muscularis einer Arterie. Magen. *Mensch*. *f* Neurofibrillenzug; *n* Nervenbündel, welche die Adventitia verlassen. (BIELSCHOWSKY-Pyridin-Methode. 800mal vergrößert, auf $^9/_{10}$ verkleinert.)

Arteriolen reichenden Nervenbahn innerhalb der Adventitia denkbar, wenn auch von physiologischer Seite dem segmentalen Innervationsmodus bei der Gefäßversorgung eine überwiegende Rolle zugeteilt wird.

Bei der hervorstechenden Tendenz des Nervengewebes zur Plexusbildung und bei der Feinheit und Reichhaltigkeit des periarteriellen Nervennetzes läßt sich von anatomischer Seite nicht mit Sicherheit erkennen, ob zwischen den eigentlichen Gefäßnerven nicht andere, für das jeweilige Organparenchym bestimmte Nerven einherziehen. Hierbei bleibt es ohne Belang, ob man die nervöse Gefäßversorgung mit dem bloßen Auge, mit der Lupe oder bei stärkster mikroskopischer Vergrößerung betrachtet. Gefäßnerven und Organnerven erscheinen in der Adventitia und im periadventitiellen Gewebe zu einem unentwirrbaren Geflecht miteinander verknüpft. Ein gewisser Anteil der in der Gefäßadventitia vorhandenen Nervenmasse kann demnach für die Versorgung der Muskulatur, der Drüsen und Epithelien oder des Bindegewebes innerhalb des zugehörigen Organs bestimmt sein.

Um jenen Zusammenhang zwischen den Gefäßnerven und den Eigennerven des jeweiligen Organs zu erkennen, braucht man nur den Verlauf der mittelstarken Nervenfasern innerhalb der Adventitia einer kleinen Arterie bei mittlerer Vergrößerung zu verfolgen. Man bemerkt alsbald, wie sich aus dem adventitiellen Plexus heraus die Nervenfasern einzeln oder bündelweise absondern, um sich mit den Nerven der angrenzenden Organgewebe auf gleiche Weise wie mit den Nervenbündeln der Gefäßwand zu verknüpfen (Abb. 192). Verstärkt man

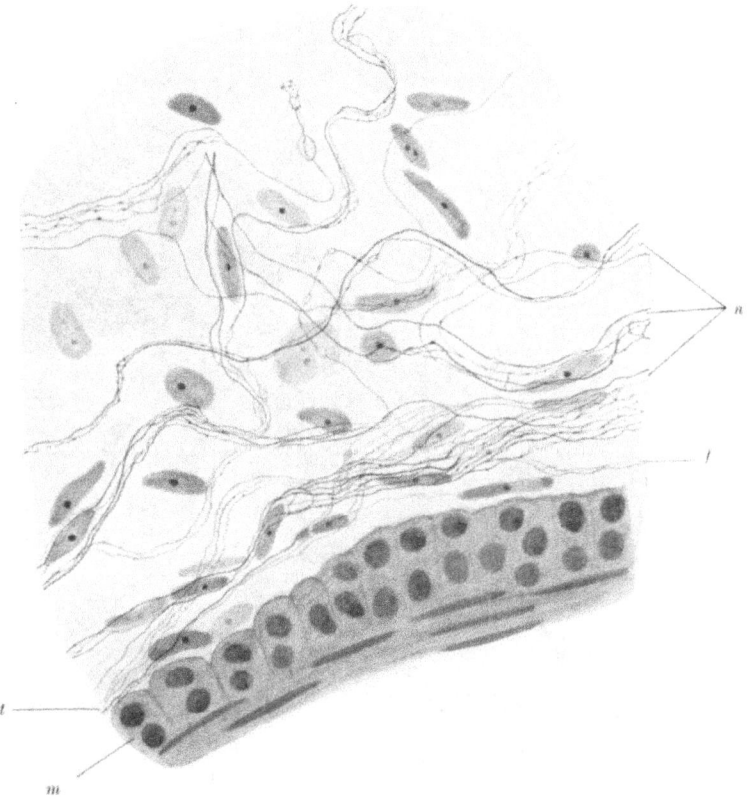

Abb. 193. Zusammenhang zwischen den Nerven des Bindegewebes mit den Nerven einer Arterienwand. Magen. *Mensch. m* Muscularis; *f* feinste Nerven der Adventitia, bei *t* den Muskelfasern direkt aufliegend; *n* Nerven des Bindegewebes. (BIELSCHOWSKY-Pyridin-Methode. 1200mal vergrößert, auf ⁵/₆ verkleinert.)

die Vergrößerung, so wird der untrennbare Zusammenhang der Gefäßnerven mit den Organnerven besonders deutlich (Abb. 193).

Ein solches Verhalten gilt in gleicher Weise für die *Arteriolen* und *Capillaren*. So zeigt sich nach Abb. 194 das in der Adventitia einer Arteriole entwickelte nervöse Maschenwerk keineswegs nur auf die Gefäßwand beschränkt; vielmehr schließt es sich mit dem zarten Nervenplexus des perivaskulären Bindegewebes zu einer einheitlichen, nervösen Formation zusammen. Auch die Capillarnerven sind nicht etwa als eine kontinuierliche Fortsetzung der in der Arteriolenwand verlaufenden Nerven zu betrachten. Sie geraten nur stellenweise an ihrer Wand mit den zarten Plasmasträngen des Terminalreticulums in plasmatische Verbindung. Die gleiche nervöse Endformation, welche die glatten Muskelfasern, Drüsenepithelien und Bindegewebszellen umklammert, zieht auch die Capillarwand in ihren Bereich (Abb. 195). Die obige Schilderung über den untrennbaren

Zusammenhang zwischen Gefäßnerven und Organnerven stimmt mit den Ergebnissen zahlreicher Autoren überein. BOEKE (1932), ÁBRAHÁM (1950), SUNDER-PLASSMANN (1935), SETO (1936), HAYASI (1937), BEAUFAYS (1937), HIRT (1930), RIEGELE (1929), MEYLING (1950), GREVING (1939), LUNA (1939), JABONERO (1948), KNOCHE (1950), REISER (1932), JOHN (1940), ORMEA (1949), HAGEN (1950), ROSSI (1936), STEFANELLI (1936), OTTAVIANI und CAVAZZANA (1940), SCHABADASCH (1930), AKKERINGA (1930) seien hier vornehmlich angeführt.

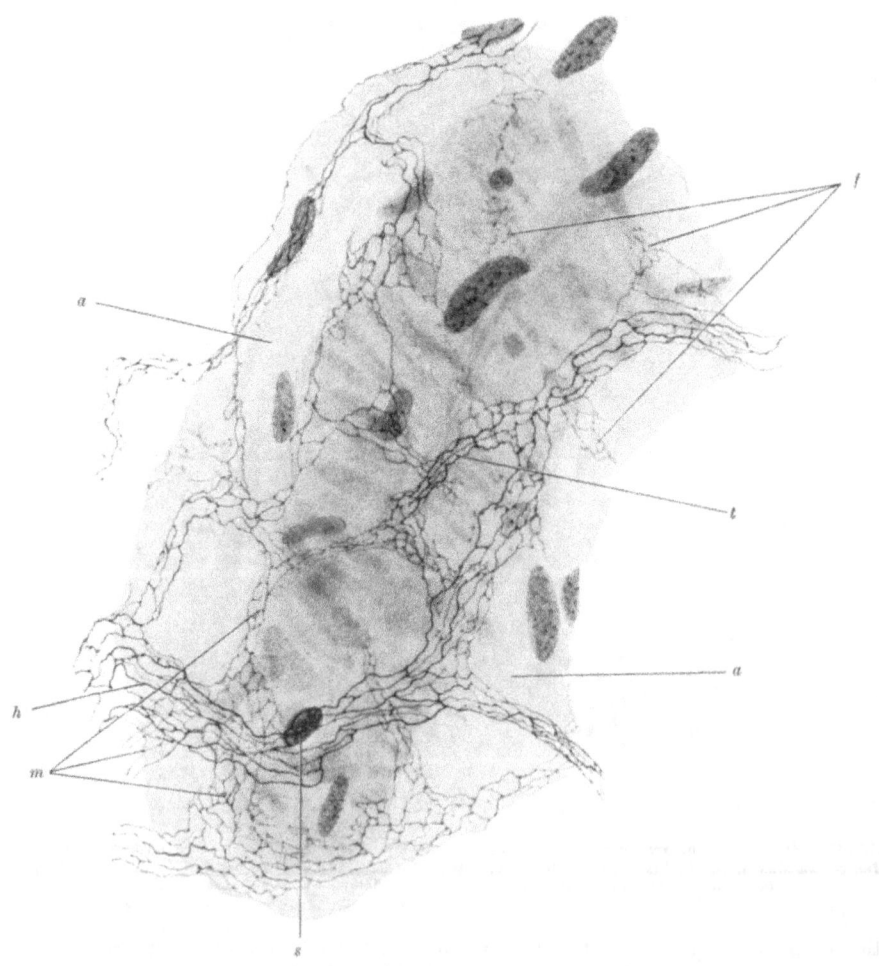

Abb. 194. Nerven in der Adventitia *a* einer Arterie. Appendix. *Mensch. s* SCHWANNscher Kern; *h* gröberes Nervengeflecht; *m* und *t* feinere Nervenfasern; *f* feinste, der Muscularis direkt aufliegende Nervenfibrillen. (BIELSCHOWSKY-Methode. 1800mal vergrößert, auf $^{7}/_{10}$ verkleinert.) Nach REISER 1933.

Es bereitet oft erhebliche Mühe, die Gefäßnerven im mikroskopischen Präparat vollständig darzustellen. Selbst wenn es mit spezifischen Methoden geglückt sein sollte, ein gutes histologisches Bild der Parenchymnerven eines Organs zu erhalten, so braucht solches bei den Gefäßnerven des gleichen Präparates noch nicht der Fall zu sein. Der Grund zu jenem Verhalten der Vasomotoren, unseren Imprägnierungs- und Färbungsmethoden häufig genug zu widerstehen, ist mir nicht bekannt.

Die Gefäßnerven bilden einen guten Prüfstein für das technische Können des Autors und für die Leistungsfähigkeit seiner Methode. Mit der alten GOLGI-Methode zeigen die Gefäßnerven vielfach schon bei mittlerer Vergrößerung eine Menge freier, knöpfchenartiger Endigungen, gleich kleinen Ästchen; solche Gebilde sind mit Sicherheit durch den Schnitt oder durch eine unvollständige Imprägnierung hervorgetäuscht und als Artefakte zu bewerten. Bei der BIELSCHOWSKY-Methode sieht man sie niemals. Doch haben geübte Techniker wie CECCHERELLI (1904), STEFANELLI (1936) und F. ROSSI (1936) mit RUFFINIS Goldmethode an den Gefäßnerven Resultate erzielt, die den besten BIELSCHOWSKY-Präparaten gleichkommen. Auch die Methylenblaumethode liefert bei der Darstellung der größeren Nervenplexus an den Gefäßen gute Ergebnisse (MILLEN 1948); sie bleiben aber mehr auf die

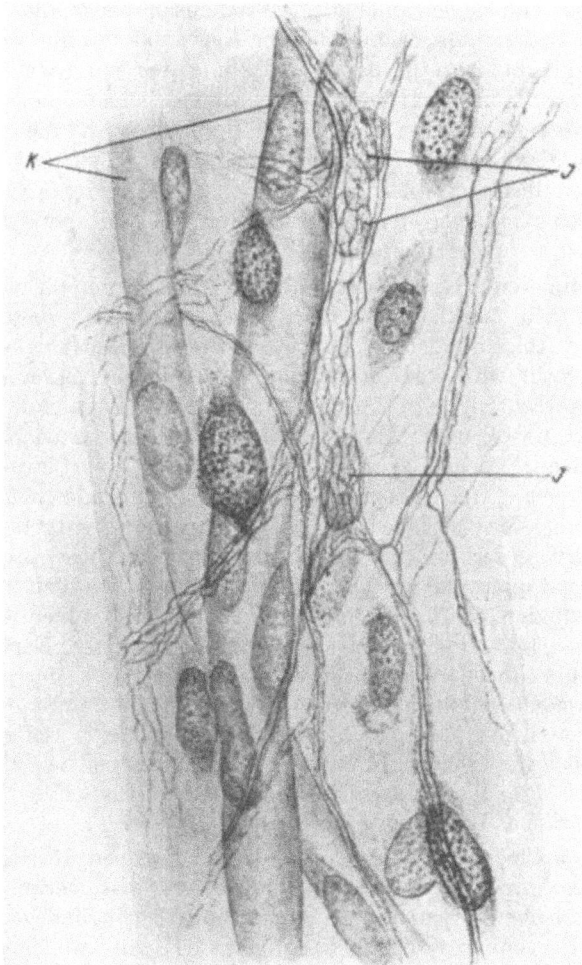

Abb. 195. Beziehung des in der Tunica propria gelegenen Nervennetzes (Plexus mucosus) zur Capillarwand K. J interstitielle Zellen. Colon. *Mensch.* (BIELSCHOWSKY-Methode. 1800mal vergrößert, auf $^4/_5$ verkleinert.)

Übersicht der Nervenanordnung innerhalb der Gefäßwand beschränkt und vermögen über die nähere Beziehung zwischen Nervengewebe und Gefäßwand nicht die nötige Aufklärung zu schaffen.

Gelegentlich erfährt man aus der Literatur die Angabe, wonach Arterien bestimmter Organe reich mit Nerven ausgestattet seien, während Arterien anderer Organe nur eine spärliche Nervenversorgung aufweisen sollen. Solches kann nicht zu Recht bestehen. Nach der folgenden Darstellung dürften alle Gefäße einen gleichgebauten, motorischen Endapparat besitzen. Nur das sensible Überwachungssystem unserer Kreislauforgane weist an bestimmten Gefäßgebieten: Aorta und A. pulmonalis, Vv. cavae, Bulbus caroticus besondere, für afferente Nervenendigungen reservierte Bezirke auf.

a) Arterien.

In der *Adventitia* der großen und mittleren Arterien entdeckt man bereits mit der Lupe und bei schwacher und mittlerer Vergrößerung einen aus ziemlich dicken Bündeln aufgebauten Nervenplexus. Die Hauptmasse der Nervenbündel nimmt ihren Verlauf annähernd parallel zur Längsachse der Gefäße, wird aber durch zahlreiche quer- oder schräggerichtete Verbindungen zu einem einheitlichen Maschengeflecht von ungleichmäßiger Gestalt zusammengefaßt. Manchmal läßt sich von einer bestimmten Anordnung der Nervenbündel nur wenig verspüren; hinwiederum glaubt man in der Entwicklung des nervösen Maschenwerkes, ähnlich dem AUERBACHschen Plexus, eine gewisse Regelmäßigkeit wahrzunehmen. Wie in allen Nervengeflechten wird auch in der Gefäßwand die einzelne Nervenfaser durch die Plexusbildung gezwungen, ihr Ziel auf möglichst weiten Umwegen zu erreichen, wodurch eine Zerrung der überlangen Nervenfaser durch die pulsatorischen Schwankungen der Arterienwand oder durch Lageverschiebung ganzer Arterien vermieden wird.

Die in der äußeren Adventitia der Arterien vorhandenen dicken Nervenbündel enthalten sehr viele markhaltige Fasern; zum Teil scheinen diese Faserelemente cerebrospinaler Abkunft zu sein und eine afferente Leitfähigkeit zu besitzen. Nach der Literatur wird das Vorkommen markhaltiger Nervenfasern besonders häufig in der Aortenwand geschildert (ÁBRAHÁM 1950, MURATORI 1937, SAKURAOKA 1954, HAJAKAWA 1939, WATANABE 1938); die fraglichen Nervenfasern gehören hauptsächlich dem Vagus an und dürften in das für den N. depressor reservierte Endgebiet im Aortenbogen führen. Zum anderen können Nervenfasern mit dünner Markscheide auch dem Sympathicus entstammen. Von den marklosen Nervenfasern in der Adventitia kommen neben solchen von beschränkter Dicke auch andere von außerordentlicher Feinheit zu Gesicht. Im allgemeinen befinden sich in den äußeren Schichten der Adventitia die gröberen Faserelemente, während sich zur Media hin die feineren Nervenfäserchen in erheblicher Zahl beobachten lassen. Dieses Verhalten hat vielfach zur Aufstellung von zwei Nervengeflechten in der Arterienwand geführt, eines gröberen äußeren und eines feineren, der Media aufliegenden Plexus. Beide Geflechte sind nicht immer deutlich unterscheidbar und häufig, vor allem bei den kleinen Arterien, durch zahlreiche, in allen möglichen Richtungen verlaufende Nervenfäserchen zu einer einheitlichen Fasermasse verbunden.

Wenn man auch, wie aus dem folgenden hervorgehen dürfte, als den Überträger nervöser Impulse auf die Gefäßmuskulatur das Terminalreticulum zu betrachten hat, so gewahrt man bereits im adventitiellen Bindegewebe neben den geschilderten Nervenplexus ein feinstes Netzwerk von zweifellos nervöser Beschaffenheit (Abb. 196). Die besondere Zartheit der anastomosierenden Neurofibrillen, der kontinuierliche Zusammenhang dickerer, sicher zu erkennender Nervenfasern mit jenem nur bei stärkster Vergrößerung sichtbaren Netz, all' das führt auf die Existenz eines nervös-vegetativen Endgebietes im adventitiellen Bindegewebe mit Sicherheit hin. SCHWANNsche Kerne sind stellenweise innerhalb jener nervösen Formation zu beobachten; wo sie fehlen, dürfte das fragliche Netzwerk in das Plasma der zur Adventitia gehörenden Bindegewebszellen eingelagert sein.

In der Adventitia der großen Arterien gerät das zarte, terminale Netzwerk zu den *Vasa vasorum* in enge Beziehung. Die Resultate von HIRSCH (1926) an der A. femoralis, von GLASER (1928) an einer Coronararterie, von SUNDER-PLASSMANN (1933) und SLEPKOV (1952) über die Innervation der Vasa vasorum in der Aorta liefern hierüber die nötige Unterlage. In der Adventitia der A. femoralis habe ich eine, dem in Abb. 196 dargestellten Nervennetz entsprechende Formation von äußerster Feinheit beobachten können.

Das geschilderte, in die Adventitia der Arterien eingelagerte terminale Nervennetz hängt mit einer ähnlich gebauten Bildung innerhalb der *Periadventitia* kontinuierlich zusammen (Abb. 197). Bei den kleineren Arterien erstreckt sich dieser nervöse Zusammenhang auch auf die entsprechenden Nervenformationen, die für das jeweilige Organparenchym bestimmt sind, sei es für die glatte Muskulatur (REISER 1932), sei es für das Drüsengewebe (JALOWY 1938, SUNDER-PLASSMANN

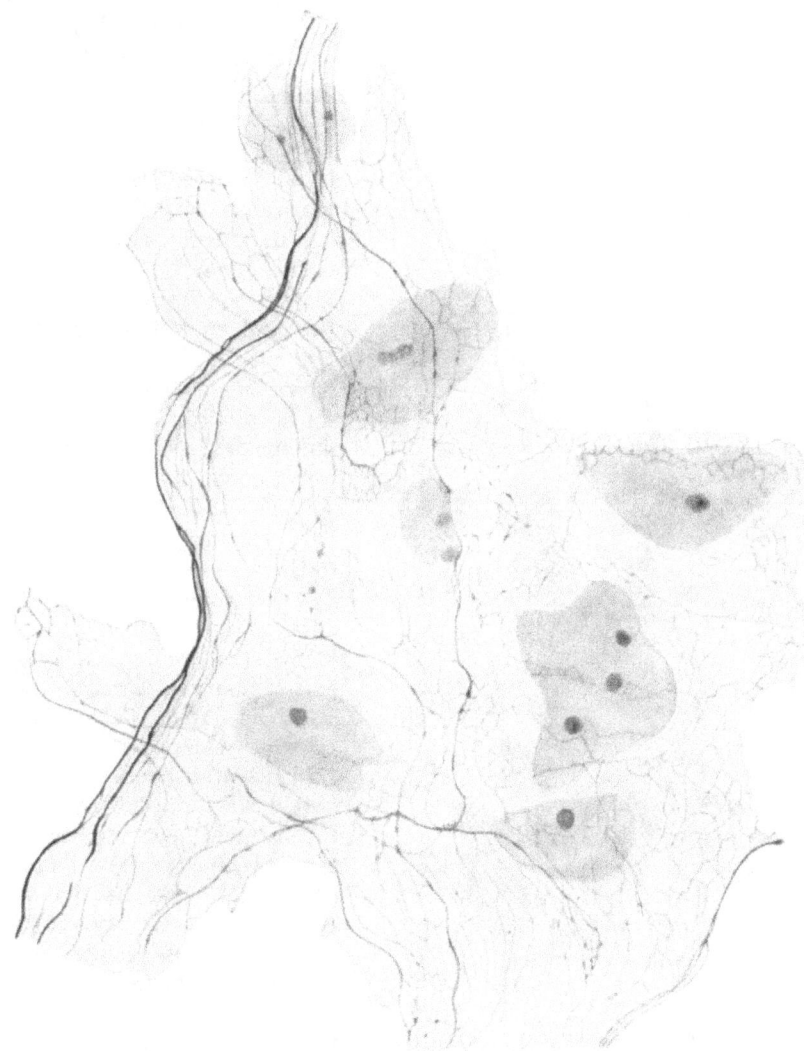

Abb. 196. Nervöses Terminalreticulum in der Adventitia einer Arterie. *Mensch*. Submucosa des Magens. (BIELSCHOWSKY-Methode. 2200mal vergrößert, auf $^3/_4$ verkleinert.)

1935, SETO und FUKAJAMA 1936). Wenn sich das in Abb. 196 und 197 dargestellte Nervennetz mit der Wand der Vasa vasorum oder mit benachbarten glatten Muskelfasern und Drüsenzellen plasmatisch verbindet, so bleibt eine efferente Leitfähigkeit denkbar; breitet es sich aber innerhalb einer rein bindegewebigen Lage aus, so dürfte seine efferente Leitfähigkeit möglicherweise trophischer Bedeutung sein, wenn man nicht auch die Anwesenheit afferenter Elemente in jenem Nervennetz annehmen will.

Die Frage nach dem Vorkommen von *Ganglienzellen* in der Gefäßwand ist nicht leicht zu beantworten; es kommt darauf an, wie man den Begriff einer Ganglienzelle definiert. Versteht man unter einer Ganglienzelle ein, mit einem oder mehreren Fortsätzen versehenes plasmatisches Gebilde mit rundem Kern, scharf hervorstechendem Nucleolus, Fibrillensystem und NISSL-Substanz, so bedeutet das Auftreten derartiger Zellen innerhalb der Gefäßwand eine außerordentliche Seltenheit. Man müßte die Ganglienzellen schon mit unspezifischen Färbemethoden in der Gefäßwand beobachten können, was aber nicht der Fall ist. Man darf somit die Gefäßwand im allgemeinen als frei von Ganglienzellen betrachten.

In seinem Beitrag über die Gefäßnerven in L. R. MÜLLERs Handbuch (1931) will GLASER das Vorkommen von Ganglienzellen nur auf die Arterien der großen Körperhöhlen beschränkt wissen; solches gilt aber bei jenen Gefäßen nur für das periadventitielle Gewebe, nicht für die eigentliche Adventitia. Daß sich in den großen, vegetativen Nervengeflechten, welche die Arterien der Brust- und Bauchhöhle im perivasalen Bindegewebe umlagern, eine Menge von Ganglienzellen vereinzelt oder in ganzen Haufen vorfindet, steht außer Zweifel. Hierauf ist kürzlich bei den Nervengeflechten der A. coeliaca und der Mesenterialarterien von KUNTZ und JACOBS (1955) besonders hingewiesen worden. SZANTROCH (1937) hat die um die A. coeliaca, mesenterica cranialis und caudalis gelegenen, sympathischen Ganglienzellen einer genauen mikroskopischen Analyse unterzogen und über die Nervenzellen des Gefäßsympathicus bei *Cottus scorpius* eingehend berichtet.

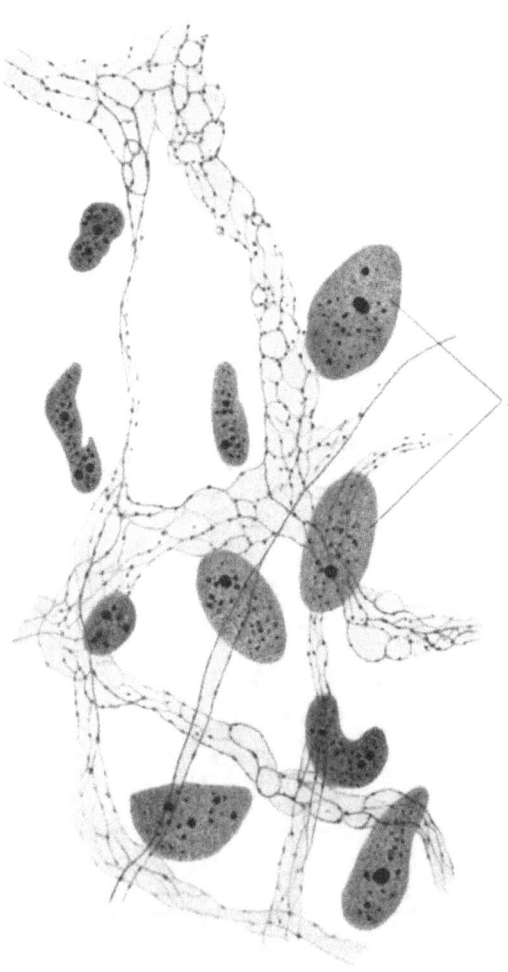

Abb. 197. Nervöses Terminalreticulum (Präterminale Stränge) im perivasculären Bindegewebe einer Arterie. Magen. *Mensch*. *K* Kerne von Fibrocyten. (BIELSCHOWSKY-Methode. 2000mal vergrößert auf ²/₃ verkleinert.)

Die alten Autoren haben vielfach das Auftreten von Ganglienzellen in der Gefäßwand verneint; im Falle sie Ganglienzellen in der Gefäßwand beobachtet haben wollen, dürfte es sich um Nervenzellen im perivasalen Bindegewebe gehandelt haben. Mit der Methylenblaumethode treten gelegentlich sternförmige Bindegewebszellen hervor, die an der Gefäßwand das Aussehen kleiner Ganglienzellen besitzen. DOGIEL (1898) hat hierauf hingewiesen.

LEONTOWITSCH (1930) hat mit einer überaus komplizierten Methylenblaumethode am Nervennetz in der Gaumenschleimhaut des *Frosches* eigentümliche, kleine granulierte Zellen gefärbt und als Ganglienzellen bezeichnet. Die von ihm dargestellten Elemente liegen nur zum Teil im tiefen Nervennetz der Gefäßadventitia, in der Hauptsache in dem über das gesamte Bindegewebe der Schleimhaut ausgebreiteten Nervennetz, das, wie oben angegeben, mit dem in der Gefäßwand entwickelten Nervennetz kontinuierlich zusammenhängt. Sehr wahrscheinlich handelt es sich bei den von LEONTOWITSCH (1930) mit großer Kunst spezifisch gefärbten Gebilden um Interstitielle Zellen. Ihre Ähnlichkeit mit den früher geschilderten Interstitiellen Zellen oder mit der in Abb. 106 wiedergegebenen Formation legt jedenfalls einen solchen Gedanken nahe.

Wie LEONTOWITSCH (1930) so haben KOLOSSOW und SABUSSOW (1928) im Verdauungstractus von *Emys*, MATWEJEWA (1935) im AUERBACHschen Plexus vom *Frosch* und SEREBRJAKOW (1929) in der Harnblase vom *Frosch* und einigen *Säugetieren* derartige neuroblastenartige Ganglienzellen beschrieben. Letztere sollen nach völliger Denervation der Harnblase intakt geblieben sein. Im Bereich des vegetativen Nervensystems gibt es eine Menge kleiner, vielleicht unreifer Zellen, deren nervöse Natur selbst mit den Silbermethoden nicht klar zu erkennen ist, von denen sich aber eine kontinuierliche Reihe von Übergangsformen bis zu typischen, kleinen Ganglienzellen aufstellen läßt. Möglicherweise hat LEONTOWITSCH (1930) bei seinen „Gefäßnerven" teilweise derartige Elemente beobachtet. Das ändert aber nichts an der Feststellung, wonach die Gefäßwand als frei von Ganglienzellen zu gelten hat.

Für die Hauptmasse der Vasomotoren bedeutet die in der Media der Arterien entwickelte *Muscularis* das entsprechende Erfolgsorgan. Demnach werden die in den Plexus der Adventitia verlaufenden Nervenfasern nunmehr gezwungen, sich in die Formen der vegetativen Endausbreitung einzuordnen. Das geschieht zunächst innerhalb eines syncytialen Netzes, das sich aus fein granulierten Plasmasträngen und unterschiedlich geformten Kernen aufbaut (Abb. 106). Die schmalen Kerne gehören dem SCHWANNschen Leitgewebe, die großen rundlichen Kerne den Interstitiellen Zellen an.

Selbstverständlich finden sich in das erwähnte, syncytiale Netz feinste Neurofibrillen eingebettet, welche die Unterlage für das schon den alten Autoren bekannte, tiefe, der Muscularis aufgelagerte Nervennetz abgeben. Wenn man den Interstitiellen Zellen die Produktion eines chemischen Vermittlerstoffes zur Übertragung nervöser Impulse auf die glatte Muskulatur zuschreiben will, so läßt sich jenes in Abb. 106 wiedergegebene Nervennetz unter Umständen als Synapse deuten. Noch DOWGJALLO (1932) vermeint in jenem Netz die eigentliche, nervöse Übertragungsformation zu erblicken. Für die rein morphologische Betrachtungsweise genügt eine derartige Definition jedoch keineswegs. Denn es finden sich außerhalb des plasmatischen Endnetzes, direkt der Muskulatur aufliegend, wesentlich feinere Neurofibrillen in enormer Menge (Abb. 102 und 198).

Hiernach läßt sich für die Muskelfasern der Media kein anderer Modus einer nervösen Endigung oder einer Synapse erwarten als das Terminalreticulum. In außerordentlicher Dichte lagern die zarten Neurofibrillen auf der Muscularis, so daß der Gedanke nahe liegt, jede einzelne Muskelzelle sei in den direkten Einfluß des Nervensystems geraten (Abb. 199). Von dem der Außenfläche der Muscularis aufgelagerten Terminalreticulum zwängen sich alsbald die einzelnen Neurofibrillen zwischen die Muskelfasern in die Tiefe.

Der histologische Nachweis efferenter Nerven in der Media der Arterien bringt wegen der eng zusammengepreßten Muskulatur erhebliche Schwierigkeiten mit sich. Immerhin lassen die Angaben von ÁBRAHÁM (1950), REISER (1932), HAGEN (1950), MILLEN (1948), BONARD (1948), BURNS (1935), CHRISTENSEN und POLLEY (1950), CHRISTENSEN (1956) an der Existenz der Neurofibrillen innerhalb der Muscularis keinen Zweifel. LEGAIT und DOLLANDER (1948) haben in der Media netzartige Teile des Terminalreticulums abgebildet; ihre weitere Beobachtung, wonach die Neurofibrillen mit feinsten knopfförmigen Ästchen innerhalb der glatten Muskelfaser in unmittelbarer Nähe des Kernes enden sollen, vermag ich ebensowenig wie die gleichlautende Angabe MILLENS (1948) zu bestätigen. Auch die von PINES und NAROWTSCHATOWA (1931) in der Media der Arterien in der Nebenniere geschilderten, plättchenartigen Endigungsformen habe ich bei Vasomotoren nie gesehen. Schließlich bezeichnet SCHABADASCH (1928) ein arterielles Nervengeflecht in der Harnblase teilweise als intramuskulär, was aber bei der vom Autor benutzten, schwachen Vergrößerung kaum beweisen lassen dürfte.

Ob in der *Intima* der Arterien Nerven vorkommen, ist schwer zu entscheiden. Nach den Angaben von REISER (1932), WATANABE (1938) und HAGEN (1950) hat es den Anschein,

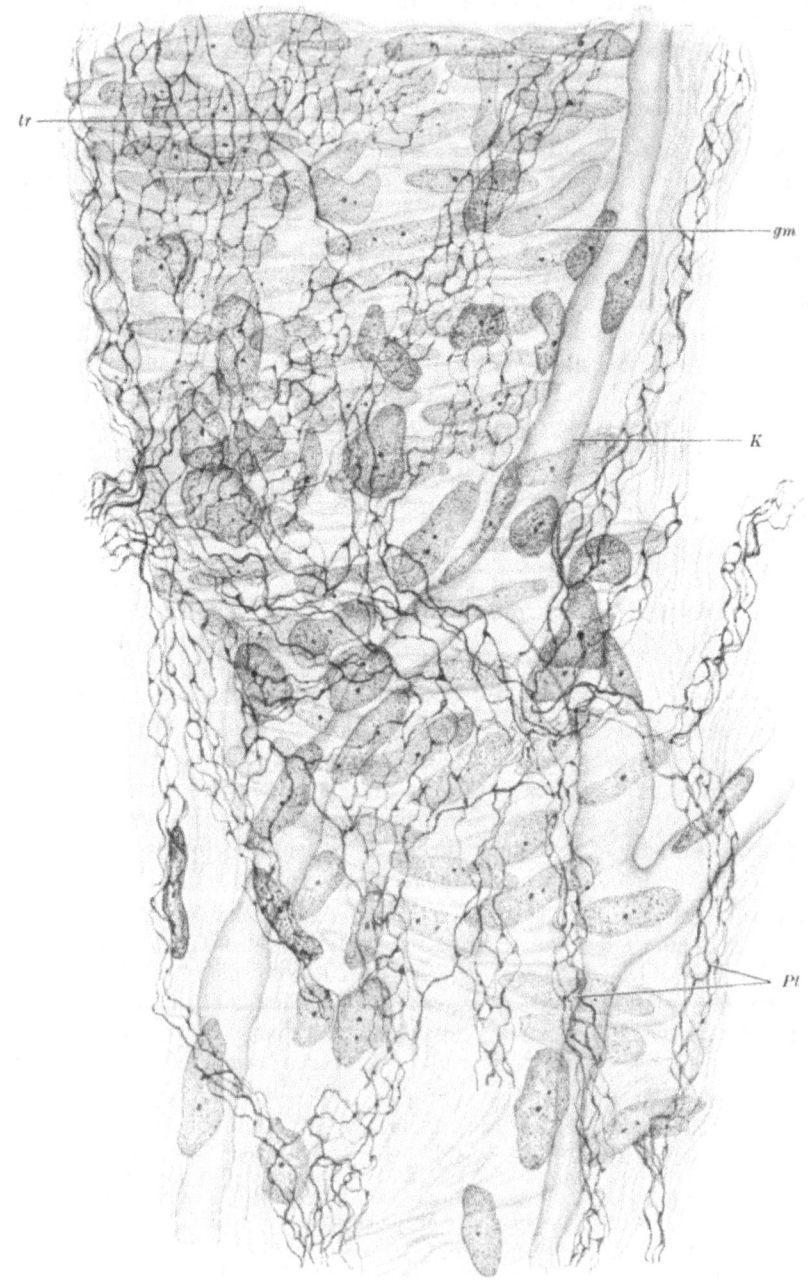

Abb. 198. Nervöses Terminalreticulum *tr* an einer Arterie und an den Vasa vasorum. Clitoris. *Affe. Pt* Präterminales Netz; *gm* Muskelwand der Arterie; *K* Capillare. (BIELSCHOWSKY-Methode. 1530mal vergrößert, auf $^9/_{10}$ verkleinert.) Nach KNOCHE 1954.

als würden aus der Muscularis heraus feinste Neurofibrillen bis zur Intima vordringen. ÁBRAHÁM (1950) nennt die Intima nervenlos. Da sich jedoch in der Intima der Venen bis direkt unter das Endothel Neurofibrillen nachweisen lassen, so dürfte deren Vorkommen auch in der Intima der Arterien eher wahrscheinlich als unwahrscheinlich sein. Daher glaube ich einstweilen den exakten Nachweis einer Innervierung der Intima bei den Arterien auf die Mängel unserer jetzigen Technik zurückführen zu sollen.

Die *Arteriolen* besitzen in ihrer Wand ein dichtes Nervennetz, das LANDAU (1949) näher geschildert hat. Im übrigen geraten die Arteriolenwände, ähnlich den Capillaren, bereits in untrennbaren Zusammenhang mit dem allgemeinen, in den meisten Organen ausgebreiteten

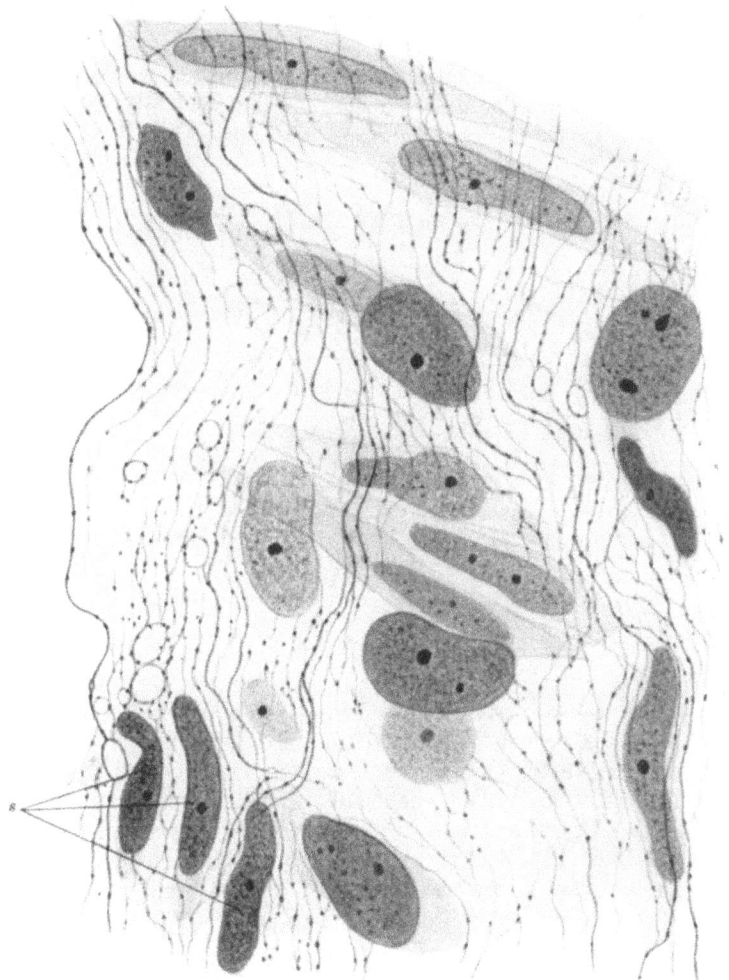

Abb. 199. Nervöses Terminalreticulum auf und in der Media einer Arterie. Magen. *Mensch.* *s* SCHWANNsche Kerne. (BIELSCHOWSKY-Methode. 2000mal vergrößert, auf ³/₄ verkleinert.)

vegetativen Endnetz. Ausgezeichnete Präparate über die Innervation der Aorta und der A. iliaca beim Hund und der A. femoralis bei Mensch und Hund sind kürzlich auf dem VI. Symposium über vegetative Neurologie in Straßburg (1955) von BOLLACK, KLEIN und FONTAINE demonstriert worden. Hiernach besteht bei den großen Arterien an dem Vorhandensein eines ausgedehnten Neurofibrillennetzes in der Media und Intima bis zum Endothel kein Zweifel. Selbstverständlich läßt sich aus der Form jenes Netzwerkes seine Funktion nicht erschließen. Daß in jenem Netzwerk afferente und efferente Elemente gemeinsam enthalten sein müssen, gilt mir als sehr wahrscheinlich.

WEBER (1953) erwähnt in der Wand der Arteriolen die Existenz von drei konzentrischen Innervationszonen: Eine mittlere Zone für die kreisförmig angeordneten, efferenten Neurofibrillen und zwei weitere sensible Zonen; die eine von ihnen liegt in der tiefen Adventitia, die andere in der Intima, wo die sensiblen Neurofibrillen mit den motorischen Neurofibrillen rechte Winkel bilden sollen. Hiermit überschätzt WEBER (1953) zweifellos den Wert des mikroskopischen Präparates, das ihm als Beweismittel für seine Dreizonenhypothese dienen soll. Der Autor vermeint an den allerfeinsten Neurofibrillen eine efferente oder afferente Leitfähigkeit wahrzunehmen; er bezeichnet jedes ösenartige Gebilde als eine Endigung, ohne sich daran zu erinnern, daß diese Ösen auch mitten im Verlauf einer Neurofibrille auftreten können und da, wo sie scheinbar am Ende einer Neurofibrille hängen, durch den Schnitt vorgetäuscht sind. Im Hinblick auf den betrüblichen Umstand, daß beim Nervensystem die Form nur eine äußerst geringe oder gar keine Aufklärung über die Funktion liefern kann, vermag ich der an feinsten Neurofibrillen angestellten Reflexion WEBERS (1953) nicht beizustimmen.

Afferente Endapparate lassen sich unter verschiedener Gestalt in der Umgebung der Gefäßwand oder innerhalb der Adventitia ohne Schwierigkeit feststellen. Die VATER-PACINIschen *Lamellenkörperchen* kommen im periadventitiellen

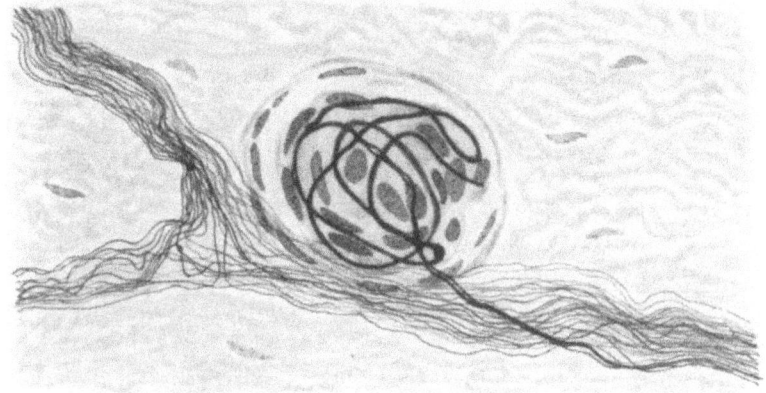

Abb. 200. Sensibler eingekapselter Endkolben aus der Adventitia der Arteria femoralis. *Mensch.* (BIELSCHOWSKY-Methode.) Nach HIRSCH 1926.

Bindegewebe der meisten Arterien vor. Sie sind bereits von den alten Autoren beobachtet und später von HIRSCH (1926), LAWRENTJEW (1926), DOWGJALLO (1932), WOLLARD (1926), OCHOTERENA und SAMANO (1937) erwähnt worden. Besonders häufig hat man die Lamellenkörperchen in der hinteren Bauchwand, vor allem in der Umgebung der Aorta beobachtet (MITSUI 1929, SETO 1937, SAKURAOKA 1954). Sie stehen wohl sämtlich im Dienste der Blutregulation, auch wenn sie, wie etwa in den serösen Häuten der Körperhöhlen, der Gefäßwand nicht unmittelbar anliegen sollten (v. SCHUMACHER 1938, DOWGJALLO 1932, STÖHR jr. 1938).

Neben den, auf das periadventitielle Bindegewebe der Arterien beschränkten VATER-PACINIschen Körperchen lassen sich in der Adventitia der Arterien noch sensible Endorgane von verschiedener Form entdecken. Hierbei handelt es sich um knäuelartige Endapparate, die den KRAUSEschen *Endkolben* angehören und ihre Entstehung einer an circumscripter Stelle erfolgenden Aufwicklung einer ursprünglich markhaltigen, dicken Nervenfaser verdanken. Nach Abb. 200 umhüllt eine bindegewebige Kapsel das nervöse Endorgan, an dessen Aufbau sich noch ein kernhaltiges Terminalplasma von spezifischer Art und offenbar syncytialer Konstruktion beteiligt. Derartige sensible Endkörperchen gehören wohl dem cerebrospinalen Nervensystem an und sind dem segmentalen Innervationsmodus der Gefäße eingeordnet.

Ähnlich gebaute, nervöse Endorgane sind von REISER (1936) in der Nähe eines *Skleralgefäßes*, von TAKINO (1933) und GLASER (1931) in der Adventitia einer *Lungen-* und *Herz-*

arterie, von BUSCH (1929) in der *A. femoralis* und von ÁBRAHÁM (1950) in der *Nierenarterie* beschrieben worden. COMPARINI (1953, 1954) berichtet über das Vorkommen eingekapselter Nervenendigungen an den größeren Arterien und Venen der Extremitäten, LODONE (1953) erwähnt PACINIsche Körperchen an den Arterien des Unterschenkels.

In der Wand des *Sinus caroticus* kommen jene den KRAUSEschen Endkolben zuzuweisenden Gebilde besonders häufig und gelegentlich in einer sehr komplizierten Bauweise vor. Sie finden sich vielfach mitten zwischen die Bündel der meist markhaltigen Sinusnerven eingeschaltet und enthalten in einer Masse schwer definierbaren, kernhaltigen Protoplasmas eine Menge zarter Neurofibrillen; diese lassen hier ein kaum entwirrbares Schlingen- und Netzwerk von

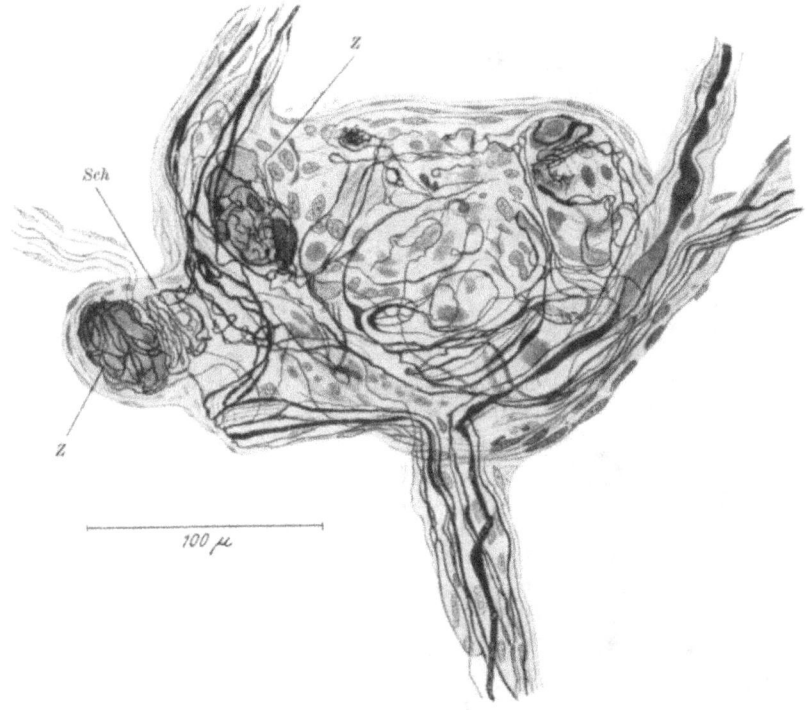

Abb. 201. Sensibles Endorgan in der Wand des Sinus caroticus. *Mensch*. *Sch* Feinste Nervenfaserschlingen; *Z* große „nervöse" Zellen. (BIELSCHOWSKY-Methode. 360mal vergrößert.) Nach SUNDER-PLASSMANN 1933.

äußerster Feinheit entstehen (Abb. 201). Wahrscheinlich gehören jene vor allem von SUNDER-PLASSMANN (1930) beschriebenen Endorgane dem N. glossopharyngicus an und stehen als nervöse Rezipienten im Dienst der von H. E. HERING (1932) entdeckten *Sinusreflexe*. Die erwähnten Endkörperchen, über deren Zusammenhang mit dem an der Bifurcatio der Carotis gelegenen Nervenplexus beim menschlichen Embryo auch PANSINI (1952) berichtet, zeigen mancherlei Variationen in ihrem Aufbau.

Der für die Blutzirkulation des Gehirns bedeutsame, erweiterte Anfangsteil der A. carotis interna, der Bulbus oder Sinus caroticus, beherbergt in seiner Wand eine bemerkenswerte Fülle besonders gebauter Nervenendorgane. Die ersten Beobachtungen hierüber sind DE CASTRO (1940) und SUNDER-PLASSMANN (1930) zu verdanken. Auch WOLHYNSKI (1936/37) hat dem, in der Bifurcatio der Carotis gelegenen Nervenplexus samt den zugehörigen Ganglien Beachtung geschenkt. Der außerordentliche Nervenreichtum in der Wand des Sinus caroticus beruht vorwiegend auf sensiblen Endapparaten, welche in Gestalt baumartiger

214 Innervation des Gefäßsystems.

Verästelungen teils in diffuser, teils in mehr circumscripter Aufteilung zur Ansicht gelangen.

Vom circumscripten Typus der baumartigen Nervenendigungen findet man in Abb. 202 ein Beispiel. Eine markhaltige Nervenfaser verästelt sich in einer umgrenzbaren bindegewebigen Stelle in der Tiefe der Adventitia; das bindegewebige Territorium für die fraglichen Endorgane kann bis zur Mediagrenze

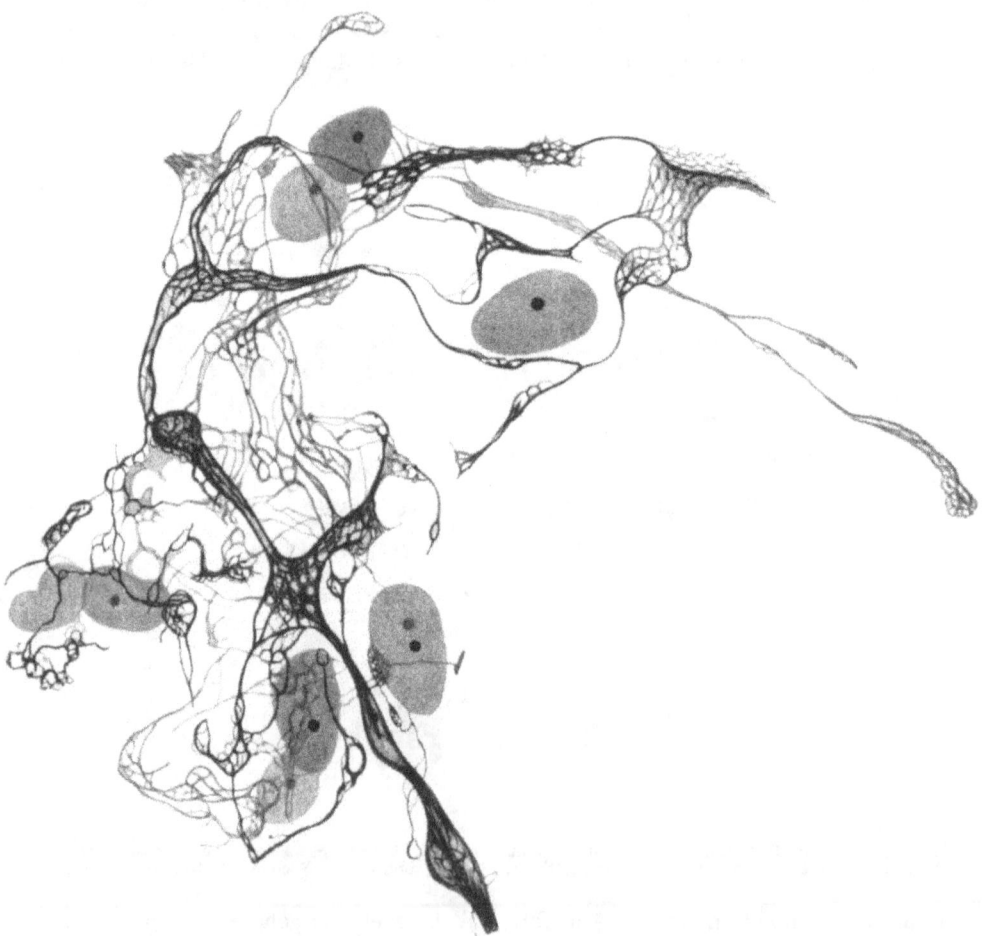

Abb. 202. Sensibles Endbäumchen in der Wand des Sinus caroticus. *Mensch.* (BIELSCHOWSKY-Methode. 1800mal vergrößert, auf $^7/_{10}$ verkleinert.)

reichen. Die eingezeichneten Kerne gehören wahrscheinlich einem schwer färbbaren, spezifischen Terminalplasma, weniger den Fibrocyten an. Im kollagenen Bindegewebe lockert sich das fibrilläre Gefüge der nunmehr marklos gewordenen Nervenfaser auf und führt mit zahlreichen, plättchenartigen Verbreiterungen zu einer erheblichen Oberflächenvergrößerung des Neuroplasmas. Die zarten Ästchen nehmen nach der Peripherie hin an Feinheit zu und entwickeln bei weiterer Ausdehnung ein wabig-diffuses Netz (Abb. 203). Dessen feinste Maschen verlieren allmählich ihre Imprägnierbarkeit und lassen sich wegen der allzu geringen Ausdehnung ihrer Fibrillen kaum noch von den kollagenen Fibrillen der Umgebung unterscheiden.

Die Darstellung des in Abb. 203 wiedergegebenen Neurofibrillensystems erweckt den Eindruck, die Grenze der Leistungsfähigkeit unserer Silbermethoden und unserer Optik erreicht zu haben. Würde das Kaliber der Neurofibrillen weiterhin verringert, so würden wir sie mit unseren gewöhnlichen Lichtmikroskopen nicht mehr sehen. Demnach läßt sich denken, daß wir in der vorliegenden Abbildung nur ein Teilstück, nicht aber die gesamte Neurofibrillenmasse des Endkörperchens in ihrer äußersten Ausbreitung vor uns haben.

Die charakteristisch gebauten Endorgane des Sinus caroticus liegen gewöhnlich dicht beieinander, so daß SUNDER-PLASSMANN (1930) die zugehörige Region als „neurovegetatives Receptorenfeld" bezeichnet hat. Es stellt die Endausbreitung des dem N. glossopharyngicus angehörigen, von H. E. HERING (1932) entdeckten zentripetalen „*Sinusnerven*" dar.

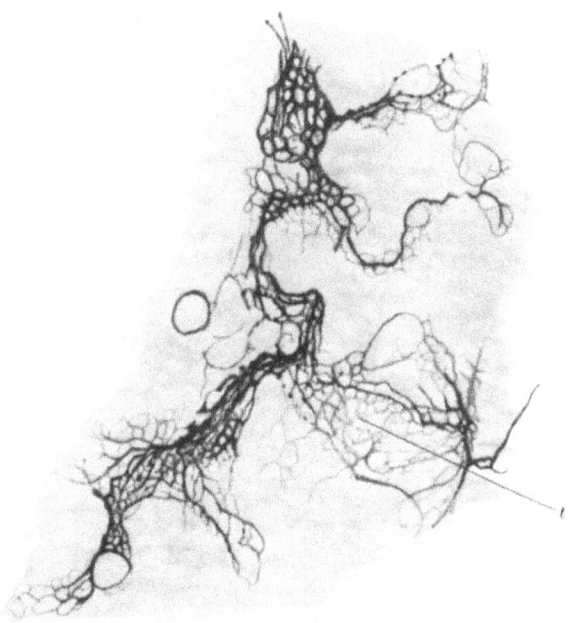

Abb. 203. Endast eines sensiblen Endorgans in der Wand des Sinus caroticus. *Mensch. t* Feinste Netzbildung. (BIELSCHOWSKY-Methode. 2400mal vergrößert, auf ⁵/₆ verkleinert.)

Zur makroskopischen Anatomie des um den Sinus caroticus gelagerten Nervenplexus und über dessen Verbindungsäste hat BOYD (1940) weitere Einzelheiten mitgeteilt. Eine umfangreiche präparatorische Studie über die Innervation der Halsschlagadern beim *Hund* stammt von RIJNDERS (1933); der Autor nimmt übrigens als Ursprungsstelle mancher Endapparate in der Carotiswand neben der Adventitia die Media an. ÁBRAHÁM (1949) und JABONERO (1951) haben die Endigungsweise des „Sinusnerven" samt einem allerfeinsten, neurofibrillären Reticulum beim *Menschen* in eingehender Weise demonstriert. MURATORI (1951) zeigt die Verästelung der nervösen Endbäumchen in der Carotis des *Neugeborenen*.

HASHIMOTO (1937) weist den Sinusnerven des *Hundes*, wie oben vermerkt, in den Bereich des N. glossopharyngicus und läßt ihn aus markhaltigen und wenigen marklosen Nervenfasern zusammengesetzt sein. Nach den entwicklungsgeschichtlichen Studien von BONARD (1948) erhält die A. carotis des *Meerschweinchens* ihre afferenten Fasern aus dem Ganglion nodosum des Vagus und die efferenten Fasern aus dem cervicalen Grenzstrang.

Nach den Erfahrungen DE CASTROS (1940) beteiligen sich Vagus, Sympathicus und Glossopharyngicus an der Innervation des Sinus caroticus. Doch kommt es nur nach *Durchschneidung* des *N. glossopharyngicus* in Höhe des Foramen jugulare zu einer totalen Degeneration der in die Carotiswand verlagerten Endapparate.

Eine zweite Stelle im Gefäßsystem von großer physiologischer Bedeutung findet sich im Anfangsteil des Arcus aortae. Es handelt sich um die Endigung eines zentripetalen, markhaltigen Vagusastes, der von den Physiologen als *N. depressor* bezeichnet wird, da er nach Durchschneidung und Reizung des zentralen Stumpfes Abnahme der Herzfrequenz und Minderung des Aortendruckes nach sich zieht. Schon die alten Anatomen, DOGIEL und SCHEMETKIN (1898), haben in der Wand des Aortenbogens Nervenendigungen beschrieben, die den baumförmigen Verästelungen des Sinus caroticus ähnlich sehen und dem Ausbreitungsgebiet des N. depressor angehören dürften.

TSCHERNJACHIWSKY (1929), MURATORI (1935, 1937), PALME (1934), GLASER (1928), NONIDEZ (1937), YABUCHI (1953), ÁBRAHÁM (1953, 1955) und SAKURAOKA

(1954) haben in weiteren Beiträgen eine Fülle von Einzelheiten über die Verästelungsweise der bäumchenartigen, afferenten Endorgane herbeigebracht. SETO (1937) unterscheidet im Aortenbogen des *Menschen* zwei Haupttypen nervöser Endorgane. Sie stimmen nach Form und Umfang im wesentlichen mit denen des Sinus caroticus überein und finden sich in einer gefäß- und kernreichen, bindegewebigen Unterlage der äußeren Media oder in der Adventitia vor. Die Endapparate entstehen durch Aufteilung einer starken, markhaltigen Nervenfaser

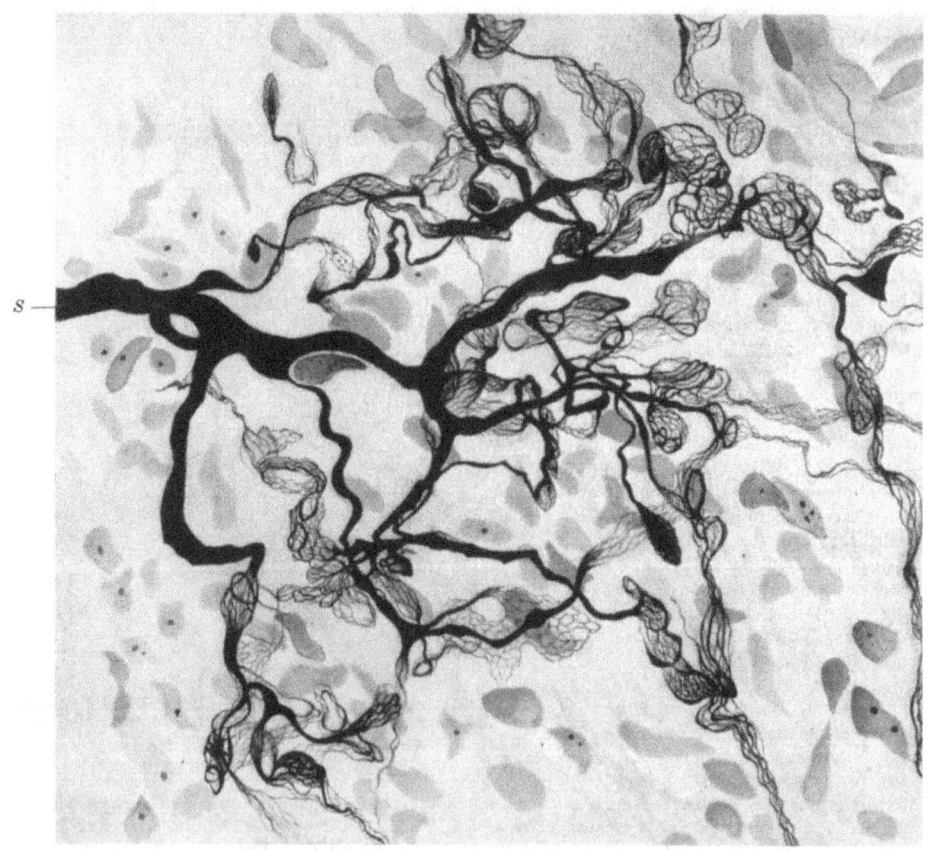

Abb. 204. Afferente Nervenendigung in der Media des Aortenbogens. *Mensch.* S Stammfaser. (BIELSCHOWSKY-Methode. 600mal vergrößert, auf ²/₃ verkleinert.) Nach SETO 1937.

und entwickeln durch Auflockerung ihres Neuroplasmas schließlich neurofibrilläre Netzformationen von äußerster Feinheit (Abb. 204).

Nach ÁBRAHÁM (1953) besitzt der N. depressor beim *Hund* seine neurofibrillären Endplatten zwischen innerer Adventitia und äußerer Media an der Vorder- und Rückeite des aufsteigenden Aortenbogens. Weitere Faserbündel des N. depressor finden an der Vorderseite der A. brachiocephalica und an der Basis der A. subclavia ein Ende. Über die verwickelte Form sensibler Nervenenden im Aortenbogen des Rindes hat ÁBRAHÁM (1955) eine ergänzende, mit sehr instruktiven Bildern ausgestattete Studie veröffentlicht. Eine von BAKAY jr. (1942) durchgeführte Entfernung des Ganglion nodosum bei der *Katze* ergab einen völligen Zerfall der afferenten Endigungen in der Aortenwand. Auch WATANABE (1938) hat das Ausbreitungsfeld der afferenten Endorgane bis in die Intima der Aorta bei menschlichen Feten verfolgt. Der von BERSCH (1954) unternommene Versuch, das Endgebiet des N. depressor beim *Kaninchen* an eine bestimmte Stelle in der Intima des Aortenbogens zu verlegen, scheint mir mangels jeder technischen Erfahrung völlig mißglückt zu sein.

Im Hinblick auf die Bedeutung der in der Wand des Sinus caroticus gelegenen Nervenendigungen für die cerebrale Gefäßregulation liegt es nahe, in der Wand der A. vertebralis nach einem entsprechenden, afferenten Nerventerritorium zu suchen. Es ist mir nicht gelungen, ein solches zu finden. Auch entsprechende Arbeiten von LAUX und GUERRIER (1939, 1948), CHRISTENSEN und POLLAY (1950), CHRISTENSEN, POLLAY und LEVIS (1952) beschränken sich darauf, die Innervation der A. vertebralis präparatorisch zu untersuchen, ohne zur histologischen Frage Stellung nehmen zu können.

Afferente Endorgane mit baumförmigen Verästelungen und fibrillären, plättchenartigen Verbreiterungen kommen gelegentlich bei kleineren Arterien zu Gesicht. Sie waren schon DOGIEL (1898) bekannt und sind später in der Wand kleiner Arterien und arteriovenösen Anostomosen im *Paraganglion caroticum* der *Katze* von DE CASTRO (1928) und an kleinen Lungenarterien von HAYASI (1937) beschrieben worden.

Die Literatur über die *Innervation der Arterien* ist sehr zerstreut und schwer übersehbar. Daher sei ohne Anspruch auf Vollständigkeit noch auf einige weitere Arbeiten mit gleichzeitiger Nennung des entsprechenden Organs verwiesen: ÁBRAHÁM (1936) *(Gaumenschleimhaut)*, BOEKE (1934) *(Parotis, Zunge)*, MÜNCH (1934), BERKELBACH (1935), GORDON und JÖRG (1933) *(Zahnpulpa)*, OSHIMA (1929), HIRT (1939), GREVING (1952), REISER (1932), SCHABADASCH (1930), JABONERO (1948), STÖHR jr. (1932, 1934) *(Darmkanal)*, SPANNER (1929), HIRT (1930), KNOCHE (1950/51), SCHABADASCH (1934) *(Niere, Harnblase)*, GLASER (1928), HARTING (1944), TISCHENDORF (1948) *(Milz)*, KNOCHE (1952), KOPPEN (1950) *(Uterus)*, SAKAGUCHI (1939) *(Ovarium, Tube)*, TAKINO (1933), SUNDERPLASSMANN (1938) *(Lunge)*, NONIDEZ (1931) *(Thyreoidea)*, HINSEY (1927), TOWER (1931) *(Skeletmuskel)*, LARSELL (1935) *(Pleura)*, JOHN (1940), ORMEA (1949), BOEKE (1939), WOLLARD, WEDDELL und HARPMAN (1940) *(Haut)*, RIEGELE (1933) *(Trommelfell)*, KRAWARIK (1938) *(Huflederhaut)*, ANDRZEJEWSKI (1955) *(Labyrinth)*.

b) Venen.

Die größeren Venen zeigen hinsichtlich ihrer Innervierung ein ähnliches Bild wie die Arterien. In der *Adventitia* trifft man auf ein aus gröberen Bündeln zusammengesetztes Nervengeflecht, das nach der Tiefe der Gefäßwand an Feinheit zunimmt. Die kleineren Venen behalten im wesentlichen die nämliche nervöse Einrichtung bei (Abb. 205).

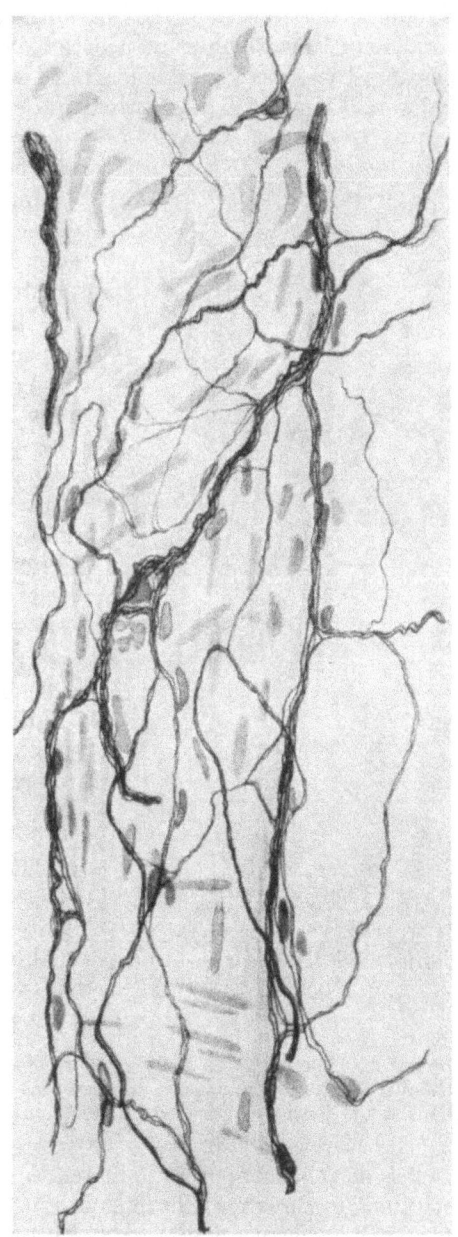

Abb. 205. Nervenplexus einer Vena interlobularis. Leber. *Kaninchen.* (300mal vergrößert.) Nach RIEGELE 1928.

Selbstverständlich können die Nervenplexus in der Venenwand nicht die gleiche Anordnung wie bei den Arterien besitzen, da sich

Muskel- und Bindegewebe in den Venen zueinander anders verhalten als in den Arterien.

In der Adventitia der Venen finden sich die feinen, marklosen Nervenfäserchen in ein kernhaltiges SCHWANNsches Leitgewebe eingebettet; es begleitet die durch fortwährende Aufspaltung allmählich dünner werdenden, neurofibrillären Elemente unter mancherlei Maschen- und Schlingenbildung fast durch die ganze Dicke der Venenwand. Doch kann, wie BOEKE (1926) zuerst beobachtet und worauf KNOCHE (1951/52) an den Nierenvenen hingewiesen hat, das SCHWANNsche Leitplasmodium bei der letzten Endausbreitung durch andere, mesodermale Elemente ersetzt werden. In solchem Falle lassen sich die Neurofibrillen als im Plasma von Fibrocyten verlaufend wahrnehmen (Abbildung 206).

Die verhältnismäßig dünne Wand kleiner Venen bildet für das Studium ihrer Innervierung ein günstiges Objekt. Man erkennt hier den außerordentlichen Reichtum nervöser Elemente leichter als bei der Arterie. Nach Abb. 207 scheint die Masse der zarten Neurofibrillen teilweise den unterschiedlichen Gefäßwandzellen angelagert, teilweise in deren Protoplasma zu verlaufen. Zwischen den allerfeinsten Neurofibrillen sieht man vereinzelte, stärkere Nervenfasern einherziehen.

Bei Anwendung stärkster Vergrößerungen gelingt es, die Endigungsweise der Neurofibrillen in Gestalt des Terminalreticulums wahrzunehmen (Abb. 208). Seiner außerordentlichen Feinheit wegen hat es als die nervöse Endigungsform innerhalb der Venenwand zu gelten. Es findet sich in der muskelhaltigen Vene ebensogut wie in der muskelfreien Vene vor und kann sogar direkt unter dem Intimaendothel beobachtet werden (Abb. 209).

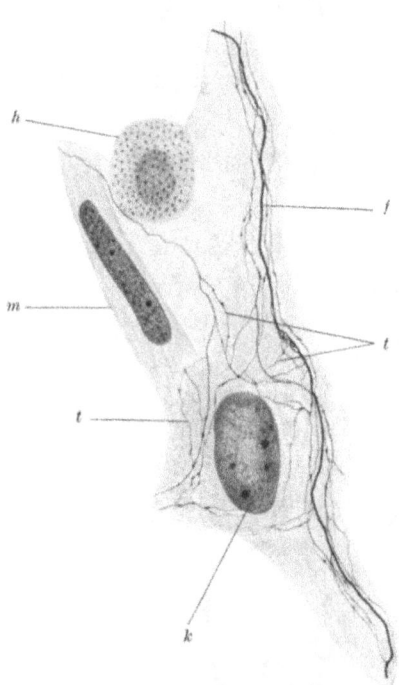

Abb. 206. Feinste Nervenelemente aus der Adventitia einer Vene. Magen. *Mensch.* *t* Neurofibrillen des Terminalreticulums; *f* mittelstarke Nervenfaser; *k* Kern eines Fibrocyten; *m* glatte Muskelfaser; *h* feingranulierte, bindegewebige Zelle. (BIELSCHOWSKY-Pyridin-Methode. 1800mal vergrößert, auf ⁵/₆ verkleinert.)

Nach seinem Verhalten in der Venenwand läßt sich das Terminalreticulum keineswegs nur als ein für die Muskelfasern bestimmter, motorischer Endapparat betrachten; da es auch in muskelfreien Venen in Erscheinung tritt, so liegt der Gedanke an das Vorhandensein afferenter Elemente innerhalb des Terminalreticulums nahe. Die Absicht, jenem vegetativen Endnetz innerhalb der Venenwand auch trophische Funktionen zuzuteilen, läßt sich schwer beweisen.

Bei den kleinen, postcapillären Venen steht das eingelagerte Terminalreticulum in direktem Zusammenhang mit dem allgemeinen, in jedem Organ entwickelten Nervenendnetz (Abb. 210). Es handelt sich also um die gleiche Art der Innervierung wie bei den Capillaren. REISER (1932) und YOSHITOSI (1937) haben jenen Modus der Innervation an den Venen des *Magen-Darmkanals* nachgewiesen, SUNDER-PLASSMANN (1905) hat ihn in der *Thyreoidea*, SAKAGUCHI (1939) in der *Tube* gezeigt. Auch können die Nerven der postcapillaren Venen mit dem für das *Fettgewebe* bestimmten Nervennetz kontinuierlich zusammenhängen (Abb. 104).

Die Herkunft der für die V. cava sup. und inf. und für die V. portae bestimmten Nerven wurde von SOMELET, HAHN und GROSDIDIER (1925) präparatorisch festgestellt; BONIVENTO und MORIN (1941) bringen gute Abbildungen über die Innervation der V. cava beim *Meerschweinchen* und erwähnen in der äußeren Adventitia das Vorkommen sensibler *Endbäumchen*. Sehr eingehend hat NONIDEZ (1937) an der Einmündungsstelle der beiden Vv. cavae und der V. pulmonalis in der Herzwand zwei Formen afferenter Endapparate beschrieben: subendotheliale, fibrilläre Aufzweigungen und perimuskuläre Verästelungen. Über die Innervation der größeren Körpervenen, V. cava, ilica, renalis und V. portae stammen bemerkenswerte Einzelbeobachtungen von MICHELAZZI (1933); der Autor

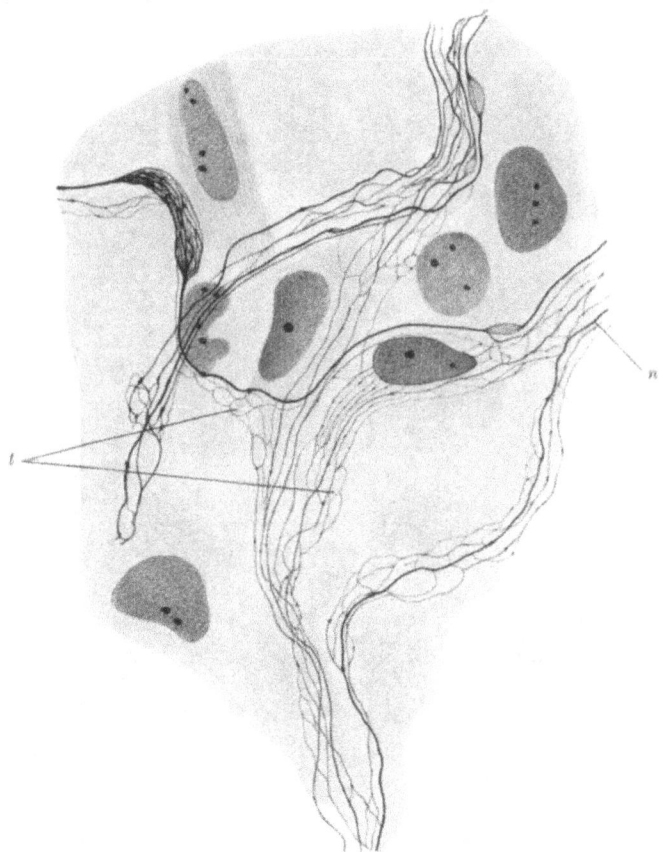

Abb. 207. Nerven in der Wand einer Vene aus der Submucosa des menschlichen Magens. *n* Mittelstarke Nervenfaser; *t* feinste, intraplasmatisch verlaufende Neurofibrillen des nervösen Terminalreticulums. (BIELSCHOWSKY-Methode. 1600mal vergrößert, auf ³/₄ verkleinert.)

hat überdies im periadventitiellen Gewebe einer V. pulmonalis ein größeres *Ganglion* nachgewiesen. MURATORI (1937) berichtet über Nerven an den *Lebervenen* des *Hundes*, DE MUYLDER (1948) erwähnt angeblich sensible Nervenenden an den *Nierenvenen* des Fetus beim Menschen.

Die Monographie von K. J. FRANKLIN (1937) enthält viel Wissenswertes über die Anatomie und Physiologie der Venen.

c) Arteriovenöse Anastomosen.

Für die Blutregulation innerhalb der einzelnen Organe kommt den arteriovenösen Anastomosen zweifellos eine bedeutsame Rolle zu. In den monographischen Arbeiten von MASSON (1936) und CLARA (1927) finden sich Beobachtungen und Anschauungen über die Anatomie, Pathologie und Physiologie der arteriovenösen Anastomosen zusammengefaßt.

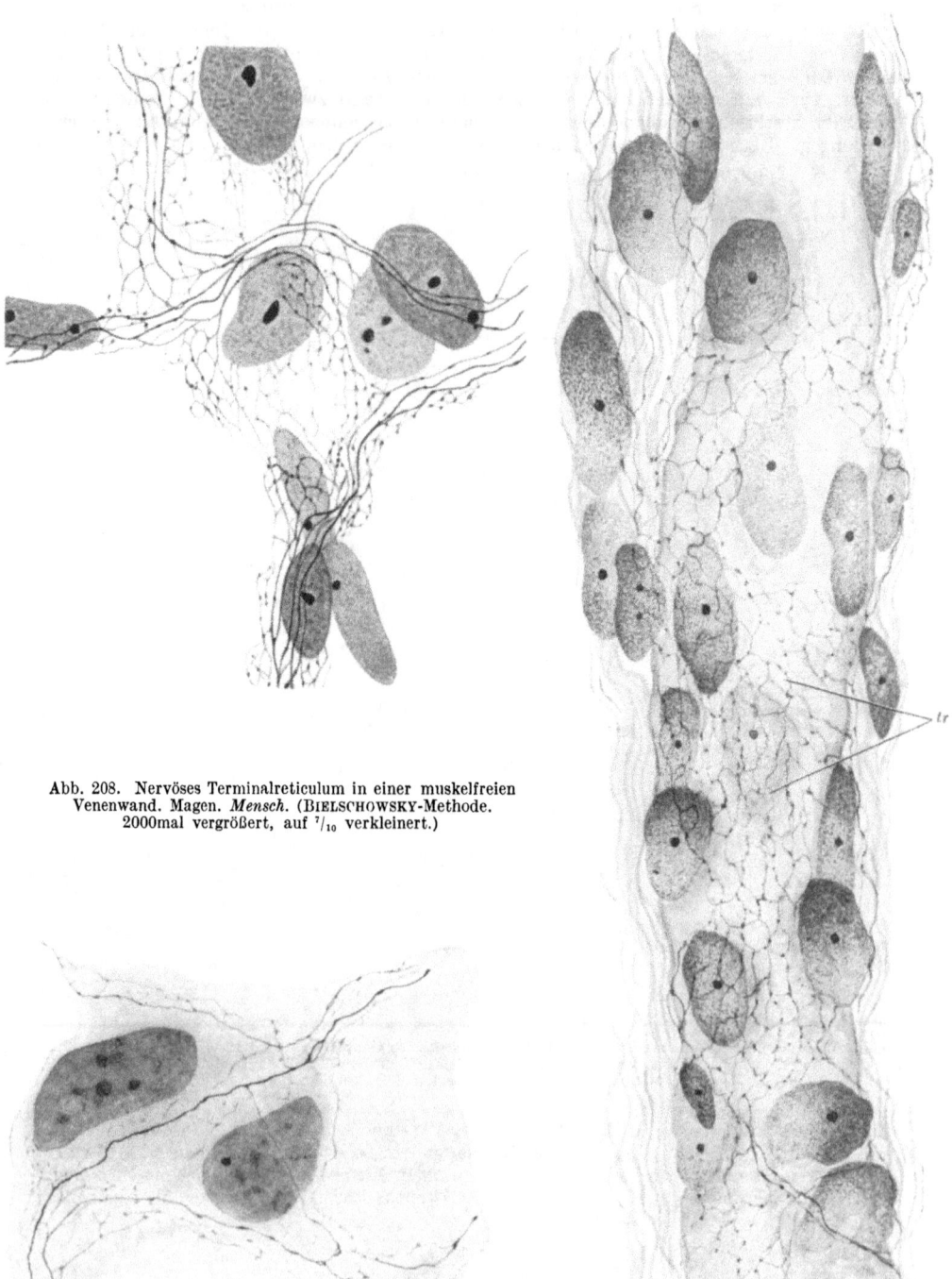

Abb. 208. Nervöses Terminalreticulum in einer muskelfreien Venenwand. Magen. *Mensch.* (BIELSCHOWSKY-Methode. 2000mal vergrößert, auf ⁷/₁₀ verkleinert.)

Abb. 209. Nervöses subendotheliales Terminalreticulum in der Wand einer muskelfreien Vene. *Magen.* Submucosa. *Mensch.* (BIELSCHOWSKY-Methode. 2000mal vergrößert, auf ⁵/₆ verkleinert.)

Abb. 210. Nervöses Terminalreticulum *tr* an einer postcapillären Vene. Clitoris. *Affe.* (BIELSCHOWSKY-Methode, 2000mal vergrößert, auf ⁴/₅ verkleinert.) Nach KNOCHE 1954.

Einen guten Einblick in die Funktion der arteriovenösen Anastomosen gewähren die Resultate von R. und E. L. CLARK (1934); die Autoren konnten am Ohr des lebenden *Kaninchens* die Vorgänge in den Anastomosen unter normalen und veränderten Bedingungen sowie Neubildungen an jenen Gefäßabschnitten genau verfolgen. Auch der für die Kontraktionen der neugebildeten Anastomosen wichtige Einfluß des Nervensystems, dessen Elemente mit Methylenblau gefärbt worden waren (WILLIAMS 1934), wird von beiden Autoren eingehend erörtert.

MASSON (1936) hat an den arteriovenösen Anastomosen der Fingerbeere beim *Menschen* einen besonderen Nervenreichtum beobachtet, ein eigenes Schema

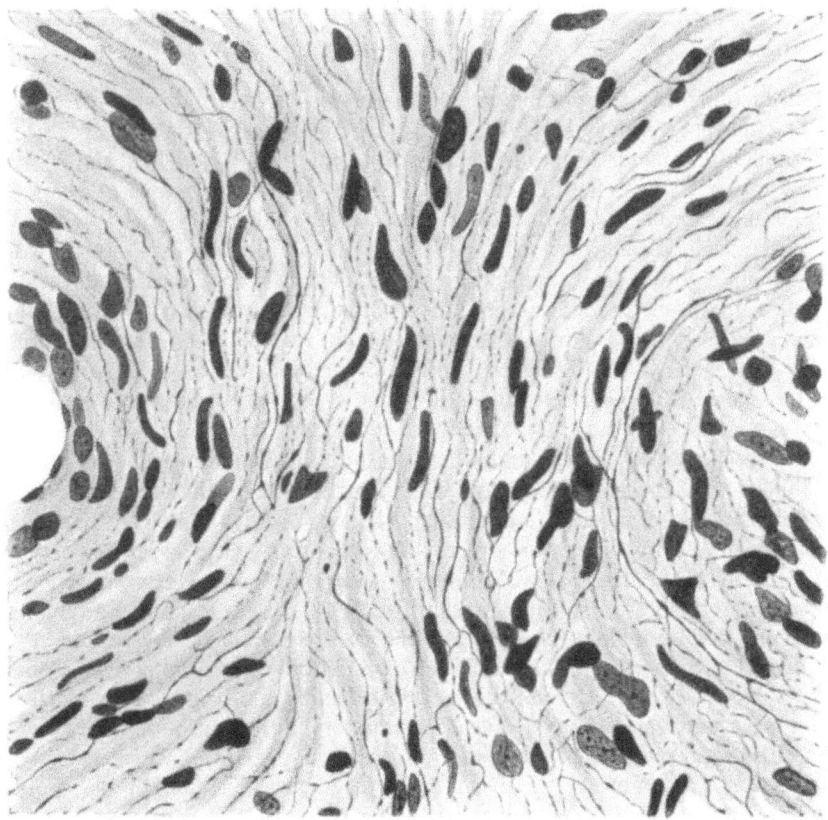

Abb. 211. Adventitielles Bindegewebe einer arteriovenösen Anastomose in der Fingerbeere des *Menschen*. Im Bild links (Randmitte) ist ein Zwischenstück quer, rechts in gleicher Höhe ein solches tangential angeschnitten. Ausbreitung des Terminalreticulums in der Adventitia und Eindringen in die Media. (Silbermethode nach AGDUHR. 100mal vergrößert.) Nach HETT 1944.

über die Gefäßinnervation aufgestellt und in mehreren Arbeiten auf die Pathologie und Klinik der Anastomosen beim Auftreten tumorartiger Wucherungen des Nervengewebes hingewiesen. M. E. BROWN (1937) berichtet an den arteriovenösen Anastomosen in der *Hundezunge* vom Vorkommen zahlreicher, markloser Nervenfasern, die bis zur Media der Gefäßverbindung vordringen. In der Adventitia verlaufen markhaltige, offenbar afferente Nervenfasern, die eine strauchartige Verästelung zur Bildung eines sensiblen Endapparates entwickeln.

Nach HETT (1943) treten die Nervenfasern mit der zuführenden Arterie in den Gefäßknäuel ein, in dessen Bindegewebe sie sich in ein feines Nervennetz auflösen. Als das eigentliche nervöse Ende wird vom Autor das Terminalreticulum genannt, das die Media der Gefäßzwischenstücke mit einem dichten, nervösen Mantel einhüllt (Abb. 211).

In der unmittelbaren Umgebung der arteriovenösen Anastomosen finden sich vielfach MEISSNERsche und VATER-PACINIsche *Endkörperchen*; auch RUFFINIsche *Körperchen* werden beschrieben. Sie sind für die Registrierung des osmotischen Druckes in der Umgebung der Gefäßknäuel in Anspruch genommen worden und dürften in die Regulation der Blutzufuhr eingreifen.

Im *Glomus coccygicum* menschlicher Embryonen hat ROTTER (1951) eine kernreiche zentrale und eine kernärmere intermediäre Zone sowie eine faserige, äußere Kapselzone unterschieden. In der intermediären Zone beschreibt der Autor ein SCHWANNsches, mit zahlreichen Neurofibrillen durchsetztes Plasmodium, das in die zentrale Zone eindringt.

d) Capillaren.

Das histologische Studium der Capillarnerven bereitet seit jeher erhebliche Mühe. Zunächst gelingt es nur schwierig, die für die capilläre Gefäßversorgung in Betracht kommenden Neurofibrillen wegen ihrer außerordentlichen Feinheit mikroskopisch darzustellen. Zum anderen kommt es sehr darauf an, was man unter Capillarnerven zu verstehen hat. Nach der im folgenden entwickelten Vorstellung sind als Capillarnerven nur solche Neurofibrillen zu bezeichnen, welche an irgendeiner Stelle des Capillarsystems mit dessen Wand, dem Endothel, den Pericyten und dem Grundhäutchen, in direkten, plasmatischen Zusammenhang geraten. Nach jener Definition können die in Abb. 212 dargestellten Neurofibrillen sehr wohl als Capillarnerven gelten, da sie an zwei Stellen ihres Verlaufes, oben mit dem Grundhäutchen, unten mit dem Endothel, plasmatisch verbunden sind.

Die Strecke, an welcher die Capillarwand und das Nervengewebe miteinander verschmelzen, kann verschieden lang sein; in Abb. 212 erscheint sie jeweils sehr kurz, in Abb. 213 von einer wesentlich größeren Ausdehnung. Die Berührung der Capillarwand mit dem Nervengewebe geschieht also streckenweise; demnach sind kleinere Abschnitte der Capillaren mitunter frei von Nerven; wenigstens waren letztere bisher an solchen Abschnitten nicht zu entdecken. Es gibt keine besonderen Capillarnerven, die nur an oder in der Capillarwand verlaufen und abgesondert von den übrigen Organnerven allein mit der Versorgung der Capillaren betraut sind. Vielmehr hängen die Neurofibrillenzüge des in den Organen entwickelten vegetativen Endnetzes, des Terminalreticulums, nur abschnittweise mit der Capillarwand zusammen, verlassen diese aber wieder, um sich mit der Wand benachbarter Capillaren, mit Drüsen, glatten Muskelzellen und bindegewebigen Elementen der Organe von neuem zu verbinden (Abb. 195). Das nervöse Terminalreticulum bringt mit seinen zarten Neurofibrillensträngen die parenchymatösen Formationen der Organe gemeinsam mit den Blutcapillaren in den Bereich eines einheitlich geschlossenen Maschenwerks. Vom histologischen Bereich aus läßt sich also die Übertragung nervöser Impulse auf ein Drüsenendstück ohne einen gleichzeitigen nervösen Einfluß auf die zugehörigen Capillaren nicht denken.

Die älteren Autoren haben häufig die in der Nähe der Capillarwand beobachteten Nervenfäserchen („Capillar-Begleitnerven") mit einer nervösen Versorgung der Capillaren in Verbindung gebracht. Solches kann richtig sein, muß aber nicht unter allen Umständen zu Recht bestehen, da mir einstweilen eine nervöse Beeinflussung der Erfolgszellen ohne plasmatischen Zusammenhang mit dem Nervengewebe nicht recht verständlich scheint. Immerhin sind schon mit der LÖWITschen Vergoldungsmethode (BREMER 1882) und mit der alten GOLGI-Methode (CECCHERELLI 1904, CREVATIN 1900) Capillarnerven dargestellt worden.

Von den neueren Autoren haben DE CASTRO (1940), BOEKE (1933), GERNECK (1932), F. ROSSI (1936), SCHABADASCH (1930), WILKINSON (1929), HINSEY (1928), AKKERINGA (1930), LAWRENTJEW (1936), SUNDER-PLASSMANN (1938), KNOCHE (1950), JOHN (1940), GREVING (1939), ORMEA (1949), STIENON (1932), STEFANELLI (1936), TERIO (1940), FATTORUSSO (1943), HAGEN (1950), PASQUALINO (1947), HAYASI (1937), BORRI (1938), MEYLING (1950) in ihren

Arbeiten zur Capillarinnervation Abbildungen gebracht, welche auf einen richtig erkannten plasmatischen Zusammenhang von Capillarwand und Nervengewebe schließen und hieraus eine nervöse Beeinflussung der Capillartätigkeit zu folgern erlauben.

JABONERO läßt in seinen Arbeiten (1948, 1951) zur Gefäßinnervation jeden plasmatischen Zusammenhang zwischen Nervengewebe und Capillarwand außer acht. Nach der Vor-

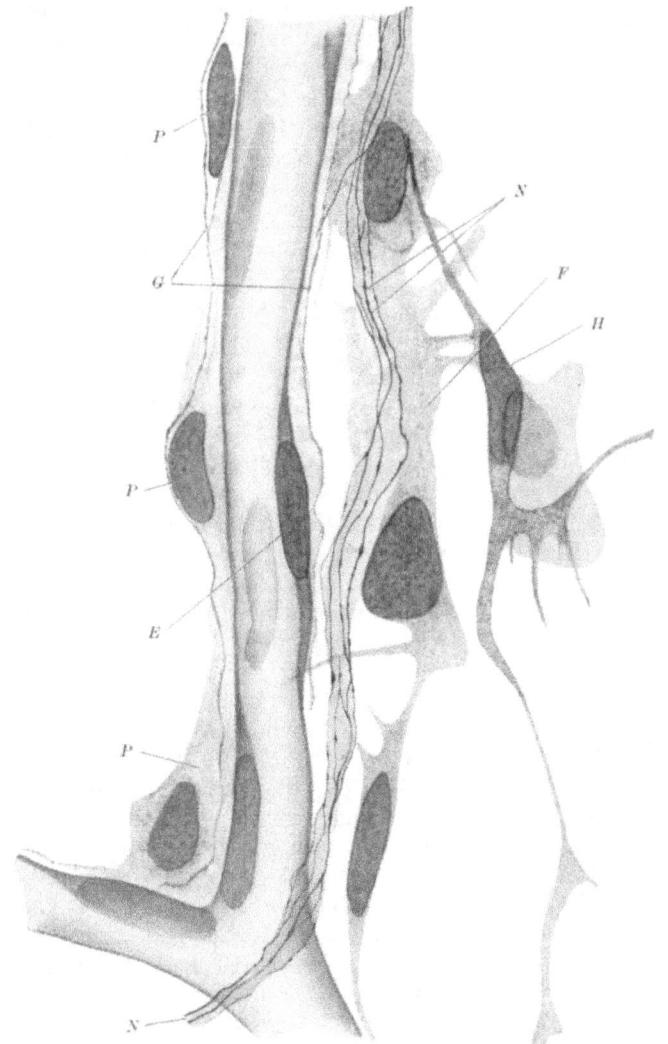

Abb. 212. Blutcapillare in Verbindung mit dem Nervengewebe. Submucosa. Magen. *Mensch*. *F* Fibrocyt; *P* Pericyt; *H* Histiocyt; *N* Neurofibrillen in einem Plasmastrang; *G* Grundhäutchen; *E* Endothelzelle. (BIELSCHOWSKY-Methode. 1700mal vergrößert, auf $^5/_6$ verkleinert.)

stellung des Autors erfolgt die Innervation durch die Freisetzung eines chemischen Übertragungsstoffes, der aus dem Netz der „protoplasmareichen Nervenfasern" oder der Interstitiellen Zellen abgesondert wird und sich im interstitiellen Bindegewebe ausbreitend die Capillarwände erreicht.

ÁBRAHÁM (1950) ist zwar von der nervösen Beeinflussung der Capillarwand durch „Begleitfasern und lockere Geflechte" überzeugt, hat aber offenbar mit der Imprägnierung der Capillarnerven kein rechtes Glück gehabt. Aus den Abbildungen von JONES (1936) über die Innervation der Capillaren wird wegen der vom Autor gewählten, allzu geringen Vergrößerung ein klarer Einblick über die Beziehung zwischen Capillarwand und Nervengewebe nicht recht ermöglicht.

Die Capillarnerven stehen mit der Endothelwand nicht mit freien oder knöpfchenähnlichen Enden in Verbindung, sondern bilden mit ihren zarten Neurofibrillensträngen, dem SCHWANNschen Leitplasmodium und den Interstitiellen Zellen nichts anderes als ein Teilstück des allgemeinen vegetativen Endnetzes. Nach einer Vermutung KROGHs (1929) sind selbst die Pericyten der Capillaren sämtlich dem Einfluß des Nervensystems unterworfen; auch sollen die physiologischen Resultate bei der Capillarinnervation auf die Existenz peripherer Nervennetze hinweisen, in denen die Leitung auf ziemlich lange Strecken und nach allen Richtungen hin möglich sein muß.

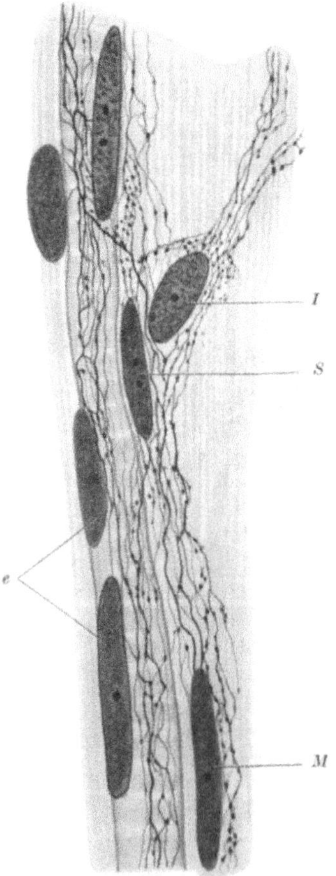

Hiermit stimmt der anatomische Befund gut überein. In einem gut fixierten Präparat lassen sich vielfach Fibrocyten, Pericyten, Capillarwand und das die Neurofibrillen einschließende SCHWANNsche Leitplasmodium nicht scharf voneinander trennen. Die Neurofibrillen können sehr wahrscheinlich auch innerhalb der Pericyten und Fibrocyten verlaufen und sich direkt an das Grundhäutchen anschmiegen. Wie eng die pericellulären Mesenchymzellen mit der Capillarwand und den Neurofibrillen zu einem geschlossenen, plasmatischen Komplex miteinander verschmolzen sind, läßt sich leicht aus Abb. 214 ersehen. Da es im lebendigen Geschehen innerhalb eines derartigen Plasmakomplexes sehr leicht zu gegenseitigen Verschiebungen und Verlagerungen der mesenchymalen Elemente kommen kann, so dürften die Lagebeziehungen der Neurofibrillen zur Capillarwand und zum pericapillären Gewebe innerhalb gewisser Grenzen mancherlei Verschiebungen unterworfen sein.

Wie eng die Capillarnerven mit der Capillarwand und dem pericapillären Gewebe verbunden sind und sich gleichsam als lebendige Teilkörper sogar morphologisch gegenseitig beeinflussen und doch unter der Herrschaft des Ganzen stehen, erkennt man leicht bei *Entzündungsvorgängen*. Nach RIEGELEs (1933) Beobachtungen am entzündeten menschlichen *Trommelfell* treten Leukocyten im pericapillären Gewebe hervor, bringen es zur Auflockerung und bewirken einen granulären Zerfall der Neurofibrillen (Abb. 215). Auch das SCHWANNsche Leitplasmodium der Neurofibrillen erfährt eine vacuolige Auflösung seines ursprünglich einheitlich homogenen Zustandes. Wenn bei einem entzündlichen Vorgang die Capillaren beteiligt sind, so dürfte hiervon mit Sicherheit das vegetative Nervensystem in Mitleidenschaft gezogen werden. Das mikroskopische Präparat erlaubt aber keine Aussage darüber, welche Rolle, ob eine mehr aktive oder eine mehr passive, dem Nervensystem zukommt; hierbei braucht das eine das andere keineswegs auszuschließen. Jedenfalls bleibt es schwer denkbar, daß bei Entzündungsvorgängen auch nur eine einzige Blutzelle durch die Capillarwand ohne Beteiligung des Nervensystems hindurchtreten könnte.

Abb. 213. Nervöses Terminalreticulum an einer Capillarwand. Magen. *Mensch.* S SCHWANNscher Kern; M Kern einer Muskelfaser; e Endothelkern; I interstitielle Zelle. (BIELSCHOWSKY-Methode. 1400mal vergrößert, auf ⁴/₅ verkleinert.)

Nach STIENON (1952), der die Capillarinnervation im *Mesenterium* und *Omentum* studiert hat, hängen die *Pericyten* mit dem Nervensystem zusammen. TERIO (1940), der mit der Goldmethode RUFFINIS diffuse Nervennetze an den Capillarwänden im Darm von *Platydactylus mauretanicus* beobachtet hat, läßt, wie STEFANELLI (1936, 1938), die feinsten Neurofibrillen stets zwischen den Zellen, nicht etwa in deren Plasma verlaufen.

Auch die besonders gebauten Capillaren der *Leber* und der *Nebenniere* stehen unter nervösem Einfluß. So hat RIEGELE (1928) den intraplasmatischen Verlauf feinster Neurofibrillen innerhalb einer KUPFFERschen Sternzelle beobachtet (Abb. 216). Dem gleichen Autor gelang es, Neurofibrillen im Plasma der Capillarwandzellen in der menschlichen Nebenniere zu entdecken (Abb. 217). Die in den beiden Abbildungen dargestellten Neurofibrillen gehören einem, in Leber und Nebenniere vorhandenen, terminalen Nervennetz an.

ZWEIFACH (1937) nimmt auf Grund seiner Beobachtungen an *Amphibien* zwei Typen von Capillaren an: 1. Die mit Muskelzellen ausgestatteten „arteriolar-venular bridges", welche den Blutstrom direkt von den Arteriolen zu den kleinen Venen leiten; 2. die muskelfreien „true capillaries", welche sich als Seitenäste der „arteriolar-venular bridges"

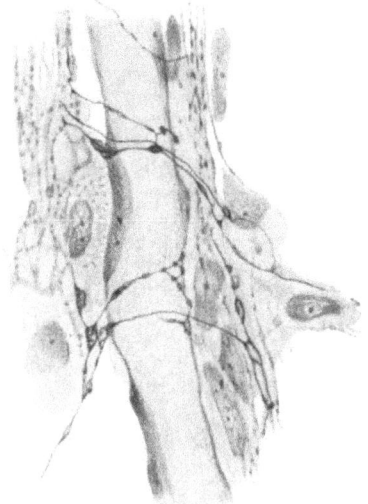

Abb. 214. Innervation einer Capillare. Trommelfell. *Mensch.* (BIELSCHOWSKY-Methode. Starke Vergrößerung.) Nach RIEGELE 1933.

betrachten lassen. In Anlehnung an die von ZWEIFACH (1937) entwickelte Vorstellung glaubt NELEMANS (1948) an den Capillaren der *Froschzunge* einen entsprechenden Unterschied hinsichtlich der Innervation festgestellt zu haben. Der Autor läßt nach Gebrauch der Methylenblaumethode die „arterio-venular bridges" ZWEIFACHS von den bekannten „Capillarbegleitnerven" eingeschlossen sein, während die „true capillaries" mit Ausnahme eines schmalen proximalen und distalen Gefäßsegments nervenlos und nur zufällig von Neurofibrillenzügen anderer Funktion überkreuzt sein sollen. Nach NELEMANS (1948) hängt das pericapilläre Nervennetz direkt mit demjenigen der Arteriolen zusammen und baut sich aus den fibrillenhaltigen Plasmasträngen des SCHWANNschen Leitplasmodiums und dem Syncytium der Interstitiellen Zellen auf; es werden aber nur die mit glatten Muskelfasern ausgestatteten Capillaren der „arteriolar-venular bridges" innerviert. Möglicherweise besteht die Anschauung von ZWEIFACH (1937) und NELEMANS (1948) zu Recht; was aber für die *Amphibien* gilt, braucht nicht für *Mensch* und *Säugetier* zu stimmen. Wenigstens kommen beim Menschen im allgemeinen keine glatten Muskelfasern in der Capillarwand vor, weshalb hier die obige Hypothese schwerlich eine Stütze findet.

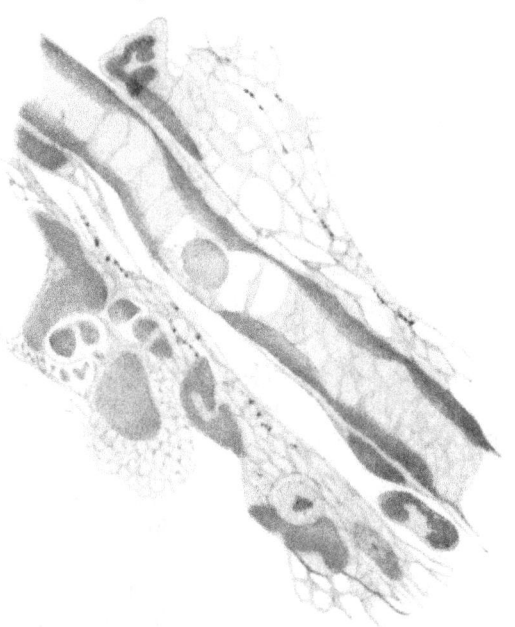

Abb. 215. Zerfall der Neurofibrillen im pericapillären Gewebe bei gleichzeitigem Eindringen von Leukocyten. Entzündetes Trommelfell. *Mensch.* (BIELSCHOWSKY-Methode. Starke Vergrößerung.) Nach RIEGELE 1933.

Um die *Herkunft der Capillarnerven* zu klären, haben LAWRENTJEW und LAWRENCO (1933) die zuführenden sympathischen Nerven des Kehlkopfes, KOLOSSOW und POLYKARPOWA (1935) die zuführenden Nerven des Rectums durchschnitten und hiernach degenerative Erscheinungen an den Capillarnerven beobachtet. Ferner wurde die oben geäußerte Ansicht bestätigt, wonach ein spezifisches, lediglich an die Gefäßwand gebundenes, vasomotorisches Nervensystem nicht existiert. Vielmehr verlaufen die Gefäßnerven mit dem für das jeweilige Parenchym des zugehörigen Erfolgsorgans bestimmten Nervennetz untrennbar zusammen. Somit können auch im mikroskopischen Präparat abseits der Gefäße Vasomotoren einherziehen; andererseits haben nicht alle Nerven, die längs der Gefäßwand verlaufen, etwas mit deren Innervation zu tun. Hierauf hat SCHIMERT (1937) ebenfalls hingewiesen. Nach der übereinstimmenden Meinung der oben genannten Autoren degenerieren nach Durchschneidung zuführender sympathischer Organnerven nicht alle Gefäßnerven; offenbar haben die Autoren in diesem Falle solche Nerven als Gefäßnerven bezeichnet, die gemeinsam mit den Gefäßen verlaufen, aber cerebrospinaler Abkunft sind und infolgedessen nach Durchschneidung der zuführenden sympathischen Bahnen keiner Degeneration verfallen.

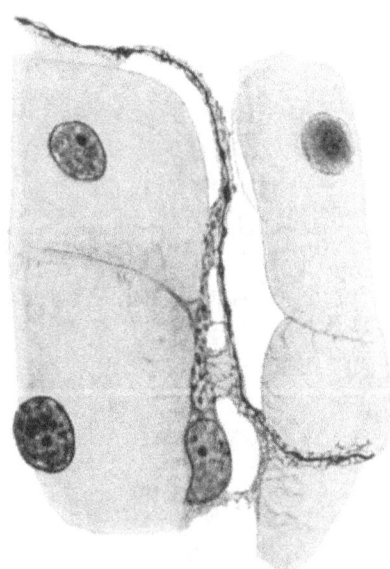
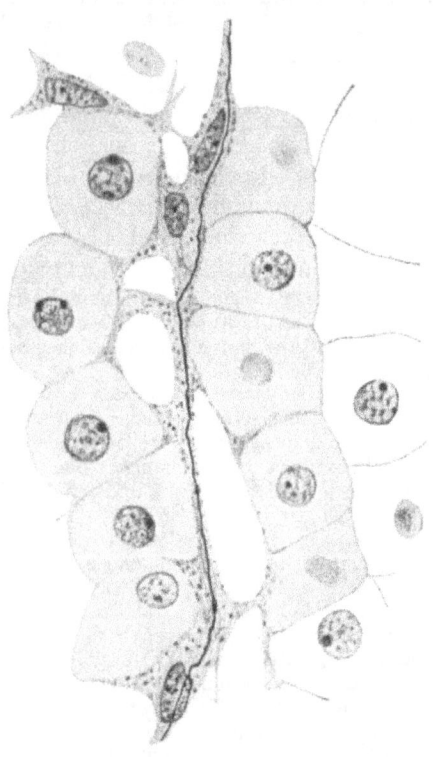

Abb. 216. Feinste, terminale Neurofibrille im Plasma einer KUPFFERschen Sternzelle. Leber. *Kaninchen*. Nach RIEGELE 1932.

Abb. 217. Terminale Neurofibrille im Plasma einer Capillarwand der Zona fasciculata. Nebenniere. *Mensch*. (BIELSCHOWSKY-Methode. Etwa 1500mal vergrößert.) Nach RIEGELE 1932.

Zusammenfassend erfolgt die Innervation der Capillaren durch das vegetative Endnetz, das Terminalreticulum. Dieses besteht nicht nur aus Neurofibrillen innerhalb des SCHWANNschen Leitplasmodiums, sondern enthält auch die Interstitiellen Zellen (Abb. 195, 213). Ob die letzteren mit der Sekretion bestimmter Überträgerstoffe betraut sind oder sich kleinen Mikroganglienzellen zuweisen lassen, ist unsicher und bedarf hier keiner weiteren Erörterung. Immerhin wäre möglich, in den Interstitiellen Zellen einen in die Peripherie verlagerten nervösen Faktor zu sehen, dem bei der Regulation unserer Capillarbewegung eine gewisse Selbständigkeit unter Umständen zufallen könnte.

e) Bemerkungen über den Weg der Gefäßnerven.

Die für die Versorgung der Blutgefäße in den Extremitäten bestimmten Nerven besitzen ihre zugehörigen Ganglienzellen in den entsprechenden Ganglien des sympathischen Grenzstrangs. Der untrennbare anatomische und funktionelle

Zusammenhang zwischen Grenzstrang und der Wand der Extremitätengefäße läßt sich bei krankhaften Störungen im Gefäßnervenapparat mit histologischen Methoden wie bei einem Naturexperiment leicht nachweisen. Exstirpiert man bei der RAYNAUDschen *Gangrän* die mit dem geschädigten Gefäßgebiet in Verbindung stehenden Ganglien des Grenzstranges, so werden, wie vor allem SUNDER-PLASSMANN (1938, 1940) und HAGEN (1949) beobachtet haben, an den Nerven-

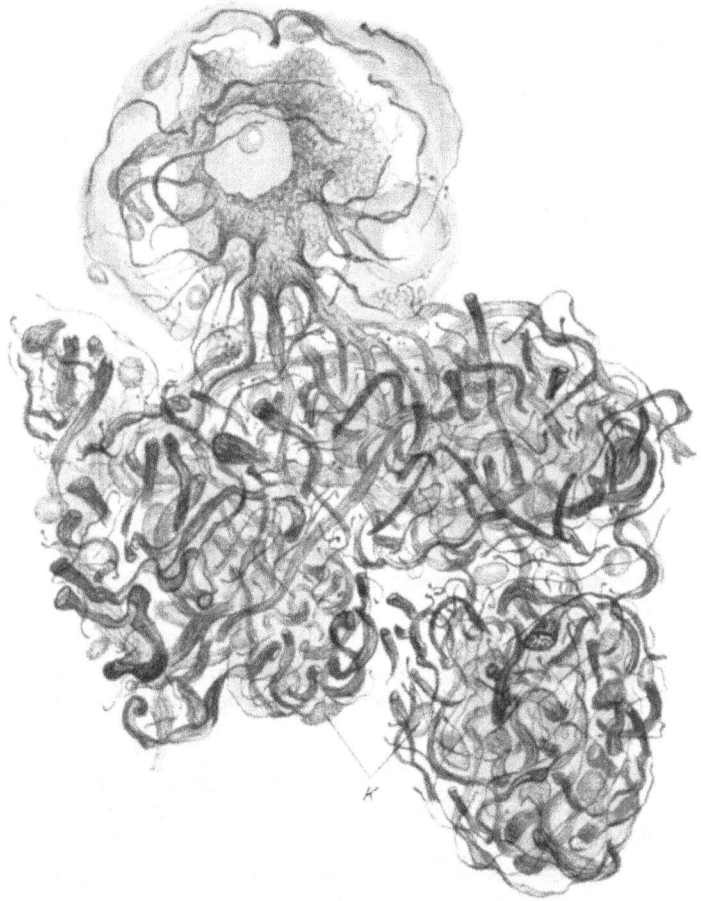

Abb. 218. Degenerierende Ganglienzelle mit Knäuelbildungen gewucherter Fortsätze. 42jähriger Mann. RAYNAUDsche Gangrän. *K* Kerne des Hüllplasmodiums. (BIELSCHOWSKY-Methode. 1300mal vergrößert, auf $^9/_{10}$ verkleinert.) Nach HAGEN 1949.

zellen dieser Ganglien schwere Schädigungen erkennbar (Abb. 218). Die Ganglienzellen zeigen in solchem Falle alle erdenklichen Kernveränderungen, Wucherungsvorgänge an den Fortsätzen und am Hüllplasmodium, schließlich Verfall des gesamten Neuroplasmas.

Die Frage, auf welchem Wege und von welchen Abschnitten des Rückenmarks die Vasomotoren zu den Gefäßen gelangen, ist mit rein anatomischen Methoden allein nicht zu klären. Es muß die experimentelle Arbeit hinzukommen und mit Hilfe der Durchschneidung zuführender Nerven die folgenden funktionellen Veränderungen an der Gefäßtätigkeit oder eine degenerative Erscheinung an den Gefäßnerven zu ergründen suchen. Nach der experimentellen Erfahrung gelangt die Mehrzahl der Vasoconstrictoren aus dem Grenzstrang durch die Rami communicantes über die Cerebrospinalnerven zu den Extremitätengefäßen, da bekanntlich eine gleichzeitige Durchschneidung des N. ischiadicus und des N. femoralis eine fast vollständige vasomotorische Lähmung in den hinteren Extremitäten ergibt; die gleiche Erscheinung tritt auf, wenn man die Rami communicantes durchschneidet.

Mit der *Methode der Nervendurchschneidung* und mit nachfolgendem Studium der histologischen Veränderungen an den Gefäßnerven haben sich vor allem russische Autoren, LAWRENTJEW und BOROWSKAJA (1936), SABUSSOW und SSUSLIKOW (1937), KOLOSSOW und POLYKARPOWA (1935) eingehend beschäftigt. Auch BURNS (1933), WOLLARD und PHILLIPS (1933), HINSEY (1928), WOLLARD und WEDDELL (1935), haben jenes Thema bearbeitet. So wohlüberlegt die vorliegende Methode zu gelten hat, so schwierig bleibt es andererseits, im Silberpräparat die degenerativen Vorgänge an den feinen marklosen Neurofibrillen klar zu erkennen und richtig zu deuten. Denn LAWRENTJEW (1936) und KOLOSSOW (1935) haben trotz vorheriger Durchschneidung der zuführenden sympathischen Fasern eine Anzahl vegetativer Nervenfäserchen in der Peripherie intakt gesehen. Es ist jedenfalls schwer zu sagen, in welcher Weise die degenerativen Vorgänge innerhalb des vegetativen syncytialen Endnetzes verlaufen.

f) Gehirngefäße.

Die nervöse Beeinflussung der Blutzirkulation im Gehirn muß teilweise an den Gefäßen der Pia mater, teilweise an den Gefäßen innerhalb der Gehirnsubstanz eingreifen. Auch die in der Wand des Sinus caroticus angehäufte Nervenmasse, welche sich mit ihren spezifischen Endigungen als Ausgangsstelle des HERINGschen Sinusreflexes betrachten läßt, darf als bedeutsamer Faktor bei der nervösen Gefäßregulation des Gehirns gewertet werden.

Zunächst besitzen sämtliche Gefäße der *Pia mater* eigene Nerven; ihr anatomischer Nachweis ist schwierig, weshalb in der älteren Literatur hierüber nur spärlich berichtet wird (Verzeichnis der Arbeiten bei STÖHR, jr. dieses Handbuch, Bd. IV/1). In neuerer Zeit haben DOWGJALLO (1929), HASSIN (1929), OOI (1934), GRIGORJEWA (1932), MICHELAZZI (1934), KURUSU und HAMADA (1929), PASTORI (1929), SNESSAREW (1929), S. L. CLARK (1928), CHOROBSKI und PENFIELD (1932), HAGEN (1955) unsere anatomischen Kenntnisse über die Innervation der Piagefäße erweitert.

Der Innervationsmodus der in der Pia mater verlaufenden Blutgefäße unterscheidet sich kaum von der nervösen Gefäßversorgung in anderen Organen. Die Gefäßnerven der Pia hängen somit mit den im pialen Bindegewebe einherziehenden Nn. proprii untrennbar zusammen. Eine nervöse Beeinflußbarkeit der Piagefäße durch den Sympathicus steht außer Zweifel, da zahlreiche Nervenelemente mit den um die A. carotis int. und A. vertebralis gewickelten, sympathischen Nervengeflechten in die weiche Hirnhaut gelangen. Nach alten Beobachtungen BOCHDALEKS (1849) können sich des weiteren feine Nervenästchen aus dem 3., 6., 8., 11. und 12. Gehirnnerven sowie direkt aus Pons und Crura cerebri in die Pia mater abzweigen. Ich habe seine Angaben bestätigen können und überdies feine Nervenäste vom 7., 9. und 10. Gehirnnerven in die Pia mater eindringen sehen, wobei der Vagus an der Versorgung des Plexus chorioideus beteiligt schien. Nach CHOROBSKI und PENFIELD (1932) kommt im Parietalbereich der Pia noch dem N. petrosus superficialis major ein Einfluß auf die Hirngefäße zu.

Die in der pialen Hülle des N. opticus vorhandenen Nervenfasern lassen sich unschwer als Abkömmlinge des N. oculomotorius feststellen. Nach den vorliegenden Angaben liegt eine Mitbeteiligung der erwähnten Gehirnnerven an der pialen Gefäßinnervation im Bereich der Möglichkeit. Der experimentelle Nachweis vasodilatorischer Impulse an den Gehirngefäßen nach Vagusreizung durch COBB und FINESINGER (1932), CHOROBSKI und PENFIELD (1932) spricht für diese Annahme.

In der *Adventitia* der größeren und mittelgroßen pialen Arterien findet sich ein aus unterschiedlich starken Nervenbündeln aufgebauter *Plexus*, dessen Einzelelemente vorwiegend aus marklosen, zum geringen Teil aus markhaltigen Fasern bestehen. In den tieferen Schichten der Adventitia und näher der Media gelagert beobachtet man ein dichtes, aus feinsten, sich vielfach teilenden Fäserchen gebildetes Geflecht von unregelmäßiger Anordnung und teilweise netzartigem Charakter. In der Adventitia der Arterien sind manchmal kleine, knäuelartige, offenbar sensible *Endkörperchen* zu sehen. In gleicher Weise berichten CHOROBSKI und PENFIELD (1932) über das Vorkommen sensibler Endigungen ähnlich den

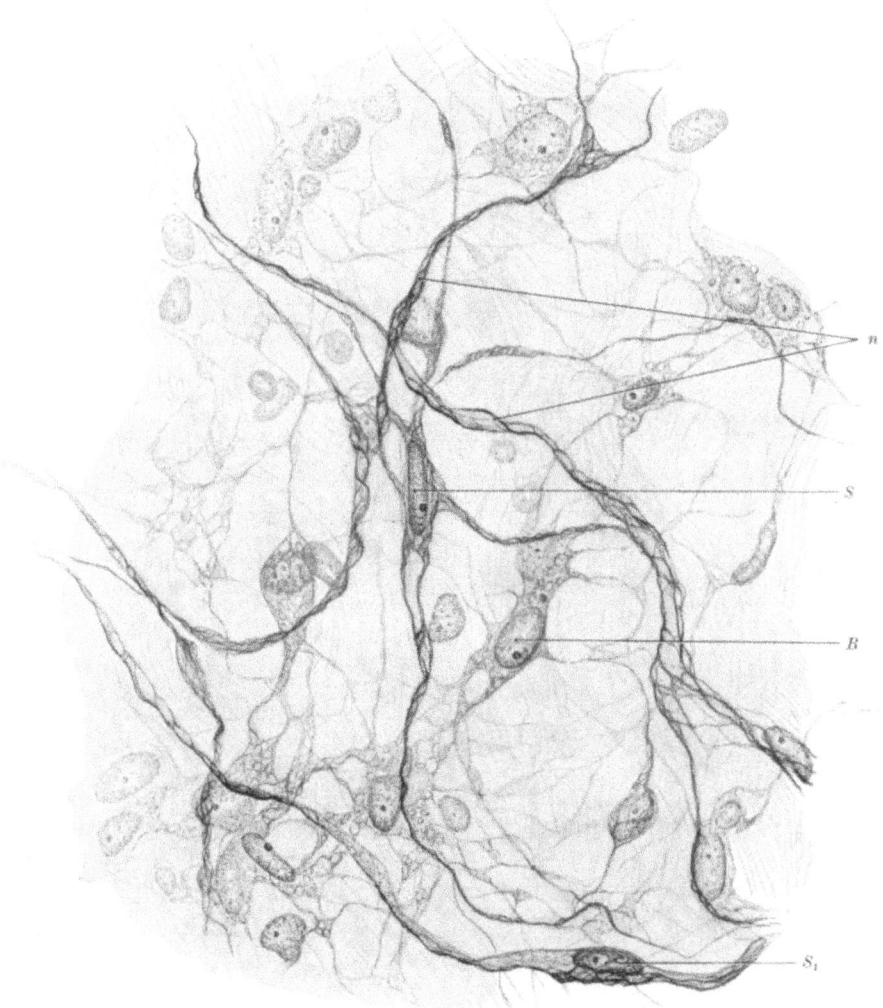

Abb. 219. Nervöse Plexusbildung in der Adventitia einer Pia-Arterie. Zwischenhirnregion. *Mensch.* n Neurofibrillenhaltige, neuroplasmatische Stränge; S und S_1 interstitielle Zellen; B Bindegewebszelle. (BIELSCHOWSKY-Methode. 1150mal vergrößert, auf ⁵/₆ verkleinert.) Nach HAGEN 1955.

MEISSNERschen Körperchen in der A. basalis des *Affen*. LEGAIT und DOLLANDER (1948) haben den nämlichen Befund an einer an der Basis gelegenen Gehirnarterie des *Meerschweinchens* erhalten.

Es bleibt hingegen unmöglich, über die Funktion des im perivasalen Bindegewebe der Piaarterien vorhandenen Nervennetzes bestimmte Angaben zu machen. Ein derartiges Nervennetz besitzt das gleiche Aussehen und ist in gleicher

230 Innervation des Gefäßsystems.

Weise mit den bindegewebigen Elementen verbunden wie der Plexus submucosus im Darm (Abb. 219). Die zarten Neurofibrillen verlaufen in den Strängen des SCHWANNschen Leitplasmodiums, an dessen Knotenpunkten Kerne, ähnlich denen

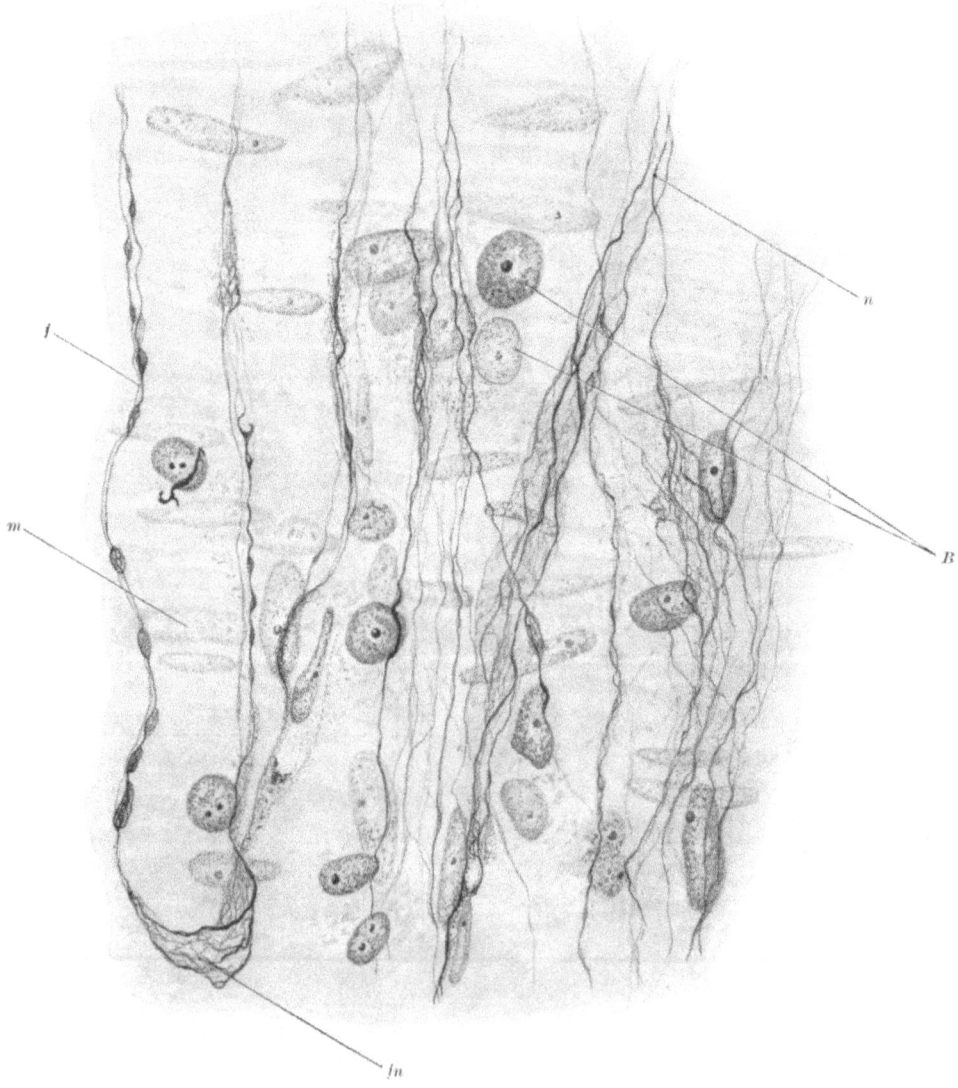

Abb. 220. Nervengeflecht auf der Muscularis einer Pia-Arterie. Zwischenhirnregion. *Mensch*. *n* Nervenfaserbündel; *f* varicöse Nervenfaser; *fn* neurofibrilläre Aufteilung einer Nervenfaser; *B* Kerne von Adventitiazellen; *m* Muscularis. (BIELSCHOWSKY-Methode. 1200mal vergrößert, auf ⁵/₆ verkleinert.) Nach HAGEN 1955.

der Interstitiellen Zellen, sichtbar werden. Die ganze Nervenformation erweckt den Eindruck einer neurovegetativen Endigung.

Unter dem oberflächlichen Nervengeflecht der Adventitia breiten sich, direkt der Media aufliegend, die feinen Fäserchen und Neurofibrillen aus, denen der Einfluß auf die glatte Muskulatur zukommen dürfte. Sie verlaufen vorwiegend in der Längsrichtung zur Arterie (Abb. 220). Sehr wahrscheinlich spalten sich hiervon allerfeinste Neurofibrillen ab, dringen in die Muscularis ein und verbinden sich mit den glatten Muskelfasern in der im vorhergehenden angegebenen Weise.

LEGAIT und DOLLANDER (1948) haben die Innervation der Arterien an der Basis des Gehirns beim *Meerschweinchen* eingehend untersucht und beachtliche Resultate über die Beziehung zwischen Nervengewebe und glatter Muskulatur der Media erhalten. Die Autoren bilden an den Muskelfasern ein „Réseau périterminal" ab, das dem Terminalreticulum entspricht. Ob aber feinste Neurofibrillen mit knopfförmigen Enden in direktem Kontakt mit den Muskelkernen geraten, wie es beide Autoren darstellen, dürfte kaum allgemeine Geltung besitzen; auch lassen sich manche ihrer „terminaisons" als Varicositäten der Neurofibrillen auffassen.

Die bedeutsame Frage, ob die in der Substanz des Gehirns und Rückenmarks verlaufenden Blutgefäße eigene Nerven besitzen, wurde zuerst von KÖLLIKER (1896) erörtert, der von der Pia aus feine Nerven gleichzeitig mit den Gefäßen ein Stück weit in die Gehirnsubstanz hineinziehen sah. Ich habe mich hiervon überzeugen können, aber nicht mit jener Sicherheit, die mich veranlaßt hätte, eine konstante Innervation der intracerebralen Gefäße anzunehmen. Den Resultaten HUNTERs (1900) und LAPINSKYs (1913), die ein Eindringen feiner Gefäßnerven in die Gehirnsubstanz beobachtet haben wollen, stand eine Anzahl negativer Befunde gegenüber (SNESSAREW 1929, HASSIN 1929, BERGER 1924). An Tausenden von Silberpräparaten des Gehirns und Rückenmarks wollten mir jedenfalls die eingelagerten Blutgefäße immer nervenlos vorkommen.

KURUSU und HAMADA (1929) haben das Vorhandensein von Nervenfasern an den Blutgefäßen der Gehirnsubstanz beim *Hund* und *Kaninchen* behauptet. Im gleichen Jahre hat S. L. CLARK (1929) an den Arterien der Medulla oblongata und des Rückenmarks bei *Katze* und *Hund* feine Nerven beobachtet und in überzeugender Weise abgebildet. Der Autor hat später (1934) an einer intracerebralen Arterie eines menschlichen Embryos eigene Nervenfasern gefunden. Die zu dieser Frage von PENFIELD (1932) am *Affen-* und *Katzenhirn* erhaltenen Resultate lassen an einer nervösen Versorgung der in der Gehirnsubstanz verlaufenden Gefäße keinen Zweifel mehr bestehen. Ferner berichtet GRIGORJEWA (1932) über feine, spezifische Nerven, die sie mit Methylenblau in der Wand intracerebraler Blutgefäße einschließlich der Capillaren dargestellt hat. HADJIOLOFF, DOKOV und TSCHAKAROFF bestätigen (1954) ihren Befund. Endlich erwähnt OOI (1934) feinste Nerven, die er von der Pia aus bei *Taube, Kaninchen* und *Hund* gemeinsam mit den Gefäßen in die Gehirnsubstanz verfolgt hat.

Nach der vorliegenden Literatur sind eigene Nerven an den in der Substanz des Zentralnervensystems verlaufenden Gefäßen mit Sicherheit beobachtet worden. Andererseits bleibt es auffallend, wie außerordentlich selten man die Nerven an jenen Blutgefäßen zu Gesicht bekommt; offenbar müssen in der Flüssigkeit der ROBINschen Räume chemische Faktoren vorhanden sein, welche eine Imprägnierung der Gefäßnerven im allgemeinen verhindern. Einen schönen Beweis für die nervöse Versorgung der intracerebralen Gefäße hat HAGEN (1955) bei ihren Studien über die Anatomie des Zwischenhirns erbracht. Hiernach erkennt man an einer, im Corpus mammilare verlaufenden Arterie den nämlichen Modus der Innervation wie bei den peripheren Gefäßen (Abb. 221). Das hier dargestellte Nervengeflecht findet sich teils auf der Muscularis, teils in der Adventitia und ergibt mit seinen Plasmasträngen, den Neurofibrillen und den SCHWANNschen Kernen das schon mehrfach beschriebene Bild der Gefäßinnervation.

Bei starker Vergrößerung erkennt man, daß die der Media unmittelbar aufliegenden Neurofibrillen mit den Muskelfasern durch feinste Netzstrukturen in plasmatischen Kontakt geraten (Abb. 222). Die zarten Fibrillennetze, welche LEGAIT und DOLLANDER (1948) an einer Piaarterie der Gehirnbasis ebenfalls gesehen haben, dürften wohl die Rolle der Synapse zwischen Nervengewebe und glatter Muskulatur übernehmen. Wie bei der peripheren Gefäßinnervation gelangen an die intracerebralen Blutgefäße aus der Gehirnsubstanz einzelne, vom Gliagewebe umhüllte spezifische Nervenfasern; daß diese in die Regelung der Gefäßtätigkeit nach den jeweiligen Erfordernissen der Gehirntätigkeit eingreifen können, liegt nahe anzunehmen.

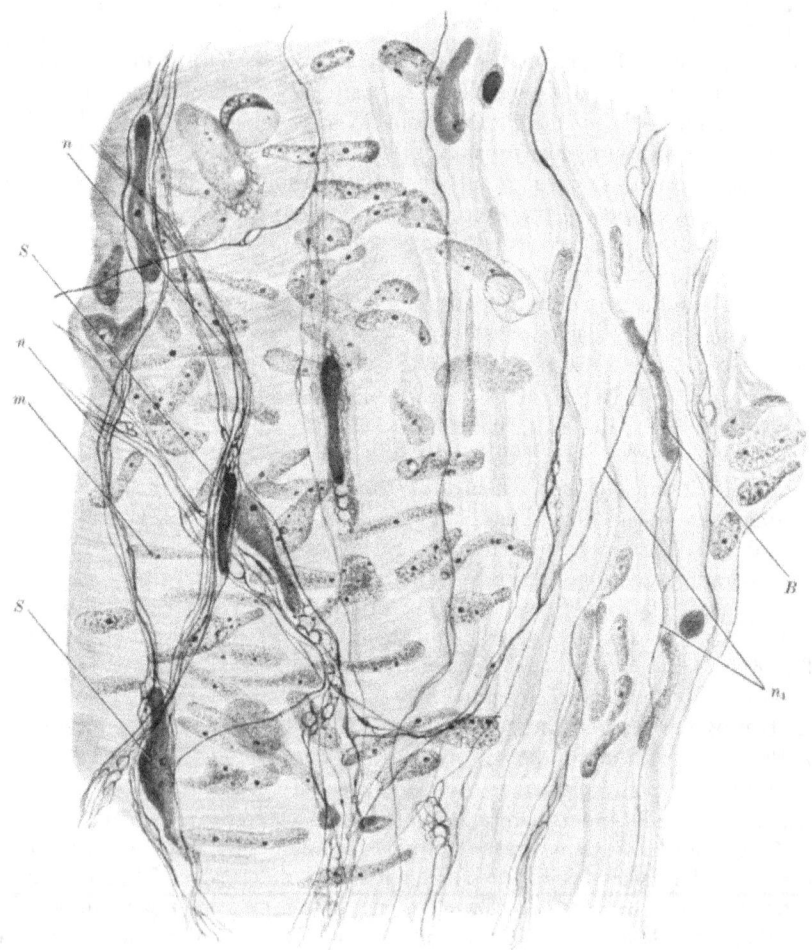

Abb. 221. Nervengeflechte in der Adventitia und Media einer intracerebralen Arterie. Zwischenhirn. *Mensch.* *m* Muscularis; *B* Adventitia; *n* marklose Nervenbündel in der Muscularis; n_1 Neurofibrillen in der Adventitia; *S* SCHWANNsche Kerne. (BIELSCHOWSKY-Methode. 1500mal vergrößert, auf $^3/_4$ verkleinert.) Nach HAGEN 1955.

An den Arteriolen der Pia mater tritt der Zusammenhang der Gefäßwandnerven mit den Nn. proprii des pialen Bindegewebes besonders deutlich in Erscheinung. Eigentümliche komplizierte *Endorgane* von teilweise erheblicher Größe lagern der Gefäßwand an. Es handelt sich um ausgedehnte, nervöse Netz- und Schlingenbildungen, die sich an umschriebener Stelle der Gefäßwand vorfinden; sie entstehen durch fortwährende Aufteilung aus einer verschieden großen Zahl einzelner Nervenfäserchen und erweisen sich durch feinste Nervenelemente wiederum mit den übrigen Gefäßnerven verbunden. Wahrscheinlich gehören die fraglichen, offenbar sensiblen Endigungen dem Ausbreitungsgebiet einiger die Pia versorgender Hirnnerven an.

An den *Venen der Pia mater* lassen sich die Nerven infolge der dünnen Gefäßwand verhältnismäßig leicht beobachten. Der Verlauf und die Anordnung der schmalen Neurofibrillenbündel erweist sich nicht so regelmäßig wie bei den Arterien, tritt aber in Abb. 223 klar zutage. Das hier dargestellte Nervengeflecht

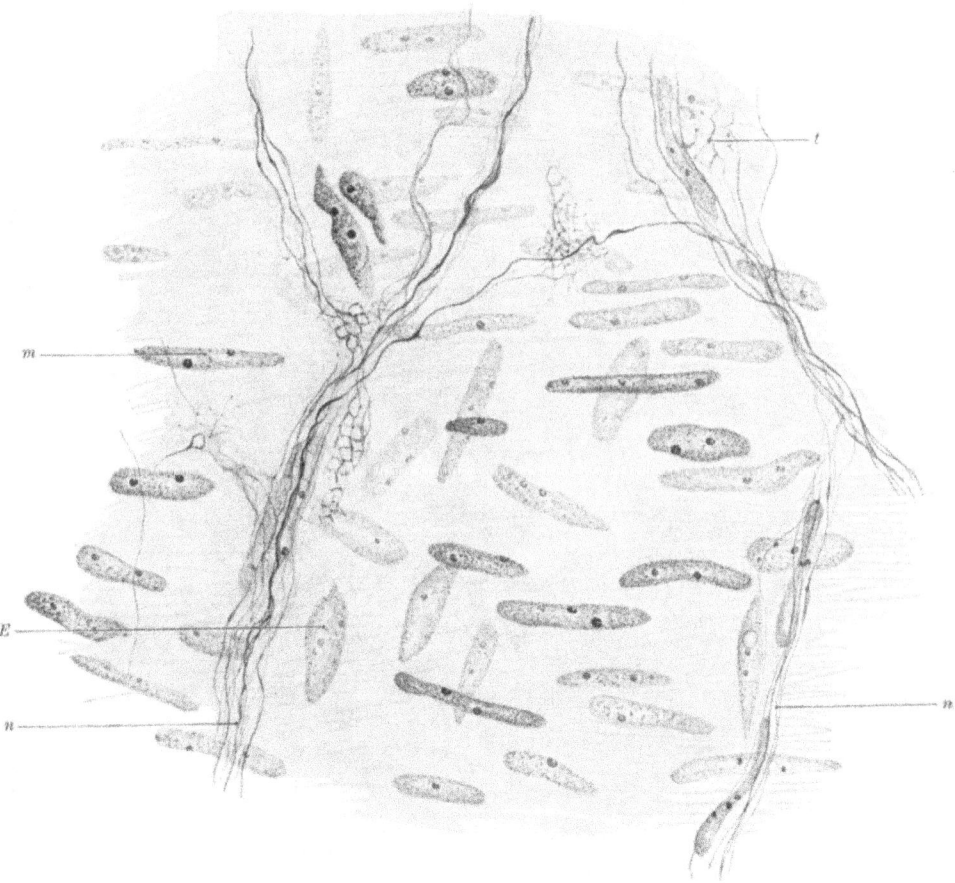

Abb. 222. Nervöses Terminalreticulum in der Media einer Arterie im Zwischenhirn. *Mensch.* m]Muscularis; *E* Endothel; *n* Neurofibrillenbündel; *t* Terminalreticulum. (BIELSCHOWSKY-Methode. 1150mal vergrößert, auf $^5/_6$ verkleinert.) Nach HAGEN 1955.

breitet sich unmittelbar unter dem Endothel aus, so daß die im Gefäßlumen angestauten Erythrocyten hindurchschimmern. An kleinen Venen trifft man manchmal ziemlich breite, marklose Nervenfasern, die mannigfach verschlungene, feinste Ästchen abgeben und mit zarten Ausläufern in Form von Netzchen und Plättchen ein Ende finden. Wahrscheinlich handelt es sich bei der in Abb. 7 wiedergegebenen, nervösen Formation um eine afferente Endigung.

PASTORI (1929) erwähnt einen eigenen, zur V. cerebri magna ziehenden Nervenstrang, der aus einem Ganglion, das sich am hinteren Pol der *Epiphyse* unter der Pia befindet, stammen soll. Ein anderer Faserzug soll sich aus jenem Ganglion in die Epiphyse begeben, um deren Gefäßsystem teilweise zu versorgen. GREVING (1931) (in L. R. MÜLLERS Handbuch) vermochte das von PASTORI (1929) abgebildete Ganglion beim *Hund* nicht zu entdecken.

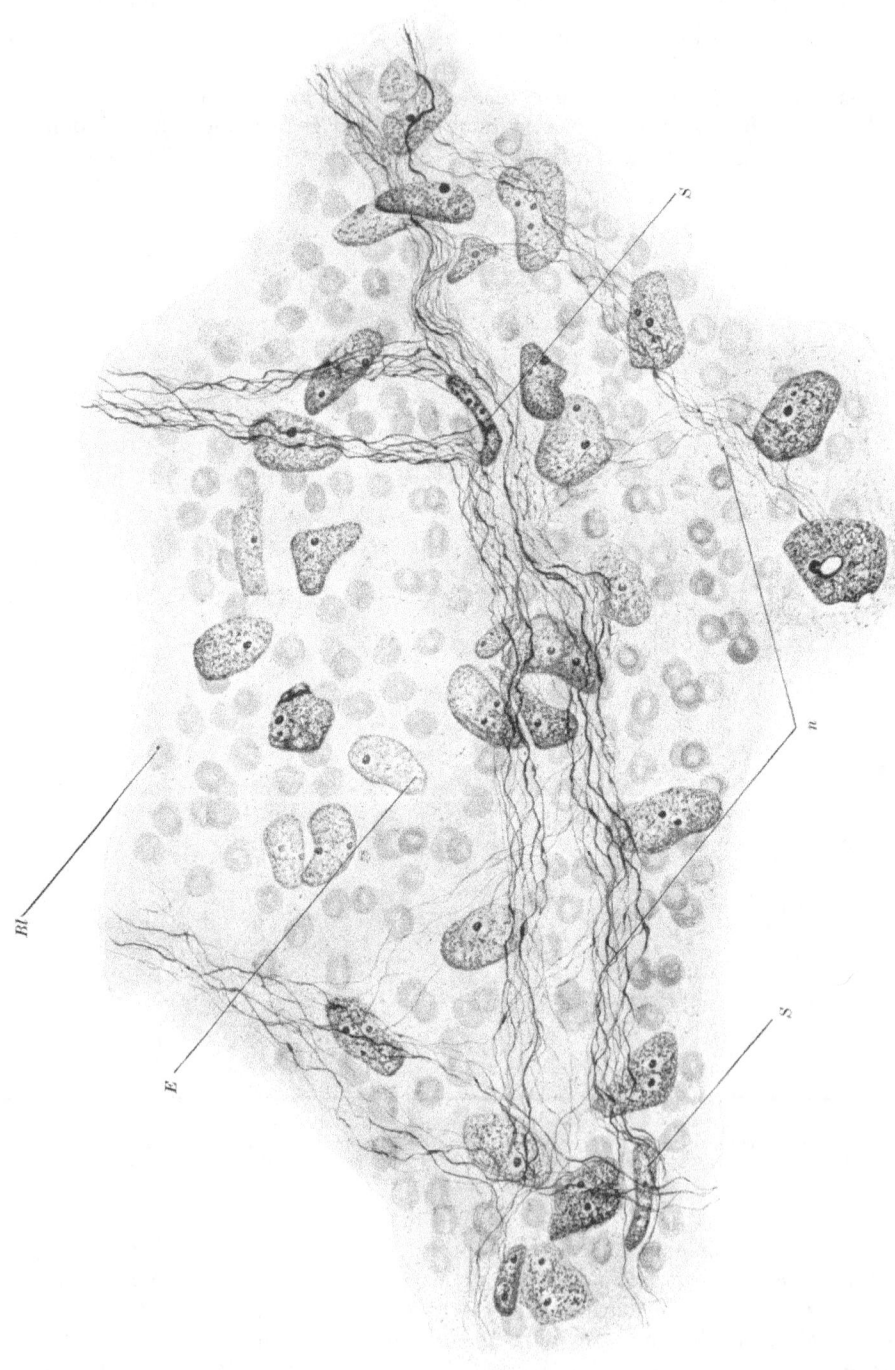

Abb. 223. Neurofibrillenbündel in der Wand einer großen Piavene. Zwischenhirnregion. Mensch. *S* Schwannsche Kerne; *E* Endothel; *Bl* Blutkörperchen. (Bielschowsky-Methode. 1500mal vergrößert, auf ²/₃ verkleinert.) Nach Hagen 1955.

Die weiten *Capillaren* der Pia mater erhalten die gleiche nervöse Versorgung wie die Capillaren anderer Organe. Grigorjewa (1932) hat zu dieser Frage eine anschauliche Abbildung beigesteuert; ich habe ebenfalls Capillarnerven in der Pia beobachtet und 1922 und 1938 hierüber in Wort und Bild Bericht erstattet.

Die in der Pia mater der Medulla oblongata und des Rückenmarks verlaufenden Blutgefäße werden wie alle übrigen Blutgefäße von Nerven versorgt, die sich in ihrer Geflechtbildung und Endausbreitung nicht von den nervösen Formationen anderer Gefäße unterscheiden. Die Gefäßnerven stammen zum Teil aus dem sympathischen Grenzstrang und gelangen gemeinsam mit den Gefäßen in die Pia mater. Eine ältere Beobachtung, wonach sich aus der hinteren Wurzel kleine Nervenbündel abspalten und zur Pia ziehen, habe ich mehrfach bestätigen können. S. L. CLARK (1928) hat auch aus der vorderen Wurzel feine Nervenästchen in die Pia eintreten sehen. Die gröberen Nervenfasern in der Adventitia der Arterien verlaufen meist in den äußeren Schichten der Gefäßwand und sind großenteils markhaltig; die zum vegetativen Endigungsgebiet gehörigen Nervenelemente sind gewöhnlich marklos und breiten sich auf der Media und innerhalb derselben zu einem allerfeinsten Netzwerk aus. Ferner finden sich nach den Angaben von S. L. CLARK (1928) sensible, bäumchenartige Endigungen in der Wand von Arteriolen und kleinen Venen vor. Die sensiblen Endapparate stehen wahrscheinlich mit den aus den hinteren Wurzeln in die Pia mater gelangten Nervenfasern im Zusammenhang.

Über die Innervation der zum *Plexus chorioideus* gehörenden Gefäße haben schon die älteren Autoren kurze Angaben geliefert. Ich habe die Plexusgefäße in gleicher Weise wie die Gefäße der Pia mater von Nerven versorgt gefunden (1922). SNESSAREW (1929), SCHAPIRO (1931), SCHMID (1929), L. R. MÜLLER (1931) haben ergänzende Beobachtungen hinzugefügt. Die Resultate von S. L. CLARK (1934) über die Innervation des Plexus chorioideus seien hervorgehoben.

Zusammenfassend läßt sich zur Innervation der Hirngefäße bemerken: Der anatomische Nachweis efferenter Nerven an Arterien und Venen der Pia mater erlaubt auf eine nervöse Beeinflußbarkeit des cerebralen Kreislaufes zu schließen. Der nervöse Einfluß erstreckt sich auch auf die innerhalb der Substanz des Zentralnervensystems verlaufenden Blutgefäße. Letztere erhalten überdies aus den versorgten, zugehörigen Gefäßregionen des Zentralnervensystems weitere Nervenfasern zugeführt. Dem efferenten, an der Regulation der cerebralen Blutbewegung beteiligten, nervösen Faktor ist ein zweiter, sensibler, reflektorisch wirkender Kontrollapparat beigegeben. Er findet sich in dem Gebiet afferenter Nervenendigungen in der Wand des Bulbus caroticus; ferner beobachtet man im Bindegewebe der Pia mater zahlreiche sensible Endorgane, die sich ebenfalls in der Gesamtheit als eine reflektorisch eingreifende Komponente bei der Regulation des intrakranialen Blutkreislaufes beurteilen lassen.

3. Milz.

Die Milz erhält ihre Nerven aus dem Ganglion coeliacum (Plexus solaris), dem wiederum Faserelemente aus dem N. splanchnicus major und minor und aus dem Vagus zuströmen (Abb. 224). Die überwiegende Masse der Milznerven dürfte sympathischer Abkunft sein und erreicht die Milz auf dem Wege einer für das vegetative Nervensystem charakteristischen Geflechtbildung, des *Plexus lienalis*, in Begleitung der A. lienalis. Nach den präparatorischen Resultaten MARGORINs (1932) umfaßt der Plexus lienalis neben der Milz und ihrer Kapsel noch die linke Hälfte des Corpus pancreatis, den Magenfundus von der Kardia bis zur Mitte der großen Kurvatur, die linke Hälfte des Omentum majus und das Ligamentum gastrolienale. Weiterhin besitzt der Plexus lienalis nervöse Verbindungen zum Plexus renalis und suprarenalis. Im Ligamentum phrenicolienale verlaufen aus dem Plexus diaphragmaticus Nervenfasern zur Milzkapsel.

Das Vorkommen von *Nerven in der Milz* ist schon seit KÖLLIKER (1854) bekannt; RUFFINI (1906) hat mit der GOLGI-Methode unsere Kenntnis über die Verbreitung des Nervengewebes innerhalb der Milzpulpa bedeutsam erweitert. Ein Teilstück aus dem Plexus lienalis bildet als „Milznerv" ein beliebtes Untersuchungsobjekt zur Demonstration markloser Nervenfasern in den Lehrbüchern. Trotz alledem ist es aber lange Jahrzehnte hindurch niemandem recht gelungen, die näheren Beziehungen zwischen dem Milzreticulum und dem Nervengewebe klarzulegen. Zuerst konnte RIEGELE (1929) den intraplasmatischen Verlauf feinster Neurofibrillen in dem reticulären Bindegewebe der Schweinemilz fest-

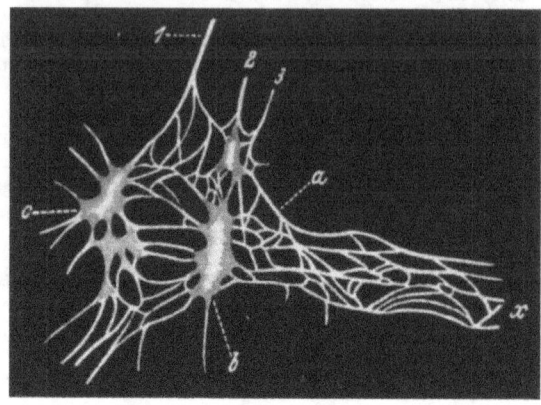

Abb. 224. Beteiligung des Plexus solaris an der Bildung der Milznerven. *a* Rami lienales; *b* Ggl. solare sin.; *c* Ggl. solare dextrum; *x* Nn. lienales; *1.* N. vagus dext.; *2.* N. splanchnicus major; *3.* N. splanchnicus minor. Nach MARGORIN 1932.

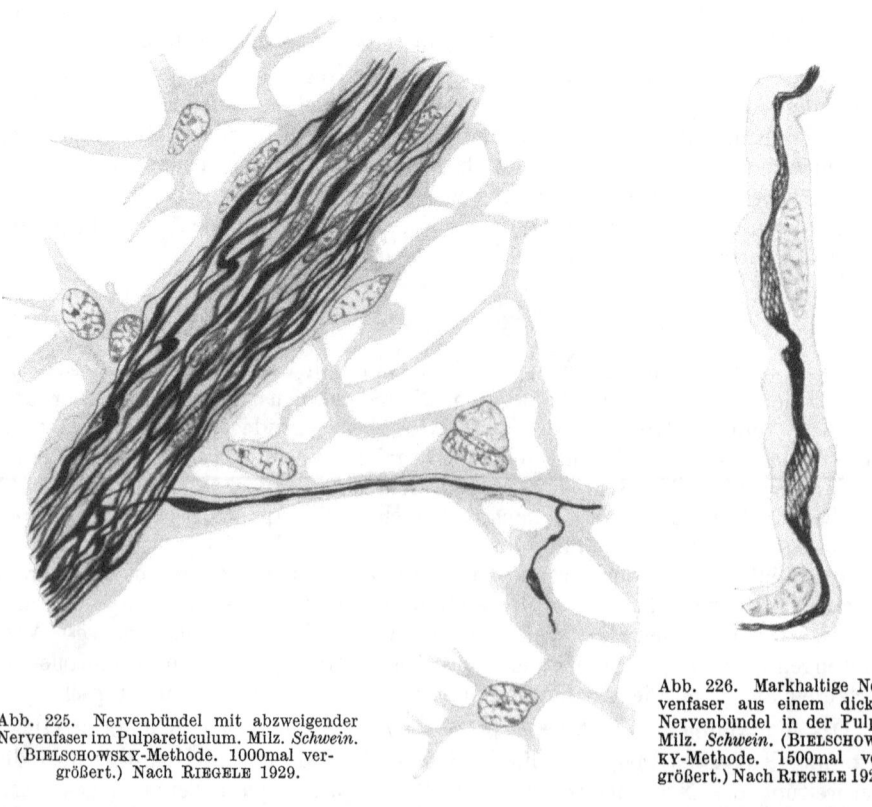

Abb. 225. Nervenbündel mit abzweigender Nervenfaser im Pulpareticulum. Milz. *Schwein.* (BIELSCHOWSKY-Methode. 1000mal vergrößert.) Nach RIEGELE 1929.

Abb. 226. Markhaltige Nervenfaser aus einem dicken Nervenbündel in der Pulpa. Milz. *Schwein.* (BIELSCHOWSKY-Methode. 1500mal vergrößert.) Nach RIEGELE 1929.

stellen (Abb. 152). Hiernach scheint das vegetative Nervengewebe an der Funktion des reticulären Gewebes beteiligt zu sein, gleichgültig, ob es sich hierbei um afferente oder efferente Elemente handelt. Nach der Konstruktion des im folgenden geschilderten vegetativen Endnetzes sind beide Leitungsmöglichkeiten im intralienalen Nervennetz vorstellbar.

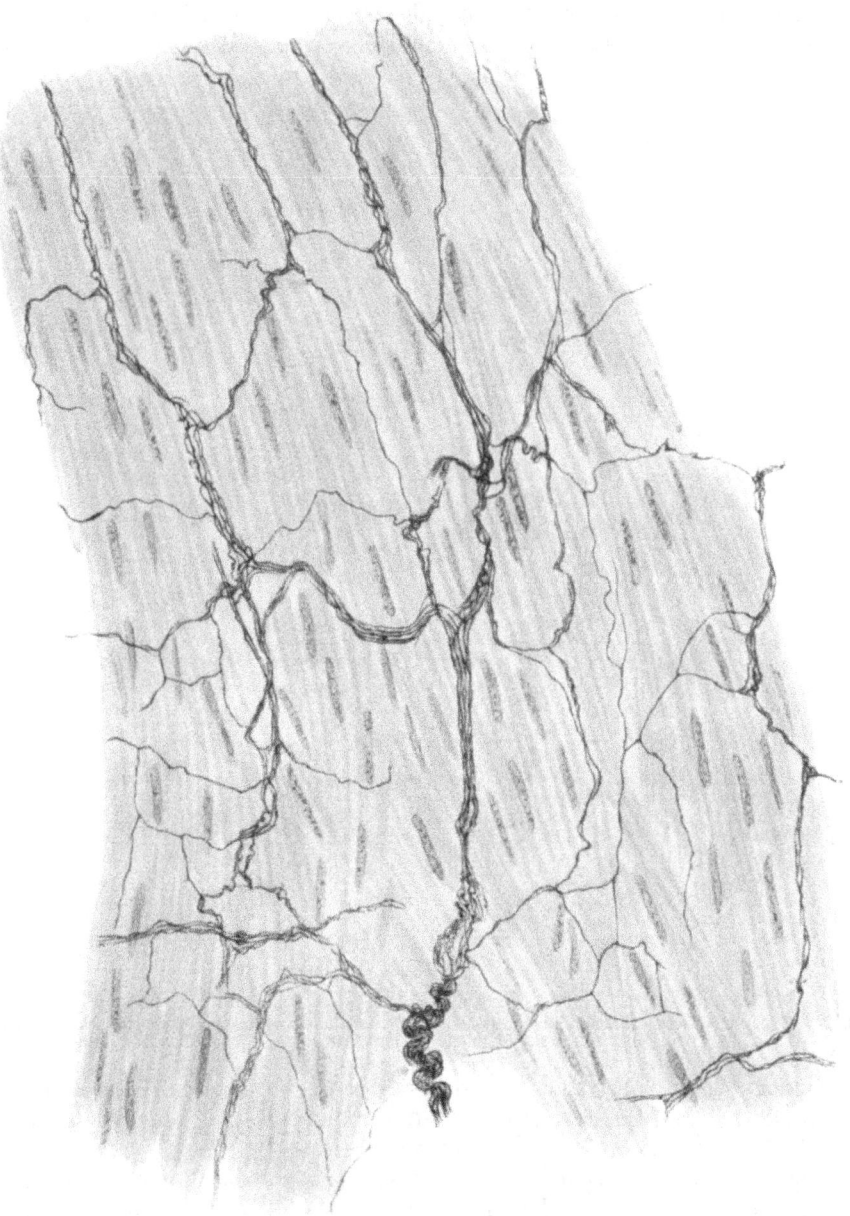

Abb. 227. Nervenplexus auf der Oberfläche eines größeren Trabekels. Milz. *Schwein.* (BIELSCHOWSKY-Methode. 250mal vergrößert.) Nach RIEGELE 1929.

Der anatomische Aufbau der Milz ist beim *Menschen* und einzelnen *Säugetier*-species wie *Hund, Schaf, Pferd, Kaninchen* jeweils verschieden. Es bestehen große Unterschiede im Mengenverhältnis der Milzbalken zur Pulpa, der weißen zur roten Pulpa und in der Verteilung der glatten Muskulatur. In Würdigung dieses Umstandes hat v. HERRATH (1935) auf funktionelle Unterschiede in der Milztätigkeit geschlossen und von Stoffwechselmilz und Speichermilz gesprochen. Selbstverständlich wird sich das Nervengewebe der verschiedenen Bauweise der Milz anpassen und im einzelnen mehr oder weniger starke Abweichungen seiner Gliederung erkennen lassen. Im folgenden soll vor allem das Gemeinsame in der

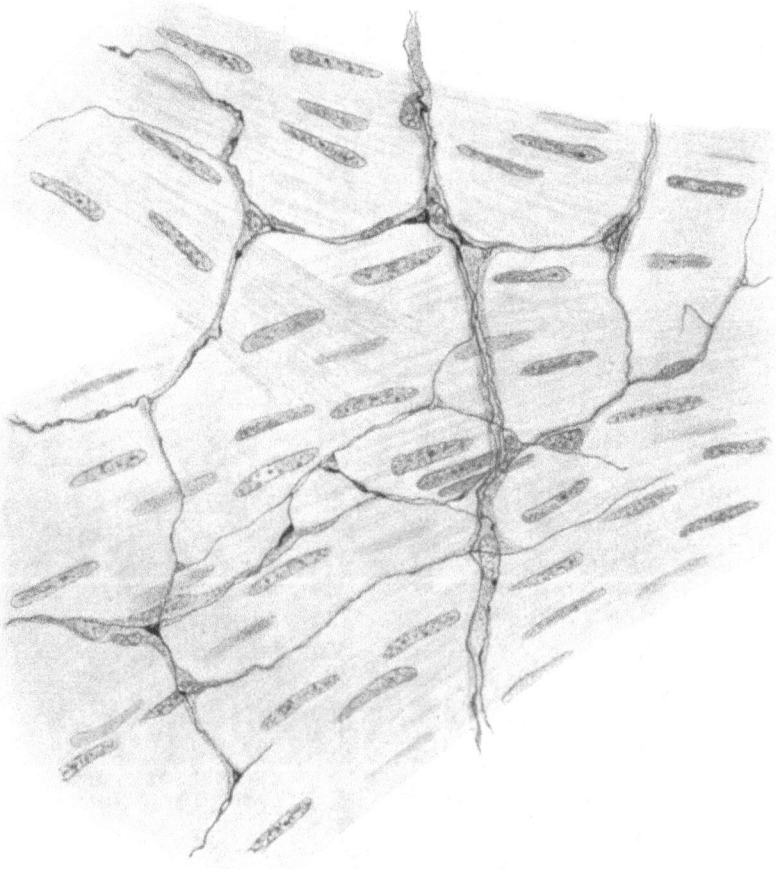

Abb. 228. Syncytiales Nervennetz mit SCHWANNschem Leitplasmodium in der glatten Muskulatur eines Trabekels Milz. *Schwein.* (BIELSCHOWSKY-Methode. 500mal vergrößert.) Nach RIEGELE 1929.

Innervierung der Milz betrachtet werden, wie es in den neueren Untersuchungen von RIEGELE (1929), HARTING (1944), TISCHENDORF (1948), GLASER (1928), NOERTHEN (1955) und LENTZ (1952) erarbeitet worden ist.

Vom Hilus aus gelangen die Nervenfasern, zu groben Bündeln zusammengefaßt, in das Organ; sie verlaufen teilweise in den Trabekeln, wo sie sich allmählich in kleinere Bündel aufgliedern und dann teilweise in die Pulpa übertreten, oder sie erreichen ohne den Umweg über die Trabekel sogleich die Milzpulpa (Abb. 225). Ein kleiner Teil der Hilusnerven dringt in die Milzkapsel ein und entwickelt hier einen subserösen Plexus. Wie TISCHENDORF (1948) mit der BENDA-SPIELMEYER-Methode nachgewiesen hat, besitzen nicht wenige Nervenfasern in der Kapsel und in der Pulpa eine Markscheide; sie läßt sich bei starken Nervenfasern auch im BIELSCHOWSKY-Präparat erkennen (Abb. 226).

Es dürfte schwierig sein, die Herkunft der markhaltigen Nervenfasern eindeutig festzustellen; immerhin ist nach Abb. 224 an die Möglichkeit zu denken, daß sie dem Vagus entstammen.

Infolge der fortschreitenden Aufgliederung der in den Trabekeln verlaufenden Nervenbündel kommt es zur Bildung regelrechter Nervengeflechte (Abb. 227). Die Dichte ihrer Maschen dürfte mit der Entwicklung der glatten Trabekel-

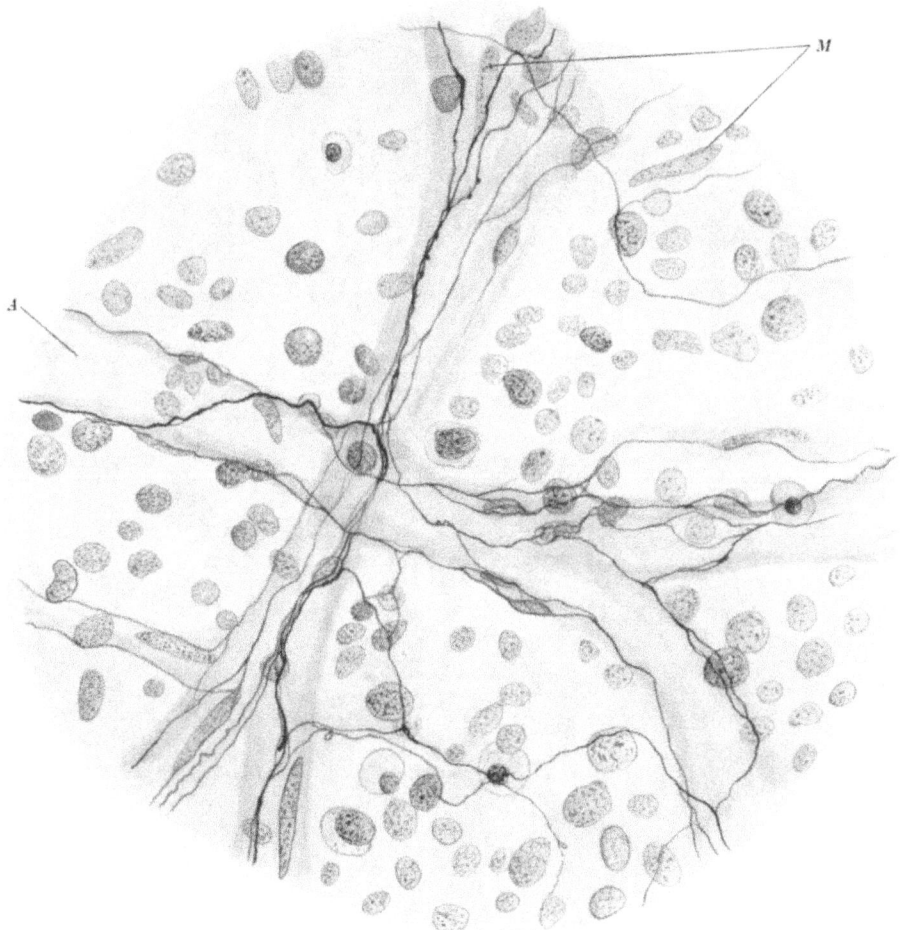

Abb. 229. Neurofibrillennetz in der Pulpa. Milz. *Schaf.* A Arteriole; M Muskelkerne. (BIELSCHOWSKY-Methode, 1900mal vergrößert, auf $^5/_7$ verkleinert.) Nach HARTING 1952.

muskulatur in Zusammenhang stehen. Erweisen sich wie beim *Schwein* die Muskelfasern als reichlich vorhanden, so wird das Nervengewebe in entsprechender Weise eine stärkere Ausbildung zeigen. Daher sieht man in den muskelstarken Trabekeln der *Schweine*milz schon bei mittlerer Vergrößerung zarte Nervenformationen, welche das Aussehen eines für die glatte Muskulatur charakteristischen, nervösen Endnetzes annehmen (Abb. 228). Die hervortretende, maschenartige Konstruktion des fibrillenhaltigen SCHWANNschen Leitgewebes, das Vorkommen der rundlichen Kerne, die auf das Vorhandensein syncytial verbundener Interstitieller Zellen hindeuten, die Aufgliederung dieses Maschenwerkes in immer feinere Zweige, all dies läßt die Nähe der nervösen Überleitungsstelle, der eigentlichen Synapse vermuten. Diese tritt selbst bei den muskelschwachen Trabekeln der menschlichen Milz nach den Beobachtungen HARTINGs (1944) in Gestalt des Terminalreticulums in Erscheinung.

Nach RIEGELE (1929) und HARTING (1944) zeigen die, mit den glatten Muskelfasern plasmatisch zusammenhängenden Neurofibrillen des öfteren eine außerordentlich starke,

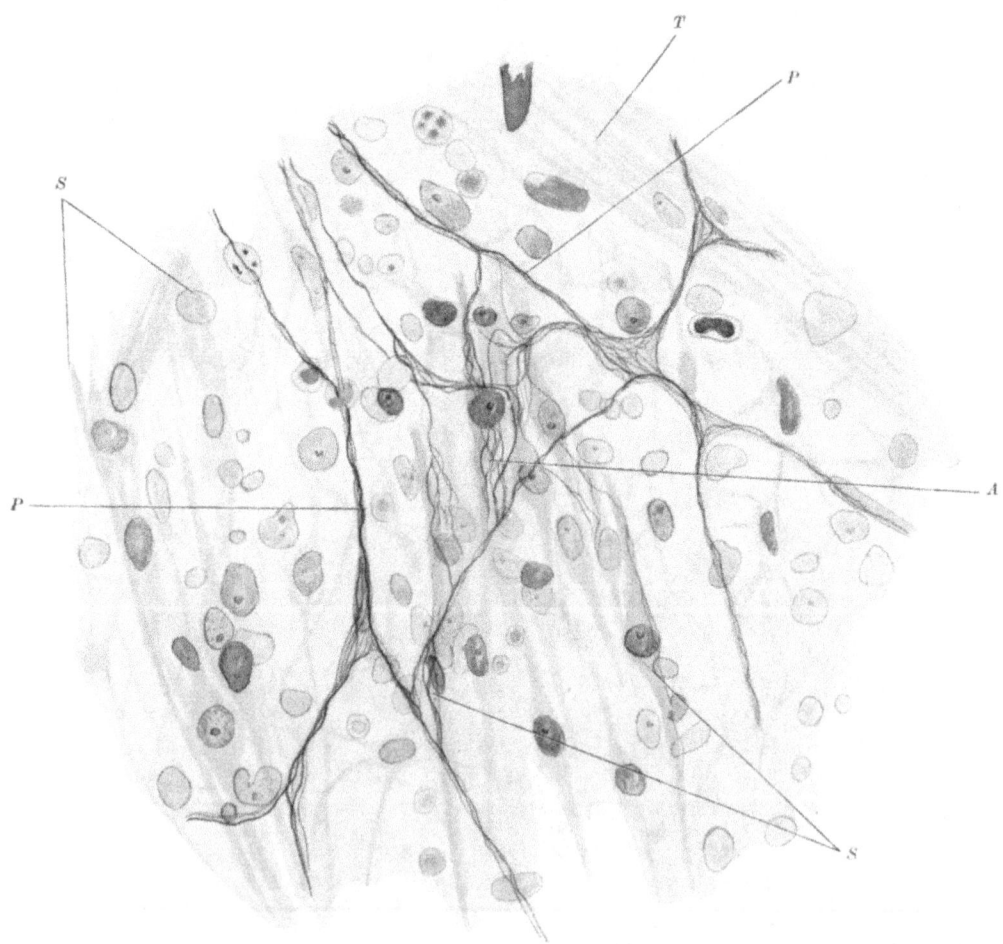

Abb. 230. Nervennetz mit Terminalreticulum A in der Milzpulpa. *Mensch.* S Sinus; T Trabekel; P nervöser Plasmastrang. (BIELSCHOWSKY-Methode. 1150mal vergrößert, auf ²/₃ verkleinert.) Nach HARTING 1952.

in flachen Spiralwindungen erfolgende Schlängelbindung. Ob jene Erscheinung auf einem besonders starken Kontraktionszustand der Muskulatur beruht, läßt sich indessen nicht sicher behaupten.

Die *Arterien* und *Venen* der Milz werden auf die gleiche Weise wie alle übrigen Gefäße innerviert; GLASER (1928) erwähnt im perivasculären Nervengeflecht der A. lienalis noch das Vorkommen kleiner *Ganglien*. Innerhalb der Milz sind keine Ganglienzellen vorhanden. Die Nerven der kleineren Arterien wie der Zentralarterien, der Pulpaarteriolen und der Hülsenarteriolen sind wie in anderen Organen von dem in der gesamten Milzpulpa entwickelten Endnetz nicht mehr zu trennen (Abb. 229).

TISCHENDORF (1948) hat gute Abbildungen von der Innervation der Zentralarterien und der Hülsenarteriolen gegeben; letztere werden von einem oberflächlichen Geflecht eingehüllt, das noch mit feinsten neurofibrillären Netzen in die Tiefe der Hülsenwand eindringt. Obwohl markhaltige Nervenfasern in dem oberflächlichen Plexus der Hülsenarteriolen *(Schwein)* einherziehen, hat der Autor keine besonderen, sensiblen Endorgane beobachten können. Hingegen besitzen nach HARTING (1944) an den Hülsenarteriolen des *Pferdes* eigentümlich gebaute, nervöse Faserkörbe das Aussehen afferenter Endorgane; sie hängen wie die

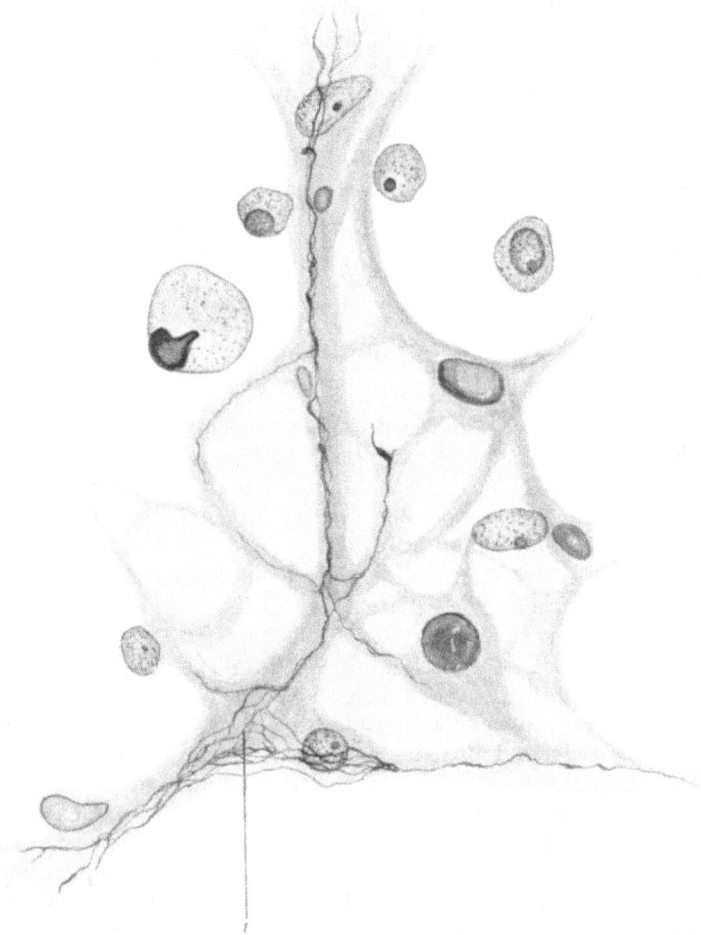

Abb. 231. Intraplasmatisch gelagerte Neurofibrillen mit Terminalreticulum *t* im Pulpareticulum. Milz. *Hund*. (BIELSCHOWSKY-Methode. 2000mal vergrößert, auf $^3/_4$ verkleinert.) Nach HARTING 1952.

Nerven der Arteriolen mit den in den Trabekeln vorhandenen Nervenplexus direkt zusammen. Die Faserkörbe um die Hülsenarteriolen bestehen aus ungleichmäßig gestalteten Nervenfäserchen, die ihren Durchmesser von ziemlicher Breite bis zu außerordentlicher Feinheit wechseln und eine gewisse Ähnlichkeit mit den Nervenendigungen an den Wurzelscheiden der Haare aufweisen. Doch läßt sich über die Funktion jener Faserkörbe kein sicheres Urteil abgeben.

Wie in der Abb. 225 angedeutet, zweigen sich aus den in der Pulpa einherziehenden Nervenbündeln feinste Fäserchen ab, um in das Pulpagewebe einzudringen. Andere Nervenfäserchen gelangen mit den Gefäßen aus den Balken in die Pulpa, um sich in dem hier vorhandenen zarten Nervennetz zu verlieren. Die Grundkonstruktion des in der Milz entwickelten nervösen Endgebietes besteht in einer alle Einzelteile des Organs in gemeinsamer Weise umfassenden Netzbildung. Dieses Terminalreticulum bringt die rote Pulpa, die beim *Menschen* in der Hauptsache aus den Milzsinus und dem dazwischen gelagerten reticulären Bindegewebe besteht, in seinen Bereich (Abb. 230). Es sendet seine feinsten fibrillären Zweige in die MALPIGHIschen Körperchen hinein, wo sie sich mit den Gefäßnerven der A. centralis verbinden.

Die zarten Neurofibrillen des Terminalreticulums sind in ihrem Verlauf nicht immer an die kernhaltigen Stränge des SCHWANNschen Leitplasmodiums gebunden. Sie wählen vielfach auch das bindegewebige Reticulum zur Wegstrecke, in dessen Balkenwerk sie allerfeinste fibrilläre Netzgebilde als Endigungsform entstehen lassen (Abb. 231). Der anatomische Befund nötigt somit zu dem Schluß, das gesamte Gefäßsystem der Milz und das gesamte Pulpareticulum einschließlich aller glatten Muskelfasern in den Trabekeln und in der Pulpa als unter nervösem Einfluß befindlich zu betrachten. Wenn man den markhaltigen Nervenfasern der Milz möglicherweise auch eine afferente Leitfähigkeit zuschreiben könnte, so lassen sich jedenfalls innerhalb des nervösen Endnetzes efferente und afferente Elemente nicht voneinander unterscheiden.

4. Knochenmark.

Die für das Knochenmark bestimmten Nerven können den Markraum auf zweierlei Weise erreichen. Ein Teil der Nerven gelangt auf dem Wege über die HAVERSschen Kanäle in die verdichtete, bindegewebige Schicht, welche die Markhöhle gegenüber dem Knochen abgrenzt und scheint sich in ein feines Nervennetz zu verlieren. Vereinzelte Nervenfäserchen treten von hier aus in das Stützgerüst des Knochenmarks über.

Die Hauptmasse der markhaltigen und marklosen Nervenfasern nimmt gemeinsam mit den ernährenden Blutgefäßen durch das Foramen nutricium den direkten Weg zum Knochenmark (ROSSI 1932, DE CASTRO 1929/30, TAKEYAMA 1936). Die Gefäße besitzen wie alle übrigen Blutgefäße des Körpers ihre eigenen Nerven in der im vorhergehenden beschriebenen Weise (GLASER 1928). Man findet demnach in der Adventitia der Gefäße regelrechte Geflechte, deren einzelne Faserbündel wiederum mit den, im periadventitiellen Gewebe einherziehenden und für das Knochenmark bestimmten Nervenbündeln weitere Verbindungen eingehen. Gefäßnerven und Organnerven lassen sich also nicht scharf voneinander trennen, sondern entwickeln eine zusammenhängende Maschenformation. Die markhaltigen Nervenfasern scheinen in der Hauptsache innerhalb der Gefäßadventitia zu verlaufen; ihre Endigungsweise aufzufinden ist bis jetzt nicht gelungen. Wahrscheinlich werden sie sich mit marklosen Kollateralen in das der Media aufgelagerte Nervennetz verlieren; afferente Endorgane bekannter Art sind offenbar nicht vorhanden.

Schmale Bündel markloser Nervenfasern lassen, unbekümmert um den Verlauf der Gefäße, einen Plexus entstehen (Abb. 232). Dessen Faserbündel müssen sich, um zur Bildung eines vegetativen Nervenendnetzes zu gelangen, in immer kleinere Bündel, schließlich in einzelne Neurofibrillen aufgliedern. Nach den Angaben F. ROSSIs (1932) fällt es sehr schwer, in dem mit Zellen aller Art vollgestopften bindegewebigen Reticulum des Knochenmarks eine bestimmte Endigungsweise des Nervengewebes festzustellen. DE CASTRO (1929/30) nimmt, wie aus der beigegebenen Abbildung hervorgeht, kleine Ösen an den Neurofibrillen für eine Endigungsform an. Ich halte diese Deutung nicht ganz für richtig, sondern glaube im Gewebe des Knochemmarks die gleiche nervöse Endigungsweise wie in der Milz in Gestalt des Terminalreticulums annehmen zu dürfen.

Jedenfalls ist durch die histologischen Befunde eine Innervierung der Gefäße und der Eigensubstanz des Knochenmarks eindeutig festgestellt. Ob den markhaltigen Nervenfasern eine afferente, den marklosen Nervenfasern eine efferente Leitfähigkeit zufällt, läßt sich nicht entscheiden. Immerhin muß bei der Blutbildung mit Sicherheit ein nervöser Faktor beteiligt sein.

F. Rossi (1932) hat seine Untersuchungen über die Innervation des Knochenmarks an neugeborenen *Katzen,* jungen *Hunden* und *Meerschweinchen* durchgeführt. Takeyama (1936)

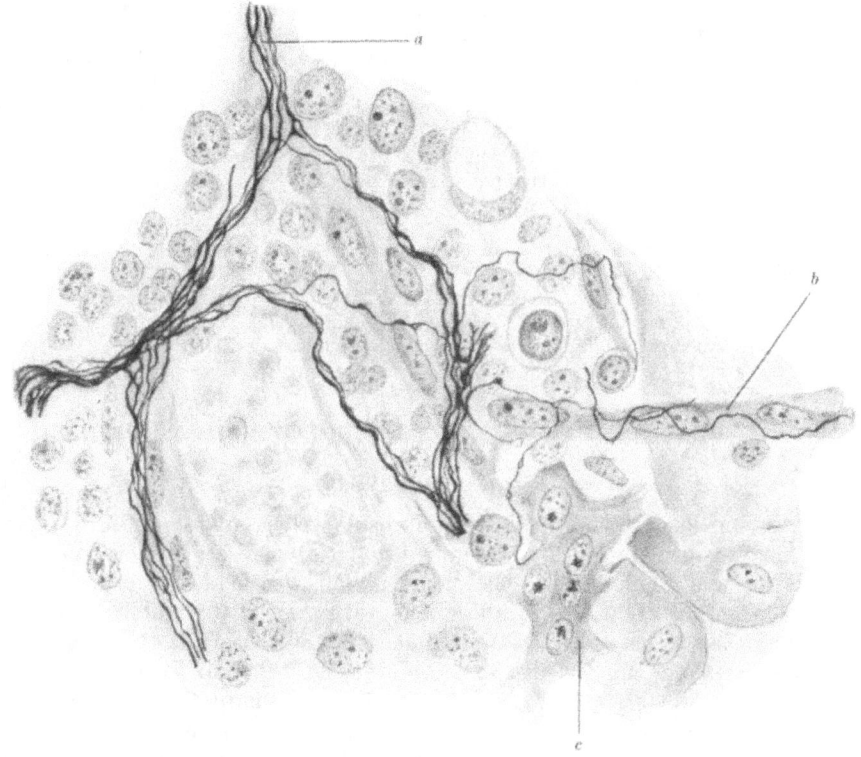

Abb. 232. Nervenplexus im Knochenmark. Junge *Katze. a* Nervenbündel außerhalb der Gefäßwand; *b* Capillare mit „Begleitnerven"; *c* Osteoklast. (Silbermethode nach Cajal.) Nach de Castro 1930.

verwendet zum Studium Fibula und Tibia von *Menschen, Kaninchen, Meerschweinchen, Katze, Ratte, Huhn* und *Taube.*

Fedoroff, Terentyewa, Garfunkel, Tsesarskaya und Rozanowa (1952) haben bei 27 *Katzen* den lumbosacralen Nervenplexus und den lumbalen Grenzstrang einseitig durchtrennt und hierauf das Knochenmark der beiden hinteren Extremitäten untersucht. Es fand sich ein starker Unterschied zwischen dem Befund des innervierten und demjenigen des denervierten Knochenmarks. Auf der denervierten Seite nimmt die Zahl der jungen Zellformen ab, reife Zellen, vorwiegend Leukocyten und Megakaryocyten werden dystrophisch. *Zellkulturen* des denervierten Knochenmarks sind schwer zu erhalten und zeigen geringe Lebenskraft.

5. Lymphatische Organe.

In den Lymphdrüsen sind schon vor langer Zeit (Kölliker 1854, Retzius 1893, Tonkoff 1899) Nerven festgestellt worden, die gemeinsam mit den Gefäßen vom Hilus aus in die Tiefe eindringen. In der Hilusregion lassen sich schmale Nervenbündel noch einigermaßen leicht beobachten; aber es gelingt aus technischen Gründen äußerst schwer, sich über die Endausbreitung des Nervengewebes im Inneren der Lymphknoten ein klares Bild zu verschaffen. Mit der größten Wahrscheinlichkeit dürften in den Lymphknoten die gleichen nervösen Einrichtungen wie in der Milz vorhanden sein; solches würde die Entfaltung eines feinmaschigen Nervenplexus und dessen Aufgliederung in ein mit Gefäßen, Trabekeln, Lymphsinus und Lymphgewebe verbundenes Terminalreticulum bedeuten.

Über die Nerven der *Lymphgefäße* und des *Ductus thoracicus* finden sich in der Literatur nur spärliche Angaben vor, die vorwiegend den alten Autoren (DOGIEL 1897, TIMOFEJEW 1896, KYTMANOF 1901 und A. P. LAWRENTJEW 1926) entstammen und in Bd. IV/1 dieses Handbuches näher besprochen sind. FISCHER-BRÜGGE, SUNDER-PLASSMANN und RÖPER (1950) haben über die Innervation der peripheren Lymphgefäße im *Processus vermiformis* des Menschen weitere Ergebnisse erhalten. Hiernach zweigen sich aus dem Maschenwerk des AUERBACHschen und MEISSNERschen Plexus feinste Neurofibrillen ab, die zu den kleinen Lymphgefäßen, zu den Lymphcapillaren gelangen und bis in die Lymphfollikel eindringen. Nach den Abbildungen der Autoren ist für die nervöse Versorgung der peripheren Lymphgefäße wie bei den Blutcapillaren ein feinstes Nervennetz vorhanden, das einem Terminalreticulum durchaus zu gleichen scheint.

RÖPER (1951) hat in einer gesonderten Arbeit die vorigen Angaben unter Beifügung weiterer Abbildungen dahin erweitert, daß sich das zarte Nervennetz in allen Schichten der Lymphgefäße bis zum Endothel ausbreitet und feinste Ausläufer in den *Klappen* der Lymphgefäße besitzt.

Nach den Angaben von KUBIK und SZABÓ (1955) scheint die Innervation der Lymphgefäße im Mesenterium der *Katze* sich wie diejenige der Blutgefäße zu verhalten und überdies zu den VATER-PACINI*schen Körperchen* in enger Verbindung zu stehen.

X. Innervation der innersekretorischen Drüsen.
1. Hypophyse.

In meinem Beitrag (Handbuch der mikroskopischen Anatomie, Bd. IV, 1928) lauten die Angaben über das Vorkommen von Nervenfasern in der Hypophyse nur spärlich und wenig sicher. Besonders unklar war man sich über das Auftreten nervöser Elemente im Hinterlappen. ROMEIS (1940) findet es geradezu unverständlich, wie man über das Vorhandensein von Nervenfasern in der Neurohypophyse so lange im Zweifel sein konnte. Es bedarf allerdings nur eines einzigen Schnittes durch die Hypophyse und das Infundibulum, um nach Anwendung einer Silbermethode einen enormen Nervenreichtum im Hinterlappen wahrzunehmen (Abb. 233). Nach den bisherigen Ergebnissen der Autoren gelangen die schwarz imprägnierten Fasern aus dem Hypothalamus in das Infundibulum und nehmen von hier den Weg mit einer leicht dorsalwärts gerichteten Biegung in das Gewebe der Neurohypophyse. Als Ursprungsquelle jener Fasermasse werden die im Hypothalamus gelegenen Kerne, Nucleus supraopticus und Nucleus paraventricularis, gewöhnlich angegeben.

Es bleibt etwas schwierig, eine Darstellung von der Nervenversorgung der Neurohypophyse zu geben, ohne gleichzeitig über die anatomischen Verhältnisse im Hypothalamus unterrichtet zu sein. Denn die moderne Forschung betrachtet die beiden Gebiete mit Recht als etwas in Form und Funktion Zusammengehöriges. Daher sei zur Orientierung über das Diencephalon-Hypophysensystem besonders auf die zusammenfassenden Monographien von ROMEIS (1940), B. und E. SCHARRER (1954), BARGMANN (1954) verwiesen.

a) Neurohypophyse.

Die am Aufbau des Hinterlappens beteiligten Gewebe sind wie diejenigen des Vorderlappens einer dauernden Veränderung unterworfen. Auch am Nervengewebe deutet der histologische Befund auf fortwährende Umgestaltungen hin.

Einen derartig wechselreichen Vorgang aus dem mikroskopischen Präparat zu erschließen, kann nur mit äußerster Zurückhaltung geschehen. Da sich gerade am Nervengewebe Form und Funktion nur sehr schwer oder gar nicht miteinander verbinden lassen, so wird im folgenden die Form in den Vordergrund der Darstellung gerückt und die Reflexion über ein funktionelles Geschehen am Nervengewebe nur untergeordnet behandelt werden. Mancher neurohistologische Befund scheint für die Hypophyse spezifisch zu sein, dürfte eine unterschiedliche Bedeutung erfahren und bleibt somit im Hinblick auf seine Funktion unklar.

Zahlreiche Autoren haben sich in den letzten Jahren mit dem Studium des Nervengewebes in der Neurohypophyse befaßt (BARGMANN 1949, 1954, BODIAN 1951, BROOKS und GERSH 1938, BUCY 1930, CORONA 1951, CROLL 1928, HAGEN 1950, HAIR 1937, HILD 1951, ROMEIS 1940, ROUSSY und MOSINGER 1939/40, NOWAKOWSKI 1951, SANZ-IBÁÑEZ 1934, SHANKLIN 1946, STUTINSKY 1946, 1949, 1954, SPATZ 1951, TROSSARELLI 1935, TROCELLO 1931, TAKAYAMA 1937, TRUSCOTT 1944, WEINBERG 1933). Die alte Arbeit von PINES (1925), der auf eine nervöse Verbindung zwischen dem Nucl. supraopticus über das Infundibulum mit dem Hinterlappen hinweist, verdient hervorgehoben zu werden. Ferner hat BRETTSCHNEIDER (1955) eine umfangreiche neurohistologische Arbeit dem Zusammenhang von Hypothalamus und Neurohypophyse des *Pferdes* gewidmet.

Nach Abb. 233 dringt eine Fülle von Nervenfasern aus der zentralen Zone des Infundibulums in den Hinterlappen ein. Es handelt sich hierbei durchwegs um

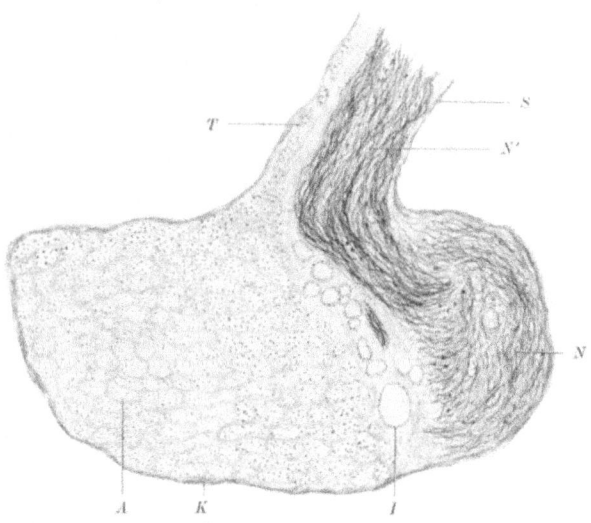

Abb. 233. Medianschnitt durch die Hypophyse. *Mensch.* A Adenohypophyse; I Pars intermedia; T Pars tuberalis oder infundibularis; S Stiel; N' Nervenfaserzug; N Neurohypophyse; K Kapsel. (BIELSCHOWSKY-Methode. 20mal vergrößert, auf ⁴/₇ verkleinert.) Aus STÖHR jr., Histologie 1951.

marklose Elemente; sie besitzen fast sämtlich eine auffallende Breite und erhalten hierdurch ein charakteristisches und offenbar für die Hypophyse spezifisches Gepräge (Abb. 234). Diese Fasern entwickeln nach einem schwer erkennbaren, mannigfach gewundenen Verlauf im Grundgewebe der Neurohypophyse ein eigenes Geflecht, das aus der Abgabe zahlreicher, feiner Äste aus den ursprünglichen Nervenbündeln zustande kommt. Auffallenderweise erscheint jenes breitfaserige Nervengeflecht an der Grenze zum Mittellappen wie scharf abgeschnitten; offenbar ist nur in solchen Fällen, wo sich Gewebe des Zwischenlappens in den Hinterlappen verlagert hat, eine engere Beziehung zwischen den breiten Nervenfasern und der Pars intermedia anzunehmen.

Bei starker Vergrößerung erweisen sich die breiten Faserzüge aus feinsten Neurofibrillen zusammengesetzt; sie besitzen das Aussehen von Fibrillenbändern. Zarte Neurofibrillen zweigen sich teils einzeln, teils in schmalen Bündeln von den breiten Fasern ab, die sich zu immer kleineren Fibrillenzügen aufsplittern (Abb. 235). Auf solche Weise entsteht ein über den ganzen Hinterlappen ausgebreitetes Nervengeflecht von außerordentlicher Dichte; dieses muß in einer kernhaltigen, plasmatischen Unterlage von unterschiedlicher Differenzierung Platz gefunden haben. Es ist nicht möglich, an den feinen Neurofibrillen jenes

Geflechtes eine bestimmte freie Endigung in Gestalt einer Reticulare oder einer knopfähnlichen Verdickung zu beobachten. Infolgedessen dürfte es nahe liegen, eine netzartige Endformation des Nervengewebes anzunehmen.

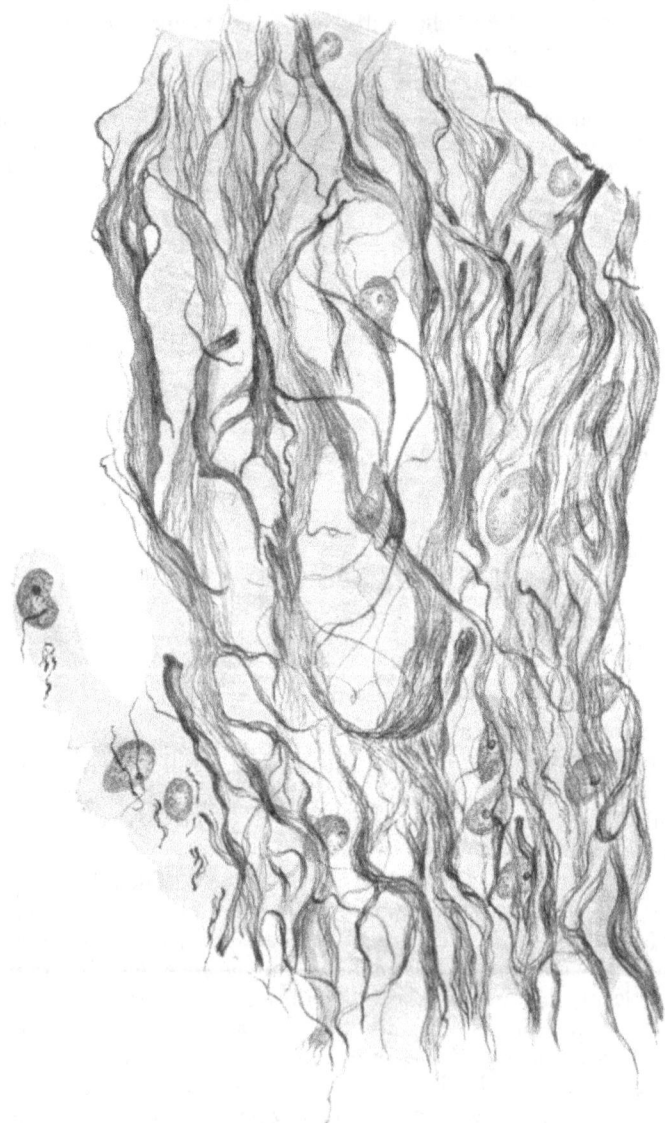

Abb. 234. Breitfaseriges, aus dem Infundibulum stammendes Nervenbündel im Hinterlappen der Hypophyse. *Mensch*. (BIELSCHOWSKY-Methode. 1000mal vergrößert, auf $^6/_7$ verkleinert.) Nach HAGEN 1950.

Ein solcher Gedanke erfährt durch das in Abb. 236 dargestellte Verhalten des Nervengewebes eine wesentliche Stütze. Die mit vielen Varicositäten ausgestatteten Nervenfasern lösen sich zu einem zarten, terminalen Netzwerk auf, das wiederum neurofibrilläre Verbindungen zu benachbarten Nervennetzchen gibt. Demnach scheint das breitfaserige Nervengeflecht an der Bildung der zarten, fibrillären Endformation im Hinterlappen in reichem Maße beteiligt zu sein.

Ein so gestaltetes nervöses Endnetz kann nur in einem plasmatischen Zusammenhang mit anderen Geweben von Bedeutung sein. Für eine derartige plasmatische Verbindung mit dem Nervengewebe kommen zunächst die *Pituicyten*, eigentümlich faserige Gebilde von spezifischem Bau, in Betracht. Sie erscheinen gewöhnlich als homogene, mit unterschiedlichen Anschwellungen versehene Bänder und zeigen eine oft merkwürdige Verlaufsweise. Das erwähnte Nervennetz scheint in die Masse der Pituicyten eingelagert zu sein (Abb. 237).

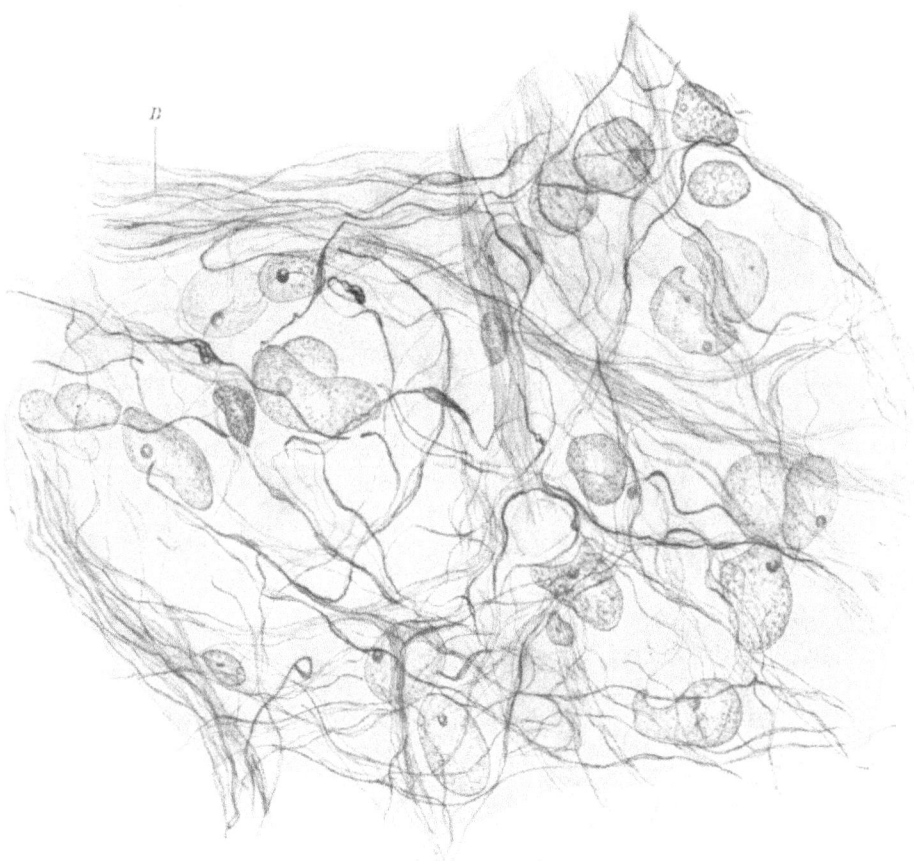

Abb. 235. Feinstes Nervengeflecht aus dem Hinterlappen der Hypophyse. *Mensch*. *B* Breite Nervenfaser, sich in Fibrillen verzweigend. (BIELSCHOWSKY-Methode. 1100mal vergrößert, auf ⁴/₅ verkleinert.) Aus STÖHR jr., Histologie 1951.

Letzteren gehören wahrscheinlich die länglichen Kerne an, obwohl man mitunter die Kerne an den Pituicytenfasern nur sehr schwer zu Gesicht bekommt.

STUTINSKY (1954) nimmt für die Pituicyten in der Hypophyse des *Ochsen* eine besondere Art der Innervation an, bei der sich um den Kern eine korbartige neurofibrilläre Formation entwickeln soll.

Die größeren Gefäße werden gewöhnlich von einem Mantel von Pituicyten und dicken Nervenfaserzügen gleichsam umwickelt. Daher fällt es schwer, noch besondere Gefäßnerven zu entdecken, deren Herkunft ROMEIS (1940) aus dem Plexus carotideus ableitet. Möglicherweise hat man in Abb. 238 Gefäßnerven innerhalb einer Venenwand vor sich. Hierbei läßt sich jedoch nicht mit Sicherheit angeben, ob das eingezeichnete Nervennetz dem Sympathicus oder dem Infundibulargeflecht angehört oder sich aus beiden Komponenten zusammensetzt.

Nach ROMEIS (1940) sind die Gefäßnerven schwieriger zu imprägnieren als die Infundibularnerven und erhalten jenen gegenüber einen etwas schwärzeren Farbton. Im übrigen denkt der Autor gleichfalls an eine Beteiligung der Infundibularnerven an den Geflechten der Blutgefäße.

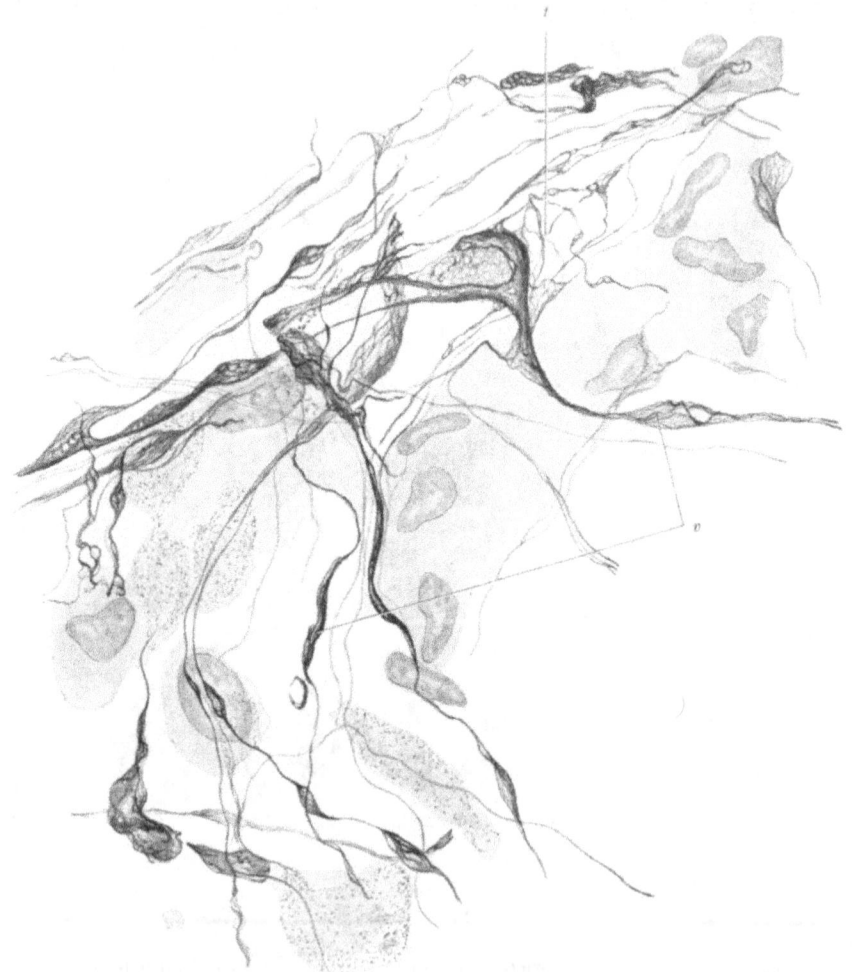

Abb. 236. Aufsplitterung feiner Nervenfasern in ein terminales Netz t. Neurohypophyse. *Mensch.* v Varicositäten. Man achte auf die granulierten Komplexe scheinbar degenerierenden Plasmas. (BIELSCHOWSKY-Methode. 1400mal vergrößert, auf $^3/_4$ verkleinert.) Nach HAGEN 1950.

Bei einem gut imprägnierten Schnitt, der die gesamte Nervenmasse in der Neurohypophyse dunkelschwarz erscheinen läßt, werden vereinzelt heller aussehende Gewebekomplexe beobachtet. Sie werden als „Inseln" bezeichnet und bestehen nach GREVING (1925, 1926) aus einer Ansammlung schwer bestimmbarer Zellen und aus Gefäßgeflechten. ROMEIS (1940), HAGEN (1950), CHRIST (1951) und NOWAKOWSKI (1951) vermochten in jenen Inseln ein feinstes, neurofibrilläres Netzwerk zu entdecken (Abb. 239). Seine nähere Beziehung zu den Gefäßen und seine Herkunft, sei es aus dem Sympathicus, sei es aus dem Infundibulargeflecht, lassen sich nicht mit Sicherheit bestimmen.

Auf ein besonderes Verhalten des Nervengewebes gegenüber der Gefäßwand sei hingewiesen. Die breiten Nervenfasern des Infundibulargeflechtes nähern sich oft in ganzen Zügen den Gefäßwänden, umfassen diese in kleinen Kreis- oder Spiraltouren und lagern sich, ähnlich den Fortsätzen der Pinealzellen in der Epiphyse der Gefäßwand dicht an (Abb. 240). Hierbei verdichten sich die breiten Fasern zu kolbenartigen Anschwellungen und splittern sich in zarte

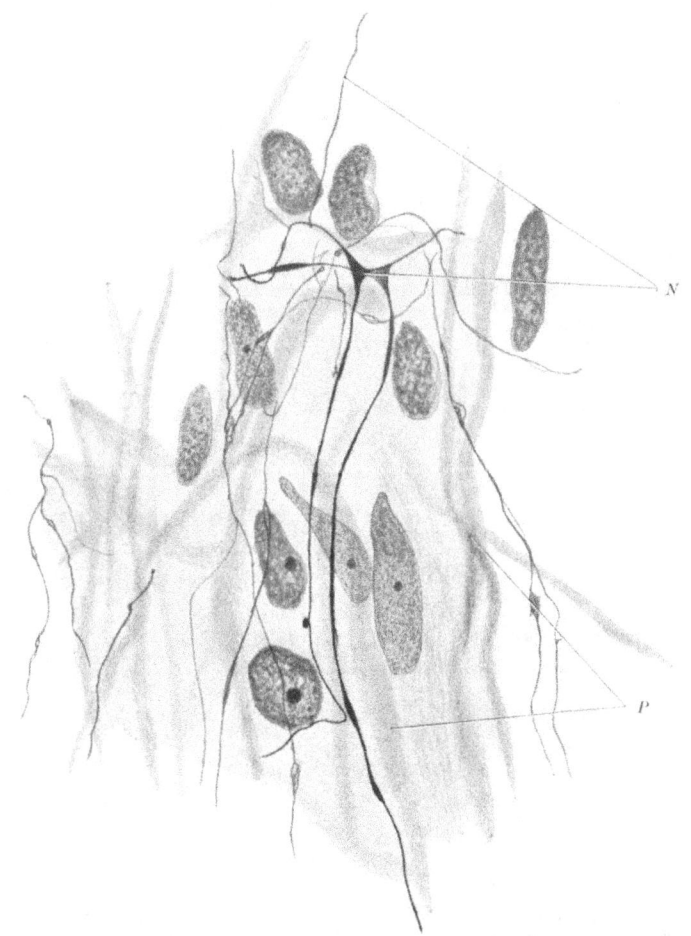

Abb. 237. Hinterlappen der Hypophyse. *Mensch.* P Pituicytenfasern; N feine Nervenfasern. (BIELSCHOWSKY-Methode. 1100mal vergrößert.) Nach HAGEN 1950.

Neurofibrillen an der Gefäßwand auf. Man gewinnt stellenweise den Eindruck, als würden die aus der Auflockerung der kolbenartigen Gebilde hervorgegangenen Neurofibrillen in allerfeinste, argyrophile Granula zerfallen. BRETTSCHNEIDER (1955) denkt aus jenem granulären Zerfall die Entstehung eines Sekretes abzuleiten.

Eine ähnliche Zerfallserscheinung neurofibrillärer Substanz wird an eigentümlichen, mit Knötchen versehenen, marklosen Nervenfasern bemerkbar, die von KNOCHE (1953) beim *Menschen* und *Hund* im Zwischenhirn, in der Pars infundibularis der Adenohypophyse und in den Inseln der Neurohypophyse beschrieben worden sind. Die Fasern werden vom Autor als „Nodulusfasern" bezeichnet und gelangen von der peripheren Zone des Infundibulums in den Hinterlappen an sämtliche Abschnitte der Gefäße; sie sind ferner im Flechtwerk der Infundibularnerven aufzufinden. Im perivasculären Gewebe können sich die „Nodulusfasern" verzweigen, kleine knäuelartige Gebilde entwickeln und schließlich ihre knotig-verdickte Beschaffenheit möglicherweise durch eine Art physio-

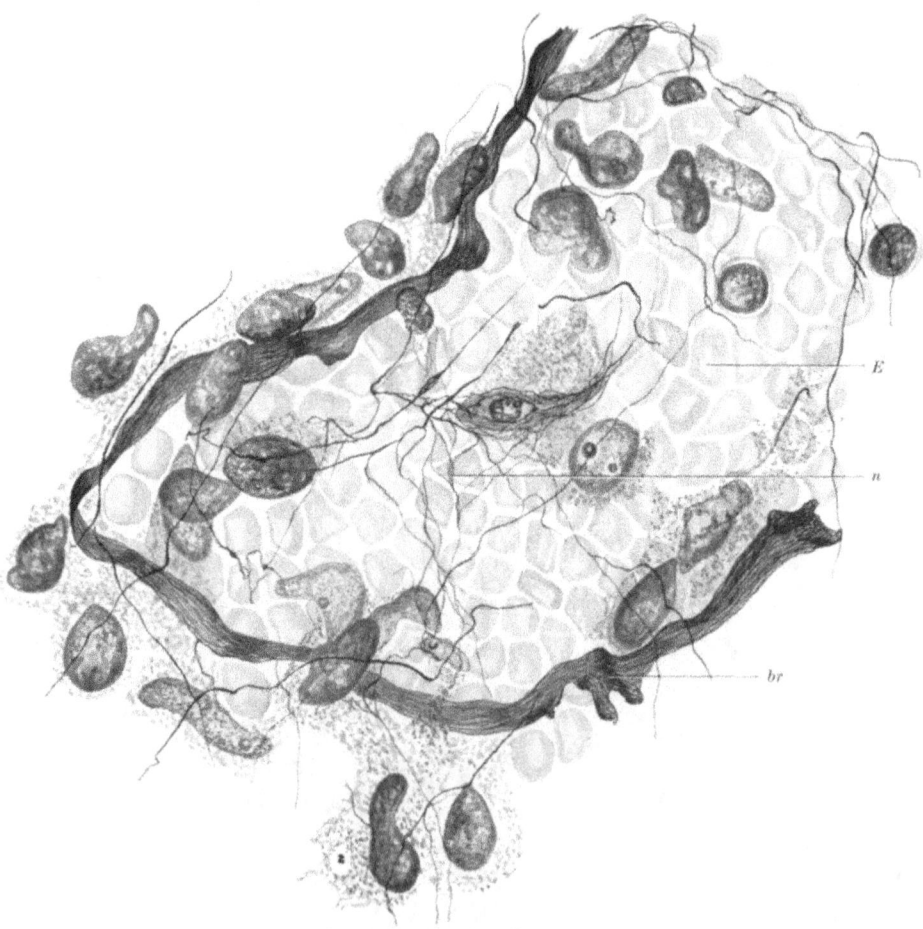

Abb. 238. Terminales Nervennetz in der Wand einer Vene. Neurohypophyse. *Mensch.* *br* Breite Nervenfaser des Infundibulargeflechtes. *n* Neurofibrillen; *E* Erythrocyten. (BIELSCHOWSKY-Methode. 1800mal vergrößert, auf ³/₄ verkleinert.) Nach HAGEN 1950.

logischen Zerfalls in Reihen allerfeinster, argyrophiler Granula umwandeln (Abb. 241).

Zusammenfassend sei über die Innervation der Blutgefäße in der Neurohypophyse bemerkt: Sehr wahrscheinlich ist der Sympathicus mit der nervösen Versorgung der Gefäße betraut; doch geht seine vasomotorische Funktion nicht mit Sicherheit aus dem histologischen Befund hervor. Hiernach bleibt auch eine Beteiligung der Infundibularnerven, wie in den „Inseln", an der Gefäßregulation möglich. Ob die eigentümlichen, in Abb. 240 und 241 dargestellten Nervenfasern etwas mit der Blutbewegung zu tun haben oder wegen ihres sonderbaren, granulären Zerfalls anderen, unbekannten Zwecken dienen, läßt sich aus dem Präparat nicht erschließen.

Eine besondere Bedeutung muß den eigentümlichen neurofibrillären Anschwellungen zukommen, die schon von TELLO (1912) und PINES (1925) erkannt worden sind und zweifelsohne mit den Infundibularnerven zusammenhängen. Es handelt sich somit um nervöse Gebilde eigener Art. Weiterhin geben BUCY (1930), CORONA (1951), STUTINSKY (1946), TRUSCOTT (1944), NOWAKOWSKI (1951), BRETTSCHNEIDER (1955) von den kolbenartigen Körpern Kenntnis; letztere sind in den Arbeiten von ROMEIS (1940) und HAGEN (1950) am anschaulichsten abgebildet. Ich habe die kolbenartigen Gebilde bei meinen neurohistologischen, unveröffentlichten Studien über die Hypophyse ebenfalls gesehen und in meinem

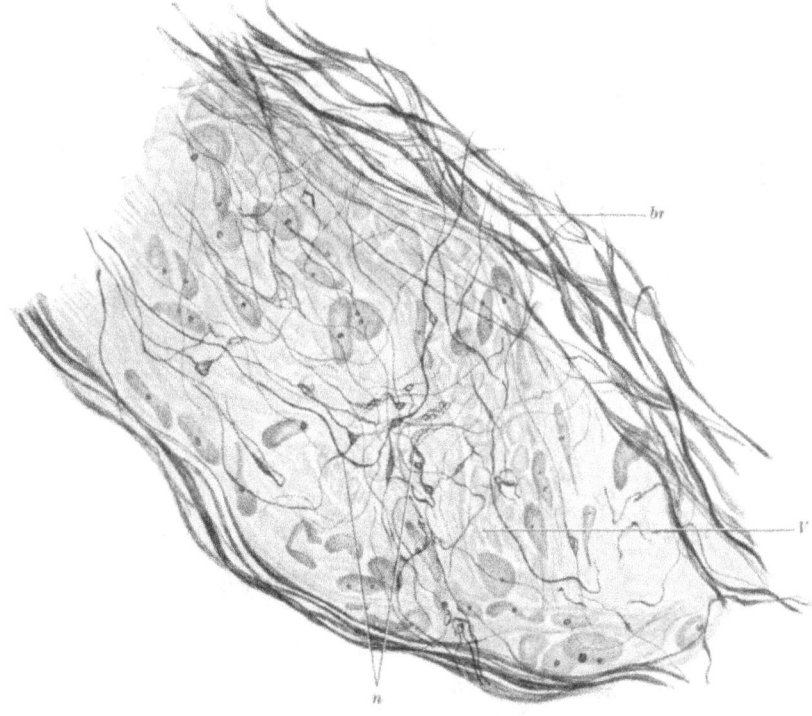

Abb. 239. Feinstes Nervengeflecht *n* innerhalb einer Inselbildung des Hinterlappens. Hypophyse. *Mensch.* *br* Breitfaseriges Nervengeflecht; *V* Vene. (BIELSCHOWSKY-Methode. 1000mal vergrößert, auf $^5/_7$ verkleinert.) Nach HAGEN 1950.

Lehrbuch als nervöse „Endkolben" bezeichnet (Abb. 242). Es fragt sich nun, ob man in diesen Bildungen wirklich nervöse Endorgane vor sich hat, wobei man zunächst an eine receptorische Funktion derselben denken könnte.

Die kugeligen, birnförmigen, längsovalen oder völlig amorphen Gebilde stellen keineswegs immer das Ende einer Nervenfaser dar, wie man es an den sensiblen Endorganen zu sehen pflegt; sie erscheinen manchmal mit zwei Nervenfasern verbunden, erhalten eine etwa bipolare Form und lassen sich in solchem Fall als eine übermäßig starke Varicosität einer Nervenfaser betrachten. Die fraglichen Gebilde kommen mitunter an der Grenze zwischen Hinterlappen und der Pars intermedia zu großen Ansammlungen aufgehäuft vor.

Die nervösen Anschwellungen bestehen zunächst aus einer zusammengewickelten, neurofibrillären Masse, in der man gelegentlich Kreis- oder Spiraltouren zu beobachten glaubt. Vielfach erscheint jedoch das gesamte fibrilläre Gefüge äußerst fein, blaß, nur schwer imprägnierbar, bis an Stelle der Fibrillen noch allerfeinste, argyrophile Granula vorhanden sind. Aber auch diese können dahinschwinden; es bleibt an Stelle des fibrillären Neuroplasmas ein nicht weiter

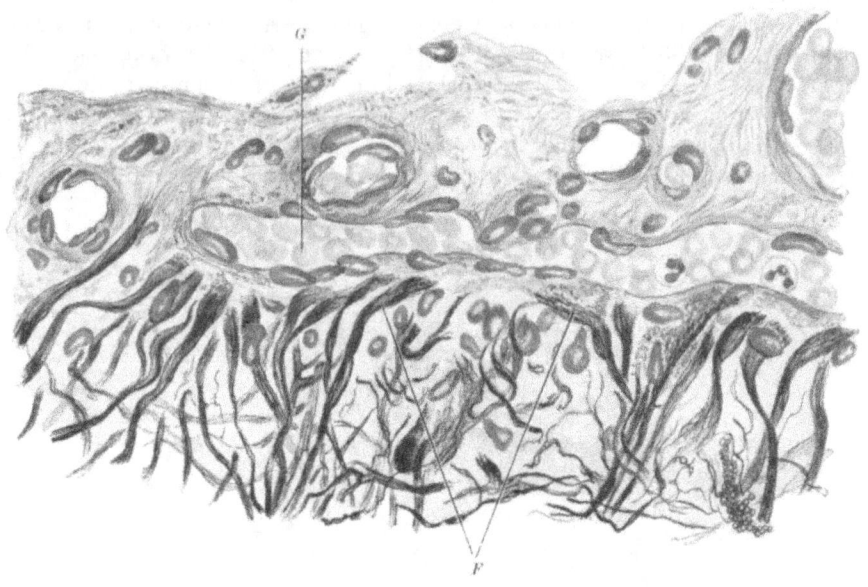

Abb. 240. Endigungsweise breiter Nervenfasern an einer Gefäßwand. Hinterlappen der Hypophyse. *F* Kolbenartige, fibrilläre Auflockerungen der Nervenfaser; *G* Gefäß. (BIELSCHOWSKY-Methode. 500mal vergrößert.) Nach HAGEN 1950.

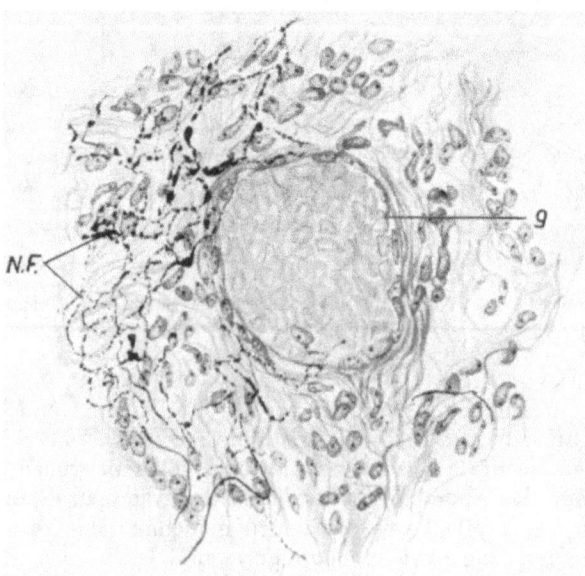

Abb. 241. Nervöse „Nodulus-Fasern" *NF* an einer Vene aus der Neurohypophyse. Hund. *g* Gefäß. (BIELSCHOWSKY-Methode. 500mal vergrößert, auf $^3/_5$ verkleinert.) Nach KNOCHE 1953.

färbbares, cystisch entartetes Gebilde übrig (Abb. 243). Der degenerative Verfall der Neurofibrillen beginnt allem Anschein nach in der Mitte einer Anschwellung, wobei sich allmählich ein cystisch-kugeliges, helles Zentrum innerhalb des

Fibrillengefüges entwickelt. Es entsteht ein histologisches Bild, das mitunter eine Ganglienzelle mit ihrem Fortsatz und mit einem schlecht gefärbten oder degenerierten Kern vortäuscht.

Es fällt schwer, sich Klarheit über die Bedeutung jener neurofibrillären Kolben zu verschaffen. Jedenfalls reicht zur sicheren Kenntnis der Funktion das histologische Präparat niemals aus. Mit sensiblen Körperchen besitzen die Kolben nur eine sehr oberflächliche Ähnlichkeit; überdies kommt ein Zerfall neurofibrillärer Substanz in den peripheren Nervenendorganen normalerweise nicht vor. Hingegen sieht man bei Erkrankungen und Reizzuständen des vegetativen Nervensystems nicht gar zu selten in den Ganglien des Vagus und Sympathicus eigentümlich gewucherte „Endplättchen" und kolbenförmige Gebilde, die im Hinblick auf den fibrillären Zerfall den beschriebenen Anschwellungen in der Neurohypophyse überaus ähnlich sehen. Doch ehe man versucht, sich die Bedeutung der neurofibrillären Anschwellungen vorzustellen, bleibt noch die Frage zu klären, ob im vorhergehenden die gesamte mit dem Nervengewebe verbundene plasmatische Substanz eine erschöpfende Darstellung gefunden hat.

ROMEIS (1940) faßt unter dem Namen: „Interfibrilläre Substanz des Hinterlappens" eine Reihe plasmatischer Komplexe zusammen, die er im einzelnen, als x-, y- und z-Körper bezeichnet. Das Plasma erscheint mitunter als eine in unregelmäßige Körper gegliederte, eiweißhaltige, hyaline Substanz ohne auffallende

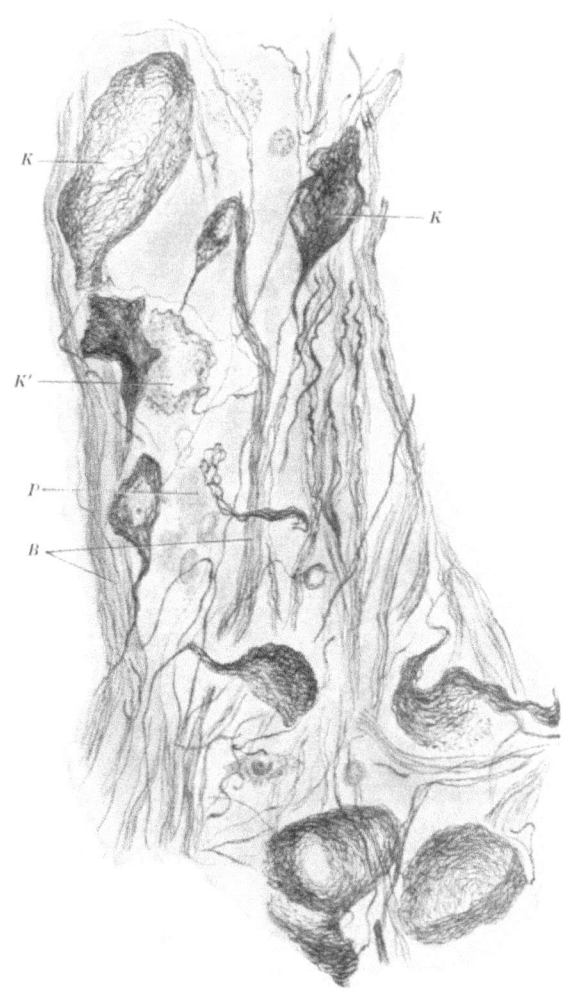

Abb. 242. Kolbenartige Nervengebilde K im Hinterlappen der Hypophyse. *Mensch.* B Breite Nervenfasern des Infundibulargeflechts; K' in fibrillärem Zerfall begriffener Kolben; P fein granuliertes Plasma. (BIELSCHOWSKY-Methode. 900mal vergrößert, auf $^1/_3$ verkleinert.) Aus STÖHR jr., Histologie 1951.

Strukturen, enthält jedoch im Silberpräparat gewöhnlich eine enorme Menge allerfeinster, schwarzgefärbter Granula. Diese Plasmakörper, auf deren unterschiedliche Deutung in der Literatur hier nicht weiter eingegangen sei, beherbergen, wenn es sich um größere Gebilde handelt, vielfach in ihrem Inneren eine meist kugelige, besonders färbbare Verdichtungszone (Abb. 244). An Stelle der kugeligen Gestalt kann jene Verdichtungszone eine keulenartige, ovoide oder unregelmäßig gelappte Form annehmen.

Die Verdichtungszone läßt sich mit großer Wahrscheinlichkeit nicht etwa als ein Kernrest, sondern als Rest eines neurofibrillären Gewebes auffassen, das innerhalb der granulierten Plasmakörper erheblichen Veränderungen bis

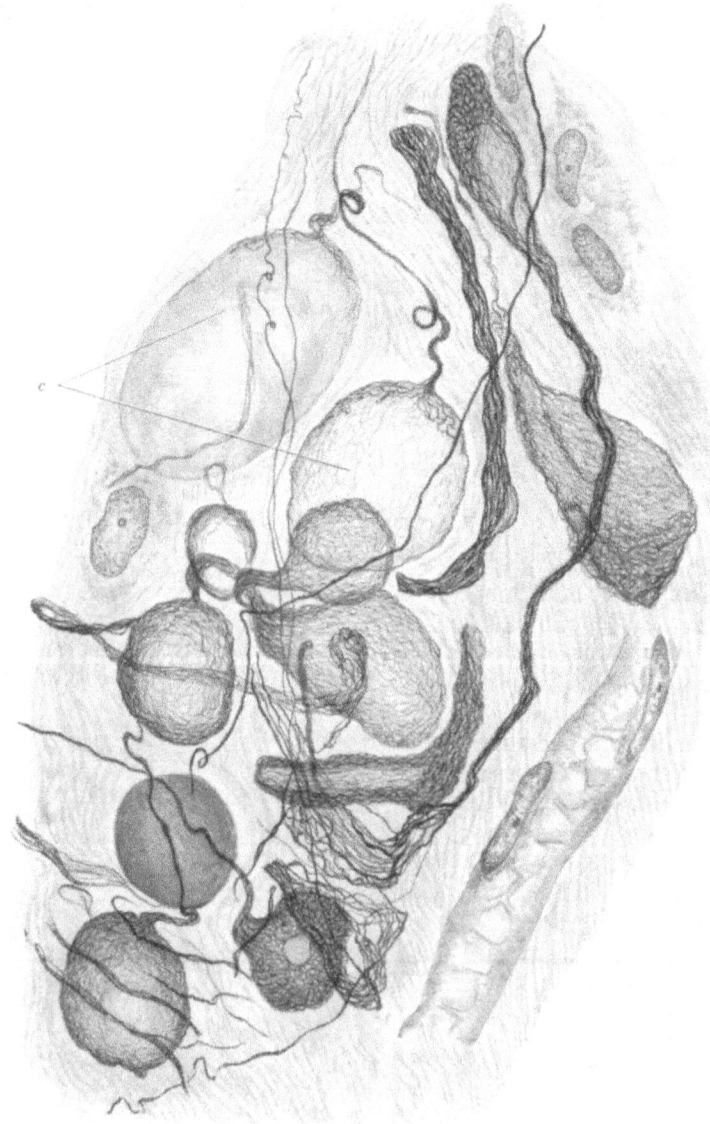

Abb. 243. Ansammlung kolbig-fibrillärer Auftreibungen zwischen Neurohypophyse und Pars intermedia. *Mensch*. *c* Cystisch degenerierte Auftreibung. (BIELSCHOWSKY-Methode. 1500mal vergrößert, auf ⁴/₅ verkleinert.) Nach HAGEN 1950.

zum völligen Verschwinden unterworfen ist. So zeigt die in Abb. 245 unter a wiedergegebene große Verdichtungszone noch eine mit Silber deutlich imprägnierbare, fibrilläre Struktur und einen gelockerten Zusammenhang mit Resten einer zugehörigen, abgeschnittenen, breiten Nervenfaser. Bei b hat das Fibrillengerüst der Verdichtungszone an Masse abgenommen, an Imprägnierbarkeit eingebüßt, erscheint somit heller als in a und im Begriff in kleine Granula zu zerfallen; eine spiralige Wicklung der eng aneinander gepreßten Neurofibrillen bleibt gerade erkennbar, während bei c die umgewandelte neurofibrilläre Substanz nur als dunkler kugeliger Ballen mit einer hellen Innenzone zur Ansicht gelangt. In Abb. 244 ist es im Inneren der beiden eingezeichneten Verdichtungszonen bereits zu einer Vacuolisierung gekommen, während man im Randgebiet noch neurofibrilläre Reste wahrnimmt.

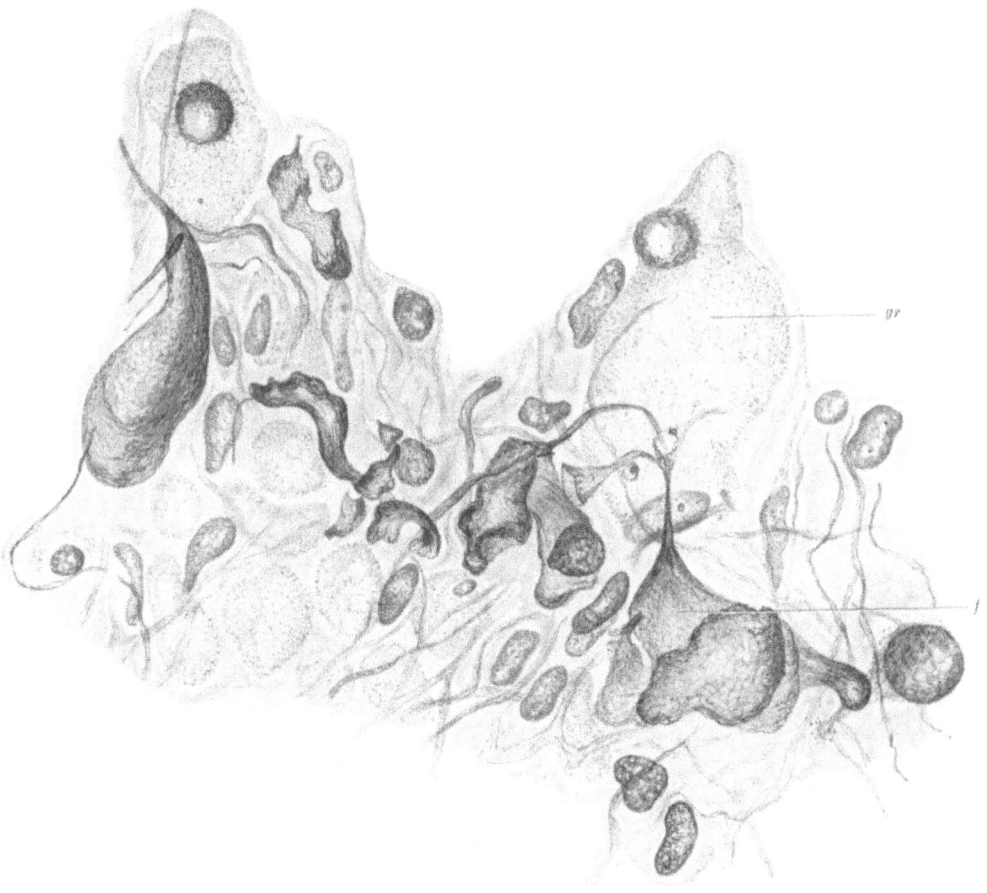

Abb. 244. Fibrilläre Auftreibungen *f* an Nervenfasern in der Neurohypophyse; *gr* Große granulierte Plasmakomplexe mit kugeliger Verdichtungszone. (BIELSCHOWSKY-Methode. 1200mal vergrößert, auf ²/₃ verkleinert.) Nach HAGEN 1950.

Die obigen Beobachtungen legen die Vorstellung nahe, in den Verdichtungszonen der granulierten Plasmakomplexe nichts anderes als neurofibrilläre Restkörper der zerfallenden fibrillären Auftreibungen zu sehen. Ein Zerfall neurofibrillärer Substanz weist immer auf einen degenerativen Prozeß hin, gleichgültig, ob sich ein solcher Vorgang aus pathologischer Ursache oder im normalen Geschehen abspielt. Man hat somit in dem granulären Zerfall der neurofibrillären Auftreibungen eine für die Neurohypophyse spezifische Erscheinung vor sich; sie kann, wie TELLO (1912) schon vermutet hat, als physiologische Degeneration bezeichnet werden.

Die auffallende, an die Nerven im Paraganglion caroticum erinnernde Breite der Infundibularnerven, die Bildung nervöser Anschwellungen und Kolben, die nach HAGEN (1952) u. a. auch im Hypophysenstiel auftreten, ihr scheinbar fibrillärer Zerfall innerhalb einer Masse feingranulierter, schwer definierbarer Plasmakomplexe, all dies stellt einen besonderen histologischen Befund dar. Er kommt in gleicher Vereinigung in keinem anderen Organ des Körpers vor und hat demgemäß als eine für die Neurohypophyse spezifische, morphologische Einrichtung zu gelten. Die merkwürdige Verbindung von vier, im Grunde

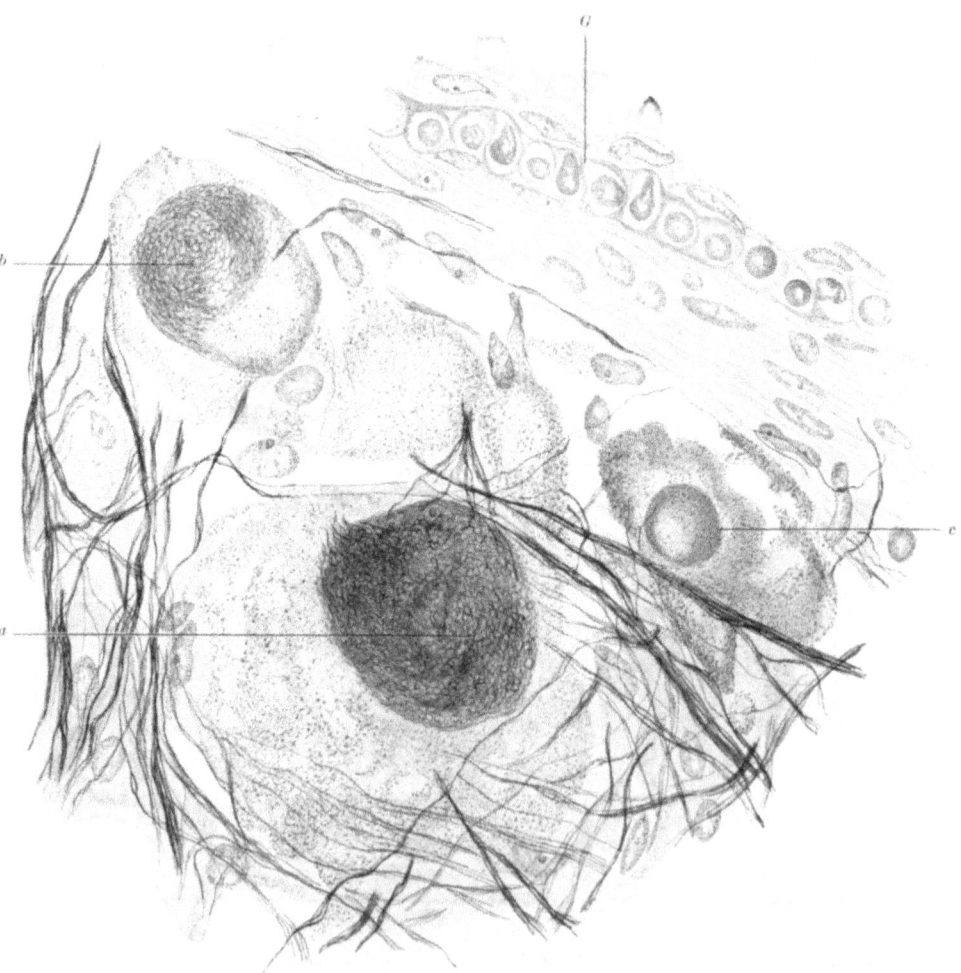

Abb. 245. Reste kolbenartiger Auftreibungen inmitten granulierter Plasmakomplexe. Hinterlappen der Hypophyse. *Mensch.* a Fibrillenrest eines Kolbens; b granulär zerfallender Kolben; c granulierter Plasmakomplex mit kugeliger Verdichtungszone; G Gefäß. (BIELSCHOWSKY-Methode. 1200mal vergrößert, auf ³/₄ verkleinert.) Nach HAGEN 1950.

unbekannten Faktoren: Faserbreite, Kolbenbildung, Fibrillenzerfall, granulierter Plasmakomplex, verleitet leicht zur Aufstellung von Hypothesen, welche das sonderbar komplizierte plasmatische Verhalten zu deuten und mit der Produktion bestimmter, der Neurohypophyse zugeschriebener Stoffe zu vereinen suchen.

Da mir das histologische Präparat zur eindeutigen Klärung eines physiologischen Vorganges nicht hinreichend erscheint, da wir nicht einmal wissen, in welcher Richtung die Infundibularnerven die Erregung leiten, so sei hier von der Aufstellung von Hypothesen, die man nach der vorliegenden Literatur sehr variabel gestalten kann, Abstand genommen. Der Vollständigkeit wegen sei hier nur auf die vor allem von SCHARRER (1954), BARGMANN (1954) und HILD (1951) hauptsächlich auf Grund der GOMORI-Färbung entwickelte Vorstellung aufmerksam gemacht.

Nach dieser Hypothese wird der Tractus hypothalamo-hypophyseus als neurosekretorische Bahn aufgefaßt. Die Ganglienzellen des Nucl. supraopticus zeigen unter dem Mikroskop ein ungewöhnliches, vom morphologischen Befund anderer Ganglienzellen abweichendes Verhalten. Das gilt auch für ihre Fortsätze, welche in die Neurohypophyse gelangen und an ihrer Oberfläche mit der GOMORI-Methode feinste, perlschnurartig aneinandergereihte Knötchen zeigen. Schließlich lösen sich die Nervenfäserchen in feinste Granulaketten auf. In gleicher Weise enthalten die oben erwähnten, kolbigen Anschwellungen der Nervenfasern an ihrer Oberfläche kleine Knötchen und Granula. Die feinkörnigen Gebilde werden von der Außenzone der im Hypothalamus gelegenen Ganglienzellen und an ihren Fortsätzen bis in die Neurohypophyse hinein verfolgt. Da sich ferner große Teile der Interfibrillärsubstanz in der Neurohypophyse, vor allem in der Nähe der Gefäße und an der Grenze zum Zwischenlappen bald stärker, bald schwächer nach GOMORI blau färben, so wird hieraus auf eine neurosekretorische Leistung des gesamten Tractus hypothalamo-hypophyseus gefolgert und ein neuraler Stofftransport vom Hypothalamus durch das Infundibulum zur Neurohypophyse durch neurosekrethaltige Nervenfasern angenommen. An den Stellen, wo die Grenze zwischen Neurohypophyse und Pars intermedia mehr oder weniger verwischt erscheint, können die neurosekrethaltigen Fasern sogar in den Mittellappen eindringen. LEONHARDT (1955) betrachtet auf Grund seiner Farbstoffinjektionen die Neurohypophyse als ein Resorptionsorgan, das Stoffe aus der Adenohypophyse aufnehmen kann. Der Autor folgert weiterhin einen Stofftransport aus der Adenohypophyse über den Hypophysenstiel in den Hypothalamus, also gerade entgegengesetzt der von SCHARRER und BARGMANN behaupteten Richtung.

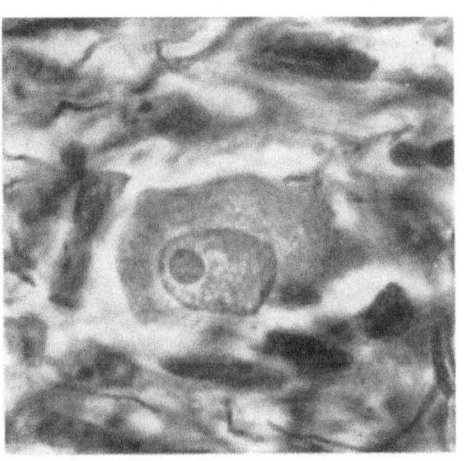

Abb. 246. Ganglienzelle im Hinterlappen der Hypophyse. *Affe*. (BODIAN-Methode. 1200mal vergrößert.) Nach HAGEN 1955.

Nach KNOCHE (1953) sind die mit der GOMORI-Methode hervortretenden „Perlschnurfasern" BARGMANNs nicht mit den von ihm beschriebenen „Nodulusfasern" identisch.

Die Frage, ob in der Neurohypophyse *Ganglienzellen* vorkommen, wird von den Autoren entweder verneint (ROMEIS 1940) oder als Ausnahme betrachtet (SPATZ 1951). Immerhin hat HAGEN (1952) in der menschlichen Neurohypophyse in begrenzter Zahl Ganglienzellen beobachtet. Diese zeigen teilweise mit der NISSL-Methode am Kern und Neuroplasma ein normales Verhalten, teilweise lassen sie mit der BIELSCHOWSKY-Methode und GOMORI-Methode degenerative Veränderungen bis zur Auflösung von Kern und Neuroplasma wahrnehmen und sind dann schwer erkennbar. Wenn auch beim *Menschen* die Ganglienzellen in der Neurohypophyse offenbar nur spärlich und vereinzelt auftreten, so gilt ein solcher Befund nicht allgemein. Nach HAGEN (1955) finden sich in der Neurohypophyse des *Affen* und des *Hundes* die Ganglienzellen oft in beträchtlicher Menge und ansehnlicher Größe (Abb. 246). SHANKLIN (1942) hat übereinstimmende Resultate beim gleichen Tier erhalten.

STUTINSKY (1949) erwähnt in der Neurohypophyse des *Hundes* kleine bipolare Nervenzellen; sie besitzen kurze Fortsätze und werden als ein Spezialtypus unter der Reihe der Ganglienzellen aufgefaßt. SHANKLIN (1946) berichtet von sehr kleinen neuroblastenähnlichen Zellen, die in der menschlichen Neurohypophyse vorhanden sein sollen. Nach BARGMANN (1953) finden sich in der Neurohypophyse mancher *Fische (Trutta, Gadus)* teilweise sehr große Ganglienzellen.

b) Pars intermedia.

Nach den Angaben der meisten Autoren beherbergt der Mittellappen eine nur spärliche Anzahl von Nervenfasern, deren Herkunft im allgemeinen aus der Nervenmasse der Neurohypophyse hergeleitet wird (BARGMANN 1954, GREEN und HARRIS 1947, CROLL 1928, GREEN 1947, TAKAYAMA 1937, TRUSCOTT 1944, ROMEIS 1940, ROUSSY und MOSINGER 1939/40). Hingegen kommen in der Pars intermedia beim Kaninchen die Nervenfasern nach VAZQUEZ-LOPEZ (1949) in hinreichender Menge vor; auch HILLARP und JACOBSOHN (1943) beurteilen das

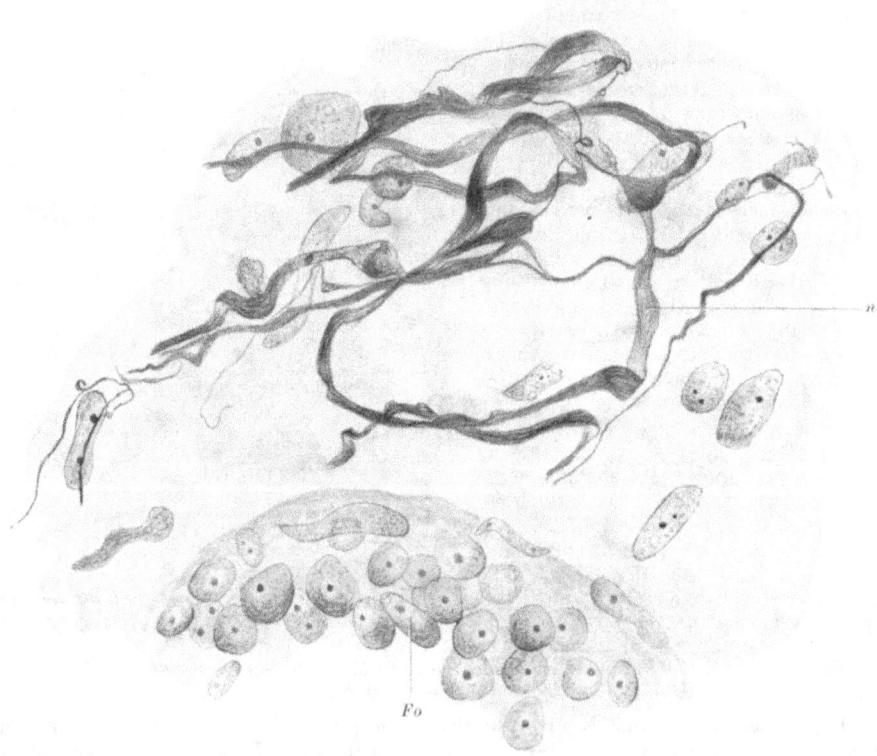

Abb. 247. Breite Nervenfasern n des Infundibulargeflechts in der Pars intermedia. Hypophyse. *Mensch.* Fo Follikel. (BIELSCHOWSKY-Methode. 1400mal vergrößert, auf $4/_5$ verkleinert.) Nach HAGEN 1950.

Nervengewebe der Pars intermedia bei der *Ratte* als ein aus dem Hypothalamus stammendes neurofibrilläres Netzwerk, das dem, an gewöhnlichen Drüsen entwickelten Endnetz gleicht. Die Beobachtung der beiden Autoren stimmt mit dem von HAGEN (1950) in Abb. 129 wiedergegebenen Resultat ungefähr überein. Auf die Schwierigkeit, ein Übertreten von Nervenfasern aus der Neurohypophyse in die Pars media zu beobachten, habe ich schon eingangs dieses Abschnittes hingewiesen.

Immerhin lassen sich breite Nervenfasern, die zweifellos dem Infundibulargeflecht der Neurohypophyse angehören, in unmittelbarer Nähe der Follikel auffinden; mitunter vermögen die breiten Nervenfasern eigentümliche, knäuelartige Schlingen zu entwickeln, die einem sensiblen Endorgan zwar ähnlich sehen, aber kaum als ein solches zu deuten sind (Abb. 247). Viel eher läßt sich bei der von HAGEN (1954) beim *Hund* und von METUZALS (1954) beim *Pferd* entdeckten korbartigen, fibrillären Endverbreiterung an eine afferente, sensorische Formation denken (Abb. 248). Doch erscheinen die fraglichen Gebilde in der Adenohypophyse in großer Zahl und sollen dort genauere Erwähnung finden.

Der Mittellappen erhält aus der Nervenmasse der Blutgefäße sympathische Fasern, die dem Plexus caroticus entstammen. Sie zweigen sich, wie in anderen Drüsen, aus den Nervenplexus der Gefäße bündelweise ab und verlieren sich in

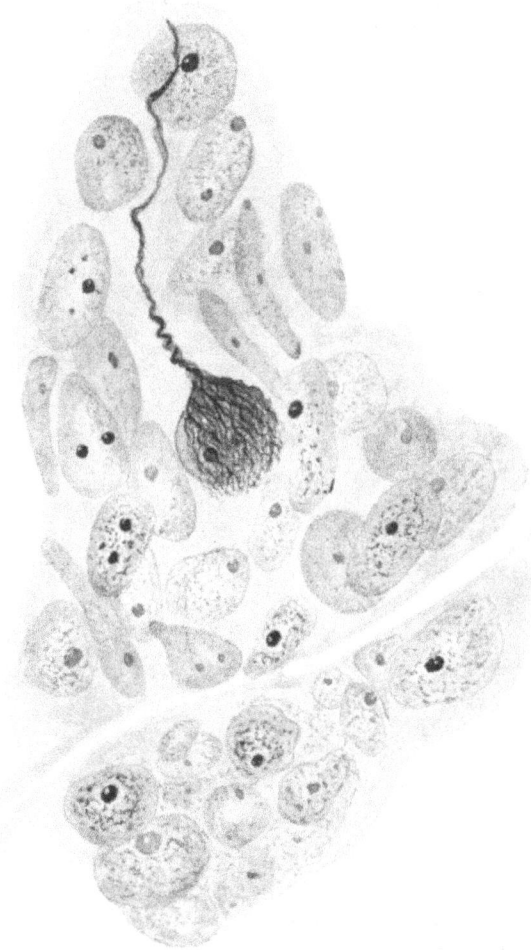

Abb. 248. Neurofibrillenkorb um Drüsenzelle. Pars intermedia der Hypophyse. *Hund.* (BIELSCHOWSKY-Methode. 1250mal vergrößert, auf $^9/_{10}$ verkleinert.) Nach HAGEN 1954.

einem terminalen Netz, dem überdies Anteile aus dem Infundibulargeflecht zugeführt worden sind. Aus Abb. 128 wird die Beteiligung einer aus dem Hinterlappen kommenden Nervenfaser des Infundibulargeflechtes an der Bildung eines feinsten Nervennetzes ohne weiteres ersichtlich. Letzteres dürfte der Wand eines Drüsenfollikels unmittelbar angelagert sein. Im Hinblick auf die Funktion des Nervennetzes läßt sich das Vorhandensein efferenter und afferenter Elemente zwar vermuten, aber keine bestimmte Aussage tun.

HAGEN (1950) hat in einem bindegewebigen Faserzug, der sich aus der Neurohypophyse bis in den Mittellappen erstreckt, noch eigentümliche, schlingenförmige Nervenfasern beobachtet. Sie werden durch Varicositäten, fibrilläre Anschwellungen und ausgesproßte

Ösen und Knöpfchen gekennzeichnet. Sehr wahrscheinlich sind auch von SANZ-IBÁÑEZ (1934) die fraglichen Nervenfasern gesehen worden, die, im Grenzgebiet zwischen Hinter- und Mittellappen verlaufend, an sensible Gebilde in der Pia mater erinnern.

c) Adenohypophyse.

Die bindegewebige Kapsel des Vorderlappens beherbergt ein feines Nervengeflecht; es wird bei wenigen Autoren kurz erwähnt (RAMUSSEN 1938, 1952, ROUSSY und MOSINGER 1939/40). HAGEN (1950) hat die Anordnung, vor allem die außerordentliche Dichte jenes Nervengeflechtes beim Menschen gezeigt;

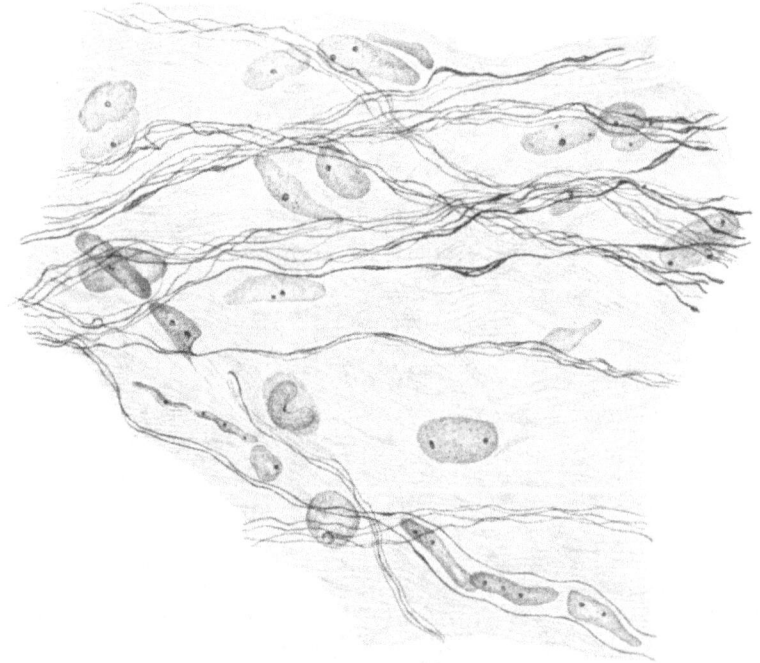

Abb. 249. Sympathische Nervenfasern in der Kapsel der Hypophyse. *Mensch*. (BIELSCHOWSKY-Methode. 1800mal vergrößert, auf ¹/₂ verkleinert.) Nach HAGEN 1950.

HILLARP und JACOBSOHN (1943) geben übersichtliche Abbildungen von dem fraglichen Nervenplexus bei der *Ratte* in ihrer Arbeit wieder. Nach Abb. 249 sind schmale Bündel markloser Nervenfasern an der Bildung des Kapselgeflechtes beteiligt, das sich morphologisch nicht weiter von den neurovegetativen Kapselgeflechten anderer Organe unterscheidet. Wahrscheinlich gelangt die Hauptmasse der Nervenfasern mit den Blutgefäßen in die Kapsel und gehört dem Sympathicus an; die Anwesenheit hypothalamischer Fasern bleibt immerhin möglich.

HILLARP und JACOBSOHN (1943) betrachten auf Grund experimenteller Nervendurchschneidung den Kapselplexus großenteils als nicht sympathisch.

Nach den Angaben von DANDY (1914) und PINES (1925) erhält die Adenohypophyse aus dem Halsgrenzstrang über den Plexus caroticus sympathische Nerven. Diese Ansicht gewinnt nach Abb. 250 eine gewisse Bestätigung, insofern sich aus einem arteriellen Nervenplexus zahlreiche Bündel markloser Nervenfasern abzweigen und zwischen die Drüsenkomplexe gelangen. Die meisten Autoren weisen daher dem Sympathicus an der Innervation des Vorderlappens eine Rolle zu (RASMUSSEN 1938, HAIR 1937, HAGEN 1950, HARRIS 1947, METUZALS

1954, 1955, COLLIN 1937, GREEN 1947, 1948, 1951, SUGIYAMA 1939, TRUSCOTT 1944, ROMEIS 1940, NOWAKOWSKI 1951). Offenbar gelangen auch hypothalamische Fasern auf dem Wege über die Pars tuberalis in die Adenohypophyse (HARRIS

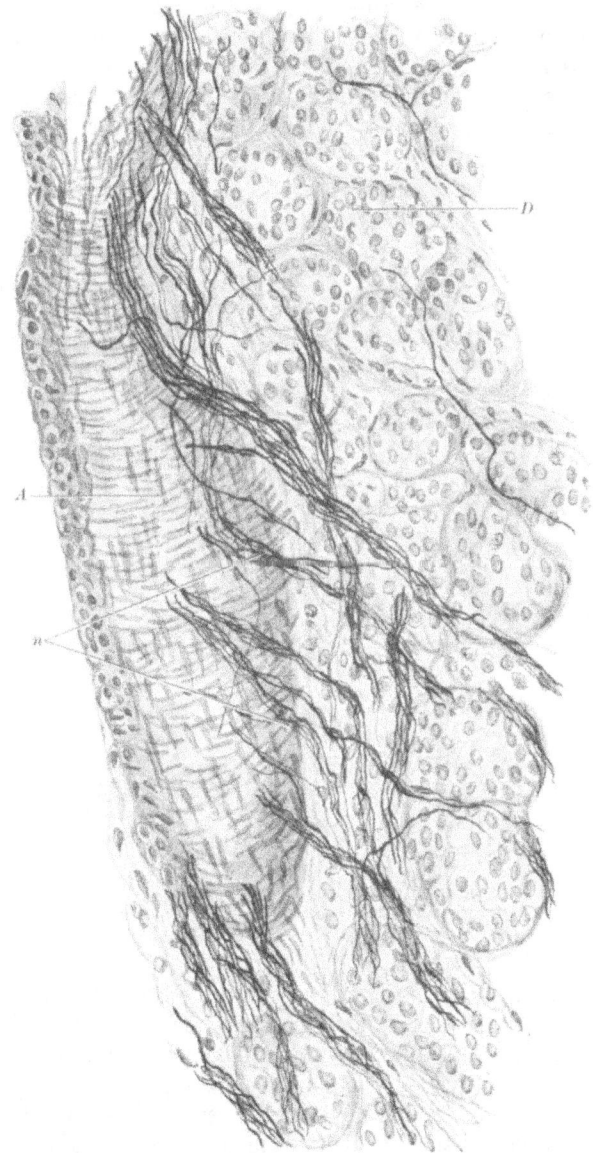

Abb. 250. Ausbreitung eines sympathischen Nervengeflechts *n* von einer Arterie *A* in das Drüsengewebe des Vorderlappens. Hypophyse. *Mensch. D* Drüsen. (BIELSCHOWSKY-Methode. 330mal vergrößert, auf $^3/_4$ verkleinert.) Nach HAGEN 1950.

1947, METUZALS 1954, BROOKS und GERSH 1941, TRUSCOTT 1944, VAZQUEZ-LOPEZ 1949, ROUSSY und MOSINGER 1939/40, HILLARP und JACOBSOHN 1943, BARGMANN 1954). Doch scheint es sich nach NOWAKOWSKI (1951) bei der *Katze* nur um wenige Fasern zu handeln, welche aus der Pars tuberalis den Vorderlappen erreichen.

Sehr wahrscheinlich bestehen zwischen den einzelnen Lappen der Hypophyse gewisse Verbindungen unter den zugehörigen Nervenformationen. Die entsprechenden Angaben der Autoren lauten hierüber wenig bestimmt, da der histologische Nachweis derartiger Verbindungsfasern schwierig sein dürfte. Letztere lassen sich in erster Linie in den Nervenplexus der Gefäße als vorhanden denken.

Schon bei mittlerer Vergrößerung beobachtet man im Bindegewebe um die Drüsenkomplexe des Vorderlappens ein maschenförmiges Nervengeflecht (Abb. 251). Es baut sich aus Bündeln markloser Fasern auf, die in einem mit charakteristischen, länglichen Kernen besetzten SCHWANNschen Leitplasmodium verlaufen. Somit unterscheidet sich der vorliegende Nervenplexus in keiner

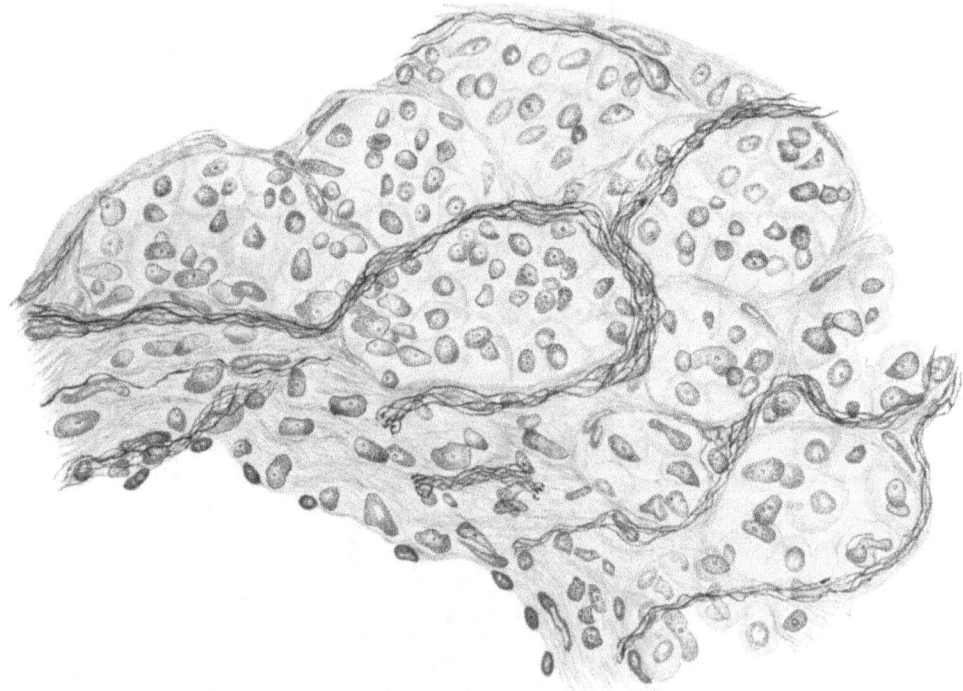

Abb. 251. Nervengeflecht im Drüsengewebe. Vorderlappen der Hypophyse. *Mensch.* (BIELSCHOWSKY-Methode. 500mal vergrößert, auf $^5/_7$ verkleinert.) Nach HAGEN 1950.

Weise von den in den übrigen Drüsen des Körpers vorhandenen Nervengeflechten. Auch findet sich ein enger Zusammenhang jenes Nervenplexus mit dem nervösen Kapselgeflecht und den Gefäßgeflechten in der üblichen Art.

In Abb. 252 erkennt man die allmähliche Aufgliederung des groben Nervenplexus in immer schmälere Bündel, deren Fasern schließlich ihren Durchmesser bis zur Feinheit von Neurofibrillen verringern. Sehr wahrscheinlich gelangen zarte Neurofibrillen gemeinsam mit den Blutgefäßen aus der Adenohypophyse in die Pars media. Eine besondere Art nervöser Endigung wird selbst an den allerfeinsten Neurofibrillen nicht erkennbar. Demnach darf man wie bei den exkretorischen Drüsen im Vorderlappen auf das Vorhandensein eines terminalen Nervennetzes schließen. METUZALS (1954) schildert die nervöse Endausbreitung in der Adenohypophyse des *Pferdes* in ähnlicher Weise.

Mit der erwähnten üblichen Nervenendformation ist dem Formenreichtum nervöser Elemente in der Adenohypophyse keineswegs Genüge getan. HAGEN (1950) hat im Vorderlappen einer alten Frau, eines 27jährigen, an Endocarditis lenta verstorbenen Mannes, ferner eines 68jährigen Mannes mit renaler Arteriosklerose und eines weiteren jungen Mannes auffallend gebaute Nervenfasern

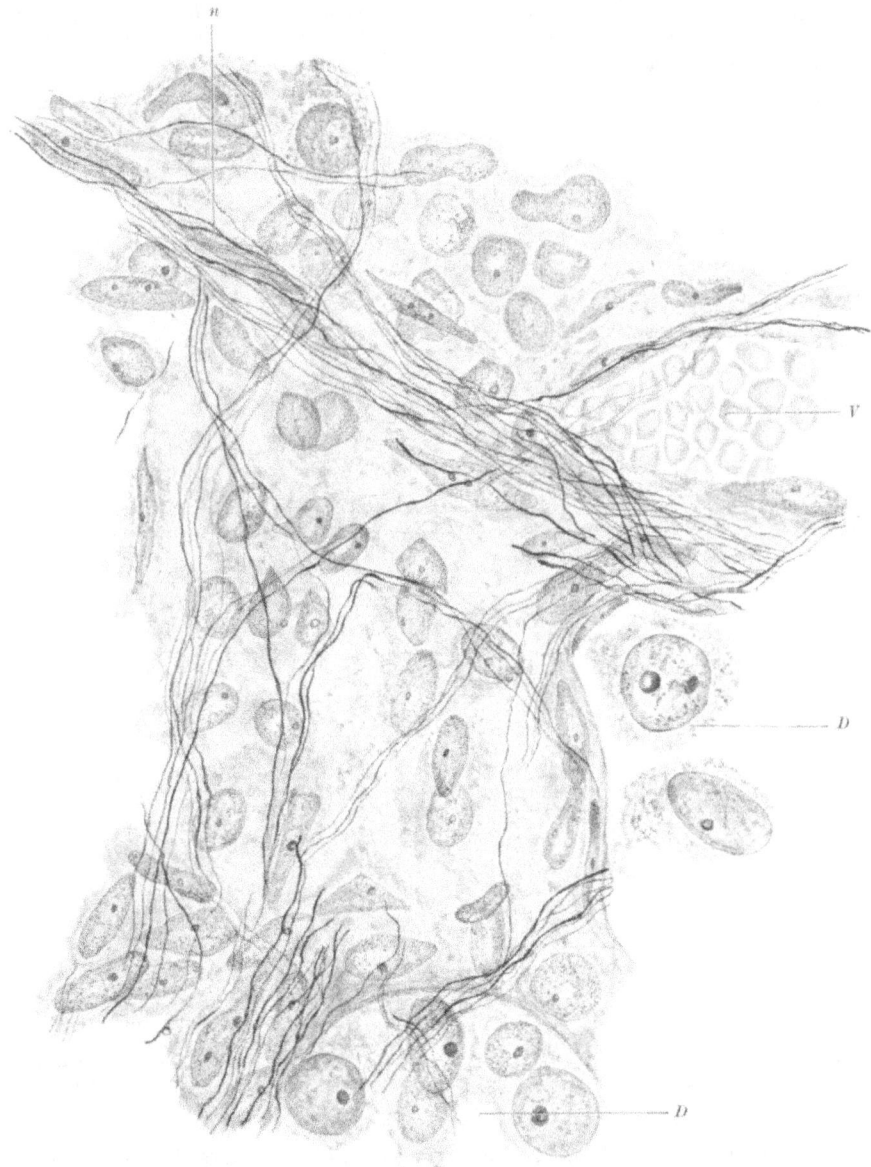

Abb. 252. Geflecht feinster Nervenfäserchen *n* im Bindegewebe und an den Drüsen *D* des Vorderlappens. Hypophyse. *Mensch.* V Vene. (BIELSCHOWSKY-Methode. 1800mal vergrößert, auf $^3/_4$ verkleinert.) Nach HAGEN 1950.

beobachtet, welche das Drüsengewebe durch die Kapsel erreichen. Schon innerhalb des Kapselgeflechtes verstärken die Fasern ihren Durchmesser, zeigen sonderbare varicöse Anschwellungen und zwängen sich als breite, den Durchmesser fortwährend wechselnde Fibrillenbänder unter zahlreichen Verästelungen und Windungen durch das Drüsengewebe hindurch. Abb. 253 zeigt die eigentümlichen, tiefschwarz imprägnierten Nervenfasern mit ihren knospen- und läppchenartigen Ausbuchtungen in aller Deutlichkeit.

Der Anblick derartiger Nervenfasern läßt zunächst an ein pathologisch verändertes Gewebe denken, da HAGEN (1949) ähnlich gestaltete Nervenelemente in einem kleinen *Tumor am Ganglion solare* bei progressiver Paralyse beschrieben und abgebildet hat. Dagegen erhält man bei der sonderbaren Endigungsweise der in Abb. 253 wiedergegebenen Nervenfasern wiederum den Eindruck einer normalen Erscheinung. Andererseits kommen die

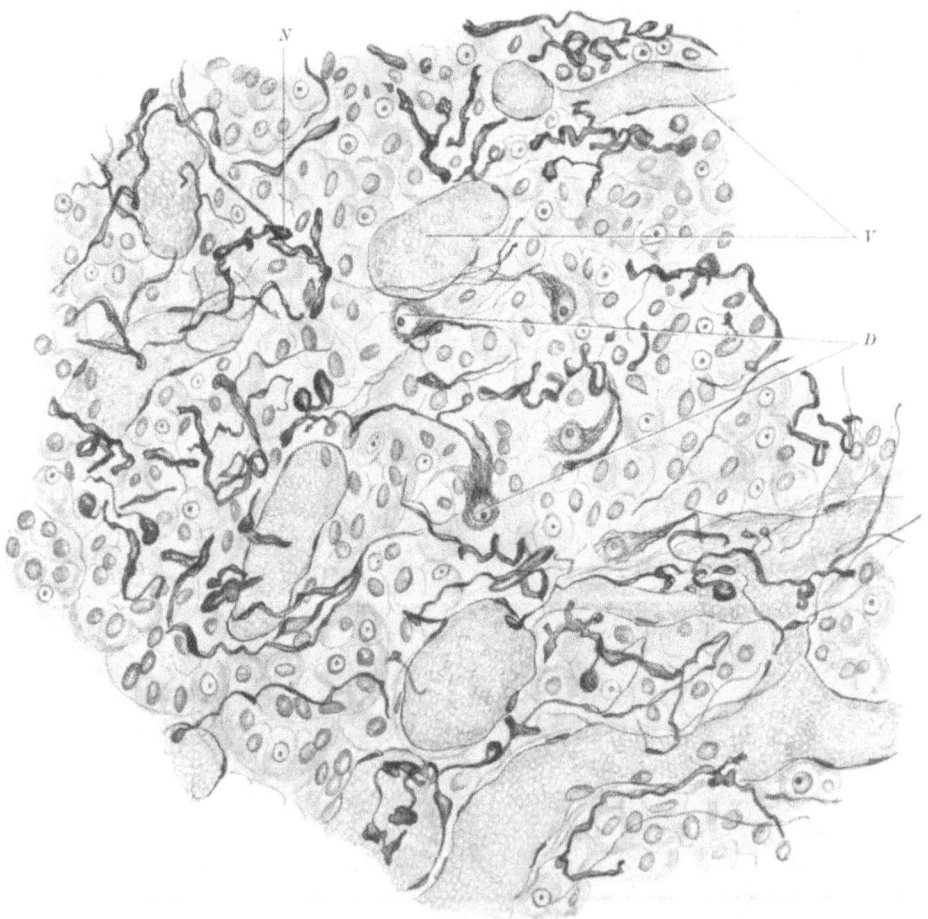

Abb. 253. Geflecht knotig verdickter Nervenfasern *N* im Vorderlappen der Hypophyse. *Mensch. D* Drüsenzellen mit korbartigen Fibrillenstrukturen; *V* Venen. (BIELSCHOWSKY-Methode. 450mal vergrößert, auf $^9/_{10}$ verkleinert.) Nach HAGEN 1950.

neurofibrillären Endapparate beim *Menschen* ziemlich selten vor, während man ihnen in der Adenohypophyse des *Affen* sehr häufig begegnet.

Wie dem auch sei, die breiten Nervenfasern der Abb. 253 finden in korbartigen Neurofibrillennetzen teils an der Oberfläche, teils im Inneren vieler Drüsenzellen ein Ende. Man kann die sonderbaren Fibrillenkelche auch in der Pars tuberalis beobachten. Die merkwürdigen Formationen sind auf S. 134 beschrieben, mit ähnlichen Nervenbildungen verglichen und in den Abb. 126 und 127 dargestellt. Sehr wahrscheinlich hat man hier afferente Nervenendigungen vor sich, deren zugehöriges Kerngebiet beim *Menschen* noch nicht einwandfrei erkannt ist.

Ganglienzellen kommen in der Adenohypophyse des Menschen und der höheren Wirbeltiere nicht vor. Hingegen hat BARGMANN (1953) bei einer *Fischart (Gadus)* Nervenzellen im Vorderlappen beobachtet. Die von METUZALS (1951) beschriebenen, ,,eigenartigen Nervenzellen" des *Bitterlings (Rhodeus amarus)* dürften den erwähnten Neurofibrillenkelchen entsprechen, die man gelegentlich mit kleinen Ganglienzellen verwechseln kann. Zur Versorgung der Adenohypophyse durch ein nervöses Endnetz bei der *Ente* hat der Autor (1955) weiterhin einen bemerkenswerten Beitrag geliefert.

d) Pars tuberalis (Pars infundibularis).

Unsere Kenntnis über die Art und Menge des in der Pars tuberalis ausgebreiteten Nervengewebes beruht auf mühevollen Untersuchungen, die mehrere Autoren am *menschlichen* Material und beim *Affen, Pferd, Hund, Katze, Kaninchen* und *Ratte* durch-

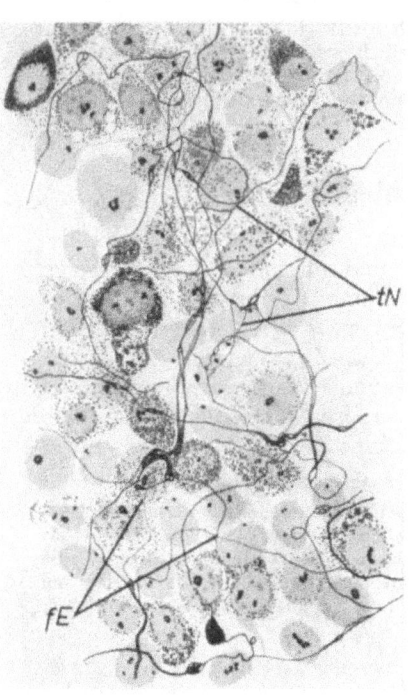

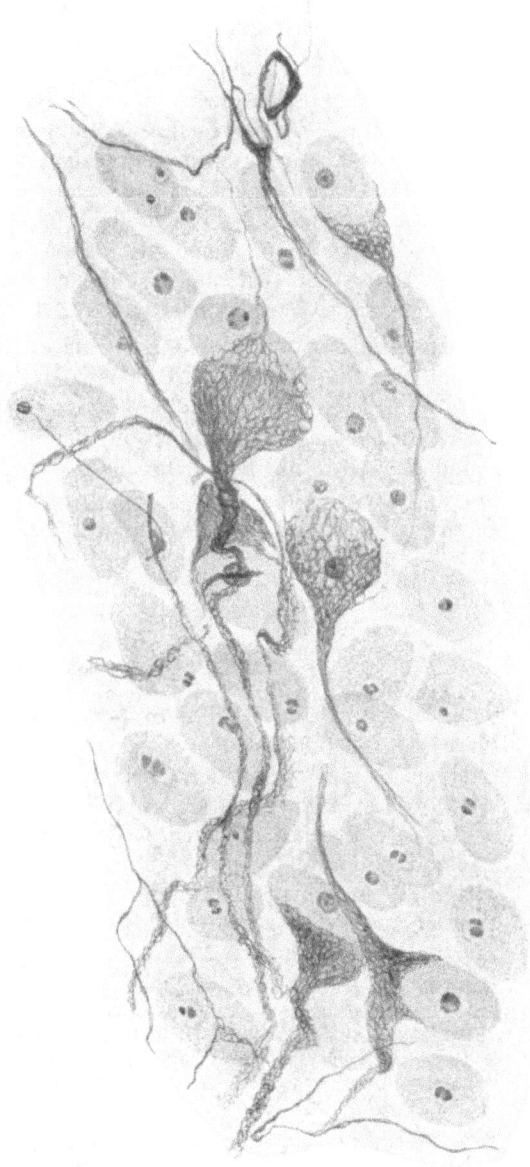

Abb. 254   Abb. 255

Abb. 254. Nervöse Endformation um die Drüsenzellen der Pars tuberalis. Hypophyse. *Pferd. tN* Netzförmiger Zusammenhang der Neurofibrillen; *fE* freie Endigungen. (BIELSCHOWSKY-Methode. 1500mal vergrößert, auf ²/₃ verkleinert.) Nach METUZALS 1954.

Abb. 255. Nervenfasern des Infundibulargeflechtes und ihre Endigungsweise an Drüsenzellen der Pars tuberalis der Adenohypophyse. *Affe.* (BIELSCHOWSKY-Methode. 1350mal vergrößert, auf ¹⁰/₁₁ verkleinert.) Nach HAGEN 1954.

geführt haben (HAIR 1937, METUZALS 1954, VAZQUEZ-LOPEZ 1949, STUTINSKY 1948, HILLARP und JACOBSOHN 1943, KNOCHE 1953, HAGEN 1954). Die meisten Nervenfasern scheinen aus dem Hypothalamus zu stammen und auf dem

Wege über das Infundibulum in die Pars tuberalis einzuströmen. In der Literatur findet man mitunter die Existenz verschiedenartiger Nervenfasern verzeichnet.

Zunächst entwickeln die feineren Nervenfasern um die Drüsenzellen einen fibrillären Plexus, der nach METUZALS (1954) stellenweise einen netzartigen Charakter gewinnt. Man kann das in Abb. 254 dargestellte Nervennetz als eine Endformation betrachten und dem Terminalreticulum als morphologisch gleichwertig an die Seite setzen. Die nervöse Endausbreitung besitzt eine gewisse Ähnlichkeit mit der nervösen Anordnung im Corpus ciliare, kann sowohl efferente, als afferente Elemente enthalten und greift mit ihren Ausläufern auf die Capillaren über. Das kernhaltige SCHWANNsche Leitplasmodium mit den Interstitiellen Zellen verleiht nach der Beschreibung METUZALS' (1954) dem Nervengewebe ein Aussehen, als habe man eine terminale Netzkonstruktion innerhalb einer gewöhnlichen Drüse vor sich und legt daher den Gedanken zumindest an eine Mitbeteiligung des Sympathicus nahe.

Die gröberen, marklosen Nervenfasern gehören wahrscheinlich dem Tractus supraoptico-hypophyseus an, umfassen mitunter die Drüsenzellen mit kelchartigen Neurofibrillenkörben (Abb. 255). Wie bereits erwähnt, dürfte es sich bei dieser merkwürdigen Nervenbildung um das periphere Ende einer afferenten Bahn handeln, welche die Pars tuberalis mit dem Hypothalamus verbindet.

Abgesehen von den beiden Faserarten beschreibt KNOCHE (1953) in der Pars tuberalis noch das Vorkommen der „Nodulusfasern". Diese verdichten sich in der peripheren Zone des distalen Infundibulums zu einem Strang und schieben sich gemeinsam mit Ependym- oder Gliafasern in die Pars tuberalis vor, um dort bäumchen- oder strauchartige Gebilde entstehen zu lassen.

2. Glandula thyreoidea.

Die Schilddrüse erhält ihre Nerven aus den drei oberen Ganglien des Halsgrenzstranges und aus dem N. laryngeus superior und inferior des Vagus. Einige Nerven stammen aus dem Plexus caroticus communis; SUNDER-PLASSMANN (1939) weist auf eine besondere Verbindung der nervösen Receptorenfelder im Sinus caroticus mit den Nerven der Schilddrüse hin. Zwischen den Nerven des Herzens und denjenigen der Thyreoidea besteht ein enger Zusammenhang, zumal der Halssympathicus sich an der Versorgung beider Organe beteiligt. Schließlich werden aus der Ansa N. hypoglossi entsprungene, feine Nervenfasern beschrieben, die wahrscheinlich dem Vagus und Sympathicus angehören.

Die mikroskopische Innervation der Schilddrüse ist in neuerer Zeit verschiedentlich studiert worden (HOLMGREN und NAUMANN 1949, LEGAIT 1952, NONIDEZ 1931, 1935, 1937, PINES 1928, 1929, POPOW 1927, 1928, ROSSI und LANTI 1935, TANIAI 1938, SUNDER-PLASSMANN 1935, 1938, 1939). Übersichtliche Darstellungen zur Innervation finden sich bei SUNDER-PLASSMANN (1941) und bei BARGMANN (Handbuch der mikroskopischen Anatomie, Bd. VI/2, 1939).

Die für die Schilddrüse bestimmten Nerven dringen von dem in der Kapsel entwickelten Plexus teils mit den Gefäßen, teils unabhängig von ihnen in das Organ ein und entwickeln zunächst in der Nachbarschaft der Gefäße einen aus groben Nervenbündeln aufgebauten perivasalen Nervenplexus I. Ordnung (Abb. 256). Die Mehrzahl der in jenen Bündeln verlaufenden Nervenfasern besitzt keine Markscheide, nur einige dickere Nervenfasern sind markhaltig. Von jenem perivasalen Nervenplexus I. Ordnung zweigen sich zahlreiche, schmälere Nervenbündel ab und lassen zwischen den Drüsenfollikeln ein wesentlich feineres und dichter konstruiertes Geflecht entstehen, den Nervenplexus II. Ordnung.

Wie in allen drüsigen Organen scheinen die in der Gefäßwand verlaufenden Nerven mit den sekretorischen Drüsennerven aufs engste miteinander verbunden

(Abb. 257). Auch die Beziehung zwischen dem Nervengewebe und dem Drüsenparenchym gleicht derjenigen bei den exokrinen Drüsen. Feinste Neurofibrillen-

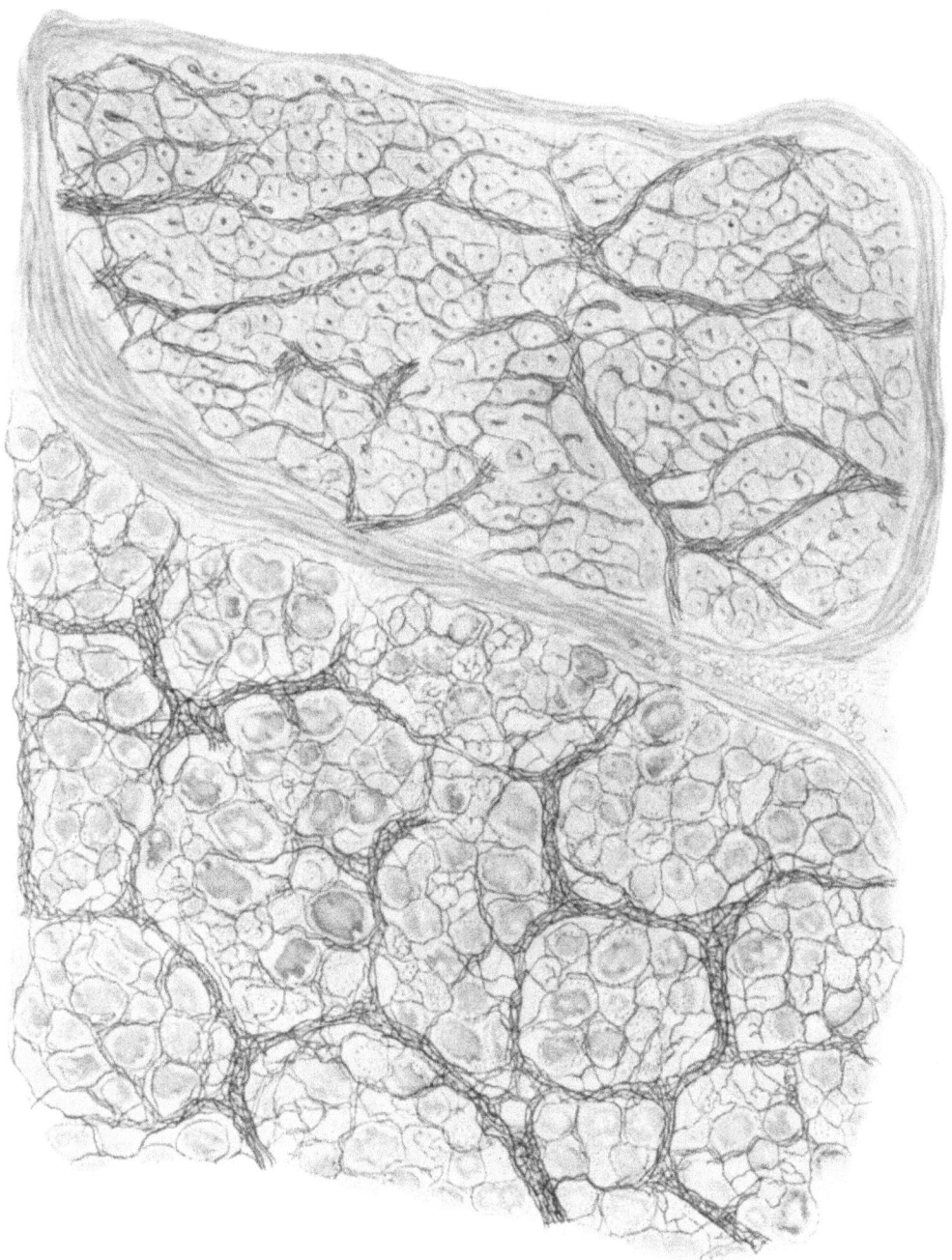

Abb. 256. Übersicht zur Innervation der Glandula thyreoidea (links) und Parathyreoidea (rechts). *Hund.* (GOLGI-Methode, 40mal vergrößert.) Nach ROSSI und LANTE 1935.

stränge gestalten ein nervöses Endnetz, das sich mit zahlreichen Teilstrecken der Basalfläche der Drüsenzellen in plasmatischer Verbindung anlagert. Demnach

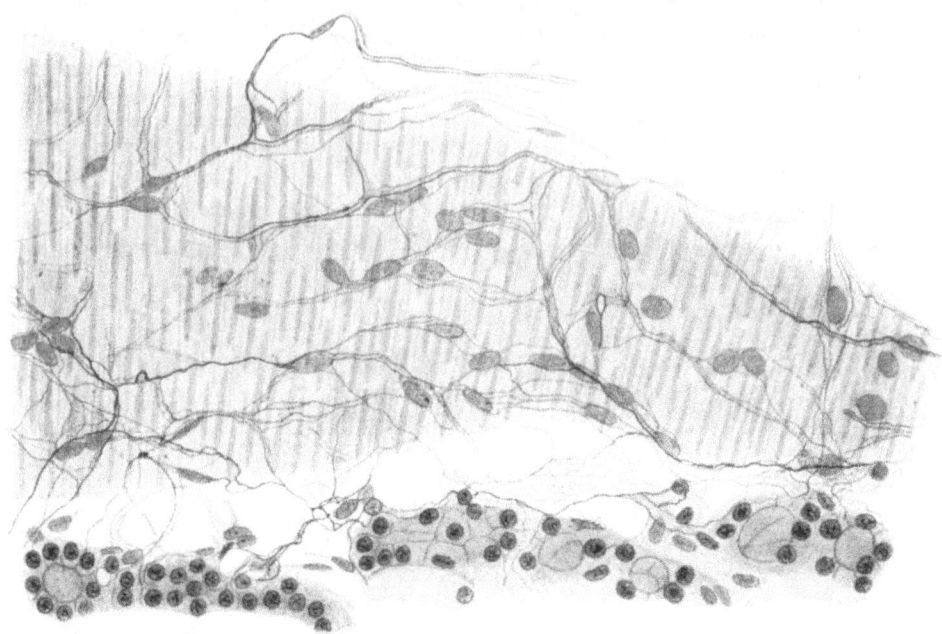

Abb. 257. Nervenplexus einer kleinen Arterie in kontinuierlichem Zusammenhang mit einem um die Drüsenzellen befindlichen Terminalreticulum. (BIELSCHOWSKY-Methode. 1000mal vergrößert.) Nach SUNDER-PLASSMANN 1935.

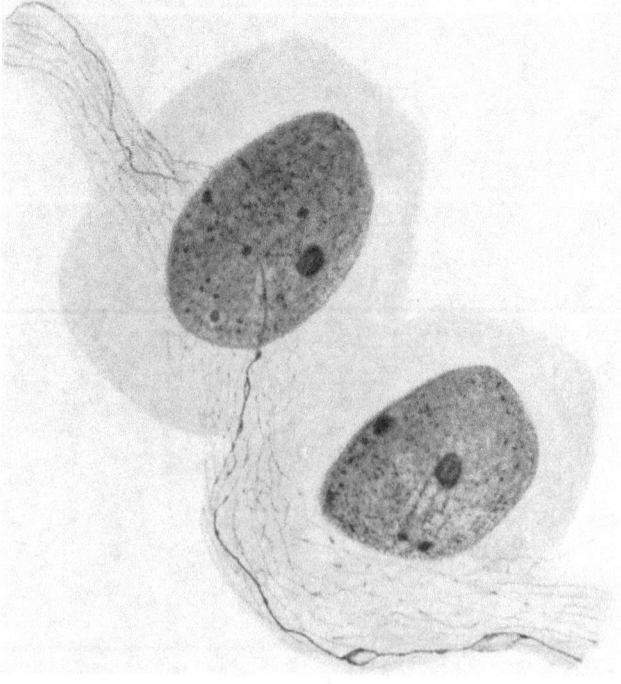

Abb. 258. Neurofibrillenstrang aus dem Terminalreticulum an Follikelzellen der Glandula thyreoidea. *Meerschweinchen*. (BIELSCHOWSKY-Methode. 2400mal vergrößert, auf ¹/₂ verkleinert.) Nach SUNDER-PLASSMANN 1939.

besteht zwischen Nervengewebe und Drüsengewebe kein anderer synaptischer Zusammenhang, als ihn nach Abb. 258 SUNDER-PLASSMANN (1939) gezeigt hat.

Freie Nervenenden im Bindegewebe (NONIDEZ 1935, PINES 1929) oder kleine *Endknöpfchen* an oder zwischen den Drüsenzellen (POPOW 1928, ROSSI und LANTI 1935) kommen an gut imprägnierten Schnitten bei der BIELSCHOWSKY-Methode nicht zu Gesicht. NONIDEZ (1937) hat im Bindegewebe der Schilddrüse ein aus Reticulinfasern bestehendes argyrophiles Netzwerk dargestellt, seine, jeden Beweises entbehrende Behauptung, jenes argyrophile Netzwerk sei mit dem nervösen Terminalreticulum identisch, ist von BOEKE (1938), von SUNDER-PLASSMANN (1941) und von mir (1937) als bedenklicher Irrtum widerlegt worden.

Sensible Endorgane von spezifischer Bauart scheinen nur in der Kapsel der Schilddrüse vorzukommen; SUNDER-PLASSMANN (1939) beschreibt einen derartigen, perivasalen Endapparat beim *Meerschweinchen*. Die von PINES (1929) und POPOW (1929) erwähnten „receptorischen Endkolben" haben sich im BIELSCHOWSKY-Präparat nicht bestätigen lassen und sind offenbar als anomale oder artefizielle Gebilde zu bewerten.

Ganglienzellen fehlen gewöhnlich in der Schilddrüse des *Menschen* und der *Mammalia*. Wenn auch LEGAIT (1951) bei einigen *Säugern*, OTTOLENGHI (1935) beim *Rind* und vor allem NONIDEZ (1935) beim *Hund* multipolare, unipolare und bipolare Ganglienzellen beschreiben, so hat jedoch die von NONIDEZ (1935) mit überzeugenden Abbildungen versehene Angabe von späteren Autoren (TANIAI 1938, ROSSI und LANTI 1935, SUNDER-PLASSMANN 1941) keine Bestätigung erhalten. Es muß sich demnach bei der Beobachtung von NONIDEZ um eine vielleicht bei einer bestimmten *Hunde*rasse auftretende Ausnahme handeln. Bei den *Vögeln* nennt LEGAIT (1951) das Vorkommen von Ganglienzellen zweifacher Art häufig.

Nach den experimentellen *Nervendurchschneidungen* von HOLMGREN und NAUMANN (1949) entstammt beim *Meerschweinchen* die Hauptmasse der Drüsennerven dem Sympathicus, ein geringer Anteil dem Vagus. SUNDER-PLASSMANN (1938) sah beim *Kaninchen* nach doppelseitiger, cervicaler Grenzstrangresektion noch 11 Tage nach der Operation große Anteile des Nervenendnetzes erhalten, weshalb der Autor auf weitere, nervöse Zuleitungen für die Schilddrüse folgert. Nach Exstirpation der Schilddrüse beim *Hund* zeigt, wie MAIMAN (1935) behauptet, das Ganglion nodosum ein normales Aussehen; hingegen machen sich am Ganglion cervicale sup. und inf. chromolytische Veränderungen der Nervenzellen bemerkbar. Bei der BASEDOW-Struma erleidet nach SUNDER-PLASSMANN (1941) das gesamte Nervengewebe der Thyreoidea gleichzeitig mit den neurovegetativen Receptorenfeldern des Sinus caroticus hochgradige, pathologische Veränderungen. Auf das Verhalten der vom Autor als „neurohormonale Zellen" bezeichneten Elemente sei weiterhin verwiesen.

3. Glandula parathyreoidea.

Die Epithelkörperchen erhalten ihre Nerven aus dem Gefäß- und Kapselgeflecht der Schilddrüse, somit aus Vagus und Sympathicus. Die Anordnung

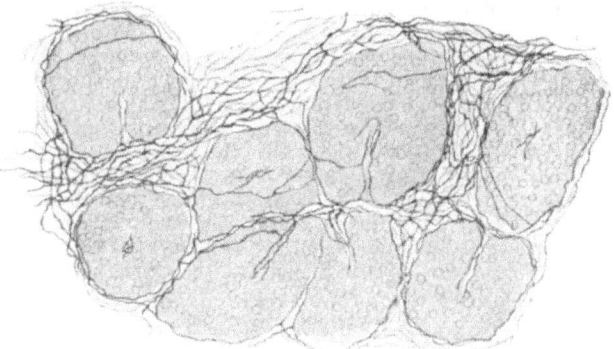

Abb. 259. Nervenplexus um die Zellhaufen der Glandula parathyreoidea. *Hund*. (GOLGI-Methode. 210mal vergrößert.) Nach ROSSI und LANTI 1935.

des Nervengewebes gleicht nach den Befunden von ROSSI und LANTI (1935) ungefähr derjenigen in der Schilddrüse (Abb. 256). Gefäß- und Drüsennerven hängen miteinander zusammen. Auf Abb. 259 werden die Nervenfasern im Verband eines engmaschigen Plexus gut sichtbar. Daß einzelne Nervenfasern nach

RAYBUCK (1952), ROSSI und LANTI (1935) zwischen den Drüsenzellen ein knopfähnliches Ende finden sollen bleibt fraglich. Sehr wahrscheinlich hat man es mit einer netzartigen Nervenendformation zu tun. Die von POPOW (1929) im Bindegewebe beobachteten Endapparate konnten von anderen Autoren nicht wiedergefunden werden. Hingegen sind in der Drüsenkapsel beim *Meerschweinchen* stets PACINIsche *Lamellenkörperchen* vorhanden (FLORENTIN 1928, WINIWATER 1930); vereinzelt kommen sie auch im Drüsenparenchym vor.

4. Nebenniere.

Die Nebenniere erhält ihre Nerven aus dem Ganglion coeliacum, dem Fasern aus dem N. splanchnicus und dem N. vagus zuströmen. Direkte Äste aus dem N. splanchnicus scheinen nach den Durchschneidungsversuchen von BOTÁR und O'SHAUGHNESSY (1936), KISS (1951), HILLARP (1947), HOLLINSHEAD (1936), MACFARLAND und DAVENPORT (1941) vor allem an der Innervation der Markschicht beteiligt zu sein. Dem Vagus kommt offenbar nach den Angaben von OKUDA (1949) an der nervösen Versorgung der Nebenniere beim Hund in Übereinstimmung mit SWINYARD (1937) ein nur untergeordneter Anteil zu. Nach COULOUMA (1933) zweigen sich noch aus dem Ganglion mesentericum sup. beim Hund feine Ästchen zur Nebenniere ab. In unmittelbarer Umgebung der Nebenniere findet sich ein mit vielen kleinen Ganglien durchsetzter Plexus suprarenalis entwickelt.

Bei der *Katze* hat BARDENSTEIN (1930/31) zahlreiche nervöse Verbindungsäste zwischen Nebenniere und dem Paraganglion abdominale, der Niere, dem Zwerchfell, den anliegenden Gefäßen, dem Peritoneum und den angrenzenden Abschnitten des Magen-Darmkanals präparatorisch festgestellt.

Nach KISS (1951) verlaufen bei *Hund* und *Katze* die sympathischen Fasern des N. splanchnicus für das Mark der Nebenniere in den vorderen Wurzeln des VII.—IX. Thorakalnerven, während die Rinde ihre Nervenfasern vorzugsweise aus dem Ganglion coeliacum erhält. HILLARP (1947) hat die für die Markschicht bestimmten Fasern bei *der Ratte* in den vorderen Wurzeln Th. VIII bis Th. XI festgestellt, aus welchen sie über den Grenzstrang durch den N. splanchnicus major an die chromaffinen Zellen gelangen.

Manche Autoren (HOLLINSHEAD 1936, HILLARP 1947, DENBER 1944, YOUNG 1939) bezeichnen die im N. splanchnicus major verlaufenden und direkt in die Markschicht der Nebenniere ziehenden Nervenfasern als präganglionär; letzteres braucht nicht durchwegs der Fall zu sein, da der N. splanchnicus major, wenigstens beim *Menschen*, als ein langgestrecktes Ganglion zu gelten hat und demgemäß auch „postganglionäre Fasern" führen kann.

Bei einem menschlichen Embryo von 6,3 cm Länge hat IWANOW (1932) Nervenfasern aus Vagus, Phrenicus, Plexus renalis und Plexus solaris für die Nebenniere beobachtet; die chromaffinen Zellen der Markschicht erhalten ihre nervöse Versorgung vorwiegend aus dem N. splanchnicus. PICARD und CHAMBOST (1953) bringen zahlreiche Einzelbeobachtungen zur Entwicklung und Differenzierung des Nervengewebes und der chromaffinen Zellen in der Nebenniere des *Menschen* und des *Pferdes*. Über die Genese der Markschicht findet man beim menschlichen Embryo von JIMINEZ-CASTELLANOS (1949—1951), beim *Meerschweinchen* von WILLARD (1936) einige Angaben. Zur Entwicklung des sympathischen Nervensystems und dessen Beziehung zu den chromaffinen Zellen der Nebennieren beim *Hühnchen* orientiert eine gründliche Studie von BRAUER (1932). Nach GOULOUBE (1936) sind beim *Hühnchen* an der Genese des für die Nebenniere bestimmten Truncus sympathicus die Rami communicantes des 17.—21. Segments beteiligt; vom 11. Tage an gesellen sich Vagusfasern hinzu.

Die bindegewebige *Kapsel der Nebenniere* beherbergt ein dichtes, aus marklosen und markhaltigen Fasern aufgebautes Nervengeflecht; es war schon DOGIEL (1894) bekannt und ist neuerdings durch DE CARO (1953) eingehend geschildert worden. Der Autor hat überdies receptorische *Endorgane*, großenteils zu den KRAUSEschen *Endkolben* gehörig und von unterschiedlicher Zusammensetzung in der Kapsel beobachtet. Starke Nervenbündel, die man bereits mit schwacher Lupe oder mit bloßem Auge sehen kann, verlassen das Kapselgeflecht und dringen, ohne Äste an die Rindenschicht abzugeben, direkt in die Markschicht ein (Abb. 260). ALPERT

(1931), BACHMANN (1954), DENBER (1944) und SARTER (1954) liefern eine gleichlautende Darstellung. Nach den oben angedeuteten experimentellen Resultaten dürfte die Hauptmasse der Fasern in jenen dicken Nervenbündeln sehr wahrscheinlich den Nn. splanchnici angehören.

Aus dem in der bindegewebigen Kapsel entwickelten Nervenplexus zweigen sich Bündel zarter Neurofibrillen ab, verlaufen vielfach parallel zur Oberfläche

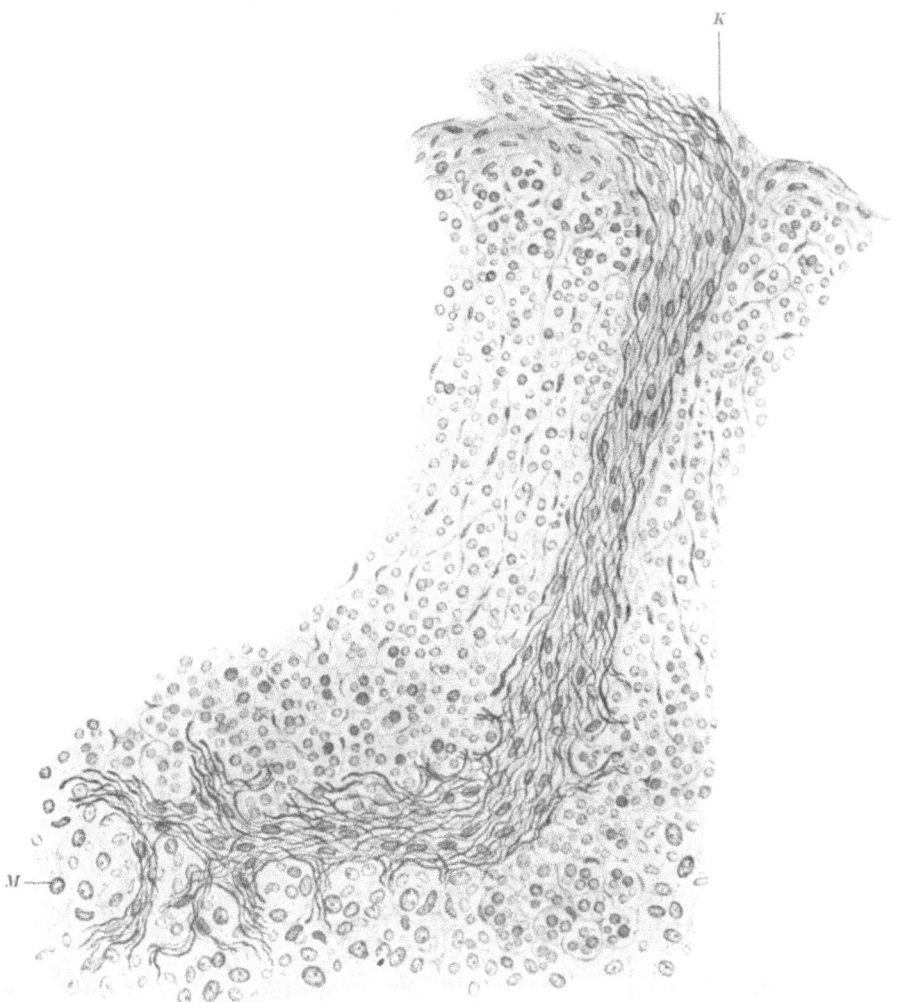

Abb. 260. Von der Kapsel K durch die Rinde in das Mark M gelangendes Nervenbündel. Nebenniere. *Mensch.* (BIELSCHOWSKY-Methode. 120mal vergrößert, auf $^3/_4$ verkleinert.)

der Drüse und zwängen sich zwischen die Zellgruppen der *Zona glomerulosa* hindurch. Bei der spärlichen Ausbildung des Bindegewebes lassen sich stärkere, für die Rindenzellen bestimmte Nervenbündel nicht erwarten. Immerhin dringen feine Neurofibrillenbündel auch im umgebenden Bindegewebe der kleinen Arteriolen in großer Menge in die Rinde ein, wo sie sich vor allem in der äußeren Zone in immer feinere Äste zur Bildung eines dichten Flechtwerkes aufspalten (Abb. 261). Neben der Fülle feinster Neurofibrillen lassen sich vereinzelte, gröbere Nervenfasern erkennen.

An einem beträchtlichen Nervenreichtum in der Zona glomerulosa besteht somit kein Zweifel. Die Beziehung der neurofibrillären, netzartigen Endformation zu den Drüsenzellen scheint gleich derjenigen bei den exokrinen Drüsen zu sein. Überaus feine, in kernhaltiges, SCHWANNsches Leitgewebe eingebettete Fibrillenzüge winden sich zwischen die drüsigen Zellnester hindurch und gelangen jeweils streckenweise in plasmatischen Zusammenhang mit der Außenseite der Drüsenhaufen (Abb. 262). Da die von LEVER (1953), PINES und NAROWTSCHATOWA (1931) beschriebenen „knopfartigen Enden" an den Neurofibrillen in einem gut imprägnierten Präparat nicht hervortreten, so resultiert für die nervöse Endigungs-

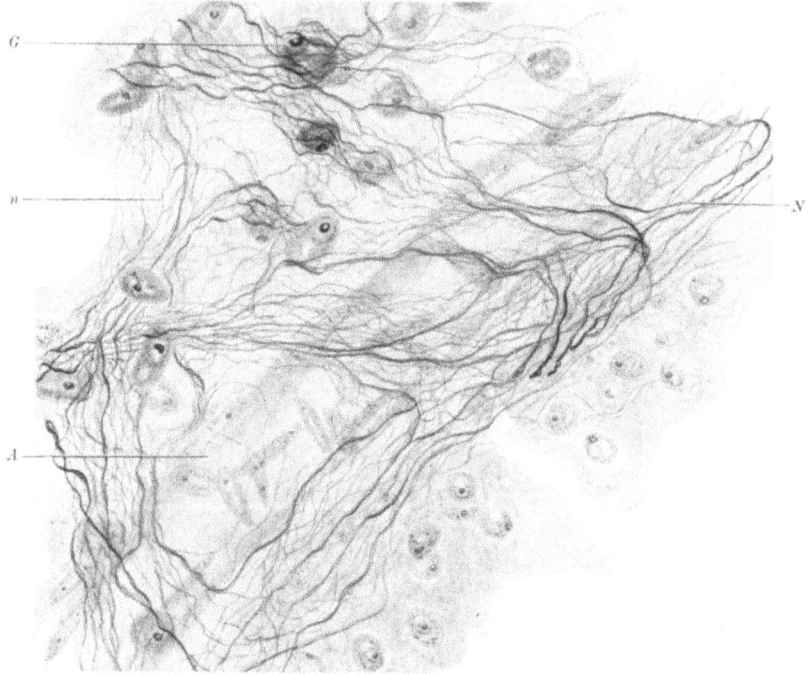

Abb. 261. Neurofibrillenmasse n in der Umgebung einer kleinen Arteriole A. Zona glomerulosa der Nebenniere. Katze. N Gröbere Nervenfasern; G Ganglienzelle. (BIELSCHOWSKY-Methode. 1350mal vergrößert, auf $^3/_5$ verkleinert.) Nach SARTER 1954.

weise die Annahme eines terminalen Netzwerkes, dem die Übertragung nervöser Impulse zufällt. ALPERT (1931), HILLARP (1936) und RIEGELE (1932) haben Teilstücke jenes Nervennetzes gut beobachtet.

KISS (1951) läßt die Zona glomerulosa von einer Nervenformation versorgt sein, welche BOEKES „Grundplexus" gleicht; solches würde mit der obigen Vorstellung eines nervösen Endnetzes übereinstimmen. SWINYARD (1937) hält die gesamte Rinde für nervenfrei und glaubt die von den Autoren beschriebenen Nervenfasern durch Reticulinfasern vorgetäuscht. Wenn sich auch die Vorstellung SWINYARDS (1937) durchaus als irrig erweisen dürfte, so sei hier vorsichtshalber bemerkt, daß man gerade in Silberpräparaten der Nebenniere Nervenfasern und Reticulinfasern leicht verwechseln kann. Es bleibt daher ratsam, Präparate, welche Nervenfasern und Reticulinfasern in gleicher Weise schwarz imprägniert zeigen, zu neurohistologischen Studien bei stärkerer Vergrößerung nicht zu verwenden.

Wegen der geringen Entwicklung des Bindegewebes und infolge seiner außerordentlichen Feinheit ist das Nervengewebe in der Zona fasciculata am ehesten in der Umgebung oder in der Wand der Gefäße zu sehen, in seiner Verbindung mit dem Drüsenparenchym jedoch sehr schwer darstellbar. So hat RIEGELE (1932) einen intraplasmatischen Verlauf von Neurofibrillen in der Wand der in die Zona fasciculata eingebauten Blutcapillaren zuerst nachgewiesen (Abb. 217). CÕRTE-REAL (1946) bildet gleichfalls in jener Zone feine Nervenfäserchen ab. SARTER (1954) zeigt an Hand orientierender Abbildungen eine beträchtliche Nervenmasse im Bereich der Gefäßwände und gibt den untrennbaren Zusammenhang zwischen Gefäß- und Parenchymnerven in der Zona fasciculata deutlich zu erkennen.

In der *Zona reticularis* gelingt es leichter, das dort vorhandene Nervengewebe zu beobachten. Möglicherweise liegt der Grund hierzu in einem häufigeren Vor-

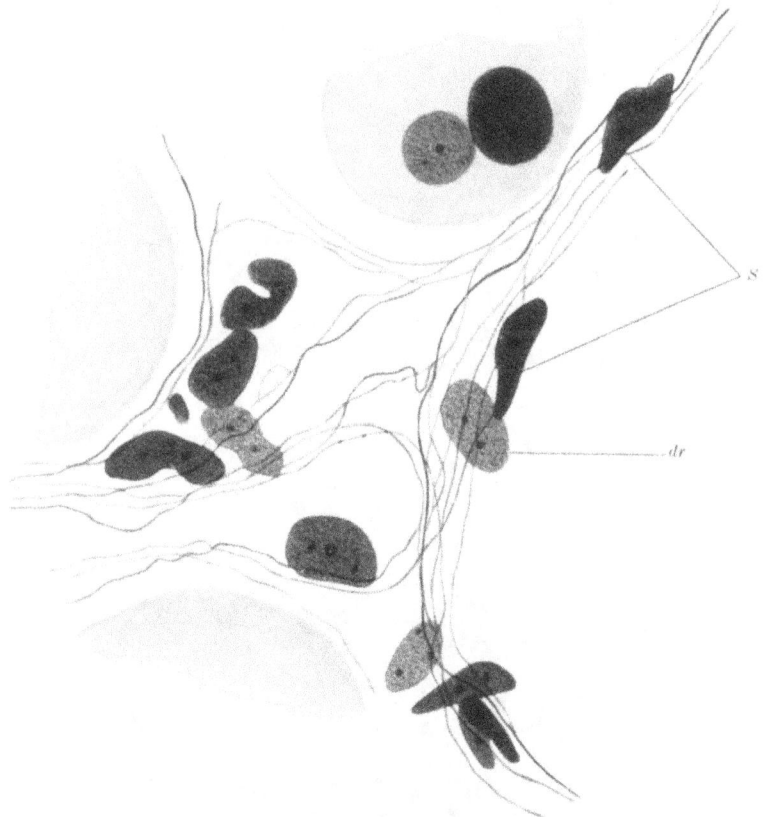

Abb. 262. Neurofibrillennetz in der Zona glomerulosa der Nebenniere. *Mensch. S* SCHWANNsche Kerne; *dr* Kern einer Drüsenzelle. (BIELSCHOWSKY-Methode. 2400mal vergrößert, auf ³/₄ verkleinert.)

kommen gröberer und breiter Nervenfasern, die vor allem aus der Markschicht stammen dürften. Gelegentlich erscheinen Teile der Zona reticularis in das Mark hinein verlagert; eine außerordentliche Fülle von Nervenfasern tritt in solchem Falle zwischen den Drüsenzellen hervor (Abb. 263). Wahrscheinlich handelt es sich bei den hier dargestellten Nervenfasern weniger um eine Endformation, als um die dem Mark angehörigen Elemente, welche durch die eingelagerte Schicht der Reticularis nur hindurchziehen.

Die Darstellung des nervösen Endgebietes bedarf in der Zona reticularis einer wesentlich stärkeren Optik als in Abb. 263 und zeigt nach Abb. 264 die gleiche, schon für die Zona glomerulosa angegebene Konstruktion. Die breiten, für die Paraganglien spezifischen Nervenfasern sind in der Zona reticularis schon von DOGIEL (1894) gesehen worden, gehören aber offenbar der Markschicht an.

Immerhin erhält die Zona reticularis nicht nur aus ihrer nervösen Verbindung mit der Zona fasciculata, sondern auch aus der nervösen Fasermasse des Markes eine enorme Menge von Neurofibrillen zugeführt. *Ganglienzellen* können aus der Markschicht in die Zona reticularis verlagert (Abb. 265) und mit ihren Fortsätzen und pericellulären Faserkörben untrennbar mit dem hier eingezeichneten Terminal-

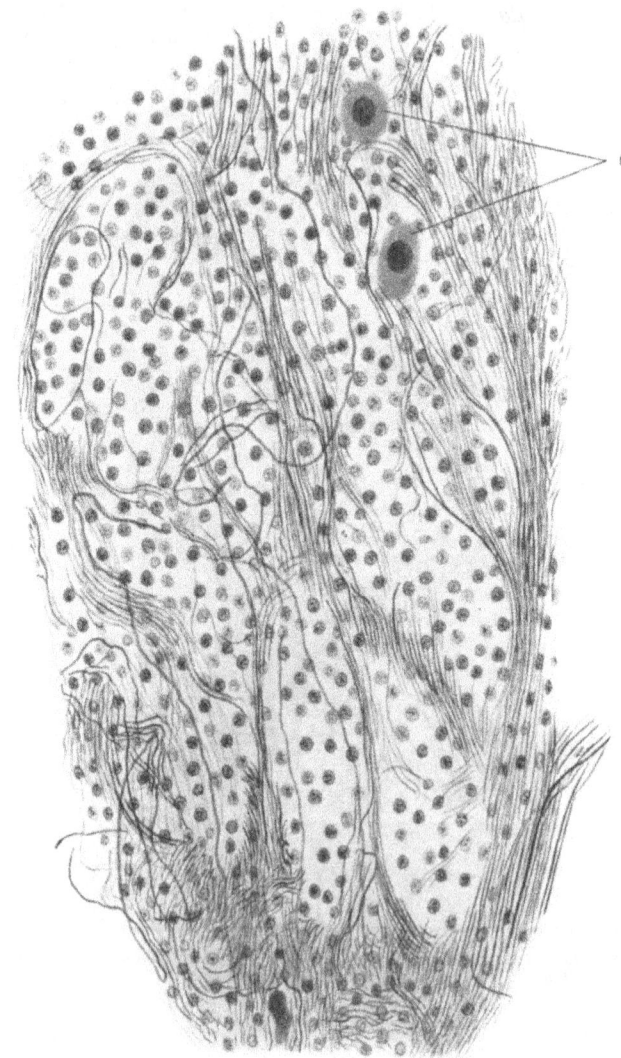

Abb. 263. Nervenfasern in einem in das Mark vorgeschobenen Teil der Zona reticularis. Nebenniere. *Mensch.* *g* Ganglienzellen. (BIELSCHOWSKY-Methode. 300mal vergrößert.)

geflecht der Neurofibrillen verknüpft sein. CÕRTE-REAL (1946) beschreibt in der Zona reticularis zarte Nervenfäserchen in unmittelbarer Nähe der Capillarwand.

Histologisch betrachtet erhält die Rinde der Nebenniere ihre Nerven aus dem Kapselgeflecht, aus der Markschicht und aus den perivasalen Geflechten der kleinen Rindengefäße. Da sich der Modus der Rindeninnervation nicht von demjenigen der exkretorischen Drüsen unterscheidet, so liegt es nahe, in der geschilderten Endigungsform die Existenz von efferenten und afferenten Nervenfasern und von Vasomotoren anzunehmen. Da es uns ebensowenig wie HIRT (1930) gelungen ist, besondere, freie Nervenendigungen an den Drüsenzellen

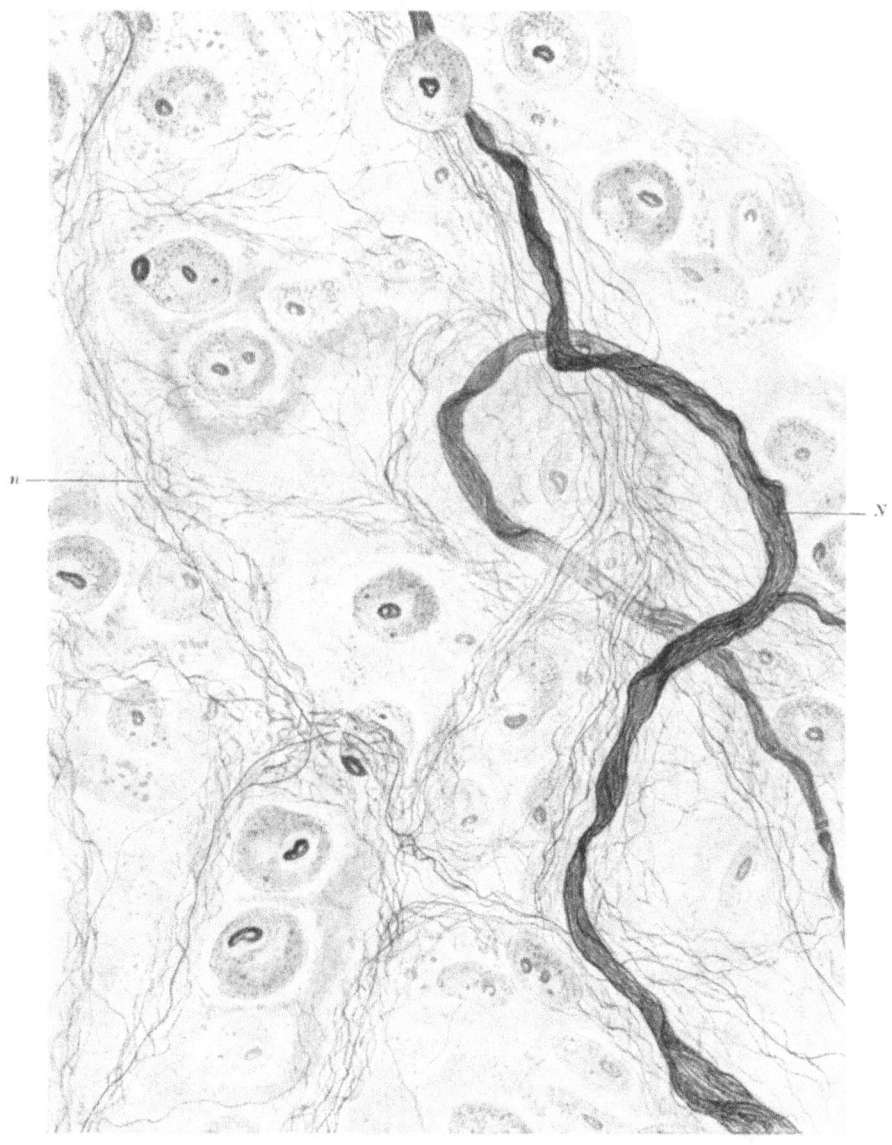

Abb. 264. Neurofibrillennetz in der Grenzschicht zwischen Zona fasciculata und Zona reticularis. Nebenniere. *Affe*. *N* Breite Nervenfaser; *n* Neurofibrillen. (BIELSCHOWSKY-Methode. 1800mal vergrößert, auf $^3/_4$ verkleinert.) Nach SARTER 1954.

zu sehen, so resultiert hieraus eine dem Terminalreticulum gleichzusetzende, wenn auch morphologisch differenzierte, netzartige Konstruktion des Nervenendapparates anzunehmen. DENBER (1940) läßt die Neurofibrillen im Plasma der endokrinen Rindenzellen mit WEBERs „appareil métaterminal" ein allerdings schwer kontrollierbares Ende finden.

Nach den experimentellen Erfahrungen von KISS (1951) stammen die afferenten Fasern der Nebenniere bei *Hund* und *Katze* aus den Spinalganglien des IX.—XI. Segmentes und verlaufen, da sensible Nervenendorgane in der Rinde fehlen, gemeinsam mit den vegetativen Nervenfasern in der gleichen Endformation.

Wie aus Abb. 260 ersichtlich, erhält die *Markschicht* der Nebenniere ihre nervöse Versorgung durch starke Nervenbündel, die von der Kapsel ohne Astabgabe durch die Rinde hindurchziehen und sich erst innerhalb des Markes in

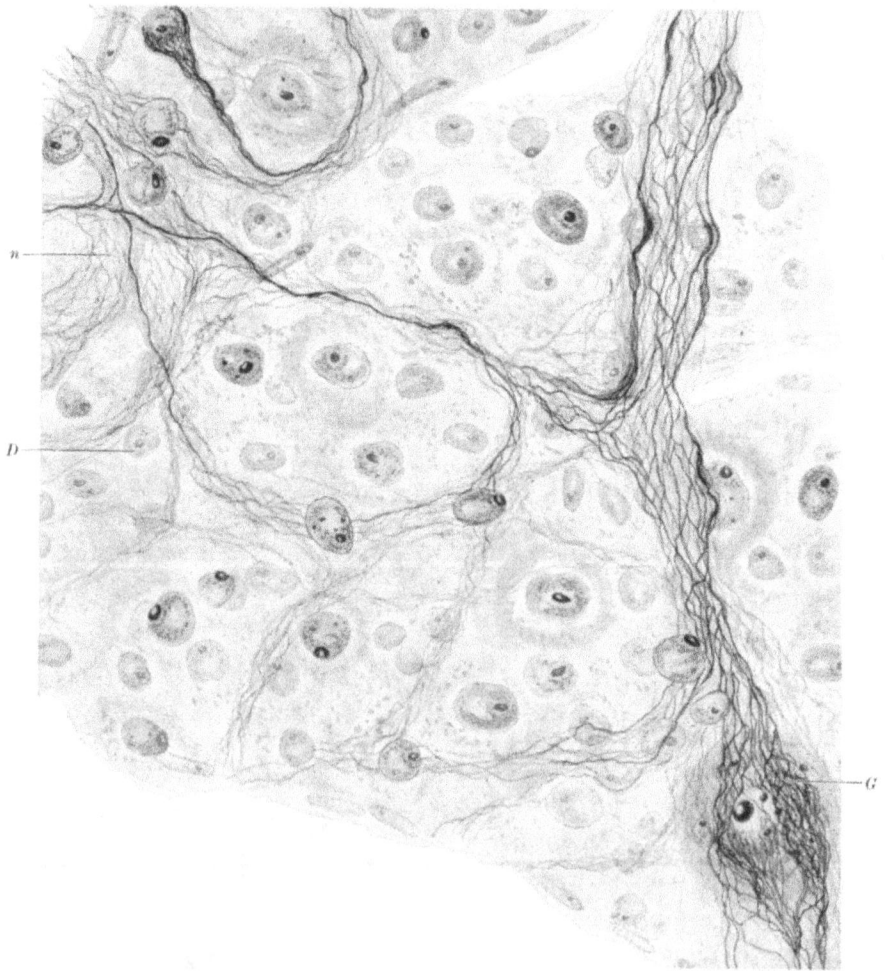

Abb. 265. Neurofibrillenstränge *n* in der Zona reticularis. Nebenniere. *Affe.* *G* Ganglienzelle; *D* Drüsenzelle. (BIELSCHOWSKY-Methode. 1350mal vergrößert.) Nach SARTER 1954.

weitere Verzweigungen aufsplittern. Im Mark angelangt ändern die Nervenbündel meist ihre Richtung; sie verlaufen oft auf weite Strecken hin in annähernd gleicher Orientierung zur Grenze zwischen Mark- und Rindenschicht und verzweigen sich in eine große Zahl miteinander verbundener Nervenbündel von verschiedener Dicke. Da man das Mark der Nebenniere auf Grund seiner Genese den Paraganglien zurechnet, so läßt sich von vornehereim eine außerordentliche Dichte und teilweise eine für die Paraganglien spezifische Struktur der nervösen Elemente erwarten. Nach KOHN (Handbuch der normalen und pathologischen

Physiologie, Bd. 16, 1930) ist der Reichtum des Nebennierenmarkes an Nerven bereits den alten Autoren aufgefallen. Man entdeckt schon bei mittlerer Vergrößerung ein dichtes Nervengeflecht, dessen Bündel sich teils aus mäßig dicken, teils aus feinen Nervenfasern zusammensetzen (Abb. 266).

Abgesehen von den älteren Arbeiten DOGIELs (1894) und KOLMERs (1918) finden sich bei zahlreichen Autoren in neuerer Zeit Beiträge, welche die Verbindung des Nervengewebes mit den *chromaffinen Zellen* des Markes zu klären

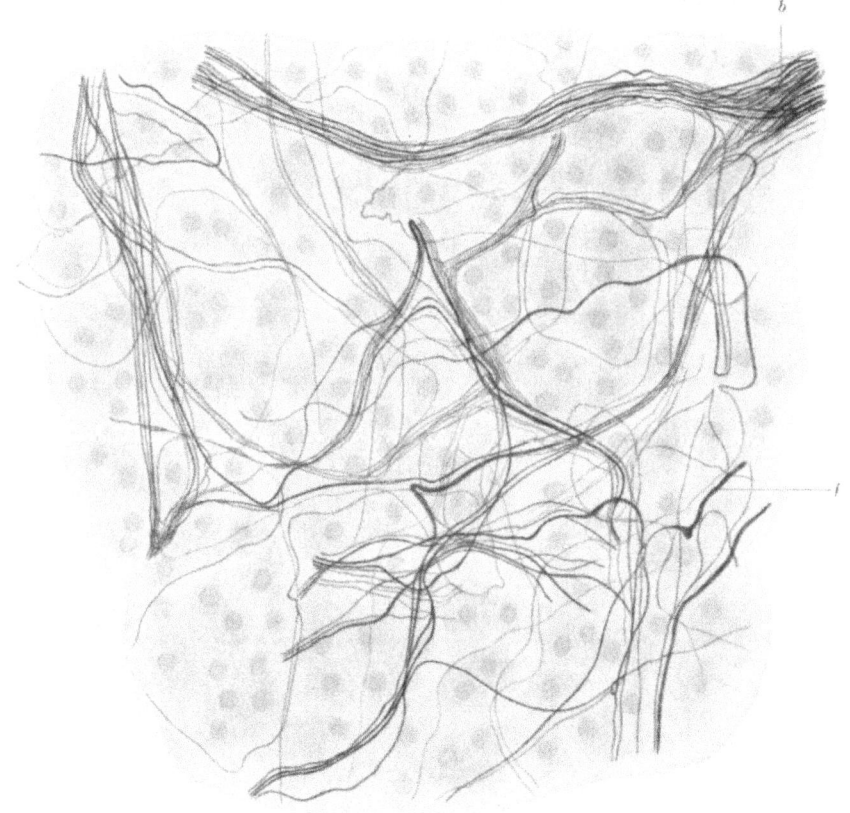

Abb. 266. Nervengeflecht aus dem Mark der Nebenniere. *Mensch.* b Von der Rinde kommendes Faserbündel: f breite Nervenfaser mit plättchenartiger Verbreiterung. (BIELSCHOWSKY-Methode. 500mal vergrößert, auf ³/₄ verkleinert.)

suchen (ALPERT 1930, CELOTTI 1931, COUJARD 1952, DANON 1951, KOLOSSOW 1930, EVANS 1947, HILLARP 1946, PINES und NAROWTSCHATOWA 1931, DENBER 1944, SATO 1952, STÖHR 1935, WILLARD 1936). Es bleibt ein besonderes Verdienst KOHNs (1930), auf die engen Beziehungen der chromaffinen Zellen des Nebennierenmarkes zum vegetativen Nervensystem hingewiesen zu haben. In Übereinstimmung mit der Innervation der Paraganglien treten zunächst jene eigentümlichen Nervenfasern hervor, die durch ihre wechselnde Breite, ihren verschlungenen Verlauf und ihren meist dichotomischen Aufteilungsmodus gekennzeichnet sind (Abb. 123). Die feinsten, fibrillären Zweige jener breiten marklosen Nervenfasern verlieren sich in dem allgemeinen nervösen Endnetz. An einer spezifischen Funktion jener Fasern dürfte kaum ein Zweifel bestehen.

Es ist mir nicht gelungen, an den chromaffinen Zellen des Markes besondere nervöse *Endformationen* oder den von DANON (1951) und DENBER (1944) geschilderten „appareil métaterminal" WEBERs zu beobachten. Vielmehr trifft man im Präparat stets auf die nämliche, in Abb. 267 wiedergegebene nervöse Anordnung. Zahlreiche, allerfeinste Neurofibrillen schmiegen sich der Oberfläche der chromaffinen Zellen an, verbinden sich mit anderen Neurofibrillen und entwickeln ein geschlossenes Nervennetz, das man als Terminalreticulum bezeichnen kann. SCHWANNsche Kerne scheinen nur in den einzelnen Fibrillenbündeln vorzukommen, im Bereich der äußersten, fibrillären Endausbreitung jedoch zu fehlen.

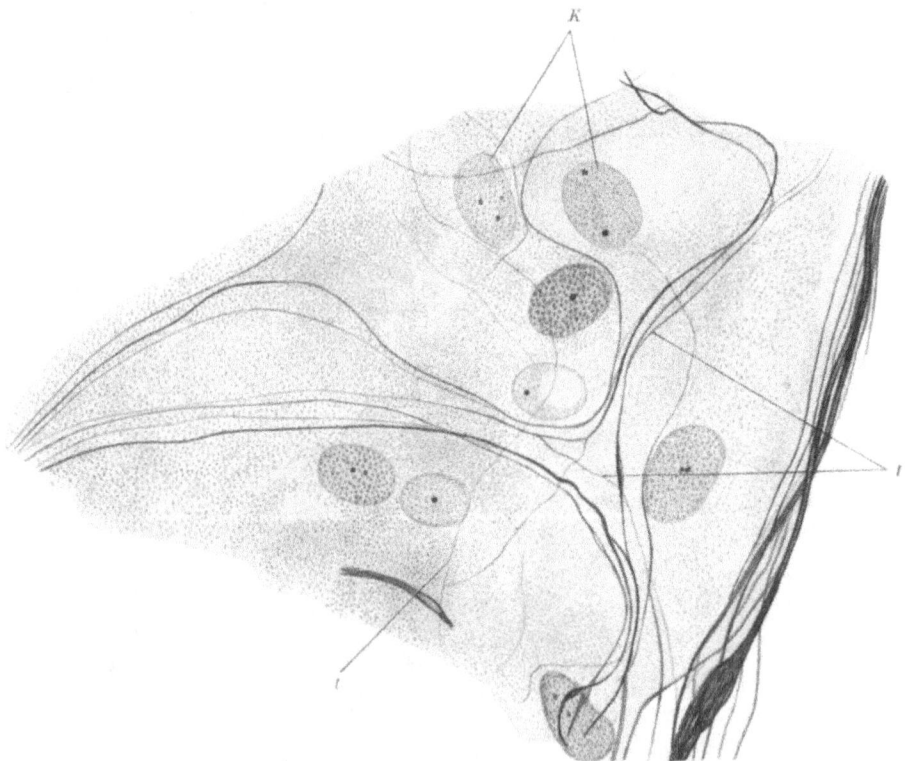

Abb. 267. Zum Terminalreticulum gehörende Neurofibrillen *t* im Mark der Nebenniere. *Mensch*. *K* Kerne der chromaffinen Zellen. (BIELSCHOWSKY-Methode. 1400mal vergrößert, auf $^2/_3$ verkleinert.)

Bei SUNDER-PLASSMANN (1935), ALPERT (1931) und SATO (1952) trifft man auf eine ähnliche Darstellung; HILLARP (1947) erblickt in dem „sympathischen Grundplexus" BOEKEs die eigentliche nervöse Endformation. Der außerordentliche Reichtum neurofibrillärer Elemente und ihre Verknüpfung zu einem geschlossenen Netz legt den Schluß nahe, für jede chromaffine Zelle des Nebennierenmarkes eine nervöse Beeinflußbarkeit anzunehmen (Abb. 268).

Nach COUJARD (1943) soll ein mit Osmium darstellbares, intercelluläres Netzwerk, das sich aus den Fortsätzen der Interstitiellen Zellen aufbaut, die Abgabe des Adrenalins bei den chromaffinen Zellen bewirken.

Wenn auch sensible, spezifisch gebaute Nervenenden im Mark der Nebenniere fehlen, so läßt sich das Vorkommen *afferenter Elemente* innerhalb der neurofibrillären Endausbreitung nicht in Abrede stellen. Man findet schon bei KOLMER (1918) und KOHN (1930) die Möglichkeit angedeutet, wonach die zwischen die chromaffinen Zellen eingezwängte Masse der Neurofibrillen auch als ein Angriffspunkt für die von den Drüsenzellen abgesonderten Produkte wie das Adrenalin gelten könnte. Eine direkte Einwirkung innersekretorischer Stoffe auf das vegetative Nervensystem bleibt immerhin denkbar.

Das Vorkommen von *Ganglienzellen* in der Nebenniere scheint bei den einzelnen Ordnungen der *Mammalia* nicht ganz konstant und offenbar individuellen

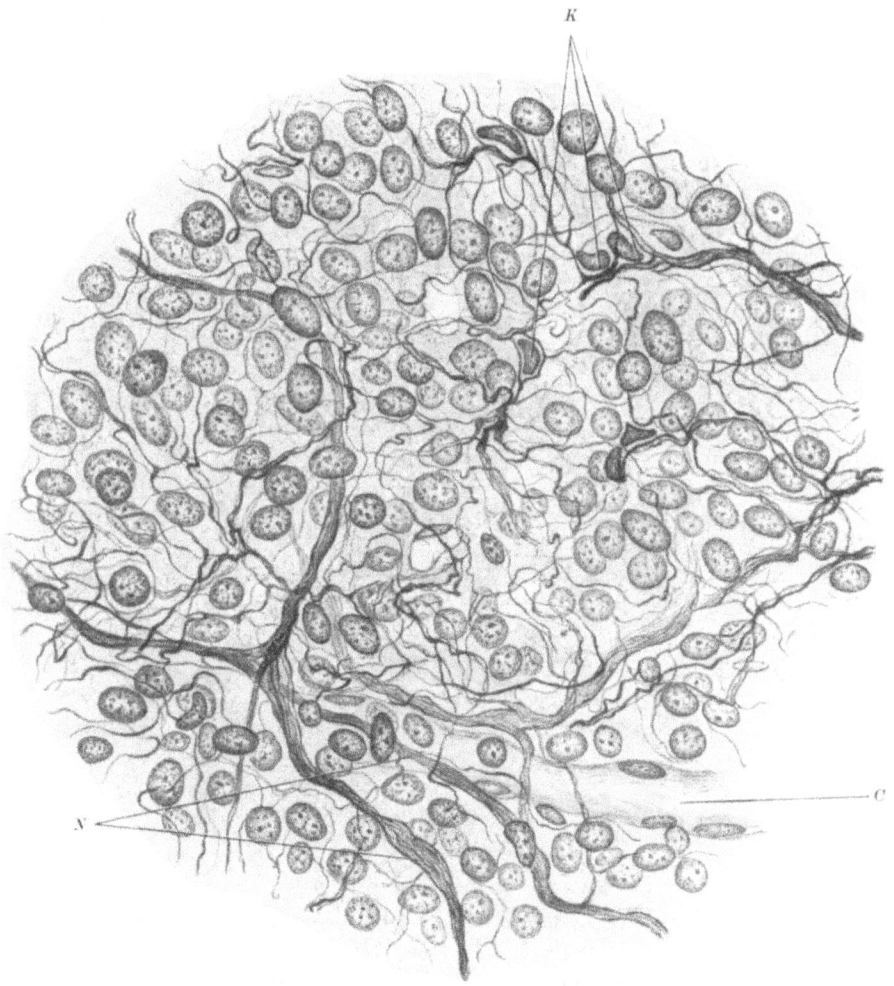

Abb. 268. Nervennetz im Mark der Nebenniere. *Kaninchen.* *N* Breite Nervenfasern; *C* Capillare; *K* chromatinreiche, kleine Kerne, zum Nervengewebe gehörig (?). (BIELSCHOWSKY-Methode. 1100mal vergrößert, auf $^5/_7$ verkleinert, Präparat von Dr. SARTER.)

Schwankungen unterworfen zu sein. In der bindegewebigen Kapsel und im pericapsulären Gewebe der menschlichen Nebenniere gelingt es jedenfalls leicht, kleine, aus multipolaren Zellen zusammengesetzte Ganglien sowie einzelne Nervenzellen zu entdecken. DE CARO (1953) beschreibt in der Kapsel der Nebenniere beim *Hund* und *Rind* überdies unipolare und eigentümlich gelappte Zellen. Die Hauptmasse der Ganglienzellen findet sich im Mark; in der Rinde treten sie nur vereinzelt in Erscheinung. Nach SATO (1952) werden bei den Ganglienzellen die beiden Zelltypen DOGIELs beobachtet; doch dürfte nach DENBER (1944) und nach eigenen Befunden der Typus II nach DOGIEL häufiger sein.

Einzelbeobachtungen über die Verteilung von Ganglienzellen in der Nebenniere sind bei ALPERT (1931), CELOTTI (1931), COUJARD (1952), DANON (1951), IWANOW (1932), KOLOSSOW (1930), HILLARP (1947), SARTER (1954), CLARK (1933), WAGENSEIL (1934) zu ersehen. DENBER (1944) hat bei der *Katze* und *Ratte* Vacuolen, EICHNER (1951/52) beim *Goldhamster* Kolloideinschlüsse im Plasma der Ganglienzellen gefunden, weshalb beide Autoren eine sekretorische Leistung der Nervenzelle als möglich erachten. DENBER (1944) weist überdies auf

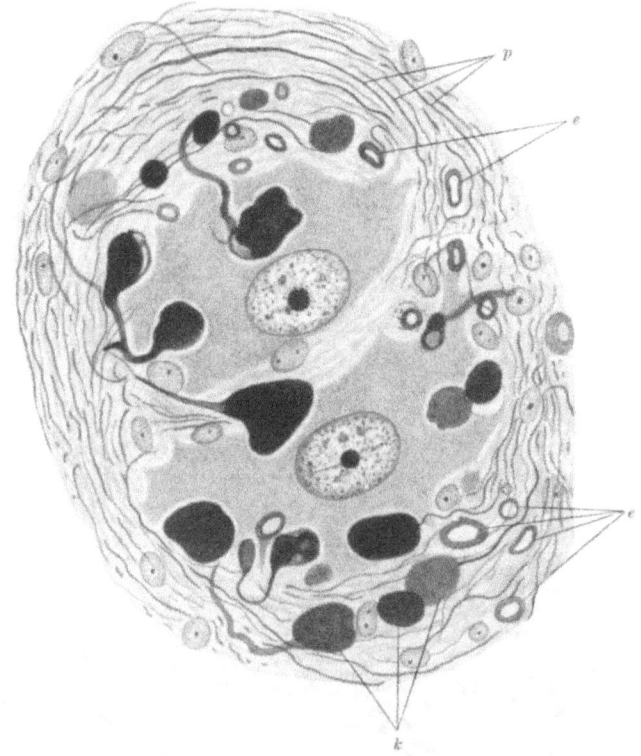

Abb. 269. Ganglienzellen aus der Nebenniere. *Mensch.* k Nervöse Endkolben; e kleinere nervöse Endapparate in der Umgebung der Ganglienzellen; p pericelluläre Neurofibrillen. (BIELSCHOWSKY-Methode. 1200mal vergrößert, auf ³/₄ verkleinert.)

kleine Ganglienzellen hin, welche in der Rinde liegen, ein embryonales Aussehen behalten und rudimentäre Fortsätze besitzen.

Die meisten Ganglienzellen werden von einem Hüllplasmodium umfaßt, dessen Kerne in unmittelbarer Nähe des Randplasmas hervortreten. An den Ganglienzellen der menschlichen Nebenniere finden sich eigentümliche kolbenartige Gebilde von nervöser Struktur und offenbar von besonderer Bedeutung. KOLMER (1918) hat eine derartige Bildung beim *Meerschweinchen* richtig beobachtet, ALPERT (1931) hat sie beim *Menschen*, KOLOSSOW (1930) bei der *Schildkröte*, SWINYARD (1937) beim *Menschen* und bei der *Katze* gesehen. Nach meinen Beobachtungen (1935) lassen sich im BIELSCHOWSKY-Präparat an den Ganglienzellen oder in deren Nähe dunkelschwarze, manchmal auch bräunlichrote Körper von unterschiedlicher Größe und Zahl wahrnehmen (Abb. 269). Da die fraglichen Körper mit einzelnen Nervenfasern zusammenhängen, so dürfte es sich mit größter Wahrscheinlichkeit um nervöse Endapparate handeln.

Die keulenförmigen Körper lagern sich oft in beträchtlicher Zahl einer einzigen Ganglienzelle dicht an oder buchten sich mitunter tief, wie eingegraben, in die Oberfläche des Neuroplasmas ein. Manchmal glaubt man die Endkörper im Neuroplasma der Ganglienzelle befindlich; doch dürften die zur Rede stehenden Gebilde in solchem Falle nur in einer besonders tiefen, dem Umfang des Endkörpers genau angepaßten Aushöhlung Platz gefunden haben. Die Neurofibrillen der Endkörper sind schwer zu imprägnieren und gelangen nur gelegentlich zur Ansicht (Abb. 78). Meistens erscheint das Neuroplasma der Endkolben tief-

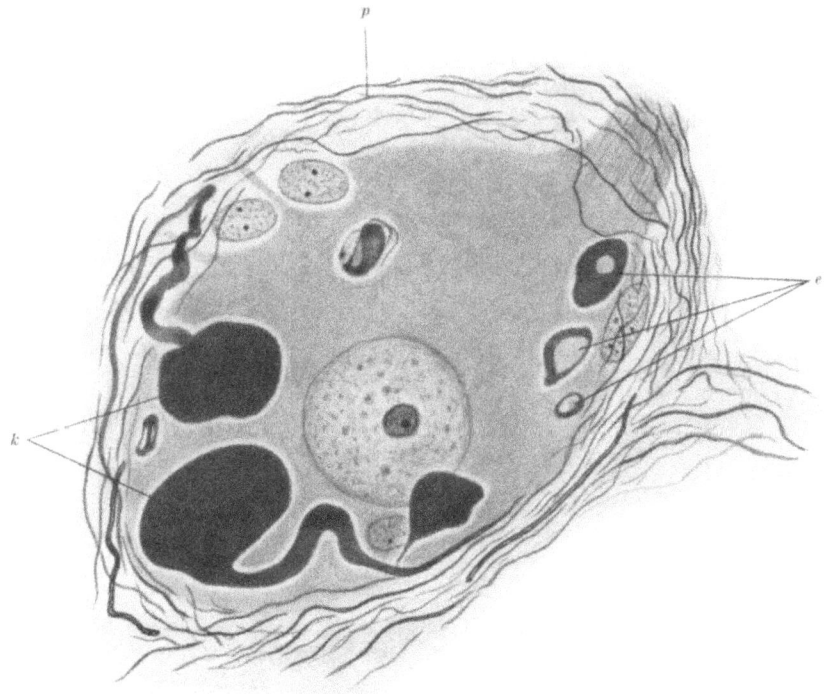

Abb. 270. Kolbenförmige, nervöse Endapparate *k* an einer Ganglienzelle. Nebenniere. *Mensch.* *e* Kleinere Endorgane; *p* pericellulärer Fibrillenkorb. (BIELSCHOWSKY-Methode. 2000mal vergrößert, auf ³/₄ verkleinert.)

schwarz, gleichsam überimprägniert; sehr wahrscheinlich erweist sich seine Struktur veränderlich, wie man aus dem färberischen Verhalten der in Abb. 79 gezeichneten Endapparate folgern könnte.

Das Neuroplasma der Endkolben unterscheidet sich jedenfalls von demjenigen der Ganglienzelle sowohl strukturell wie hinsichtlich seiner Reaktion auf das Silber. Die Endkolben liegen nicht immer der Oberfläche der Ganglienzelle dicht an, sondern mitunter weit entfernt, sei es im Hüllplasmodium, sei es im umgebenden Bindegewebe. Abgesehen von jenen Endkolben trifft man noch kleinere, mannigfach gestaltete Endorgane (Abb. 270); sie zeigen vielfach das Aussehen von dunkel konturierten Ringen und Ösen, deren Zusammenhang mit Nervenfasern sich merkwürdigerweise entweder gar nicht oder nur sehr schwer imprägnieren läßt. Doch besteht an der nervösen Natur jener unterschiedlich geformten Ringbildungen kein Zweifel.

Viele der größeren Endkolben und der kleinen ringartigen Endorgane stehen in keiner plasmatischen Beziehung zur Ganglienzelle, sondern finden sich im pericellulären Bindegewebe; sie können demnach im Hinblick auf unsere Vorstellung vom Bau einer Synapse schwerlich als das präganglionäre Ende efferenter Nervenfasern angesehen werden. Nur für die unmittelbar der Oberfläche der Ganglienzelle angelagerten Endorgane läßt sich eine derartige Deutung, die SWINYARD (1937) gewählt hat, in Betracht ziehen. DENBER (1944), der die aufgeblähten Endkolben gut darstellt, hält sie für eine besondere Endigungsweise von Fortsätzen, welche den in der Nähe gelegenen Ganglienzellen des Nebennierenmarkes angehören.

Zur Übertragung nervöser Impulse auf die Ganglienzelle, gleichsam als eine synaptische Formation, scheinen die Endkolben nicht unbedingt benötigt. Als

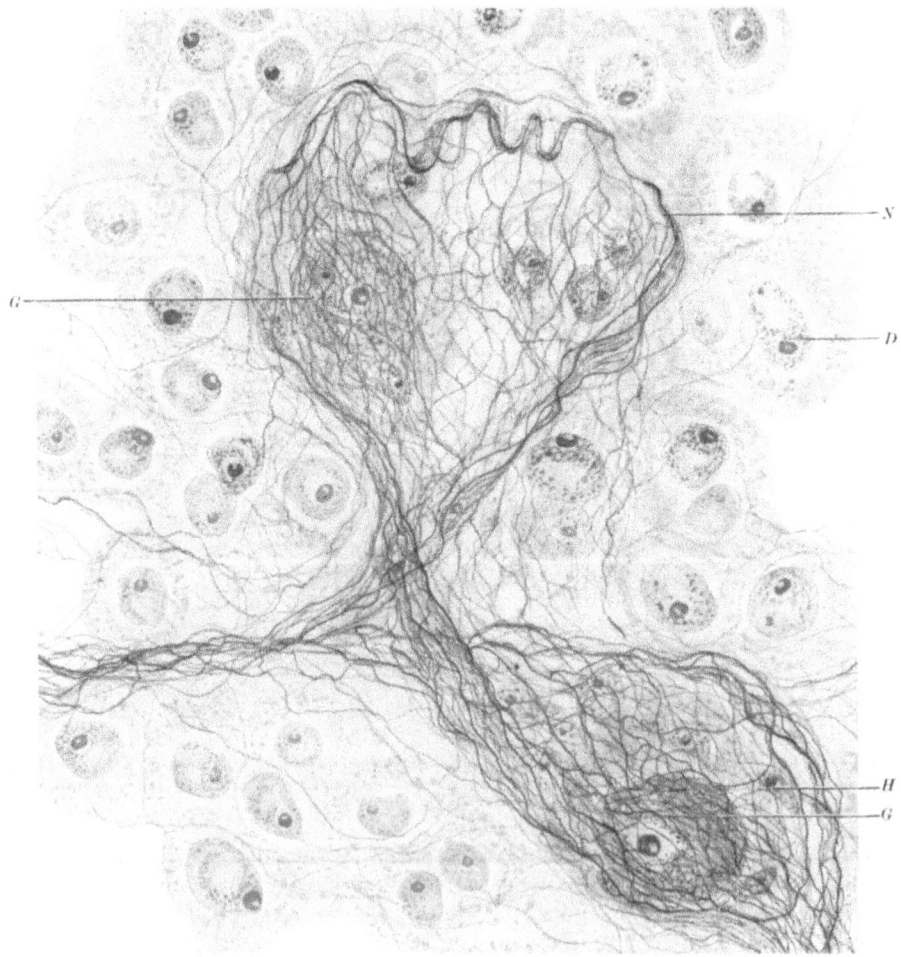

Abb. 271. Ganglienzellen *G* mit pericellulärem Neurofibrillennetz in der Zona reticularis. Nebenniere. *Affe*. *H* Kern des Hüllplasmodiums; *N* breite Nervenfaser; *D* Drüsenzelle. (BIELSCHOWSKY-Methode. 1600mal vergrößert.) Nach SARTER 1954.

synaptische Einrichtung dürften vielmehr die *pericellulären Neurofibrillenkörbe* gelten, die nach Abb. 269 und 270 im Hüllplasmodium die Ganglienzelle umfassen, obwohl an deren Oberfläche die nervösen Endkolben gelegen sind. Bei den in die Rinde verlagerten Ganglienzellen können die Endkolben fehlen, während die pericellulären Faserkörbe in erheblicher Dichte hervortreten (Abb. 271). Demnach scheint die Existenz der Endkolben für die Funktion der in der Nebenniere vorhandenen Ganglienzellen nicht notwendig. Ich habe früher (1935) für die

Endkolben und die ringähnlichen Gebilde mit gewisser Wahrscheinlichkeit eine afferente Funktion angenommen, wobei es sich vielleicht um Chemoreceptoren handeln könnte. Doch bildet das histologische Präparat niemals eine sichere Gewähr, sich für eine bestimmte Funktion der Endkolben festzulegen. Im übrigen könnte man auch in der enormen fibrillären Masse des zwischen die chromaffinen Zellen eingelagerten Endnetzes neben einer efferenten, sekretorischen Funktion auch afferente Elemente annehmen, deren adäquater Reiz die jeweilige Zusammensetzung der gelieferten innersekretorischen Stoffe bilden würde.

Sollten die keulenförmigen Kolben nichts anderes als gequollene Fortsatzenden benachbarter Ganglienzellen darstellen, so liegt der Gedanke an eine pathologische Reizerscheinung nahe. Solches würde sich insofern begründen lassen, als die zum Studium benutzten Präparate aus den Nebennieren vom Hingerichteten stammen. Schwere psychische Belastung könnte möglicherweise den mit dem Nervensystem besonders eng verknüpften Stoffwechsel der Nebenniere in hohem Grade stören und Veränderungen an den Ganglienzellen zur Folge haben. Doch zeigten Kerne und Neuroplasma der Ganglienzellen ein normales Aussehen. Fortwährende morphologische Veränderungen der Endkolben sind bei jeweiligen funktionellen Veränderungen der Nebenniere immerhin denkbar.

Nach Exstirpation des Grenzstranges bei *Hund* und *Katze* bleiben, wie CLARK (1933) berichtet, noch zahlreiche Nervenfasern und Ganglienzellen in der Nebenniere intakt. HOLLINSHEAD und FINKELSTEIN (1937) haben nach Durchschneidung des thorakalen und lumbalen Grenzstranges bei der *Katze* regenerative Vorgänge am Nervengewebe der Nebenniere etwa 4 Monate nach der Operation beobachtet. EVANS (1947) hat über den durchschnittenen N. splanchnicus beim *Kaninchen* somatische Lumbalnerven in die Nebenniere geleitet. Die in die Nebenniere eingewachsenen somatischen Nervenfasern zeigen in Rinde und Mark einen atypischen Verlauf und allerlei abnorme Veränderungen.

PAYNE (1955) beschreibt bei alten und hypophysektomierten *Vögeln* eine Umwandlung von „medullary, medullary satellite cells and peripheral neuroglia" in Ganglienzellen oder „ganglion-like" cells. Nach den beigegebenen Abbildungen kann man sich nur schwer von dem Gedanken befreien, als habe der Autor diesen Vorgang durch willkürliches Aneinanderreihen bestimmter Zellformen mit den nötigen „Übergangsstadien" erst konstruiert und hierbei den Wert eines mikroskopischen Präparates als Beweismittel für einen hieraus abgeleiteten Vorgang überschätzt.

5. Thymus.

Der Thymus erhält die Hauptmasse seiner Nerven aus den Halsabschnitten von Vagus und Sympathicus; das Ganglion nodosum und das untere und mittlere Halsganglion des Grenzstranges dürften meist in die nervöse Versorgung des Thymus eingeschaltet sein. Mitunter scheinen auch kleine Ästchen aus dem N. phrenicus und aus dem IV.—VIII. Cervicalnerven in das Organ zu gelangen. BRAEUCKER (1923) weist auf die Abhängigkeit von Thymus, Thyreoidea, Epithelkörperchen und Herz vom gleichen Nervenkomplex hin. SUNDER-PLASSMANN (1953) schreibt dem nervösen Zusammenhang zwischen Thymus und Thyreoidea eine erhebliche, funktionelle Bedeutung zu. In der Literatur liegen nur spärliche Angaben über die Innervation des Thymus vor (CORDIER und COULOUMA 1933, CABANAC 1931, PINES 1928, 1931, PINES und MAJMAN 1929, KOSTOWIECKI 1938, TERNI 1929, TCHENG 1950, ROGISTER, DUMOULIN und GEREBTZOFF (1955). In der Arbeit von KNOCHE (1955) wird man am gründlichsten über die feinere Innervation des menschlichen Thymus unterrichtet.

Zur *Entwicklung* des *Nervengewebes im Thymus* menschlicher Feten hat HAMMAR (1935) mit Hilfe von Glasrekonstruktionen eine Reihe von Einzelbeobachtungen beigesteuert. Hiernach erhält der Thymus um die Mitte des zweiten Embryonalmonats während seiner ursprünglichen Lage in der Halsregion aus dem Vagus die ersten Äste, welche in die Markschicht des Organs eindringen. Die sympathischen Fasern sollen erst nach vollzogener Lageveränderung des Thymus von mehreren Seiten in die Rindenschicht gelangen und sich später mit den Vagusästen vermischen. Nach der Vorstellung HAMMARs (1935) beginnt der Thymus gegen Ende des 3. Embryonalmonats mit einer reichlichen Vagusinnervation des Markes

284 Innervation der innersekretorischen Drüsen.

und einer spärlichen sympathischen Versorgung der Rinde seine Funktion. Ob eine solche Gegenüberstellung von Vagus und Sympathicus den wirklichen Verhältnissen entspricht, scheint fraglich.

Viele unterschiedlich starke Nervenbündel aus markhaltigen und marklosen Fasern erreichen gemeinsam mit den Gefäßen den Thymus; andere markhaltige Faserbündel dringen unbekümmert um den Verlauf der Gefäße direkt in das Parenchym ein. Man kann im allgemeinen die zarten marklosen Nervenfasern

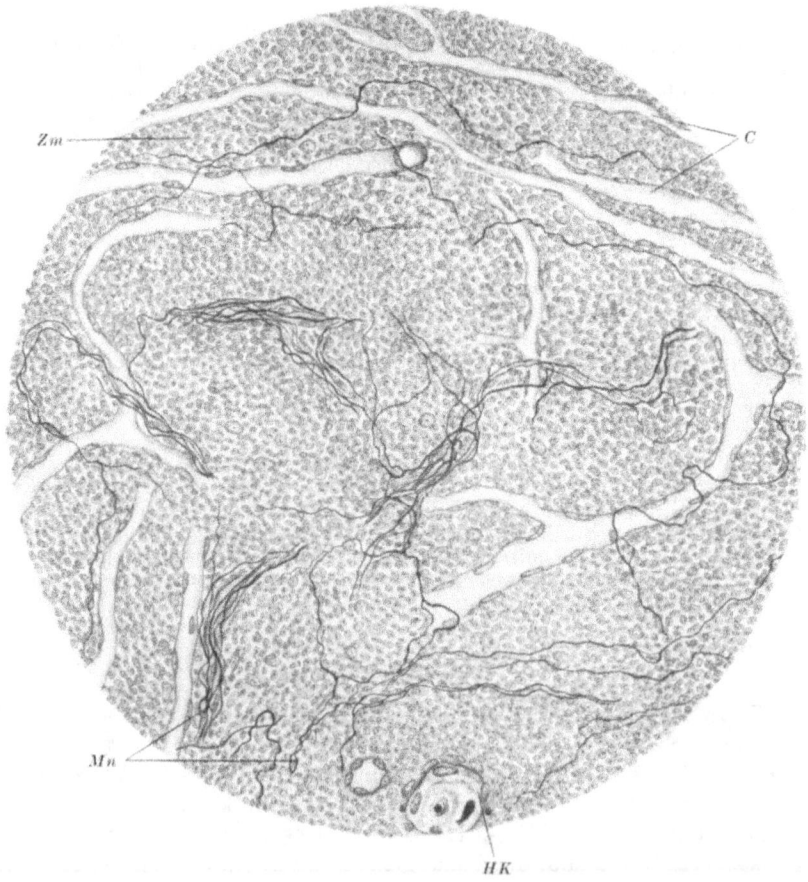

Abb. 272. Vegetative Nervengeflechte im Thymusmark. *Mensch.* 30 Jahre alt. *Mn* Marklose Nervenfasern; *C* Capillaren; *HK* HASSALLsches Körperchen; *Zm* Zellen des Markparenchyms. (BIELSCHOWSKY-Methode. 550mal vergrößert, auf $^3/_5$ verkleinert.) Nach KNOCHE 1955.

dem Sympathicus, die gröberen marklosen und die markhaltigen Nervenfasern dem Vagus zuweisen, ohne daß eine solche Einteilung als eine strenge Regel zu gelten hätte. Gefäßnerven und Organnerven lassen sich nicht voneinander trennen; es gilt hier das im Abschnitt über die Gefäßinnervation Gesagte.

Abb. 272 gewährt einen Überblick des in der *Markschicht* entwickelten, grobmaschigen Nervengeflechtes; ein gewisser Unterschied in der Dicke der eigentlichen Nervenfasern wird aus der verhältnismäßig schwachen Vergrößerung bereits ersichtlich. Das von HAMMAR (1935) angedeutete zahlenmäßige Überwiegen der Vagusfasern läßt sich mikroskopisch nicht mehr feststellen. Erst bei stärkster Vergrößerung gelangen die feinsten Nervenelemente des neurovegetativen Endgebietes zu Gesicht. Es handelt sich hierbei wie gewöhnlich um zarte Neurofibrillen, die zu einer netzartigen Formation, dem Terminalreticulum, miteinander verbunden sind (Abb. 273). Abkömmlinge des Vagus und Sympathicus müssen darin gemeinsam enthalten sein.

Das Nervenendnetz besitzt kein eigenes SCHWANNsches Leitplasmodium; es fehlen auch großenteils die zur Netzbildung führenden schmalen Fibrillenbündel,

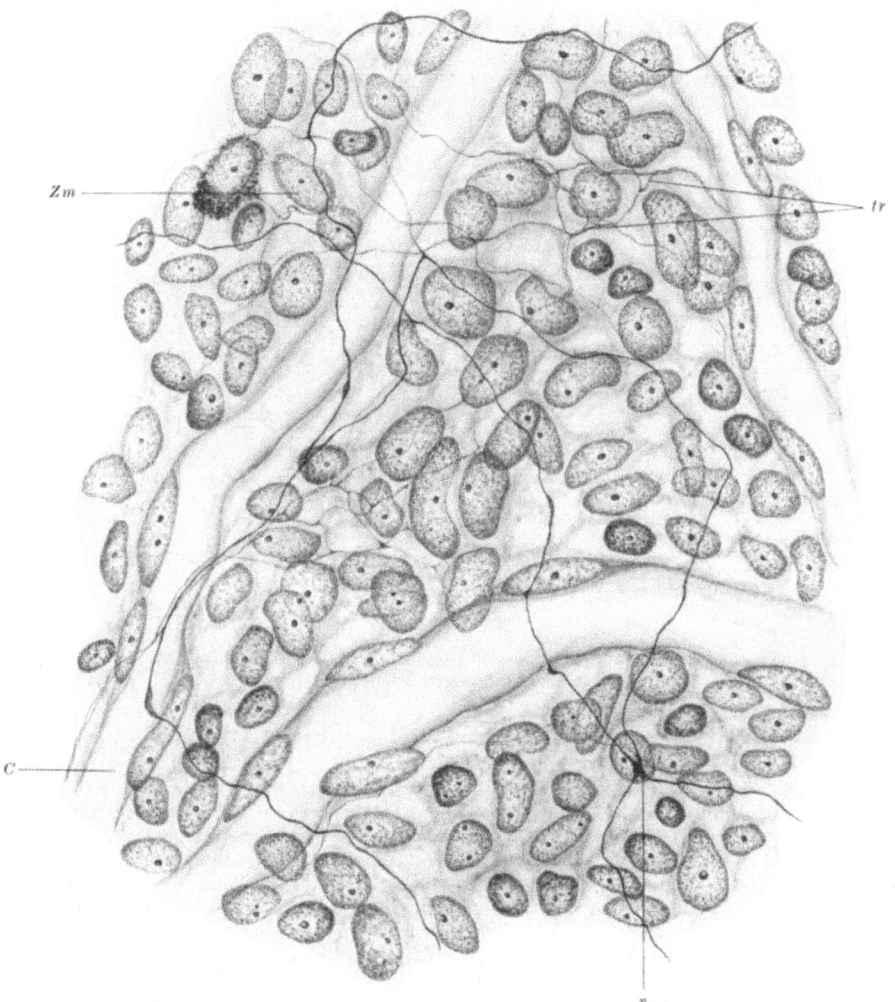

Abb. 273. Nervöses Terminalreticulum *tr* an den Zellen des Thymusmarkes. *Mensch.* 38 Jahre alt. *v* Plasmatische Verbindung von zwei gröberen Nervenfasern des Terminalreticulums; *C* Capillare; *Zm* Zellen der Marksubstanz. (BIELSCHOWSKY-Methode. 2200mal vergrößert auf $^1/_2$ verkleinert.) Nach KNOCHE 1955.

die präterminalen Stränge, welche stets im SCHWANNschen Leitplasmodium einherziehen. Offenbar lagert das Terminalreticulum wie bei der Milz vorwiegend im Plasma des reticulären Thymusparenchyms. Bei der Fülle der vorhandenen Kernformen ist es nicht möglich, die Kerne Interstitieller oder SCHWANNscher Zellen von denen der Thymuszellen zu unterscheiden. Besondere, spezifisch gebaute terminale Formationen wie Endösen, Reticularen, Plättchen u. dgl. kommen im nervösen Endnetz nicht vor.

Bei der außerordentlichen Dichte der im Thymusmark vorhandenen Nervenmasse müssen selbstverständlich einzelne Nervenelemente mit den HASSALLschen Körperchen in eine zum mindesten oberflächliche Berührung geraten. Nach KNOCHE (1955) erreichen ziemlich starke dunkelschwarz imprägnierte, marklose Fasern mit unterschiedlichen Varicositäten die Oberfläche der HASSALLschen Körperchen (Abb. 274). Derartige Fasern lassen sich nach ihrer Struktur und Färbbarkeit nicht dem Terminalreticulum zuweisen, sondern dürften möglicherweise zu einer spezifischen Funktion differenziert sein.

Ob man eine eigene Innervation der HASSALLschen Körperchen annehmen kann, bleibt etwas fraglich. HAMMAR (1935) hat zwar wie KNOCHE (1955) auf die außergewöhnliche Dicke der in unmittelbarer Nähe der HASSALLschen Körperchen verlaufenden Nervenfasern

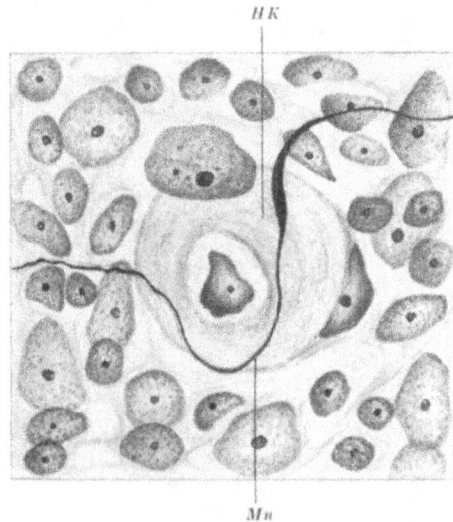

Abb. 274. Marklose Nervenfaser *Mn* an einem HASSALLschen Körperchen *HK*. Thymus. *Mensch*. 30 Jahre alt. (BIELSCHOWSKY-Methode. 2200mal vergrößert, auf ²/₃ verkleinert.) Nach KNOCHE 1955.

hingewiesen. Von PINES und MAJMAN (1929) sind nahe den HASSALLschen Körperchen sogar ovoide Endigungen beschrieben worden. Nach KOSTOWIECKI (1938) dringt bei menschlichen Embryonen des 6. Monats eine Nervenfaser nur vereinzelt in das HASSALLsche Körperchen ein, um alsbald ihre Färbbarkeit zu verlieren. Möglicherweise werden die eingelagerten Nervenfasern in den HASSALLschen Körperchen von einem ähnlichen degenerativen Prozeß ergriffen, wie ihn TCHENG (1950) aus seinen sonderbaren „Fibres momifiées" im Thymus der *Katze* folgert. Im übrigen halten KOSTOWIECKI (1938), PINES und MAJMAN (1929) das HASSALLsche Körperchen für nervenfrei. Nach ROGISTER, DUMOULIN und GEREBTZOFF (1955) soll sich bei Säugetieren Acetylcholinesterase in wenigen Nervenfasern vorfinden, welche angeblich in den Vorstufen der HASSALLschen Körperchen einherziehen.

TERNI (1928, 1929, 1931) hat eine umfangreiche Beschreibung über die Innervation des Thymus bei den *Sauropsiden* geliefert und über zahlreiche Einzelbeobachtungen berichtet. Unter den letzteren sei die Verbindungsweise des Nervengewebes mit den bei den Sauropsiden vorkommenden *myoiden Zellen* hervorgehoben. Der Autor rechnet kleine, ganglienartige Gebilde zu den Interstitiellen Zellen, falls es sich hierbei nicht um spezifische Elemente handeln sollte.

Ganglienzellen werden im Thymus nach dem übereinstimmenden Urteil der Autoren normalerweise nicht beobachtet.

Gemeinsam mit den Nervengeflechten der Arterien gelangen die für die Versorgung der Rinde bestimmten Parenchymnerven in das Organ. Nach Abb. 275 lösen sich zahlreiche Nervenfasern aus den in der Adventitia gelegenen Plexus los und zwängen sich in das Plasma des Thymusparenchyms hinein. Man kann die hier dargestellten Nervenfaserzüge als präterminal bezeichnen, da sie noch nicht die Feinheit und die Anordnung einer netzartigen Endausbreitung erreicht haben; letztere tritt auf der Media der eingezeichneten interlobularen Arterie hervor.

Die nervöse Endausbreitung wird in der Rinde in gleicher Weise gestaltet wie im Mark. Marklose Nervenfasern verästeln sich zu zarten Neurofibrillen,

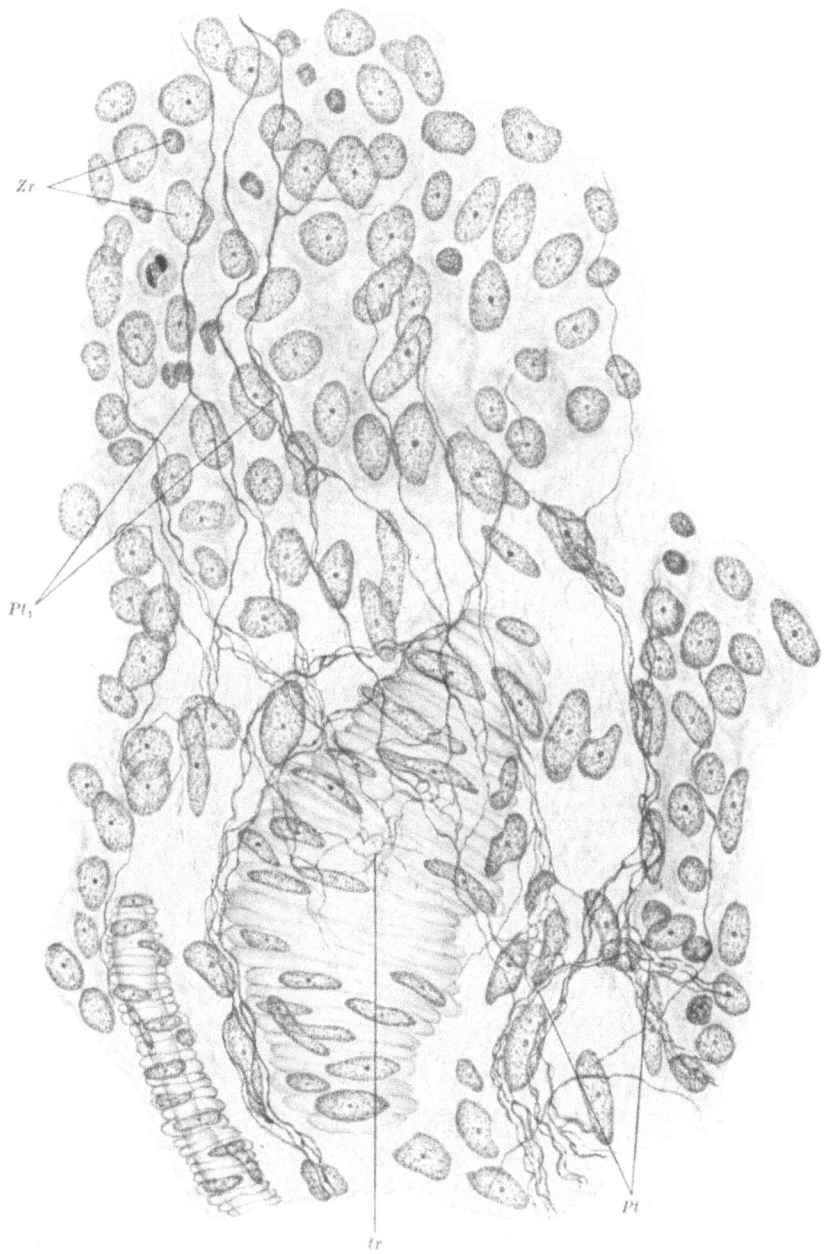

Abb. 275. Vegetative Nervengeflechte an einer interlobulären Arterie und in der Thymusrinde. 2jähriges Kind. *Pt* Präterminales Netz; *Pt*₁ präterminale Faserzüge im Rindenparenchym; *tr* nervöses Terminalreticulum; *Zr* Zellkerne der Thymusrinde. (BIELSCHOWSKY-Methode. 1150mal vergrößert, auf ³/₅ verkleinert.)
Nach KNOCHE 1955.

288   Innervation der innersekretorischen Drüsen.

die sich miteinander zu einer netzartigen Bildung verbinden (Abb. 276). Sie wird vom Plasma des Thymusparenchyms umschlossen und ist als Synapse zu betrachten, welche nervöse Impulse auf das Thymusgewebe überträgt oder von

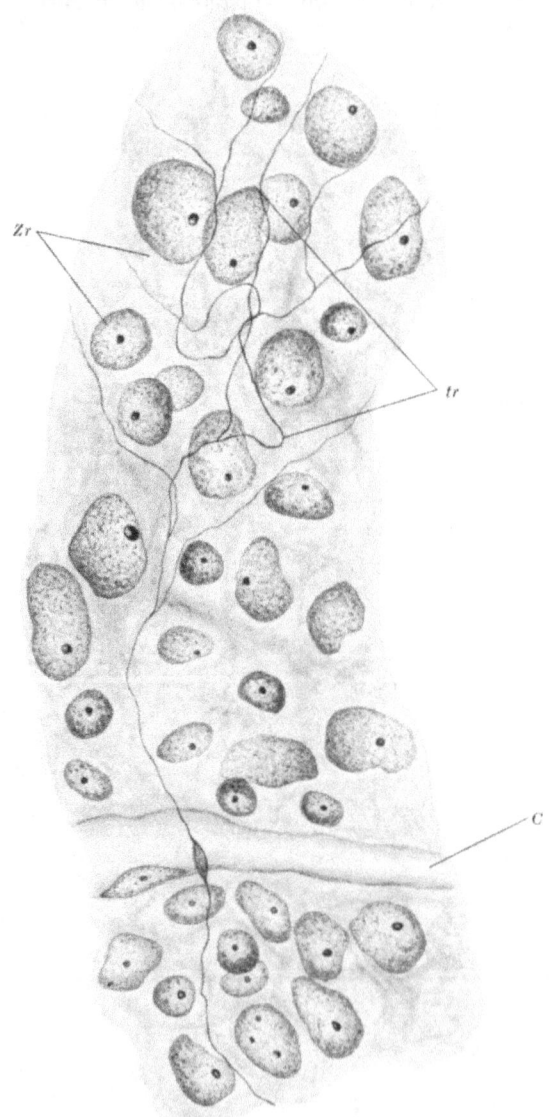

Abb. 276. Feinste marklose Nervenelemente in der Thymusrinde. *Mensch.* 38 Jahre alt. *tr* Terminalreticulum; *C* Capillare; *Zr* Zellen der Thymusrinde. (BIELSCHOWSKY-Methode. 2400mal vergrößert, auf ³/₄ verkleinert.) Nach KNOCHE 1955.

diesem irgendwelche Reize chemischer Natur erhält. Entgegen den Angaben KOSTOWIECKIs (1938) hat KNOCHE (1955) keine besonderen Endigungsformen im Nervennetz der Rinde festgestellt.

Die nervöse Versorgung der *Blutgefäße* erfolgt im Thymus auf die nämliche Art wie in jedem anderen Organ. KNOCHE (1955) hat den enormen Reichtum an nervösen Elementen in der Gefäßwand des Thymus in eindrucksvollen Abbildungen geschildert; da diese den im

Abschnitt über die Gefäßinnervation gebrachten Bildern völlig gleichen, so sei zur Vermeidung von Wiederholungen auf eine Beschreibung der Gefäßnerven verzichtet.

Wie erwähnt, gelangen dicke Bündel markhaltiger und markloser Nervenfasern in das Thymusparenchym; wahrscheinlich hat man in diesen Nervenbündeln Vagusäste vor sich. Ein großer Teil der markhaltigen Fasern dürfte bei fortwährender Verästelung die Markscheide verlieren und sich an der Bildung des peripheren Endnetzes gemeinsam mit dem Sympathicus beteiligen. Andere markhaltige Fasern finden, wie KNOCHE (1955) gezeigt hat, in der Bildung unterschiedlich gestalteter, offenbar *sensibler Apparate* ein Ende. Diese kommen nur im Mark des Thymus vor. Abb. 277 zeigt ein derartiges Endorgan, das nach seiner Form den KRAUSEschen Endkolben angehört und nach seiner Abstammung sehr wahrscheinlich dem Vagus zurechnet.

Abgesehen von jenen afferenten Endorganen hat KNOCHE (1955) im Thymusmark besonders gebaute Bezirke mit einer Masse wirr durcheinanderlaufender Nervenfasern beobachtet. Der Autor nennt diese Bezirke „Nervöse Faserfelder" (Abb. 278). Sie verdanken offenbar, ähnlich den KRAUSEschen Endkolben, markhaltigen Fasern ihre Entstehung und übertreffen an Umfang die Größe sensibler Endkörperchen sehr erheblich. Es kommt in einer bindegewebigen, mit Kernen dicht besetzten Unterlage zur Entwicklung von Schlingenknäueln markhaltiger und markloser Nervenfasern; auch Blutcapillaren sind in das nervöse Faserfeld eingeschlossen, dessen Rand durch

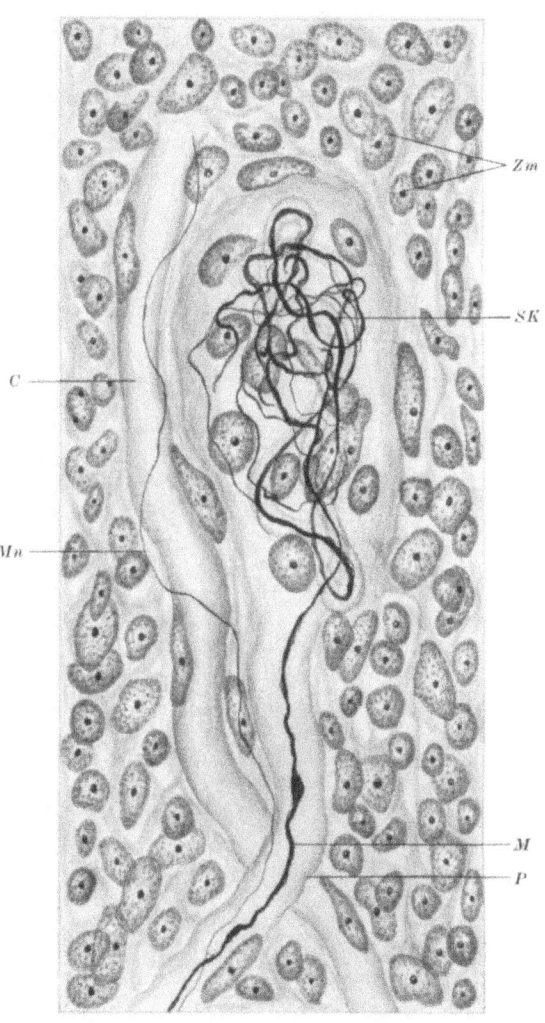

Abb. 277. Sensibles Endkörperchen *SK* im Thymusmark. *Mensch*. 38 Jahre alt. *M* Markhaltige Nervenfaser; *P* Plasmahülle; *Mn* marklose Nervenfaser; *C* Capillare; *Zm* Zelle der Marksubstanz. (BIELSCHOWSKY-Methode. 1600mal vergrößert, auf ³/₄ verkleinert.) Nach KNOCHE 1955.

eine mit länglichen Kernen versehene, bindegewebige Verdichtungszone vom angrenzenden Thymusmark abgetrennt wird. Jedoch beschränken feine, marklose Nervenfäserchen ihren Verlauf keineswegs nur auf den abgegrenzten Bezirk des Faserfeldes, sondern können die kapselartige Verdichtungszone vielfach durchbrechen und verlieren sich dann im nervösen Endnetz des Thymusmarkes. Ob jene als „fibrae perforantes" beobachteten marklosen Nervenelemente dem Sympathicus angehören, und inwiefern letzterer in die Genese eines nervösen Faserfeldes einbezogen wird, läßt sich leider nicht entscheiden.

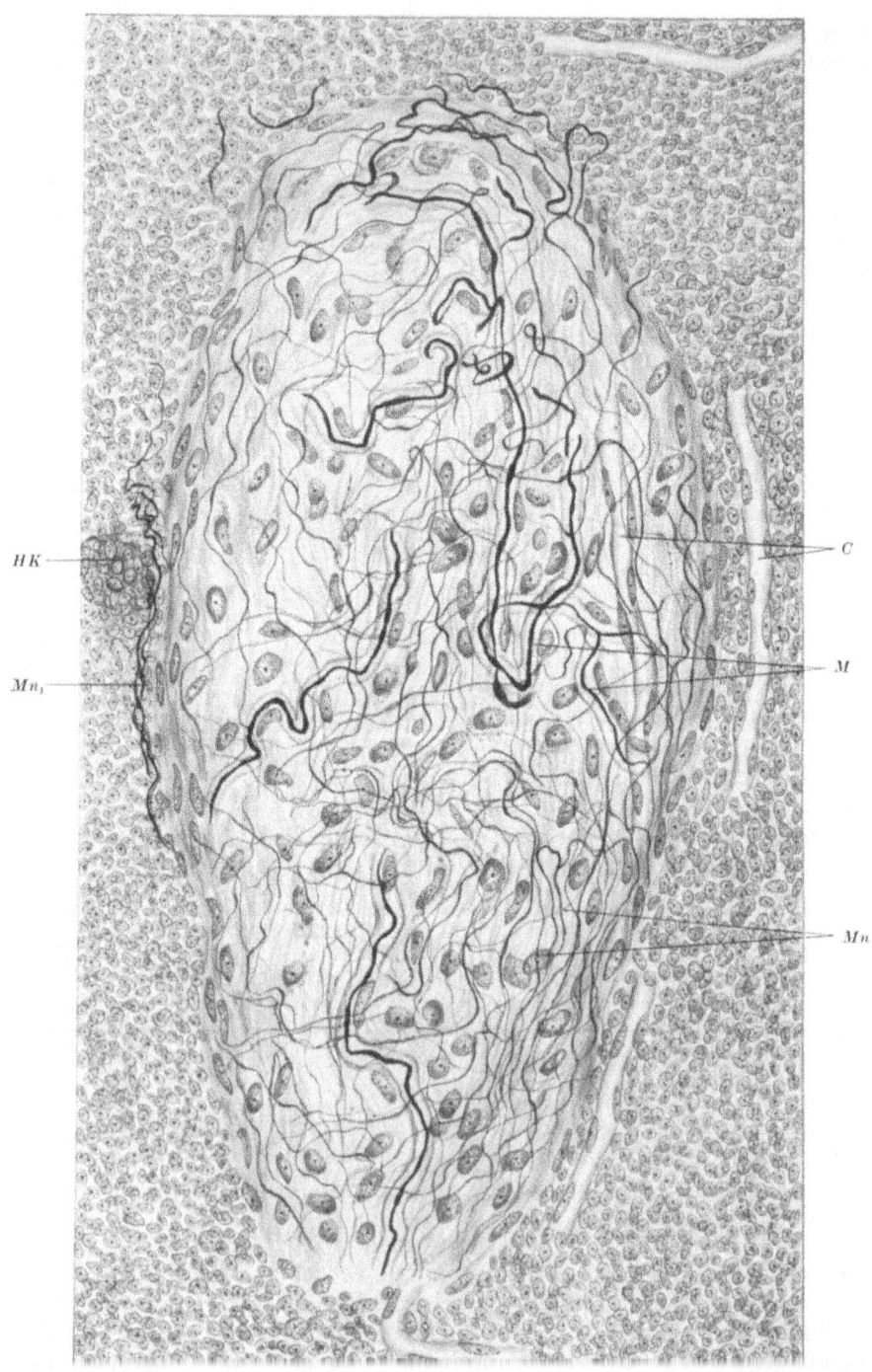

Abb. 278. Nerventerritorium im Thymusmark. *Mensch.* 38 Jahre alt. *M* Markhaltige Nervenfasern; *Mn* marklose Nervenfasern; *Mn₁* marklose Nervenfaser im Markparenchym; *C* Capillaren; *HK* HASALLsches Körperchen. (600mal vergrößert, auf ⁹/₁₀ verkleinert.) Nach KNOCHE 1955.

Der Bau des in Abb. 278 gezeichneten nervösen Faserfeldes nötigt jedenfalls dazu, hier die Existenz einer auffallend konstruierten und besonders ausgedehnten, vielleicht sensiblen Endigungsform anzunehmen. Die Vorstellung, daß es sich hierbei um gewuchertes Nervengewebe handeln könnte, das im wechselvollen Geschehen der Thymusdrüse ähnlich den HASSALLschen Körperchen entsteht und wieder verschwindet, scheint im übrigen nicht undenkbar.

Zusammenfassend läßt sich über die nervöse Versorgung des Thymus sagen: Abgesehen von der Gefäßinnervation befindet sich das Thymusparenchym unter Vermittlung des als Synapse zu denkenden Terminalreticulums unter dem Einfluß des Vagus und Sympathicus. In das terminale Nervennetz findet sich ein sensibles Überwachungssystem in Gestalt von KRAUSEschen Endkolben eingeschaltet. Letztere stehen überdies durch zahlreiche Nervenfäserchen, welche die Kapsel der Faserfelder durchbrechen, mit dem Thymusparenchym des Markes in plasmatischem Zusammenhang. Ein afferentes Kontrollsystem des Vagus ist demnach in der Markschicht sicher vorhanden; wieweit es sich auf die Rindenschicht ausdehnt, und inwieweit die HASSALLschen Körperchen daran angeschlossen sind, kann nach dem histologischen Befund einstweilen nicht festgestellt werden.

XI. Verdauungssystem.

1. Mundhöhle und Pharynx.

a) Mund- und Gaumenschleimhaut.

In den meisten neurohistologischen Arbeiten über die *Mundschleimhaut* überwiegt das Studium der sensiblen Endigungen; die Endigungsweise des Trigeminus tritt in den Vordergrund der Betrachtung, während man von den Einrichtungen des vegetativen Nervensystems nur weniges aus der Literatur erfährt. SETO, FUJII und IKUI (1954) berichten zwar über ein vegetatives Terminalreticulum in der menschlichen *Lippe*, beschränken aber ihre Untersuchungen auf die Pars cutanea, wo sie eine Fülle sensibler Endapparate beschreiben. SUGA (1951) und ABE (1954) erwähnen intraepitheliale Nerven in der Mucosa der *Lippe* und des *Mundes*, OHGAKI und HOTTA (1953) haben in der Mucosa des *Mundbodens* beim *Menschen* nervöse Endknäuel, verzweigte und unverzweigte Enden und Geschmacksknospen beobachtet.

Nach PIEPER (1941) enthalten die für den Saugakt wichtigen Teilgebiete der Mundhöhlenschleimhaut bei Embryonen von *Hund, Katze* und *Kaninchen* im Pflasterepithel eigentümlich gebogene Nervenfaserschlingen; jedoch scheinen die Resultate einer Nachprüfung zu bedürfen. Zur Innervation der Lippe des *Pferdes* sei auf eine bemerkenswerte Arbeit von WALTER (1955) verwiesen.

In der Mundschleimhaut der *Nachtschwalbe* hat MARTINO (1942) mit der Goldmethode RUFFINIS im Stratum papillare feinste, netzartige Nervenendapparate entdeckt, die teilweise mit dem Capillarsystem in Verbindung stehen. Bei jenem Nervennetz könnte es sich um eine vegetative Endausbreitung handeln, auch wenn afferente Elemente darin verlaufen sollten. PARADISO (1938) bringt aus der Mundschleimhaut von *Katze* und *Affe* gute Abbildungen von KRAUSEschen *Endkolben* mit dem TIMOFEEWschen *Apparat*.

Das *Zahnfleisch* wird beim *Menschen* und beim *Hund* nach DIECK und FUJITA (1935) durch Trigeminusäste der Mundschleimhaut versorgt. So erhält der Oberkiefer an der Innenseite seine Fasern aus den Nn. palatini anteriores, an der Außenseite aus dem N. infraorbitalis und dem R. alveolaris sup. posterior. Der Unterkiefer bekommt seine Äste an der Innenseite aus dem N. lingualis, an der Außenseite aus dem N. mentalis und dem R. retromolaris. Die Plexus dent. superior und inferior versorgen den Knochen und die Zähne nebst Pulpa und Wurzelhaut, aber nicht das Zahnfleisch.

Im Zahnfleisch des *Menschen* finden sich, wie vor allem KADANOFF (1928) gezeigt hat, die KRAUSEschen und MEISSNERschen *Körperchen* (Abb. 279). Sie liegen in den Kuppen der Papillen und besitzen gewöhnlich eine bindegewebige Kapsel; letztere kann fehlen. Man hat dann dichte oder mehr locker gebaute Faserknäuel und strauchartige Endverästelungen vor sich. Intraepitheliale Nervenfasern sind häufig zu sehen (Abb. 280); sie entstammen dem in der Tunica propria entwickelten Nervenplexus, zweigen sich aber auch sehr häufig direkt aus den Faserknäueln der Endkörperchen ab. KOKOBUN (1929), KANI (1937), LEWINSKY und STEWART (1938), SHIRAISHI (1950), TOKUMITSU, AIBA, TAKAHASHI, TOYOTA (1956) und BENEDETTO (1951) bringen weitere Einzelheiten über die sensible Innervation des Zahnfleisches.

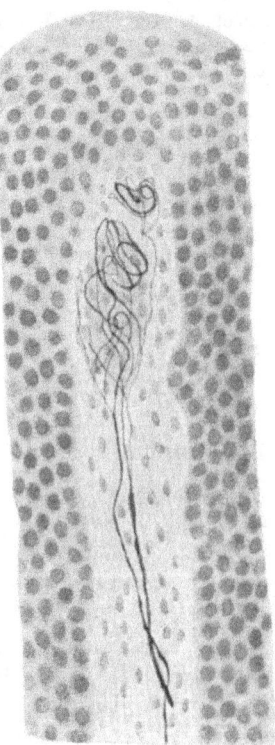
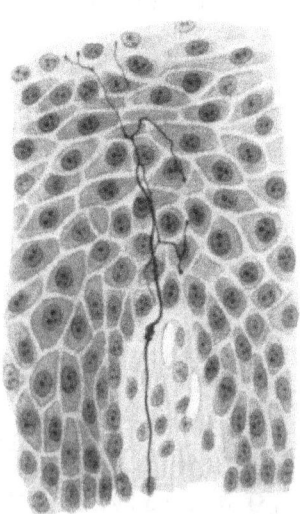

Abb. 279. KRAUSEscher Endkolben in der Papille des Zahnfleisches. *Mensch*. (BIELSCHOWSKY-Methode.) Nach KADANOFF 1928.

Abb. 280. Intraepitheliale Nervenfaser im Zahnfleisch. *Mensch*. (BIELSCHOWSKY-Methode). Starke Vergrößerung. Nach KADANOFF 1928.

Bei *Talpa europaea* haben LEWINSKY und STEWART (1939) im Zahnfleisch besondere *Tastmenisci* beobachtet. STEFANELLI (1936) demonstriert in jener Region bei *Amphibien*, *Reptilien* und *Säugern* mit RUFFINIS Goldmethode ein deutliches Nervennetz, an dessen Bildung vegetative Elemente beteiligt sein können.

Die Mucosa des *Gaumens* beherbergt, wie seit langem bekannt ist, in ihren bindegewebigen Schichten nervöse, maschenartige Geflechte aus markhaltigen und marklosen Fasern. Von SASYBIN (1928), SABBIA (1942), KANI (1937), ABE (1954), GAIRNS (1955) und OHTOMO (1954) sind intraepitheliale Nervenfasern beobachtet worden. Auch kann man *Geschmacksknospen* im Epithel des Gaumens entdecken. OGASAWARA, ABE und SATO (1954) betrachten die dicken Nervenfasern in der Gaumenschleimhaut von *Katze* und *Igel* als sensibel, die dünnen als sympathisch. STEFANELLI (1937) berichtet über ein im Gaumen der *Maus* zwischen sensiblen Enden ausgebreitetes, diffuses Nervennetz, das wegen seiner Beziehung zum Capillarsystem möglicherweise dem vegetativen System angehört. Sensible Endkörperchen werden von GAIRNS (1955) erwähnt.

KAWAHARA (1952) hat im harten Gaumen der *Schlange* GRANDRY*sche Tastkörperchen* und in der Oberlippe verschiedene Endapparate entdeckt. Ein zwischen BETHE (1938) und ÁBRAHÁM (1938, 1940) über das Vorkommen von Nervennetzen in der Gaumenschleimhaut des *Frosches* entstandener Meinungsunterschied läßt sich wohl dahin ausgleichen, daß BETHE

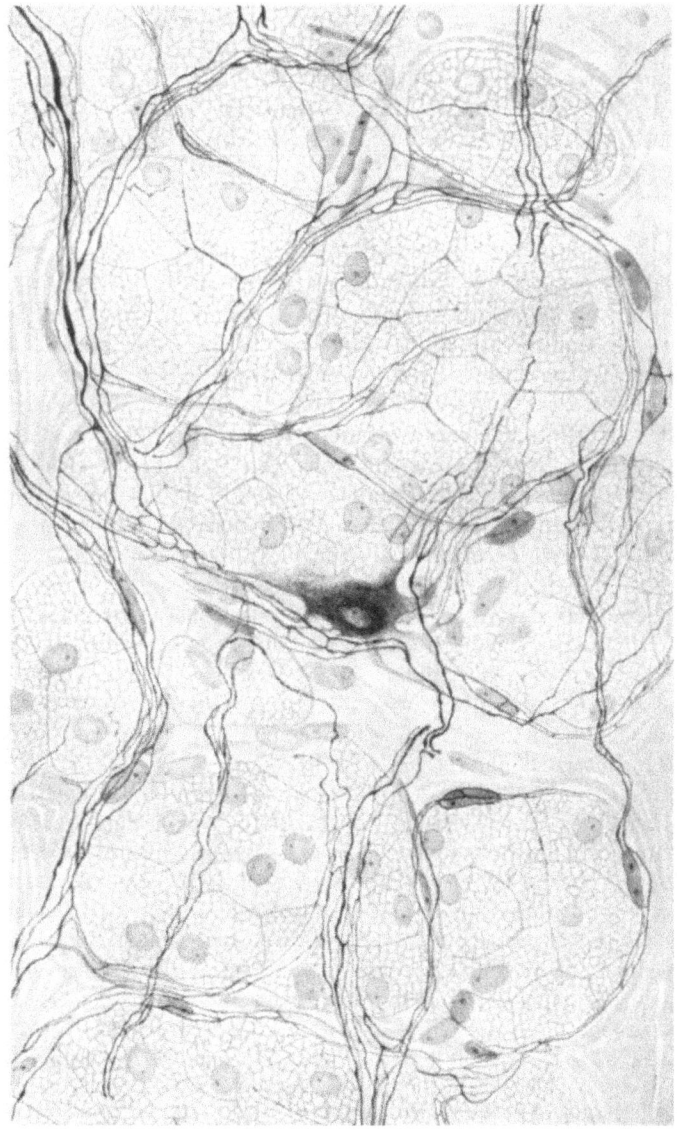

Abb. 281. Innervation einer Gaumendrüse des Waldkauzes. In der Mitte eine multipolare Ganglienzelle, deren Ausläufer sich an der Bildung des Nervennetzes beteiligen. (BIELSCHOWSKY-GROS-Methode. Starke Vergrößerung.) Nach JALOWY 1936.

(1895 und 1903) mit Methylenblau sehr wahrscheinlich das zarte vegetative Endnetz gefärbt hat. Nur handelt es sich bei den kernhaltigen Regionen des von BETHE (1895) insgesamt homogen gefärbten SCHWANNschen Leitplasmodiums nicht um Nervenzellen, wie der Autor meint, sondern, wie aus seinem Buch (1903) eindeutig hervorgeht, um SCHWANNsche Kerne und um die Kerne Interstitieller Zellen. Daher zieht die neurofibrilläre Masse durch deren Protoplasma kontinuierlich hindurch, ohne daß man von einer Kontinuität der Neurofibrillen in Netzen von Ganglienzellen zu reden braucht.

Die Innervation der *Gaumendrüsen* unterscheidet sich in histologischer Hinsicht nicht von derjenigen aller übrigen Schleimdrüsen. Marklose Fasern aus den dicken markhaltigen Bündeln der Nervenplexus, feine Neurofibrillenzüge aus den Nervengeflechten der Gefäße und schließlich die Fortsätze im Drüsenparenchym vorhandener *Ganglienzellen* entwickeln nach JALOWY (1937) eine geschlossene netzartige Formation. Letztere ist ähnlich dem Capillarnetz den Drüsenendstücken vielerorts direkt angelagert und besitzt als vegetative Endigung alle Charakteristika des Terminalreticulums (Abb. 281). Ob sich aus jenem Endnetz feinste Neurofibrillen zwischen die Drüsenzellen oder sogar in diese hinein abzweigen und in Knöpfchenform endigen, scheint, wie später JALOWY (1938) teilweise zugesteht, unsicher.

b) Zunge.

Zur sensiblen Versorgung der Zungenschleimhaut beim *Menschen* und bei den *tierischen Warmblütern* haben zahlreiche Autoren histologische Beiträge geleistet (CASINI 1938, FURITANO 1952, SASYBIN 1928, KADOTA 1941, ABE, ENDO und GOTO 1954, OHGAKI 1953, OHTOMO 1954, OKANO 1953, TAKINO, OKADA und WATANABE 1937). Ihre Resultate bestätigen die schon in Bd. IV dieses Handbuches (1928) erwähnte reichliche sensible Versorgung der Zungenschleimhaut mit intraepithelialen Nervenfasern und sensiblen Endkörperchen aller Art. Im Bindegewebe der verschiedenen Papillen scheint sich die Masse des Nervengewebes zu verdichten, da bei den Papillae vallatae und foliatae sich zu den Lingualis- und Sympathicuselementen noch Fasern aus dem N. glossopharyngeus hinzugesellen. Über die Art nervöser Verzweigung im Bindegewebe der Papillen erhält man vor allem aus den Arbeiten der japanischen Autoren nähere Auskunft.

OHGAKI (1953), besonders PIERRO (1935) und STEFANELLI (1941) weisen in den bindegewebigen Zungenpapillen beim *Menschen, Affen, Meerschweinchen* und bei der *Eidechse* auf die Anwesenheit geschlossener, feinster Nervennetze hin. Bei einer derartigen nervösen Konstruktion läßt sich auch an eine Beteiligung sympathischer Fasern denken.

Ganglienzellen finden sich vereinzelt oder zu kleineren Ganglien zusammengefaßt gewöhnlich in der Tiefe des Zungenkörpers zwischen der Muskulatur. Nach den einwandfreien Beobachtungen von OKAMURA (1936), FURITANO (1952), OHTOMO (1954), SIMONETTA (1930) und OHKANO (1953) sind die Ganglienzellen in der Zunge sämtlich multipolar; sie gehören also dem sympathischen System an, gleichgültig, ob sie in der Nähe eines Astes aus dem N. lingualis, N. hypoglossus oder glossopharyngeus Platz gefunden haben. Über nervöse Verbindungen jener Ganglienzellen mit der Zungenmuskulatur findet man bei O. ROSSI (1934) genauere Angaben.

Auf folgende histologische Einzelbeobachtungen zur *sensiblen Innervation der Zunge* sei hingewiesen: ÁBRAHÁM (1930) beschreibt in der Zunge des braunen *Bären* neben den KRAUSEschen Endkolben und den MEISSNERschen Körperchen sonderbare, unregelmäßig gebaute, mit Lamellen versehene, atypische Gebilde, die der Autor als neuartig betrachtet. KAMADA (1955) bringt zahlreiche Einzelheiten über die Innervation der *Katzenzunge*. KAWAHARA (1951) erwähnt intraepitheliale Nerven in der Zungenspitze einer *Schlange*. SZYMONOWICZ (1937) gibt eine ausgezeichnete Schilderung von den Nervenendkörperchen und ihrem Zusammenhang mit ausgebreiteten Nervennetzen in den Zungenpapillen der *Papageien*. Nach Durchschneidungsversuchen JURJEWAS (1927) beim *Hund* ziehen zu den in der Zunge vorhandenen, nervösen Endkolben häufig zwei Nervenfasern verschiedener Dicke. Von den beiden Fasern soll die stärkere dem N. lingualis, die dünnere dem Sympathicus angehören.

Daß in den zunächst als sensibel imponierenden Nervengeflechten der Zungenschleimhaut sympathische Fasern einherziehen, bleibt möglich, wenn auch mit dem Mikroskop schwer beweisbar. Studiert man im Silberpräparat die Innervation der Zungendrüsen, so bietet sich dem Auge alsbald der Anblick eines geschlossenen Nervennetzes dar; es baut sich aus feinsten Neurofibrillen und dem kernhaltigen SCHWANNschen Leitplasmodium auf und entwickelt somit die als Terminalreticulum bezeichnete, nervös-vegetative Formation (Abb. 132 und 282). Bei CHAMPY, COUJARD und COUJARD-CHAMPY (1946) findet man eine ähnliche Darstellung. Jedoch läßt sich die Herkunft der hier gezeichneten Neurofibrillen nicht sicher feststellen, sondern nur vermuten. Demnach können Fasern aus dem Sympathicus, der Chorda tympani und dem N. glossopharyngeus in dem für die sekretorische Arbeit der Drüsen eingelagerten Endnetz vorhanden sein; auch darf man die Anwesenheit afferenter Elemente keineswegs in Abrede stellen.

Die sympathischen Fasern gelangen selbstverständlich in ihrer Hauptmasse mit den *Gefäßen* in die Zunge. Nach den experimentellen Erfahrungen von WEDDELL, HARPMANN,

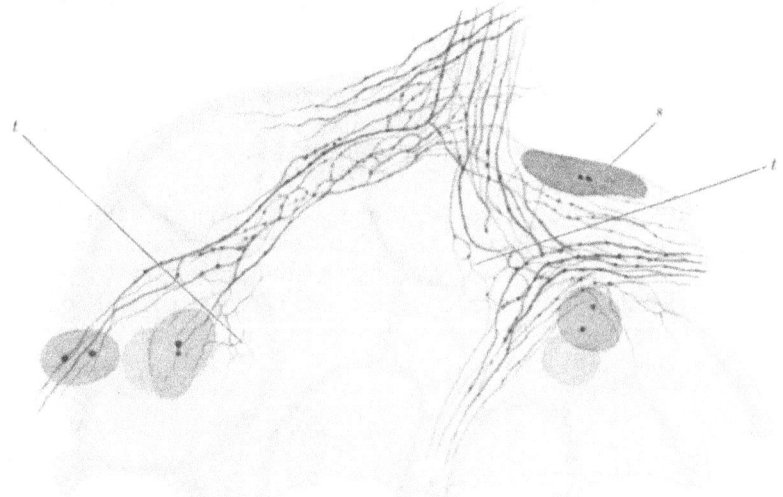

Abb. 282. Drüsennerven aus der menschlichen Zunge. *s* SCHWANNscher Kern; *t* Terminalreticulum. (BIELSCHOWSKY-Methode. 2200mal vergrößert, auf ²/₃ verkleinert.)

LAMBLEY und YOUNG (1940) führt auch der N. hypoglossus sympathische Fasern für die Gefäße. Da sich aber die Gefäßnerven von den eigentlichen Drüsennerven im peripheren Endgebiet nicht trennen lassen, so könnte der N. hypoglossus auf die Drüsensekretion unter Umständen von Einfluß sein, wenn auch nur in geringem Grade. SIMONETTA (1930) teilt auf Grund seiner Durchschneidungsversuche dem N. glossopharyngeus eine wichtige Rolle bei der Sekretion der Zungendrüsen zu.

Für die propriozeptive Tiefeninnervation der Zunge darf man sehr wahrscheinlich die *Muskelspindeln* in Betracht ziehen; ich habe eine solche seinerzeit [(1928) in Bd. IV, S. 344 dieses Handbuches] aus der *menschlichen* Zunge abgebildet. TAKINO, OKADA und WATANABE (1937), TARKHAN (1936) und COOPER (1953) haben die Anwesenheit von Muskelspindeln in der Zunge des *Menschen* und des *Kaninchens* bestätigt. CARLETON (1938), ferner WEDDELL und seine Mitarbeiter (1940) haben in der Zunge des *Kaninchens* und der *Ratte* die erwähnten Nervenendigungen nicht gefunden, berichten jedoch über sensible Endorgane an der Ursprungstelle des M. genioglossus. In ähnlicher Weise sind von TAKINO, OKADA und WATANABE (1937) knäuelartige Nervengebilde, die den KRAUSEschen Endkolben gleichen, im Bindegewebe zwischen der Tiefenmuskulatur der Zunge beobachtet worden. Nach BARRON (1936) verlaufen die propriozeptiven Bahnen der Zunge im N. lingualis, nicht im N. hypoglossus, wie TARKKAN (1936) offenbar irrtümlich behauptet hat.

Andererseits scheint beim *Kaninchen* nach EERELMAN und JONXIS (1930) der N. lingualis an der Innervation der in den *Papillae foliatae* und *vallatae* befindlichen *Geschmacksknospen* unbeteiligt zu sein. Nur dem N. glossopharyngeus kommt die Leitung der Erregung aus den beiden Papillenarten zu. Im bindegewebigen Grundstock aller Papillen findet sich gewöhnlich eine dichte Nervenmasse in unmittelbarer Nachbarschaft der Gefäße. ORTMANN (1955) sucht an jenen Stellen Nervengewebe und Gefäßsystem auch in funktionelle Beziehung zueinander zu setzen und spricht geradezu von „vaso sensorialen Funktionseinheiten". Ein experimenteller Beitrag über die Ganglien der Zunge, ihre Bedeutung und Verbindung mit den Nn. lingualis und glossopharyngeus ist von VOLKOVA (1955) geliefert worden.

c) Speicheldrüsen.

Die drei großen Speicheldrüsen der Mundhöhle erhalten ihre sympathischen Nerven auf dem Wege der zuführenden Blutgefäße aus dem Halsgrenzstrang, wahrscheinlich aus dem Ganglion cervicale superius. Weitere sekretorische Nerven fließen den genannten Drüsen aus anderer Quelle zu: der Gl. parotis aus dem N. petrosus superficialis minor des N. glossopharyngeus über das Ganglion oticum und den N. auriculotemporalis; der Gl. submaxillaris und der Gl. sublingualis aus dem N. intermedius des N. facialis durch die Chorda tympani über den N. lingualis. Man liest vielenorts von einer doppelten Innervierung der Speicheldrüsen, wobei man den N. petrosus superficialis minor und die Chorda tympani als „parasympathisch" den sympathischen, vom Grenzstrang abstammenden Fasern gegenüberstellt. Inwieweit der Gedanke einer doppelten sekretorischen Innervierung der Speicheldrüsen zu Recht besteht, sei der Physiologie zur Entscheidung überlassen; ihn mit histologischen Methoden beweisen zu wollen, bleibt einstweilen ein etwas zweifelhaftes Beginnen.

Die Schwierigkeit besitzt vor allem darin ihren Grund, daß sich nach den bemerkenswerten Untersuchungen von SETO und FUKUYAMA (1936) über die Drüseninnervation die sympathischen, „parasympathischen" Fasern und die Fortsätze der interlobulären Ganglienzellen innerhalb der vegetativen Endausbreitung des Terminalreticulums nicht mehr unterscheiden lassen. In Übereinstimmung mit den mit einer Silbermethode erzielten Resultaten der genannten Autoren ziehen auch GLIMSTEDT und HILLARP (1942), welche sich der Methylenblaumethode in ausgedehntem Maße bedient haben, einen gemeinsamen Verlauf sympathischer und „parasympathischer" Neurofibrillen im gleichen SCHWANNschen Leitplasmodium des nervösen Endnetzes in Erwägung.

Im Gegensatz hierzu vermeint BAUMANN (1948) mit der WEBERschen Silbermethode im Nervengeflecht der *Parotis* beim *Meerschweinchen* drei Faserarten unterscheiden zu können: 1. dicke und dunkle Fasern, die als sensitiv, 2. dunkle und dünnere Fasern, die als „parasympathisch", 3. sehr blasse und sehr dünne Fasern, die als sympathisch bezeichnet werden.

Abgesehen von den Resultaten der genannten Autoren findet man weitere histologische Beiträge zur Innervation der großen Speicheldrüsen in den Arbeiten von OKAMURA (1930), SASYBIN (1933), ROSSI und MOCCHI (1935), BOEKE (1934), TAKAHASHI (1956), CHAMPY, COUJARD und COUJARD-CHAMPY (1946). Die Ergebnisse der Autoren stimmen im wesentlichen mit dem, was im Text zu den Abbildungen 131, 132, 281 und 282 gesagt ist, überein. Demnach begegnet man im Drüsengewebe einem groben, um die Ausführungsgänge gelagerten Nervengeflecht, einem feineren, sekundären Geflecht und einem netzartigen tertiären Geflecht; letzteres ist dem Terminalreticulum gleichzusetzen und umfaßt mit seinen zarten Maschen die Drüsenendstücke mit den Schaltstücken und Sekretrohren, die Capillaren und die kleineren Arteriolen und Venen.

Die Frage, ob von jenem mit der Membrana propria der Drüsenendstücke vielfach zur plasmatischen Synapse verbundenen vegetativen Endnetz noch feine, fibrilläre Ästchen in das Drüsenepithel, sei es zwischen die Zellen, sei es in deren Plasma eindringen, ist aus technischen Gründen schwer zu klären und erfährt in der Literatur eine widersprechende Beurteilung. Ich habe ebenso wie SETO und FUKUYAMA (1936), GLIMSTEDT und HILLARP (1942) keine intraepithelialen Neurofibrillen gesehen. Letztere werden hingegen, sogar unter dem Bilde eines feinsten Nervennetzes, von SASYBIN (1933), ROSSI und MOCCHI (1935) in Bestätigung einer alten Beobachtung von PENSA (1901) beschrieben. Selbstverständlich könnten die intraepithelialen Neurofibrillen fortwährenden plasmatischen Veränderungen unterworfen sein wie die Drüsenzelle selbst; die Neurofibrillen würden somit in einem Falle mit

Silber hervortreten, im anderen Falle nicht. Auch haben Zellgrenzen, vor allem, wenn sie beim Stadium der Sekretausstoßung ein wenig auseinanderrücken, schon oft genug intraepitheliale Nerven vorgetäuscht.

Multipolare Ganglienzellen sind in den großen Speicheldrüsen seit langem bekannt und werden auch von SASYBIN (1933), ROSSI und MOCCHI (1935), CHAMPY, COUJARD und COUJARD-CHAMPY (1946) erwähnt. Bei den von OKAMURA (1930) abgebildeten Ganglienzellen dürfte es sich in der Hauptsache um die mit Silber geschwärzten Interstitiellen Zellen handeln. SETO und FUKUYAMA (1936) haben die klarste Abbildung jener meist dem Typus II nach DOGIEL angehörenden Ganglienzellen gegeben und gleichzeitig ein allerfeinstes Terminalreticulum um die Ganglienzellen dargestellt. In ähnlicher Weise lassen GLIMSTEDT und HILLARP (1942) die Ganglienzellen von „einem dichten Netzwerk praeterminaler und terminaler Nerven, welch' letztere den Charakter des Terminalreticulums haben" umsponnen sein. Auch sollen, wie bei SETO und FUKUYAMA (1936) zu ersehen ist, durch pericelluläre Nervennetze benachbarte Ganglienzellen miteinander verbunden werden. ITO und AOKI (1939) haben über den GOLGI-Apparat in jenen Ganglienzellen berichtet.

GLIMSTEDT und HILLARP (1942) bezeichnen das *Ganglion submandibulare* als „parasympathisch". Da sich jedoch seine Zellen ebenso wie die in den großen Speicheldrüsen vorkommenden Ganglienzellen sämtlich als multipolar erweisen, so gehören sie wie das ganze Ganglion submandibulare dem Sympathicus an. Hierbei bleibt es gleichgültig, ob die vorliegenden Ganglienzellen ihre Impulse aus dem Grenzstrang, dem N. vagus oder aus der Chorda tympani empfangen. Wie aus Seite 88 hervorgeht, würde es nach allem begriffsverwirrend wirken, wenn man sympathische Ganglien als „parasympathisch" und somit nach einer höchst unsicheren Funktion die jeweilige Form bestimmen wollte. Ein solcher Gedanke würde konsequenterweise zu der absurden Vorstellung führen, die quergestreifte Muskulatur des Pharynx und Oesophagus für glatt zu erklären, da diese vom vegetativen Nervensystem abhängt.

SASYBIN (1933) erwähnt im Bindegewebe der Speicheldrüsen das gelegentliche Vorkommen von KRAUSEschen *Endkolben* und PACINIS *Lamellenkörperchen*, die wahrscheinlich als reflektorisch bedeutsamer Faktor in den Ablauf der Blutregulation eingeschaltet sind. BAUMANN (1948) hat in der Wand eines kleinen Ausführungsganges sensible Endigungen beobachtet. TAKAHASHI (1956) erblickt in mittelstarken Nervenfasern, die er neben den feinsten Neurofibrillen des Terminalreticulums in den Speicheldrüsen eines menschlichen Embryos beobachtet hat, sensible Nervenelemente.

Die häufig gestellte Frage nach einer doppelten Innervation der Drüsenzellen läßt sich mit morphologischen Mitteln nur dahin einschränkend beantworten, eine doppelte Innervation durch Sympathicus einerseits und Chorda tympani über N. petrosus superficialis minor andererseits als möglich anzunehmen. HILLARP (1949) bezeichnet die Feststellung einer doppelten Innervation nach seiner experimentellen Erfahrung an der *Ratte* als nicht möglich. Hingegen glauben KUNTZ und RICHINS (1946) eine „parasympathische" Innervation des Drüsengewebes und eine sympathische Versorgung der Blutgefäße in der Gl. parotis und submaxillaris beim *Hund* experimentell festgestellt zu haben. Die angeführten widersprechenden Resultate bestätigen nur die alte Erfahrung, wonach der Experimentator ebenso leicht irren kann wie der bei der Betrachtung reflektierende Morphologe.

d) Zähne.

In den neueren Arbeiten über die Innervation der Zähne findet das vegetative Nervensystem eine verhältnismäßig geringe Beachtung. Das bündelweise Eintreten markhaltiger und markloser Nervenfasern durch das Foramen apicale in die Pulpa wird wiederholt beschrieben, das allmähliche Auseinanderweichen der Nervenbündel, ihre Aufgliederung in einzelne Nervenfasern bei allmählichem Verlust der Markscheide, die Entwicklung eines dichten Geflechtes an der peripheren Pulparegion finden immerhin Erwähnung. Nach MARTINO (1941) beschränkt sich jener Nervenplexus mehr auf die Region der Krone und des Halses, fehlt jedoch in dem Wurzelabschnitt des Zahnes. Im übrigen wird man sich über die enorme Reichhaltigkeit nervöser Substanz in der Pulpa durch die Abbildungen am besten klar, die ich nach den ultravioletten Mikrophotogrammen WALKOFFS in Bd. IV dieses Handbuches (1928) dem Text eingefügt habe.

Inzwischen hat sich bei der zunehmenden Verwendung der Silbertechnik die Fragestellung mehr auf das Studium der Nervenendigung in der *Odontoblastenschicht*, im *Prädentin* und im *Dentin* konzentriert. Zahlreiche Autoren

(BERNICK 1948, CALDERON 1930, HELD und BAUD 1953, 1955, GORDON und JÖRG 1933, TIEGS 1932, POWERS 1952, RIEGELE 1934, BERKELBACH VAN DER SPRENKEL 1935, MÜNCH 1935, TOJODA 1934, FRIEDRICH 1953, WEATHERFORD 1939, ILLYÉS 1949, MANINA 1953, PAPA 1929, TERASAKA 1939, TOKUMITSU 1956) haben sich an die technisch nicht leichte Aufgabe gewagt, die alten Angaben von DEPENDORF (1913), FRITSCH (1914) und ADRION (1926) über die nervöse Versorgung des Dentins nachzuprüfen. Die Ergebnisse von unterschiedlichem Erfolg sind im folgenden übersichtlich zusammengefaßt.

Schon bei mittlerer Vergrößerung gewahrt man in der *Odontoblastenschicht* nach Abb. 283 vom peripheren Pulpageflecht abstammende, marklose Nerven-

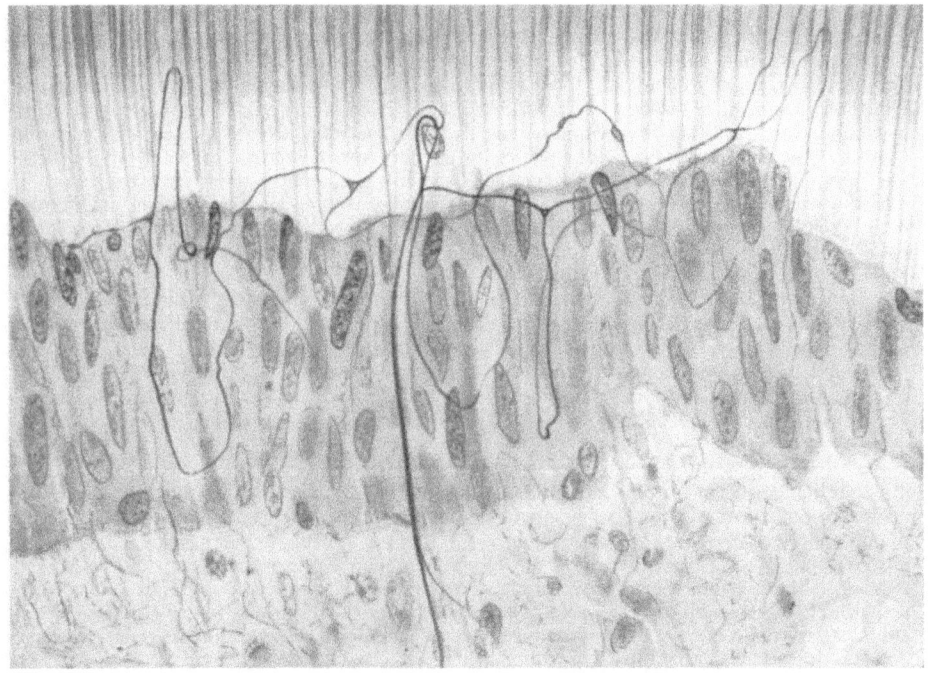

Abb. 283. Nervenfasern mit schlingenartiger Verästelung in der Odontoblastenschicht und im Prädentin. *Mensch.* (Silber-Gelatineimprägnierung nach PEARSON. 600mal vergrößert.) Nach BERNICK 1948.

fasern; sie besitzen teilweise einen mittelstarken, teilweise einen kleinen Durchmesser, teilen sich gelegentlich dichotomisch auf und zeichnen sich durch einen mannigfach verschlungenen Verlauf aus. Einfache Faserschlingen können sich bis in das angrenzende Prädentin hin ausdehnen. Die durch die gewundene Verlaufsweise der Nervenfasern erzielte Oberflächenvergrößerung nervöser Substanz läßt ohne weiteres an eine sensible Funktion und an die Zugehörigkeit der Fasern zum N. trigeminus denken.

Bei stärkerer Vergrößerung wird in der Odontoblastenschicht nach Abb. 284 ein feinstes Nervennetz sichtbar; es baut sich aus zarten Neurofibrillen auf, die sich der Oberfläche der Odontoblasten dicht anlagern und letztere gleichsam als Leitbahn auf ihrem Wege in das Prädentin benutzen. Hierbei wickeln sich die Neurofibrillen des öfteren spiralig um die langen Fortsätze der Odontoblasten, die sog. Zahnfasern. Wenn sich auch für die Hauptmasse der in jenes Nervennetz eingefügten Neurofibrillen eine sensible Funktion annehmen läßt, so bleibt ein gleichzeitiges Vorhandensein sympathischer Elemente immerhin möglich.

Aus jenem in die Odontoblastenschicht eingelagerten feinen Nervennetz zweigen sich einzelne Neurofibrillen ab, benutzen die Zahnfasern als plasmatische Leitbahn und gelangen auf solche Weise in das Prädentin und in die Dentinkanälchen (Abb. 285). Zahlreiche Neurofibrillen richten sich jedoch in ihrem Verlauf

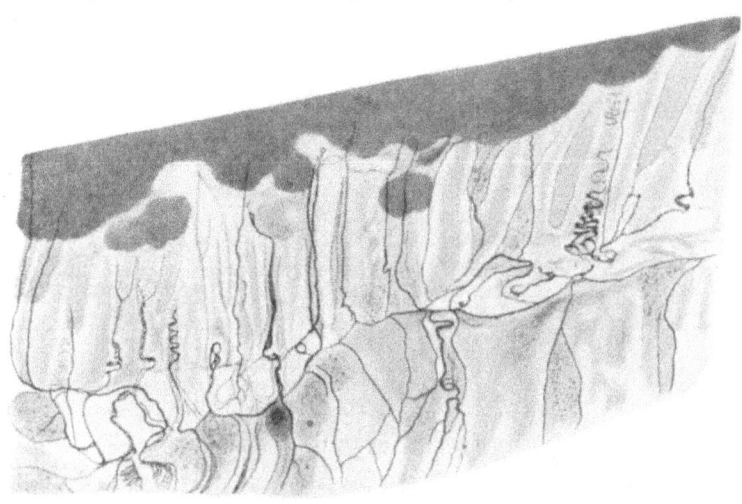

Abb. 284. Nervennetz in der Odontoblastenschicht. Auf den Dentinfasern gelegene Neurofibrillen gelangen in das Prädentin und Dentin. Spiralige Neurofibrillen auf den Zahnfasern. Prämolar. *Mensch.* (BIELSCHOWSKY-GROS-Methode. Starke Vergrößerung.) Nach BERKELBACH VAN DER SPRENKEL 1935.

innerhalb des Prädentins weder nach den Zahnfasern noch nach den entstehenden Dentinkanälchen; sie teilen sich auf, biegen sich verschiedentlich schlingenartig um, geraten unter Umständen in eine Richtung parallel zur Oberfläche der Odontoblastenschicht und können rückläufig wieder in diese zurückkehren.

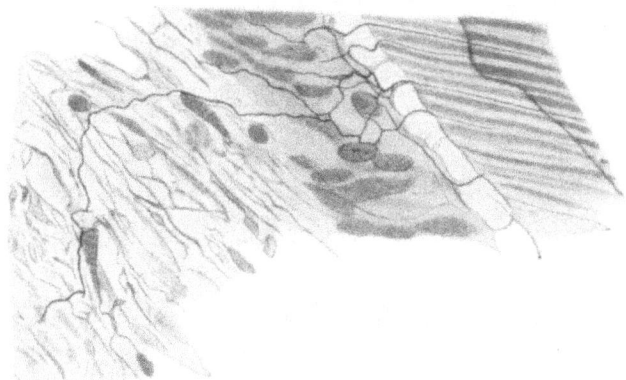

Abb. 285. Man sieht Neurofibrillen aus dem, in der Odontoblastenschicht entwickelten Nervennetz gemeinsam mit den Zahnfasern in das Prädentin und teilweise in das Dentin gelangen. Prämolar. *Mensch.* (BIELSCHOWSKY-GROS-Methode.) Nach BERKELBACH VAN DER SPRENKEL 1935.

Infolge häufiger anastomotischer Verbindungen unter den Neurofibrillen wird auch im Prädentin nach Abb. 286 die Entstehung einer netzartigen Nervenformation beobachtet (RIEGELE 1934, BERNICK 1948, TOJODA 1934).

Innerhalb des *Dentins* ist es vor allem TOJODA (1934) gelungen, die Neurofibrillen in den Dentinkanälchen darzustellen. Das läßt sich aus Abb. 287, in welcher sich die für das Nervengewebe so häufigen, charakteristischen Varicositäten deutlich hervorheben, leicht ersehen. Doch bleibt im Dentin die Anwesenheit von Neurofibrillen keineswegs auf die Dentinkanälchen beschränkt. Wie RIEGELE (1934) an Flachschnitten durch das Dentin richtig erkannt hat, geben die in den Dentinkanälchen verlaufenden Neurofibrillen in die

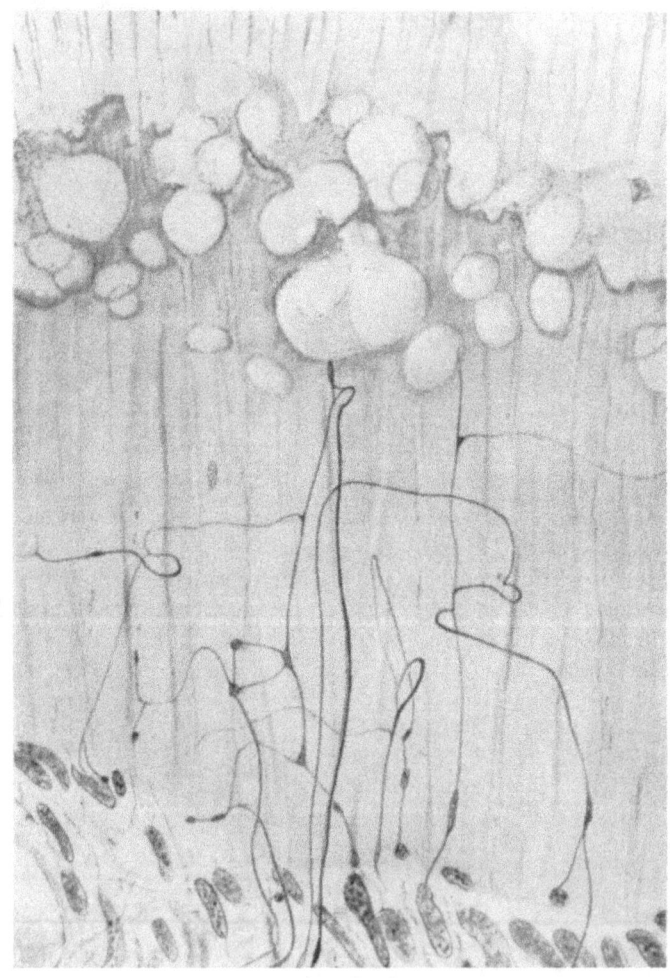

Abb. 286. Verzweigungen von Neurofibrillen zu einer netzartigen Formation im Prädentin. *Mensch*.
(Silber-Gelatineimprägnierung nach PEARSON. 600mal vergrößert.) Nach BERNICK 1948.

Grundsubstanz feinste Zweige ab, die sich ihrerseits wiederum verästeln können (Abb. 288) und stellenweise parallel zur Innenfläche des Dentins einherziehen.

Auf die Verästelung der in den Dentinkanälchen verlaufenden Neurofibrillen mit ihren Aussprossungen in die Grundsubstanz des Dentins hat TOJODA (1934) eingehend hingewiesen; der Autor spricht sogar von einem weitmaschigen Nervennetz, das durch eine vielfach schräg oder querorichtete Verbindung zwischen den einzelnen Neurofibrillen benachbarter Dentinkanälchen zustande kommt. Aus Abb. 289 geht ein derartiger interfibrillärer Zusammenhang ohne weiteres hervor. Nach den Arbeiten von ADRION (1926), MÜNCH (1935), RIEGELE

(1934), GORDON und JÖRG (1933), POWERS (1952), BERKELBACH VAN DER SPRENKEL (1935), TOJODA (1934), CALDEORN (1930), COCKER und HATTON (1955) kann somit an einer Innervation des Dentins kein Zweifel mehr bestehen. Über die Endigungsweise der Neurofibrillen läßt sich infolge der außerordentlichen Feinheit der Strukturen und infolge einer durch die Entkalkung gesetzten Schädigung des Nervengewebes kein sicheres Urteil gewinnen. Vielleicht kommt die von TOJODA (1934) angenommene Konstruktion eines weitmaschigen, im Dentin aus-

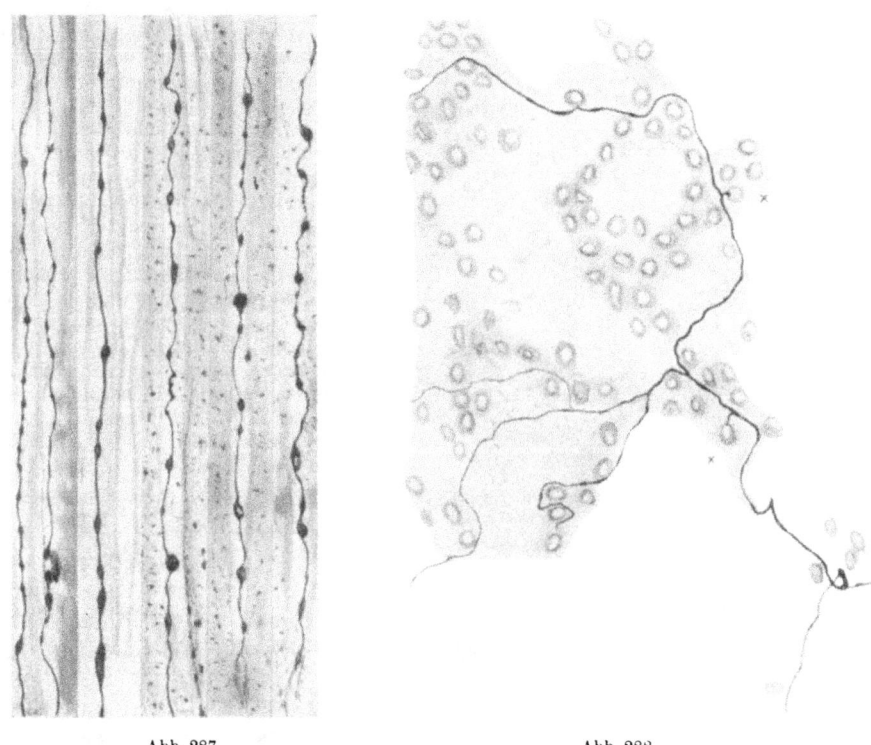

Abb. 287   Abb. 288

Abb. 287. Neurofibrillen mit Varikositäten in den Dentinkanälchen verlaufend. *Mensch.* (Silbermethode. Starke Vergrößerung.) Nach TOJODA 1934.

Abb. 288. Neurofibrillen im Dentin. Flachschnitt. *Mensch.* Dentinkanälchen nur teilweise imprägniert. Bei × Verbindung mit den in den Dentinkanälchen verlaufenden Neurofibrillen. (BIELSCHOWSKY-Methode.) Nach RIEGELE 1934.

gebreiteten Nervennetzes der Wirklichkeit am nächsten. Möglicherweise gehen mit zunehmendem Alter viele Neurofibrillen im Dentin zugrunde.

HELD und BAUD (1953) glauben die Endigungsweise der Neurofibrillen im Dentinkanälchen in Gestalt von WEBERS „appareil métaterminal" gefunden zu haben. BERKELBACH VAN DER SPRENKEL (1935), PAPA (1929) und TIEGS (1932) betrachten ringförmige Ösen oder Knöpfchen und kleine Schlingen an den Neurofibrillen als eine Endigung, für welche FRIEDRICH (1953) die Form eines Terminalreticulums innerhalb der Dentinkanälchen als erforderlich hält. Wie dem auch sei, die strukturelle Feinheit des Nervengewebes verbietet einstweilen, einen sicheren Schluß auf dessen Endigungsweise; die vielfach behaupteten „freien Enden" der Neurofibrillen lassen sich jedenfalls immer auf ein Versagen bei der Imprägnierung zurückführen.

Über die *vegetative Innervation des Zahnes* lauten die Angaben der Autoren nur spärlich. In Übereinstimmung mit GORDON und JÖRG (1953) hat BERKELBACH VAN DER SPRENKEL (1935) um die Pulpagefäße dichte Mäntel von Nervenfasern beobachtet, die aber keineswegs nur dem Sympathicus, sondern teilweise auch den sensiblen Trigeminusästen angehören können. HELD und BAUD (1953) halten die dicken und dunklen Nervenfasern in der Pulpa für sensibel, die feinen und hellen Fasern für sympathisch. CHRISTENSEN (1938) sieht in den marklosen Nervenfasern sympathische Elemente, eine Vorstellung, der sich ohne Einschränkung keineswegs zustimmen läßt, da gerade in der Zahnpulpa die markhaltigen Nervenfasern bei der Verästelung ihre Markscheide verlieren können. MARTINO (1941) hat besonders hierauf hingewiesen, ARMENIO und LAFORGIA (1955) glauben in den markhaltigen Fasern der Zahnpulpa beim Pferd und Rind „parasympathische" Elemente vor sich zu haben. Nach CABALLERO (1927) und OKADA (1941) wird bei wachsenden *Hunden* und *Kaninchen* die Zahnentwicklung nach Entfernung des Ganglion cervicale superius verlangsamt. In gewisser Übereinstimmung hiermit will CHRISTENSEN (1938) chromatolytische Prozesse im Ganglion cerv. sup. nach Entfernung der Zahnpulpa bei der *Katze* beobachtet haben.

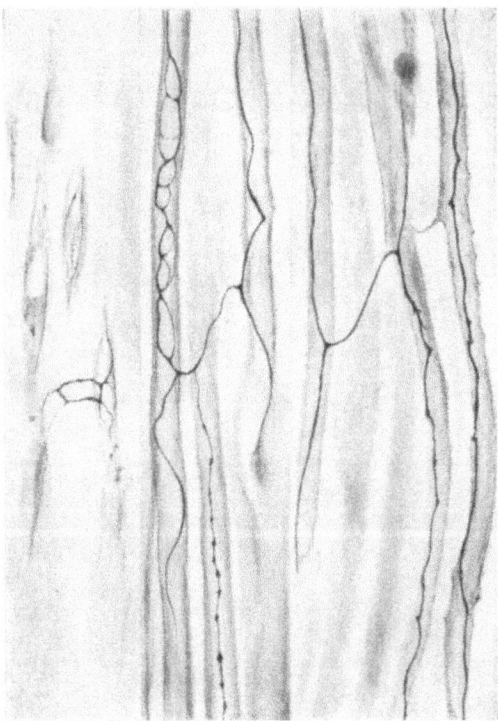

Abb. 289. Neurofibrillen mit teilweiser Verzweigung in den Dentinkanälchen verlaufend. *Mensch.* (Silbermethode. Starke Vergrößerung.) Nach TOJODA 1934.

Nach KANI (1939) treten *die ersten Nervenfasern* im *Pulpagewebe* des *Menschen* etwa im Anfang des 4. Embryonalmonats in Erscheinung. SHIRAISHI (1950) hat in den Milchzähnen des *Menschen* eine schwächere sensible Innervation beobachtet als in den bleibenden Zähnen. Wie BERNICK (1952) bemerkt, erreichen in den Milchzähnen des *Affen* die Nervenfasern nur die Odontoblastenschicht, ohne in das Prädentin oder Dentin zu gelangen. CATANIA (1954) bringt weitere Einzelheiten über die Nervenplexus in der Pulpa der Milchzähne. Über den degenerativen Prozeß an den Nervenfasern ausfallender Milchzähne findet man bei KANI (1939) und MOHIUDDIN (1950) verschiedentliche Einzelbeobachtungen.

Die Nerven des *Alveolarperiosts (Periodontium)* entstammen den Ästen des Trigeminus und dem Sympathicus. Im Hinblick auf die Ergebnisse von HELD und BAUD (1953), BERKELBACH VAN DER SPRENKEL (1935), BERNICK (1952), TOKUMITSU (1956), LEWINSKY und STEWART (1939) erhält das Alveolarperiost seine Nerven einerseits von den für die Innervation der Pulpa bestimmten Nervenbündeln kurz vor ihrem Eintritt in das Foramen apicale. Andererseits strömen dem Alveolarperiost aus vielen kleinen Öffnungen der knöchernen Alveolarwand zahlreiche feine Nervenbündel zu. Die sympathischen Fasern gelangen entweder mit den Trigeminusästen oder mit den Gefäßen in das Alveolarperiost, dessen Nervenmasse mit derjenigen in der Gingiva zusammenhängt.

Feinste Nervennetze, die sich im Bindegewebe ausbreiten, sind von BERKELBACH VAN DER SPRENKEL (1935) beschrieben worden; HELD und BAUD (1953) berichten von sensiblen Nervenenden ohne besondere bindegewebige Kapsel. TOKUMITSU (1956) gibt eine Reihe schöner Abbildungen über sensible Nervenendigungen im Alveolarperiost des Hundes. Von RABINOWITSCH (1932) liegt eine kurze Abhandlung über die vegetative Innervation des Alveolarperiosts vor; ob die hier dargestellten marklosen Fasern sämtlich dem Sympathicus angehören, dürfte sich indessen schwer entscheiden lassen.

Vom Alveolarperiost gelangen feine Fasern in die *Zementschicht* und von hier in das *Dentin der Zahnwurzel* (BERKELBACH VAN DER SPRENKEL 1934). Demnach erhält das Wurzeldentin seine Nerven aus zwei Regionen, aus der Pulpa und aus dem Alveolarperiost. In Abb. 290 ist die Innervation des Zahnes und seines Halteapparates in übersichtlich-schematischer Weise wiedergegeben. Im Hinblick auf den enormen Reichtum beider Gebilde an nervöser Substanz fällt es leicht, den Zahn nicht nur zum Kauen, sondern auch als Tastorgan verwendet zu sehen, das uns, gemeinsam mit dem Alveolarperiost, über den Widerstand eines Bissens auf das genaueste orientiert. Die Existenz besonderer „Schmerznerven" scheint mir nicht glaubhaft; sensible Nerven werden eben bei Einwirkung abnormer Reize zu „Schmerznerven".

Im klinischen Bereich sei auf eine Arbeit von RYGGE (1937) über Veränderungen am Nervengewebe des Alveolarperiosts bei Trigeminusneuralgie dentalen Ursprungs und auf einen Befund von KUHN (1939) über Nerven im *Zahngranulom* verwiesen.

e) Schleimhaut des Pharynx.

In der *Schleimhaut des Pharynx* beim zehnmonatigen Fetus und beim Erwachsenen wird von SATO (1952) ein Nervenplexus beschrieben, der sich aus markhaltigen und marklosen Fasern zusammensetzt. Sie entstammen dem N. glossopharyngeus, N. vagus und Sympathicus. Der Autor erblickt in den dicken, markhaltigen Fasern sensible Elemente, während er die marklosen Fasern für sympathisch hält und stellenweise zu einem Endnetz miteinander verbunden sein läßt, in dem sich sympathische und „parasympathische Fasern" nicht mehr unterscheiden. Multipolare *Ganglienzellen* kommen in den tieferen Schichten der Mucosa vor. Unter dem Epithel finden sich sensible *Endorgane* verschiedener Bauart; *intraepitheliale Nerven* und *Geschmacksknospen* vervollständigen das sensorische Überwachungssystem der Pharynxwand.

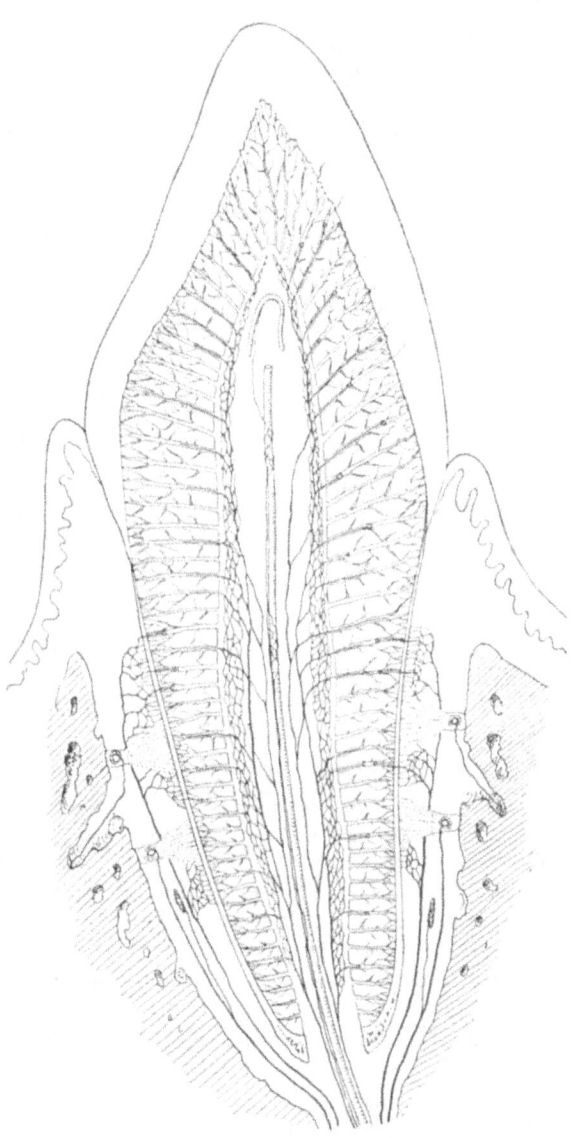

Abb. 290. Schematische Darstellung der Innervation des Zahnes und des Periodontiums. Links das Beobachtete, rechts das Erschlossene dargestellt. Nach BERKELBACH VAN DER SPRENKEL 1935.

f) Tonsillen.

Die *Nerven der Tonsillen* sind verschiedentlich untersucht worden (BOYD 1950, OKAMOTO 1939, OHTOMO und SAKURAOKA 1954, PISKUN 1953, YOSHIO 1949). Ein pericapsulärer Nervenplexus enthält markhaltige und marklose Nervenfasern. Nach den Durchschneidungsversuchen PISKUNS (1953) beim *Hund* stammen die Nervenfasern der Tonsilla palatina aus dem N. glossopharyngeus, Vagus, Sympathicus, aus dem II. und III. Trigeminusast und aus dem Ganglion sphenopalatinum. Aus dem Kapselgeflecht dringen in den bindegewebigen Septen zarte Nervenbündel in das Innere des Organs. Die Gefäße sind mit Nerven versorgt. Unter dem Epithel werden vereinzelte sensible Endigungen beschrieben, die als größere Endkörperchen im angrenzenden Bindegewebe der Tonsille gelegentlich auftreten. Als Endigungsform im reticulären Gewebe dürfte ein zartes Nervennetz, ähnlich demjenigen in der Milz, in Frage kommen. OHTOMO und SAKURAOKA (1954) haben ein solches gesehen, aber leider nicht abgebildet. Auch BOYD (1950) spricht von einem feinen Nervennetz, ohne sich genauer über dessen Gestalt zu äußern.

Die von ÁBRAHÁM (1935) im tonsillären Gewebe des *Menschen* erwähnten Nervenfasern lassen sich, nach den Abbildungen zu schließen, dem Bindegewebe einreihen. DAMIANI (1939) hat mit Recht hierüber das gleiche bemerkt.

DAMIANI (1943) hat das dichte Gefüge des peritonsillären Nervenplexus beim Neugeborenen in überzeugenden Abbildungen demonstriert und die Existenz eines weiteren subepithelialen, mit den Blutgefäßen zusammenhängenden Geflechtes von großer Zartheit nachgewiesen. Feine Nervenbündel dringen in die Sekundärknötchen ein und entwickeln im lymphatischen Gewebe einen besonderen „Plexus tonsillaris". Die konstruktive Anordnung des Nervengewebes hängt von dem jeweiligen Aufbau der Tonsille ab. Unter der Masse zarter, markloser Nervenfasern kommen vereinzelte markhaltige Fasern vor. Da freie Nervenenden jeder Art fehlen, so schließt der Autor auf das Vorhandensein eines diffusen geschlossenen Nervennetzes, das in enger Verbindung mit dem lymphoreticulären Gewebe gelagert sein muß.

In der extracapsulären bindegewebigen Umgebung der Tonsille entdeckt man bereits in gewöhnlichen Hämatoxylinpräparaten kleine *Ganglien*; auch DAMIANI (1943) und PIRRO (1955) weisen darauf hin; die Nervenzellen sind multipolar.

2. Darmkanal.
a) Allgemeine Bemerkungen über die Aufbauelemente des intramuralen Darmnervensystems.

Ganglienzellen. Die ungeheure Masse von Nervenzellen, die in die Wand des Darmkanals versenkt sind, läßt sich, wenigstens im großen und ganzen, in zwei verschieden gestaltete, meist deutlich unterscheidbare Zelltypen gliedern. Nach DOGIEL besitzt der Zelltypus I in einem langen Neuriten und in einer verschieden großen Zahl ziemlich kurzer, sich in der Nähe des Zellkörpers verästelnder Dendriten seine charakteristischen Merkmale (Abb. 291). Dem Typus II sind nach der DOGIELschen Bezeichnung unterschiedlich lange Dendriten und ein langer Neurit, der den Dendriten sehr ähnlich sein soll, eigentümlich. Diese Definition läßt sich jedoch nicht in vollem Maße aufrechterhalten. Denn in der in Abb. 292 dargestellten Zelle treten die langen Fortsätze der Zelle zwar deutlich in Erscheinung; es ist aber nicht möglich, „Neuriten" und „Dendriten" voneinander zu unterscheiden.

Da der Ablauf der Erregung in den plasmatischen Ausläufern der sympathischen Ganglienzellen keineswegs geklärt ist und sich aus der Form nicht erschließen läßt, so halte ich es für besser, nur von kurzen und von langen Fortsätzen zu sprechen. Auch scheint mir bis jetzt für die DOGIELsche Annahme, wonach die Ganglienzellen vom Typus I eine motorische, diejenige vom Typus II eine sensible Funktion besitzen sollen, kein hinreichender Beweis gefunden zu sein.

DOGIEL hat noch einen III. Zelltyp aufgestellt, der dem II. Typus sehr ähnlich sehen soll und dessen lange Dendriten sich innerhalb des Ganglions verästeln, während die langen Dendriten des II. Typus das zugehörige Ganglion verlassen. Es ist des öfteren nicht möglich, bei der ungeheuren Vielheit der Zellformen den Typus I und den Typus II voneinander zu unterscheiden. Auch

Darmkanal. (Allgemeine Neurohistologie.)

stellt die sympathische Ganglienzelle keineswegs einen starren Typus dar, sondern sie vermag ihre Form und die Zahl ihrer Fortsätze im Laufe des Lebens zu

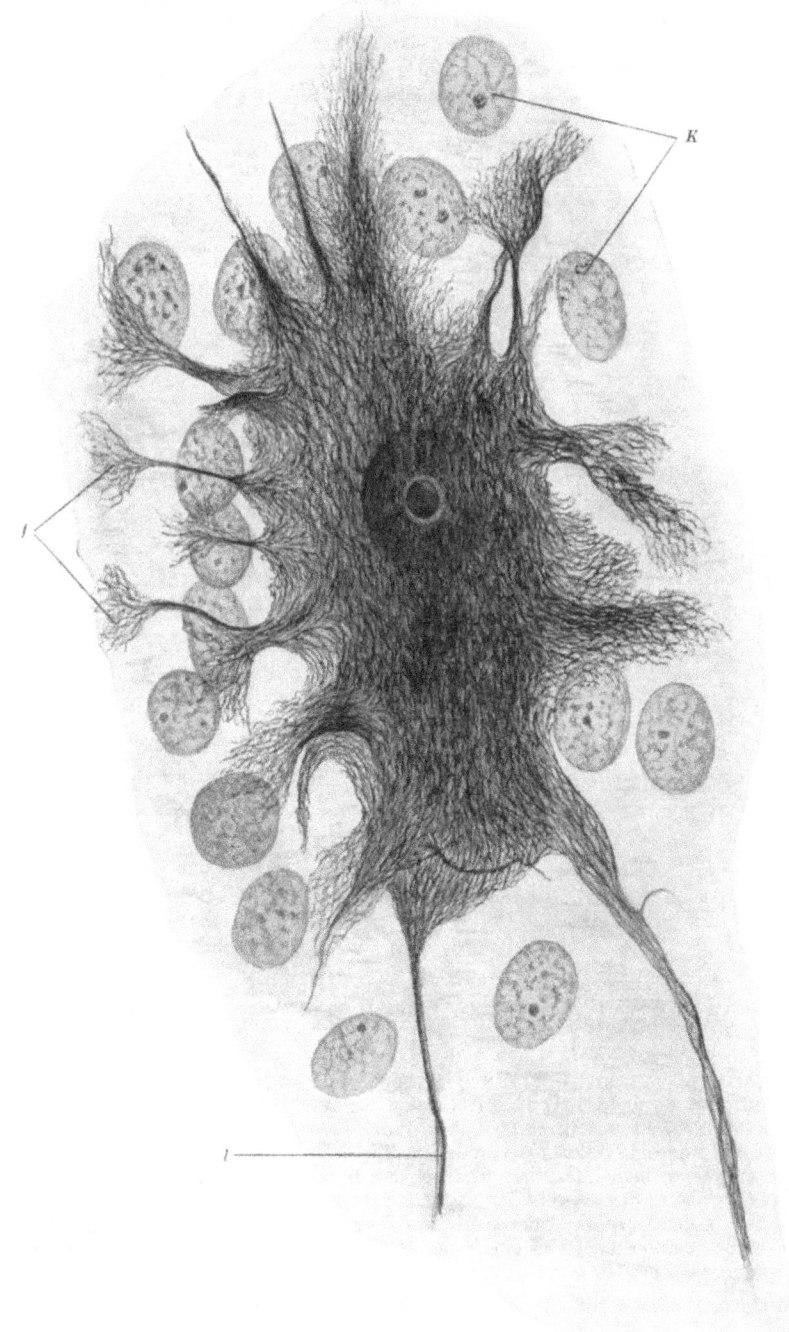

Abb. 291. Multipolare Ganglienzelle. Typus I. AUERBACHscher Plexus. Colon. 42jähriger Mann. *f* Fibrilläre Verbreiterungen der kurzen Fortsätze; *l* langer Fortsatz; *K* Kerne des Hüllplasmodiums. (BIELSCHOWSKY-Methode. 1400mal vergrößert, auf $^3/_4$ verkleinert.)

verändern. Daher halte ich die Aufstellung eines III. Zelltypus für überflüssig. Die Mannigfaltigkeit der Form läßt sich nicht ohne Willkür in das enge Gehege bestimmter Zelltypen einzwängen.

Die Typeneinteilung DOGIELs bei den intramuralen Ganglienzellen des Darmkanals hat in den letzten Jahren durch zahlreiche Autoren ihre Bestätigung erhalten (SOKOLOWA 1930, ÁBRAHÁM 1933, O. ROSSI 1929, IWANOW 1930, MURAT 1933, NOMURA 1930, RIEDER 1935, OSHIMA 1929, OKAMURA 1934, GREVING 1931, MIYAKE und ODA 1938, LAWRENTJEW 1929, THOMAS 1932, REISER 1932, SUNDER-PLASSMANN 1936, IWANOW und RADOSTINA 1933,

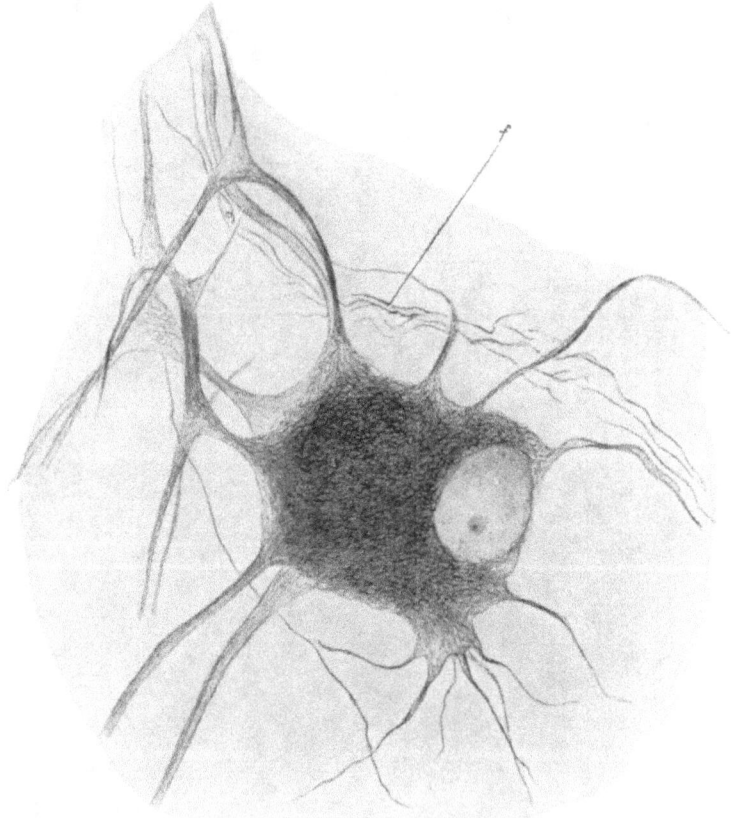

Abb. 292. Ganglienzelle (Typus II), AUERBACHscher Plexus. Colon. 42jähriger Mann. *f* Feinste Nervenfäserchen. (BIELSCHOWSKY-Methode. 1800mal vergrößert, auf $^3/_4$ verkleinert.)

ORLOW 1929, OTTAVIANI und BONIVENTO 1937/38, KOLOSSOW, SABUSSOW und IWANOW 1932, BOTÁR 1942, JABONERO 1951, CAVAZZANA und BORSETTO 1947, BECKER 1950, EGUCHI 1954, TEMESRÉKÁSI 1955, FILOGAMO 1950, GUNN 1951).

Die Gestalt und die Reaktionsweise der intramuralen Ganglienzellen des Darmes auf das Silber erweisen sich beim *Menschen* und bei den verschiedenen, am meisten untersuchten *Säugetieren (Hund, Katze, Kaninchen)* jeweils sehr verschieden. So lassen sich die Zellen vom Typus I in der Darmwand der *Katze* nur sehr schwer imprägnieren, während sie beim *Kaninchen* aus dem nervösen Faserwerk des AUERBACHschen Plexus oft überraschend schön hervortreten.

Beim *Kaninchen* sind die Zellen vom Typus I oft sehr groß, auffallend in ihrer dunklen, von den hellen Ganglienzellen des Typus II abweichenden Imprägnierung und gewöhnlich mit einer beträchtlichen Anzahl sich verästelnder, kurzer Fortsätze ausgestattet (Abb. 293). Der lange, von den meisten Autoren mit „Neurit" bezeichnete Fortsatz läßt sich in geeigneten Präparaten infolge seiner dunklen Imprägnierbarkeit manchmal weit durch mehrere Ganglien des Plexus myentericus verfolgen, ehe er dem Auge entschwindet. Manche Ganglienzellen des Typus I besitzen zwei, gelegentlich drei lange Fortsätze wie aus

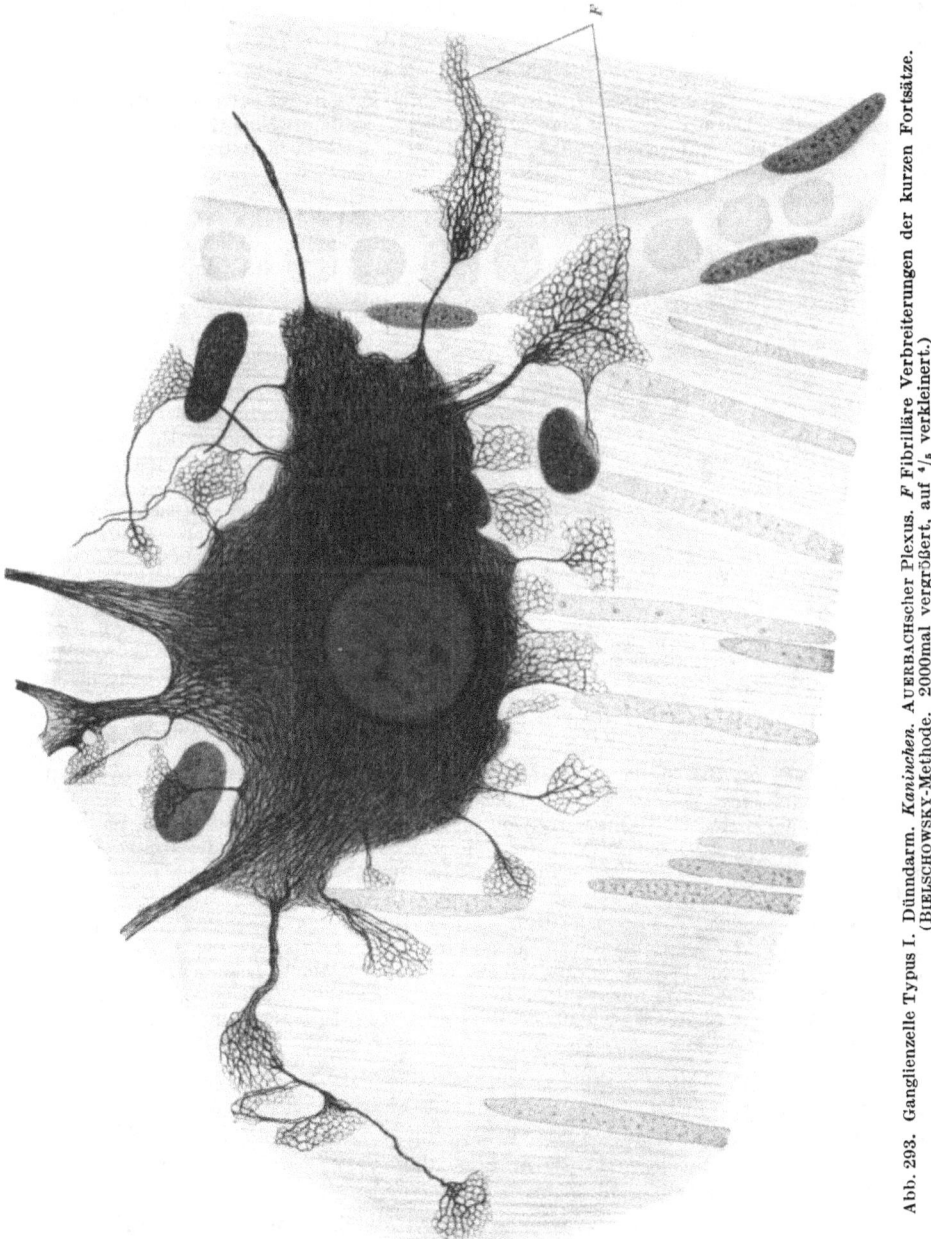

Abb. 293. Ganglienzelle Typus I. Dünndarm. *Kaninchen.* AUERBACHscher Plexus. *F* Fibrilläre Verbreiterungen der kurzen Fortsätze. (BIELSCHOWSKY-Methode. 2000mal vergrößert, auf ⁴/₅ verkleinert.)

Abb. 291 und 293 hervorgeht. Unter Umständen können zwei lange Fortsätze, wie bei bipolaren Formen an den entgegengesetzten Polen der Ganglienzelle entspringen und das zugehörige Ganglion in verschiedener Richtung verlassen. Welchen der langen Fortsätze man „Neurit" nennen soll, bleibt in diesem Falle unklar, ein Umstand, der sich nicht mehr mit den Sätzen der alten Neuronenlehre vereinigen läßt.

Die kurzen Fortsätze der Ganglienzellen vom Typus I scheinen in ihrer Mehrzahl nicht mit einer feinen Spitze im Hüllplasmodium oder im umgebenden Bindegewebe zu endigen; sie entwickeln vielmehr überaus zarte fibrilläre Plättchen oder Netzchen von unterschiedlicher Ausdehnung. Ich habe diese Gebilde als fibrilläre Verbreiterungen der kurzen Fortsätze bezeichnet.

Schon DOGIEL (1895) und HILL (1927) haben die kurzen Fortsätze der intramuralen Ganglienzellen im Darmtractus mit verdickten Enden dargestellt. L. R. MÜLLER (1931) hat zweifellos die fibrillären Verbreiterungen gesehen, wenn auch in unvollkommener Imprägnierung. Vor allem hat LAWRENTJEW (1929) die Endigungsweise der kurzen Fortsätze bei der intramuralen Nervenzelle vom Typus I richtig erkannt. An Ganglienzellen, die aus dem AUERBACHschen Plexus vom *Oesophagus* des *Hundes* stammen, hat der Autor die eigenartigen fibrillären Anschwellungen an den kurzen Fortsätzen beschrieben und mit dem Namen „Dendritenlamellen" bezeichnet. Seine Beobachtung wurde an den intramuralen Ganglienzellen verschiedener Organe in mannigfacher Weise bestätigt. Nach den Resultaten zahlreicher Autoren (IWANOW 1930, KOLOSSOW und IWANOW 1930, REISER 1932, MIYAKE 1936, YOSHITOSI 1937, OTTAVIANI und BONIVENTO 1937/38, JABONERO 1951, GREVING 1951, MIYAKE und ODA 1938, SETO 1940) handelt es sich bei den fibrillären Verbreiterungen der kurzen Fortsätze um eine häufige Erscheinung.

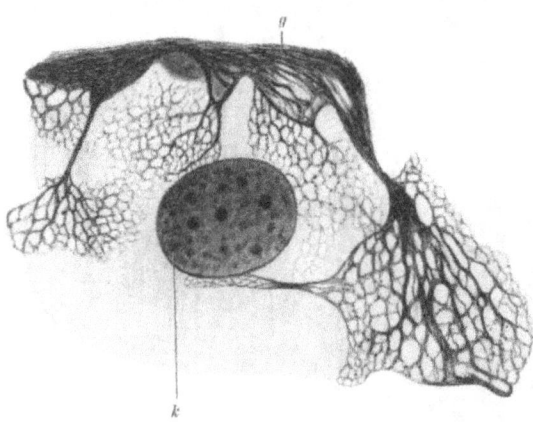

Abb. 294. Fibrilläre, im Hüllplasmodium gelegene Verbreiterungen der kurzen Fortsätze einer Ganglienzelle aus dem Plexus myentericus. Dünndarm. *Kaninchen*. *g* Randpartie der Ganglienzelle; *k* Kern des Hüllplasmodiums. (BIELSCHOWSKY-Methode. 2400mal vergrößert, auf ⁴/₅ verkleinert.)

Es fragt sich, ob die fibrillären Verbreiterungen der kurzen Fortsätze konstante Zellgebilde im Sinne einer gesteigerten Oberflächenvergrößerung darstellen, oder ob sie Veränderungen unterworfen sind und nur einen augenblicklichen Zustand der Zelle repräsentieren. Wahrscheinlich ist das letztere der Fall; die pathologischen Bilder sympathischer Ganglienzellen legen jedenfalls die Annahme einer fortwährenden Umänderung der fibrillären Verbreiterungen nahe.

Nach BORSETTO und CAVAZZANA (1947) lassen sich beim menschlichen *Fetus* und *Neugeborenen* die DOGIELschen Zelltypen im MEISSNERschen und AUERBACHschen Plexus noch nicht unterscheiden; ihre Differenzierung soll erst im 2. oder 3. Monat beginnen. Die DOGIELschen Typen vergrößern sich nur während der somatischen Wachstumsperiode und werden einander im späteren Alter wieder ähnlich. Die beiden Autoren haben den Typus I häufiger als den Typus II beobachtet.

Die fibrillären Verbreiterungen der kurzen Fortsätze besitzen keine scharf umrissene Grenze; ihr feinvacuolisiertes netzartiges Gefüge lockert sich in den Randgebieten allmählich auf und verliert die Fähigkeit, sich mit Silber zu imprägnieren. Jede weitere Aussage über das Verhalten des Nervengewebes gegenüber dem angrenzenden Gewebe erhält hier in der Leistungsfähigkeit unserer Methode und Optik eine Grenze. Jedenfalls erreichen die Ganglienzellen mit Hilfe ihrer fibrillären Verbreiterungen der kurzen Fortsätze die denkbar innigste, plasmatische Verbindung mit dem zugehörigen Hüllplasmodium; nicht selten schmiegt sich das fibrilläre Netzwerk direkt an die Membran eines dem Hüllplasmodium angehörenden Kernes an (Abb. 294). Die zur gleichen Frage von REISER (1932), MIYAKE (1936), YOSHITOSI (1937), JABONERO (1951), GREVING (1951), ILJINA und LAWRENTJEW (1932) an den Ganglienzellen des Darmkanales erhobenen Befunde lassen ebenfalls auf eine intraplasmatische Lagerung der fibrillären Verbreiterungen im Hüllplasmodium schließen und eine funktionelle Bedeutung jenes Zusammenschlusses von Nervenzelle und Hüllplasmodium in Erwägung ziehen.

Vielfach scheinen die fibrillären Verbreiterungen der kurzen Fortsätze, vor allem bei den vereinzelt in der Darmwand liegenden Ganglienzellen mit glatten Muskelfasern, gelegentlich auch mit der Capillarwand zusammenzuhängen

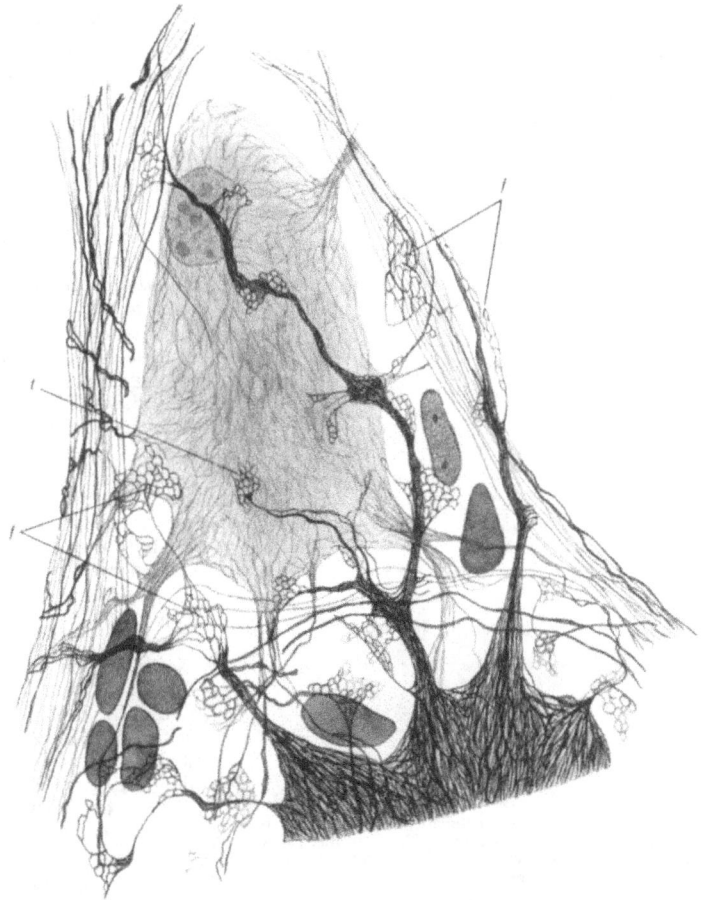

Abb. 295. Ganglienzellen. AUERBACHscher Plexus. Darm. *Kaninchen.* ƒ Fibrilläre Verbreiterungen der kurzen Fortsätze, bei *t* wahrscheinlich kontinuierlicher, fibrillärer Zusammenhang beider Zellen. (BIELSCHOWSKY-Methode. 1800mal vergrößert, auf ³/₄ verkleinert.)

(Abb. 293). Wie man sich in diesem Falle die physiologische Beziehung zwischen Ganglienzelle und versorgter Gewebsart vorzustellen hat, bleibt unklar. Mitunter kommt es auf dem Wege der fibrillären Verbreiterungen zu direkten, plasmatischen Verbindungen zwischen benachbarten, intramuralen Ganglienzellen (Abb. 295); die an den Ganglienzellen der Darmwand erhaltenen Einzelergebnisse von LAWRENTJEW, KOLOSSOW und IWANOW (1930), REISER (1932), OTTAVIANI und BONIVENTO (1937/38) sprechen im gleichen Sinn.

Nicht alle kurzen Fortsätze der intramuralen Ganglienzellen finden mit einer fibrillären Verbreiterung ein Ende; es vermögen sich auch zarte Neurofibrillen aus dem kurzen Fortsatz einer Ganglienzelle loszulösen, unter mancherlei

Windungen im Hüllplasmodium zu verlaufen und dieses zu verlassen, um sich dem in der glatten Muskulatur ausgebreiteten nervösen Endnetz einzufügen. Nach Abb. 296 erscheinen die kurzen Fortsätze einer Ganglienzelle vom Typus I weder als spitz auslaufende Fädchen noch mit neurofibrillären Netzchen ausgestattet, sondern gleich Besenreisern in auseinanderweichende Fibrillen aufgelockert. Offenbar vermögen sich die zarten Einzelfibrillen aufzuspalten. Sie liegen in der beigefügten Abbildung an der Grenze der Sichtbarkeit, womit der wirkliche Grenzbereich der nervösen Substanz keineswegs erreicht zu sein braucht.

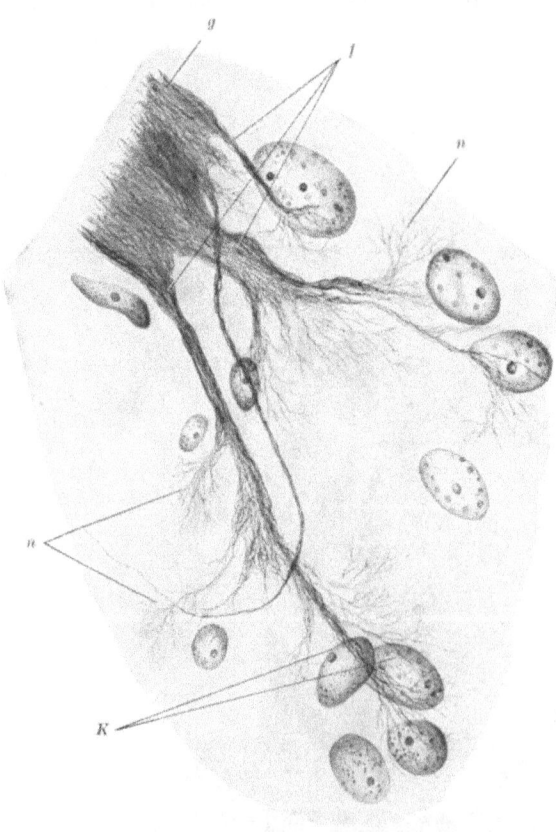

Abb. 296. Neugebildete Fortsätze einer Ganglienzelle *g* AUERBACHscher Plexus. Colon. 42jähriger Mann. *f* Fortsätze; *n* Neurofibrillen; *K* Kerne des Hüllplasmodiums. (BIELSCHOWSKY-Methode. 2250mal vergrößert, auf ³/₄ verkleinert.)

Derartige fibrilläre Endbüschel repräsentieren kaum eine starre, unveränderliche Plasmabildung. Es handelt sich hier um ein aus dem Körper oder den Fortsätzen der Ganglienzelle ausströmendes Neuroplasma, mithin um einen *Wachstumsprozeß*, der zu einer Vermehrung der Fortsätze bei der Ganglienzelle beitragen kann. Ob dieses Wachstumsphänomen eine durch das Alter bedingte Erscheinung darstellt oder schon zum Bereich des Pathologischen führt, läßt sich nicht immer entscheiden. Jedenfalls kommt bei erkrankten Ganglienzellen mit Wachstumshyperplasie ein solches, schließlich zum Untergang der Zelle führendes Auswachsen von Neurofibrillen häufig vor. Die Massenzunahme der peripheren, neurofibrillären Substanz geschieht zunächst innerhalb des kernhaltigen Hüllplasmodiums, dem bei der Genese pericellulärer, neurofibrillärer Formationen eine gestaltende Mitwirkung zukommen muß.

Die Ganglienzellen vom Typus II stellen im AUERBACHschen Plexus der Darmwand multipolare Gebilde dar, deren sehr lange, oft verschieden starke Fortsätze der Zahl nach schwanken können. Bei der *Katze* treten die erwähnten Zellen am deutlichsten hervor, da sie meist nur 3—5 Fortsätze besitzen (Abb. 297). Diese teilen sich entweder bald nach Verlassen der Zelle oder erst in ihrem weiteren Verlaufe stets dichotomisch auf und vermögen durch jenen sich vielfach wiederholenden Verzweigungsmodus oft eine beträchtliche Anzahl feiner Nervenfäserchen hervorgehen zu lassen. Jene Fäserchen gesellen sich bald zu den Nervenbündeln des AUERBACHschen Plexus und repräsentieren einen bedeutsamen Anteil seiner Fasermasse. Schon wenige Ganglienzellen liefern durch fortgesetzte dichotomische Aufteilung ihrer Fortsätze an eng umschriebener Stelle eine Fülle von Nervenfäserchen für das AUERBACHsche Geflecht.

Es besteht kein triftiger Grund, den Ganglienzellen vom Typus II eine sensible Funktion zuzuweisen, wie DOGIEL (1899) zuerst angenommen hat. Auch der mehrfach wiederholte

Darmkanal. (Allgemeine Neurohistologie.)

Versuch (O. Rossi 1934), einen beliebigen von den Fortsätzen jener Zellen als Neuriten zu definieren, läßt sich kaum gutheißen, es sei denn, man hat den Typus II mit dem Typus I

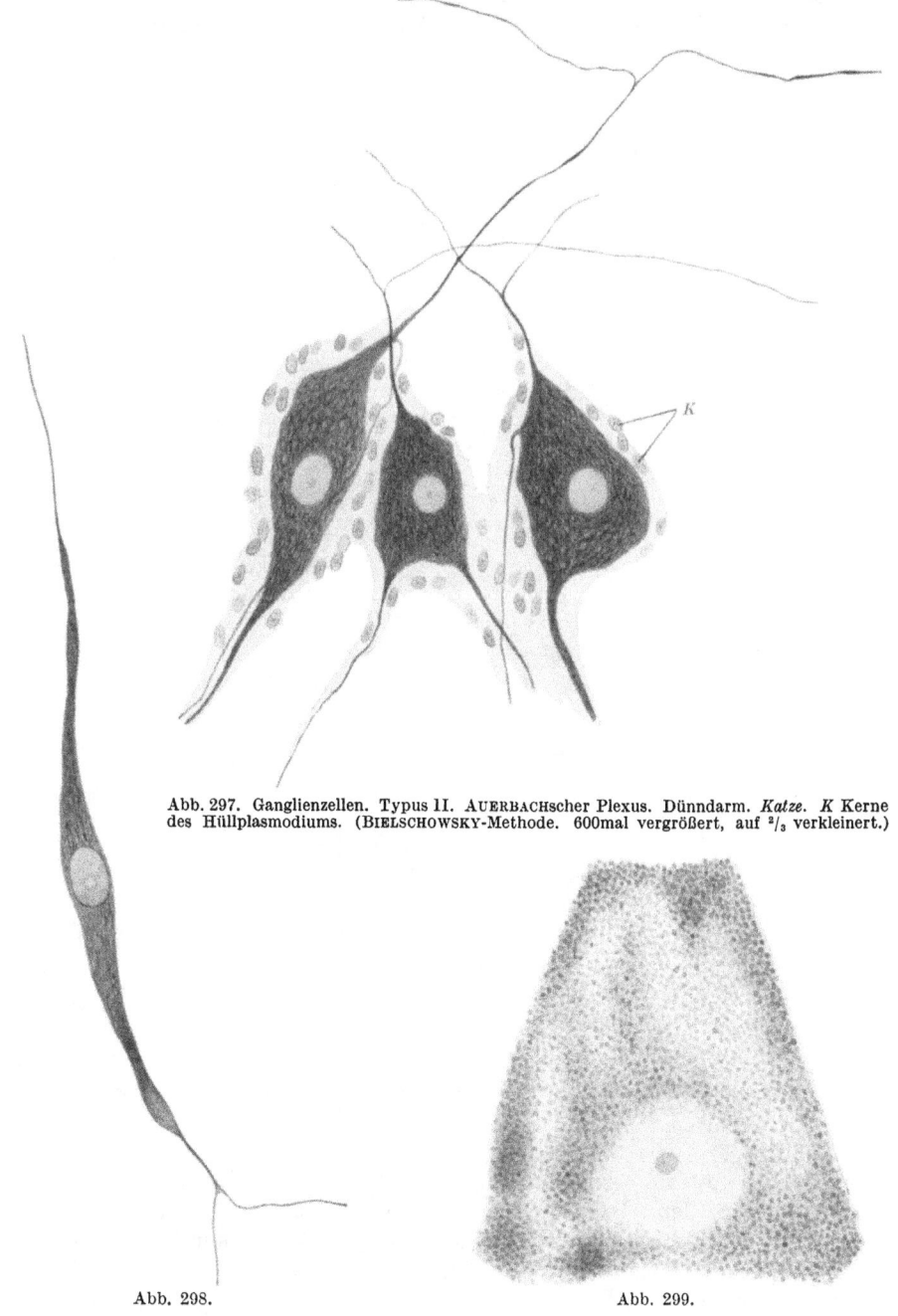

Abb. 297. Ganglienzellen. Typus II. AUERBACHscher Plexus. Dünndarm. *Katze*. *K* Kerne des Hüllplasmodiums. (BIELSCHOWSKY-Methode. 600mal vergrößert, auf $^2/_3$ verkleinert.)

Abb. 298.   Abb. 299.

Abb. 298. Bipolare Ganglienzelle. Typus II. AUERBACHscher Plexus. Dünndarm. *Katze*. (Natronlauge-Silbermethode. 600mal vergrößert, auf $^2/_3$ verkleinert.)

Abb. 299. Ganglienzelle. AUERBACHscher Plexus. Dünndarm. *Kaninchen*. (NISSL-Färbung. 1600mal vergrößert, auf $^4/_5$ verkleinert.)

verwechselt. Solches kann, da sich beide Zelltypen nicht streng voneinander trennen lassen, auch einem Erfahrenen mitunter begegnen.

Gelegentlich kommen bei den Ganglienzellen vom Typus II bipolare Zellen vor, deren Neuroplasma sich allmählich nach beiden Enden bis zu dem feinen Durchmesser der Fortsätze verschmälert (Abb. 298). Sollte eine Ganglienzelle nur

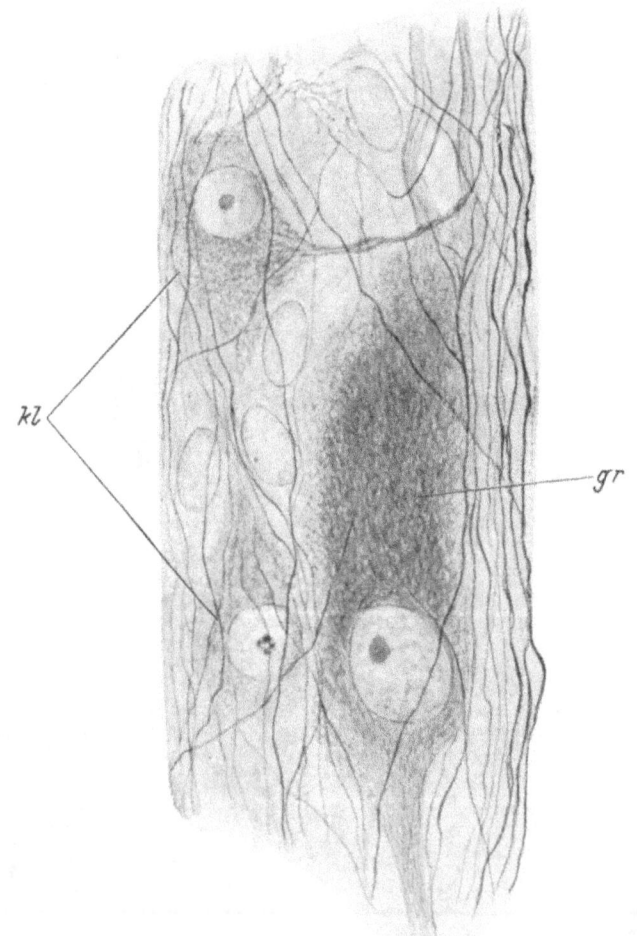

Abb. 300. Ganglienzellen aus dem AUERBACHschen Plexus des Colons. 42jähriger Mann. *gr* Große Ganglienzelle vom Typus II, *kl* kleine Ganglienzelle. (BIELSCHOWSKY-Methode. 1200mal vergrößert.)

einen einzigen Fortsatz besitzen, so pflegt sich dieser alsbald in mehrere sehr dünne Ausläufer aufzuteilen. Beim Bau der Ganglienzellen vom Typus II herrscht, vor allem bei der *Katze*, eine ziemliche Eintönigkeit vor, wenn man von dem rundlichen bis ins längsovale spielenden Umfang absieht. Das Neurofibrillensystem ist bei jenen Zellen von einer außerordentlichen Feinheit, wie auch PASTORI (1929) und OSHIMA (1929) bemerkt haben.

Die NISSL-Substanz findet sich bei den Ganglienzellen aus dem AUERBACHschen Plexus der *Katze* meist zu kleinen Schollen angehäuft; beim *Kaninchen* erweckt sie den Eindruck einer mehr diffusen Verteilung (Abb. 299). Die *Tigroid*-

granula sind in den intramuralen Ganglienzellen wegen ihrer außerordentlichen Kleinheit oft schwer zu erkennen.

OSHIMA (1929) vermochte weder in den Zellen des AUERBACHschen noch des MEISSNERschen Geflechts Tigroidgranula zu sehen. ITO und KUBO (1940) hatten bei ihren einschlägigen

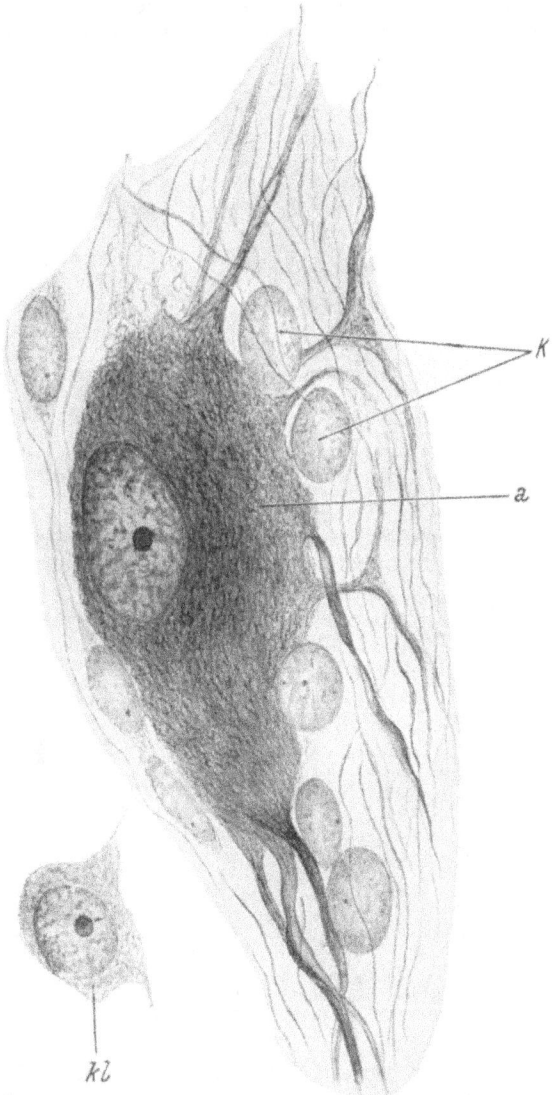

Abb. 301. Multipolare Ganglienzelle aus dem MEISSNERschen Plexus des Colons. *Mensch.* *K* Kerne des Hüllplasmodiums; *a* große Ganglienzelle vom Typus II; *kl* kleine unreife Ganglienzelle. (BIELSCHOWSKY-Methode. 1600mal vergrößert, auf ³/₄ verkleinert.)

Untersuchungen an den intramuralen Ganglienzellen des menschlichen Darmes entschieden mehr Erfolg. Die beiden Autoren berichten über eine Fülle morphologischer Einzelheiten, die sie hinsichtlich der Verteilung der meist diffus angeordneten NISSL-Granula in den Ganglienzellen mit der Toluidinblaumethode nach SPIELMEYER erzielt haben; sie glauben hiermit sogar die dunkler gefärbten Ganglienzellen des Plexus submucosus von den heller gefärbten Ganglienzellen des AUERBACHschen Plexus unterscheiden zu können. Eine bei den Ganglienzellen des Plexus myentericus gelegentlich beobachtete *Pyknose* erklären die beiden Autoren mit Wahrscheinlichkeit für eine physiologische Alterserscheinung.

Auf die bemerkenswerten cytologischen Resultate von ITO und NAGAHIRO (1937) an den intramuralen Ganglienzellen aus dem Darm der *Ratte* sei noch besonders hingewiesen. Die beiden Verfasser haben den GOLGI-Apparat in den Ganglienzellen näher studiert und wollen an den Zellen des MEISSNERschen Plexus das GOLGI-Netz in feinerer Ausbildung gesehen haben als in den Zellen des AUERBACHschen Plexus, wo der GOLGI-Apparat eine größere Ausdehnung im Cytoplasma einnehmen soll. Ferner weisen die beiden Autoren auf fuchsinophile grobe Granula hin, die sie den *Mitochondrien* zurechnen, wobei die Möglichkeit einer sekretorischen Tätigkeit der Ganglienzelle eine Erörterung findet. Schließlich versuchen die

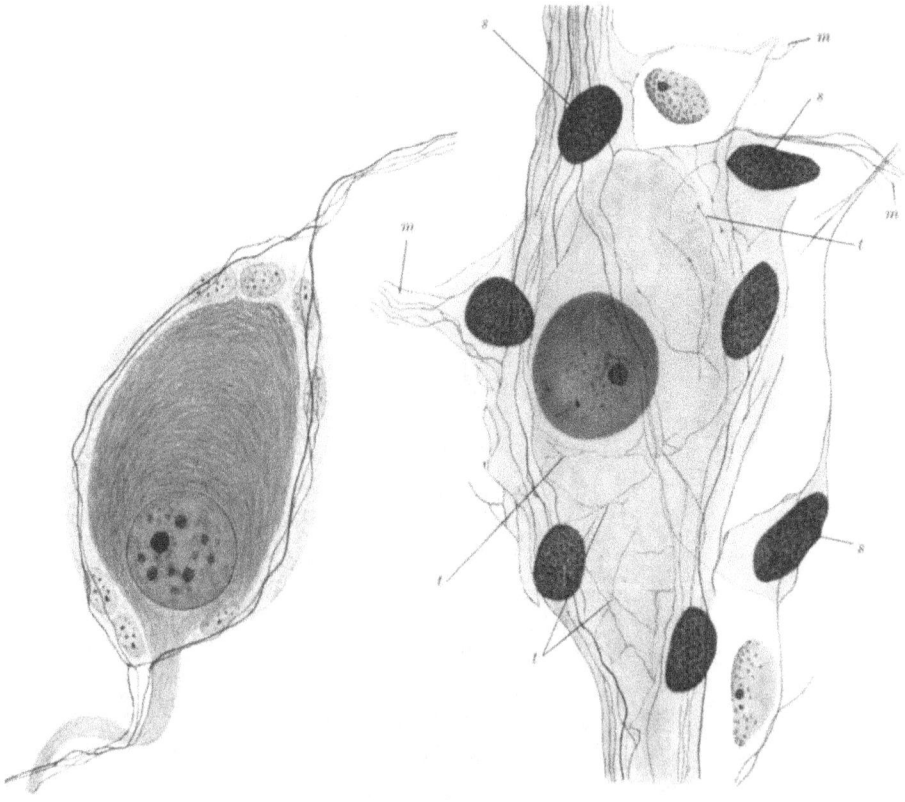

Abb. 302.   Abb. 303.

Abb. 302. Unipolare Ganglienzelle vom Typus II. MEISSNERscher Plexus. Magen. *Mensch.* Feinste Neurofibrillen im Hüllplasmodium. (BIELSCHOWSKY-Methode. 1300mal vergrößert, auf $^6/_7$ verkleinert.)

Abb. 303. Ganglienzelle aus dem AUERBACHschen Plexus. Darm. *Kaninchen. s* Wahrscheinlich Kerne des Hüllplasmodiums; *t* dem Körper der Ganglienzelle aufliegende Neurofibrillen des Terminalreticulums; *m* Neurofibrillenzüge für die Muscularis. (BIELSCHOWSKY-Methode. 1700mal vergrößert, auf $^3/_4$ verkleinert.)

beiden Autoren an Hand ihrer plasmatischen Färbemethoden die Ganglienzellen des Plexus myentericus in helle, dunkle, dunkelgranulierte und gelbliche Elemente mit einigen Zwischenformen einzuteilen und einen unterschiedlichen Funktionszustand für die verschiedene Färbbarkeit des Neuroplasmas in Anschlag zu bringen.

Wie oben bemerkt, ist es manchmal schwierig oder nicht möglich, bei den intramuralen Ganglienzellen des Darmes den Typus I vom Typus II zu unterscheiden. Es gibt im AUERBACHschen Plexus, abgesehen von den beiden großen Zellformen, noch zahlreiche kleinere Ganglienzellen, die an ihren Fortsätzen keine auffallenden Merkmale besitzen und weder dem Typus I noch dem Typus II angehören dürften (Abb. 300). Diese kleinen oder mittelgroßen Ganglienzellen entwickeln mancherlei Formen; die Fortsätze lassen sich meist schwer imprägnieren, erreichen gelegentlich eine ziemliche Länge und entziehen sich infolge ihrer außerordentlichen Feinheit hinsichtlich ihrer Endigungsweise einer näheren Beobachtung.

Schließlich sind manche Ganglienzellen kaum größer als die Interstitiellen Zellen, worauf schon BOEKE (1949) und COUJARD (1950) hingewiesen haben;

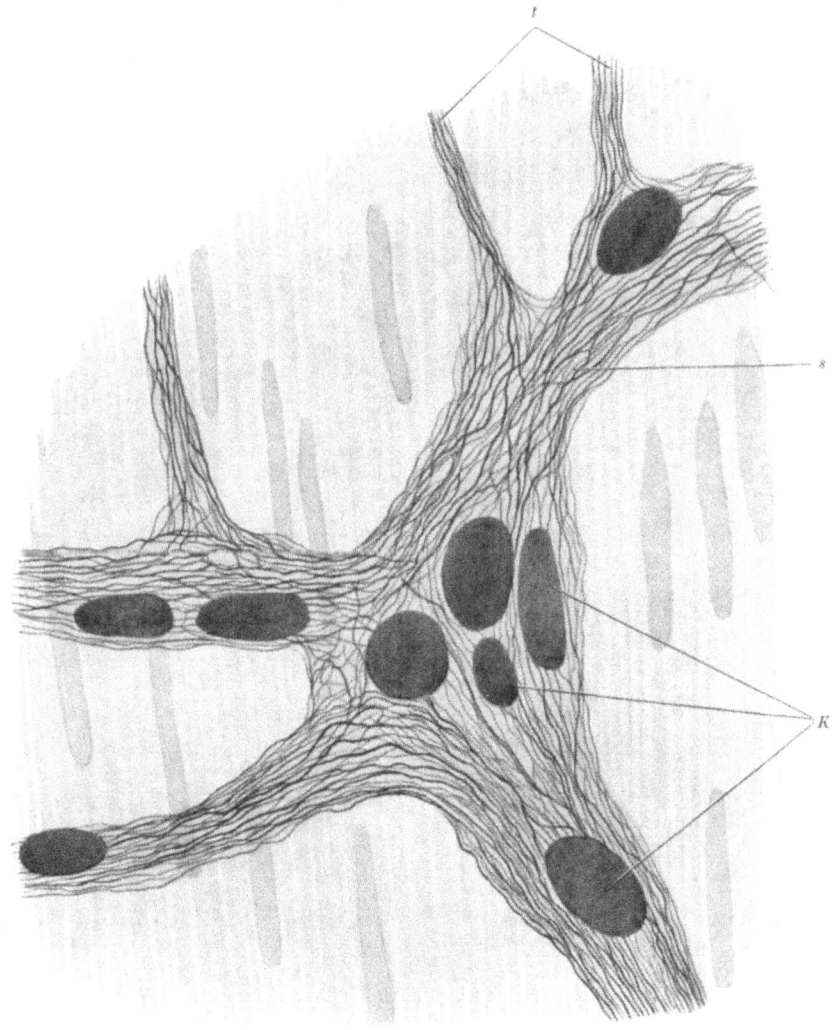

Abb. 304. Plexus myentericus. Dünndarm. *Kaninchen.* s Sekundärbündel; t Bündel des Tertiärgeflechts; K SCHWANNsche Kerne (?). (BIELSCHOWSKY-Methode. 2000mal vergrößert, auf ²/₃ verkleinert.)

auch ITO (1936) hat in der Wand des Processus vermiformis sehr kleine Ganglienzellen gefunden, bei denen es fraglich bleibt, ob sie nicht zu den Interstitiellen Zellen gehören. Ich habe im MEISSNERschen Plexus des Colons vielfach kleine Ganglienzellen gesehen, an denen sich spezifisch nervöse Merkmale wie Fibrillengerüst, NISSL-Substanz und Fortsätze mit unseren spezifischen Methoden nicht mehr nachweisen ließen (Abb. 301). Von jenen schwer definierbaren, in das riesige Syncytium des vegetativen Nervensystems eingebauten Zellen kann man bis zu den typisch gebauten Ganglienzellen alle möglichen Übergangsformen auffinden. Vielleicht handelt es sich bei jenen kleinen Ganglienzellen um jugendliche

Formen. Manche meiner Beobachtungen weisen darauf hin, daß die sympathische Ganglienzelle während der Lebensdauer des Organismus ihre Gestalt verändern, degenerieren und schließlich zugrunde gehen kann. Ein Ersatz durch jene kleinen, neuroblastenähnlichen Ganglienzellen wäre somit denkbar.

MATWEJEWA (1935) hat im AUERBACHschen Plexus des Darmes beim *Winterfrosch* kleine, in der Größe von den SCHWANNschen Kernen nicht weiter unterscheidbare Zellen beschrieben

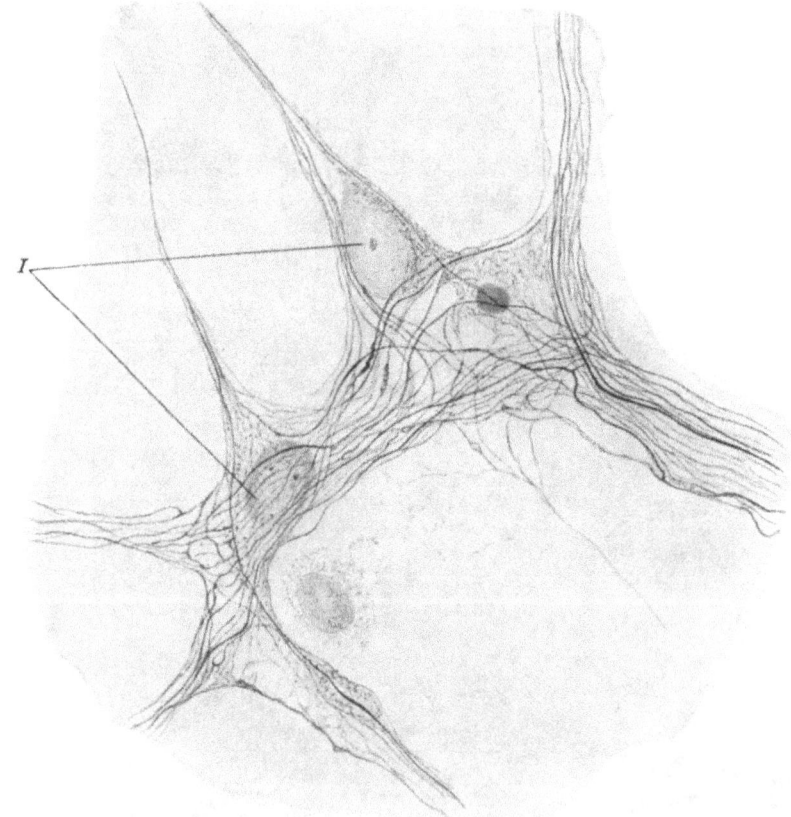

Abb. 305. Interstitielle Zellen *I* aus dem Plexus mucosus. Colon. 42jähriger Mann. (BIELSCHOWSKY-Methode. 1800mal vergrößert, auf $^3/_4$ verkleinert.)

und diese wegen ihrer unipolaren, dem embryonalen Zelltypus ähnlichen Gestalt als Neuroblasten bezeichnet.

Das pericelluläre Hüllplasmodium kommt in der Umgebung der meisten intramuralen Ganglienzellen vom Magen-Darmtractus zu Gesicht und ist, da es sich mit der BIELSCHOWSKY-Methode außerordentlich schwer färben läßt, zum mindesten an seinen in direkter Nähe der Ganglienzellen befindlichen Kernen in vielen Abbildungen des vorliegenden Werkes leicht festzustellen (Abb. 291, 293, 294, 297, 301). Es ist schwer, sich hinsichtlich der geweblichen Zugehörigkeit des Hüllplasmodiums in bestimmter Weise zu äußern; nach meinen Beobachtungen (1939) scheint mir das gesamte Nebenzellenplasmodium mit den neurogenen *Nebenzellen* KOHNs identisch zu sein. Es gehört somit nicht zum Bindegewebe, sondern dürfte nach den Angaben KOHNs (1903) und KÖLLIKERs (1896) seine Abkunft aus dem Ektoderm herleiten. Ob das Nebenzellenplasmodium in den sympathischen Ganglien ein Gewebe sui generis darstellt, ob es der Glia zuzurechnen oder als eine zusammenhängende Masse ganglienzellenartiger oder neuroblastenähnlicher Elemente zu betrachten ist, bleibt eine schwer zu entscheidende Frage. Die zur Rede stehenden Elemente jeweils als spezifisches Gewebe sui generis zu betrachten, scheint mir jedenfalls am besten geeignet, der offenbar unlösbaren Frage aus dem Wege zu gehen.

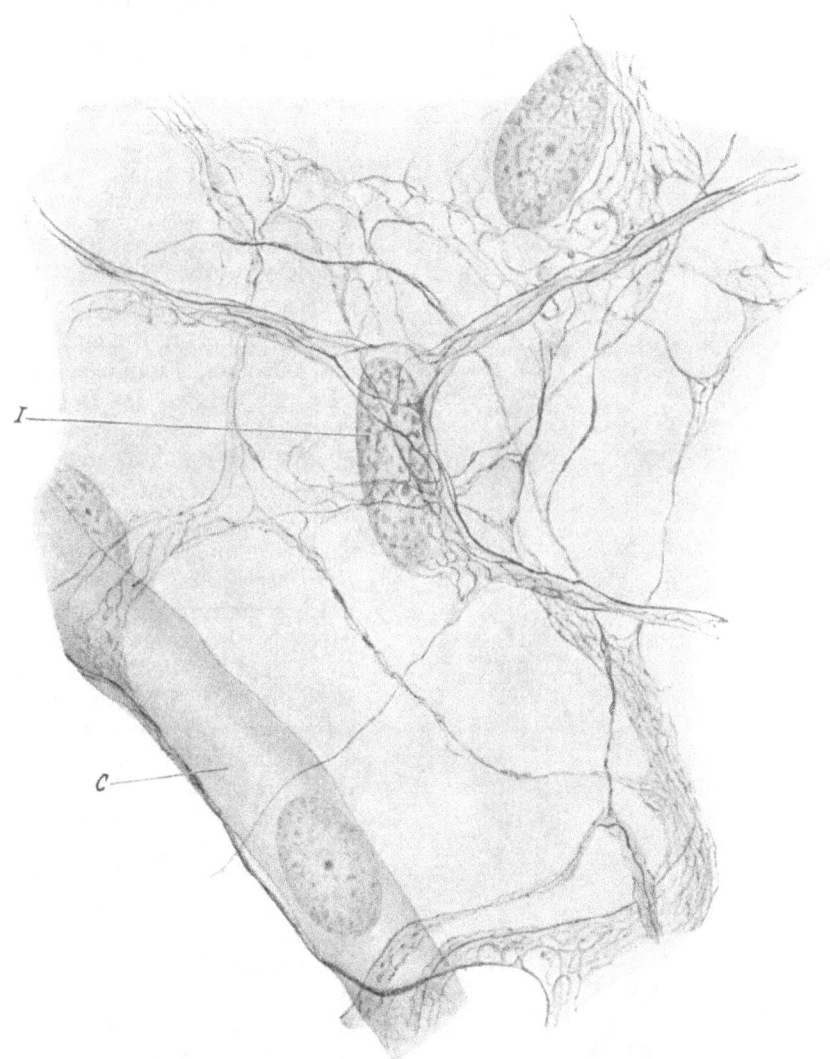

Abb. 306. Terminalreticulum aus dem MEISSNERschen Plexus. Colon. 42jähriger Mann. *C* Capillare; *I* Kern einer Interstitiellen Zelle. (BIELSCHOWSKY-Methode. 2400mal vergrößert, auf $^3/_4$ verkleinert.)

JABONERO und seine Mitarbeiter (1951) bezeichnen das Hüllplasmodium in den intramuralen Ganglien des Darmkanals im Anschluß an DE CASTRO (1950) als ,,células gliales satélites".

Nach einer subcutanen Injektion von Trypanblau bei der weißen *Maus* hat NAWZATZKY (1933) bei sämtlichen Ganglienzellen des Plexus myentericus ein *Speicherungsvermögen* des Farbstoffes nachgewiesen. Auch die kleinen Zellen des Hüllplasmodiums haben den Farbstoff in geringem Grade angenommen. Mit der MALLORY-Methode kann man ferner an den Ganglienzellen des Grenzstranges ein zwischen die Lücken des Hüllplasmodiums eingeschobenes, bindegewebiges, blau färbbares Flechtwerk festellen. Merkwürdigerweise ist es

TROSTANETZKY (1929) und SELL (1935) nicht gelungen, in den Ganglien der Darmwand das Vorkommen einer bindegewebigen *Kapsel* um die Nervenzellen zu beobachten. Daher rechnet TROSTANETZKY (1929) das feine, fascrige, mit Kernen versehene Gewebe in den Darmganglien der Glia zu, obwohl ihm, ebensowenig wie JOHNSON und PALMER (1936) eine spezifische Färbung der fraglichen Elemente nach der HORTEGA-Methode geglückt ist. Die von mir im Nebenzellenplasmodium der Grenzstrangganglien beobachteten NISSL-Granula besaßen im übrigen eine bemerkenswerte Ähnlichkeit mit „sekretkörnchenähnlichen Granula", die ITO und NAGAHIRO (1937) an offenbar sehr kleinen Ganglienzellen aus dem AUERBACHschen Plexus mit HEIDENHAINschem Eisenhämatoxylin dargestellt haben.

Die Frage, auf welche Weise die intramuralen Ganglienzellen untereinander zusammenhängen oder mit den an das Darmrohr herantretenden präganglionären Fasern in Verbindung stehen, ist sehr schwer zu beantworten. Zunächst findet sich fast jede Ganglienzelle von einem kernhaltigen *Hüllplasmodium* eingeschlossen, welches man als die für die Synapse bestimmte Region aufzufassen hat. Jedenfalls müssen alle Neurofibrillen, welche auf eine Ganglienzelle eine von einer anderen Ganglienzelle herrührende Erregung übertragen sollen, innerhalb des Hüllplasmodiums verlaufen oder endigen (Abb. 302). Ist das nicht der Fall, wie man es gelegentlich an den angeblichen präganglionären Endigungen bei anderen Autoren abgebildet sieht, so bleibt der behauptete Einfluß einer im pericellulären Bindegewebe gelegenen Nervenfaser auf die Ganglienzelle nach histologischer Vorstellung unverständlich.

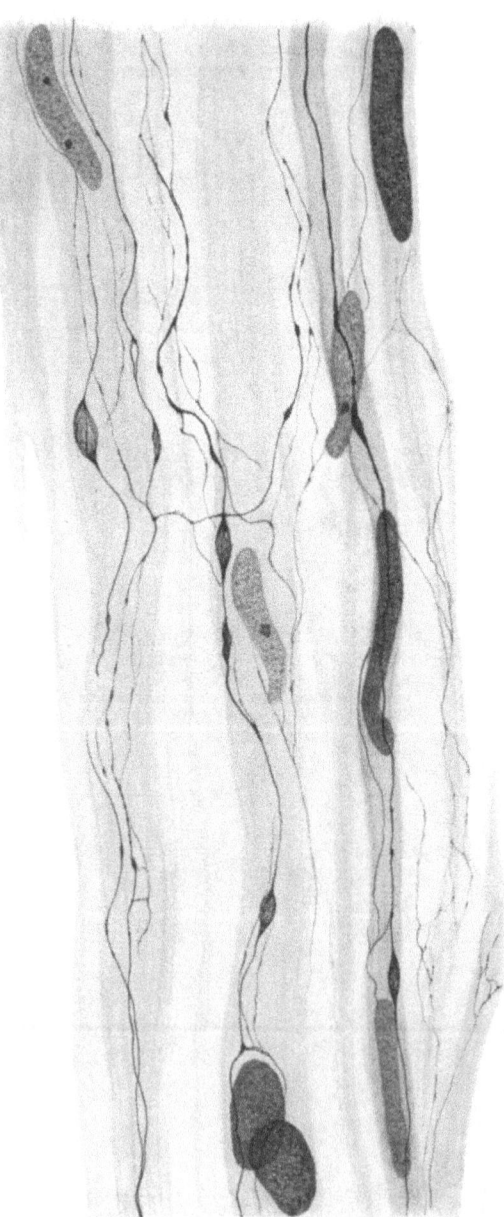

Abb. 307. Nervöses Terminalreticulum an glatten Muskelfasern. Magen. *Mensch.* (BIELSCHOWSKY-Methode. 2200mal vergrößert, auf ²/₃ verkleinert.)

Wenn bei der Imprägnierung das Fibrillengefüge einer Ganglienzelle unsichtbar geblieben ist, so tritt die Menge der dem Zellkörper direkt aufliegenden *Neurofibrillen* um so deutlicher in Erscheinung (Abbildung 303). Von irgendwelchen „pericellulären Endapparaten" wie knöpfchenoder ringartigen Bildungen oder von einer Kittsubstanz ist hierbei nichts zu entdecken. Die abgebildeten Neurofibrillen müssen dem Neuroplasma der Ganglienzelle denkbar eng innerhalb des Hüllplasmodiums aufliegen, da ihre Entfernung vom Zellkern manchmal nur 2 μ beträgt. Des weiteren hängen die fraglichen Neurofibrillen stellenweise mit den intracellulären Neurofibrillen, andererseits mit den Neurofibrillen des in der Darmwand entwickelten Terminalreticulums kontinuierlich zusammen. Auch die fibrillären Verbreiterungen der kurzen Fortsätze der Ganglienzellen vom Typus I gehen vielfach in das pericelluläre Terminalreticulum über, worauf SETO (1940) hingewiesen hat. Somit bleibt

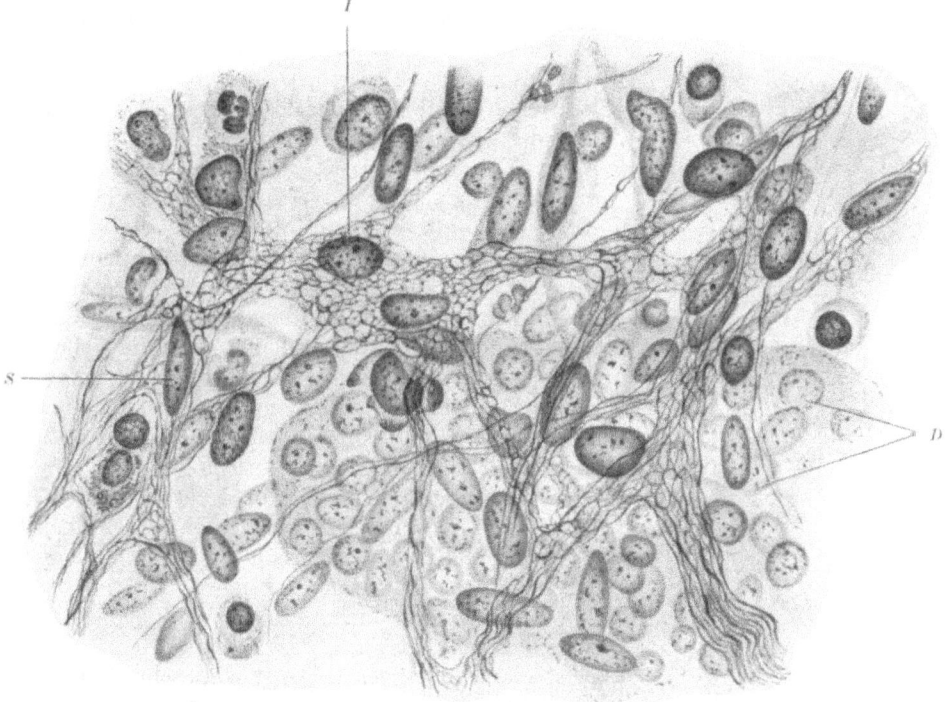

Abb. 308. Nervöses Terminalreticulum in der Schleimhaut des Darmes. *Katze.* D Kerne der Drüsenzellen; I Kern einer interstitiellen Zelle; S SCHWANNscher Kern. (BIELSCHOWSKY-Methode. 1400mal vergrößert, auf ²/₃ verkleinert.)

die Ganglienzelle untrennbar in das zarte vegetative Endnetz eingeschlossen und mit ihm auf verschiedene Weise plasmatisch verknüpft.

Zweifellos hat schon der eine oder andere der älteren Autoren zarte Neurofibrillen auf dem Körper von Ganglienzellen gesehen. Jedenfalls dürfte für die Übertragung nervöser Impulse auf eine intramurale Ganglienzelle eine wesentlich feinere nervöse Formation als der Zellkorb CAJALS oder die oft beschriebenen, um die Zelle schwebenden „knöpfchen- und ringartigen Enden" zur Verfügung stehen, wie sie kürzlich noch TEMESRÉKÁSI (1955) abbildet. Ferner haben IWANOW und RADOSTINA (1933) im MEISSNERschen Plexus des Darmes, REISER (1932) an den Ganglienzellen des Processus vermiformis, STEFANELLI (1938) und GUNN (1951) an Ganglienzellen des Oesophagus ein feinstes, pericelluläres Fibrillenwerk abgebildet, ähnlich dem in Abb. 303 geschilderten. JABONERO (1955) weist dem um die Ganglienzellen des Darmkanals entwickelten Hüllplasmodium mit Recht eine wichtige Rolle bei der synaptischen Übertragung zu, wenn anders auch ich mich zur Anschauung des Autors über die von ihm dargestellten nervösen Endknöpfchen nicht recht verstehen kann.

Nervenfasern und Neurofibrillen. Die langen Fortsätze der intramuralen Ganglienzellen werden zunächst zu verschieden dicken Bündeln zusammengefaßt und in einer Maschenkonstruktion geordnet, die man mit dem Namen

Plexus oder Geflecht bezeichnet. Durch das Maschenwerk dieser Plexus wird jede einzelne Nervenfaser genötigt, zahlreiche, oft sonderbar verschlungene Umwege auszuführen, wodurch ihre Wegstrecke erheblich verlängert wird. Solches bleibt insofern bedeutsam, als infolge der außerordentlichen Wegverlängerung die einzelnen Nervenfasern kaum Gefahr laufen dürften, bei den fortwährenden Veränderungen der Darmwand gezerrt zu werden, was nicht der Fall wäre, wenn sie auf dem kürzesten Wege ihr zu innervierendes Gewebe erreichen würden.

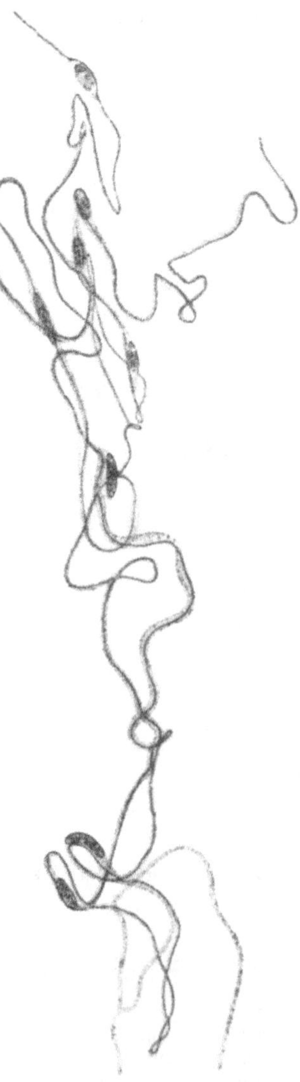

An den Knotenpunkten der verschiedenen Darmplexus findet ein stetiger Austausch der zarten, marklosen Nervenfäserchen oder auch der allerfeinsten Neurofibrillen statt. Das geschieht innerhalb des SCHWANNschen Leitplasmodiums oder des Syncytiums der Interstitiellen Zellen in jeder erdenklichen Art (Abb. 304). Die einzelnen fädigen Nervenelemente werden auf diese Weise immer wieder mit solchen anderer Herkunft zusammengebracht und zu einem Ganzen von außerordentlicher Kompliziertheit miteinander verwebt. Es dürfte vergebliche Mühe bedeuten, sich die Genese derartiger Nervengeflechte nach dem von der Neuronenlehre geforderten Schema des Auswachsens der Nervenfaser aus der Ganglienzelle vorstellen zu wollen. Vielmehr müssen auch in den innervierten Geweben gestaltende Faktoren vorhanden sein, welche bei der Differenzierung der wachsenden Nervenfaser für deren Verlauf und Anschluß an das Erfolgsgewebe Sorge tragen.

Wenn bei den intramuralen Nervengeflechten sich das Maschenwerk des Plexus submucosus gegenüber demjenigen des AUERBACHschen Plexus allmählich verfeinert und die einzelnen Bündel schmäler werden, so bleibt trotzdem das Prinzip der Durchflechtung fädiger Nervenelemente erhalten. Das tritt besonders deutlich in den zarten Strukturen des Plexus mucosus zutage, wo die feinsten Nervenfäserchen sich bereits zu Fibrillenstärke verschmälert haben und auch als Fibrillen gelten können (Abb. 305).

Um die Bildung nervöser Endformationen zu erreichen, müssen sich die erwähnten Nervengeflechte immer mehr verfeinern, ihre Maschen verkleinern, wobei an Stelle der SCHWANNschen Zellen die rundlichen Kerne der Interstitiellen Zellen in größerer Zahl erscheinen. Schließlich kommt es zur Entwicklung einer allerfeinsten nervösen Netzformation, die ich im vorhergehenden näher geschildert und als Terminalreticulum bezeichnet habe (Abb. 306).

Dieses syncytiale Endnetz verhält sich jeweils nach dem Gewebe, für dessen Versorgung es bestimmt ist, in seiner Ausgestaltung etwas verschieden; es gewährt also innerhalb der glatten Muskulatur (Abb. 307) einen anderen Anblick

Abb. 309. „Schlingenterritorium" nervöser Plasmastränge. Mucosa. Pylorus-Region des Magens. *Mensch.* (BIELSCHOWSKY-Methode. 600mal vergrößert, auf ⁹/₁₀ verkleinert.)

als im Drüsengewebe, wie aus Abb. 308 hervorgeht. Die in Abb. 306—308 dargestellten peripheren Nervenformationen lassen nirgends eine „freie" Endigung

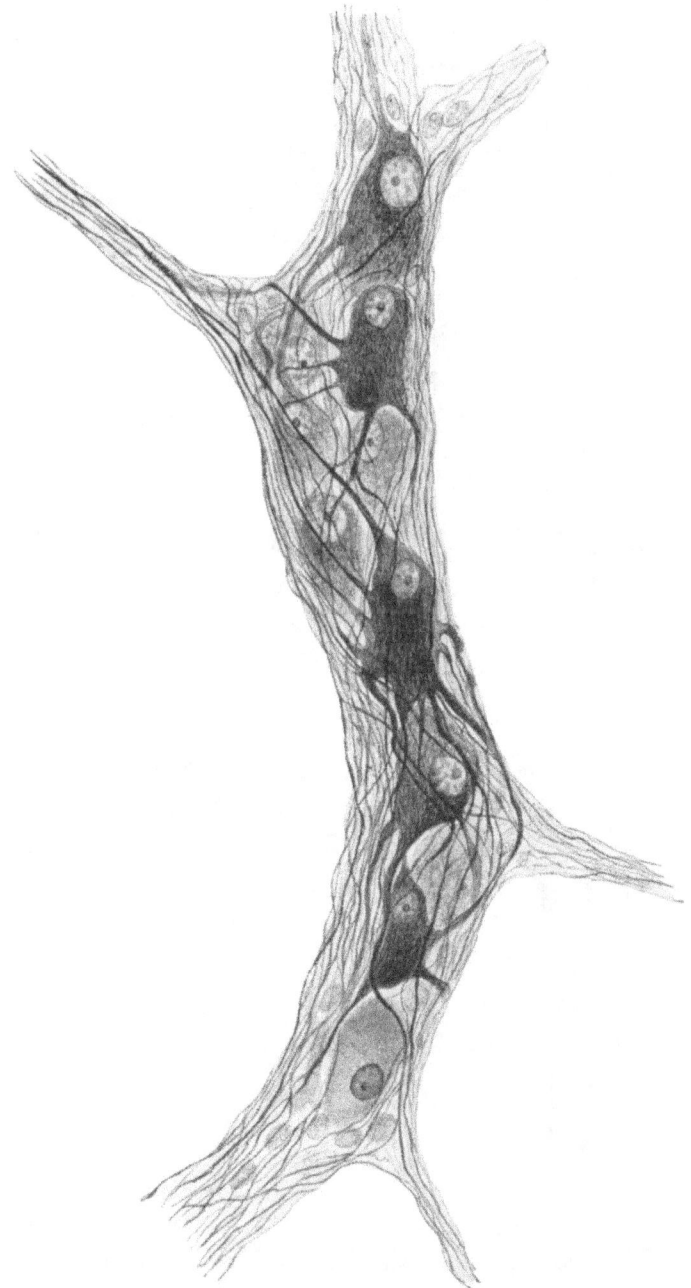

Abb. 310. Ganglion mit großen unipolaren Nervenzellen. Colon. *Mensch*. MEISSNERscher Plexus. (BIELSCHOWSKY-Methode. 600mal vergrößert, auf ⁵/₈ verkleinert.)

im Sinne der Neuronenlehre erkennen; sie entwickeln geschlossene Nervennetze und enthalten gemeinsam verlaufend Vagus- und Sympathicusabkömmlinge, afferente und efferente Elemente. Sie bilden an denjenigen Stellen, wo sie mit der innervierten Gewebsart plasmatisch zusammenhängen, die eigentliche Übertragungsstelle nervöser Impulse, die Synapse.

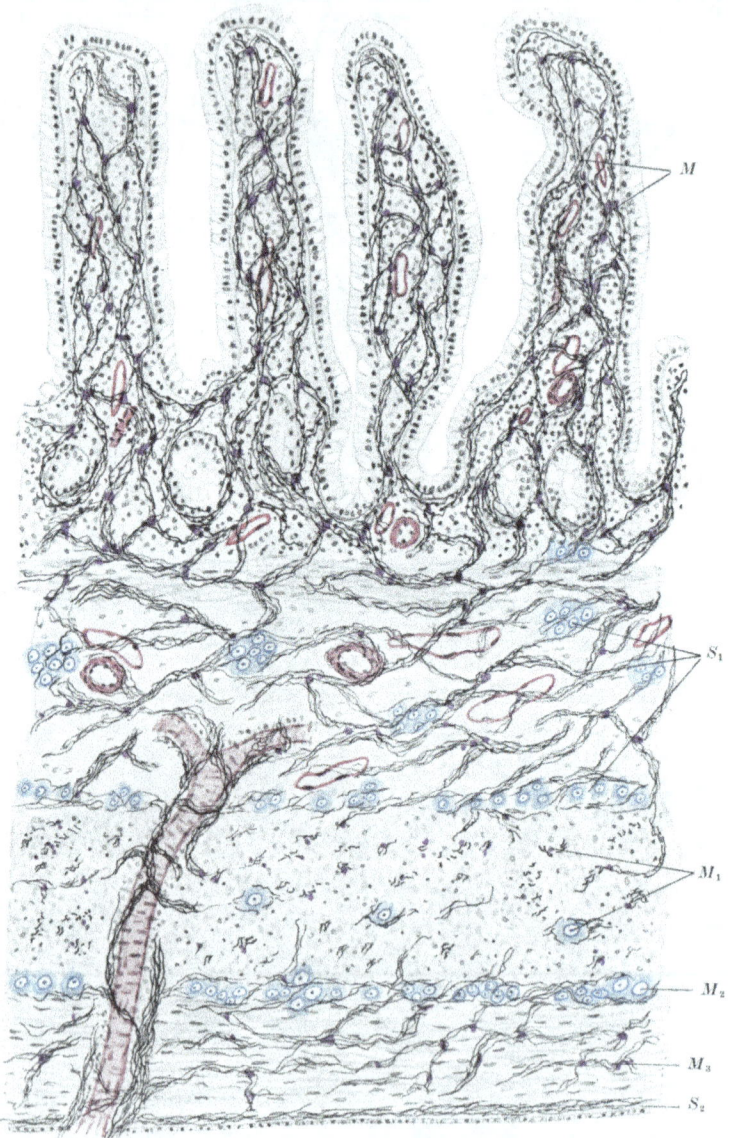

Abb. 311. Schema zur Innervation des Darmkanals. M Plexus mucosus; S_1 Plexus submucosus (MEISSNER), M_1 Plexus muscularis profundus; M_2 Plexus myentericus (AUERBACH); M_3 Plexus muscularis superficialis; S_2 Plexus subserosus. Ganglienzellen blau, Interstitielle Zellen violett. Aus STÖHR jr., Histologie 1951.

Schließlich kommen in der Submucosa des gesamten Magen-Darmkanals kernhaltige, neurofibrillenführende Plasmastränge zu Gesicht. Sie sind durch eine ungewöhnliche Anhäufung eigentümlicher Schlingen an umschriebener Stelle kenntlich, wodurch der Eindruck entsteht, als habe man etwas ähnliches wie eine afferente Endigung vor sich (Abb. 309). Manche Autoren neigen zu einer solchen

Anschauung. Ich habe die fraglichen Gebilde seinerzeit als „Schlingenterritorien" bezeichnet, mir jedoch keine bestimmte Meinung über ihr Zustandekommen und über ihre etwaige Funktion zu bilden vermocht.

An den Knotenpunkten des AUERBACHschen und des MEISSNERschen Plexus findet man die multipolaren Ganglienzellen zu ganzen *Ganglien* zusammengefaßt (Abb. 310). Sie bauen sich aus den gleichen Elementen wie die Ganglien des Grenzstranges, aus Nervenzellen, Hüllplasmodium, Nervenfasern, Bindegewebe und Blutgefäßen auf und stellen in ihrer Gesamtheit eine enorme Masse nervöser Substanz dar. Man gelangt hierbei zur Vorstellung, als seien beträchtliche Teile unseres Zentralnervensystems gleichsam als ein peripheres Stück Rückenmark in die Darmwand verlagert worden. Daß dem mit Millionen Ganglienzellen ausgestatteten intramuralen Darmnervensystem bei aller Abhängigkeit vom Zentralnervensystem doch wiederum eine gewisse Selbständigkeit in der Regelung nervöser Impulse und intramuraler Reflexe zukommen muß, läßt bereits der einfache histologische Befund annehmen; sonst bleibt die Bedeutung der riesigen Fülle von Ganglienzellen unverständlich.

Das intramurale Darmnervensystem läßt sich als ein ausgedehntes Syncytium auffassen, das durch den Schichtenbau der Darmwand eine Gliederung in einzelne Geflechte oder Plexus erfährt. Da die Plexus sämtlich miteinander durch zahlreiche Nervenfäserchen verbunden sind, so besitzt die Aufteilung der intramuralen Nervenmasse in bestimmte Plexus wohl mehr eine topographisch-regionäre als eine funktionelle Bedeutung. Abb. 311 gibt eine Übersicht über den Schichtenaufbau des Darmnervensystems wieder. Man unterscheidet einen *Plexus subserosus*, einen *Plexus muscularis superficialis* für die äußere Längsmuskulatur und einen *Plexus muscularis profundus* für die Ringmuskulatur. Zwischen beiden Muskelschichten breitet sich der AUERBACHsche *Plexus myentericus* aus. Durch die ganze Tiefe der Submucosa erstreckt sich der MEISSNERsche *Plexus submucosus*. Feinste Verbindungsfäserchen führen auf dem Wege über ein zartes Netzwerk in der Muscularis mucosae in die Tunica propria. Hier kommt es zur Bildung des zarten *Plexus mucosus*. Alle Nervenplexus hängen durch zahlreiche Nervenfasern untrennbar miteinander zusammen, repräsentieren also ein einheitlich geschlossenes Ganzes.

Der *Plexus subserosus* findet sich beim Magen-Darmkanal in dem unter der Serosa gelegenen Bindegewebe und stellt ein feines, aus marklosen Fasern bestehendes Nervengeflecht dar. Dieses erhält die Hauptmasse seiner Fasern nicht etwa aus den in die Darmwand eindringenden Nn. mesenterici, sondern aus dem AUERBACHschen Plexus. *Ganglienzellen* sind im Plexus subserosus gewöhnlich nicht vorhanden. Auch der *Plexus mucosus* erweist sich frei von Ganglienzellen, vereinzelte Zellen an der Grenze zur Muscularis mucosae abgerechnet.

b) Die Innervation des Oesophagus.

Vagus und Sympathicus entwickeln in dem den Oesophagus umlagernden, periadventitiellen Bindegewebe ein dichtes Nervengeflecht, an dessen Entstehung sich in der kranialen Region des Oesophagus der N. recurrens beteiligt. BRAEUCKER (1927) hat jenes Nervengeflecht, in welchem die vom Vagus und Sympathicus stammenden Fasern miteinander vermischt werden, beim *Menschen* präparatorisch gut dargestellt; RIEGELE (1926) hat es beim *Affen* richtig beobachtet. Ein Stück weiter in unserer Kenntnis über das Nervensystem der Speiseröhre führen die Untersuchungen DOWGJALLOs (1927), der mit Hilfe der elektiven Methylenblaufärbung nach KONDRATJEW im Bindegewebe des Oesophagus beim *Hund* ein feines, nervöses Maschenwerk zur Ansicht gebracht hat. Der Autor nennt es Grundgeflecht, erwähnt das Auftreten von Ganglienzellen an den Knotenpunkten dieses Maschenwerks und weist auf dessen innige Verbindung mit dem für die Lunge, Aorta, V. cava cran. und für das Perikard bestimmten Nervengeflecht hin. Über die für chirurgische Eingriffe wichtige Aufteilung des N. vagus in der unmittelbaren Umgebung des Oesophagus hat van GEERTRUYDEN (1949) eine aufklärende Studie veröffentlicht. Die Arbeiten von JACKSON (1949), ROSENBERG (1949), PEDEN, SCHNEIDER und BICKEL (1950) bringen weitere topographische Resultate über die Beziehung des Vagusgeflechtes zur Wand des Oesophagus und des Magens beim *Menschen*. Die histologische Zusammensetzung der zur glatten und quergestreiften Oesophagusmuskulatur bestimmten Vagusäste beim *Menschen* und beim *Hund* ist von BOTAR und POPJAK (1938) kurz geschildert worden.

Es fällt nicht schwer, in der *Adventitia* des Oesophagus ein Geflecht starker, vielfach aus markhaltigen Fasern bestehender Nervenbündel mit dem Mikroskop

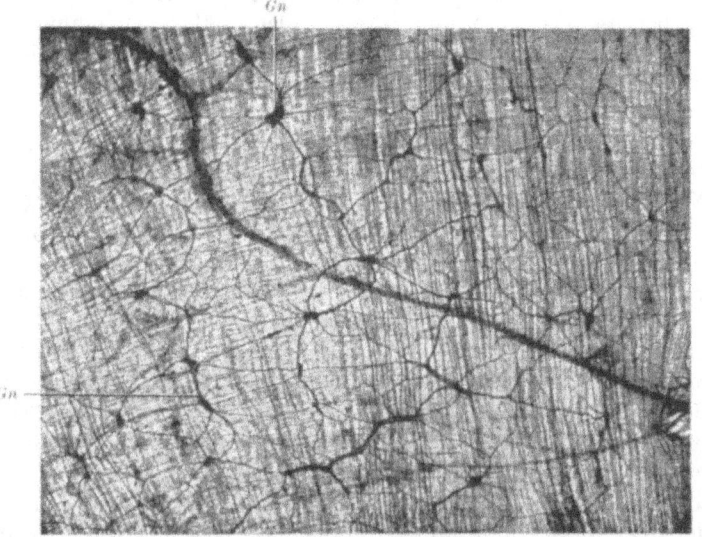

Abb. 312. Plexus myentericus. Oesophagus der *Katze* vor dem Eintritt in den Magen. *Gn* Ganglien. (4mal vergrößert.) Nach SCHABADASCH 1930.

aufzudecken. Von jenem Geflecht treten zahlreiche Nervenbündel in die Längsmuskulatur ein, um in dem zwischen Längs- und Spiralmuskulatur gelegenen, bindegewebigen Interstitium einen intermuskulären Nervenplexus zu entwickeln. Andere Nervenfaserbündel begeben sich von dem adventitiellen Nervenplexus aus gemeinsam mit größeren Blutgefäßen direkt in die Submucosa hinein. Multipolare *Ganglienzellen* kommen in dem adventitiellen Nervengeflecht vor.

Der *intermuskuläre Nervenplexus* stellt ein aus Nervenbündeln zusammengesetztes Maschenwerk dar, das an seinen Knotenpunkten kleine Anhäufungen von *Ganglienzellen* besitzt (Abb. 312). Somit weist der Plexus eine beträchtliche Ähnlichkeit mit dem AUERBACHschen Geflecht im Darm auf und wird daher von den meisten Autoren mit Recht als AUERBACHscher Plexus bezeichnet; er läßt sich nach den Angaben GREVINGs (1931) beim *Menschen* erst 3—4 cm unterhalb des Larynx in seiner typischen Maschenanordnung einigermaßen sicher feststellen. Der gleiche Autor hat eine Unterteilung des fraglichen Maschenwerks in drei, hinsichtlich ihrer Konstruktion voneinander abweichenden Flechtwerke, nämlich in das Primär-, Sekundär- und Tertiärgeflecht richtig beobachtet. Bei der später folgenden Beschreibung des AUERBACHschen Plexus im Dünndarm sind die entsprechenden morphologischen Einrichtungen zu ersehen.

Die meisten Autoren (GREVING 1931, RIEDER 1931, HARTING 1934, LAWRENTJEW 1929, OTTAVIANI 1937, THOMAS 1931, ISHISAWA 1936, OTTAVIANI und BONIVENTO 1937/38, OKAMURA 1934, KOLOSSOW und SABUSSOW 1928, IWANOW

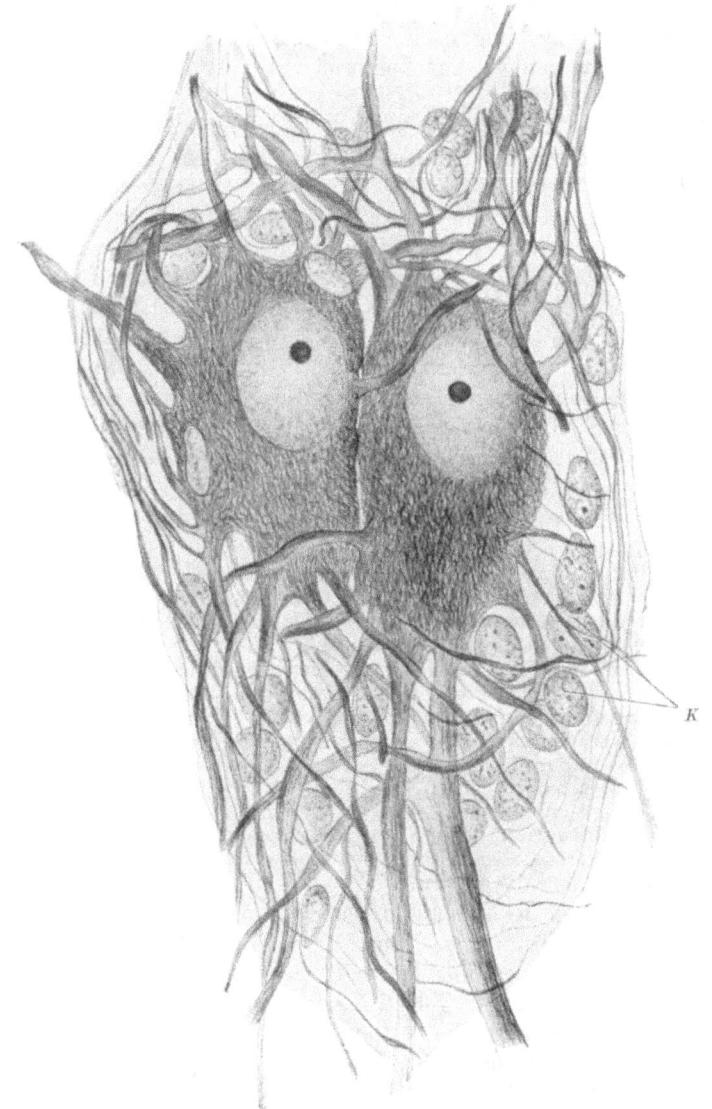

Abb. 313. Ganglienzellen vom Typus I. AUERBACHscher Plexus des Oesophagus. 44jähriger Mann. *K* Kerne des Hüllplasmodiums. (BIELSCHOWSKY-Methode. 1500mal vergrößert, auf ⁴/₅ verkleinert.)

1930, KOLOSSOW, SABUSSOW und IWANOW 1932, SOKOLOWA 1930, STEFANELLI 1938, JABONERO 1952, SUGAMATA 1955, RENZONI 1956) haben im AUERBACHschen Plexus des Oesophagus beim *Menschen* und verschiedenen *Tierarten multipolare Ganglienzellen* gefunden und rechnen dieselben fast ausschließlich dem Typus I nach DOGIEL zu. Auf Grund des von mir untersuchten menschlichen Materials vermag ich die Angaben der genannten Autoren zu bestätigen. An den in Abb. 313 gezeichneten Ganglienzellen ist es mir nicht gelungen, den für den Zelltypus I charakteristischen langen Fortsatz zu erkennen; denn sämtliche nervöse Ausläufer der Ganglienzellen besitzen eine beträchtliche Länge und lassen überdies nirgends ein Ende beobachten; auch die bei den kurzen Fortsätzen von LAWRENTJEW (1929) nachgewiesene, fibrilläre Verbreiterung kommt nicht zu Gesicht. Trotzdem scheinen die in der fraglichen Abbildung dargestellten Ganglienzellen ihrer gesamten Formgebung nach dem Zelltypus I anzugehören. SUGAMATA (1955) rechnet hingegen manche Zellformen des AUERBACHschen Plexus beim *Hund* dem Typus II zu.

Größe und Form der im menschlichen Oesophagus vorkommenden *Ganglienzellen* sind erheblichen Schwankungen unterworfen. Das gilt auch für die Stärke und Zahl der aus dem Körper der Ganglienzellen entspringenden Fortsätze. Diese ausgeprägte, gestaltliche Verschiedenheit unter den Ganglienzellen berechtigt nicht ohne weiteres zur Aufstellung bestimmter Zelltypen, die sich etwa während des ganzen Lebens als unveränderlich betrachten ließen. Vielmehr kann das mikroskopische Bild einer Ganglienzelle innerhalb gewisser Grenzen nicht anders als ein augenblicklicher Zustand im Laufe dauernder, morphologischer Veränderungen gewertet werden. Im übrigen scheinen sich beim *Menschen* die Ganglienzellen des Oesophagus durch eine große Zahl von Fortsätzen auszuzeichnen (Abb. 314). Das ist schon aus den Abbildungen GREVINGs (1931), LAWRENTJEWs (1929) zu ersehen und läßt sich mit besonderer Deutlichkeit aus einer Studie JABONEROs (1952) und einer weiteren Arbeit von JABONERO, BORDALLO und PÉREZ-CASAS (1949) wahrnehmen.

Nach den Resultaten von BULLÓN-RAMÍREZ (1945) und von BULLÓN-RAMÍREZ und LAMAS LÓPEZ (1949) besitzen die Ganglienzellen im Oesophagus des *Hundes* im allgemeinen erheblich weniger Fortsätze, als ich beim *Menschen* angegeben habe. Species und Individualität vermögen, wie hier schon des öfteren vermerkt worden ist, zweifellos dem Bild einer vegetativen Ganglienzelle ein eigenes Gepräge zu verleihen.

In den Ganglien des Oesophagus kommen, vor allem beim *Hund*, zarte Nervenenden vor, die den fibrillären Verbreiterungen der kurzen Fortsätze durchaus gleichen und ihnen teilweise auch angehören dürften. Andererseits besteht die Möglichkeit, jene oft vielfach verästelten, von einer markhaltigen Faser abstammenden fibrillären Endapparate als das synaptische Ende präganglionärer Vagusfasern aufzufassen. JABONERO, BORDALLO und PÉREZ-CASAS (1949) haben versucht, in das kaum deutbare Gewirr der Oesophagusganglien eine gewisse Ordnung zu bringen, und eine aus drei elementaren Aufbauelementen zusammengesetzte, neurovegetative Kette aufgestellt. Hiermit sind die ersten beiden Teile als synaptisch verbundene intramurale, echte „Neuronen" zu betrachten, während das dritte Teilglied als ein syncytielles, plasmatisches Fasersystem der Interstitiellen Zellen hingestellt wird.

Die Ganglienzellen des AUERBACHschen Plexus sind von einem kernreichen *Hüllplasmodium* umgeben, in welchem die sämtlichen für eine Synapse bedeutsamen Nervenelemente verlaufen müssen. Gelegentlich läßt sich innerhalb des Hüllplasmodiums ein ganzer Filz feinster Nervenfäserchen beobachten, die — ohne daß es möglich wäre, ein bestimmtes Ende an ihnen festzustellen — sich dem in der Mitte eines Ganglions ausbreitenden Fasergewirr beigesellen und auf eine nicht näher ersichtliche Weise in die das Ganglion verlassenden Faserbündel verlieren. Man kann neben marklosen Nervenfasern auch starke markhaltige Fasern in die Ganglien eintreten oder durch die Ganglien hindurchziehen sehen. Sie entstammen zweifelsohne dem Vagus und entwickeln, wie OTTAVIANI (1937) gezeigt hat, innerhalb der Ganglien ein feinstes nervöses Netz, das „terminalreticolo vagale pregangliare". Auch bei STEFANELLI (1938) finden wir jenes zarte, aus markhaltigen Vagusfasern gebildete Netz um einige Ganglienzellen aus dem Oesophagus der weißen *Ratte* mit der Goldmethode RUFFINIs sehr schön abgebildet.

DE CASTRO (1950) hat die *Endigungsweise der Vagusfasern* innerhalb der Ganglien des AUERBACHschen Plexus im Oesophagus des *Hundes* gleichzeitig mit der BIELSCHOWSKY-Methode und mit der von ihm modifizierten CAJALschen Methode aufgezeigt. Im ersteren

Die Innervation des Oesophagus. 327

Falle erscheint die vagale Endigung als ein neurofibrilläres, geschlossenes Endnetz, im zweiten Falle als eine mit zahlreichen Endplättchen ausgestattete, bäumchenartige Formation, die allerdings nach dem Zugeständnis und der bildlichen Darstellung DE CASTROS (1950) vielfach einen netzartigen Charakter aufweist. Die Endapparate müssen innerhalb des Hüllplasmodiums — von DE CASTRO (1950) als „Gliocyten-Syndesme" bezeichnet — gelegen sein,

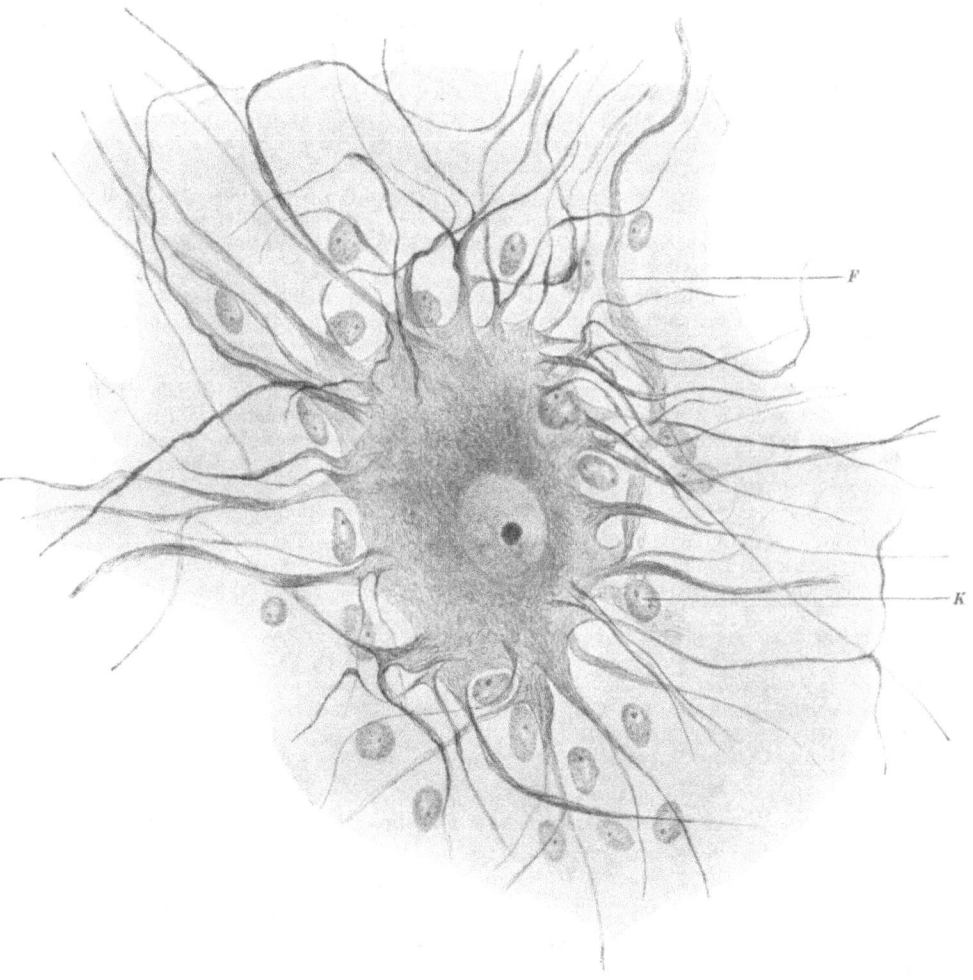

Abb. 314. Ganglienzelle vom Typus I aus dem AUERBACHschen Plexus. Oesophagus. 42jähriger Mann. *F* Verbreiterter Fortsatz; *K* Kern des Hüllplasmodiums. (BIELSCHOWSKY-Methode. 1100mal vergrößert, auf ⁴/₅ verkleinert.)

wobei der Autor jedoch die Existenz eines diffusen, pericellulären Nervennetzes in Abrede stellt.

Wählt man zu den Ergebnissen der BIELSCHOWSKY- und der modifizierten CAJAL-Methode als ein drittes Vergleichsverfahren die von STEFANELLI (1938) verwendete Goldmethode RUFFINIS hinzu, so entsteht um die Ganglienzellen des Oesophagus wiederum ein den Vagusfasern entstammendes, geschlossenes Nervennetz, ähnlich demjenigen, welches man mit der BIELSCHOWSKY-Methode erhält. Von den ringartigen Endknöpfchen, welche von den meisten Autoren mit Vorliebe als die Endform der präganglionären Faser, als das morphologische Substrat des Synapse hingestellt werden, ist nach Gebrauch der drei angeführten Methoden jeweils nur vereinzelt etwas zu sehen.

Im vorliegenden Fall scheint mir trotz der, wenn auch eingeschränkten Einwände DE CASTROS (1950) das Gemeinsame der drei Methoden in der Darstellung eines pericellulären, oft nur teilweise die Zelle umfassenden Nervennetzes zu suchen zu sein. Daß jenes neurofibrilläre Reticulum unter bestimmten Bedingungen seinen netzartigen Charakter verlieren und morphologischen Veränderungen unterworfen sein kann, ist eine andere Frage und durchaus möglich.

Der Zustrom markhaltiger Fasern zu den Ganglien des AUERBACHschen Plexus im Oesophagus wurde weiterhin von LAWRENTJEW (1929), SOKOLOWA (1930), GREVING (1931), HARTING (1934), BULLÓN-RAMÍREZ (1945), KOLOSSOW und SABUSSOW (1928) beobachtet. Nach *Vagusdurchschneidung* beim *Hund* (LAWRENTJEW 1929) und bei *Vögeln* (KOLOSSOW, SABUSSOW und IWANOW 1932) oder nach Vagusschädigung beim *Menschen* (KOLOSSOW und SABUSSOW 1932) und beim *Rind* (SOKOLOWA 1930) sollen die von den Autoren beobachteten pericellulären Endapparate um die Ganglienzellen des AUERBACHschen Plexus im Oesophagus einer Degeneration anheimfallen. Hieraus folgern die genannten Autoren eine Zugehörigkeit der Ganglienzellen vom Typus I zum Vagussystem und einen neuronalen Aufbau des vegetativen Nervensystems im Sinne der LANGLEYschen Hypothese.

Da die Ganglienzellen des Vagus unipolar, diejenigen des Sympathicus multipolar sind, so dürfte es aus morphologischen Gründen verwirrend wirken, die letzteren zum Vagussystem zu rechnen. Hiermit sei nicht geleugnet, daß die sympathischen Ganglienzellen auch Impulse vom Vagus erhalten können.

RIEDER (1931) hat den Oesophagus der *Katze* soweit als möglich von seinen zuführenden Nerven befreit und hiernach keine degenerativen Erscheinungen an den Ganglienzellen des AUERBACHschen und MEISSNERschen Plexus beobachtet. Die baumförmigen, fibrillären Verästelungen markhaltiger Nervenfasern in den Oesophagusganglien des *Hundes* sind von NONIDEZ (1946) eingehend geschildert worden. Der Autor betrachtet die Gebilde als afferente Vagusendigungen, die von Bedeutung für die reflektorisch verlaufenden Kontraktionen des Oesophagus sein sollen. LAWRENTJEW (1929) vermutet hingegen in den fraglichen Nervenformationen die präganglionären Synapsen des Vagus. Die letztere Annahme besitzt große Wahrscheinlichkeit, mag aber gleichzeitig daran erinnern, mit welch' geringer Sicherheit sich beim Nervengewebe Schlüsse von der Form auf die Funktion ziehen lassen.

BULLÓN-RAMÍREZ (1945) hat die Oesophagusganglien des *Hundes* mit der CAJALschen Methode untersucht, vom Zelltypus I große und kleine Zellen unterschieden und die oben beschriebenen, baumartigen Verästelungen teils als präganglionäre Vagusenden aufgefaßt, teils den dendritischen Verästelungen der intramuralen Ganglienzellen zugewiesen. Nach Durchschneidung des Vagus degenerieren im AUERBACHschen Plexus des Oesophagus die markhaltigen Fasern samt ihren oben angedeuteten fibrillären Verästelungen, während die Ganglienzellen unverändert bleiben. Gemeinsam mit LAMAS-LÓPEZ (1949) berichtet der Autor an den Ganglienzellen des Oesophagus über regenerative Erscheinungen, bei denen zur Bildung nervöser Synapsen dem Hüllplasmodium eine bedeutsame Rolle zufallen dürfte. Die funktionelle Vollwertigkeit jener neugebildeten Synapsen bleibt fraglich.

Die *quergestreifte Muskulatur des Oesophagus* scheint in der Hauptsache von markhaltigen Vagusfasern versorgt zu werden, die mit der quergestreiften Muskelfaser durch die bekannte *motorische Endplatte* verbunden sind. KOLOSSOW (1933), HARTING (1934) und N. P. SABUSSOW (1913) berichten im gleichen Sinne. STEFANELLI (1938) rechnet hingegen die von ihm an den quergestreiften Muskelfasern des Oesophagus beobachteten traubenförmigen Endigungen (Fasern „a grappolo") dem sympathischen System zu, da die zugehörigen Nervenfasern myelinarm seien. Aus dem in die quergestreifte Oesophagusmuskulatur eingelagerten Vagusgeflecht sondern sich dünne Fäserchen ab, die in den AUERBACHschen Plexus eindringen. Inwieweit sich sympathische Fasern an der Innervation der quergestreiften Muskulatur beteiligen, habe ich nicht mit Sicherheit feststellen können.

SLAWIK (1942) erwähnt das Vorkommen von *Muskelspindeln* in der quergestreiften Spiral- und Längsmuskulatur am oberen Drittel des menschlichen Oesophagus. Ein Gleiches habe ich beobachtet; sehr wahrscheinlich stammen die Muskelspindeln aus dem Vagus. SLAWIK (1942) gibt die Länge der Spindeln auf annähernd 1 mm, ihren größten Durchmesser auf 0,1 mm an. Wahrscheinlich sind die Muskelspindeln im Oesophagus des *Menschen* selten. Ich habe an quergestreiften Spiralmuskelfasern des Oesophagus nervöse Bildungen beobachtet, die den Muskelspindeln sehr ähnlich sahen, sich aber als Wucherungserscheinungen erkrankter Nervenfasern herausstellten. Die eigentümlichen, dem Vagusgebiet angehörenden knäuelförmigen Endapparate, die OTTAVIANI (1937) an der quergestreiften Muskulatur für motorisch erklärt hat, scheinen eher afferenter Natur zu sein.

Bei *Emys* erwähnen OTTAVIANI und BONIVENTO (1937/38), KOLOSSOW und SABUSSOW (1928) im AUERBACHschen Plexus des Oesophagus neben multipolaren *Ganglienzellen* weitere unipolare Elemente. Nach IWANOW (1930) findet sich bei manchen *Vögeln (Gans, Taube)*, bei denen die äußere Längsmuskelschicht des Oesophagus der Rückbildung verfallen ist, der AUERBACHsche Plexus in der Adventitia ausgebreitet. Über das Verhalten des Plexus myentericus beim *Fisch* sind bei KOLOSSOW und IWANOW (1930), über das gleiche Thema beim *Frosch* und *Sperling* bei OKAMURA (1934) weitere Einzelheiten zu ersehen. Der letztgenannte Autor unterscheidet übrigens im AUERBACHschen Plexus beim *Frosch* neben den Ganglienzellen vom Typus I und II noch eine besondere Zwischenart.

In der *glatten Spiralmuskulatur* des Oesophagus finden wir ein Geflecht feinster, markloser Nervenfasern; es erhält die meisten zuführenden Fäserchen aus dem

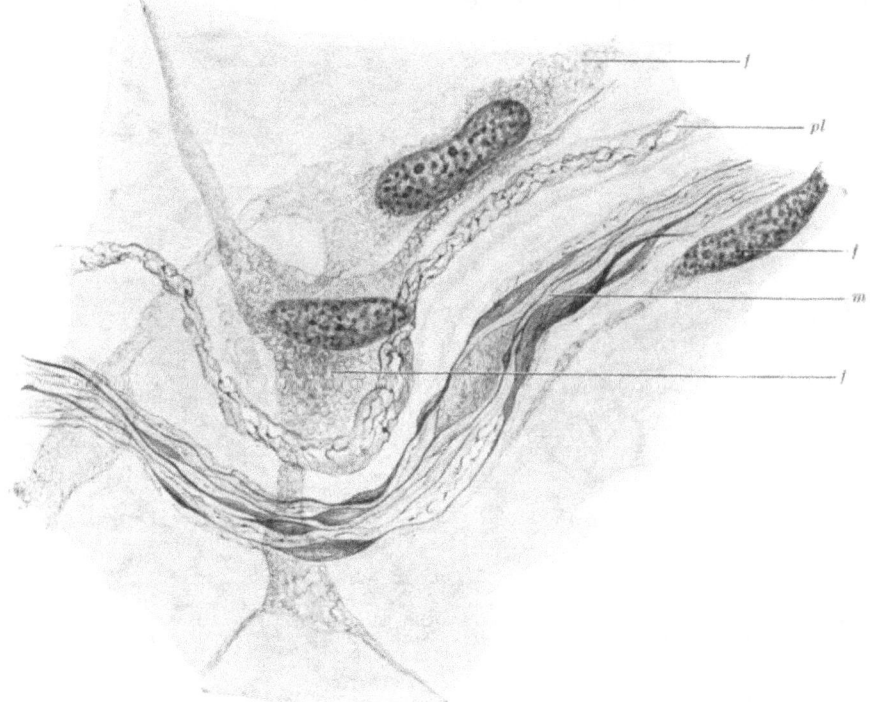

Abb. 315. Nervenfaserzüge aus dem MEISSNERschen Plexus. Oesophagus. 44jähriger Mann. *m* Mittelstarkes Nervenbündel; *pl* feinster nervöser Plasmastrang; *f* Fibrocyten. (BIELSCHOWSKY-Methode. 2000mal vergrößert, auf ³/₄ verkleinert.)

AUERBACHschen Plexus und entspricht dem später bei der Innervation des Darms geschilderten Plexus muscularis profundus. Feinste kernhaltige Plasmastränge entwickeln ein überaus zartes Netzwerk, das in seinem Innern noch Interstitielle Zellen und zarte Achsenzylinder beherbergt. Letztere bilden mit dem SCHWANNschen Leitplasmodium ein geschlossenes Syncytium, das Terminalreticulum, das mit den Muskelfasern plasmatisch verbunden ist und als der motorische, sehr wahrscheinlich aus Vagus- und Sympathicusanteilen zusammengesetzte Endapparat des vegetativen Nervensystems zu gelten hat. Im Oesophagus von *Emys* haben OTTAVIANI und BONIVENTO (1937/38), im Oesophagus des *Hundes* SUGAMATA (1955) jenen in die glatte Muskulatur versenkten Nervenapparat gut geschildert.

GREVING (1931) hat in der glatten Muskulatur des Oesophagus bei der *Katze* kurz aufeinanderfolgende Verzweigungen markhaltiger Nervenfasern gefunden; der Autor betrachtet die Gebilde unter Hinweis auf ähnliche, von SUNDER-PLASSMANN (1936) in der Muscularis der Bronchien beschriebene, nervöse Formationen als *Muskelspindeln*, somit als afferente Endorgane. Möglicherweise besteht die Anschauung GREVINGS (1931) zu Recht; ich vermag sie aber bis jetzt aus eigener Beobachtung heraus nicht zu bestätigen. Nach TANAKA (1953) stammen die afferenten Fasern in der Wand des Oesophagus vorwiegend aus dem Vagus, zum geringeren Teil aus den hinteren Wurzeln des Rückenmarks, und besitzen ihre zugehörigen Zellen in den Spinalganglien.

In der *Submucosa* des Oesophagus befindet sich ein sehr feines, mit kleinen *Ganglienzellen* ausgestattetes, maschenartiges Nervengeflecht; bei *Mammaliern* wurde es von DE WITT (1900) näher beschrieben, war aber schon REMAK (1847) und KÖLLIKER (1854) bekannt und erhielt beim *Frosch* von SMIRNOW (1893) und R. MÜLLER (1908) eine weitere Schilderung. Der *Plexus submucosus* besitzt im menschlichen Oesophagus die gleiche etagenförmige Anordnung, die beim

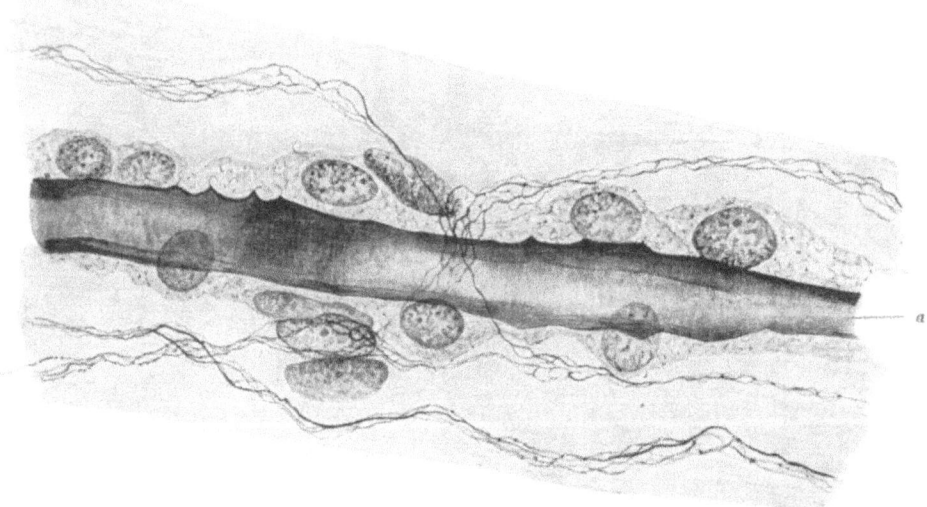

Abb. 316. Feinste Nervenfaserzüge aus dem MEISSNERschen Plexus. Oesophagus 44jähriger Mann. *a* Kleine Arterie. (BIELSCHOWSKY-Methode. 1500mal vergrößert, auf ⁴/₅ verkleinert.)

AUERBACHschen Plexus zu erkennen war; nur ist die Ausbreitung der Nervenmaschen entsprechend der größeren Schichtenausdehnung der Submucosa mehr nach der Tiefe hin erfolgt. Es sind hier offenbar mehr Flechtwerke etagenförmig übereinander geschoben als im AUERBACHschen Plexus. Die Gesamtkonstruktion des Plexus submucosus nimmt, je näher er an die Muscularis mucosae grenzt, an Feinheit zu; die Nervenbündel werden infolgedessen immer schmäler und die Maschen kleiner. Solange sich das Flechtwerk aus mittelstarken Nervenbündeln zusammensetzt, trifft man an seinen Knotenpunkten kleine, multipolare Ganglienzellen in verschiedener Zahl an; bei der *Schildkröte* sollen sie nach den Angaben von KOLOSSOW und SABUSSOW (1928) häufiger vorkommen als im Plexus myentericus, während THOMAS (1931) in der gleichen Region bei der *Katze* überhaupt keine Ganglienzellen gefunden hat.

Abb. 315 zeigt bei sehr starker Vergrößerung zwei nebeneinander liegende Nervenbündel, die verschiedenen Etagen des Plexus submucosus entstammen. Neben den mittelstarken, aus zarten Nervenfäserchen bestehenden Bündeln sieht man einen, dem feinsten Endnetz angehörenden Plasmastrang verlaufen, der nur wenige Neurofibrillen in seinem Leitplasmodium beherbergt und sich den Fibrocyten eng anlagert.

Die nervösen Plasmastränge entwickeln in der Submucosa ein geschlossenes Netz, das mit den Blutgefäßen und Schleimdrüsen in plasmatische Verbindung gerät und den Charakter einer nervösen Endformation annimmt. In Abb. 316 sind die Plasmastränge, die zahlreiche SCHWANNsche Kerne und an ihren Kreuzungsstellen die Interstitiellen Zellen enthalten, in der Umgebung eines kleinen Blutgefäßes eingezeichnet. JABONERO (1952) hat die dichte Masse jener nervösen Plasmastränge anschaulich dargestellt. Die Plasmastränge stellen nicht die letzte nervöse Endformation dar, die sich gerade noch mit dem Mikroskop erkennen läßt. Vielmehr verfeinert sich das Maschenwerk der Plasmastränge

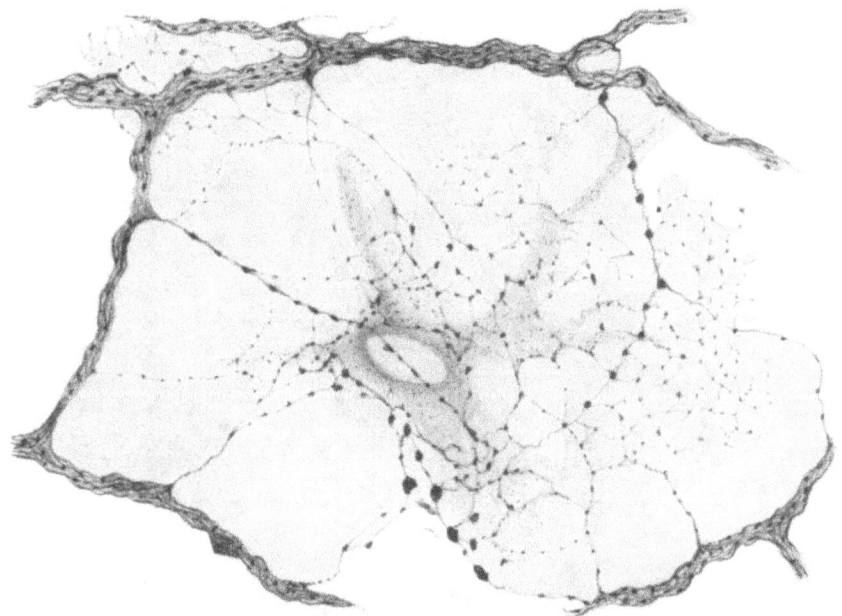

Abb. 317. Bindegewebszelle in der Submucosa des Oesophagus mit feinstem Nervennetz. *Gecko*. (Goldchlorid-Methode nach RUFFINI.) Nach STEFANELLI 1941.

zu einem zarten Neurofibrillennetz, das dem Terminalreticulum gleichzustellen und somit als vegetative Endformation zu betrachten ist. STEFANELLI (1938) hat jenes Endnetz in der Submucosa des Oesophagus beim *Gecko* in treffender Weise abgebildet (Abb. 317). Die Innervation der Drüsen und Blutgefäße des Oesophagus unterscheidet sich in morphologischer Hinsicht nicht von dem, was in Kapitel VII hierüber berichtet worden ist.

Schlingenterritorien von eigentümlicher Ausprägung kommen im menschlichen Oesophagus gelegentlich zu Gesicht (Abb. 318). JABONERO (1952) hat die Gebilde ebenfalls beim *Menschen* beobachtet. Im Oesophagus des *Kaninchens* sind sie von HARTING (1934), bei anderen kleinen *Säugetieren* von OTTAVIANI (1937), bei der *Schildkröte* von OTTAVIANI und BONIVENTO (1937/38), beim *Hunde* von SUGAMATA (1955) gefunden worden. OTTAVIANI (1937) glaubt in den fragwürdigen Formationen receptorische Endapparate des Vagus vor sich zu haben (s. S. 164 und 328).

In der *Submucosa* des Oesophagus bei der *Katze* erwähnt GREVING das gelegentliche Auftreten von *afferenten Nervenendigungen*, die den VATER-PACINIschen und MEISSNERschen *Tastkörperchen* sehr ähnlich sind. In der gleichen Region des menschlichen Oesophagus hat der Autor knäuelartige Bildungen an Nervenfasern beobachtet, wobei er es allerdings dahingestellt sein läßt, ob wir es hier mit afferenten Endigungen zu tun haben. Auch STEFANELLI

(1938) berichtet über sensible Endigungen markhaltiger Nervenfasern in der Submucosa des Oesophagus kleiner *Säugetiere*. Beim *Menschen* sind mir in dieser Schicht bis jetzt keine receptorischen Endapparate zu Gesicht gekommen.

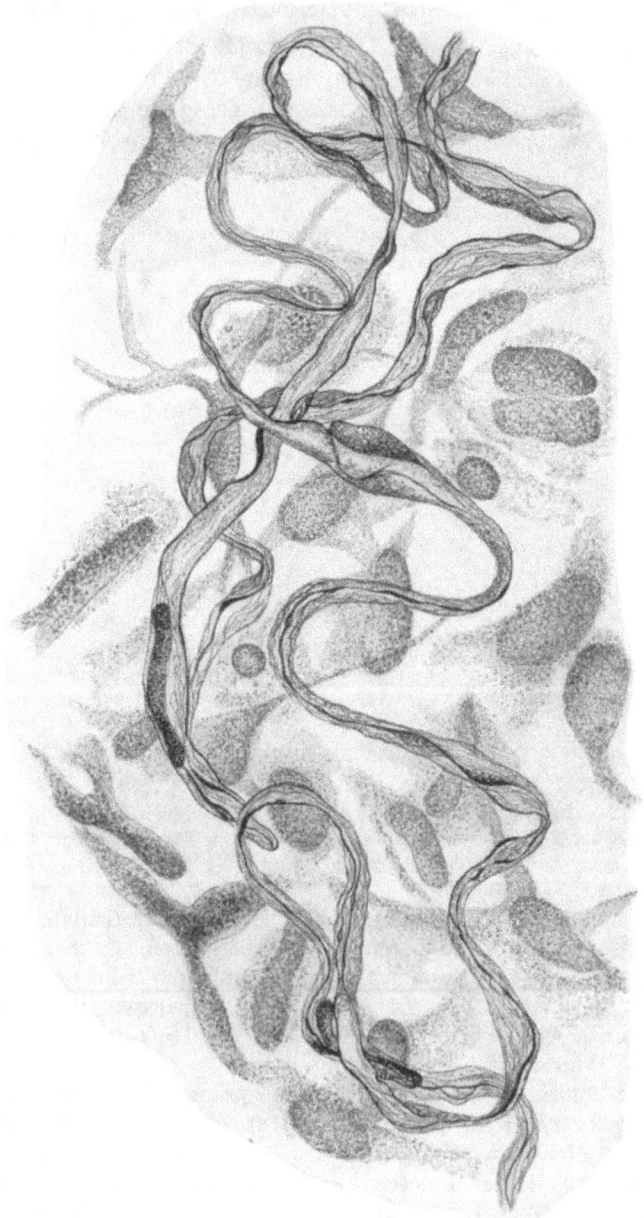

Abb. 318. Nervöses Schlingenterritorium in der Submucosa des Oesophagus. 44jähriger Mann. (BIELSCHOWSKY-Methode. 1200mal vergrößert, auf $^4/_5$ verkleinert.)

Das zarte Netzwerk der im Bindegewebe der Submucosa ausgebreiteten Plasmastränge greift durch die Muscularis mucosae hindurch auf das Gebiet der Tunica propria über. Das in der Schleimhaut liegende, überaus feine nervöse Netz bezeichnet man als Plexus mucosus. An den Knotenpunkten jenes etwas schwer darstellbaren, syncytialen Netzwerkes trifft man die rundlichen oder rundlich-ovalen Kerne der Interstitiellen Zellen (Abb. 319). Auch SCHWANNsche Kerne finden sich innerhalb der nervösen Plasmastränge vor, manchmal zu mehreren zusammengedrängt. Feine Neurofibrillen entwickeln mit den Plasma-

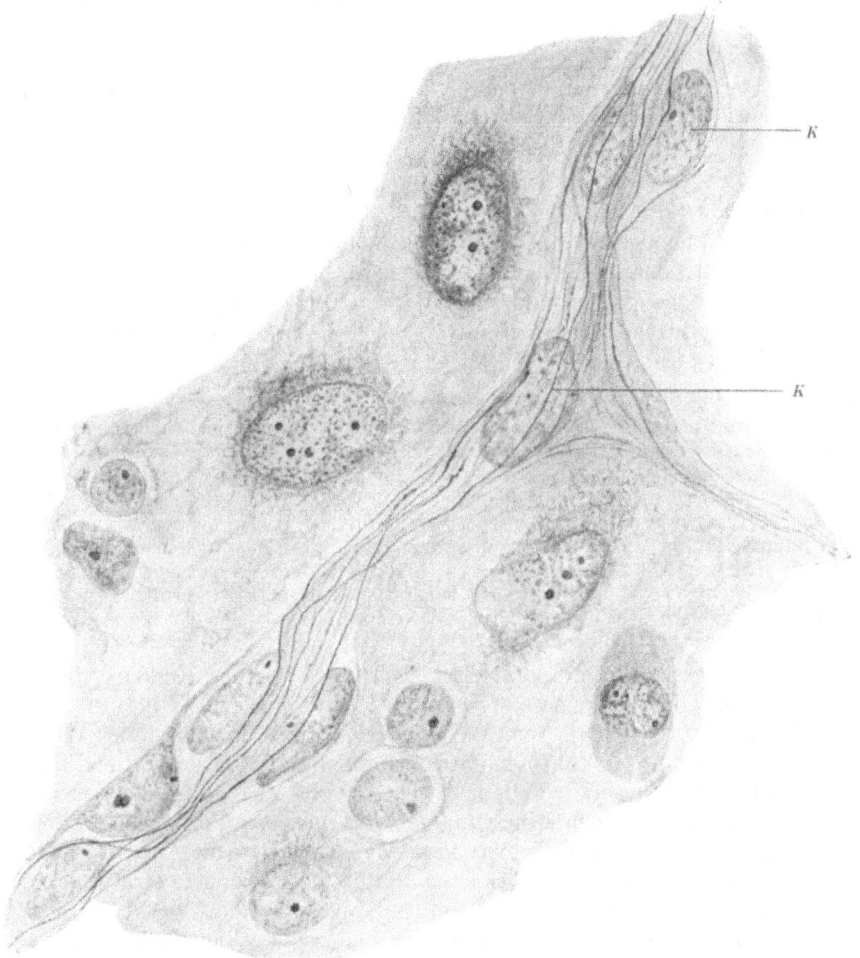

Abb. 319. Feine Nervenfaserzüge aus dem Plexus mucosus in der Tunica propria des Oesophagus. 44jähriger Mann. *K* Kerne von interstitiellen Zellen. (BIELSCHOWSKY-Methode. 2000mal vergrößert, auf ³/₄ verkleinert.)

strängen des Plexus mucosus unter dem Oesophagusepithel eine dichte Nervenmasse. Von hier aus dringen, wie schon den älteren Autoren (RETZIUS 1892, DE WITT 1900, SMIRNOW 1893) bekannt war, einzelne Neurofibrillen in das Pflasterepithel ein. Auch SASYBIN (1930) erwähnt das Vorkommen *intraepithelialer Neurofibrillen* im Oesophagus des *Menschen* und verschiedener *Säugetiere*, IWANOW (1930) hat Neurofibrillen im Oesophagusepithel der *Taube* beschrieben.

Ich habe die intraepithelialen Neurofibrillen im Oesophagus des *Menschen* nicht finden können, zweifle aber nicht an ihrem Vorhandensein. Auch die von SABUSSOW (1913) in der Tunica propria des Oesophagus bei *Hund, Katze* und *Kaninchen* erwähnten bäumchenartigen Endapparate, die aus markhaltigen Fasern entstanden und sensibel sein sollen, habe ich beim *Menschen* nicht gesehen. Ein Gleiches gilt für receptorische Endigungen, die nach KOLOSOVA (1954) in der Oesophaguswand von Kindern und Neugeborenen und in den intramuralen Ganglien der Speiseröhre vorkommen sollen.

BURKL (1954) hat im mittleren Drittel des menschlichen Oesophagus zwei *Geschmacksknospen* im Epithel gefunden.

c) Die Innervation des Magens.

α) Plexus subserosus.

Beide Nn. vagi und die aus dem sympathischen Grenzstrang entspringenden Nn. splanchnici übernehmen die Versorgung der Magenwand. Sympathicus und Vaguselemente vermischen sich nach den Untersuchungen von BRANDT (1920) bereits 1—3 cm von der kleinen Magenkurvatur entfernt zu einem plexusartigen, untrennbaren Fasergewirr. Wie ich mich bei meinen Studien am Ganglion nodosum überzeugen konnte, verlaufen bereits im Vagus des Halsgebietes zahlreiche, aus dem Ganglion cervicale craniale stammende, sympathische Fasern; möglicherweise gelangen sie innerhalb des Vagusstammes bis zur Magenwand. Weitere sympathische Faserelemente erreichen im adventitiellen und periadventitiellen Gewebe der für den Magen bestimmten Blutgefäße, wahrscheinlich in beträchtlicher Menge, den Magen.

Die außerordentliche physiologische und klinische Bedeutung der Mageninnervation hat in neuerer Zeit auf dem Gebiete der makroskopischen Anatomie eine Reihe präparatorischer Arbeiten über das den Magen versorgende, sehr komplizierte Nervengeflecht entstehen lassen. Ich verweise hier auf die umfangreichen Werke von HOVELACQUE (1927), DELMAS und LAUX (1933), auf die in vergleichend-anatomischer Hinsicht besonders interessante Studie von STIEMENS (1934), ferner auf weitere präparatorische Ergebnisse von MITCHELL (1940), WOIWOTKA (1937) und DOS SANTOS (1931). Bei dem Versuch, die zur Magenwand ziehenden, zarten Nervenbündel in immer feinere Ästchen mit Instrumenten aller Art unter der Lupe aufzuspalten, scheint jedoch der besten Präparierkunst eine nicht mehr überschreitbare Grenze gezogen zu sein.

Diese Grenze in der präparatorischen Darstellung des Nervensystems mit Hilfe einer Färbemethode zu überschreiten, ist vor allem WOROBIEW (1925), ferner KONDRATJEW (1928), SCHABADASCH (1930) u. a. in glänzender Weise gelungen. Die genannten Autoren vermochten mit Hilfe einer modifizierten Methylenblaumethode gerade in dem so schwer vors Auge zu bringenden Bereich des makro-mikroskopischen Übergangsgebietes nervöse Formationen in einer solchen Vollkommenheit der Tingierung am ganzen Organ zur Ansicht zu führen, daß sich mit anderen Methoden bessere anatomische Ergebnisse einstweilen nicht erzielen lassen. Der untrennbare Zusammenhang der beiden Vagi untereinander und die innige Verbindung zwischen Vagus- und Sympathicusfasern werden von KONDRATJEW (1928) am Magen aufs klarste gezeigt. Der Autor bezeichnet mit vollem Recht die vielfach in der Literatur vorkommenden Angaben über einen etwaigen isolierten Verlauf von Sympathicus- und Vagusfasern nicht anders als ein Spiel mit Worten.

In der klinischen und pathologischen Literatur spielt die Arbeit von PERMAN (1919) über die Mageninnervation eine gewisse Rolle; die Ergebnisse des Autors erscheinen in mancher Hinsicht nicht mit hinreichender Gründlichkeit gesichert, um als Basis für weitere Forschung zu dienen. So wurde die Angabe PERMANS (1916), daß der linke Vagus auf der Vorderfläche des Magens keinen Plexus bilden könne, schon von BRANDT (1920), später von KONDRATJEW (1928) widerlegt. Auch das von KONDRATJEW (1928) und SCHABADASCH (1930) in der Magenwand nachgewiesene, subseröse Geflecht hat PERMAN (1919) offenbar nicht gesehen. In neuerer Zeit wurde eine anatomisch-präparatorische Studie über den Verlauf der Magennerven von BRADLEY, SMALL, WILSON und WALTERS (1947) an Leichen von 100 Erwachsenen und 11 Kindern durchgeführt.

Die Äste des in der Magenwand verlaufenden, aus den beiden Nn. vagi entstandenen Geflechts sind durch schrägverlaufende Verbindungszweige plexusartig aneinandergeknüpft. Wie aus Abb. 320 zu ersehen ist, bestehen zwischen den beiden Nn. vagi auch rein querverlaufende nervöse Verbindungen. Die gleiche Abbildung zeigt weiterhin das Eindringen der Vagusäste in den AUERBACHschen Plexus, ein Verhalten, das sich bei stärkerer Vergrößerung unter Anwendung der Silbermethoden (Abb. 324) ohne weiteres bestätigen läßt.

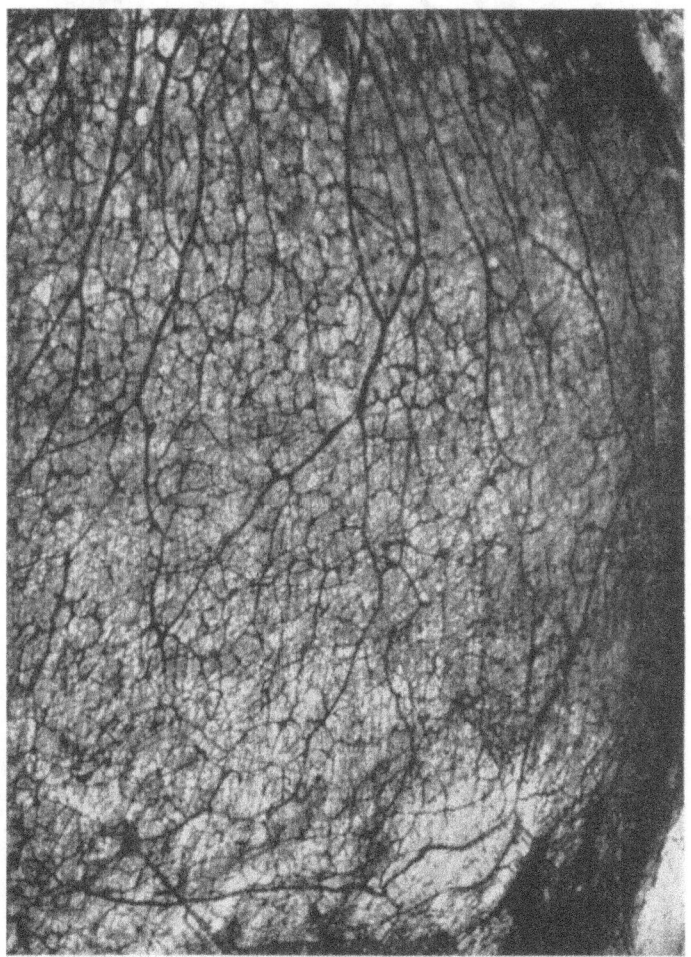

Abb. 320. Nerven der vorderen Magenwand. Fundus. *Neugeborener*. Übergang der senkrecht verlaufenden Vagusäste in den AUERBACHschen Plexus. Unten: quere Verbindungen der Vagusäste zum Plexus subserosus. Nach KONDRATJEW 1929.

Unter der Serosa findet sich zunächst ein sehr zartes, nervöses Maschenwerk ausgebreitet, der *Plexus subserosus*. Es ist wohl zuerst WOROBIEW (1925) gelungen, am Magen des *Hundes* die Existenz eines subserösen Nervengeflechtes nachzuweisen. KONDRATJEW (1928) und SCHABADASCH (1930) sind mit weiteren eingehenden Schilderungen über das subseröse Geflecht beim Magen des *Menschen* und der *Katze* gefolgt; bei SCHAFFER (1933) und PLENK (1932) findet man es ebenfalls erwähnt.

Nach Abb. 321 entsteht das subseröse Geflecht teilweise mit Sicherheit aus groben Ästen des Vagusgeflechtes, teilweise hängt es durch zahlreiche Verbindungsäste mit dem AUERBACHschen Plexus und mit den in der Subserosa verlaufenden Gefäßnerven zusammen. Die Konstruktion des Plexus subserosus erscheint im Flächenbild wesentlich feiner als die des AUERBACHschen Plexus.

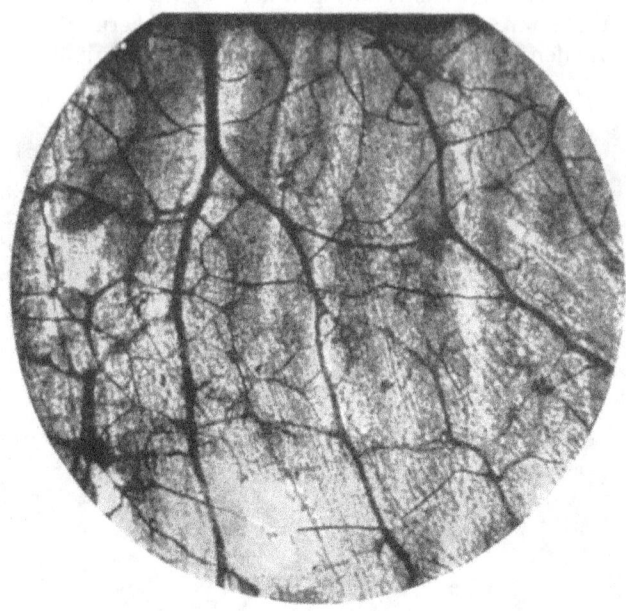

Abb. 321. Plexus subserosus aus groben Vagusästen entstehend; in der Tiefe unscharf der Plexus myentericus. Corpus des Magens. Nach KONDRATJEW 1928.

Die Maschen des subserösen Nervengeflechtes liegen in der Pylorus- und Korpusregion annähernd zum Verlauf der Längsachse parallel, in der Fundusregion

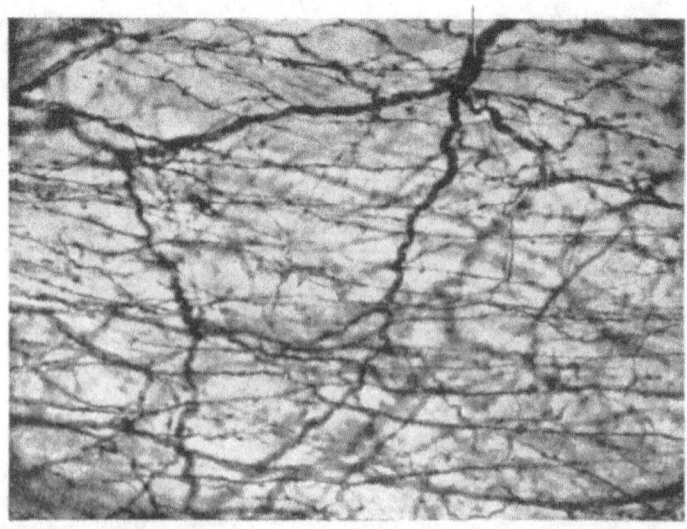

Abb. 322. Plexus subserosus. Magen. *Katze.* Die Verdickungen an den Nervenfasern werden durch SCHWANNsche Kerne oder durch interstitielle Zellen hervorgerufen. *n* Verbindungsast aus dem AUERBACHschen Plexus. (Methylenblau-Methode. 50mal vergrößert.) Nach SCHABADASCH 1930.

in Richtung der Querachse des Magens. Die Bündel der marklosen Nervenfasern sind schmal (Abb. 322) und verhältnismäßig arm an Ganglienzellen, die sich längs der großen und kleinen Kurvatur häufig vorfinden.

Schabadasch (1930) unterscheidet am subserösen Plexus des *Katzenmagens* noch zwei besondere, eigenartig übereinandergeschichtete Geflechte, von denen sich das tiefere an der Außenseite der Längsmuskulatur, das mehr oberflächlich gelegene direkt unter der Serosa erstreckt. Hierbei sind die Nervenbündel der Geflechte derart eng aneinandergelagert, daß nach den nicht weiter zu bezweifelnden Angaben von Schabadasch (1930) schon ein einziger Nadelstich in der Serosa zu einer Verletzung von Nervenbündeln führen muß. Der Autor leitet übrigens die Entstehung des subserösen Geflechtes aus tiefen, vom Auerbachschen Plexus stammenden Nervenästchen ab und verweist auf eine gewisse Ähnlichkeit mit dem in der Subserosa befindlichen Arteriennetz, das nach den Beobachtungen Djorups (1922) ebenfalls aus der Tiefe der Magenwand, also aus rückläufigen Arterien seinen Zufluß erhält.

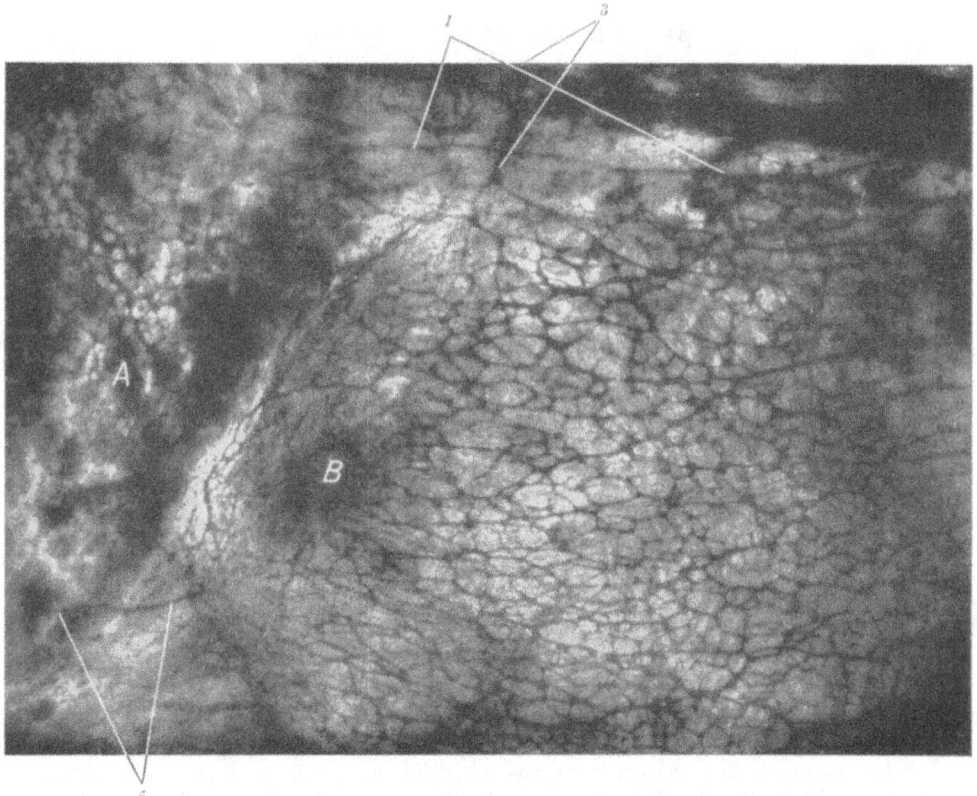

Abb. 323. Nervengeflecht am Sphincter pylori (*B*) und Duodenum (*A*). Vorderfläche des menschlichen Magens. Nr. *1* und *3* Vagusäste, Nr. *5* „Gewölbebogen". Nach Kondratjew 1930.

Auch auf die Möglichkeit, daß die morphologische Gesamtkonstruktion des subserösen Gefäßnetzes und diejenige des subserösen Nervengeflechtes vielleicht in kausale Beziehung miteinander zu bringen sind, wird von Schabadasch (1930) hingewiesen.

Kondratjew (1928) hat zwischen dem Plexus subserosus des Magens und demjenigen des Duodenums keinerlei Unterscheidungsmerkmale hinsichtlich ihres morphologischen Aufbaues festzustellen vermocht. Der Autor glaubt, wie teilweise aus Abb. 323 zu ersehen ist, in dem subserösen Geflecht auch ein System von nervösen „Gewölbebogen" oder „Schwibbogen" zu erkennen, die den extramuralen Teil der Magennerven mit verschiedenen, nicht direkt aneinandergrenzenden Teilen des intramuralen Nervengeflechtes in der Längs- und Querachse des Darmkanals verbinden.

Der gesamte Plexus subserosus ist, worauf die eben genannten Autoren mit Recht hingewiesen haben, nicht etwa als eine Konstruktion von besonderer morphologischer oder physiologischer Bedeutung zu betrachten. Durch seine vielfache und innige Verbindung mit dem AUERBACHschen Plexus wird das subseröse Geflecht letzten Endes mit dem enorm komplizierten, gesamten intramuralen Nervenapparat zu einer untrennbaren Einheit verknüpft. Daher besitzt die obige Schilderung des Plexus subserosus statt einer synthetischen Darstellung mehr einen analytischen Charakter; sie läßt sich aber, ebenso wie eine Einzelbeschreibung des AUERBACHschen und MEISSNERschen Geflechtes, aus Gründen rein topographischer Natur im Hinblick auf eine gewisse Zweckmäßigkeit nicht umgehen.

β) Plexus myentericus (AUERBACH).

Beim Darm findet sich der AUERBACHsche Plexus in der schmalen, zwischen Ring- und Längsmuskulatur eingeschobenen Bindegewebsschicht eingelagert; wegen der außerordentlichen Schmalheit jener bindegewebigen Trennungsschicht wird das AUERBACHsche Geflecht genötigt, sich mit seinem Maschenwerk mehr nach der Fläche hin, statt etagenartig in die Tiefe zu entwickeln. Daher läßt sich an ausgebreiteten Darmstücken der mehr in einer Ebene liegende AUERBACHsche Plexus selbst bei mittlerer Vergrößerung noch sehr gut übersehen.

Solches gelingt beim AUERBACHschen Plexus in der Magenwand nicht ohne weiteres; denn da die Muskelzüge der Magenwand einen überaus verwickelten Verlauf nehmen, so muß sich das in die Muskulatur eingesenkte AUERBACHsche Geflecht diesem Umstand anpassen und sein Maschenwerk stellenweise etwas unregelmäßig, vielleicht auch wellenförmig ausbreiten. Möglicherweise sind daher die in der Subserosa des Magens beobachteten Ganglienzellen nicht mehr dem Plexus subserosus, sondern dem Plexus myentericus zuzurechnen.

Im Verlauf des Darmrohrs ändert sich die Konstruktion des AUERBACHschen Plexus erheblich. Größe und Form der Maschen, Umfang und Zahl der an den Knotenpunkten des Maschenwerks befindlichen Ganglien sind einem allmählichen Wechsel unterworfen. Genauere Angaben über die Veränderlichkeit des Plexusbildes kann man bei WOROBIEW (1925), PERMAN (1919) und KEITH und JONES (1902), in neuerer Zeit bei IRWIN (1931), OHKUBO (1937), KOLOSSOW und SABUSSOW (1928), CAVAZZANA und BORSETTO (1928) vorfinden. Nach den eingehenden Untersuchungen KONDRATJEWS (1928) nimmt der AUERBACHsche Plexus bereits in den einzelnen Regionen der Magenwand eine jeweils verschiedene Gestalt an.

Am Magen der *Katze* gelangt SCHABADASCH (1930) zum nämlichen Ergebnis; der AUERBACHsche Plexus ändert am Fundus, Korpus und Pylorus seine Form. Orientierung des Maschenwerkes zur Längsachse des Magens, Umfang der Maschen, Dicke der Nervenbündel, Größe und Ausdehnung der Ganglien wechseln ohne scharfe Grenze mit den Regionen des Magens. Andererseits unterscheiden sich der AUERBACHsche Plexus des unteren Oesophagus und derjenige des Duodenums in ihren gestaltlichen Verhältnissen vom gleichen Plexus des Magens. Solches läßt sich an den Übersichtsbildern geeigneter Flächenpräparate leichter ersehen als beschreiben. Entsprechende Ergebnisse finden sich bei OHKUBO (1937), der den AUERBACHschen Plexus im Magen des *Meerschweinchens* und des *Affen* näher untersucht hat. Der AUERBACHsche Plexus gestaltet sich bei verschiedenem Tiermaterial im gleichen Darmabschnitt verschieden; er besitzt also bei der *Katze* ein anderes Aussehen als beim *Kaninchen*. Die Natur vermag hier eine ungeheure Mannigfaltigkeit der Form vor dem Auge auszubreiten, ohne daß wir in jenem Reichtum an Gestaltungskraft einen bestimmten Zweck erkennen könnten.

Eine Übersicht über die morphologische Beschaffenheit des AUERBACHschen Plexus liefert Abb. 323; man sieht das gesamte Maschenwerk des Plexus myentericus geschlossen vor sich ausgebreitet und erkennt seinen kontinuierlichen Übergang von der Pylorusregion in die Wand des Duodenums. Abgesehen von einer starken Vermehrung der Ganglienzellen ist es bis jetzt mit anatomischen Methoden nicht gelungen, eine besondere Innervation der Pylorusgegend morphologisch nachzuweisen. Auch die nervöse Versorgung des *Sphincter pylori* läßt sich morphologisch von derjenigen der übrigen Magenmuskulatur nicht trennen; das ist nicht weiter verwunderlich, wenn man sich unter Anwendung starker Vergrößerungen von der netzartigen, syncytialen Konstruktion des gesamten vegetativen Nervensystems hinreichend überzeugt hat. Der AUERBACHsche Plexus der Pylorusgegend erhält seinen nervösen Zufluß im großen und ganzen in gleicher Weise wie der AUERBACHsche Plexus der übrigen Magenwand durch Faserbündel aus Vagus und Sympathicus. Wie KONDRATJEW (1928) bemerkt, darf in der Pylorusregion das Ausbreitungsgebiet des rechten und des linken Vagus nicht etwa als ein topographisch isolierbares Territorium betrachtet werden. Die Faserbündel beider Vagi verlieren sich am Pylorus auf nicht weiter ersichtliche Weise in das scheinbar nicht zu entwirrende Geflecht der dort angehäuften Nervenmasse. Auf das Bestehen bogenartiger, nervöser Verbindungen zwischen Vagusästen, Plexus subserosus und myentericus der Pylorusregion mit den entsprechenden nervösen Formationen des Duodenums sei der Vollständigkeit wegen hingewiesen.

Vielleicht spielen bei der gestaltlichen Entwicklung des AUERBACHschen Plexus neben Erbfaktoren auch mechanische Faktoren eine Rolle. So glaubt SCHABADASCH (1930) im Verlauf der groben Vagusäste in der Magenwand eine gewisse Übereinstimmung mit jener Richtung gefunden zu haben, in der die Magenwand bei maximaler Füllung des Organs ihre größte Ausdehnung erleidet. Der Autor läßt die verschieden gestalteten Bezirke des AUERBACHschen Plexus mit entsprechenden Veränderungen im Bau der Magenwand vor allem bestimmter Schleimhautfelder verbunden sein. Eine solche Überlegung scheint nicht ohne weiteres beweisbar. Vielleicht steht die von der Kardia zum Pylorus zunehmende Verengung der Maschenweite, worüber OHKUBO (1937) beim Magen des *Meerschweinchens* eine eingehende Schilderung gegeben hat, mit der in gleicher Richtung erfolgenden Zunahme in der Zahl der Ganglienzellen in Zusammenhang. IIANU und MENKES (1936) sehen in dem Aufbau eines intramuralen Nervenplexus eine Anpassung an die nach allen Seiten hin wirkenden Zugspannungen. Form und Funktion hier in Einklang bringen zu wollen, bleibt einstweilen unmöglich.

Nach der obigen Schilderung vermag die Methylenblaumethode das intramurale Nervensystem im Bereiche des makro-mikroskopischen Grenzgebietes in vollkommener Weise zur Ansicht zu bringen, jedoch scheint die Methode beim Studium feiner und allerfeinster nervöser Bauelemente weniger erfolgreich zu sein. Die Betrachtung zarter nervöser Strukturen bis in die äußersten Feinheiten hinein erfordert bei den notwendigen, sehr starken Vergrößerungen eine möglichst vollständige, färberische Darstellung des Nervengewebes. Hierbei leisten die Silbermethoden den besten Dienst; die mit ihrer Hilfe erzielten Resultate liegen der folgenden Schilderung von der feineren geweblichen Zusammensetzung des AUERBACHschen Plexus zugrunde.

Zunächst zeigt Abb. 324 einen etagenförmigen Aufbau des Plexus myentericus; die mit unterschiedlich großen Ganglienzellen ausgestatteten Nervenfaserzüge erscheinen stellenweise übereinandergeschichtet. Im Hinblick auf die verhältnismäßig geringe Ausdehnung der Ganglien besitzen einige in der Abbildung ungefähr parallel verlaufende Nervenfaserzüge einen beträchtlichen Breitendurchmesser. In jenen breiten Nervenstämmen haben wir es in der Hauptsache wohl mit Vagusästen zu tun; sie haben sich aus dem auf der Rückseite des Magens ausgebreiteten Vagusgeflecht losgelöst und sind gerade bei ihrem schrägen Eindringen in die Magenwand vom Flachschnitt getroffen worden. Auch der ziemlich starke Durchmesser der in jenen Nervenstämmen verlaufenden Einzelfasern weist auf die Zugehörigkeit zum Vagussystem hin.

Wie an Hand der Methylenblaumethode erläutert wurde, besteht an einem Eintreten der Vagusäste in den AUERBACHschen Plexus kein Zweifel. Man darf sich hierbei aber nicht vorstellen, daß sich die einzelnen Vagusfasern in dem

340 Verdauungssystem.

zunächst erreichten Ganglion aufsplittern und um die dortigen Nervenzellen nach der Art so mancher schematischen Zeichnung ein angebliches präganglionäres Ende finden würden. Einen derart einfachen morphologischen Aufbau, wie ihn sich ein schematisiertes intramurales Nervensystem gelegentlich von physiologischer Seite gefallen lassen muß, besitzt der AUERBACHsche Plexus nicht. Vielmehr kommt es, was auch die Betrachtung der Abb. 325 ergibt, nicht ohne weiteres zu einer Aufsplitterung der Vagusfasern in den AUERBACHschen Ganglien.

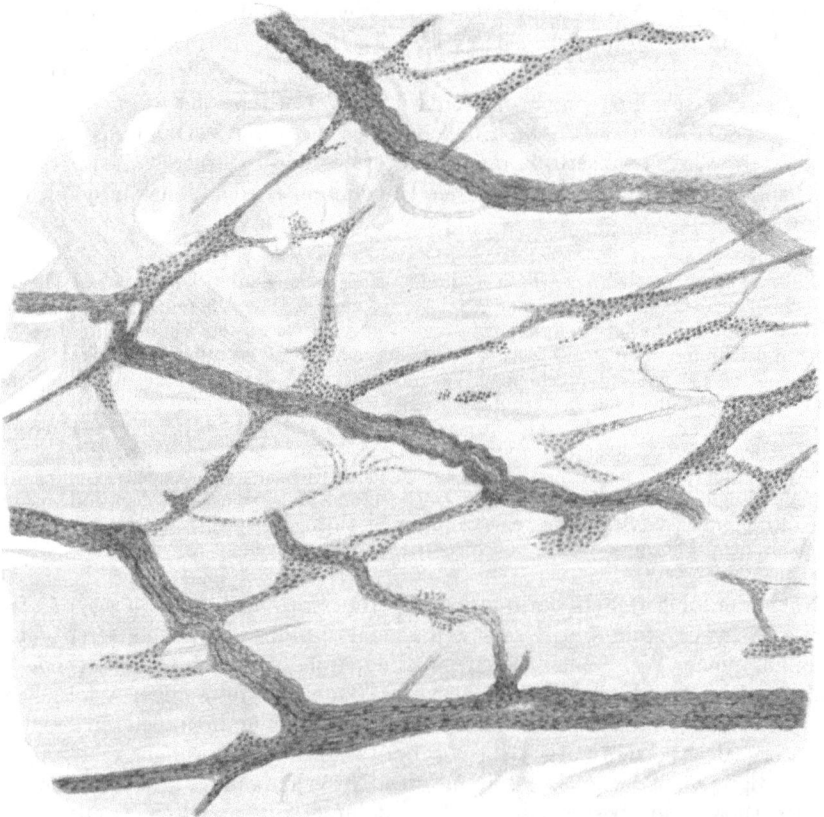

Abb. 324. Plexus myentericus von der Mitte der Hinterwand des menschlichen Magens. Neonatus.
(BIELSCHOWSKY-Methode. 100mal vergrößert, auf ³/₄ verkleinert.)

Wie man an Präparaten von *Neugeborenen* leicht beobachten kann, ziehen die dicken Vagusfasern vielfach durch die Ganglien des AUERBACHschen Plexus vereinzelt oder in Masse hindurch, manchmal in Nähe der Ganglien an diesen vorbei.

Der AUERBACHsche Plexus enthält in den Knotenpunkten seines Maschenwerkes die *Ganglienzellen* in großer Masse angehäuft. Von den groben Nervenbündeln des Geflechtes zweigen sich dünnere Nervenstämmchen ab, die sich zu einem zweiten, mit feineren Maschen gewirkten Geflecht, dem Sekundärplexus, verknüpfen. In den schmalen, aus sehr feinen Fasern zusammengesetzten Nervenbündeln des Sekundärplexus treten noch vereinzelte Ganglienzellen in Erscheinung. Abb. 326 zeigt eine solche Ganglienzelle inmitten eines kernreichen Hüllplasmodiums, durch das allerfeinste Nervenfäserchen ihren Weg nehmen und damit in synaptische Beziehung zur Zelle geraten dürften. Schließlich zweigen sich aus dem Sekundärgeflecht noch einmal zarte Nervenbündel ab, die in fortwährendem Austausch ihrer feinsten, in SCHWANNsches Leitplasmodium eingebetteten Neurofibrillen ein netzartiges Maschensystem von syncytialem Charakter entwickeln. Man kann es als Tertiärplexus bezeichnen, dessen Fortsätze sich zur Bildung des neurovegetativen Endnetzes in die glatte Muskulatur verlieren.

Im Hinblick auf die allmählich zunehmende Dichte des Maschenwerkes beim AUERBACHschen Plexus in der Richtung von der Kardia bis zum Pylorus läßt sich an eine regional verschiedene Verteilung der im AUERBACHschen Plexus

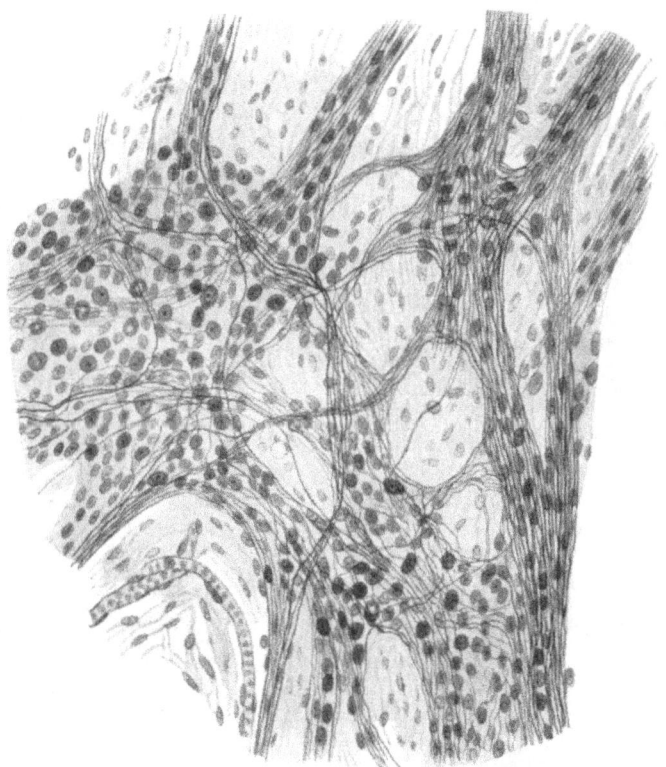

Abb. 325. Plexus myentericus aus der Vorderwand des menschlichen Magens. (BIELSCHOWSKY-Methode. 350mal vergrößert, auf $^7/_{10}$ verkleinert.)

enthaltenen Ganglienzellen je Quadratzentimeter Flächeneinheit denken. Schon bei PERMAN (1919) findet sich die Behauptung, daß an der kleinen Kurvatur die Ganglien des Plexus myentericus dichter beieinanderliegen als an der vorderen und hinteren Magenwand. Auch nach WOROBIEW (1925) stehen die Ganglien der vorderen und hinteren Magenfläche an Umfang den Ganglien der großen und kleinen Kurvatur erheblich zurück.

Die weitere Angabe PERMANs (1919), wonach der Plexus myentericus im distalen Teil des menschlichen Magens eine kräftigere Massenentwicklung zeigt als an der Kardia und längs der kleinen Kurvatur, vermag ich zu bestätigen. Nach meinen Präparaten übertreffen die Ganglien des AUERBACHschen Plexus am Pylorus diejenigen an anderen Magenregionen erheblich an Größe, enthalten somit mehr Ganglienzellen und sind überdies enger aneinandergerückt. Zweifellos nimmt die Zahl der Ganglienzellen bei *Mensch* und *Säugetier* im Magen in der Richtung von der Kardia zum Pylorus allmählich zu; außerdem erscheinen die

Ganglienzellen an der kleinen, teilweise auch an der großen Kurvatur, am Pylorus und an bestimmten Stellen der Kardia in größerer Menge als an den übrigen Regionen des Magens angehäuft. Das bedeutende zahlenmäßige Überwiegen der Ganglienzellen am Magenausgang dürfte wahrscheinlich mit der starken Entwicklung der Sphinctermuskulatur und ihrer komplizierten Funktion zusammenhängen.

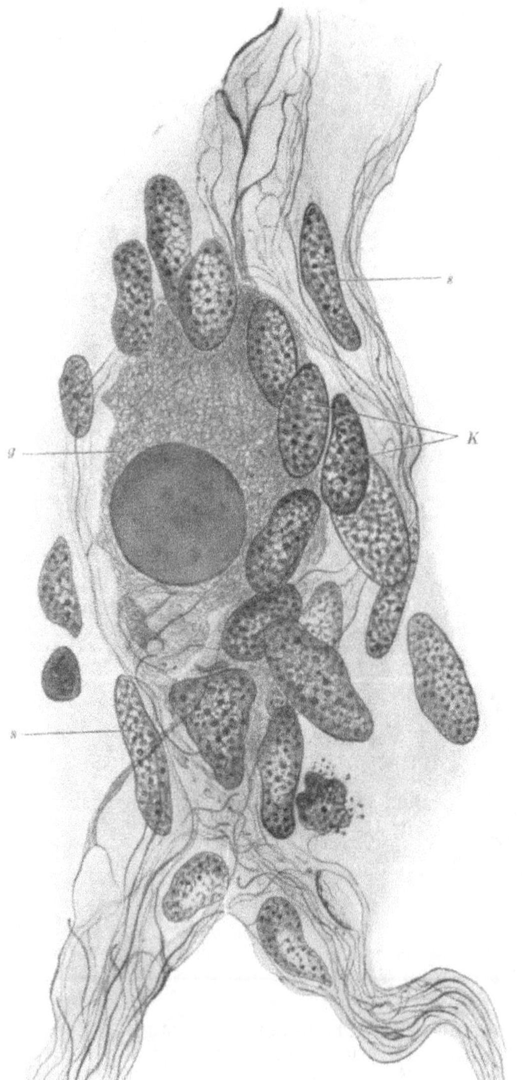

SCHABADASCH (1930) hat die allmähliche Größenzunahme der AUERBACHschen Ganglien in der Richtung vom Fundus zum Pylorus in der Magenwand der *Katze* mit einer Reihe guter Abbildungen deutlich illustriert und hierbei gefunden, daß ein Ganglion am Pylorus ein solches am Fundus um das Drei- bis Fünffache an Größe übertreffen kann. Ein Stückchen Magenwand von 4 cm² Fläche enthält im AUERBACHschen Plexus am Fundus 80—200 Ganglienzellen, am Korpus 250—320 Zellen und am Pylorus 320—450 Zellen. Auch an den Ganglien der kleinen Kurvatur und der Kardia hat SCHABADASCH (1930) einen beträchtlichen Umfang beobachtet. In ähnlicher Weise hat IRWIN (1931) die steigende Anhäufung der Ganglienzellen in der Richtung nach dem Pylorus bei *Hund, Katze, Kaninchen, Meerschweinchen* und *Ratte* anschaulich geschildert und die Zahl der Ganglienzellen am Pylorus etwa fünf- bis sechsmal so hoch geschätzt als am Fundus. Hiermit stimmen die Angaben MATSUOS (1934) überein, der im AUERBACHschen Plexus des Magens vom *Meerschweinchen* an der Kardia 3300, am Korpus 6700 und am Pylorus 16500 Ganglienzellen je Quadratzentimeter gefunden hat. Schließlich hat OHKUBO (1937) im AUERBACHschen Plexus beim *Meerschweinchen* an der Kardia 2200 Zellen, am Korpus 1500 Zellen und am Pylorus 16250 Zellen auf 1 cm² Fläche gezählt. Am Magen des *Affen* ergaben seine Zählungen am gleichen Objekt 2500 Zellen an der Kardia, 1100 Zellen am Fundus und 3500 Zellen am Pylorus auf 1 cm² ausgebreiteter Magenwand.

Abb. 326. Ganglienzelle *g* in einem Sekundärbündel des AUERBACHschen Plexus. Magen. *Mensch. s* SCHWANNsche Kerne, *K* Kerne des Hüllplasmodiums. (2100mal vergrößert, auf ³/₅ verkleinert.)

Im AUERBACHschen Plexus des menschlichen Magens kommen im wesentlichen *Ganglienzellen* vom Typus I nach DOGIEL vor. Sie besitzen zahlreiche kurze und einen oder zwei lange Fortsätze (Abb. 327). An den kurzen Fortsätzen gewahrt man gewöhnlich die fibrillären Verbreiterungen. Form und Größe der Ganglienzellen vom Typus I sind innerhalb gewisser Grenzen starken Schwankungen unterworfen. Das feine Neurofibrillengewirr in der Umgebung der Ganglienzelle verläuft großenteils innerhalb des kernhaltigen Hüllplasmodiums. Sind bei der Silberimprägnierung aus irgendeinem Grunde Fibrillensystem und Fortsätze der Ganglienzelle nicht dargestellt worden, so werden die allerfeinsten, zwischen die Ganglienzellen des AUERBACHschen Plexus eingezwängten Neurofibrillen deutlich sichtbar (Abb. 328). Viele der zarten Neurofibrillen sind zum besonderen Kennzeichen ihrer nervösen Natur mit kleinen Knötchen versehen und anastomotisch verbunden, wie ich es früher bei der Konstruktion des Terminalreticulums geschildert habe. Eine ähnliche Darstellung eines „intercellulären, fibrillären Netzes" im AUERBACHschen Plexus des Magens von *Neugeborenen* findet sich bei GREVING (1952).

Diejenigen Strukturen, die KOLOSSOW und SABUSSOW (1928) in ihrer Arbeit über die Innervation des menschlichen Magen-Darmkanals als *degenerierende, pericelluläre Apparate* an Zellen des AUERBACHschen Plexus in der Magenwand abgebildet haben, gehören in den Bereich des Normalen. Um zu zeigen, daß die Ergebnisse der vor allem von russischen Autoren am vegetativen Nervensystem ausgeübten Durchschneidungsexperimente mitunter unsicher wirken können, hat REISER (1943) in seiner zusammenfassenden Arbeit einer von LAWRENTJEW (1933) stammenden Abbildung, welche einen regenerativen Vorgang am pericellulären Apparat demonstrieren soll, eine ähnliche von KOLOSSOW und SABUSSOW (1928) beigesteuerte Abbildung gegenübergestellt, in der merkwürdigerweise die gleichen, angeblich regenerativen pericellulären Apparate als eine degenerative Erscheinung beschrieben werden.

Abgesehen von KOLOSSOW und SABUSSOW (1928) erwähnen L. R. MÜLLER (1931) und BRANDT (1920), MIYAKE (1936), RIEDER (1935), JABONERO (1951), GREVING (1951) und YOSHITOSI (1937) das Vorkommen von multipolaren Ganglienzellen im AUERBACHschen Plexus des menschlichen Magens. In der gleichen nervösen Formation hat OKAMURA multipolare Ganglienzellen im Magen der *Katze* und *Schlange* beobachtet. Die

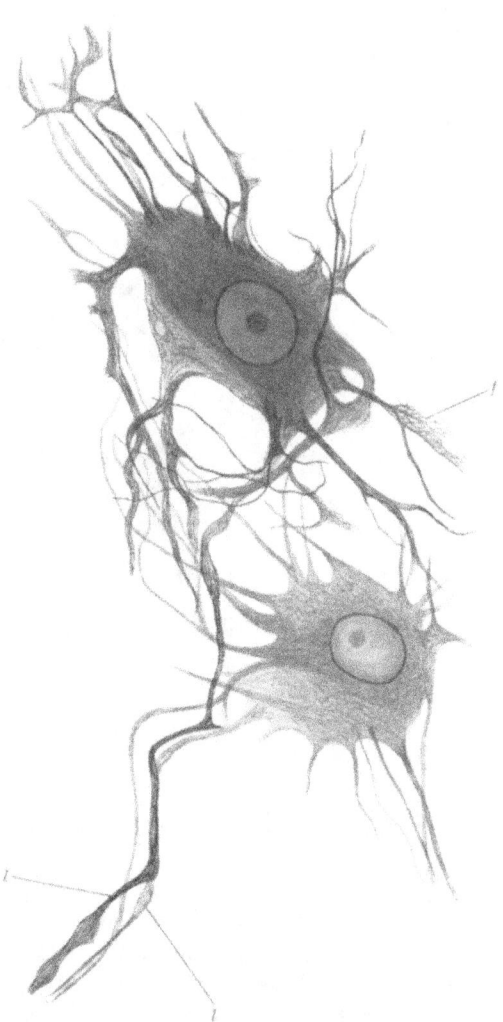

Abb. 327. Ganglienzellen vom Typus I aus dem Plexus myentericus des menschlichen Magens. *l* Lange Fortsätze; *f* fibrilläre Verbreiterung eines kurzen Fortsatzes. (BIELSCHOWSKY-Methode. 800mal vergrößert, auf ⁷/₈ verkleinert.)

nämliche multipolare Zellart bemerken KOLOSSOW (1933) am AUERBACHschen Plexus im Labmagen des *Hammels*, OHI (1954) im Magen der weißen *Ratte* und NOAK [nach CHRIST (1930)] im Pansen vom *Rind*. Bei LAWRENTJEW und SOKOLOWA (1931) findet sich die Angabe, wonach im AUERBACHschen Plexus des Magens vom *Hund* und *Rind* vorwiegend Zellen vom Typus I zu Gesicht kommen, vom Pylorus bis zum Ileum die Zellen des Typus II erheblich zunehmen, um im caudalen Abschnitt des Colons und im Rectum den Zellen vom Typus I wieder das zahlenmäßige Übergewicht zu überlassen. Die beiden Autoren bringen jenen Verteilungsmodus mit der Innervation des Darmkanals durch den Vagus und die Nn. pelvici in Zusammenhang: Die Zellen vom Typus I würden demnach mit dem Vagus oder mit den

Nn. pelvici in Verbindung stehen. Um einer solchen Hypothese beizustimmen, müßten allerdings genauere statistische Zählungen zur Verfügung stehen. Auch GREVING (1951) bezweifelt den von LAWRENTJEW (1931) behaupteten Verteilungsmodus des Typus II im Plexus myentericus.

Neben einer riesigen Fülle von multipolaren Zellen habe ich im AUERBACHschen Plexus des menschlichen Magens mitunter *unipolare Ganglienzellen* beobachtet. GREVING (1951) hat bei den Ganglienzellen der gleichen Formation folgende Typeneinteilung aufgestellt: Die meisten Ganglienzellen gehören dem Typus I an; dieser läßt sich in drei Unterabteilungen gliedern: a) in Zellen mit kurzen Dendriten, b) in Zellen mit langen, verästelten Dendriten, c) in Zellen mit starker Fortsatzentwicklung. Im Laufe des *Alterns* soll die Unterscheidung der einzelnen Zelltypen schwieriger werden; auch soll der Typus II häufiger vorkommen, als man früher angenommen hat.

Zum *Nachweis von Nucleoproteinen* hat FOSTER (1949) bei *Meerschweinchen* und *Ratten* den Magen in 1%ige Safraninlösung gebracht, mit H_2O ausgewaschen und mit 10%iger

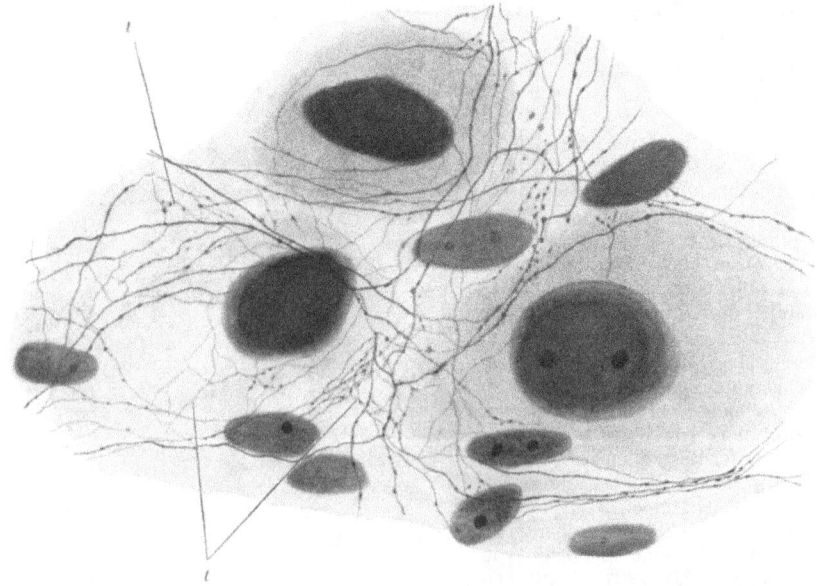

Abb. 328. Feinste Neurofibrillen zwischen Ganglienzellen des AUERBACHschen Plexus. Magen. *Mensch.* *t* Terminalreticulum. (BIELSCHOWSKY-Methode. 1800mal vergrößert, auf $^3/_4$ verkleinert.)

Formalinlösung fixiert. Hiernach zeigte sich die NISSL-Substanz der im AUERBACHschen Plexus gelegenen Ganglienzellen mit Safranin beladen, offenbar Nucleoproteine enthaltend.

Von dem tertiären Plexus des AUERBACHschen Geflechts zweigen sich schließlich feine Faserzüge in die glatte Muskulatur hinein ab und entwickeln hier ein zartes Geflecht, das dem in der Darmwand ausgebreiteten *Plexus muscularis profundus* entspricht (Abb. 329). LAWRENTJEW (1931), SCHABADASCH (1930), OHKUBO (1937) und YOSHITOSI (1937) haben hiervon in ihren Studien über die Innervation der Magenwand vereinzelte Abbildungen gegeben. Innerhalb jener nervösen Bündel besitzen die Fäserchen eine vom mittelgroßen bis zum feinsten fibrillären Durchmesser wechselnde Dicke. Vom Vagus oder vom Sympathicus abstammende Elemente lassen sich nicht unterscheiden. An den Knotenpunkten des Plexus muscularis profundus werden die rundlichen Kerne der Interstitiellen Zellen zuerst sichtbar. Letzten Endes entsteht aus den nervösen Strängen als verbindendes Glied zwischen Nervengewebe und glatter Muskulatur das nervöse Terminalreticulum (Abb. 307).

Über die Nervengeflechte in den Vormägen bei den *Wiederkäuern* hat CHRIST (1930) mit der Methylenblaumethode nach WOROBIEW einige bemerkenswerte Ergebnisse mitgeteilt.

Hiernach scheint auch im Magen des *Kalbes* der AUERBACHsche Plexus hinsichtlich der Konstruktion seiner Maschen in den einzelnen Magenabschnitten gewissen Veränderungen unterworfen zu sein. Die verhältnismäßig größte Anzahl von Ganglienzellen hat CHRIST (1930) bei der Haube in der Gegend des Haubengrundes beobachtet; nach dem gleichen Autor ist das intramuskuläre Gangliengeflecht im Psalter mit engeren Maschen versehen als in der Haube, während es im Pansen wieder eine größere Maschenweite annimmt.

Auf folgende histologische Einzelergebnisse über den AUERBACHschen Plexus der Magenwand bei unterschiedlichem, tierischem Material sei hingewiesen: LAWRENTJEW (1931) bringt einige gute Abbildungen vom Plexus myentericus des *Hundemagens*, SOKOLOWA (1930) hat im Pansen, Netzmagen und Blättermagen der *Kuh* Ganglienzellen vom Typus I, im Labmagen Ganglienzellen vom Typus I und II nach DOGIEL beschrieben; nach TOYOTA (1955) finden sich die beiden Zellgruppen auch im Magen des Igels, OKAMURA (1934) gibt eine kurze Schilderung vom AUERBACHschen Plexus aus dem Magen der *Maus*. IWANOW (1930) erwähnt das Auftreten multipolarer Nervenzellen des Typus I im Drüsenmagen der *Gans* und im Muskelmagen der grauen *Haustaube*. Am letztgenannten Objekt haben KOLOSSOW, SABUSSOW und IWANOW (1932) die Resultate einer vorhergegangenen Vagusdurchschneidung studiert, sind aber, wie ich glaube, zu keinem einwandfreien Resultat gelangt.

KOLOSSOW und IWANOW (1930) stellen bei den Ganglienzellen aus dem AUERBACHschen Plexus des *Sterlet*-Magens die fibrillären Verbreiterungen der kurzen Fortsätze in ausgezeichneter Weise dar. KOLOSSOW und SABUSSOW (1928) beschreiben multipolare Ganglienzellen vom Typus I im Magen der *Sumpfschildkröte*. ORLOW (1929) hat das Nervensystem im Magen des *Flußkrebses* einer genauen Studie unterzogen. Schließlich berichtet ÁBRAHÁM (1933, 1936) über multipolare Zellen aus dem Magen von *Hahn, Waldkauz* und einigen *Knochenfischen* und liefert einen größeren Beitrag über die Nervengeflechte und Ganglienzellen in der Wand des Hintermagens von *Helix pomatia*. Hier behauptet zwar der Autor nervöse Formationen wie das von REISER und mir beschriebene Terminalreticulum gesehen zu haben, kann sich aber leider

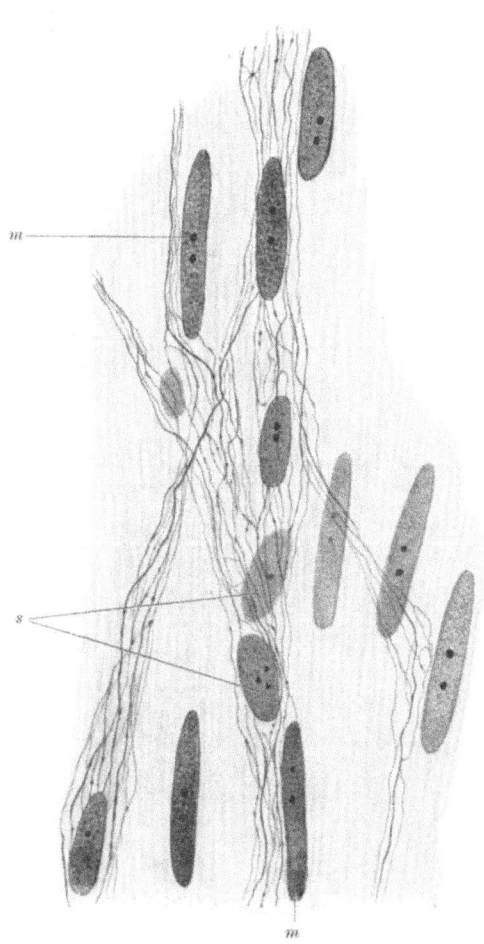

Abb. 329. Feine Nervenbündel in der Muscularis. Magen. *Mensch. m Kern* einer Muskelfaser; *s* SCHWANNsche Kerne. (BIELSCHOWSKY-Methode. 1400mal vergrößert, auf $^3/_4$ verkleinert.)

nicht entschließen, dieselben als einen nervösen Endapparat zu betrachten und zieht es vor, auf der alten Neuronenlehre zu beharren. Auf das Vorkommen von neurofibrillären Verbindungen zwischen den Ganglienzellen des AUERBACHschen Plexus des menschlichen Magens hat GREVING (1952) hingewiesen. Die Verbindungen kommen hauptsächlich durch Dendriten mit Hilfe der fibrillären Verbreiterungen zustande. Weitere Einzelbeobachtungen über multipolare Ganglienzellen und über die Innervation der glatten Muskulatur in der Pylorusregion beim *Igel* hat EGUCHI (1954) veröffentlicht. Auch OTSU (1953) bringt die Abbildung eines zarten Terminalreticulums in der Pylorusmuskulatur des menschlichen Magens.

γ) Plexus submucosus (MEISSNER).

Der MEISSNERsche Plexus breitet sein aus zarten Nervenbündeln und Ganglienzellen aufgebautes Maschenwerk in der gesamten Tiefe der Submucosa aus.

Er besteht aus mehreren, etagenartig übereinandergeschichteten, durch zahlreiche Verbindungsäste zu einer geschlossenen, dreidimensionalen Formation verknüpften Geflechten. Durch eine Fülle zarter Nervenbündel wird der Plexus submucosus mit dem Plexus myentericus und dem Plexus subserosus zu einer untrennbaren Einheit verbunden. Vagus- und Sympathicusanteile müssen gemeinsam im MEISSNERschen Plexus verlaufen.

KONDRATJEW (1929) unterscheidet beim MEISSNERschen Plexus des menschlichen Magens ein an die Muscularis grenzendes Grundgeflecht und ein feineres

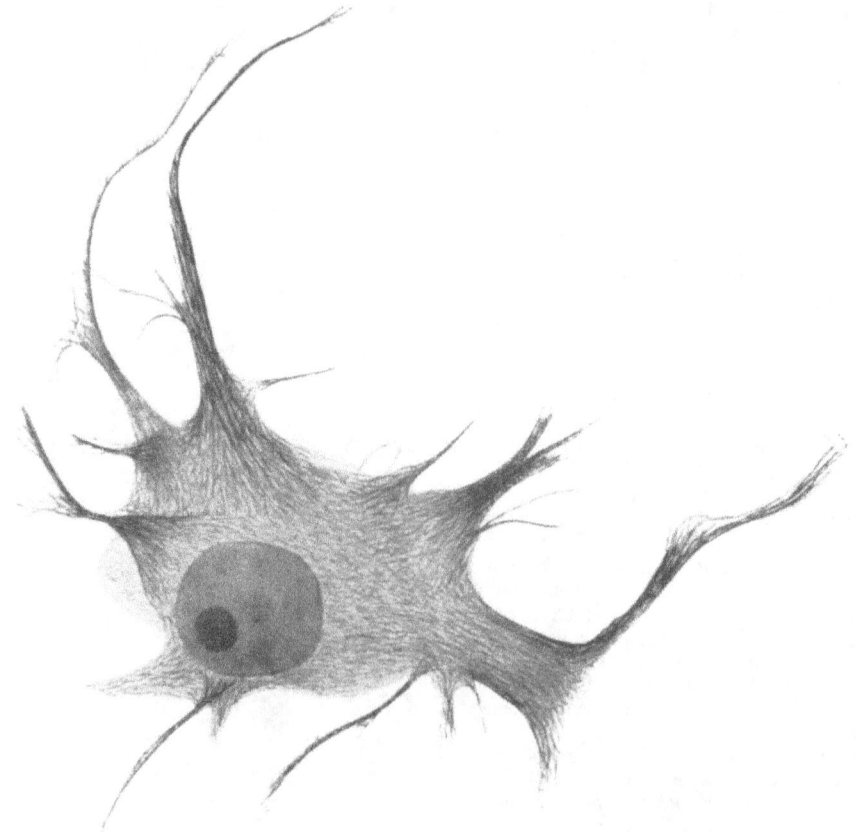

Abb. 330. Ganglienzelle vom Typus I aus dem MEISSNERschen Plexus des menschlichen Magens.
(BIELSCHOWSKY-Methode. 2000mal vergrößert, auf $^3/_4$ verkleinert.)

Nervengeflecht, daß mehr in der Innenregion der Submucosa Platz findet. Diese Einteilung mag für die hier entwickelte Vorstellung genügen.

Das Grundgeflecht des MEISSNERschen Plexus weist an der Grenze zur Muscularis eine besondere strukturelle Anordnung seines Maschenwerkes auf. Das hat SCHABADASCH (1930) veranlaßt, beim Magen der *Katze* neben einem subglandulären und interglandulären Geflecht noch von einem eigenen Plexus entericus internus (HENLE) im Bereiche des MEISSNERschen Geflechtes zu sprechen. OHKUBO (1937) hat sich jener Anschauung bei seinen Innervationsstudien am Magen des *Meerschweinchens* und des *Affen* angeschlossen.

Die Maschen des MEISSNERschen Plexus erscheinen schmäler, die Faserzüge dünner und die Ganglienzellen an Zahl geringer und meist kleiner als die entsprechenden Bildungen im AUERBACHschen Plexus. SCHABADASCH (1930) hat über die Gesamtkonstruktion des MEISSNERschen Plexus vom Magen der Katze sehr gute Übersichtsbilder gegeben. Nach den Beobachtungen OHKUBOS (1937) ist der MEISSNERsche Plexus im Magen vom *Meerschweinchen* und vom *Affen* in der Kardia, im Fundus und Pylorus hinsichtlich seines makro-mikroskopischen Flächenbildes ähnlichen gestaltlichen Veränderungen unterworfen, wie sie beim AUERBACHschen Plexus besprochen sind. Infolge der Kleinheit der Maschen zeigt der MEISSNERsche Plexus seine gesamten Nervenelemente in wesentlich dichterer Anordnung als der Plexus myentericus; daher findet man bei den alten Anatomen die Submucosa vielfach mit „Nervea" bezeichnet.

Die Hauptmasse der im MEISSNERschen Plexus vorkommenden Ganglienzellen gehört dem Typus I nach DOGIEL an, besitzt also in einem langen und in einer verschieden großen Zahl meist kurzer, mit feinsten fibrillären Verbreiterungen endigender Fortsätze ihr charakteristisches Merkmal (Abb. 330). Gelegentlich gelangen neben bipolaren auch unipolare Ganglienzellen zur Beobachtung; sie finden sich des öfteren außerhalb der Maschen des MEISSNERschen Plexus scheinbar isoliert im Bindegewebe der Submucosa. Die Anwendung sehr starker Vergrößerungen deckt ihre Verbindung mit dem MEISSNERschen Plexus auf, sei es in Gestalt allerfeinster, das Hüllplasmodium der Ganglienzelle durchziehender Fäserchen, sei es auf dem Wege ihres Fortsatzes, der sich alsbald in das Fasergewirr des Plexus submucosus verliert.

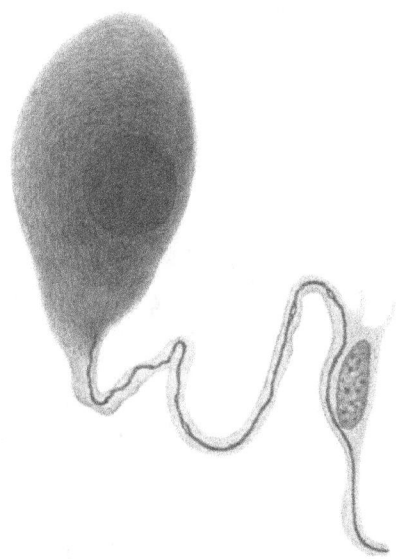

Abb. 331. Ursprung eines gewundenen Plasmastranges aus einer unipolaren Ganglienzelle in der Submucosa. Pylorus. *Mensch.* (BIELSCHOWSKY-Methode. 1200mal vergrößert, auf ³/₄ verkleinert.)

Ich habe mehrmals beobachtet, daß sich aus einer unipolaren, in der Submucosa gelegenen Ganglienzelle ein schmaler, neurofibrillärer Strang gleich einem Fortsatz absonderte und gleich nach Verlassen der Zelle von einem kernhaltigen Leitplasmodium umfaßt wurde (Abb. 331). Die auf solche Weise entstandenen nervösen Plasmastränge können sich an der Bildung der „*Schlingenterritorien*" beteiligen.

Wie SCHABADASCH (1930) so große Mühe haben konnte, Ganglienzellen in der Submucosa des Magens aufzufinden, ist nicht recht klar. Schon am Hämatoxylin-Eosinpräparat kann man in der Submucosa des menschlichen Magens allerdings ziemlich kleine Ganglienzellen ohne besondere Schwierigkeit sehen; OHI (1954) beschreibt sie bei der weißen *Ratte*, SCHABADASCH (1930) nennt das submuköse Nervengeflecht des Magens bei der *Katze* sogar arm an Ganglien und läßt dieselben an den nervösen Verbindungsstämmen zwischen AUERBACHschem und MEISSNERschem Plexus gelegen sein. In der Submucosa der Pylorusregion des menschlichen Magens kommen jedenfalls kleinere Ganglien ziemlich häufig, vereinzelte Ganglienzellen beinahe in jedem Flachschnitt zu Gesicht.

Hinsichtlich der *Verbindungsweise der Ganglienzellen* untereinander gilt für die Ganglienzellen des MEISSNERschen Plexus das gleiche wie für diejenigen des Plexus myentericus. Aus Abb. 332 erhellt ohne weiteres, daß sich direkt auf der Körperoberfläche der Ganglienzelle das allerfeinste, netzartige Gefüge des nervösen Terminalreticulums ausbreitet, das größtenteils dem kernhaltigen Hüllplasmodium eingelagert sein muß.

Die Maschen des MEISSNERschen Plexus nehmen in der Richtung nach der Muscularis mucosae an Feinheit zu, die Nervenbündel werden schmäler, die

Ganglienzellen finden sich innerhalb des Maschenwerks oft nur vereinzelt oder zu wenigen hintereinandergereiht vor. Mit der Verschmälerung der Nervenbündel ändert sich allmählich der gewebliche Aufbau. Die Bündel erhalten das Aussehen schmaler Plasmastränge, in welchen SCHWANNsche Kerne liegen. LAWRENTJEW (1926) hat diese nervösen Plasmastränge in der Submucosa des *Kaninchen*magens gut beobachtet. Trotz der außerordentlichen Feinheit der in jenen Plasmasträngen eingebetteten, fädigen Elemente sind gewisse Unterschiede in ihrem Dickendurchmesser zu beobachten. Man kann die feinsten fädigen, mit

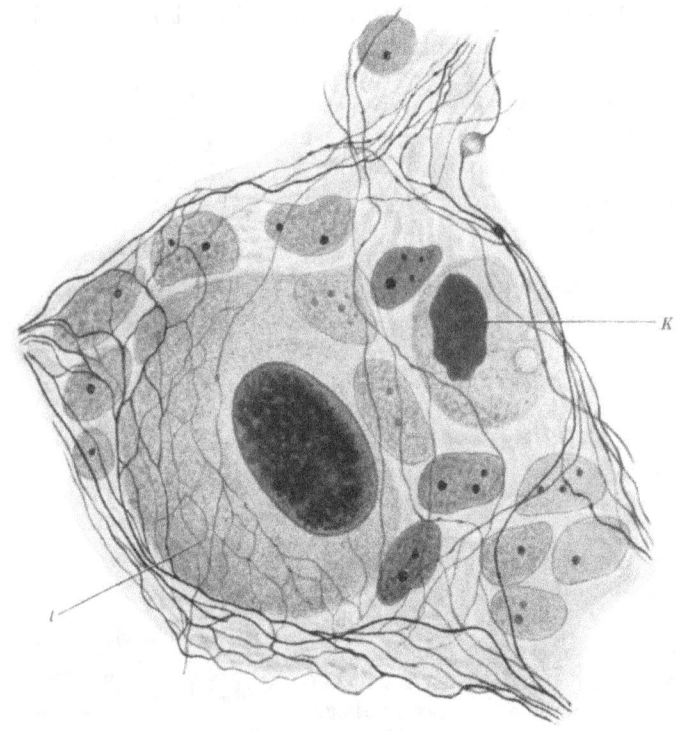

Abb. 332. Nervöses Terminalreticulum (*t*) auf der Oberfläche einer Ganglienzelle. *K* Kern einer degenerierten Ganglienzelle. MEISSNERscher Plexus. Magen eines Ulcuskranken. BIELSCHOWSKY-Methode. 2000mal vergrößert, auf ⁷/₈ verkleinert.)

Silber imprägnierbaren und erst bei sehr starker Optik sichtbaren Nervengebilde nunmehr mit Neurofibrillen bezeichnen.

Die feinen Neurofibrillen werden statt im SCHWANNschen Leitgewebe auch im Plasma von Fibrocyten und glatten Muskelfasern gefunden. Innerhalb der Plasmastränge macht sich bei den Neurofibrillen stellenweise eine netzartige Anordnung bemerkbar. An den Knotenpunkten des MEISSNERschen Geflechts wird die netzförmige Verbindung unter den Neurofibrillen oft sehr deutlich (Abb. 333). Das SCHWANNsche Leitplasmodium kann in enge plasmatische Beziehung zu den mesodermalen Elementen der Submucosa geraten; eine scharfe Trennung zwischen dem SCHWANNschen Leitplasmodium und dem Plasma der Fibrocyten läßt sich stellenweise nicht mehr erkennen. Der syncytiale Charakter im Bau des vegetativen Nervensystems ist an den gleichen Nervensträngen des MEISSNERschen Plexus nicht mehr in Abrede zu stellen. Es entwickelt sich unter den Neurofibrillen stellenweise ein nervöses Reticulum.

Derartige reticuläre Fibrillenbildungen innerhalb der Plasmastränge des MEISSNERschen Plexus sind aus Abb. 334 zu ersehen. Von einem solchen Reticulum zweigen sich immer wieder feinste, eben noch imprägnierbare Neurofibrillen ab, die in Zusammenhang mit den Zellen des Bindegewebes oder mit der Capillarwand

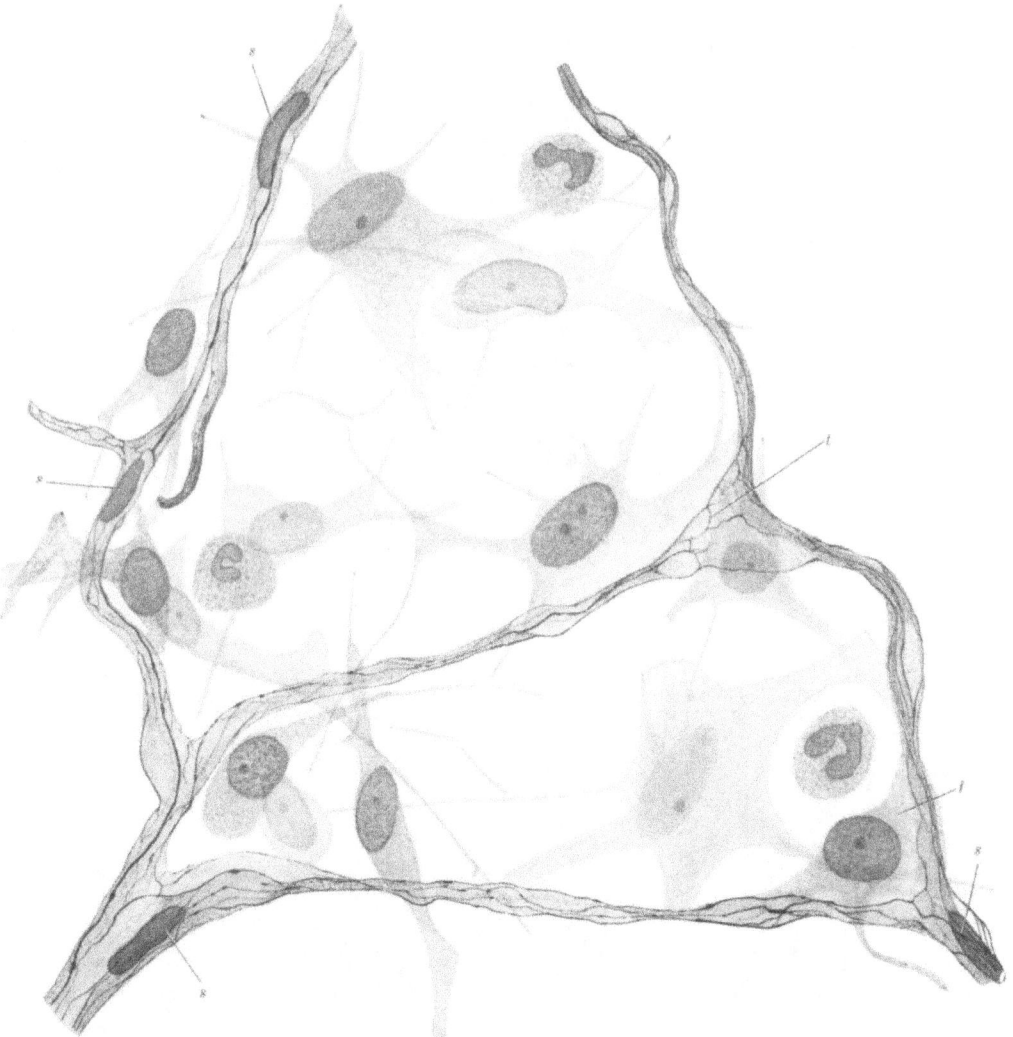

Abb. 333. Nervöse Plasmastränge aus dem MEISSNERschen Plexus. Magen. *Mensch.* s SCHWANNsche Kerne; t netzartige Verbindung zwischen den Nervenfäserchen; f Fibrocyt. BIELSCHOWSKY-Methode. (1100mal vergrößert, auf $^5/_6$ verkleinert.)

treten. Beim Studium jener terminalen Nervenstrukturen gelangt man an jene Grenze, wo Imprägnierung und Optik versagen. Jedenfalls bleibt es zweifelhaft, ob man mit dem in Abb. 334 Dargestellten das wirkliche „Ende" des vegetativen Nervengewebes erreicht hat.

Die sich von den Plasmasträngen absondernden Neurofibrillen behalten vielfach ihren reticulären Charakter bei; sie können zweifellos in das Plasma von Bindegewebszellen eindringen. Ob die Neurofibrillen sich im Plasma ihrer

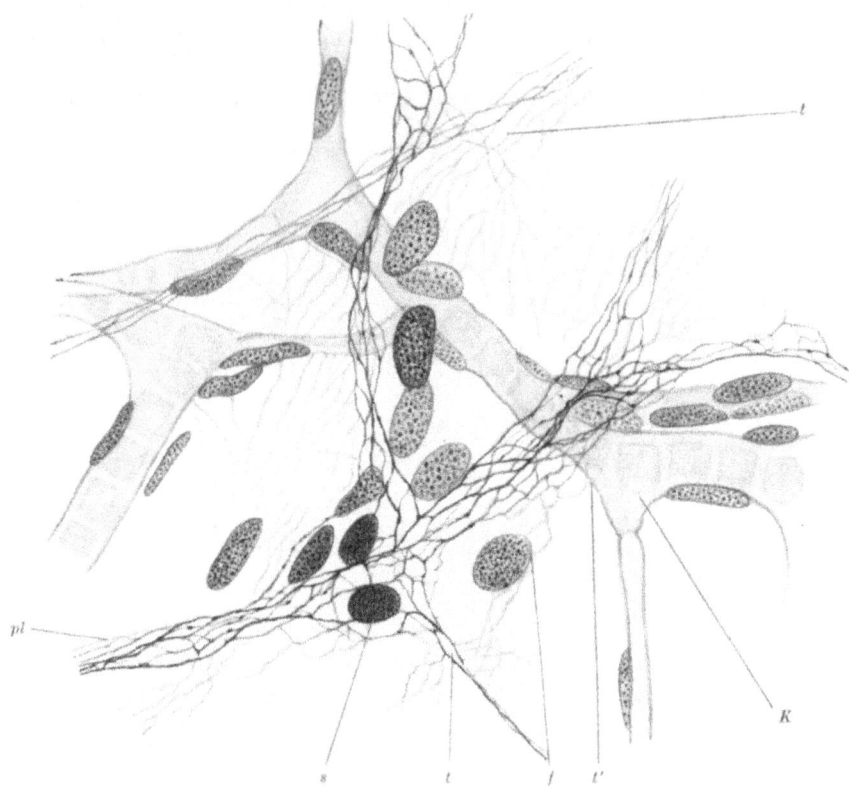

Abb. 334. Terminalreticulum (*t*) am MEISSNERschen Plexus des menschlichen Magens. *s* Kern einer interstitiellen Zelle; *f* Kern eines Fibrocyten; *t'* Verbindung des Terminalreticulums mit der Capillarwand *K*, *pl* nervöser Plasmastrang. (BIELSCHOWSKY-Methode. 1200mal vergrößert, auf $^3/_4$ verkleinert.)

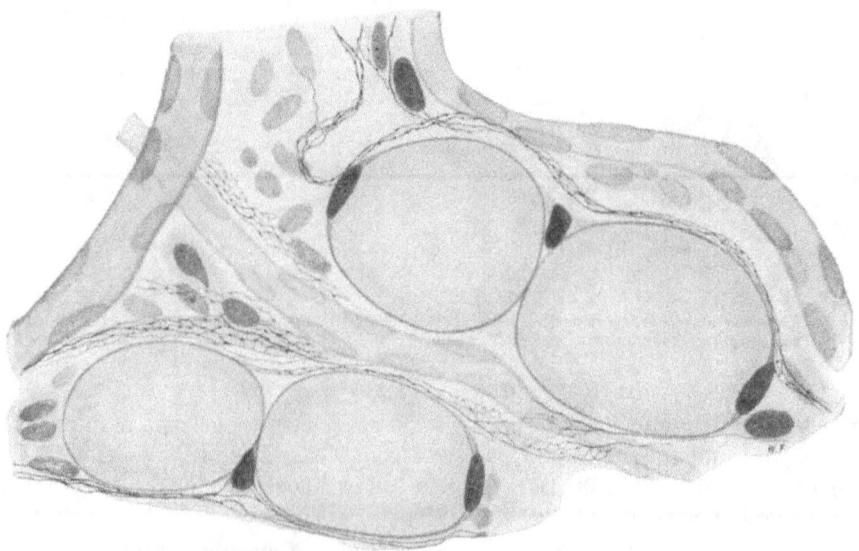

Abb. 335. Feinste, netzartig angeordnete Nervenfaserstränge in der Submucosa des Magens. *Mensch.* (BIELSCHOWSKY-Methode. 1000mal vergrößert, auf $^3/_4$ verkleinert.)

Erfolgszellen als veränderlich erweisen, wie WEBER (1940) betont hat, ist möglich; denn man darf sich das vegetative Endnetz niemals als ein unveränderliches, starres System vorstellen. An gut imprägnierten Präparaten erscheinen die Maschen der Plasmastränge und des Terminalreticulums derart eng gezogen, daß sich eine Beeinflußbarkeit der einzelnen Bindegewebszellen durch das Nervensystem immerhin als möglich denken läßt.

Solches gilt auch für die Innervation des in die Submucosa eingelagerten *Fettgewebes*. Die feinen Plasmastränge des MEISSNERschen Plexus gelangen, wie REISER (1932) und ich (1932) an der Submucosa des Darmkanals beobachtet haben, mit den Fettzellen in plasmatische Verbindung (Abb. 335). Die netzartigen Fibrillenstränge des Terminalreticulums zwängen sich zwischen den Fettzellen hindurch, deren Wand sie sich stellenweise aufs engste anlagern. Der Schluß auf eine funktionelle Abhängigkeit des Fettgewebes vom Nervensystem wird hierdurch sehr nahegelegt.

GREVING und BERG (1952) gliedern in ihren ausführlichen Studien am Magen von *Mensch* und *Säugetier* den Plexus submucosus in den an die Muscularis grenzenden Plexus entericus internus (HENLE), in den Plexus submucosus im eigentlichen Sinne und in einen Plexus muscularis mucosae. In allen Geflechten kommen nach den Angaben der Autoren große, mittelgroße und kleine Ganglienzellen, die letzteren in geringerer Zahl vor. Die überwiegende Masse der Ganglienzellen gehört zum Typus I, ein kleiner Teil zum Typus II. Die Grundkonstruktion des MEISSNERschen Geflechtes ist im Magen die gleiche wie im Darm. EGUCHI (1954) vermutet in den feinen Nervenfasern der Submucosa sympathische, in dickeren Fasern sensible Elemente. Solches dürfte aber schwer beweisbar sein.

In einer späteren Veröffentlichung geben GREVING und BERG (1954) von den zarten Strukturen des Plexus muscularis mucosae innerhalb des AUERBACHschen Plexus noch weitere Einzelheiten zur Kenntnis.

δ) Plexus mucosus.

Aus dem MEISSNERschen Plexus entwickelt sich in der Richtung zur Schleimhaut im Bindegewebe zwischen den Magendrüsen ein besonderer „interglandulärer Plexus". Man bezeichnet ihn besser als *„Plexus mucosus"*. Bei starker Vergrößerung erkennt man in dem von SCHWANNschen Kernen und Interstitiellen Zellen durchsetzten Leitplasmodium eine Fülle feinster Neurofibrillen, die sich an den Knotenpunkten des plasmatischen Netzwerkes vielfach überkreuzen und eine netzartige Verbindungsweise beobachten lassen. Das Netz der fibrillenführenden Plasmastränge, die ich bereits dem Terminalreticulum zurechne, tritt mit der Oberfläche der Drüsentubuli in direkten, plasmatischen Zusammenhang (Abb. 336).

Ein Eindringen feinster Neurofibrillen in die Wand des Drüsenepithels habe ich nicht zu sehen vermocht; eine mit kleinen Knöpfen oder Ösen versehene nervöse Endform, wie sie etwa KOLOSSOW und SABUSSOW (1928) an den Magendrüsen der *Sumpfschildkröte*, BOEKE (1934), SASYBIN (1933), JALOWY (1938) u. a. an Drüsenzellen anderer Organe beschrieben, habe ich niemals bemerkt.

ÁBRAHÁM (1936) erwähnt an den Magendrüsen des *Waldkauzes* zarte Nervenfäserchen, die aus dem MEISSNERschen Plexus entspringen und die Drüsentubuli mit einem Netzwerk umschließen; KOLOSSOW, SABUSSOW und IWANOW (1932) bringen von den Nervenverhältnissen in Drüsenmagen der *Haustaube*, EGUCHI (1954) vom Magen des *Igels* eine entsprechende Abbildung. ÁBRAHÁM (1936) hat die Neurofibrillen mit dem Drüsenepithel in plasmatischer Verbindung stehen sehen, eine Endigung der Neurofibrillen innerhalb des Epithels jedoch ebensowenig wie ich feststellen können. Schließlich erwähnt VAU (1932) im Labmagen des *Rindes* in dem zwischen den Drüsen und der Muscularis mucosae ausgebreiteten Bindegewebe sehr kleine, „subglanduläre Ganglienzellen", die mit Thionin gefärbt wurden und ein GOLGI-Netz besitzen sollen. Die von SPOERRI (1949) in der Magenschleimhaut als „interstitial neurons" beschriebenen Elemente haben nichts mit dem Nervengewebe zu tun, sondern gehören, wie ein Blick auf die Arbeit von SCHOFIELD (1951) lehrt, den argyrophilen Zellen an. CORONINI und WEISS (1948) haben in der Mucosa des menschlichen Magens Nervenfasern beobachtet und einen Zusammenhang derselben mit den „hellen Zellen" FEYRTERS (1953) behauptet. Von einer solchen Verbindung habe ich mich aus den Abbildungen der Autoren nicht überzeugen können.

In den epithelialen Geweben des Magen-Darmkanals kommen mit Silber imprägnierbare *granulierte Zellen* vor, auf deren etwaige Beziehung zum Nervensystem vor allem MASSON (1928) im Hinblick auf pathologische Vorgänge im Processus vermiformis aufmerksam gemacht hat. Diese „*argentophilen Zellen*" können eigentümliche, bizarre Formen annehmen und im Bindegewebe der Tunica propria und der Submucosa des Magens gelegen sein. In Abb. 337 finden sich die Neurofibrillen eines Plasmastranges aus dem Plexus mucosus der Oberfläche einer argentophilen Drüsenzelle aufliegend eingezeichnet. Nach meinen Beobachtungen an der menschlichen Magenschleimhaut läßt sich jedoch keineswegs ein konstanter, plasmatischer Zusammenhang zwischen dem Nervengewebe und den argentophilen Zellen im Drüsengewebe oder im Bindegewebe feststellen. Für die von MASSON (1928), SIMARD und VAN CAMPENHOUT (1932) behauptete nervöse Natur der argentophilen Zellen, für ihre Abstammung und Auswanderung aus dem Entoderm, für eine angebliche neurokrine Funktion vermag das mikroskopische Präparat von vornherein keinen Beweis zu liefern.

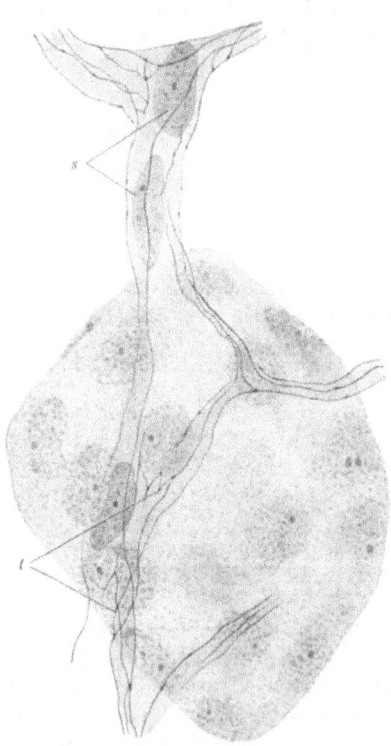

Abb. 336. Drüsennerven. Magen. *Katze. t* Nervenfäserchen des Terminalreticulums; *s* SCHWANNsche Kerne. (BIELSCHOWSKY-Methode. 1700mal vergrößert, auf ³/₄ verkleinert.)

Bei *Magenulcus* oder *Gastritis* treten die granulierten, argentophilen Zellen gehäuft in Erscheinung. Innerhalb der gesamten Darmwand werden die Granula in vielen Zellen der Epithelformationen und des Bindegewebes mit Silber schwarz gefärbt. COUJARD (1950) hat ein Gleiches nach Gebrauch der Osmiumsäure wahrgenommen. SIMARD (1934) hat plasmatische Beziehungen zwischen neurofibrillären Strängen des Plexus mucosus und den argentophilen Zellen sehr schön dargestellt. Ich habe dasselbe bei den argentophilen Zellen in den LIEBERKÜHNschen Krypten und im mukösen Bindegewebe des Colons gesehen. Das berechtigt aber nicht dazu, in den fraglichen argentophilen Zellen des Darmkanals spezifische oder gar nervöse Eigenschaften zu vermuten. Die Imprägnierbarkeit mit Silber bedeutet niemals eine spezifische Reaktion, sondern gibt nur einen Augenblickszustand des Protoplasmas wieder, das beim Zusammentreffen mit der Silberlösung mit einer Schwarzfärbung antwortet. Demnach unterläßt man es besser, eine für Silber spezifische, granulierte Zellart, wie die „cellules argentaffines" nach MASSON (1930) und SIMARD (1933) aufzustellen und in besonderem Zusammenhang mit dem Nervensystem zu betrachten, da sich die nervöse Verbindung nichtargyrophiler Zellen und argyrophiler Zellen nicht voneinander unterscheidet.

Ich habe in den Drüsenzellen der Zunge, des Oesophagus, des Magens und der LIEBERKÜHNschen Darmkrypten, ferner in den Leukocyten die Granula nach Silberbehandlung schwarz gefärbt gesehen. Auch in vielen Fibrocyten, Capillarendothelien, Interstitiellen Zellen kommen gelegentlich äußerst feine, schwarze Granula mit Silber zu Gesicht. Pigment und NISSL-Granula der Ganglienzellen können unter Umständen auf Silber mit einer Schwarzfärbung reagieren. BAUER (1943) hat in den Pyramiden- und Thalamuszellen, in den Zellen der Leber und der Nebenniere, ferner in kultivierten Fibroblasten und Neuroblasten das Auftreten von „Silbergranula" beobachtet und auf ihre morphologische Identität mit der *Vitamin C-Granula* von GIROUD und LEBLOND (1934) hingewiesen. Der Autor erblickt in seinen „Silbergranula" Strukturen, die den GOLGI-Systemen, den Neurosomen HELDS und den ALTMANNschen Granula entsprechen und bei der ersten Stufe der Silberimprägnierung hervortreten. Niemand wird behaupten wollen, daß es sich bei all den Granula, deren Silberreaktion mitunter auch Nucleolus und Chromatin annehmen, um gleichwertige, spezifisch argentophile Elemente handelt. Daher halte ich es für angebracht, das Silber beim Nachweis einer angeblich spezifischen Plasmareaktion nur mit äußerster Zurückhaltung zu bewerten.

Der nervöse Endapparat, dem die Übertragung nervöser Impulse auf das Drüsenparenchym des Magens zugehört, enthält in seinem syncytialen, kern-

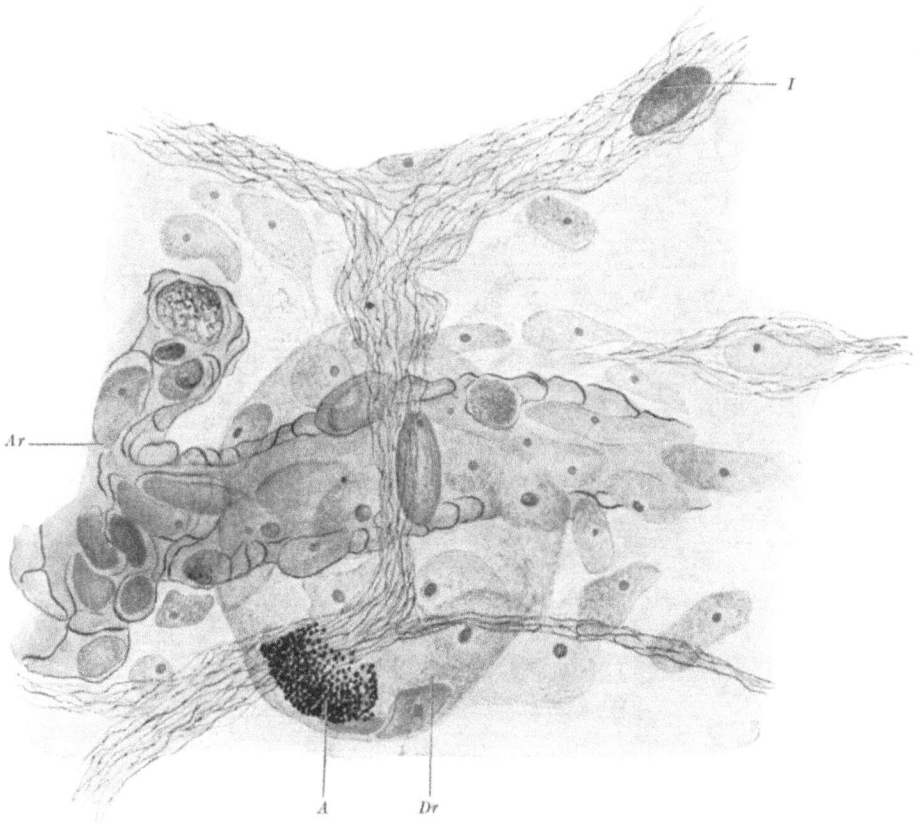

Abb. 337. Feinste Nervenfaserzüge aus dem Plexus mucosus. Magen. *Katze. Dr* Magendrüse; *A* „argentophile" Zelle; *Ar* kleine Arterie; *I* Kern einer interstitiellen Zelle. (BIELSCHOWSKY-Methode. 1700mal vergrößert, auf ³/₄ verkleinert.)

haltigen Netzwerk Vagus und Sympathicus gemeinsam vereint. YOSHITOSI (1937) ist hinsichtlich der Innervation der Fundusdrüsen beim *Hunde*magen zum gleichen Ergebnis gelangt; bemerkenswert bleibt seine Angabe, wonach an den Drüsennerven der Magenwand nach doppelseitiger *Vagusresektion* keine degenerativen Veränderungen zu erkennen waren. Die Anwesenheit afferenter Fasern läßt sich im Plexus mucosus der Magenwand nicht ausschließen.

ε) Bemerkungen über eigentümlich gewundene, neurofibrillenführende Plasmastränge („Schlingenterritorien") in der Submucosa.

Über das Auftreten der „Schlingenterritorien" ist schon auf S. 164 und 323 berichtet worden, so daß sich eine nochmalige Schilderung ihrer morphologischen Eigentümlichkeiten und ihres regionären Vorkommens hier erübrigt. Daher sei

354 Verdauungssystem.

das Folgende nur auf die in der Literatur verschiedentlich aufgeworfene Frage eingestellt, ob wir es bei den Schlingenterritorien mit einer sensiblen Endigung zu tun haben oder nicht. Denn bisher hat man sich von der Existenz afferenter Endorgane, die sich in die morphologische Reihe der bekannten sensiblen Endkörperchen hätten eingliedern lassen, nicht überzeugen können. Immerhin wäre

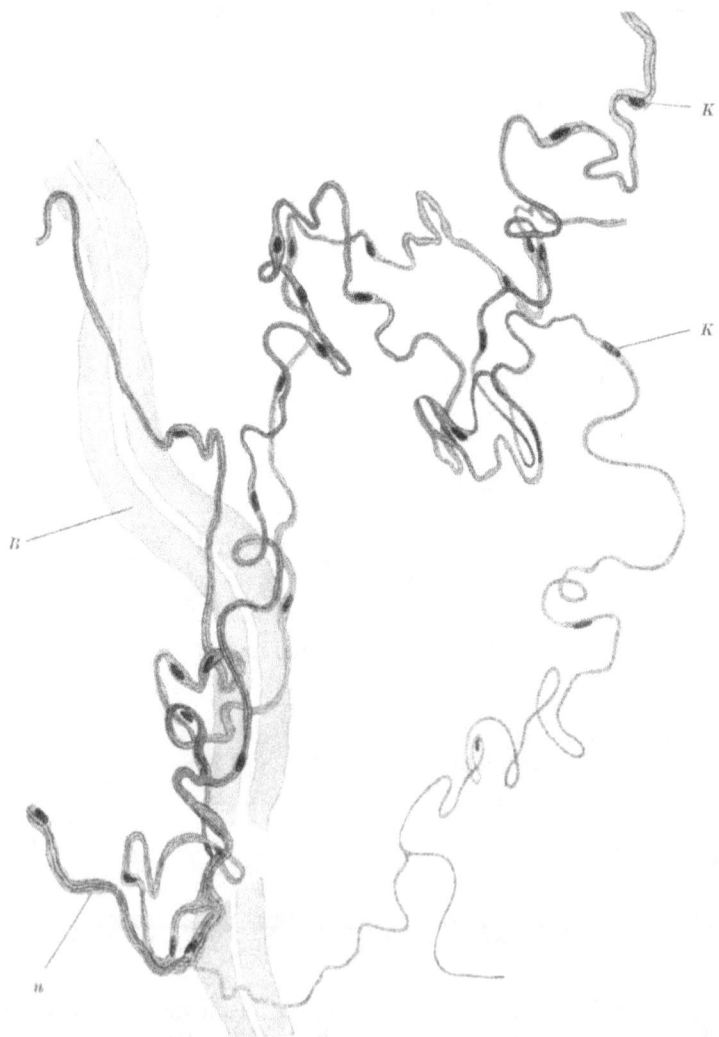

Abb. 338. Gewundene Plasmastränge (Schlingenterritorium) in der Submucosa. Pylorus des menschlichen Magens. *K* SCHWANNsche Kerne, *n* Nervenfasern; *B* Blutgefäß. (BIELSCHOWSKY-Methode. 300mal vergrößert, auf ⁴/₅ verkleinert.)

die Kenntnis bestimmt gebauter, sensibler Endorgane in der Schleimhaut des Magen-Darmkanals von großer Bedeutung, zumal in der neueren Literatur das Vorkommen sensibler Fasern in jeder Region häufiger behauptet wird (OTSU 1953, EGUCHI 1954, STAUDACHER, BELLI und GHIRINGHELLI 1941, TOYOTA 1955, KIMURA 1955).

Aus den Abbildungen der Autoren ersieht man leicht, daß es sich bei den angeblichen, sensiblen Endigungen und Fasern um nichts anderes als um die

„Schlingenterritorien" oder um Teile von solchen handelt (Abb. 338). Aus der eigentümlichen Form dieser zweifellos nervösen Formation läßt sich aber ein afferentes Leitvermögen nicht beweisen, ja kaum vermuten, da immerhin erhebliche Unterschiede im Bau und in der Ausdehnung der Schlingenterritorien gegenüber den bekannten sensiblen Endorganen bestehen. So besitzt das auffallende, weit ausgebreitete Schlingengewirr der beigefügten Abbildung nicht die geringste Ähnlichkeit mit einer sensiblen Endigung, sondern erinnert vielmehr an die dichtgedrängten, gewucherten Fortsatzschlingen, die ich an erkrankten Nervenzellen des Ganglion nodosum gesehen habe. Mir gilt einstweilen das „Schlingenterritorium" nicht anders als eine Erscheinung gesteigerten Wachstums, ohne daß sich eine Ursache hierfür finden ließe. Daß afferente Neurofibrillen in den Plasmasträngen der Schlingenterritorien enthalten sein können, ist möglich, aber zunächst weder beweisbar noch zu bestreiten.

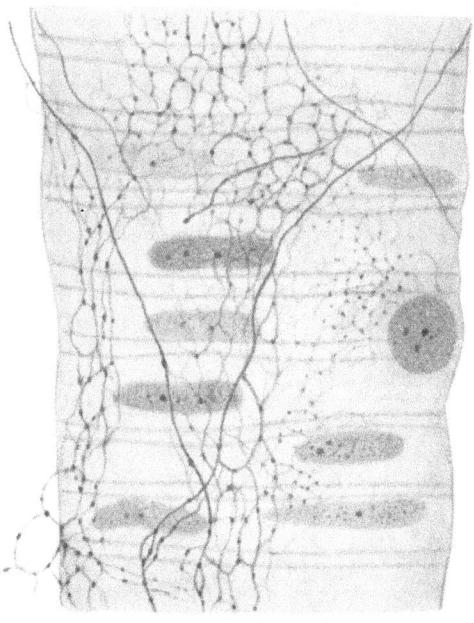

Abb. 339. Nervöses Terminalreticulum auf und in der Media einer Arterie. Submucosa des menschlichen Magens. (BIELSCHOWSKY-Methode. 2000mal vergrößert, auf ⁴/₅ verkleinert.)

ζ) **Bemerkungen über die Gefäßnerven des Magens.**

Sämtliche Blutgefäße des Magens, von den zuführenden großen Arterien bis zu den Capillaren und Venen, unterstehen dem Einfluß des Nervensystems, allem Anschein nach in einer Weise, die jede Zelle des Gefäßsystems mit dem Nervengewebe irgendwie in Verbindung geraten läßt. Da die Innervation der Blutgefäße schon im vorhergehenden (S. 201) geschildert ist und diejenige der Magengefäße sich hiervon in keiner Weise unterscheidet, so seien im folgenden nur die vornehmlichsten Resultate zu einer Übersicht zusammengefaßt.

KONDRATJEW (1929) und SCHABADASCH (1930) haben im Bereich des makromikroskopischen Grenzgebietes festgestellt, daß sich innerhalb des gesamten intramuralen Nervensystems beim Magen eine besondere Einteilung in Organ- und Gefäßnerven nicht treffen läßt. Solches kann man bei Anwendung starker und stärkster Vergrößerungen immer wieder feststellen: Die Gefäßnerven erscheinen mit dem gesamten, syncytialen Nervenapparat der Magengegend zu einer untrennbaren, morphologischen Einheit verknüpft. Schon bei mittlerer Vergrößerung läßt sich aus der bindegewebigen Umgebung der Blutgefäße ein fortwährendes Eindringen von starken bis zu den allerfeinsten Nervenfasern in die Gefäßwand der Arterien und Venen beobachten. So kommt es gewöhnlich in der Adventitia der größeren Gefäße zur Entwicklung eines meist aus mittelstarken Faserbündeln zusammengesetzten, in verschiedener Weise mit SCHWANNschen Kernen ausgestatteten, nervösen Flechtwerks.

Aus einem derartigen, großen Plexus vermag sich durch Abspaltung zarter Neurofibrillen noch innerhalb der Adventitia ein feinstes nervöses Wabenwerk

356   Verdauungssystem.

zu entwickeln, das in den Bereich des Terminalreticulums gehört. Aus den adventitiellen Nervengeflechten der Arterien sondern sich weiterhin zahlreiche Nervenfäserchen von unterschiedlicher Dicke ab, um direkt auf der Muscularis

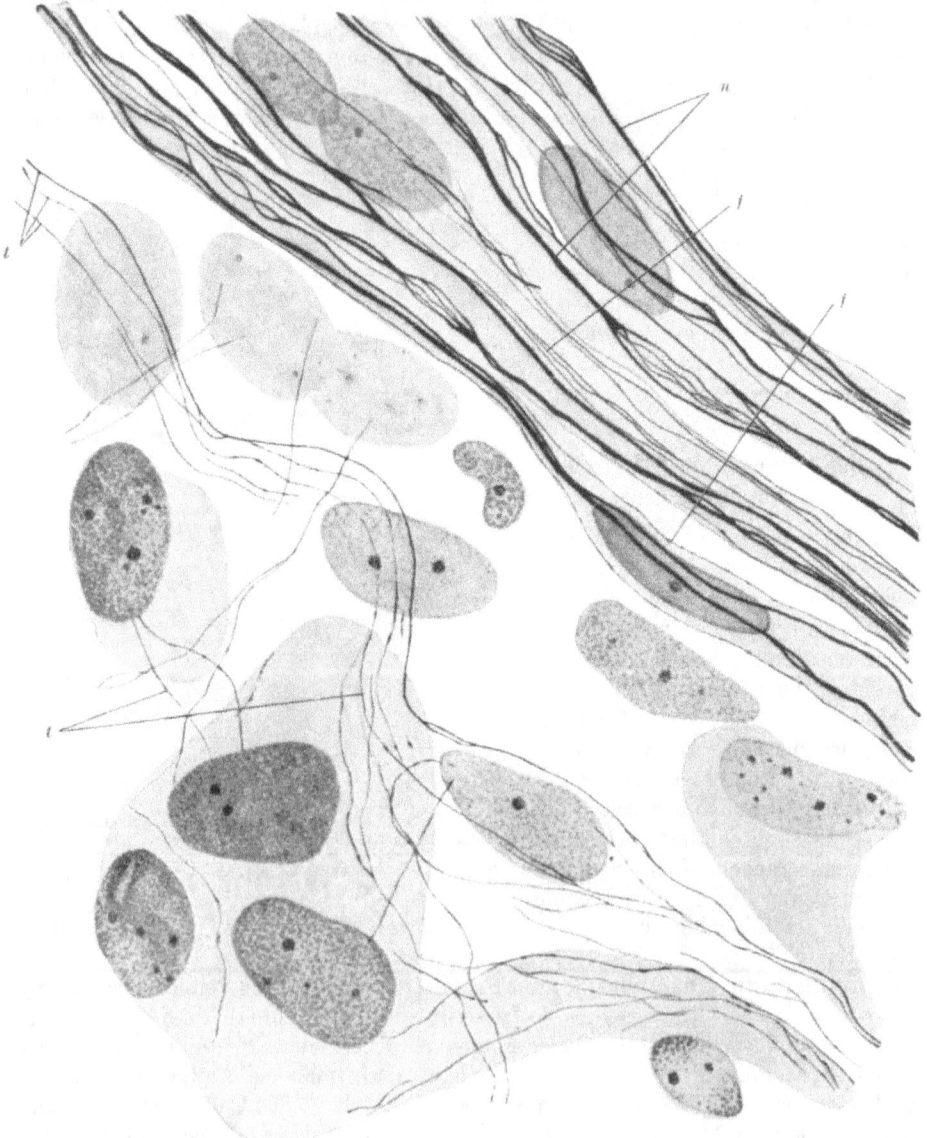

Abb. 340. Innervation einer Venenwand in der Submucosa. Magen. *Mensch.* n Mittelstarke Nervenfasern; f Neurofibrillen; t Neurofibrillen des Terminalreticulums. (BIELSCHOWSKY-Methode. 2200mal vergrößert, auf ⁴/₅ verkleinert.)

ein zweites, tiefes Nervengeflecht von äußerster Feinheit entstehen zu lassen (Abb. 339). Es besitzt alle Eigenschaften des vegetativen Endnetzes und dringt mit seinen fibrillären Ausläufern zwischen die Muskelfasern der Media ein. Hierbei handelt es sich in der Hauptsache, wenn auch nicht restlos, um efferente Elemente in dichtester Anhäufung. Wie eng der Zusammenhang zwischen

Nervengewebe und Gefäßmuskulatur sein muß, geht aus der beigefügten Abbildung genügsam hervor.

MILLEN (1948) hat die Gefäßinnervation des *Kaninchen*magens mit Methylenblau studiert und unter anderem sensible Endigungen in der Adventitia der kleinen Arterien beschrieben. Leider sind die der Arbeit beigegebenen Photos etwas unklar.

Die Venen zeigen denselben Modus der Innervierung wie die Arterien, wobei es im Hinblick auf die Reichhaltigkeit der nervösen Elemente keine Rolle spielt, ob die Venenwand durch glatte Muskelfasern verstärkt wird oder nicht. Die feinen Neurofibrillen des Terminalreticulums gelangen bis zum Endothel, wo sie mit jeder einzelnen Zelle in Verbindung treten können (Abb. 340); auch YOSHITOSI (1937) hat das Terminalreticulum in der Wand einer muskelfreien Vene aus der Submucosa des Magens vom *Hund* anschaulich demonstriert.

Wie in allen Organen, so sind im Magen die Capillaren dem nervösen Einfluß unterworfen und mit dem Neurofibrillenwerk des Terminalreticulums in plasmatischen Zusammenhang gebracht (Abb. 213). Im Magen der *Katze* hat MEYLING (1953) das feine, nervöse Netzwerk um die Capillaren und Venen mit der Methylenblaumethode dargestellt.

η) Bemerkungen zur Konstruktion und über degenerative Vorgänge des intramuralen Nervensystems.

JABONERO gelangt in seinen umfangreichen Studien über die Innervation des menschlichen Magens zur Aufstellung eines Schemas, das er in vorsichtiger Zurückhaltung als Wahrscheinlichkeitshypothese behandelt wissen will. Der Autor läßt von der Serosa zunächst marklose und nur wenige markhaltige, dem Parasympathicus zugewiesene Nervenfasern zu den im AUERBACHschen Plexus vorhandenen Ganglienzellen vom Typus I ziehen; dort sollen sie ein unsicheres, nicht näher beschriebenes Ende finden. Eine zweite, dem Sympathicus zugedachte Faserart gelangt auf die gleiche, etwas fragliche Weise direkt zu den Ganglienzellen vom Typus II; letztere liegen teils im AUERBACHschen, teils im MEISSNERschen Plexus, der sich nach JABONERO (1952) nur aus Zellen vom Typus II aufbauen soll. Hierzu vermag ich dem Autor nicht ganz beizustimmen, da auch Zellen vom Typus I im MEISSNERschen Plexus vorkommen; in Abb. 330 ist eine derartige Zelle dargestellt. CAVAZZANA und BORSETTO (1948) bringen eine gleichlautende Angabe.

Nach JABONERO (1952) verlassen die Neuriten vom Typus I niemals das Maschenwerk des AUERBACHschen Plexus, um sich an der Versorgung der intramuralen Gewebe zu beteiligen, sondern ziehen nur wieder zu anderen Ganglienzellen vom Typus I oder II. Mithin würden die Ganglienzellen vom Typus I als reine Assoziationszellen zu bezeichnen sein. Derartige Behauptungen dürften sich bei dem ungeheuer dichten, an graue Rückenmarksubstanz erinnernden Gewirr der Ganglienzellen des AUERBACHschen Plexus sehr schwer beweisen lassen. Die von JABONERO beschriebenen, auch von DE CASTRO (1950) mit Methylenblau dargestellten „cellules gliales ou satélites neuronales" erinnern im übrigen nach ihrer Form an gewöhnliche Fibrocyten.

In seiner zusammenfassenden Abhandlung bringt JABONERO (1951) ausgezeichnete Abbildungen von den Ganglienzellen des gesamten Magen-Darmkanals. Die als ein Syncytium dargestellten „celulas gliales satélites", deren Chondriokontenfülle der Autor zeigen konnte, stimmen in der Form mit unserem Hüllplasmodium überein. Nur gilt das nicht für manche der wiedergegebenen „celulas gliales satélites", die wie Fibrocyten aussehen und sich als Resultat einer komplizierten Technik nach HORTEGA betrachten lassen. Jedenfalls erscheinen hiernach an Stelle eines syncytialen Verbandes um die Ganglienzellen deutliche sternförmige Zellen, die ich in Würdigung der Befunde von DE CASTRO (1950) u. a. bereits 1939 vergeblich gesucht habe.

Entweder sind also die mit der verwickelten HORTEGA-Methode erhaltenen, sternförmigen células gliales satélites, gliocytes, cellules périneurales usw. mit großer Mühe erzielte Artefakte, die man gerade bei der Glia sehr leicht der komplizierten Methode wegen erhalten kann, oder wir haben es, abgesehen vom Hüllplasmodium in den vegetativen Ganglien, noch mit einer weiteren, rein spezifischen Zellart zu tun, die weder der Glia noch dem Binde- oder Nervengewebe angehört und sich in ähnlicher, spezifischer Weise in der Epiphyse oder im Hinterlappen der Hypophyse finden läßt.

An dem geschlossenen, von interstitiellen Elementen aufgebauten syncytialen Maschenwerk der „fibres protoplasmiques" JABONEROs besteht kein Zweifel. Daß aber dieses System an neurofibrillären Bildungen bereits das Feinste enthalten soll, was sich mit Hilfe der Silbertechnik erkennen läßt, vermag ich nicht zuzugeben. Es kommen in Verbindung zu den Geweben des Erfolgsorganes wesentlich feinere Neurofibrillen vor, als sie in den Plasmasträngen enthalten sind.

Wenn JABONERO (1952) die Existenz jener dem Terminalreticulum zugehörigen, mit dem Erfolgsgewebe verbundenen Neurofibrillen leugnet, so bleibt seine Vorstellung von der Konstruktion des intramuralen Nervensystems zu einfach. JABONERO (1952) hat die Existenz des Terminalreticulums in seinem Schema nicht berücksichtigt. Ich vermag den Grund nicht einzusehen, warum der Autor einem Eindringen feinster Neurofibrillen in das Plasma der vom Nervengewebe versorgten Zellen eine solche Abneigung entgegensetzt und jene vielfach beobachtete Erscheinung dem Zufall überlassen will. JABONERO (1952) teilt seinen Plasmafasern nur eine effektorische Rolle zu, verneint also afferente Funktionen, die er nur für die in der Serosa verlaufenden Nervenfasern des Magens annimmt. Wenn auch deutlich erkennbare sensible Endapparate in der Magenwand fehlen, so müssen dennoch für das Zustandekommen der zahlreichen intramuralen Reflexe im peripheren Endnetz neben den efferenten Fäserchen afferente Elemente vorhanden sein. Eine efferente Leitung der aus der Ganglienzelle vom Typus II entspringenden Fortsätze in das periphere Endnetz dürfte sicher sein. Wer aber will mit Sicherheit in Abrede stellen, daß nicht auch in jenen Fortsätzen des Zelltypus II eine afferente Leitung stattfinden könnte?

Jedes Schema hat seine Fehler, weil es vereinfacht und manche Dinge wegläßt. Nur ist man sich über die Bedeutung des Weggelassenen für die Funktion des Ganzen meist nicht klar und es bleibt bei den histologischen Einrichtungen oft sehr schwierig, wenn nicht unmöglich, Wichtiges vom Unwichtigen zu trennen. Hält ein folgender Autor, wie oft genug geschieht, ein derartiges Schema bereits für eine Tatsache, so wirkt sich der Erfolg des Schemas gleich einer falschen Beobachtung unter Umständen statt zum Verständnis zu einem unglücklichen Mißerfolg aus. JABONEROS (1952) Schema über die Konstruktion des intramuralen Nervensystems berücksichtigt überdies vorwiegend den funktionellen Gesichtspunkt. Ich selbst fühle mich jedenfalls im Hinblick auf die ungeheure Kompliziertheit des vorliegenden Nervengewebes außerstande, die unentwirrbare syncytiale Nervenmasse morphologisch zu vereinfachen oder ohne Experimente physiologisch aufzuklären.

Bei den Klinikern trifft man vielfach auf die Anschauung, daß bei der Pathogenese des *Magenulcus* einem nervösen Faktor eine bedeutsame Rolle zuzuschreiben sei. Daher habe ich seinerzeit (1934) versucht, mir in die pathologischen Veränderungen des intramuralen Nervensystems im ulcuskranken Magen Einblick zu verschaffen.

Ich habe mit der BIELSCHOWSKY-GROS-Methode am AUERBACHschen und MEISSNERschen Plexus des menschlichen Magens bei Ulcus chronicum stellenweise eine erhebliche Vermehrung der Achsenzylinder und SCHWANNschen Zellen in der gesamten Magenwand wie im Ulcusgrund feststellen können. Auch Infiltrationen von Rundzellen kommen zwischen den Aufbauelementen des AUERBACHschen und MEISSNERschen Plexus vor. Die Masse der gewucherten Nervenbündel kann unter Umständen neuromartigen Charakter annehmen. Mitunter ziehen durch sämtliche Schichten des Geschwürsgrundes starke Nervenbündel hindurch, um frei, gelegentlich vom Soorpilz überzogen, aus der Oberfläche des Ulcus herauszuragen; in solchen Nervenbündeln lassen sich vielfach degenerative und regenerative Merkmale in verschiedenem Grade beobachten. Die am Ulcusrand oft in großer Fülle eingewucherten Nervenbündel sind in dem dortigen Bindegewebe oder in der einstrahlenden Muskulatur in einem scheinbar ungehemmten Wachstum ziellos durcheinander gewirrt und senden häufig kolbenartig aufgetriebene und verdickte Achsenzylinder in die Drüsenmasse hinein.

Einzeln verlaufende, manchmal netzartig verbundene Nervenfäserchen kommen in der Zone der fibrinoiden Nekrose vielfach zu Gesicht. Sie können ein völlig normales Aussehen zeigen, lassen manchmal ein gesteigertes Wachstum erkennen, zerfallen stellenweise in einzelne Fragmente und feinste, noch mit Silber imprägnierbare Körnchenreihen. Auch im Granulationsgewebe trifft man neben starken, gelegentlich aus feinsten Achsenzylindern zusammengesetzten Nervenbündeln noch auf überaus zarte, einzelne Nervenfäserchen von normaler Beschaffenheit.

Wenn man einerseits nur mit Hilfe einer Silbermethode manche pathologische Veränderung an einer Ganglienzelle vors Auge gelangt, so läßt sich andererseits nicht in Abrede stellen, daß es äußerst schwierig bleibt und sehr vieler Erfahrung bedarf, an einer mit Silber imprägnierten Ganglienzelle das Normale vom Pathologischen zu unterscheiden. Manche von den Ganglienzellen, die MIYAKE (1936) bei chirurgischen Erkrankungen in der Magenwand als pathologisch bezeichnet hat, gehört in den Bereich des Normalen. Abgesehen von Funktion und Krankheit prägt zweifellos auch das *Alter* einer Ganglienzelle bestimmte, manchmal schwer abgrenzbare Merkmale auf. Das nötigt uns, die Ganglienzelle, wie sie uns im Silberpräparat entgegentritt, nicht als einen bestimmten unveränderlichen Zelltypus, sondern als ein augenblickliches Zustandsbild in ihrem Entwicklungsprozeß aufzufassen.

Es fällt mitunter sehr schwer, sich am Präparat über den Zustand einer Ganglienzelle klarzuwerden und die Begriffe des normalen Krankhaften und der Alterserscheinungen morphologisch gegeneinander abzugrenzen. Um hier Einblick zu gewinnen, sei auf die Ergebnisse von DE CASTRO (1950), HAGEN (1949), FEYRTER (1951), DE BISCOP (1947) und JABONERO (1951) verwiesen. Eine Fülle

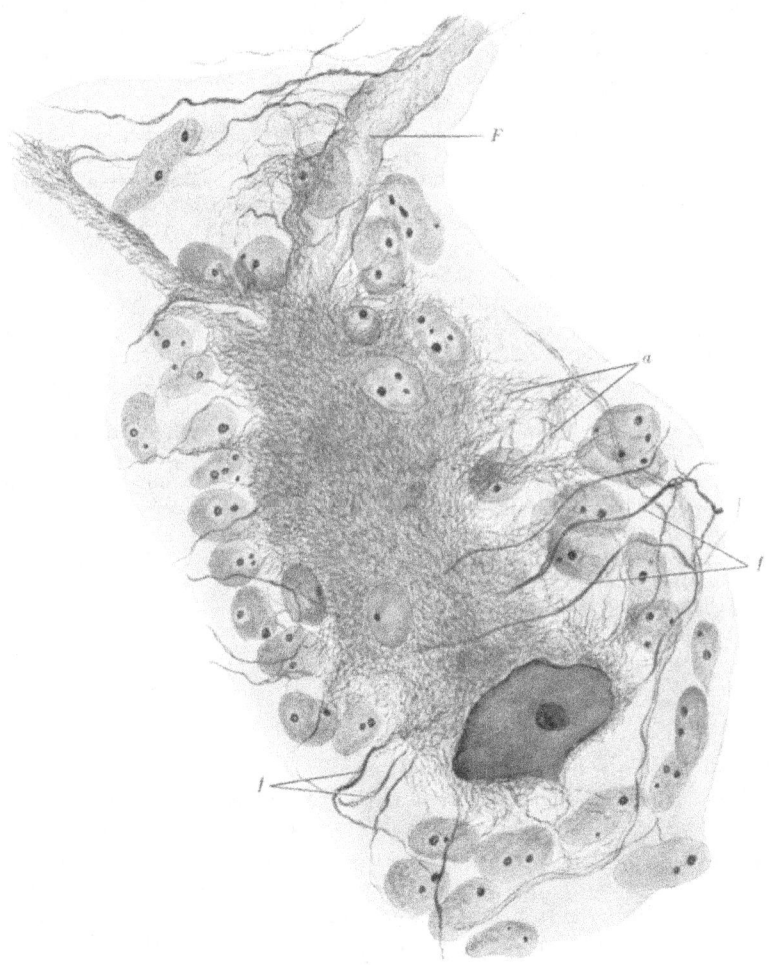

Abb. 341. Erkrankte Ganglienzelle mit starker Kernvermehrung des Hüllplasmodiums. AUERBACHscher Plexus. Magen eines Ulcuskranken. *F* Gequollener Fortsatz; *a* fibrilläre Auflockerungen; *f* kurze Fortsätze. (BIELSCHOWSKY-Methode. 1500mal vergrößert, auf $^7/_{10}$ verkleinert).

von Krankheitsbildern an den vegetativen Ganglienzellen wird hierbei von den genannten Autoren demonstriert. Die in Abb. 341 gezeichnete Ganglienzelle ist zur Orientierung über die vorliegende Frage wiedergegeben, weil ähnlich gestaltete Bilder von manchen Autoren früher für normal erklärt worden sind. Die unregelmäßige, geschrumpfte Kernform, die geblähten, nur wenige Fibrillen enthaltenden groben Fortsätze, die aus dem Körper der Ganglienzelle hervorquellenden Neurofibrillennetze, die zahlreichen kurzen Fortsätze, die vermehrten Kerne des Hüllplasmodiums, alle diese Merkmale gehören in den Bereich der *degenerativen Erscheinungen* und weisen auf den Untergang der Ganglienzelle hin.

Da der intramurale Nervenapparat des Magens als ein geschlossenes syncytiales System zu betrachten ist, so verlaufen die degenerativen Vorgänge hieran sehr verwickelt. Erkrankte Nervenelemente kommen keineswegs nur in der Nähe des Ulcus vor. In beträchtlicher Entfernung vom Ulcus lassen sich noch schwer kranke Ganglienzellen entdecken, während in unmittelbarer Nachbarschaft des Ulcus oder gar am Grunde desselben scheinbar normale Ganglienzellen und Nervenfasern zutage treten können. Man gewinnt hierbei den Eindruck, als würden die feinen Nervenfasern, vor allem die Nervenelemente des Terminalreticulums, von einem degenerativen Prozeß schwerer ergriffen oder wesentlich später befallen als die Ganglienzelle. Auch Yoshitosi (1937) hat nach Resektion beider Vagi am Magen des *Hundes* keinerlei degenerative Merkmale am Terminalreticulum in der Magenwand wahrzunehmen vermocht. Degenerative Vorgänge am intramuralen Nervensystem des Magens wurden bei *Carcinom* und *Pylorospasmus* beobachtet. Aus den Arbeiten von Rieder (1935), Herbst (1934), Haferkamp (1956) und Miyake (1936) ersieht man weitere Einzelheiten.

Stern (1951) hat mit der „en bloc"-Versilberungsmethode nach Gratzl, die durch Coronini mit Ultrabeschallung intensiviert worden war, durch die Submucosa von 30 resezierten ulcuskranken Mägen des *Menschen* nur 5—8 μ dicke Schnitte erhalten und mit ausgezeichneten Mikrophotogrammen ausgewertet. Es gelang dem Autor, im Bindegewebe und in der Muscularis mucosae die feinsten Elemente des peripheren, vegetativen Nervennetzes zu imprägnieren und vielfach einen körnigen Zerfall der zarten, gewöhnlich netzartig zusammenhängenden Neurofibrillen zu beobachten.

Weiterhin bestätigt Stern (1951) die Feyrtersche Vorstellung von den „*intercalären Zellen*", deren er zwei verschiedene Formen, eine kleine dunkle, mit hyperchromem Kern ausgestattete und eine helle Zellart hervorhebt. Mir will es freilich scheinen, als habe man es bei den geschilderten intercalären Zellen mit Fibrocyten zu tun, die plasmatisch mit dem zarten Nervennetz zusammenhängen.

Ob die an Stelle der Neurofibrillen aufgetretenen, winzigen Körnchen als Zeichen pathologischen Geschehens gelten dürfen, ob sie Artefakte darstellen oder ob sie als variable Gebilde im Sinne Webers (1940) zu deuten sind, solches getraue ich mich nicht zu entscheiden.

Eine umfangreiche bedeutungsvolle Studie über die *Neurome* des menschlichen Magen-Darmkanals entstammt der Feder Feyrters (1948). Da aus dem Auerbachschen Plexus, dem Meissnerschen Plexus und dem Nervenplexus der Papilla duodeni jeweils verschieden gebaute Neurome hervorgehen, so schließt der Autor auch auf eine verschiedene gewebliche Zusammensetzung der drei angeführten Nervenplexus.

d) Die Innervation des Dünndarms.

α) Plexus subserosus.

Der Dünndarm erhält seine sympathischen Nerven aus dem Ganglion coeliacum und den Nn. splanchnici, ferner aus den Plexus mesentericus cranialis und caudalis. Die parasympathischen Nerven des Dünndarms entstammen dem N. vagus. Wie beim Magen, so findet sich auch am gesamten Dünndarm direkt unter dem peritonealen Überzug ein feines, aus marklosen Fasern bestehendes Nervengeflecht ausgebreitet, der Plexus subserosus (Abb. 342). Seine genaue Beschreibung verdanken wir Schabadasch (1930), der im Bereiche des makromikroskopischen Grenzgebietes sehr gründliche, mit guten Abbildungen ausgestattete Beobachtungen über das genannte Geflecht im Darm vom *Affen, Hund* und von der *Katze* aufgestellt hat.

Wie beim Magen erhält auch im Darm der Plexus subserosus die meisten seiner Fasern nicht aus den in die Darmwand eindringenden Nn. mesenterici, sondern auf rückläufigem Wege aus dem Auerbachschen Plexus. Schabadasch (1930) unterscheidet an dem subserösen Nervengeflecht einen tieferen und einen mehr oberflächlichen, unter dem Serosaepithel gelegenen Anteil; Ganglien oder nur einzelne Ganglienzellen hat der Autor nicht beobachtet, der in der engen Beziehung des Plexus subserosus zu dem Blut- und Lymphgefäßnetz eine weitere charakteristische Eigenschaft des fraglichen Nervenplexus erblickt. Ohkubo (1937) hat eine gleichlautende Schilderung des Plexus subserosus in der Darmwand des *Meerschweinchens* und des *Affen* gegeben.

OSHIMA (1929) beschreibt am Darm von *Hunden* mit der Methylenblaumethode ebenfalls einen Plexus subserosus. Der Autor behauptet im Gegensatz zu SCHABADASCH (1930) im Plexus subserosus vereinzelte große, mit ovalen Kernen und langen Ausläufern versehene Ganglienzellen vom Typus I gesehen zu haben; doch wirkt die beigegebene Abbildung nicht überzeugend.

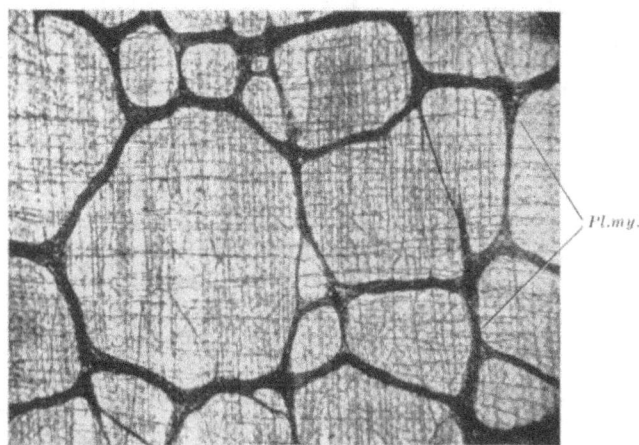

Abb. 342. Plexus myentericus (*Pl.my.*) und Plexus subserosus. Dünndarm. *Macacus rhesus*. Die quer verlaufenden Nervenfasern gehören dem Plexus subserosus an. (Methylenblau-Methode. 34mal vergrößert.) Nach SCHABADASCH 1930.

β) Plexus myentericus (AUERBACH).

Das nervöse Maschenwerk. Der Auerbachsche Plexus stellt eine enorme Masse nervösen Gewebes dar, das innerhalb der Darmwand in den bindegewebigen Spaltraum zwischen der Ring- und Längsmuskulatur eingebaut ist. Die Teilstücke des AUERBACHschen Plexus, die Ganglienzellen, Nervenfasern, das Leitgewebe und Hüllplasmodium sind zu einer gitterartigen Konstruktion von gewisser Regelmäßigkeit zusammengefügt. Abb. 343 zeigt das AUERBACHsche Geflecht bei schwacher Vergrößerung. Die starken Nervenbündel sind zu unterschiedlich großen Maschen angeordnet. In den Knotenpunkten des Netzwerks wird des öfteren eine beträchtliche Verbreiterung der Faserzüge bemerkbar; sie kommt teilweise durch eine Auflockerung der Nervenfäserchen zustande, die sich aufspalten und in mannigfacher Weise überkreuzen und vermischen.

In der Hauptsache finden sich an den Knotenpunkten des Geflechts die *Ganglienzellen* in großer Menge angehäuft; sie sind oft längs der groben Nervenbündel zu breiten Strängen hintereinandergereiht und manchmal in der ganzen Wand einer Masche zusammenhängend ausgebreitet. Dieses aus groben, gelegentlich sogar aus sehr starken Faserbündeln und zahlreichen Ganglienzellen bestehende Geflecht wird gewöhnlich als Maschenwerk I. Ordnung bezeichnet. SCHABADASCH (1930) weist darauf hin, was sich schon bei AUERBACH (1862) bemerkt findet, daß der ganze Plexus myentericus bei verschiedenen Klassen, Ordnungen, Familien und kleineren Gruppen des Tierreichs eine eigenartige „Physiognomie" hervortreten läßt.

An der Richtigkeit dieser Anschauung besteht kein Zweifel. Der AUERBACHsche Plexus aus dem Dünndarm vom *Kaninchen* gewährt einen anderen Anblick als derjenige vom *Menschen* oder von der *Katze* (Abb. 344). Man braucht nur die Übersichtsbilder zu vergleichen, die in neuerer Zeit zahlreiche Autoren (HILL 1927, IWANOW und RADOSTINA 1933, KOLOSSOW und SABUSSOW 1928, KOLOSSOW und IWANOW 1930, OKAMURA 1934, VAN ESVELD 1928, OSHIMA 1929, KUNTZ

1929, Tinel 1937, Irwin 1931, Ohkubo 1937, Matsuo 1934, Campos 1931, Palumbi 1934, Temesrékási 1955 u. a.) vom Auerbachschen Plexus des Dünndarmes bei verschiedenem tierischen Material gegeben haben, um eine solche Unterschiedlichkeit in der Anordnung der Maschen festzustellen. Die für jedwedes spezielle, tierische Material charakteristischen Kennzeichen im Bau des Auerbachschen Plexus lassen sich weniger beschreiben, als durch eine vergleichende Betrachtung der Abbildungen herausfinden.

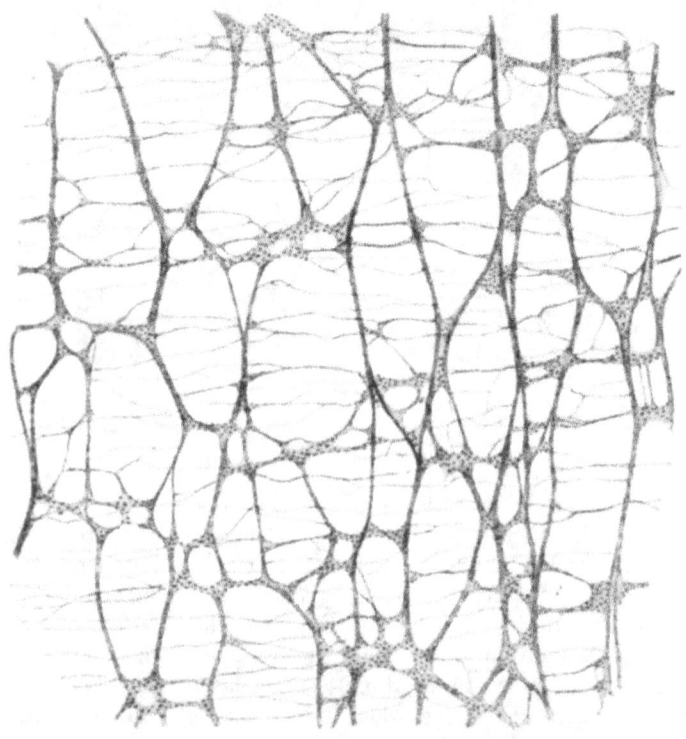

Abb. 343. Auerbachscher Plexus. Dünndarm. *Mensch*, Neugeborener. Grobe Faserzüge: Maschenwerk I. Ordnung. Feine Faserzüge: Maschenwerk II. Ordnung. (Bielschowsky-Methode. 30mal vergrößert, auf $^9/_{10}$ verkleinert.)

Von den groben Faserbündeln des geschilderten Maschenwerks zweigen sich in den meisten Fällen, annähernd im rechten Winkel, wesentlich dünnere Nervenstämmchen ab; sie verknüpfen sich miteinander zu einem feiner gebauten Geflecht, dem Maschenwerk II. Ordnung oder dem Sekundärplexus (Abb. 345). Man erhält nach Abb. 343 den Eindruck, als seien die Faserzüge des Sekundärgeflechts vorwiegend senkrecht zur Längsachse der groben Nervenbündel orientiert. Die schmalen Nervenbündel des Sekundärgeflechts sind, wie Schabadasch (1930) beim *Affen* richtig angibt, und was schon Auerbach (1864), Henle (1871) und Kölliker (1896) gesehen haben, etwas tiefer nach dem Darminnern, also näher der Ringmuskelschicht gelagert. Sie sind in ihrer Ausdehnung nicht immer auf die Grenzen einer Masche des Flechtwerks I. Ordnung beschränkt, sondern überkreuzen des öfteren die Wände von 2—3 großen Maschen und verbinden so entfernte Faserzüge I. Ordnung miteinander.

An der Stelle, wo die schmalen Faserbündel des Sekundärgeflechts die groben Nervenstämme des Maschenwerks I. Ordnung verlassen, findet sich vielfach eine Anzahl von Ganglienzellen eingelagert, die sich gelegentlich eine Strecke weit in die Bahn eines sekundären Bündels hineinschieben; im allgemeinen trifft man Nervenzellen im Sekundärplexus nur vereinzelt an. Daß die Faserzüge des Sekundärplexus wesentlich enger beieinanderliegen als diejenigen des Primärgeflechts, sei der Vollständigkeit wegen hinzugefügt.

Das Sekundärgeflecht stellt keineswegs das letzte Maschenwerk dar, von dem aus sich die allerfeinsten nervösen Faserzüge in die Tiefe der Muskulatur, in den Plexus muscularis profundus hinein verlieren. Vielmehr lassen feine, dünne Ästchen, die sich von den Maschen des Sekundärgeflechts abgezweigt haben,

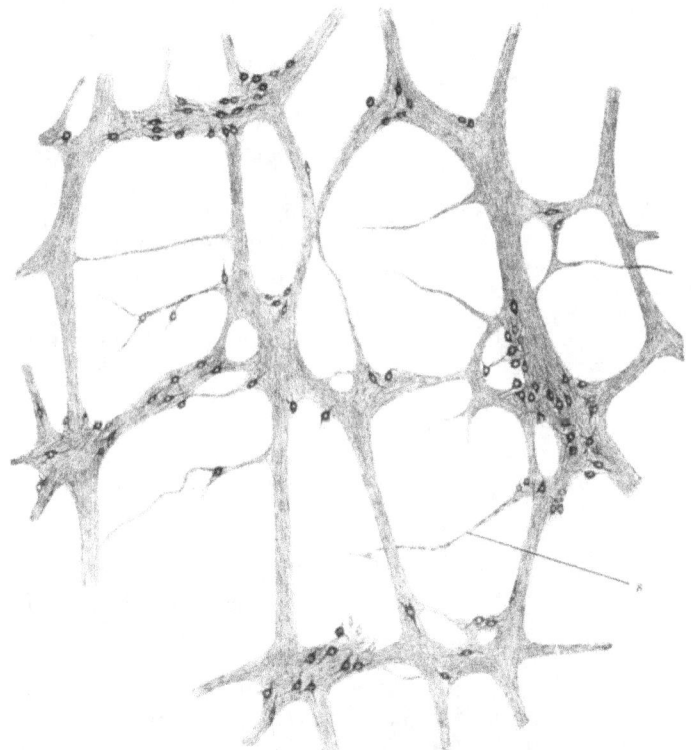

Abb. 344. Plexus myentericus aus dem Dünndarm der *Katze*. *s* Sekundärfaserzug. BIELSCHOWSKY-Methode. 50mal vergrößert, auf ³/₄ verkleinert.

direkt auf der äußersten Lage der Ringmuskulatur noch ein drittes, überaus zartes Maschenwerk entstehen, dem man den Namen eines Tertiärgeflechts verleihen könnte (Abb. 345 und 346). Die Faserzüge des Tertiärgeflechts sind von solcher Feinheit, daß sie sich mitunter mit Silber schwer darstellen lassen und an unvollkommen imprägnierten Präparaten kaum noch zu Gesicht kommen; denn die Achsenzylinder, die in ein kernhaltiges SCHWANNsches Leitplasmodium eingebettet sind, besitzen bei den Tertiärbündeln bereits einen äußerst feinen Durchmesser.

Die nervösen Faserelemente des AUERBACHschen Plexus erscheinen also in drei Maschenwerke hintereinander geknüpft: Das grobbündelige Maschenwerk I. Ordnung, den Sekundärplexus oder Maschenwerk II. Ordnung und das Tertiärgeflecht oder Maschenwerk III. Ordnung. Warum die Natur den Kunstgriff gebraucht hat, die ungeheure Fülle nervösen Materials im AUERBACHschen Plexus in drei miteinander verknüpfte Flechtwerke zu gliedern, läßt sich schwer deuten.

Zweifellos findet im AUERBACHschen Geflecht eine Aufteilung stärkerer Neuriten in solche feineren Durchmessers statt; eine beträchtliche Vermehrung der Achsenzylinder innerhalb der Darmwand ist die Folge. Die riesige Summe der von den Ganglienzellen des Plexus entspringenden Fortsätze vermag weiterhin die Masse der Nervenfasern gewaltig zu vergrößern. Das auffallende Moment der ganzen Plexusbildung besteht darin, daß mit Hilfe der Maschenkonstruktion an den Knotenpunkten des Flechtwerks ein fortwährender Austausch der Nervenfasern zwischen den Nervenbündeln stattfindet. Vagus- und Sympathicusanteile, die sich möglicherweise vereinzelt im Maschenwerk I. Ordnung voneinander trennen, im Sekundär- und Tertiärplexus mit unseren jetzigen Methoden nicht mehr unterscheiden lassen, werden zweifellos auf dem Wege der Geflechtbildung auf die innigste Weise miteinander vermischt.

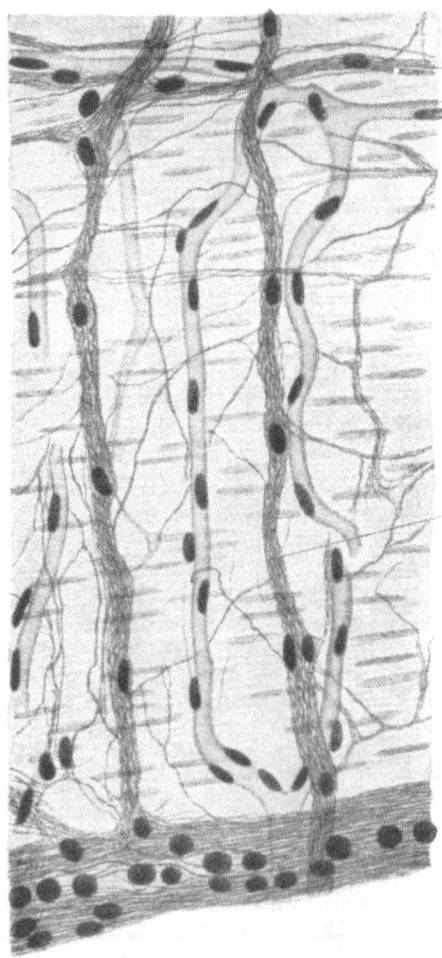

Abb. 345. Plexus myentericus. Dünndarm. *Kaninchen*.
s Sekundärbündel, von welchem sich Faserzüge zu einem Tertiärgeflecht abzweigen. (BIELSCHOWSKY-Methode. 400mal vergrößert, auf ⁴/₅ verkleinert.)

Vielleicht wohnt dem AUERBACHschen Plexus auch eine gewisse mechanische Bedeutung inne, da die einzelne Nervenfaser durch die Konstruktion des Maschenwerks zu einer erheblichen Verlängerung ihrer Wegstrecke gezwungen wird und so nur geringe Gefahr läuft, bei Dehnungen der Darmwand gezerrt zu werden.

Wie beim Magen, so zeigt auch das Maschenwerk I. Ordnung des AUERBACHschen Plexus in der Form des Netzes, in Zahl und Größe der Ganglien bei den einzelnen Dünndarmabschnitten gewisse Unterschiede; SCHABADASCH (1930) betrachtet sie am Duodenum, Jejunum und Ileum jeweils als spezifisch. In den Arbeiten von OHKUBO (1937) und IRWIN (1931) findet man entsprechende Angaben. Nach PALUMBI (1934) ist die Nervenmasse des AUERBACHschen Plexus im Duodenum des neugeborenen *Menschen* am stärksten entwickelt; die Ganglien erscheinen hier am größten und sehr dicht gelagert, während es in caudaler Richtung des Dünndarms zu einer gewissen Reduktion der nervösen Elemente kommt.

Hiermit stimmen die Ergebnisse MATSUOS (1934) überein, der am AUERBACHschen Plexus des *Meerschweinchens* im Duodenum 9100—9800 Ganglienzellen und im übrigen Dünndarm 7200 Ganglienzellen je Quadratzentimeter gezählt hat. OHKUBO (1937) erwähnt am Plexus myentericus des *Affen* im Duodenum 2700, im Jejunum 2700 und im Ileum 2400 Ganglienzellen je Quadratzentimeter. Weitere Angaben über die Zahl der Nervenzellen im Plexus myentericus und submucosus des Dünndarms bei der *Katze* stammen von SAUER und RUMBLE (1946).

Beim Studium der zarten Bauelemente des Tertiärplexus benötigt man sehr starke Vergrößerungen. Das am rechten Rand der Abb. 347 gezeichnete, mit *s* angegebene starke Nervenbündel entstammt dem Sekundärgeflecht; andere noch ziemlich breite Nervenbündel sondern sich aus dem Sekundärfaserzug ab, verbinden sich miteinander und schicken feinste Zweige über die äußerste Lage der Ringmuskulatur hin. Daß durch diese Geflechtbildung die allerfeinsten Achsenzylinder und Neurofibrillen wiederum gezwungen werden, in mannigfach verschlungenem, scheinbar regellosem Verlaufe einherzuziehen, sei noch angefügt.

Mit Hilfe seiner luminescenzmikroskopischen Methode ist es HIRT (1939) gelungen, den AUERBACHschen Plexus am Dünndarm der lebenden *Maus* darzustellen. Sogar das zarte Netzwerk des Tertiärplexus vermochte der Autor zur Ansicht zu bringen.

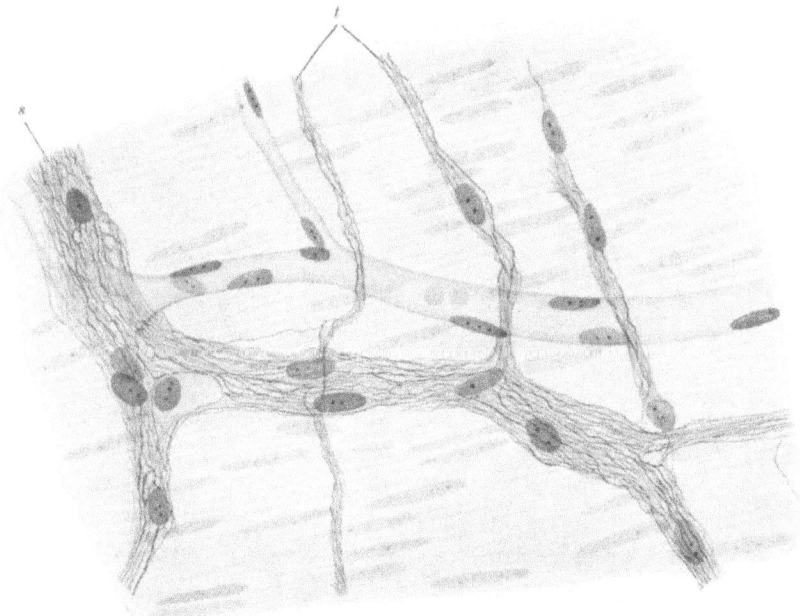

Abb. 346. Plexus myentericus. Dünndarm. *Kaninchen.* *s* Sekundärbündel, von dem sich Faserzüge des Tertiärgeflechts *t* abzweigen. (BIELSCHOWSKY-Methode. 800mal vergrößert, auf $^2/_3$ verkleinert.)

Obwohl die Faserelemente des Sekundär- und Tertiärplexus von außerordentlicher Feinheit sind, lassen sich noch Schwankungen in der Dicke an ihnen feststellen. Das gelingt leicht an den Knotenpunkten des Geflechts, wo die riesige Menge der zarten Achsenzylinder aufgelockert und auf jede erdenkliche Weise in die sich von hier abspaltenden nervösen Ästchen verteilt wird (Abb. 304). Der Durchmesser der allerfeinsten Achsenzylinder dürfte sich im übrigen von demjenigen der innerhalb der Ganglienzellen gelegenen Fibrillen kaum noch unterscheiden lassen; daher kann man derartige Gebilde unbedenklich als Neurofibrillen bezeichnen.

Bei starker Vergrößerung kommt, abgesehen von den schwarz imprägnierten, faserigen Bestandteilen, am Sekundär- und Tertiärgeflecht noch ein zweites Aufbauelement zu Gesicht, nämlich die Kerne. Sie liegen innerhalb des SCHWANNschen Leitplasmodiums und weisen eine verschiedene, vom Rundlichen bis ins Längsovale hinüberwechselnde Form auf. Nach den vorhergehenden allgemeinen Ausführungen gehören die ovalen und länglichen Kerne zum SCHWANNschen *Leitplasmodium*; die rundlichen Kerne zu den *Interstitiellen Zellen.* Bei den

366 Verdauungssystem.

Übergangsformen der Kerne zwischen rundlich und oval bleibt ihre Zugehörigkeit zum einen oder anderen plasmatischen Komplex zweifelhaft und unbestimmbar.

Zur Orientierung in dieser etwas schwierigen Frage läßt sich Abb. 348, die ein Stück aus dem Tertiärplexus des AUERBACHschen Plexus wiedergibt, heranziehen. Die zarten Neurofibrillen — die allerfeinsten von ihnen sind vielleicht nicht vollständig imprägniert — verlaufen innerhalb eines hier leicht vacuolig erscheinenden Leitplasmodiums. Der an einem Knotenpunkt des Plasmodiums

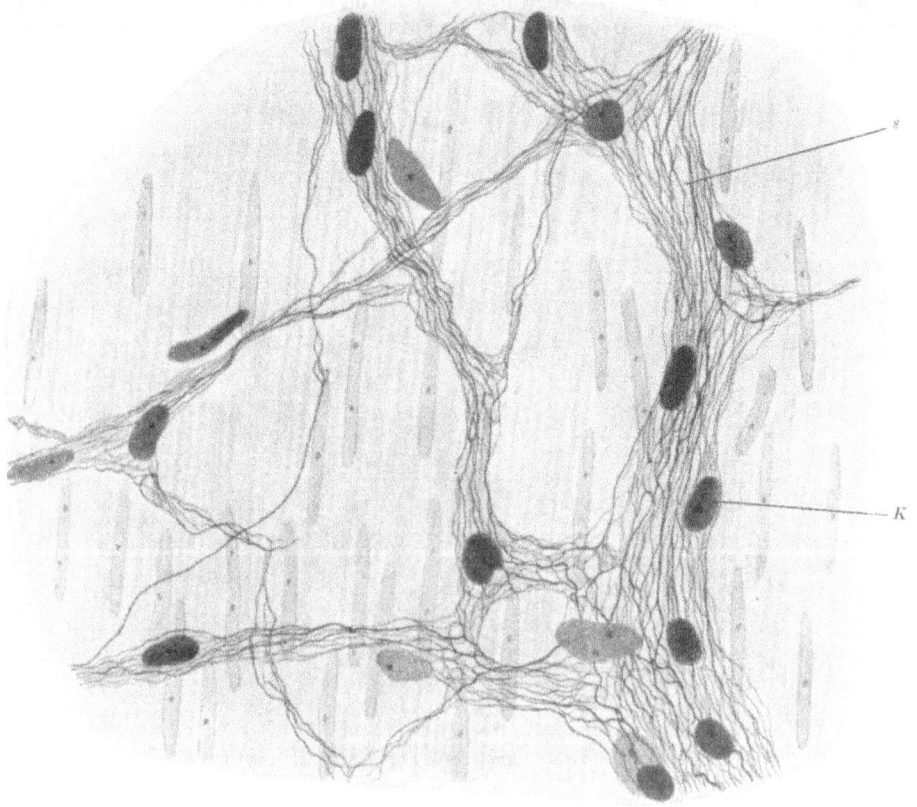

Abb. 347. Plexus myentericus. *Katze.* s Bündel des Sekundärgeflechts; *K* SCHWANNsche Kerne.
(BIELSCHOWSKY-Methode. 1200mal vergrößert, auf $^2/_3$ verkleinert.)

rechts unten in der Abb. 348 eingezeichnete, rundlichovale Kern darf einer Interstitiellen Zelle, der in gleicher Höhe links unten dargestellte längsovale Kern den SCHWANNschen Kernen zugewiesen werden. Die Zugehörigkeit des oben, in dem Capillarwinkel liegenden, rundlichovalen Kerns zu einer mit dem SCHWANNschen Leitplasmodium in kontinuierlichem Zusammenhang befindlichen Bindegewebszelle steht außer Zweifel. Innerhalb der Nervenbündel I. Ordnung des AUERBACHschen Plexus vom *Kaninchen* kommen gelegentlich auf eine längere Strecke rundlichovale Kerne perlschnurartig aneinandergereiht vors Auge; ihre Zugehörigkeit zu den SCHWANNschen oder interstitiellen Elementen läßt sich aber nicht mit Sicherheit bestimmen.

Von der Kleinheit der von dem Tertiärgeflecht gebildeten Maschen kann man leicht eine Vorstellung gewinnen, wenn man auf Abb. 347 die Kerngröße der glatten Muskelfasern mit der Maschengröße vergleicht; die Summe der Längsdurchmesser zweier oder dreier Muskelkerne ist oft hinreichend, ein Längenmaß für die Wand einer tertiären Masche abzugeben. Im übrigen zeigen die Maschen des tertiären Geflechts gegenüber denjenigen des primären und sekundären Geflechts eine beträchtliche Ungleichmäßigkeit sowohl in der Ausbildung ihrer Form wie in der Stärke der die Maschen bildenden Nervenbündel. Das hat

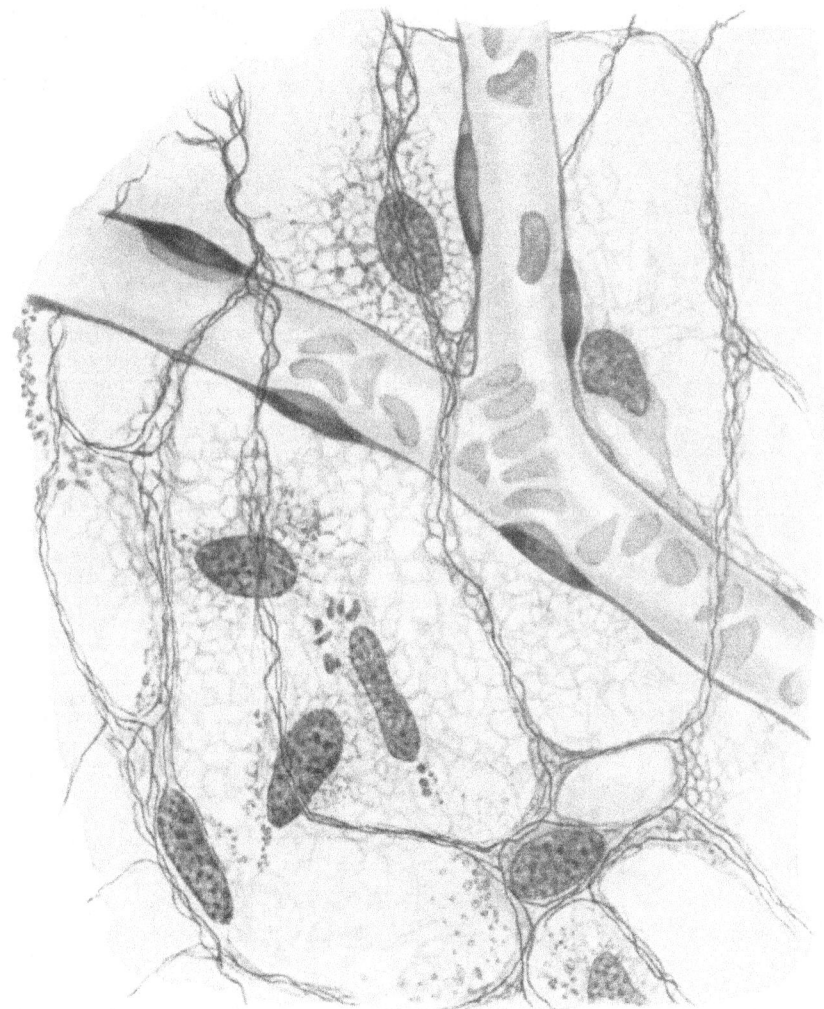

Abb. 348. Tertiärplexus des AUERBACHschen Geflechts. Dünndarm. *Kaninchen*. Der von Nervenfasern umgebene Kern unten rechts gehört einer interstitiellen Zelle an. (BIELSCHOWSKY-Methode. Starke Vergrößerung.) Nach RIEGELE 1932.

hauptsächlich darin seine Ursache, daß vom Tertiärgeflecht ab eine fortschreitende Aufsplitterung der zarten Nervenbündel in feinere Plasmastränge einsetzt, die schließlich aufs engste nebeneinander gelagert mit der ungeheuren Fülle der allerfeinsten, scheinbar wirr durcheinander verlaufenden Neurofibrillen einen mehr reticulären Charakter annehmen. Wenn sich auch aus dem Sekundärplexus vereinzelte Nervenfäserchen in die glatte Muskulatur verlieren können, so bleibt der Tertiärplexus die Formation der „präterminalen Stränge", aus denen sich das Terminalreticulum ohne scharfe Grenze entwickelt.

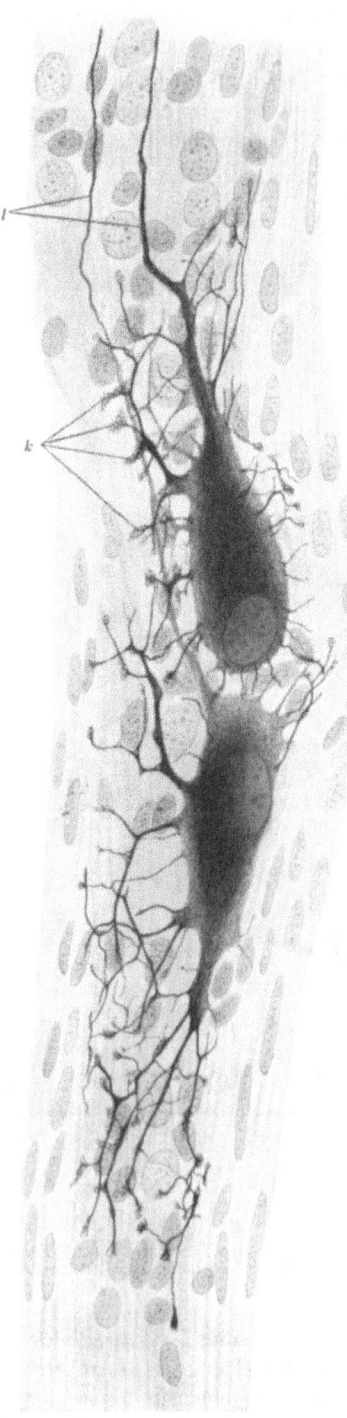

Abb. 648. Ganglienzellen, Typus I aus dem Dünndarm des *Kaninchens*. AUERBACHscher Plexus. *l* Langer Fortsatz; *k* kurze Fortsätze mit fibrillären Verbreiterungen. (BIELSCHOWSKY-Methode. 800mal vergrößert, auf ⁴/₅ verkleinert.)

OTTAVIANI (1934) hat am AUERBACHschen Plexus injizierbare *Lymphscheiden* festgestellt, deren Wand gegenüber der Muscularis von einer bindegewebig-reticulären Membran dargestellt wird; letztere färbt sich mit Methylenblau und Argentum nitricum und soll einen endothelartigen Charakter aufweisen. Nach CORONA (1948) werden die intramuralen, nervösen Elemente von *reticulärem Bindegewebe* umscheidet, das sich kontinuierlich in das kollagene Bindegewebe der weiteren Umgebung fortsetzt. Der Autor faßt die an Lymphscheiden erinnernden Strukturen um den AUERBACHschen Plexus augenscheinlich als Artefakte auf. Auch bei OKKELS (1927) findet sich einiges über perineurale Lymphscheiden am AUERBACHschen Plexus in der Magenwand bemerkt. Über die *Gefäßversorgung* der intramuralen Nervengeflechte ist bei IWANOW und RADOSTINA (1937) weiteres zu ersehen; hiernach sollen die Nervengeflechte den Verlauf der Darmgefäße bestimmen und eigene „*Vasa nervorum*" besitzen.

Über *Altersveränderungen* der großen und nervösen Geflechte in der Wand des menschlichen Darmkanals haben CAVAZZANA und BORSETTO (1948) nähere Angaben geliefert. Das Untersuchungsmaterial entstammte 28 Leichen vom 9monatigen Fetus bis zu Personen von 72 Jahren. Nach Beobachtungen der beiden Autoren verdicken und verlängern sich die Faserzüge des AUERBACHschen Plexus vom Maschenwerk I. Ordnung während der ersten Wachstumsperiode, wobei sich gleichzeitig die Maschen des nervösen Gitters verbreitern. Später wird nur noch eine Verlängerung der Nervenstränge unter Vergrößerung der Netzmaschen, aber keine Dickenzunahme mehr feststellbar. Das Volumen der Ganglien im AUERBACHschen Plexus soll sich weiterhin über das Alter von 30—40 Jahren hinaus vergrößern und auf dem Wachstum der einzelnen Ganglienzellen beruhen.

Die feinen Nervenstränge des MEISSNERschen Plexus sollen ein wenig dicker sein als die Sekundärbündel des AUERBACHschen Plexus und nur eine geringe Wachstumszunahme bis zum Alter von 20 Jahren aufweisen. Die Beurteilung der obigen Angaben bedarf vorsichtiger Zurückhaltung. Denn eine Zahl von nur 28 Objekten ist zu gering, um hieraus allgemeine statistische Schlüsse zu folgern; sie hätte mindestens durch die Zahl 500 ersetzt werden müssen. Außerdem dürfte in der Zahl 28 kaum die individuelle Verschiedenheit berücksichtigt worden sein, durch die sich gerade die Ganglien des vegetativen Nervensystems auszeichnen.

Die Ganglien. Nach den Angaben der Autoren finden sich die Ganglienzellen an den Knotenpunkten im Flechtwerk I. Ordnung des AUERBACHschen Plexus in größerer Menge zusammengehäuft. Solches ist im allgemeinen der Fall; doch kommen Ausnahmen von dieser Regel vor. Es gibt Knotenpunkte, an denen man Ganglienzellen in reichlichem Maße zu sehen bekommt; besonders im Dünndarm der *Katze* sind hier die Nervenzellen gelegentlich zu Hunderten zusammengeballt. Sie können aber mit ihrer Masse die Grenzen eines Knotenpunkts überschreiten und als ein länglicher Zellhaufen weit in die nervösen Verbindungszüge zwischen den Knotenpunkten hineinragen. Andererseits kann ein Knotenpunkt einmal frei von Ganglienzellen sein oder dieselben nur vereinzelt enthalten. Wenige Ganglienzellen gelangen ferner innerhalb der groben Faserzüge des Primärgeflechts und im Maschenwerk des Sekundärplexus zur Beobachtung.

Zum Unterschied vom cerebrospinalen Nervensystem sind im vegetativen System die Ganglienzellen keineswegs immer auf die Ganglien lokalisiert. Abgesehen von ihrem Vorhandensein in den Nervenbündeln intramuraler Systeme können Ganglienzellen in den präparatorisch darstellbaren, den Darmkanal versorgenden, makroskopisch sichtbaren Nervenästchen weithin verstreut auftreten. So bezeichnet L. R. MÜLLER (1931) sogar den

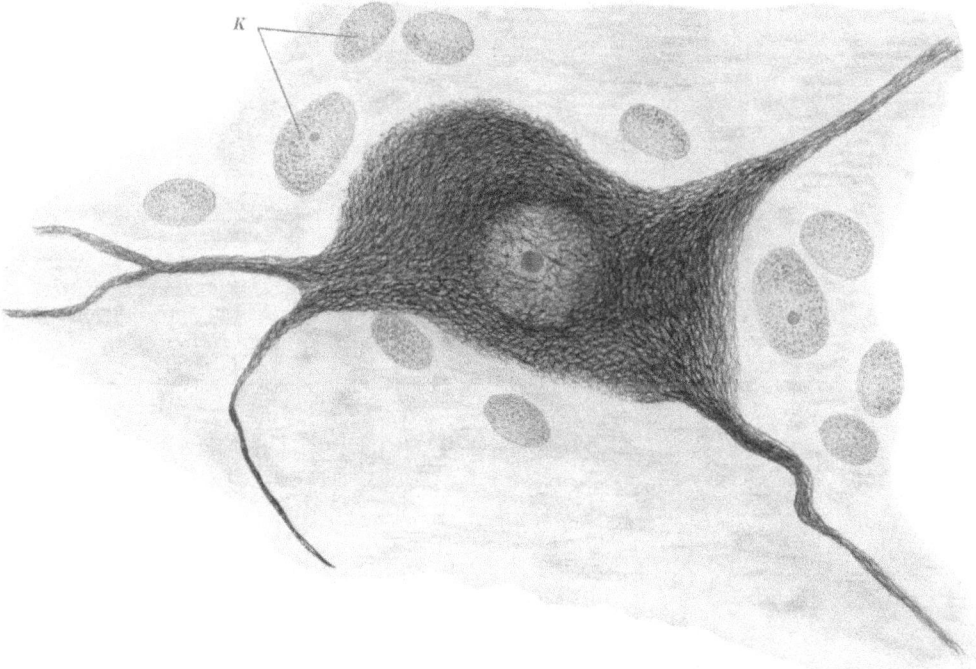

Abb. 350. Ganglienzelle, Typus II aus dem AUERBACHschen Plexus. Dünndarm. *Katze.* K Kerne des Hüllplasmodiums. (BIELSCHOWSKY-Methode. 1700mal vergrößert, auf $^4/_5$ verkleinert.)

N. splanchnicus infolge des gehäuften Vorkommens von Ganglienzellen nicht als eigentlichen Nerven, sondern als ein langgestrecktes Ganglion; seine Angabe hat von LÉRICHE und FONTAINE (1929) ihre Bestätigung erhalten. F. ROSSI (1938) hat bereits präparatorisch an den Nn. splanchnici ganglienartige Verdickungen festgestellt; HERMANN (1935) erwähnt Ganglienzellen im Splanchnicus vom *Hund*; WRETE (1943) bringt gute Abbildungen von intermediären Ganglien in den Rami communicantes beim *Menschen*, und STRECKFUSS (1931) sieht wie L. R. MÜLLER (1931) keinen Grund mehr, den N. splanchnicus beim *Menschen* infolge seines Reichtums an Ganglienzellen als Typus eines sympathischen Nerven zu betrachten. In ähnlicher Weise haben DOLGO-SABUROFF (1937), GORODINSKAJA (1937) und BROWN (1935) auf das Vorkommen von Ganglienzellen innerhalb des Vagusstammes aufmerksam gemacht. Manche Autoren pflegen bei ihren Durchschneidungsexperimenten und beim Aufstellen ihrer Innervationsschemata am vegetativen Nervensystem jenes verstreute Vorkommen von Ganglienzellen nicht weiter in Rechnung zu setzen.

Zum Aufbau der Ganglien werden die Ganglienzellen Typus I und Typus II nach DOGIEL verwendet. Typus I ist durch einen oder zwei lange Fortsätze und durch zahlreiche kurze Fortsätze charakterisiert, die an ihren Enden fibrilläre Verbreiterungen besitzen (Abb. 349). In der Darmwand des *Kaninchens* lassen sich diese Zellen besonders gut imprägnieren.

Lange, schlanke, sich immer wiederum dichotomisch aufteilende Fortsätze kennzeichnen den Zelltypus II nach DOGIEL (Abb. 350). Eine Unterscheidung zwischen ,,Dendriten" und ,,Neuriten" ist hierbei nicht möglich. Die Form der beiden Zelltypen gestattet kaum eine Aussage über ihre jeweilige Funktion oder über ihre etwaige Zugehörigkeit zum Vagus- oder Sympathicussystem. Wenn

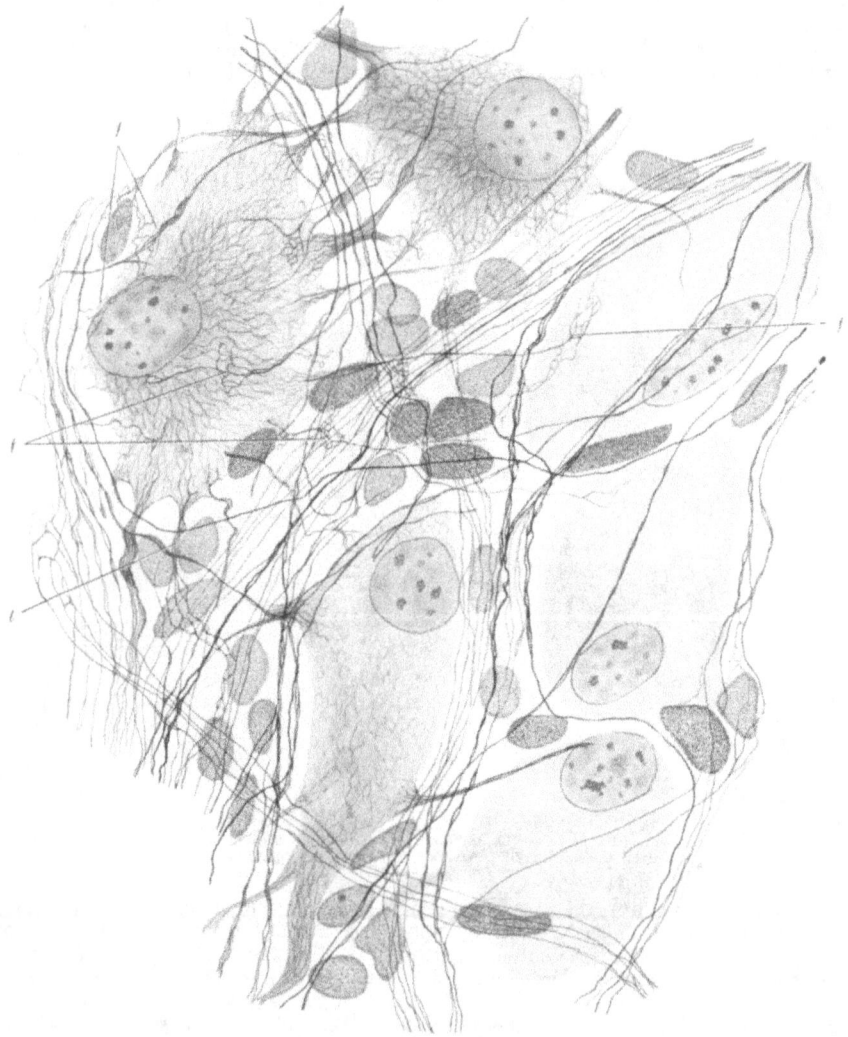

Abb. 351. Ganglienzellen aus dem AUERBACHschen Plexus. Darm. *Kaninchen.* *f* Fibrilläre Verbreiterungen, die stellenweise mit dem intracellulären Fibrillenapparat kontinuierlich verbunden sind. *t* Aufspaltung eines kurzen Fortsatzes in Fäserchen des Terminalreticulums. (BIELSCHOWSKY-Methode. 1800mal vergrößert, auf $^6/_{10}$ verkleinert.)

somit T. S. IVANOVA (1952) wie früher DOGIEL und andere Autoren die Zellen vom Typus II als sensibel anspricht und mit angeblichen sensiblen Endapparaten zusammenhängen läßt, so habe ich Derartiges bis jetzt nicht finden können. Nach den histologischen Befunden beteiligen sich jedenfalls beide Zelltypen mit ihren langen Fortsätzen an der Genese des unentwirrbaren, vegetativen Endnetzes.

Es erhebt sich nunmehr die Frage, auf welche Weise die intramurale Ganglienzelle ihrerseits in das Nervensystem eingebaut erscheint, nach welchem Modus sie mit anderen Ganglienzellen oder mit Nervenfasern anderen Ursprungs, darunter die präganglionären Fasern, zu einem überzelligen System verbunden ist. Denn nach unserer Vorstellung müssen einer Ganglienzelle auch von anderen Stellen des Nervensystems mehr oder weniger zahlreiche Erregungen zufließen; solche Synapsen, durch welche derartige Erregungen in die Nervenzelle gelangen, histologisch nachzuweisen, wird seit vielen Jahrzehnten versucht, teils

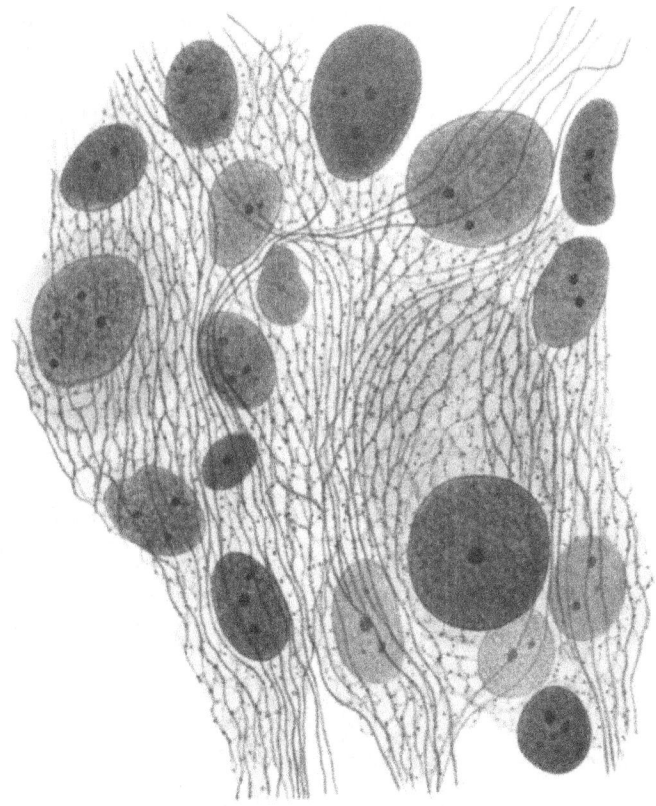

Abb. 352. Nervöses, in einem kernreichen Hüllplasmodium gelegenes Terminalreticulum an Ganglienzellen des AUERBACHschen Plexus. Darm. *Kaninchen*. (BIELSCHOWSKY-Methode. 2000mal vergrößert, auf $^3/_4$ verkleinert.)

mit, teils ohne Erfolg. Am intramuralen Nervensystem fällt der Nachweis einer synaptischen Verbindungsweise sehr schwer. So läßt sich aus Abb. 351 ein durch die fibrillären Verbreiterungen hergestellter plasmatischer Zusammenhang zwischen benachbarten Ganglienzellen wahrnehmen. Die fibrillären Verbreiterungen der kurzen Fortsätze haben sich hier mit äußerster Zartheit imprägniert. Die Fibrillennetze (*f*) der oben eingezeichneten Ganglienzelle hängen mit dem intracellulären Fibrillengefüge der unteren Ganglienzelle möglicherweise kontinuierlich zusammen. Wir haben es in diesem Falle offenbar mit einer mehrfachen neuroplasmatischen Verbindung zwischen zwei Ganglienzellen zu tun. Die feinen Fibrillen, die sich als scheinbare Endaufsplitterung von ihrem Fortsatz aus um die Nähe des Kernes der am weitesten links gelegenen Ganglienzelle gelagert haben, sind von der Kernmembran höchstens $2\,\mu$ entfernt. Da der Abstand des Kernes von der Zellwand trotz seiner exzentrischen Lage mehr als

2 μ betragen dürfte, so ist gilt ein syncytialer Zusammenhang beider Ganglienzellen als wahrscheinlich.

Wie oben vermerkt, finden sich die vegetativen Ganglienzellen in ein mit Kernen besetztes Hüllplasmodium eingeschlossen. Zwischen dem Hüllplasmodium der Ganglienzellen, vielfach aber nicht innerhalb desselben und in unmittelbarer Berührung mit dem Körper der Zelle verlaufen gewöhnlich zahlreiche Neurofibrillen, die erst bei bester Imprägnierung und stärkster Beleuchtung hervortreten. Hierbei gewähren die Neurofibrillen den Anblick eines unterschiedlich dichten Flecht- oder Filzwerks. Andererseits scheinen sie, wenn sie in enormer Zahl aufs engste nebeneinander verlaufen, anastomotische Verbindungen einzugehen und eine netzähnliche Formation entwickeln zu können (Abb. 352). Die eingezeichneten Neurofibrillen haben sich zum feinsten Durchmesser der in der vegetativen Endformation vorhandenen Neurofibrillen verschmälert; sie befinden sich in derart inniger, plasmatischer Verbindung mit dem Hüllplasmodium und dem Körper der Ganglienzellen, daß die Vorstellung einer gegenseitigen Beeinflußbarkeit zwischen den Neurofibrillen und der Ganglienzelle unter Vermittlung des Hüllplasmodiums sehr naheliegt. Man könnte demnach die ganze Masse der Neurofibrillen samt dem Hüllplasmodium als das morphologisch faßbare Substrat der Synapse auffassen.

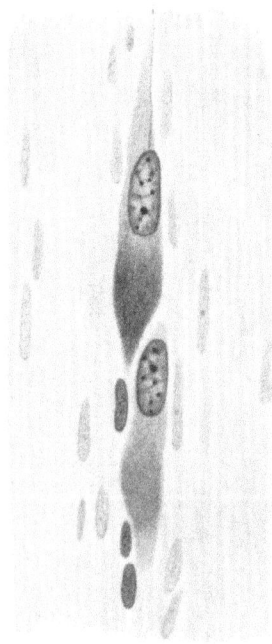

Abb. 353. Ganglienzellen aus der Ringmuskelschicht des Dünndarms der *Katze*. (BIELSCHOWSKY-Methode. 1000mal vergrößert, auf ³/₄ verkleinert.)

Es fällt, besonders am vegetativen Nervensystem, überaus schwer, aus dem Speziellen das Allgemeine und aus dem Allgemeinen das Spezielle zu suchen. Jedem Silberpräparat haftet eine gewisse Unsicherheit an, wenn man aus einem eng umschriebenen, wohl imprägnierten Plasmakomplex unter dem Einfluß einer gerade herrschenden Lehre Schlüsse von allgemeiner Gültigkeit folgern will. Spezifisch gebaute interneurorale Synapsen, die in Gestalt von Endringen usw. an den intramuralen Ganglienzellen von einigen Autoren beschrieben worden sind, habe ich nicht gefunden. Ob die in Abb. 302, 303 und 352 dargestellten Verhältnisse sich als die einzige Form von Synapse betrachten lassen, bleibt mehr wahrscheinlich als sicher. Immerhin läßt sich die hier als Synapse angesprochene Masse der Neurofibrillen mit der alten Neuronenlehre, die an Stelle der Synapse das wirkliche Ende einer Nervenfaser erfordern würde, nicht vereinbaren.

In der Ringmuskulatur des Dünndarms bei der *Katze* lassen sich gelegentlich vereinzelte Ganglienzellen bemerken, die gewöhnlich in der Nähe der mesenterialen Ansatzstelle Platz gefunden haben (Abb. 353). Sie gehören wahrscheinlich dem Typus II an und sind in Übereinstimmung mit einer gleichlautenden Beobachtung van ESVELDS (1928) als abgelöste Elemente des AUERBACHschen Plexus zu betrachten.

Nach CAMPOS (1931) findet beim *Vogel*darm der AUERBACHsche Plexus innerhalb der Ringmuskelschicht seine Ausbreitung. OKAMURA (1934) erwähnt ebenfalls das Vorkommen von Ganglienzellen in der Ringmuskelschicht des Darmes bei verschiedenem tierischem Material. Der Autor will seine Ganglienzellen den Interstitiellen Zellen gleichgesetzt wissen; hiermit wird seine Beobachtung auf ein schwieriges Gebiet geführt. In der Wand des Dickdarms sind die Ganglienzellen innerhalb der Ringmuskelschicht häufiger anzutreffen. TAKAYASU (1935) hat hierüber berichtet; die gleichlautenden, am Processus vermiformis gewonnenen Ergebnisse REISERs (1932) erfahren im folgenden noch eine genauere Würdigung.

CAVAZZANA und BORSETTO (1948) bringen nähere Angaben über die *Altersveränderungen* bei den intramuralen Ganglien des menschlichen Darmrohrs. Hiernach soll das Volumen der Ganglien im AUERBACHschen Plexus noch über das Alter von 30—40 Jahren zunehmen und auf das Wachstum der einzelnen Ganglienzellen zurückzuführen sein. Beim *Neugeborenen* lassen sich nach den Beobachtungen der genannten Autoren die beiden Zelltypen DOGIELS nicht deutlich gegeneinander abgrenzen. Ein Gleiches soll nach dem 40. Lebensjahr der Fall sein, wo die beiden Zellarten einander wieder ähnlicher werden. Eine Entstehung intracellulären *Pigments* wollen CAVAZZANA und BORSETTO (1948) erst nach dem 40. Lebensjahr bei den intramuralen Ganglienzellen festgestellt haben. Im Hinblick auf die Verteilung der Zelltypen I und II in den verschiedenen Darmabschnitten stimmen die beiden Autoren mit den Ergebnissen LAWRENTJEWS (1929) und seiner Schüler überein. Nur scheint beim *Menschen* das überwiegende Element vom Typus I im Duodenum und Rectum nicht so ausgesprochen vorhanden zu sein, wie es LAWRENTJEW (1929) und seine Mitarbeiter für das *Tier* angegeben haben.

BENNINGHOFF (1951) hat bei der *Ratte* durch Anlegen einer Ligatur am Dünndarm Hyperplasie und Hypertrophie der glatten Muskelfasern oberhalb der eingeschnürten Stelle erzeugt. Hierbei erschien der Umfang des in der Darmwand an der Grenze von Ring- und Längsmuskulatur zu denkenden Zylindermantels verdreifacht. Vermehrung und Vergrößerung der Ganglienzellen im Plexus myentericus wurden gleichzeitig beobachtet. Auf welche Weise die Vermehrung der Ganglienzellen zustande gekommen war, ließ sich nicht erkennen. Das etwa 4 cm analwärts der Stenose gelegene Darmstück zeigt atrophische Merkmale; unter anderem werden die Kernvolumina der Ganglienzellen auf die Hälfte verkleinert. Der Autor schließt aus seinen Befunden auf eine morphologisch faßbare Anpassungsfähigkeit des vegetativen Nervensystems und weist neben dem AUERBACHschen Plexus auch dem MEISSNERschen Plexus gleiche Eigenschaften zu.

FILOGAMO und VIGLIANI (1954) haben beim *Hund* die gleiche Operation wie BENNINGHOFF durchgeführt und hieran eine umfangreiche statistische Untersuchung über die Korrelation zwischen der Ausdehnung des innervierten Gebiets und der Zahl der Ganglienzellen im AUERBACHschen Plexus geknüpft.

γ) Plexus muscularis profundus (DRASCH 1888, CAJAL 1893).

Die Masse der in der Ringmuskelschicht vorkommenden Nerven wird unter dem Namen Plexus muscularis profundus (DRASCH 1888, CAJAL 1893) zusammengefaßt. Die Nervenfasern stammen zum größten Teil aus dem AUERBACHschen Plexus, von dessen Tertiärbündeln sich zarte Faserzüge in schräger Richtung in die Muskulatur einsenken. Man kann den Plexus muscularis profundus in Übereinstimmung mit SCHABADASCH (1930) als eine sekundäre, zum AUERBACHschen Plexus gehörende Formation betrachten. Die Hauptmasse der aus Neurofibrillen zusammengesetzten Nervenbündel verläuft in der Richtung der Muskelfasern, in deren Interstitien sie sich einzwängen. Auf diese Weise entsteht im Flächenpräparat eine gleichverlaufend mit den Muskelfasern parallele Anordnung der Nervenbündel, die in der Übersicht in Abb. 354 sichtbar werden. Von den schmalen Fibrillenbündeln sondern sich die einzelnen Neurofibrillen ab, um in plasmatischer Verbindung mit den glatten Muskelfasern das vegetative Erdnetz in Gestalt des Terminalreticulums zu formieren. Weitere Einzelbeobachtungen über den Plexus muscularis profundus des Dünndarms ersieht man aus den Arbeiten von LAWRENTJEW (1926), TINEL (1937), OSHIMA (1929), VAN ESVELD (1928), OKAMURA (1934) und OHKUBO (1937).

Bemerkenswerte Ergebnisse zur Innervation der Darmmuskulatur bei Wirbellosen sind aus dem Beitrag von G. F. MEYER (1955) zu ersehen.

δ) Plexus submucosus (MEISSNER).

Der Plexus submucosus breitet sich mit seinen Faserzügen und Ganglien in der gesamten Tiefe der Submucosa aus; daher ist sein Maschenwerk nicht wie beim AUERBACHschen Plexus in einen schmalen, zwischen den beiden Muskelschichten befindlichen Raum hineingepreßt, sondern etagenförmig übereinandergeschichtet. Die bemerkenswerte Ausdehnung des MEISSNERschen Geflechts nach der Tiefe hin war schon seit langer Zeit diesem oder jenem bekannt; sie findet sich in SOBOTTAS (1935) histologischem Atlas deutlich dargestellt und ist aus den Arbeiten von HILL (1927) und OSHIMA (1929) zu erschließen.

Ausgezeichnete Übersichtsbilder vom Plexus submucosus im Bereich des makromikroskopischen Grenzgebiets hat SCHABADASCH (1930) gebracht; der Autor gliedert den gesamten submukösen Nervenapparat des Dünndarms in den Plexus entericus internus (HENLE), der an die Ringmuskulatur grenzt und einige Ähnlichkeit mit dem AUERBACHschen Plexus besitzt, und den Plexus submucosus (im engeren Sinne), der sich durch Dichte und Unregelmäßigkeit seines Maschennetzes und durch den Reichtum seiner Ganglien sehr stark vom AUERBACHschen Plexus unterscheidet.

In Übereinstimmung mit den Angaben von SCHABADASCH (1930) kann man an geeigneten Flächenpräparaten aus der riesigen Fülle der in der Submucosa

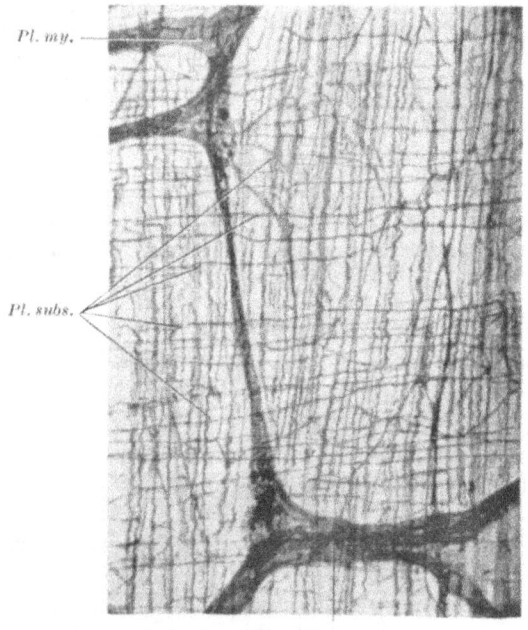

Abb. 354. Plexus muscularis profundus mit senkrecht in der Abbildung verlaufenden Nervenbündeln. Dünndarm. *Macacus rhesus*. Plexus subserosus (*Pl. subs.*) mit quer verlaufenden Nervenbündeln. *Pl. my.* Plexus myentericus. (76mal vergrößert.) Nach SCHABADASCH 1930.

befindlichen Nerven eine Geflechtschicht absondern, welche der innersten Lage der an die Submucosa grenzenden Ringmuskulatur direkt aufliegt. Dieser Plexus entericus internus weist bei der *Katze* zweifellos eine gewisse Ähnlichkeit mit dem AUERBACHschen Plexus auf (Abb. 355); nur sind seine Nervenbündel schmäler, die Maschen teilweise kleiner und unregelmäßiger und die Anhäufungen der Nervenzellen in geringerem Umfange ausgebildet als beim AUERBACHschen Plexus. Das Vorkommen der Ganglienzellen ist nicht nur auf die Knotenpunkte des Maschenwerks beschränkt; sehr häufig werden Ganglienzellen vereinzelt oder zu mehreren zwischen den Faserzügen der Nervenbündel sichtbar.

Nervöse Verbindungen zwischen dem AUERBACHschen Geflecht und dem Plexus entericus internus lassen sich in Form von Faserbündeln verhältnismäßig selten beobachten. SCHABADASCH (1930) und OSHIMA (1929) haben vom Plexus entericus internus aus feine Zweige in die Ringmuskulatur eindringen sehen. Auch bei O. ROSSI (1929, 1934) finden wir verbindende Fasern zwischen AUERBACHschem und MEISSNERschem Plexus in verschiedenen Abbildungen gezeichnet.

Nach SCHABADASCH (1930) sind Zusammenhänge zwischen beiden Geflechten in Form eigener Bündel, die den Ringmuskel durchbohren, im Dünndarm nicht häufig vertreten, sondern nur an der Gegend des Mesenterialansatzes wahrzunehmen, wo die einzelnen Nervenstämme gleichzeitig Zweige zum AUERBACHschen und MEISSNERschen Geflecht abgeben.

Über die Verbindung zwischen dem AUERBACHschen und dem MEISSNERschen Plexus findet man schon bei AUERBACH (1864), später bei CAVAZZANA und BORSETTO (1948) einige Angaben. Da zahlreiche Gefäße unter Durchbohrung der Muskelschicht unmittelbar vom Mesenterialansatz aus in die Submucosa eintreten, so werden zweifellos viele Äste der Mesenterialnerven mit den Gefäßen direkt in die Submucosa gelangen, ohne eine nähere Verbindung mit dem AUERBACHschen Plexus einzugehen. Hierin liegt es wahrscheinlich begründet, daß man in den Querschnitten durch die Darmwand stärkere, nervöse Verbindungsäste zwischen dem Plexus myentericus und submucosus verhältnismäßig selten sieht. Eine weitere kontinuierliche Verbindung zwischen den beiden Nervengeflechten bleibt auf dem Wege über den in der Ringmuskulatur ausgebreiteten Plexus muscularis profundus möglich.

Die Maschenanordnung der äußersten Lage des MEISSNERschen Plexus (Plexus entericus internus) ist aus Abb. 356 zu ersehen. Die Schmalheit der Faserbündel, die Kleinheit der Ganglien, die zarte Gesamtkonstruktion des Geflechts fallen als

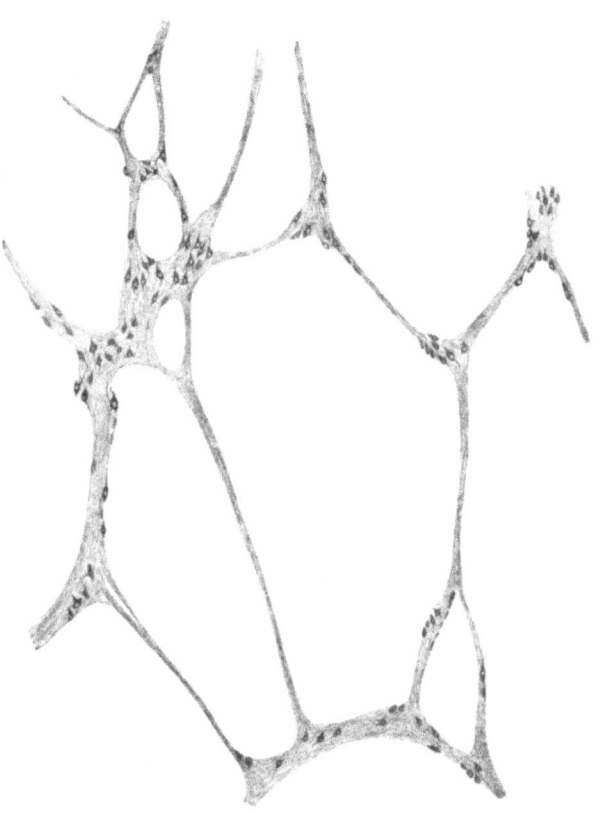

Abb. 355. MEISSNERscher Plexus (Plexus entericus internus). Dünndarm. *Katze*. (BIELSCHOWSKY-Methode. 30mal vergrößert, auf ³/₄ verkleinert.)

wesentliches Unterscheidungsmerkmal gegenüber dem massiven Netzwerk des AUERBACHschen Systems auf. Weiterhin wird beim vorliegenden Geflecht, in gesteigertem Grade bei den übrigen Schichten des Plexus submucosus, eine stärkere Unregelmäßigkeit in der Anordnung und Größe der Maschen bemerkbar. Aus der gleichen Abbildung erhellt ferner die etagenförmige Schichtung des Geflechts, wobei sich die nervösen Faserzüge in verschiedenen Ebenen überkreuzen. Fibrillenbündel von sehr geringem Durchmesser können in das Maschenwerk der stärkeren Bündel auf mannigfache Weise ohne jede Regelmäßigkeit verflochten sein. Diese eigentümliche Verflechtungsart hat für die gesamte, in der Submucosa befindliche Nervenmasse Geltung und verknüpft ihre verschiedenen Stockwerke einschließlich des Plexus entericus internus zu einem dreidimensionalen nervösen Gitter.

Hieraus resultiert für die einzelne Nervenfaser ein sehr verwickelter Verlauf. Durch die Plexusbildung werden die Nervenbahnen zu einem geordneten System zusammengefaßt, in welchem zwar die einzelne Nervenfaser an bestimmte Wege gebunden ist, im übrigen aber scheinbar planlos für unser Auge in den allerverschiedensten Richtungen einherzieht. Das tritt besonders deutlich an den Knotenpunkten des Geflechts hervor, wo die Nervenbündel die dort entwickelten Ganglien nur passieren und ihre einzelnen Fasern auf jede erdenkliche Weise miteinander austauschen (Abb. 357). Die Nervenfasern im MEISSNERschen Plexus

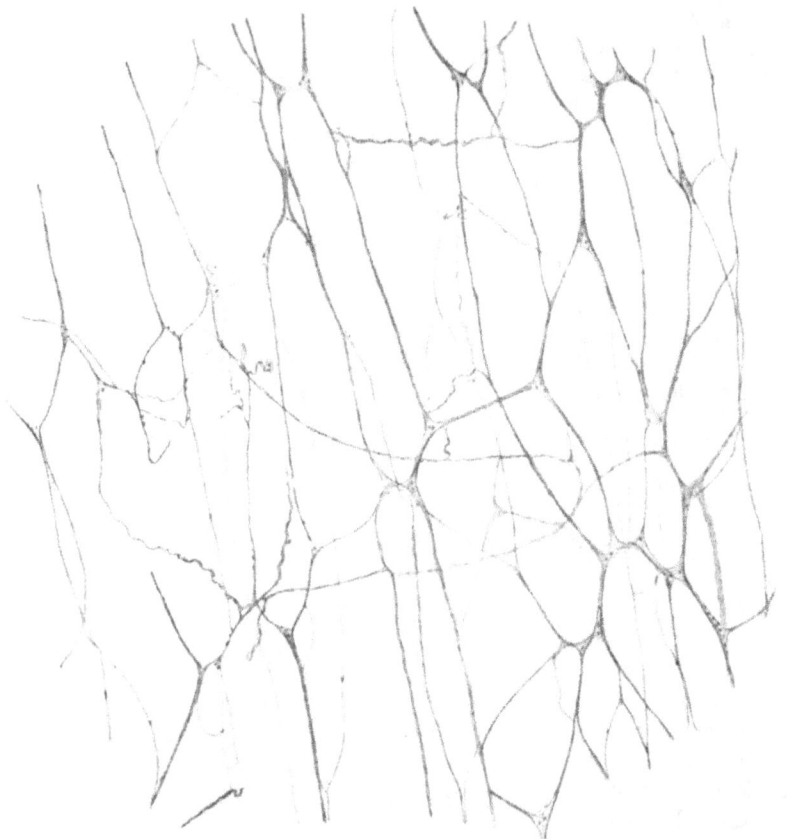

Abb. 356. MEISSNERscher Plexus (Plexus entericus internus.) Dünndarm. *Mensch*, Neugeborener. (BIELSCHOWSKY-Methode. 60mal vergrößert, auf ⁹/₁₀ verkleinert.)

zeigen sehr verschiedene Dicke; neben solchen von etwa mittlerer Stärke trifft man Neurofibrillen von einer kaum meßbaren Feinheit.

Tastet man die einzelnen Etagen des Plexus submucosus im Flächenpräparat mit der Mikrometerschraube ab, so erkennt man, daß die Maschen des Geflechts immer kleiner und die Nervenbündel immer feiner werden, je mehr man sich der Muscularis mucosae nähert. Zur Orientierung kann man Abb. 358 zu Hilfe nehmen; sie ist bei fast 6mal stärkerer Vergrößerung gezeichnet als Abb. 356 und demonstriert die nach dem Darmlumen zunehmende feinere Ausgestaltung des MEISSNERschen Plexus. Auch die schichtweise Überlagerung der Geflechte und ihre verschieden starken Verbindungszüge sind aus Abb. 358 zu ersehen. An den Knotenpunkten der stärkeren Faserbündel finden sich regelmäßig Ganglienzellen angehäuft; da die Knotenpunkte bei den allmählich kleiner werdenden Maschen immer enger beieinanderliegen, so dürfte die Anzahl der

Ganglienzellen im MEISSNERschen Plexus, je mehr wir uns in der Submucosa der Muscularis mucosae nähern, allmählich zunehmen und in seinen inneren Schichten wesentlich höher sein als in dem peripheren Plexus entericus internus. Aus alldem ergibt sich eine beträchtliche Ähnlichkeit in der Gesamtkonstruktion des Plexus submucosus beim *Menschen* mit den hierher gehörenden Beobachtungen, die SCHABADASCH (1930) beim *Affen* veröffentlicht hat.

Der Zusammenhang des Plexus entericus internus mit der angrenzenden Etage des Plexus submucosus erfährt in Abb. 359 eine weitere Klärung. Man erkennt die dicken Faserzüge des Plexus entericus internus, dem auch das Ganglion mit den multipolaren Nebenzellen zugehört. Die Bündel der angelagerten Schicht des Plexus submucosus sind schmäler; Ganglienzellen kommen in ihnen weniger in dichter Masse als vereinzelt vor, sind aber sehr häufig zu entdecken. Zarte Faserbündel *c* stellen die kontinuierliche Verbindung zwischen den beiden Geflechten zu einem geschlossenen Maschenwerk her.

Wie im AUERBACHschen Geflecht lassen sich an den Ganglienzellen des MEISSNERschen Plexus die beiden Typen I und II nach DOGIEL beobachten; schon bei schwacher oder mittlerer Vergrößerung können die Formenunterschiede zwischen den beiden Zellkategorien hervortreten. Die in Abb. 360 mit *gr* bezeichneten, mit vielen Fortsätzen versehenen, großen Zellen gehören dem Typus I, die kleinen Elemente *kl* wahrscheinlich dem Typus II an. Wenn unter den Zellen

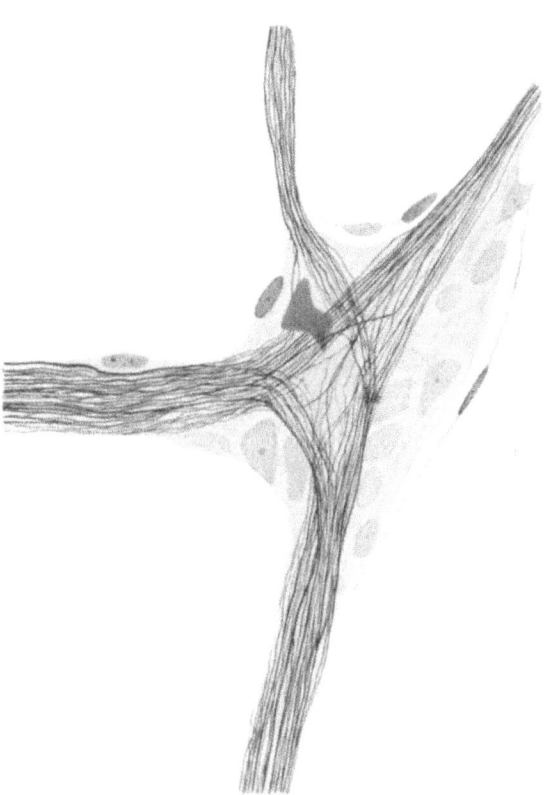

Abb. 357. MEISSNERscher Plexus. Knotenpunkt mit Ganglienzellen. Dünndarm. *Mensch.* (BIELSCHOWSKY-Methode. 700mal vergrößert, auf ⁴/₅ verkleinert.)

des Typus II eine gewisse Übereinstimmung der Form vorherrscht, so gilt das nicht hinsichtlich ihrer Größe. Man trifft bei den Ganglienzellen auf erhebliche *Größenunterschiede;* in dem kleinen Ganglion der Abb. 360 erscheinen die verschiedenen Zellgrößen eng beieinandergelagert. Man muß sich darüber im klaren sein, daß diejenige Form, die man von einer Ganglienzelle im imprägnierten Präparat vor Augen sieht, nur eine Momentaufnahme an dem, wenn vielleicht in einer sehr langsamen, so doch dauernden Veränderung begriffenen Zellkörper darstellt. Wie ich mich in den letzten Jahren hinreichend überzeugen konnte, stellt die Ganglienzelle des vegetativen Nervensystems keineswegs jenes in seiner Form unveränderliche Gebilde dar, wie es in der Auffassung vieler Autoren so lange bestanden hat. Alter und Krankheit prägen der Ganglienzelle morphologische Merkmale auf, die sich heute mit den Silbermethoden erfassen lassen. Bei einer solchen Überlegung liegt es nahe, die kleinen in Abb. 360 gezeichneten

Ganglienzellen vielleicht als unreife, noch in der Entwicklung zurückgebliebene Zellformen, somit als Ersatzmaterial für zugrunde gegangene Ganglienzellen zu betrachten. OHI (1954) spricht im MEISSNERschen Plexus der weißen *Ratte* von ,,infantile nerve cells".

Wie mir scheint, kommen die Ganglienzellen vom Typus I im MEISSNERschen Plexus weniger zahlreich vor als diejenigen vom Typus II; beim *Kaninchen*

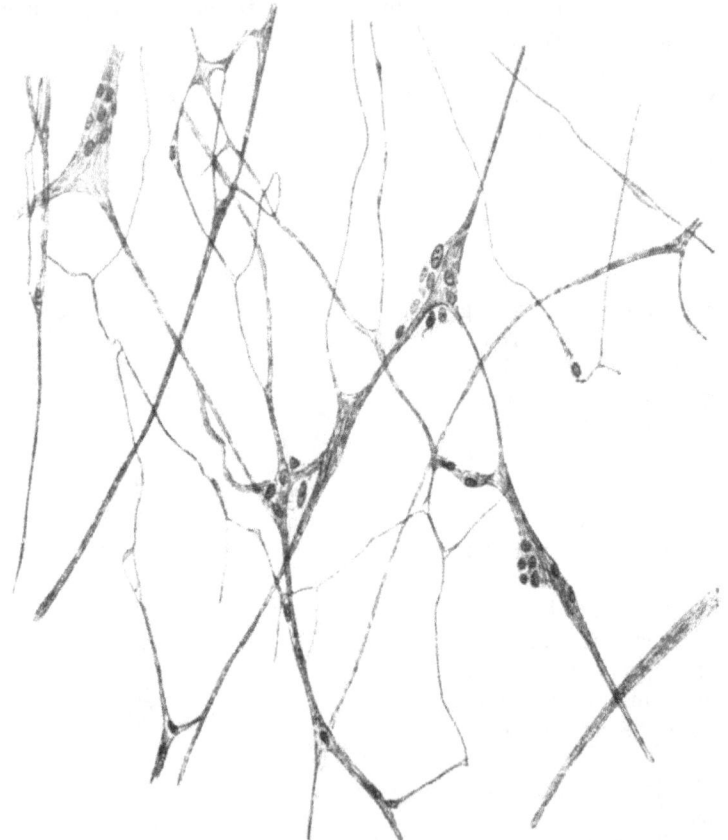

Abb. 358. MEISSNERscher Plexus. Dünndarm. *Mensch*. (BIELSCHOWSKY-Methode. 350mal vergrößert, auf $^9/_{10}$ verkleinert.)

sind sie mit Silber verhältnismäßig leicht darzustellen (Abb. 361), bei der *Katze* bereiten sie der Technik wesentlich größere Schwierigkeiten. Im allgemeinen besitzen die Zellen des Typus I eine beträchtliche Anzahl von Fortsätzen von sehr starkem bis allerfeinstem Durchmesser. Hierdurch bekommt die Oberfläche des Zellkörpers ein unebenes, etwas unruhiges Aussehen. Gewöhnlich läßt sich an der Ganglienzelle ein langer, manchmal ein zweiter Fortsatz feststellen, während die übrigen Ausläufer in der Umgebung der Ganglienzelle mit fibrillären Verbreiterungen zu endigen scheinen. Offenbar sind die in Abb. 361 gezeichneten kurzen Fortsätze der Ganglienzelle nicht vollständig mit Silber imprägniert worden.

Die Zellen vom Typus II des Plexus submucosus sind bei der *Katze* den gleichnamigen Zellen des Plexus myentericus sehr ähnlich (Abb. 362). Sie erweisen sich als multipolar, selten bipolar und besitzen gewöhnlich 3—5 Fortsätze, die teils unverästelt weiterziehen, teils sich dichotomisch in weitere Äste von feinerem Durchmesser aufspalten. Das neurofibrilläre Gefüge der Ganglienzellen ist von äußerster Feinheit, leicht zu imprägnieren, der rundliche oder längsovale Kern

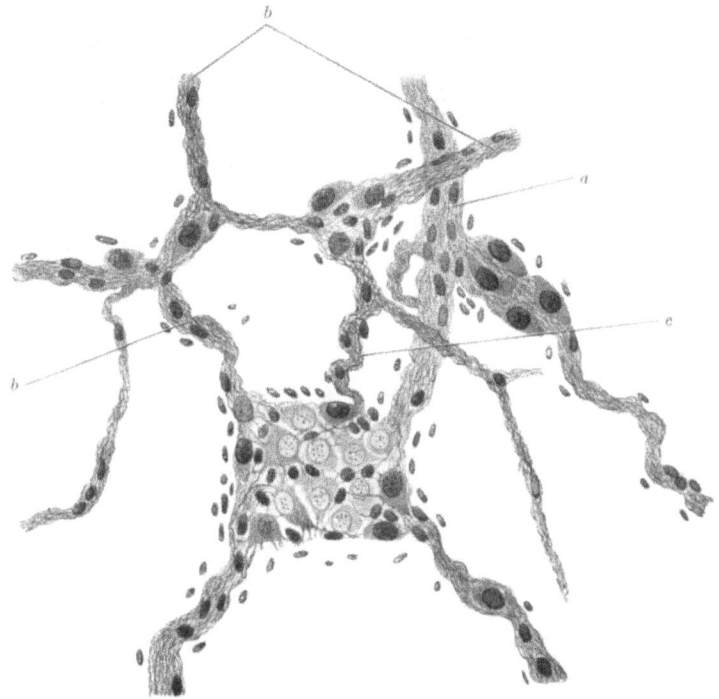

Abb. 359. MEISSNERscher Plexus. Dünndarm. *Kaninchen.* a Bündel des Plexus entericus internus; b Bündel des Plexus submucosus im engeren Sinne; c Verbindungszug zwischen beiden Geflechten. (BIELSCHOWSKY-Methode. 30mal vergrößert, auf ⁵/₆ verkleinert.)

nimmt seinen Platz gewöhnlich nach der Mitte des Zellkörpers hin ein. ITO und NAGAHIRO (1937) haben über den GOLGI-Apparat, die NISSL-Substanz und die

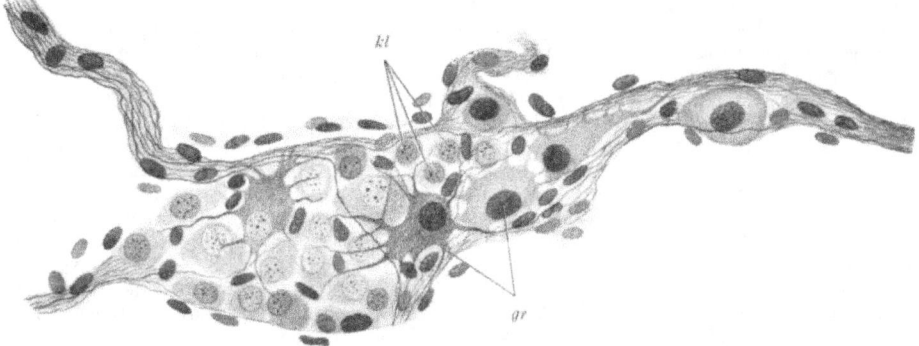

Abb. 360. Ganglion aus dem MEISSNERschen Plexus. Dünndarm. *Kaninchen.* gr Große Ganglienzellen; kl kleine Ganglienzellen. (BIELSCHOWSKY-Methode. 450mal vergrößert, auf ⁴/₅ verkleinert.)

Mitochondrien der in der Submucosa des Dünndarms bei der *Ratte* vorkommenden Ganglienzellen weitere Einzelheiten berichtet.

Gestaltlich besteht keine große Verschiedenheit unter den Zellen vom Typus II; manchmal bekommt man eigentümliche Zellformen mit sonderbaren Ausbuchtungen des Plasmaleibes zu Gesicht. Selten findet sich am Ende eines kurzen Fortsatzes eine kolbenförmige oder kugelartige plasmatische Verbreiterung. Ein derartiges, kugelähnliches Endplättchen zeigt die nämliche Fibrillenstruktur wie der Zellkörper und darf im Hinblick auf das von LAWRENTJEW (1931) an erkrankten Ganglienzellen beobachtete „Kugelphänomen" als Zeichen eines abnormen Reizzustands gewertet werden. An den Ausläufern der Ganglienzellen vom Typus II lassen sich wie bei der gleichen Zellart im AUERBACHschen Plexus „Dendriten" und „Neuriten" nicht unterscheiden. Damit bleibt jede Behauptung über eine bestimmte Richtung der Erregung innerhalb dieser Fortsätze hypothetisch und am mikroskopischen Präparat unbeweisbar.

O. ROSSI (1934) unterscheidet im MEISSNERschen Plexus des *Schweine*embryos drei verschiedene Zellarten: *A*. birnförmige Zellen mit nur zwei langen Ausläufern an den entgegengesetzten Polen des Zellkörpers; *B*. multipolare Zellen mit mehreren kurzen und einem langen,

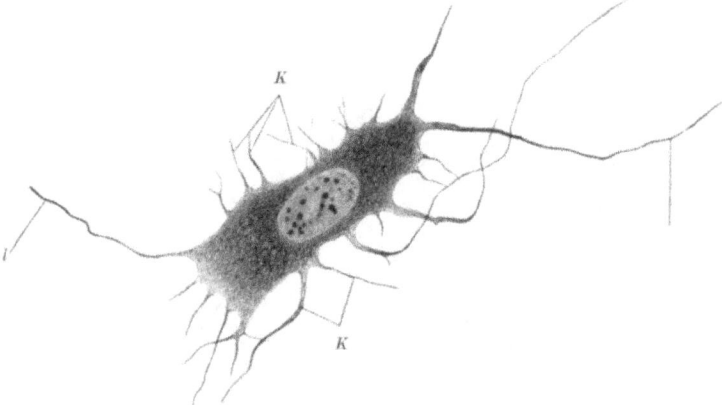

Abb. 361. Ganglienzelle Typus I. MEISSNERscher Plexus. Dünndarm. *Kaninchen*. *K* Kurze Fortsätze; *l* lange Fortsätze. (BIELSCHOWSKY-Methode. 900mal vergrößert, auf ⁴/₅ verkleinert.)

sich im MEISSNERschen Plexus verlierenden Fortsatz; *C*. multipolare Zellen mit mehreren kurzen Fortsätzen und einem langen, dem Neuriten ähnlichen Ausläufer, der sich zum AUERBACHschen Plexus verfolgen läßt. Doch kann man wohl die erste, bipolare Zellart ROSSIs dem Typus II, die beiden anderen Zellarten dem Typus I DOGIELs zurechnen. ISHISAWA (1936) will im MEISSNERschen Plexus des *menschlichen* Dünndarms noch Zellen besonderer Art beobachtet haben; sie sollen nicht den Interstitiellen Zellen angehören. Man wird jedoch aus seinen nur im Auszug vorliegenden Resultaten nicht recht klug. OSHIMA (1929) erwähnt im Plexus submucosus das Vorkommen von unipolaren Zellen; nach KOLOSSOW, SABUSSOW und IWANOW (1932) gehören die meisten Ganglienzellen des MEISSNERschen Plexus im Dünndarm der *Vögel* dem Typus I an. Weitere Abbildungen zur Histologie des MEISSNERschen Plexus im Dünndarm unterschiedlichen tierischen Materials kann man in den Arbeiten von IWANOW (1930), IWANOW und RADOSTINA (1933), HILL (1927) und OHKUBO (1937) einsehen. Nach PASQUALINO (1947) lassen sich im Plexus submucosus des Dünndarms der *Katze* bipolare Nervenzellen wahrnehmen, deren einer Fortsatz sich in das periglanduläre Nervennetz des Plexus mucosus verliert, während der andere Fortsatz innerhalb der Bündel des MEISSNERschen Plexus verläuft. Der Autor vermutet in den fraglichen Zellen sensible Elemente. CAVAZZANA und BORSETTO (1948) haben im MEISSNERschen Plexus des *Menschen* den Typus I häufig beobachtet, die Klassifikation der Zellen nicht mit Unrecht als schwierig bezeichnet. Vom 55.—60. Jahre sollen sich die Ganglienzellen nach Ansicht der beiden Autoren nicht mehr vergrößern.

EGUCHI (1954) beschreibt multipolare Ganglienzellen und gewundene, wahrscheinlich den Schlingenterritorien angehörende Nervenfasern in der Submucosa des Duodenums beim *Igel*. MEIJLING (1953) gibt die Abbildungen des MEISSNERschen Plexus wieder, den er im Dünndarm der *Ratte* mit Methylenblau dargestellt hat.

Nach den Beobachtungen von KOFMANN und ZIMMERMANN (1940) geht bei Wirbeltieren das gesamte intramurale Nervengeflecht des Dünndarms unmittelbar auf den intramuralen Nervenapparat des Dickdarms über. Beide Nervengeflechte hängen direkt in der Darmwand und indirekt auf dem Wege über seröse Bänder miteinander zusammen, welche die angrenzenden Teile des Dünndarms, des Colons und des Caecums verbinden. Auch PALUMBI (1934) läßt die Ganglien des AUERBACHschen Plexus in der Valvula iliocaecalis direkt mit dem Plexus myentericus des Ileums beim *Menschen* vereint sein.

In der Submucosa des Dünndarms vom *Gecko (Platydactylus mauretanica)* hat STEFANELLI (1941) mit der Goldmethode RUFFINIS ein feinstes Nervennetz dargestellt, das durch überaus

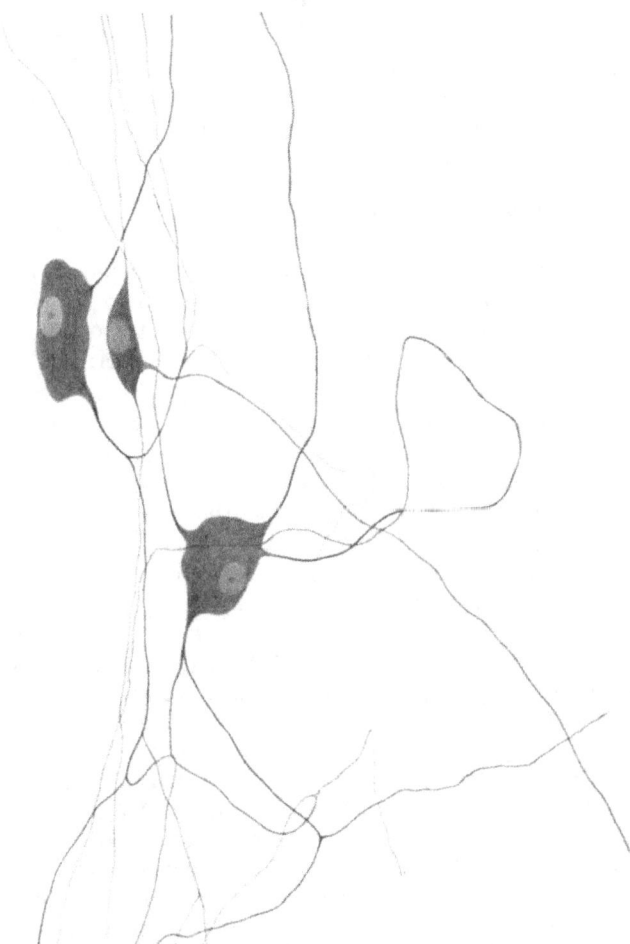

Abb. 362. Ganglienzellen, Typus II. MEISSNERscher Plexus. Dünndarm. *Katze*. (BIELSCHOWSKY-Methode. 500mal vergrößert, auf ²/₃ verkleinert.)

zarte, dem Terminalreticulum angehörende Formationen mit dem Capillarnetz zusammenhängt. OHI (1954), MAKINO (1955) und UTSUSHI (1954) erwähnen in der Submucosa des Duodenums bei der weißen *Ratte* das Vorkommen sensibler Nerven.

In den inneren, an die Muscularis mucosae grenzenden Schichten der Submucosa wird das Maschenwerk des MEISSNERschen Plexus mit den meisten seiner Bestandteile immer feiner und zierlicher gestaltet. Die Gesamtkonstruktion des nervösen Syncytiums weist hier bereits eine beträchtliche Ähnlichkeit mit dem in der Mucosa befindlichen Nervensystem auf. Sehr wahrscheinlich entstammt das zarte, von STEFANELLI (1941) abgebildete Nervennetz den inneren Schichten der Submucosa des *Affen*darms. Das SCHWANNsche, plasmodiale Leitgewebe erscheint nunmehr in Gestalt eines syncytialen Maschenwerks, das in seinem

Plasma zahlreiche Neurofibrillen von außerordentlicher Feinheit beherbergt. Schwannsche Kerne sind selbstverständlich innerhalb des Leitgewebes vielfach anzutreffen. Rundliche oder rundlichovale Kerne, die innerhalb des Leitplasmodiums, vor allem an den Knotenpunkten des Maschenwerks zu Gesicht kommen, gehören in den Bereich der „Interstitiellen Zellen".

ε) Plexus mucosus.

Das gesamte, in der Tunica propria und in der Muscularis mucosae vorhandene Nervengewebe bezeichnet man zweckmäßig mit Plexus mucosus. Seine Einzelelemente hängen mit dem Meissnerschen Plexus untrennbar zusammen, seine Bezeichnung bleibt daher nur topographisch gedacht.

Die von manchen Autoren für die Nerven der Schleimhaut verwendeten Namen „Plexus intervilleux" und „Plexus sousglandulaire" sind unnötig. Nur Ishisawa (1936) hat bis jetzt für die in der Schleimhaut des Dünndarms entwickelten Nervengeflechte den Namen „Plexus muqueux" richtig gebracht.

Die Nervenelemente in der Schleimhaut des Dünndarms lassen sich wegen ihrer außerordentlichen Feinheit schwer darstellen, man findet sie daher in der Literatur selten und meist unvollkommen abgebildet; von neueren Arbeiten sei hier auf die Resultate von Oshima (1929), Tinel (1927), Hill (1927), Otsu (1953), Kimura (1953), Eguchi (1954) und Meijling (1953) verwiesen. Die weiteste Verbreitung dürfte Cajals (1894) am Darm des *Meerschweinchens* erhaltene Abbildung besitzen, die in der Mucosa ein feines mit sternförmigen, Interstitiellen Zellen ausgestattetes Nervennetz wiedergibt.

Der in der Tunica propria des Dünndarms ausgebreitete Plexus mucosus gewährt zunächst den Anblick eines Maschenwerks nicht anders wie der Auerbachsche und Meissnersche Plexus. Nur sind in der Schleimhaut die Maschen wesentlich kleiner, die Faserzüge feiner als im Meissnerschen Plexus und an den Knotenpunkten des Geflechts finden sich häufig statt Ganglienzellen plasmatische Bauelemente von geringer Größe, die Interstitiellen Zellen. Wenn man sich aufs Zergliedern verlegen wollte, könnte man auch am Plexus mucosus verschiedene etagenartig übereinandergeschichtete Einzelflechtwerke voneinander unterscheiden.

Das gesamte zarte Maschenwerk des Plexus mucosus wird durch das kernhaltige Schwannsche Leitplasmodium geformt; da letzteres als ein syncytiales System gelten darf, so trägt das gesamte Maschenwerk des zur Rede stehenden Plexus einen syncytialen Charakter in einer Gestalt, die schließlich nach unseren vielfachen Erfahrungen als Endapparat des vegetativen Nervensystems Geltung beanspruchen darf. Es handelt sich um sehr feine, meist homogen erscheinende Plasmastränge, die durch zahlreiche Verbindungsbrücken von verschiedener Stärke zu einem einheitlichen, kontinuierlichen, plasmatischen Netz miteinander verknüpft sind. In dieses plasmatische Syncytium ist eine riesige Fülle feiner Nervenfäserchen hineinversenkt, die sich in genau der gleichen Weise, wie wir es beim Auerbachschen Plexus gesehen haben, in immer feinere Neurofibrillen aufteilen und sich an den Knotenpunkten des syncytialen Maschenwerks auf jede nur mögliche Art überkreuzen.

Die in den Plasmasträngen des Schwannschen Leitgewebes einherziehenden, mit Silber imprägnierbaren, fädigen Strukturen besitzen vielfach die gleiche Feinheit im Durchmesser wie die Neurofibrillen im Plasma der Ganglienzellen. Gegen die Bezeichnung Neurofibrillen für jene Strukturen läßt sich kein triftiger Grund einwenden, da sich die Achsenzylinder hier vielfach bis zum Durchmesser einer Neurofibrille verschmälert haben. Oshima (1929) hat darauf hingewiesen, daß in den neueren Arbeiten eine genaue Unterscheidung zwischen Neurofibrillen und Achsenzylinder zu verschwinden scheine. Das ist richtig, doch bleibt der histologische Nachweis einer nervösen Substanz innerhalb des Leitplasmodiums bedeutungsvoller, als sich über die Namengebung ihrer Strukturen zu entzweien.

Auf die intraplasmatische Entstehung der peripheren Nervenbahnen hingewiesen zu haben, bleibt ein Verdienst von HELD (1909). Denn der von ihm aufgestellte Begriff des Neurencytiums besagt, daß die spezifischen Produkte der Nervenzellen in ungleichartigen Zellen weiterwachsen. Für den Bereich des vegetativen Nervensystems erhielt die Lehre HELDS (1909) durch die Arbeiten von BOEKE (1925), HERRINGA (1920), LAWRENTJEW (1926), VAN ESVELD (1928), AKKERINGA (1930), SCHABADASCH (1930), RIEGELE (1932), REISER (1932) u. a. ihre volle Bestätigung. Ob man das SCHWANNsche Leitgewebe, das auch die Interstitiellen Zellen in sich schließt, als „nervös" bezeichnen will oder nicht, ist eine Sache der Anschauung. Mir selbst scheint es jedenfalls im Hinblick auf das physiologische Geschehen vertretbar, das Leitplasmodium mit seinen SCHWANNschen Kernen, Interstitiellen Zellen und Neurofibrillen als ein untrennbares Ganzes, als ein einheitlich geschlossenes nervöses Syn-

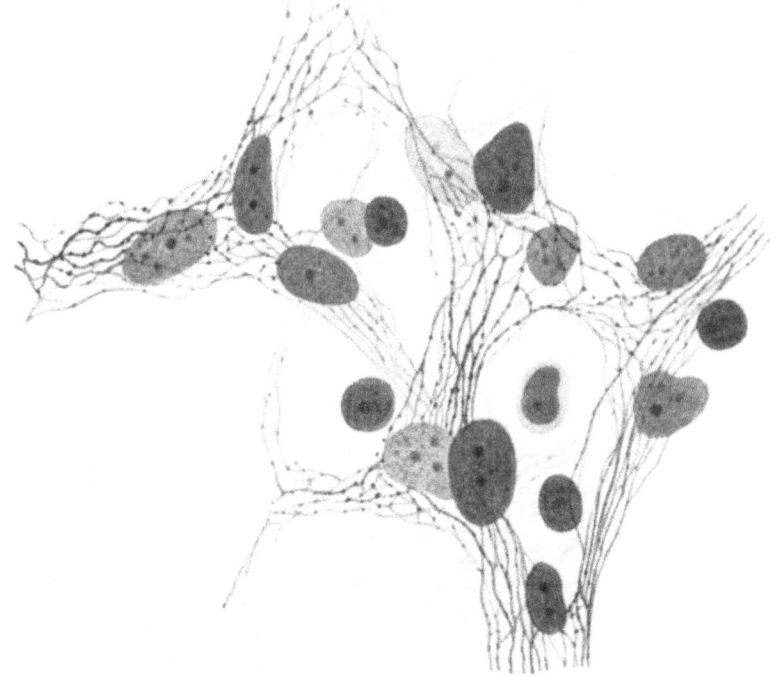

Abb. 363. Nervöses Terminalreticulum aus dem Plexus mucosus. Dünndarm. *Katze*. (BIELSCHOWSKY-Methode. 2000mal vergrößert, auf $^7/_{10}$ verkleinert.)

cytium zu bezeichnen. LAWRENTJEW (1926), VAN ESVELD (1928) und AKKERINGA (1930) haben jene Namengebung für dieses terminale Ausbreitungsgebiet des vegetativen Nervensystems ebenfalls gewählt. JABONERO (1948) benützt den Namen „fibres protoplasmiques" für die Plasmastränge, von denen im folgenden die Rede sein wird.

An den Stellen, wo die allerfeinsten Plasmastränge ineinander übergehen und zarte Knotenpunkte entwickeln, läßt sich bei den im Leitplasmodium eingeschlossenen Nervenfäserchen vielfach ein reticuläres Verhalten feststellen. Die Nervenfäserchen hängen durch feinste, fibrilläre Verbindungsbrücken direkt miteinander zusammen, wodurch das gesamte fibrilläre, mit Silber imprägnierbare Neuroplasma jenen feinwabigen Bau erhält, der für eine nervöse Endformation charakteristisch zu sein scheint. In dem faserarmen Bindegewebe der Tunica propria tritt der außerordentliche Reichtum nervöser Substanz am augenfälligsten hervor. Von einem isolierten Verlauf kernhaltiger Plasmastränge ist vielfach keine Rede mehr. Die nervösen Faserzüge hängen durch zahlreiche Verbindungsstücke aufs engste zusammen und die hierdurch entstehenden Maschen des syncytialen Plexus mucosus erreichen eine derartige Kleinheit, daß oft nur eine einzige oder nur wenige Zellen in ihrem Innern Raum finden (Abb. 363).

Bei Anwendung stärkster Vergrößerungen sieht man durch jene von den Plasmasträngen ausgesparten Stellen des Bindegewebes immer noch allerfeinste, mit Silber schwach imprägnierbare Neurofibrillen vereinzelt oder zu mehreren hindurchziehen. Das an seiner fibrillären Struktur deutlich erkennbare Neuroplasma kommt notwendigerweise mit sämtlichen Zellen der Tunica propria irgendwie in einen plasmatischen Konnex und umfaßt Bindegewebe und Gefäße

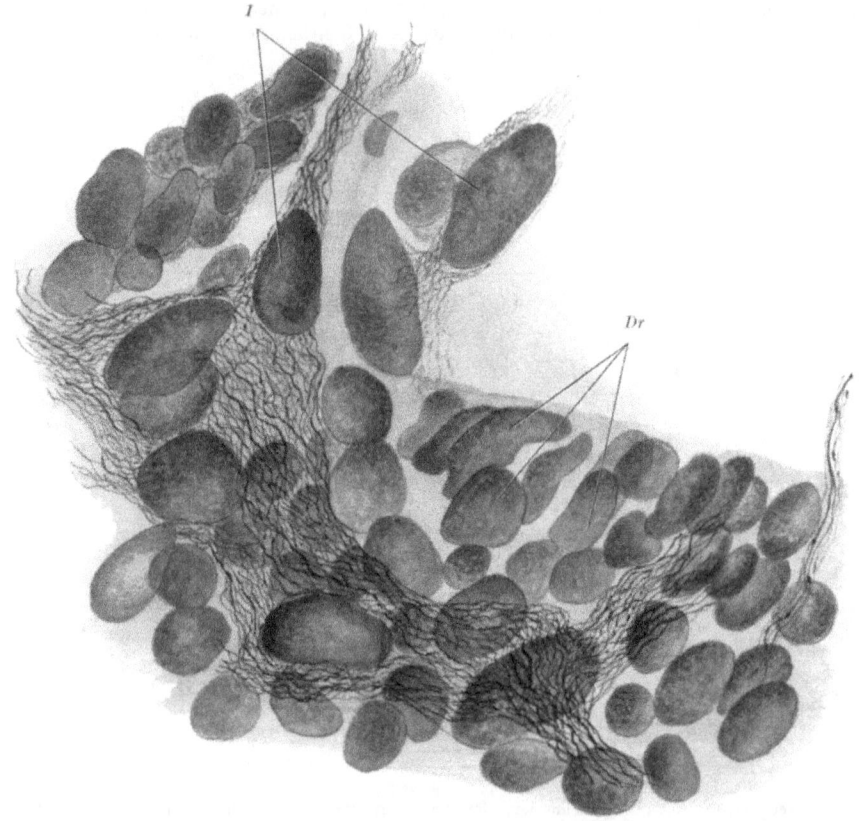

Abb. 364. Drüsennerven aus dem Plexus mucosus. Dünndarm der *Katze*. *I* Kerne der interstitiellen Zellen; *Dr* Kerne von Drüsenzellen. (BIELSCHOWSKY-Methode. 2400mal vergrößert, auf $^2/_3$ verkleinert.)

in gleicher Geschlossenheit. Das SCHWANNsche Leitplasmodium mit seinen Neurofibrillen ist vom Plasma angelagerter Mesenchymzellen nicht immer scharf abzugrenzen und scheint durch das Plasma von Fibrocyten und Histiocyten ersetzt werden zu können. Nach dem histologischen Befund läßt sich ein Einfluß der dem Terminalreticulum zugehörenden Nervenendformation auf das Bindegewebe der Schleimhaut denken. Daß sich durch die Zottenbewegung und Peristaltik des Darmes eine dauernde Verschiebung der einzelnen Bindegewebselemente gegeneinander ergibt, ist selbstverständlich; hieraus dürfte eine mögliche, fortwährende Veränderung in der Art des plasmatischen Zusammenschlusses zwischen Neuroplasma und Mesenchymgewebe resultieren.

Das in der Mucosa entwickelte vegetative Endnetz schließt, abgesehen von bindegewebigen Elementen, die glatten Muskelfasern, Blut- und Lymphcapillaren und die epithelialen Bildungen in den Bereich seiner Maschen. So geraten die fibrillenhaltigen Plasmastränge, die SIMARD (1934) beschrieben hat, mit der

Wand der Drüsenendstücke in direkten, plasmatischen Zusammenhang (Abb. 364). Wahrscheinlich ziehen die Neurofibrillen bis zur Membrana propria der Darmdrüsen; daß sie in das Drüsenepithel eindringen, habe ich nirgends gesehen.

VAN CAMPENHOUT (1933) behauptet, beim *Rinder*embryo im intramuralen Nervensystem des Duodenums Zellen beobachtet zu haben, die aus dem Drüsenepithel abstammen sollen; hierfür habe ich keine Anhaltspunkte gefunden.

Die *Muskelfasern* der Muscularis mucosae werden wie diejenigen der Tunica propria und die Drüsen von den Plasmasträngen des gleichen Netzwerkes erfaßt, vereinzelte Neurofibrillen können in das Sarkoplasma der Muskelelemente eindringen (Abb. 365). In dem nervösen Gitterwerk des Plexus mucosus, der in seinem SCHWANNschen Leitplasmodium die Interstitiellen Zellen in Fülle beherbergt, müssen Abkömmlinge des Vagus und Sympathicus gemeinsam verlaufen. Inwieweit sich das gesamte periphere Nervennetz, abgesehen von der Übertragung nervöser Impulse zur Absonderung chemischer Erregerstoffe als fähig erweisen soll, läßt sich aus dem Präparat nicht erschließen und wurde in den allgemein gehaltenen Abschnitten berührt.

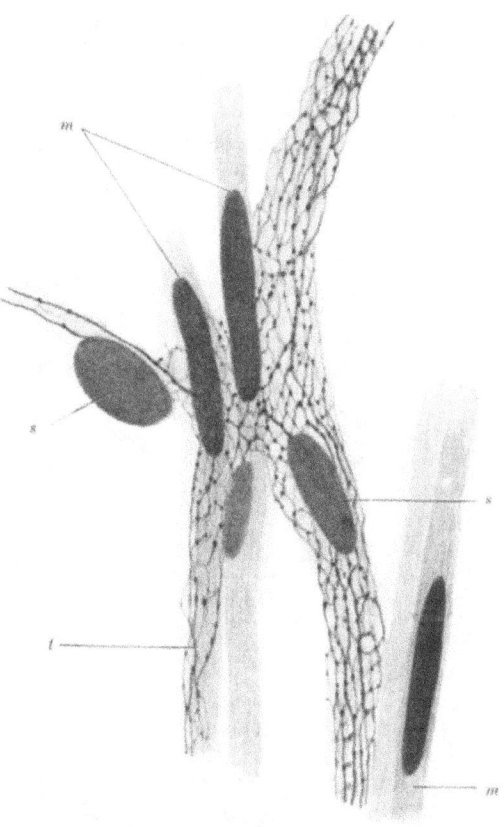

Abb. 365. Nervöses Terminalreticulum *t* an Muskelfasern. Plexus mucosus. Dünndarm. *Katze. s* SCHWANNsche Kerne; *m* Muskelfasern. (BIELSCHOWSKY-Methode. 1800mal vergr., auf ⁴/₅ verkleinert.)

Über die Innervation des MECKELschen *Divertikels* beim *Menschen* liefert VAN CAMPENHOUT (1954) an Hand eines größeren Operationsmaterials einige Einzelbeobachtungen. Vereinzelt wurde eine deutliche Hyperplasie der nervösen Fasernetze festgestellt.

e) Die Innervation des Dickdarms.

α) Caecum.

Nach den Studien KONDRATJEWS (1933) gehört das Caecum gemeinsam mit dem Colon ascendens und descendens zu denjenigen Darmabschnitten, die ihre nervöse Zuleitung von allen möglichen Bauchfellduplikaturen auf dem Wege über die Serosa empfangen. Die von der Serosa aus eindringenden Nervenäste ziehen erst eine Strecke weit unter der Serosa auf der Darmwand in dem Plexus subserosus einher, ehe sie in die Tiefe dringen, um dort in den AUERBACHschen Plexus einzutreten. In Abb. 366 sind an den mit Ziffern bezeichneten Stellen die feinen Verbindungsäste der subserösen Nerven mit dem intramuralen Nervenapparat gut zu beobachten. In der Hauptsache zeigt die Abbildung das imposante Flechtwerk des AUERBACHschen Plexus mit seinen Maschen und Ganglien. Es unterscheidet sich in seiner Formgebung vom Plexus myentericus des Ileums und Colons und ist in vielen Etagen übereinandergeschichtet.

Bei *Macacus rhesus* hat SCHABADASCH (1930) gute Abbildungen vom Plexus myentericus und submucosus des Caecums gegeben; OHKUBO (1937) zeigt am gleichen Objekt noch den von ihm sehr schön dargestellten Plexus submucosus. IRWIN (1931) bringt eine Beobachtung von einem größeren Ganglion aus dem AUERBACHschen Plexus. Ferner entwickelt der AUERBACHsche Plexus nach den Ergebnissen OHKUBOS am Caecum des *Affen* und *Meerschweinchens* die größte Maschenweite. In Übereinstimmung hiermit hat der Autor bei beiden Tierarten im Cäcalabschnitt des Darmrohrs die Ganglienzellen in geringster Zahl vorgefunden. Er hat beim *Affen* 1300, beim *Meerschweinchen* 3300 Ganglienzellen auf den Quadratzentimeter gezählt. MATSUO (1934) hat die Ganglienzellen in der gleichen Flächen-

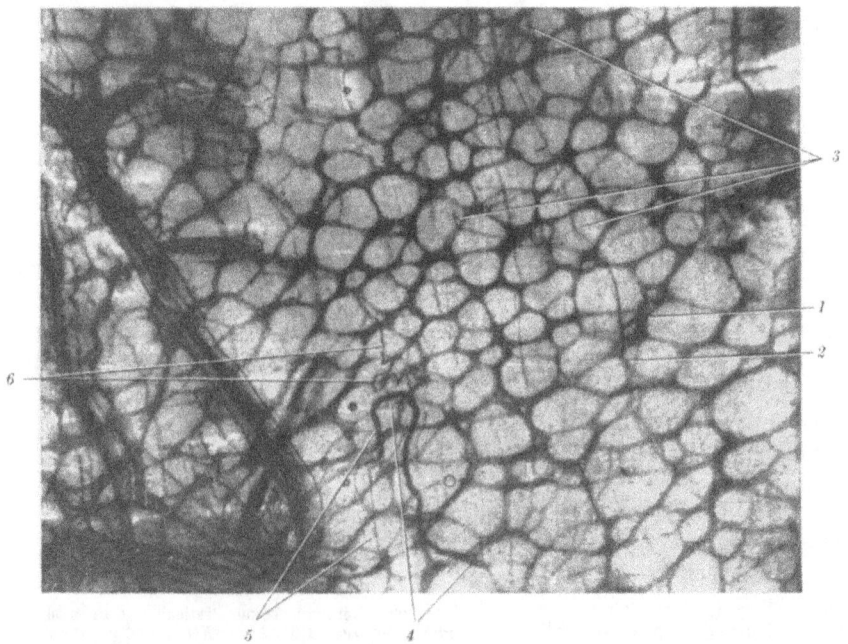

Abb. 366. Plexus myentericus. Caecum. *Mensch*. Die Zahlen bezeichnen einige von der Serosa in den Plexus myentericus und subserosus eindringende Nervenästchen. (Methylenblau.) Nach KONDRATJEW 1930.

einheit beim *Meerschweinchen* auf 4100 berechnet, stimmt aber sonst mit OHKUBO darin überein, daß die Ganglienzellen im Cäcalabschnitt des Darmrohrs zahlenmäßig am schwächsten vertreten sind.

MURAKAMI (1952) hat die Nervenverhältnisse an der *Valvula coli* beim *Hund* untersucht und einen Plexus myentericus gefunden, dessen Ganglienzellen ausschließlich dem Typus II angehören. Nach ITO und KAWAHARA (1952) fehlt an der Valvula coli der *Katze* ein AUERBACHscher Plexus. Die Ganglienzellen des MEISSNERschen Plexus werden dem II. Typus zugezählt. MAKINO (1955) erwähnt in der Submucosa des Caecums beim *Menschen* das Vorkommen *afferenter Nervenfasern*.

β) **Processus vermiformis.**

Nach den ausführlichen Studien REISERs (1932 und 1934) über die Innervation des menschlichen Processus vermiformis besitzt der intramurale Nervenapparat in Aufbau und Lage gegenüber demjenigen der Darmwand eine leicht feststellbare Besonderheit. Es fehlt im Processus vermiformis die klare Gliederung des intramuralen Nervensystems in einen MEISSNERschen und AUERBACHschen Plexus. Das Wabenwerk des AUERBACHschen Plexus begrenzt seine Ausdehnung nicht nur auf das zwischen Längs- und Ringmuskulatur befindliche Interstitium, sondern durchsetzt mit seinen Maschen beide Muskelschichten, um allmählich und ohne scharfe Grenze in den MEISSNERschen Plexus überzugehen. Man findet also, wovon man sich schon an einem mit Hämatoxylin-Eosin gefärbten Präparat überzeugen kann, Ganglien oder Teile von solchen in der ganzen Muskelwand verteilt. An der Stelle des Mesenterialansatzes ist weiterhin eine mäßige Anhäufung von Ganglienzellen zu bemerken.

Den Reichtum von Ganglienzellen innerhalb der Muscularis hat bereits NOMURA (1930) bemerkt, der es allerdings unterlassen hat, hierauf näher einzugehen. Nach ITO (1936) und SATO (1935) sind die in der Längsmuskulatur befindlichen Ganglien mit ihrer Längsachse

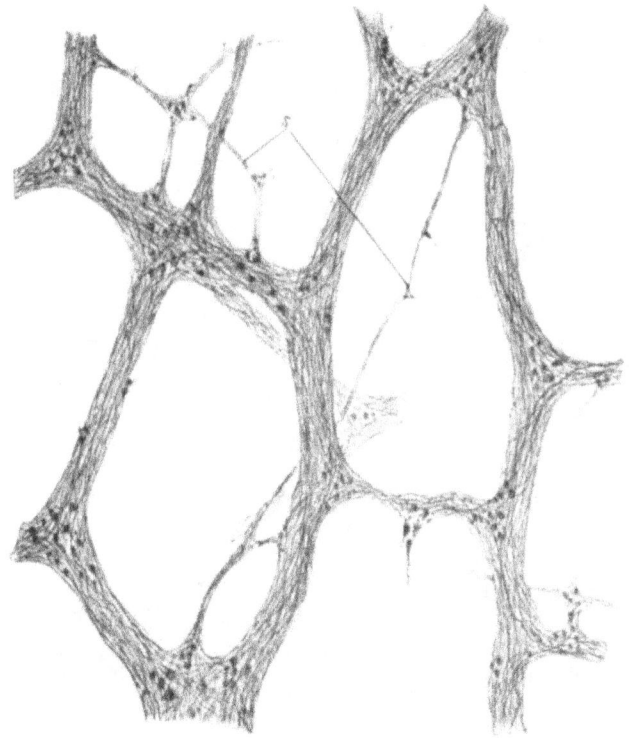

Abb. 367. AUERBACHscher Plexus in der Längsmuskelschicht. Processus vermiformis. *Mensch.* s Sekundärplexus. (BIELSCHOWSKY-Methode. 130mal vergrößert, auf ¹/₂ verkleinert.) Nach REISER 1932.

parallel zur Längsachse des Processus vermiformis gelagert. SATO (1935) weist hierbei auf ein älteres, gleichlautendes Resultat von L. R. MÜLLER (1931) hin. SATO (1935) hat weiterhin die obige Lagerung des AUERBACHschen Geflechts innerhalb der Muscularis vorzugsweise im distalen Drittel der Appendix beobachtet; in den beiden proximalen Dritteln soll nach dem gleichen Autor der AUERBACHsche Plexus wie im Dünndarm zwischen Ring- und Längsmuskulatur seinen Platz finden. Schließlich läßt SATO (1935) die Ganglienzellen, deren Zahl er auf 200—300 je 1 cm² Darmwand angibt, auf die Gesamtlänge des Processus vermiformis gleichmäßig verteilt und individuellen Schwankungen unterworfen sein.

Selbstverständlich handelt es sich beim AUERBACHschen Plexus des Processus vermiformis um ein in verschiedenen Etagen geschichtetes, nervöses Flechtwerk. Es besitzt seine stärksten Faserbündel und seine größte Maschenweite innerhalb der Längsmuskulatur (Abb. 367). In den inneren Schichten des Geflechts, gewöhnlich innerhalb der Ringmuskelschicht, verschmälern sich die Nervenbündel, die Maschen werden unregelmäßig und kleiner. Das AUERBACHsche Geflecht nimmt in seinen verschiedenen Etagen, je mehr es an die Submucosa grenzt, an Feinheit seiner Konstruktion zu. Die Nervenbündel erhalten im inneren Plexusgebiet einen kleinen Durchmesser, die Nervenfäserchen erreichen bereits Fibrillenstärke. Wie beim Darm, so läßt sich das intramurale Flechtwerk des Processus vermiformis in einen Primär-, Sekundär- und Tertiärplexus gliedern. Die Ganglienzellen finden sich nicht nur an den Knotenpunkten der Geflechte, sondern auch im Verlaufe der Nervenbündel; als kleine Zellformen kommen sie noch im Tertiärgeflecht vor. Abb. 368 gibt einen Nervenplexus wieder, der sich an der Grenzzone zwischen Ringmuskulatur und Submucosa ausbreitet. Das eine Flechtwerk m liegt hierbei noch innerhalb der Ringmuskulatur, das

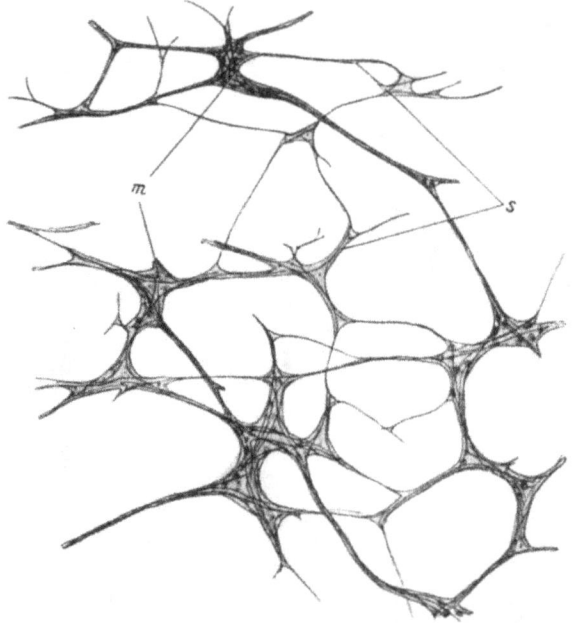

Abb. 368. Tiefes Nervengeflecht. Processus vermiformis. *Mensch.* m Das der Muscularis von innen anliegende Maschenwerk; s das in der Submucosa liegende Nervengeflecht. (BIELSCHOWSKY-Methode. 95mal vergrößert, auf $^2/_3$ verkleinert.) Nach REISER 1932.

andere Geflecht s rückt bereits in das Bindegewebe der Submucosa hinein und könnte dem Plexus entericus internus gleichgestellt werden. Die geschlossene Einheit von AUERBACHschem und MEISSNERschem Plexus läßt sich aus Abb. 368 ohne weiteres folgern.

Die Ganglienzellen im Processus vermiformis gehören dem Typus I und II nach DOGIEL an (Abb. 369). REISER (1932) hat der Zahl nach beide Zellarten in etwa gleichmäßiger Verteilung beobachtet: gelegentlich kann eine Ganglienzelle vom Typus I zwei starke Fortsätze entsenden, deren Endigungsweise sich nicht mit Sicherheit ermitteln läßt. An den kurzen Fortsätzen tritt manchmal das zarte Wabenwerk der fibrillären Verbreiterungen hervor. Die Ganglienzellen vom Typus II zeigen gewöhnlich 6—10 gleichdicke Fortsätze, die sich nach einer gewissen Entfernung vom Zellkörper meist dichotomisch aufteilen und in der Fasermasse des interganglionären Geflechts- oder der Nervenbündel verlieren. Die Ganglienzellen sind vielfach in ein allerfeinstes, nervöses Fasernetz gehüllt; es bleibt mit seinem Wabenwerk auf die Randschicht der Ganglienzelle beschränkt, verknüpft oft viele Ganglienzellen und geht mit feinsten Nervenfäserchen in ein allgemeines, im Ganglion ausgebreitetes Nervennetz über.

Bei jener Formation haben wir es mit dem nervösen Terminalreticulum zu tun, das innerhalb eines Ganglions die plasmatische Verbindung zwischen den einzelnen Nervenzellen herstellt und schließlich auf das Gebiet der glatten Muskulatur übergreift.

Über morphologische *Veränderungen im Cytoplasma der Ganglienzellen* im Processus vermiformis des *Menschen* kann man aus der gründlichen Studie von ITO (1936) weitere Einzelheiten erfahren. Der Autor teilt die Ganglienzellen in große, mittelgroße und kleine Formen ein, gibt eine genaue Schilderung des GOLGI-Apparates und der *Plastoknoten* und

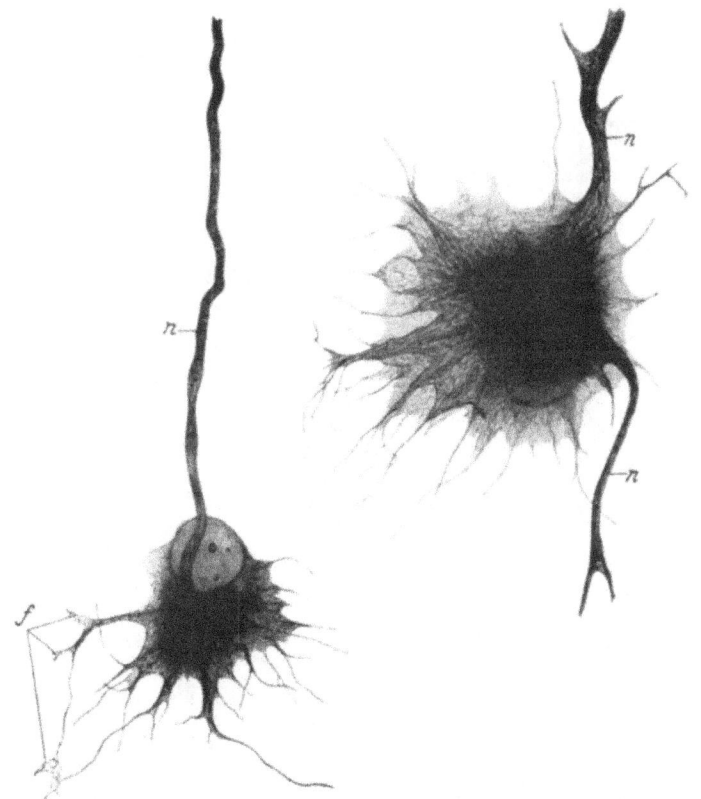

Abb. 369. Ganglienzellen, Typus I. AUERBACHscher Plexus. Processus vermiformis. *Mensch.* *f* Fibrilläre Verbreiterungen; *n* langer Fortsatz. (BIELSCHOWSKY-Methode. 1200mal vergrößert, auf ⁴/₅ verkleinert.) Nach REISER 1932.

läßt die *Pigmentgranula* durch Umwandlung der beiden erstgenannten Zellorganellen entstanden sein. Auch auf eine äußerst feine, diffuse Verteilung der NISSL-Granula im Plasma der Ganglienzellen wird hingewiesen. Allerdings drängt sich bei der Betrachtung mancher kleinen, von ITO (1936) dargestellten Zellelemente die Frage auf, ob die gezeichnete, dunkle Plasmatönung noch als charakteristische NISSL-Reaktion anzusprechen ist, und ob es sich bei jenen Gebilden noch um Ganglienzellen und nicht etwa um Interstitielle Zellen handelt. Ein Gleiches gilt für die von ITO (1936) geschilderten, gelblichen, *pyknotischen Ganglienzellen*, die zylinder- oder spindelförmig gestaltet sein sollen.

Die Beziehungen zwischen Nervengewebe und glatter Muskulatur sind auf S. 113 und 318 eingehend geschildert worden. Bei dem Plexus submucosus handelt es sich in der Hauptsache um sehr feine Plasmastränge, die vielfach miteinander verbunden sind und auf diese Weise ein mehrfach übereinandergeschichtetes Maschenwerk entstehen lassen. Abgesehen von SCHWANNschen und interstitiellen Kernen enthält der Plexus submucosus viele kleine Ganglienzellen, die besonders zahlreich in der Nähe der Muscularis mucosae und der Drüsen zu finden sind.

Da in der menschlichen Appendix die Muscularis mucosae nicht immer deutlich vorhanden ist, sondern gelegentlich nur in Spuren auftritt, so hängen Tunica propria und Submucosa mit ihren bindegewebigen Elementen vielfach direkt zusammen. Das hat in gleicher Weise für die in beiden Schichten ausgebreiteten,

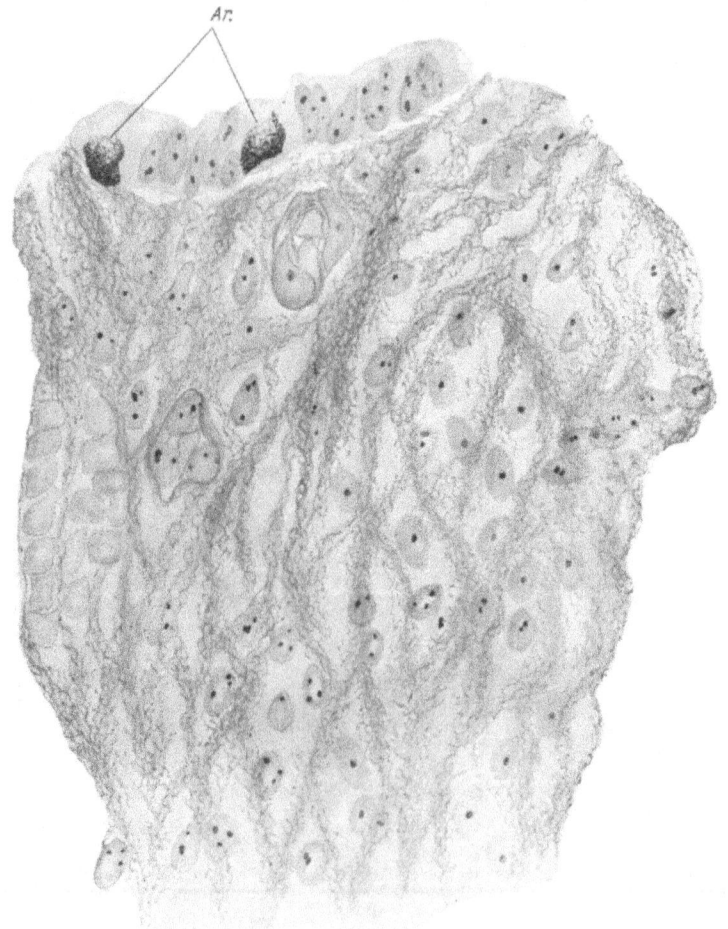

Abb. 370. Plexus mucosus. Appendix. *Ar* Argyrophile Zellen in der Wand einer Krypte. (BIELSCHOWSKY-Methode. 1100mal vergrößert, auf ⁵/₆ verkleinert.)

nervösen Formationen seine Geltung. Die Maschen des MEISSNERschen Plexus verkleinern sich, die Plasmastränge werden schmäler und breiten sich zu einem einheitlichen Netz in der Tunica propria aus. Dieses nervöse Netzwerk erreicht als Plexus mucosus in seiner Feinheit den Charakter des Terminalreticulums und gerät mit dem lymphadenoiden Gewebe, den Blut- und Lymphcapillaren und den epithelialen Formationen wie Zylinderepithel und Wand der Krypten in plasmatischen Zusammenhang (Abb. 370).

JABONERO (1951) bringt in verschiedenen Arbeiten vereinzelte Abbildungen zur Innervation des Processus vermiformis; feinste nervöse Faserzüge, perivasculäre Nervenfasern und Interstitielle Zellen aus der Submucosa, eine multipolare Ganglienzelle vom Typus II aus dem AUERBACHschen Plexus und die Beziehungen des Nervengewebes zur glatten Muskulatur werden dargestellt. Seiner Monographie (Über die Pathologie der vegetativen, nervösen Peripherie) hat FEYRTER (1951) instruktive Abbildungen über die nervöse Endausbreitung in sämtlichen Abschnitten des Processus vermiformis beigefügt.

Nach REISER (1932) und SUNDER-PLASSMANN (1936) lassen sich bei *chronischer Appendicitis* verhältnismäßig leicht erhebliche pathologische *Veränderungen an den Ganglienzellen* feststellen, während die Achsenzylinder hiervon weit weniger befallen werden. Im übrigen sei hier auf eine Reihe einschlägiger Arbeiten verwiesen (RÖSSLE 1930, MASSON 1928, SCHERER 1933, SCHACK 1932, FEYRTER 1951), aus denen die Bedeutung des intramuralen Nervensystems für die Pathologie und Klinik des Processus vermiformis zu ersehen ist. RÖPER (1951) will die Wucherungserscheinungen des Terminalreticulums mit Appendicopathia neuromatosa bezeichnet wissen. Einige weitere Angaben über die „*argentaffinen*" Zellen MASSONS findet man am Eingang dieses Kapitels.

In einer operativ entfernten Appendix habe ich am Plexus mucosus vielfache, neuromähnliche Wucherungen beobachtet. Das Operationsmaterial wurde durch GERLING (1947) eingehend untersucht, die bei intaktem Epithel, bei intakter Serosa und bei nur geringfügiger lymphocytärer Infiltration starke Veränderungen am Nervensystem der Mucosa festgestellt hat. Es handelt sich um eine Faserhyperplasie des MEISSNERschen Plexus und um neuromatöse Wucherungen des Terminalreticulums in der Tunica propria. Mit der Neuromatose waren Veränderungen an der Muscularis mucosae, am Bindegewebe der Tunica propria und an den Gefäßen verknüpft. Offenbar ist bei der vorliegenden Erkrankung dem durch einen anomalen Reiz aus dem Gleichgewicht gebrachten Nervensystem eine bedeutsame Rolle zuzuschreiben. Wie die pericellulären Faserkörbe an den vegetativen Ganglienzellen, so dürfte auch das nervöse Terminalreticulum während des lebendigen Geschehens wahrscheinlich dauernden Veränderungen unterliegen.

Schwere pathologische Erscheinungen am AUERBACHschen und MEISSNERschen Plexus bei der *akuten Appendicitis* sind ferner von LLOMBARD und JABONERO (1945) beschrieben worden. FISCHER-BRÜGGE, SUNDER-PLASSMANN und RÖPER (1950) haben die Versorgung der *Lymphgefäße* in der Wand des Processus vermiformis durch das Netzwerk des Terminalreticulums beobachtet und auf die Bedeutung der innervierten Blut- und Lymphbahn für den Beginn der appendicitischen Erkrankung hingewiesen. Eine eingehende Beschreibung der „*appendicite neurogène*" MASSONS (1930) mit sehr bemerkenswerten kritischen Ausführungen findet sich bei FEYRTER (1951). CONTI (1952) berichtet über die Veränderungen der sympathischen Ganglienzellen in Abhängigkeit vom *Lebensalter* und bei chronischer Appendicitis. Nach seinen Angaben erfolgt die Differenzierung der Ganglienzellen vom 1.—3. Lebensjahr und bleibt bis zum Erwachsensein unverändert; die Gesamtzahl der Zellen nimmt bis zum 30. Lebensjahr zu. Bei alten Leuten finden sich zerfallende Zellen. Bei chronischer Entzündung kommt es zu einer Größenzunahme der Ganglienzellen, zu Wucherungserscheinungen an den Fortsätzen und zu Fensterbildung im Neuroplasma. In schweren Graden der Erkrankung fallen die Ganglienzellen der Degeneration anheim.

γ) Colon.

Nach den Resultaten der experimentellen Arbeit übernehmen Vagus und Sympathicus die nervöse Versorgung des Dickdarms bis zur Flexura coli sinistra; von hier ab wird der Anteil des Vagus durch die Nn. sacrales ersetzt, während der Zustrom des Sympathicus vom Plexus mesentericus cranialis auf den Plexus mesentericus caudalis übergeht. Auch COURTY und MARCHAL (1949) haben hierüber berichtet. Im histologischen Bild des intramuralen Nervensystems ist jene Veränderung in der Innervation des Colons abwärts der Flexura lienalis bis jetzt nicht klar festgestellt.

Wie beim Dünndarm findet sich beim Colon unter der Serosa ein besonderes Nervengeflecht, der Plexus subserosus; KONDRATJEW (1930) hat ihn beim *Menschen* genau beschrieben und zwei nervöse Geflechte gemeinsam an seiner Bildung beteiligt gesehen: 1. ein gröberes Nervengeflecht, das in allen Colonabschnitten zu sehen ist und die Fortsetzung der zum Colon herantretenden Nervenfaserzüge darstellt; 2. ein feineres Nervengeflecht, das hauptsächlich in den fixierten Abschnitten des Colons seine Ausbreitung findet. Nach KONDRATJEW (1930) kommen im Plexus subserosus Ganglien vor, deren Nervenzellen einen geringeren Umfang als diejenigen im AUERBACHschen Plexus besitzen. Wie beim

Caecum, so dringen beim Colon die zum Darm führenden Nervenfasern von außen her gleichzeitig in den Plexus subserosus und in den Plexus myentericus hinein. Am Colon des *Affen* hat SCHABADASCH (1930) den Plexus subserosus ausgezeichnet dargestellt (Abb. 371). OHKUBO (1937) weist auf die Beziehungen des genannten Plexus zu den Blutcapillaren hin; Ganglienzellen hat er nur selten beobachtet.

Der Plexus myentericus gelangt am Colon zu einer mächtigen Entwicklung (Abb. 372). Die Ganglien erreichen einen erheblichen Umfang und gewinnen einen bedeutsamen Anteil an der Ausgestaltung des Maschenwerks. Ganglien, die weitere Strecken voneinander entfernt liegen, werden durch verschiedene, oberflächlich in der Darmwand einherziehende Nervenstränge, die „Gewölbe-

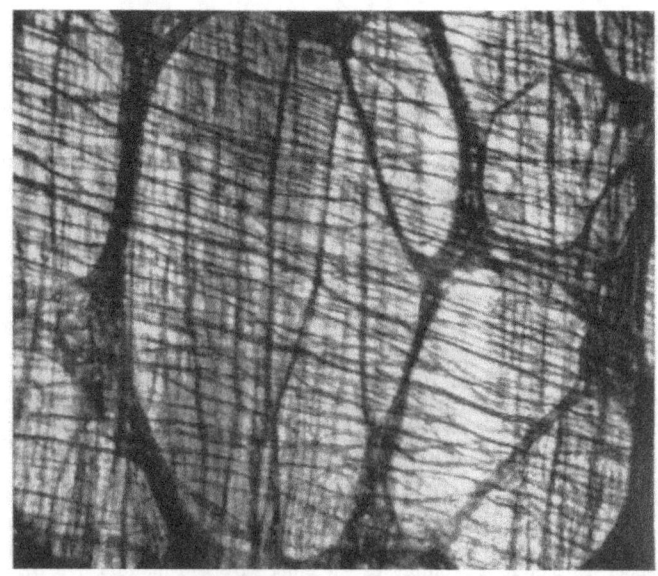

Abb. 371. Plexus subserosus des Colons. *Macacus rhesus*. Die Fasern des subserösen Geflechtes verlaufen schräg von links nach rechts. Der AUERBACHsche Plexus schimmert hindurch. (Methylenblau. 76mal vergrößert.) Nach SCHABADASCH 1930.

bogen" KONDRATJEWs (1930) miteinander verbunden. Eine gewaltige Menge nervöser Substanz findet sich in den großen Ganglien angehäuft und der Gedanke, in dem gesamten Plexus myentericus ein Stück flächenhaft ausgebreiteter grauer Masse aus dem Rückenmark vor sich zu sehen, kommt einem unwillkürlich. Auch *zahlenmäßig* sind die Ganglienzellen im Colon am stärksten innerhalb des gesamten Darmkanals vertreten; OHKUBO (1937) hat sie beim *Meerschweinchen* auf 12500, MATSUO (1934) auf 14800 für den Quadratzentimeter berechnet; beim *Affen* kommen nach den Zählungen OHKUBOs (1937) etwa 1400 Ganglienzellen im Quadratzentimeter der Darmwandfläche vor. GRASSO (1953) bringt statistische Angaben über das zahlenmäßige Vorkommen von Ganglienzellen im AUERBACHschen Plexus des Dünn- und Dickdarmes bei Ratte, Meerschweinchen, Katze und Hund.

Man kann im AUERBACHschen Plexus des Colons beim *Menschen* eine Fülle von Ganglienzellen der allerverschiedensten *Gestalt* beobachten. Beim *Hund* weist LAWRENTJEW (1931) bei den Ganglienzellen im Colon auf das gleichzeitige Vorkommen des Typus I und II nach DOGIEL hin; der Zelltypus I soll hierbei an Zahl dem Typus II überlegen sein. Am *menschlichen* Colon treten beide Zellarten gelegentlich in eindrucksvoller Weise vors Auge; sie sind unter den großen

Ganglienzellen des Plexus myentericus am leichtesten aufzufinden. In Abb. 291 haben wir eine Ganglienzelle vom Typus I vor uns. Ihre charakteristischen Merkmale, der einzige, lange Fortsatz und die zahlreichen kurzen, mit zarten, fibrillären Verbreiterungen versehenen Fortsätze zeigen sich hier in schöner Prägung. Die pericellulären Kerne gehören dem Hüllplasmodium an.

Der Zelltypus II findet sich in Abb. 373 dargestellt. Hier sind alle für die Bestimmung der Ganglienzelle in Betracht kommenden Merkmale in klarer Weise zu erkennen. Die multipolare Zelle besitzt wenige Fortsätze, die sich in das Fasergewirr des Ganglions verlieren, ohne daß es gelänge, ein bestimmtes Ende an ihnen zu entdecken. Die Fortsätze können sich bald nach Verlassen des

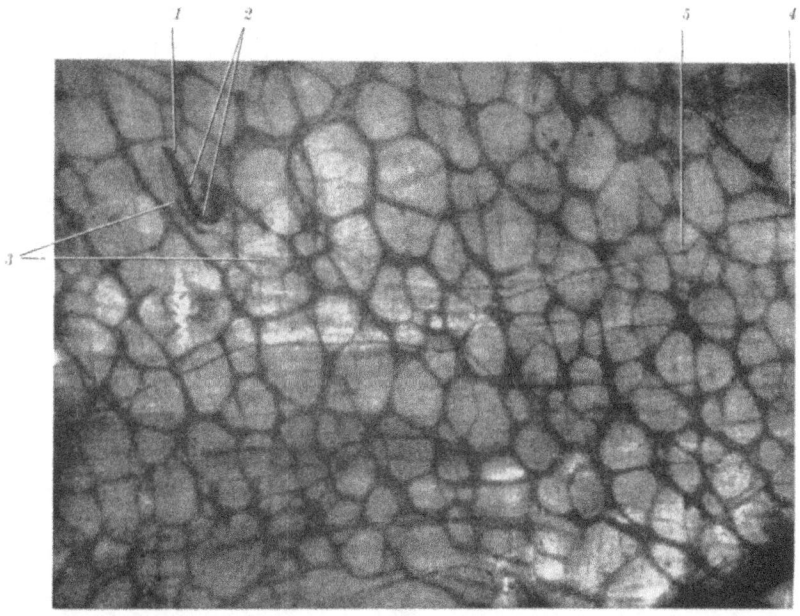

Abb. 372. Plexus myentericus. Colon. *Mensch*. Die Zahlen bezeichnen einige von der Serosa in den Plexus myentericus und subserosus eindringende Nervenästchen. (Methylenblau.) Nach KONDRATJEW 1930.

Zellkörpers dichotomisch aufspalten; sie behalten diesen Aufteilungsmodus in ihrem weiteren Verlaufe innerhalb des Plexus myentericus bei und bewirken auf solche Weise eine beträchtliche Anhäufung faseriger Nervenelemente. Die Ganglienzellen sind innerhalb ihres Hüllplasmodiums gewöhnlich von einem Filz feiner Nervenfäserchen umgeben; um das Studium der Form nicht zu beeinträchtigen, sind bei der in Abb. 373 wiedergegebenen Ganglienzelle die pericellulären Fasern nicht mit eingezeichnet.

Schließlich gibt es im AUERBACHschen Plexus, abgesehen von den großen Zellformen, noch zahlreiche kleinere Ganglienzellen, die an ihren Fortsätzen keine besonderen Merkmale besitzen und weder dem Typus I noch dem Typus II zuzurechnen sind. Manchmal scheinen die Fortsätze zu fehlen oder nur in kleinen zugespitzten Ausbuchtungen zu bestehen. Diese kleinen oder mittelgroßen Ganglienzellen entwickeln eine erhebliche Mannigfaltigkeit in der Form des Zellkörpers; ihre Fortsätze imprägnieren sich meist schwer, erreichen aber mitunter eine ziemliche Länge und lassen infolge ihrer außerordentlichen Feinheit das Ende kaum bestimmen.

Wie beim Dünndarm, so zeigt beim Colon der Plexus myentericus eine Gliederung in verschiedene, etagenartig übereinandergelagerte Geflechte. Die mächtigen Massen der Ganglien im Primärplexus verschmälern sich allmählich bei den kleineren Ganglien im Sekundärplexus. Auch das feine an die Ringmuskelschicht grenzende Tertiärgeflecht vermag Ganglienzellen in nicht geringer Anzahl zu enthalten. Im übrigen nimmt die Größe der Ganglienzelle, je mehr wir uns den inneren Lagen der Darmwand nähern, innerhalb gewisser Grenzen ab. Einige Übersichtsbilder über den Bau des Plexus myentericus im Colon finden sich in der Arbeit von IRWIN (1931).

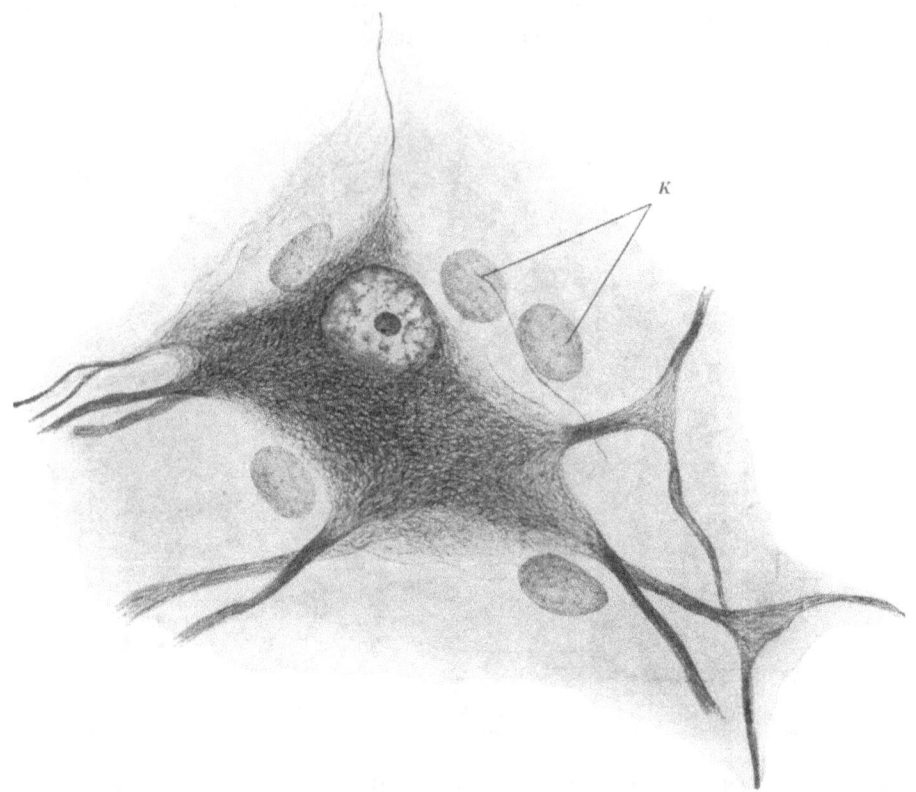

Abb. 373. Ganglienzelle, Typus II. AUERBACHscher Plexus. Colon. 43jähriger Mann. *K* Kerne des Hüllplasmodiums. (BIELSCHOWSKY-Methode. 1400mal vergrößert, auf $^5/_7$ verkleinert.)

Vom Tertiärgeflecht des AUERBACHschen Plexus aus dringen feine Faserzüge in beträchtlicher Menge in die Ringmuskulatur ein; sie entwickeln dort ein aus schmalen Faserbündeln zusammengesetztes Geflecht von großer Regelmäßigkeit, den *Plexus muscularis profundus* (Abb. 374). In der Hauptsache verlaufen die aus marklosen Fasern zusammengesetzten Nervenbündel in der gleichen Richtung wie die glatten Muskelfasern; sie halten aber deren konzentrische Schichtung nicht immer genau ein, sondern weichen an den Stellen, wo sie sich miteinander verflechten, von ihrer der glatten Muskulatur angepaßten Verlaufsrichtung ein wenig ab. Daher sieht man an dünneren Schnitten die Nervenbündel vielfach unterbrochen, während die glatten Muskelfasern ihre Richtung beibehalten. Feinste Neurofibrillen des Terminalreticulums bewirken den Zusammenschluß des Plexus muscularis profundus mit der glatten Muskulatur.

Unter den Faserbündeln des Plexus muscularis profundus sieht man gelegentlich feine Elemente von der herkömmlichen Richtung abweichen und scheinbar kreuz und quer in der Muscularis einherziehen. Wahrscheinlich handelt es sich hierbei um Fasern, die eine direkte Verbindung zwischen dem AUERBACHschen und dem MEISSNERschen Plexus herstellen. Der Plexus muscularis beherbergt in seinem Maschenwerk Ganglienzellen; sie finden sich fast immer nur einzeln, selten zu zweien oder zu dreien. Doch spielen die Ganglienzellen, die in der gleichen Schicht auch TAKAYASU (1937) beobachtet hat, zahlenmäßig

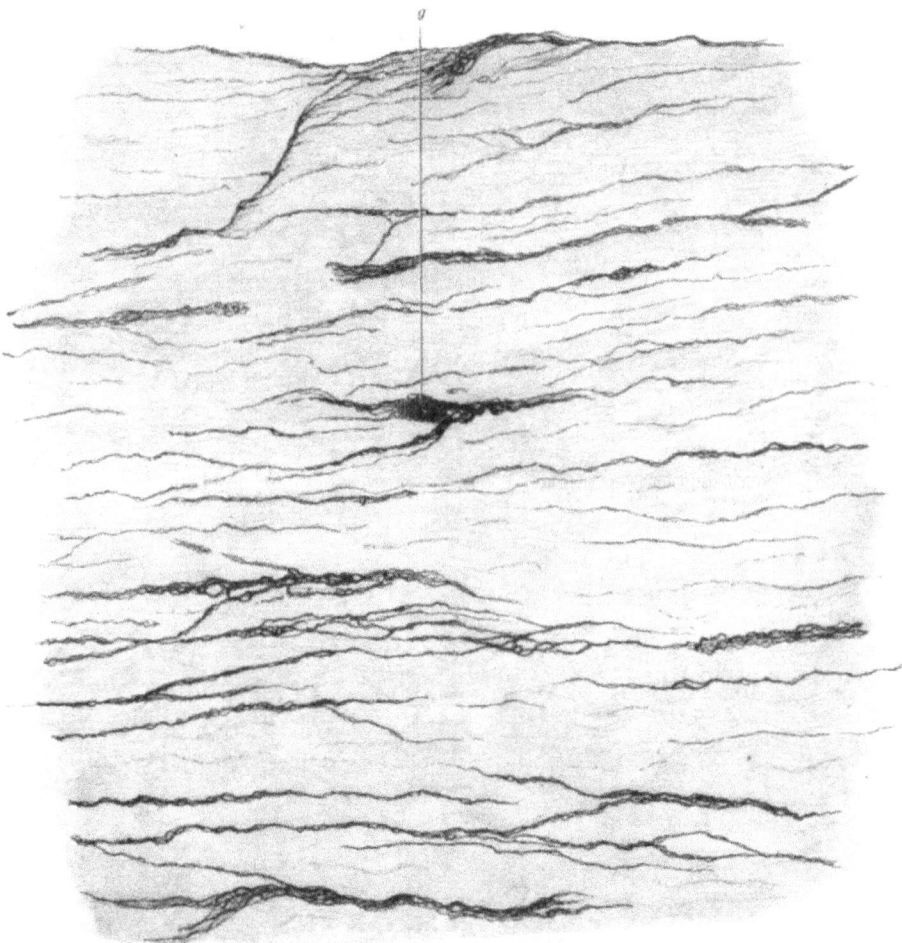

Abb. 374. Plexus muscularis profundus in der Ringmuskelschicht des Colons. *Mensch.* *g* Ganglienzelle. (BIELSCHOWSKY-Methode. 300mal vergrößert, auf $^3/_4$ verkleinert.)

keine so geringe Rolle, als es zunächst den Anschein hat; denn man trifft fast in jedem mikroskopischen Schnitt durch die Ringmuskulatur auf eine oder mehrere Ganglienzellen. Sie sind gewöhnlich multipolar und erreichen oft eine beträchtliche Größe; daher kann man in einem mit Hämatoxylin-Eosin gefärbten Präparat die Lage der einzelnen Ganglienzellen in der Ringmuskulatur ohne spezifische Färbung feststellen. Die Ganglienzellen in der Muskelschicht kann man, wenn man will, dem Plexus myentericus hinzurechnen, mit dem sie eng verbunden sind.

LAWRENTJEW (1931) hat im AUERBACHschen Plexus des Colons vom *Hund* den Typus I und II bei den Ganglienzellen beobachtet; doch soll nach seinen Angaben der Typus I zahlenmäßig überwiegen. Im Plexus myentericus bei *Emys* erwähnen KOLOSSOW und SABUSSOW

(1928) neben multipolaren Zellen das Vorkommen vieler unipolarer Zellen. SOTELO (1954) beschreibt in der Muscularis des Colons descendens und des Rectums beim *Kätzchen* sensible Endigungen zweifelhafter Natur.

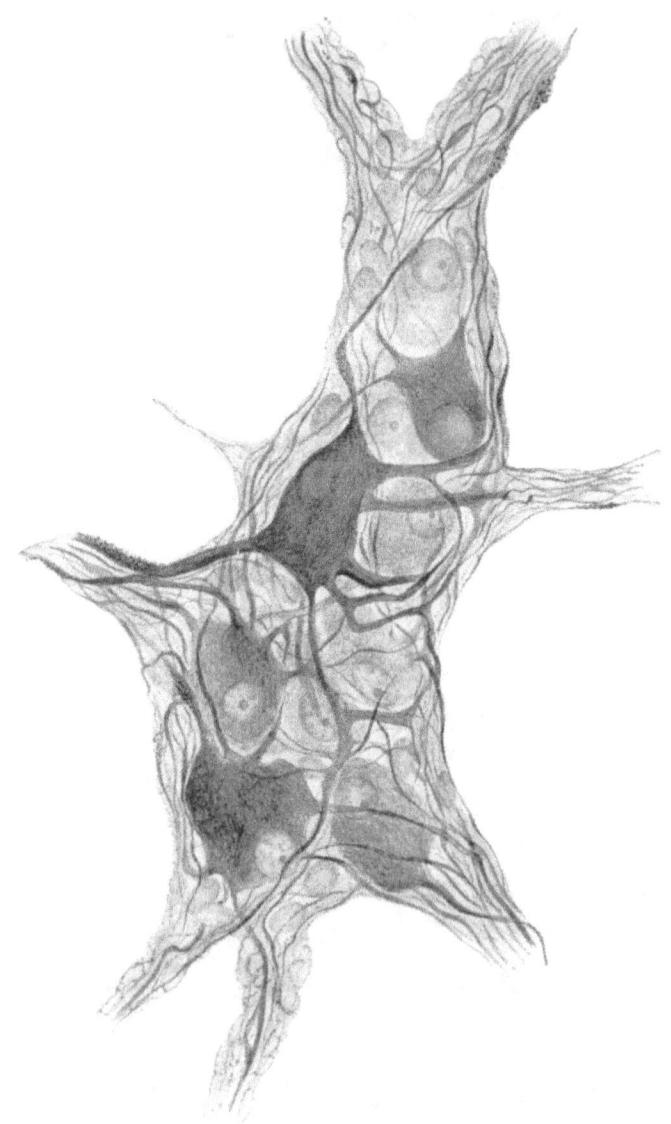

Abb. 375. Ganglion aus dem MEISSNERschen Plexus mit großen und mittelgroßen Ganglienzellen. Colon. 42jähriger Mann. (BIELSCHOWSKY-Methode. 600mal vergrößert, auf ⁴/₅ verkleinert.)

Im MEISSNERschen Plexus des Colons findet sich eine enorme Masse nervösen Gewebes angehäuft. Das gesamte Flechtwerk ist, wie ich im vorhergehenden geschildert habe, in viele übereinandergeschichtete, mit Ganglien ausgestattete Maschenwerke gegliedert, die miteinander durch nervöse Verbindungszüge verknüpft sind. Über die wechselnde Form des MEISSNERschen Plexus in den verschiedenen Colonabschnitten hat OHKUBO (1937) einige Beiträge gebracht. Je näher die einzelnen Maschenwerke der Muscularis mucosae liegen, um so mehr nehmen sie an Feinheit ihrer Elemente und an Zartheit ihrer Ausgestaltung zu.

Ganglienzellen von beträchtlicher Größe gelangen vor allem in den äußeren Etagen des MEISSNERschen Plexus vors Auge. Sie besitzen meistens eine multipolare Gestalt und scheinen vorwiegend dem Typus II anzugehören (Abb. 375). In den mehr der Schleimhaut genäherten Schichten des Plexus submucosus kommen wesentlich kleinere Ganglienzellen vor, sei es multipolarer, sei es unipolarer Gestalt.

Man gewinnt beim Studium der inneren Etagen des MEISSNERschen Geflechts den Eindruck, als ob hier eine Menge von Ganglienzellen vorhanden sei, die sich nicht mehr der Typeneinteilung DOGIELs einordnen, sondern alle mögliche Gestalt annehmen. Neben ziemlich großen Ganglienzellen trifft man auch solche von außerordentlicher Kleinheit (Abb. 376); manche von ihnen erreichen den Umfang von Interstitiellen Zellen (Abb. 301). Bei jenen

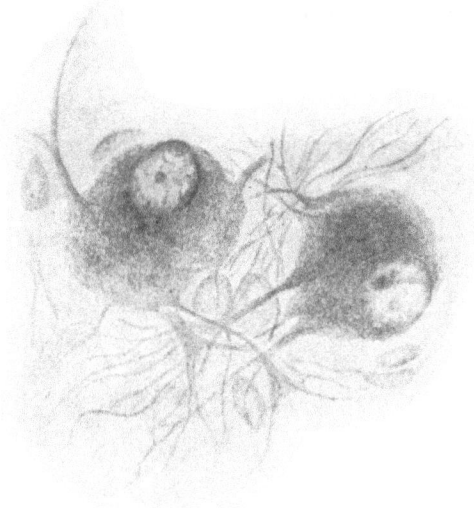

Abb. 376. Kleine, multipolare Ganglienzellen aus dem MEISSNERschen Plexus. Colon. 42jähriger Mann. (BIELSCHOWSKY-Methode. 1000mal vergrößert, auf ⁵/₆ verkleinert.)

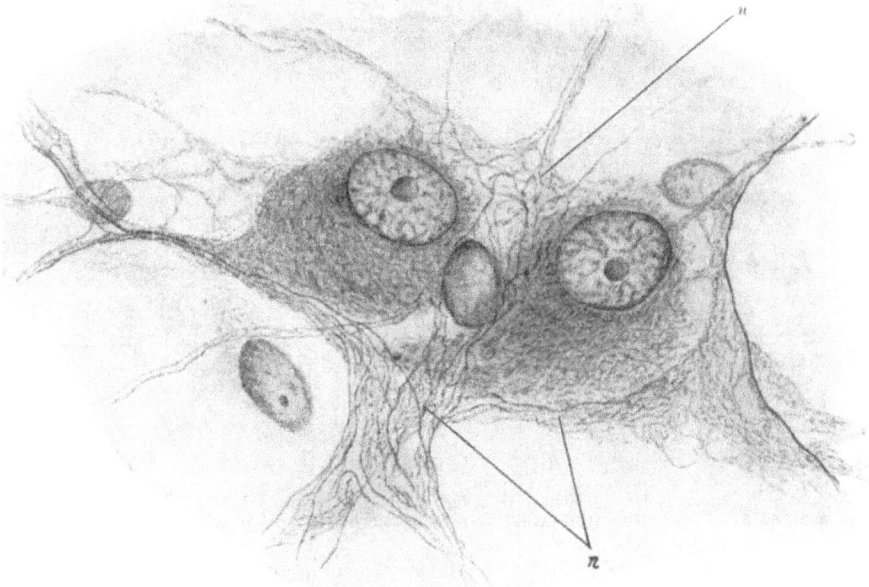

Abb. 377. Kleine, multipolare Ganglienzellen aus dem Plexus mucosus. Colon. 42jähriger Mann. n Feinste pericelluläre Nervenfäserchen. (BIELSCHOWSKY-Methode. 1800mal vergrößert, auf ³/₄ verkleinert.)

kleinen Ganglienzellen hat man oft große Mühe, einen Fortsatz zu entdecken; vielleicht gibt es hier Ganglienzellen, die gar keinen Fortsatz besitzen und als unreife Elemente gelten können. Schließlich greift der MEISSNERsche Plexus mit feinen Faserzügen seines Maschenwerks durch die Muscularis mucosae durch und vereinigt sich mit einem in der Tunica propria befindlichen nervösen Geflecht von äußerster Feinheit, mit dem Plexus mucosus. Es besteht keine scharfe Trennung

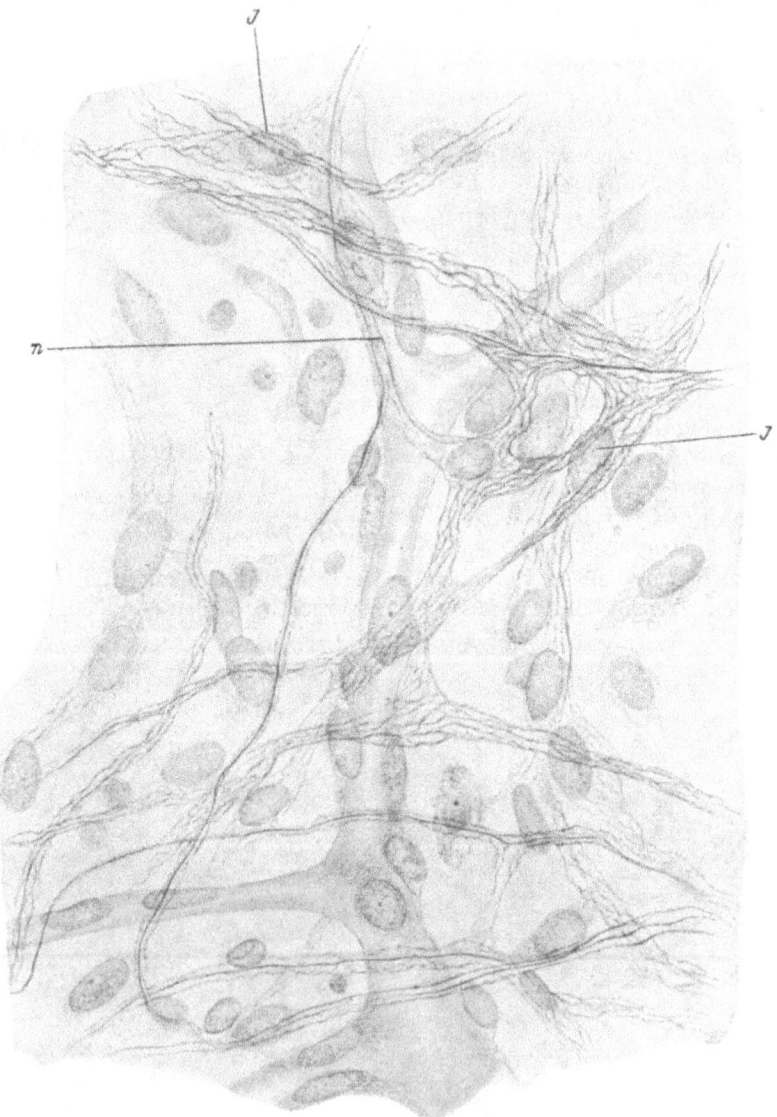

Abb. 378. Plexus mucosus aus dem Colon eines 42jährigen Mannes. Übersicht. *I* Interstitielle Zellen; *n* feinster Nervenfaserstrang auf einer Capillarwand. (BIELSCHOWSKY-Methode. 1000mal vergrößert, auf ⁴/₅ verkleinert.

zwischen dem MEISSNERschen Geflecht und dem Plexus mucosus. Sogar *Ganglienzellen* kommen noch im Plexus mucosus in der Region zwischen dem Grund der LIEBERKÜHNschen Krypten und der Muscularis mucosae vor (Abb. 377). OHKUBO (1937) hat bei seinen neurohistologischen Studien am Colon des *Affen* die Ganglienzellen im Plexus mucosus richtig beobachtet und eine gute Übersicht von ihrer Anordnung gegeben.

Über *Altersveränderungen* an den Ganglienzellen des MEISSNERschen und des AUERBACHschen Plexus im *menschlichen* Colon haben CAVAZZANA und BORSETTO (1948) berichtet.

OHKUBO (1937) bezeichnet den Plexus mucosus mit Plexus submucosus, verlegt ihn aber mit Recht in das Gebiet der Schleimhaut. Infolgedessen ist die Bezeichnung „submucosus" hier nicht exakt und wird besser durch die Bezeichnung „mucosus" ersetzt.

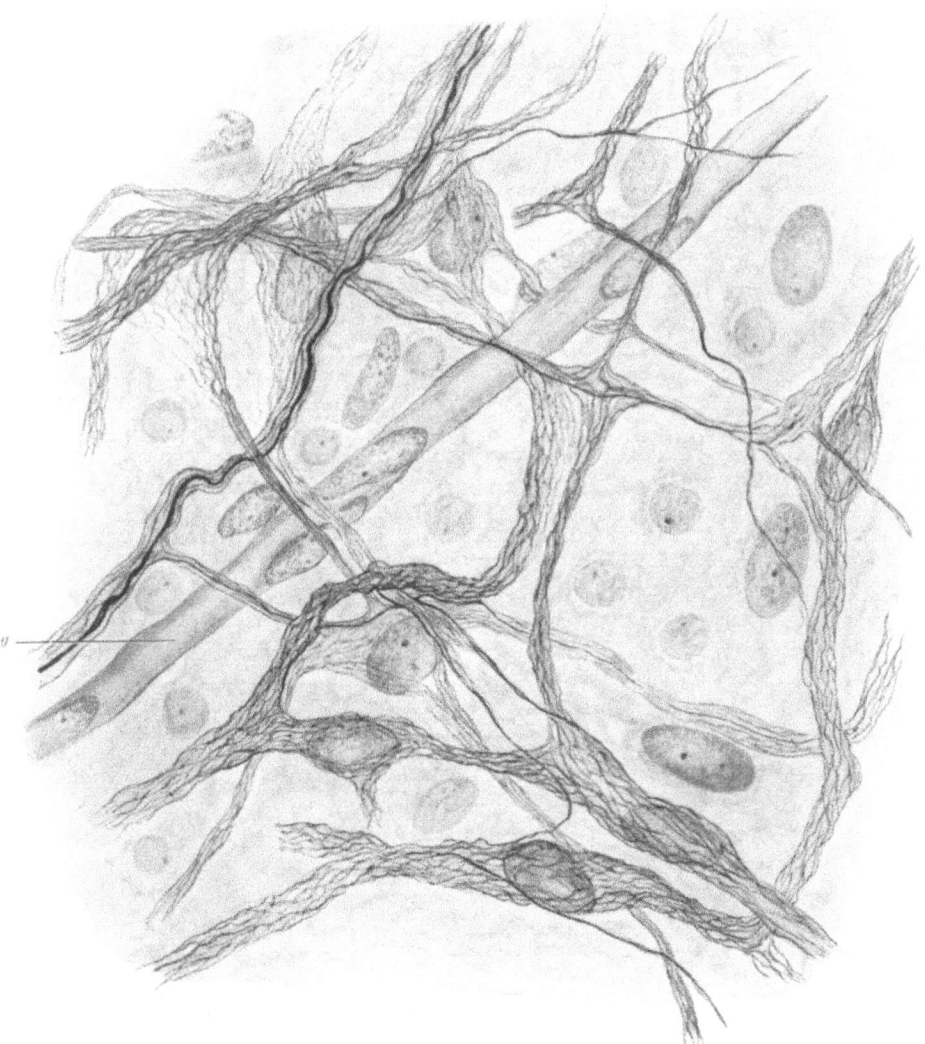

Abb. 379. Plexus mucosus aus der Tunica propria des Colons. *Mensch.* g Gefäß. (BIELSCHOWSKY-Methode.) 1500mal vergrößert, auf ⁴/₅ verkleinert.)

Um einen genauen Einblick in den Aufbau des Plexus mucosus zu erhalten, benötigt man starke Vergrößerungen. Denn die Konstruktion des nervösen Flechtwerks erreicht hinsichtlich seiner Maschenbildung das Äußerste an Feinheit (Abb. 378). OHKUBO (1937) gibt den Durchmesser einer Masche mit 100—150 μ an; stellenweise dürfte er kleiner sein. Das bedeutet, daß oft nur wenige, manchmal nur eine einzige Zelle innerhalb einer solchen Nervenmasche Platz finden können. Um solches zu verdeutlichen, ist in den folgenden Abb. 379 und 380 die Vergrößerung gegenüber der Abb. 378 jeweils stärker gewählt worden.

400 Verdauungssystem.

Das Prinzip der etagenartigen Schichtung einzelner Neurofibrillenzüge ist beim Plexus mucosus wie bei den übrigen Geflechten der Colonwand beibehalten worden. Wegen der außerordentlichen Zartheit der Konstruktion genügt bei sehr starker Vergrößerung schon eine geringe Bewegung an der Mikrometer-

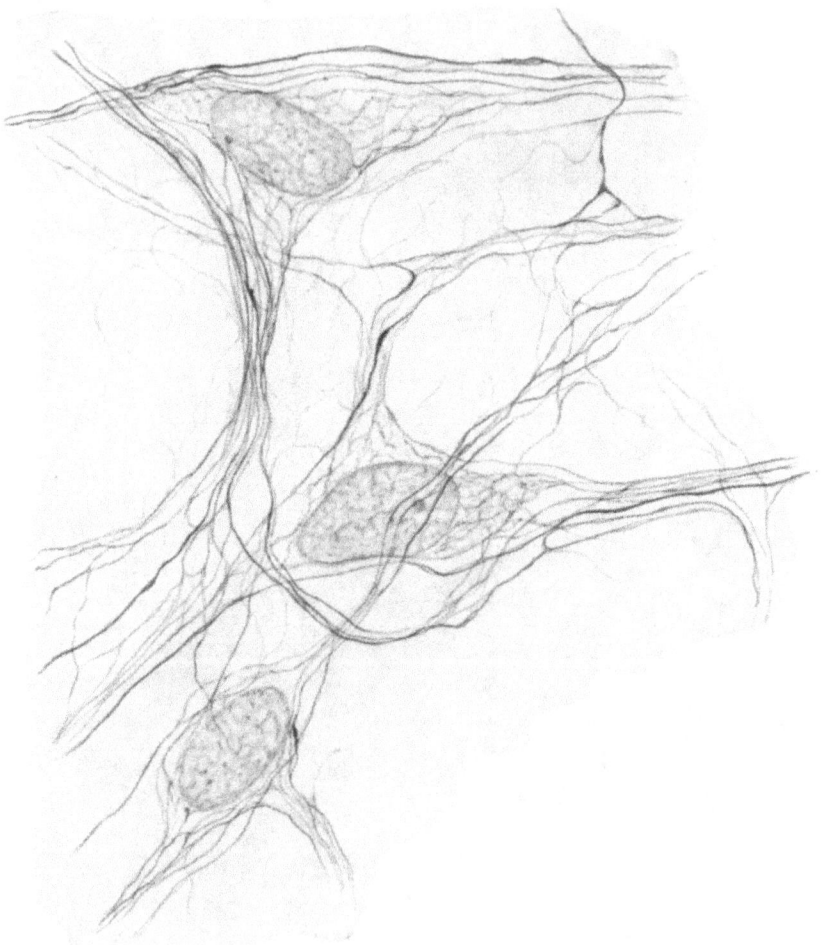

Abb. 380. Plexus mucosus mit Kernen interstitieller Zellen innerhalb des nervösen Netzes. Colon. *Mensch.*
(BIELSCHOWSKY-Methode. 2400mal vergrößert, auf ³/₄ verkleinert.)

schraube, um ein neues Nervennetz vors Auge zu bekommen (Abb. 379). Es enthält die feinen Fibrillen noch bündelweise zusammengefaßt und umgreift mit seinem syncytialen Maschenwerk die Drüsenwandungen, Capillaren und Muskelfasern, ferner die bindegewebigen Elemente der Tunica propria in engster Weise. Es dürfte im Gewebe der Schleimhaut kaum eine Zelle geben, die nicht irgendwie mit den Neurofibrillenzügen in plasmatische Berührung käme. An den Knotenpunkten des neurofibrillären Netzwerkes liegen gewöhnlich die Kerne der Interstitiellen Zellen.

Abb. 380 möge bei stärkster Vergrößerung einen kleinen Ausschnitt aus der wunderbaren, harmonischen Anlage des Plexus mucosus wiedergeben. Wieweit man ein solches Präparat verschieben, wie lange man es betrachten mag: Man sieht nirgends an den Neurofibrillen ein freies Ende. Vielmehr handelt es sich um ein kernhaltiges, geschlossenes peripheres Nervennetz, bei dessen Studium wir mit unserer stärksten Optik an der Grenze der Leistungsfähigkeit stehen. Man sieht hier den syncytial gebauten Endapparat des vegetativen Nervensystems in seiner reinsten Form, wie sie mir gemeinsam mit REISER (1932) beim Beginn unserer Arbeit über das Terminalreticulum vorgeschwebt hat.

Über das Vorkommen sensibler Nerven im Colon sind von IN MIN LEE (1956) und WANG WEI FAN (1955) verschiedene Angaben mitgeteilt worden.

In einem Falle von *Megacolon* habe ich an dem resezierten Darmstück den AUERBACHschen Plexus sehr stark in pathologischer Weise verändert gefunden, während sich am MEISSNERschen Plexus degenerative Erscheinungen wesentlich seltener und in geringerem Grade beobachten ließen. Die von DE BISCOP (1947) bei der Untersuchung des Operationsmaterials erhaltenen Resultate sind in Kapitel VII berücksichtigt. IN MIN LEE (1956) hat einen weiteren Beitrag über die Veränderungen des intramuralen Nervenplexus bei kongenitalem Megacolon geliefert. UEDA und seine Mitarbeiter (1955) machen in manchen Fällen von Megacolon auf das Fehlen des AUERBACHschen Plexus in der Darmwand aufmerksam.

f) Die Innervation des Rectums.

Das Rectum erhält seine nervöse Versorgung durch Äste aus dem Plexus hypogastricus und aus dem sacralen Rückenmark durch die Nn. pelvici. Präparatorische Einzelheiten samt der einschlägigen Literatur hat OTTAVIANI (1940) zusammengestellt.

Beim *Menschen* ist der intramurale Nervenapparat des Rectums im wesentlichen von JABONERO und BORDALLO (1948) untersucht worden. Einzelbeobachtungen von OTTAVIANI (1940) und SETO (1940), FILOGAMO (1950) kommen hinzu. Die übrigen Autoren (IRWIN 1931, LAWRENTJEW 1931, KOLOSSOW 1933, SOTELO 1954, OTTAVIANI 1940, BULLÓN-RAMIREZ 1949) haben ihre neurohistologischen Studien am Rectum auf *Säugetiere* beschränkt. Nach den übereinstimmenden Angaben der Autoren gibt es im Rectum einen AUERBACHschen und MEISSNERschen Plexus; der AUERBACHsche Plexus soll nach IRWIN (1931) bis zum Sphincter ani internus reichen.

ILJINA und LAWRENTJEW (1932), SOKOLOWA (1930) und OTTAVIANI (1940) haben im AUERBACHschen Plexus des Rectums bei unterschiedlichem tierischem Material Ganglienzellen vom Typus I und II nach DOGIEL beobachtet und teilweise sehr schöne Abbildungen hiervon gegeben (Abb. 381). Im MEISSNERschen Plexus sollen nach SHIMODA (1954), ILJINA und LAWRENTJEW (1932) die Ganglienzellen gewöhnlich etwas kleiner sein als im AUERBACHschen Plexus; die beiden Autoren erwähnen, wie ich oben beim Colon angeführt habe, noch das Vorkommen unipolarer und bipolarer Zellen, die mit embryonalen Nervenzellen eine gewisse Ähnlichkeit besitzen und sich in der Typeneinteilung DOGIELs nicht unterbringen lassen. Auch OTTAVIANI (1940) berichtet im AUERBACHschen Plexus bei vielen *Säugetieren* über kleine Zellelemente, die den Interstitiellen Zellen ähnlich sein sollen.

Über die *zahlenmäßige Verteilung der beiden Zellarten* unter den Ganglienzellen des Plexus myentericus lauten die Angaben der Autoren uneinheitlich. SOKOLOWA (1930) hat im Rectum des *Rindes* vorwiegend den Zelltypus I gefunden; LAWRENTJEW und ILJINA (1932) berichten im gleichen Sinne; vom Sphincter ani internus ab soll beim *Hund* nur noch der Typus I vorhanden sein. Nach OTTAVIANI (1940) herrscht beim *Meerschweinchen, Igel, Kaninchen, Hund* und *Menschen* der Zelltypus I vor, während bei der *Katze* und beim *Maulwurf* die Nervenzellen vom Typus II das Gesichtsfeld beherrschen sollen. Bei der *Ratte* hat OTTAVIANI (1940) die unipolaren und bipolaren Nervenzellen, die er dem Typus II zuweist, am häufigsten beobachtet, bei der *Maus* sehr schöne anastomosierende Ganglienzellen vom Typus I abgebildet und beim *Pferd* noch auf die Existenz großer, multipolarer Ganglienzellen des gleichen Typus hingewiesen. Weitere Angaben über die Cytoarchitektonik des AUERBACHschen Plexus beim *Hund* wurden von BULLÓN-RAMIREZ (1949) beigebracht. Der Autor schildert das Vorkommen der Zellen vom Typus II an Zahl gering; doch sollen manche, schwer definierbaren Zellen mehr dem Typus II als dem Typus I ähnlich sehen. Im AUERBACHschen Plexus finden sich markhaltige Nervenfasern, die nach Durchschneidungsversuchen aus dem 2.—4. Sacralnervenpaar zu stammen scheinen.

Über den Aufbau des MEISSNERschen Plexus trifft man bei ILJINA und LAWRENTJEW (1932) auf den Hinweis, wonach sich der von SCHABADASCH (1930)

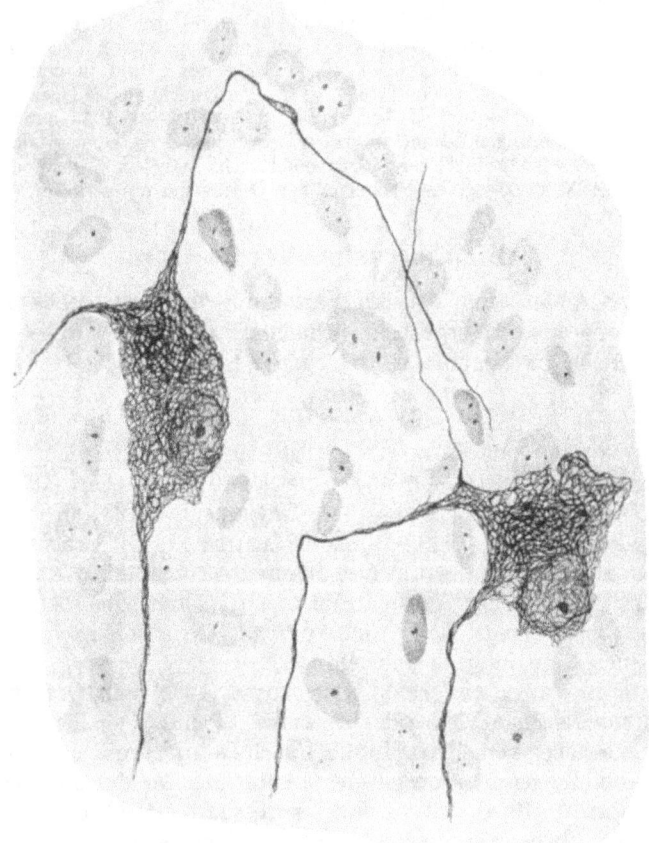

Abb. 381. Ganglienzellen vom Typus II nach DOGIEL. AUERBACHscher Plexus. Rectum der *Ratte*. (BIELSCHOWSKY-Methode. Immersion, Ocular 12.) Nach OTTAVIANI 1940.

erwähnte, der Ringmuskulatur aufliegende Plexus entericus internus im Rectum vom Plexus submucosus im eigentlichen Sinne einigermaßen unterscheiden lasse. In der Submucosa der Sphincterregion entwickeln nach OTTAVIANI (1940) die sensiblen, markhaltigen Fasern ein dichtes Geflecht und lassen mit Hilfe von mancherlei Schlingen und Windungen vielfach ähnliche Formen entstehen, die ich im vorhergehenden unter dem Namen ,,Schlingenterritorien" erwähnt habe; sie finden sich ebenso wie ihre Beziehungen zu den Ganglien des MEISSNERschen Plexus in verschiedenen Abbildungen bei OTTAVIANI (1940) gut wiedergegeben. Der Autor rechnet die Schlingenterritorien unter die sensiblen, nervösen Einrichtungen. Die Ausbreitung eines subepithelialen, in den *Columnae rectales* befindlichen Nervenplexus und dessen Beziehung zum kavernösen Gewebe beim Menschen geht aus Abb. 382 hervor.

Eingehende Untersuchungen zur Innervation des *menschlichen Rectums* sind JABONERO und BORDALLO (1948) zu verdanken. Die beiden Autoren gelangen auf Grund zahlreicher Einzelbeobachtungen am AUERBACHschen und MEISSNERschen Plexus zur Aufstellung eines Innervationsschemas, das mit dem von JABONERO (1952) für den Oesophagus und den Magen angegebenen, im vorhergehenden referierten Schema übereinstimmt. Hiernach wird ein neuronal gebautes intramurales Nervensystem zwischen den Ganglienzellen des Plexus myentericus und submucosus und ein syncytiales, aus den „fibres plasmatiques" JABONEROS zusammengesetztes System angenommen. Die präganglionären Fasern des Rectums sollen an den intramuralen Ganglienzellen, die wahrscheinlich als Assoziationselemente zu gelten haben, ein Ende finden. GREVING und DRESSLER (1955) haben in der Submucosa des menschlichen Rectums ein ausgebreitetes Netz nervöser Plasmastränge eingehend beschrieben und

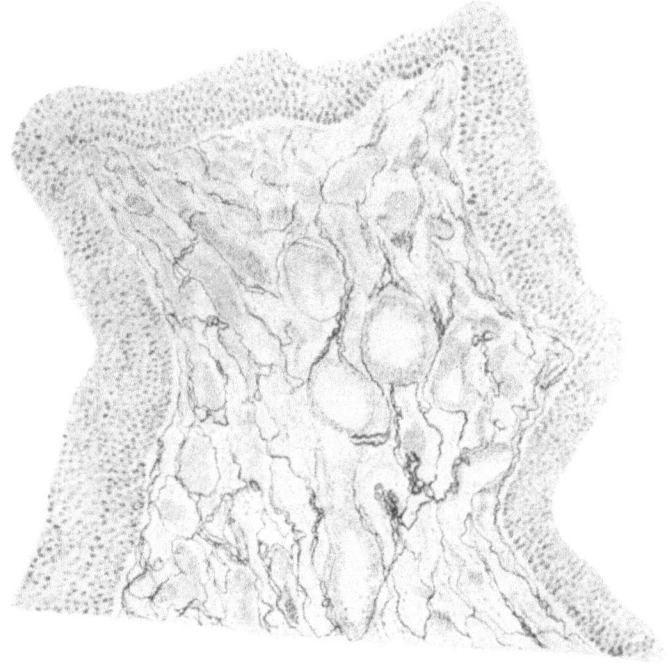

Abb. 382. Nervengeflecht in einer Columna rectalis zwischen dem kavernösen Venenplexus. *Mensch*, Neugeborener. (BIELSCHOWSKY-Methode. Schwache Vergrößerung.) Nach OTTAVIANI 1940.

sensible Fasern darin festgestellt. Die beiden Autoren lassen Knäuelbildungen und Schlingenterritorien jener Plasmastränge durch örtlich mechanische Einwirkung bedingt sein und lehnen eine etwaige afferente Funktion derselben ab.

Über die *Entwicklung der intraepithelialen Nervenfasern in der Pars analis* des Rectums haben SETO (1940) und SHIMODA (1954) gründliche Beobachtungen mitgeteilt. Die Nervenfasern finden sich nicht nur im Schleimhautepithel, sondern auch im Epithel der Drüsengänge in großer Anzahl (Abb. 383). Die intraepithelialen Neurofibrillen kommen im Plattenepithel der Zona intermedia und in den Epithelien der Columnae und Sinus rectales vor. Die Autoren weisen den intraepithelialen Nervenfasern der Rectalschleimhaut eine Rolle bei der Schmerzempfindung und bei dem Reflexmechanismus der Kotentleerung zu.

Abgesehen von den intraepithelialen Nerven werden in der Mucosa der Pars analis des Rectums *sensible Endkörperchen* beobachtet (JABONERO 1948). Innerhalb der eigentlichen Rectalwand scheinen afferente Endorgane selten zu sein. Vielleicht hat das spärliche Vorkommen darin seine Ursache, daß die bisher beschriebenen sensiblen Endigungen sich innerhalb der glatten Muskulatur befinden, wobei ihre eigentümliche Form mitunter schwer deutbar bleibt. Immerhin erweckt die in Abb. 384 dargestellte Nervenformation eher den Eindruck einer sensiblen als einer motorischen Endigung. Die von KIMURA (1953) und OTSU (1953) in der glatten Muskulatur an der Übergangsstelle vom Sigmoid zum Rectum beschriebenen Endorgane, die den KRAUSEschen Endkolben ähnlich sehen, sind wohl afferenter Natur. Weitere ausführliche Studien über die sensible Innervation des Rectums und des Analringes beim Menschen und verschiedenen Säugetieren sind von IZUMI (1956), NIIZUMA, NOZAKI, KOMATSU, NUMATA (1956), TAKAHASHI, NUMATA, SUGAMATA, TOKUMITSU (1956) und WANG WEI FAN (1955) veröffentlicht worden.

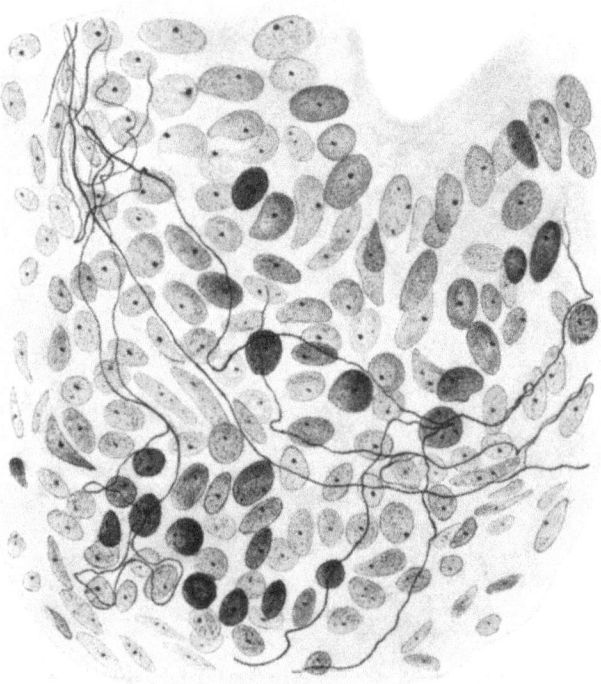

Abb. 383. Intraepitheliale Nervenfasern der Pars analis des Rectums. *Mensch.* (BIELSCHOWSKY-Methode. 840mal vergrößert.) Nach SETO 1940.

ILJINA und LAWRENTJEW (1932) behaupten, nach *Durchschneidung der Nn. pelvici* beim *Hund* degenerative Erscheinungen an den pericellulären Geflechten der im AUERBACHschen Plexus des Rectums befindlichen Ganglienzellen gesehen zu haben. KOLOSSOW (1939) hat gemeinsam mit MECHTERIAKOW (1939) bei *Hunden* und *Katzen* den N. pudendus durchschnitten und aus der Lage der degenerierenden Nervenfasern gefolgert, daß der N. pudendus außer Fasern auf die quergestreifte Muskulatur des äußeren Sphincter auch sympathische Fasern für die glatte Muskulatur des Rectums mit sich führt. Nach Durchschneidung der Nn. hypogastrici bei der *Katze* haben KOLOSSOW und POLYKARPOWA (1935) degenerative Merkmale an den für die glatte Muskulatur des Rectums bestimmten, marklosen Nervenfäserchen gefunden; die beiden Autoren gehen allerdings in der kritischen Beurteilung ihrer Resultate sehr vorsichtig zu Werke, so daß hieraus das unbefriedigende Gefühl resultiert, am Schlusse ihrer Arbeit mehr ungelöste Fragen vor sich zu sehen als am Anfang.

LOUTSCH (1934) gelangt bei seinen anatomisch-physiologischen Untersuchungen zu dem Ergebnis, daß sich drei Systeme, Sympathicus, „Parasympathicus" und Plexus myentericus und submucosus an der Innervation des Rectums beim *Hund* beteiligen. Der Autor stellt, wohl mit Recht, auf Grund seiner elektrischen Reizversuche den Innervationsmechanismus als äußerst verwickelt hin; unter anderem verneint er einen Antagonismus zwischen Sympathicus und „Parasympathicus."

Einzelbeobachtungen zur Innervation des Enddarms bei den *Vögeln* sieht man bei KOLOSSOW, SABUSSOW und IWANOW (1932), ÁBRAHÁM (1936) und IWANOW (1930). ÁBRAHÁM (1936) hat in der *Kloake* des *Haushuhns* sympathische Ganglienzellen vom Typus II bemerkt und überaus komplizierte, sensible *Endapparate* von knäuelförmiger Gestalt beschrieben. Nach PUSSTILNIK (1937) geht das intramurale Nervengeflecht des Colons direkt in dasjenige der Kloake über. Eine ausgezeichnete Schilderung über den enormen Nervenreichtum in der Schleimhaut des *Proctodaeums* bei den *Vögeln* stammt schließlich von der Hand STEFANELLIS (1941).

Die *segmentale Zugehörigkeit* der die Baucheingeweide versorgenden, *sensiblen Fasern* hat KISS (1951) bei *Hunden* und *Katzen* nach Exstirpation einzelner thorakaler Spinalganglien mit Hilfe der sekundären Degeneration festgestellt und die Resultate tabellarisch zusammengefaßt. Eine umfangreiche anatomisch-präparatorische Studie über die Innervation der Baucheingeweide bei *Mensch* und *Wirbeltier* stammt von STIEMENS (1934).

Degenerative Veränderungen an den intramuralen Nervenfasern des Rectums bei *Hämorrhoiden* und *Carcinom* sind von JABONERO und BORDALLO (1948) in bemerkenswertem Umfang

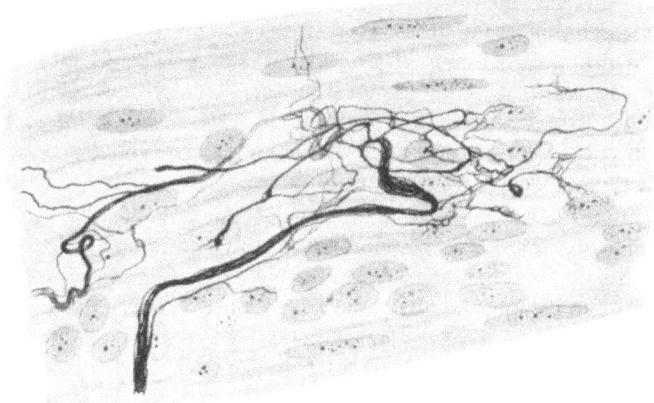

Abb. 384. Receptorische (?) Endigung im glatten Sphincter des Rectums. *Erinaceus europaeus*. (BIELSCHOWSKY-Methode. Immersion, Ocular 10.) Nach OTTAVIANI 1940.

beobachtet worden. HAFERKAMP (1954) hat bei exsudativen Entzündungen im Bereich der Mucosa und Submucosa des menschlichen Rectums schwere Veränderungen an den hier vorhandenen Nervengeflechten gefunden. Durch *Radiumeinwirkung* erleidet das gesamte intramurale Nervensystem erhebliche Schädigungen, die sich in körnigem Zerfall des vegetativen Endnetzes und in Fortsatzdisharmonie, hyperplastischer Korbbildung und Schwellung an den Ganglienzellen bemerkbar machen. Bei einem Fall von *Polyposis recti* weist der Autor auf eine hyperplastische Veränderung des in der Mucosa entwickelten Terminalreticulums hin.

g) Zur Entwicklung des Darmnervensystems.

Die Histogenese des Darmnervensystems ist im Laufe der letzten Jahre nur wenig untersucht worden. Abgesehen von den länger zurückliegenden Arbeiten von E. MÜLLER (1921) und SZANTROCH (1927) sei hier zunächst auf eine Beobachtung von CAMPENHOUT (1933) verwiesen, der die nervöse Entwicklung im Verdauungskanal beim 6 Tage alten *Hühner*embryo studiert hat. Nach seinen Beobachtungen werden Oesophagus und Magen vom Vagus und Sympathicus innerviert, während Duodenum, Dünndarm und Pankreas ausschließlich von Ästen des vor der Aorta gelegenen Plexus coeliacus versorgt werden sollen. Der Dickdarm gelangt unter den Einfluß des REMAKschen Nerven, der seinerseits in direkter Verbindung mit den für den Dünndarm bestimmten Nervenästchen steht.

WEBER (1940) hat ebenfalls am *Hühnchen* eine sehr bemerkenswerte Studie über die Genese des sympathischen Geflechts in der Gastroduodenalregion veröffentlicht. Ob allerdings die Meinung des Autors zu Recht besteht, wonach die Entwicklung des sympathischen Nervensystems im Sinne der alten Neuronentheorie verlaufen soll, scheint mir ein wenig fraglich. Experimentelle Resultate CAMPENHOUTS (1930) an *Frosch*embryonen ergeben eine Abstammung des Plexus intestinalis aus Zweigen des prävertebralen Sympathicus ohne direkte Beziehung zum Vagus. Ebenso entwickeln sich nach einer weiteren Angabe COUJARDS (1950) die Ganglien der Intestinalwand bei *Bombinator pachypus* unabhängig vom Vagussystem. Schließlich läßt CAMPENHOUT (1941) bei *Rinder*embryonen auch das Darmepithel am Aufbau des intramuralen Nervensystems beteiligt sein. *Argentaffine Zellen* sollen aus dem Zottenepithel des Duodenums in das darunter befindliche Mesenchym gelangen, sich vermehren und als umgewandelte Neuroblasten an der Entwicklung des MEISSNERschen Plexus beteiligt sein. Auch COUJARD (1950) hat bei *Amphibien*embryonen teilweise eine entodermale Herkunft des Darmnervensystems angenommen. Da beide Autoren bei ihren Reflexionen einen Vorgang aus dem fixierten Präparat folgern, so scheint ihre Beweisführung unsicher.

h) Schlußbemerkungen.

Die gesamte intramurale Nervenmasse des Darmrohrs zwischen Serosa und Epithel ist als ein geschlossenes, syncytiales System zu betrachten, das sich an verschiedenen Stellen zu regelrechten Schichten verdichtet. Derartige Verdichtungszonen bilden der AUERBACHsche und der MEISSNERsche Plexus, die sich beide wiederum aus mehreren Schichten zusammensetzen. Auch am Plexus mucosus läßt sich die geschichtete Bauweise des Nervengewebes in ihrer äußersten Feinheit deutlich wahrnehmen. Da das Bindegewebe in der Submucosa und der Tunica propria einen gleichmäßigen strukturellen Aufbau zeigt, so dürfte die schichtenartige Konstruktion des intramuralen Nervensystems, abgesehen von der Gliederung der Darmwand, auch auf eine dem Nervengewebe innewohnende plexusbildende Eigenschaft zurückzuführen sein.

Das intramurale Nervensystem in der Darmwand weist in seinen einzelnen Schichten eine mannigfache, morphologische Zusammensetzung seiner Aufbauelemente und eine verschiedene Dichte in der Anordnung des nervösen Gewebes auf. Im AUERBACHschen Plexus erscheinen die Massen großer Ganglienzellen und grober Nervenfasern am augenfälligsten zusammengehäuft und bei einer oberflächlichen Betrachtung eines mit Hämatoxylin-Eosin gefärbten Schnittes durch die Darmwand könnte mancher dazu neigen, dem AUERBACHschen Plexus eine dominierende Rolle im funktionellen Geschehen des intramuralen Nervensystems zuzuweisen. Eine solche Überlegung läßt indessen die geschlossene Einheitlichkeit im Bau des intramuralen Nervensystems unberücksichtigt.

Für den Ablauf der Betriebsfunktionen in der Darmwand ist eine nervöse Schicht so wichtig wie die andere. Das gesamte Darmnervensystem bildet trotz seiner scheinbaren Schichtung eine ebensolche Einheit wie die Hirnrinde oder die Retina. Man kann das intramurale Nervensystem des Darmrohrs als ein kunstvoll in die Darmwand eingegliedertes Stück des Zentralnervensystems auffassen. An der Existenz afferenter Nervenfasern in der Darmwand dürfte kein Zweifel bestehen. Sieht man von den im Oesophagus und Rectalabschnitt beschriebenen sensiblen Endigungen ab, so scheint der Nachweis typisch gebauter afferenter Endorgane in der Wand des Dünn- und Dickdarms bis heute nicht geglückt. Die in der Mucosa des gesamten Darmrohrs vorkommenden „Schlingenterritorien" als sensible Endapparate zu deuten, ist nicht hinreichend begründet. Die ungeheure Fülle der in das intramurale Nervennetz eingebauten Ganglienzellen und Interstitiellen Zellen legt den Gedanken nahe, dem Darmnervensystem eine gewisse Selbständigkeit bei der Regelung nervöser Impulse und intramuraler Reflexe zuzumuten. Da der N. splanchnicus ein langgestrecktes Ganglion darstellt und ein Gleiches, wenn auch in geringerem Grade, für den Vagus gilt, so nötigt die Einschaltung von Ganglienzellen in das ganze Darmnervensystem bei der Deutung experimenteller Resultate zu äußerster Zurückhaltung. Von anatomischer Seite erlaubt jedenfalls die enorme Dichte des intramuralen Nervennetzes den Schluß, wonach sich im Darmrohr keine glatte Muskelfaser kontrahieren, keine Drüsenzelle sezernieren und kein Leukocyt seine Capillare ohne Beteiligung des Nervensystems verlassen kann.

3. Innervation der Leber.

Die Nerven der Leber stammen im wesentlichen aus dem Ganglion coeliacum des Plexus solaris, der weitere sympathische Fasern aus dem Brustgrenzstrang durch die Nn. splanchnici erhält. Nach den Angaben von JAYLE (1937), RAIGO-RODSKY (1928), KUBO (1933), WÜNSCHE, HANFMANN und HÄFNER (1950) ist der

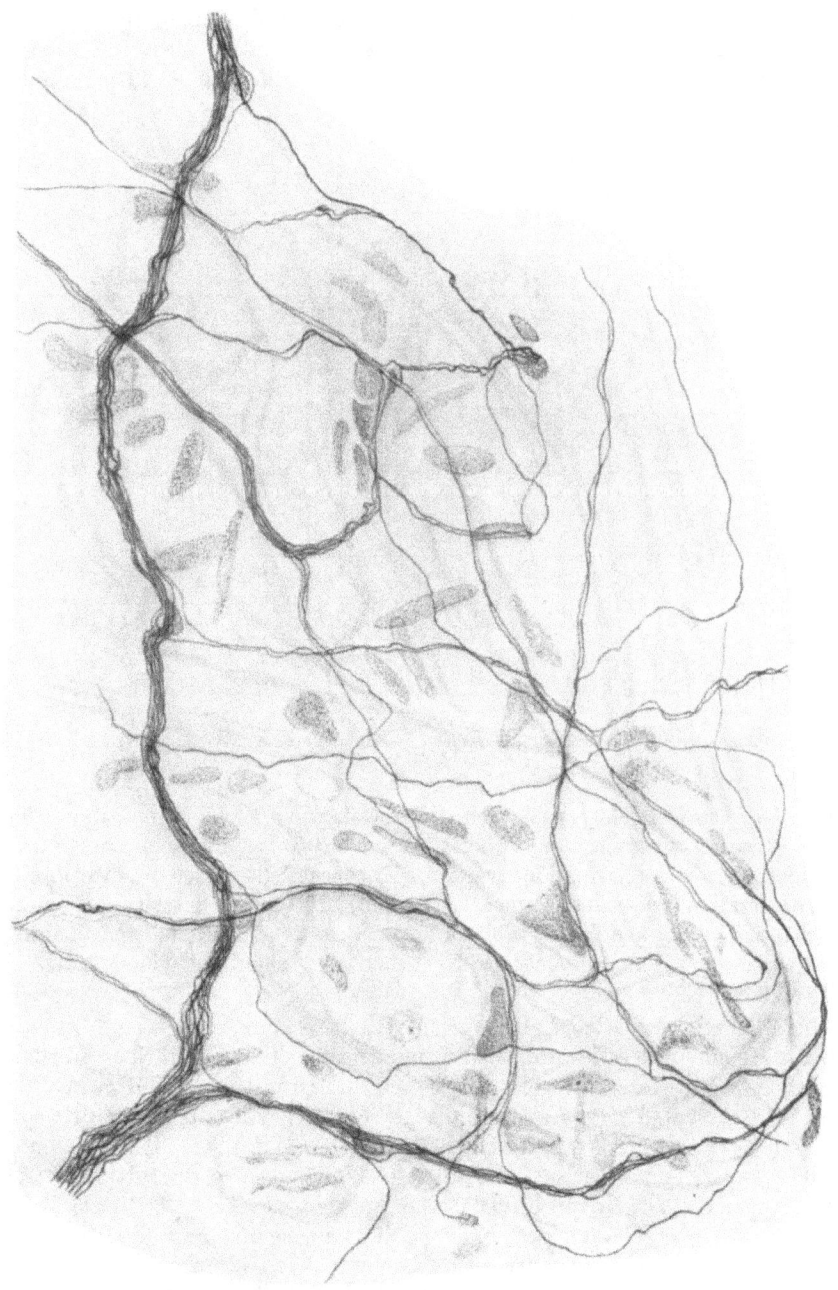

Abb. 385. Interlobuläres Nervengeflecht. Leber. *Kaninchen*. (BIELSCHOWSKY-Methode. 600mal vergrößert). Nach RIEGELE 1928.

Anteil des rechten und linken Vagus an der Innervation der Leber erheblich geringer als derjenige des Sympathicus. RAIGORODSKY (1928) hat bei seiner präparatorischen Arbeit aus dem N. phrenicus kleine Ästchen festgestellt, die zur Leber ziehen, aber sehr wahrscheinlich dem Sympathicus angehören.

Die größte Masse der Nerven dringt, zu einem groben Plexus geformt, gemeinsam mit der A. hepatica in der Umgebung der V. portae und der großen Gallengänge in die Porta hepatis ein und gelangt von hier in die Tiefe des interlobulären Bindegewebes. Durch fortwährende Aufteilung und Verschmälerung der marklosen Nervenbündel gestaltet sich hier das interlobuläre Nervengeflecht, das bereits den alten Anatomen RETZIUS (1894) und KÖLLIKER (1902) bekannt war

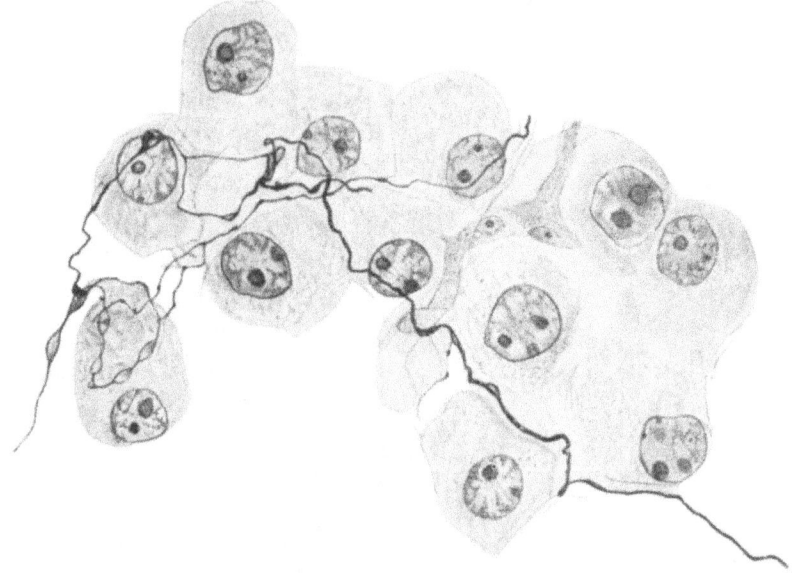

Abb. 386. Nervenfasernetz zwischen den Leberzellen. *Mensch.* (BIELSCHOWSKY-Methode. 800mal vergrößert.) Nach RIEGELE 1928.

(Abb. 385). Das Geflecht vermag sich stellenweise so zu verfeinern, daß die Wände seiner Maschen vielfach von äußerst schmalen Nervenbündeln oder nur von einzelnen Nervenfasern gebildet werden. Es umschließt ferner die interlobulären Gallengänge, Arterien und Venen (Abb. 205) mit seinen faserigen Elementen. *Ganglienzellen* kommen im interlobulären Bindegewebe der Leber im allgemeinen nicht vor; vereinzelt beobachtete Nervenzellen stellen nur eine geringe Ausnahme dar.

Die im Parenchym der Leber verlaufenden Nervenfäserchen sind sehr dünn, gewöhnlich nur in der Einzahl anzutreffen und am besten mit Neurofibrillen zu bezeichnen. Ihr Nachweis gelingt nur schwer. Immerhin hat RIEGELE (1928) beim *Menschen* und beim *Kaninchen* zarte Fibrillen von unzweifelhaft nervöser Abkunft dargestellt (Abb. 386). Sie endigen niemals frei, sondern bilden miteinander ein geschlossenes Netz von äußerster Feinheit (Abb. 387). RIEGELE (1928) hat in einem Fall ein Neurofibrillenästchen mit einer kleinen Reticulare im Cytoplasma einer Leberzelle endigen sehen; trotzdem scheint man in der Hauptsache die Stelle der Synapse da suchen zu müssen, wo sich die Neurofibrillen der Wand der Leberzellen dicht anlagern. Kleine Plättchen und Ausbuchtungen, die hierbei an den Neurofibrillen auftreten, sind wohl als Artefakte zu betrachten.

Wie bei allen exokrinen Drüsen, so bleibt in der Leber das dem Terminalreticulum zugehörige Nervennetz nicht nur auf die Versorgung des Drüsenparenchyms beschränkt, sondern bringt die Wand der Blutcapillaren unter seinen Einfluß. Die Neurofibrillen des terminalen Netzwerks geraten daher mit der Wand der Lebercapillaren, vor allem mit den KUPFFERschen *Sternzellen* in plasmatischen Zusammenhang. Hierbei laufen die Neurofibrillen entweder dem Randplasma der Sternzellen entlang oder sie finden sich innerhalb ihres Cytoplasmas (Abb. 216 und 153).

Die kleinen *Gallengänge* im interlobulären Bindegewebe erhalten ihre Nerven aus dem dortigen Plexus. Die Neurofibrillen, die in der Außenwand der Gallengänge geflechtähnlich geordnet sind, dringen zwischen vereinzelten, glatten Muskelfasern bis unter das Epithel zur Entwicklung einer terminalen Formation vor (Abb. 388). Sogar intraepitheliale, in charakteristischer Weise stark gewunden verlaufende Neurofibrillen sind von RIEGELE (1928) beobachtet worden.

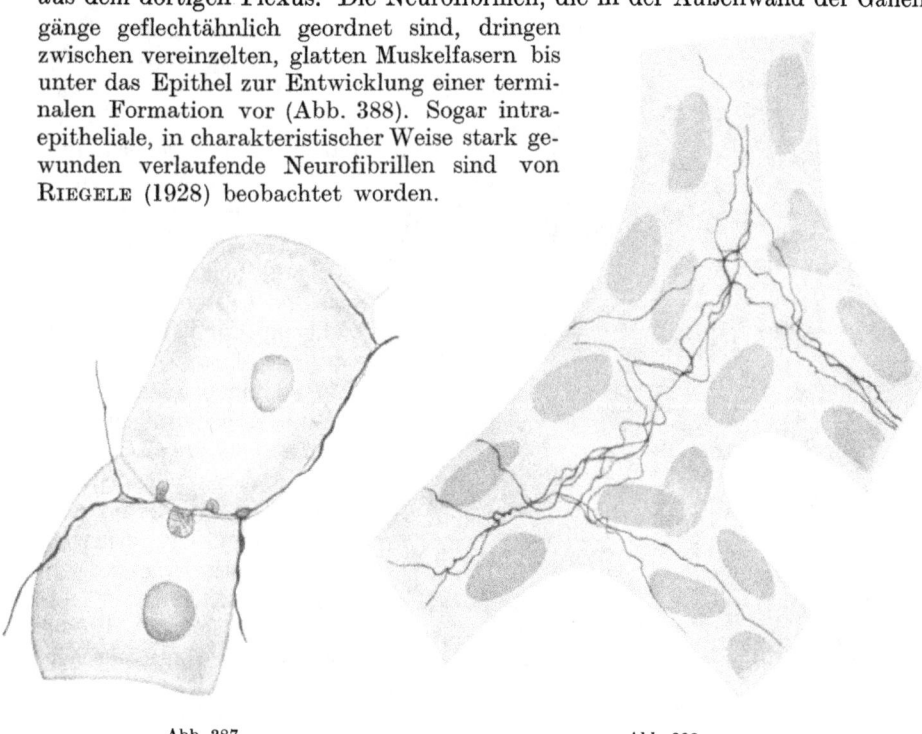

Abb. 387. Abb. 388.

Abb. 387. Neurofibrillen aus dem terminalen Nervennetz in der Leber. *Kaninchen.* Etwa 1000mal vergrößert. (BIELSCHOWSKY-Methode.) Nach RIEGELE 1928.

Abb. 388. Nervengeflecht an einem Ductus biliferus. Leber. *Kaninchen.* (BIELSCHOWSKY-Methode. Starke Vergrößerung.) Nach RIEGELE 1928.

Nach ZANOBIO (1951) sollen die mit den Leberzellen in Beziehung getretenen Nervenfasern „parasympathisch", die Capillarnerven sympathisch sein, eine mit histologischen Methoden kaum beweisbare Vorstellung. WANG (1953) gibt an, in der Leber des embryonalen *Meerschweinchens* einzelne Neurofibrillen bis zur Oberfläche der KUPFFERschen Sternzellen und der Parenchymzellen verfolgt zu haben.

4. Innervation der Gallenblase und der Gallengänge.

Die extrahepatischen Gallenwege erhalten ihre sympathischen Nerven aus dem Ganglion coeliacum und weitere Fasern aus dem Vagus. KONDRATJEW (1929) berichtet für den Bereich des makro-mikroskopischen Grenzgebiets von geflechtartig angeordneten Faserzügen, die sich aus dem allgemeinen Nervengeflecht in der Bauchhöhle absondern und zwischen rechter Nebenniere und Leber mit der Gallenblase in Verbindung treten. Im wesentlichen folgen die für die Versorgung der Gallenblase bestimmten Nerven dem Verlaufe der A. cystica; sie entwickeln unter der Serosa ein grobmaschiges, dem AUERBACHschen Plexus ähnelndes Nervengeflecht, über das bereits DOGIEL (1899) bedeutsame Resultate veröffentlicht hat. GREVING (1931) (in L. R. MÜLLERs Handbuch), HARTING (1931), ALEXANDER (1940), BRATIANU (1936), HERMANN (1952) und JABONERO (1951) haben unsere Kenntnis über die Innervation der Gallenblase weiterhin gefördert.

Betrachtet man die Anordnung des intramuralen Nervensystems schichtweise von außen nach innen, so findet sich zwischen Serosa und Muscularis ein grobmaschiger Nervenplexus mit unterschiedlich großen Ganglien eingelagert (Abb. 389). Dieses Geflecht läßt sich wiederum in ein Primär-, Sekundär- und Tertiärgeflecht gliedern; sie liegen etagenartig übereinander. Die *Ganglienzellen* erweisen sich sämtlich als multipolar und lassen sich im wesentlichen dem Zelltypus I und II nach DoGIEL zurechnen. Manche von ihnen können an den fibrillären Verbreiterungen ihrer kurzen Fortsätze plasmatisch miteinander verbunden sein (Abb. 390). Weiterhin sind noch kleine Ganglienzellen von unbestimmbarem Zelltypus vorhanden.

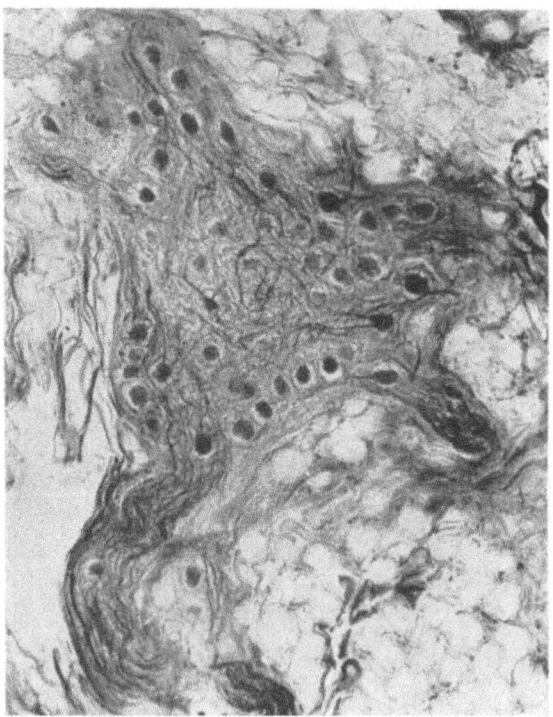

Abb. 389. Ganglion aus dem subserösen Plexus. Gallenblase. 55jähriger Mann. (BIELSCHOWSKY-Methode. Übersicht.) Nach HERMANN 1952.

In der *glatten Muskulatur* wird wie im Darm ein eigener Plexus muscularis beobachtet; er trägt mit seinem SCHWANNschen Leitplasmodium, den Interstitiellen Zellen und eingelagerten Neurofibrillen alle Kennzeichen eines nervösen Syncytiums (Abb. 391). Die Verbindung zwischen Nervengewebe und glatter Muskulatur, die eigentliche Synapse, erfolgt durch das Terminalreticulum, nicht durch die „Reticularen", wie man früher angenommen hat.

Nach dem Vorhergehenden erscheinen mir die von KAWAHARA und SAITO (1952) beim *menschlichen Fetus* beschriebenen Nervenformationen auf der glatten Muskulatur der Gallenblase und des Ductus choledochus keine „Endäste" zu sein, wie die Autoren meinen, sondern fibrilläre Teilstücke des Terminalreticulums.

Der in der *Schleimhaut* der Gallenblase ausgebreitete Plexus mucosus befindet sich mit dem groben, subserösen Nervenplexus und mit dem in die Muscularis versenkten Nervennetz durch zahlreiche Verbindungsäste in Zusammenhang. Er besitzt ebenfalls eine gewisse etagenartige Schichtung und enthält in seinem zarten Maschenwerk noch vereinzelte Ganglienzellen. Diese werden bei der epithelwärts zunehmenden Verfeinerung des Nervennetzes durch Interstitielle Zellen ersetzt. Schließlich nimmt das Nervennetz unter dem Epithel den Charakter des Terminalreticulums an (Abb. 392).

Saito (1952), Kawahara und Saito (1952), Murakami und Kawahara (1952) erwähnen das Vorkommen intraepithelialer Neurofibrillen in der Gallenblase der *Katze*, des *menschlichen Fetus* und des *Hundes*. Einige Neurofibrillen sollen sogar im Plasma der Epithelzellen ein Ende finden. Die von den Autoren beigegebenen Abbildungen lassen sich indessen schwer beurteilen.

Wie bei der Betrachtung des intramuralen Darmnervensystems bleibt es im vorliegenden Fall unser Bestreben, Einzelteile zu einem Ganzen zusammenzufügen. So zeigen sich die geschilderten Nervenplexus durch derart viele Verbindungsfasern aneinandergeschlossen, daß sie nur noch als Verdichtungszonen in einem einheitlichen Nervennetz aufgefaßt werden können. Mit der histologischen Gleichartigkeit sei jedoch keine solche physiologischer Natur behauptet,

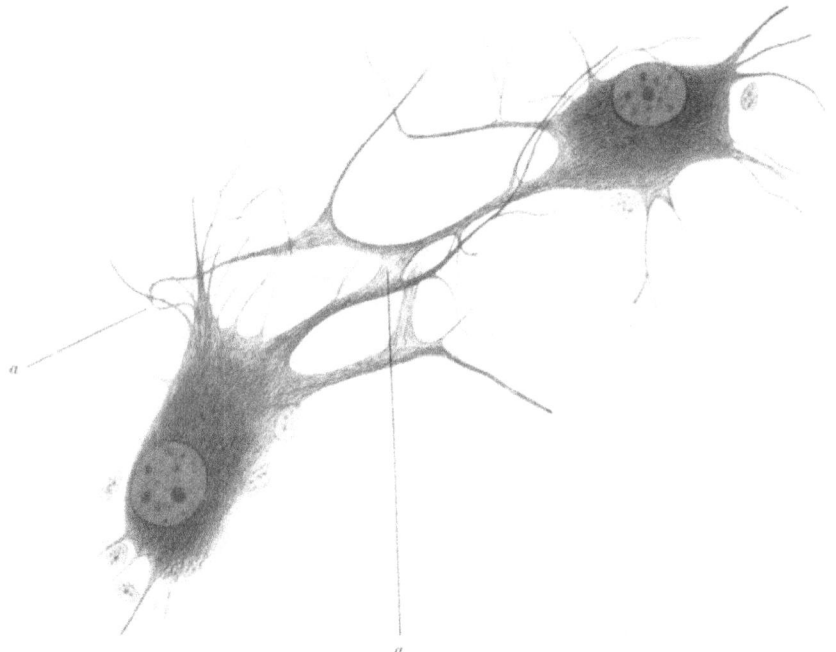

Abb. 390. Ganglienzellen vom Typus I nach Dogiel. Gallenblase. *Hund*. a Anastomosierende, kurze Fortsätze. (Bielschowsky-Methode. 1000mal vergrößert, auf ²/₃ verkleinert.) Nach Harting 1931.

da das eigentliche Terminalnetz sich aus sehr unterschiedlichen Elementen aus dem Vagus, dem Ganglion coeliacum, den Fortsätzen der intramuralen Ganglienzellen aufbaut und ebenso unterschiedliche Leistungen an Muskulatur, Capillaren und Schleimhaut zu vollführen hat.

Um sich über die Beteiligung des Vagus- und des sympathischen Systems an der Innervation der Gallenblase Klarheit zu verschaffen, haben Sabussow und Ssuslikow (1937) beim *Hund* jeweils den Vagus einseitig und doppelseitig durchtrennt oder das Ganglion coeliacum einseitig und doppelseitig exstirpiert. Nach Vagusdurchschneidung behaupten die beiden Verfasser degenerierende Nervenfasern bis zu den Ganglienzellen vom Typus I verfolgt zu haben, deren pericelluläre Faserkörbe ebenfalls einer Degeneration anheimfallen. Die Abbildungen, die Sabussow und Ssuslikow (1937) hinsichtlich der Degeneration der Pericellulärapparate vorbringen, besitzen leider nicht immer die nötige Beweiskraft, da sie vereinzelt normale Verhältnisse wiederzugeben scheinen. Nach Exstirpation des Ganglion coeliacum haben die beiden Autoren einen degenerativen Zerfall der zwischen den glatten Muskelfasern verlaufenden und an den Blutgefäßen einherziehenden Nervenfasern beobachtet; solche Nervenfäserchen, die nach erfolgter Exstirpation des Ganglion coeliacum innerhalb des Schwannschen Leitplasmodiums in der Gallenblase nicht zur Degeneration gelangt sind, werden als Fortsätze der intramuralen Ganglienzellen angesehen. Alexander (1940) weist hingegen diejenigen Nervenfasern, die nach Durchtrennung beider Vagi und nach Exstirpation des Ganglion coeliacum nicht degenerieren, als afferente Elemente dem Phrenicus zu und läßt die glatte Muskulatur der Gallenblase gleichzeitig vom Sympathicus und Vagus versorgt sein. Somit haben die Durchschneidungsexperimente der genannten Autoren keine eindeutigen Ergebnisse gezeitigt, was im Hinblick auf die komplizierte, syncytiale Konstruktion des intramuralen Nervensystems in der Gallenblase entschuldbar bleibt.

Nach einer experimentell topographischen Untersuchung von MALLET-GUY, EICHHOLZ und LATREILLE (1952) scheint für die sympathische Innervation der Gallenblase das VII. rechte Thorakalganglion mit dem rechten N. splanchnicus von Bedeutung zu sein. Das VIII. und das IX. Thorakalganglion besitzen offenbar geringeren Einfluß auf die Gallenblase. CAMPENHOUT und GRENADE (1936) behaupten mit der Färbemethode nach MASSON in der embryonalen Gallenblase von *Huhn*, *Rind* und *Schaf* und in weiteren postembryonalen Gallenblasen bei

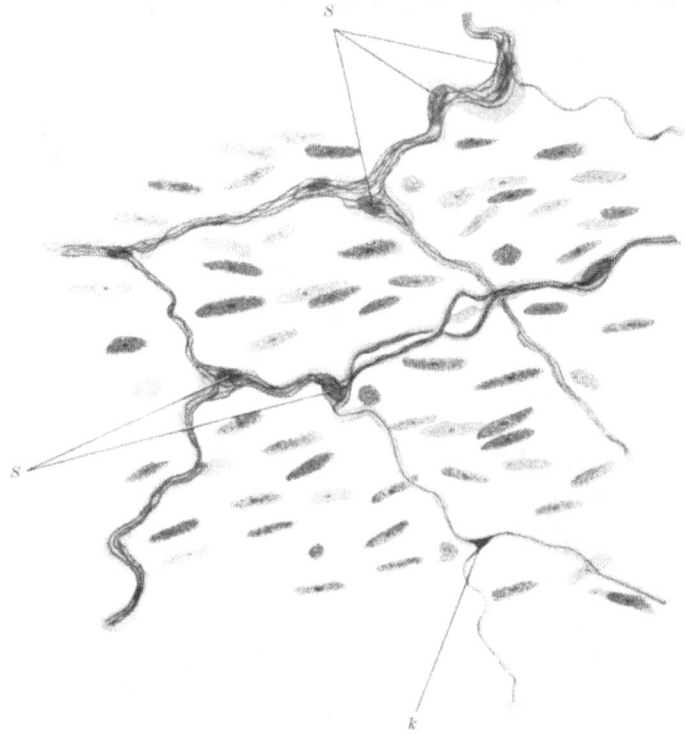

Abb. 391. Nervenplexus aus der Muscularis der Gallenblase. *Hund*. *S* Kerne interstitieller Zellen; *k* REMAKscher Knotenpunkt. (BIELSCHOWSKY-Methode. Mittlere Vergrößerung.) Nach HARTING 1931.

unterschiedlichem tierischem Material Ganglienzellen in der Subserosa, in der Fibromuscularis, in der Submucosa und an der basalen Fläche des Drüsenepithels beobachtet zu haben.

GRENADE (1941) hat bei seinen neurohistologischen Untersuchungen an *Rinder*embryonen die Herkunft der für die Gallenblase bestimmten Nervenelemente aus dem Plexus solaris und dem gastroduodenalen Nervensystem festgestellt, wobei sich die vagalen Anteile nicht genau bestimmen lassen. Der dem Ductus choledochus angelagerte Nervenplexus hängt mit den Geflechten der Gallenblase und Leber, des Ductus cysticus, des Pankreas und des im Duodenum gelegenen AUERBACHschen und MEISSNERschen Plexus kontinuierlich zusammen. Schließlich sollen durch Knospung aus dem entodermalen Epithel der Gallengänge mit Ausnahme des Ductus choledochus, „neurohepatische Komplexe" entstehen. Der Autor schließt bei dieser Vorstellung vom fixierten Präparat auf einen Vorgang, eine Methode, die oft genug zu erheblichen Irrtümern geführt hat und daher kein restloses Vertrauen verdient.

JABONERO (1951) versucht das intramurale Nervensystem der Gallenblase in folgender Weise zu gliedern: 1. Die efferente Nervenbahn setzt sich aus präganglionären Fasern zusammen, welche an den intramuralen Ganglienzellen bestimmte Synapsen entwickeln. 2. Die Ganglienzellen vom Typus I werden im Sinne der alten Neuronenlehre als echte Neurone angesprochen und als der Assoziation dienende Elemente gedeutet. 3. Als periphere Endigung ist ein nervöses Syncytium aufzufassen, daß in seinen neurofibrillären Strängen die Interstitiellen Zellen enthält, keine freien Nervenenden besitzt und die nervösen Impulse auf das versorgte Gewebe mit Hilfe eines chemischen Überträgerstoffes zur Auslösung bringt. Nach INOUE (1955) stammen afferente sympathische Nervenfasern in der Gallenblase und den großen Gallengängen aus den hinteren Wurzeln des Rückenmarks. Die in der Mucosa vorkommenden, sensorischen Nervenendigungen haben nichts mit den Schlingenterritorien zu tun. Die afferente sympathische Innervation der Gallenwege überwiegt diejenige des Vagus.

Über schwere pathologische Veränderungen, welche die Ganglienzellen der Gallenblase bei *Cholelithiasis* erleiden, hat HERMANN (1952) eingehend berichtet.

In seiner Untersuchung über die Innervation des *Ductus choledochus* beschreibt OTTAVIANI (1941) in der Adventitia einen etagenartig geschichteten, maschen-

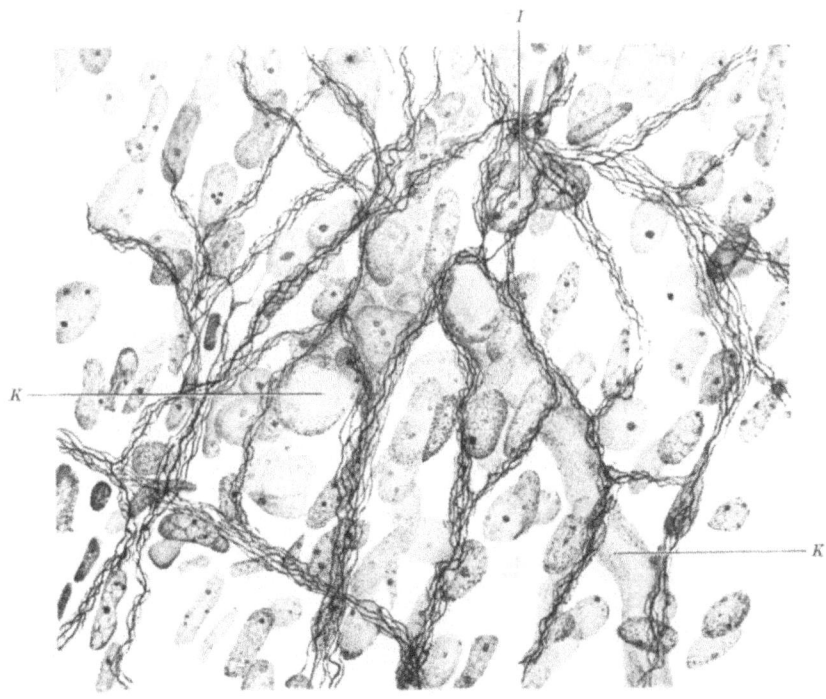

Abb. 392. Nervöses Terminalreticulum mit dem MEISSNERschen Plexus. Gallenblase. 55jähriger Mann. *K* Capillare; *I* Kern einer interstitiellen Zelle. (BIELSCHOWSKY-Methode. 1800mal vergrößert, auf ⁵/₈ verkleinert.) Nach HERMANN 1952.

förmigen Nervenplexus, der an seinen Knotenpunkten kleine Ganglien erkennen läßt (Abb. 393). UTSUSHI (1954) bildet an gleicher Stelle bei einem menschlichen Embryo ein solches Ganglion ab. In der Submucosa kommt ein feines Nervengeflecht mit vereinzelten Ganglienzellen und manchmal eigenartigen, faserigen Knäuelbildungen zu Gesicht. Unter dem Epithel beobachtet man ein zartes Syncytium nervöser Plasmastränge. Neben Ganglienzellen vom Typus I und II werden von OTTAVIANI (1941) noch kleine, unipolare oder spindelförmige, atypische Ganglienzellen geschildert, die vielleicht unreife, in Differenzierung begriffene Elemente darstellen; auch einen direkten plasmatischen Zusammenhang benachbarter Ganglienzellen hat der Autor beobachtet und daraus auf die Möglichkeit einer syncytialen Anordnung des intramuralen Nervenapparats im Ductus choledochus geschlossen. *Ductus cysticus* und *hepaticus* weisen nach OTTAVIANI (1941) ähnliche innervatorische Einrichtungen auf wie der Ductus choledochus.

Nach GRENADE (1941) sollen intraepitheliale Neurofibrillen im *Ductus choledochus* und *cysticus* vorkommen. Es ist bis jetzt nicht gelungen, in der Ampulla des Ductus choledochus oder in der Papilla duodeni besondere, dem funktionellen Geschehen entsprechende, nervöse Einrichtungen zu entdecken. Wie an der Pylorusregion oder an der Ileocöcalklappe, so hängt, wie STAUDACHER-DALLE ASTE (1941) berichtet, der Plexus der Papilla duodeni mit ganzen Ketten von Ganglien zusammen, die zwischen die Muskulatur des Duodenums, den Papillensphincter und zwischen Ductus choledochus und pancreaticus eingeschoben sind. Die hier vorhandenen multipolaren Ganglienzellen gleichen denen des AUERBACHschen Plexus. Die

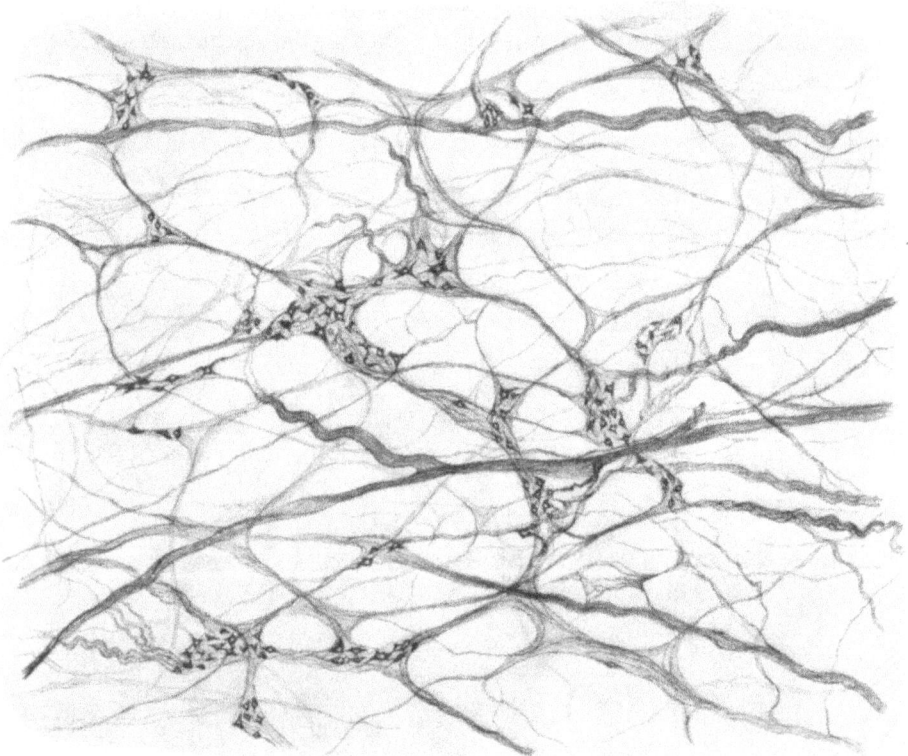

Abb. 393. Nervenplexus mit Ganglien aus der Adventitia des Ductus choledochus. *Hund.* BIELSCHOWSKY-Methode.) Nach OTTAVIANI 1941.

Ampulla des Ductus choledochus beherbergt in der Submucosa die häufig erwähnten Schlingenterritorien. MURAKAMI und KAWAHARA (1952) wollen in der Submucosa der Pars papillaris des Ductus choledochus merkwürdige Epithelgruppen gefunden haben, welche den Tastzellen gleichen. Leider haben die Autoren auf eine bildliche Wiedergabe verzichtet. Nach unseren bisherigen Kenntnissen bedarf das vegetative Nervensystem zu seiner reflektorisch-regulatorischen Funktion an der Einmündungsstelle des Ductus choledochus nicht der uns bekannten sensiblen Endapparate.

5. Innervation des Pankreas.

Das Pankreas erhält seine Nerven aus dem Ganglion coeliacum und aus dem Vagus, dessen Fasern durch das Ganglion coeliacum hindurch ziehen. Nach BRAUS gelangen markhaltige Vagusfasern aus der Magenwand über die Pylorus- und Duodenalregion zur Drüse. Wie DEBEYRE (1933) bemerkt, sind die sympathischen Rami mesenterici craniales hauptsächlich für das Caput pancreatis bestimmt, während ein anderer Teil entlang der A. pancreatico-duodenalis inferior verläuft. Rami coeliaci dextri aus dem Choledochusgeflecht und den Nn. mesenterici craniales und Äste aus dem Ganglion coeliacum liefern aus dem Sympathicus und dem Plexus lienalis stammende Elemente zum Pankreas. Übereinstimmende Angaben sind bei OCHOTERENA (1930) zu finden.

Das histologische Studium der Pankreasinnervation ist in der neueren Zeit verschiedentlich unternommen worden (PINES und TOROPOWA 1930, FERNER

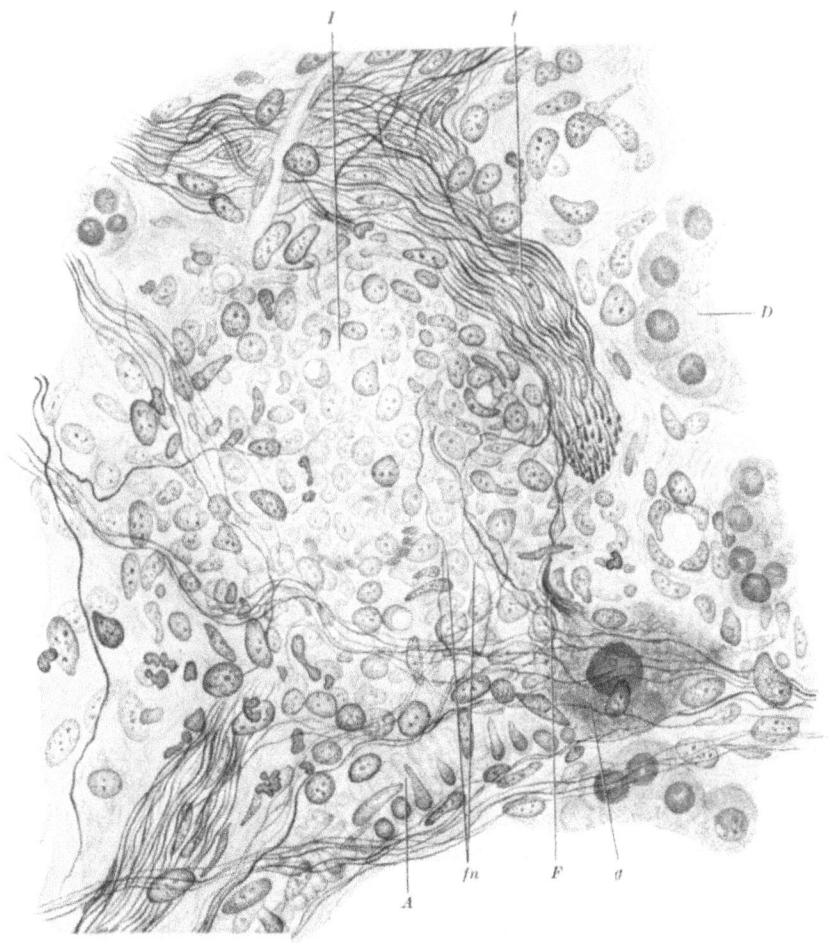

Abb. 394. LANGERHANSsche Insel I mit anliegender Ganglienzelle g und deren Fortsätze F. Pankreas. *Hund.*
A Arteriole; fn in die Insel abzweigende Gefäßnerven; f marklose Fasern des interlobulären Nervengeflechtes; D exokrine Drüsenzellen. (BIELSCHOWSKY-Methode. 850mal vergrößert, auf $^2/_3$ verkleinert.) Nach HAGEN 1956.

1952, KUBO und MIYAGAWA 1934, RITTER 1946, MOSELY 1938, SIMARD 1937, FEYRTER 1953, SETO und UTSUSHI 1953, HAGEN 1956). Auch auf die älteren Arbeiten von PENSA (1905) und DE CASTRO (1922) sei verwiesen.

Zunächst dringen die für das Pankreas bestimmten Nerven teils mit den Gefäßen, teils unbekümmert um deren Verlauf in das zwischen den Läppchen gelegene Bindegewebe ein und entwickeln hier einen Plexus interlobularis (Abb. 394). Gefäßnerven und Organnerven lassen sich darin wie in jeder Körperperipherie nicht mehr voneinander trennen.

Das interlobuläre Nervengeflecht baut sich aus markhaltigen und marklosen Nervenfasern auf; zu letzteren gesellen sich marklose Elemente von besonderer

Dicke. Sie lassen sich als die Fortsätze von Ganglienzellen betrachten, die entweder vereinzelt oder zu kleinen Ganglien zusammengefaßt in das Maschenwerk der Nervenbündel eingeschaltet sind (FERNER 1952, CREUTZFELD 1949, MOSELY 1938, HAGEN 1956). Bei den Ganglienzellen handelt es sich um solche multipolarer Natur, bei *Hund* und *Katze* kommen auch bipolare Formen vor. Die Zugehörigkeit zum Typus I oder II nach DOGIEL ist bei den mir vorliegenden Präparaten nicht immer festzulegen (Abb. 395). Doch hat man es wohl meistens mit dem Zelltypus II zu tun. Viele Nervenfasern, vor allem markhaltige, ziehen

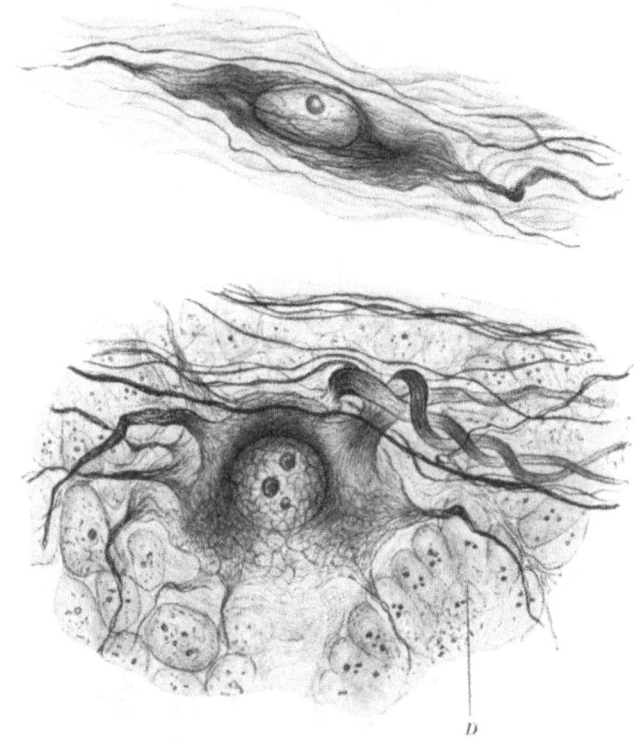

Abb. 395. Bipolare und multipolare Ganglienzelle. Pankreas. *Hund.* *D* Drüsenzellen. (BIELSCHOWSKY-Methode. 1200mal vergrößert, auf ⁵/₇ verkleinert.) Nach HAGEN 1956.

häufig durch die Ganglien hindurch, ohne mit den Nervenzellen in nähere Verbindung zu treten. Andere marklose Nervenfäserchen dürften durch die Hüllplasmodien der Ganglienzellen verlaufen und hierdurch Einfluß auf deren Funktion gewinnen. Bestimmte ,,synaptische Endapparate'' sind nach PINES und TOROPOWA (1930) nicht recht darstellbar, was ich nach eigener Untersuchung bestätigen kann.

Die kleinen *Ganglien im interlobulären Bindegewebe* des Pankreas stellen eine gewöhnliche, wenn auch nicht gerade häufige Erscheinung dar (Abb. 396). Da sich gelegentlich Inselgewebe in unmittelbarer Nähe der Ganglien oder scheinbar innerhalb derselben vorfindet, so haben manche Autoren versucht, die Ganglien in engere funktionelle Beziehung zu den LANGERHANSschen Inseln zu bringen, und geradezu von ,,*complexes neuroinsulaires*'' gesprochen (SIMARD 1937, FEYRTER 1953). Doch dürfte die verschiedentlich beobachtete enge Verknüpfung zwischen Inselgewebe und Ganglien eher auf einer irreleitenden Schnittführung oder auf dem Zufall beruhen, als die Regel bedeuten; denn die Ganglien finden sich den exokrinen Drüsenendstücken genau so oft angelagert als dem endokrinen Inselgewebe. Es ist überdies verfehlt, den Ganglienzellen ohne weiteres einen Einfluß auf ihre unmittelbare gewebliche Umgebung zuzubilligen; wäre dem so, dann müßten alle sympathischen Ganglienzellen zunächst das Bindegewebe innervieren, eine These, der wohl niemand zustimmt.

Die Vorstellung SIMARDS (1937) von den ,,complexes neuroinsulaires" läßt sich auf die histogenetischen Untersuchungen VAN CAMPENHOUTS (1927) zurückführen, der eine Aussprossung der Inselzellen aus dem exkretorischen Parenchym und ihre Einwanderung in das intralobuläre Nervengeflecht behauptet. Sogar an eine Umwandlung von Inselzellen in nervöse Elemente hat SIMARD (1937) gedacht. Das fixierte Präparat gibt jedoch über Bewegungs- oder Umwandlungsvorgänge im Gewebe entweder keine oder nur zweifelhafte

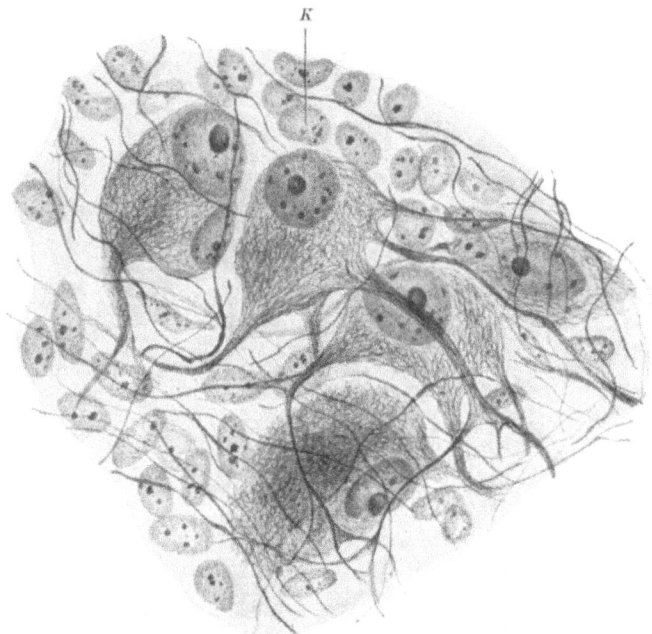

Abb. 396. Kleines sympathisches Ganglion an der Einmündung des Ductus pancreaticus in das Duodenum. *Hund.* *K* Kerne des Hüllplasmodiums. (BIELSCHOWSKY-Methode. 1800mal vergrößert, auf ⁵/₇ verkleinert.) Nach HAGEN 1956.

Beweismittel an die Hand. Daher scheinen mir die Angaben VAN CAMPENHOUTS (1927) unsicher und die Anschauung SIMARDS (1937) desgleichen. Im übrigen kommen die ,,complexes neuroinsulaires", worauf FERNER (1954) und FEYRTER (1953) mit Recht hinweisen, derart selten vors Auge, daß sich eine Diskussion hierüber nicht lohnen dürfte. So läßt FEYRTER (1953) die Frage offen, ob man die ,,complexes neuroinsulaires" als eine normale oder als eine vom Normalen abweichende Form zu betrachten habe.

Wie bei allen exokrinen Drüsen, so ist es auch beim Pankreas in technischer Hinsicht sehr schwierig, die Beziehung zwischen dem Drüsengewebe und dem Nervengewebe klar darzustellen. In Würdigung unserer bisherigen Beobachtung an den Drüsen der Zunge und des Magen-Darmkanals läßt sich für die Übertragung nervöser Impulse auf die exokrinen Pankreaszellen mit größter Wahrscheinlichkeit eine netzförmige Konstruktion des peripheren Nervengewebes erwarten. Nach HAGEN (1956) sind feinste, oft schwer erkennbare, präterminale Neurofibrillenstränge miteinander zu einem zarten, vom SCHWANNschen Leitplasmodium getragenen Maschenwerk verknüpft; dieses lagert sich mit einzelnen Strecken der Membrana propria der Drüsenacini und in entsprechender Weise den Gefäßnerven unmittelbar an (Abb. 397). An den Knotenpunkten jenes

418　Verdauungssystem.

Maschenwerks kommt es unter plasmatischem Zusammenhang mit dem Drüsengewebe zur Ausbildung einer allerfeinsten, netzartigen Nervenendformation, welche sich dem Bereich des Terminalreticulums zurechnen läßt (Abb. 398). Ein Eindringen von Neurofibrillen in das Drüsenepithel wurde nicht gesehen. Das

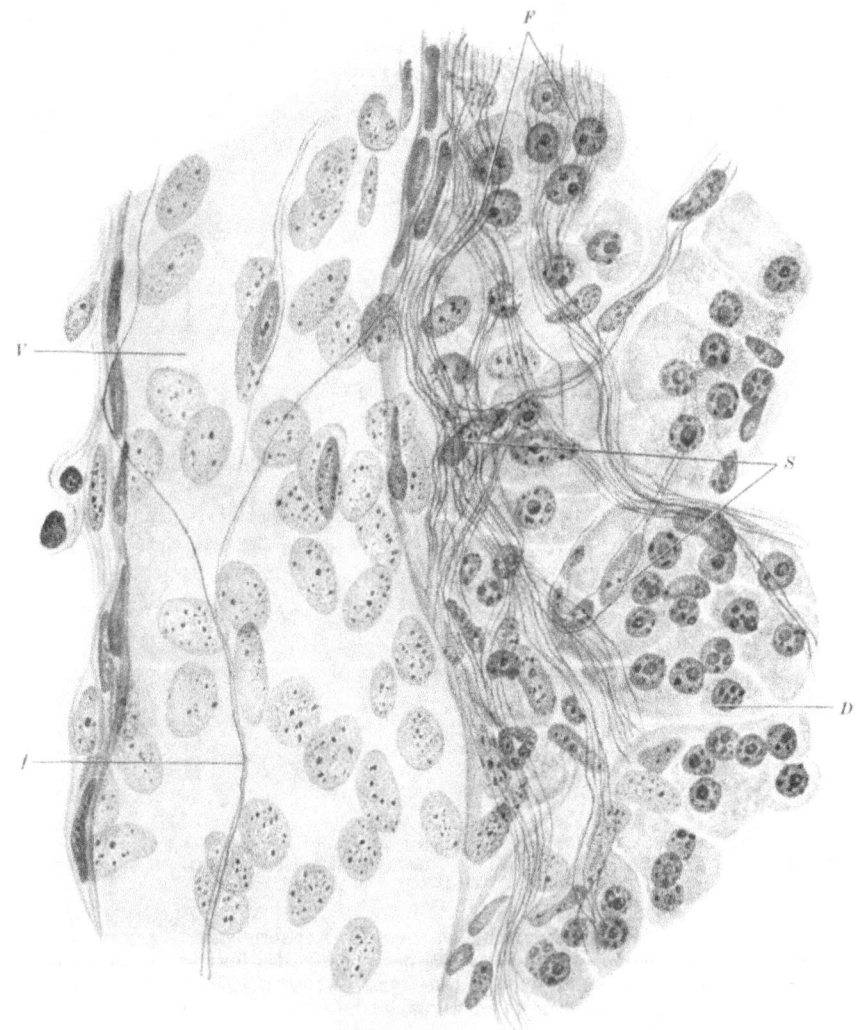

Abb. 397. Präterminale Neurofibrillenstränge *F* an den exkretorischen Drüsenzellen. Pankreas. *Hund.* *f* Neurofibrillen in einer Venenwand *V*; *D* Drüsenzellen; *S* SCHWANNsche Kerne. (BIELSCHOWSKY-Methode. 1200mal vergrößert, auf $^1/_2$ verkleinert.) Nach HAGEN 1956.

erwähnte Nervennetz hängt mit den Gefäßnerven unmittelbar zusammen; sympathische und Vagus-Elemente lassen sich nicht unterscheiden.

CHAMPY, COUJARD und COUJARD-CHAMPY (1945/46) geben in ihren Studien zur Innervation der Speicheldrüsen einige Abbildungen über die nervöse Versorgung des Pankreas beim *Hund, Kaninchen, Triton* und *Frosch* wieder. Die Autoren haben zweifellos feine Teile des oben beschriebenen nervösen Maschenwerks gut beobachtet und eine netzförmige Konstruktion der vegetativen Nervenendigung mit Recht gefolgert. Auf einige Differenzen in ihrer Darstellung und unserer Beschreibung im Hinblick auf Beobachtung und Reflexion bin ich auf S. 140 eingegangen.

Über die *Innervation der* LANGERHANS*schen Inseln* findet man in dem Handbuchbeitrag von BARGMANN (1939) eine übersichtliche Zusammenfassung. Von den alten Autoren ist die beste bildliche Darstellung eines periinsulären Nervennetzes beim *Hund* PENSA (1905) gelungen; DE CASTRO (1923) beschreibt weiterhin intrainsuläre Nerven; doch dürften die von ihm abgebildeten, zahlreichen dornen- und knöpfchenartigen nervösen Verästelungen an den Drüsenzellen kaum der Wirklichkeit entsprechen und artefizieller Art sein. Neuere Autoren

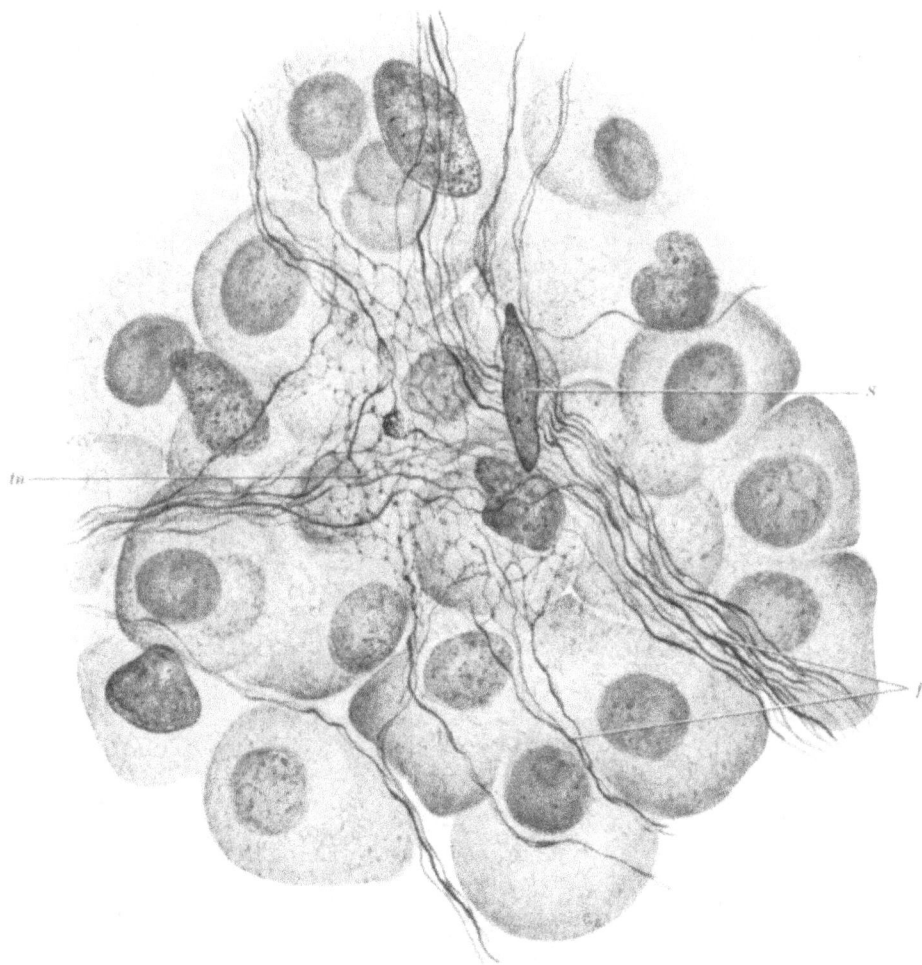

Abb. 398. Nervöses Terminalreticulum *tn* an exkretorischen Drüsenzellen des Pankreas. *Hund*. *f* Neurofibrillenstränge; *S* SCHWANNscher Kern. (BIELSCHOWSKY-Methode. 2000mal vergrößert.) Nach HAGEN 1956.

(PINES und TOROPOWA 1930, KUBO und MIYAGAWA 1934, FERNER 1952, FEYRTER 1954) beschränken sich auf kurze Hinweise über Nerven an den Inseln, ohne sich auf morphologische Einzelheiten einzulassen.

HAGEN (1956) hat das Maschenwerk der präterminalen Neurofibrillenstränge in dem spärlichen, die Inseln umgebenden Bindegewebe deutlich beobachtet und das gemeinsame Eintreten der Neurofibrillen mit den kleinen Arteriolen in das Inselgewebe verfolgt (Abb. 394). Bei stärkster Vergrößerung ergibt sich innerhalb der LANGERHANSschen Inseln ein Zusammenschluß der Neurofibrillenstränge zu der vegetativen Endformation des Terminalreticulums (Abb. 399).

Zwischen dem insulären Terminalreticulum und der nervösen Endausbreitung an den Gefäßen und exkretorischen Drüsen bestehen zahlreiche nervöse Verbindungen. Inkretorische und exkretorische Drüsen des Pankreas werden somit einschließlich der Gefäße vom gleichen vegetativen Endnetz umfaßt. Die Innervation des gesamten Pankreasparenchyms unterscheidet sich in keiner Weise von derjenigen anderer exokriner Drüsen, wie man aus einem Vergleich mit den entsprechenden Ergebnissen von BOEKE (1934), STÖHR (1935) und SETO und FUKUYAMA (1936) ersehen kann.

Gelegentlich scheint eine *Ganglienzelle* im Inselgewebe vorzukommen (CREUTZFELD 1949, FEYRTER 1953, MOSTO 1930), was als Zufallsbefund gelten dürfte.

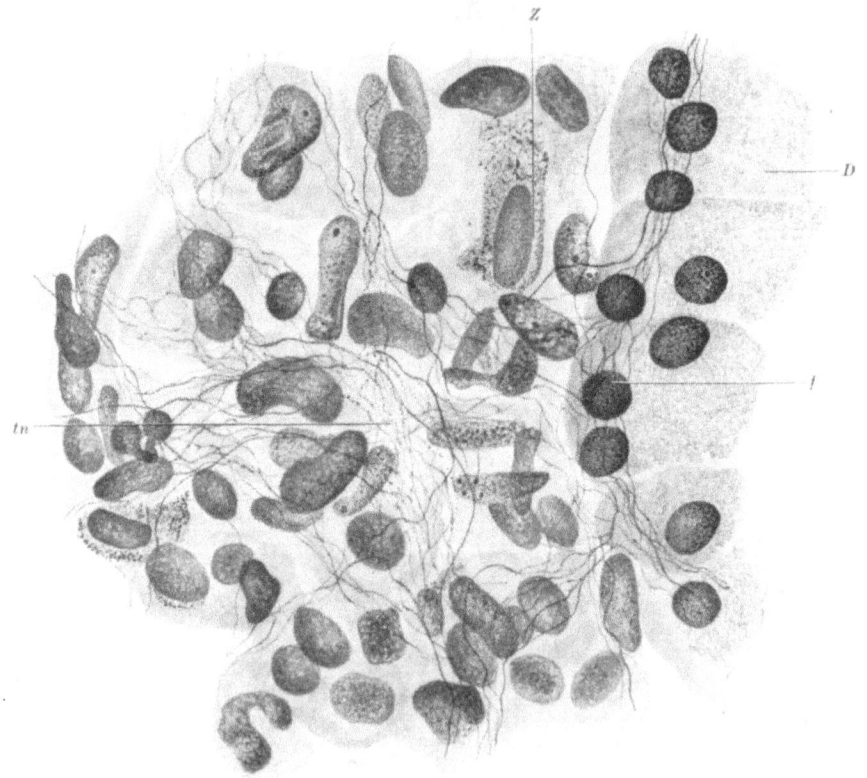

Abb. 399. Nervöses Terminalreticulum *tn* in einer LANGERHANSschen Insel. Pankreas. *Hund*. *Z* Argyrophile Inselzelle; *f* marklose Nervenfasern. (BIELSCHOWSKY-Methode. 1800mal vergrößert, auf $^{1}/_{2}$ verkleinert.) Nach HAGEN 1956.

KUBO und MIYAGAWA (1934) haben nach Durchschneidung der Nn. vagi und splanchnici keine besonderen Veränderungen am Nervensystem des Pankreas beobachtet; hingegen traten 3 Tage nach Exstirpation des Plexus coeliacus schwere degenerative Erscheinungen auf.

Die VATER-PACINIschen *Lamellenkörperchen* werden nicht selten im Pankreas beobachtet (KAWAHARA 1952, RITTER 1946, MOSELY 1938, SETO und UTSUCHI 1953, KUBO und MIYAGAWA 1934, PINES und TOROPOWA 1930) und besonders leicht bei der *Katze* gefunden. Die Form der Körperchen kann in mancherlei Weise variieren. Die Lamellenkörperchen sind stets mit einer markhaltigen Faser verbunden, die in den Innenkolben einmündet. Marklose Nervenfäserchen, vielleicht sympathischer Herkunft, treten mitunter zu den PACINIschen Endorganen in Beziehung. Letztere finden sich nach LOESCHKE (1936) beim *Menschen* vor allem im lockeren Bindegewebe an der Rückseite des Pankreas und in der Nähe der großen Pfortaderäste. SETO und UTSUSHI (1953) vermuten die Herkunft der markhaltigen zu den Lamellenkörperchen ziehenden Nervenfasern aus dem N. splanchnicus. Hiermit stimmt eine Beobachtung ANDREJEWS (1931) überein, der nach Durchschneidung der Nn. splanchnici majores und Entfernung des Ganglion coeliacum die markhaltigen Fasern der Lamellenkörperchen degeneriert fand, während Vagusdurchschneidung keine Folgen an jenen Gebilden nach sich zog. Sehr wahrscheinlich reagieren die Lamellenkörperchen auf Veränderungen in der Druck- und Zugspannung des umgebenden Gewebes und greifen regulatorisch in die Bewegung des Blutkreislaufs ein.

6. Peritonaeum.

Die für den Darmkanal, Leber, Gallenblase und das Pankreas samt ihren Ausführungsgängen bestimmten Nerven nehmen ihren Weg mit den Gefäßen

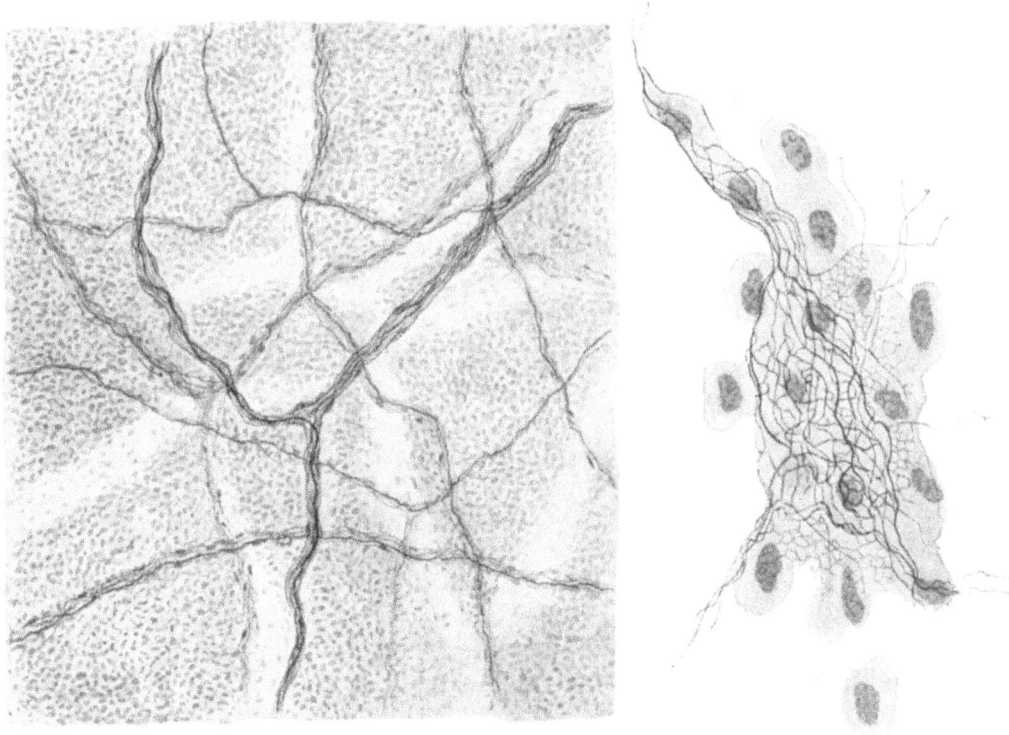

Abb. 400. Abb. 401.
Abb. 400. Nervennetz aus der Tunica propria des parietalen Peritonaeums. *Mensch*. (BIELSCHOWSKY-Methode. 30mal vergrößert.) Nach F. ROSSI 1939.
Abb. 401. Feinstes subepitheliales Nervennetz im Peritonaeum parietale. *Mensch*, Neugeborener. (BIELSCHOWSKY-Methode. 1800mal vergrößert.) Nach F. ROSSI 1939.

durch die jeweiligen mesenterialen Duplikaturen hindurch. Die Nervenbündel sind an der Radix mesenterii, vor allem in Nähe der A. coeliaca und der beiden Mesenterialarterien zu dichten Geflechten angeordnet, die sich aus markhaltigen und marklosen Nervenfasern zusammensetzen. Abgesehen von jenen Eingeweidenerven besitzt das Mesenterium eigene, äußerst feine Nerven, die, wie KADANOFF (1924) gezeigt hat, gelegentlich in sehr kleinen, kolbenförmigen Gebilden ein Ende finden.

Nach Beobachtungen, die F. Rossi (1938) am Peritonaeum von *Menschen* und *Säugetieren*, von *Reptilien* und *Amphibien* durchgeführt hat, wird das Bauchfell von einer Fülle markhaltiger und markloser Nervenfasern in einer Weise durchzogen, die nirgends ein nervenfreies Gebiet vorhanden sein läßt. Dünne markhaltige und zarte marklose Fasern bauen in der Tunica propria des parietalen Peritonaeums eine netzartige Formation auf (Abb. 400), die sich kontinuierlich

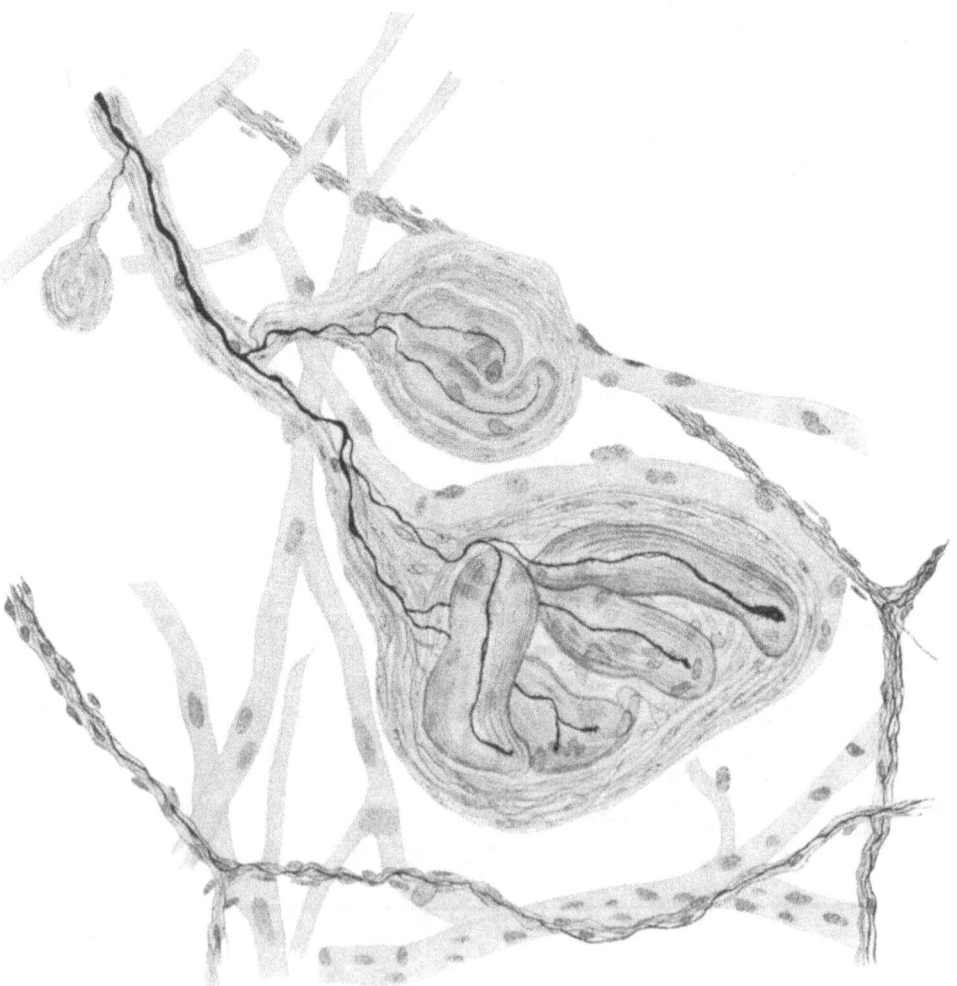

Abb. 402. Nervöse Endorgane vom Typus der VATER-PACINIschen Körperchen aus dem Peritonaeum parietale. *Mensch.* (BIELSCHOWSKY-Methode. 400mal vergrößert, auf ²/₃ verkleinert.) Nach F. Rossi 1939.

über das ganze Bindegewebe ausdehnt. Vagus- und sympathische Elemente können in jenem Nervennetz enthalten sein. Letzteres verfeinert sich unter dem Peritonealepithel in zunehmendem Grade um eine eben noch bei stärkster Vergrößerung sichtbare netzartige Bildung zu entwickeln (Abb. 401); diese kann sich diffus ausbreiten. Die Blutgefäße, einschließlich der Capillaren, sind nach Rossis (1938) Angaben in der herkömmlichen Weise mit dem Nervensystem verbunden.

Im Peritonaeum kommen zahlreiche *Lamellenkörperchen* vor; sie finden sich, oft gruppenweise angeordnet, teils in Nähe der Blut- und Lymphgefäße, teils isoliert im Bindegewebe und hängen stets am Ende markhaltiger Nervenfasern (Abb. 402). Ihre Größe und die Entwicklung ihrer bindegewebigen Kapsel sind Schwankungen unterworfen. Die Lamellenkörperchen stellen afferente Endorgane dar und scheinen nach den Durchschneidungsexperimenten Sheehans (1933) ihre Nervenbahn im N. splanchnicus zu besitzen; marklose Nervenfäserchen sind zwischen den Lamellen beobachtet worden. An der Existenz afferenter und sympathisch-efferenter Nn. proprii innerhalb des Peritonaeums besteht kein Zweifel. Wie sich die beiden Elemente bei der Entstehung des Schmerzes zueinander verhalten, bleibt eine schwierige Frage und ist nicht allein mit histologischen Methoden entscheidbar. Ist doch bis heute die Bedeutung der Pacinischen Körperchen im Bauchfell nicht restlos geklärt!

Nach Rolshoven (1938) werden bei der *Katze* im Mesenterium der beiden oberen Fünftel des Dünndarms die meisten Lamellenkörperchen aufgefunden. Daß die durch Zug- und Druckwirkung hervorgehenden Veränderungen in der Gewebespannung als adäquater Reiz für die Körperchen anzunehmen sind, gilt als sehr wahrscheinlich. Ob die Lamellenkörperchen als sensible Receptoren die Blut- und Lymphbewegung kontrollieren, ob sie, wie Rolshoven (1938) meint, reflektorisch über die Spinalganglien die Muskulatur der Bauchdecken beeinflussen, ob sie, unter pathologische Bedingungen gebracht, als die eigentlichen Träger der Schmerzempfindung zu betrachten sind, über all diese Fragen gibt das mikroskopische Präparat keine Auskunft.

Nach Sakata (1939) besitzen beim *Kaninchen* die zentripetalen, sympathischen Nerven des parietalen Peritonaeums im VII. Thorakal- bis zum III. Lumbalsegment, in der Hauptsache im IX.—XII. Brustsegment ihre zugehörigen Regionen. Takashi, Sakai und Usizima (1955) berichten eingehend über das Vorkommen und den Bau der Pacinischen Körperchen im Retroperitonealraum des *Menschen*.

XII. Innervation der Respirationsorgane.

1. Nasenschleimhaut.

Die sensible Innervation der Nasenschleimhaut, der als Reflexorgan eine bedeutsame Rolle zukommt, fällt in den Bereich des N. trigeminus. Dessen erster Ast gibt aus dem N. nasociliaris durch den N. ethmoidalis ant. feine Zweige für den vorderen Teil der Nasenhöhle ab. Der zweite Trigeminusast schickt die Rami nasales posteriores in die Schleimhaut des oberen und mittleren Nasengangs; die sensiblen Nerven des unteren Nasengangs entstammen den Nn. palatini. Der N. nasopalatinus versorgt in der Hauptsache das Septum nasi. Die sympathischen Fasern gelangen teilweise mit den Gefäßen, teilweise als Fortsätze der multipolaren Zellen des Ganglion pterygopalatinum mit den Nn. nasales posteriores in die Nasenschleimhaut.

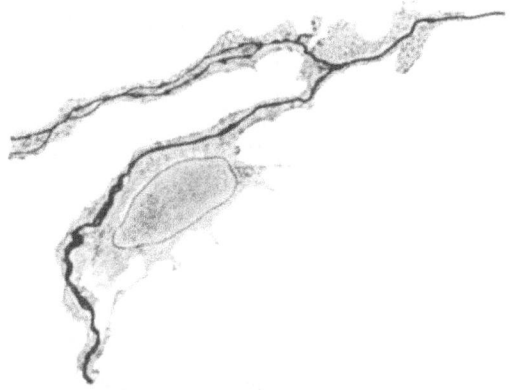

Abb. 403. Neurofibrillen des vegetativen Endnetzes im Plasma des reticulären Bindegewebes. *Mensch.* (Bielschowsky-Methode. Starke Vergrößerung.) Nach Riegele 1934.

Die sympathischen, mit den Gefäßen verlaufenden Nervenfasern kommen aus dem Ganglion cervicale superius. Sekretorische, für die Drüsen bestimmte Fasern entstammen dem N. intermedius und ziehen auf dem Wege über den N. petrosus superficialis major zum Ganglion pterygopalatinum und von hier über die

Nn. nasales posteriores zur Nasenschleimhaut. Die Nn. nasales posteriores führen somit neben sensiblen noch vasomotorische und sekretorische Fasern.

Die sensiblen Nerven des Sinus maxillaris gehören zum Gebiet des zweiten, die der übrigen Nebenhöhlen in den Bereich des ersten Trigeminusastes.

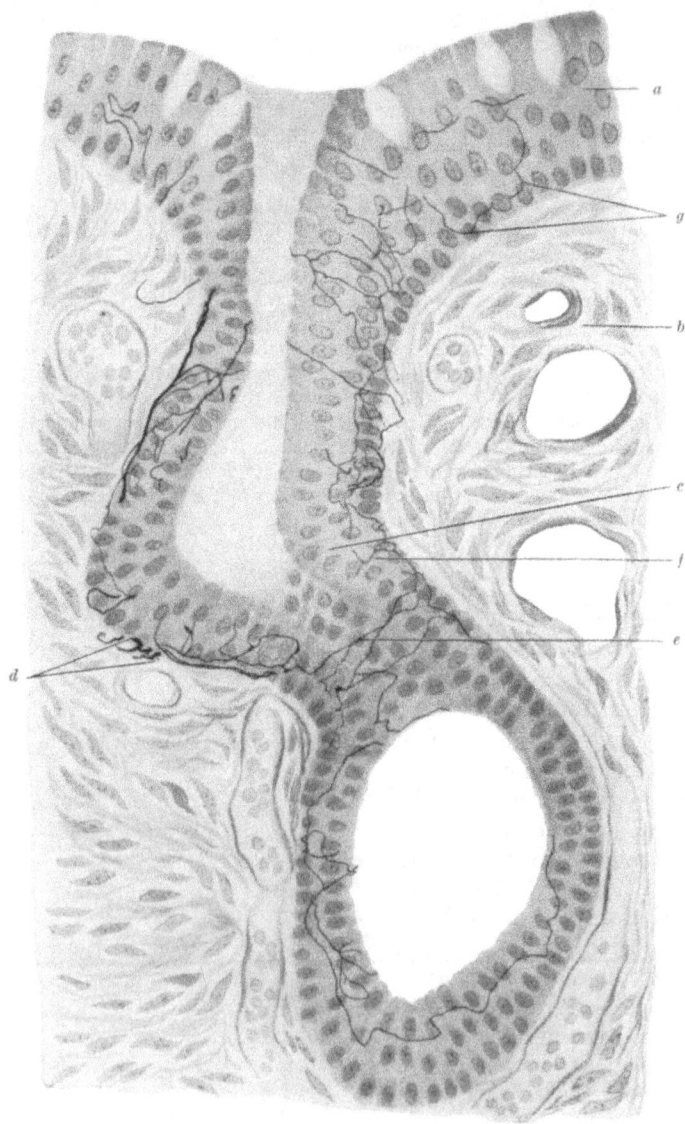

Abb. 404. Nervenfäserchen *g* im Epithel *a* der Nasenschleimhaut. *Mensch.* *b* Tunica propria; *c* Ausführungsgang; *d* markhaltige Fasern; *f* intraepitheliale, *e* subepitheliale Fasern des Ausführungsganges. BIELSCHOWSKY-Methode. 560mal vergrößert.) Nach KADANOFF 1927.

Die vegetativen Nerven in der Nasenschleimhaut lassen sich in den Gefäßwänden und in einem allgemeinen, über das gesamte Bindegewebe ausgebreiteten, terminalen Netz beobachten. Tunica propria, Submucosa und Periost hängen miteinander einheitlich zusammen. Das Nervensystem breitet sich demnach als ein geschlossenes Flechtwerk mit seinen Maschen über den genannten Gewebskomplex gleichmäßig aus. Von jenem Nervenplexus sind im mikroskopischen Schnitt nur Teilstücke zu erkennen; sie erscheinen gewöhnlich als kleine, manchmal gewundene Nervenbündel, die sich aus dicken, dem Trigeminus zugehörenden und aus feinen Nervenfasern zusammensetzen. Letztere können ebenfalls dem Trigeminus zugezählt werden, bleiben aber in ihrer etwaigen Zugehörigkeit zum sympathischen Nervensystem unsicher.

Der erwähnte Nervenplexus kann keine Endigungsform bedeuten; letztere muß sich aus wesentlich feineren Elementen aufbauen und in plasmatische Verbindung mit den versorgten Gewebsarten geraten. Der Zusammenhang zwischen dem vegetativen Nervengewebe und dem Erfolgsorgan kommt, wie in jedem anderen Organ, durch ein äußerst feines, in den Bereich des Terminalreticulums gehörendes Nervennetz zustande. Da das Bindegewebe der Nasenschleimhaut vielfach reticulären Charakter besitzt, so bleibt der histologische Nachweis seiner Innervierung aus technischen Gründen schwierig. Immerhin ist es RIEGELE (1934) gelungen, im Plasma des reticulären Bindegewebes die zarten Neurofibrillen eines vegetativen Endnetzes aufzufinden (Abb. 403). Demnach dürfte das bindegewebige Reticulum in seiner Funktion unter nervösem Einfluß stehen. Später haben SETO und SADA (1954) im Schleimhautbindegewebe des *Vestibulum nasi* beim *Menschen* nervöse Formationen, die dem Terminalreticulum angehören, beobachtet; in ihm können afferente, efferente und sekretorische Elemente enthalten sein.

Sympathische Fasern für die Drüsen und Gefäße der Nasenschleimhaut werden ferner von OKAMOTO (1939) und CAMINITI (1942) beschrieben.

Die dem Trigeminus angehörenden sensiblen Nervenfasern dringen von der Tunica propria aus in das mehrschichtige Epithel ein (KADANOFF 1927). Hierbei können sie einzeln im Epithel emporsteigen oder sich in seinen basalen Abschnitten umbiegen und verschiedentlich verästeln (Abb. 404). Die in das Epithel einmündenden Ausführungsgänge der Drüsen werden von feinsten Nervenfäserchen umfaßt, die wahrscheinlich dem vegetativen Nervensystem angehören. SETO und SADA (1954) haben die sensible Innervation in der Schleimhaut des Vestibulum nasi beim *Menschen* eingehend geschildert und den Verlauf feiner Nervenfasern in den bindegewebigen Papillen und im Epithel beobachtet. Beide Autoren weisen auf das Vorkommen sensibler *Endkörperchen* verschiedener Gestalt, darunter KRAUSEsche *Endkolben* oder *Genitalnervenkörperchen*, im Bindegewebe jener Region hin.

Über das Verhalten intraepithelialer Nervenfasern in der Nasenschleimhaut und in der Schnauze des *Hundes* finden sich bei ABE (1954) nähere Einzelbeobachtungen. Nach TSUCHIGA (1940) gelangen die in der Schleimhaut des Sinus maxillaris und der Sinus ethmoidales beim Menschen vorkommenden Nervenfasern kaum bis zum Epithel, während sie im Sinus frontalis der *Katze* in dasselbe eindringen. MAJER (1952) hat in der Nasenschleimhaut des *Menschen* bei *allergischen Erkrankungen* Vacuolisierung und keulenartige Gebilde an den Nervenfasern bemerkt. Von NOZAKI, IZUMI, NIIZUMA und KOMATSU (1956) sind sensible Nerven im Vestibulum nasi des *Hundes*, von ONO (1956) ebensolche Elemente in der Schnauze und Nasenhöhle der *Katze* näher geschildert worden.

2. Larynx.

Die Nerven des Kehlkopfs stammen aus dem Vagus und Sympathicus. Der obere Vagusast, der N. laryngeus sup. versorgt den M. cricothyreoideus und führt in der Hauptsache sensible Nerven. Der untere Vagusast, der N. recurrens, innerviert alle übrigen Muskeln des Kehlkopfs und enthält überdies einige afferente Fasern. Die sympathischen Fasern erreichen entweder mit den Gefäßen den Kehlkopf oder verlaufen innerhalb der beiden Nn. laryngei, welchen sie nach RUBALTELLI (1934) vom Ganglion cervicale sup. durch zahlreiche Anastomosen des Grenzstrangs zugeführt worden sind. An der Anastomose zwischen dem inneren Ast des N. laryngeus sup. und dem N. laryngeus inf. findet sich nach ELZE (1923) konstant ein kleines *Ganglion*; es wird ferner von SIMONETTA (1928), LEMERE (1932), RUBALTELLI (1934) und MOMONO (1951) erwähnt. SUNDER-PLASSMANN (1933) hat noch einige Ganglien an der Eintrittsstelle des N. recurrens in den M. cricoarytaenoideus post. oder zwischen dessen Muskelbündel beobachtet. Nach dem übereinstimmenden Urteil der Autoren bauen sich die Ganglien entgegen der Anschauung ELZEs aus multipolaren Nervenzellen auf, gehören also nach dem morphologischen Befund dem Sympathicus an.

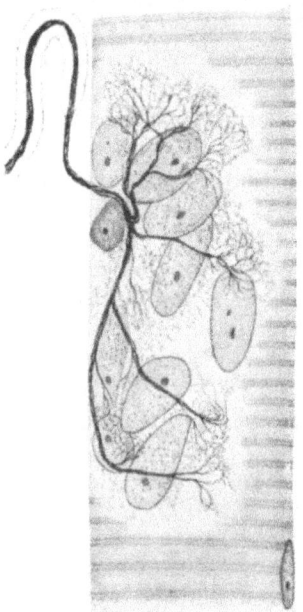

Abb. 405. Markhaltige Nervenfasern mit einer motorischen Endplatte auf einer quergestreiften Faser des M. vocalis. *Kaninchen*. (BIELSCHOWSKY-Methode. 1950mal vergrößert, auf ²/₃ verkleinert.) Nach MÜNDNICH 1937.

Nach VOGEL (1952) führt der Ramus anastomoticus zwischen den beiden Nn. laryngei beim *Menschen* neben sensiblen Fasern noch motorische Elemente für den M. arytaenoideus transversus, der vom N. recurrens versorgt wird. Hingegen soll der Ramus anastomoticus beim *Hund* als rein sensibel gelten. Wie TOMASCH und BRITTON (1955) mitteilen, besteht im Hinblick auf die Verteilung der *Faserdicke* zwischen motorischen und sensiblen Ästen der Nn. laryngei beim *Menschen* ein gewisser Unterschied. In den motorischen Ästen sind nach Angabe der beiden Autoren ungefähr gleich viele Fasern von 1—4 μ und von 4—9 μ Dicke vorhanden. In den vorwiegend sensiblen, für die Mucosa bestimmten Ästen kommen dünne Fasern sehr häufig, dicke Fasern nur selten vor.

ODACHI (1937) hat über das zahlenmäßige Vorkommen markloser und markhaltiger Nervenfasern im Vagus und den beiden Nn. laryngei bei der *Katze* genau Bericht erstattet. Er unterscheidet im Ganglion jugulare und im Ganglion nodosum bestimmte Zelltypen, von denen die größeren Zellen meist nach Recurrensdurchschneidung, die kleineren meist nach Läsion des N. laryngeus sup. degenerieren sollen. Demnach würden die großen Zellen vorwiegend motorische, die kleinen vorwiegend sensorische Bedeutung besitzen. Als Ursprungsstellen der Kehlkopfnerven verzeichnet der Autor hauptsächlich das Ganglion nodosum, in geringerem Grade das Ganglion jugulare und das Ganglion cervicale sup. Im Bereich der Medulla oblongata kommen nach ODACHI für den N. recurrens die medioventrale Gruppe des N. ambiguus, für den N. laryngeus sup. noch die ventralen und lateralen Gruppen des gleichen Kernes in Betracht. Der Nucleus ambiguus enthält neben motorischen Zellen viele kleinere Zellen anderer Art. Im Tractus solitarius sollen efferente Elemente für den Larynx vorhanden sein.

Über die Bedeutung des Ganglion cervicale sup. für die sympathische Innervation des Larynx hat RUBALTELLI (1934) durch präparatorische Arbeit an *menschlichen Feten* einen kasuistischen Beitrag geliefert. Der Autor weist (1935) auf die Teilnahme des N. recurrens an der Innervation des Oesophagus und der Trachea hin. Ferner werden kleine Äste des N. laryngeus sup. für den obersten Abschnitt des Oesophagus beschrieben.

Nach GRATCHEVA (1951) hat die operative Entfernung des Ganglion cervicale sup. bei der *Katze* eine Degeneration der perivasculären Nerven in der Kehlkopfmuskulatur zur Folge. Entfernung des Ganglion stellatum ergibt ähnliche Resultate. Nach Durchschneidung des N. laryngeus sup. und inf. zeigen sich die perivasculären Nerven wenig verändert.

An Hand guter Querschnitte durch die Kehlkopfnerven bezeichnet LEMERE (1932) in den Muskelästen die dicken, markhaltigen Fasern als motorisch, während er in den feinen, marklosen Fasern einen einstweilen unklaren, vielleicht sensiblen Spezialtypus vermutet. Im Ramus anastomoticus will der Autor die mittelstarken Fasern mit der Tastempfindung, die marklosen, schwarz imprägnierten Fasern mit der Schmerzempfindung verbinden, während die marklosen, braun erscheinenden Fasern als postganglionäre Vasomotoren sympathischer Herkunft betrachtet werden.

Die *motorischen Endigungen* der Kehlkopfnerven an den quergestreiften Muskelfasern sind mehrfach beschrieben worden und treten in Gestalt der bekannten motorischen Endplatten zutage (Abb. 405). Diese sollen nach SUNDER-PLASSMANN (1933) im M. vocalis des Menschen feiner gebaut sein als in der übrigen Skeletmuskulatur; MÜNDNICH (1937) hat im gleichen Muskel beim *Kaninchen* die motorischen Endplatten beobachtet und zarter als beim Menschen entwickelt gefunden. Beide Autoren geben ferner an der motorischen Endplatte die von BOEKE (1927) als „sympathisch" gedeutete ösenförmige Endigung einer marklosen, akzessorischen Faser wieder. Ob hier die Bezeichnung „sympathisch" zurecht besteht, erscheint mir fraglich, da feinste, marklose Fäserchen aus dicken, markhaltigen motorischen Fasern entspringen können. In meinem Lehrbuch der Histologie (1951) habe ich eine entsprechende Abbildung gebracht. Überdies nimmt das sympathische Nervensystem auch an den quergestreiften Muskelfasern des M. cricoarytaenoideus post., wie SUNDER-PLASSMANN (1933) gezeigt hat, die Gestalt des Terminalreticulums an (Abb. 149).

Im M. cricoarytaenoideus post. des *Menschen* erweisen sich die motorischen Endplatten nach SUNDER-PLASSMANN (1933) von ziemlich grobem Bau, ähnlich einer Vogelklaue, und kommen oft zu mehreren auf einer einzigen Muskelfaser vor (Abb. 148). Da der Autor in einem Falle einer lange bestehenden vollständigen Recurrenslähmung keine Atrophie im M. cricoarytaenoideus post. bemerkt hat, so weist er dem Terminalreticulum eine gewisse trophische Funktion an den Muskelfasern zu.

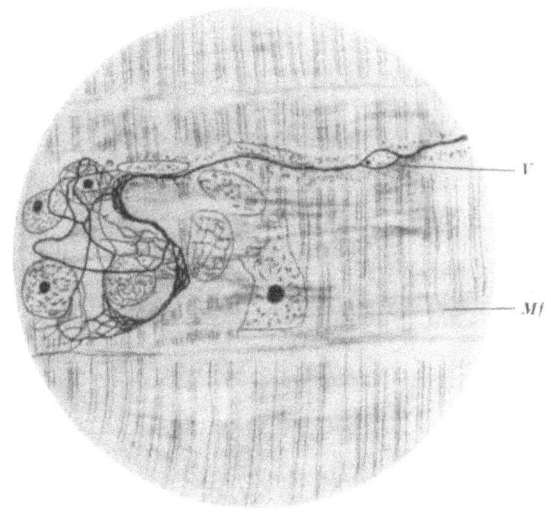

Abb. 406. Endigung einer marklosen (sympathischen?) Nervenfaser *V* auf einer Muskelfaser des M. cricoarytaenoideus posterior. *Mensch. Mf* Quergestreifte Muskelfaser. (BIELSCHOWSKY-Methode. Starke Vergrößerung.) Nach SUNDER-PLASSMANN 1933.

Die motorischen Endplatten im M. vocalis und cricoarytaenoideus post. lassen in der Form eine auffallende Mannigfaltigkeit erkennen. So beschreibt MÜNDNICH (1937) an den Muskelfasern „gabelförmige" Aufzweigungen, die er für sensibel erklärt. SUNDER-PLASSMANN (1933) spricht ebenfalls manche Endapparate im M. vocalis als receptorisch an, während er die in Abb. 406 aus einer marklosen Nervenfaser entwickelte Endform als akzessorische, sympathische Bildung betrachtet; sie mag ebensogut motorisch oder sensibel sein. Man könnte demnach die erhebliche Formverschiedenheit der Nervenendigungen in der Muskulatur für ein Spiel der Natur halten und alle oben beschriebenen Endformen an den Muskelfasern des Kehlkopfs als motorisch hinnehmen. Andernfalls können sich receptorische und motorische Endigungen derart ähnlich erweisen, daß eine exakte Unterscheidung vielfach unmöglich wird. In solchem Falle darf jede Aussage über die Funktion fraglich gestalteter Endplatten nur unter Vorbehalt geschehen.

Über die motorischen Endigungen, die im Larynx der *Haustaube* unter verschiedener Gestalt hervortreten, hat PODESTÀ (1930) einige Einzelheiten mitgeteilt. LAWRENTJEW und FILATOWA (1934) zeigen an Hand guter Abbildungen die *degenerativen Veränderungen*, welche die motorischen Endplatten des M. cricoarytaenoideus post. beim *Menschen* im Verlaufe einer *tuberkulösen Laryngitis* erleiden. Nach ODACHI (1937) werden die Mm. cricothyreoideus und arytaenoideus transversus bei der *Katze* von feinen Nervenfasern versorgt; alle übrigen Kehlkopfmuskeln sollen stärkere Nervenfasern erhalten.

DE AMICIS und NEGRI (1949/50) geben einen bemerkenswerten Bericht über den *Regenerationsprozeß*, den sie beim *Hund* nach Durchschneidung des N. recurrens mit folgender Wiedervereinigung oder nach Anastomose mit dem N. phrenicus und Vagus beobachtet haben.

Im Bindegewebe der Mucosa breitet sich ein aus sensiblen und sympathischen Nerven zusammengesetzter Plexus aus, der in den mit Pflasterepithel ausgekleideten Regionen des Kehlkopfs einer entsprechenden Nervenformation in der Mundschleimhaut gleicht. Feine marklose Fäserchen von unterschiedlicher Dicke steigen zum Epithel empor und verästeln sich darin in mannigfacher Weise (Abb. 407). Die intraepithelialen Nerven sind besonders reichlich auf der laryngealen Seite der Epiglottis im oberen Abschnitt des Kehlkopfs entwickelt; in der gleichen Gegend werden *Geschmacksknospen* häufig beobachtet.

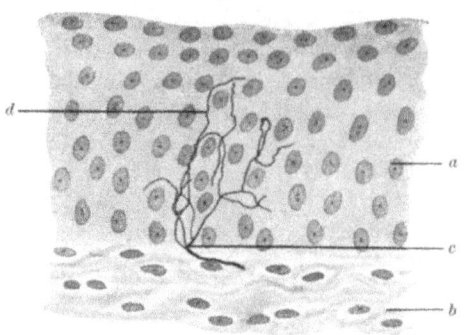

Abb. 407. Intraepitheliale Neurofibrillen *d* in der Schleimhaut der Epiglottis. *Mensch. c* Dicke sensible Faser; *a* Epithel; *b* Tunica propria. (Pyridin-Silber-Methode nach BIELSCHOWSKY. 500mal vergrößert.) Nach KADANOFF 1928.

Die *sensible Innervation* des *menschlichen Kehlkopfs* ist von KADANOFF (1928), ROMANES (1953), SASAKI (1943 in Tohoku Igaku Zassi Bd. 32, S. 569 und 595), MATSUMOTO (1950), MOMONO (1951) eingehend beschrieben worden. KOIZUMI (1953), KOIZUMI und MIKAMI (1953), FEINDEL (1950), ANDREW und OLIVIER (1951) haben weitere Beiträge zur sensiblen Versorgung des Larynx beim *Affen, Hund, Kaninchen* und bei der *Ratte* beigebracht. KADANOFF und GÜROWSKI (1956) bringen zahlreiche Abbildungen über unterschiedlich gestaltete sensible Endigungen, die im Perichondrium der Nasenscheidewand und verschiedener Knorpel des Larynx beim Menschen vorkommen.

Über die *pathologischen Veränderungen* des *Ganglion nodosum* des Vagus und der Nn. laryngei bei tuberkulöser Erkrankung des Kehlkopfs und der Lungen findet man bei FILATOWA und LAWRENTJEW (1932) eine kurze Aufklärung.

3. Trachea.

Der N. laryngeus inf., der Vagusstamm und Äste des Grenzstrangs übernehmen die Versorgung der Trachealwand, in welcher sich zahlreiche *Ganglien* mit multipolaren Zellen vorfinden. Mikroskopische Ergebnisse zur Innervation der Trachea beschränken sich auf das Vorkommen von *Muskelspindeln* (JABONERO 1952) und von *sensiblen Endapparaten* (SAMPAOLO 1950, ELFTMANN 1943, LASCHKOW 1955, HONJIN 1954) gibt bei der *Maus* eine sehr genaue graphische Darstellung von der Einordnung der Ganglien und dem Anteil des Vagus im Aufbau des vom caudalen Larynxende bis zur Bifurkation reichenden trachealen Nervennetzes; letzteres hängt mit dem Plexus cardiacus zusammen.

Nach LASCHKOW (1955) kommen in der Trachealschleimhaut der *Katze* strauchartige, nervöse Endverästelungen im Epithel und Bindegewebe vor; der Autor weist auf eine zweite Art intraepithelialer Endigungsweise hin, bei welcher zarte Nervenfäserchen die Epithelzellen mit knopfförmigen Enden berühren sollen. Experimentelle Ausschaltung des Ganglion nodosum und des Ganglion stellatum mit folgender Degeneration der Schleimhautnerven veranlaßt den Autor, der erstgenannten Endigungsart eine sensible und der zweiten Art eine sympathisch-efferente Funktion zuzuweisen. Ob man im Flimmerepithel der Trachea mit der Anwesenheit sympathischer Fasern zu rechnen hat, scheint mir jedoch noch weiterer Klärung bedürftig. In der hier vielfach erörterten Angabe, daß im vegetativen, subepithelialen Nervennetz sympathische und sensible Fasern gemeinsam verlaufen, kann man dem Autor zustimmen. KADANOFF (1954) erwähnt im membranösen Teil der menschlichen Luftröhre das Vorkommen intraepithelialer Nervenfasern und eingekapselter Endorgane in der Tunica propria.

4. Lunge.

Vagus und Sympathicus entwickeln die entsprechenden Geflechte zur Innervation der Lunge; v. HAYEK (1953) denkt hierbei möglicherweise noch an den N. phrenicus. Bei experimenteller Untersuchung hat man darauf zu achten, daß infolge verschiedener Anastomosen bereits im Vagusstamm sympathische Fasern und im Grenzstrang Vaguselemente verlaufen können. Überdies sind im Vagusstamm Ganglienzellen beschrieben worden. Am Lungenhilus unterscheidet man zwei Nervengeflechte, die — zum Stammbronchus orientiert — den Namen Plexus anterior und posterior führen.

RJASANSKIJ (1930) hat zur Topographie der beiden Nervenplexus einen Beitrag geliefert. BAUMANN (1938, 1940) beschreibt die Anordnung der Lungennerven in der Hilusregion bei einem 6 und 8 Wochen alten *menschlichen Embryo* sehr genau und findet in diesem Stadium die sympathischen Äste im vorderen und hinteren Plexus bereits zu geflechtartiger Bildung ausgedehnt, während sich das noch abgrenzbare Vagusgeflecht überwiegend dorsal von den Stammbronchien ausbreitet. Aus der Anordnung sympathischer Nervenbündel innerhalb der oben genannten Geflechte wird ihre jeweilige Beziehung zu einem bestimmten Lungenlappen nicht ersichtlich.

Die gesamte, für die Lunge erforderliche Nervenmasse setzt sich aus markhaltigen und marklosen Fasern zusammen und gelangt aus den Hilusgeflechten mit den Bronchien und Gefäßen in die Tiefe des Organs. Die plexusartige Anordnung der Lungennerven mit ihrer fortwährenden Vermischung und Umleitung der Einzelfasern wird beibehalten und erfährt um Bronchien und Gefäße eine besondere Dichte. In die peribronchialen und perivasalen Nervenplexus sind zahlreiche *Ganglien* eingeschaltet und von vielen Autoren beim *Menschen* und unterschiedlichen *Wirbeltieren* beschrieben worden (GASPARINI 1948, GAYLOR 1934, MURATORI 1931, GODINOV 1940, CONTI und BARIATTI 1953, v. HAYEK 1953, MIZUKOSHI 1953, SUNDER-PLASSMANN 1933, DIJKSTRA 1939, TAKINO 1933, OKAMURA 1937, MIYAKE 1939, ÁBRAHÁM 1941, ARIMOTO und MIYAGAWA 1930, ELFTMANN 1943, SAITO 1955).

Die *Ganglienzellen* sind multipolar, werden gewöhnlich von einem Hüllplasmodium umgeben und gehören somit dem sympathischen System an. Nach HAYASHI (1937) kommen unter den Ganglienzellen, ähnlich dem Darmkanal, zwei nicht immer deutlich unterscheidbare Formen zu Gesicht: Typus II nach DOGIEL ist in Abb. 408 wiedergegeben, an den langen Fortsätzen kenntlich und scheint die weit überwiegende Masse aller Ganglienzellen darzustellen. Typus I wird wesentlich seltener beobachtet und besitzt in einem oder in wenigen breiten, langen Fortsätzen und in einer Menge kurzer Ausläufer seine charakteristischen Merkmale. Die kurzen Fortsätze können an ihrem Ende die zarten, fibrillären Verbreiterungen entwickeln (Abb. 409).

Nach OKAMURA (1937) finden sich, in Übereinstimmung mit den Resultaten anderer Autoren, die meisten Ganglienzellen in der Nähe des Lungenhilus und in der Wand der großen Bronchialäste; sie werden hier gewöhnlich zu ganzen Ganglien aneinandergelagert. In der Periadventitia der Lungengefäße gelangen ebenfalls kleine Ganglien vors Auge. Mit fortschreitender Verästelung des Bronchial- und Gefäßbaums verringert sich die Zahl der angelagerten Ganglienzellen erheblich. Jedenfalls läßt sich eine Ganglienzelle im respiratorischen Gebiet der Lunge nur als ein zufälliger Befund bewerten.

TAKINO und WATANABE (1937) erwähnen beim *Schwein* neben multipolaren Elementen noch das Vorkommen unipolarer Zellen; nach der von den beiden Autoren beigefügten Abbildung dürfte es sich hierbei um Bestandteile des Vagussystems handeln. Wie aus den Angaben von TAKINO und WATANABE (1937), TAKINO (1933), GODINOV (1940) hervorgeht, werden gelegentlich beim *Menschen*, bei *Maus*, *Ratte*, *Huhn* und *Taube*, ferner bei *Emys* und *Testudo* unipolare Zellen entdeckt. Nach MURATORI (1931) besitzen die *Sauropsiden* in der Lunge eine auffallend große Menge von Ganglienzellen.

Über *Altersveränderungen* an den Ganglienzellen der menschlichen Lunge wird man aus der Arbeit von GASPARINI (1948) unterrichtet. Zur *pathologischen Anatomie* der pulmonalen Ganglienzellen des Menschen mit der auftretenden Disharmonie, Hypertrophie und kolbigen

Verdickung der Zellfortsätze bringen KURUCZ und OSGYANI (1954) aufklärende Abbildungen. CONTI und BARIATTI (1953) geben einen gründlichen Bericht von den pathologischen Erscheinungen, welche nach experimenteller *Lobektomie* bei der *Katze* im Wachstum des Zellkörpers und in der Vermehrung der Fortsätze an den an der Lungeninnervation beteiligten Ganglienzellen zutage treten.

MURATORI (1934) hat im Plexus pulmonalis des *Hühnchens* und des *Sperlings* neben den sympathischen Ganglien noch kleine *Paraganglien* beobachtet.

In sämtliche Ganglien der Lunge müssen sympathische Fasern oder Vagusfasern gelangen; beide Faserarten können teils durch die Ganglien ohne weiteres

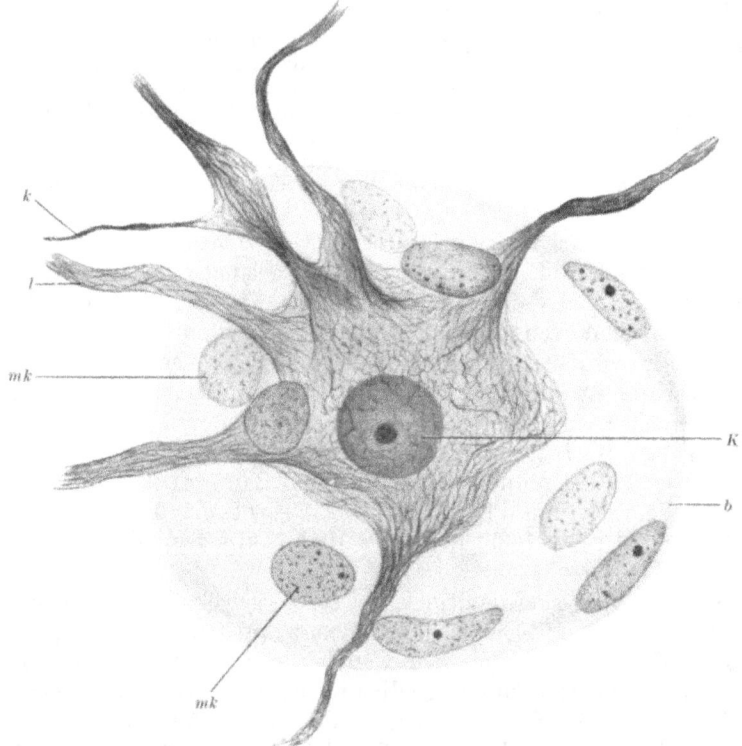

Abb. 408. Ganglienzelle vom Typus II aus dem Nervenplexus eines Bronchialastes. *Mensch.* K Kern; b bindegewebige Kapsel; mk Kerne des Hüllplasmodiums; l ein langer Fortsatz; k dünner Ast. (BIELSCHOWSKY-Methode. 1350mal vergrößert, auf ³/₅ verkleinert.) Nach HAYASI 1937.

hindurchziehen oder sie treten mit den einzelnen Nervenzellen auf irgendeine Weise in Beziehung. LARSELL und MASON (1921) haben nach experimenteller Durchschneidung des Vagus beim *Kaninchen* eine folgende Degeneration pericellulärer Fasern an den Ganglienzellen der Lunge festgestellt. Ebenso betont ELFTMANN (1943) eine vagale Abkunft der pericellulären Fasern beim *Hund.* Demnach könnten die von DIJKSTRA (1939) an den Bronchialganglien der *Katze* beschriebenen pericellulären „Terminalnetze" dem Vagus angehören. Ein Gleiches würde für das von HAYASHI (1937) im Hüllplasmodium ausgebreitete, pericelluläre Terminalreticulum (Abb. 409) zutreffen, das unter Verschmelzung sympathischer und vagaler Neurofibrillen auf den engen Zusammenhang zwischen den sympathischen Ganglienzellen und dem Vagussystem hindeutet. Immerhin läßt sich auch eine sympathische Abkunft der in der gleichen Abbildung unter p eingezeichneten, pericellulären Nervenfasern als möglich denken.

An den größeren und mittleren Bronchien sind zwei Nervengeflechte zu unterscheiden; das äußere perichondrale Geflecht findet sich in der Adventitia, das zweite im Bindegewebe der Submucosa zwischen Knorpel und Muscularis. Im perichondralen Plexus besitzen die eingelagerten Ganglien einen größeren Umfang als in dem inneren Nervenplexus, dessen Nervenbündel und Nervenfasern sich überdies gegenüber dem äußeren Nervengeflecht durch eine größere Feinheit auszeichnen. Aus dem inneren Nervengeflecht heraus entwickelt sich die für die Drüsen, die Muscularis und die Capillaren bestimmte vegetative Endformation. Ihre netzförmige Konstruktion haben HAYASHI (1937), SAITO (1955) und DIJKSTRA (1939) gezeigt.

Nach Abb. 410 unterscheidet sich die Innervation der Bronchialdrüsen durch das Terminalreticulum in keiner Weise von derjenigen der gewöhnlichen Schleim-

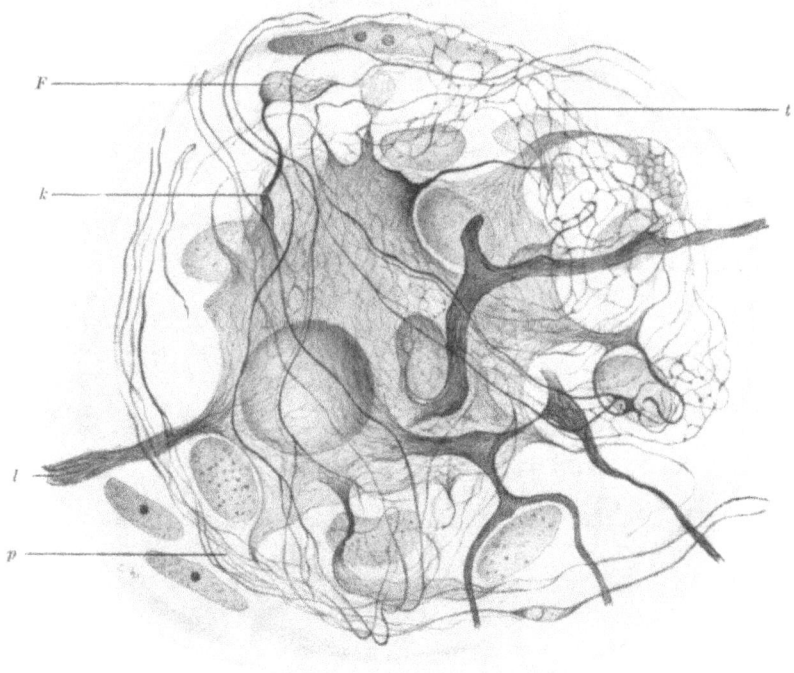

Abb. 409. Ganglienzelle vom Typus I aus dem Nervenplexus eines Bronchialastes. *Mensch.* *l* Langer, *k* kurzer Fortsatz mit fibrillärer Verbreiterung *F*; *p* präterminale Fasern; *t* pericelluläres Terminalreticulum. (BIELSCHOWSKY-Methode. 1350mal vergrößert, auf $^{13}/_{20}$ verkleinert.) Nach HAYASI 1937.

drüsen. Fasern aus Vagus und Sympathicus, afferente und efferente Elemente können in jenem vegetativen Endnetz, das sich weiterhin auf die Capillarwände und in die glatte Muskulatur der Bronchien erstreckt, miteinander vereint sein. Diese Endformation hängt mit zahlreichen Verbindungsästen, die durch die Muscularis hindurchführen, mit einem subepithelialen Geflecht zusammen; es reicht mit netzartig angeordneten, fibrillären Strängen bis an die Basis des Epithels (Abb. 411). Die im vorhergehenden einzeln bezeichneten Nervengeflechte werden durch viele anastomotische Faserzüge zu einer einheitlich geschlossenen netzartigen Formation zusammengefaßt.

In den Nervenbündeln des perichondralen Plexus beobachtet man häufig markhaltige Fasern; sie gehören mit größter Wahrscheinlichkeit dem Vagus an und finden in unterschiedlich gestalteten sensiblen Bildungen ein Ende. Derartige Fasern werden von YAGITA (1954) als afferent gedeutet. Afferente Endkörperchen der bekannten Arten scheinen in der Bronchialwand selten vorzukommen; man müßte sie auch ohne Verwendung des Silbers oder Methylenblaus im Bindegewebe bemerken können; nur bei CONTI und BARIATTI (1950) trifft man auf einige hierher gehörende Angaben. Hingegen kann man in der Muskelschicht der Bronchien auffallende nervöse Gebilde entdecken, die sich zweifellos in den Bereich sensibler, neuromuskulärer Endigungen eingliedern lassen (LARSELL und DOW 1933, DIJKSTRA 1939, HAYASHI 1937, BRONKHORST und DIJKSTRA 1940, JABONERO 1952, ELFTMANN 1943, SAITO 1955). SUNDER-PLASSMANN (1933) hat eine derartige Endform bei den intrapulmonalen Bronchien

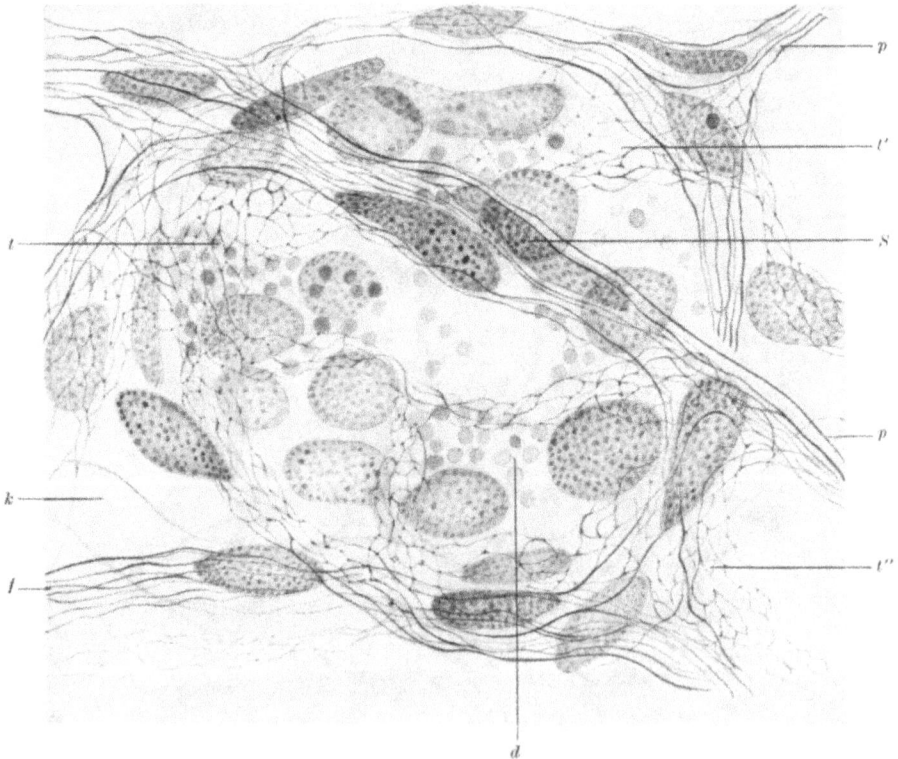

Abb. 410. Nervöses Endnetz an einer Bronchialdrüse d. *Mensch.* f Nervenbündel; S SCHWANNscher Kern; p präterminale Fasern; t, t', t'' Terminalreticulum; k Capillaren. (BIELSCHOWSKY-Methode. 1800mal vergrößert, auf $^{13}/_{20}$ verkleinert.) Nach HAYASI 1937.

als „Neurovegetatives Receptorenfeld" bezeichnet (Abb. 141). HAYASHI (1937) erwähnt noch eine bäumchenartig verästelte, afferente Endigung in der Tunica propria eines mittelgroßen Bronchus und in der Umgebung einer kleinen Arterie des Lungenparenchyms. SAITO (1955) beschreibt in der Bronchialschleimhaut des *Hundes* sensible, knäuelartige Gebilde.

Das *Bronchialepithel* beherbergt, soweit es mehrschichtig ist und eine ziemliche Dicke aufweist, eine Menge feiner Neurofibrillen; SUNDER-PLASSMANN (1933) und HAYASHI (1937) haben von den intraepithelialen Nervenelementen eine gute bildliche Orientierung gegeben. Von LARSELL und DOW (1933), MIZUKOSHI (1953), ARIMOTO und MIYAGAWA (1930), BRONKHORST und DIJKSTRA (1940), CONTI und BARIATTI (1953) und SAITO (1955) wird ebenfalls über intraepitheliale Nerven in den Bronchien berichtet.

Über die *Innervation der Lungengefäße* sind bei TAKINO (1933), SUNDER-PLASSMANN (1938) und DIJKSTRA (1939) verschiedene Einzelbeobachtungen zu ersehen.

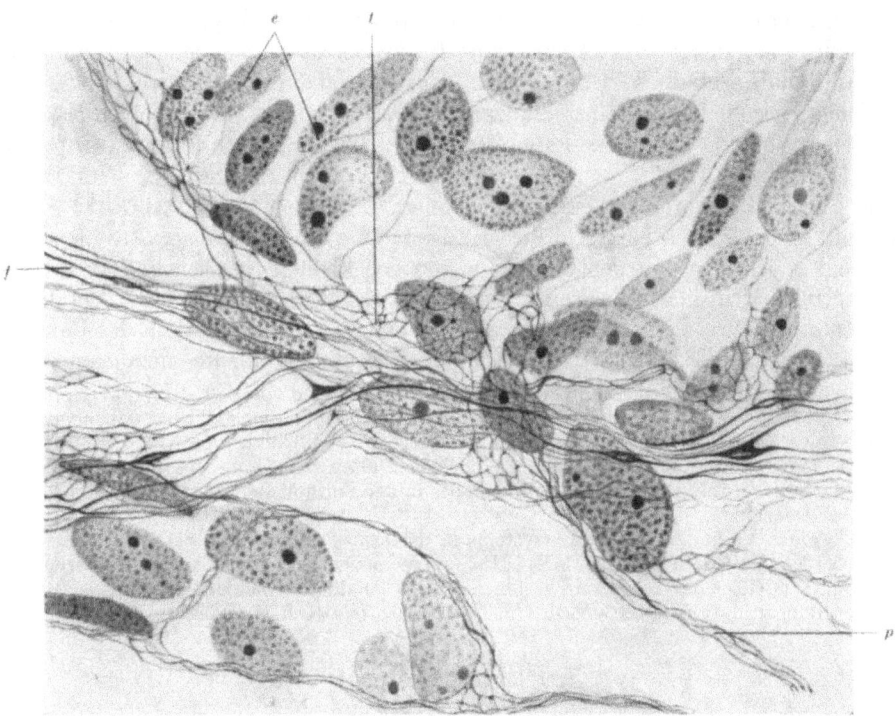

Abb. 411. Subepithelialer Nervenplexus. Mittelgroßer Bronchus. *Mensch.* *f* Gröbere Fasern; *p* präterminale Fasern; *t* Terminalreticulum; *e* Epithel. (BIELSCHOWSKY-Methode. 1800mal vergrößert, auf $^2/_3$ verkleinert.) Nach HAYASI 1937.

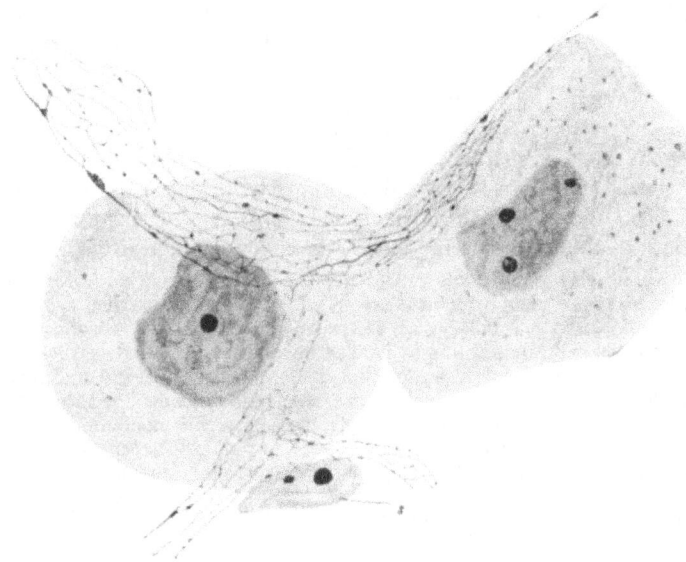

Abb. 412. Neurofibrillenzüge des Terminalreticulums an den Alveolenwandzellen der Lunge. *Mensch.* *s* SCHWANNscher Kern. (BIELSCHOWSKY-Methode. 2700mal vergrößert, auf $^1/_2$ verkleinert.) Nach SUNDER-PLASSMANN 1938.

Die Beziehungen zwischen dem respiratorischen Abschnitt im Bronchialbaum und dem vegetativen Nervensystem lassen sich schwer erkennen. Es genügt jedenfalls nicht, ein paar zwischen den Alveolensäckchen verlaufende markhaltige oder marklose Nervenfasern ohne weiteres als Grundlage für eine angeblich sensible Innervation des *Alveolarepithels* zu betrachten. Vielmehr kann die synaptische Verbindung zwischen dem Nervengewebe und der Alveolarwand nur auf dem Wege über eine feinste, netzartige Konstruktion des vegetativen Nervensystems zustande kommen. Es ist HAYASHI (1937), SUNDER-PLASSMANN (1938) und MAGNENAT (1951) gelungen, an den Bronchioli respiratorii, den Ductus und Saccus alveolares ein derartiges Endnetz darzustellen; nach Abb. 412 reicht es mit seinen zarten Neurofibrillensträngen bis zum Epithel der Alveolen und gelangt gleichzeitig mit den Capillaren und den kleinen Arterien und Venen der Alveolenwand in plasmatischen Zusammenhang. Wie in jeder neurovegetativen Endausbreitung, so ist auch in dem vorliegenden Terminalreticulum des Lungenparenchyms die Existenz afferenter und efferenter Elemente anzunehmen.

In den bindegewebigen Septen des Lungenparenchyms sind von HAYASHI (1937), LARSELL und Dow (1933) *sensible Endorgane*, ähnlich den kleinen Endbäumchen, beschrieben worden; MAGNENAT (1951) hat sie nicht gefunden. ELFTMANN (1943) bildet unter dem Epithel der Ductus und Saccus alveolares bei jungen, 6 Wochen alten *Hunden* nervöse Formationen ab, die zwar wie sensible Endorgane aussehen, aber in der Form etwas eigentümlich und schwer deutbar erscheinen.

Über das Verhalten des Nervensystems in der *embryonalen* Lunge des *Menschen* findet man bei MYAKE (1939) und MIZUKOSHI (1953) verschiedentliche Beobachtungen. Ferner hat BAUMANN (1940) einen bemerkenswerten Beitrag über die Entwicklung des Nervengewebes in den Lungen des *Menschen* und der höheren *Wirbeltiere* verfaßt.

5. Pleura parietalis.

Die *Pleura parietalis* erhält ihre Nerven aus unterschiedlicher Quelle; in der Hauptsache kommen hierfür die Intercostalnerven und die darin enthaltenen sympathischen Fasern in Betracht, die vom Grenzstrang ihren Weg über die Rami communicantes genommen haben. In manchen Regionen der Brustwand können sich Vagus und Phrenicus an der Innervation der Pleura parietalis beteiligen. MARTINO (1939) gliedert die Anordnung des Nervengewebes in der Pleura costalis des Menschen und einiger Säugetiere in ein grobes Netz markhaltiger Fasern, die aus den Intercostalnerven stammen, und in ein weiteres feines Netz markloser Fasern. Die zuführenden Äste der Intercostalnerven gelangen teils mit den Gefäßen, teils auf eigener Bahn in die Pleura costalis. Das grobe, markhaltige Nervennetz paßt sich in seiner Konstruktion ungefähr dem arteriellen Netz an. Das feine marklose Nervennetz entspricht in der Anordnung etwa dem Capillarnetz. Die meisten markhaltigen Nervenfasern verlieren ihre Myelinscheide in den Verbindungsästen vom groben zum feinen Netz.

Nach den Abbildungen MARTINOS (1939) gehört das feine marklose Nervennetz mit seinen Neurofibrillenzügen, den Interstitiellen Zellen, dem SCHWANNschen Leitplasmodium und seinen Beziehungen zur Capillarwand bereits in das Gebiet der vegetativen Endausbreitung; auch auf die Verbindung dieses Netzes mit Pericyten, Bindegewebszellen, Fett- und Epithelzellen weist der Autor hin. Cerebrospinale, afferente Fasern und sympathische Fasern sind in dem diffusen, marklosen Netz zu einer einheitlichen Formation zusammengeschlossen; sie läßt sich vielleicht als einen Träger der Schmerzempfindung beurteilen. *Pacinische Lamellenkörperchen* und eine Abart, die GOLGI-MAZZONIschen *Körperchen* (MARTINO 1939, ROSSI 1931), werden im Bindegewebe der Pleura parietalis beobachtet. *Ganglienzellen* scheinen vereinzelt vorzukommen; MARTINO (1939) hat sie nur beim *Gecko* und *Huhn* gefunden. Schließlich gibt MARTINO in der Abbildung ein zartes, subepitheliales Terminalnetz in der Pleura costalis der *Ratte* wieder.

Die Nerven der *Pleura pulmonalis* zweigen sich aus einem „subepithelialen Plexus" (HAYASHI 1939) ab, dem sie nach LARSELL (1935) mit den Gefäßen und aus den interlobulären Septa der Lunge zuströmen. LARSELL (1935) beschreibt in der Pleura visceralis des *Menschen* eine kleine, nervöse Verästelung eines afferenten Typus; LAUGHI (1933) bemerkt eingekapselte Nervenenden im visceralen Brustfell der *Katze*. Nach YAGITA (1954) sind markhaltige Nervenfasern in der Pleura pulmonalis sensibel.

XIII. Innervation der Exkretionsorgane.

1. Niere.

Die mit der Versorgung der Niere des Menschen und der Wirbeltiere betrauten Nerven sind in den letzten Jahren von DAMBRIN (1933), MITCHEL (1950), STIEMENS (1934), SPANNER (1929), BRAEUCKER (1950), SZABÓ (1948), JANSKY (1954), CHRISTENSEN, LEWIS und KUNTZ (1951) präparatorisch eingehend dargestellt worden. Die Innervation der menschlichen Niere gestaltet sich sehr kompliziert und baut sich aus dem Zusammenschluß von drei Elementen, aus Sympathicus, Vagus und Spinalnerven auf. Als wichtigste Ursprungsstätte für die Nierennerven hat das vor dem Anfangsteil der Bauchaorta und vor den medialen Schenkeln des Diaphragmas gelegene Ganglion coeliacum zu gelten, das mit einem weiter caudal gelegenen „Ganglion aortico-renale" verbunden ist. Die beiden Ganglia coeliaca hängen durch zahlreiche, ebenfalls Nervenzellen enthaltende Nervenäste zusammen und lassen auf diese Weise eine einheitliche geflechtartige Nervenmasse, den Plexus coeliacus, entstehen. Dieser enthält in allen seinen Teilen Vagusfasern; sie stammen in der Hauptsache aus dem Truncus post. des N. vagus und gelangen von oben her in jedes Ganglion coeliacum. Der hintere Vagusstamm kann überdies direkte Äste in den Plexus renalis und suprarenalis abgeben.

Ein Überblick über die präparatorischen Resultate ergibt für den um die Nierenarterie gelagerten Plexus renalis die Möglichkeit einer nervösen Verbindung mit Plexus coeliacus, Ganglion aortico-renale, Plexus suprarenalis und aortico-abdominalis, Ganglion lumbale II des Grenzstrangs und Plexus spermaticus. Weitere Äste werden der Niere aus den drei Nn. splanchnici, aus den Rami communicantes des II. und III. Lumbalsegments, aus den oberen Lumbalnerven und nach BRAUS' Anatomie auch aus dem X.—XII. Intercostalnerven zugeführt. Der Plexus renalis besitzt in seinem Maschenwerk eine schwankende Anzahl kleiner Ganglien. Von der Nebenniere (HIRT 1924) und vom Plexus renalis (BRAEUCKER 1950) ziehen konstant perirenale Fasern zur Außenfläche der Niere und entwickeln in der Tunica fibrosa ein feines Nervengeflecht, das Ausläufer in der Nierenrinde besitzt.

BRAEUCKER (1950) hat in einem Fall von Gravidität beim Menschen eine *Hypertrophie* des gesamten abdominalen und sakralen vegetativen Nervensystems, vor allem des Plexus coeliacus und uterovaginalis, beobachtet. Eine Volumzunahme der Ganglien war zu bemerken, die histologische Ursache hierfür wurde nicht festgestellt. Über die Anordnung des Plexus renalis bei der menschlichen *Hufeisenniere* finden sich bei WISCHNOWSKY jr. (1928) orientierende Erläuterungen.

Aus dem Plexus renalis dringen vom Hilus aus Bündel markhaltiger und markloser Nervenfasern gemeinsam mit den Gefäßen in das Parenchym ein, wo die weitaus meisten Fasern keine Markscheide mehr besitzen dürften. Über die Beziehung zwischen Gefäßnerven und den eigentlichen Organnerven gilt das im Gefäßkapitel Gesagte: Beide Nervenformationen hängen untrennbar zusammen und sind nur künstlich dargestellte Teilgebiete eines über das gesamte Parenchym ausgedehnten, einheitlichen Nervennetzes. Um sich über die Beziehung jenes Nervennetzes zu den elementaren Aufbauteilen der Niere übersichtlich zu orientieren, sei auf Abb. 413 verwiesen.

Schon bei mittlerer Vergrößerung ist ein zusammenhängender Nervenplexus auf der A. interlobularis über die A. corticalis radiata bis zum Vas afferens zu beobachten. Gröbere Faserbündel entwickeln in der äußeren Adventitia ein mehr weitmaschiges Geflecht, das sich auf der Muscularis zu einer netzartigen, dem Terminalreticulum angehörenden Formation verdichtet. Die zugehörigen Venen besitzen ein bis unter das Endothel reichendes Nervennetz wie die Venen aller übrigen Körperorgane.

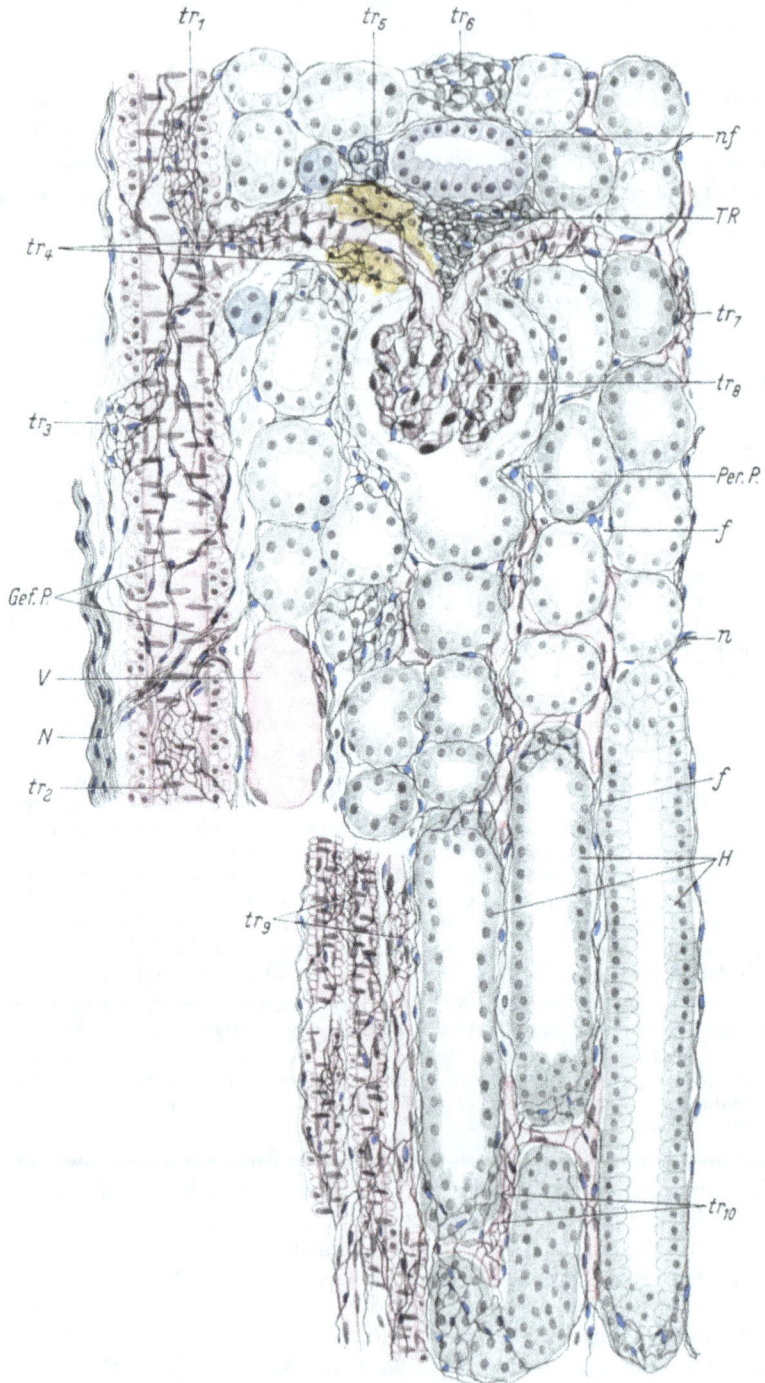

Abb. 413. Schema zur Innervation der menschlichen Niere. Rot Gefäße, blau SCHWANNsche Zellen (länglich), interstitielle Zellen (rund), hellblau paravasculäre und paraportale Zellen, gelbbraun Polkissen, violett Macula densa, tiefschwarz Nervengewebe. tr_1 nervöses Terminalreticulum auf den Muskelzellen einer A. corticalis radiata; tr_2 kernloses Terminalreticulum; tr_3 nervöses Terminalreticulum in der Gefäßadventitia und der Muscularis; tr_4 Terminalreticulum an einem Vas afferens und am Polkissen; tr_5 Terminalreticulum an einer paraportalen Zellgruppe; tr_6 Terminalreticulum an einem tangential geschnittenen Tubulus contortus; tr_7 Terminalreticulum an einer Capillare; tr_8 Terminalreticulum an den Glomeruluscapillaren und Deckzellen; tr_9 Terminalreticulum an den A. und V. rectae; tr_{10} Terminalreticulum an einer Capillare und an einem geraden Harnkanälchen; N grobes, ein Gefäß begleitendes Nervenbündel; $Gef.P.$ nervöser Gefäßplexus; $Per.P.$ periglomerulärer Plexus mit interstitieller Zelle; nf feine marklose Nervenfasern an der Basis der Macula densa; f marklose Nervenfasern im intertubulären Bindegewebe; TR afferentes Terminalreticulum im GOORMAGHTIGHschen Zellhaufen; N Verbindungsfasern zum anliegenden Nephron; H gerade Harnkanälchen; V Vene. Nach KNOCHE 1951.

DE MUYLDER (1941) behauptet, im Venenlumen in der Niere von *Maus*, *Meerschweinchen* und *Schaf* dem Sympathicus zugeteilte afferente ösen- und knäuelartige Endorgane beobachtet zu haben, denen er die Bedeutung von *Chemoreceptoren* zuspricht. Nach den bei-

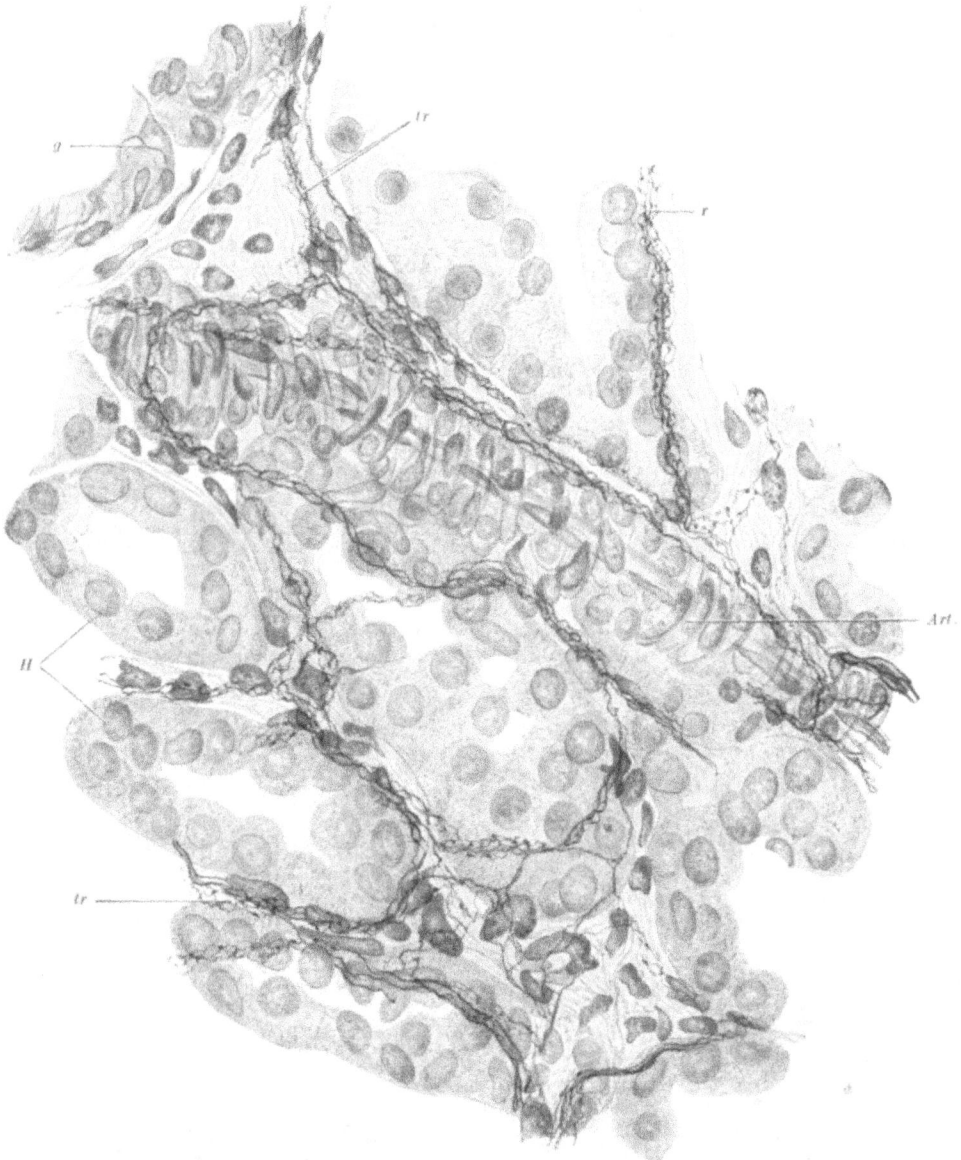

Abb. 414. Nervöses Terminalreticulum auf einem Vas afferens und mehreren Harnkanälchen. Niere. **Mensch.** *tr* Terminalreticulum, Art. Vas afferens; *H* Harnkanälchen; *g* Teil eines Glomerulus. (BIELSCHOWSKY-Methode. 1000mal vergrößert, auf ⁴/₅ verkleinert.) Nach KNOCHE 1950.

gegebenen Abbildungen scheinen die sonderbaren Formationen, die ich in ähnlicher Weise noch in keinem Gefäß gesehen habe, in Intimafalten zu liegen, die sich in das Gefäßlumen vorgestülpt haben.

Die fibrillenhaltigen Plasmastränge, welche die Vasa afferentia der Nierenkörperchen umfassen, erstrecken sich mit ihrem Maschenwerk in gleicher Weise auf die Wand der in der Rinde lagernden Tubuli contorti (Abb. 414); hierbei wird der kontinuierliche Zusammenhang zwischen Gefäß- und Organnerven besonders deutlich. In der beschriebenen nervösen Formation kommen markhaltige Fasern

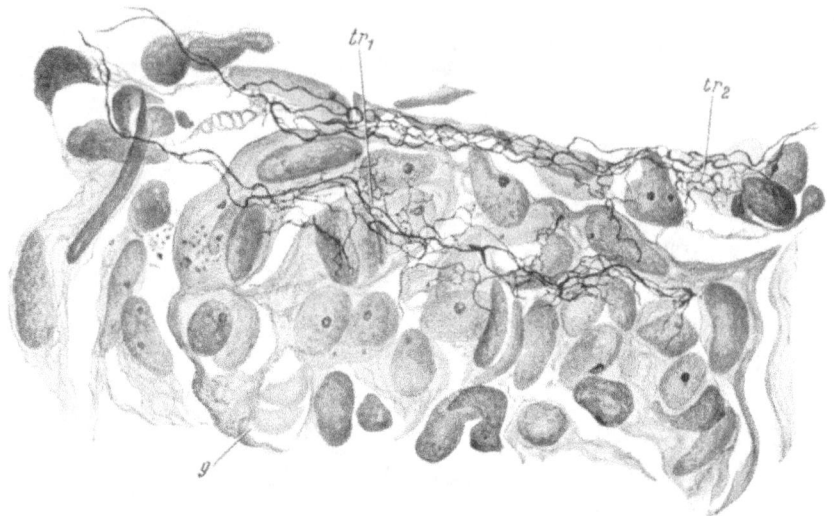

Abb. 415. Intraglomerulär gelegenes, nervöses Terminalreticulum. Niere. *Mensch.* tr_1 Terminalreticulum im Glomerulus; tr_2 Terminalreticulum außerhalb des Glomerulus; g Glomerulusschlinge. (BIELSCHOWSKY-Methode. 1600mal vergrößert, auf $^4/_5$ verkleinert.) Nach KNOCHE 1950.

nicht vor. Auf dem Wege über das Vas afferens ist ein Eindringen nervöser Elemente zwischen die Capillarschlingen des Glomerulus verschiedentlich beob-

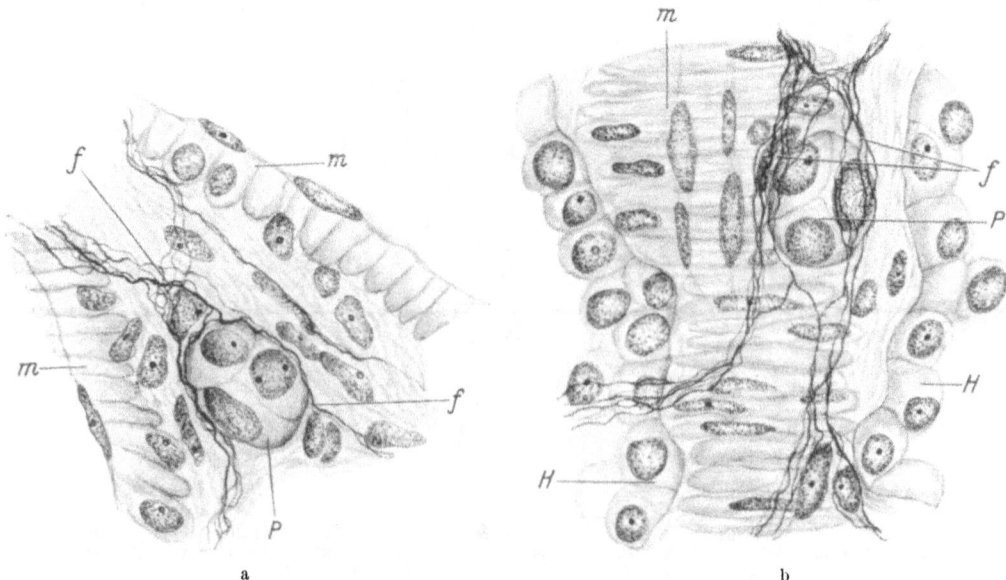

Abb. 416 a u. b. a Feinste marklose Nervenfasern an einer paravasculären Zellgruppe. Niere. *Mensch.* f Marklose Nervenfasern; m Muscularis des Vas afferens; p paravasculäre Zellgruppe. (900mal vergrößert, auf $^9/_{10}$ verkleinert.) b Feinste marklose Nervenfasern an einer paravasculären Zellgruppe. f Marklose Nervenfasern; m Muscularis einer Arteriola afferens; H Harnkanälchen; p paravasculäre Zellgruppe. (BIELSCHOWSKY-Methode. 1100mal vergrößert, auf $^9/_{10}$ verkleinert.) Nach KNOCHE 1951.

achtet worden (SPANNER 1929, HIRT 1930, MAILLET 1953, KUBO 1935, DAMBRIN 1933, KAUFMANN und GOTTLIEB 1931); die Endigungsweise war schwer festzustellen. Nach KNOCHE (1951) handelt es sich bei der Synapse zwischen Nervengewebe und Capillarschlingen um ein Terminalreticulum, das mit den außerhalb des MALPIGHIschen Körperchens verlaufenden Nervenfasern verbunden ist und unter zunehmender Auflockerung als feinstes Fibrillennetz dem Endothel und den Pericyten direkt aufliegt (Abb. 415). Ein periglomeruläres Nervennetz geht in das den Vasa afferentia zugeteilte Nervengeflecht kontinuierlich über. Es

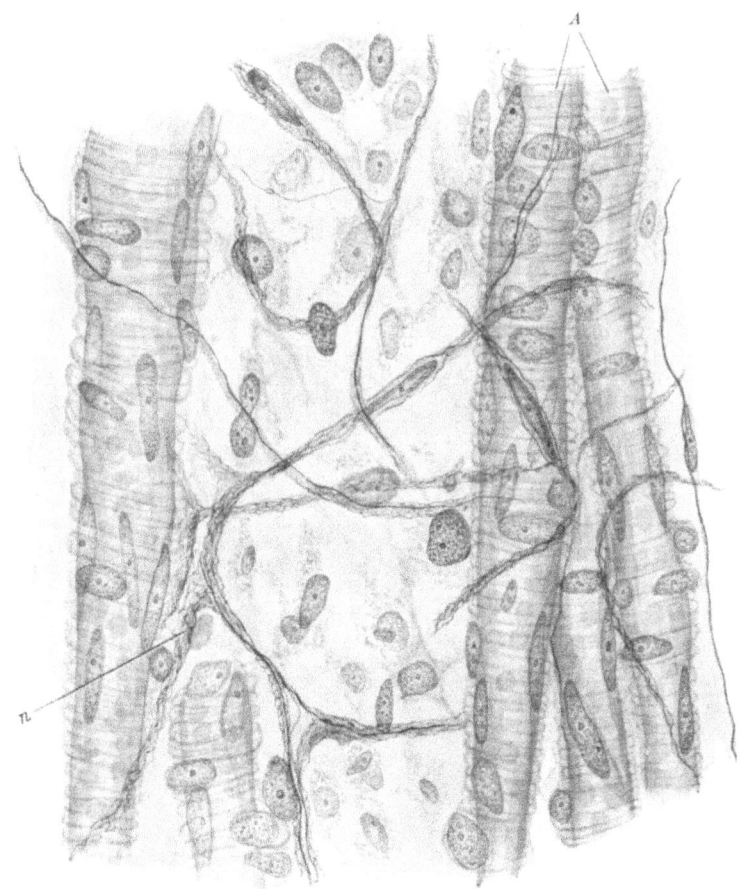

Abb. 417. Feinstes Geflecht markloser Nervenfasern an den Arteriolae rectae. Niere. *Mensch. n* Feinste, fibrilläre Nervenfaserzüge; *A* Arterie. (BIELSCHOWSKY-Methode. 1170mal vergrößert, auf ²/₃ verkleinert.)
Nach KNOCHE 1950.

umschließt die Capillarschlingen des Glomerulus und vermag sich wenigstens den am Glomerulusrand gelegenen Gefäßabschnitten plasmatisch anzufügen. Eine nervöse Beeinflussung der Glomeruluscapillaren dürfte nach dem obigen histologischen Befund außer Zweifel stehen.

Die in unmittelbarer Umgebung der A. corticalis radiata vorkommenden *paravasculären Zellgruppen* (BECHERs Zellinseln), die als „*Polkissen*" bezeichneten, epitheloiden Zellen im präglomerulären Abschnitt des Vas afferens, ferner BECHERs *paraportale Zellgruppe* geraten sämtlich mit dem peripheren Nervenendnetz in Verbindung. In Abb. 416a und b findet sich der plasmatische Anschluß der Neurofibrillen an die paravasculären Zellgruppen deutlich wiedergegeben. Die Neurofibrillen zweigen sich von den Gefäßnerven ab, bilden jedoch keinerlei besondere Endigung, sondern umfassen nicht anders als irgendwelche Komplexe von Drüsenzellen, die paravasculären Zellgruppen nur mit einer kurzen Verlaufsstrecke, um sich in benachbarte Abschnitte des peripheren Nervennetzes zu verlieren.

BECHER (1937), faßt die am Gefäßpol eines MALPIGHIschen Körperchens vorkommenden Zellkomplexe: Die *Macula densa* am Zwischenstück des Harnkanälchens, die *paraportalen* und *paravasculären Zellen* und die im Winkel von Vas afferens und efferens eingelagerten Epithelhaufen (GOORMAGHTIGHS „Sockelplasmodium") in den Begriff einer für die Regulation des MALPIGHIschen Körperchens verantwortlichen, funktionellen Einheit zusammen. Hierbei ist an eine humorale Steuerung des Gefäßapparates von seiten jener Zell-

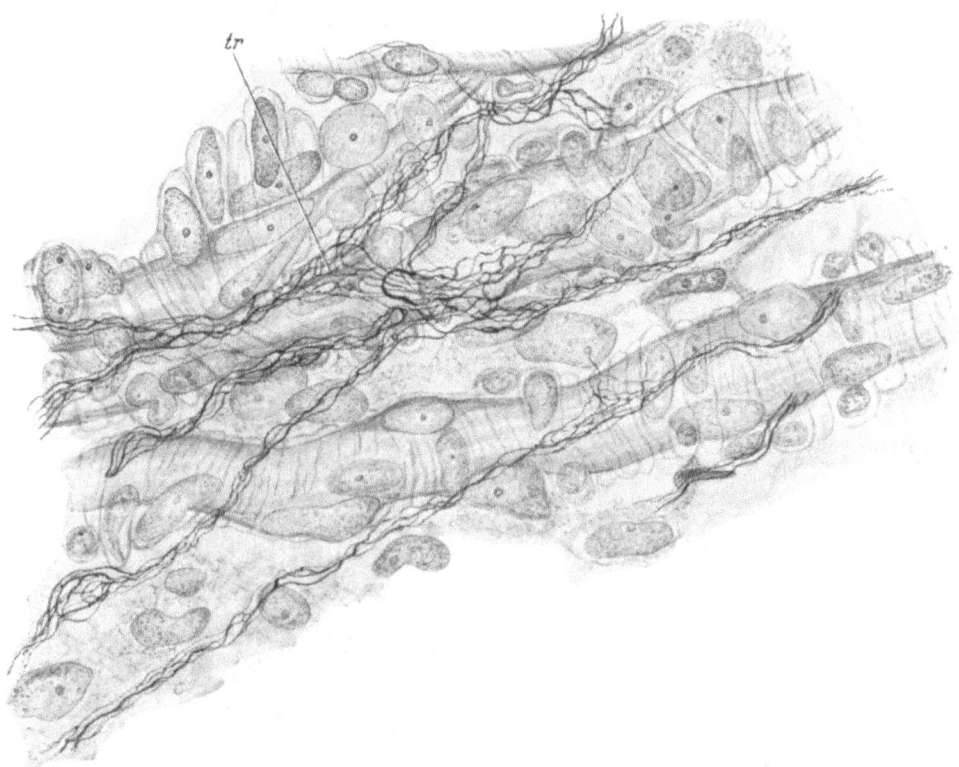

Abb. 418. Nervöses Terminalreticulum an den Arteriolae rectae. Niere. *Mensch. tr* Terminalreticulum. (BIELSCHOWSKY-Methode. 1450mal vergrößert, auf ³/₄ verkleinert.) Nach KNOCHE 1950.

komplexe gedacht. Das mikroskopische Präparat gestattet zwar zu jeder Zeit die Aufstellung von Hypothesen, zeigt sich aber gewöhnlich zur Beweisführung hypothetisch gedachter Vorgänge als unzureichend. Wie dem auch sei, die Funktion jener Zellkomplexe kann jedenfalls nicht ohne Mitbeteiligung des Nervensystems vor sich gehen. GOORMAGHTIGH (1932) und DE MUYLDER (1948) haben Nerven am Gefäßpol eines Nierenkörperchens beschrieben.

KNOCHE (1951) hat mit der BIELSCHOWSKY-Methode im GOORMAGHTIG*schen Zellhaufen* ein allerfeinstes Netzwerk imprägniert, das mit benachbarten Formationen des Terminalreticulums zusammenhängt und diesem vom Autor zugerechnet wird. Im Hinblick auf eine gewisse morphologische Ähnlichkeit des obigen Nervennetzes mit nervösen afferenten Strukturen in der Wand des Sinus caroticus neigt KNOCHE (1951) dazu, ein sensibles Terminalreticulum im Sockelplasmodium mit Wahrscheinlichkeit anzunehmen. Möglicherweise befindet sich KNOCHE hiermit im Recht, obwohl es gerade im vorliegenden Fall unsicher bleibt, „neurovegetative Receptorenfelder" (SUNDER-PLASSMANN 1933) in der Nierenrinde auf Grund des mikroskopischen Präparates als vorhanden zu betrachten.

Afferente Endorgane bekannter Bauart kommen nach unseren Beobachtungen in der menschlichen Niere nicht vor; die Existenz afferenter Fasern sei jedoch keineswegs geleugnet.

Letzten Endes müssen die afferenten Fasern dem Terminalreticulum eingeführt sein, das, wie sich aus dem Obigen ergibt, die fraglichen Zellkomplexe in der Niere in seinem Bereich einschließt. Das gleiche Netz umfaßt mit Einzelteilen den gesamten Gefäßapparat und die BOWMANsche Kapsel des MALPIGHISchen Körperchens, dessen Innervation man sich jedenfalls als überaus kompliziert vorzustellen hat.

Die im Mark der Niere verlaufenden Arteriolae rectae werden mit den zugehörigen Venen und Capillaren wie die übrigen Nierengefäße vom Nervengewebe versorgt. In Abb. 417 tritt das kernhaltige, syncytiale Netzwerk, das die neurofibrillenhaltigen Stränge des SCHWANNschen Leitplasmodiums formieren, deutlich

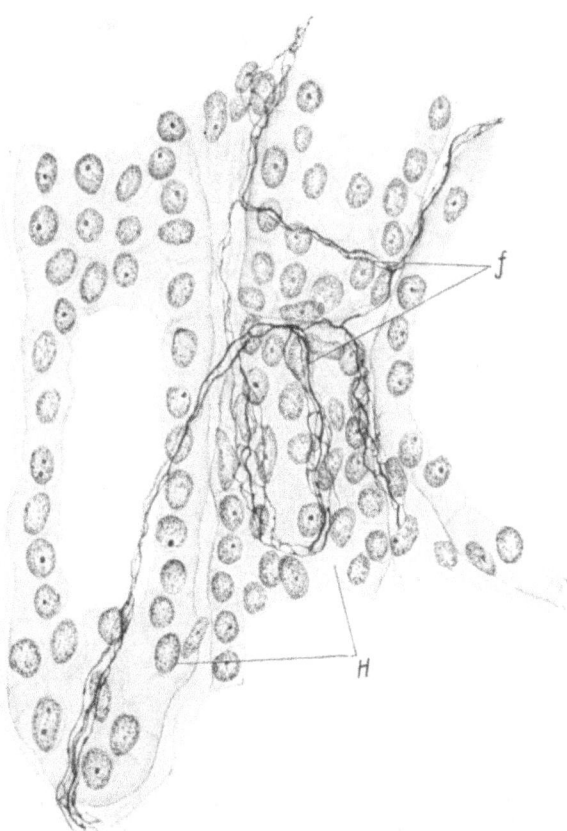

Abb. 419. Feinste marklose Nervenfasern an den Tubuli recti. Niere. *Mensch.* *f* Feinste reticuläre marklose Nervenfasern; *H* Harnkanälchen. (BIELSCHOWSKY-Methode. 900mal vergrößert, auf $^5/_6$ verkleinert.) Nach KNOCHE 1951.

hervor. Es breitet sich durch das ganze Nierenparenchym gleichmäßig aus und zwängt sich zwischen den eng aneinandergelagerten Wänden aller Gefäße und Nierenkanälchen hindurch. Dieses Nervennetz läßt durch weitere Verfeinerung seiner neurofibrillären Ausläufer erst die nervöse Endformation des Terminalreticulums entstehen. Es erstreckt sich in gleicher Weise über die bindegewebigen Elemente und über die Wände der Arteriolae rectae (Abb. 418). Sogenannte „freie Nervenendigungen" in Gestalt von Knöpfchen und Ösen kommen offenbar in den gut imprägnierten Präparaten KNOCHES (1951) am Gefäßsystem der Niere nicht zur Darstellung.

Solches gilt auch bei der *Innervierung der Harnkanälchen.* Für die Versorgung der im Nierenmark gelegenen Tubuli recti lösen sich die zugeführten Neurofibrillen vielfach aus den marklosen Nervengeflechten der Arteriolae rectae ab und umschlingen mit feinsten Strängen die angrenzenden Harnkanälchen (Abb. 419). In der Rinde findet man zwischen den Nerven der Tubuli contorti und den Nerven der Gefäße den nämlichen Zusammenhang wie im Mark; Abb. 420 mag zur Erläuterung dieser allgemein gültigen Innervationsweise eines Drüsenparenchyms durch das Terminalreticulum dienen. Abb. 135 zeigt deutlich als Synapse der Harnkanälchen die Netzformation an Stelle der von MAILLET (1953), DAMBRIN (1933), RASMUSSEN (1933) und älteren Autoren, wie SMIRNOW (1901) behaupteten freien Nervenenden mit oder ohne knopfförmige Verdickung.

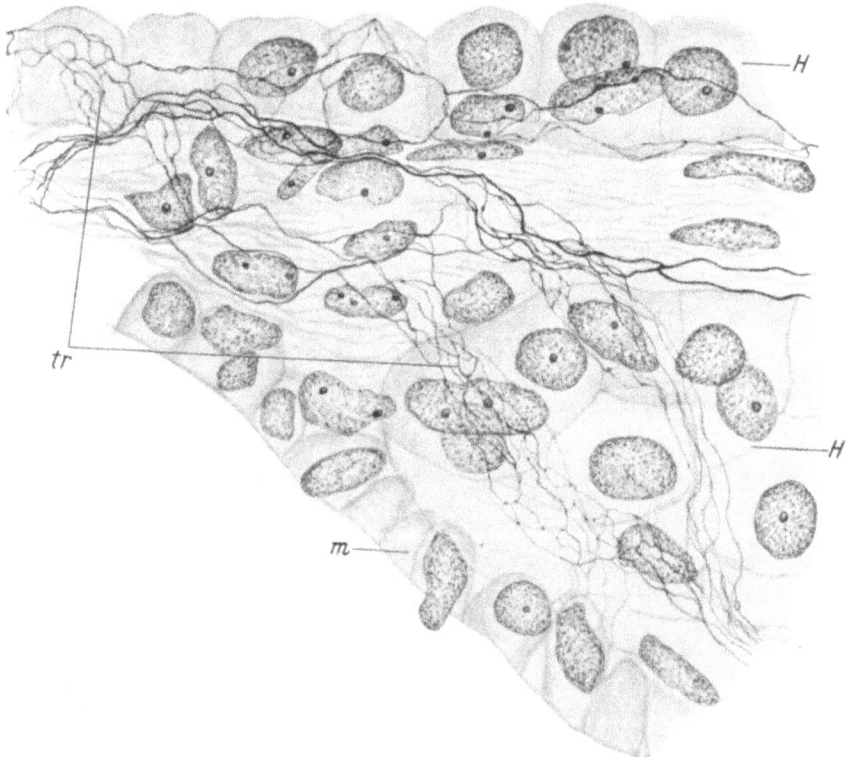

Abb. 420. Nervöses Terminalreticulum an Zellen der gewundenen Harnkanälchen und den Muskelfasern einer Arteriola afferens. Niere. *Mensch. tr* Nervöses Terminalreticulum; *H* Zellen der Harnkanälchen; *m* Muscularis der Arteriola afferens. (BIELSCHOWSKY-Methode. 1800mal vergrößert, auf $^3/_4$ verkleinert.) Nach KNOCHE 1951.

Die nervösen Plasmastränge des sich über das Nierenparenchym erstreckenden Nervennetzes enthalten neben den länglichen SCHWANNschen Kernen noch die rundlich-ovalen Kerne der Interstitiellen Zellen (Abb. 112). Möglicherweise hat der eine oder andere Autor diese Elemente, wenn sie mit Silber dunkelschwarz imprägniert schienen, für Ganglienzellen gehalten; diese fehlen jedoch im Nierenparenchym.

In der fibrösen *Nierenkapsel* ist ein dünnes Geflecht schmaler Nervenbündel vorhanden, das seine Maschen unbekümmert um den Verlauf der Blutgefäße bildet. Von jenem Geflecht sondern sich allerfeinste marklose Fäserchen ab, die sich immer wieder aufteilen, um eine netzartige Formation zu entwickeln. Feinste Ausläufer geraten stellenweise mit der Wand der Blutcapillaren in Berührung oder dienen vielleicht zur Innervation der in den tiefen Lagen der Capsula fibrosa vorkommenden glatten Muskelfasern. Wahrscheinlich ist die Funktion des geschilderten Nervennetzes im wesentlichen afferent und dient der

Kontrolle von Spannungsänderungen, die sich im Kapselgewebe bei Volumschwankungen der Niere ergeben. Da im normalen Geschehen die Spannungsänderungen meistens als Folge von Kreislaufschwankungen auftreten, so kann man unter Umständen das gesamte Nervengeflecht in der Nierenkapsel als einen sensorischen Hilfsapparat zur Regelung des Gefäßsystems auffassen.

Über die *Entwicklung des Nervengewebes in der Niere* der *Maus* und des *Schafes* finden sich in einer umfangreichen Arbeit von DE MUYLDER (1945) nähere Angaben. KOLMER (1928) berichtet über die Anwesenheit von Nerven in der *Urniere* eines 2 Monate alten, 12 mm langen menschlichen Embryos, WRETE (1933/34) beschreibt in der Urniere menschlicher

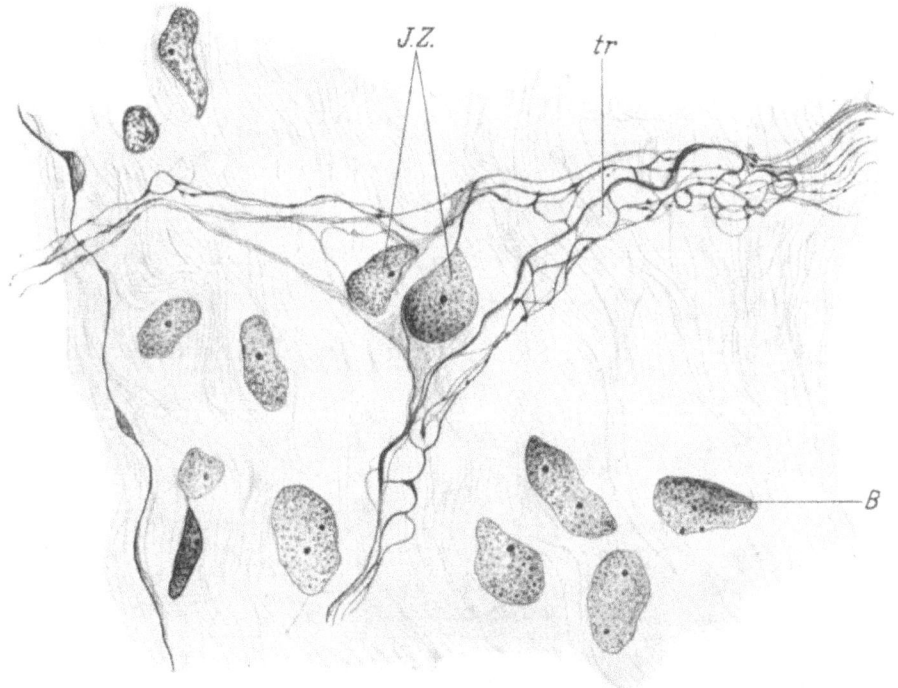

Abb. 421. Interstitielle Zelle im Bindegewebe des Nierenbeckens. *Mensch. tr* Nervöses Terminalreticulum; *I.Z.* Interstitielle Zelle; *B* Kern einer Bindegewebszelle. (BIELSCHOWSKY-Methode. 1500mal vergrößert, auf $^9/_{10}$ verkleinert.) Nach KNOCHE 1951.

Embryonen Nervenfasern, welche zunächst aus den Nn. splanchnici stammen. In späteren Altersstadien wird das segmentale Ausbreitungsgebiet der Urnierennerven allmählich caudalwärts verschoben. GOSTEEVA (1949) gibt eine neurohistologische Beobachtung in einer menschlichen, embryonalen Niere wieder. RASMUSSEN (1933) erörtert Einzelergebnisse über die Innervation der Niere beim *Krötenfisch*.

In der Wand des *Nierenbeckens* sind Nervengeflechte markhaltiger und markloser Fasern seit langem bekannt; besonders gebaute, von SMIRNOW (1901) bei verschiedenen *Säuge*tieren erwähnte sensible Endorgane kommen wahrscheinlich im menschlichen Nierenbecken nicht vor. Aus den unterschiedlich gestalteten Nervenplexus entsteht schließlich ein zum Bereich des Terminalreticulums gehörendes feinstes Endnetz. Es breitet sich im Bindegewebe aus (Abb. 421), erreicht die glatte Muskulatur und tritt zu den in der üblichen Weise innervierten Blutgefäßen in Beziehung. *Ganglienzellen* scheinen so selten zu sein, daß sie nur als zufälliger Befund gelten können.

PIEPER (1951) hat in der *Tunica propria des menschlichen Nierenbeckens* kurz oberhalb des Ureterabgangs eigentümliche Gebilde beobachtet, die eine gewisse Ähnlichkeit mit einem neurohormonalen Organ besitzen. Innerhalb eines schwer definierbaren, kleinzelligen Gewebes fand sich eine Fülle stark gewundener und vielfach verschlungener markloser Nervenfasern, die mit zahlreichen und sonderbaren fibrillären Endkolben aller Art zusammenhängen. Im Hinterlappen der Hypophyse trifft man auf ähnliche Gebilde. Die vom Autor bildlich wiedergegebene nervöse Formation kam nur in den beiden Nierenbecken eines einzigen Menschen zum Vorschein, während Kontrolluntersuchungen an fünf weiteren menschlichen Nierenbecken ohne Erfolg geblieben sind. Daher läßt es sich einstweilen nicht entscheiden, ob man es bei dem fraglichen Gebilde mit einem neurohormonalen Komplex oder eher mit einer anormalen Formation zu tun hat.

2. Ureter.

Der *Ureter* erhält seine Nerven aus dem Plexus renalis, aorticus, praesacralis und hypogastricus; in seinen mittleren Abschnitt gelangen Fasern aus dem

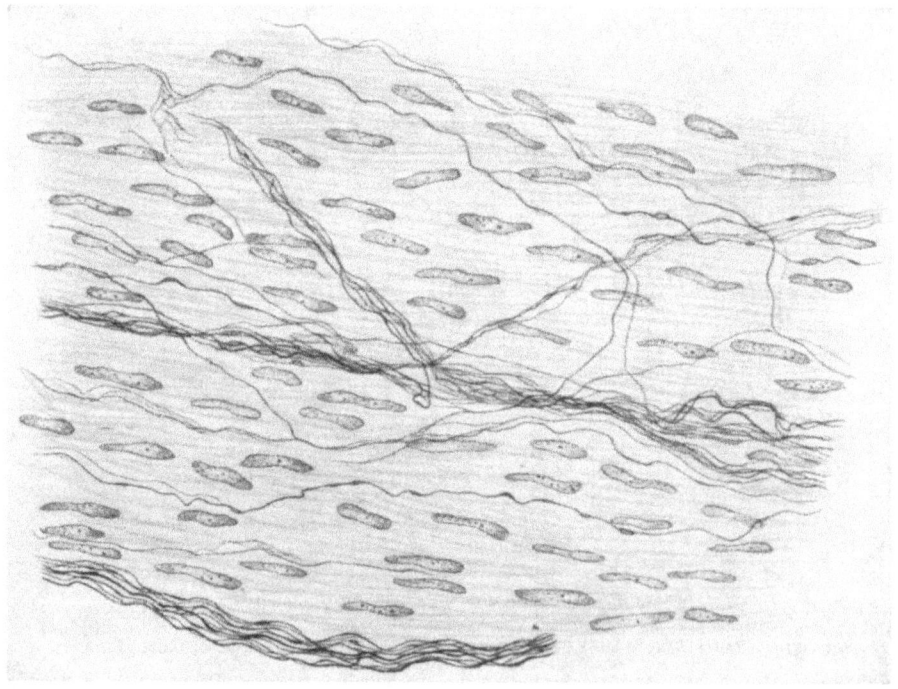

Abb. 422. Nervengeflecht in der Muscularis der Ureters. *Mensch.* (BIELSCHOWSKY-Methode. 870mal vergrößert, auf ²/₃ verkleinert.) Nach PIEPER 1952.

Ganglion mesentericum sup. und inf. Nach einer, an menschlichen Embryonen von WHARTON (1932) durchgeführten präparatorischen Untersuchung ziehen zum Ureter weitere Verbindungsäste aus den lumbalen Ganglien des Grenzstrangs, aus dem Plexus spermaticus und ovaricus und aus dem sacralen Rückenmark.

An der *Adventitia* des Ureters entwickelt sich ein aus einigen markhaltigen und zahlreichen marklosen Fasern zusammengesetztes grobbündeliges Grundgeflecht, aus dem ein äußerst zartes, von PASQUALINO (1943) beim *Hund* näher beschriebenes fibrilläres Nervennetz hervorgeht. Multipolare *Ganglienzellen* kommen vereinzelt oder in kleinen Ganglien angehäuft in der Adventitia vor und nehmen in der Richtung zum distalen Ende des Ureters an Zahl zu. Um die Uretermündung finden sich kleine Ganglien kranzartig herumgelagert; PIEPER (1951) erwähnt aus ihrer Masse ein konstantes, größeres Ganglion, das in der

Adventitia der Blasenwand gelegen ist und ein dickes Nervenbündel in die angrenzende Adventitia des Ureters abgibt.

Über die Verteilung der Ganglien in der Ureterenwand des *Hundes* und der *Katze* findet man bei CRACIUN und ZANNE (1936), DAL ZOTTO und ZANELLA (1954) weitere Einzelbeobach-

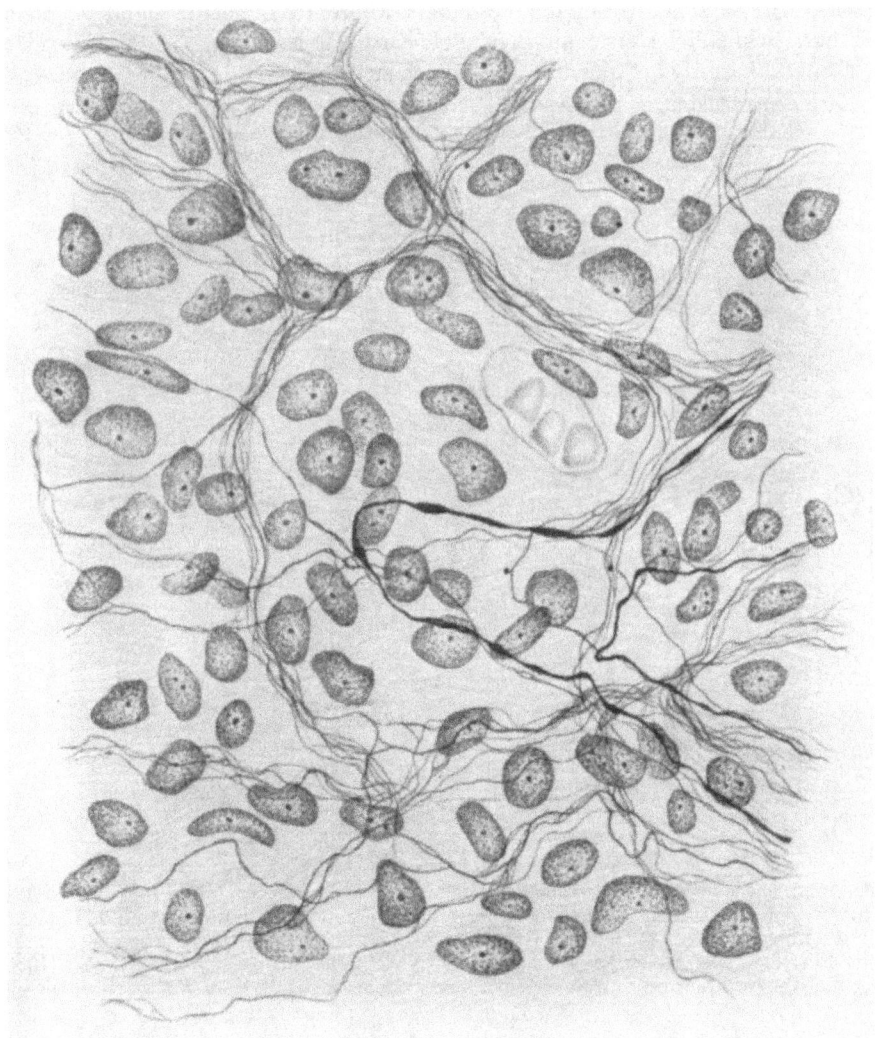

Abb. 423. Subepithelialer Nervenplexus in der Tunica propria des Ureters. *Mensch.* (BIELSCHOWSKY-Methode. 1000mal vergrößert.) Nach PIEPER 1952.

tungen. PIEPER (1951) hat in der Tunica propria des Ureters beim *Pferd* unipolare Ganglienzellen beschrieben, von denen breite marklose Nervenfasern im subepithelialen Nervenplexus ihren Ursprung nehmen sollen.

In der *Muskelschicht* des Ureters verhält sich das Nervengewebe in der üblichen Weise, ähnlich dem Plexus muscularis profundus in der Darmmuskulatur (Abb. 422). Aus einem zarten Geflecht markloser Nervenbündel sondern sich zahlreiche Einzelfäserchen ab, die netzartig miteinander verbunden zwischen den glatten Muskelfasern und in plasmatischem Zusammenhang mit diesen den peripheren, vegetativen Endapparat formieren. In der Tunica propria breitet sich ein feines Flechtwerk aus. Seine Maschen sind sehr klein und verdichten sich in der Nähe des Epithels zu einem subepithelialen Plexus (Abb. 423). Zwischen der Masse der Nervenfäserchen, welche sich auf Fibrillenstärke verschmälert haben, sieht man vereinzelt oder zu mehreren dunkel imprägnierte, stärkere Fasern. Ob es sich hierbei um besondere afferente Elemente handelt, bleibt denkbar. Schließlich steigen aus dem subepithelialen Nervenplexus zarte fibrilläre Ästchen zum Epithel empor und verzweigen sich zwischen den Zellen (Abb. 424).

Nach den Abbildungen PIEPERS (1951) kommen in der Tunica propria des Ureters beim *Pferd* zweierlei Arten von Nervenfasern vor: ziemlich breite Fasern, welche sensibel sein

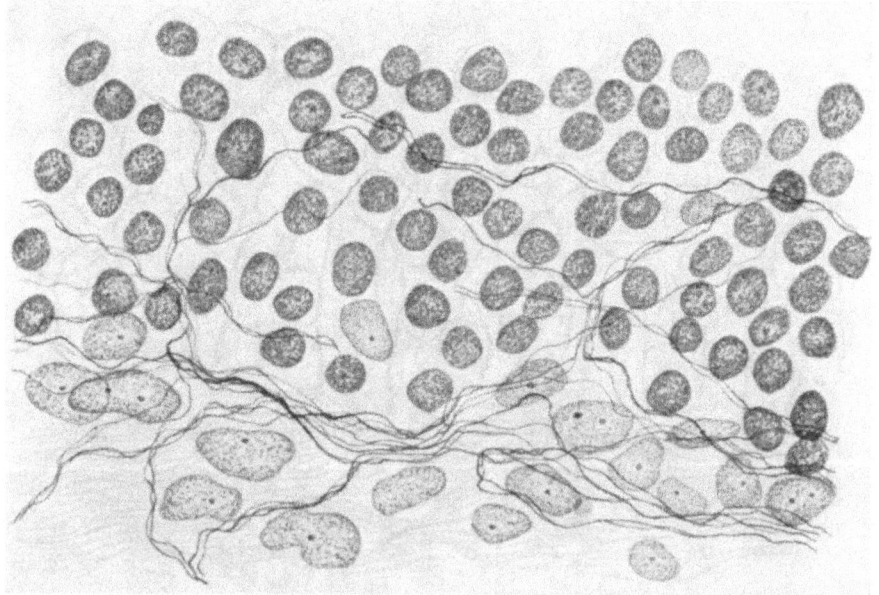

Abb. 424. Subepithelialer Nervenplexus mit intraepithelialen Fasern. Ureter. *Mensch.* Schrägschnitt. (BIELSCHOWSKY-Methode.) Nach PIEPER 1952.

sollen, und sehr feine Fasern, die vom Autor dem vegetativen Nervensystem zugeteilt werden. Ferner zeigen die intraepithelialen Nervenfasern beim *Pferd* deutlich wahrnehmbare fibrilläre Auflockerungen. OLPER (1935) und HASHIMOTO (1935) bringen zur Innervation des Ureters einige Einzelbefunde. Auf eine experimentell-morphologische Analyse von RIOS GARCIA (1950) über die Konstruktion des intramuralen Nervensystems im Ureter der *Katze* sei verwiesen.

3. Harnblase.

Die *Harnblase* erhält ihre nervöse Versorgung durch die Nn. hypogastrici und pelvici. Erstere stammen aus dem Plexus hypogastricus und aus dem II.—V. Lumbalsegment des Grenzstrangs. Die Nn. pelvici kommen gewöhnlich aus dem III. und IV. Sacralnerven und vermischen sich, ohne durch den Grenzstrang ihren Weg genommen zu haben, mit den sympathischen Nerven zu einem überaus dichten Flechtwerk. Dieses entwickelt sich vor allem an der Einmündungsstelle der Ureteren zu besonderer Stärke und enthält zahlreiche *Ganglien*, deren Zellen sich im Plexus vesico-prostaticus durch *Vielkernigkeit* auszeichnen. Die ganze Nervenmasse erreicht hauptsächlich die seitliche und rückwärtige Blasenwand, in deren Adventitia sie sich alsbald zu einem regelrechten Nervengeflecht umgestaltet.

Dieses Geflecht baut sich aus zahlreichen Nervenbündeln auf, die sich fortwährend miteinander verbinden und aus markhaltigen und marklosen Fasern zusammensetzen. Bei entleerter Harnblase liegen die Bündel eng zusammen und besitzen die Maschen des Flechtwerks ihre geringste Ausdehnung. Jedenfalls ist das gesamte Nervennetz in der Harnblase so konstruiert, daß es sich bei stark gefüllter Blase einer beträchtlichen Dehnung unter gleichzeitiger Erweiterung seiner Maschen anzupassen vermag. Eine solche Dehnung wird, ohne eine Zerrung an den Nervenfasern befürchten zu müssen, innerhalb der geflechtartigen Konstruktion durch den überlangen Weg ermöglicht, den die einzelne Nervenfaser zurückzulegen hat, ehe sie zu der ebenfalls dehnbaren Formation des terminalen Endnetzes gelangt. Gerade an den Knotenpunkten des in der Adventitia ausgebreiteten Flechtwerks wird durch den in jeder erdenklichen Weise zutage tretenden Austausch der Nervenfasern von einem Nervenbündel in das andere die Verlängerung der Wegstrecke ermöglicht.

Ferner beobachtet man die unterschiedliche Zusammensetzung der Nervenbündel aus Nervenfasern verschiedener *Dicke* und ihre *dichotomische Aufteilung*. Hierbei können sich gelegentlich aus stärkeren Nervenfasern feinere abspalten, ein Verhalten, an das man denken muß, wenn man versucht, etwaigen groben oder feinen Nervenfasern eine bestimmte Funktion zuzuweisen. Die Aufteilung starker, wohl markhaltiger Nervenfasern in feine Elemente findet hauptsächlich in dem der Muscularis aufliegenden tiefen Nervenplexus der Adventitia statt. *Ganglien* verschiedenen Umfangs finden sich in der Adventitia besonders in der hinteren Blasenwand häufig; ihre Zellen sind hauptsächlich multipolar. Kleinere Ganglien liegen innerhalb der Muscularis, wo sie wie in der Adventitia in das Nervengeflecht eingeschaltet sind und die Fortsätze ihrer Zellen den Nervenbündeln zuströmen lassen. Viele Nervenbündel ziehen ohne weiteres durch die Ganglien hindurch.

In der *Harnblasenwand* sind in neuerer Zeit *Ganglien* mehrfach beschrieben worden (ARIMOTO 1929, VILLALOBOS 1953, POLYKARPOWA 1935, ILJINA und LAWRENTJEW 1932, RULAND 1952, KOFMAN 1934, LANGWORTHY und KOLB 1939, WATANABE 1954). Nach den experimentellen Durchschneidungsversuchen von ILJINA und LAWRENTJEW (1932) beim *Hund* ziehen parasympathische marklose Fasern aus der I.—III. Sacralwurzel durch die Nn. erigentes in die intramuralen Ganglien. Die hier vorkommenden Nervenzellen werden von den beiden Autoren dem Typus I nach DOGIEL zugewiesen; ihr langer Fortsatz soll sich hier bis zur glatten Muskulatur verfolgen lassen. SEREBRJAKOW (1929) unterscheidet unter den Ganglienzellen der Harnblase beim *Frosch* nicht weniger als sechs morphologisch verschiedene Arten. STAUDACHER und CAVAZZANA (1946) haben die *Altersveränderungen* der Ganglienzellen im Plexus vesicoprostaticus des *Menschen* an 30 Individuen vom Neugeborenen bis zum 74jährigen studiert; doch dürfte die angegebene Zahl für eine statistische Erhebung allzu gering sein.

HRYNTSCHAK (1922) hat mit Hilfe von Serienschnitten eine genaue *Topographie* des gesamten gangliösen Systems in der Harnblase festgestellt. Abgesehen von der Anhäufung der Ganglien an der Ureterenmündung beobachtet der Autor noch einen um und über den Samenblasen gelegenen Plexus retromuralis und ein reichliches Vorkommen intramuraler Ganglienzellen im unteren Drittel der Regio trigonalis.

In den Ganglien bei älteren *Feten, Neugeborenen* oder *Kleinkindern* erblickt man neben den multipolaren Nervenzellen eine erhebliche Menge kleinzelliger Elemente; sie erscheinen in manchen Ganglien des Plexus vesico-seminalis oft in einem einzigen Schnitt zu Hunderten angehäuft und kommen noch in den kleinen Ganglien innerhalb der Muscularis der Harnblase, wenn auch weniger häufig, zu Gesicht. Bei diesen kleinzelligen Elementen handelt es sich in der Hauptsache um *Neuroblasten* in unterschiedlichem Reifezustand. Neben unipolaren Zellen von birnförmiger Gestalt gewahrt man bipolare und multipolare Elemente, die letzteren mit zahlreichen Übergangsformen bis zu den großen, multipolaren und ausgereiften Ganglienzellen. Bei vielen kleinen Zellen läßt sich kein Fortsatz entdecken; möglicherweise hat man es hierbei, wenigstens zum Teil, mit jenen Nebenzellen Kohns zu tun, aus denen sich die *Paraganglien* entwickeln. So beschreibt Bakay jr. (1938) bei *menschlichen Embryonen*, beim *Neugeborenen* und beim 14 Monate alten *Kind* chromaffine Paraganglien im Fundus und in der Hinterwand der Harnblase; Iwasaki (1951) hält ebenfalls das Vorkommen chromaffiner Zellen in den Ganglien des Plexus vesicalis bei einem 7monatigen, menschlichen Embryo für wahrscheinlich.

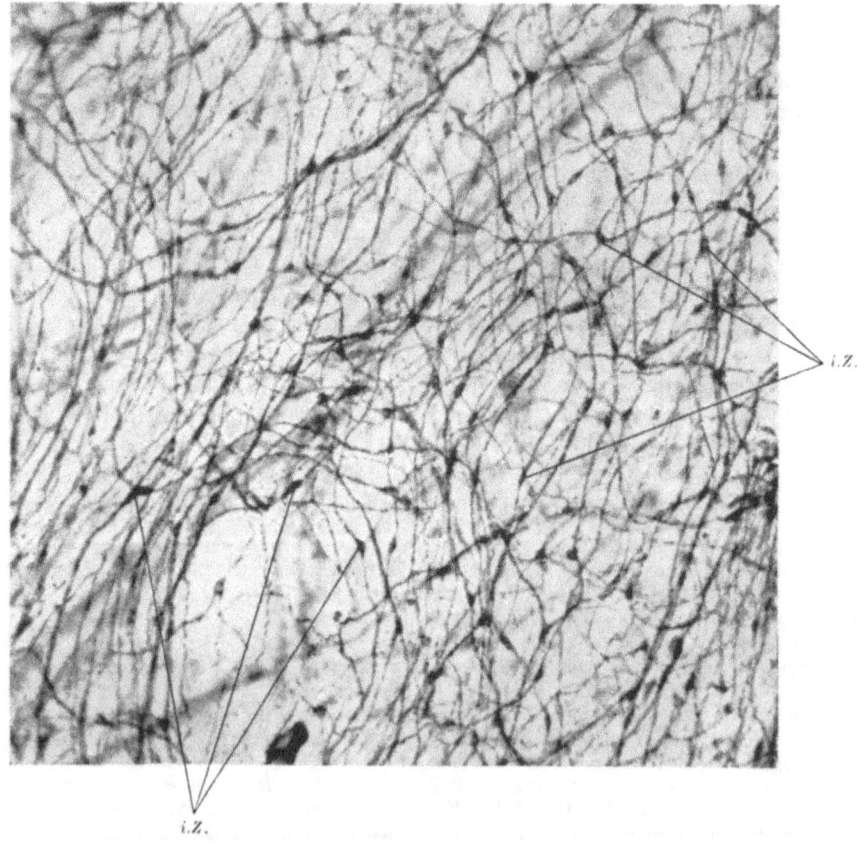

Abb. 425. Hypoepitheliales Nervengeflecht in der Harnblase der *Katze*. *i.Z.* Interstitielle Zellen. (Methylenblaufärbung. Totalpräparat. 145mal vergrößert.) Nach Schabadasch 1934.

Innerhalb der *Muscularis* nehmen die Nervenbündel gegenüber der Adventitia an Umfang erheblich ab, wobei sie sich durch fortwährende Verästelung in kleinere Bündel mehr und mehr zu dünnen, oft nur aus wenigen Fasern bestehenden Strängen verschmälern. Immerhin bleibt ein geschlossenes Nervengeflecht in der Muscularis bestehen; es läßt sich jedoch im Schnittpräparat nur in Teilabschnitten darstellen, da es sich zwischen die verwickelt angeordneten Muskelzüge eingezwängt vorfindet.

Demnach tritt das Nervengeflecht in der Blasenmuskulatur nicht in einer so regelmäßigen Konstruktion wie etwa der Plexus muscularis profundus der Darmwand in Erscheinung; vielmehr zeichnet es sich durch eine regellose Anordnung seiner Maschen und Nervenbündel aus.

Harnblase.

In das Nervengeflecht der Muscularis findet man noch kleine *Ganglien* oder einzelne *Ganglienzellen* eingeschaltet. So dürfte hier manche Nervenzelle dem Typus II nach DOGIEL angehören; ihre Fortsätze heben sich infolge ihrer Stärke von den wesentlich dünneren Fäserchen des Plexus muscularis ab und lassen sich noch weithin verfolgen, bis sie in dem terminalen Endnetz an der glatten

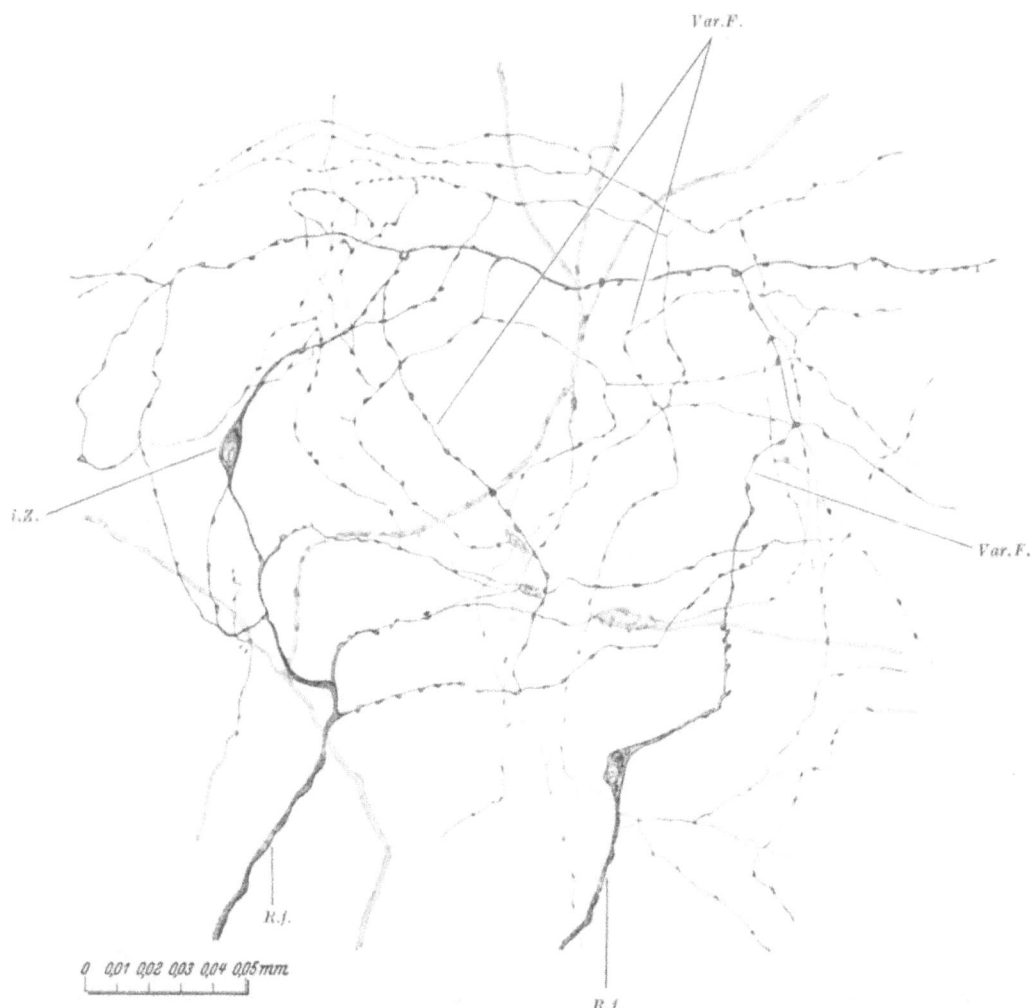

Abb. 426. Intraepitheliales Nervennetz der Harnblase. *Katze*. R.f Marklose Nervenfasern; *i.Z.* Kern; *Var.F.* anastomosierende varicöse Nervenfäserchen des Netzes. (Methylenblau. 800mal vergrößert, auf ⁶/₁₀ verkleinert.) Nach SCHABADASCH 1934.

Muskulatur verschwinden. Die Verbindung zwischen Muskel- und Nervengewebe geschieht auf dem Wege über das nervöse Terminalreticulum; RULAND (1952) hat kürzlich die Aufgliederung des Plexus muscularis der *menschlichen* Harnblase näher geschildert.

Der enorme Nervenreichtum der Blasen- und Ureterschleimhaut bei der *Katze*, dem *Kaninchen* und beim *Hund* ist von SCHABADASCH (1934) an seinen mit Methylenblau gefärbten Totalpräparaten in ausgezeichneter Weise dargestellt worden. Der Autor zeigt einwandfrei die etagenartige Schichtung des zarten

Plexus mucosus, der sich direkt unter dem Epithel zu einem Plexus hypoepithelialis gestaltet (Abb. 425). Das Vorkommen zahlreicher Interstitieller Zellen in den Strängen markloser Nervenfasern deutet auf einen syncytialen Bau und somit auf einen netzartigen, terminalen Charakter des Plexus hypoepithelialis hin. *Ganglienzellen* kommen im Bindegewebe der Mucosa nicht vor.

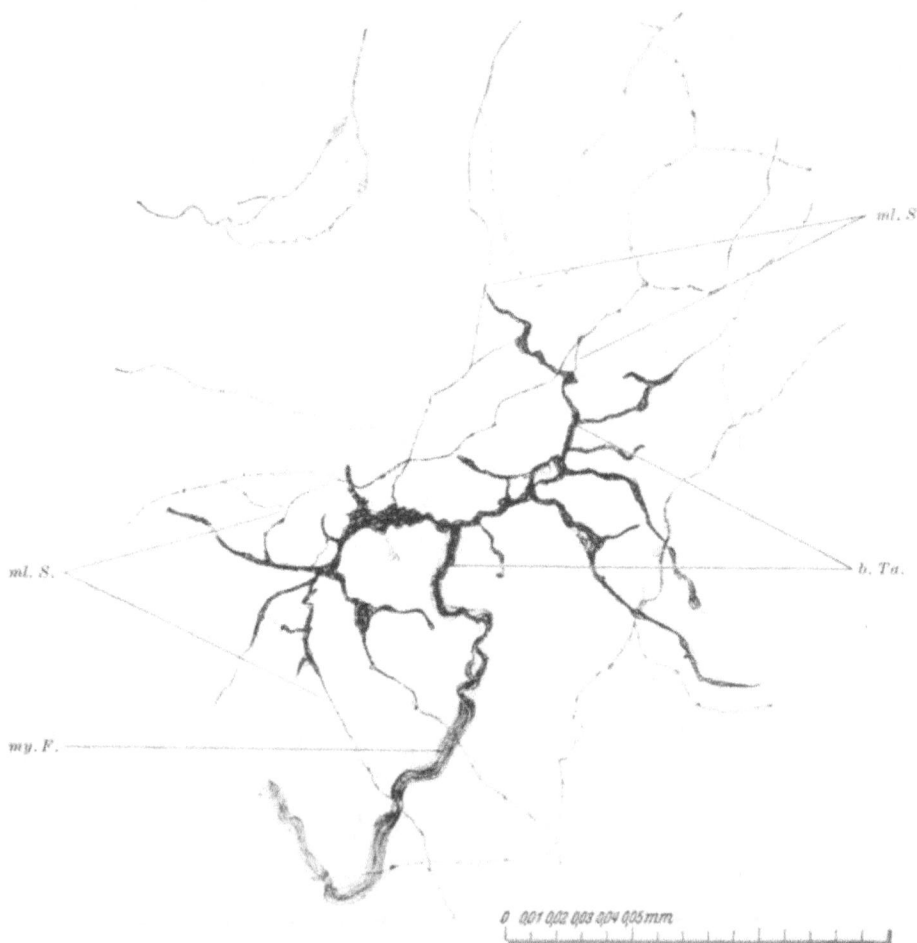

Abb. 427. Baumförmige „sensible" Verzweigung einer markhaltigen Faser *my.F.* in der Mucosa der Harnblase. *Katze. b.Ta.* Endbäumchen am Orificium ureteris; *ml.S.* marklose Fäserchen, welche mit den marklosen Fäserchen des Plexus hypoepithelialis anastomosieren. (Methylenblau. 700mal vergrößert, auf $^1/_2$ verkleinert.) Nach Schabadasch 1934.

Schließlich dringen feinste, marklose Fäserchen aus dem Plexus hypoepithelialis in das *Epithel* ein. Hier ziehen sie teils zwischen den Epithelzellen, teils durch deren Plasma hindurch und entwickeln durch zahlreiche, direkte Verbindungen miteinander ein syncytiales, intraepitheliales Nervennetz (Abb. 426). Wie in der Darmwand, so bildet in der Harnblase das intramurale Nervensystem eine geschlossene, einheitliche Konstruktion von teils geflecht-, teils netzartigem Bau. Die geschilderten Nervenplexus hängen miteinander durch zahlreiche Verbindungsäste zusammen und verdanken ihre gesonderte Bauart großenteils der jeweiligen Textur der innervierten Gewebsart.

Eine gründliche und umfangreiche Studie über die besonders für experimentelle Eingriffe bedeutsame *Innervation der Harnblase* des *Kaninchens* stammt von WOLHYNSKI (1930). POLYKARPOWA (1935) hat nach Durchtrennung der Nn. hypogastrici bei *Hund* und *Katze* eine Degeneration der Nervenfasern im Plexus muscularis beobachtet; die von ihr beschriebenen *sensiblen Apparate* innerhalb der Mucosa erwecken mehr den Eindruck eines regenerativen Vorgangs. Ferner berichten LANGWORTHY und KOLB (1939) über Veränderungen, die sich innerhalb der Harnblase bei der *Katze* nach Durchschneidung aller zuführenden Nerven vorgefunden haben.

Nach den Angaben RULANDS (1952) kommt es bei klinischen Störungen in der Funktion der Harnblase zu *degenerativen Erscheinungen am vegetativen Nervenendnetz*, in welchem sich

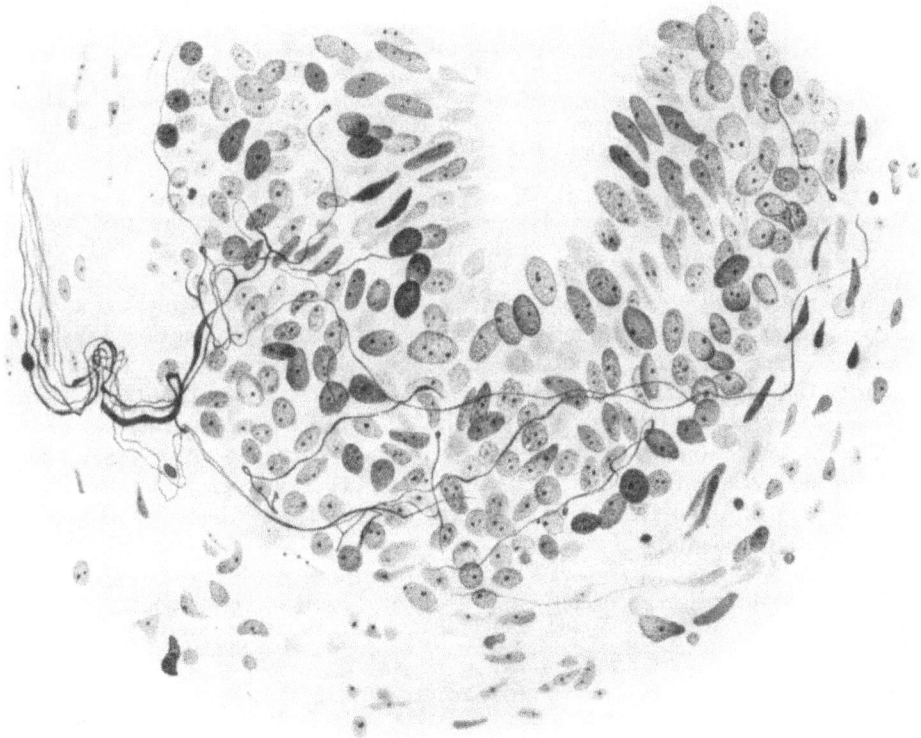

Abb. 428. Nervenfäserchen im geschichteten Zylinderepithel der Pars cavernosa urethrae. *Mann.* (BIELSCHOWSKY-Methode. 360mal vergrößert, auf ⁴/₅ verkleinert.) Nach SETO 1939.

wie in anderen Organen sympathische und „parasympathische" Anteile nicht mehr unterscheiden lassen. Bei *Megacystis* sind von RULAND (1952) pathologisch veränderte Ganglienzellen im lumbalen Grenzstrang gesehen worden.

Sensible Endapparate in der Wand der Harnblase von *Wirbeltieren* waren schon den alten Autoren unter verschiedener Gestalt hinreichend bekannt (MICHAILOW 1908, GRÜNSTEIN 1900, EHRLICH 1866, NEMILOFF 1900, HUBER 1897). Am leichtesten lassen sich die mannigfachen Variationen der VATER-PACINIschen *Lamellenkörperchen* in der Adventitia, mitunter noch in der Muscularis entdecken. ARIMOTO (1929), LANGWORTHY und KOLB (1939) haben neuerdings hierüber berichtet. WATANABE (1954) teilt zahlreiche Einzelbefunde über verschiedene Formen sensibler Endapparate innerhalb der Harnblasenschleimhaut des *Hundes* mit. OJIMA (1956) gibt eine gleichlautende Schilderung über die sensiblen Nerven in der Wand der Harnblase bei der *Ratte*. Nach STEFANELLI und MARTINO (1950) finden sich in der Harnblase von *Reptilien* KRAUSEsche *Endkolben*, die, abgesehen von einer markhaltigen Nervenfaser, noch mit marklosen Fäserchen verbunden sind. In entsprechender Weise demonstriert SCHABADASCH (1934) in der Blasenschleimhaut der *Katze* eine von einer markhaltigen Faser abstammende baumförmige „sensible" Verzweigung, deren feinste marklose Ästchen mit den marklosen Fäserchen des hypoepithelialen Plexus anastomosieren (Abb. 427).

Hierdurch erweist sich das geschilderte Endbäumchen nicht mehr als ein isoliertes Gebilde, sondern es erscheint durch feinste Verbindungsfäserchen gleichsam als differenziertes Teilstück an ein weitausgedehntes Nervennetz innerhalb der Mucosa geknüpft. Ähnliches läßt sich wahrscheinlich auch aus dem in Abb. 449 dargestellten Endkörperchen in der *Pia mater* schließen. Sollte der ganze Plexus hypoepithelialis nur afferente Fasern enthalten, so würde sich einschließlich des Plexus intraepithelialis und der in der Submucosa vorkommenden Endapparate ein geschlossenes, syncytiales Nervennetz über die gesamte Schleimhaut ausbreiten und vielleicht in dem jeweiligen Füllungszustand der Blase die adäquate Reizquelle besitzen. Im Hinblick auf die Zusammensetzung des Plexus mucosus in der Darmwand dürften dem Plexus hypoepithelialis der Harnblase mit großer Wahrscheinlichkeit noch sympathische Elemente angehören. In diesem Falle würde der denkbar engste plasmatische Zusammenhang zwischen dem sympathischen, einem afferenten und spinalen Nervensystem bestehen.

KLEJNTJES und LANGWORTHY (1937) erwähnen in der Muscularis der Harnblase bei der *Katze* das Vorkommen *sensorischer Endbäumchen*. LANGWORTHY und MURPHY (1939) wollen sensible Geflechte in der Submucosa in plasmatischer Verbindung mit sympathischen und parasympathischen Elementen beobachtet haben.

In der Adventitia der *Urethra*, ferner zwischen ihren Muskelschichten und in der Submucosa sind Nervengeflechte unterschiedlicher Konstruktion bekannt. *Sensible Endorgane* wie Endbäumchen, Knäuelbildungen und PACINI*sche Lamellenkörperchen* werden ebenfalls erwähnt (PLANNER 1888, TIMOFEEW 1894, LAWRENTJEW 1914). Im geschichteten und einfachen Zylinderepithel hat SETO (1939) die Verästelung feinster Nervenfäserchen beschrieben (Abb. 428); diese können sich gelegentlich aus den in der Submucosa gelegenen KRAUSEschen *Endkolben* abzweigen. Die Ausführungsgänge der Urethraldrüsen sind nach dem gleichen Autor ebenfalls innerviert.

Über die *Innervation der Harnröhre* beim *weiblichen Hund* ist von WATANABE, YAMADA und MORI (1954) eingehend berichtet worden. Sensible Fasern in der Schleimhaut, knäuelartige Endkörperchen in der Tunica propria, Verzweigungen feiner Nervenfäserchen im Epithel bilden den Kernpunkt der Schilderung. In einer weiteren Studie hat MORI (1955) zahlreiche Beobachtungen über das Auftreten sensibler Endorgane in der Pars prostatica der männlichen *Katze* hinzugefügt. NUMATA, NIIZUMA, NOZAKI und KOMATSU (1956) erwähnen sensible Nervenfasern in der Harnblase der Fledermaus, OJIMA (1956) beschreibt die nämlichen Elemente in der Harnröhre der *Katze*.

XIV. Innervation des Genitalsystems.
1. Männliche Genitalorgane.
a) Hoden.

Die sympathischen Nerven des Hodens stammen aus dem X. Thorakalsegment und gelangen durch den Plexus coeliacus, aorticus, renalis und spermaticus mit den Gefäßen in die Keimdrüse; weitere Nervenfasern ziehen vom Plexus deferentialis zum Hoden. Afferente Nerven des Hodens und seiner Hüllen werden vom N. pudendus und vom N. ilioinguinalis zugeführt. STAUDACHER und CAVAZZANA (1946) haben an den Ganglienzellen des Plexus vesico-prostaticus beim *Menschen* Veränderungen beobachtet, die von der Geburt bis zum Greisenalter zutage treten und Zellwachstum, Dendritenbildung bis zu den später einsetzenden regressiven Erscheinungen in sich schließen. Nach WATZKA und PENITSCHKA (1932) werden in den *chromaffinen Paraganglien* des Plexus prostaticodeferentialis im frühen Kindesalter eigentümliche *Lamellenkörperchen* gruppenweise und einzeln verstreut gefunden; sie scheinen in Beziehung zum sympathischen Nervensystem zu stehen und verschwinden später mitsamt den chromaffinen Zellen.

Die feinere Innervation des Hodens ist, wohl aus technischen Gründen, nur spärlich bearbeitet worden (GRAY 1947, MURAKAMI und KAWAHARA 1952, MITCHELL 1938, OKKELS und SAND 1938, 1939, TAMURA 1928, WEIN 1939, YAMASHITA 1939, PETERS 1957, SALOMONE 1951). Die Nerven dringen entlang

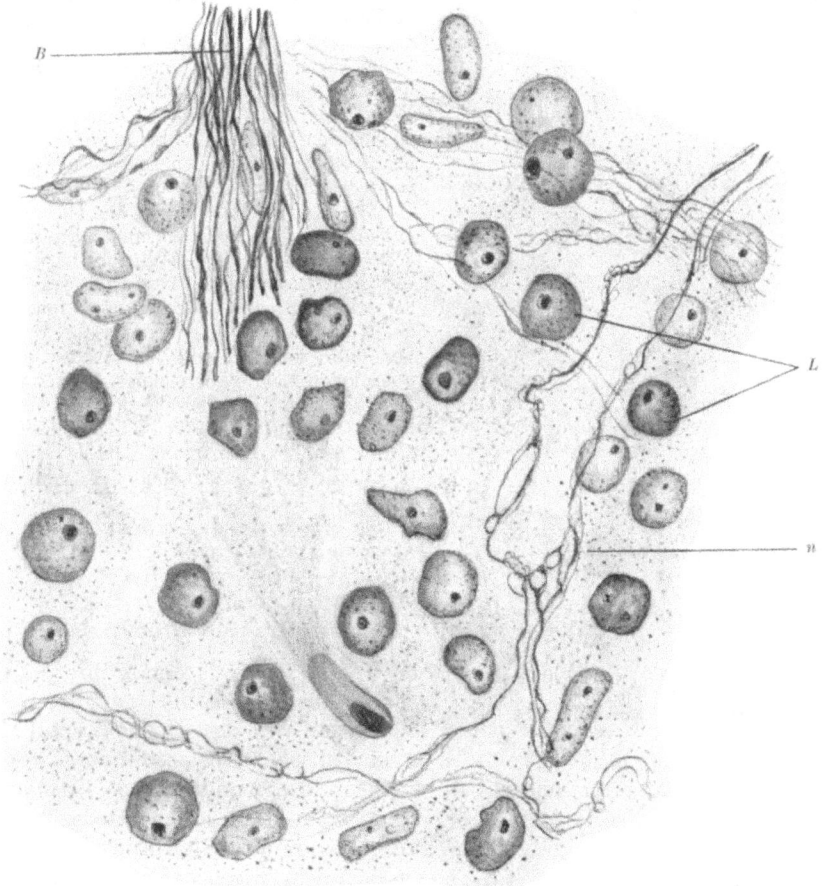

Abb. 429. Nervenfasern im Zwischengewebe des Hodens. *Mensch.* B Nervenbündel; L LEYDIGsche Zellen; n Neurofibrillenstrang. (BIELSCHOWSKY-Methode. 1500mal vergrößert, auf ³/₄ verkleinert, Präparat von Dr. PETERS, Anat. Institut Bonn.)

des Caput epididymidis schräg durch die Tunica albuginea in der Richtung gegen den unteren Pol des Hodenparenchyms vor; die Gefäßnerven und die unabhängig von den Gefäßen im Bindegewebe einherziehenden Nerven entwickeln ein zusammenhängendes Geflecht. Einige, schmale Nervenbündel gelangen mit den Gefäßen in das Mediastinum testis. Die Hauptmasse der marklosen Nervenfasern breitet sich geflechtartig zwischen der Tunica albuginea und der Tunica vasculosa aus und sendet von hier aus auf dem Wege über die Septula testis zarte, nervöse, mit SCHWANNschen Kernen besetzte Plasmastränge in das Parenchym.

Die fibrillenführenden Plasmastränge nehmen vielfach den Charakter des Terminalreticulums an (Abb. 429) und geraten mit der Tunica propria der Tubuli contorti und manchen LEYDIGschen Zellen in plasmatische Berührung. Ein Eindringen der Neurofibrillen in die Wand der Hodenkanälchen wurde in unserem Laboratorium von PETERS (1956) beobachtet.

Ein Einfluß des Nervensystems auf die Spermiogenese und die Funktion der LEYDIGschen Zellen bleibt denkbar; COUJARD (1952) hat einen derartigen Einfluß nach Kauterisation der für die Versorgung des Hodengewebes wichtigen Ganglien experimentell nachzuweisen versucht. Ganglienzellen kommen nicht vor.

Inmitten der im Bindegewebe des Hodens verlaufenden Nervenbündel beobachtet man des öfteren *epitheloide Zellen* („Sympathicotrope Zellen" nach BERGER 1936, 1948); sie sind nach CAMPENHOUT und DEMUYLDER (1946) weder chromaffin noch argentophil. Die fraglichen Zellen dürften wahrscheinlich in den Bereich der dem sympathischen System angehörenden Nebenzellen einzureihen sein; vielleicht stehen sie zu den LEYDIGschen Zellen in Beziehung.

CORONA (1953/54) hat in der Tunica vaginalis des Hodens bei *Hund* und *Katze* Nervengeflechte und *receptorische Endorgane* beobachtet. Eine besondere nervöse Endform kommt als schlingen- und knäuelartige Auflockerung der Nervenfasern mitten im Verlaufe der Nervenbündel vor und wird vom Autor als „Corpuscolo intercalato" bezeichnet. OTSUJI (1955) beschreibt im Bindegewebe des Hodens beim *Hund* markhaltige Nervenfasern; sie degenerieren nach experimenteller Durchschneidung der hinteren Wurzeln im thoracolumbalen Abschnitt des Rückenmarks. Daher weist der Autor den markhaltigen Nervenfasern eine afferente Funktion zu.

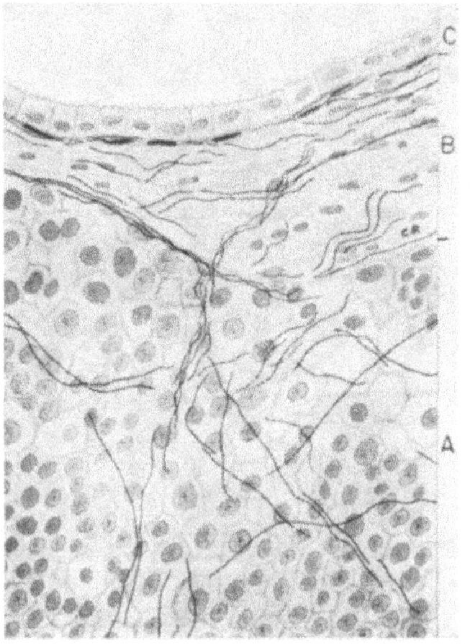

Abb. 430. Nervengeflecht im Nebenhoden der *Ratte*. *A* Oberfläche des Ductus epididymidis; *B* Bindegewebe; *C* Epithel und Muskulatur des Ductus epididymidis. Nach KUNTZ und MORRIS 1946.

b) Nebenhoden.

Die Epididymis erhält ihre Nervenfasern aus den gleichen gangliösen Formationen wie der Hoden; somit sind sympathische Elemente und Äste aus den Sacralnerven an ihrer Innervation beteiligt. KUNTZ und MORRIS (1946) haben ein zartes Nervengeflecht dargestellt, das sich im Bindegewebe ausbreitet, die Muskulatur des Ductus epididymidis versorgt und unter dessen Epithel eine feine netzartige Formation entwickelt (Abb. 430). In dem fettreichen Bindegewebe um die Ductuli efferentes ist ein zartes Nervennetz vorhanden, das mit feinsten, fibrillären Ausläufern bis zur Membrana propria der Ductuli reicht. CORONA (1951) beschreibt ein sympathisches Ganglion in der Nähe des Nebenhodens bei der *Katze* und bildet intraepitheliale Nerven im Ductus epididymidis der *Katze* und des *Kaninchens* ab.

c) Ductus deferens.

Um die Ampulla ductus deferentis trifft man die *Ganglienzellen* in der Nähe der Prostata oft haufenweise an; im weiteren Verlaufe des Samenleiters kommen sie im periadventitiellen Gewebe spärlicher vor. Aus dem in der Adventitia gelegenen Nervengeflecht dringen zarte Fibrillenstränge in die Muskelschichten und in die Tunica propria ein und entwickeln dort ein allerfeinstes neurovegetatives Endnetz. Intraepitheliale Neurofibrillen sind beschrieben worden.

Die Innervation des Ductus deferens ist wenig bearbeitet (BRITES 1931, HASHIMOTO 1936, KUNTZ und MORRIS 1946).

d) Vesicula seminalis.

Die Nerven der Samenblase stammen aus dem Plexus hypogastricus und stehen mit dem Plexus deferentialis, haemorrhoidalis und vesicalis und mit Ästen aus dem II.—IV. Sacralnerven (Nn. erigentes) in Verbindung. Im dichten, bindegewebigen Überzug der Samenblase findet sich ein mit vielen kleinen *Ganglien* besetztes Nervengeflecht eingelagert, von dem sich feinste, marklose Faserzüge zur Versorgung der glatten Muskulatur abzweigen und eine netzartige Endausbreitung entstehen lassen.

An den Ganglienzellen des Plexus seminalis bildet die *Mehrkernigkeit* eine häufige Erscheinung. WATZKA (1928) hat bis zu 14 Kerne in einer Ganglienzelle gezählt. Möglicherweise handelt es sich hierbei um persistierende Zellelemente aus der Embryonalzeit. Zeigen sich pathologische Veränderungen an den Kernen, dem Neuroplasma, dem Hüllplasmodium und an den Fortsätzen der sympathischen Ganglienzellen, so läßt sich die Mehrkernigkeit als ein pathologisches Merkmal bewerten. Eine solche Beurteilung, selbst die Annahme einer gewissen Minderwertigkeit und die Neigung zur Entartung mehrkerniger Ganglienzellen dürften für die Ganglienzellen der tiefen Beckengeflechte im allgemeinen kaum zutreffen. Nach WATZKA (1928) sieht man im Greisenalter nur noch 2—4kernige Ganglienzellen vereinzelt; also müssen zahlreiche mehrkernige Ganglienzellen im Laufe des Lebens degeneriert sein. Immerhin ist es mir nicht gelungen, einen einleuchtenden Grund für die häufige Mehrkernigkeit der Ganglienzellen im Plexus prostaticus und seminalis zu finden.

Chromaffine Paraganglien kommen in den oben genannten Beckengeflechten noch bis zum 4. Lebensjahr vor; chromaffine Zellen können verstreut und in wechselnder Weise noch in den Beckenganglien des Erwachsenen beobachtet werden.

Die Angaben über die feinere Innervation der Vesicula seminalis sind spärlich (STÖHR 1928, GOMARASCA 1941, PANSINI 1949).

e) Prostata.

Plexus hypogastricus und Äste aus den Sacralnerven (Nn. erigentes) beteiligen sich am Aufbau eines ganglienreichen Nervengeflechts, des Plexus prostaticus; er ist in das Kapselgewebe der Prostata eingebettet und enthält multipolare Ganglienzellen, die nach MORI (1955) den Typus I und II DOGIELs erkennen lassen. Mehrkernigkeit der Ganglienzellen wird wie beim Plexus seminalis häufig beobachtet. Afferente Endorgane, die wahrscheinlich im Dienste der Blutregulation stehen, gelangen im Bindegewebe der Kapsel und gelegentlich im Innern der Drüse vors Auge. PANSINI (1950) hat neuerdings über PACINI*sche Körperchen* in der Kapsel beim menschlichen Fetus berichtet. Von der Kapsel aus dringen schmale Nervenbündel in das Organ und bilden in dem bindegewebigmuskulösen Faserfilz des interstitiellen Gewebes ein zartes Netz, in welchem MORI (1955) besondere Fasern sensibler Natur beschreibt. Einige Einzelbeobachtungen über die Nerven der Prostata sind von HASHIMOTO (1936) beigesteuert worden.

In der Pars prostatica urethrae bei der *Katze* beschreibt MORI (1955) zahlreiche *sensible Endorgane* verschiedener Gestalt, verzweigte subepitheliale Nervenenden und in der glatten Muskulatur eigentümliche Nervenfasern von wechselndem Durchmesser.

KOLOSSOW und POLYKARPOWA (1936) haben den jeweiligen Anteil der Sacralnerven und des Sympathicus an der Innervation der Prostata bei *Hund* und *Katze* festzustellen versucht und zunächst die Nn. erigentes durchtrennt; eine Degeneration der pericellulären Faserkörbe an den Nervenzellen der Prostataganglien ist die Folge. Durchtrennung der Nn. hypogastrici ergibt eine unvollständige Degeneration der im interstitiellen Gewebe verlaufenden Nervenfasern. Die erhalten gebliebenen Nervenfasern werden von den beiden Autoren vermutungsweise als postganglionär sympathisch oder als sensibel oder als Fortsätze der in den peripheren Stümpfen der Nn. hypogastrici eingelagerten Ganglienzellen gedeutet.

In der Haut des menschlichen *Scrotum* und *Perineum* beschreibt HOTTA (1952) subepitheliale, sensible Endverzweigungen, zahlreiche knäuelartige Endorgane *(Genitalnervenkörperchen)* und plexusähnliche Nervenformationen an den *Haaren* der Regio pubica. Zwischen den glatten Muskelzügen der *Tunica dartos* ist ein feinstes, nervöses Terminalreticulum eingeflochten.

f) Penis.

Die sensible Innervation des Penis ist in der Hauptsache den beiden Ästen des N. pudendus, den Nn. perinei und den Nn. dorsales penis übertragen; auch

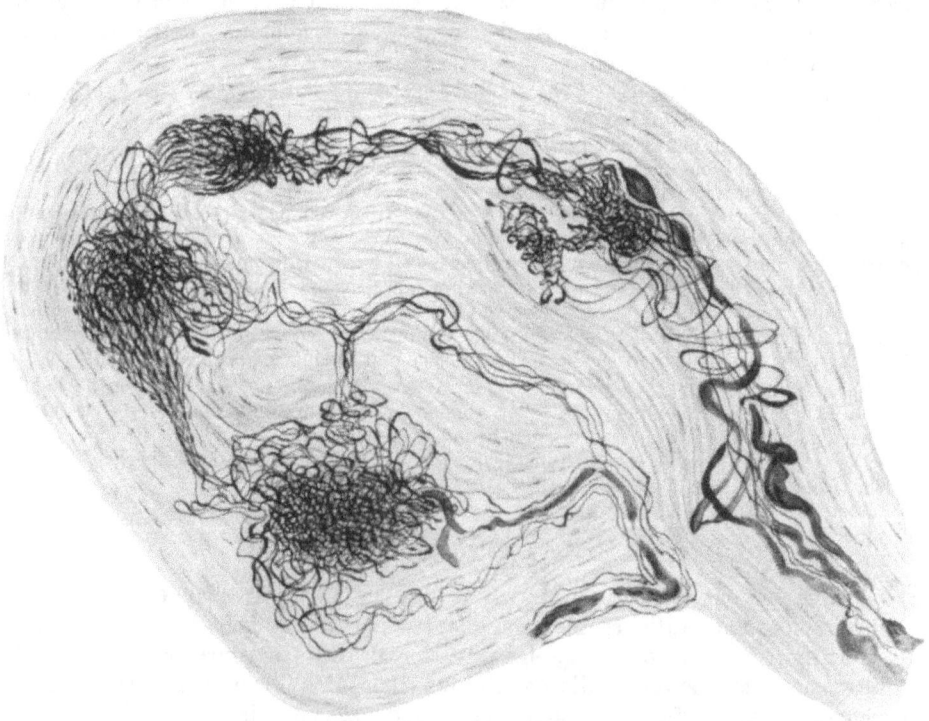

Abb. 431. Sensibler Endapparat aus der Glans penis. *Mensch*. Man beachte die dicken markhaltigen (sensiblen) und dünnen marklosen Fasern. (Goldchloridmethode nach RUFFINI.) Nach STEFANELLI 1938.

der N. ilioinguinalis gibt einige Zweige zur Haut des Penis ab. Die sympathischen Fasern entstammen dem Plexus hypogastricus und bilden einen eigenen Plexus cavernosus. Vom I.—III. oder IV. Sacralnerven gelangen feine Äste (Nn. erigentes) durch den Plexus hypogastricus in den Penis.

In der Haut der *Glans penis* ist eine wahre Fülle dicht gelagerter, knäuelartiger *Endapparate* seit langem bekannt; sie besitzen einen außerordentlichen Formenreichtum und sind vielfach durch zahlreiche Verbindungsfasern zu einem einheitlichen, komplizierten System aneinander geschlossen. Aus letzteren steigen feine Fasern bis in das Epithel empor. ENDO (1954), SHIMIZU (1954) und OTTOLENGHI (1934) bringen Einzelbeobachtungen über die Form jener Endkörperchen, PIRRO (1951), SAITO (1952) und SETO (1939) berichten über deren Verhalten beim menschlichen Fetus. MORANDI (1936), RICCI-BITTI (1935) und PASQUALINO (1936, 1937) betrachten das gesamte Nervengewebe des Penis in Bestätigung von RUFFINIs Lehre als ein geschlossenes Nervennetz. PASQUALINO hat beim

Pferd ausgedehnte „medusenartige Expansionskomplexe" der Genitalnervenkörperchen beschrieben, welche in Verbindung mit einem subepithelialen, marklosen Nervennetz stehen.

KANTNER (1952/53) gibt die gesamte Literatur über den sensiblen Nervenapparat in der Glans penis übersichtlich wieder und will aus der reichgestalteten Menge der beschriebenen Endkörperchen nur zwei Arten unterschieden wissen, die beide ein abgegrenztes, kernreiches Terminalplasma zur Grundlage haben. Typus I entsteht durch Auflockerung einer markhaltigen Faser zu einem fibrillären Netzwerk, das einzelne Fibrillen zum Epithel emporsendet. Typus II erhält in einer vielfachen Schlingenbildung der ursprünglich markhaltigen Nervenfaser innerhalb des Terminalplasmas sein charakteristisches Gepräge.

Nähere Angaben über die Entwicklung und über die im vorgerückten *Alter erfolgende Rückbildung* des gesamten, sensiblen Nervenapparates in der Glans penis beim *Menschen* sind aus der Arbeit von OCHOTERENA (1930) zu ersehen.

Über die Beziehung des sensiblen Nervengewebes in der Glans penis zum neurovegetativen Endgebiet, dem Terminalreticulum, findet man nur bei ENDO (1954) einen kurzen Hinweis. Immerhin beteiligen sich am Aufbau des in Abb. 431 dargestellten, mehrere Endkörperchen zusammenschließenden Nervenkomplexes neben markhaltigen, sensiblen Fasern noch dünne marklose Nervenfasern. Letztere als sympathisch zu deuten, liegt sehr nahe; STEFANELLI (1934, 1935, 1937, 1938) stellt jedoch ihren Ursprung aus markhaltigen Fasern eindeutig fest und betrachtet sie daher als den Sacralnerven zugehörig.

TIMOFEEW (1896) hat in den PACINIschen *Lamellenkörperchen* der Genitalregion neben einer markhaltigen Nervenfaser noch eine zweite marklose Faser entdeckt; diese formiert um den Innenkolben der markhaltigen Faser ein feinstes knäuelartiges Nervennetz, das als „TIMOFEEWs Apparat" bezeichnet wird. STEFANELLI (1938) weist jene Formation aus guten Gründen den Nn. erigentes zu, die mit einem zusammenhängenden Nervennetz auch die präcapillaren Arterien umfassen. LAWRENTJEW und LAWRENCO (1933) haben versucht, die nervöse Herkunft des TIMOFEEWschen Apparates in den PACINIschen *Körperchen* der Rachenschleimhaut festzustellen. Nach Exstirpation des Ganglion cervicale superius bleibt die marklose, akzessorische Faser erhalten; nach Durchschneidung des III. Trigeminusastes zeigen sich die markhaltige und die marklose Faser degeneriert. Demnach scheint der Sympathicus an der Bildung des TIMOFEEWschen Apparates nicht beteiligt zu sein.

In der *Pars cavernosa* der *Urethra* hat ENDO (1954) sensible Endkörperchen, einfache nervöse Verästelungen und intraepitheliale Neurofibrillen beobachtet. Nach MASLOV (1954) werden im Corpus cavernosum urethrae männlicher junger *Hunde* receptorische Nervenenden gefunden. Im *Praeputium penis* sind von SHIMIZU (1954) sensible Fasern im Bindegewebe und Neurofibrillen im Epithel, von HERMANN (1954) verschlungene, neurofibrilläre Plasmastränge zwischen der glatten Muskulatur beschrieben worden.

2. Weibliche Genitalorgane.

a) Ovarium.

Die Nerven des Ovariums stammen in der Hauptsache aus dem Plexus ovaricus, der sich aus eingestreuten multipolaren Ganglienzellen und aus marklosen und markhaltigen Nervenfasern aufbaut; zum geringen Teil gelangen Fasern aus dem Plexus uterovaginalis in das Organ. Die Blutgefäße führen eine weitere Menge sympathischer Fasern dem Ovarium zu. Schon in dem im Hilus ovarii entwickelten Nervengeflecht werden die aus den angegebenen Quellen herkommenden Nervenfasern miteinander vermischt. Eine besondere Durchflechtung neurovegetativer Fasern findet im Plexus ovaricus statt, dem Elemente aus dem Ganglion mesent. sup., dem Plexus renalis, dem Plexus coeliacus und dem Plexus hypogastricus zugeteilt werden. Da jene durch zahlreiche Verbindungsäste verknüpften gangliösen Geflechte an Lage, Zahl und Größe individuell variieren können, so bleibt es — wie DAHL (1916) mit Recht bemerkt hat — unsicher, eine genaue Herkunft der Ovarialnerven festlegen zu wollen. Zu diesem Thema haben MITCHELL (1938), CORDIER, DEVOS und DELACROIX

(1940) Einzelbeobachtungen hinzugefügt. Vom Hilus aus gelangen die Nervenbündel in die Zona vasculosa, in welcher sie einen dichten, meist aus marklosen Fasern bestehenden Plexus entwickeln. MARLEY und SOLDATI (1951) erwähnen Beziehungen jenes Nervengeflechts zu den dortigen *arteriovenösen Anastomosen*.

Über das mikroskopische Verhalten des Nervengewebes im Ovarium haben GOECKE und BEAUFAYS (1936), MARLEY und SOLDATI (1951), KLADETZKY (1951), HILL (1951), KIMURA (1930), KNOCHE (1955), KOPPEN (1950), PINES und SCHAPIRO (1930), SAKAGUCHI (1939) und WALLART (1934, 1938) eine Reihe von Ergebnissen veröffentlicht. Von der Markschicht aus verlaufen feinste Neurofibrillenstränge

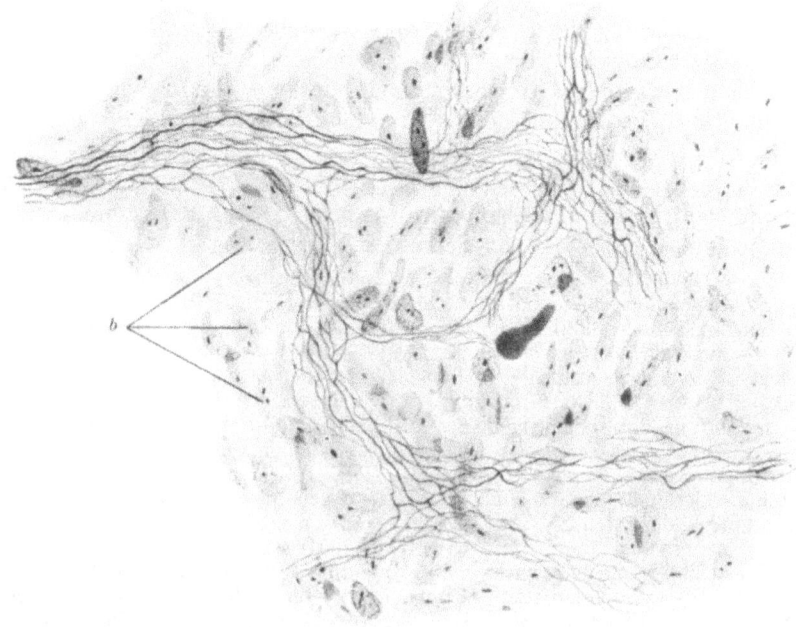

Abb. 432. Nervennetz in der Tunica albuginea. Ovarium. *Mensch.* b Stromazellen. (BIELSCHOWSKY-Methode. 920mal vergrößert, auf ³/₄ verkleinert.) Nach SAKAGUCHI 1939.

strahlenförmig in die Rinde, in deren Stroma sich die Stränge zu einem dichten, zarten Netzwerk formieren (Abb. 156). Jenes Nervennetz besitzt nach SAKAGUCHI (1939) den Charakter des Terminalreticulums, gerät mit den bindegewebigen Elementen und mit den Blutgefäßen in plasmatische Beziehung und reicht durch die Follikelzone hindurch bis in die Tunica albuginea hinein (Abb. 432). Demgemäß wird auch das Keimepithel von den feinsten Ausläufern des Terminalreticulums unterlagert.

Es erhebt sich hierbei die bedeutsame Frage, in welcher Weise und in welchem Grade das in der Rinde des Ovariums von GOECKE und BEAUFAYS (1936), KOPPEN (1950) und SAKAGUCHI (1939) geschilderte Nervennetz mit den verschiedenen Stadien der Eifollikel in plasmatische Verbindung gerät; denn bei einer derartigen Beziehung würde ein Mitwirken des vegetativen Nervensystems bei der Eireifung annehmbar werden. Die Behauptung AKAGIs (1921), der jeden Primärfollikel des menschlichen Ovariums von einer sogar im Ooplasma endigenden Nervenfaser versorgt sein läßt, kam mir seinerzeit (1928) etwas fragwürdig vor. Immerhin hat später SAKAGUCHI (1939) auf einen geweblichen Zusammenhang weniger, nach Ansicht des Autors zur Reifung bestimmter Primärfollikel mit dem

Terminalreticulum hingewiesen und eine entsprechende Abbildung hierüber gebracht. Ferner findet man bei PINES und SCHAPIRO (1930) die nervöse Versorgung eines Primärfollikels, wenn auch etwas unvollkommen, dargestellt.

Das Vorkommen von Neurofibrillen im *Ooplasma der Eizelle* bei einem Primärfollikel ist von KOPPEN (1950, 1951) in Ovarien des *Menschen* und des *Kaninchens* gezeigt worden. KNOCHE (1955) vermochte diese Beobachtung an *Affenovarien*, die aus dem Anatomischen Institut in Oxford stammten, in einwandfreier Weise

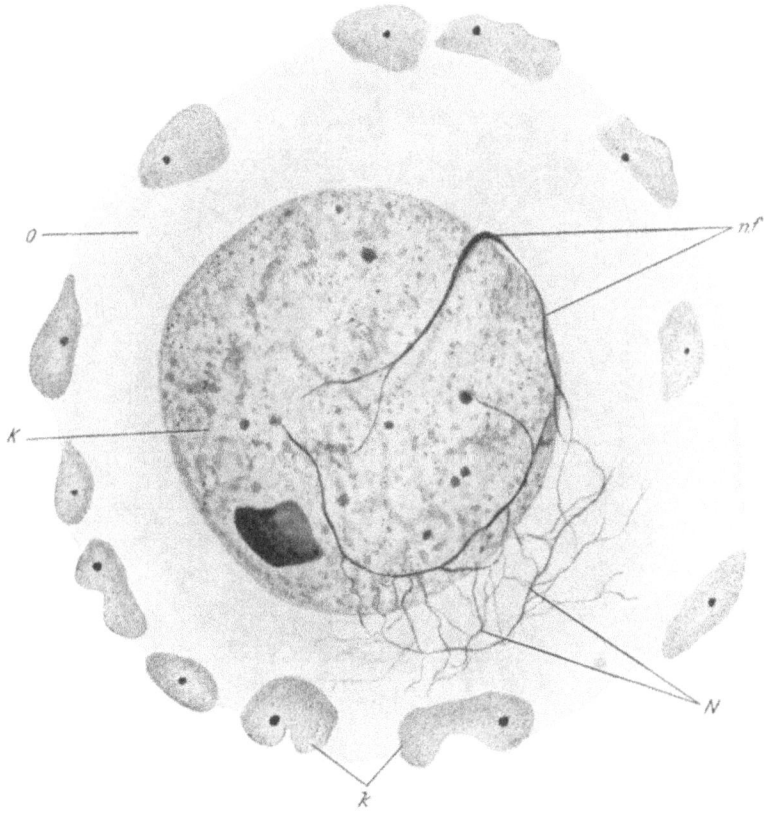

Abb. 433. Neurofibrillen am Kern *K* einer Eizelle in einem Primärfollikel. Ovar. *Affe. nf* Feinste marklose Nervenfäserchen; *N* Neurofibrillennetz im Ooplasma; *O* Ooplasma; *k* Kerne des Follikelepithels. (2100mal vergrößert, auf $^{19}/_{20}$ verkleinert.) Nach KNOCHE 1955.

zu bestätigen. Hiernach dringen durch das Follikelepithel feinste marklose Nervenfasern in das Ooplasma ein, umfassen mit spiraligen Windungen den Kern und lockern sich durch fortwährende Astabgabe zu einem feinsten Fibrillennetz auf (Abb. 136 und 433). Da sich eine derartige plasmatische Verbindung der Eizelle mit dem Nervengewebe nicht bei sämtlichen Primärfollikeln beobachten läßt, so neigen SAKAGUCHI (1939), KNOCHE (1955) und KOPPEN (1950) dazu, nur für die wenigen zur Reifung bestimmten Primärfollikel eine Innervierung anzunehmen. Bei zunehmender Follikelreife scheint der Nachweis nervöser Elemente in der epithelialen Follikelwand erschwert zu sein.

Wie bereits auf Seite 141 bemerkt, führt der von den oben genannten Autoren beobachtete plasmatische Zusammenhang zwischen Eizelle und vegetativem Nervensystem zur häufig behandelten Frage nach der Existenz *trophischer Nerven*. Jedenfalls bleibt es im vorliegenden Falle unbefriedigend, eine „trophische" Versorgung der Gewebe nur von der Regelung der

Blutzufuhr abhängig sein zu lassen. Vielleicht kann man sich hier einstweilen mit der allgemeinen Fassung begnügen, einen nervösen Einfluß bei der Eireifung als möglich anzunehmen. Manche klinische Erfahrung spricht übrigens in diesem Sinn (WALTHARD 1937).

Im *Corpus luteum* sind Nervenfasern nachweisbar (GOECKE und BEAUFAYS 1935, KLADETZKY 1951, PINES und SCHAPIRO 1930, KOPPEN 1950). SAKAGUCHI (1939) hat im Corpus luteum menstruationis zahlreiche Neurofibrillenstränge

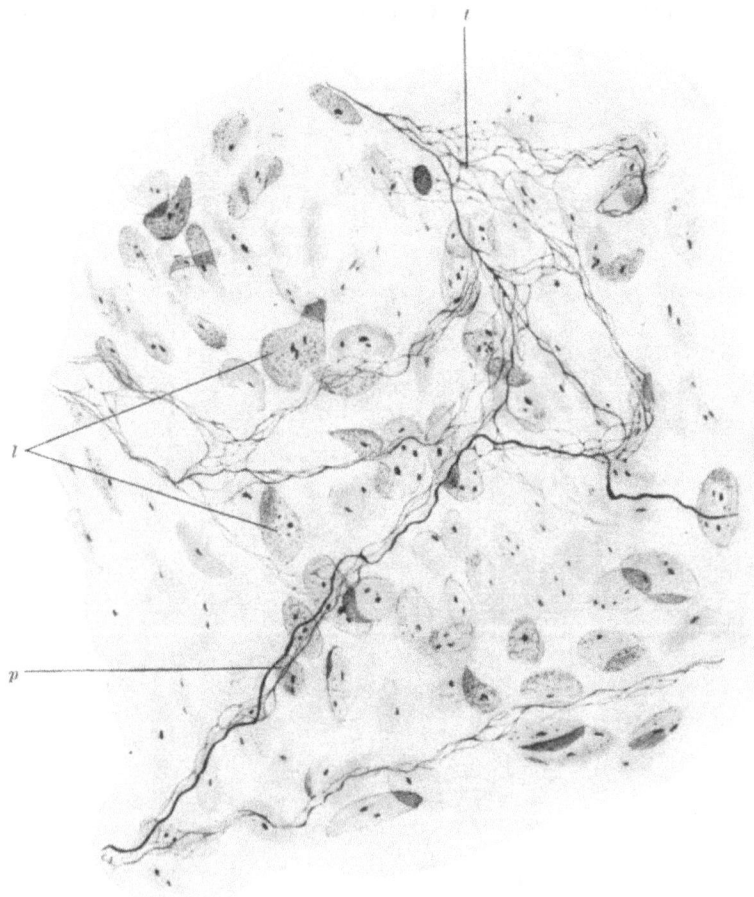

Abb. 434. Nerven im Corpus luteum menstruationis. Anfangsstadium. *Mensch.* *l* Kerne der Luteinzellen; *p* Präterminalfasern; *t* Terminalreticulum. (BIELSCHOWSKY-Methode. 920mal vergrößert, auf ⁴/₅ verkleinert.) Nach SAKAGUCHI 1939.

nachgewiesen, die sich geflechtartig miteinander verbinden und bei zunehmender Verfeinerung stellenweise den Charakter des Terminalreticulums erreichen (Abb. 434). Die Nervenelemente vermehren mit der Wucherung der Luteinzellen ihre Masse und gehen später vielfach zugrunde. Hingegen beherbergt das *Corpus albicans* nach SAKAGUCHI (1939) und WALLART (1934, 1938) in seinem Bindegewebe noch ein zartes Netz neurofibrillenhaltiger Plasmastränge (Abb. 435). Demnach dürfte am funktionellen Geschehen der Corpora lutea ein nervöser Faktor beteiligt sein.

Ganglienzellen kommen im Ovarium nicht vor. Im Hilus ovarii finden sich *epitheloide Zellstränge* („Retestränge"). Es handelt sich hierbei um nicht chromaffine, wahrscheinlich zu den Paraganglien gehörende Zellen; BERGER (1928, 1934, 1945), VAN CAMPENHOUT (1950),

NEUMANN (1929), SAKAGUCHI (1939), WALLART (1934) haben weitere Einzelheiten hierüber berichtet. Zwischen den fraglichen Zellen sind Nervenfasern beobachtet worden. WALLART (1936) hat Nervenfasern an den *Tubuli des Epoophorons* entdeckt. SAKAGUCHI (1939) erwähnt die Anwesenheit afferenter Nervenfasern im *Mesovarium*, SATO (1955) beschreibt das Vorkommen markhaltiger, afferenter Fasern im Körper des Ovariums beim *Hund*.

Über die Degeneration und Regeneration des Nervengewebes im *transplantierten Ovarium* findet man bei KOPPEN (1951), GOECKE und BEAUFAYS (1936) einige Angaben. COUJARD (1954) hat nach Kauterisation des Plexus uterovaginalis beim *Meerschweinchen* einen Still-

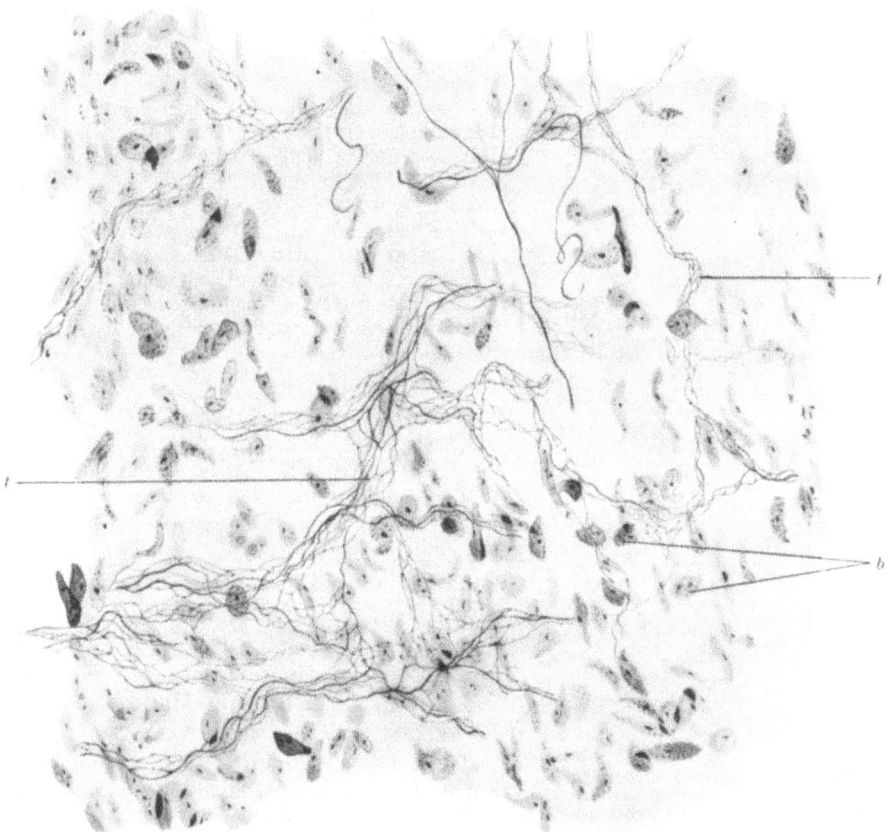

Abb. 435. Nervennetz im Corpus albicans, 5 Wochen post menstr. *b* Kerne bindegewebiger Zellen im Inneren des Corpus; *t* Neurofibrillenstränge. (BIELSCHOWSKY-Methode. 640mal vergrößert, auf ⁴/₅ verkleinert.) Nach SAKAGUCHI 1939.

stand der Follikelreifung und Follikelatresie bemerkt. KIMURA (1930) berichtet über Veränderungen an den Achsenzylindern im Ovarium von *Tauben*, die im Zustand einer *B-Avitaminose* gehalten wurden.

b) Tube.

Die Tube erhält ihre Nerven teilweise aus dem Plexus ovaricus, teilweise aus dem Plexus uterovaginalis. Über das Verhalten des Nervengewebes innerhalb der Tubenwand haben BEAUFAYS (1937), HARTING (1929), MITCHELL (1938) und SAKAGUCHI (1939) hinreichende Aufklärung geschaffen. Hiernach entwickeln die von der Ansatzstelle der Mesosalpinx in die Tubenwand eindringenden Nervenbündel einen subserösen Grundplexus, von welchem sich schmale Züge markloser Fasern loslösen und für die Versorgung der glatten Muskulatur als synaptischen

Apparat das nervöse Terminalreticulum entstehen lassen. BEAUFAYS (1937) und SAKAGUCHI (1939) haben jene neurovegetative Endformation gut dargestellt (Abb. 436).

Das zwischen die Faserzüge der glatten Muskulatur eingelagerte Nervennetz erstreckt sich in das Bindegewebe der Tunica propria hinein, wo sich ein allerfeinstes, subepitheliales Nervennetz vorfindet (Abb. 437). Letzteres dürfte vorwiegend afferente Elemente enthalten; doch läßt sich die Anwesenheit efferenter Fasern, welche den cyclischen Wechsel des Tubenepithels beeinflussen, nicht ohne weiteres in Abrede stellen. Die Innervation der Blutgefäße geschieht in der üblichen Weise.

Ganglienzellen fehlen im allgemeinen in der Tubenwand. PACINIsche *Lamellenkörperchen* sind von BELONOSCHKIN (1939), KRAUSEsche *Endkolben* von HARTING (1929) im subserösen Bindegewebe gesehen worden. Bei den PACINIschen Körperchen handelt es sich kaum um eine pathologische Erscheinung, wie SUZUKI (1939) irrtümlich meint. Die sensiblen Endkörperchen stehen entweder im Dienste der Blutregulation oder sie dienen gemeinsam mit dem subepithelialen Nervennetz der Tubenbewegung als reflektorische Organe.

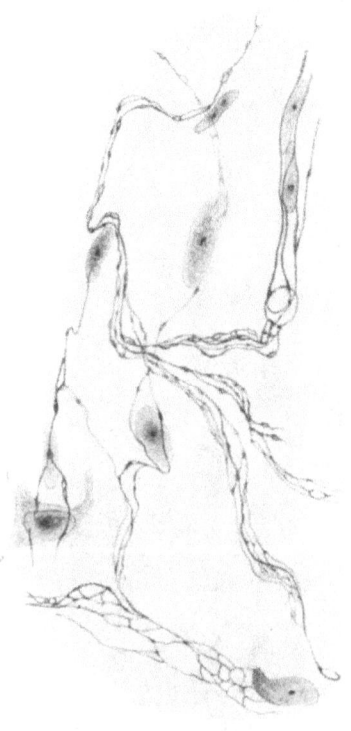

Abb. 436. Nervennetz in der glatten Muskulatur der Tube. *Mensch*. (BIELSCHOWSKY-Methode. 2000mal vergrößert, dann verkleinert.) Nach BEAUFAYS 1937.

c) Uterus.

Der Uterus erhält seine Nerven aus dem den beiden Seitenkanten angelagerten Plexus uterovaginalis, der eine ganze Anzahl verschieden großer Einzelganglien mit einer Fülle von Verbindungsästen zu einer nur unscharf abgrenzbaren Formation vereinigt. Da ein „FRANKENHÄUSER*sches Ganglion*" in seiner kompakten und umschriebenen Form nach den Untersuchungen von MEDOVAR (1928), KUKUSCHKIN (1935) und NAIDITSCH (1929) fast niemals vorkommt, so wird sein Name am besten durch *Plexus gangliosus uterovaginalis* ersetzt (PENITSCHKA 1929). Von jenem Plexus unterscheidet NAIDITSCH (1929) an der Cervixregion des Uterus noch extramurale und juxtamurale Ganglien; letztere liegen unmittelbar dem Myometrium an und sind von ihm durch eine schmale Lage kollagenen Bindegewebes getrennt. Auf dem Wege über die Nn. hypogastrici werden Fasern aus dem Ganglion mesent. inf., dem Plexus solaris, Plexus aorticus und Plexus suprarenalis mit weiteren Ästen aus einigen Lumbalganglien des Grenzstrangs im Plexus uterovaginalis vereinigt. Aus dem II.—IV. Sacralnerven kommen noch einige Äste hinzu, die in ihren Faserbündeln vor dem Eintritt in den Plexus uterovaginalis sympathische Fasern enthalten können (MEDOVAR 1928). Die Nervengeflechte der Harnblase und des Rectums sind durch zahlreiche Äste mit dem Plexus uterovaginalis verbunden. WHARTON (1937) hat durch seine präparatorische Arbeit am *Affen* noch einmal hierauf hingewiesen. Präparatorische Einzelergebnisse über die Innervation des Uterus beim *Neugeborenen* durch Plexus hypogastricus und II.—IV. Sacralnerven stammen von PRIBOR (1951).

Nach experimenteller Nervendurchschneidung, die LAWRENTJEW und NAIDITSCH (1933) *beim Hund* und bei *der Katze* durchgeführt haben, scheint bei der Innervation des Uterus der Sympathicus zu dominieren, während bei der Innervation der *Vagina* offenbar den Sacralnerven ein überwiegender Einfluß zukommt.

Die *Nervenzellen* der im *Plexus uterovaginalis* miteinander verbundenen Ganglien sind multipolar; nach NAIDITSCH (1929) und NISHIMURA (1954) werden beide Zelltypen I und II nach DOGIEL beobachtet. YAMADA, WATANABE und MORI (1954) sind zum gleichen Resultat gelangt. Vereinzelte Ganglienzellen

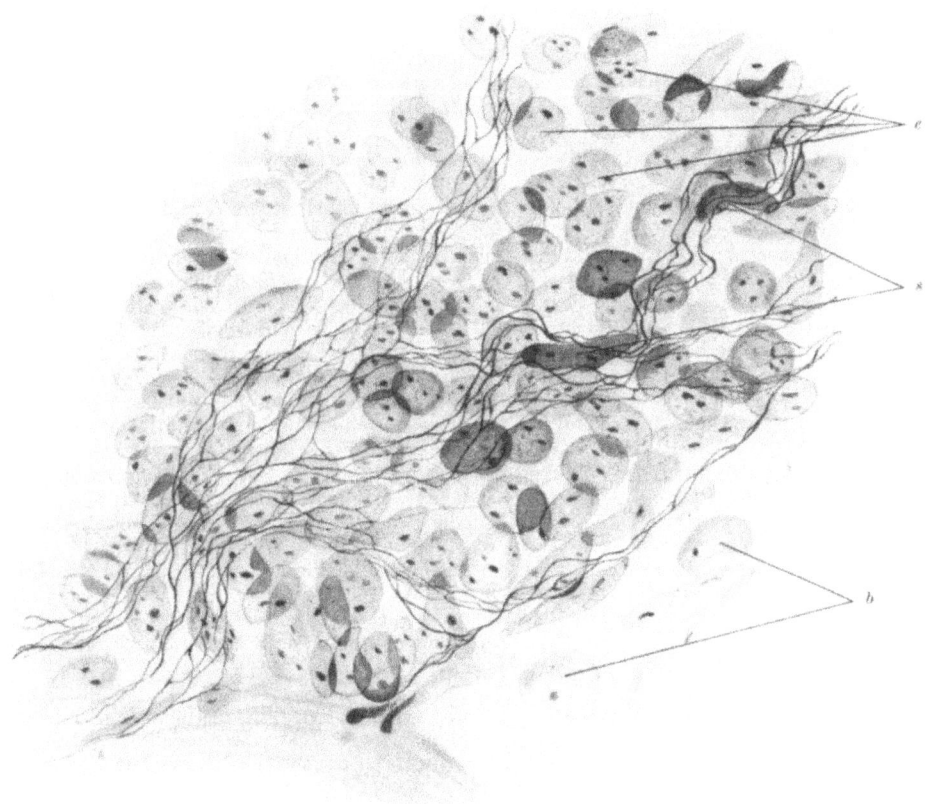

Abb. 437. Subepitheliales Nervennetz. Flachschnitt. Tube. *Mensch. e* Kerne der Epithelzellen; *s* SCHWANNsche Kerne; *b* Zellkerne der Tunica propria. (BIELSCHOWSKY-Methode. 1000mal vergrößert, auf $^3/_5$ verkleinert.) Nach SAKAGUCHI 1939.

werden innerhalb der Nn. hypogastrici und zerstreut in den nervösen Verbindungsästen der Ganglien gefunden. Wie bei allen sympathischen Ganglien, so prägen sich in denen des Plexus uterovaginalis die durch Alter und Individualität gesetzten morphologischen Unterschiede deutlich aus (NAIDITSCH 1929, GASPARINI 1949, 1952, GASPARINI und MIANI 1950, TONI 1949). Hiernach gelangen bei *Neugeborenen* neben vielen unreifen, meist bipolaren Nervenzellen vereinzelt reife Formen zum Vorschein; bei zunehmendem *Alter* vermehren und verzweigen sich die Zellfortsätze, die im Stadium des Erwachsenseins zu einem knäuelartigen Dendritengewirr miteinander verflochten werden. In jene Formationen werden präganglionäre Fasern eingeschlossen, die sich in den komplizierten dendritischen, pericellulären Faserkörben von den Fortsätzen der Ganglienzellen nicht mehr unterscheiden lassen. Während des höheren Alters sind Erscheinungen der Rückbildung am Nervengewebe beschrieben worden.

Nach den statistischen Erhebungen von TONI (1949), GASPARINI und MIANI (1950) scheinen die Ganglienzellen des Plexus uterovaginalis ihre Masse bis zum Ende der Wachstumsperiode zu vermehren und in späteren Jahrzehnten einer gewissen Rückbildung anheimzufallen. Bei diesem Reduktionsprozeß wird eine Verschiebung des Kern-Plasmaindex zugunsten des Plasmas behauptet (GASPARINI 1952). *Gravidität* soll das Wachstum der Ganglienzellen innerhalb gewisser Grenzen fördern, während *Entfernung des Uterus* nach BLOTEVOGEL (1938) eine Größenabnahme von Kern und Neuroplasma bei den Ganglienzellen herbeiführt. COUJARD (1951) berichtet über Veränderungen, die nach *Kastration* bei *Kaninchen* und *Meerschweinchen* an den Ganglienzellen des Plexus uterovaginalis zutage treten. BLOTEVOGEL (1928) hat nach Vornahme der gleichen Operation bei *Macacus* und bei der *Maus* deutliche Erscheinungen pathologischer Art in den Ganglienzellen wie Vacuolenbildung, Abnahme und Auflösung der NISSL-Schollen bis zum staubförmigen Zerfall beschrieben und abgebildet. NAIDITSCH (1929) hat in einem Fall von *Carcinoma colli* bei einer 40jährigen Frau die pericellulären Faserkörbe der anliegenden Ganglien besonders in hyperplastischer Entwicklung gefunden.

LEHMANN und STANGE (1953) haben im *Ganglion cervicale* uteri bei der geschlechtsreifen *Ratte* stark vacuolisierte Nervenzellen beschrieben, die vornehmlich im apikalen Teil des Ganglions erscheinen. Die beiden Autoren erörtern eine Zunahme der Vacuolisation während der Gravidität, verzichten jedoch auf eine Deutung der vacuoligen Plasmastruktur, bei welcher es sich um den Ausdruck eines sekretorischen oder eines degenerativen Vorgangs handeln könnte. Eine eingehende von SCHENK und WALTER (1955) durchgeführte Untersuchung des Plexus uterovaginalis bei *Neugeborenen* und bei *Frauen* jeglichen Alters während der *Schwangerschaft*, in der *Menopause* und mit verschiedenen *Erkrankungen* der Genitalorgane stellt das Vorhandensein vacuolenhaltiger Ganglienzellen fest, vermag aber in keinem Falle eine bemerkbare Erhöhung der Vacuolenzahl in den Ganglienzellen aufzuweisen. Die bei der trächtigen *Ratte* von LEHMANN und STANGE (1953) behauptete Zunahme vacuolenhaltiger Ganglienzellen findet somit am menschlichen Material keine Bestätigung.

Nach SCHENK und WALTER (1955) werden an den vacuolenhaltigen Ganglienzellen häufig Plasmaschwellung, Verklumpung des Chromatingerüsts, Tigrolyse, Hyperchromasie, Chromatolyse und Pyknose der Kerne beobachtet. Da ich an den vegetativen Ganglienzellen das gleiche gefunden habe, so erblicken die beiden Autoren in dem Auftreten vacuolenhaltiger Ganglienzellen mit Recht einen regressiven Prozeß. Vacuolisierte Ganglienzellen im Plexus uterovaginalis einer 40jährigen Frau habe ich wie in allen sympathischen Ganglien nur vereinzelt gesehen; solches könnte nicht der Fall sein, wenn man die Vacuolisierung als eine allgemeine, neurosekretorische Erscheinung betrachten würde. Einzelne Beobachtungen über das Verhalten des Uterus-Ganglions bei der Avitaminose E sind von COUJARD und BAUM 1954 mitgeteilt worden.

Im fetalen und kindlichen Alter ist es mitunter schwierig, unreife Neuroblasten von den für die Paraganglien charakteristischen „Nebenzellen" zu unterscheiden. PENITSCHKA (1929) und NISHIMURA (1954) haben hierauf hingewiesen. Ich habe ähnliche Verhältnisse an den Ganglien der Harnblase beobachtet. Nach PENITSCHKA (1929) sind die Ganglienzellen des Plexus uterovaginalis unterschiedlich groß, viele von ihnen mehrkernig. Beim *Kind* finden sich schwer definierbare Zell- und Kernnester, dazwischen chromaffine und unbestimmbare Nebenzellen. Letztere verschwinden mit zunehmendem Alter, so daß sich der Kernreichtum in den Ganglien allmählich verringert. Auch zugrunde gehende Ganglienzellen sind von PENITSCHKA (1929) gesehen worden. WATZKA und PENITSCHKA (1932) haben in einem *Paraganglion* des Plexus uterovaginalis bei einem 5 Tage alten Mädchen inmitten der chromaffinen Zellen zahlreiche *Lamellenkörperchen* beobachtet.

Das *Bindegewebe des Parametriums* gilt als gefäßführender Träger des Plexus uterovaginalis und der von diesem in den Uterus ziehenden Nervenbündel; es besitzt eine eigene, neurovegetative Innervation. Die Anwesenheit gewundener, neurofibrillenhaltiger Plasmastränge (Abb. 438) und deren enge plasmatische Beziehung zu bindegewebigen Elementen verschiedener Art tragen die Anzeichen einer neurovegetativen Endformation und legen es nahe, einen Einfluß des vegetativen Nervensystems auf das Bindegewebe anzunehmen. Die geschilderten Plasmastränge hängen mit der in der Adventitia der Gefäße vorhandenen vegetativen, in Abb. 439 dargestellten Endformation zusammen. Über die Innervation der *A. uterina* sind aus dem Beitrag von KNOCHE (1952) und den Abb. 102 und 106 weitere Einzelheiten zu ersehen.

Bindegewebszellen, welche feine argyrophile *Granula* enthalten, habe ich, abgesehen von Abb. 438 in Abb. 160 wiedergegeben. Weiterhin spricht KEIFFER (1932) von bestimmten, im

Myometrium vorkommenden, argyrophilen Bindegewebszellen, denen er trotz ihrer festgestellten Abkunft aus dem Mesenchym eine gewisse nervöse Funktion zuweist.

An der Oberfläche des Uterus breitet sich unter dem Perimetrium ein Flechtwerk grober Nervenbündel aus, die sich in feinere Äste aufspalten, in das Myo-

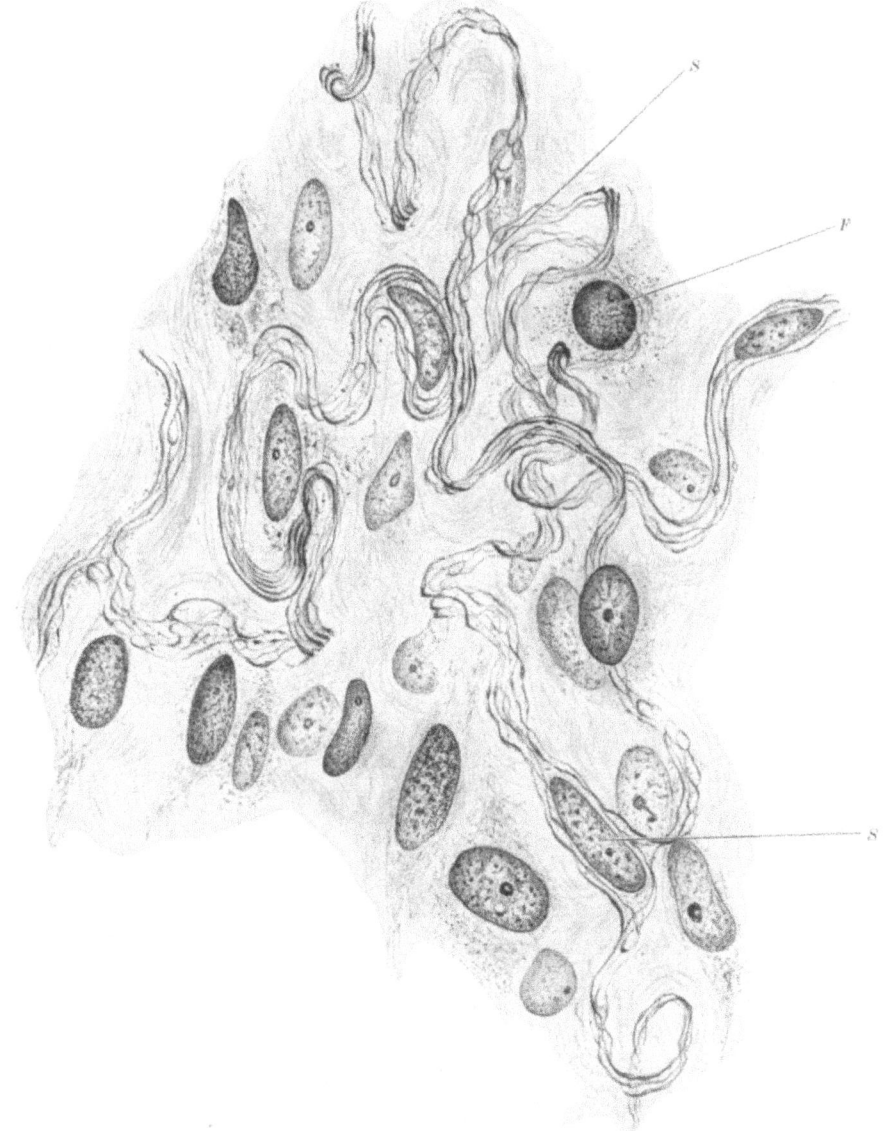

Abb. 438. Gewundener, neurofibrillenhaltiger Plasmastrang im Bindegewebe des Parametriums. *S* SCHWANNscher Kern; *F* bindegewebige Zelle mit feinen, argyrophilen Granula. (BIELSCHOWSKY-Methode. 1450mal vergrößert, auf ⁵/₆ verkleinert. Präparat von Dr. SARTER, Anat. Institut Bonn.)

metrium eindringen und in dessen sämtlichen Lagen ein geschlossenes Flechtwerk entwickeln. Es ist in seinen verschiedenen Schichten von SCHABADASCH (1935) mit der Methylenblaumethode sehr instruktiv dargestellt worden (Abb. 440).

Die *feinere Innervation des Myometriums* hat eine vielfache Bearbeitung gefunden (COUJARD 1951, DUPPEROY 1953, 1954, ISIDOR 1950, FLEMING 1932,

KEIFFER 1932, JABONERO 1953, NISHIMURA 1954, OZAKI 1937, MEDOVAR 1928, OGAWA 1939, OKAMURA 1939, KOPPEN 1950, PALLIE, CORNER und WEDDELL 1954, ROSSI und SCEVOLA 1936, YAMADA, WATANABE und MORI 1954, STRECHT-

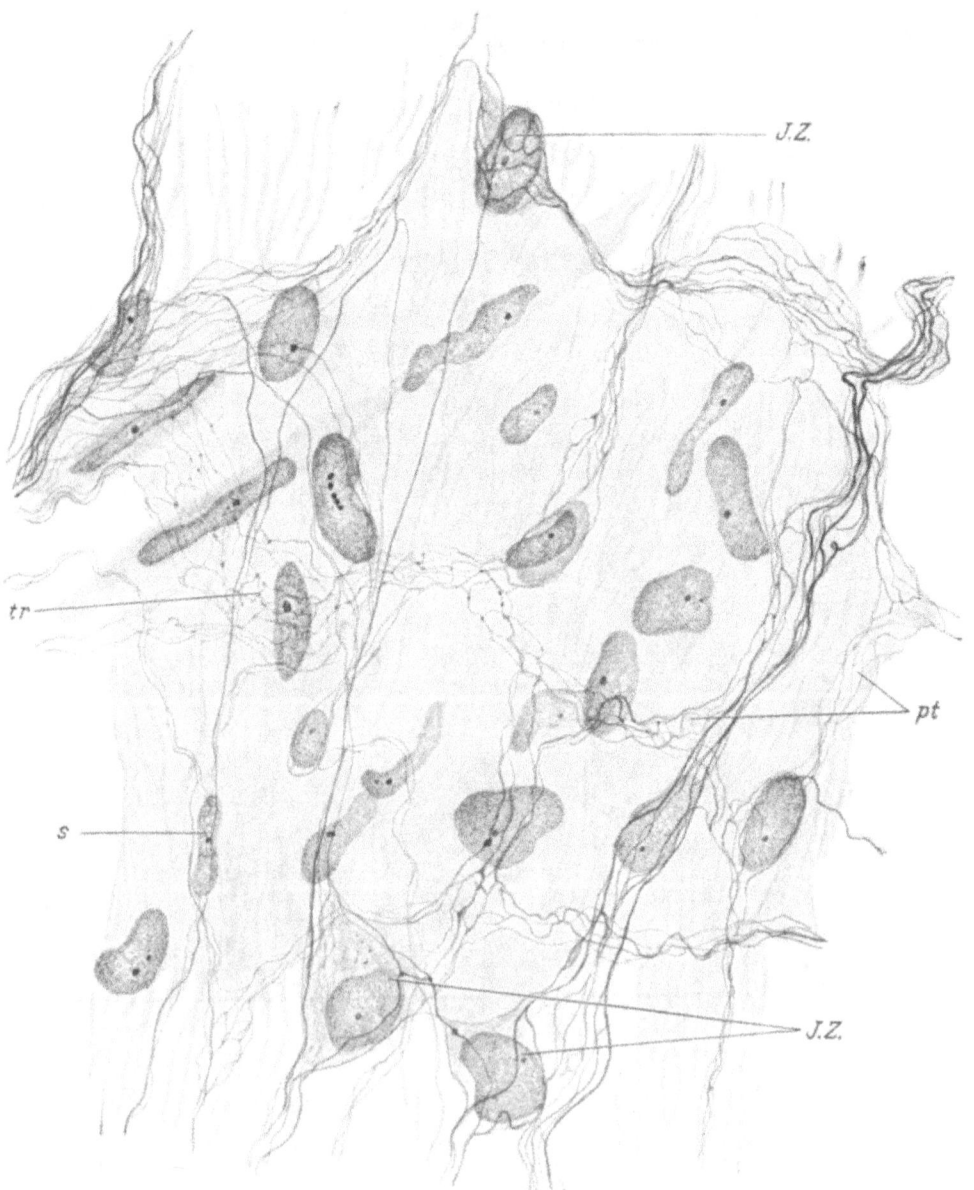

Abb. 439. Vegetative Endformation in der Adventitia der A. uterina. *Mensch. I.Z.* Interstitielle Zellen; *pt* präterminales Netz; *tr* Terminalreticulum; *s* SCHWANNscher Kern. (BIELSCHOWSKY-Methode. 1860mal vergrößert, auf ²/₃ verkleinert.) Nach KNOCHE 1952.

RIBEIRO 1949). Im Hinblick auf die Beziehungen zwischen der glatten Muskulatur und dem Nervengewebe bildet die Innervation des Myometriums gegenüber der auf S. 113 wiedergegebenen Beschreibung über die Endigungsweise des vegetativen Nervensystems keine Ausnahme. Demgemäß erfolgt die synaptische

Verbindung des Muskelgewebes mit dem Nervengewebe durch eine dem Terminalreticulum zugehörige netzförmige Konstruktion, die von KOPPEN (1950), NISHIMURA (1954), YAMADA, WATANABE und MORI (1954) beobachtet worden ist (Abb. 441). JABONERO (1953) erblickt die „plexiforme Synapse auf Distanz" in einem nervösen Syncytium der Protoplasmastränge samt den eingelagerten Interstitiellen Zellen.

Ganglienzellen kommen nach dem übereinstimmenden Urteil der Autoren im allgemeinen in der Uteruswand nicht vor; die von OKAMURA (1939) als Ganglienzellen bezeichneten

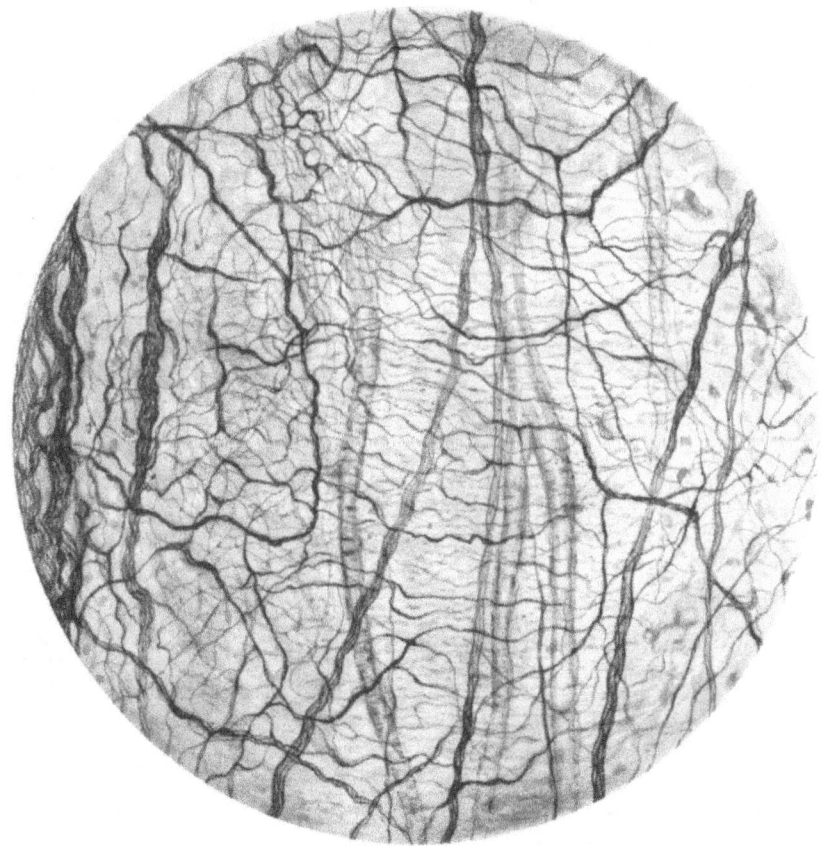

Abb. 440. Intramurale Nervengeflechte in der mittleren Schicht der Uteruswand. *Hund.* (Methylenblau.) Nach SCHABADASCH 1935.

Gebilde dürften mit den Interstitiellen Zellen identisch sein. Nach den Abbildungen zu schließen, hat KEIFFER (1932) zweifellos Ganglienzellen, vor allem in der Cervixregion der Uteruswand oft zu ganzen Ganglien zusammengefaßt, dargestellt. Abgesehen davon, daß der Autor in seinem Präparat die von NAIDITSCH (1929) beschriebenen „juxtamuralen" Ganglien vor sich gehabt haben kann, besteht für die Ergebnisse KEIFFERS noch die Möglichkeit einer individuellen Verlagerung sympathischer Ganglienzellen in das Myometrium, vor allem an der von KEIFFER angegebenen Haftstelle des Ligamentum latum. Daher lassen sich gegen eine Verallgemeinerung der Befunde KEIFFERS gewisse Bedenken geltend machen.

Der Nachweis von Nerven im Endometrium gestaltet sich aus technischen Gründen schwierig, ist aber von OZAKI (1937), KOPPEN (1950), FELDMANN (1935), PRIBOR (1951), ROSSI und SCEVOLA (1936), COUJARD (1951), STRECHT-RIBEIRO (1949), YAMADA, WATANABE und MORI (1954) geführt worden. An einem gewöhnlichen, mit Hämatoxylin-Eosin gefärbten Kurspräparat habe ich zufällig einmal ein Bündel markloser Nervenfasern zwischen den Drüsen des Endometriums gesehen. Die Innervation des Endometriums scheint sich auf die basale Schicht zu beschränken und gelangt wie in jeder Schleimhaut in einer netzförmigen Formation vors Auge. Diese ist von KOPPEN (1950) an den Cervixdrüsen beobachtet worden und in Abb. 442 wiedergegeben. Die Netzform der Nervenendigung tritt an der Außenwand der Drüsen besonders deutlich in Erscheinung. Demnach befindet sich die Funktion der Uterindrüsen zweifellos unter nervösem Einfluß (Abb. 443).

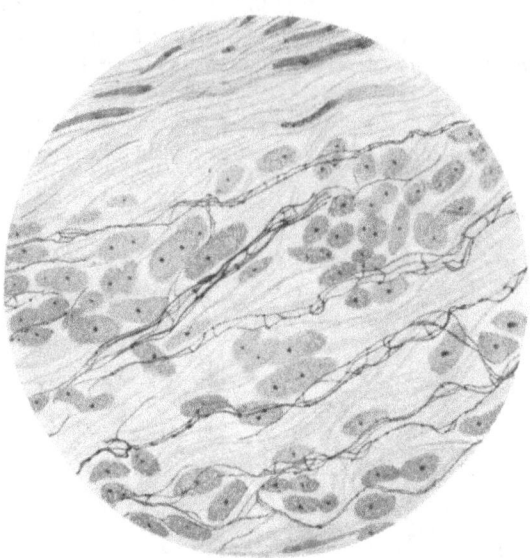

Abb. 441. Syncytial verbundene Neurofibrillenstränge im Myometrium des Corpus uteri. *Mensch.* (BIELSCHOWSKY-Methode. 1000mal vergrößert.) Nach KOPPEN 1950.

Wenn *afferente Fasern* in der Wand des Uterus vorkommen sollten, lassen sich solche jedenfalls nicht von den sympathischen Nervenfasern unterscheiden. Spezifisch gebaute, sensible *Endorgane* werden nicht beobachtet; wo sie wie an der Portio vaginalis beschrieben worden sind, scheint das Ergebnis unsicher. Im embryonalen Uterus des Menschen haben NISHIMURA (1954) und OIKAWA (1954) stärkere, verzweigte und unverzweigte, als sensibel gedeutete Nervenfasern unter dem Epithel des Endometriums beobachtet. Nach KOPPEN (1950) ist es mit dem Mikroskop nicht möglich, in der Wand des Uterus die sympathischen Fasern von den aus den Sacralnerven stammenden Elementen auseinanderzuhalten.

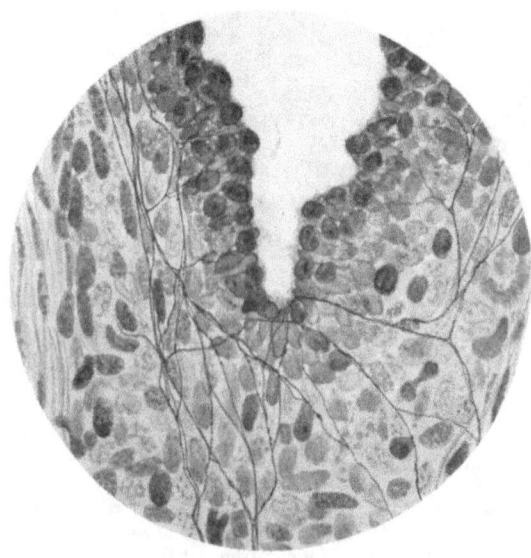

Abb. 442. Nervengeflecht an einer Drüse der Cervix uteri. *Mensch.* (BIELSCHOWSKY-Methode. 1000mal vergrößert.) Nach KOPPEN 1950.

Über die nach Durchschneidung der Nn. hypogastrici erfolgten Veränderungen in den Geweben des Uterus findet man bei KOLOSSOW und MESTCHERJAKOW (1938) und bei FELDMANN (1935) weitere Angaben. FELDMANN sah die Mucosa nach Durchschneidung der Nn. hypogastrici verändert; er weist gleichzeitig in den degenerativen Vorgängen des intramuralen Nervengewebes auf eine gewisse Veränderlichkeit hin, die er auf die Existenz der Ganglienzellen in den Nn. hypogastrici zurückführt.

Über Veränderungen des intramuralen Nervengewebes bei der *Gravidität* haben OZAKI (1937), ROSSI und SCEVOLA (1936) berichtet. NÜRNBERGER (1951) hat in einem *Carcinom* der Portio vaginalis uteri regellos gewachsene Nervenfasern von pathologischem Aussehen entdeckt; OZAKI (1937) erhält den gleichen Befund in einem *Myoma uteri*.

d) Vagina.

Die sympathischen Fasern für die oberen zwei Drittel der Vaginalwand entstammen in der Hauptsache dem Plexus uterovaginalis, für das untere Drittel dem Plexus pudendus. Außerdem sind die vom II.—IV. Sacralnerven abgezweigten Nn. erigentes an der Innervierung der Vagina beteiligt. Im perivaginalen Bindegewebe und in der Adventitia der Vagina findet sich ein ganglienhaltiger Nervenplexus, der sich aus multipolaren Zellen und aus markhaltigen und marklosen Fasern aufbaut.

LANDAU (1952) hat in sämtlichen Organen des weiblichen Genitalapparats markhaltige Nervenfasern festgestellt und betrachtet diese als afferent und für die Pathogenese des „Mittelschmerzes" von Bedeutung.

Von dem äußeren ganglienhaltigen Grundgeflecht aus sondern sich zahlreiche, schmale Nervenbündel ab und lassen in der Vaginalwand einen dichten Plexus entstehen, den SCHABADASCH (1930) in einer vorzüglichen Übersicht wiedergegeben hat (Abb. 444). Die Verbindung zwischen Nervengewebe und glatter Muskulatur dürfte in der üblichen Weise stattfinden. Einzelheiten über die feinere Innervation der Vagina haben COUJARD (1951), FERRER und JIMÉNEZ (1949), DUPPEROY (1954) geliefert. OIKAWA (1954) hat in einem 4monatigen *menschlichen Embryo* unter dem Vaginalepithel feine Nervenfasern gesehen, die er als sensibel deutet. Vereinzelt kommen *sensible Endkörperchen* in der Vaginalwand vor; sie dienen wahrscheinlich der Blutzirkulation. Eine Fülle sensibler Endorgane in der Vagina und im Sinus urogenitalis des Hundes ist von MIURA (1956) geschildert.

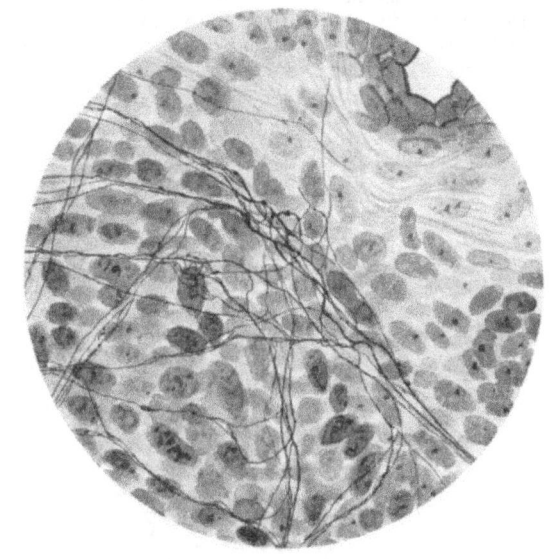

Abb. 443. Nervennetz an der Wand einer tangential getroffenen Drüse. Basalschicht der Uterusschleimhaut. *Mensch*. (BIELSCHOWSKY-Methode. 1000mal vergrößert.) Nach KOPPEN 1950.

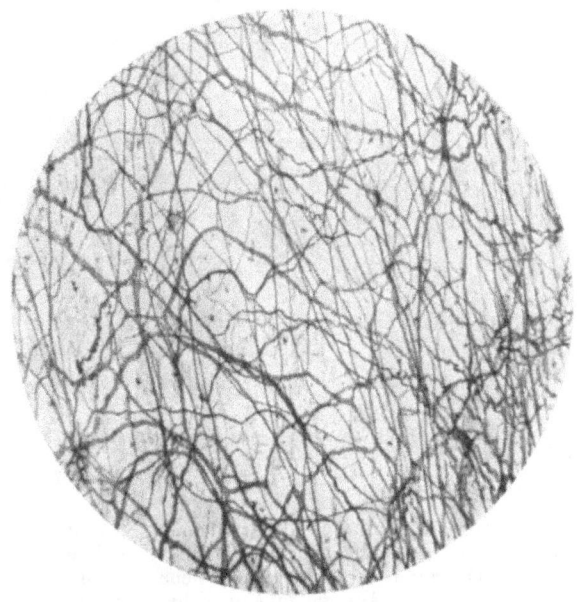

Abb. 444. Nervengeflecht in der Wand der Vagina (vesicale Fläche). *Hund*. (Methylenblaumethode. 23mal vergrößert.) Nach SCHABADASCH 1930.

Um den Anteil der Nn. erigentes an der Innervation der Vagina zu klären, sind die fraglichen Nerven verschiedentlich durchschnitten worden (EGEA-ESTEBAN 1951, FELDMANN 1935, LAWRENTJEW und NAIDITSCH 1933). FELDMANN schließt aus seinen experimentellen Beobachtungen auf eine Versorgung der Vaginalmuskulatur durch die Nn. erigentes. LAWRENTJEW und NAIDITSCH haben nach dem oben genannten Eingriff eine Degeneration der markhaltigen präganglionären Nervenfasern mit Verfall der pericellulären Faserkörbe in den Ganglien der Vagina beobachtet; die langen, zur Vaginalwand ziehenden Fortsätze der Ganglienzellen waren ebenso wie die marklosen Nervenfasern intakt geblieben.

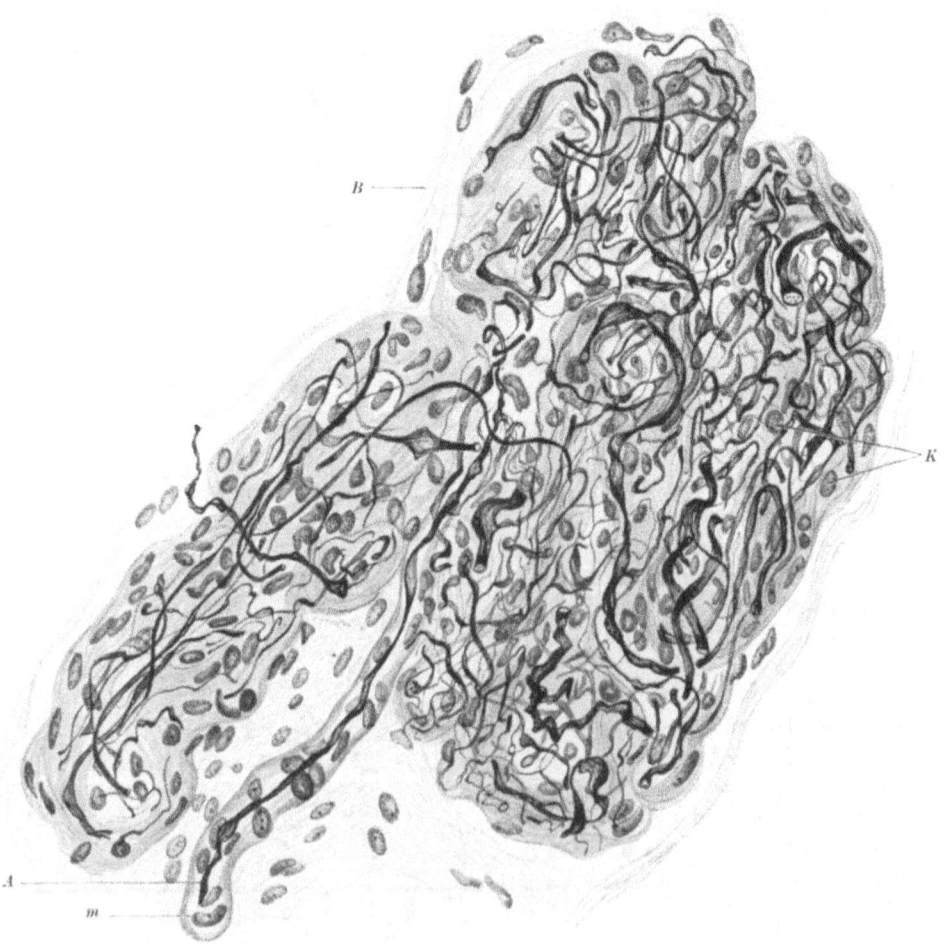

Abb. 445. KRAUSEs Endkolben. Klitoris der *Kuh*. *A* Achsenzylinder; *m* Markscheide; *B* bindegewebige Kapsel; *K* Kerne des Terminalplasmas. (BIELSCHOWSKY-Methode. 450mal vergrößert, auf $^9/_{10}$ verkleinert.) Aus STÖHR jr., Histologie 1951.

HILLARP und REINAND (1941) haben am transplantierten Vaginalepithel durch Oestron bedingte Veränderungen gefunden; da die Nervenfasern des Transplantates schon am 2. Tage nach der Operation degenerieren und neue Nervenfasern erst nach 8 Tagen einwachsen, so schließen die beiden Autoren auf eine wahrscheinlich unabhängig vom Nervensystem vor sich gehende Einwirkung des Oestrons. Solches braucht nicht unter allen Umständen richtig zu sein, da sich durch das fragliche Experiment nur Potenzen des Epithels, nicht aber das normale Geschehen im Organismus erkennen lassen.

c) Klitoris.

Wegen ihres außerordentlichen Reichtums an sensiblen Endorganen wurden *Glans* und *Praeputium clitoridis* schon seit langem vielfach untersucht. In neuerer

Zeit haben DANESINO (1951), FERRER und JIMÉNEZ (1949), MATSUDA (1937), KANTNER (1954), OIKAWA (1954), MARCHETTO (1955), KATO (1955) und YAMADA (1951) über Vorkommen und Gestalt der *sensiblen Endorgane* berichtet. Diese werden von den Autoren unter verschiedenen Namen als RUFFINIs, PACINIs, GOLGI-MAZZONIs *Endkörperchen* beschrieben. Im Grunde genommen handelt es sich dabei um Varianten nervöser Bildungen, welche durch Anhäufungen von

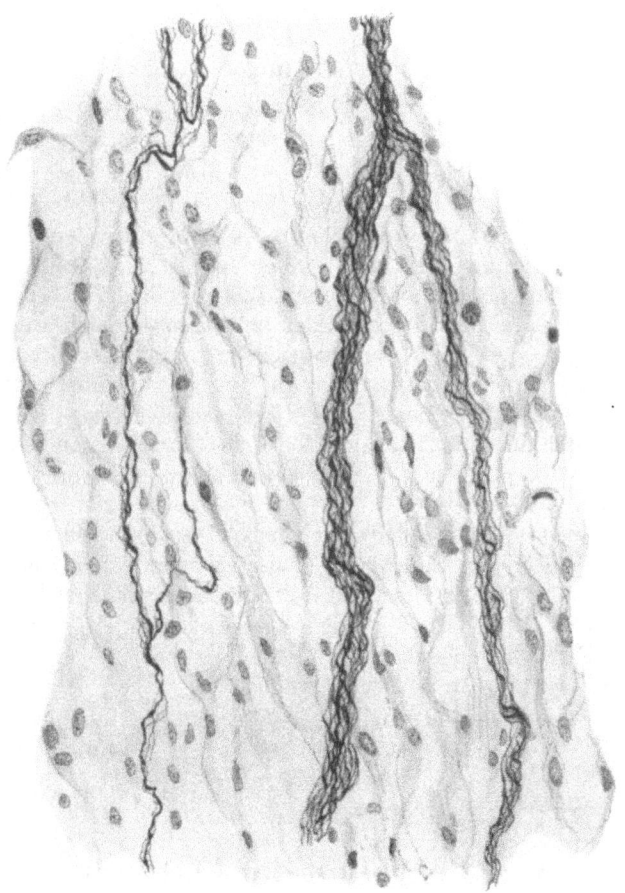

Abb. 446. Marklose Nervenbündel in der Nabelschnur am Ende der Schwangerschaft. *Mensch.* Körpernaher Abschnitt. (BIELSCHOWSKY-Methode. 180mal vergrößert, auf ³/₄ verkleinert.) Nach SCALZO 1940.

Faserschlingen und durch Verbindung mit einem kernhaltigen Terminalplasma eine beträchtliche Oberflächenvergrößerung nervöser Substanz auf umschriebenem Gebiet besitzen. Die KRAUSEschen *Endkolben* (Abb. 445), die den DOGIELschen *Genitalkörperchen* gleichen, scheinen in verschiedener Abart, mit und ohne bindegewebige Kapsel, am häufigsten vorzukommen und das Prinzip der Oberflächenvergrößerung besonders klar zu zeigen. Die Endkörperchen sind untereinander durch zahlreiche Verbindungsfasern und durch Abgabe intraepithelialer Fasern zu einem geschlossenen, sensiblen Apparat verknüpft.

Über die *Entwicklung sensibler Endkörperchen* und *intraepithelialer Nerven* im äußeren weiblichen Genitalapparat findet man in den Arbeiten von KIMURA (1930), TELLO (1935), SETO (1939) und YAMADA (1951) Auskunft. Über die Verteilung der Berührungs- und Druckpunkte, der Warm- und Kaltpunkte und der Schmerzpunkte in den äußeren, weiblichen Genitalien lassen sich in der Monographie von WALTHARD (1937) die nötigen Einzelbeobachtungen ersehen. Es dürfte indessen vergebliche Mühe bedeuten, für die verschiedenen Sinnesqualitäten jeweils bestimmt gebaute, sensible Endkörperchen verantwortlich zu machen.

Die sensiblen Endorgane der Klitoris und der Labia minora gehören in den Bereich des N. pudendus, die sympathischen Nerven stammen aus dem Plexus hypogastricus. Der Anteil der sympathischen Nerven an der Innervation der Klitoris und ihre von YAMADA (1954) angeführte Beziehung zu den sensiblen Endorganen geht aus den Abb. 158,, 488, 496 und 497 und dem dort beigefügten Text hervor.

f) Anhang.

Die schwierige Frage nach dem Vorkommen von Nervenfasern in der *Nabelschnur* scheint eine teilweise Aufklärung erhalten zu haben. DANCZ (1931) hat zuerst ein paar Nervenbündel, die in der Richtung der Blutgefäße verliefen, gesehen; OOI (1932, 1934) gelangt zum gleichen Resultat und behauptet überdies eine nervöse Versorgung der Nabelschnurgefäße; hierüber hatte DANCZ (1931) sehr unsichere Abbildungen gebracht. Nach KOMO (1954) lassen sich Nervenfasern in der Nabelschnur und an ihren Gefäßen an der Übergangsstelle zur Bauchhaut nachweisen; der Autor bildet im subepithelialen Bindegewebe der Nabelschnur einen zu einer Capillare ziehenden nervösen Plasmastrang ab. FRITZ (1934) hat in der Nabelschnur noch 7 mm vom Nabel entfernt einzelne Nervenfasern entdeckt; bei einem von ihm beobachteten *sympathischen Ganglion*, das in der Nabelschnur 4 mm über der Ebene des Epidermisrands der Bauchhaut gelegen war, dürfte es sich um die Fehlentwicklung eines versprengten Keimes handeln.

Schließlich liefert SCALZO (1940) eine einwandfreie Darstellung von marklosen Nervenbündeln, die gegen Ende der Gravidität aufzutreten scheinen und sich im Bindegewebe und an den Blutgefäßen der Nabelschnur verzweigen (Abb. 446). Die Bündel lassen durch fortwährende Abgabe kleiner Seitenästchen ein feines Nervengeflecht entstehen, das der Autor gleichfalls abgebildet hat. SCALZO (1940) hat die Nervenfasern nur in den beiden, dem Fetus nahe gelegenen Dritteln der Nabelschnur nachweisen können.

Im *Amnion* sind von PASQUALINO (1947) eigenartige sonderbare Faserknäuel, vielleicht afferenter nervöser Art, beschrieben worden.

XV. Innervation der Hirnhäute.

1. Die Dura mater erhält ihre stärksten Nerven aus den drei Ästen des Trigeminus; kleine Abzweigungen aus dem Oculomotorius, Trochlearis, Glossopharyngeus, Vagus, Accessorius und Hypoglossus kommen hinzu. Direkte Fasern aus dem Ganglion Gasseri werden ferner erwähnt. Die groben Nervenäste begleiten vielfach den Verlauf der Meningealarterien. Die sympathischen Fasern gelangen mit den Gefäßen in die harte Hirnhaut. DOWGJALLO (1929) und GRZYBOWSKI (1932, 1934) haben präparatorische Einzelheiten über den Verlauf und die Herkunft der Duranerven veröffentlicht. Nach KAUTZKY (1949, 1951) befinden sich die vordere Schädelgrube und die zugehörige Falx unter dem Bereich des I. Trigeminusastes, Schläfen- und Scheitelregion unter demjenigen des II. und III. Trigeminusastes, während die Occipitalregion und die hinteren Teile der Falx cerebri von einem rückläufigen Zweig des N. ophthalmicus versorgt werden. Die unterhalb des Tentorium cerebelli gelegenen Durageiete bekommen aus kleinen Ästen des Vagus und Hypoglossus eine weitere nervöse Zufuhr. KAUTZKY (1951) bringt die Innervation der Dura mit derjenigen der Pia in Vergleich und erörtert weitere Beziehungen zur Lokalisation des Schmerzes bei intrakraniellen Reizversuchen und zu einer, auf gewisse Kopfareale beschränkte Ausbreitung bei bestimmten Krankheitsprozesse. Eine bemerkenswerte klinisch-anatomische Studie über den duralen Kopfschmerz im Hinblick auf die sensible Innervation der Dura mater ist von PENFIELD und MCNAUGHTON (1940) veröffentlicht worden.

Zu den von mir (1928) in Bd. IV dieses Handbuchs veröffentlichten Untersuchungen über das mikroskopische Verhalten des Nervengewebes in der Dura sind nur wenige Ergebnisse aus neuerer Zeit hinzuzufügen (BAKAY 1941, ROSSI und SCEVOLA 1935, RUINA 1937, MÜLLER und WEIDNER 1936, STAUDACHER-DALLE ASTE 1942). Hiernach breitet sich im Bindegewebe ein grobmaschiger Nervenplexus aus, der sich aus marklosen und markhaltigen Nervenfasern zusammensetzt und mit den Nervengeflechten der Gefäße verbunden ist. Die von ROSSI und SCEVOLA (1935) wiedergegebenen Abbildungen weisen auf eine ziemlich dichte Verteilung des Nervengewebes hin. *Sensible Endkörperchen* kommen verschiedentlich unter wechselnder Gestalt vor (PENFIELD und MCNAUGHTON 1940). WEBER (1948) hat als das sensible Ende der Trigeminusfasern den mehrfach von ihm geschilderten, veränderlichen „Appareil métaterminal" betrachtet. SCEVOLA (1936) bildet Teile eines feinsten, mit BOEKES „sympathischem Grundplexus" verglichenen Nervennetzes ab, das möglicherweise sympathische Elemente enthält. Ganglienzellen scheinen in der Dura im allgemeinen zu fehlen.

In der *Dura des N. opticus* verlaufen nach ERNYEI (1934) marklose Nervenfasern und einige Fasern mit dünner Markscheide. Über die Innervation der Sinus durae matris liegt eine kleine Notiz von BRUNO (1951) vor.

2. Die sympathischen Nerven der *Pia mater* entstammen dem mit der A. carotis int. und A. vertebralis in die Schädelhöhle eintretenden Nervengeflecht. Außerdem zweigen sich feine Ästchen vom III.—XII. Gehirnnerven, abgesehen vom N. trigeminus, in unterschiedlicher Weise zur Pia ab. Die Gefäße des Gehirns und des Rückenmarks verlaufen sämtlich in der Pia mater; demnach scheint die nervöse Steuerung des intracerebralen Blutkreislaufs nach den neurohistologischen Befunden zu einem großen Teil in der Pia vor sich zu gehen. Der erheblichen Bedeutung wegen haben zahlreiche Autoren die Nerven der Gehirngefäße mit dem Mikroskop untersucht (CHOROBSKI und PENFIELD 1932, BAKAY 1941, CHRISTENSEN, POLLEY und LEWIS 1952, HAGEN 1955, HUMPHREY 1939, KURUSU und HAMADA 1929, CLARK 1929, 1931, LIACHOVETZKY 1939, GRIGORJEWA 1932, LEGAIT und DOLLANDER 1948, OOI 1934, BUSCH 1938, MICHELAZZI 1934, STÖHR 1922). Die Resultate sind im Abschnitt IX wiedergegeben. Im folgenden werden nur einige neuere Ergebnisse über das Verhalten des Nervengewebes im Bindegewebe der Pia gebracht.

Wie aus Bd. IV dieses Handbuchs (1928) zu ersehen ist, sind die Gefäßnerven und die im Bindegewebe der Pia verlaufenden Nerven, die Nn. proprii, zu einem einheitlichen, über die ganze Hirnhaut ausgedehnten Plexus zusammengeschlossen. Nach Abb. 447 lassen sich die Aufbauelemente jenes Plexus, dicke und schmale Nervenbündel, markhaltige und marklose Fasern, zarte Neurofibrillenzüge und ihr untrennbarer Zusammenhang mit den Gefäßnerven leicht feststellen. Sympathische und cerebrospinale Elemente dürften in den verschiedenen Gliederungen des ganzen Geflechts gemeinsam einherziehen.

Nach METUZALS (1954) treten beim *Pferd* marklose Nervenbündel aus dem Infundibulum nahe dem Diencephalon in die anliegende Pia ein, in welcher sie einen dichten, knäuelartigen Plexus entwickeln. Andere Nervenfasern bilden in der an die Pars tuberalis angrenzenden Pia mancherlei Schlingen und Windungen mit kleinen Endkolben und netzartigen Formationen.

Die Nn. proprii der Pia mater zweigen sich aus dem allgemeinen Nervenplexus ab und werden im Bindegewebe, abseits von den Gefäßen als schmale Bündel, schließlich als einzelne Fasern beobachtet. Mit Sicherheit erkennt man sie erst an ihrer Endigungsweise, die in sehr verschiedener Gestalt, von dem scheibenförmigen, fibrillären Ende einer einzigen Faser bis zu sehr komplizierten Endapparaten bestehen kann. Die einfachste Form wird in einer Faserschlinge offenbar, deren Ende sich in einer besonderen, von mir als „Terminalplasma" bezeichneten, dunkel färbbaren Substanz auflockert (Abb. 448).

Die knäuelartigen Apparate sehen vielfach den KRAUSEschen Endkolben ähnlich; sie entstehen gewöhnlich aus der auf engem Raum beschränkten Schlingenbildung einer starken Nervenfaser, deren Neurofibrillen sich auflockern und an den Endästen in einem gut abgrenzbaren, gestreiften „Terminalplasma" büschelförmig auseinanderweichen (Abb. 449). Der gesamte Schlingenknäuel wird durch eine bindegewebige Kapsel eingehüllt und findet sich in ein kernhaltiges Plasmodium eingelagert.

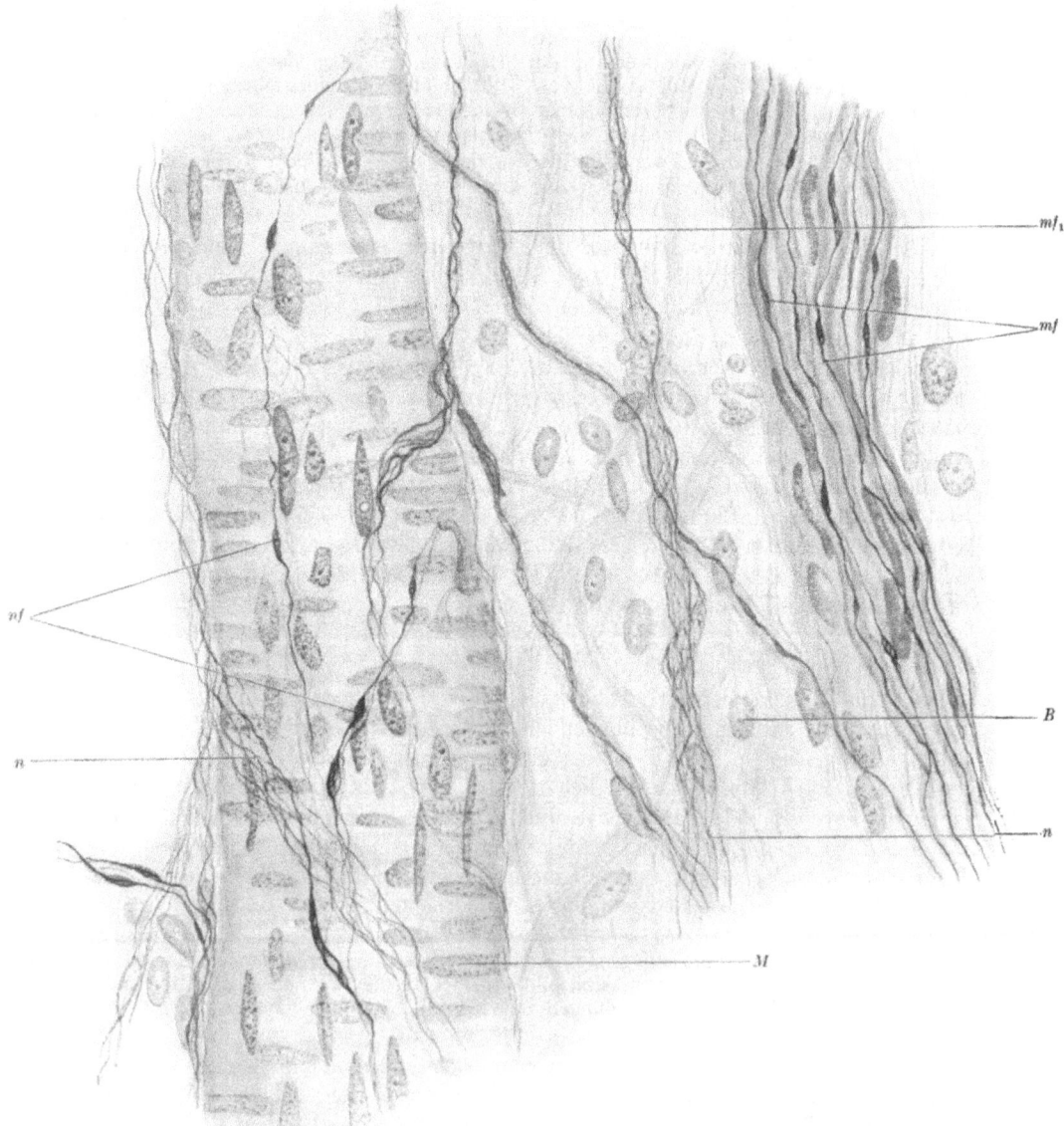

Abb. 447. Nervengeflecht um eine Arterie der Pia mater am Zwischenhirn. *Mensch. n* Neurofibrillenbündel; *nf* varicöse Nervenfasern; *mf* und *mf*$_1$ markhaltige Nervenfasern; *B* Bindegewebe; *M* Muscularis. (BIELSCHOWSKY-Methode. 1000mal vergrößert, auf $^3/_4$ verkleinert.) Nach HAGEN 1955.

Es hat vielfach den Anschein, als handle es sich um starke, möglicherweise um markhaltige Nervenfasern, aus denen die beschriebenen Endorgane hervorgehen. Dicke Nervenfasern können jedoch ihren Durchmesser streckenweise zu äußerster Feinheit verschmälern, um dann die alte Stärke zu erreichen. Auch SSNESSAREW (1929) hat in der Pia mater markhaltige Fasern entlang ihres Verlaufs marklos werden und sich wieder mit einer Markscheide

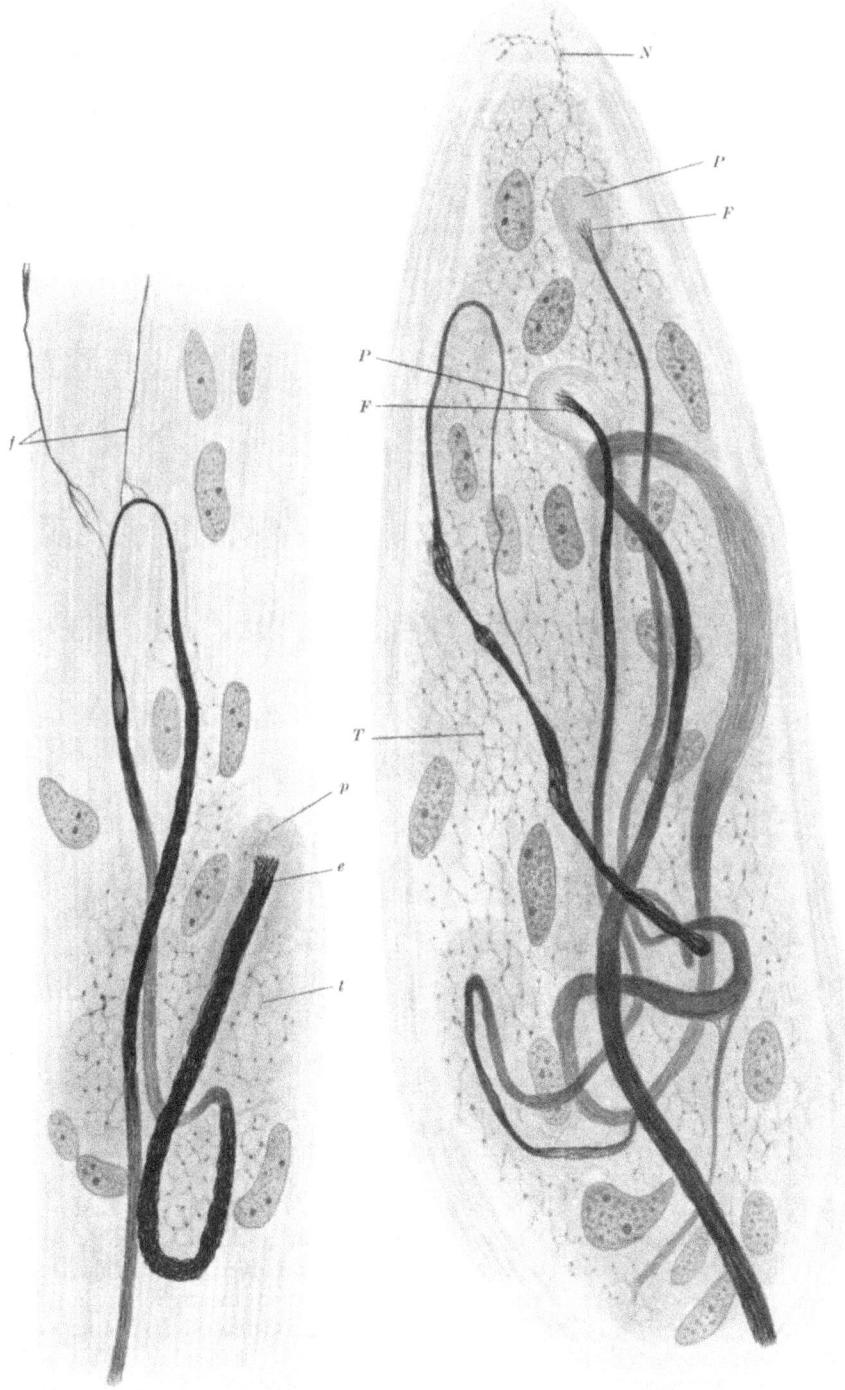

Abb. 448. Abb. 449.

Abb. 448. Einfache Nervenendigung. Pia mater. *Mensch.* e Ende der Faser; p Terminalplasma; f feine abgezweigte Fäserchen; t Terminalreticulum. (BIELSCHOWSKY-Methode. 2000mal vergrößert, auf ³/₄ verkleinert.)

Abb. 449. Sensible Nervenendigung, ähnlich dem KRAUSEschen Endkolben. Pia mater. *Mensch.* F Fibrilläre Aufsplitterung der Nervenfaser; P Terminalplasma; T Terminalreticulum; N Neurofibrillen in der Kapsel mit dem Terminalreticulum zusammenhängend. (BIELSCHOWSKY-Methode. 2000mal vergrößert, auf ³/₄ verkleinert.)

bekleiden sehen. Ebenso bildet PENFIELD (1932) an der Gefäßwand einer Piaarterie den Übergang markhaltiger Fasern in solche ohne Markscheide ab.

In dem kernhaltigen feingranulierten Plasmodium besitzen die kompliziert gebauten Endorgane ein außerordentlich feines Netzwerk. Es zeigt eine gewisse Regelmäßigkeit und läßt sich mit Silber scharf imprägnieren, so daß man ein nervöses neurofibrilläres Reticulum vor sich zu haben glaubt. Es ist mir jedoch meist nicht gelungen, eine kontinuierliche Verbindung dieses Reticulums mit den neurofibrillären Endbüscheln der Faserschlingen zu beobachten; nur in einem Falle schienen sich die aufgelockerten Fibrillen einer Faserschlinge in das neurofibrilläre Reticulum zu verlieren. Daß wir es bei jener reticulären Formation mit neurofibrillärem Gewebe und nicht mit einem Artefakt zu tun haben, erhellt aus Abb. 449, an deren oberem Ende man feine Neurofibrillen aus dem Reticulum in die bindegewebige

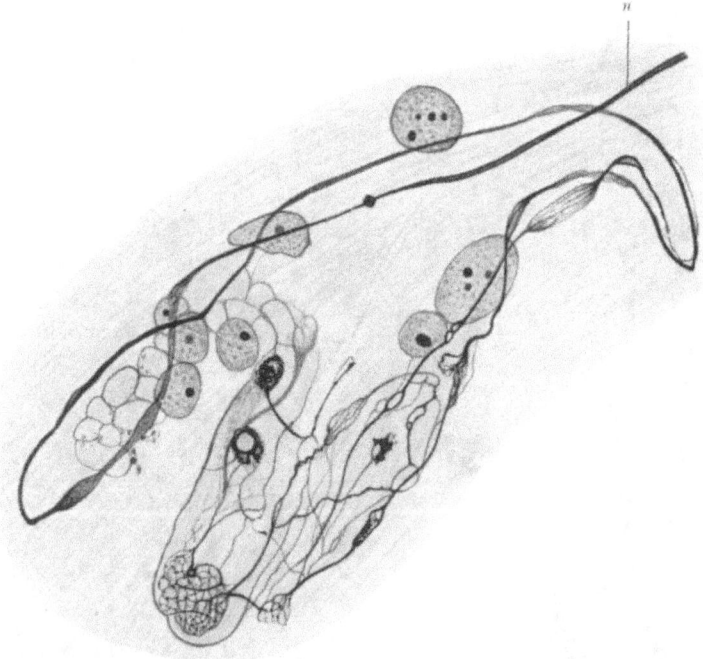

Abb. 450. Eigentümliche Nervenbildung, ähnlich einer sensiblen Endigung. Pia mater. *Mensch.* n Zuführende Nervenfaser. (BIELSCHOWSKY-Methode. 2000mal vergrößert, auf ³/₄ verkleinert.)

Kapsel gelangen sieht. Ob es sich bei jenem zarten Netzwerk um ein sympathisches Terminalreticulum oder um eine sensorische Bildung handelt, ließ sich nicht feststellen; die letztere Annahme ist wahrscheinlicher. In diesem Falle würde das beschriebene Reticulum dem in der Literatur mehrfach erörterten „TIMOFEEWschen" Apparat (Anat. Anz. Bd. 11, 1896) entsprechen.

Schließlich kann man im Bindegewebe der Pia eigentümliche Endorgane beobachten, die sich in die Formenreihe der bekannten Endkörperchen nicht recht eingliedern lassen. Die fraglichen Gebilde offenbaren ihre histologischen Details erst bei sehr starker Vergrößerung. An einer ursprünglich primitiven Schlinge wird in solchem Falle ein auf engstem, kernhaltigem Gebiet entwickelter, überaus komplizierter, nervöser Endapparat erkennbar (Abb. 450).

Die in Abb. 451 gezeichnete Nervenbildung vereinigt die bisher beschriebenen Strukturen: Faserschlingen, Terminalplasma, kernhaltiges Plasmodium und neurofibrilläres Reticulum zu einem überaus komplizierten Ganzen. Der Anblick einer derart verwickelt gebauten und vor allem unharmonisch und etwas bizarr gestalteten Formation legt allerdings den Gedanken an morphologische Veränderungen mit wuchernder Tendenz, somit an eine anomale Erscheinung nahe.

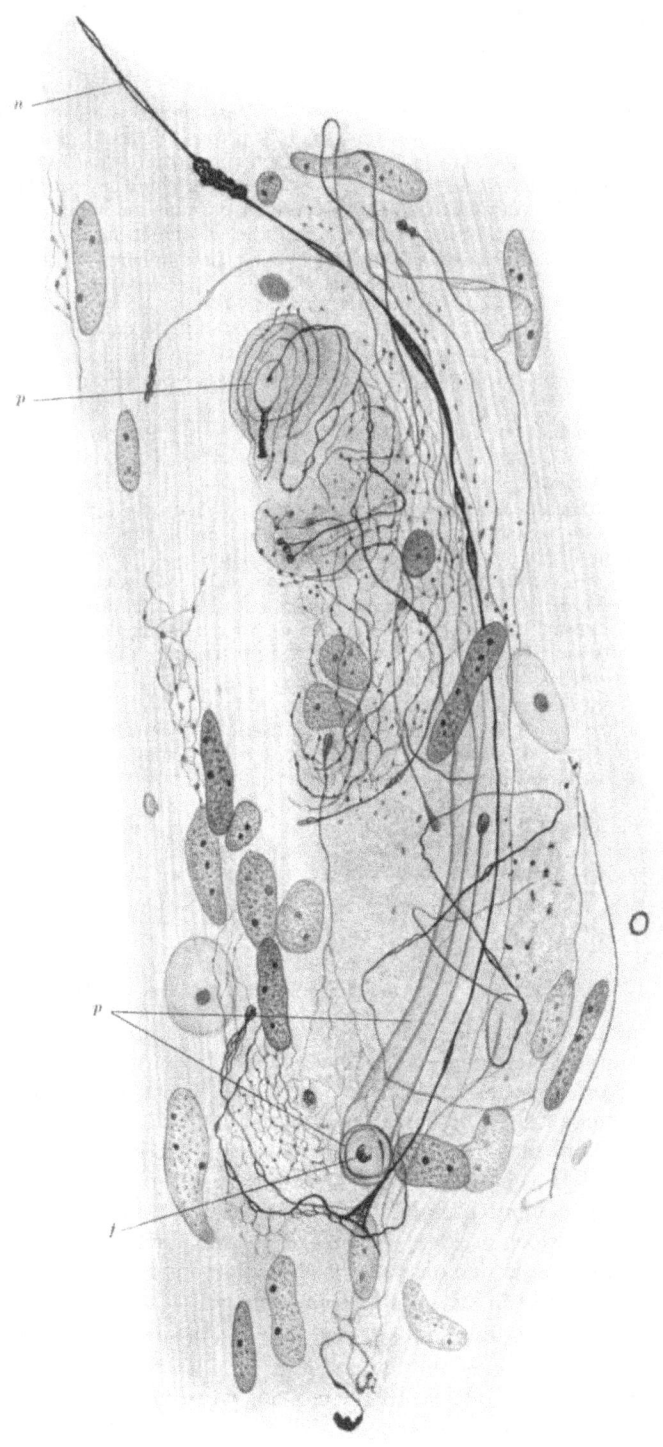

Abb. 451. Fragliche Nervenbildung in der Pia mater. *Mensch.* n Zuführende Nervenfaser; p Terminalplasma; f quergetroffenes Neurofibrillenbündel. (BIELSCHOWSKY-Methode. 2000mal vergrößert, auf ³/₄ verkleinert.)

Wie ich früher (1922, 1928) ausgeführt habe, dürfte den zu einem einheitlichen, sensiblen Überwachungssystem in der Pia miteinander verknüpften Endkörperchen eine wesentliche Bedeutung bei der intrakraniellen Blut- und Liquorbewegung zufallen.

Hinsichtlich weiterer Einzelbeobachtungen über das Vorkommen von Nervenfasern und Endkörperchen in der Pia sei auf die Arbeiten von BAKAY (1941), CLARK (1931), KAUTZKY (1951), LIACHOVETZKY (1939), PALUMBI (1953), MÜLLER und WEIDNER (1936) verwiesen. HASSIN (1929) und SSNESSAREW (1929) glauben besondere Beziehungen zwischen Nervenfasern und den in der Pia vorkommenden *Pigmentzellen* erkannt zu haben; doch wirken Beobachtung und Reflexion der beiden Autoren schwerlich überzeugend.

Ganglienzellen sind in der Pia von HASSIN (1929) und LIACHOVETZKY (1939) vereinzelt gefunden worden; PASTORI (1929) beschreibt in der Pia an der Spitze der Epiphyse ein kleines Ganglion, von welchem Nervenfasern zur Epiphyse verlaufen sollen. Das Faserbündel soll mit einem schon verschiedentlich beschriebenen, zur V. Galeni ziehenden Bündel identisch sein. LAUSE (1949) hat in der Leptomeninx bei Embryonen mancher *Vogelarten* Ganglienzellen in kleinen Gruppen beobachtet; im ausgewachsenen Stadium sind die Ganglienzellen verschwunden.

In der *Pia des N. opticus* hat ERNYEI (1934) zahlreiche Nerven beobachtet; sie stammen aus den Nn. ciliares breves, dem N. nasociliaris und aus dem Plexus caroticus und entwickeln im Bindegewebe einen Plexus, der die Gefäße mit einschließt.

Die Innervation des *Plexus chorioideus* entspricht im wesentlichen derjenigen der Pia mater. Mit den Gefäßen verlaufende sympathische Nerven und kleine Äste aus dem Vagus und Glossopharyngeus lassen im Bindegewebe ein unregelmäßiges Geflecht entstehen, das sich mit den Gefäßnerven verbindet. Feine Nervenfäserchen können ferner aus dem Thalamus und aus den Tänien in die Telae choriodeae gelangen und dort außerordentlich dichte Geflechte entwickeln (STÖHR 1922, CLARK 1928). Mitunter tritt aus der dorsolateralen Region der Medulla oblongata ein feines Fädchen in den Plexus chorioideus des IV. Ventrikels über (BENEDIKT 1873, STÖHR 1922, CLARK 1928).

Bei stärkerer Vergrößerung gewahrt man im Bindegewebe der Plexus und der Telae zahlreiche einzelne Fasern, die sich unter dem Epithel an Menge mitunter etwas verdichten oder in verschieden gestaltete sensorische Endkörperchen übergehen. Letztere dürften bei der Regulation des intrakraniellen Druckes eine Rolle spielen. BAKAY (1941), CLARK (1928, 1934), BURTON (1942), SCHAPIRO (1931), SCHMID (1929) SSNESSAREW (1929) und VOETMANN (1949) haben verschiedene Einzelbeobachtungen zu der in diesem Handbuch Bd. IV wiedergegebenen Schilderung über die Innervation des Plexus chorioideus beigesteuert.

Eine kurze Übersicht über die Innervation der Hirnhäute findet man in dem Beitrag von SCHALTENBRAND (1955) in diesem Handbuch, Bd. IV, 2. Teil, wiedergegeben.

XVI. Vegetative Innervation des Auges.

Der Augenbulbus erhält seine Nerven aus drei verschiedenen Nervenstämmen, aus dem N. oculomotorius, dem N. trigeminus und aus dem Halsgrenzstrang des Sympathicus. Die zu jenen Nerven gehörigen Kerngebiete des Zentralnervensystems befinden sich für den Oculomotorius im Mesencephalon, für den Trigeminus im Rhombencephalon und für den Sympathicus an der Grenze zwischen Brust- und Halsmark, im Centrum ciliospinale von BUDGE (1855); die fraglichen Kerne liegen somit räumlich weit voneinander getrennt. Die Neuriten ihrer Zellen werden jedoch in den Nn. ciliares breves und longi gleichsam in kleinen Sammelkabeln aufs denkbar engste vereinigt und durchmischt, ehe sie, die Sklera durchbohrend, in den Bulbus eindringen.

Auf dem Wege zum Bulbus kommt es bereits zwischen den drei genannten Nervenstämmen zu mannigfachem Faseraustausch und zum Einströmen sympathischer Fasern in den III. und V. Hirnnerven. So erhält der Oculomotorius in der Wand des Sinus cavernosus sympathische Fasern aus dem Plexus caroticus. In der gleichen Region hat FERNER (1940) an der Unterfläche des N. ophthalmicus und im Winkel zwischen dem I. und II. Trigeminusast je ein kleines sympathisches, mit dem Plexus caroticus zusammenhängendes Ganglion beobachtet.

Die Ganglien dürften sehr wahrscheinlich kleine Ästchen an das Ganglion Gasseri abgeben, dem überdies mit den zuführenden Gefäßen weitere sympathische Fasern zuströmen. Die vom Centrum ciliospinale stammenden Fasern vereinigen sich, ehe sie mit dem Plexus caroticus in die Schädelhöhle gelangen, im Ganglion cervicale supremum mit den Fortsätzen der dortigen Ganglienzellen. Ferner sind in den Nn. ciliares breves sympathische Ganglienzellen gefunden worden (ERNYEI 1934, LAUBER 1936, ROSSI 1936, KURUS 1955); ERNYEI (1937) hat auf eine anastomotische Verbindung zwischen den Nn. ciliares breves und dem Plexus caroticus hingewiesen und in Bulbusnähe neben einem Ciliarnerven ein kleines sympathisches Ganglion beobachtet. Verbindungen zwischen den aus dem Ganglion ciliare stammenden Nn. ciliares breves und den dem Trigeminus zugehörigen Nn. ciliares longi sind ebenfalls festgestellt (LAUBER 1936).

Im Ganglion ciliare erfahren die für die Innervation des Bulbus bestimmten Faserbündel des Oculomotorius, Trigeminus und Sympathicus eine besonders starke Verflechtung und Durchmischung. Die Fortsätze der dortigen Ganglienzellen gesellen sich größenteils den in den Nn. ciliares breves verteilten Nervenbündeln hinzu. Aus der beschriebenen Anordnung des Nervensystems wird die Tendenz ersichtlich, die aus verschiedenen Quellen stammenden motorischen, sensiblen und sympathischen Fasern so stark als möglich miteinander zu vermischen. Diese Tendenz setzt sich im Nervengewebe innerhalb des Bulbus bis in die feinsten Maschen des peripheren, neurovegetativen Endnetzes, nicht anders als in der Darmwand, unvermindert fort.

In der für die folgende Untersuchung vor allem in Betracht kommenden *Tunica media* des Bulbus gibt es keine deutlich erkennbaren, sensiblen Endorgane. Es ist in den, mit dem jeweiligen Erfolgsgewebe plasmatisch verbundenen, neurovegetativen Endnetzen vielfach unmöglich, motorische, sensible und sympathische Elemente voneinander zu unterscheiden. Solches bedeutet für denjenigen, der sich in der Konstruktion des vegetativen Nervenendgebietes auskennt, nichts Neues; es sei nur für manche experimentelle Untersuchung vermerkt, die sich eine angebliche Einzelfunktion des Oculomotorius, Sympathicus oder Trigeminus allzu einfach vorstellt und das unendlich komplizierte harmonische Zusammenwirken jener drei Nervenstämme im Auge zu wenig beachtet.

1. Ganglion ciliare.

In das Ganglion ciliare des *Menschen* gelangt gewöhnlich je ein kleiner Ast aus dem N. oculomotorius, dem N. nasociliaris und dem Sympathicus; diese Nervenäste werden vielfach als Wurzeln des Ganglions bezeichnet (Abb. 452). Große Teile des Nasociliaris und Oculomotorius ziehen durch das Ganglion, ohne einzelne Fasern abzugeben, hindurch. Die sympathische Wurzel kann fehlen; hingegen finden sich in der bindegewebigen Umgebung des Ganglions häufig sympathische Faserbündel, welche sich wiederum mit den Nn. ciliares breves verbinden. Jedenfalls hat man in dem unentwirrbaren Nervenfilz innerhalb des Ganglions mit der Anwesenheit motorischer, sensibler und sympathischer Fasern samt den Fortsätzen der dortigen Ganglienzellen zu rechnen. *Verdoppelungen* des Ciliarganglions (LAUBER 1936, PINES 1927) oder kleine Nebenganglien (DEVOS und MARCELLE 1939) kommen beim *Menschen* vor.

Beim *Tier* verhält sich die Verbindungsweise des Ciliarganglions mit den beiden Hirnnerven und dem Sympathicus vielfach anders als beim *Menschen*. Nach EVANS und MINCKLER (1938) übernehmen beim *Affen* Oculomotorius und Nasociliaris die wesentliche Zufuhr nervöser Elemente für das Ganglion. Bei den *Vögeln* hängt das Ganglion nur an einem kleinen Ästchen des Oculomotorius (SETO 1931). LEVI-MONTALCINI und AMPRINO (1946) führen beim *Hühnchen* die Genese des Ciliarganglions auf ausgewanderte Zellen des Oculomotorius-

und Trigeminuskerns zurück. BRUNI (1935) bringt verschiedene Einzelbeobachtungen zur Morphologie der Ganglienzellen während der Entwicklung des Ganglion ciliare eines *Hühner*embryos.

Die mikroskopische Anatomie des Ganglion ciliare ist vielfach bearbeitet worden (ERNYEI 1934, ROSSI 1936, PINES 1927, PINES und FRIEDMANN 1929, L. R. MÜLLER 1931, PALUMBI 1939, SLAVICH 1932, TERZUOLO 1951, KISS 1932, SETO 1931, WARWICK 1953). Die Arbeiten der älteren Autoren finden sich in den Monographien von STÖHR (1928) und LAUBER (1936) verzeichnet. Zur Grundlage für die folgende Schilderung hat menschliches Material gedient.

Die *Nervenzellen* des Ganglion ciliare sind multipolar und sämtlich von einem kernhaltigen Hüllplasmodium umgeben; hiermit erscheint die Zugehörigkeit des

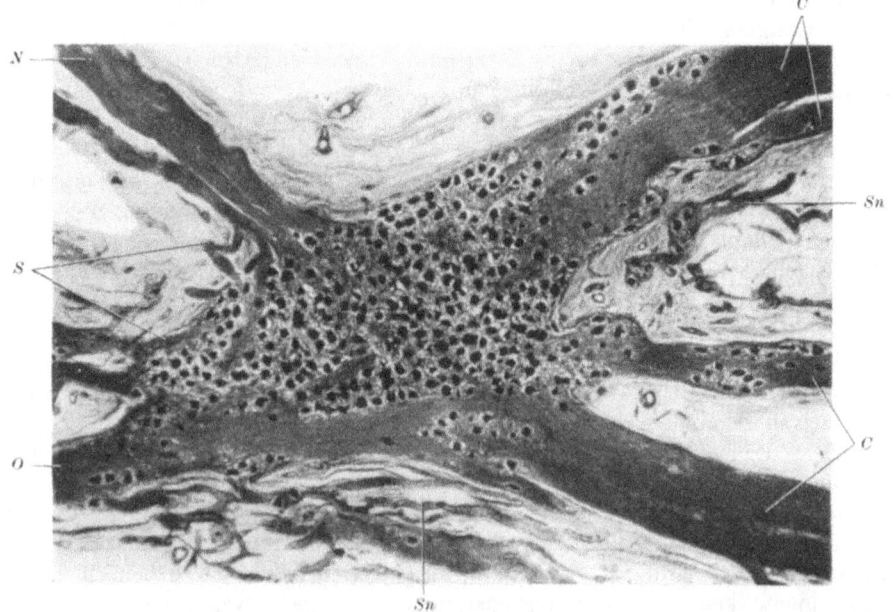

Abb. 452. Ganglion ciliare. 38jähriger Mann. *O* Radix des N. oculomotorius; *S* Radix sympathica; *N* Radix des N. nasociliaris; *C* Nervi ciliares breves; *Sn* sympathische Nervenbündel. (BIELSCHOWSKY-Methode. 33mal vergrößert, Präparat von Dr. ANDRZEJEWSKI, Bonn.)

Ganglions zum sympathischen System sichergestellt, gleichgültig, welche besonderen physiologischen Vorgänge sich in jenem Ganglion abspielen. Immerhin ergibt der morphologische Bau der Nervenzellen im Ciliarganglion gegenüber den Nervenzellen des Grenzstrangs mancherlei Abweichung. Zunächst ist die Zahl der Fortsätze bei den Zellen des Ciliarganglions beträchtlich. L. R. MÜLLER (1931) hat bis zu 20 und mehr Fortsätze an der einzelnen Ganglienzelle gezählt. Aus der Menge jener neurofibrillären Ausläufer läßt sich fast immer nur ein einziger als „langer Fortsatz" oder als Neurit bezeichnen (Abb. 453 und 455); alle anderen Fortsätze bleiben verhältnismäßig kurz und finden gewöhnlich innerhalb des zur Zelle gehörenden Hüllplasmodiums ein Ende. Demnach scheinen die Ganglienzellen des Ciliarganglions dem meist in den intramuralen sympathischen Ganglion auftretenden Typus I nach DOGIEL anzugehören; sie sind jedoch nicht vollkommen mit dem Zelltypus I identisch.

Die Nervenzellen des Ciliarganglions besitzen einen sehr breiten, langen Neuriten, während sich der Neurit der intramuralen Ganglienzellen vom Typus I als ziemlich schmal darzustellen pflegt. Die kurzen Fortsätze verleihen den

Nervenzellen des Ciliarganglions gegenüber allen anderen sympathischen Ganglienzellen ein hervorstechendes, geradezu charakteristisches Gepräge. In Abb. 453 sind die kurzen Fortsätze noch mit feinsten fibrillären Verbreiterungen an ihrem Ende dargestellt, wie es in ähnlicher Weise auch bei den in Abb. 291 und 293 gezeichneten Ganglienzellen vom Typus I zutage tritt. Jedoch habe ich ein derartiges Verhalten der kurzen Fortsätze nicht gerade häufig gesehen.

Bei den weitaus meisten Nervenzellen des Ciliarganglions erfahren die kurzen Fortsätze ein unterschiedlich gesteigertes Längen- und Dickenwachstum. Da dieses Wachstum allem Anschein nach nur innerhalb des mit einer begrenzten Wachstumspotenz ausgestatteten Hüllplasmodiums vor sich gehen kann, so sind

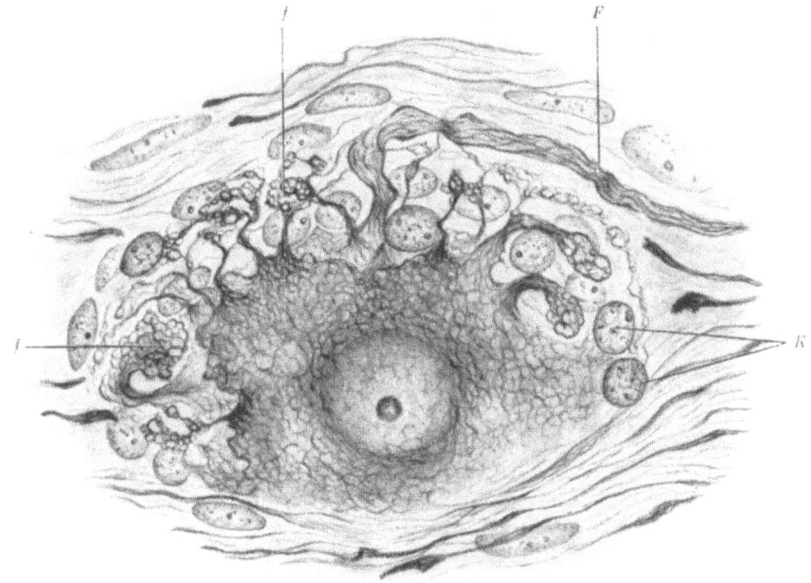

Abb. 453. Nervenzelle, Typus I nach DOGIEL. Ganglion ciliare. 38jähriger Mann. *F* Langer Fortsatz, rückläufig in die sympathische Wurzel des Ganglions eindringend; *f* fibrilläre Verbreiterungen der kurzen Fortsätze; *K* Kerne des Hüllplasmodiums. (BIELSCHOWSKY-Methode. 1450mal vergrößert, auf $^5/_7$ verkleinert, Präparat von Dr. ANDRZEJEWSKI, Bonn.)

die auswachsenden kurzen Fortsätze gezwungen, sich mit mancherlei Schlingen und Windungen der Masse des Hüllplasmodiums anzupassen und einzuordnen (Abb. 454 und 455).

Bei ungeeigneter Schnittführung erhalten die kurzen Fortsätze, wenn sie gerade an einer Windung getroffen sind, ein scheinbar verdicktes Aussehen; das hat manche Autoren dazu verleitet, von kolbenförmigen Dendriten (PINES 1927), von keulenförmigen (SLAVICH 1932) oder hakenartigen Enden (L. R. MÜLLER 1931) der kurzen Fortsätze zu sprechen.

Im Verlauf und in der Stärke der kurzen Fortsätze und in ihrem Verhalten zum Hüllplasmodium herrscht die größte Mannigfaltigkeit. Die meisten kurzen Fortsätze liegen innerhalb des Hüllplasmodiums; nur wenige verlassen dasselbe und verlieren sich in das unentwirrbare Fasergeflecht des Ganglions hinein. In solchem Falle läßt sich an die Existenz von zwei oder mehreren langen Fortsätzen denken, ein Verhalten, das auf eine gewisse Ähnlichkeit derartiger Zellen mit dem Typus II nach DOGIEL hindeuten würde. Auch können die kurzen Fortsätze miteinander verschmelzen und hierdurch das vielfach beschriebene Bild gefensterter Ganglienzellen entstehen lassen. Mitunter nehmen die kurzen Fortsätze geradezu eine bizarre Gestalt an und verleihen bei großer Anzahl der Ganglienzelle ein eigentümliches, stacheliges Aussehen, das an einen pathologischen Zustand erinnert. *Degenerierende Zellen* und Reste von solchen kommen im Ganglion ciliare vor und sind bereits von PINES (1927) gefunden worden. Der Zellumfang schwankt innerhalb gewisser Grenzen; neben sehr großen Zellen gibt es vereinzelt ziemlich kleine Zellen, die nur wenige, scheinbar lange Fortsätze besitzen und den sympathischen Ganglienzellen des Grenzstrangs ähnlich sehen.

Die NISSL-Methode ergibt, wie bei allen sympathischen Ganglienzellen äußerst feine Granula, die wie Staub im Neuroplasma verteilt erscheinen und unregelmäßig gestaltete, dunkler färbbare Verdichtungszonen aufweisen (Abb. 456). Mitunter beobachtet man in kleinen Ganglienzellen grobe, dunkelblau bis schwärzlich gefärbte Granula. Wahrscheinlich handelt es sich hierbei um ein Anzeichen degenerativen Geschehens, da Pigmentgranula in den Nervenzellen

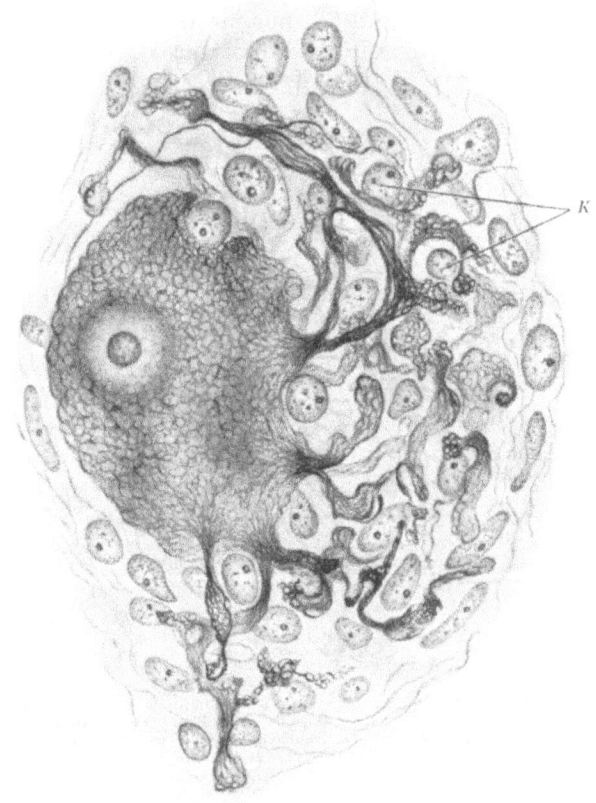

Abb. 454. Nervenzelle aus dem Ganglion ciliare. 50jähriger Mann. *K* Kerne des Hüllplasmodiums. (BIELSCHOWSKY-Methode. 1450mal vergrößert, auf ⁵/₇ verkleinert. Präparat von Dr. ANDRZEJEWSKI, Bonn.)

des Ciliarganglions im allgemeinen nicht vorkommen. SLAVICH (1932) hat ebenfalls darauf hingewiesen. Vereinzelte Ganglienzellen lassen im NISSL-Bild deutliche Anzeichen von Hyperchromasie bemerken; Kernzerfall kommt weiterhin vor.

PINES (1927) hat in einer histologischen Schilderung des Ganglion ciliare vieles richtig beobachtet, sucht in die außerordentliche Mannigfaltigkeit der Zellformen eine gewisse Rangordnung zu bringen und gerät hierbei zur Aufstellung von acht, gestaltlich verschiedenen Zellkategorien. Ein derart eingehendes Beschreiben willkürlich ausgewählter „Zelltypen" dürfte wenig Zweck haben, solange man nicht die Funktion jeder Zellart kennt; auch wird hierbei die gestaltliche Veränderlichkeit der Ganglienzellen während des Lebensablaufs übersehen. Sehr wahrscheinlich haben, wenigstens bis zu einem gewissen Grade, Vermehrung und Wachstum der kurzen Fortsätze, Zunahme des Hüllplasmodiums und stärkere Entwicklung der pericellulären Faserkörbe als Erscheinungen des *Alters* zu gelten. PALUMBI (1939) und TERZUOLO (1951) haben im gleichen Sinne berichtet. Der für die Akkomodation bedeutsame *M. ciliaris* erhält vorwiegend über das Ganglion ciliare aus dem N. oculomotorius seine nervösen Impulse. Störungen in der Akkomodation können bei Myopie und

Hyperopie auftreten und Veränderungen in Bau und Leistung des Ciliarmuskels bewirken. Die Frage, inwieweit sich ein baulich veränderter oder überbeanspruchter Ciliarmuskel mit einer gestaltlichen Veränderung der Nervenzellen im Ganglion ciliare verbindet, ist noch nicht untersucht, dürfte aber bei einer morphologischen Beurteilung des Ciliarganglions einer Prüfung wert sein. Im *Ganglion ciliare* der *Vögel* wird der eine Pol der Nervenzelle nach LENHOSSÉK (1911) meist kelchartig von den besenförmig verzweigten, präganglionären

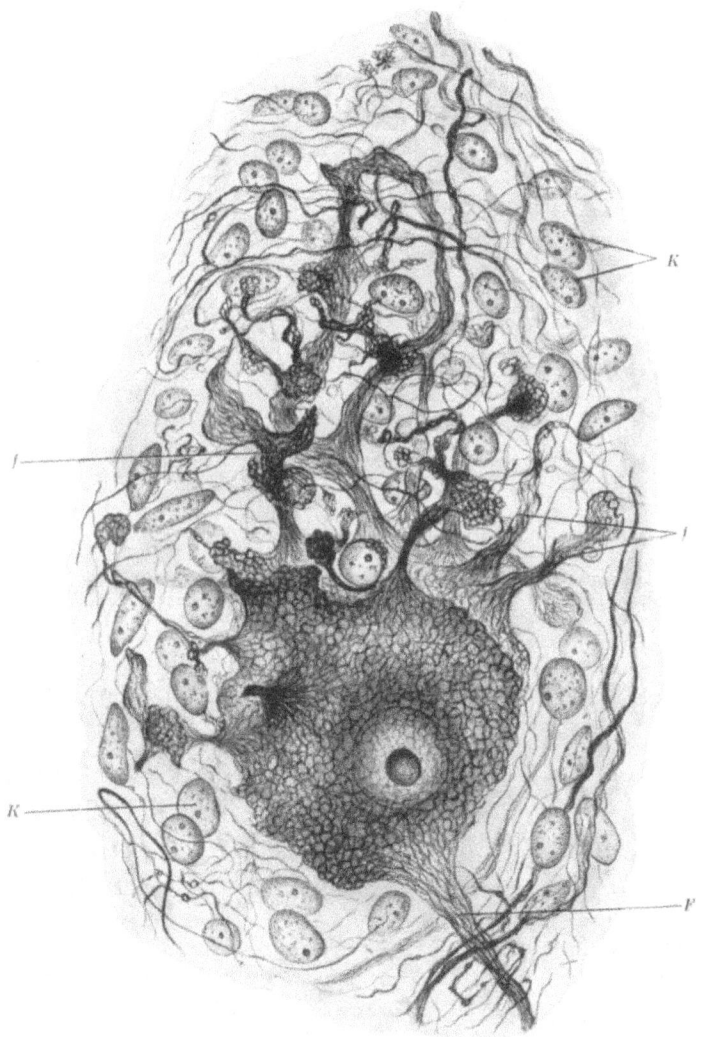

Abb. 455. Nervenzelle aus dem Ganglion ciliare. 50jähriger Mann. *F* Langer Fortsatz; *f* kurze Fortsätze; *K* Kerne des Hüllplasmodiums. (BIELSCHOWSKY-Methode. 1450mal vergrößert, auf $^3/_7$ verkleinert. Präparat von Dr. ANDRZEJEWSKI, Bonn.)

Fasern umgeben. An jener Stelle der interneuronalen Synapse glauben SZENTÁGOTHAI, DONHOFFER und RAJKOVITS (1955) spezifische *Cholinesterase* nachgewiesen zu haben.

Nach Text und Abbildung der einschlägigen Literatur stammen die für den Sphincter iridis und für den M. ciliaris bestimmten Nervenbahnen aus den kleinzelligen, lateralen Anteilen des WESTPHAL-EDINGERschen Oculomotoriuskerns im Mesencephalon. Die in Frage kommenden präganglionären Oculomotoriusfasern werden nach der herrschenden Ausdrucksweise im Ganglion ciliare „umgeschaltet"; ihre Impulse sollen durch die langen Fortsätze der dortigen Ganglien-

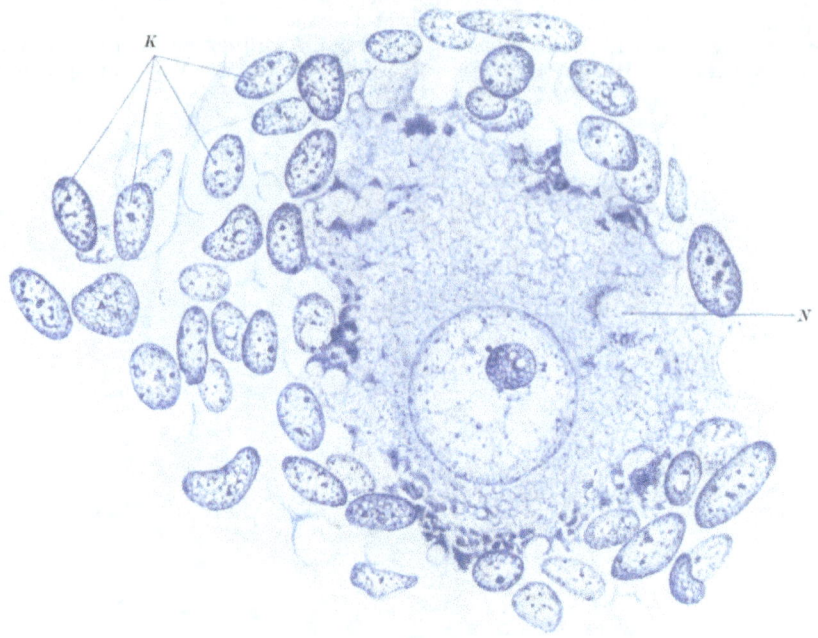

Abb. 456. Nervenzelle aus dem Ganglion ciliare. 38jähriger Mann. *K* Kerne des Hüllplasmodiums. *N* Ursprungsstelle des Neuriten. (NISSL-Färbung. 1450mal vergrößert, auf $^3/_4$ verkleinert. Präparat von Dr. ANDRZEJEWSKI, Bonn.)

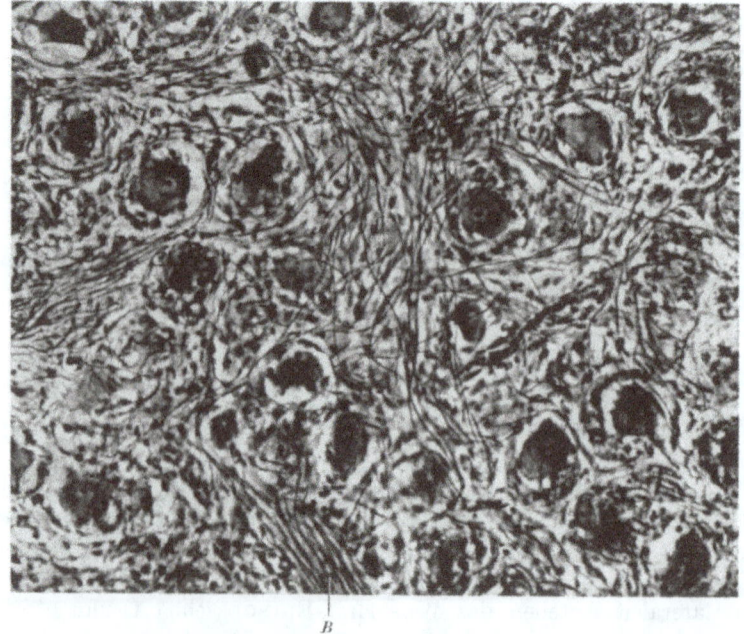

Abb. 457. Nervengeflecht im Ganglion ciliare. 84jährige Frau. *B* Faserbündel. Nur die groben Fasern sind imprägniert. (BODIAN-Methode. 180mal vergrößert. Präparat von Dr. ANDRZEJEWSKI, Bonn.)

zellen die oben genannten Augenmuskeln erreichen. Morphologisch denkt man sich hierbei den synaptischen Weg der „Umschaltung" mit Hilfe der pericellulären, von Oculomotoriusfasern gebildeten korbartigen Bildungen bewerkstelligt.

Es ist sehr schwer, das Verhalten der aus den drei Wurzeln stammenden Nervenfasern innerhalb des Ganglion ciliare im histologischen Präparat nur einigermaßen aufzuklären; jedenfalls lauten die Resultate wenig befriedigend. Zunächst sieht man stets ganze Bündel von Nervenfasern durch das Ganglion lediglich hindurchziehen; diese Fasern gehören in der Hauptsache dem N. nasociliaris an, können aber auch, wie aus Abb. 452 hervorgeht, dem Oculomotorius angehören. Wie bereits den alten Anatomen bekannt war, nimmt die Zahl der Nervenfasern nach dem distalen Ende des Ganglions hin zu; die Nn. ciliares breves enthalten somit in ihrer Gesamtheit mehr Nervenfasern als die drei Wurzeln des Ganglion ciliare. Jenes zahlenmäßige Übergewicht der das Ganglion verlassenden Nervenfasern ist in Abb. 452 deutlich zu sehen und kann durch eine mehrfache Aufteilung der Fasern innerhalb des Ganglions und durch das Hinzukommen der aus den Nervenzellen des Ganglions stammenden Fortsätze verursacht sein.

Betrachtet man das abseits der größeren Nervenbündel entwickelte, zwischen den Ganglienzellen gelegene Nervengeflecht der Abb. 457, so läßt sich hieran die Herkunft seiner Einzelfasern nicht mehr feststellen. Es können demnach Fasern aus dem Oculomotorius, dem Nasociliaris und dem Sympathicus an seiner Bildung beteiligt sein. Das mikroskopische Bild erlaubt leider keine exaktere Bestimmung. Dieser mißliche Umstand wirkt sich besonders nachteilig bei der Deutung der um die Ganglienzellen gelagerten, pericellulären *Faserkörbe* aus, die manche Autoren ohne weiteres als die der Synapse dienenden Endgebilde des Oculomotorius betrachten. Letztere Vorstellung ist zu einfach, als daß sie der komplizierten Konstruktion des Ciliarganglions genügen würde. Die Hauptmasse der die pericellulären Faserkörbe gestaltenden Neurofibrillen entsteht bei zunehmendem Wachstum der kurzen Fortsätze. Die Ganglienzelle entwickelt somit, worauf ich an anderer Stelle hingewiesen habe, gemeinsam mit dem angrenzenden Hüllplasmodium jeweils den Großteil ihres zugehörigen Faserkorbs (Abb. 458); bei Slavich (1932) findet sich eine ähnliche Bemerkung.

Der in Abb. 458 wiedergegebene Faserkorb gehört mit seinem beträchtlichen Umfang zu den seltenen Formen. Es gibt allerdings wesentlich größere Faserkörbe, die aber nur vereinzelt zu finden sind und wegen ihrer offensichtlichen Neigung zur Hyperplasie sehr wahrscheinlich in den Bereich des Anomalen gehören. Die meisten pericellulären Faserkörbe sind jedenfalls kleiner als die in Abb. 454, 455 und 458 dargestellten.

Zu jenen pericellulären Faserkörben treten aus dem zwischen den Ganglienzellen ausgebreiteten Nervengeflecht weitere Fasern hinzu. Da aber, wie im vorhergehenden bemerkt, die Zusammensetzung jenes Nervengeflechts einstweilen unklar bleibt, so können hiernach Fasern aus dem Oculomotorius, Nasociliaris und Sympathicus, sei es vereinzelt, sei es gemeinsam, am Aufbau der pericellulären Faserkörbe beteiligt sein. Bei Tangentialschnitten vermögen die Faserkörbe, vor allem wenn sie aus stark gewundenen, fibrillär aufgelockerten kurzen Fortsätzen samt dem kernhaltigen Hüllplasmodium bestehen, afferente Endapparate aller Art im Bindegewebe des Ciliarganglions hervorzutäuschen. Doch kommen bei guter Imprägnierung der Schnitte keine freien Nervenendigungen im Ganglion vor.

Aus dem Ganglion ciliare ziehen feine Fäserchen in die *Dural-* und *Pialscheide des N. opticus*.

Zusammenfassend kann man über die Anordnung des Nervengewebes im Ciliarganglion sagen: Bereits die zum Ganglion führenden „Wurzeln" des

Oculomotorius, Nasociliaris und Sympathicus sind ihrer jeweiligen Zusammensetzung nach weder rein motorisch noch rein sensibel, noch rein sympathisch, sondern enthalten Fasern verschiedener Herkunft. Auch Ganglienzellen sind im Oculomotorius vielfach beschrieben worden. Nach einer in unserem Laboratorium erhaltenen Beobachtung von Dr. ANDRZEJEWSKI gelangen sogar lange

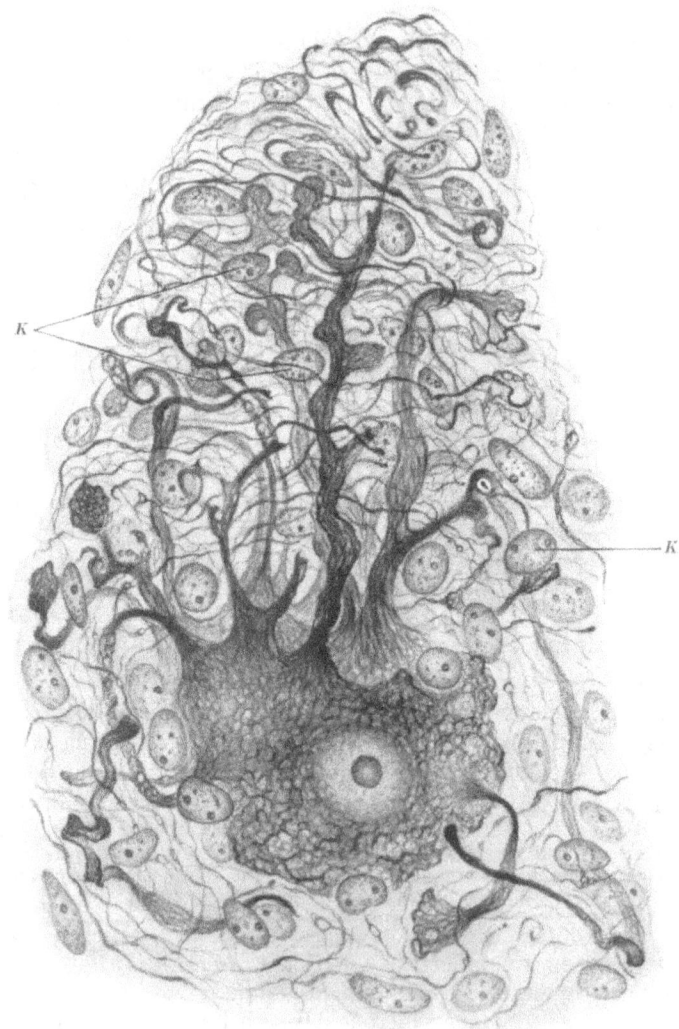

Abb. 458. Nervenzelle aus dem Ganglion ciliare. 50jähriger Mann. Knäuelbildung der kurzen Fortsätze. *K* Kerne des Hüllplasmodiums. (BIELSCHOWSKY-Methode. 1450mal vergrößert, auf $^5/_7$ verkleinert. Präparat von Dr. ANDRZEJEWSKI, Bonn.)

Fortsätze aus den Nervenzellen des Ciliarganglions in die sympathische Wurzel hinein, nehmen also einen von der allgemeinen Beschreibung abweichenden, geradezu entgegengesetzten Verlauf. In dem zwischen den Ganglienzellen gelegenen Nervengeflecht und in den pericellulären Faserkörben kommt es zu einer scheinbar regellosen, jedoch völligen Durchmischung der sämtlichen zugeführten Faserarten. Andererseits ziehen Teile aus Nasociliaris und Oculomotoris unbekümmert um jede im Ganglion befindliche Nervenformation durch die ganze gangliöse Anlage hindurch. Die Ganglienzellen gehören dem Sympathicus an, besitzen jedoch gegenüber den Ganglienzellen des Grenzstrangs Besonderheiten. Das Ganglion ciliare läßt sich somit als sympathisch bezeichnen.

Der Aufbau des Ciliarganglions mit der Masse seiner Nervenzellen, Hüllplasmodien und Nervenfasern verschiedener Herkunft erweist sich als überaus kompliziert; ein Gleiches dürfte für seine Funktion gelten.

Apodiktische Behauptungen von einer rein motorischen, für den M. sphincter und M. ciliaris bestimmten Funktion des Ganglions, von einer „Umschaltung" der Oculomotoriusfasern, von einer Nichtbeteiligung des Ganglions bei der Innervation des Dilatator pupillae können kaum den gesamten Aufgaben des Ciliarganglions gerecht werden. Daher habe ich in meiner Monographie (1928) auf die Notwendigkeit hingewiesen, die Wurzeln des Ganglions und die Nn. ciliares breves einzeln durchzuschneiden, um unter Anwendung von Silbermethoden einen gewissen Einblick in die nervöse Konstruktion des Ciliarganglions zu gewinnen. Inzwischen hat WARWICK (1954) eine Anzahl von Operationen (Iridektomie, Entfernung des Bulbus, Durchschneidung der Nn. ciliares breves und der Oculomotoriuswurzel) durchgeführt, die allerdings mehr der Bahn der Oculomotoriusfasern bis zum WESTPHAL-EDINGERschen Kern als dem konstruktiven Aufbau des Ciliarganglions gegolten haben. Jede direkte oder indirekte Schädigung der Nn. ciliares breves führte fast bei sämtlichen Zellen des Ciliarganglions zur Chromatolyse. Nach Iridektomie werden nur wenige Ganglienzellen von jener Veränderung befallen. Mit dem M. sphincter iridis soll nur ein kleiner Teil des Ciliarganglions in Verbindung stehen. Nach unseren Beobachtungen kommen chromatolytische Nervenzellen mitunter auch im normalen Ciliarganglion vor; daher bedürfen die von WARWICK (1954) nach Iridektomie errechneten 3% chromatolytischer Zellen wahrscheinlich einer Korrektur.

Die aus dem Ganglion ciliare in distaler Richtung hervorgegangenen *Nn. ciliares breves* enthalten sehr dünne, mit einer zarten Markscheide ausgestattete Nervenfasern. BOTAR (1935), BOTAR und BECKER (1938) haben zu ihrer physiologischen Deutung einige Einzelbeobachtungen hinzugefügt. Feinste, marklose Nervenfäserchen verlaufen ebenfalls in den kurzen Nervenstämmchen; über das Vorkommen von Ganglienzellen ist im vorhergehenden berichtet worden. Die Nn. ciliares breves ziehen gemeinsam mit den Nn. ciliares longi zur Sklera, durchbohren diese und erreichen auf dem Wege über das Stratum perichorioideum das Corpus ciliare und die Iris.

2. Chorioidea, Corpus ciliare, Iris.

In der *Chorioidea* findet sich eine enorme Fülle von Nervenfasern aufgehäuft und in Form dichter Geflechte und feinster Netze geordnet. Die Nervenfasern entstammen den Nn. ciliares breves, den Gefäßgeflechten der Aa. ciliares post. breves und stehen mit dem im Orbiculus ciliare entwickelten Nervenplexus in Zusammenhang. Über das morphologische Bild jener in der Chorioidea ausgebreiteten Nervenmasse sind wir durch die Arbeiten von BOEKE (1934), ERNYEI (1934), KOLMER und LAUBER (1936), MAWAS (1951, 1952) und ROSSI (1936) gut unterrichtet.

Zunächst entsteht an der Außenfläche der Chorioidea das Maschenwerk eines Nervenplexus, dessen Bündel sich aus markhaltigen und marklosen Fasern zusammensetzen. Ein durch die Teilungsstelle eines derartigen Bündels geführter Schnitt ergibt neben dicken Nervenfasern die Anwesenheit allerfeinster, vielfach miteinander anastomosierender Neurofibrillen (Abb. 459). Die fädigen Nervenelemente sind sämtlich in ein kernhaltiges, SCHWANNsches Leitgewebe eingeteilt. Bei zunehmender Verfeinerung der aus jenem Plexus hervorgegangenen Nervenästchen entsteht im bindegewebigen Stroma der Chorioidea ein zartes Nervennetz; es ist mit SCHWANNschen Kernen ausgestattet und gelangt mit allen bindegewebigen Zellen einschließlich der Chromatophoren sowie mit den Blutcapillaren in plasmatische Verbindung (Abb. 460). Hierbei handelt es sich

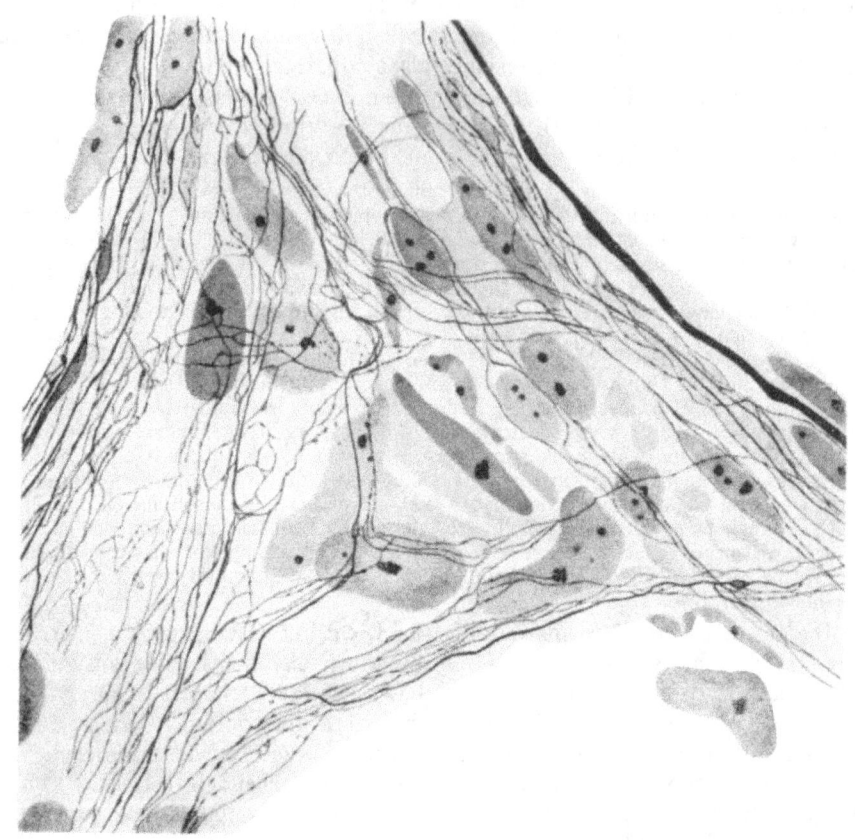

Abb. 459. Verzweigungsstelle des sympathischen Nervenplexus. Chorioidea. *Mensch*. Man sieht dicke und feinste anastomosierende Nervenfäserchen und SCHWANNsche Kerne. (BIELSCHOWSKY-Methode. Stärkste Vergrößerung, auf $^4/_5$ verkleinert.) Nach BOEKE 1933.

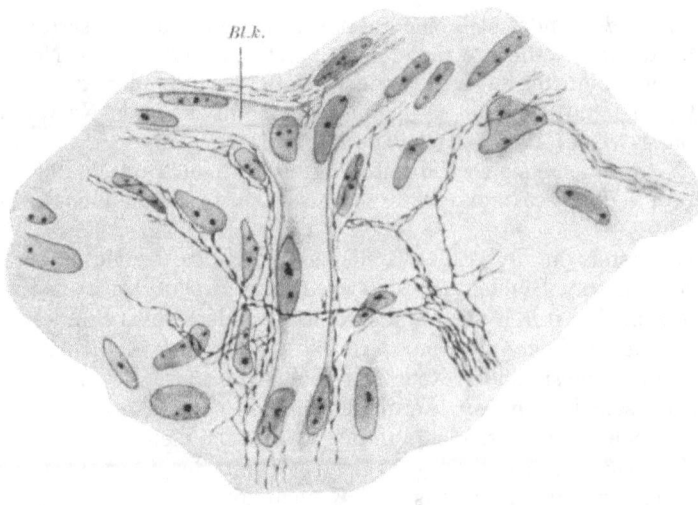

Abb. 460. Nervennetz mit eingelagerten Kernen um eine Blutcapillare *(Bl.k.)* der Chorioidea. *Mensch*. (BIELSCHOWSKY-Methode. Starke Vergrößerung.) Nach BOEKE 1933.

um jene dem vegetativen Nervensystem zugehörige Endformation, die sich in den Bereich des Terminalreticulums eingliedern läßt.

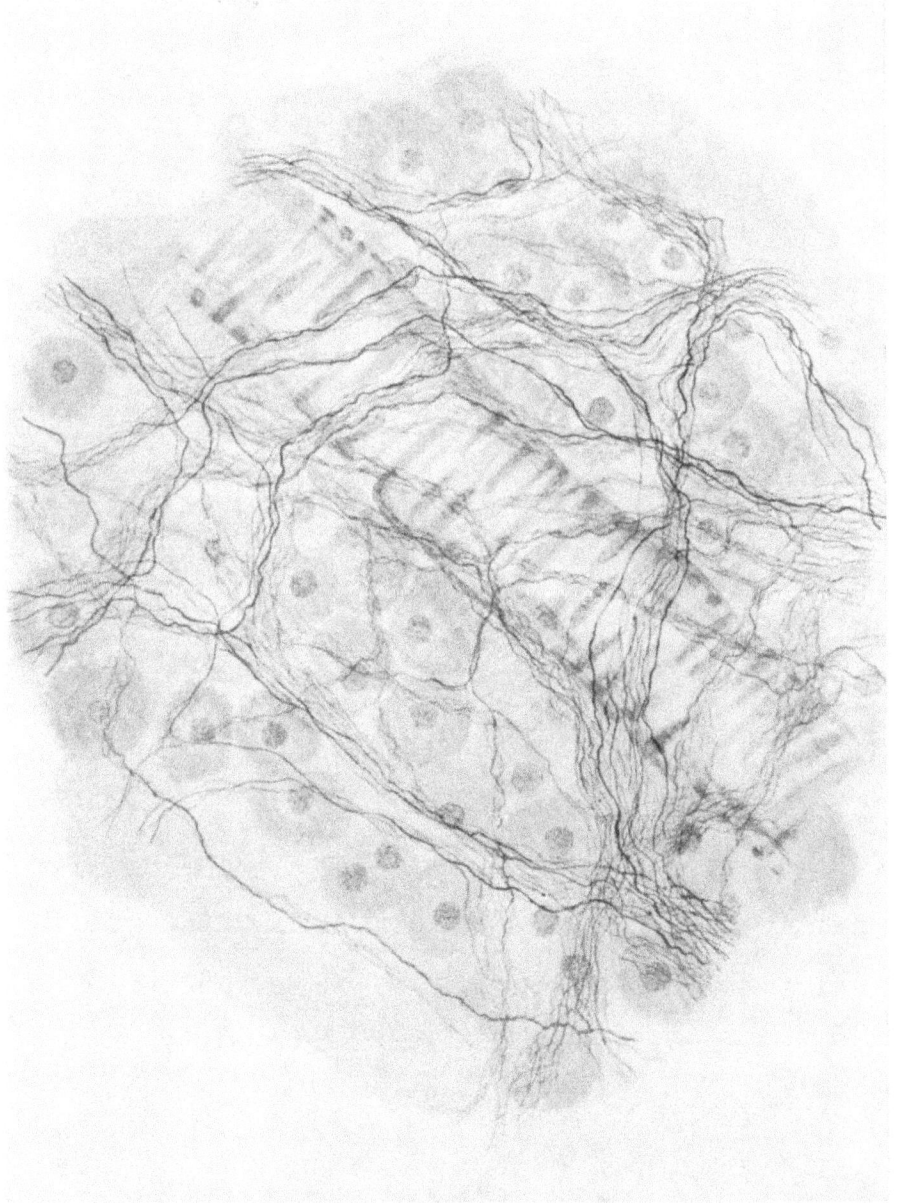

Abb. 461. Nervengeflecht in der tiefen Schicht der Chorioidea. Pigmentepithel der Retina eingezeichnet. *Weiße Ratte*. (BIELSCHOWSKY-Methode. 900mal vergrößert.) Nach ROSSI 1939.

Nach ROSSI (1936) zeichnen sich die Blutgefäße der Chorioidea durch eine besonders starke Entwicklung ihrer Nerven aus, die mit den im Bindegewebe verlaufenden Nerven aller Art kontinuierlich zusammenhängen. Bis zu welchem Grade sich die Nervenmasse in den tieferen Schichten der Chorioidea steigert, ergibt sich aus Abb. 461, die einen Einblick in den Nervenreichtum in der Höhe der Choriocapillaris gestattet. Letzten Endes breitet sich in der, an das Pigment-

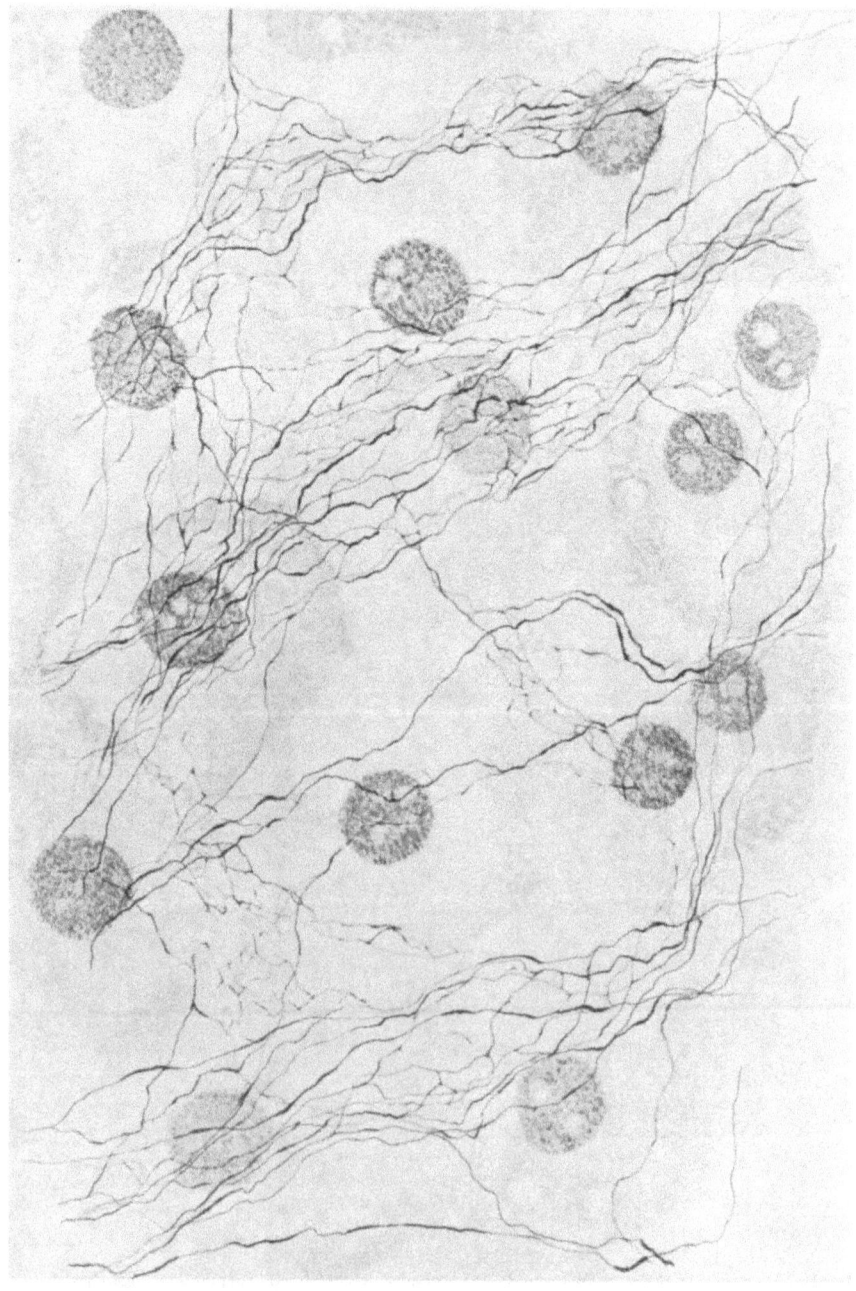

Abb. 462. Diffuses Nervennetz in der Chorioidea unter dem Pigmentepithel der Retina. *Weiße Ratte.* (BIELSCHOWSKY-Methode. 2200mal vergrößert.) Nach ROSSI 1939.

epithel der Retina angrenzenden Schicht ein diffuses Neurofibrillennetz von äußerster Zartheit aus (Abb. 462). Erst die stärkste Vergrößerung bringt seinen

Bau deutlich vors Auge. Rossi (1936) und Mawas (1952) haben auf die Möglichkeit funktioneller Beziehung zwischen jenem Nervennetz und dem Pigmentepithel hingewiesen.

Ganglienzellen sind in der Chorioidea schon von den alten Autoren beschrieben worden; Mawas (1952) hat gleichfalls das Vorkommen von Nervenzellen beobachtet. In dem Handbuchbeitrag von Kolmer und Lauber (1936) finden sich Ganglienzellen abgebildet, die als längsovale, bipolare Gebilde geschildert werden und nach Kolmer in größerer Zahl vorkommen sollen. Sehr wahrscheinlich dürften die Ganglienzellen jedoch mehrere Fortsätze besitzen und ihr zahlenmäßiges Auftreten individuell variieren. Kurus (1955) berichtet über ein aus Ganglienzellen und Endkörperchen verschiedener Art aufgebautes nervöses System, das in der äußersten Peripherie der Chorioidea zwischen Ora serrata und Sklera vorkommen soll. Nach den vom Autor beigegebenen zahlreichen Abbildungen lassen sich die fraglichen Gebilde leider nicht recht beurteilen, da sie tiefschwarz überimprägniert sind und teilweise ihrer sonderbar gelappten Form nach den Pigmentzellen ähnlich sehen.

Nach meinen Beobachtungen und nach dem übereinstimmenden Urteil der älteren und neueren Autoren fehlen in der Chorioidea *freie Nervenendigungen* jeder Art. Somit wird hier die als Synapse dienende Endformation des vegetativen Nervensystems in besonders eindeutiger Weise durch ein dem Terminalreticulum gleichzusetzendes, allerfeinstes Netzwerk dargestellt. Seine Genese aus den Nn. ciliares breves läßt die gleichzeitige Anwesenheit afferenter und efferenter Fasern in jenem Netzwerk annehmen. Hierbei kann es sich keineswegs nur um Gefäßnerven handeln, da die bindegewebigen Elemente und das Pigmentepithel der Retina auf gleiche Art wie die Gefäßwände von dem beschriebenen nervösen Endnetz umfaßt werden. In welcher Weise und in welcher Richtung die Erregung in jenem Nervennetz ablaufen, welche Bedeutung schließlich jener auf das dichteste angehäuften Nervenmasse abgesehen von der Gefäßversorgung zufällt, läßt sich aus dem mikroskopischen Präparat nicht ermitteln.

Die für das *Corpus ciliare* bestimmten Nerven lösen sich von einem ringförmig angeordneten Geflecht ab, das sich etwa in Ursprungshöhe der Processus ciliares findet und aus schmalen Nervenbündeln der Nn. ciliares breves aufbaut. Die als Plexus ciliaris bezeichnete Nervenformation läßt eine weitere, beträchtliche Fasermasse der Iris und Cornea zuströmen. Mit der Anwesenheit motorischer Fasern des Oculomotorius, sensibler Fasern des Nasociliaris und sympathischer Fasern, die zum Teil in der Gefäßwand verlaufen, ist im Plexus ciliaris zu rechnen.

Von den Aufbauteilen des Corpus ciliare steht für die vorliegende Schilderung die *Innervation des M. ciliaris* im Vordergrund des Interesses. Der Muskel wird von Rohen (1951) als eine elastisch-muskulöse, systemartige Einheit bezeichnet, deren Grundkonstruktion einem teils längsgestellten, teils zirkulär orientierten Raumgitter entspricht. Der allgemeinen Bedeutung wegen, welche die Verbindung zwischen Nervengewebe und glatter Muskulatur besitzt, habe ich bereits auf S. 174 mit Abb. 140 die nervöse Versorgung des M. ciliaris kurz beschrieben. Auch finden sich dort die Vorstellungen jener Autoren erwähnt, die sich mit einem neurohistologischen Studium des M. ciliaris beschäftigt haben (Boeke 1934, Clark 1937, Ernyei 1934, Hirano 1941, Jabonero 1954, Matteucci 1947, Pines und Pinsky 1932/33, Krümmel 1938, Rossi 1936). Wegen des besonderen und eigenartigen Formenreichtums, der die mit dem M. ciliaris verknüpfte Nervenmasse auszeichnet, sei noch auf Abb. 463 verwiesen.

Hirano (1941) nimmt wie Matteucci (1947) eine doppelte Innervation des M. ciliaris durch den N. oculomotorius und durch den Sympathicus an; hierbei betrachtet der Autor ein von ihm dargestelltes netzartiges Terminalreticulum als dem Sympathicus zugehörig, während das weitaus stärker entwickelte, differenziert gestaltete Nervennetz dem Oculomotorius entstammen soll (Abb. 464). Ob diese Annahme der Wirklichkeit entspricht, läßt sich schwer beurteilen.

Aller Wahrscheinlichkeit nach sind in jenem mit dem M. ciliaris verbundenen, komplizierten Endnetz motorische (Oculomotorius), sensible und sympathische Elemente gleichzeitig enthalten, im einzelnen mit unseren Methoden jedoch nicht unterscheidbar. Nach der klinisch-experimentellen Erfahrung kommt bei der Innervation des M. ciliaris dem Oculomotorius die wichtigste Rolle zu; eine Mitbeteiligung des Sympathicus und Trigeminus kann man auf Grund der histologischen Untersuchung nicht in Abrede stellen, auch wenn keine spezifisch sympathischen und sensiblen Endigungsformen im Muskelgewebe vorhanden zu sein scheinen.

HIRANO (1941) erwähnt zwischen den Fasern des M. ciliaris eigentümliche spiralige Fibrillenkolben, die der Autor dem Oculomotorius als Teilgebilde des motorischen Endnetzes

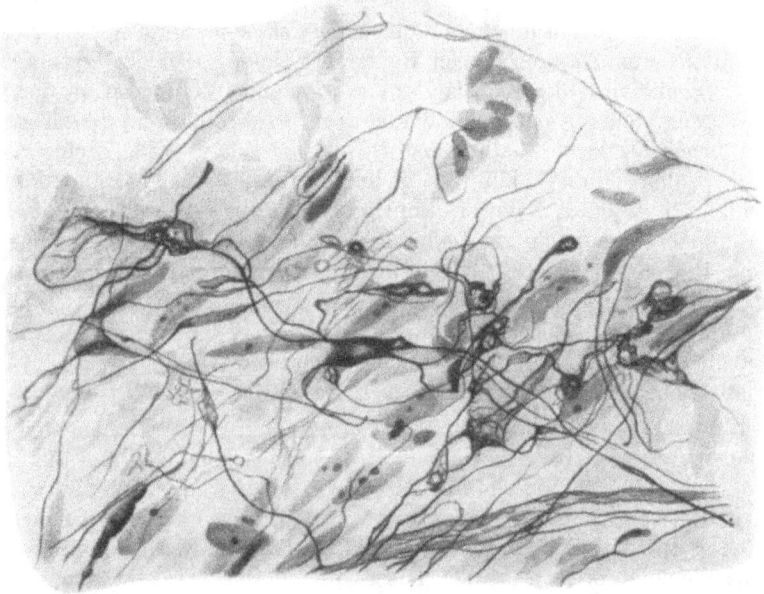

Abb. 463. Mit zahlreichen Varicositäten und kleinen Endringen ausgestattetes Nervennetz. Corpus ciliare. Mensch. (BIELSCHOWSKY-Methode. 680mal vergrößert, auf ³/₄ verkleinert.) Nach KRÜMMEL 1938.

zuschreibt. Die fraglichen Formationen scheinen schwer deutbar. Ein Teil des bei den *Vögeln* quergestreiften M. ciliaris hängt mit dem Stroma der Cornea zusammen und wird als CRAMPTONscher Muskel bezeichnet. An seinen Fasern hat BOEKE (1934) motorische Endplatten und nervöse Endnetze in eindrucksvoller Weise dargestellt.

Während im Stroma der Corona ciliaris markhaltige und marklose Fasern gemischt vorkommen, scheint das gefäßreiche *Bindegewebe der Processus ciliares* nur von einem feinsten, marklosen Fasernetz versorgt zu sein. Dessen Elemente stammen zum Teil aus dem Nervengeflecht des M. ciliaris, zum Teil aus den mit den eintretenden Blutgefäßen verbundenen Nervenplexus. Nach HIRANO (1941) findet sich in das Bindegewebe der Processus ciliares eine zarte, dem Terminalreticulum zugehörige Formation eingewoben, welche den verschiedenen Bindegewebszellen anliegt oder in deren Plasma verläuft und mit feinsten Fibrillensträngen bis an die Basis des Pigmentepithels vordringt (Abb. 465). Das geschilderte Endnetz kann sympathische und sensible Anteile gemeinsam enthalten und für die Funktion des Bindegewebes, der Blutgefäße und des Pigmentepithels von Bedeutung sein. Sensible Endorgane kommen in den Processus ciliares nicht vor.

Ganglienzellen werden im Corpus ciliare des *Menschen* verhältnismäßig selten beobachtet; sie sind von KOLMER und LAUBER (1936) zwischen den Fasern des M. ciliaris gefunden und abgebildet worden. BOEKE (1934), KRÜMMEL (1938) und ROSSI (1936) berichten ebenfalls von derartigen Zellen. Wahrscheinlich handelt es sich hierbei um kleine, möglicherweise unreif gebliebene oder verkümmerte, ganglienzellähnliche Gebilde, um verlagerte Sympathicuselemente

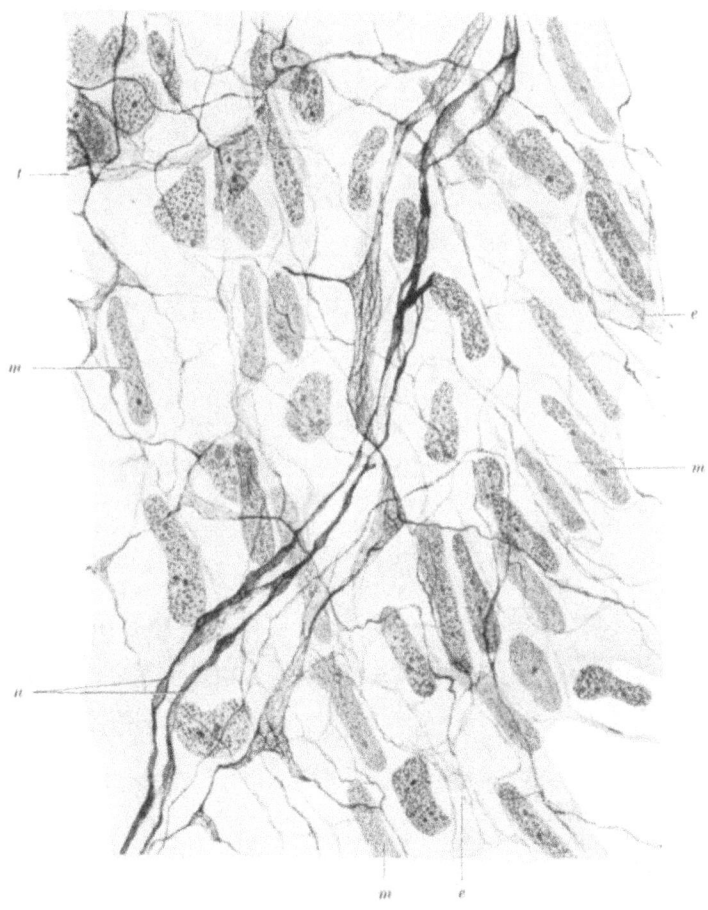

Abb. 464. Syncytiales Endnetz *e* der Oculomotoriusfasern im M. ciliaris. *Mensch.* *n* Dicke Oculomotoriusfasern; *t* nervöses Terminalreticulum; *m* Muskelkerne. (BIELSCHOWSKY-Methode. 1200mal vergrößert, auf ²/₃ verkleinert.) Nach HIRANO 1941.

(Abb. 466); sie dürften, wie HIRANO (1941) meint, keine große Rolle im nervösen Geschehen des Corpus ciliare spielen. Auch ERNYEI (1934) hält den alten Namen „Plexus gangliosus ciliaris" mit Recht für falsch.

Die *Nerven der Iris* stammen aus dem ringförmigen Plexus ciliaris, dringen als radiär geordnete Bündel markhaltiger und markloser Fasern in das Irisgewebe ein und stellen durch feine, mehr zirkulär gelagerte Verbindungsbrücken eine plexusartige Formation her. Unter allmählicher Aufsplitterung entwickeln die Nervenbündel bei fortwährendem Faseraustausch ein zierliches Maschenwerk, das mit seinen feinsten Ausläufern bis an den Pupillarrand reicht. In meiner Monographie (1928) habe ich seinerzeit die Endausbreitung des Nervengewebes mit Wahrscheinlichkeit als eine netzförmige Konstruktion betrachtet. Daß diese Vorstellung zu Recht bestanden hat, geht aus dem Folgenden hervor.

In neuerer Zeit war die nervöse Versorgung der Iris mehrfach Objekt histologischer Untersuchung (ERNYEI 1934, HASHIMOTO 1937, NAKAJIMA 1932, JABONERO 1954, LLOMBART und FORNES 1953, SCHIMERT 1937, TERIO 1942); die Resultate von BOEKE (1936) und ROSSI (1936) seien hervorgehoben. LAUBER

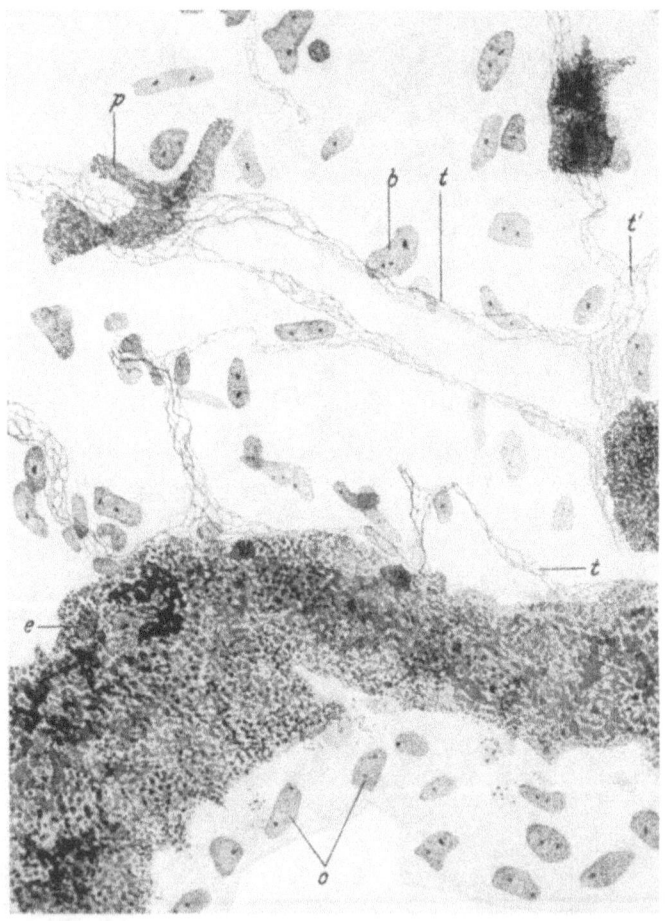

Abb. 465. Endausbreitung vegetativer Nervenfasern im Processus ciliaris. *Mensch.* t und t' Terminalreticulum, welches die Bindegewebszellen b und die Pigmentzellen p teilweise berührt, teilweise in deren Plasma verläuft, sich dem Pigmentepithel e hingegen nur plasmatisch anlagert; o Kerne der oberflächlichen Epithelschicht. (BIELSCHOWSKY-Methode. 630mal vergrößert, auf ²/₃ verkleinert.) Nach HIRANO 1941.

(1936) und einige Autoren gliedern die gesamte, in der Iris vorhandene Nervenmasse in eine vordere Schicht, in eine im Stroma und mit den Gefäßen verlaufende Schicht, in eine tiefe, dem M. dilatator angelagerte feinste Schicht und in das für den M. sphincter iridis bestimmte Nervennetz. Da letzteres mit den übrigen netzartigen Verdichtungen des im Stroma ausgebreiteten Nervengewebes zusammenhängt, da die oben geschilderten Nervenschichten aufs engste miteinander verbunden sind, so besitzt die Einteilung des Nervengewebes in einzelne Schichten keine allzu große Bedeutung. Man hat sich vielmehr das gesamte, in die Iris versenkte Nervengewebe als ein geschlossenes, netzartiges System von unterschiedlicher Dichte vorzustellen.

In jenem Nervenendnetz müssen sympathische, sensible und motorische aus dem Oculomotorius stammende Elemente gemeinsam enthalten sein. Da sensible Endapparate fehlen, so lassen sich innerhalb der feinsten, fibrillären End-

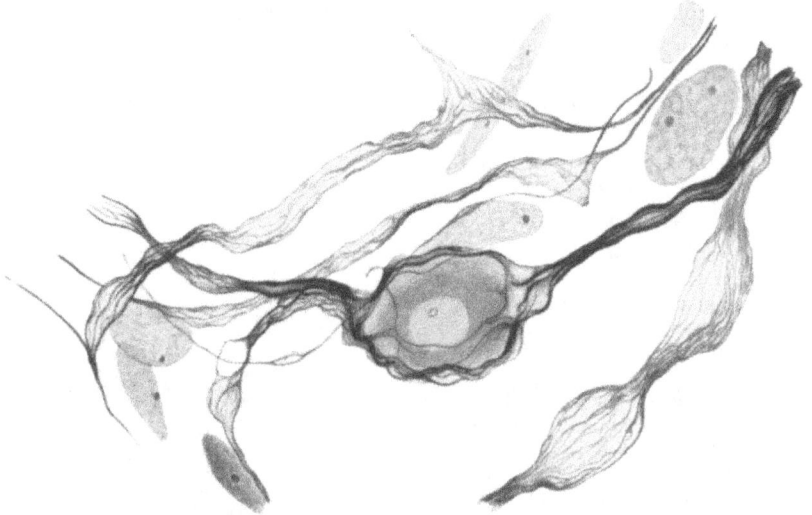

Abb. 466. Kleine Ganglienzelle von einem Neurofibrillenbündel umfaßt. Corpus ciliare. *Mensch.* (BIELSCHOWSKY-Methode. 2400mal vergrößert, auf $^6/_{10}$ verkleinert.) Nach KRÜMMEL 1938.

ausbreitung des Nervengewebes die drei erwähnten Arten von Neurofibrillen nicht mehr voneinander unterscheiden; auch BOEKE (1936) und ROSSI (1936)

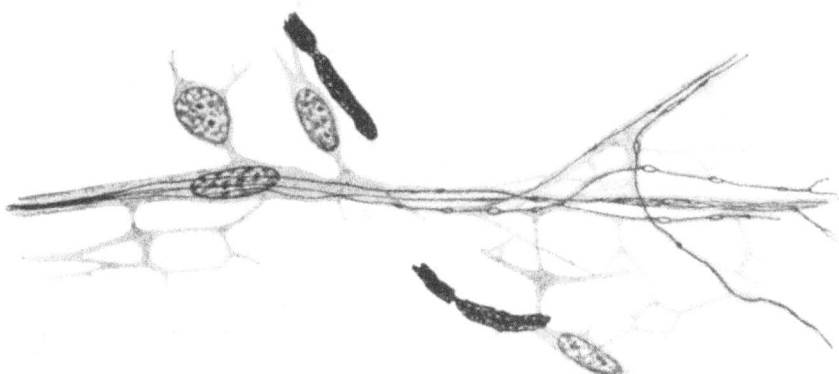

Abb. 467. Übergang einer wahrscheinlich markhaltigen Nervenfaser mit SCHWANNschem Kern in Neurofibrillenstränge, welche im Plasma des Stromas verlaufen. Iris. *Macacus rhesus.* (BIELSCHOWSKY-Methode. Starke Vergrößerung.) Nach BOEKE 1936.

haben solches bemerkt. Im Grunde handelt es sich somit in der Iris um die gleiche nervöse Konstruktion, die im Corpus ciliare und in der Chorioidea zur Entwicklung gelangt.

Im Stroma der Iris teilen sich die markhaltigen Nervenfäserchen in allerfeinste, netzartig miteinander verknüpfte Neurofibrillen auf, die im SCHWANNschen Leitgewebe verlaufen können oder mit dem zarten Stromagewebe plasmatisch zusammenhängen (Abb. 467). Nach den Beobachtungen BOEKEs (1936) lassen sich Neurofibrillen statt im SCHWANNschen Leitgewebe auch im Plasma der Fibrocyten und Chromatophoren entdecken (Abb. 468). Ob sämtliche Zellelemente des Bindegewebes in plasmatische Verbindung mit dem neurofibrillären Endnetz geraten, ist unsicher.

Da die gewebliche Unterlage den Bau des zugehörigen Nervenendnetzes jeweils beeinflußt, so zeigt das in die glatte Muskulatur der Iris eingelagerte, fibrilläre Nervennetz ein anderes Aussehen als innerhalb des bindegewebigen Stromas. Überdies besitzt die Anordnung der Irismuskulatur gegenüber derjenigen in der Darm- und Uteruswand einige Besonderheiten. Demgemäß verhält sich die Art der Innervation in der Irismuskulatur morphologisch etwas anders als im gewöhnlichen glatten Muskelgewebe. JABONERO (1954) und ROSSI (1936) haben hierauf hingewiesen.

Nach ROHEN (1951) stellt die Muskulatur des *Sphincter iridis* ein zusammenhängendes Syncytium dar und läßt sich als ein flach konzentrisches, regelmäßiges Raumgitter betrachten, das mit arkadenförmigen Speichenbündeln in das radiär gestellte, spitzwinklige Gitternetz des *Dilatator* übergeht. Demnach ist die epitheliale, syncytiale Muskelmembran des Dilatator imstande, auf die Einstellung des Sphincter zu wirken. Schon die muskuläre Verbindung von Sphincter und Dilatator legt es nahe, sich die Wirkungsweise beider Muskeln nicht etwa im antagonistischen Sinn

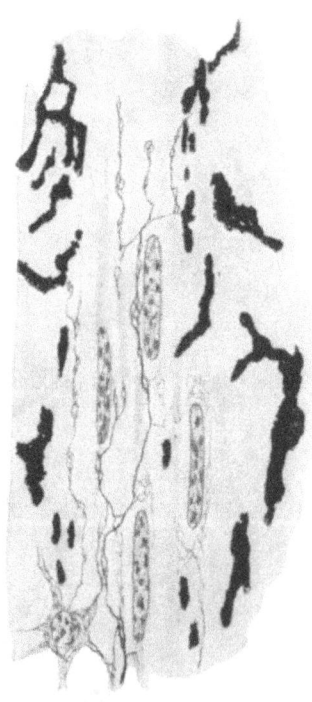

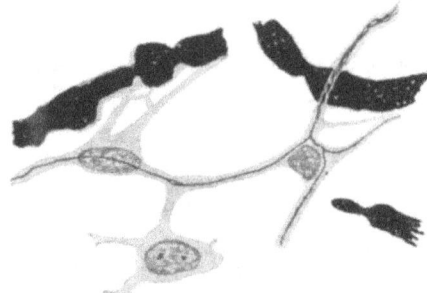

Abb. 468. Neurofibrillen im Stroma der Iris verlaufend. *Macacus rhesus*. Die Chromatophoren dunkel-schwarz. (BIELSCHOWSKY-Methode. Stärkste Vergrößerung.) Nach BOEKE 1936.

Abb. 469. Nervenplexus im M. sphincter iridis. *Macacus rhesus*. Mitte des Muskels. (BIELSCHOWSKY-Präparat. Nach Vergoldung Hämatoxylin. Starke Vergrößerung.) Nach BOEKE aus KOLMER 1936.

allzu einfach vorzustellen. Schließlich ist die Aufgabe, die Pupillenweite zu regulieren, beiden Muskeln gemeinsam übertragen. VRABEC (1954) beschreibt im Kammerwinkel des menschlichen Auges ein Nervennetz, dessen feinste Elemente bis zum SCHLEMMschen Kanal reichen sollen, eine Deutung nach einer afferenten oder efferenten Funktion aber nicht zulassen. Bei Vögeln sollen nach dem gleichen Autor sensible Gebilde erkennbar sein.

Zweifellos erhält der M. sphincter die Hauptmasse seiner nervösen Impulse aus dem kleinzelligen Kern des Oculomotorius und aus dem Ganglion ciliare, während sich der Dilatator vom Centrum ciliospinale und vom Ganglion cervicale sup. beeinflussen läßt. Man darf aber nicht auf den Gedanken verfallen, das Gebiet des Sphincter sei gleichsam streng für den Oculomotorius und das des Dilatator sei für den Sympathicus reserviert. Der histologische Befund vermag eine derart einfache Innervationsweise, etwa in Gestalt unterschiedlich gebauter Endorgane, nicht festzustellen. Man kann im Dilatator wie im Sphincter nur ein allerfeinstes Nervennetz nachweisen, das zu außerordentlicher Dichte entwickelt mit kleinen Fibrillennetzchen und Reticularen bis in das Sarkoplasma des muskulösen Syncytiums eindringen kann (Abb. 469).

Das Nervennetz des Dilatator hängt mit demjenigen des Sphincter untrennbar zusammen; das gilt in gleicher Weise für die Beziehung zwischen den Nervennetzen der Irismuskulatur und dem im Stroma iridis ausgebreiteten Nervennetz. Demnach läßt sich nicht mit Sicherheit entscheiden, ob an der Innervation des Dilatator nicht noch Fasern aus Ganglion ciliare und Nasociliaris und an derjenigen des Sphincter nicht etwa Fasern aus Sympathicus und Nasociliaris teilhaben. HASHIMOTO (1937) läßt den M. sphincter gleichzeitig vom Oculomotorius und Sympathicus versorgt sein. *Ganglienzellen* sind in der Iris nicht eindeutig nachgewiesen; meist werden in der Literatur nur kleine ganglienzellähnliche Gebilde erwähnt (BOEKE 1932, NAKAJIMA 1932). In der Hauptsache dürfte es sich hierbei wohl um Interstitielle Zellen handeln (Abb. 470).

KOLMER und LAUBER (1936) bringen in ihrem Handbuchbeitrag die Abbildung eines verhältnismäßig groben Nervengeflechts vor dem Dilatator. NAKAJIMA (1932) spricht von der Anwesenheit eines dichten Nervennetzes im Dilatator, JABONERO (1954) beobachtet

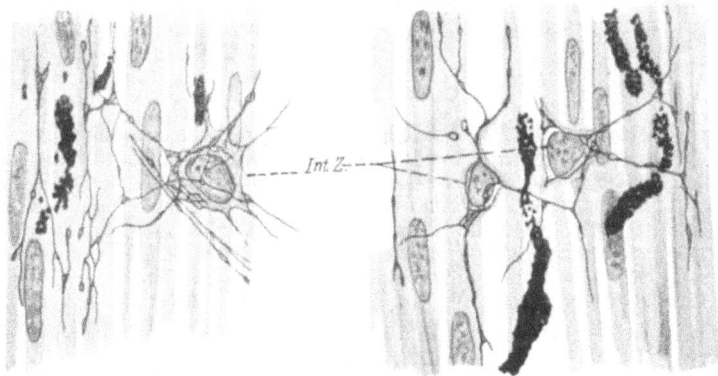

Abb. 470. Nervenplexus am Rande des M. sphincter iridis. *Macacus rhesus*. *Int.Z.* Interstitielle Zelle mit Neurofibrillen. (BIELSCHOWSKY-Methode. Starke Vergrößerung.) Nach BOEKE 1936.

feinste, nervöse Endringe an den Muskelfasern des Dilatator und an den anliegenden Fibrocyten. LLOMBART und FORNES (1953) lassen die äußersten Endverzweigungen des vor den Dilatator gelagerten Nervennetzes auch an die Chromatophoren und an das Pigmentepithel gelangen.

Die komplizierte Konstruktion des Sphincter, sein muskulärer Zusammenhang mit dem Dilatator und die äußerst verwickelte Innervationsweise, die sich infolge der netzartig-nervösen Endausbreitung im histologischen Präparat nicht eindeutig erfassen läßt, legen eher den Gedanken eines harmonischen Zusammenspiels als den eines Antagonismus von Sphincter und Dilatator nahe. Keineswegs zeigt sich die Beziehung zwischen Oculomotorius und Sympathicus in der gewöhnlichen Formel des Antagonismus erschöpft, zumal nach der herrschenden „Umschaltungs-Lehre" reine Oculomotoriusfasern den M. sphincter nicht erreichen, sondern die Fortsätze der mit den Oculomotoriusfasern angeblich „synaptisch verbundenen" sympathischen Nervenzellen im Ganglion ciliare bis zum Sphincter verlaufen. Daß überdies Oculomotoriusfasern durch das Ganglion hindurchziehen und direkt in den M. sphincter gelangen können, habe ich im vorhergehenden erwähnt.

Es mag hier genügen, die Veränderungen des Pupillarrandes als das Resultat eines unendlich komplizierten Zusammenwirkens von Dilatator und Sphincter, von Sympathicus, Oculomotorius und Nasociliaris, von verschiedenen Kerngebieten des Gehirns und Rückenmarks hinzustellen. Der Irissaum befindet sich in dauernder Bewegung. Kontraktion oder Erweiterung der Pupille erfolgen nicht nur bei jeder Veränderung des Beleuchtungsgrades. Jeder Denkvorgang, jede Willensanstrengung, jede psychische Erregung vermag nach den Beobachtungen von LOWENSTEIN und LOEWENFELD (1950) das Verhalten der Pupille zu beeinflussen. Somit stehen demjenigen, der versucht, sich von der Pupillarbewegung ein klares Innervationsbild zu verschaffen, die denkbar größten Schwierigkeiten im Wege. Um sich zunächst über die verwickelten pupillären Vorgänge näher zu orientieren, sei auf die zahlreichen experimentellen Ergebnisse von LOWENSTEIN (1954, 1955), LOWENSTEIN und LOEWENFELD (1951) und LOEWENFELD (1956) verwiesen.

Man liest des öfteren die Angabe, neuerdings von BARLOW und ROOT (1949), daß pupillodilatatorische Fasern über das Mittelohr verlaufen sollen; andererseits wird diese Vorstellung abgelehnt (VOM HOFE und PERWITSCHKY 1928). Vom Ganglion cervicale sup. durch die Paukenhöhle bis zum Dilatator lassen sich verschiedene, allerdings sehr verwickelte periphere Bahnen für die sympathischen Fasern ermitteln, wenn man nicht nach operativer Ausräumung der Paukenhöhle an die Möglichkeit einer reflektorisch-zentralen Beeinflussung der Pupillenregulation denken will. NELEMANS und DOGTEROM (1955) berichten über degenerative Erscheinungen am Nervengewebe der Iris nach Schädigung des Ganglion ciliare.

3. Cornea, Sklera.

Die nervöse Versorgung der *Hornhaut* bildet seit langem für die neurohistologische Arbeit eine beliebte Aufgabe. Zahlreiche Autoren haben sich mit jenem Studium beschäftigt (ÁBRAHÁM 1955, BOEKE 1935, BORRI 1939, ERNYEI 1934, FORNÈS-PERIS 1948, 1951, GENIS-GÁLVEZ 1954, IWASAKI und AZUMA 1951, LLOMBART und FORNES 1949, MAWAS 1951, JABONERO und LORENTE 1952, MARTINO 1941, MARTINEZ 1941, REISER 1935, 1937, SCHORNSTEIN 1934, SAKAMOTO 1951, STEFANELLI 1938, WEDDELL und ZANDER 1950, 1951, WOLTER 1955, ZANDER und WEDDELL 1951). Die ältere Literatur findet sich in dem Handbuchbeitrag von KOLMER und LAUBER (1936) zusammengestellt.

Im folgenden soll nicht etwa die überwiegend sensible Innervation der Hornhaut, sondern nur die Frage erörtert werden, ob und in welchem Grade *vegetative Nervenfasern* in die Hornhaut gelangen. Zunächst entwickeln Nervenäste aus der Sklera, aus dem episkleralen und subkonjunktivalen Bindegewebe zum Limbus der Cornea einen ringförmigen „Plexus paramarginalis" und dringen von hier aus in diese vor. Die Hauptmasse der Fasern entstammt dem sensiblen N. nasociliaris. Daß vegetative Fasern beigefügt sein können, läßt sich nicht in Abrede stellen. Zum anderen erhält die Cornea aus dem Plexus ciliaris weitere Nerven; da jener Plexus seine Entstehung den Nn. ciliares breves verdankt, die mit Sicherheit sympathische Fasern enthalten, so ist auf diesem Wege ein Zustrom sympathischer Fasern in die Cornea denkbar. Jedenfalls besteht die Möglichkeit, sympathischen Fasern in der Hornhaut zu begegnen.

BOEKE (1936), WOLTER (1955), ZANDER und WEDDELL (1951) lassen die Frage nach dem Vorhandensein sympathischer Fasern in der Hornhaut offen. GENISGÁLVEZ (1954) und MAWAS (1951) zeigen sich geneigt, die Existenz sympathischer Elemente in der Cornea anzunehmen. LLOMBART und FORNES (1949) beschreiben am Limbus der Cornea zwischen den Gefäßschlingen einen sympathischen Plexus, von welchem REISER (1937) feinste Neurofibrillen in die Hornhaut eintreten sah. Ferner berichtet BORRI (1939) von einem am Limbus gelegenen, diffusen Nervennetz, das sich von dem mehr groben Plexus paramarginalis deutlich unterscheidet und in Beziehung zu dem Randschlingennetz der Gefäße stehen soll. SAKAMOTO (1951), IWASAKI und AZUMA (1951) erwähnen in der Hornhaut des *Menschen* und des *Igels* ein vegetatives Terminalreticulum. In der Arbeit REISERs (1935) sind verschiedentlich nervöse, als Terminalreticulum bezeichnete Nervenformationen abgebildet, die dem Aussehen nach sympathischer Herkunft sein könnten; ihre Zugehörigkeit zum vegetativen Nervensystem läßt sich indessen schwer erweisen. Möglicherweise darf man das in Abb. 471 dargestellte Nervennetz dem vegetativen Nervengewebe zuzählen, da es nach experimenteller Exstirpation des Ganglion Gasseri nicht der Degeneration anheimgefallen, sondern längere Zeit erhalten geblieben ist.

Die oben angedeutete Möglichkeit, daß die für die Hornhaut bestimmten Nervenbündel sympathische Fasern enthalten, und die kritische Betrachtung

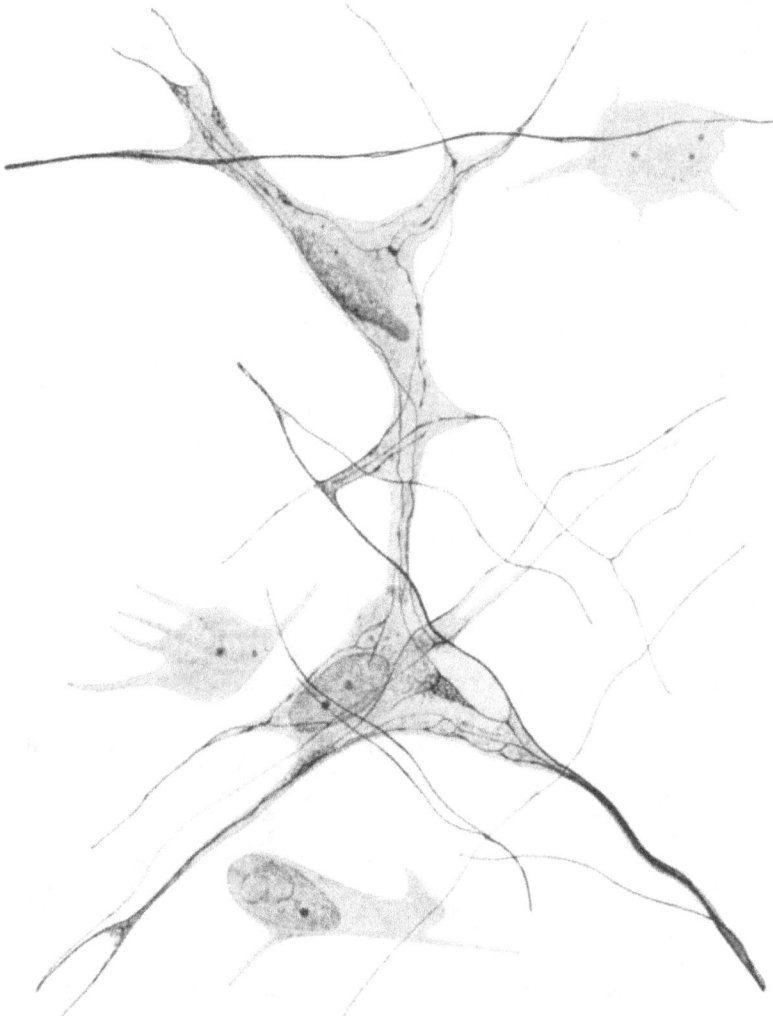

Abb. 471. Im Plasma der Hornhautzellen verlaufende, wahrscheinlich dem vegetativen Terminalreticulum angehörende Neurofibrillen. Cornea. *Kaninchen*. (BIELSCHOWSKY-Methode. 2000mal vergrößert, auf $^6/_{10}$ verkleinert.) Nach REISER 1938.

der von den Autoren geleisteten, neurohistologischen Resultate führen dazu, die Anwesenheit sympathischer Elemente in der Hornhaut als sehr wahrscheinlich anzunehmen. Bei der besonders starken Entwicklung eines überaus dichten, sensiblen Fasernetzes dürfte indessen den sympathischen Fasern an der Innervation der Hornhaut nur ein bescheidener Anteil vergönnt sein.

ZANDER und WEDDELL (1951) bringen in ihrer Arbeit die Abbildung einer *Ganglienzelle*, welche sich in der Substantia propria der Hornhaut beim *Kaninchen* vorgefunden hat. Bei dieser offenbar dem sympathischen System angehörigen Ganglienzelle handelt es sich um einen Ausnahmebefund, gleichsam um eine verlagerte Zelle. Demnach können, wenn auch keine sympathischen Ganglienzellen, so immerhin deren Fortsätze konstant in der Cornea vorhanden sein.

Die *Sklera* erhält ihre nervöse Versorgung aus abgespaltenen Ästen der Nn. ciliares longi und breves; beide Nerven besitzen sympathische Fasern und beherbergen verschiedentlich sympathische Ganglienzellen. Hierdurch und durch Abzweigungen der in der Sklera vorhandenen Gefäßnerven wird eine vegetative Innervation der Sklera möglich. Die starken, die Sklera meist durchbohrenden Nervenstämme setzen sich in der Hauptsache aus markhaltigen, zum kleineren Teil aus marklosen Fasern zusammen; in der zarten Episklera scheinen die marklosen Fasern zu überwiegen.

Seltsamerweise bilden die Ciliarnerven des öfteren eigentümliche „intrasclerale Schleifen"; sie werden vor allem in den vorderen Abschnitten des Bulbus beobachtet, sind mit der Längsachse der Schleifenkrümmung senkrecht zur Oberfläche der Sklera gerichtet und kommen wahrscheinlich durch abnormes Längenwachstum der Nervenfasern bei einer allgemeinen Entwicklungsstörung des Auges zustande. Über jene Gebilde, die neuromartigen Charakter tragen können, findet man bei LAUBER (1936) und FISCHER (1928) weitere Einzelheiten verzeichnet.

Die in der Sklera aus den Ciliarnerven entwickelten Geflechte zeigen in Maschenweite und Stärke ihrer Bündel gewisse Unterschiede, ähnlich den intramuralen Nervenplexus des Darmes. Man kann somit nach REISER (1936) Plexus 1. und 2. Ordnung voneinander trennen. Aus dem Plexus 2. Ordnung geht durch weitere Aufteilung der Bündel ein „präterminales Netzwerk" hervor, das sich schließlich in ein feinstes, nervöses Terminalreticulum aufsplittert. Die neurofibrillären Formationen werden sämtlich von einem kernhaltigen, SCHWANNschen Leitgewebe umschlossen. REISER (1936) hat die Existenz eines neurofibrillären Endnetzes in der Sklera zuerst nachgewiesen und in klarer Weise dargestellt (Abb. 155). Nur bleibt die Frage nach dem Vorhandensein sympathischer Fasern in jenem Endnetz unbeantwortet. Man steht bei den Nerven der Sklera wie bei den Nerven der Cornea der gleichen Schwierigkeit gegenüber, sensible und sympathische Fasern nicht mit Sicherheit unterscheiden zu können. Somit gilt die Existenz vegetativer Fasern in jenem Endnetz als wahrscheinlich.

PALUMBI (1953) hat die Innervation der Regio sclero-cornealis eingehend studiert und über die dort vorhandenen Nervengeflechte und das Verhalten ihrer Fasern eine Reihe von Einzelbeobachtungen beigebracht. Der Nachweis von Gefäßnerven deutet auf die Anwesenheit sympathischer Fasern in jener wohl meist sensiblen Nervenmasse hin. Nach KOLMER (bei LAUBER 1936) findet sich im *Ligamentum pectinatum* des *menschlichen* Auges eine Fülle markloser Nerven, die sich dem Balkenwerk des bindegewebigen Maschenwerks anschmiegen. Die Nerven reichen bis zum SCHLEMMschen Kanal, ohne mit ihm in nähere Beziehung zu treten. Da der Autor keine Endformen an den Nervenfäserchen gesehen hat, dürfte es sich wahrscheinlich um eine nervöse Netzbildung handeln.

JABONERO (1956) berichtet über pathologische Veränderungen, welche am Nervensystem menschlicher Augenhäute in einem Fall von Röntgenglaukom zutage treten sollen.

4. Glandula lacrimalis.

Feine, aus dem N. nasociliaris und dem N. zygomaticus stammende Ästchen, die zur Tränendrüse verlaufen, lassen sich präparatorisch feststellen. Die sekretorischen Fasern zweigen sich aus dem N. facialis in Höhe des Ganglion geniculi ab, ziehen durch den N. petrosus superficialis major zum Ganglion sphenopalatinum und erreichen von hier aus durch die Nn. sphenopalatini und den N. zygomaticus die Drüse. An der sekretorischen Funktion kann auch der Sympathicus beteiligt sein, dessen Fasern entweder mit den Gefäßen oder innerhalb der beiden Trigeminusäste in die Drüse gelangen.

Die Innervation der Tränendrüse wurde mit dem Mikroskop nur selten untersucht. Die älteren, brauchbaren Arbeiten von DOGIEL (1893) und PUGLISI-ALLEGRA (1904) finden sich bei LAUBER (1936) zitiert, der ein Präparat KOLMERs über die Nerven der Tränendrüse beim *Affen* abbildet. Die Verbindungsweise von Nerven- und Drüsengewebe verhält sich bei der Tränendrüse nicht anders als bei allen anderen exkretorischen Drüsen und ist bereits auf S. 138 unter Abb. 130 im Hinblick auf BOEKEs (1934) neurohistologische Resultate am Beispiel der Tränendrüse erörtert worden.

Man hat es also, wie schon bei DOGIEL (1893) zu vermuten ist, in der Tränendrüse mit dem als Terminalreticulum bezeichneten neurovegetativen Endnetz zu tun, welches das Drüsenparenchym, die Capillaren und die kleinen Ausführungsgänge in gleicher Weise umfaßt. Nur bleibt die Herkunft der in jenem Endnetz enthaltenen Nervenfäserchen insofern spe-

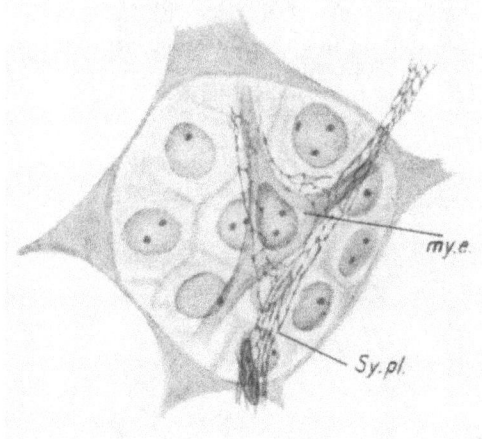
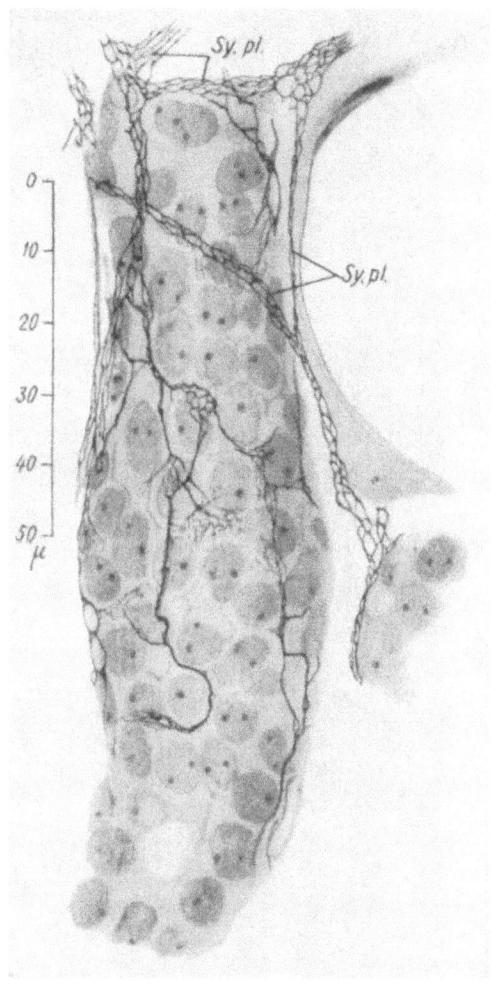

Abb. 472. Abb. 473.

Abb. 472. Tränendrüse. *Mensch*. Drüsentubulus und Myoepithelzellen *my.e.* mit anliegendem Nervennetz; *Sy. pl.* BOEKEs „Sympathischer Grundplexus". (BIELSCHOWSKY-Methode. Starke Vergrößerung.) Nach BOEKE 1934.

Abb. 473. Tränendrüse. *Mensch*. Ausführungsgang mit anliegendem Nervennetz. *Sy.pl.* BOEKEs „Sympathischer Grundplexus". (BIELSCHOWSKY-Methode. Starke Vergrößerung.) Nach BOEKE 1934.

zifisch, als darin Elemente aus dem Facialis, dem Sympathicus und dem Trigeminus enthalten sein müssen. Auch die in die Drüsentubuli eingebauten *Myoepithelzellen* geraten mit der vegetativen Endformation in plasmatischen Zusammenhang (Abb. 472). Das nervöse Endnetz reicht mit allerfeinsten, fibrillären Ausläufern bis in das Epithel der Ausführungsgänge hinein (Abb. 473). Das gilt in gleicher Weise für die Drüsenzellen, in deren Plasma DOGIEL (1893) beim *Kaninchen*, BOEKE (1934) beim *Menschen* zarte Neurofibrillen beobachtet haben.

Tsuda (1952) beschreibt in der Wand der *Ductuli lacrimales* und des *Saccus lacrimalis* einen in der Submucosa ausgebreiteten, aus markhaltigen und marklosen Fasern zusammengesetzten Nervenplexus. Ein markloses subepitheliales Nervennetz und afferente Endgebilde in Gestalt von Nervenknäueln und Schlingenterritorien werden überdies vom Autor erwähnt.

5. Äußere Augenmuskeln.

Die folgende Ausführung beschränkt sich darauf, die Frage zu untersuchen, ob sich eine sympathische Innervation der äußeren Augenmuskeln mit histologischen Methoden nachweisen läßt. Boeke (1912, 1913, 1927) hat auf das Studium einer „doppelten Innervation" der quergestreiften Muskelfaser viele Mühe verwendet. Über seine Ergebnisse habe ich in Bd. IV dieses Handbuchs und in meiner Monographie (1928) berichtet. Man erblickte damals in der ösenartigen Endigung einer marklosen „akzessorischen Nervenfaser" vielfach die verbindende Formation zwischen der quergestreiften Muskelfaser und dem sympathischen Nervensystem. Derartige Endformen kommen, wie ich (1928) zeigen konnte, an den schmalen Muskelfasern der äußeren Augenmuskeln vielfach vor, sind aber wahrscheinlich cerebrospinaler

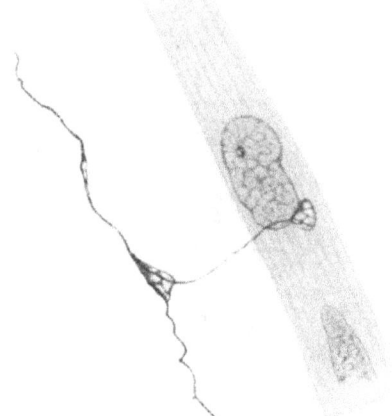

Abb. 474. Endigung einer marklosen Nervenfaser mit einer Reticulare an einer schmalen quergestreiften Muskelfaser. Äußerer Augenmuskel. *Katze.* (Bielschowsky-Methode. 1500mal vergrößert.)

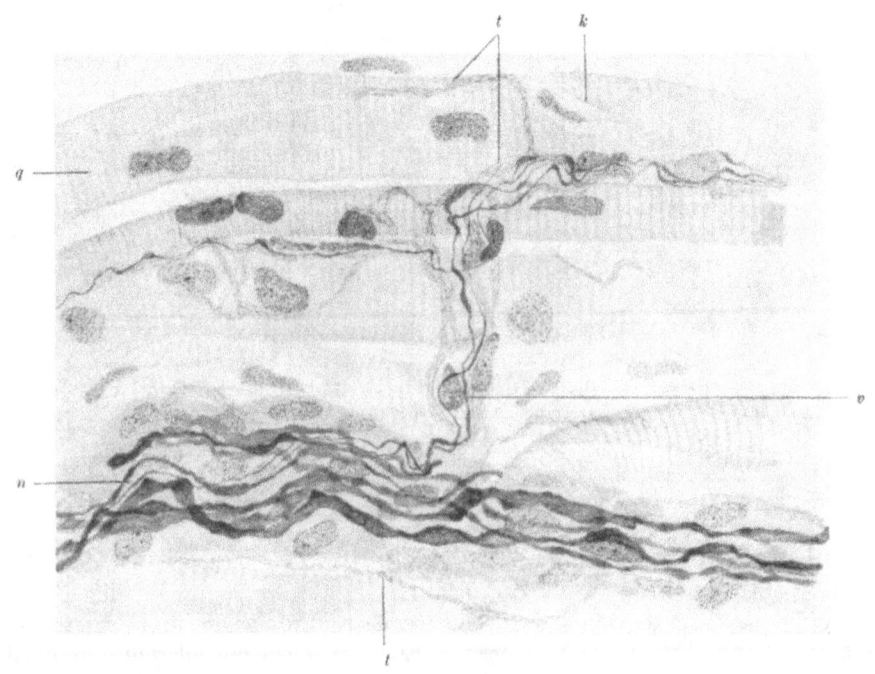

Abb. 475. Endausbreitung vegetativer Nerven im M. rectus bulbi sup., *Mensch.* v Sympathische Nervenfasern, aus dem Nervenbündel n stammend; t nervöses Terminalreticulum; q Muskelfaser; k Capillare. (Bielschowsky-Methode. 600mal vergrößert, auf ³/₅ verkleinert.) Nach Hirano 1941.

und nicht sympathischer Herkunft (Abb. 474). HIRANO (1941) und WOLTER (1952) haben sich im gleichen Sinne geäußert.

Erst 1933 hat BOEKE die sympathische Innervation der quergestreiften Muskelfaser eindeutig nachgewiesen, wie aus Abb. 150 hervorgeht. SUNDER-PLASSMANN (1933) gelangte im gleichen Jahre am M. cricothyreoideus zu dem nämlichen Ergebnis (Abb. 149). Will man somit eine sympathische Versorgung der äußeren Augenmuskeln annehmen, so müssen sich hier nervöse Endformationen, die der in Abb. 150 und 149 niedergelegten Darstellung entsprechen, erkennen lassen. Es ist HIRANO (1941) gelungen, die vegetative Endausbreitung im M. rectus sup. des menschlichen Auges in Gestalt des Terminalreticulums zu beobachten (Abb. 475). Demnach dürfte an einem Einfluß des vegetativen Nervensystems auf die Funktion der äußeren Augenmuskeln kaum ein Zweifel bestehen.

WOLTER (1953) scheint ebenfalls Teile des Terminalreticulums, vor allem an den Blutcapillaren der äußeren Augenmuskeln, gesehen zu haben, da in seiner Arbeit von feinen Nervennetzen ohne alle freien Nervenenden die Rede ist. Doch vermißt man beim Autor das eigene Vertrauen, Bindegewebe von Nervengewebe mit Sicherheit zu unterscheiden, weshalb ein klares Ergebnis fehlt und Unsicheres in Beobachtung und Reflexion zurückbleibt.

TUSHNOVA (1938) vermochte auf experimentellem Wege nach Durchschneidung des N. oculomotorius und Exstirpation des Ganglion cervicale sup. und des Ganglion Gasseri bei der *Katze* keinen Einfluß des Sympathicus auf die äußeren Augenmuskeln festzustellen. Ein auf solche Weise gesuchter Nachweis einer sympathischen Innervation dürfte allerdings mit histologischer Technik schwierig zu erbringen sein.

Über die vom Halsgrenzstrang abhängige sympathische Innervation der *glatten Muskulatur* im *Augenlid* und in der *Orbita* finden sich bei NAGAI (1951), WOLTER (1952) und L. R. MÜLLER (1931) einige Beobachtungen. Auch die Blutgefäße der Orbita erweisen sich nach den experimentellen Erfahrungen NAPOLITANOS (1954) bei der *Katze* im wesentlichen vom Ganglion cervicale sup. abhängig.

XVII. Vegetative Innervation des Gehörorgans.

1. Das *häutige Labyrinth* erhält seine Blutzufuhr durch die A. labyrinthi, die aus einer der beiden unteren Cerebellararterien oder aus der A. basilaris entspringen kann und sich in eine A. vestibuli und eine A. cochleae aufteilt. Demnach dürften die zugehörigen Gefäßnerven hauptsächlich aus dem um die A. vertebralis entwickelten Nervenplexus, weniger aus dem Plexus caroticus stammen; möglicherweise sind in den Nn. statoacusticus, facialis und intermedius Fasern enthalten, welche die Gefäßwand regulieren. Jedenfalls sind im Innenohr sympathische Nerven zu erwarten; ob sie nur für die Gefäßversorgung oder nicht auch für andere funktionelle Aufgaben bestimmt sind, läßt sich mit dem Mikroskop nicht nachweisen.

Über die Innervation der im Innenohr verlaufenden *Gefäße* liegen nur wenige Angaben vor (LOVINO 1950, PALUMBI 1951, 1954, POLIAK 1946, SMITH 1951); KOLMER (1927) gibt eine Abbildung von den Gefäßnerven eines Astes aus der A. cochlearis wieder. ANDRZEJEWSKI (1955) hat die Innervationsweise der A. labyrinthi in aller Deutlichkeit nachgewiesen. Die Abb. 476 zeigt auf der Muscularis der Arterie einen zarten, sympathischen Nervenplexus, der sich in Zusammenhang und Anordnung in keiner Weise von der üblichen Konstruktion des Gefäß-Nervensystems unterscheidet. Afferente *Endorgane* in Gestalt sensibler Endbäumchen werden in der Wand der A. labyrinthi beobachtet (Abb. 477); sie entstehen durch eine fibrilläre Aufgliederung breiter, bandförmiger Fasern innerhalb eines kernhaltigen, der Muscularis aufgelagerten Plasmodiums. Jene breiten Nervenfasern können sich ferner bei weiterer Abgabe fibrillärer Äste in ein feinstes Nervennetz verlieren und sind sehr wahrscheinlich cerebraler, nicht sympathischer Herkunft.

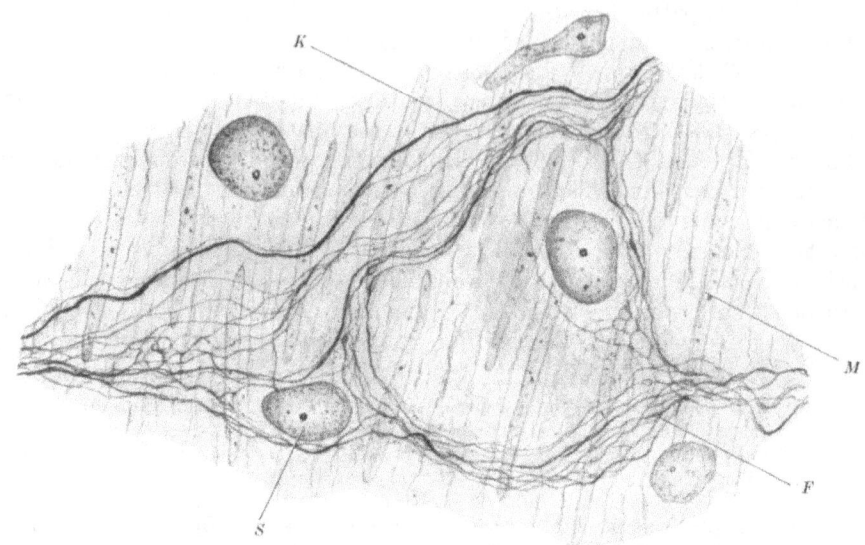

Abb. 476. Nervenplexus auf der Muscularis M der Arteria labyrinthi. *Hund.* K Kollaterale einer breiten bandförmigen Nervenfaser; F Neurofibrillen des sympathischen Geflechtes; S SCHWANNscher Kern. (BIELSCHOWSKY-Methode. 1400mal vergrößert, auf $^{10}/_{11}$ verkleinert.) Nach ANDRZEJEWSKI 1955.

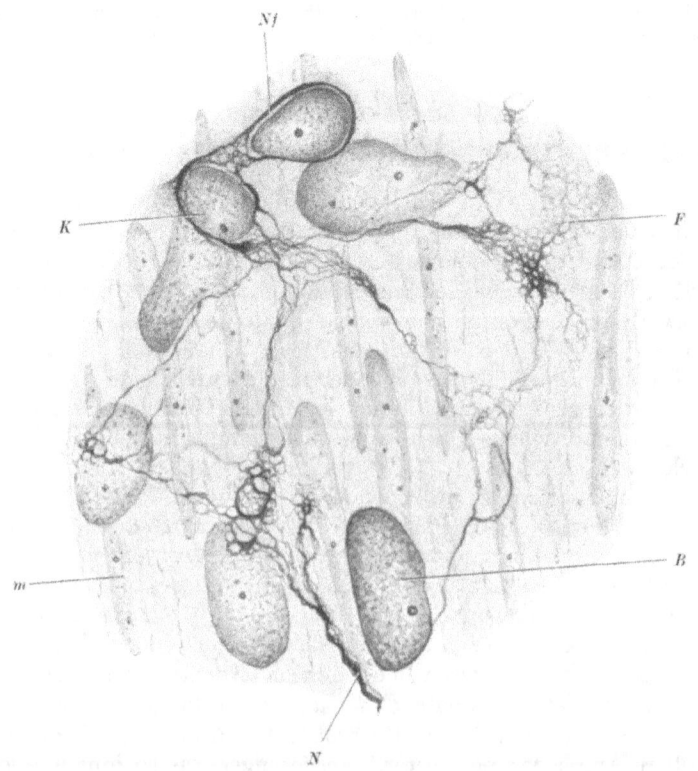

Abb. 477. „Sensibles Endbäumchen" auf der Muscularis m der Arteria labyrinthi. *Hund.* N Marklose Nervenfaser; F neurofibrilläre Netzchen; Nf perinucleäre Neurofibrillenschlingen; K Kern des Plasmodiums; B Bindegewebskern. (BIELSCHOWSKY-Methode. 1800mal vergrößert, auf $^1/_2$ verkleinert.) Nach ANDRZEJEWSKI 1955.

Die in die Wand des häutigen Labyrinths eingebauten Blutgefäße besitzen sämtlich eine nervöse Versorgung; LORENTE DE NÓ (1937), BERENDS und SCHALLOCK (1953) haben in jenem Organgebiet Gefäßnerven beobachtet. Es erhebt sich nur die oben angedeutete Frage, ob die etwa in Abb. 478 wiedergegebenen Gefäßnerven, die in der Nähe der Macula sacculi von ANDRZEJEWSKI (1955) gefunden worden sind, nicht teilweise cerebralen Nerven angehören; denn das hier mit N bezeichnete Fibrillenbündel tritt zur Macula in Verbindung, um sich dort mit einer, aus dem Ramus saccularis stammenden Fibrillenmasse zu vermischen. Auch lassen die Beobachtungen, die PALUMBI (1950, 1951, 1954), von receptorischen Endapparaten in der Apikalregion der Cochlea, im Utriculus, in der Ampulla und im Ductus semicircularis lateralis erhalten hat, wegen ihres nervösen Zusammenhangs mit der Gefäßwand an eine doppelte Innervierung der Labyrinthgefäße durch Sympathicus und cerebrale Nerven denken.

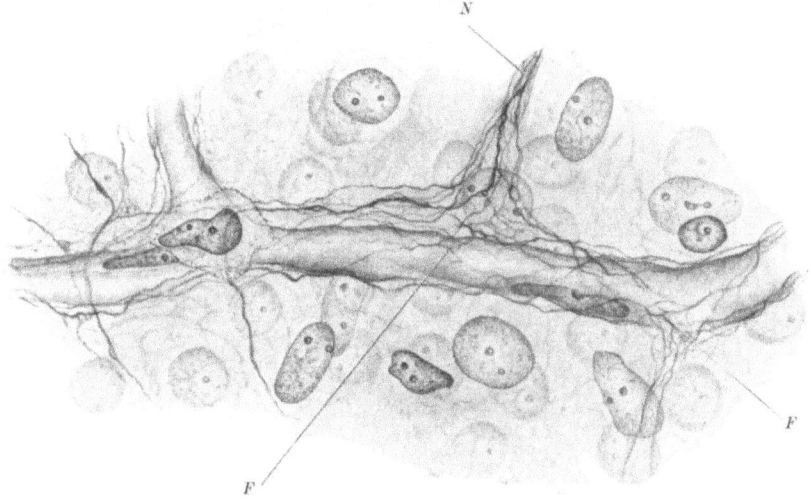

Abb. 478. Nervenplexus an einer postcapillaren Vene des Sacculus. *Mensch.* N Neurofibrillenbündel aus dem Ramus saccularis; F Neurofibrillen auf der Gefäßwand. (BIELSCHOWSKY-Methode. 1500mal vergrößert, auf ³/₄ verkleinert.) Nach ANDRZEJEWSKI 1955.

Der von ANDRZEJEWSKI (1956) geführte Nachweis von der Existenz *sympathischer Ganglienzellen* in der ampullären Wand eines Bogengangs und des Utriculus stellt jedenfalls eine Beteiligung des Sympathicus an der Innervation des häutigen Labyrinths sicher. Die eine der in Abb. 479 dargestellten Ganglienzellen gehört zweifellos dem Typus I nach DOGIEL an; ihr langer Fortsatz zerfällt an nicht gezeichneter Stelle des Totalpräparats in die gleiche Neurofibrillenmasse, die in der vorliegenden Abbildung unter S wiedergegeben ist. Die Neurofibrillen entwickeln bei weiterer Verzweigung ein offenbar ziemlich weitmaschiges, peripheres Endnetz vegetativer Art. Die Ganglienzellen und das gesamte Nervennetz müssen direkt unter dem Epithel gelegen sein, das sich über den Nervenzellen in seiner geweblichen Textur kapselähnlich verdichtet. Aus dem vorliegenden Befund resultiert immerhin die hier nicht weiter zu erörternde Frage, ob dem sympathischen Nervensystem in der Wand des häutigen Labyrinths, abgesehen von der Gefäßregulation, nicht überdies bei der Bildung oder bei der Resorption der Endolymphe eine bedeutsame Rolle zufällt.

RACINE (1942) neigt hingegen dazu, für die Crista ampullaris und für die Macula utriculi der *Katze* das Vorhandensein eines von der Gefäßversorgung getrennten nervösen Endnetzes cerebraler Herkunft anzunehmen. LIVAN und DEL BO (1951) haben an der Lamina spiralis der *menschlichen* Cochlea ein dichtes Nervengeflecht entdeckt, das sich nach Ansicht der beiden Autoren aus den Fortsätzen der im Ganglion spirale gelegenen Nervenzellen aufbauen soll und als „Plexus marginalis" und „Plexus paramarginalis" bezeichnet wird. LIVIAN und

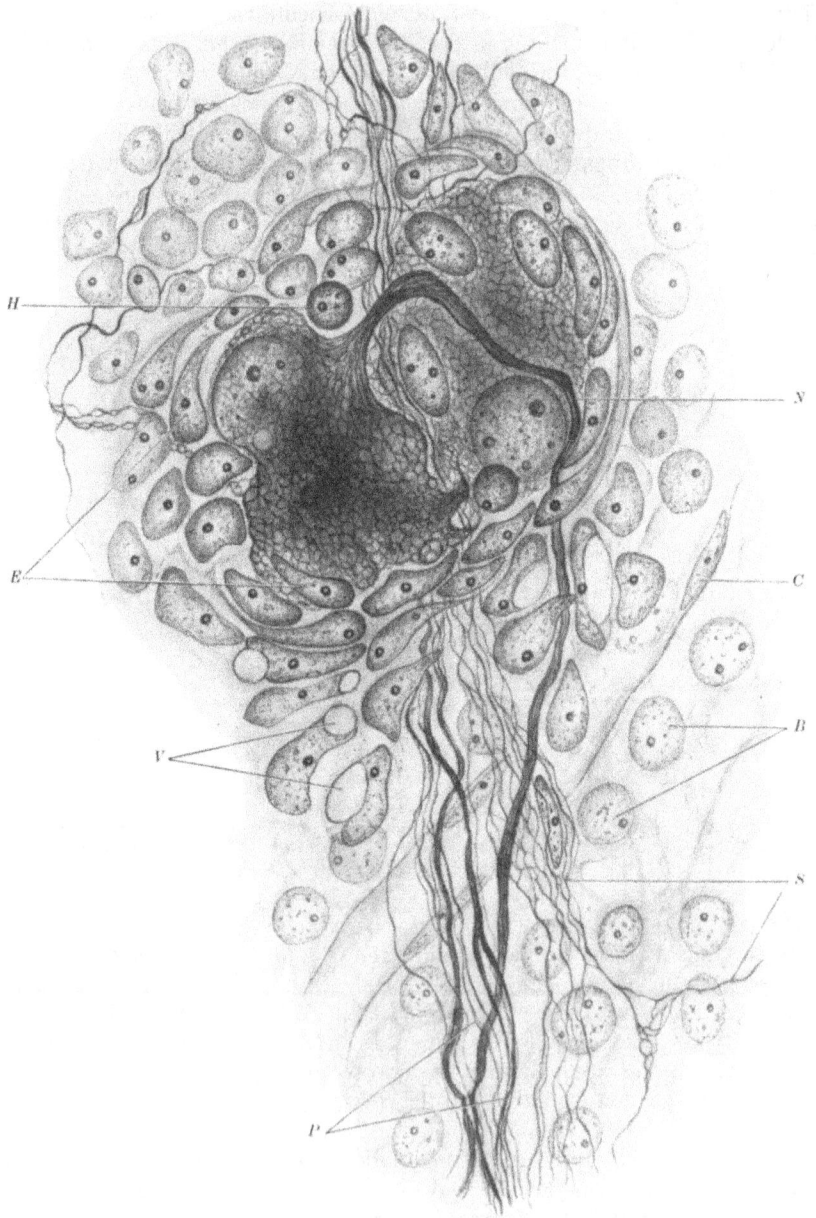

Abb. 479. Sympathische Ganglienzellen im ampullären Abschnitt des hinteren Bogenganges. Häutiges Labyrinth. *Hund*. *N* Langer Fortsatz der Ganglienzelle; *H* Kern des Hüllplasmodiums; *E* Epithelkerne; *C* Endothelkern einer Capillare; *B* Kerne des Bindegewebes; *S* Neurofibrillen des peripheren Endnetzes; *V* Vacuolen im Epithel. (BIELSCHOWSKY-Methode. 1750mal vergrößert, auf ⁴/₅ verkleinert.) Nach ANDRZEJEWSKI 1956.

DEL BO (1951) vermuten in jenem Plexus die Anwesenheit vegetativer Fasern, da Fasern aus dem genannten Plexus zu den Capillarwänden im Limbus spiralis hinziehen. ANDRZE-JEWSKI (1955) hat derartige Capillarnerven des Plexus marginalis abgebildet; sie legen sich streckenweise oder mit fibrillären Netzbildungen der Capillarwand an und scheinen, wenigstens zum Teil, kleinen bipolaren Zellen zu entstammen, die sich zwischen den Nervenfasern des Plexus marginalis vorfinden. Die Zugehörigkeit jener Capillarnerven zum sympathischen Nervensystem erscheint allerdings fraglich.

Nach KOLMER (1928/29) sind im *Tegmentum vasculosum*, einem in Falten vorgebuchteten Wandabschnitt des Ductus cochlearis vom *Vogel*labyrinth, innervierte Blutgefäße beobachtet worden. Auch im Utriculus und Sacculus der *Vögel* sollen Nerven an den Gefäßen gefunden worden sein. Nach LOVINO (1950) sind bei der weißen *Ratte* sympathische Fasern an den Capillaren der Cristae und Maculae im Mesenchym der Bogengänge vorhanden.

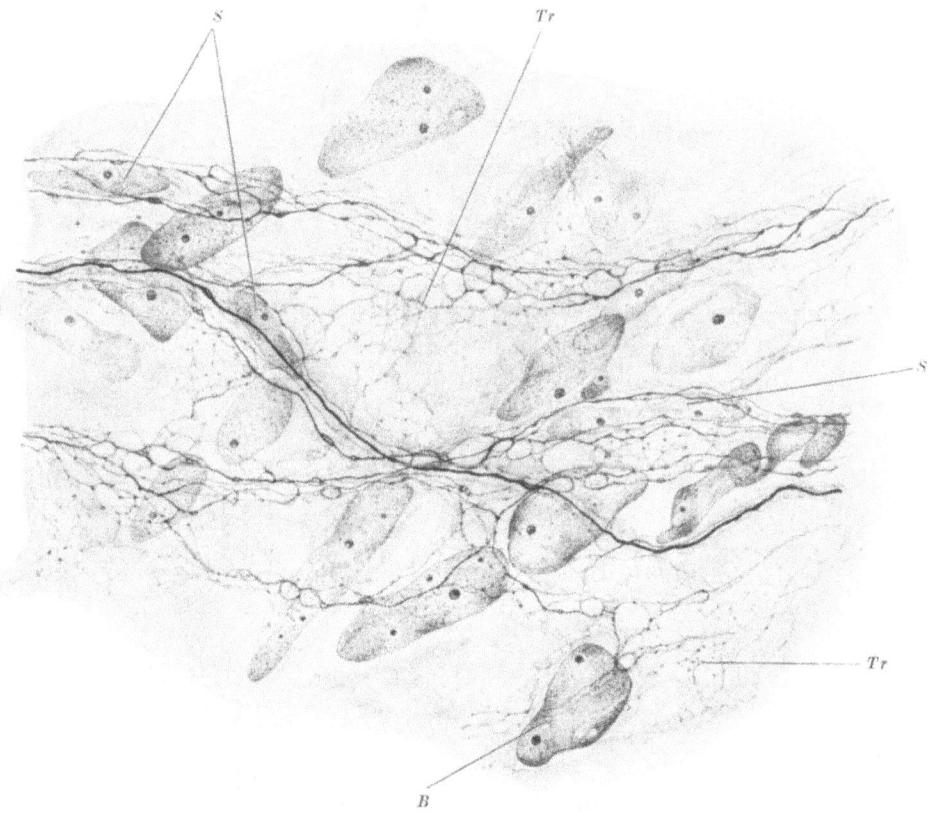

Abb. 480. Nervöse Endausbreitung im interstitiellen Bindegewebe der Membrana tympani secundaria. *Mensch.* *Tr* Nervöses Terminalreticulum; *S* SCHWANNsche Kerne; *B* Bindegewebskern. (BIELSCHOWSKY-Methode. 1640mal vergrößert, auf ⁴/₅ verkleinert.) Nach ANDRZEJEWSKI 1954.

2. Die *Membrana tympani secundaria* erhält ihre marklosen Nerven aus dem Plexus tympanicus durch die Mucosa der Fossula fenestrae cochleae. Die Innervation der Membran ist von DE AMICIS (1950) und ANDRZEJEWSKI (1954) studiert worden. Die dickeren Nervenfasern scheinen dem N. tympanicus anzugehören und sich im Epithel der Membran zu verzweigen. In der straffen, aus spindelförmigen Bindegewebselementen aufgebauten Pars tensa der Membran findet man ein weitmaschiges, kernhaltiges, plasmodiales Netz, das die Neurofibrillen enthält. Ein Nervenendnetz läßt sich im lockeren interstitiellen Bindegewebe erkennen und in seiner feinsten Aufgliederung als Terminalreticulum bezeichnen (Abb. 480). Die zarten Neurofibrillen sind teilweise in das kernhaltige SCHWANNsche Leitgewebe eingebettet, teilweise besitzen sie das Plasma von Fibrocyten als Umhüllung oder verlaufen streckenweise in den Capillarwänden. Interstitielle Zellen kommen in jenem Endnetz vor.

Das geschilderte Endnetz beherbergt feine Nervenfasern und Neurofibrillen von unterschiedlicher Stärke und enthält gleichzeitig sympathische und sensible

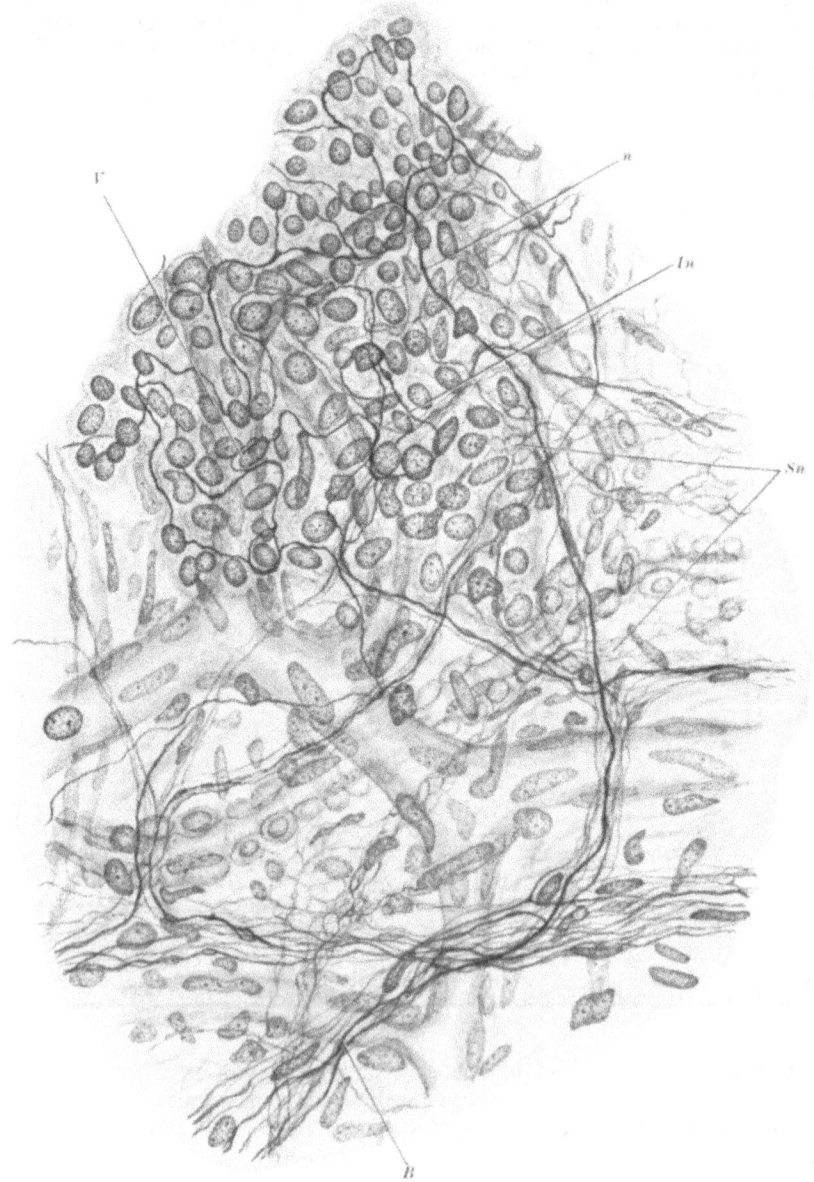

Abb. 481. Subepithelialer Nervenplexus und intraepitheliale Nervenendigung. Plexus tympanicus. *Mensch.* B Markloses Nervenbündel aus dem *n* tympanicus; *V* Aufzweigung einer intraepithelialen Nervenfaser; *In* Intraepitheliale Nervenfaser; *Sn* wahrscheinlich sympathische Neurofibrillenstränge. (Totalpräparat. BIELSCHOWSKY-Methode. 650mal vergrößert, auf $^3/_4$ verkleinert.) Nach ANDRZEJEWSKI 1954.

Fasern cerebraler Herkunft. Eine gleichgebaute, nervöse Formation zeigt sich nach ANDRZEJEWSKI (1954) unter dem Epithel ausgebreitet. *Sensible Nervenendigungen* von spezifischem Bau sind nicht beobachtet worden. Demnach dürfte der adäquate Reiz für das in das Bindegewebe versenkte Terminalreticulum in den Spannungsveränderungen bestehen, welche in der als ein schwingendes System zwischen Luft und Perilymphe eingefügten Membran bei Dehnungswellen zustande kommen. Somit kann hier das Nervengewebe receptorische und regulatorische Bedeutung besitzen.

DE AMICIS (1950) hat in der Membrana tympani secundaria ganglienzellartige Gebilde gesehen und als „cellule nervose" bezeichnet. Sehr wahrscheinlich handelt es sich hierbei um die gleichen „*neuroiden Zellen*", deren Vorkommen ANDRZEJEWSKI (1954) und KAJI (1928) im Trommelfell beschrieben haben und bei dessen Innervation geschildert werden sollen.

3. Der *Plexus tympanicus* empfängt Anteile aus dem Ganglion extracraniale, Ganglion oticum, Ganglion geniculi und aus dem Plexus caroticus; somit vereinigen sich Äste aus Glossopharyngeus, Trigeminus, Facialis und Sympathicus zu einem dichten Geflecht, in dem alle Nervenfasern in einer kaum entwirrbaren Weise miteinander vermischt werden. Im Bereich des Promontoriums gibt der N. tympanicus einige mittelstarke Zweige ab, die zur Fenestra vestibuli cochleae und zur Wand der Tuba pharyngotympanica hinziehen. Der N. tympanicus entspringt aus dem Ganglion extracraniale des Glossopharyngeus, führt sensible und sekretorische Fasern und erhält in der Paukenhöhle sympathische Fasern, die er teilweise schon vom Ganglion extracraniale her empfangen haben kann. Die Fasern des N. tympanicus sind großenteils markhaltig; als Petrosus superficialis minor gelangt der N. tympanicus in das Ganglion oticum, um von hier sekretorische Fasern durch den N. auriculotemporalis zur Parotis abzugeben. KISS, LANG und BALINT (1956) beschreiben im Caniculus thympanicus des Menschen ein mit dem N. tympanicus verwachsenes „Glomus tympanicum."

Die markhaltigen Fasern des N. tympanicus verringern in den zum Plexus tympanicus ziehenden Ästen ihre Zahl, durch fortwährende Aufteilung ihre Stärke und vermischen sich mit den übrigen Nervenfasern des Plexus. Nach einem von ANDRZEJEWSKI (1954) erhaltenen Befund sieht man in Abb. 481 einen Ausschnitt aus dem subepithelialen Anteil des Plexus tympanicus wiedergegeben und von einem marklosen Faserbündel des N. tympanicus einzelne stärkere Fasern in das Epithel abzweigen. Diese intraepithelialen Fasern entstammen wohl dem Glossopharyngeus und sind in ihrer Gesamtheit als eine ausgedehnte, afferente Endigung aufzufassen. Zwischen die Maschen des subepithelialen Plexus winden sich zarte, in SCHWANNsches Leitgewebe eingebettete Neurofibrillenstränge hindurch, die einen wesentlich feineren Plexus formieren und großenteils sympathischer Abkunft sein dürften. Diese Neurofibrillenstränge lagern sich streckenweise der Gefäßwand dicht an und können mit schmalen Bündeln des N. tympanicus verschmelzen.

Kleine *Ganglien* kommen stets im Plexus tympanicus vor; einzelne Ganglienzellen finden sich regellos verstreut in den Ästen des N. tympanicus. Die Ganglienzellen sind multipolar, somit dem Sympathicus angehörig, entfalten meistens einen langen breiten Fortsatz und mehrere kurze Ausläufer und sehen den Nervenzellen des Ganglion ciliare ähnlich (Abb. 482). Man kann daher die vorliegenden Ganglienzellen dem Typus I nach DOGIEL vergleichen. Eine kleinere, von ANDRZEJEWSKI (1954) beobachtete, mit vielen dünnen Fortsätzen ausgestattete Zellform trägt augenscheinlich die Kennzeichen des Typus II nach DOGIEL. Der lange Fortsatz verliert sich unter allmählicher Aufteilung und Verfeinerung in das subepitheliale Nervengeflecht.

Nach VITALI (1908) liegt ein konstantes, kleines Ganglion an der Austrittstelle des N. petrosus superficialis minor, ein anderes in den zur Tuba pharyngotympanica verlaufenden Nervenästchen. Die von KOLMER (1927) geschilderten „gefensterten" oder mit T-förmigen Fortsätzen versehenen Ganglienzellen sind von ANDRZEJEWSKI (1954) nicht wieder gefunden worden.

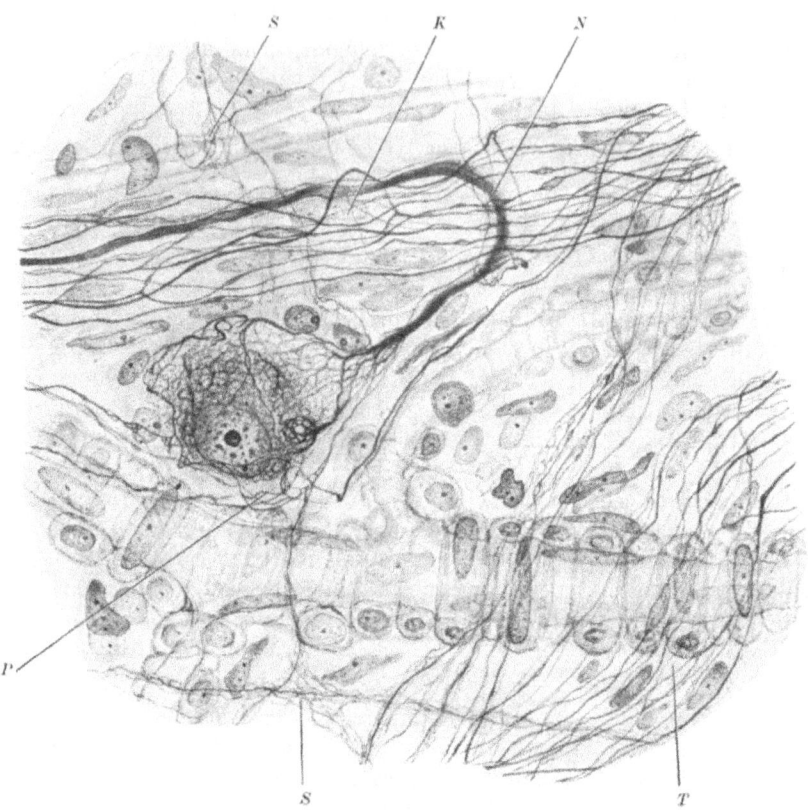

Abb. 482. Multipolare Ganglienzelle mit breitem Neuriten *N* aus dem Plexus tympanicus. *Mensch.* *P* Pericellulärer Nervenplexus; *S* Neurofibrillenstränge; *T* Faserbündel aus dem N. tympanicus; *K* SCHWANNscher Kern. (Totalpräparat. BIELSCHOWSKY-Methode. 950mal vergrößert, auf ⁴/₅ verkleinert.) Nach ANDRZEJEWSKI 1954.

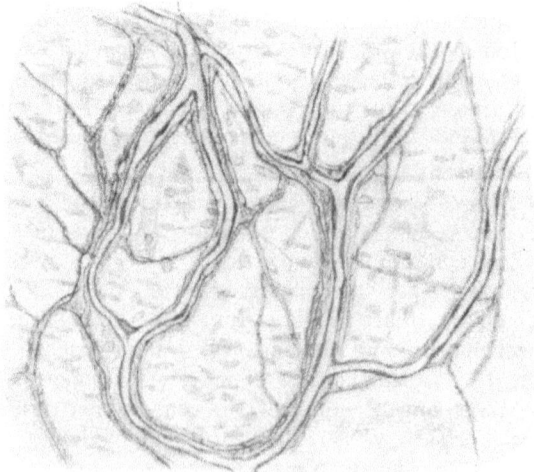

Abb. 483. „Pericapillarplexus" im Stratum subepidermale. Membrana tympani. *Mensch.* (BIELSCHOWSKY-Methode. Mittelstarke Vergrößerung.) Nach RIEGELE 1933.

In dem in der Nähe des Stapes gelagerten Bindegewebe hat ANDRZEJEWSKI (1954) *sensible Endigungen* von länglich-spindelförmiger Gestalt und von einer bindegewebigen Kapsel umhüllt, beobachtet. Im Bindegewebe des Promontoriums scheinen sensible Endorgane zu fehlen.

Über die *Entwicklung des Plexus tympanicus* bei *menschlichen Embryonen* sind bei LOVINO (1950) einige Angaben allgemeiner Natur zu erfahren. Der Autor läßt hierbei die sympathischen Ganglienzellen aus dem Mesoderm entstanden sein.

4. Das Nervengewebe der *Membrana tympani* entsteht aus der Vereinigung von Ästen, die aus dem N. auriculotemporalis, R. auricularis n. vagi, N. glosso-

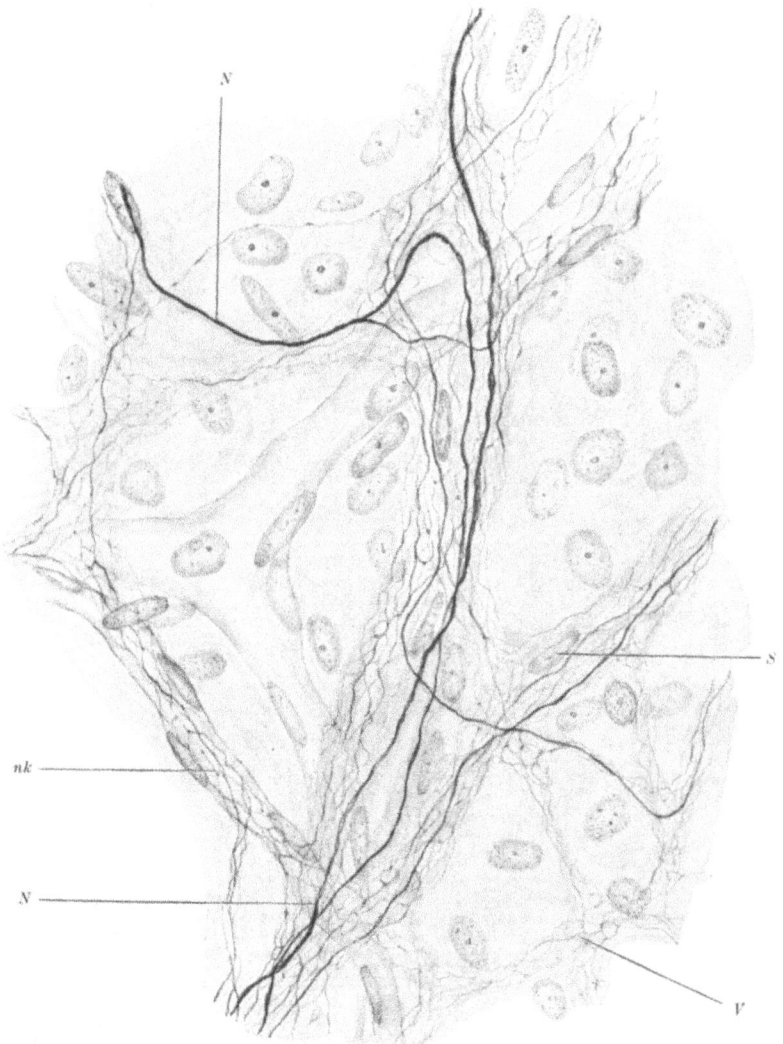

Abb. 484. Nervengeflecht im Bindegewebe der Membrana tympani. *Mensch*. *N* Achsencylinder der Hirnnerven; *V* vegetative Neurofibrillenstränge; *S* SCHWANNscher Kern; *nk* nervöses Reticulum auf der Capillarwand. (BIELSCHOWSKY-Methode. 900mal vergrößert, auf ³/₄ verkleinert.) Nach ANDRZEJEWSKI 1954.

pharyngeus und Plexus tympanicus stammen. Sympathische Fasern können in den genannten Ästen enthalten sein und überdies mit den Blutgefäßen in das Trommelfell gelangen. Die älteren Arbeiten über die Innervation der Membrana tympani finden sich bei KOLMER (1927) zusammengestellt. In neuerer Zeit haben ANDRZEJEWSKI (1954), HIRSCH (1927), KAJI (1928), NISHIGAWA (1939), WATANABE (1956) und RIEGELE (1933) neurohistologische Beiträge über das vorliegende Thema gebracht. Die neurovegetative Versorgung des Trommelfells wird im Vordergrund der folgenden Schilderung stehen.

Es ist RIEGELE (1933) gelungen, im *menschlichen Trommelfell* die Existenz einer mit dem Capillarnetz verbundenen, netzartigen Nervenformation in vollkommener Weise darzustellen; der Autor bezeichnet jene zweifellos dem vegetativen Nervengewebe angehörende Bildung als „Pericapillarplexus" (Abb. 483). Teile hiervon hat offenbar schon KESSEL (STRICKERs Handbuch der Gewebelehre 1872) richtig gesehen und auf eine enge Beziehung zur Capillarwand hingewiesen. Eine stärkere Vergrößerung ergibt in jenem Plexus das für das vegetative Nervengewebe charakteristische Auftreten von Neurofibrillensträngen, die in

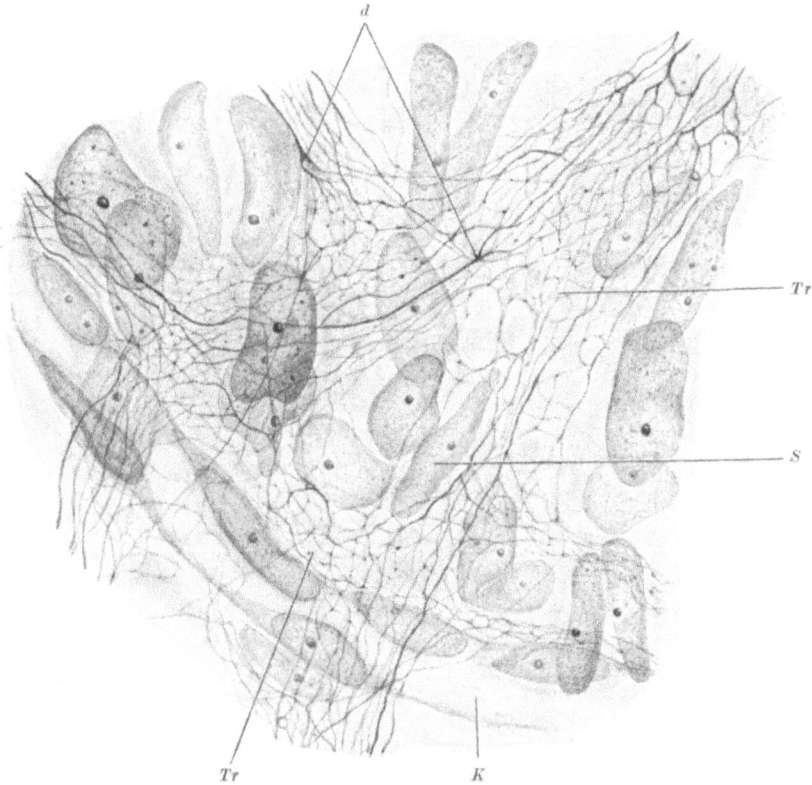

Abb. 485. „Terminalreticulum" *Tr* im interstitiellen Bindegewebe des Trommelfells. *Mensch.* d Teilungsstellen feiner Nervenfasern; *S* SCHWANNscher Kern; *K* Capillare. (BIELSCHOWSKY-Methode. 2100mal vergrößert, auf $^9/_{10}$ verkleinert.) Nach ANDRZEJEWSKI 1954.

einem kernhaltigen SCHWANNschen Leitgewebe verlaufen (Abb. 484). Darin können auch Interstitielle Zellen gelagert sein, die gleichfalls KESSEL (1872) ähnlich GERLACH (1876) im Herzen schon vor CAJAL als „kernhaltige Knotenpunkte" abgebildet hat. In derartigen Endformationen sind neben sympathischen Neurofibrillen auch cerebrospinale Fasern enthalten, wie andererseits in cerebrospinalen Nervenendgeflechten gewöhnlich sympathische Neurofibrillen verlaufen.

Letzten Endes lassen sämtliche, an der Innervation des Trommelfells beteiligten Nerven ein einziges, zusammenhängendes Netzwerk entstehen, dessen fibrilläre Einzelelemente nirgendwo ein „freies" Ende zeigen (Abb. 485). Sympathische Fasern sind sicher in dem dargestellten Nervennetz enthalten. Abgesehen von den intraepithelialen Nerven, die WATANABE (1956) beschrieben hat, kommen *sensible Endorgane* im Bindegewebe der Membrana propria höchstens ausnahmsweise vor. Offenbar beruht die außerordentliche Empfindlichkeit des

Trommelfells nicht nur auf einer Reizvermittlung der intraepithelialen Fasern, sondern wohl gleichzeitig auf einer durch Spannungsänderungen im Gewebe verursachten Erregung jenes in Abb. 485 dargestellten Terminalreticulums. Die Befunde, die RIEGELE (1933) an Capillarnerven im normalen und entzündeten Trommelfell erhoben hat, sind in den Abb. 214 und 215 wiedergegeben.

ANDRZEJEWSKI (1954) hat im Trommelfell und in der Membrana tympani secundaria kleine, von Neurofibrillen umfaßte „neuroide Zellen" beschrieben und abgebildet. Sie besitzen einen runden dunklen Kern, der mit seinem deutlichen Nucleolus dem Kern einer Ganglienzelle ähnlich sieht. Das Plasma zeigt ein wechselndes Aussehen, erscheint gelegentlich hell, mitunter von feinen, argyrophilen Granula angefüllt. Die fraglichen Zellen sind vermutlich von KAJI (1928) als Ganglienzellen betrachtet worden, in ihrer Natur jedoch schwer deutbar.

Der *M. stapedius* des *Meerschweinchens* gerät nach den Befunden BAUMANNS (1950) teilweise unter den Einfluß des vegetativen Nervensystems. Ein Gleiches gilt für den *M. tensor tympani*, dessen Innervation PORTMANN (1950) bearbeitet hat.

Über die Innervation der apokrinen *Ceruminaldrüsen* findet sich bei PERRY, HURLEY, GRAY und SHELLEY (1955) eine kurze Mitteilung.

XVIII. Vegetative Innervation der Haut.

Die vegetativen Nerven gelangen in der Wand der Blutgefäße und in den Ästen der cerebrospinalen Nerven durch das Stratum subcutaneum hindurch in die Haut. TAMPONI (1938, 1939) hat in seiner Monographie (1940) die horizontale Schichtung und die außerordentliche Gedrängtheit der in der Haut übereinandergelagerten Nervennetze in vorzüglicher Weise geschildert. Die Dichte der Nervennetze wird nach den weiteren Angaben des Autors gesteigert, je näher sich die nervösen Formationen im Bereich des subepithelialen Bindegewebes ausbreiten.

Das Nervengewebe entwickelt im tiefen Bindegewebe der Haut zunächst grobmaschige Geflechte, deren Bündel sich aus marklosen und markhaltigen Nervenfasern in einem kernhaltigen SCHWANNschen Leitgewebe zusammensetzen (Abb. 486). Bei fortwährender Aufteilung und Verfeinerung der Nervenbündel kommt es zu einer starken Durchmischung und Verflechtung sämtlicher nervösen Elemente. Wie im Darmkanal, so scheint auch im Bindegewebe der Haut die nervöse Geflechtbildung am besten geeignet, jeder mechanischen Beanspruchung der Haut ohne Zerrung des Nervengewebes gerecht zu werden. Infolge jener Vermischung aller Nervenfäserchen verschiedener Herkunft wird es sehr schwierig, sympathische und cerebrospinale Nervenfäserchen mit dem Mikroskop zu unterscheiden.

Viele Autoren neigen dazu, markhaltige und stärkere marklose Nervenfasern für cerebrospinal und feine, marklose Nervenfäserchen für sympathisch zu halten. Eine derartige Ansicht darf man nicht verallgemeinern, da sich markhaltige Fasern nach Verlust der Markscheide in marklose Elemente von äußerster Feinheit aufgliedern können; solches dürfte besonders bei der Genese der zarten, subepithelialen Nervennetze zutreffen. In Abb. 487 tritt die Schwierigkeit, cerebrospinale und sympathische Fasern zu trennen, deutlich zutage. Die mit *NM* bezeichneten Nervenbündel enthalten zweifellos sympathische und cerebrospinale Fasern zugleich; das der Capillarwand angelagerte Terminalreticulum dürfte in der Hauptsache dem vegetativen Nervensystem zugehören; ob jenen Capillarnerven aber aus dem benachbarten Nervenbündel nicht noch cerebrospinale Elemente zuströmen, läßt sich nicht mit Bestimmtheit festlegen.

In der *Submucosa* der allein vom vegetativen Nervengewebe versorgten Darmwand beobachtet man häufig die oben geschilderten nervösen Plasmastränge.

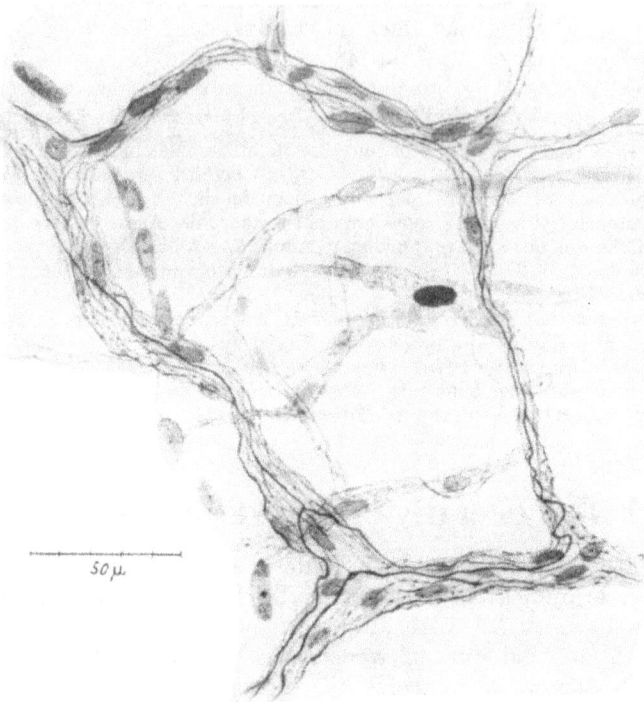

Abb. 486. Nervöses Maschenwerk aus der Haut des *Menschen*. (BIELSCHOWSKY-Methode. Mittlere Vergrößerung.) Nach JOHN 1940.

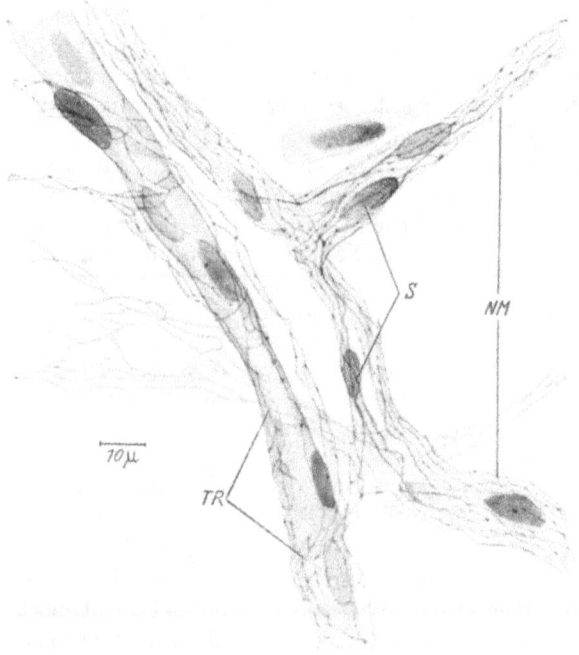

Abb. 487. Feine Neurofibrillenstränge *NM* in Verbindung mit einer Capillare. Haut. *Mensch*. *S* SCHWANNsche Kerne, *Tr* Terminalreticulum. (BIELSCHOWSKY-Methode.) Nach JOHN 1940.

Sie werden in gleicher Gestalt im Bindegewebe der Haut gefunden und können infolgedessen mit der weit überwiegenden Masse ihrer Bestandteile als eine neurovegetative Formation gelten (Abb. 488). In der Neurohistologie der Haut werden die Plasmastränge als dem vegetativen Nervensystem zugehörig vielfach erwähnt (HERMANN 1954, JABONERO 1951, JOHN 1940, KNOCHE 1954, ORMEA 1949). Doch läßt sich das Vorhandensein cerebrospinaler afferenter Fasern in den Plasmasträngen nicht ohne weiteres in Abrede stellen. Möglicherweise verlaufen auch

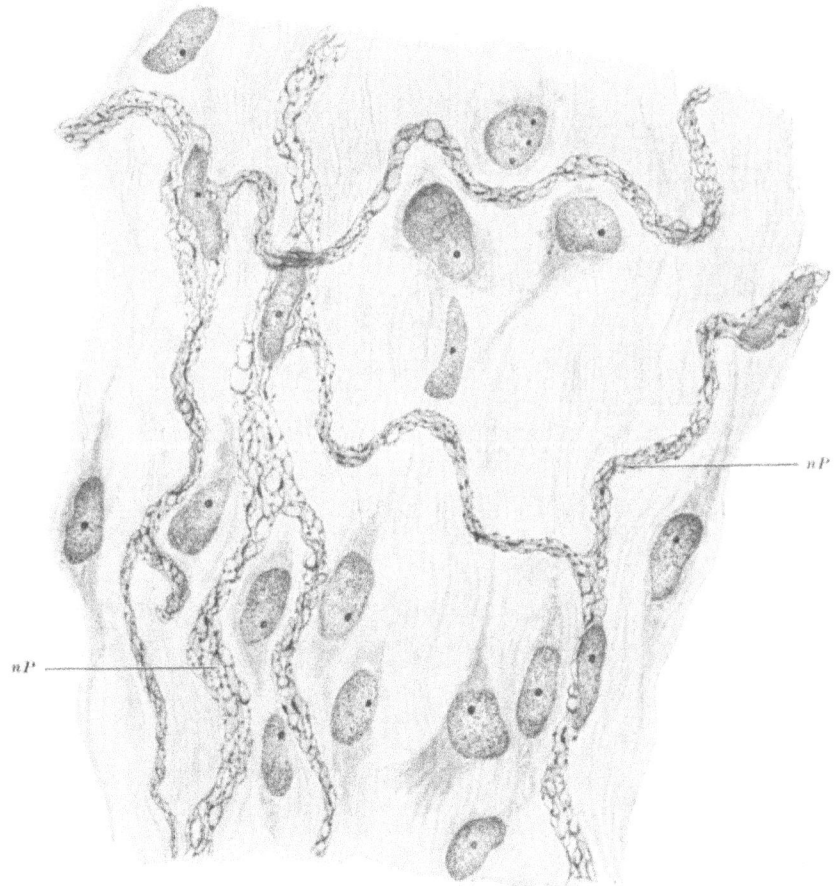

Abb. 488. Nervöse, mit länglichen SCHWANNschen Kernen ausgestattete Plasmastränge nP im Bindegewebe. Klitoris. *Affe*. (BIELSCHOWSKY-Methode. 1050mal vergrößert, auf $^{10}/_{11}$ verkleinert.) Nach KNOCHE 1954.

in dem von STEFANELLI (1938) in der *Vogel*haut beschriebenen und als „autonom" bezeichneten Nervennetz afferente Fasern; die beiden in der Abb. 489 eingezeichneten rundlichovalen Kerne scheinen für die Interstitiellen Zellen charakteristisch.

WIEDMANN (1952) beschreibt an den in der oberen Cutisschicht verlaufenden Plasmasträngen verzweigte Zellen, deren Ausläufer mit den Plasmasträngen und den Wänden der kleinen Gefäße zusammenhängen. Die fraglichen Zellen sollen mit FEYRTERS „intercalären" Zellen und SUNDER-PLASSMANNS „neurohormonalen" Zellen identisch sein und vielleicht eine Art sekretorischer Funktion ausüben. Unter Umständen gehören die von NÖDL (1951) erwähnten „Neurogenen Nebenzellen" in der menschlichen Haut teilweise zu jenen Elementen.

Die obige Schilderung nötigt jedenfalls dazu, bei der neurohistologischen Definition „sympathisch" und „cerebrospinal" in der Haut vorsichtig zu sein.

Denn bei der beträchtlichen Verflechtung beider Faserarten bietet das Mikroskop allein keine hinreichende Gewähr, die Fasern verschiedener Abkunft im Gebiet der nervösen Endausbreitung sicher voneinander zu trennen, auch wenn — wie etwa in den nervösen Plasmasträngen oder in den sensiblen Endkörperchen — zunächst kein Bedenken an einer rein sympathischen oder rein cerebrospinal-afferenten Innervation zu bestehen scheint.

Die Innervation der *Blutgefäße* vollzieht sich in der Haut auf die gleiche Weise wie in allen anderen Organen. Demnach trifft man zwischen Gefäß- und

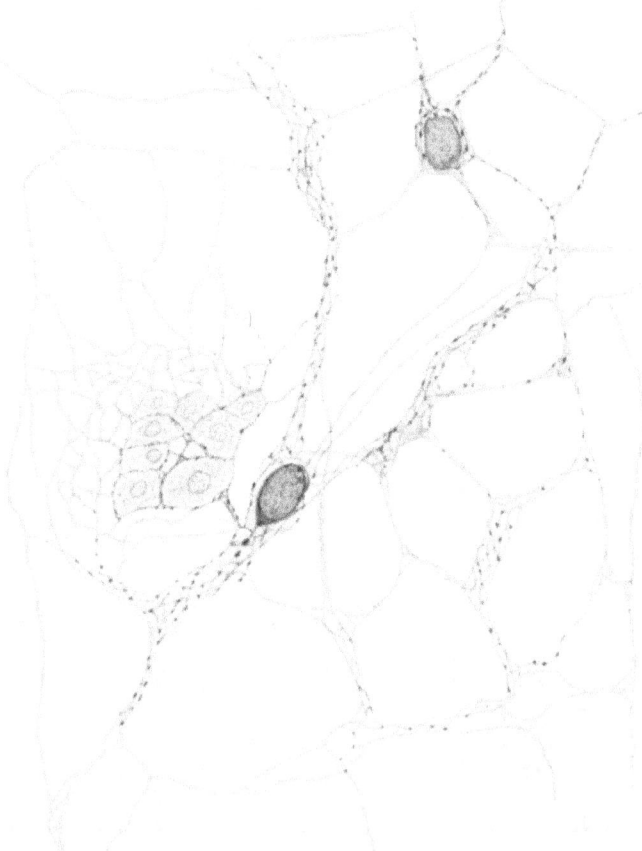

Abb. 489. Nervennetz im subcutanen Bindegewebe der *Vogelhaut (Parus major)*. Die Kerne gehören wahrscheinlich Interstitiellen Zellen an. (RUFFINIS Gold-Methode. 1200mal vergrößert.) Nach STEFANELLI 1938.

Organnerven auf einen engen Zusammenhang, der vor allem im Bereich des nervösen Endgebiets deutlich zutage tritt. Abb. 198 demonstriert ein der Muscularis einer Hautarterie aufgelagertes Terminalreticulum; die gleiche nervöse Einrichtung an einer Hautvene ist aus Abb. 210 zu ersehen. Abb. 490 führt den erheblichen Reichtum nervöser Elemente in der Wand einer Hautvene übersichtlich vor Augen. Ein Überblick über die Beziehung des präterminalen, neurovegetativen Nervennetzes zum Capillarsystem läßt sich aus Abb. 491 gewinnen. Das präterminale Nervennetz erweist sich gleichsam zwischen das Capillarnetz hineingeflochten und gelangt nur streckenweise mit seinen Neurofibrillensträngen in plasmatische Berührung mit der Capillarwand; infolge der erheblichen Dichte des nervösen Maschenwerks bleiben nur sehr kleine Abschnitte der Capillaren frei von einer nervösen Verbindung.

Die Innervation einer Capillare in der menschlichen Kopfhaut wird durch das Terminalreticulum bei starker Vergrößerung wiedergegeben, das als ein kleiner Ausschnitt eines die glatte Muskulatur, Drüsen, Capillarwände und teilweise Haarwurzeln umfassenden, allgemeinen Fibrillennetzes erscheint (Abb. 492).

Über die Innervation des in der Haut der Fingerbeere und der Zehenkuppe entwickelten *Glomus cutaneum* gibt Abb. 211 hinreichend Bescheid. MASSON (1935) hat über das normale und pathologische Verhalten jener vasoneuralen Einrichtung sehr genau berichtet und dabei auf eine enge Verbindung sympathischer Gefäßnerven mit markhaltigen Cerebrospinalnerven aufmerksam gemacht.

Zahlreiche Einzelbeobachtungen über die nervöse Versorgung der Hautgefäße sind aus den Arbeiten von AKKERINGA (1930), BOEKE (1933), JOHN (1940, 1942), KNOCHE (1954),

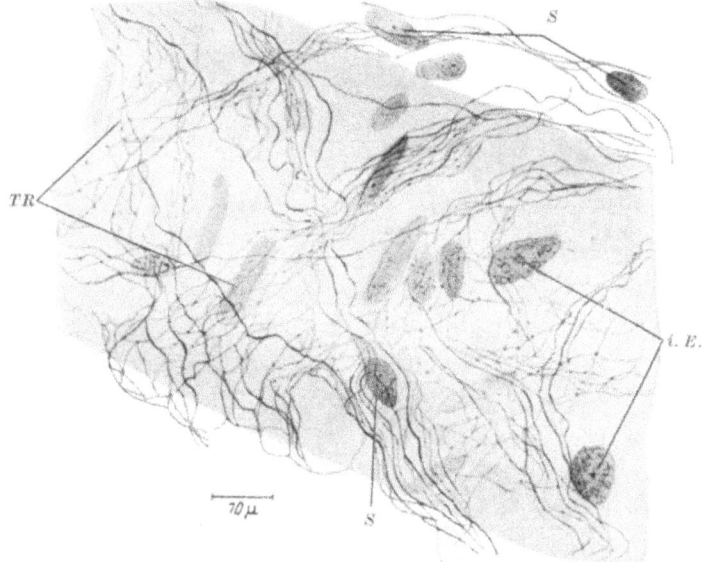

Abb. 490. „Präterminale" Neurofibrillenstränge und Terminalreticulum *TR* in der Wand einer kleinen Vene. Haut. *Mensch.* (BIELSCHOWSKY-Methode. Starke Vergrößerung.) Nach JOHN 1940.

ORMEA (1949, 1950), STEFANELLI (1936), WEDDELL, PALLIE und PALMER (1954), WOOLLARD, WEDDELL und HARPMANN (1940) zu ersehen. KUNTZ und HAMILTON (1938) weisen auf die Existenz afferenter Fasern hin, die sich an den Capillaren in den bindegewebigen Papillen vorfinden sollen. SASAKI (1954) hat einen sensiblen Endknäuel an einer Arterienwand in der menschlichen Rückenhaut beobachtet.

Die stets behauptete sympathische Innervation der *Mm. arrectores pilorum* wurde zuerst von TAKINO (1929) histologisch nachgewiesen. Übereinstimmende Ergebnisse finden sich später bei BOEKE (1933), HERMANN (1954), JABONERO (1951), JOHN (1942) und ORMEA (1949), NELEMANS und DOGTEROM (1955). Wie bei allen glatten Muskelfasern übernimmt auch bei den Arrectores pilorum das nervöse Terminalreticulum die Vermittlung nervöser Impulse auf das Muskelgewebe (Abb. 493).

Nach JOHN (1942), der die vegetative Innervierung der Haare und der Haarmuskeln eingehend untersucht hat, findet sich im Haarbalg ein der Wurzelscheide aufgelagertes Nervennetz, das sensible und vegetative Elemente enthält. Jenes terminale Endnetz umfaßt neben der Haarwurzel noch die Arrectores pilorum, die anliegenden Talgdrüsen und die zugehörigen Capillaren, somit Organe unterschiedlicher Funktion. An der Ansatzstelle der Haarmuskeln zeigt das Nervengewebe eine besondere Dichte. SCHARTAU (1938) schildert die Entstehung eines nervösen Endnetzes aus Fasern verschiedener Herkunft in der glatten Muskulatur der *Vogelhaut* sehr überzeugend und hat im Fibrillengefüge des Terminalreticulums noch feine fibrilläre Endösen am Muskelgewebe beobachtet.

Die *Sinushaare* mancher Säugetiere bilden für viele Autoren wegen ihres enormen Nervenreichtums ein beliebtes Objekt für das Studium sensibler Nervenendigungen (AKKERINGA 1930, JALOWY 1934, 1937, 1938, STEFANELLI 1936, SZYMONOWICZ 1936, 1937). Weitere Einzelbeobachtungen zur *sensiblen Innervation der Haarwurzel* lassen sich bei HERRERA (1934), KADANOFF

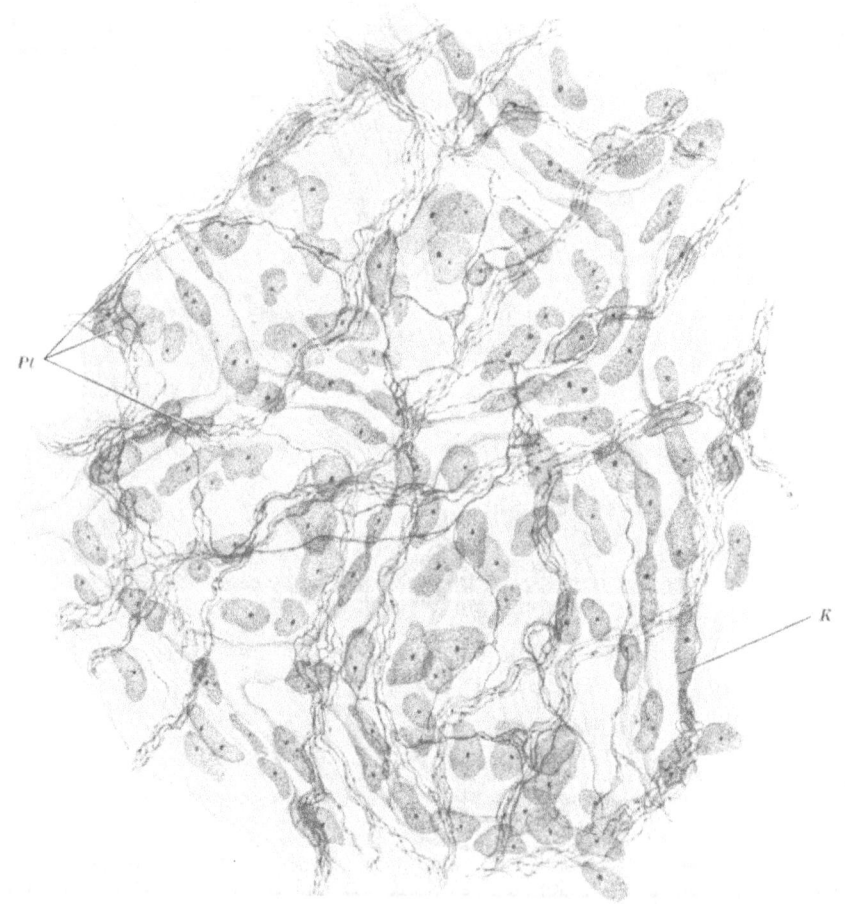

Abb. 491. Präterminales Nervennetz *Pt* an Capillaren K. Glans penis. *Affe*. (BIELSCHOWSKY-Methode. 1080mal vergrößert, auf ³/₅ verkleinert.) Nach KNOCHE 1954.

(1928), TAMPONI (1938, 1940), TSCHERNJACHIWSKY (1932, 1933), WEDDELL (1941), WEDDELL, PALLIE und PALMER (1954) und ZIMMERMANN (1935) entdecken. RUBINO (1942) vermutet in den sensiblen Nervengeflechten des *Haarbalgs* noch die Anwesenheit sympathischer Fasern. KAWAMURA (1954) betrachtet die von ihm in der menschlichen Bauchhaut beobachtete „*Haarscheibe*" (PINKUS 1902) als ein Tastorgan.

Wie im vorhergehenden angedeutet, werden die *Talgdrüsen* an die Maschen des gleichen nervösen Endnetzes gebunden, das die Arrectores pilorum und die anliegenden Capillaren einschließt (Abb. 494). Die fibrillenhaltigen Plasmastränge erscheinen den basalen Drüsenzellen der Randzone dicht angeschmiegt. Nach JOHN (1941) hängt das um die Talgdrüse entwickelte Terminalreticulum durch feine Neurofibrillen mit dem palisaden- und ringförmigen Nervenfasergeflecht der Haarwurzel zusammen. Nach den aufschlußreichen Untersuchungen von BOEKE (1934), BUÑO (1934), JOHN (1941), TAKINO (1931) und ORMEA (1950) dürfte an der schon von PENSA (1897) behaupteten nervösen Beeinflußbarkeit der Talgdrüse nicht zu zweifeln sein.

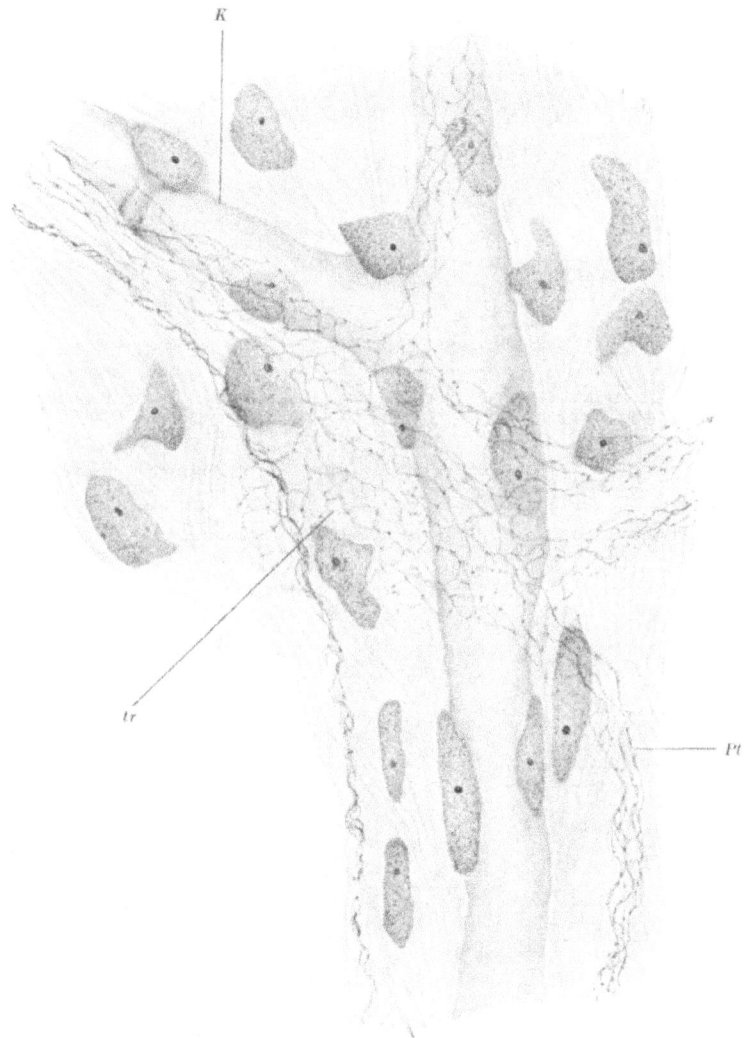

Abb. 492. Neurovegetative Endformation im subepithelialen Bindegewebe. Kopfhaut. *Mensch.* K Capillare; Pt Präterminales Netz; tr Terminalreticulum. (BIELSCHOWSKY-Methode. 1300mal vergrößert, auf $^4/_5$ verkleinert.) Nach KNOCHE 1954.

TAMPONI (1940) beschreibt an den Ausführungsgängen der Talg- und Schweißdrüsen besondere, wahrscheinlich afferente Nervenapparate, welche mit dem oberflächlichen Nervennetz in der Haut zusammenhängen sollen.

Die nervöse Versorgung der *Schweißdrüsen* durch das zarte Fibrillenwerk des Terminalreticulums ist auf S. 139 an Hand der Abb. 133 hinreichend geschildert worden. Hierbei sei auf die entsprechenden histologischen Ergebnisse von BOEKE (1934), JOHN 1940), JABONERO (1951), LOPEZ-PRIETO und JABONERO (1953), ORMEA (1950), TAKINO (1929), WEDDELL, PALLIE und PALMER (1954) verwiesen. Über die enorme Masse von Neurofibrillen, die im Ausführungsgang einer Schweißdrüse ein dichtes, subepitheliales Netz entstehen lassen, gibt

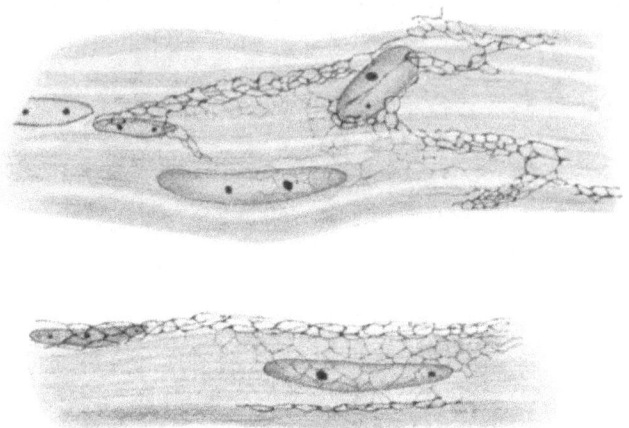

Abb. 493. Innervation der M. arrectores pilorum. Haut. *Mensch*. Nervöse Plasmastränge. (BIELSCHOWSKY-Methode. Starke Vergrößerung.) Nach BOEKE 1933.

Abb. 117 Auskunft. Von der starken Anhäufung der Neurofibrillen in der Wand eines Knäuelgangs läßt sich aus Abb. 495 eine weitere Aufklärung gewinnen. Ob allerdings das hier eingezeichnete Neurofibrillennetz nur sympathisch-

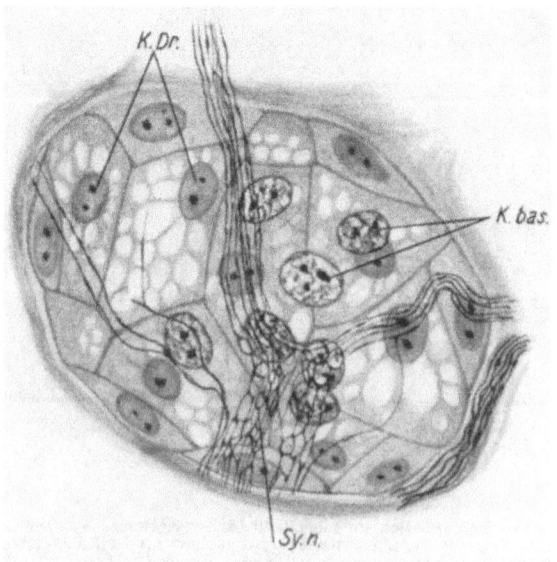

Abb. 494. Talgdrüse mit Neurofibrillensträngen *Sy.n.* Haut des *Menschen*. *K.bas.* Kerne der oberflächlichen basalen Zellen; *K.Dr.* Kerne der tiefer liegenden, fetthaltigen Zellen. (BIELSCHOWSKY-Methode.) Nach BOEKE 1934.

efferente Elemente und nicht auch solche afferenter Natur enthält, bleibt, da im Mikroskop nicht entscheidbar, ungewiß.

Experimentelle Ergebnisse, welche die Abhängigkeit der Schweißsekretion vom vegetativen Nervensystem aufzuklären suchen, sind bei GUTTMANN (1931, 1940), HOLLINSHEAD (1948), NETSKY (1948), RING und RANDALL (1947), SCHÖRCHER (1940) und anderen Autoren zu ersehen.

Haut-Drüsen.

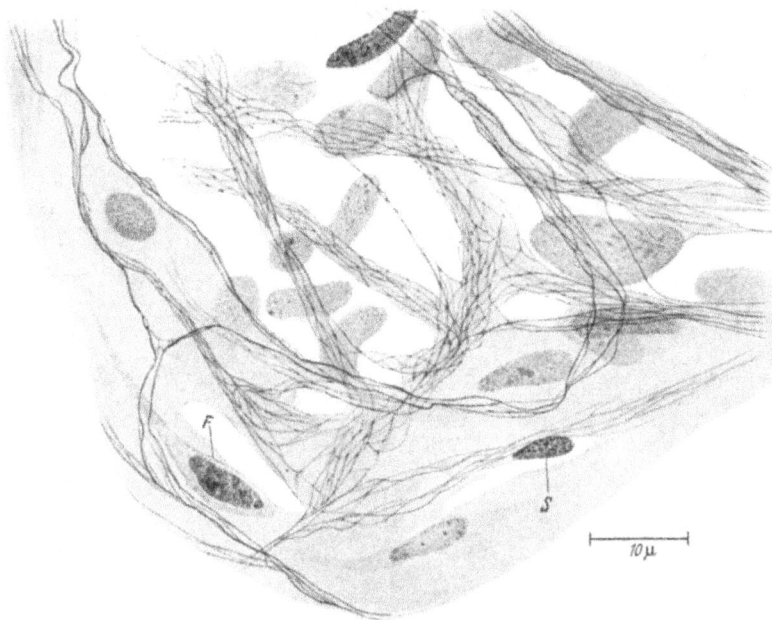

Abb. 495. Terminalreticulum am Ausführungsgang einer apokrinen Schweißdrüse. Haut. *Mensch.*
S SCHWANNscher Kern; F Fibrocyt. (BIELSCHOWSKY-Methode. Starke Vergrößerung.) Nach JOHN 1941.

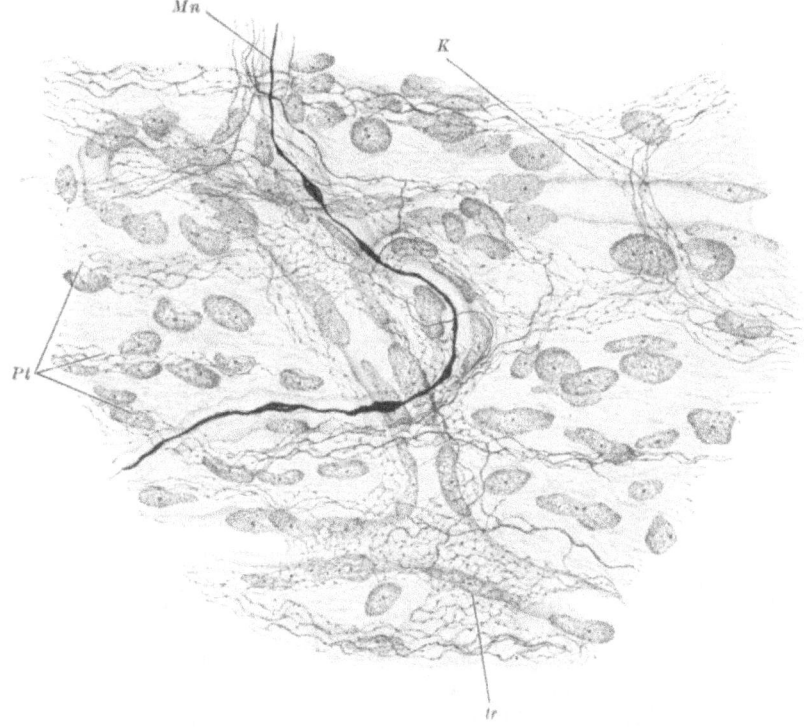

Abb. 496. Nervöses Terminalreticulum *tr* an Capillaren *K* und in Begleitung markhaltiger Nervenfasern. Klitoris *Affe.* *Mn* Markhaltige Nervenfaser; *Pt* präterminale Netzstränge. (BIELSCHOWSKY-Methode. 1400mal vergrößert, auf $^1/_2$ verkleinert.) Nach KNOCHE 1954.

522 Vegetative Innervation der Haut.

Je näher die Nervenformationen in der Haut dem Epithel liegen, um so dichter und kleiner gestalten sich die Maschen der Netze und um so feiner erscheinen die zahlreichen Neurofibrillen. STEFANELLI (1938) hat mit der Goldmethode RUFFINIs, TAMPONI (1940) mit KREIBICHs Rongalitweißmethode einen enormen Reichtum

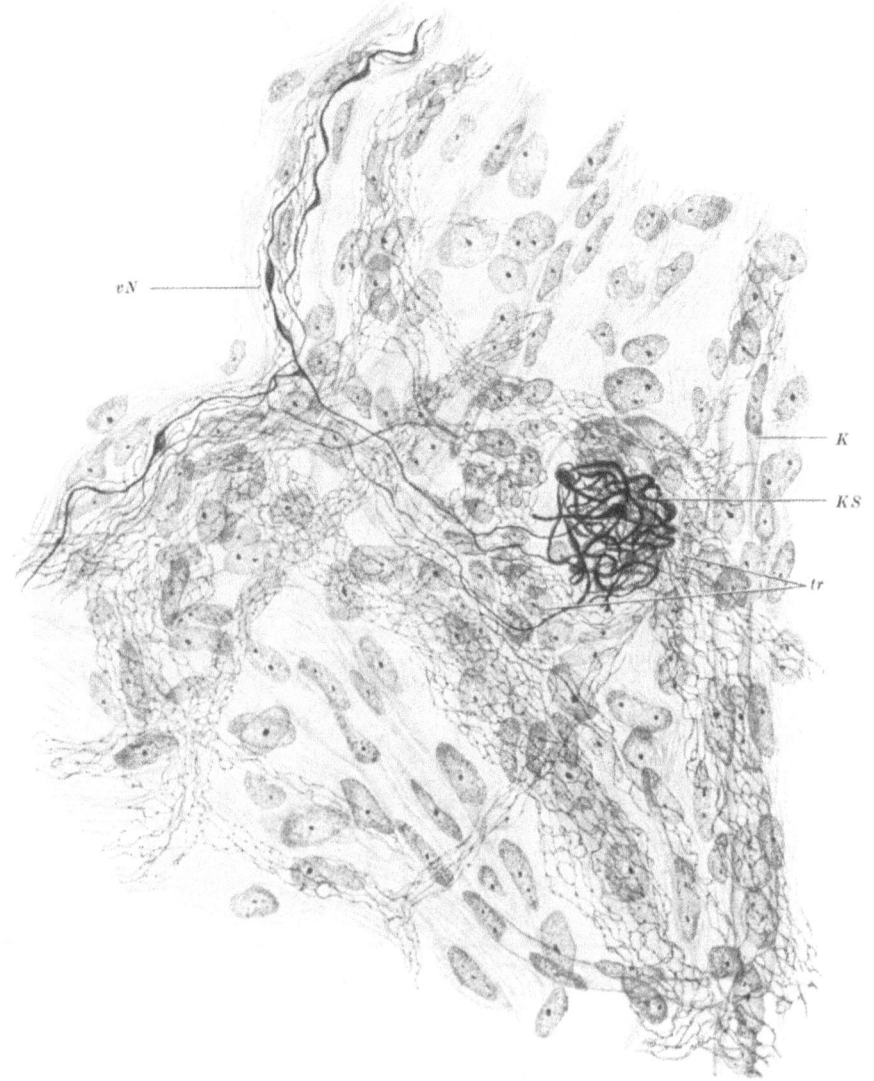

Abb. 497. Nervöses Terminalreticulum *tr* an einem sensiblen Endkörperchen *KS* und an Capillaren *K*. Klitoris. Affe. *vN* vegetatives Nervenelement im Leitplasmodium der cerebrospinalen Nervenfasern. (BIELSCHOWSKY-Methode. 1160mal vergrößert, auf ³/₅ verkleinert.) Nach KNOCHE 1954.

nervöser Elemente im subepidermalen Bindegewebe augenfällig demonstriert. Da man, wie schon bemerkt, in jenem außerordentlich engen Fasergewirr sympathische und cerebrospinale Abkömmlinge nicht mit Sicherheit unterscheiden kann, so vermuten ORMEA (1950) und PASQUALINO (1939) wohl mit Recht die Existenz beider Faserarten in dem unter der Epidermis ausgebreiteten, marklosen Nervennetz. Die im Bindegewebe der Klitoris beobachteten, in Abb. 496 wiedergegebenen Neurofibrillenstränge erwecken in ihrem netzartigen Zusammenschluß durchaus den Eindruck einer neurovegetativen Endformation (WEDDELL, PALLIE und PALMER 1954, KNOCHE 1954). Die plasmatische Verbindung jenes neurofibrillären Netzwerks mit den Capillaren sichert eine solche Ansicht, gibt aber trotzdem über ein etwaiges Vorhandensein markloser cerebrospinaler Elemente keine hinreichende Auskunft.

Gerade in den oberflächlichen, bindegewebigen Lagen der Haut scheinen die sensiblen Endorgane und die neurovegetativen Nervennetze in einen offenbar untrennbaren Zusammenhang zu geraten (Abb. 497). Nach Abb. 158 werden die cerebrospinalen Endknäuel im Bereich ihrer Kapsel von einem zarten, hauptsächlich vegetativen Neurofibrillennetz umfaßt, dessen Einzelelemente in das sensible Endorgan eindringen können. Andererseits gelangen aus dem fibrillären aufgelockerten Schlingenwerk der Endkörperchen sensible Neurofibrillen in das angelagerte neurovegetative Terminalreticulum hinein. Somit legt die enge Verbindungsweise des vegetativen Nervengewebes mit den durch weitere sensible Netze zu einem einheitlichen System zusammengeschlossenen Nervenendkörperchen den Gedanken an gemeinsame, funktionelle Beziehungen zwischen Sympathicus und Cerebrospinalnerven nahe. Bemerkenswerte Resultate über Form und Funktion sensibler Hautnerven sind in den aus dem Anatomischen Institut in Oxford hervorgegangenen Arbeiten WEDELLs (1941) und seiner Mitarbeiter enthalten.

Im subepithelialen Gewebe der Haut haben JOHN (1944) und KNOCHE (1954) ein besonders zartes Nervennetz beobachtet, das bis an die Basalzellen der Epidermis reicht und sich als eine neurovegetative Formation, wenigstens in ihren Hauptbestandteilen, denken läßt (Abb. 118 und 119). Nach SCHARTAU (1938) wird auch bei den *Vögeln* die Basis des Hautepithels teilweise von sympathischen Fasern versorgt, zumal hier subepidermoidale *Ganglienzellen* offenbar sympathischer Natur vorkommen. Wahrscheinlich führen die von MARTINEZ-PEREZ (1931) dicht unter das Epithel reichenden, nervösen Büschel im oberen Corium ebenfalls sympathische Elemente mit sich.

FERREIRA-MARQUES (1951) faßt die mit Gold darstellbaren LANGERHANS*schen Zellen* als eingewanderte SCHWANNsche Zellen auf, läßt ihre Fortsätze mit dem intraepithelialen Nervengewebe verbunden sein und betrachtet die Zellen als „Doloriceptoren" zur Vermittlung eines oberflächlichen lokalisierbaren Schmerzes.

KAWAMURA (1954) weist auf nähere Beziehungen zwischen Nervengewebe und *Pigmentzellen* hin, SASYBIN (1934) schildert die Innervation der Pigmentzellen in der Epidermis und im Bindegewebe der Subcutis bei *Säugetieren* in klarer Weise. Die nervöse Versorgung der in der menschlichen Iris gelegenen Pigmentzellen wird weiterhin beschrieben. Der Autor bezeichnet die LANGERHANSschen Zellen der Epidermis als Epithelchromatophoren.

Nach KARÁSEK (1933) ballen sich die in der Haut des *Frosches* vorkommenden Chromatophoren unter dem Einfluß des Sympathicus zusammen. VILTER (1932, 1933, 1934) erblickt in dem jeweiligen morphologischen Verhalten der Melanophoren beim *Axolotl* die Resultante des dynamischen Gleichgewichts zwischen einem einwirkenden Hypophysenhormon und einer vom sympathischen Endapparat in der Haut abgesonderten, neurohumoralen Substanz.

Bei Erkrankungen der Haut finden sich vielfach erhebliche *pathologische Veränderungen* am vegetativen Nervensystem. Auf eine Anzahl einschlägiger Arbeiten sei hier verwiesen: JABONERO und HERMANN 1953 (Lepra); JOHN 1940 *(Carcinom)*; JOHN 1939, LAIDLAW und MURRAY 1933 (Histogenese der *Naevi*); JOHN 1949, ORMEA 1951 *(Sklerodermie)*; TAKINO 1929, MASSON 1932, 1935, JOHN und ORMEA 1951 *(Morbus Recklinghausen)*; JOHN und ORMEA 1951 *(Grenzstrangganglien bei chronischer Dermatose)*; ORMEA 1950 (Grenzstrangganglien bei *Pemphigus*); KNOCHE 1954 (Kopfhautnerven bei *Glatze*); KREUTZBERG 1957 *(Mycosis fungoides)*.

Anhang.
Vegetative Innervation der Brustdrüse.

Die ältere Literatur über die Nerven der Brustdrüse findet man in den monographischen Abhandlungen von v. EGGELING (1927), STÖHR (1928) und GREVING (in L. R. MÜLLERS Handbuch 1928) zusammengefaßt. Die sympathischen Fasern gelangen mit den Ästen der A. thoracica longa, der Rami perforantes der Aa. intercostales und der A. mammaria int. in die Drüse. Diese erhält weitere sympathische Fasern auf dem Wege über die Nn. intercostales II—VI, die Nn. supraclaviculares und aus Zweigen des Plexus brachialis.

Wie in jeder exokrinen Drüse entwickelt das Nervengewebe in den Läppchen der Milchdrüse ein grobmaschiges, aus markhaltigen und marklosen Fasern aufgebautes Geflecht, das mit den Geflechten der Gefäße zusammenhängt. Durch Verkleinerung der Maschen und Verschmälerung der Bündel entsteht hieraus ein zartes, als Endausbreitung zu betrachtendes nervöses Syncytium. JABONERO (1953) hat jene fibrillenhaltigen, mit SCHWANNschen Kernen und Interstitiellen Zellen versehenen Plasmastränge genau beschrieben. Sie bilden nach Ansicht des Autors ein geschlossenes Netz, eine „synapse plexiforme à distance", welche durch einen chemischen Überträgerstoff die nervösen Impulse auf die versorgten Gewebe vermittelt. Wahrscheinlich kommt es trotzdem zu einer stellenweise plasmatischen Verbindung zwischen den Plasmasträngen einerseits und den Milchdrüsen, Schweißdrüsen, Ausführungsgängen, glatten Muskelfasern und Gefäßen andererseits. OTTOLENGHI (1937) liefert einen Beitrag über die Innervation der Milchdrüse bei der Ziege.

Spärliche Einzelbeobachtungen über eine sensible oder motorische Innervation der in der Areola und Papilla mammae vorhandenen *glatten Muskulatur* sind bei DE LUCCHI (1935) und SEKI (1954) zu finden. BELONOSCHKIN (1933), SUGA (1951), CATHCART, GAIRNS und GARVEN (1950) berichten über das Vorkommen *sensibler Endkörperchen* in Papilla und Areola. Die drei letztgenannten Autoren beschreiben überdies ein sympathisches Nervennetz. BELONOSCHKIN (1933) zeigt in einer Abbildung zahlreiche Nervenfasern auf dem Epithel eines Drüsenausführungsgangs.

Nach STELLO CAPURRO und SPOLIDORO (1949) wachsen die Nervenfasern der Brustwarze des stillenden *Meerschweinchens* in die Länge und gewinnen hierdurch einen stark geschlängelten Verlauf, während die Nervenfasern in der Brustwarze nichtstillender Tiere ihre gewöhnliche, nur mit leichten Biegungen versehene Richtung beibehalten. GARVEN (1955) hat die Aufbauelemente des vegetativen Nervennetzes im Bindegewebe der weiblichen Brustwarze unter verschiedenen Abwandlungen der neurohistologischen Technik nach BIELSCHOWSKY-GROS dargestellt. Der Autor folgert aus den an den Neurofibrillen auftretenden perlenartigen und vakuoligen Auftreibungen eine sekretorische Arbeit in Form einer Ausschüttung neurohumoraler Substanzen. Wahrscheinlich handelt es sich jedoch bei jenen Gebilden um Artefakte, mit denen man bei jeder Fixierung des peripheren Nervengewebes zu rechnen hat. Vielleicht gilt das auch für die von LASSMANN (1955) gezeigten, vacuolenhaltigen Plasmastränge in der Mamma, falls man sich nicht bei der gleichzeitigen cystischen Hyperplasie der Mamma eher für eine pathologische Veränderung der peripheren Nervenbahn entscheidet.

XIX. Zur vegetativen Innervation des Bewegungsapparates.

1. Gelenkkapseln und Bänder.

Die Kapsel des Kniegelenks wurde mit Vorliebe zu einer neurohistologischen Untersuchung gewählt (DAUBENSPECK 1938, GARDNER 1942, GERNECK 1932, ODA 1935, ROSSI 1950, SAMUEL 1950, 1952, SUNDER-PLASSMANN und DAUBENSPECK 1938); eine präparatorische Analyse über die Anteile der verschiedenen Nerven an der Versorgung des Kniegelenks findet sich bei JELETZKY (1930). Die sympathischen Fasern erreichen mit den Blutgefäßen und mit den zugehörigen Ästen der Spinalnerven das Kapselgewebe. In allen Schichten des in der Kapsel entwickelten Nervengeflechts hat man sensible und sympathische Fasern miteinander vermischt zu erwarten.

Nach GARDNERS (1948) Beobachtungen an embryonalen Serienschnitten können aus den unteren Lumbalganglien direkte sympathische Ästchen mit den Gefäßen in das Hüftgelenk eindringen.

Im *Stratum fibrosum* der Gelenkkapsel ist ein weitmaschiges Nervengeflecht zu erkennen, dessen grobe Bündel mit entsprechenden Bündeln der Gefäßnerven zusammenhängen und sich aus markhaltigen und marklosen Fasern zusammensetzen. *Sensible Endkörperchen* werden in dem straffen Bindegewebe verhältnismäßig selten angetroffen; ROSSI (1950) hat hier *Lamellenkörperchen* und baumartige Verästelungen beobachtet. SHIMODA (1955) beschreibt in der Kapsel des Kniegelenks, im angrenzenden Periost und in der angelagerten Muskulatur bei einem 3 Monate alten menschlichen Embryo zahlreiche sensible Endorgane.

In den festgefügten, bindegewebigen Zügen des Stratum fibrosum lassen sich die zarten Neurofibrillen der peripheren Endausbreitung wie in der Sklera sehr schwer imprägnieren.

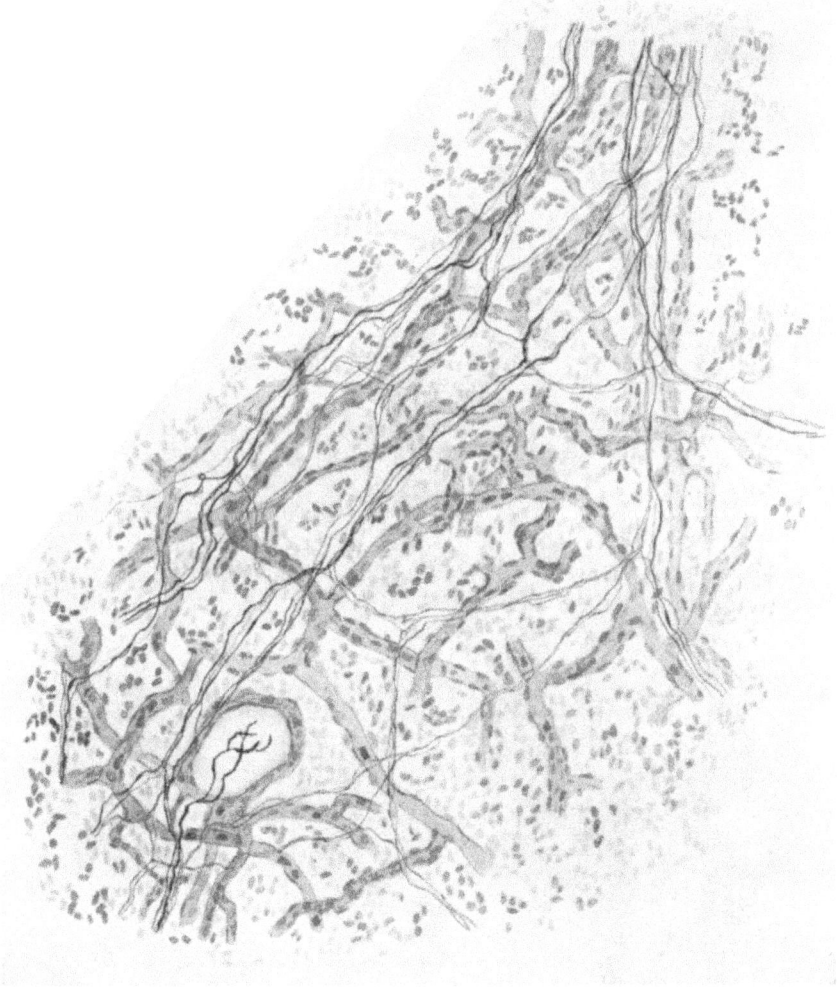

Abb. 498. Gemischtes Nervennetz zwischen dem Capillarnetz in der lockeren bindegewebigen Schicht der Synovialhaut. In den Maschen des Capillarnetzes links unten ein PACINIsches Körperchen. (BIELSCHOWSKY-Methode. 250mal vergrößert, auf ³/₅ verkleinert.) Nach F. ROSSI 1950.

Solches darf nicht ohne weiteres zur Behauptung führen, das Stratum fibrosum sei gegenüber dem Stratum synoviale etwa arm an Nerven. Eine kurze Notiz über das Vorkommen sensibler Nervenendigungen im Bandapparat der Gelenke ist von GARDNER (1956) veröffentlicht worden.

Das *Stratum synoviale* erhält seine nervöse Versorgung aus dem in der Kapsel ausgebreiteten Nervengeflecht und aus den in der Wand der zuführenden Gefäße verlaufenden Nervenbündeln. Nach der üblichen Weise entsteht aus einem verhältnismäßig grobmaschigen Nervengeflecht durch allmähliche Aufbündelung der Nervenstränge und Verkleinerung der Maschen eine sich immer mehr verfeinernde, nervöse Formation, die sich nach der Oberfläche der Synovialhaut erheblich verdichtet und letzten Endes das Aussehen eines geschlossenen, allerfeinsten Nervennetzes gewinnt. Die verschiedenen, teilweise etagenartig geschichteten

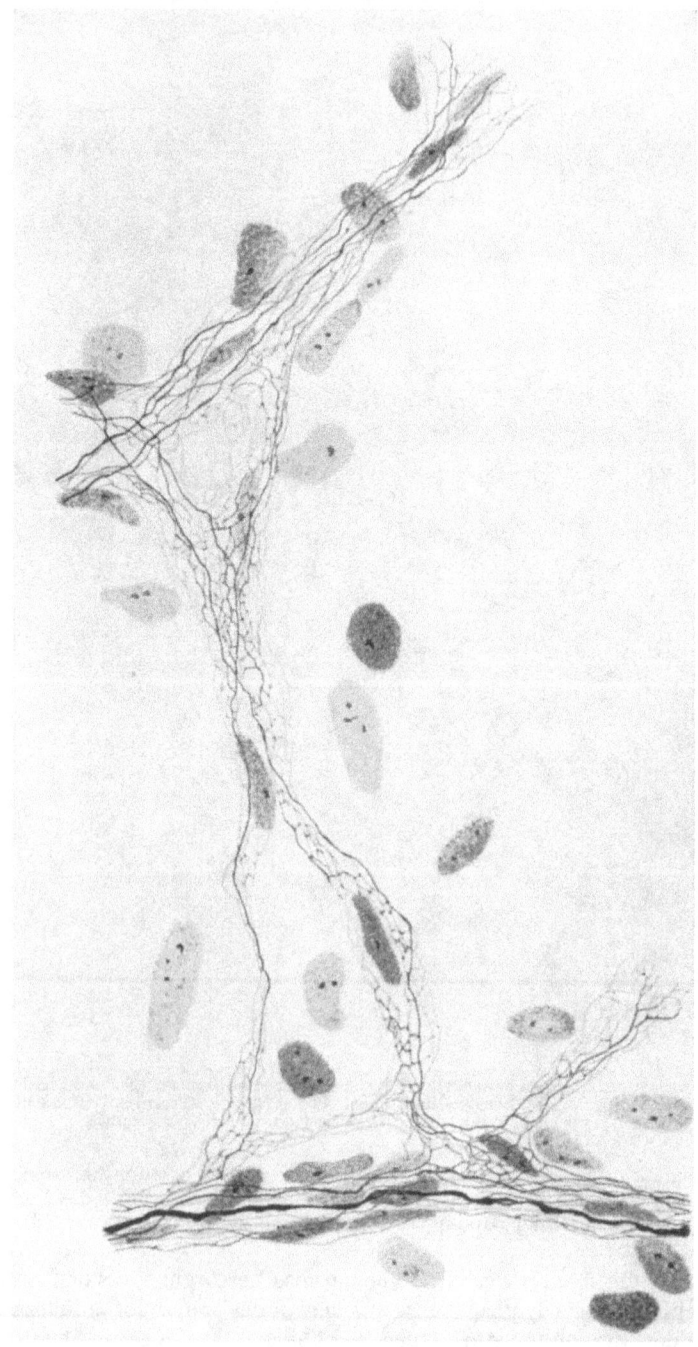

Abb. 499. Entstehung eines diffusen Nervennetzes im lockeren Bindegewebe der Synovialhaut. Kniegelenk des Neugeborenen in der Nähe des Knorpels. (1300mal vergrößert, auf ⁴/₅ verkleinert.) Nach F. ROSSI 1950.

Geflechtarten sind nicht voneinander isoliert, sondern als ein einziges, zusammenhängendes Ganzes aufzufassen. Die Gestalt eines derartigen zwischen das Capillarnetz versenkten nervösen, sensible und sympathische Fasern enthaltenden Nervengeflechts geht aus Abb. 498 hervor; die unterschiedliche Dicke der einzelnen Fasern wird leicht ersichtlich.

In Abb. 499 erkennt man die aus stärkeren Faserbündeln hervorgehende Abzweigung schmaler, mit längsovalen SCHWANNschen Kernen besetzter Plasmastränge. Die Plasmastränge enthalten die teilweise netzartig verknüpften Neurofibrillen und gestalten durch fortwährendes Aufteilen und Wiedervereinigen ein geschlossenes Nervennetz, das alle Kennzeichen des Terminalreticulums trägt (Abb. 157). Es handelt sich somit um eine nervöse Endformation, die sich bis in die *Zotten* der Synovialhaut hinein erstreckt und zuerst von SUNDER-PLASSMANN und DAUBENSPECK (1938), später von ROSSI (1950) beschrieben wurde.

Jenes Endnetz tritt zu den Capillaren und den Bindegewebszellen in vielfache, plasmatische Beziehung. In Abbildung 500 ist die Verbindungsweise des Endnetzes mit der Wand einer postcapillären Vene deutlich zu sehen. Es liegt nahe, das geschilderte Nervennetz als eine neurovegetative Formation zu betrachten; trotz

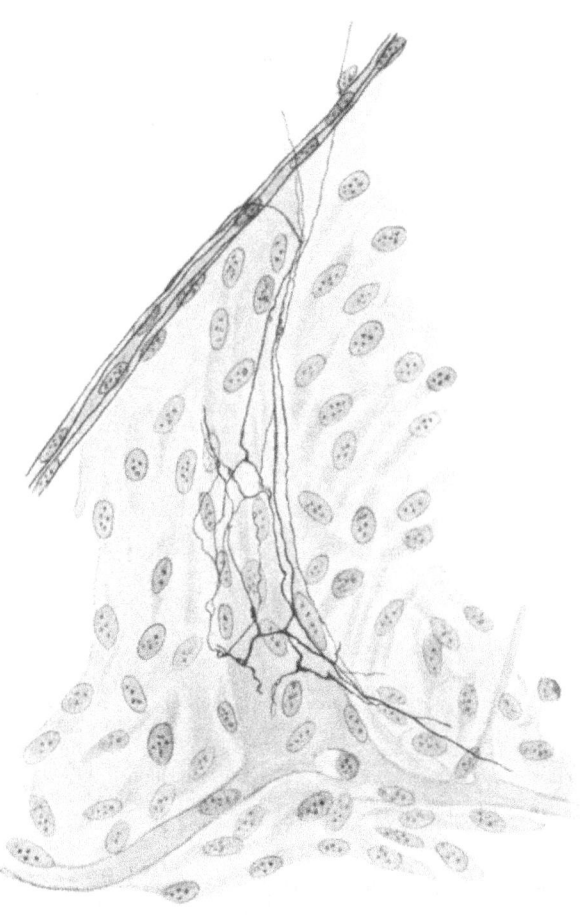

Abb. 500. Nervennetz auf einer Venenwand. Synovialmembran. *Mensch.* (BIELSCHOWSKY-Methode. 600mal vergrößert.) Nach GERNECK 1932.

alledem kann das gleichzeitige Vorhandensein cerebrospinal-sensibler Fasern nicht bestritten werden. Die Konstruktion des Nervennetzes weist auf eine Beteiligung an der Blutregulation hin; ROSSI (1950) schreibt dem Nervennetz eine weitere Rolle bei der Flüssigkeitsbewegung zwischen Capillarnetz und Gelenkhöhle zu.

Zahlreiche sensible *Endkörperchen* verschiedener Gestalt sind in das zwischen Capillarnetz eingelagerte Nervengeflecht eingebaut. Nach einer schematischen Darstellung ROSSIs (1950) erreichen hier die sensiblen Endorgane eine erhebliche Dichte; sie können sogar direkt unter der Oberfläche der Synovialhaut gelegen sein (Abb. 501). Möglicherweise stehen die geschilderten Endkörperchen als Reflexorgane ebenfalls im Dienste der Blutbewegung. Sensible Nervenenden verschiedener Gestalt sind ferner im *Lig. collaterale mediale*, in der *Sehne* des *M. quadriceps* und in einem von Pfuhl [Morph. Jb. 73 (1933)] näher beschriebenen *Discus* des menschlichen Schultergelenks von Igari (1955) entdeckt worden. Im *Lig. patellae* hat der Autor besonders große, typisch gebaute Nervenendapparate geschildert.

Daubenspeck (1938) berichtet über *krankhafte Veränderungen* an Nervenfasern in der Synovialhaut des Kniegelenks bei der Heine-Medinschen *Krankheit*.

Nervenfasern sind im *Lig. teres* von Gerneck (1932), im *Lig. longitudinale ant.* von Jung und Brunschwig (1932), im *Lig. longitudinale post.* und im *Anulus fibrosus* der Zwischenwirbelscheibe von Roofe (1940) gefunden worden. Laudicella (1947) sah von der *Capsula fibrosa* des *Kniegelenks* aus schmale Nervenbündel mit Gefäßen in den Meniscus eindringen.

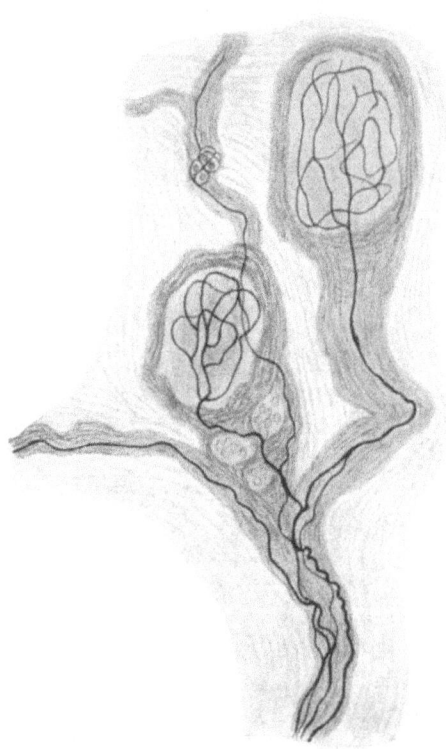

Abb. 501. Receptorische Endorgane (Krauses Endkolben) unter der Oberfläche der Synovialmembran. *Mensch.* (Bielschowsky-Methode. 400mal vergrößert.) Nach Gerneck 1932.

2. Knorpel und Knochen.

In den knorpeligen Anlagen des Primordialskelets sind nach Sasybin (1939) Nervenfasern zu sehen, die bereits im mesenchymalen Vorstadium vorhanden waren. In der postembryonalen Entwicklung ziehen von einem im Perichondrium ausgebreiteten Nervennetz feine Nervenfasern in die tieferen Schichten des Knorpels bis in die Knorpelgrundsubstanz. Im Perichondrium einer Rippe von *Platydactylus* beschreibt Stefanelli (1934) ein dichtes Nervengeflecht offenbar sensibler Natur. Oda (1935) hat am Knorpel des Fußgelenks bei *Hühnerembryonen* Nervenfasern beobachtet; Schartau (1936) demonstriert bei *Reptilienembryonen* Nervenfaserenden in Knorpelzellen, die aus der knorpeligen Anlage der Wirbelsäule stammen. Nach den Angaben Baumanns und Massons (1952) sind im knorpeligen Discus articularis des Kniegelenks beim *Meerschweinchen* und im Meniscus des Kniegelenks bei *Ratte* und *Kaninchen* dicke und feine Nervenfasern zu entdecken; die letztere Art soll dem Sympathicus angehören; die beiden Autoren schreiben den Nervenfasern eine Endigungsweise in Gestalt des „metaterminalen Apparates" nach Weber zu.

Schartau (1936) hat bei *Reptilienembryonen* vegetative und cerebrospinale Nervenfasern in einem in Verknöcherung befindlichen Wirbel gefunden. Hurrel (1937) erwähnt Nervenfasern, die vom Periost in die Haverschen Kanäle des Knochens gelangen. Im Periost von *Epahis* sind von Stefanelli (1934) afferente Nervenendorgane gefunden worden. Nozaki (1956) schildert verschiedene Formen sensibler Endigungen im Periost eines menschlichen Embryos und erwähnt gleichzeitig die Existenz einer neurovegetativen Endformation. Drager (1944) hat im Canalis craniopharyngeus der *Katze* Nervenfasern entdeckt; sie stammen in der Mehrzahl aus dem Plexus caroticus int. und begleiten die Gefäße teils in die Substanz des Sphenoidknochens, teils in das Gewebe des Pharynx.

3. Skelet-Muskulatur.

Die Frage nach der doppelten, cerebrospinalen und sympathischen Innervation der Skeletmuskulatur wurde auf anatomischem Gebiet früher häufig, in den letzten Jahren nur vereinzelt untersucht (Baumann 1949, Coates und Tiegs

1928, HINES und TOWER 1928, KEN KURÉ, SHIBA, KAWAGUZI, OKINAKA 1931, KEN KURÉ und OKINAKA 1933, KUNTZ 1927, NICOLAI 1934, TIEGS 1932, TOWER 1931, TUSHNOVA 1938, WILKINSON 1929, 1930, 1934, WOOLLARD 1927, TSUNODA 1928, SPADAFINA 1931). Seitdem BOEKE (1932) eine sympathische Versorgung der Skeletmuskulatur durch seinen, dem Bereich des Terminalreticulums einzureihenden „Grundplexus" nachgewiesen hat, und seitdem SUNDER-PLASSMANN (1933) und HIRANO (1941) zu den nämlichen Resultaten wie BOEKE gelangt sind, scheint es überflüssig, eine sympathische Innervation der Skeletmuskeln noch in Abrede zu stellen. Die von den drei letztgenannten Autoren beigebrachten bildlichen Darstellungen sind aus den Abb. 149, 150 und 475 zu ersehen; ein entsprechender Text ist beigefügt. Möglicherweise hat O. ROSSI (1934) Teile des sympathischen Nervennetzes gesehen.

Trotz vieler Arbeit nicht restlos geklärt und schwer deutbar bleibt das Verhalten der marklosen, „accessorischen Nervenfasern", die nach BOEKE (1927) und KUNTZ (1927) gemeinsam mit der motorischen Faser hypolemmal in das granulierte Gewebe der Sohlenplatte eindringen und hier auf der quergestreiften Muskelfaser mit einer kleinen Öse oder einem Netzchen ein Ende finden. Jene marklosen Fäserchen sind in den Augenmuskeln am häufigsten beobachtet worden (Abb. 474). BOEKE (1933) sucht seine lange Jahre hindurch vertretene Anschauung, die genannten, marklosen, glatten Nervenfäserchen seien sympathisch, zu retten; er läßt allerdings „schweren Herzens" die quergestreiften Muskeln vom Sympathicus auf zweifache Weise, nämlich durch die akzessorischen, marklosen Fäserchen und durch seinen „Grundplexus" innerviert sein. Ob der Autor damit das Rechte getroffen hat, bleibt fraglich und ist nur schwer nachzuprüfen. Jedenfalls können marklose Nervenfäserchen aus dem Achsenzylinder breiter, markhaltiger, cerebrospinaler Nervenfasern noch kurz vor der Bildung der motorischen Endplatte auf der quergestreiften Muskelfaser entspringen (STÖHR jr., Histologie Abb. 125). Zum anderen besteht immer die Gefahr, nach experimenteller Durchschneidung der motorischen Nerven die alsbald regenerierenden cerebrospinalen Fasern mit angeblich erhalten gebliebenen, sympathischen Fasern zu verwechseln; man sucht in solchem Falle die sympathische Versorgung der Skeletmuskulatur durch die marklosen, akzessorischen Nervenfäserchen mit einer nicht ganz sicheren Beobachtung zu begründen.

Literatur.

Die hier benützte Literatur reicht nur bis zum Jahre 1928 zurück. Vereinzelte ältere Literaturangaben sind in diesem Handbuch Bd. IV/1 1928 einzusehen.

I. Monographische Werke.

Bauer, K. F.: Organisation des Nervengewebes und Neurencytiumtheorie. München u. Berlin: Urban & Schwarzenberg 1953.

Delmas, I., et G. Laux: Anatomie medico-chirurgicale du système nerveux végétatif. Paris: Masson & Cie. 1933.

Gask, G. E., u. I. P. Ross: Die Chirurgie des sympathischen Nervensystems. Leipzig: Johann Ambrosius Barth 1936.

Hess, W. R.: Die funktionelle Organisation des Vegetativen Nervensystems. Basel: Benno Schwabe & Co. 1948. — **Hovelacque, A.:** Anatomie des nerfs craniens et rachidiens et du système grand sympathique chez l'homme. Paris: Doin & Cie. 1933.

Jabonero, V.: Der anatomische Aufbau des peripheren, neurovegetativen Systems. Acta neurovegetativa (Wien) Suppl. 4, 1—159 (1953). — **Jabonero, V., P. Gomez Bosque, F. Bordallo y J. Perez Casas:** Organizacion anatomica del sistema neurovegetativo periferico. Instituto Nacional de Ciencias medicas. C. S. I. C. 1951.

Kornmüller, A. E.: Die Elemente der nervösen Tätigkeit. Stuttgart: Georg Thieme 1947. — **Kuntz, A.:** Autonomic nervous System. Philadelphia: Lea a. Febiger 1929.

Langley, I. N.: Das autonome Nervensystem. Berlin: Springer 1922. — **Lazorthes, G.:** Le système nerveux périphérique. Description, systématisation, exploration clinique, abord chirurgical. Paris: Masson & Cie. 1955.

Mitchell, G. A. G.: Anatomy of the autonomic nervous system. London E. & S. Livingstone 1953. — **Mitchell, G. A. G., and E. L. Patterson:** Basic anatomy. Edingburgh and London: E. &. S. Livingstone 1954. — **Müller, L. R.:** Lebensnerven und Lebenstriebe. Berlin: Springer 1931.

Penfield, W.: Cytology and cellular-pathology of the nervous system. New York: P. B. Hoeber 1932.

Ranson, S. W., and **S. L. Clark:** The anatomy of the nervous system. 9. edit. Philadelphia: W. B. Saunders Company 1953.

Spiegel, E. A.: Die Zentren des autonomen Nervensystems. Berlin: Springer 1928. — **Stiemens, M. I.:** Anatomische Untersuchungen über die vago-sympathische Innervation der Baucheingeweide bei den Vertebraten. Amsterdam 1934. — **Stöhr jr., Ph.:** Die peripheren Anteile des vegetativen Nervensystems. In Handbuch der mikroskopischen Anatomie, Bd. IV/1, S. 265—447. Berlin: Springer 1928. ~ Mikroskopische Anatomie des vegetativen Nervensystems. Berlin: Springer 1928. — **Sunder-Plassmann, P.:** Sympathicuschirurgie. Stuttgart: Georg Thieme 1953.

Tinel, I.: Le système nerveux-végétatif. Paris: Masson & Cie. 1937.

White, Smithwick and **Simeone:** The autonomic nervous system, 3. edit. Cloth. 1952.

II. Entwicklung und Wachstum.

Alcala-Santaellá: Le sympathique dans les premières périodes du développement. Arqu. Anat. e Antrop. 16, 179—191 (1934). — **Andres, K. H.,** u. **R. Kautzky:** Die Frühentwicklung der vegetativen Hals- und Kopfganglien des Menschen. Z. Anat. 119, 55—84 (1955). — **Bauer, K. F.:** Der Neurencytiumbegriff. Z. mikrosk.-anat. Forsch. 43, 48—76 (1938). ~ Organisation des Nervengewebes und Neurencytiumtheorie. München u. Berlin: Urban & Schwarzenberg 1953. — **Baumann, A.:** Développement et anatomie du système nerveux du poumon chez l'hommes et les vertébrés supérieurs. Thèse 1747 Genève 1940.— **Becker, R. F.:** The development of the nerve supply to the gastrointestinal tract. Anat. Rec. 106, 175 (1950), Abstr. — **Brizzee, K. R.:** Studies on the origin of the sympathetic trunk ganglia in the chick. Anat. Rec. 103, 530 (1949). ~ Histogenesis of the supporting tissue in the spinal and the sympathetic trunk ganglia in the chick. J. Comp. Neur. 91, 129—146 (1949). — **Brizzee, K. R.,** and **A. Kuntz:** The histogenesis of sympathetic ganglion cells. J. of Neuropath. 9, 164—171 (1949). — **Browne, M. J.:** A study of the sacral autonomic nerves in a chick and a human embryo. Anat. Rec. 116, 189—203 (1953). — **Bueker, E. D.,** and **S. Leeper:** Absence of the growth stimulating effects on spinal and sympathetic ganglia of the embryonic chick after the implantation of frozen dried sarcoma 180 material. Anat. Rec. 115, 387 (1953), Abstr.

Calabrisi, P.: Observations on the autonomic outflow to pelvic ganglia and viscera in human embryos. Anat. Rec. 124, 268 (1956), Abstr. — **Campenhout, E. van:** Contribution to the problem of the origin and development of the sympathetic nervous system. Proc. Soc. Exper. Biol. a. Med. 26, 824—825 (1929). ~ Contribution to the problem of the origin and development of the sympathetic nervous system. J. of Exper. Zool. 56, 295—320 (1930). ~ Historical survey of the development of the sympathetic nervous system. Quart. Rev. Biol. 5, 23—50, 217—234 (1930). ~ Further experiments on the origin of the enteric nervous system in the chick. Physiologic. Zool. 5, 333—353 (1932). ~ Le développement du système nerveux cranien chez le poulet. Archives de Biol. 48, 611—666 (1936). ~ Contribution au problème des connexions neuro-entoblastiques. Bull. Acad. roy. Méd. Belg. 6, 189—201 (1940). ~ Le système nerveux viscéral de l'embryon humain de 9 mm. Bull. Acad. roy. Méd. Belg. 10, 256—273 (1946). ~ Au sujet de l'origine et du développement des ganglions nerveux intraviscéraux du tube digestif chez l'embryon de poulet. Archives de Biol. 58, 1—14 (1947). ~ Organisation du système nerveux. Rev. Méd. Louvain 22, 337—348 (1948).

Da Costa, C.: Sur les éléments paraganglionnaires des embryons des mammifères. Bull. Assoc. Anat. 1936, 96—102. ~ Les étapes de la différenciation neurale sympathique. C. r. Assoc. Anat. 43, 104—109 (1948). — **Danon, D.:** Étude de l'ébauche du ganglion sympathique cervical supérieur chez un embryon de cobaye de 2,06 cm. Schweiz. med. Wschr. 1948, 446. — **Dereymaker, A.:** Recherches expérimentales sur l'origine du système nerveux entérique chez l'embryon de poulet. Archives de Biol. 54, 359—375 (1943). — **Detwiler, S. R.:** Observations upon the migration of neural crest cells and upon the development of the spinal ganglia and vertebral arches in Amblystoma. Amer. J. Anat. 61, 63—94 (1937). — **Diamare, V.,** e **M. de Mennato:** Contributo all'anatomia ed allo sviluppo del sistema nervoso simpatico. Atti R. Accad. Sci. fis. e mat. Ser. IIa 18, Nr 7 (1931).

Falin, L. I.: Morphologie und Differenzierung der Nervenelemente in den experimentellen, teratoiden Hodengeschwülsten. Z. mikrosk.-anat. Forsch. 49, 193—224 (1941). — **Fink, W.:** Histochemische Studien über Vitamin C und Plasmalogen an Ovarien und Nebenniere vom Meerschweinchen. Z. mikrosk.-anat. Forsch. 50, 558—589 (1941). — **Fischel, A.:** Lehrbuch der Entwicklungs des Menschen. Wien u. Berlin: Springer 1929. — **Francese, A.:** Contributo alla conoscenza dello sviluppo dei plessi simpatici pelvici. Ann. di Chirurgia 25, 269—270 (1948). — **Funaoka, S.,** u. **S. Uchida:** Über die Entwicklung des Sympathicus bei den Vögeln. Acta Scholae med. Kioto 10, 63—94 (1927). ~ Über die Entwicklung des Sympathicus beim Säugetier. Acta Scholae med. Kioto 10, 95—126 (1927). ~ Über die Entwicklung des Sympathicus bei Reptilien. Acta Scholae med. Kioto 10, 127—136 (1927).

Glees, P.: Der periphere und zentrale Anteil des sympathischen Nervensystems der Selachier. Acta neerl. Morph. **3**, 209—248 (1940). — **Greeven, R.:** Beobachtungen über die erste Entwicklung des sympathischen Grenzstranges bei Bombinator pachypus. Morph. Jb. **82**, 431—452 (1938).

Haferkamp, O.: Die Regeneration des vegetativen Nervensystems im Granulationsgewebe. Virchows Arch. **328**, 249—272 (1956). — **Hammond, W. S.:** Formation of the sympathetic nervous system in the trunk of the chick embryo following of the thoracic neural tube. J. Comp. Neur. **91**, 67—85 (1949). — **Hammond, W. S.,** and **Ch. L. Yntema:** Depletions in the thoraco-lumbar sympathetic system following removal of neural crest in the chick. J. Comp. Neur. **86**, 237—265 (1947). — **Harrison, R. G.:** The Groonian lecture on the origin and development of the nervous system studied by the methods of experimental embryology. Proc. Roy. Soc. Lond., Ser. B **118**, 155—196 (1935). ~ Die Neuralleiste. Anat. Anz. **85**, Erg.-H., 3—30 (1938). — **Hörstadius, S.:** The neural crest. Its properties and derivatives in the light of experimental research, p. 1—111. London: Geoffrey Cumberlege, Oxford Univ. Press 1950. — **Holmdahl, D. E.:** Neuralleiste und Ganglienleiste beim Menschen. Z. mikrosk.-anat. Forsch. **36**, 137—178 (1934). — **Hurtado, A. J.:** Aportaciones al desarollo del plexo hipogastrico y retinaculo inter urogenital feminino. An. Anat. (Granada) **2**, 317—335 (1953).

Jones, D. S.: On the histogenesis of the sympathetic trunks in the chick embryo. Anat. Rec. **67**, 29 (1937), Abstr. ~ The origin of the sympathetic trunk in the chick embryo. Anat. Rec. **70**, 45—65 (1937). ~ Studies on the origin of sheath cells and sympathetic ganglia in the chick. Anat. Rec. **73**, 343—357 (1939). ~ Further studies on the origin of sympathetic ganglia in the chick embryo. Anat. Rec. **79**, 7—15 (1941). ~ The origin of the vagi and the parasympathetic ganglion cells of the viscera of the chick. Anat. Rec. **82**, 185—197 (1942). — **Juba, A.:** Untersuchungen über die Entwicklung des sympathischen Grenzstranges. Z. Zellforsch. **26**, 396—406 (1937).

Kohn, A.: Über die Entwicklung des sympathischen Nervensystems der Säugetiere. Arch. mikrosk. Anat. **70**, 266—317 (1907). — **Kolmer, W.:** Über die Entwicklung der peripheren Nerven bei jugendlichen menschlichen Embryonen. Z. Anat. **87**, 354—366 (1928). — **Kuntz, A.:** Origin and early development of the pelvic neural plexuses. J. Comp. Neur. **96**, 345—358 (1952). — **Kuntz, A.,** and **R. L. Moseley:** An experimental analysis of the pelvic autonomic ganglia in the cat. J. Comp. Neur. **64**, 63—75 (1936).

Levi-Montalcini, R.: Ricerca sperimentale sul'origine dei gangli del glossofaringeo e del vago nell'embrione di pollo. Atti Accad. naz. Lincei **1**, 1349—1352 (1946). — **Levi-Montalcini, R., et R. Amprino:** Recherches expérimentales sur l'origine du ganglion ciliaire dans l'embryon de poulet. Archives de Biol. **58**, 265—288 (1947). — **Luján, M. A.:** Aportaciones al desarrollo simpaticovagal juxtacardiaco. An. Anat. (Granada) **2**, 291—315 (1953).

Mihálik, P. v.: Embryotopographische Untersuchungen über die Entwicklung des Sympathicus. Verh. Anat. Ges. Mailand 1936. Anat. Anz. **83**, Suppl., 169—176 (1936/37). ~ Untersuchungen über die Entwicklung des sympathischen Nervensystems. Anat. Anz. **89**, 241—296 (1940). — **Morin, F.:** Recherches sur la morphologie et la morphogénèse du sympathique cervical. Acta anat. (Basel) **2**, 351—357 (1947).

Niessing, C.: Die Entwicklung der kranialen Ganglien bei Amphibien. Morph. Jb. **70**, 472—530 (1932).

Raven, Chr. P.: Zur Entwicklung der Ganglienleiste, V. Über die Differenzierung des Rumpfganglienleistenmaterials. Roux' Arch. **134**, 122—146 (1936). ~ Experiments on the origin of the sheath cells and sympathetic neuroblasts in amphibia. J. Comp. Neur. **67**, 221—240 (1937). — **Raybuck, H. E.:** Experimental data on the histogenesis of ganglion cells in the sympathetic trunk of the chick. Anat. Rec. **124**, 603—617 (1956). — **Reiser, K. A., u. H. I. Colmant:** Experimentell-histologische Studien über die Veränderung am Hornhautnervenapparat bei der Keratoplastik. Graefes Arch. **157**, 314—355 (1956). — **Rojas, P., et J. Szepsenwol:** L'origine des cellules de la gaîne de Schwann étudié in vitro. C. r. Soc. Biol. Paris **133**, 720—722 (1940). — **Rossi, F.:** Sulla morfogenesi del simpatico addominale nell'uomo con particolare riguardo al plesso solare. Monit. zool. ital. **40**, 521—525 (1929). ~ Sullo sviluppo del sistema nervoso simpatico addominale e pelvico nell'uomo. Trav. Labor. Rech. biol. Univ. Madrid **26**, 263—355 (1930). ~ La presenza di quattro cordoni limitanti gangliari simpatici nell'embriono umano. Monit. zool. ital. **41**, 56—61 (1930/31).

Sala y Ginabreda, I. M.: Contribucion al estudio del origen embriologico del gran simpatico. Rev. Med. Barcelona **10**, 225—242 (1928). — **Silva, C.:** Sullo sviluppo del plesso ipogastrico. Ann. Ostetr. **54**, 1195—1226 (1932). — **Smirnova, S. N.:** Die Embryogenese der Nervenzellen der Ganglia nodosum, semilunare und cervicalia beim Menschen. Dokl. Akad. Nauk. SSSR., N. S. **101**, 355—358 (1935). — **Staudacher, E. V.:** Contributo sperimentale alla conoscenza della catena simpatica latero-vertebrale con particolare riguardo al sistema pregangliare. Arch. ital. Anat. e Embriol. **43**, 99—118 (1940).

Tello, J. F.: Algunas observaciones mas sobre las primeras fases del desarrola del simpatica en el pollo. Trab. del Inst. Cajal Invest. Biol. **37**, 103—149 (1945). ~ Lo evidente y lo dudoso en la genesis del simpatico con nuevas observaciones. Trab. Inst. Cajal Invest. Biol. **41** (1949). **Terni, T.:** Ricerche sulla struttura e sull' evoluzione del simpatico dell uomo. Monit. zool. ital. **33**, 63—72 (1922). ~ Il simpatico cervicale degli amnioti. Verh. Anat. Ges. Amsterdam. Anat. Anz. **71**, Erg.-H., 159—160 (1931). ~ Il simpatico cervicale degli amnioti. Z. Anat. **96**, 289—426 (1931).

Weber, A.: Recherches sur l'origine du plexus sympathique de la région gastroduodénale chez l'embryon de poulet. Bull. Histol. appl. **17**, 149—171 (1940). ~ Différenciation neurofibrillaire des neuroblastes sympathétiques et relations primitives de ces derniers avec les cellules de Schwann chez l'embryon de poulet. Arch. Anat. microsc. et Morph. exper. **36**, 121—156 (1946/47). ~ Différenciation de cellules dites „interstitielles" dans le plexus nerveux intestinaux chez l'embryon de cobaye. Acta neurovegetativa (Wien) Suppl. **6**, 18—30 (1955). **Wrete, M.:** Über die Verbindungen der Cervicalnerven mit den sympathischen Grenzsträngen beim Menschen. Z. mikrosk.-anat. Forsch. **35**, 425—456 (1934). ~ Die Entwicklung der intermediären Ganglien beim Menschen. Morph. Jb. **75**, 229—268 (1935). ~ Beiträge zur Kenntnis der Anatomie des Halssympathicus beim Kaninchen. Z. mikrosk.-anat. Forsch. **49**, 317—332 (1941). ~ Die Entwicklung und Topographie der intermediären vegetativen Ganglien bei gewissen Versuchstieren. Z. mikrosk.-anat. Forsch. **49**, 503—515 (1941). ~ Beiträge zur Kenntnis der Ag Imprägnation. I. Z. mikrosk.-anat. Forsch. **54**, 178—206 (1944).

Xavier-Morato, M. J.: Influence de l'ablation bilatérale du ganglion cervical supérieur sur le développement du corps chez le porc. C. r. Soc. biol. Paris **135**, 558 (1937).

Yntema, Chr. L., and **W. S. Hammond:** Depletions and abnormalities in the cervical sympathetic system of the chick following extirpation of the neural crest. J. of Exper. Zool. **100**, 237—263 (1945). ~ The development of the autonomic nervous system. Biol. Rev. Cambridge Philos. Soc. **22**, 344—359 (1947). ~ Origin of intrinsic autonomic ganglia of trunk viscera in the chick embryo. Anat. Rec. **112**, 404 (1952), Abstr. ~ Experiments on the sacral parasympathetic nerves and ganglia of the chick embryo. Anat. Rec. **115**, 382 (1953), Abstr. ~ The origin of intrinsic ganglia of trunk viscera from vagal neural crest in the chick embryo. J. Comp. Neur. **101**, 515—541 (1954). ~ Experiments on the origin and development of the sacral autonomic nerves in the chic embryo. J. of Exper. Zool. **129**, 375—413 (1955).

IIa. Arbeiten zur pathologischen Histologie des Vegetativen Nervensystems.

Ábrahám, A.: Über die Innervation von Carcinom. Z. Krebsforsch. **49**, 470—476 (1939). — **Ábrahám, A.,** and **L. Sin:** Microscopic innervation of fixed vascular grafts. Acta morph. (Budapest) **5**, 102—112 (1955). — **Amicis, E. de:** Studi istologici sulle modalità della rigenerazione nervosa nel ricorente sperimentalmente leso e trattato col metodo delle suture nervose e considerazioni cliniche sulle posibilità di ripristino della motilità laringea. Biol. Lat. (Milano) **2**, 841—876 (1949/50).

Berger, L., et **J. Vaillancourt:** Ganglioneurome mélanique (ganglio-neuro-naevus) de la choroide. Bull. Cancer, Paris **23**, 1—28 (1934). — **Bielschowsky, M.:** Allgemeine Histologie und Histopathologie des Nervensystems. In Handbuch der Neurologie, Bd. 1, S. 35—226. 1935. — **Biscop, G. de:** Über pathologische Veränderungen am Auerbachschen Plexus bei Megacolon. Z. Zellforsch. **34**, 142—159 (1947). — **Boeke, J.:** De- und Regeneration des peripheren Nervensystems. Dtsch. Z. Nervenheilk. **115**, 160—197 (1930). — Nervenregeneration In Handbuch der Neurologie, Bd. 1, S. 995—1122. Berlin: Springer 1935. — **Börger, G.:** Experimentelle Untersuchungen über die Beziehungen zwischen Funktion und Morphologie in den großen vegetativen Ganglien. Verh. dtsch. Ges. inn. Med. (61. Kongr.) **1955**, 56—58. ~ Experimentelle Untersuchungen über den Einfluß von Entzündung, Sensibilisierung und reflektorischer Tonussteigerung auf die Struktur sympathischer Ganglien. Dtsch. Z. Chir. **282**, 72—75 (1955). ~ Funktion und Morphologie im peripheren vegetativen Nervensystem unter experimentellen Bedingungen (Untersuchungen am Ganglion coeliacum des Kaninchens). Acta neurovegetativa (Wien) **13**, 485—580 (1956). — **Botár, G.:** Contributions to the neurohistopathology of hypertony. II. The pathohistology of sympathetic ganglions in byoptic cases. Acta morph. (Budapest) **2**, 78 (1952), Abstr. — **Bülbring, E.:** Über das bösartige Neuroblastom des Sympathicus. Virchows Arch. **268**, 300—314 (1928). — **Butson, A. R. C.:** Regeneration of the cervical sympathetic. Brit. J. Surg. **38**, 223—239 (1950).

Cajal, R. y: Degeneration and regeneration of the nervous system, Vol. I. London: Oxford Univ. Press 1928. ~ Die Neuronenlehre. In Handbuch der Neurologie, Bd. 1, S. 887—994. 1935. — **Castro, F. de:** Recherches sur la dégénération et la régénération du système nerveux sympathique. Trab. Labor. Invest. biol. Univ. Madrid **26**, 357—456 (1930). ~ Sympathetic ganglia in Penfield: Cytology and cellular pathology of the nervous

system. I. New York: P. B. Hoeber 1932. — **Cataldi, G. M.:** Sui gangli nervosi intramurali del cuore in condizione normali ed in rapporto all'insufficienza cardio-circolatoria. Arch. di Pat. e Clin. med. 18, 1—35 (1938). ~ I gangli nervosi intracardiaci nel morbo di Addison. Clin. med. ital. 69, 339—347 (1938). — **Cavazzana, P.:** Modificazioni morfologiche dei neuroni vescico-prostatici nella „Ipertrofia della prostata". Monit. zool. ital. 59 (1950). — **Conti, G.:** Über die Veränderungen der sympathischen Ganglienzellen der Appendix vermiformis in Abhängigkeit vom Lebensalter und im Verlauf der chronischen Appendicitis. Schweiz. Z. Path. u. Bakter. 15, 80—101 (1952).
Dévényi, I., and **J. Holzinger:** Evolution of connective-tissue and nerve fibres in healing wounds. Acta morph. (Budapest) 4, 129—130 (1954), Abstr. — **Diebold, O.:** Über Neurinome des Halssympathicus. Dtsch. Z. Chir. 245, 58—62 (1935).
Fedorow, B. G.: Untersuchungen des Regenerationsmechanismus der interneuronalen Synapse. Arch. Russ. d'Anat. 14, 77—94 (1935). — **Feyrter, F.:** Zur Histopathologie der Ganglienzellen des Truncus sympathicus beim Menschen. Wien. med. Wschr. **1949,** 164 bis 169. ~ Die Pathologie der vegetativen nervösen Peripherie. Verh. dtsch. Ges. Path. (34. Tagg) **1950,** 86—109. ~ Über die Pathologie der vegetativen nervösen Peripherie und ihrer ganglionären Regulationsstätten. Wien: Wilhelm Maudrich 1951. — **Filatowa, A. G.,** u. **B. J. Lawrentjew:** Über die pathologische Histologie der Nerven und Ganglien bei Kehl- und Lungentuberkulose. Virchows Arch. 286, 1—10 (1932). — **Fischer-Brügge, E., P. Sunder-Plassmann** u. **K. Röper:** Über die terminale Innervation der Lymphgefäße an der Appendix, sowie Beobachtungen über Zellvorgänge an der Blut-Lymphschranke bei der menschlichen Appendicitis. Langenbecks Arch. u. Dtsch. Z. Chir. 265, 120—132 (1950). — **Fischer, E.,** u. **H. Kaiserling:** Experimentelle Sympathicoganglionitis. Dtsch. Z. Chir. 251, 525—538 (1939). — **Fromme, A.:** Das Mesenchym und die Mesenchym-Theorie des Karzinoms. Dresden u. Leipzig: Theodor Steinkopff 1953.
Gerling, R.: Neurohistologische Beobachtungen in der Schleimhaut des Processus vermiformis bei einer neuromatösen Appendicitis. Z. Zellforsch. 34, 124—140 (1947). — **Girgolaff, S. S.:** Studien über das periphere Nervensystem bei eitriger Entzündung. Arch. mikrosk. Anat. 97, 15—31 (1923).
Haferkamp, O.: Über das Vorkommen von Neurofibrillen in sympathischen Nebennierenmarkblastomen. Frankf. Z. Path. 64, 93—99 (1953). ~ Die Regeneration des vegetativen Nervensystems im Granulationsgewebe. Virchows Arch. 328, 249—272 (1956). — **Hagen, E.:** Über pathologisch-anatomische Befunde an operativ entfernten sympathischen Halsganglien bei Bronchialasthma. Dtsch. Z. Chir. 255, 667—699 (1942). ~ Über das Vorkommen und die Bedeutung mehrkerniger Ganglienzellen im vegetativen Nervensystem. Z. Zellforsch. 33, 424—438 (1945). ~ Zur Individualanatomie des Ganglion solare beim Menschen. Normale und pathologische Befunde. Z. Zellforsch. 34, 257—297 (1949). ~ Beobachtungen zur pathologischen Histologie des vegetativen Nervensystems bei verschiedenen Erkrankungen des Gefäßapparates. Z. Anat. 114, 420—437 (1949). — **Herbst, Ch.:** Mikroskopische Untersuchungen der intramuralen Magennerven beim Pylorospasmus. Z. Kinderheilk. 56, 122—135 (1934). — **Hermann, H.:** Mikroskopische Beobachtungen an den Herzganglien des Menschen bei Coronarsklerose. Virchows Arch. 316, 341—372 (1949). ~ Mikroskopische Beobachtungen über Veränderungen an den menschlichen Herzganglien im Alter und bei Coronarsklerose. Dtsch. Z. Nervenheilk. 160, 137—154 (1949). ~ Die menschlichen Herzganglien im 6. Jahrzehnt des Lebens und ihre Veränderungen bei Lues cordis. Virchows Arch. 318, 688—696 (1950). ~ Mikroskopische Beobachtungen über Veränderungen an menschlichen Herzganglien bei verschiedenen Erkrankungen. Dtsch. Z. Nervenheilk. 165, 127—141 (1951). ~ Mikroskopische Beobachtungen an menschlichen Lumbalganglien bei Elephantiasis nach Erysipel. Virchows Arch. 320, 58—66 (1951). ~ Histología patológica de las células ganglionares sensitivas y simpáticas. Arch. exper. de Morf. 9, 179—242 (1951). ~ Mikroskopische Beobachtungen an vegetativen Ganglien bei der Erythrodermie vom Typus Wilson-Brocq. Z. Hautkrkh. 13, 33—36 (1952). ~ Mikroskopische Beobachtungen am Grenzstrang des Sympathicus bei der Addisonschen Erkrankung. Ein Beitrag zur Frage nach den Beziehungen zwischen nervösem und endokrinem System. Z. klin. Med. 151, 328—339 (1954). ~ Neurohistologische Beobachtungen an der menschlichen Haut beim Pemphigus vulgaris. Z. Hautkrkh. 16, 225—232 (1954). — **Herzog, E.:** In Handbuch der speziellen pathologischen Anatomie und Histologie, Bd. 13, Teil 5, Erkrankungen des vegetativen Nervensystems. Berlin-Göttingen-Heidelberg: Springer 1955. — **Hülsberg, E.:** Histopathologische Beobachtungen am sympathischen Grenzstrang nach Behandlung eines Larynx-Carcinoms mit Röntgenstrahlen. Dtsch. Z. Nervenheilk. 168, 35—51 (1952).
In Min Lee: Neuropathological changes in the dilated portion of the congenital megacolon. Arch. jap. Chir. 25, 270—275 (1956).
Jabonero, V.: Tumor de fibras nerviosas vegetativas. Trab. Inst. nac. Cienc. méd., Madrid 7, 167—195 (1946). ~ Tumor de fibras nerviosas vegetativas. Arqu. Anat. e Antrop. 25, 483—523 (1948). ~ Estudios sobre la histopatologia del sistema neurovegetativo periferico. I.

Arch. Med. exper. **14**, 31—58 (1951). ~ Les fuseaux neuro-leio-musculaires des voies respiratoires et leurs altérations au cours de la tuberculose. Pract. otol. etc. (Basel) **14**, 38—46 (1952). — **John, F.:** Studien zur Histogenese der Naevi. Arch. f. Dermat. **178**, 607—672 (1939). ~ Über Carcinom und Nervensystem der Haut. Arch. f. Dermat. **180**, 293—300 (1940). ~ Sklerodermie und vegetatives Terminalreticulum. Arch. f. Dermat. **188**, 374—415 (1949). ~ Querschnitt durch neurohistologische Ergebnisse an der gesunden und kranken Haut des Menschen. Arch. f. Dermat. **191**, 515—526 (1949). — **John, F.,** u. **F. Ormea:** Zur Histogenese des Morbus Recklinghausen der Haut. Arch. f. Dermat. **192**, 478—508 (1951). ~ Über pathologische Veränderungen vegetativer Ganglien bei Dermatosen. Hautarzt **2**, 14—18 (1951).

Köhler, H.: Histologie und Histopathologie der wichtigsten vegetativen Ganglien unserer Haussäugetiere. Arch. exper. Vet.-Med. **6**, 373—478 (1953). — **Köhler, H.,** u. **D. v. Hein:** Zur Frage der Bedeutung histologischer Veränderungen an den intramuralen Ganglien des Dickdarmes vom Pferd bei Kolik. Berl. u. Münch. tierärztl. Wschr. **1953**, 285—288. — **Kuhn, H.:** Der Nachweis von Nerven im Zahngranulom. Med. Diss. Bonn 1939. — **Kulenkampff, H.:** Das Verhalten der Vorderwurzelzellen der weißen Maus unter dem Reiz physiologischer Tätigkeit. Z. Anat. **116**, 143—156 (1951). ~ Das Verhalten der Neuroglia in den Vorderhörnern des Rückenmarks der weißen Maus unter dem Reiz physiologischer Tätigkeit. Z. Anat. **116**, 304—312 (1952). — **Kuntz, A.:** Structure of sympathetic ganglia removed by operation in clinical cases. Anat. Rec. **52**, 63 (1932), Abstr. — **Kuntz, A.,** and **N. M. Sulkin:** Hyperplasia of peripheral neuroglia a factor in pathologic changes in autonomic ganglion cells. J. of Neuropath. **6**, 323—332 (1947). — **Kurucz, J.,** and **J. Osgyáni:** Contributions to the pathomorphology of pulmonary innervation. Acta morph. hung. **4**, 227—232 (1954).

Laidlaw, G. F., and **M. R. Murray:** Melanoma studies. III. A theory of pigmented moles. Their relation to the evolution of hair follicles. Amer. J. Path. **9**, 827—838 (1933). — **Lasowsky, I. M.:** Normale und pathologische Histologie der Herzganglien des Menschen. Virchows Arch. **279**, 464—485 (1930). — **Lasowsky, I. M.,** u. **M. M. Kogan:** Die Beteiligung des Nervensystems an allergischen Prozessen. Virchows Arch. **292**, 428—441 (1934). — **Lassmann, G.:** Terminale und nervöse Struktur in der neurogenen Appendicopathie. Acta neurovegetativa (Wien) **4**, 22—30 (1952). ~ Der derzeitige Stand unserer histologischen Kenntnisse über die Normologie und Pathologie des vegetativen Nervensystems. Fortschr. Med. **71**, 239—240 (1953). — **Lawrentjew, B. I.,** et **A. G. Filatowa:** Histopathologie du nerf laryngé inférieur et de ses terminaisons au cours de la laryngite tuberculeuse. Trav. Labor. Rech. biol. Univ. Madrid **29**, 319—338 (1934). — **Levi-Montalcini, R.:** Effects of mouse tumor transplantation on the nervous system. Ann. New York Acad. Sci. **55**, 330—344 (1952). — **Llombart, A.,** y **V. Jabonero:** Lesionas nerviosas locales en las apendicitis agudas. Trab. Inst. nac. Cienc. méd., Madrid **5**, 141—152 (1945). — **Loerbroks, E.:** Beobachtungen an Grenzstrangganglien Poliomyelitis-Kranker. Z. mikrosk.-anat. Forsch. **58**, 1—36 (1952).

Majer, E. H.: Histologische Untersuchungen der Nasenschleimhäute bei allergischen Erkrankungen. Acta neurovegetativa (Wien) **3**, 373—389 (1951). — **Masson, P.:** Carcinoids (Argentaffin-cell-tumors) and nerve hyperplasia of the appendicular-mucosa. Amer. J. Path. **4**, 181—211 (1928). ~ Contribution to the study of the sympathetic nerves of the appendix. The musculo-nervous complex of submucosa. Amer. J. Path. **6**, 217—234 (1930). ~ The significance of muscular „stroma" of argentaffin tumors. (Carcinoids). Amer. J. Path. **6**, 499—514 (1930). — **Mazzella, A., F. Aschieri** e **G. Azzali:** Le cellule dei gangli simpatici nelle arteriopatie. Monit. zool. ital. **63**, Suppl., 343—346 (1955). — **Miani, N.:** Sul comportamento dei neuroni del plesso renale in animali sottoposti a nefrectomia monolaterale. Monit. zool. ital. **60**, Suppl., 221—223 (1952). — **Miyake, H.:** Veränderungen des intramuralen Nervenapparates bei chirurgischen Magenkrankheiten. Dtsch. Z. Chir. **247**, 329—356 (1936). — **Miyake, H.,** u. **M. Oda:** Über die klinische Bedeutung des Ileumdivertikels mit besonderer Berücksichtigung der Pathologie des intramuralen Nervengeflechtes. Dtsch. Z. Chir. **251**, 111 bis 119 (1938). — **Murray, M. R.,** u. **A. P. Stout:** Distinctive characteristics of the sympatheticoblastoma cultivated in vitro. Amer. J. Path. **23**, 429—441 (1947). ~ A sympathetic ganglioneuroma cultivated in vitro. Cancer (New York) **1**, 242—247 (1947).

Oertel, H.: Innervation of human cancers. J. of Path. **32**, 557—564 (1929). — **Ormea, F.:** Pemfigo e sistema nervoso. Dermatologia (Napoli) **100**, 137—148 (1950). ~ Sistema nervoso cerebro-spinale e sistema vegetativo nella patogenesi sclerodermia diffusa. I. Acta neurovegetativa (Wien) **2**, 41—73 (1951). ~ Sistema nervoso cerebro-spinale e sistema nervoso vegetativo nella patogenesi sclerodermia diffusa. II. Acta neurovegetativa (Wien) **2**, 386—407 (1951). — **Orsós, F.:** Die vitale Reaktion des Nervensystems und deren gerichtsmedizinische Bedeutung. Dtsch. Z. gerichtl. Med. **25**, 177—196 (1935). ~ Die vitale Reaktion des Nervensystems bei Intoxikationen. Dtsch. Z. gerichtl. Med. **26**, 212—224 (1936). — **Ortmann, R.:** Über die Einförmigkeit morphologischer Reaktionen der Ganglienzellen nach experimentellen Eingriffen. Dtsch. Z. Nervenheilk. **167**, 431—441 (1952).

Penfield, W.: Cytology and cellular pathology of the nervous system. New York 1932.
Rieder, W.: Klinik und Pathologie der Raynaudschen Erkrankung, zugleich ein Beitrag zur Frage der Capillarfunktion und der Anatomie der peripheren Gefäßnetze. Arch. klin. Chir. **159**, 1—29 (1930). ~ Histologische Studien an autonomen Ganglienzellen nach peripherer Entnervung. Arch. klin. Chir. **167**, 327—331 (1931). ~ Pathologische Veränderungen der intramuralen Geflechte beim sogenannten Kardiospasmus. Zbl. Chir. **62**, 130—137 (1935). ~ Mikroskopische Untersuchungen des intramuralen Plexus bei chirurgischen Erkrankungen des Magens. Dtsch. Z. Chir. **244**, 471—490 (1935). — **Riegele, L.:** Über Veränderungen am Nervenapparat des entzündeten Trommelfells. Z. Hals- usw. Heilk. **35**, 239—267 (1953). — **Röper, K.:** Klinische und neurohistologische Studien über den Verlauf der Appendicopathia neuromatosa. Acta neurovegetativa (Wien) **4**, 9—22 (1952).
Sarter, J.: Morphologische Veränderungen an den Ganglien des sympathischen Grenzstranges und Vagus bei Mycosis fungoides. Dtsch. Z. Nervenheilk. **175**, 471—487 (1957). — **Sasybin, N.:** Über die Regeneration der Nervenfasern im mehrschichtigen Plattenepithel. Z. mikrosk.-anat. Forsch. **22**, 1—72 (1930). — **Scharapow, B. I.:** Über Veränderungen im sympathischen Nervensystem bei der spontanen Gangrän. Z. Neur. **121**, 584—589 (1929). — **Scherer, H. J.:** Zur Frage des Zusammenhangs zwischen Neurofibromatose (Recklinghausen) und umschriebenem Riesenwuchs. Virchows Arch. **289**, 127—150 (1933). ~ Untersuchungen über den geweblichen Aufbau der Geschwülste des peripheren Nervensystems. Virchows Arch. **292**, 479—553 (1934). — **Stern, W.:** Über nervöse Feinstrukturen im Ulcusmagen. Acta neurovegetativa (Wien) **3**, 533—550 (1952). — **Stöhr jr., Ph.:** Mikroskopische Studien zur Innervation des Magen-Darmkanales. II. Über die Nerven des menschlichen Magens und ihre Veränderungen beim Ulcus. Z. Zellforsch. **16**, 123—197 (1932). ~ Beobachtungen über Nerven des menschlichen Magens und ihre Veränderungen beim Ulcus chronicum. Klin. Wschr. **1932 II**, 1214—1215. ~ Mikroskopische Beobachtungen am Nervenapparat des Magens beim Ulcus chronicum. Virchows Arch. **292**, 595—626 (1934). ~ Anatomische Betrachtungen über das vegetative Nervensystem und seine Veränderungen beim Magenulcus. Dtsch. med. Wschr. **1934 I**, 45—49. ~ Zusammenfassende Ergebnisse über die normale und pathologische Histologie der sympathischen Ganglienzelle und der Endapparate im vegetativen Nervensystem. Erg. Anat. **33**, 135—243 (1941). ~ Studien zur normalen und pathologischen Histologie vegetativer Ganglienzellen. I. Z. Zellforsch. **32**, 587—635 (1943). ~ Über pathologisch-anatomische Veränderungen am Halsgrenzstrang bei Bronchialasthma. Allg. path. Schriftenreihe **1943**, H. 3/4, 1—14. ~ Studien zur normalen und pathologischen Histologie vegetativer Ganglien. II. Z. Zellforsch. **33**, 109—142 (1944). ~ Mikroskopische Studien zur Innervation des Magen-Darmkanales. V. Z. Zellforsch. **34**, 1—54 (1947). ~ Studien zur normalen und pathologischen Histologie vegetativer Ganglien. III. Z. Anat. **114**, 14—52 (1949). ~ Beobachtungen zur Histopathologie der Muskel- und Nervengewebes im menschlichen Oesophagus. Z. Anat. **114**, 185—215 (1949). ~ Studien zur Degeneration und Regeneration des vegetativen Nervengewebes an Hand eines Grenzstrangtumors. Z. Anat. **118**, 186—222 (1955). — **Stöhr jr., Ph.,** u. **M. Schmitz:** Über pathologisch-histologische Befunde an operativ entfernten sympathischen Halsganglien bei Asthma bronchiale. Z. Neur. **176**, 98—124 (1943). — **Sunder-Plassmann, P.:** Untersuchungsergebnisse zur Grenzstrangchirurgie. Arch. klin. Chir. **183**, 653—656 (1935). ~ Zur Ätiologie des Appendicitisrezidivs. Bruns' Beitr. **163**, 466—480 (1936). ~ Zum Reynaud-Problem. Zbl. Chir. **65**, 994—1002 (1938). ~ Die Raynaudsche Erkrankung und ihr Formenkreis. Dtsch. Z. Chir. **251**, 125—194 (1938). ~ Durchblutungsschäden und ihre Behandlung. Stuttgart: Ferdinand Enke 1943. — **Sunder-Plassmann, P.,** u. **F. Jaeger:** Raynaud und Sklerodermie. Dtsch. Z. Chir. **253**, 263—292 (1940). — **Sunder-Plassmann, P.,** u. **W. H. Richter:** Beobachtungen am Nebenzellenplasmodium der Grenzstrangganglien von Hingerichteten und resezierter Grenzstrangganglien bei Endangitis obliterans des Gehirns und der Extremitäten. Dtsch. Z. Chir. **258**, 133—159 (1943).
Takino, M.: Die Veränderung der vegetativen Nerven bei der Lepra. Jap. J. Med. Sci., Path. **1**, 291—315 (1930). — **Takino, M.,** u. **H. Sakurai:** Die Veränderung der vegetativen Nerven bei der Nervenlepra. Lepra **2**, 41—65 (1931). — **Tanida, T.:** Histological study of dermic tumor in Recklinghausens disease. Arch. hist. jap. **6**, 223—232 (1954). — **Truex, R. C.:** The sympathetic ganglions of hypertensive patiens. AMA. Arch. of Path. **51**, 186—191 (1951).
Ueda, T.: Histological classification of megacolon and its operative treatment. Med. J. Osaka Univ. **6**, 797—812 (1956).
Walter, W., u. **F. Marcos:** Zur Frage histo-pathologischer Veränderungen an sympathischen Ganglien bei der essentiellen Hypertonie. Dtsch. Z. Nervenheilk. **172**, 482—494 (1955). — **Ward, J. W.:** A histological study of transplanted sympathetic ganglia. Amer. J. Anat. **58**, 147—177 (1936). — **Weatherford, T.,** and **N. M. Sulkin:** Histochemical studies of autonomic ganglia in the scorbutic guinea pig. Anat. Rec. **115**, 444 (1953), Abstr. — **Wein, D.:** Über die Nervenfasern der Spinalganglienzellen. Z. Zellforsch. **32**, 87—98 (1943). — **Willis, A. G.,** u. **I. H. W. Birrell:** The structure of a carotid tumor. Acta Anat. (Basel) **25**, 220—265 (1955).

III. Aufbauelemente des sympathischen Systems.
1. Ganglienzelle.

Allison, I. E.: Histochemical alterations in autonomic ganglion cells in the rat following section of preganglionic fibers and following stimulation. Anat. Rec. 115, 272 (1953), Abstr. — **Altschul, R.:** Über das sogenannte „Alterspigment" der Nervenzellen. Virchows Arch. 301, 273—286 (1938). — **Amprino, R.:** Modifications de la structure des neurones sympathiques pendant l'accroissement et la sénescence. Recherches sur le ganglion cervical supérieur. C. r. Assoc. Anat. (33. Réun.) 1938, 1—16. — **Anraku, E.:** Postnatales Wachstum der sympathischen Ganglienzellen des Hals- und Brustgrenzstranges. Jap. J. Med. Sci., Anat. 6, 227—228 (1937), Abstr. — **Aros, B., T. Barka, Z. Pósalaky** u. **G. Gereeze:** Quantitative estimation of alkaline phosphatase in sympathetic ganglions and of its changes during pregnancy. Acta morph. (Budapest) 1, 377—386 (1951).

Bacsich, P.: Theoretische und praktische Beiträge zur Untersuchung der Zellen der peripherischen Ganglien. Acta Litt. Sci. Reg. Szeged 6, 27—36 (1932). ~ Les ganglions intraviscéraux du système nerveux végétatif. Ann. d'Anat. path. 10, 1—5 (1933). — **Bänder, A.:** Bericht über eine Schnelleinbettungsmethode für Paraffinschnitte. Z. wiss. Mikrosk. 60, 502—505 (1952). — **Barboni, F.:** Osservazioni sui gangli simpatici con il microscopio a fluorescenza. Arch. ital. Anat. e Istol. pat. 29, 242—263 (1955). — **Baron, H.:** Statistische Untersuchungen an Nervenzellen menschlicher, sympathischen Ganglien. Z. mikrosk.-anat. Forsch. 30, 613—644 (1932). — **Barr, M. L.:** The morphology of the nerve cell nucleus wich particular reference to differences according to sex. Internat. Anat. Congr. Oxford 1930, Abstr. of Communic. p. 16. — **Barr, M. L.**, and **E. G. Bertram:** A morphological distinction between neurons of the male and female and the behavior of the nucleolar satellite during accelerated nucleoprotein synthesis. Nature (Lond.) 163, 676—677 (1949). — **Barr, M. L., L. F. Bertram** and **H. A. Lindsay:** The morphology of the nerve cell nucleus, according to sex. Anat. Rec. 107, 283—297 (1950). — **Beaton, L. E., C. A. Holmes** and **W. F. Windle:** Multinucleate sympathetic ganglion cells in man. Anat. Rec. 75, 125—130 (1939). — **Bertrand, I.**, et **J. Guillain:** L'oligoglie interfasciculaire des ganglions rachidiens. Revue neur. 67, 312—323 (1937). — **Bethe, A.:** Die zentralen und peripheren Verbindungen der Nervenelemente, gesehen vom Standpunkt des Physiologen. Anat. Anz. 85, Erg.-H., 142—153 (1938). **Bethe, A.**, u. **M. Fluck:** Über das gelbe Pigment der Ganglienzellen, seine kolloid-chemischen und topographischen Beziehungen zu anderen Zellstrukturen und eine elektive Methode zu seiner Darstellung. Z. Zellforsch. 27, 211—221 (1937). — **Bielschowsky, M.:** Allgemeine Histologie und Histopathologie des Nervensystems. In Handbuch der Neurologie, Bd. 1, S. 35—226. 1935. — **Blair, D. M., P. Bacsich** and **F. Davies:** The nerve cells in the spinal ganglia. J. of Anat. 70, 1—9 (1935). — **Bodian, D.:** The structure of the vertebrate synapse. A study of the axon endings on Mauthner's cell and neighbouring centres in the goldfish. J. Comp. Neur. 68, 117—169 (1937). — **Botár, I.:** Sur les ganglions thoraciques chez le nouveau-né. Ann. d'Anat. path. 9, 1—7 (1932). ~ Einteilung und Struktur-Eigenschaften der Ganglien des vegetativen Nervensystems. Szeged 1934. ~ Qualitative und quantitative Untersuchung der Nervenzellen des Ganglion coeliacum im Alter. Acta anat. (Basel) 28, 157—206 (1956). — **Bronk, D. W.:** Synaptic mechanisms in sympathetic ganglia. J. of Neurophysiol. 2, 380—401 (1939). — **Brown, G. L.**, and **W. Feldberg:** The acetylcholine metabolism of a sympathetic ganglion. J. of Physiol. 88, 265—283 (1936). — **Bucciante, L.**, e **E. de Lorenzi:** Rapporti numerici fra cellule moltipolari e cellule dei coni e bastoncelli in animali di differente mole somatica. Monit. zool. ital. 41, 103—111 (1930). — **Burkhardt, E. G.:** Zur Frage der multipolaren Zellen in den Spinalganglien. Acta anat. (Basel) 17, 253—263 (1953).

Cajal, R. y: Degeneration and Regeneration of the nervous system, Bd. I. London: Oxford Univ. Press 1928. ~ Die Neuronenlehre. In Handbuch der Neurologie, Bd. 1, S. 887 bis 994. Berlin: Springer 1935. — **Caponetto, A.:** Importanza dei condriosomi nella genesi del pigmento giallo delle cellule gangliari simpatiche. Osservazioni sull'uomo. Boll. Soc. med.-chir. Catania 8, 149—158 (1940). — **Casselman, W. G. B.**, and **J. R. Baker:** The cytoplasmic inclusions of a mammalian sympathetic neurone: A histochemical study. Quart. J. Microsc. Sci. 96, 49—56 (1955). — **Castro, F. de:** Evolución de los ganglios simpáticos vertebrales y prevertebrales. Conexiones y citoarquitectonia de algunos grupos de ganglios, en el miño y hombre adulto. Trab. Labor. Invest. biol. Univ. Madrid 20, 113—208 (1923). ~ Sympathetic ganglia in Penfield: Cytology and cellular pathology of the nervous system, Bd. I. New York 1932. ~ Note sur la régénération fonctionelle hétérogénétique dans les anastomoses des nerfs pneumogastrique et hypoglosse avec le sympathetique cervical. Trav. Labor. Rech. biol. Univ. Madrid 29, 397—416 (1934). — **Chodos, Ch. G.:** Histopathologie der sympathischen Ganglien bei akuten Infektionen. (Beitrag zur normalen und pathologischen Histologie des Sympathicus.) Z. Neur. 135, 358—405 (1931). — **Clara, M.:** Beiträge zur Histotopochemie des Vitamin C im Nervensystem des Menschen. Z. mikrosk.-anat. Forsch.

52, 359—392 (1942). — **Clark, S. L.:** A histological study of the tissus of animals surviving complete exclusion of thoracico lumbar autonomic impulses. J. Comp. Neur. **58**, 553—591 (1933). — **Clark, S. L., E. H. Pearson** and **H. Hollinshead:** A preliminary report on the Nissl granules of autonomic neurons. Anat. Rec. Suppl. **48**, 14 (1931). — **Cole, E. C.:** Anastomosing neurons in the myenteric plexus of the human sigmoid flexure. J. Comp. Neur. **50**, 209—215 (1930). — **Conti, G.:** Über die Veränderungen der sympathischen Ganglienzellen der Appendix vermiformis in Abhängigkeit von Lebensalter und im Verlauf der chronischen Appendicitis. Schweiz. Z. Path. **15**, 80—101 (1952). — **Coppée, G., et Z. M. Bacq:** Dégénérescence conduction et transmission synaptique dans le sympatique cervical. Arch. internat. Physiol. **47**, 312—320 (1938). — **Coujard, R.:** Variations de structure des ganglions sympathiques. C. r. Assoc. Anat. **37**. Réun. **1950**, 75—79.

Delorenzi, E.: Modificazione dei neuroni simpatici dei mammiferi domestici in relazione all'accrescimento somatico ed alla senescenza. Boll. Soc. ital. Biol. sper. **5**, 1—4 (1930). ∼ Modificazione dei neuroni simpatici dei mammiferi domestici in relazione all'accrescimento somatico ed alla senescenza. Arch. ital. Anat. e Embriol. **28**, 529—552 (1931).

Eccles, I. C.: Synaptic and neuromuscular transmission. Erg. Physiol. **38**, 339—444 (1936). — **Ehlers, P.:** Über Altersveränderungen an Grenzstrangganglien von Meerschweinchen. Anat. Anz. **98**, 24—34 (1951). — **Eichner, D.:** Zur Frage der Neurosekretion der Ganglienzellen des Nebennierenmarkes. Z. Zellforsch. **36**, 239—247 (1951). ∼ Zur Frage der Neurosekretion in den Ganglienzellen des Grenzstranges. Z. Zellfrosch. **37**, 274—280 (1952). ∼ Zur Morphologie der Ganglienzellen des Grenzstranges nach experimentellen Eingriffen. (Durchschneidung, Kochsalzbelastung.) Z. Zellforsch. **39**, 328—338 (1953). ∼ Zur Frage der Neurofibrillen. Z. Zellforsch. **43**, 501—512 (1956). — **Einarson, L.:** Notes on the morphology of the chromophil material of nerve cells and its relation to nuclear substances. Amer. J. Anat. **53**, 141—175 (1933). — **Engelbrecht, W.:** Über Zahl und Deutung degenerierter Ganglienzellen in sympathektomierten Grenzstrangganglien. Klin. Wschr. **1951**, 41—49.

Feldberg, W.: Beitrag zum Azetylcholinproblem. Acta neurovegetativa (Wien) **4**, 249 bis 267 (1952).

Gagel, O.: Zur Histologie und Topographie der vegetativen Zentren im Rückenmark, Z. Anat. **85**, 213—250 (1928). ∼ Die vegetativen Anteile des Rückenmarkes. Z. Neur. **138**, 263—315 (1932). — **Gatenby, I. B.,** and **T. A. A. Moussa:** The sympathetic ganglion cell, with Sudan black and the Zernike microscope. J. Roy. Microsc. Soc. **70**, 342—364 (1940). ∼ **Gatenby, I. B.,** and **I. Leslie-Ellis:** The vertebrate neurone. Cellule **54**, 149—162 (1951). — **Gaupp jr., R.:** Die histologischen Befunde und bisherigen Erfahrungen über die Zwischenhirnsekretion des Menschen. Z. Neur. **154**, 314—330 (1935). ∼ Die Neurosekretion des Sympathicus. Z. Neur. **160**, 357—360 (1938). ∼ Die morphologischen Grundlagen zur Theorie einer Neurosekretion des vegetativen Systems. Z. Neur. **165**, 273—278 (1939). — **Gehry, B. M.:** Histologische Untersuchungen über die sekretorische Tätigkeit menschlicher Sympathicusganglienzellen. Med. Diss. Freiburg 1940. — **Georgiewsky, I. W.:** Zur Frage über die vielkernigen sympathischen Nervenzellen. Anat. Anz. **70**, 286—287 (1930). — **Glees, P.:** Sympathisches Nervensystem der Selachier. Acta neerl. Morph. **3**, 209—248 (1940). — **Godina, G.:** Mutamenti dei neuroni dei gangli simpatici di alcuni animali domestici. Monit. zool. ital. **57**, Suppl., 83—86 (1948). ∼ Ricerche sulla morfologia dei neuroni viscerali animali domestici. Arch. ital. Anat. e Embriol. **55**, 1—32 (1950). — **Goslar, H. G.,** u. **F. Tischendorf:** Zur Frage der Neurofibrillendarstellung in den „vegetativen Zellgruppen" des Stammhirns der Teleostier und Amphibien. Z. Anat. **118**, 124—149 (1954). — **Greving, R.:** Makroskopische Anatomie und Histologie des vegetativen Nervensystems. In Handbuch der Neurologie, Bd. 1, S. 811—886. Berlin: Springer 1935. — **Grimm, U.:** Über die Größenbeziehungen zwischen Kern und Nucleolus menschlicher Ganglienzellen. Diss. Bern 1949.

Harting, K.: Beobachtungen an sympathischen Ganglienzellen des Kaninchens. Z. Zellforsch. **28**, 457—484 (1938). ∼ Zur Frage der Zweikernigkeit sympathischer Ganglienzellen. III. Z. Zellforsch. **36**, 268—272 (1951). ∼ Über das Größenverhältnis von Kernkörperchen zu Kernen in sympathischen Nervenzellen des Menschen. Z. Zellforsch. **36**, 361—370 (1951). ∼ Zum Bau und zur Größenbeziehung des Nucleus vegetativer Ganglienzellen. Verh. Anat. Ges. Mainz, 51. Verslg, 1953, S. 375—379. — **Heinbecker, P.,** and **I. L. O'Leary:** A method for the correlation of cell types with fiber types in the autonomic and somatic nervous systems. Anat. Rec. **45**, 219 (1930). — **Hermann, H.:** Mikroskopische Studien am Grenzstrang des Sympathicus beim Menschen. Anat. Anz. **98**, 181—185 (1951). — **Hirt, A.:** Lumineszenzmikroskopische Untersuchungen am Nervensystem des lebenden Tieres. Anat. Anz. **88**, Erg.-H., 25—41 (1939). — **Hollinshead. W. H.,** and **S. L. Clark:** The Nissl granules of autonomic neurones. J. Comp. Neur. **62**, 155—169 (1935). — **Holtz, P.:** Arterenol als Überträgerstoff sympathischer Nervenerregungen und Hormon des Nebennierenmarks. Acta neurovegetativa (Wien) **4**, 276—279 (1952). — **Hughes, A.:** The effect of fixation on neurons of the chick. J. of Anat. **88**, 192—203 (1954).

Iljina, W. I., u. **B. I. Lawrentjew:** Zur Lehre von der Cytoarchitektonik des peripherischen, autonomen Nervensystems. Z. mikrosk.-anat. Forsch. **30**, 530—555 (1932). — **Ingersoll, E. H.:** Observations on functional and degenerative changes in sympathetic ganglion cells in man. Anat. Rec. **42**, 54 (1929), Abstr. ~ Further observations on changes in sympathetic ganglion cells. Anat. Rec. **48**, 23 (1931), Abstr. ~ The effect of stimulation upon coeliac ganglion cells of the albino rat. J. Comp. Neur. **59**, 267—283 (1934). ~ Differential counts of sympathetic ganglion cells in the rat and the rabbit. Anat. Rec. **55**, 21—22 (1935), Abstr. ~ Functional behavior of coeliac ganglion cells of the rabbit. Amer. J. Physiol. **117**, 514—517 (1936). — **Ito, T.:** Cytologische Untersuchungen über die intramuralen Ganglienzellen des Verdauungstraktes. Fol. anat. jap. **14**, 621—663 (1936). — **Ito, T.,** u. **S. Aoki:** Über den Golgi-Apparat der Ganglienzellen der Glandula submaxillaris des Hundes. Fol. anat. jap. **17**, 567—573 (1939). — **Ito, T.,** u. **M. Kubo:** Cytologische Untersuchungen über die intramuralen Ganglienzellen des Verdauungstraktes. Über die Ganglienzellen des menschlichen Darmes mit besonderer Berücksichtigung auf die Nissl Substanz. Cytologia (Tokyo) **10**, 334—347 (1940). — **Ito, T.,** u. **K. Nagahiro:** Cytologische Untersuchungen über die intramuralen Ganglienzellen des Verdauungstraktes. Fol. anat. jap. **15**, 609—634 (1937).

Jabonero, V., P. Gomez-Bosque, F. Bordallo J. Perez Casas: Organizacion anatomica del sistema neurovegetativo periferico. Instituto Nacional de Ciencas Medicos. C. S. I. C. **1951**. — **Jonas, F. J.:** Über die Nucleus-Nucleolus-Relation. Z. Zellforsch. **35**, 333—356 (1951).

Kai, T.: Über die sympathischen Zellen im Rückenmark. Z. exper. Med. **46**, 154—159 (1925). — **Kiss, F.:** Sympathetic elements in the cranial and spinal ganglia. J. of Anat. **66**, 488—498 (1932). ~ Senile und experimentelle Veränderungen an den Zellen der peripherischen Ganglien. Beitr. path. Anat. **92**, 127—131 (1933). ~ Multiplication expérimentale des cellules dans les ganglions périphériques. C. r. Assoc. Anat. Budapest **1939**, 1—10. — **Kiss, F., A. Gellért et P. Bacsich:** Des méthodes ayant fait leurs preuves dans l'examen du système nerveux périphérique. Bull. Assoc. Anat. **7**, 1—19 (1932). — **Kiss, F.,** et **L. O'Shaugnessy:** Recherches expérimentales sur les cellules des ganglions periphériques. C. r. Assoc. Anat. (29. Réun.) **1934**, 316—326. — **Knoche, H.:** Pathologische Veränderungen im Ganglion Gasseri des Menschen. Morph. Jb. **95**, 426—446 (1955). — **Köhler, H.:** Mehrkernigkeit in sympathischen Ganglienzellen bei sehr alten Tieren. Z. Altersforsch. **7**, 18—24 (1953). ~ Histologie und Histopathologie der wichtigsten vegetativen Ganglien unserer Haussäugetiere. Arch. exper. Vet.-Med. **6**, 373—478 (1953). — **Körner, F.:** Variationsstatistische Untersuchungen über die Größe der Kerne und der Kernkörperchen menschlicher Nervenzellen. Z. mikrosk.-anat. Forsch. **42**, 81—115 (1937). — **Kopsch, F.:** Das Binnengerüst in den Zellen einiger Organe des Menschen. Z. mikrosk.-anat. Forsch. **5**, 221—284 (1926). — **Kulenkampff, H.:** Das Verhalten der Vorderwurzelzellen der weißen Maus unter dem Reiz physiologischer Tätigkeit. Eine quantitativ-morphologische Untersuchung. Z. Anat. **116**, 143—156 (1951). — **Kuntz, A.,** and **H. C. Pribor:** Pre-mortem alterations in autonomic ganglion cells induced by pathological states. Anat. Rec. **115**, 339 (1953), Abstr.

Landau, E.: Peut on parler d'une innervation végétative de la cellule nerveuse? Vjschr. naturforsch. Ges. Zürich **91**, 253—261 (1946). — **Lapicque, L.:** Anatomie comparée. Cytoarchitektonique du ganglion sympathique en fonction du poids du corps. C. r. Acad. Sci. Paris **222**, 255—258 (1946). — **Lawrentjew, B. I.:** Some theoretical problems of the structure of the nervous tissue. Arch. biol. Nauk **48**, 194—210 (1937). — **Lawrentjew, B. I.,** a **G. I. Nessonow:** An attempt to form double synapses between sympathetic nerve cells. Bull. Biol. et Méd. exper. URSS. **1**, 89—90 (1936). — **Lennette, E. D.,** and **E. Scharrer:** Neurosecretion IX. Cytoplasmatic inclusions in peripheral autonomic ganglion cells of the monkey. Anat. Rec. **94**, 85—92 (1946). — **Levi, G.:** Fisiopatologia della vecchia. Milano 1933. ~ Über das mutmaßliche Bestehen von sympathischen Zellen in den kranialen und spinalen Ganglien. Anat. Anz. **75**, 187—190 (1932/33). — **Levi, G.,** u. **H. Meyer:** Die Struktur der lebenden Neuronen. Die Frage der Präexistenz der Neurofibrillen. Anat. Anz. **83**, 401—422 (1937). — **Lorente de Nó:** Liberation of acetylcholin by the superior cervical ganglion and the nodosum ganglion of the vagus. Amer. J. Physiol. **121**, 331—349 (1938). ~ Release of acetylcholine by sympathetic ganglia and synaptic transmission. Science (Lancaster, Pa.) **1940** (I), 501 bis 503. — **Luna, S.:** Ricerche sulla colorazione vitale con colori acidi di gangli sensitivi e simpatici. Monit. zool. ital. **47**, 83—91 (1936).

Matwejewa, S. J.: Über die Elemente embryonalen Charakters im autonomen Nervensystem des Frosches. Arch. Russ. d'Anat. **14**, 111—115 (1935). — **Meyer, E. R.:** Zur Frage der Neurosekretion sympathischer Ganglien nach Untersuchungen des Ganglion stellatum bei Tier und Mensch. Beitr. path. Anat. **111**, 373—380 (1950). — **Michailow, S.:** L'étude du neurone et la nouvelle classification des cellules nerveuses sympathiques. Presse méd. **58**, 703—705 (1950). — **Mosinger, M., H. Ollivier** et **Y. Bontoux:** Sur la présence de granulations réductrices dans certains neurones du système neuro-végétatif périphérique. C. r. Soc. Biol. Paris **132**, 158—160 (1939). — **Moussa, T. A.:** The cytoplasmic inclusions of the sympathetic neurons of the mouse. Amer. J. Anat. **90**, 379—425 (1952). — **Moussa, T. A.,**

and **I. B. Gatenby:** Neutral red and the Golgi apparatus of sympathetic neurones and the Zernike microscope. Cellule **53**, 269—284 (1950). — **Müller, W.,** u. **W. Walter:** Vakuolenbildung und Neurosekretion in den Nervenzellen sympathischer Grenzstrangganglien. Z. Anat. **118**, 348—354 (1955).

Nageotte, J.: Considérations sur la théorie du neurone à propos des travaux recents. Anat. Anz. **87**, 49—53 (1938). — **Nawzatzky, I.:** Zur Kenntnis der Farbspeicherung in peripherischen Ganglien der Maus. Z. Zellforsch. **20**, 229—236 (1933). — **Niero, G.:** Sulla nuova tecnica di Bodian per le neurofibrille. Monit. zool. ital. **49**, 149—153 (1938).

Orsós, I.: Die vitale Reaktion des Nervensystems und deren gerichts-medizinische Bedeutung. Dtsch. Z. gerichtl. Med. **25**, 177—196 (1935). ~ Die vitale Reaktion des Nervensystems bei Intoxikationen. Dtsch. Z. gerichtl. Med. **26**, 212—224 (1936).

Palay, S. L., and **G. E. Palade:** The fine structure of neurons. J. Biophys. a. Biochem. Cytology **1**, 69—88 (1955). — **Palumbi, G.:** Osservazione sulla struttura dei gangli del simpatico dei mammiferi. Z. Anat. **109**, 396—422 (1939). ~ Contributo alla valutazione del significato dei vari tipi di cellule e di connessioni nervose nei gangli del simpatico dei mammiferi. Ric. Morf. **18**, 515—533 (1940). — **Parker, G. H.:** What are neurofibrilles. Amer. Naturalist **63**, 97—117 (1929). — **Pasqualino, A.:** Note carrateristiche delle cellule vegetative spinali. Boll. Soc. ital. Biol. sper. **11**, 382—383 (1936). — **Penitschka, W.:** Über den Bau des Ganglion cervicale uteri des Menschen mit Berücksichtigung der mehrkernigen Ganglienzellen und des chromaffinen Gewebes. Anat. Anz. **66**, 417—434 (1929). — **Péterfi, T.:** Das leitende Element. In Handbuch der normalen und pathologischen Physiologie, Bd. 9, S. 79 bis 170. Berlin: Springer 1929. — **Picard, D.,** et **G. Chambost:** Mise en évidence des cellules polygonales de Kiss dans les ganglions sympathiques et spinaux après chromisation. C. r. Assoc. Anat. **36**, 724—726 (1949). ~ La neuro-sécrétion dans les amas ganglionnaires sympathiques intrasurrénaux. C. r. Assoc. Anat. (39. Réun.) **1952**, 167—173. ~ Les cellules de remplacement dans le système nerveux végétatif et les paraganglions. Observations sur les formations nerveuses intrasurrénaliennes. Archives Anat. microsc. **42**, 85—101 (1953). — **Picard, D.,** and **A. Stahl:** Signification fondamentale de certaines activités élaboratrices des cellules nerveuses. Étude critique de la notion actuelle de neurosécrétion. J. of Physiol. **48**, 73—95 (1956). — **Pilipenko, V. I.:** Bausteine zur funktionellen Morphologie des peripheren Nervensystems. (Über Neurone und Ganglien in vegetativen Nerven.) Arch. Anat. (Moskva) **32**, 11—17 (1955). — **Porsio, A.:** Richerche sulla capsula connettivale dei gangli nervosi sympatici e spinali di alcuni mammiferi. Monit. zool. ital. **43**, 44—49 (1932). — **Pribor, H. C.,** and **A. Kuntz:** Postmortem alterations in autonomic ganglion cells. Anat. Rec. **112**, 377 (1952), Abstr. — **Prince, R. H., M. A. Graham** and **M. L. Barr:** Nuclear morphology, according to sex, in Macacus rhesus. Anat. Rec. **122**, 153—172 (1955).

Robertis, E. de: The nucleo-cytoplasmic relationship and the basophilic substance (ergastoplasm) of nerve cells, electronmicroscopic observations. J. Histochem. a. Cytochem. **2**, 341 bis 345 (1954). — **Rouvière, H.:** Sur les lymphatiques des ganglions sympathiques cervicaux. Ann. d'Anat. path. **6**, 222 (1929). ~ Anatomie des Lymphatiques de l'homme. Paris: Masson & Cie. 1932.

Saguchi, S.: Das Nucleonephelium und seine Beziehungen zum Cytoplasma in den Nervenzellen. Ein Beitrag zur Frage nach der Wechselbeziehung zwischen Karyo- und Cytoplasma. Zytol. Studien **4**, 1—136 (1930). — **Sato, M.:** Supplementary observation on the histology of the sympathetic trunk ganglia in human adults. Arch. hist. jap. **8**, 639—656 (1955). — **Sávay, G., M. Szegvári** u. **B. Csillik:** Contribution to the problem of dark nerve cells of Kiss. Acta morph. (Budapest) **1**, 273 (1951), Abstr. — **Scharrer, E.:** Vergleichende Untersuchungen über die zentralen Anteile des vegetativen Nervensystems. Z. Anat. **106**, 169—192 (1937). — **Scharrer, E.** u. **B.:** Neurosekretion. In Handbuch der mikroskopischen Anatomie, Bd. VI/5, S. 953—1066. Berlin: Springer 1954. — **Schümmelfeder, N.:** Einfluß der Pufferlösung auf die färberische Bestimmung des Umladebereiches von Gewebselementen. Z. Zellforsch. **44**, 488–494 (1956). — **Schurmann, B. K.:** The accessory body in nerve cell nuclei of the cat. Anat. Rec. **118**, 407 (1954), Abstr. — **Seite, R.:** Élaborations figurées dans la cellule ganglionnaire végétative. Contribution à l'étude de la cytophysiologie du neurone. Archives Anat. microsc. **44**, 89—139 (1955). — **Seite, R., G. Chambost** et **D. Picard:** Images d'une neurosécrétion d'origine nucléaire dans les ganglions du système nerveux végétatif chez le chat. C. r. Soc. Biol. Paris **148**, 558—560 (1954). ~ Complexité cytochemique des appareils nucléolaires dans les cellules ganglionnaires végétatives chez le chat. C. r. Soc. Biol. Paris **148**, 2035—2037 (1954). — **Seite, R., D. Picard** et **G. Chambost:** Élaboration d'origine nucléaire dans les ganglions végétatifs chez le chat. Quelques données histochimiques. Réun. Anat. Univ. Suisse Bâle. Acta anat. (Basel) **22**, 383 (1954). — **Sell, W.:** Die Trypanblauspeicherung in verschiedenen peripherischen Ganglien der weißen Maus. Z. Zellforsch. **22**, 310—317 (1935). **Serebrjakow, P.:** Experimentell-morphologische Studien über Zelltypen des vegetativen Nervensystems. I. Z. Zellforsch. **24**, 152—185 (1936). — **Shaw, P. H., M. MacCallum, D. I. Davhurst**

and **I. F. Mainland:** The possibility of the dual nature of sympathetic ganglion cell. III. Austral. J. Exper. Biol. a. Med. Sci. **29**, 153 (1951). — **Slavich, E.:** Confronti fra la morfologia dei neuroni dei vari gangli simpatico e del parasimpatico encefalico. Boll. Soc. ital. Biol. sper. **5**, 1—4 (1930). ~ Confronti fra la morfologia di gangli del parasimpatico encefalico e del simpatico cervicale con speciale riguardo alla struttura del ganglio ciliare. Z. Zellforsch. **15**, 688—730 (1932). — **Smith, S. W.:** Neurosecretory phenomena in sympathetic ganglion cells of bufo marinus with particular reference to their significance for Weiss' theory of proximo-distal movement of axoplasm. Anat. Rec. **112**, 390 (1952), Abstr. ~ Cytoplasmic inclusions and neurosecretion in paravertebral sympathetic ganglionic neurons of vertebrates; a survey. Anat. Rec. **118**, 356 (1954), Abstr. — **Stepanova, S. S.,** and **E. Krokhina:** A contribution to the study of live nerve cells and their synapses by means of a dark field condensor. Arch. biol. Nauk. **61**, 107—111 (1941). — **Stöhr jr., Ph.:** Mikroskopische Anatomie des vegetativen Nervensystems. Berlin: Springer 1928. ~ Zusammenfassende Ergebnisse über die normale und pathologische Histologie der sympathischen Ganglienzelle und der Endapparate im vegetativen Nervensystem. Erg. Anat. **33**, 135—243 (1941). ~ Lehrbuch der Histologie und der mikroskopischen Anatomie des Menschen. Berlin-Göttingen-Heidelberg: Springer 1951. ~ Zusammenfassende Ergebnisse über die mikroskopische Innervation des Magen-Darm-Kanals. Erg. Anat. **34**, 250—401 (1952). — **Strecht-Ribeiro, C.:** Contribucão para o estudo da morfologia do sistema nervoso vegetativo periférico. Acta endocrinol. et gynaec. (Porto) **1**, 55—66 (1948). — **Sulkin, N. M.:** Histochemical studies of autonomic ganglia in the normal and fatigued state. Anat. Rec. **106**, 252—253 (1950). ~ Histochemical alterations in autonomic ganglion cells during ageing. Anat. Rec. **112**, 394 (1952), Abstr. ~ Histochemical studies on mucoproteins in nerve cells of the dog. J. Biophys. a. Biochem. Cytology **1**, 459—468 (1955). — **Sulkin, N. M.,** and **A. Kuntz:** The Golgi apparatus in the autonomic ganglion cells and peripheral neuroglia and its modifications following stimulation induced hypertension. J. of Neuropath. **7**, 154 bis 161 (1948). ~ Distribution of ascorbic acid in autonomic ganglia and its alteration in experimental and pathological states. Anat. Rec. **101**, 33—45 (1948). ~ A histochemical study of the autonomic ganglia of the cat following prolonged preganglionic stimulation. Anat. Rec. **108**, 255—277 (1950). ~ Histochemical alterations in autonomic ganglion cells associated with ageing. J. of Gerontol. **7**, 533—543 (1952). — **Szantroch, Z.:** Le rôle des cellules nerveuses multinucléaires dans le développement de la microstructure des ganglions sympathiques. Archives d'Anat. **25**, 305 bis 328 (1938).

Terni, T.: Struttura dei neuroni simpatici e età dell'uomo. Monit. zool. ital. **40**, 383—384 (1929). ~ Sulla moderna morfologia del sistema nervoso autonomo. Boll. Soc. ital. Biol. sper. **10**, 993 (1935). — **Thomas, O. L.:** A study of the spheroid system of sympathetic neurones with special reference to the problem of neurosecretion. Quart. J. Microsc. Sci. **89**, 333—350 (1948). — **Toni, G.,** e **A. Maccafferri:** Osservazioni sulle cellule dei gangli simpatici lombari in soggetti normali ed arteritici nelle diverse età. Monit. zool. ital. **61**, 13—17 (1953). — **Tschernjachiwsky, A.:** Sur les cellules sympathiques polynucléaires chez l'homme. Trav. Labor. Rech. biol. Univ. Madrid, Rev. Trim. microgr. **1932**, Fasc. 3/4, 249—266. — **Tschetschujewa, T.:** Über die Speicherung von Trypanblau in Ganglien. Z. exper. Med. **69**, 208—219 (1930).

Unger, K. H.: Über Altersveränderungen in den Grenzstrang-Ganglien der Ratte. Anat. Anz. **98**, 13—23 (1951/52).

Vandervael, F.: Recherches sur l'évolution des neurons sympathiques du ganglion cervical supérieur chez l'homme. Archives de Biol. **54**, 53—74 (1943).

Ward, J. W.: A histological study of transplanted sympathetic ganglia. Amer. J. Anat. **58**, 147—177 (1936). — **Watzka, M.:** Über das Vorkommen vielkerniger Ganglienzellen in den Nervengeflechten der Samenblase des Menschen. Anat. Anz. **66**, 321—334 (1928). ~ Der Golgi-Netzapparat der zweikernigen sympathischen Ganglienzellen des Kaninchens. Z. mikrosk.-anat. Forsch. **46**, 617—621 (1939). — **Weiss, P.,** and **Hsi Wang:** Neurofibrilles in living ganglion cells of the chic, cultivated in vitro. Anat. Rec. **67**, 105—117 (1936). — **Windle, W. F.,** and **S. L. Clark:** Observations on the histology of the synapse. J. Comp. Neur. **46**, 153—171 (1942).

Zeiger, K., u. **H. Harders:** Über vitale Fluochromfärbung des Nervengewebes. Z. Zellforsch. **36**, 62—78 (1951). — **Zeiger, K., H. Harders** u. **W. Müller:** Der Strugger Effekt an der Nervenzelle. Protoplasma (Wien) **40**, 76—84 (1951).

2. Nervenfaser.

Baud, Ch. A.: Biréfringence et dichroisme des axons et des terminaisons nerveuses après imprégnation argentique. C. r. Assoc. Anat. **35**, 61—64 (1948). ~ La texture profibrillaire du neurite. Acta anat. (Basel) **10**, 461—463 (1950). — **Baud, Ch. A.,** et **E. Pernoux:** Sur une différence de texture des axons dans les fibres nerveuses myéliniques et amyéliniques, révélée par le microscope électronique. C. r. Acad. Sci. Paris **232**, 1579—1599 (1951).

Collucci, G.: Osservazioni istologiche sulle fibre del simpatico. Riv. Neur. **3**, 386—403 (1930).
Dahlström, G., u. **Å. Swensson:** Quantitative Untersuchungen über marklose Nervenfasern. Z. mikrosk.-anat. Forsch. **51**, 334—345 (1942).
Falin, L.: Über die Degeneration der postganglionären Fasern des sympathischen Nervensystems. Arch. Russ. d'Anat. **14**, 299—303 (1935). — **Fernández-Morán, H.:** The submicroscopique organization of vertebrate nerve fibers. An electron microscope study of myelinated and unmyelinated nerve fibers. Exper. Cell. Res. **3**, 282—359 (1952).
Hedenström, I. v.: Messende Untersuchungen an den Schwannschen Zellen dünner Nervenfasern. Z. Zellforsch. **34**, 197—207 (1949). ~ Über dünne markhaltige Fasern im Sympathicus der Katze. Dtsch. Z. Nervenheilk. **163**, 118—124 (1949/50). — **Hess, A.,** and **A. I. Lansing:** The fine structure of peripheral nerve fibers. Anat. Rec. **117**, 175—199 (1953). — **Hoerr, N. L.:** The preexistence of neurofibrille and their disposition in the nerve fiber. Anat. Rec. **66**, 81—90 (1936). ~ The structure of the myeline sheath of nerve fibers. Anat. Rec. **66**, 91—95 (1936).
Jonesco, D., et **A. Teitel-Bernard:** Sur la structure des fibres nerveuses végétatives. Ann. d'Anat. path. **6**, 481—488 (1929).
Kimura, O.: Histologische Degenerations- und Regenerationserscheinungen im peripherischen Nervensystem. Mitt. path. Inst. Univ. Sendai 1, 1 (1922). — **Kiss, F.,** u. **P. v. Mihálik:** Über die Zusammensetzung der peripherischen Nerven und den Zusammenhang zwischen Morphologie und Funktion der peripherischen Nervenfasern. Z. Anat. **88**, 112—151 (1929). — **Kitaoka, N.:** Scheidenartige Anordnung der Neurofibrillen in Fortsätzen der Ganglienzellen. Jap. J. Med. Sci., Anat. 8, 9 (1949), Abstr.
Lapicque, L., H. Desoille et **P. Desoille-Merlhes:** Diverses espèces de fibres nerveuses dans les racines thoraciques, s'accroissent en nombre avec le poids du corps suivant des lois différentes. C. r. Soc. Biol. Paris **135**, 894—897 (1941). — **Laruelle, L.:** Étude d'anatomie microscopique du névraxe sur coupes longitudinales. Acta neurol. et psychiatr. belg. **48**, 189—234 (1948). — **Lassmann, G.:** Über die Verwendbarkeit der Silbermethoden zur Darstellung des peripheren, vegetativen Nervensystems. Acta neurovegetativa (Wien) Suppl. **6**, 144—152 (1955). — **Lawrentjew, B. I.,** u. **I. A. Borowskaja:** Die Degeneration der postganglionären Fasern des autonomen Nervensystems und deren Endigungen. Z. Zellforsch. **23**, 761—778 (1936).
Pensa, A.: Il contributo italiano agli studi sulle connessioni nervose negli ultimi cento anni. Soc. Ital. per il Progresso delle Scienze Anno 1939. — **Pick, J.,** and **D. Sheehan:** Sympathetic rami in man. J. of Anat. **80**, 12—20 (1946).
Riegele, L.: Beitrag zur Kenntnis des Scheidenplasmodiums im autonomen Nervensystem. Z. Zellforsch. **15**, 374—379 (1932). — **Robertis, E. de:** The submicroscopique organization of the nerve axon as a basis of nerve function. Gaz. méd. portug. **7**, 159—170 (1954). — **Robertis, E. D. P. de,** and **H. S. Bennett:** A submicroscopic vesicular component of Schwann cells and nerve satellite cells. Exper. Cell Res. **6**, 543—545 (1954). ~ A submicroscopique vesicular component in nerve satellite cells and in Schwann cells. Anat. Rec. **118**, 294—295 (1954). — **Robson, I. T.:** Histologic recognition of sympathetic tissue. J. of Neurosurg. **7**, 146 (1950).
Scharf, J.H.: Untersuchungen über Nervenlipoide unter besonderer Berücksichtigung der Milznerven des Hausrindes und des Menschen. Acta neurovegetativa (Wien) **4**, 31—62 (1952). — **Schimert, J.:** La myélinisation des fibres végétatives et somatiques chez le chat. C. r. Assoc. Anat. (30. Réun.) **1935**, 452—455. ~ Die Markscheidenbildung in den vegetativen Nerven. Z. mikrosk.-anat. Forsch. **37**, 581—594 (1935). — **Sheehan, D.:** On the unmyelinated fibers in the spinal nerves. Anat. Rec. **55**, 111—116 (1933). — **Siegmund, H.:** Versuche über die Vitalfärbung markloser und markhaltiger Nervenfasern mittels Acridinorange im Fluoreszenzlicht. Verh. dtsch. Ges. Path. 1951, 112—116. — **Stämpfli, R.:** Bau und Funktion isolierter, markhaltiger Nervenfasern. Erg. Physiol. **47**, 70—165 (1952). — **Stoeckenius, W.,** u. **K. Zeiger:** Morphologie der segmentierten Nervenfasern. Erg. Anat. **35**, 420—534 (1956).
Terio, D.: E possible con la semplice osservazione istologiche determinare la natura delle varie fibre nervose in seno ai tessuto? Boll. Zool. **12**, 91—101 (1941).
Voegtli, I.: Über Markgehalt und Segmentierung der Nervenfaser. Acta anat. (Basel) **21**, 366—385 (1954).
Weber, A.: Analyses des phases successives de l'imprégnation neurofibrillaire par d'argent reduit. Bull. Histol. appl. **24**, 49—59 (1947).

3. Rami communicantes.

Alexander, W. F.: Inconstant sympathique ganglia located in relation to upper lumbar nerves in man. Anat. Rec. **103**, 2 (1949), Abstr. — **Alexander, W. F., A. Kuntz, W. P. Henderson** and **E. Ehrlich:** Sympathetic ganglion cells in ventral nerve roots. Their relation to sympathectomy. Science (Lancaster, Pa.) **109**, 484 (1949). — **Amell, N.:** Untersuchungen über die Durchmesser und Querschnittflächen der Achsencylinder in den Spinalnervenzellen des Menschen. Acta psychiatr. (København.) **12**, 287 (1937). — **Axford, M.:** Some observations on the cervical sympathetic in man. J. of Anat. **62**, 301—318 (1928).

Boros, A.: Die Rami communicantes des lumbosacralen Abschnittes des Kaninchens und die Möglichkeiten der Ramisektionen. Acta Litt. ac Sci. Univ. hung. **6**, 223—236 (1932). — **Botár, I.:** Recherches anatomiques sur le tronc sympathique abdomino-pelvien et sur les rameaux communicants correspondants. Ann. d'Anat. path. **8**, 1191—1204 (1931). ~ La structure du tronc sympathique et des rameaux communicants lombopelviens chez l'homme. Ann. d'Anat. path. **8**, 1286—1294 (1931). ~ Die Anatomie des lumbosacralen und coccygealen Abschnittes des Truncus sympathicus bei Haussäugetieren. Z. Anat. **97**, 382—424 (1932). ~ Sur la classification des rameaux communicants du sympathique. C. r. Assoc. Anat. (27. Réun.) **1932**, 1—12. ~ Der Truncus sympathicus lumbalis. Acta Litt. ac Sci. Univ. hung. **6**, 151—222 (1932). ~ Études sur les rapports des rameaux communicants thoraco-lombaires avec les nerfs viscéreaux chez l'homme et chez l'animal. Ann. d'Anat. path. **9**, 88—100 (1932). ~ A propos de la classification des rameaux communicants du sympathique. Bull. du Muséum (Szeged) **5**, 99—100 (1933). — **Botár, I., Világhi M.** u. **G. Sere:** Die gemischten Rami communicantes beim Affen. Acta anat. (Basel) **9**, 235—250 (1950). — **Boyd, I. D.:** „Intermediate" lumbar sympathetic ganglia in the human foetus. J. of Anat. **84**, 401 (1950), Abstr. — **Busch, W.:** Beitrag zur Anatomie und Topographie des lumbalen, sympathischen Grenzstranges. Helvet. chir. Acta **17**, 143—152 (1950).

Colucci, G.: Osservazioni istologiche sulle fibre del simpatico. Riv. Neur. **3**, 386—403 (1930). — **Coppo, M.:** Sui centri autonomi pregangliari toracolumbar dei mammiferi. Arch. ital. Anat. e Embriol. **29**, 426—452 (1932).

Danon, D.: Images de variations de terminaisons de fibres préganglionnaires sympathiques. Bull. Histol. appl. **27**, 19—20 (1950). — **Dass, R.:** Sympathetic components of the dorsal primary divisions of human spinal nerves. Anat. Rec. **113**, 493—501 (1952). — **Dass, R., and D. Sheehan:** Sympathetic components of the dorsal primary divisions of human spinal nerves. Anat. Rec. **112**, 409 (1952), Abstr. — **Delmas, A.:** Nouvelles précisions sur les rapports de la chaine sympathique lombaire. Bull. Assoc. Anat. **47**, 13 (1938).

Gruss, W.: Über Ganglien im Ramus communicans. Z. Anat. **97**, 464—471 (1932). — **Guenin, R.:** Führt der N. phrenicus marklose Fasern ? Z. Anat. **92**, 73—92 (1930). — **Guerrier, Y.:** Le sympathique costo-apophysaire (Sur l'existence de fibres sympathiques a type de rameaux communicants en arrière du col des deux premières cotes). Fol. anat. Univ. coimbr. **22**, Nr 11, 1—11 (1947).

Jansen, J.: Beitrag zur Kenntnis der Zwerchfellinnervation. Z. Anat. **96**, 624—657 (1931). — **Juba, A.:** Beiträge zur Anatomie der Rami communicantes. Z. Anat. **92**, 224—238 (1930).

Kimmel, D. L.: Rami communicantes of cervical nerves and the vertebral plexus in the human embryo. Anat. Rec. **121**, 321 (1955), Abstr. — **Kiss, F.,** u. **Zádory:** Experimentell-morphologische Analyse der Rami communicantes. Anat. Anz. **91**, 209—225 (1941). — **Kolossow, N. G.,** u. **G. A. Polykarpowa:** Über einige efferente Fasern der hinteren Wurzeln. Anat. Anz. **80**, 339—347 (1935). — **Kuntz, A.:** Distribution of the sympathetic rami to the brachial plexus. Its relation to sympathectomy affecting the upper extremity. Arch. Surg. **15**, 871 bis 877 (1927). ~ Preganglionic connections and axonal distribution of inconstant sympathetic ganglion cells located in relation to spinal nerve roots. Anat. Rec. **103**, 63 (1949). ~ Nerve fiber components of sympathetic roots in man. Anat. Rec. **124**, 322 (1956), Abstr. — **Kuntz, A.,** and **I. Farnsworth:** Peripheral distribution of myelinated nerve fibers through gray communicating rami in dog. Proc. Soc. Exper. Biol. a. Med. **25**, 808—809 (1928). ~ Distribution of afferent fibers via the sympathetic trunks and gray communicating rami to the brachial and lumbosacral plexuses. J. Comp. Neur. **53**, 389—399 (1931).

Labbok, A. I.: Anatomische Untersuchungen und Typen des Kreuzabschnittes der Trunci sympathici. Anat. Anz. **85**, 14—81 (1937). ~ Zur Lehre über den Truncus sympathicus collateralis sacralis. Anat. Anz. **86**, 163—169 (1938).

Monro, D. A. G.: Connexions of lumbar „intermediate" sympathetic ganglia. J. of Anat. **85**, 417—418 (1951), Abstr.

Nakasawa, U.: Über die feinen markhaltigen Nervenfasern in den peripheren Nerven und ihre trophische Bedeutung auf die willkürlichen Muskeln. Jap. J. Med. Sci., Int. Med. etc. **1**, 489—507 (1928).

Pick, J., and **D. Sheehan:** Sympathetic rami in man. J. of Anat. **80**, 12—20 (1946). — **Podhradszky, L.:** Postganglionäre, markhaltige Fasern des Sympathicus. Mat. természett. Ertesitö **52**, 340—348 (1935). — **Puente Dominguez, J.:** Análisis morfofuncional de los rami communicantes del simpático. Farmacogiá y Terapéutica **2**, 89—92 (1948). — **Pusateri jr., S.:** Osservazioni sulla struttura dei rami communicanti sacrali. Boll. Soc. ital. Biol. sper. **14**, 407—408 (1939).

Ranson, S. W., and H. K. Davenport: Sensory unmyelinated fibers in the spinal nerves. Amer. J. Anat. 48, 331—353 (1931). — **Romankevič, V.:** Topographisch-anatomische Untersuchungen des Lendenteils des Sympathicus und seiner Rami communicantes. (Die operativen Zugänge zu denselben.) Arch. klin. Chir. 158, 276—286 (1930).
Salkan, D. M.: Der Grenzstrang des sympathischen Nervensystems als Empfindungen fortleitende Nervenbahn. Z. Neur. 116, 181—188 (1928). — **Sawatari, T.:** Marklose Fasern in der hinteren Rückenmarkswurzel bei der Katze. Z. Zellforsch. 27, 637—639 (1937). — **Sheehan, D., and J. Pick:** The rami communicantes in the rhesus monkey. J. of Anat. 77, 125—139 (1943). — **Siwe Sture, A.:** The cervical part of the gangliated cord with special reference to its connections with spinal nerves and certain cerebral nerves. Amer. J. Anat. 48, 479—497 (1931). — **Skoog, T.:** Ganglia in the communicating rami of the cervical sympathetic trunc. Lancet 1947 II, 457—460.
Takagi, J.: Eine Studie über den Faserverlauf in der somato-visceralen Verflechtungszone des Nervensystems. Fol. anat. jap. 7, 379—388 (1929). — **Terni, T.:** Il simpatico cervicale degli Amnioti. (Ricerche di morfologia comparata.) Z. Anat. 96, 289—426 (1931). — **Terni, T., e G. Muratori:** Sui rami communicanti embrionari del sistema autonomo toracolombare dei Cheloni. Monit. zool. ital. 48, 47—56 (1937).
Uchida, S.: Morphologische Studien des Sympathischen Nervensystems des Schweines. I. Halsteil. Acta Scholae med. Kioto 10, 235—260 (1928). ~ Morphologische Studien über das sympathische Nervensystem des Schweines. II. Brust- und Bauchregion. Acta Scholae med. Kioto 11, 31—73 (1928).
Wrete, M.: Morphogenetische und anatomische Untersuchungen über die Rami communicantes der Spinalnerven beim Menschen. Diss. Upsala 1930. ~ Untersuchungen über die Sympathicusversorgung des Plexus brachialis und die Halsgrenzstränge beim Menschen. Uppsala Läk.för. Förh. 40, 1—94 (1934). ~ Über die Verbindungen der Cervicalnerven mit den sympathischen Grenzsträngen beim Menschen. Z. mikrosk.-anat. Forsch. 35, 425 bis 456 (1934). ~ Die intermediären, vegetativen Ganglien der Lumbalregion beim Menschen. Z. mikrosk.-anat. Forsch. 53, 122—133 (1943). ~ Variation of silver-impregnation in different systems of nerve fibres. Acta anat. (Basel) 12, 198—207 (1951). ~ Ganglia of rami communicantes in man and mammals particularly monkey. Acta anat. (Basel) 13, 329—336 (1951).
Yamasaki, N.: Non-myelinated nerve fibres in the posterior roots. Jap. J. Med. Sci., Anat. 1, 68 (1928), Abstr. ~ On the distribution of non myelinated fibres in peripheral nerves and their bilateral crossing. Jap. J. Med. Sci., Anat. 1, 68 (1928), Abstr. — **Yano, K.:** Zur Anatomie und Histologie des Nervus phrenicus und sogenannten Nebenphrenicus, nebst Bemerkung über ihre Verbindung mit Sympathicus. Fol. anat. jap. 6, 247—290 (1928).

IV. Das sympathische System.

Ábrahám, A.: Die Struktur des Ganglion coeliacum beim Menschen. Állaz Közlem 37, 154—163 (1940). ~ The comparative histology of the stellate ganglion. Acta biol. Acad. Sci. hung. 2, 311—354 (1951). — **Akulinin, A. A.:** Die Struktur des sacralen Teils des sympathischen Grenzstranges beim Hund. Arch. Anat. (Moskva) 4, 33—38 (1954). — **Alvim Dias Costa, C. A. de:** Dissecção do simpatico cervical, torácico e abdominal, em um recem-nascido. Fol. anat. coimbr. 19, 10, 1—8 (1944). — **Andres, K. H., u. R. Kautzky:** Kleine vegetative Ganglien im Bereich der Schädelbasis des Menschen. Dtsch. Z. Nervenheilk. 174, 272—282 (1956). — **Arnulf, G.:** Étude de la sensibilité douloureuse du sympathique chez l'homme par l'excitation électrique. C. r. Assoc. Anat. (36. Réun.) 1949, 16—28. — **Aros, B., T. Barka, Z. Pósalaky and G. Gereeze:** Quantitative estimation of alkaline phosphatase in sympathetic ganglions and its changes during pregnancy. Acta morph. (Budapest) 1, 377—386 (1951). — **Asai, S.:** Über die Ursprungswurzeln der zentripetalen Nerven des Splanchnicus beim Kaninchen. J. Biophysics 2, 106—110 (1927).
Barbey-Gampert, M.: Altérations de terminaisons synaptiques dans un ganglion sympathique chez l'homme. Bull. Histol. appl. 24, 188 (1947). ~ Phénomènes d'altération des terminaisons à la surface des cellules nerveuses dans un ganglion sympathique chez l'homme. Acta anat. (Basel) 4, 3—9 (1947). ~ Altérations de terminaisons synaptiques dans un ganglion sympathique chez l'homme. Schweiz. med. Wschr. 1948, 466. — **Baron, H.:** Histophysiologische Forschung des heterogenen Regenerationsprozesses der perizellulären Apparate (Synapsen). Z. mikrosk.-anat. Forsch. 35, 331—361 (1934). — **Becker, R. F., and J. Grunt:** The cervical sympathetic ganglia. Anat. Rec. 121, 261 (1955), Abstr. — **Bellone, A.:** Osservazioni sulla struttura del cordone simpatico cervicale in alcuni mammiferi. Monit. zool. ital. Suppl. 49, 98—102 (1939). ~ Struttura del simpatico cervicale in alcuni mammiferi. Boll. Soc. ital. Biol. sper. 13, 961—962 (1938). — **Berselli, L., et G. Mattioli:** La dégénérescence des expansions sympathiques intraganglionnaires régénérées. Acta anat. (Basel) 25, 53—64 (1955). — **Berselli, L., u. G. Rossi:** ~ Osservazioni sulla topografia del ganglio stellato e sulla sua via aggressione posteriore. Monit. zool. ital. 58, Suppl., 62—64 (1949). — Recherches sur la régénération des fibres préganglionnaires du sympathique. Acta anat. (Basel) 19,

132—148 (1953). — **Bocca, E.:** Su di una probabile componente vegetativa del ganglio vestibulare. Monit. zool. ital. **61,** 159—163 (1953). — **Botár, I.:** Recherches anatomiques sur les plexus sympathiques pelviens. Ann. d'Anat. path. (8. Année) **1931,** Nr 7. ~ Sur l'origine des fibres des nerfs splanchniques thoraco-lombaires. Bull. Assoc. Anat. (27. Réun.) **1932,** 93 bis 96. ~ Sur les nerfs splanchniques pelviens. Bull. Assoc. Anat. (27. Réun.) **1932,** 97—104. La chaîne sympathique latéro-vertébrale lombaire, ses ganglions et ses rameaux communicants chez le nouveau-né. Ann. d'Anat. path. (9. Année) **1932,** 1—7. ~ Nouvelle orientation dans la systématisation du sympathique. C. r. Assoc. Anat. (28. Réun.) **1933,** 85 bis 101. ~ La classification des ganglions sympathiques et la dimension de leurs cellules. Bull. Assoc. Anat. (29. Réun.) **1934,** 107—116. ~ Descriptiv-experimentelle Angaben zur Vermehrung der sympathischen Nervenzellen im Erwachsenenalter. Acta physiol. (Budapest) **6,** Suppl., 125—126 (1954). ~ Changes in the sympathetic ganglia in old age. Acta morph. (Budapest) Suppl. **4,** 30—31 (1955). ~ Qualitative und quantitative Untersuchung der Nervenzellen des Ganglion coeliacum am gesunden Menschen. Acta anat. (Basel) **26,** 192—245 (1956). — **Bronk, D. W.:** Synaptic mechanisms in sympathetic ganglia. J. of Neurophysiol. **2,** 380—401 (1939). — **Brücke, H. v.:** Recovery of normal tonus in the course of regeneration of the cervical sympathetic nerve. J. Comp. Neur. **53,** 225—262 (1931). — **Bueker, E. D.:** Hypertrophia and hyperplasia of sympathetic and spinal ganglia in the chick embryo induced by sarcoma. I. Anat. Rec. **112,** 317 (1952), Abstr.

Cannon, W. B., H. F. Newton, E. M. Bright, V. Menkin and **R. M. Moore:** Some aspects of the physiology of animals surviving complete exclusion of sympathetic nerve impulses. Amer. J. Physiol. **89,** 84—107 (1929). — **Cannon, W. B.,** and **A. Rosenblueth:** The transmission of impulses through a sympathetic ganglion. Amer. J. Physiol. **119,** 221—235 (1937). — **Caponetto, A.:** Contributo alla morfologia del ganglio cervicale inferiore nell'uomo. Monit. zool. ital. **44,** Suppl., 151—154 (1933). — **Cardillo, I. A. F.:** Contribuicão ao Estudo da Histologia normal do sistema nervoso periferico. Diss. Med. Fac. Bahia 1955. — **Cardoso, H.:** Morfologia do ganglion stellatum do homen. Fol. anat. Univ. coimbr. **27,** 10, 1—5 (1953). **Castro, F. de:** Recherches sur la dégénération et la régénération du système nerveux sympathique. Quelques observations sur la constitution des synapses dans les ganglions. Études anatomiques et physiologiques. Trav. Labor. Rech. biol. Univ. Madrid **26,** 358—456 (1930). ~ Modelación de un arco reflejo en el simpatico, umiéndolo con la raíz aferente central del vago. Nuevas ideas sobre la sinapsis. Trab. Inst. Cajal Invest. Biol. **34,** 217—301 (1942). ~ Die normale Histologie des peripheren vegetativen Nervensystems. Das Synapsen-Problem. Anatomisch-experimentelle Untersuchungen. Verh. dtsch. Ges. Path. (34. Tagg) **1950,** 1—52. **Catania, V.:** La fina struttura del plesso del ganglio sotto-mascellare. Ric. Morf. **7,** 29—53 (1927). — **Clark, S. L.:** A histological study of the tissues of animals surviving complete exclusion of thoracico-lumbar autonomic impulses. J. Comp. Neur. **58,** 553—585 (1933). — **Colin Nicol, I. A.:** The autonomic nervous system of the chimaeroid fish Hydrolayus collici. Quart. J. Microsc. Sci. **91,** 379—399 (1950). — **Contu, P.,** e **G. Mattioli:** Osservazioni sui nervi splancnici dell'uomo. Monit. zool. ital. **60,** Suppl., 138—142 (1952). — **Coppée, G.,** et **Z. M. Bacq:** Dégénérescence, conduction et transmission synaptique dans le sympathique cervical. Arch. internat. Physiol. **47,** 312—320 (1938). — **Coujard, R.:** Dispositif comparé du système ganglionnaire sympathique lombaire chez le male et la femelle des oiseaux. C. r. Assoc. Anat. (38. Réun.) **1951,** 316—327.

Dale, H. H., and **W. Feldberg:** The chemical transmitter of effects of the gastric vagus. J. of Physiol. **80,** 16—17 (1934), Abstr. ~ Chemical transmission at motor nerve endings in volontary muscle. J. of Physiol. **81,** 39—40 (1934), Abstr. — **Danon, D.:** Variations de la structure des synapses dans ganglions sympathiques chez l'homme. Acta anat. (Basel) **13,** 163—170 (1951). — **Dikshit, B. B.:** Acetylcholin formation by tissues. Quart. J. Exper. Physiol. **28,** 243—251 (1938).

Eccles, I. C.: The action potential of the superior cervical ganglion. J. of Physiol. **85,** 179—206 (1935). ~ Slow potential waves in the superior cervical ganglion. J. of Physiol. **85,** 464—501 (1935). — **Edwards, L. F.,** and **R. C. Baker:** Variations in the formation of the splanchnic nerves in man. Anat. Rec. **77,** 335—342 (1940). — **Ehrlich, E.:** Inconstant sympathetic ganglia located in relation to upper thoracic nerves in man. Anat. Rec. **103,** 443—444 (1949). — **Fletto, L.:** Primi risultati di ricerche sistematiche sul simpatico cervicale dell' uomo. Monit. zool. ital. **41,** Suppl., 40—46 (1931). ~ Sulla presenza di cellule gangliari nel tronco del simpatico cervicale dell'uomo. Riv. Pat. nerv. **50,** 401—410 (1937). ~ Sulla presenza di cellule gangliari nel tronco del simpatico cervicale dell'uomo. Monit. zool. ital. **48,** Suppl. 258—259 (1938).

Faworsky, B. A.: Zur Frage über die Architektonik des sympathischen Grenzstranges. Anat. Anz. **90,** 177—185 (1940). — **Fedorow, B. G.:** Untersuchungen über den Regenerationsmechanismus der interneuronalen Synapsen. Arch. Russ. d'Anat. **14,** 77—94 (1935). ~ Essai de l'étude intravitale des cellules nerveuses et des connexions interneuronales dans le système nerveux autonome. Trav. Labor. biol. Univ. Madrid **30,** 403—434 (1935). — **Fedorow, B. G.,**

et S. J. Matwejewa: La structure des connexions interneuronales dans le système nerveux autonome de la grenouille. Trav. Labor. biol. Univ. Madrid 30, 379—401 (1935). — Feldberg, W.: Beitrag zum Azetylcholinproblem. Acta neurovegetativa (Wien) 4, 249—267 (1952). — Feldberg, W., and J. H. Gaddum: The chemical transmitter at synapses in a sympathetic ganglion. J. of Physiol. 81, 305—319 (1934). — Ferner, W.: Über den Bau des Ganglion semilunare Gasseri und der Trigeminuswurzel beim Menschen. Z. Anat. 110, 391—404 (1940). — Foley, I. O.: Origin of the nerve fibers in the cervical sympathetic trunc following ablation of its preganglionic axons. Anat. Rec. 79, Suppl., 21 (1941). — Foley, I. O., and F. S. Du Bois: A quantitative and experimental study of the cervical sympathetic trunc. J. Comp. Neur. 72, 587—603 (1940). — Foley, J. O., and H. N. Schnitzlein: The contribution of single thoracic spinal nerves to the upper cervical sympathetic trunc. Anat. Rec. 124, 290 (1956), Abstr. Funaoka, S.: Der anatomische Nachweis der zentripetalen Nervenfasern im N. splanchnicus major. Acta Scholae med. Kioto 10, 319—323 (1928). — Furusawa, T.: Über die Nervi splanchnici bei Makaken. Fol. psychiatr. et neur. jap. 2, 323—368 (1948).

Gaetani, L. de: Il ganglio otico negli ovini. Monit. zool. ital. 43, Suppl., 72—76 (1933). ~ Il tessuto connettivo nella struttura del ganglion otico degli ovini. Atti Accad. Peloritana Messina 35, 67—90 (1934). — Gairns, F. W., and S. D. Garven: Ganglion cells and their relationships with on another in the human lumbar sympathetic ganglia. J. of Physiol. 122, 16—17 (1953). — Gaupp jr., R:: Die Neurosekretion des Sympathicus. Z. Neur. 160, 357—360 (1938). — Gellért, A.: Note sur la nature des fibres postganglionnaires du ganglion otique chez le porc. C. r. Assoc. Anat. (30. Réun.) 1935, 217—221. ~ Quelques observations sur le ganglion caverneux à la suite de nouvelles recherches. Acta morph. (Budapest) 1, 15—22 (1951). — Georgiewski, I. W.: Zu Varietäten der Ganglien des Truncus sympathicus thoracicus. Anat. Anz. 79, 366—375 (1935). — Girolamo, A. de: Sulla morfologia comparata del sistema nervoso simpatico. Ricerche nei selaci. Boll. Soc. ital. Biol. sper. 25, 1034—1036 (1949). — Greving, R.: Makroskopische Anatomie und Histologie des Vegetativen Nervensystems. In Handbuch der Neurologie, Bd. 1, S. 811—886. 1935. — Gomez Bosque, P.: Die Topographie der vegetativen Ganglien vor und nach der Metamorphose bei Xenopus laevis Daudin. Morph. Jb. 97, 28—44 (1956).

Hagen, E.: Zur Individualanatomie des Ganglion solare beim Menschen. Normale und pathologische Befunde. Z. Zellforsch. 34, 257—279 (1949). — Hamlyn, L. H.: The effect of preganglionic section on the neurons of the superior cervical ganglion in rabbits. J. of Anat. 88, 184—191 (1954). — Hard, W. L., and A. C. Peterson: The distribution of cholinesterase in nerve tissue of the dog. Anat. Rec. 108, 57—69 (1950). — Harris, A. I.: An experimental analysis of the inferior mesenteric plexus. J. Comp. Neur. 79, 1—18 (1943). — Henderson, W. P.: Inconstant sympathetic ganglia located in relation to the lumbar plexus in the dog. Anat. Rec. 103, 467—468 (1949). — Herman, C. B., and M. D. Denber: A study of human splanchnic nerves removed at operation for hypertension. Acta anat. (Basel) 4, 117—118 (1947). — Hermann, H.: Contribution expérimentale à la systématisation du sympathique. Démonstration de l'existence de relais ganglionnaires dans le tronc splanchnique du chien. C. r. Assoc. Anat. (30. Réun.) 1935, 259—265. — Hermann, H.: Mikroskopische Studien am Grenzstrang des Sympathicus beim Menschen. Anat. Anz. 98, 181—185 (1951/52). ~ Über die Bedeutung der Mastzellen in sympathischen Ganglien. Klin. Wschr. 1952, 87. — Herzog, E.: Contribución a las terminaciones nerviosas (synapsis) en el ganglio celiaco humano. Rev. südamer. Morf. 3, 137—149 (1945). ~ Über die periphere Glia in den sympathischen Ganglien. Z. Zellforsch. 40, 199—206 (1954). — Herzog, E., u. B. Günther: Das Synapsenproblem im Sympathicus. Z. Neur. 160, 550—562 (1938). ~ Beitrag zum Problem der Synapsen und der Scheidenzellen in den sympathischen Ganglien. Z. Zellforsch. 31, 461—490 (1941). — Hinsey, I. C., K. Hare and G. A. Wolf jr.: Structure of the cervical sympathetic chain in the cat. Anat. Rec. 82, 175—180 (1942). — Hirt, A.: Die anatomischen Grundlagen des sympathischen und parasympathischen Nervensystems. Schweiz. med. Jb. 1931, 1—9. ~ Sympathisches Nervensystem und Nebenniere. I. Die vergleichende Anatomie des sympathischen Nervensystems. In Handbuch der vergleichenden Anatomie, Bd. II/1, S. 685—776. 1934. — Holtz, P.: Arterenol als Überträgerstoff sympathischer Nervenerregungen und Hormon des Nebennierenmarkes. Acta neurovegetativa (Wien) 4, 276—298 (1952).

Inacio, H. C.: Ganglion stellatum. Fol. anat. Univ. coimbr. 26, 1—119, 123—445 (1951).

Jabonero, V.: Études sur le système neurovégétatif périphérique. VI. Les synapses. Acta anat. (Basel) 15, 329—393 (1952). ~ Die anatomischen Grundlagen der peripheren Neurosekretion. Acta neurovegetativa (Wien) Suppl. 6, 160—302 (1955). ~ Études sur les synapses du système neurovégétatif périphérique. I. Les synapses dans les ganglions sympathiques humains. Z. mikrosk.-anat. Forsch. 61, 360—419 (1955). — Jamieson, R.W., D. B. Smith and B. I. Anson: The cervical sympathetic ganglia. An anatomical study of 100 cervico-thoracic dissections. Quart. Bull. Northwest. Univ. Med. School, Chicago 26, 219—226 (1952). — Jerme, R.: Les inclusions basophiles dans les histiocytes des formations végétatives périphériques et centrales. C. r. Soc. Biol. Paris **146**, 803—805 (1952). — **Job, C.,** and **A. Lundberg:** Excitation of ganglion cells in the inferior mesenteric ganglion by collaterales. Nature (Lond.) **170**, 205—206 (1952). — **Johnson, R. J.:** Variations in the cervical sympathetic ganglia. Anat. Rec. **115**, 328 (1953), Abstr. ~ The sacral sympathetic trunk and its branches. Anat. Rec. **124**, 314 (1956), Abstr.

Kahlson, G., and **F. C. McIntosh:** Acetylcholine synthesis in a sympathetic ganglion. J. of Physiol. **96**, 277—292 (1939). — **Kalberg, W.:** Über den sogenannten Nervus praesacralis. Anat. Anz. **69**, 274—282 (1930). — **Ken Kuré** u. **F. Sakurasawa:** Über die parasympathischen Fasern für das Ganglion sphenopalatinum und über den Verlauf der Sekretionsfasern für die Tränendrüse. Z. Zellforsch. **9**, 245—255 (1929). — **Kimata, H.:** Über das autonome Nervensystem des Pferdes mit besonderer Berücksichtigung des Spinalparasympathicus. Jap. J. Med. Sci., Anat. **7**, 252—253 (1939). — **Kirgis, H. D.:** Regenerating ability of the preganglionic fibers of the cervical sympathetic trunc of the cat. Anat. Rec. **118**, 318—319 (1954), Abstr. — **Kirsche, W.:** Synaptische Formationen im Ganglion stellare des Menschen. Z. mikrosk.-anat. Forsch. **60**, 399—466 (1954). — **Kiseleva, E. S.:** Über den Lymphabfluß aus dem Ganglion stellatum des Sympathicusstrangs. Arch. Anat. (Moskva) **32**, 13—14 (1955). — **Kiss, F.:** Sympathetic elements in the cranial and spinal ganglia. J. of Anat. **66**, 488—498 (1932). ~ Allgemeine Bemerkungen zu dem heutigen Stand der Sympathicus-Forschung. Acta Litt. ac Sci. Univ. Hung. Franc.-Jos. **6**, 5—12 (1932). ~ Die sympathischen Elemente der kranialen und spinalen Ganglien. Acta Litt. ac Sci. Hung. Franc.-Jos. **6**, 13—26 (1932). ~ Anatomisch-Histologische Untersuchungen über das sympathische Nervensystem. Szeged 1932 aus Acta Litt. ac Sci. Univ. Hung. Franc.-Jos. **6**, 1—252 (1932). — **Kiss, F.,** et **J. Botár:** Rapports entre les ganglions lymphatiques et les nerfs végétatifs. Ann. d'Anat. path. **8**, 701—707 (1931). — **Köhler, H.:** Histologie und Histopathologie der wichtigsten vegetativen Ganglien unserer Haussäugetiere. Arch. exper. Veter.-Med. **6**, 373—478 (1953). — **Kolda, J.:** Nerfs et ganglions splanchniques chez le cheval. C. r. Soc. Biol. Paris **98**, 253—255 (1928). — **Kolossow, N.,** u. **S. H. Sabussow:** Beiträge zum Studium der sympathischen und spinalen Ganglien einiger Reptilien und Vögel. Die Ganglien von Emys europaea, Anser cinereus und Columba livia. Z. mikrosk.-anat. Forsch. **18**, 5—36 (1929). — **Kornmüller, A. E.:** Die Elemente der nervösen Tätigkeit. Stuttgart: Georg Thieme 1947. ~ Erregbarkeitssteuernde Elemente und Systeme des Nervensystems. Grundriß ihrer Morphologie, Physiologie und Klinik. Fortschr. Neur. **18**, 437—467 (1950). — **Kuntz, A.:** Structure of sympathetic ganglia removed by operation in clinical cases. Anat. Rec. **52**, 63 (1932), Abstr. ~ The structural organization of the celiac ganglia. J. Comp. Neur. **69**, 1—12 (1938). ~ Histological variations in autonomic ganglia and ganglion cells associated with age and disease. Amer. J. Path. **14**, 783—795 (1938). ~ The structural organization of the inferior mesenteric ganglia. J. Comp. Neur. **72**, 371—382 (1940). ~ Structural and functional organization of certain autonomic ganglia. Anat. Rec. **79**, Suppl., 39 (1941). ~ Components of splanchnic nerves and extensions of celiac and mesenteric plexuses in man. Anat. Rec. **121**, 326 (1955), Abstr. — **Kuntz, A.,** and **R. L. Moseley:** An experimental analysis of the pelvic autonomic ganglia in the cat. J. Comp. Neur. **64**, 63—75 (1936). — **Kuntz, A.,** and **W. F. Alexander:** Surgical implications of lover thoracic and lumbar independent sympathetic pathways. Arch. Surg. **61**, 1007—1018 (1950). — **Kuntz, A.,** and **N. M. Sulkin:** The neuroglia in the autonomic ganglia, cytologic structure and reactions to stimulation. J. Comp. Neur. **86**, 467—477 (1947). ~ Hyperplasia of peripheral neuroglia. A factor in pathologic changes in autonomic ganglion cells. J. of Neuropath. **6**, 323—332 (1947).

Lannon, I., and **E. Weller:** The identification of the lumbar ganglia. S. Afric. Med. J. **24**, 1022—1025 (1950). — **Larsell, O.:** The sympathics of the head. West. J. Surg. **46**, 633 (1938). — **Laubmann, W.:** Variationsunterbrechungen am Halssympathicus. Verh. Anat. Ges. Anat. Anz. **67**, Erg.-H., 232—239 (1929). ~ Anatomische Studie über den Halssympathicus des Menschen. Z. Anat. **96**, 787—805 (1931). — **Laux, G., Y. Guerrier, G. Marchal** et **I. Olivier:** Zone de transition thoraco-lombaire de la chaine sympathique latéro-vertébrale. C. r. Assoc. Anat. (39. Réun.) **1953**, 274—278. — **Lawrentjew, B. I.:** Experimentell-morphologische Studien über den feineren Bau des autonomen Nervensystems. IV. Weitere Untersuchungen über die Degeneration und Regeneration der Synapsen. Z. mikrosk.-anat. Forsch. **35**, 71—118 (1934). ~ Einige Bemerkungen über Fortschritte und Aufgaben der Erforschung des autonomen Nervensystems. Z. mikrosk.-anat. Forsch. **36**, 651—659 (1934). — **Lawrentjew, B. I.,** u. **I. M. Lasowsky:** Über die Reizerscheinungen im autonomen Nervensystem. Die Natur des sogenannten „Kugelphänomens". Z. Neur. **131**, 585—601 (1931). — **Lindström, B. L.:** On the communicating nerve branches between the lumbarsympathetic trunks an their clinical importance. Duodecim (Helsinki) **71**, 375—385 (1955). — **Lodone, M.:** Contributo alla conoscenza dei corpuscoli nervosi terminali situati in diretto rapporto od in prossimitá dei vasi sanguiferi della gamba. Monit. zool. ital. **62**, Suppl., 490—492 (1954). — **Loewi, O.,** u. **H. Hellauer:** Über das Acetylcholin in peripheren Nerven. Pflügers Arch. **240**, 769—775 (1938). — **Lorente de Nó, R.:** Liberation of acetylcholin by the superior cervical sympathetic ganglion and the nodosum ganglion of the vagus. Amer. J. Physiol. **121**, 331—349 (1938). — **Luna, E.:** Risultati di ricerche utili per la chirurgia del simpatico. Boll. Soc. med.-chir. Catania **7**, 389—393 (1939).

Malaise, E., et **M. A. Gerebtzoff:** Les inclusions basophiles des histiocytes des ganglions nerveux. C. r. Assoc. Anat. (38. Réun.) **1951**, 676—678. — **Marques, S.:** A propósito das relaçoes anastomóticas entre o vago e o simpático. Fol. anat. Univ. coimbr. **20**, 10, 1—6 (1945). — **Matsushima, S.:** Beiträge zur Kenntnis der Anatomie des Truncus sympathicus. J. of Orient. Med. **10**, 59—60 (1929). — **Mattuschka, S.:** Die ,,Nervi splanchnici". Eine Studie zum Bauplan des visceralen Nervensystems. Morph. Jb. **87**, 439—489 (1942). — **Mehler, W. R.:** An analysis of the lumbar sympathetic trunk in the dog. Anat. Rec. **109**, 325 (1950), Abstr. ~ An analysis of the visceral rami of the lumbar sympathetic trunk of the dog. Anat. Rec. **112**, 359 (1952), Abstr. — **Mehler, W. R., I. C. Fischer** and **W. F. Alexander:** The anatomy an variations of the lumbosacral sympathetic trunk in the dog. Anat. Rec. **113**, 421—436 (1952). — **Mitchell, G. A. G.:** The rostral extremities of the sympathetic trunks. J. of Anat. **86**, 492 (1952), Abstr. ~ The cranial extremities of the sympathetic trunks. Acta anat. (Basel) **18**, 195—201 (1953). — **Mizeres, N. I.:** The anatomy of the autonomic nervous system in the dog. Amer. J. Anat. **96**, 285—318 (1955). — **Morin, F.:** Su di un ganglietto sensitivo lungo il decorso del nervo grande petroso superficiale. Monit. zool. ital. **50**, 261—275 (1939). — **Mosinger, M.:** La neuricrinie hypothalamo-hypophysaire et la neuricrinie en général, l'hyperneuricrinie. Fol. anat. Univ. coimbr. **25**, 1—53 (1950).

Näätänen, E. K.: Beiträge zur Kenntnis der Anatomie der N. splanchnici. Duodecim (Helsingfors) **23**, 1—14 (1947). — **Nawzatzky, I.:** Zur Kenntnis der Farbspeicherung in peripherischen Ganglien der Maus. Z. Zellforsch. **20**, 229—236 (1934). — **Noel, R.:** Les synapses. C. r. Assoc. Anat. (36. Réun.) **1949**, 525—572. — **Nolf, P.:** Les nerfs extrinsèques de l'intestin chez l'oiseau. II. Les nerfs coeliques et mésentériques. Arch. Internat. Physiol. **39**, 165—226 (1934). — **Nonidez, I. F.:** The nervous ,,terminalreticulum". A critique. III. Observations on the autonomic ganglia and nerves with special reference to the problem of the synapse. Concluding remarks. Anat. Anz. **84**, 315—330 (1937). — **Nussbaum, F.:** Die Anatomie der sympathischen Halsganglien und die topographische Anatomie des seitlichen Halsdreiecks. Diss. Kiel 1934.

Olivier, I.: Jonction thoraco-lombaire de la chaine sympathique latéro-verébrale. Montpellier méd. **46**, 146—150 (1954). — **Orlov, G. A.:** Wege der morphologischen Differenzierung des Grenzstranges des Nervus sympathicus bei Wirbeltieren. Arch. Anat. (Moskva) **24**, 111—116 (1940). — **Orts Llorca, F.,** and **I. Botár:** Lymphatiques des ganglions de la chaine sympathique chez le nouveau-né. Amer. J. Anat. **9**, 1—3 (1932). ~ Lymphatiques des Ganglions de la chaine sympathique chez le nouveau-né. Ann. d'Anat. path. (9. Année) **1932**, Nr 7. — **Otuka, I.:** Mikrometrische Studien über die Myelisation des N. splanchnicus major bei der Katze. Jap. J. Med. Sci., Anat. **8**, 111—123 (1940).

Palumbi, G.: Contributo allo studie dei tipi cellulari rappresentati nei gangli sensitivi e nei gangli simpatici. Anat. Anz. **87**, 292—305 (1939). ~ Osservazioni sulla struttura dei gangli del simpatico dei mammiferi. Z. Anat. **109**, 396—422 (1939). ~ Osservazioni sulla struttura dei gangli del simpatico dei mammiferi. Monit. zool. ital. **49**, Suppl., 174—179 (1939). ~ Differenze strutturali fra i vari gangli del simpatico dei mammiferi. Boll. Soc. ital. Biol. sper. **15**, 233—234 (1940). ~ Contributo alla valutazione del significato dei vari tipi di cellule e di connessioni nervose nei gangli del simpatico dei mammiferi. Ric. Morf. **18**, 515—532 (1940). ~ Nidi cellulari e sinapsi nei gangli dei mammiferi. Atti Accad. med. Lomb. **39**, 1 (1940). — **Pastori, G.:** Contributo allo studio della fine struttura dei gangli simpatici. Publ. Univ. Catt. Sacro Cuore, Ser. IV **5**, 9—38 (1929). — **Patterson, E. L.:** Sources of arterial blood supply to the superior and middle cervical sympathetic ganglia and the ganglion intermediaire. J. of Anat. **84**, 329—341 (1950). ~ The arterial supply to the stellate ganglion. J. of Anat. **87**, 219—227 (1953). — **Pearson, A.:** Further observations of the connections of the sympathetic trunk. Anat. Rec. **112**, 373 (1952), Abstr. — **Pera, L.:** Sui Nn. splanchnici degli uccelli (Passer italiae). Monit. zool. ital. **59**, Suppl., 275—277 (1950). — **Pick, I.:** Spinal sympathetic outflow in the frog (Rana pipiens). Anat. Rec. **124**, 347 (1956), Abstr. — **Pick, J.,** and **D. Sheehan:** Sympathetic rami in the frog. Anat. Rec. **109**, 337 (1951), Abstr. — **Pines, L.,** u. **K. Narowtschatowa:** Über die Morphologie des Ganglion oticum. Z. Zellforsch. **20**, 764—778 (1934). — **Pitzorno, M.:** Nuove ricerche sulla struttura dei gangli della catena del simpatico. Mem. R. Acad. Sci. Torino, Ser. II **66**, 1—64 (1915). — **Podhradszky, L.:** Note sur la nature des fibres postganglionnaires du ganglion cervical supérieur chez le chat. C. r. Assoc. Anat. (30. Réun.) **1935**, 420—424. — **Polak, M.:** Sobre la microglia periférica. Microglia de los ganglios simpáticos. Acta neurol., lat.-amer. **1**, 16 bis 23 (1955). — **Porsio, A.:** Ricerche sulla capsula connetivale dei gangli nervosi simpatici e spinali di alcuni mammiferi. Monit. zool. ital. **43**, 44—49 (1932). — **Puente Dominguez, I. L.:** Sistema frénico-simpático no homem. Fol. anat. Univ. coimbr. **20**, 5, 1—23 (1945).

Reed, A. F.: The origins of the splanchnic nerves. Anat. Rec. **109,** 341 (1951), Abstr. ~ The gross anatomy of the lumbar sympathetic chain. Anat. Rec. **112,** 380 (1952), Abstr. — **Robertis, E. de:** Submicroscopic organization of some synaptic regions. Acta neurol., lat.-amer. **1,** 3—15 (1955). — **Rossi, F.:** Ricerche anatomiche sul Nervus splanchnicus major, sul N. splanchnicus minor e sul N. splanchnicus imus dell'uomo. Arch. ital. Anat. e Embriol. **24,** 745—793 (1927). — **Rychter, Z.:** Retrodiaphragmatická paraaortálni ganglia sympatiku. Československ. Morfol. **3,** 1—10 (1955).

Saccomanno, G.: The components of the upper thoracic sympathetic nerves. J. Comp. Neur. **79,** 355—378 (1943). — **Sampaio-Tavares, A.:** Alguns promenores da anatomia do simpático torácico dos nervos esplâncnicos. Arch. exper. Morf. **7,** 565—576 (1949). — **Samuel, E. P.:** Chromidial studies on the superior cervical ganglion of the rabbit. J. of Anat. **86,** 473 (1952), Abstr. ~ Chromidial studies on the superior cervical ganglion of the rabbit. J.Comp. Neur. **98,** 93—111 (1953). — **Sávay, G., B. Csillik** u. **O. Bondray:** Die unspezifische Esterase-Aktivität der sensorischen und vegetativen Ganglien. Acta morph. (Budapest) **3,** 207—215 (1953). — **Schilf, E.:** Zur Physiologie des Azetylcholins. Medizinische **10,** 331—333 (1954). — **Seite, R., G. Chambost** et **D. Picard:** Neurosécrétion dans les ganglions végétatifs chez le chat. C. r. Assoc. Anat. (41. Réun.) **1954,** 540—549. — **Sell, W.:** Über Trypanblauspeicherung in verschiedenen peripherischen Ganglien der weißen Maus. Z. Zellforsch. **22,** 310—317 (1935). — **Sinclair, J. G.:** A ganglionic plexus in the human falx cerebri. Texas Rep. Biol. a. Med. **9,** 348 bis 352 (1951). — **Sjöstrand, F. S.:** Die routinemäßige Herstellung von ultradünnen (ca. 200 Å) Gewebeschnitten für elektronenmikroskopische Untersuchungen der Gewebszellen bei hoher Auflösung. Z. wiss. Mikrosk. **62,** 65—86 (1954). — **Slavich, E.:** Confronti fra la morfologia dei neuroni dei vari gangli simpatici e del parasimpatico encefalico. Boll. Soc. ital. Biol. sper. **5,** 1—4 (1930). ~ Confronti fra la morfologia di gangli del parasimpatico encefalico e del simpatico cervicale con speciale riguardo alla struttura del ganglio ciliare. Z. Zellforsch. **15,** 688—730 (1932). — **Slepkov, J.** u. **I.:** Zur Frage sensibler Endapparate örtlichen Ursprungs im Ganglion mesentericum caudale des Menschen. Dokl. Akad. Nauk SSSR., N. S. **94,** 349—352 (1954). ~ Die sensible Innervation der intramuralen Ganglien einiger inneren Organe des Menschen. Dokl. Akad. Nauk. SSSR., N. S. **94,** 569 bis 572 (1954). — **Solervicens, S.:** Contribución al estudio de las variaciones del plexo solar. Soc. Anat. norm. y pat. **8,** 515 (1946). — **Speciale, F.:** Studio sopra i gangli del simpatico cervicale nell'uomo, con particolare riguardo al ganglio intermedio. Arch. ital. Anat. e Embriol. **36,** 49—66 (1934). — **Stöhr jr., Ph.:** Über „Nebenzellen" und deren Innervation in Ganglien des vegetativen Nervensystems, zugleich ein Beitrag zur Frage der Synapsen. Z. Zellforsch. **29,** 569—612 (1939). ~ Zusammenfassende Ergebnisse über die normale und pathologische Histologie der sympathischen Ganglienzelle und der Endapparate im vegetativen Nervensystem. Erg. Anat. **33,** 135—284 (1941). ~ Studien zur normalen und pathologischen Histologie vegetativer Ganglien. I. Z. Zellforsch. **32,** 587—635 (1943). ~ Studien zur normalen und pathologischen Histologie vegetativer Ganglien. II. Z. Zellforsch. **33,** 109—142 (1944). ~ Studien zur normalen und pathologischen Histologie vegetativer Ganglien. III. Z. Anat. **114,** 14—52 (1948). — **Streckfuss, H.:** Untersuchungen über die ganglionäre Natur des N. sympathicus major bei Menschen. Z. Anat. **96,** 473—487 (1931). — **Sunder-Plassmann, P.:** Untersuchungsergebnisse zur Grenzstrangchirurgie. Arch. klin. Chir. **183,** 653—656 (1935). — **Suzuki, M.:** On motor on sensory nerve systems in lumbar cord in man. Tohoku J. Exper. Med. **59,** 37—51 (1953). ~ On vegetative nerve cells in human lumbar cord. Tohoku J. Exper. Med. **59,** 53—61 (1953). — **Szantroch, Z.:** Untersuchungen über die Struktur der mesenterialen Gefäßganglien. Z. Anat. **104,** 709—715 (1934/35). ~ Kritisch-methodologische und entwicklungsgeschichtliche Untersuchungen über die Mikrostruktur des sympathischen Grenzstranges und Versuch zu deren Deutung auf morphologischer Grundlage. Z. Zellforsch. **23,** 464—494 (1936). ~ Zur Morphologie der Nervenzellen im Gefäß-Sympathicus bei Cottus scorpius. Z. Anat. **107,** 672—679 (1937).

Teitelbaum, H. A., and **E. Uhlenhuth:** The mediastinal ganglion and its relation to the innervation of thoracic viscera. Anat. Rec. **52,** 241—251 (1932). — **Terni, T.:** Il simpatico cervicale degli amnioti. (Ricerche di morfologia comparata.) Z. Anat. **96,** 289—426 (1931). ~ Sur les centres autonomes de la moelle des vertébres. C. r. Assoc. Anat. (32. Réun.) **1937,** 1—10. — **Thyreadgill, F. D.,** and **O. Solnitzky:** Anatomical studies of afferency within the lumbosacral sympathetic ganglia. Anat. Rec. **103,** 96 (1949), Abstr. — **Tiegs, O. W.:** The structure of the neurone junction in sympathetic ganglia and in the ganglia of Auerbachs plexus. Austral. J. Exper. Biol. a. Med. Sci. **4,** 79—98 (1927). — **Toni, G.,** e **A. Favero:** Gangli accessori e gangli della catena simpatico nel segmento toracico: comportamento dei loro elementi cellulari. Boll. Soc. ital. Biol. sper. **31,** 445—448 (1955). — **Tower, S. S.:** The effects of sympathetic denervation of mammalian tissues during the period of post-natal growth. Amer. J. Physiol. **100,** 295—300 (1932). — **Tower, S. S.,** and **C. P. Richter:** Injury and repair within the sympathetic nervous system. I. The preganglionic neurons. Arch. of Neur. **26,** 485—495 (1931). ~ Injury and repair within the sympathetic nervous system. II. The postganglionic neurones. Arch. of Neur. **28**, 1139—1148 (1932). ~ Injury and repair within the sympathetic nervous system. III. Evidence of activity of postganglionic sympathetic neurons independent of the central nervous system. Arch. of Neur. **28**, 1149—1152 (1932). — **Truex, R. C.:** Chromaffin tissue of the sympathetic ganglia and heart. Anat. Rec. **108**, 687—697 (1950). — **Tufano, A.:** Contributo allo studio topografico del complesso simpatico cervicotoracico a proposito di una tecnica personale di accesso al ganglio cervicale inferiore. Monit. zool. ital. **61**, Suppl., 375—377 (1953).

Uenae, F.: Über die Größe der Nervenzellen in den sympathischen Ganglien einiger Säugetiere. Acta Scholae med. Kioto **12**, 311 (1929).

Vitali, G.: Sui rami orbitali del ganglio sfenopalatino e sulla presenza dei ganglietti nervosi nel loro decorso. Soc. nat. **37**, 21—31 (1928).

Walter, W.: Über den Nachweis der alkalischen und sauren Phosphatase in sympathischen Grenzstrangganglien und ihre Beeinflussung durch Pendiomid. Acta histochem. **1**, 3—14 (1954). — **Ward, J. W.:** A histological study of transplanted sympathetic ganglia. Amer. J. Anat. **58**, 147—170 (1936). — **Webber, R. H.:** The cross communications between the lumbar portion of the sympathetic trunks in man. Anat. Rec. **124**, 380 (1956), Abstr. — **Windle, W. F.,** and **S. L. Clark:** Observations on the histology of the synapse. J. Comp. Neur. **46**, 153—171 (1928). — **Wolf jr., G.:** The ratio of preganglionic neurons in the visceral nervous system. J. Comp. Neur. **75**, 235—243 (1941).

Xavier Morato, M. J.: Alguns resultados dos simpaticectomias experimentais. Medicina **1934**, 3—12 Lisboa. ~ Influence de l'ablation bilatérale du ganglion cervical supérieur sur le développement du corps chez le porc. C. r. Soc. Biol. Paris **125**, 558—559 (1937). ~ Primeiros resultados da extirpação bilateral do ganglio cervical superior. Arqu. Anat. e Antrop. **18**, 475—483 (1937).

Young, I. Z.: On the autonomic nervous system of the Acleostan fish Uranoscopus scaber. Quart. J. Microsc. Sci. **74**, 491—535 (1931). ~ The autonomic nervous system of Selachians. Quart. J. Microsc. Sci. **75**, 571—624 (1933).

Zotto, E. dal: Caratteri morfologici dei pirenofori del ganglio sfeno-palatino dell'uomo nelle diverse età della vita. Monit. zool. ital. **59**, 150—152 (1950).

V. Vagussystem.

Auriti, G.: Istologia del ricorrente umano. Clin. otorinol. **6**, 504—519 (1954).

Bellone, A.: Sulla struttura e sul significato dei filamenti anastomotici fra ganglio nodoso e ganglio cervicale sup. nell' uomo. Monit. zool. ital. **48**, Suppl., 209—211 (1938). — **Botár, J.:** Sur la terminaison du nerf pneumogastrique antérieur. Ann. d'Anat. path. **10**, 3—7 (1933). ~ Note sur le mode de terminaison du pneumogastrique antérieur chez quelques mammifères. Bull. de Muséum (Szeged), II. s. **5**, 269—276 (1933). ~ Über die marklosen Fasern des N. vagus der Katze. Anat. Anz. **94**, 101—108 (1943). — **Botár, J., D. Afra, P. Moritz, E. Schiffmann** et **M. Scholtz:** Note préliminaire sur les cellules végétatives dans le nerf pneumogastrique. C. r. Assoc. Anat. (35. Réun.) 1948, 98—105. ~ Die Nervenzellen und Ganglien des N. vagus. Acta anat. (Basel) **10**, 284—314 (1950). — **Brown, M. E.:** The morphology of the neurones migrated from the ganglion nodosum of the vagus in birds. J. Comp. Neur. **63**, 127—137 (1935). ~ The occurence of sensory neurons below the ganglion nodosum of the vagus. J. Comp. Neur. **63**, 421—429 (1936). — **Burgh Daly, M. de,** and **D. H. L. Evans:** Functional and histological changes in the vagus nerve of the cat after degenerative section at various levels. J. of Physiol. **120**, 579—595 (1953).

Causey, G., and **H. Hoffmann:** The relation between the Schwann cell and the axon in peripheral nerves. J. of Anat. **90**, 1—4 (1956). — **Cordier, P.,** et **P. Coulouma:** La terminaison des nerfs pneumogastriques chez quelques mammifères. C. r. Assoc. Anat. (30. Réun.) **1935**, 101—114. — **Cotte, G.,** et **R. Noel:** Sur l'existence de ganglions sympathiques dans le nerf présacré. C. r. Assoc. Anat. (23. Réun.) 1928, 99—100. — **Coulouma, M.:** La terminaison des nerfs pneumogastriques et ses variations chez „Coelogenys Paca". C. r. Assoc. Anat. (32. Réun.) 1937, 104—111. — **Coulouma, P.:** La terminaison des nerfs pneumogastriques chez le foetus humain. Ann. d'Anat. path. **12**, 374—380 (1935). ~ L'anastomose vagosympathique abdominale chez les oiseaux. C. r. Assoc. Anat. **1939**, 115—118.

Delmas, J., et **G. E. Jayle:** Distribution du pneumogastrique abdominal. Bull. Assoc. Anat. **26**, 155—161 (1931). — **Dolgo-Saburoff, B.:** Zur Lehre vom Aufbau des Vagussystems. I. Mitt. Über die Nervenzellen in den Stämmen des N. vagus. Z. Anat. **105**, 79—93 (1935). ~ Zur Lehre vom Aufbau des Vagussystems. II. Mitt. Über die pericellulären Apparate an den Nervenzellen in den Stämmen des N. vagus. Z. Anat. 637—647 (1937). ~ Der Aufbau des Vagussystems. III. Mitt. Arch. f. Anat. **18**, 83—99 (1938). — **Duncan, D.:** On the possible presence of vagus fibers in the splanchnic nerves: Results of the examination of the splanchnic nerves in cats, dogs and rabbits after section of the right vagus. J. Comp. Neur. **45**, 211—225 (1928). ~ The anatomy of the depressor nerve in man. Arch. of Neur. **21**, 1010—1019 (1929).

Evans, D. H. L.: An investigation of the distribution of medullated fibers in the vagus nerve of the rabbit. J. of Anat. **84,** 73—74 (1950), Abstr. — **Evans, D. H. L., and I. G. Murray:** Histological and functional studies of the fibre composition of the vagus nerve of the rabbit. J. of Anat. **88,** 320—337 (1954). ~ Regeneration of non medullated nerve fibres. J. of Anat. **88,** 465—480 (1954).
Filatowa, A. G., u. **B. I. Lawrentjew:** Über die pathologische Histologie der Nerven und Ganglien bei Kehl- und Lungentuberkulose. Virchows Arch. **286,** 1—10 (1932). — **Foley, J. O., and F. S. Du Bois:** An experimental study of the rootlets of the vagus nerve in the cat. J. Comp. Neur. **60,** 137—160 (1934). ~ The jugular fibers in the vagus nerve of the cat. Anat. Rec. **67,** Suppl. 16 (1937). ~ Quantitative studies of the vagus nerve in the cat. I. The ratio of sensory to motor fibers. J. Comp. Neur. **67,** 49—67 (1937). ~ Quantitative studies of the vagus nerve in the cat. II. The ratio jugular to nodose fibers. J. Comp. Neur. **67,** 69—87 (1937). — **Funaoka, S.:** Über die Anastomosen zwischen dem N. vagus und dem sympathischen Grenzstrang am Hals. Fol. anat. jap. **6,** 599—616 (1928).
Gaston, E. A., and G. C. Tedeski: Histological observations on the supra diaphragmatic portions of the vagus nerves. Arch. of Neur. **64,** 554—567 (1950). — **Goldby, F., and A. Mohiuddin:** Preganglionic fibres of the vagus. J. of Anat. **84,** 79—80 (1950) Abstr. — **Goncarenko, E. J.:** Über die Blutversorgung des Nervus vagus, seiner Ganglienknoten und Hauptäste. Arch. Anat. (Moskva) **3,** 21—26 (1954). — **Goormaghtigh, V.:** On the existence of abdominal vagal paraganglia in the adult mouse. J. of Anat. **71,** 77—90 (1936). — **Gorodinskaja, R.:** Über die Architektonik der Nn. Vagi. Der Apparat von Nervenzellen im Stamm der Nn. Vagi bei Kaninchen. Arch. biol. Nauk. **44,** 5—29 (1937).
Harting, K.: Beitrag zur Kenntnis des „Kugelphänomens" (Cajal) im Ganglion nodosum des Vagus. Z. Anat. **113,** 174—179 (1944). — **Heinbecker, P., and I. O'Leary:** The mammalian vagus nerve. A functional and histological study. Amer. J. Physiol. **106,** 623—646 (1933). — **Hermann, H.:** Mikroskopische Studien über Altersveränderungen am Ganglion nodosum N. vagi des Menschen. Z. Zellforsch. **36,** 151—170 (1951). ~ Histologische Beobachtungen am Ganglion nodosum N. Vagi des Menschen bei verschiedenen Erkrankungen. Acta neurovegetativa (Wien) **4,** 354—380 (1952). ~ Über nervöse Knötchenfasern. Z. mikrosk.-anat. Forsch. **61,** 304—308 (1955). — **Higashigo, S., and H. Amikura:** On the relation between the function and the size of nerve fibres. 6. On the fibre-size distribution in N. vagus, sympathicus and depressor of cats and rabbits. Jap. J. Med. Sci. **7,** 157 (1939), Abstr. — **Hintzsche, E.:** Das Aschenbild tierischer Gewebe und Organe. Berlin-Göttingen-Heidelberg: Springer 1956. — **Hoffmann, H. H.:** Fiber components of the nerve in man. Anat. Rec. **124,** 306 (1956), Abstr.
Jones, R. L.: The components of the vagus nerves. Anat. Rec. **52,** 61 (1932), Abstr. ~ Components of the vagus nerves. Proc. Soc. Exper. Biol. a. Med. **29,** 1138—1141 (1932).
Kimura, O., u. **B. Matsumoto:** Studien über morphologisch-biologische Eigenschaften der peripherischen Nerven. Histologische Untersuchungen der Amputationsneurome des Kaninchenvagus und Kulturversuch derselben in vitro. Trans. Soc. Path. Jap. **24,** 322—325 (1934). — **Kiss, F.:** Le rapport entre le pneumogastrique et le grand sympathique. Arch. Mus. nat. hist. (Szeged) VI. s. **7,** 147 (1933). ~ Étude microscopique. Ann. d'Anat. path. **10,** 1078—1099 (1933). — **Kolessnikov, V. V.:** Zur Frage über das Verhältnis des oberen Cervicalganglions zum N. vagus. Arch. Russ. d'Anat. **15,** 181—185 (1936).
Luna, F.: Studio sulle connessioni tra vago e simpatico. Monit. zool. ital. Suppl. **48,** 206—209 (1938). ~ Sulla struttura e sul significato dei filamenti anastomotici tra ganglio nodoso e ganglio cervicale superiore nell' uomo. Monit. zool. ital. **48,** 209—211 (1938). ~ Studio sulle conessioni tra vago e simpatico. Monit. zool. ital. **49,** 7—12 (1938). ~ Determinazione del significato dei filamenti anastomotici tra i nervi cerebrospinali e il sistema autonoma. Boll. Soc. ital. Biol. sper. **13,** 34—35 (1938). ~ I rami anastomotici nel sistema cerebrospinale e nel sistema autonoma studiati nell' uomo e in alcuni animali. Settima Medica **27,** 3—9 (1939).
Mannu, A.: Sulla presenza di accumuli di cellule gangliari lungo il tragitto del vago e del simpatico nei perissodattili. Monit. zool. ital. Suppl., **43,** 49—56 (1933). — **Massig, E.:** Beitrag zur Histopathologie des Ganglion nodosum. Beitr. path. Anat. **96,** 375—390 (1936). **Matsumoto, B.,** u. **O. Kimura:** Studien über morphologisch biologische Eigenschaften der peripherischen Nerven. Transplantationsversuch des Kaninchenvagus ins Knochenmark. Trans. Soc. Path. Jap. **24,** 325—326 (1934). — **Mohiuddin, A.:** Vagal preganglionic fibres to the alimentary canal. J. Comp. Neur. **99,** 289—317 (1953). — **Morgan, L. O., and Ph. G. Goland:** The accelerator nerve and post ganglionic parasympathetic fibers in the vagus of the dog. Anat. Rec. **52,** 26—27 (1932), Abstr. — **Mosimann, W.:** Systématisation des ramifications du nerf vague dans le plexus solaire chez le rat blanc. Rev. suisse Zool. **61,** 323 bis 334 (1954). — **Müller, H.:** Zur Histologie des Ganglion nodosum bei Haustieren. Beitr. path. Anat. **103,** 1—10 (1939). — **Murray, J. G.,** and **D. H. L. Evans:** Regeneration in the vagus nerve. J. of Anat. **86,** 478 (1952), Abstr.

Niederhausern, W. v.: La question du parasympatique rénal. Recherches sur la limite inférieure du domaine du nerf vague. J. of Urol. **59**, 565—577 (1953). ~ Recherches expérimentales sur la fasciculation et la terminaison des nerfs vagues dans l'abdomen et leurs rapports avec l'innervation rénale chez le rat. C. r. Assoc. Anat. (40. Réun.) **1954**, 783—784. — **Nolf, P.:** Les nerfs extrinsèques de l'intestin chez l'oiseau. Les nerfs vagues. Arch. internat. Physiol. **39**, 113—164 (1934).

Pines, L., u. **K. Narowtschatowa:** Über die Morphologie des Ganglion oticum. Z. Zellforsch. **20**, 764—778 (1934).

Ranson, S. W., S. O. Foley and **C. D. Alpert:** Observations on the structure of the vagus nerve. Amer. J. Anat. **53**, 289—307 (1933). — **Ranson, S. W.,** and **P. Mihálik:** The structure of the vagus nerve. Anat. Rec. **54**, 355—360 (1932). — **Réthi, A.:** Histological analysis of the experimentally degenerated vagus nerve. Acta morph. (Budapest) **1**, 221—230 (1951).

Schwarzacher, H. G.: Markscheidendicke und Achsencylinder-Durchmesser in peripheren, menschlichen Nerven. Acta anat. (Basel) **21**, 26—46 (1954). — **Seto, H.:** On the special nerve terminations in ganglion semilunare and ganglion nodosum. Tohoku J. Exper. Med. **54**, 175—179 (1951). — **Shimizu, M.:** Studies on the distribution of the vagus nerve in the abdominal viscera. Cytologic. a. Neurologic. Stud. **11**, 1—29 (1954). — **Smith Jones, D.:** The origin of the vagi and the parasympathetic ganglion cells of the viscera of the chic. Anat. Rec. **82**, 185—197 (1942). — **Sorcetti, F.,** e **A. Lucheroni:** Sul comportamento del vago toracico. Ric. Morf. **25**, 261—275 (1955). — **Stöhr jr., Ph.:** Studien zur normalen und pathologischen Histologie vegetativer Ganglien. II. Z. Zellforsch. **33**, 109—142 (1944). ~ Studien zur normalen und pathologischen Histologie vegetativer Ganglien. III. Z. Anat. **114**, 14—52 (1949/50). **Suzuki, S.:** Über die Beziehungen zwischen dem Vagus und dem Sympathicus. Jap. J. Med. Sci. **6**, 240 (1937), Abstr.

Teitelbaum, H. A.: The nature of the thoracic and abdominal distribution of the vagus nerves. Anat. Rec. **55**, 297—312 (1933). — **Terni, T.:** Il ganglio toracico e la porzione cervicale del vago negli Uccelli. Arch. ital. Anat. e Embriol. **21**, 404—434 (1924). — **Terni, T.,** e **G. Muratori:** Sulla innervazione del timo e del corpo ultimo-branchiale dopo estirpazione del ganglio nodoso del vago. Monit. zool. ital. **43**, Suppl., 85—87 (1933). — **Tomonaga, T.:** Über die Kaliber- und Zahlenverhältnisse der markhaltigen Nervenfasern in den verschiedenen Teilstrecken des N. Vagus. Jap. J. Med. Sci., Anat. **8**, 1—20 (1940).

Zorzolli, G., and **G. Maggi:** Contributo allo studio del parasimpatico spinale dei palmipedi segmento cervicale toracico. Boll. Soc. ital. Biol. sper. **25**, 1413 (1949).

VI. Zellkulturen.

Bauer, K. F.: Beobachtungen über das Wachstum von Nervengewebe „in vitro". Z. mikrosk.-anat. Forsch. **28**, 47—80 (1932). ~ Wachstum und Differenzierung in der Ontogenese unter physiologischen und pathologischen Bedingungen. Verh. dtsch. path. Ges. **1935**, 85—91. ~ Der Neurencytiumbegriff. Z. mikrosk.-anat. Forsch. **43**, 48—76 (1938). ~ Über einen charakteristischen Strukturwechsel des Protoplasmas lebender Zellen „in vitro". Z. Anat. **112**, 653—660 (1943). ~ Das anatomische Strukturbild einiger grauer Substanzen nach Anwendung der Metallbeschallung und der Neuronenbegriff. Arch. f. Psychiatr. u. Z. Neur. **186**, 149—170 (1951). ~ Das Reliefbild des Nervengewebes. Acta anat. (Basel) **13**, 351—370 (1951). ~ Organisation des Nervengewebes und Neurencytiumtheorie. München: Urban & Schwarzenberg 1953. ~ Methodik der Gewebezüchtung. Stuttgart: S. Hirzel 1954.

Chlopin, N. S.: On the in vitro cultivation of peripheral nerve particles. C. r. Acad. Sci. URSS. **23**, 175—177 (1939).

Esaki, S.: A sure methode for the elective staining of neurofibrillae in tissue cultivated in vitro. Z. wiss. Mikrosk. **46**, 369—376 (1929). ~ New studies of nervous tissues cultured in vitro. C. r. Assoc. Anat. (24. Réun.) **1929**, 223—235.

Gatenby, I. B.: The Golgi apparatus of the living sympathetic ganglion cell of mouse, photographed by phasecontrast microscopy. J. Roy. Microsc. Soc., Ser. III **73**, 61—68 (1953). — **Grigorieff, L. M.:** Wachstum und Differenzierung des Nervengewebes und seine Beziehung zu anderen Geweben unter Bedingungen der Kultur in vitro. Anat. Anz. **68**, 129—137 (1929). ~ Differenzierung des Nervengewebes außerhalb des Organismus. Arch. exper. Zellforsch. **11**, 483—519 (1931). ~ Differenzierung des Nervengewebes außerhalb des Organismus. Arch. exper. Zellforsch. **13**, 195—220 (1933).

Harrison, R. G.: The Groonian lecture on the origin and development of the nervous system studied by the methods of experimental embryology. Proc. Roy. Soc. Lond., Ser. B **118**, 155—196 (1935). — **Held, H.:** Die Lehre von den Neuronen und vom Neurencytium und ihr heutiger Stand. Fortschr. naturwiss. Forsch., N. F. **1929**, H. 8, 1—44.

Jong, B. I de, and **I. de Haan:** Organ and tissue differentiation in perfused cultures of explants from the oesophagus-stomach-trachea complex of young chicken embryos. Acta neerl. Morph. **5**, 26—51 (1943).

Kedrowski, B.: Über die Anwesenheit der Neurofibrillen in lebenden Nervenzellen. Z. Biol. USSR. **4**, 825—832 (1935). — **Keuning, F. J.:** The development of the intramural nerve elements of the digestive tract in tissue culture. Acta neerl. Morph. **5**, 237—247 (1944). ~ Over de Histogenese van den autonomen zenuwplexus in den Darmwand. Diss. Groningen 1945. ~ Histogenesis and origin of the autonomic nerve plexus in the upper digestive tube of the chick. Acta neerl. Morph. **6**, 1—35 (1948). — **Knoth, W., A. Taupitz** u. **H. Zimmermann:** Vergleichende neurohistologische Untersuchungen an Gewebekulturen und an menschlichem Granulationsgewebe. Acta neurovegetativa (Wien) **12**, 366—374 (1955).

Levi, G.: Numero e grandezza delle cellule nel sistema nervoso dei vertebrati. Monit. zool. ital. Suppl. **44**, 33—35 (1933). ~ Explantation, besonders die Struktur und die biologischen Eigenschaften der in vitro gezüchteten Zellen und Gewebe. Erg. Anat. **31**, 125—707 (1934). ~ Nouvelles recherches sur le tissue nerveux cultivé in vitro. Morphologie, croissance, rélations, réciproques des neurones. Archives de Biol. **52**, 133—278 (1941). ~ I rapporti d'interdipendenza tra le varie parti del neurone. Riv. Biol. **41**, 1—22 (1949). — **Levi, G.,** u. **L. Bucciante:** Das Wesen der Vitalfärbung mit sauren Farbstoffen der „in vitro" gezüchteten Zellen. Anat. Anz., Erg.-H. **66**, 263—269 (1929). — **Levi, G.,** e **E. Delorenzi:** Transformazioni degli elementi dei gangli spinali e simpatici coltivati in vitro. Arch. ital. Anat. e Embriol. **33**, 443—513 (1934). — **Levi, G., E. Delorenzi** e **H. Meyer:** Analisi del comportamento in vitro del tessuto nervoso col metodo cinematografico. Boll. Soc. ital. Biol. sper. **9**, 631—633 (1934). — **Levi, G.,** e **H. Meyer:** Divisione mitotica di cellule nervose in colture in vitro. Rend. C. Accad. naz. Lincei, Ser. VIa, **18**, 352—358, 1933. ~ Nuove ricerche sulle proprietà morfologiche e biologiche del protoplasma del neurone. Riv. Pat. sper., Ser. IIa, **8**, 31—51 (1937). ~ Nouvelles recherches expérimentales sur le tissue nerveux cultivé „in vitro". Recherches sur les ganglions spinaux. C. r. Assoc. Anat. (32. Réun.) **1937**, 1—18. ~ Die Strukturen der lebenden Neuronen. Anat. Anz. **83**, 401—422 (1937). ~ Diversità nei rapporti di interdipendenza fra fibre nervose cresciute „in vitro" determinate da fattori estrinseci. Monit. zool. ital. **48**, 317—329 (1938). ~ Présentation de cultures d'un nombre restreint d'éléments nerveux avec quelques considérations sur les rapports d'interdépendance entre les neurones. C. r. Assoc. Anat. (33. Réun.) **1938**, 1—17. ~ Rigenerazione „per primam" di fibre nervose interrotte nella loro continuità. Arch. ital. Chir. **52**, 667—675 (1938). ~ Langdauernde Züchtung von Nervengewebe in vitro. IV. Über den Grad der Größenzunahme der Ganglienzellen. Bio-Morphosis **1**, 150—162 (1938). ~ Nouvelles recherches sur le tissu nerveux cultivé in vitro. Morphologie, croissance, et rélations réciproques des neurones. Archives de Biol. **52**, 133—278 (1941). — **Levi, R.,** et **E. Sacerdote:** Ricerche quantitative sul sistema nervoso di mus musculus. — Variazioni nel numero dei neuroni sensitivi spinali in exemplari della stessa famiglia e della stessa specia. Monit. zool. ital. **45**, 162—172 (1934).

Meyer, H., e **W. Jablonski:** Langdauernde Züchtung von Nervenzellen in vitro. Riv. Biol. **22**, 3—8 (1937). ~ Cultivation of nerve cells in vitro over a long period. Second note. J. of Anat. **72**, 62—65 (1937). — **Murray, M. R.,** and **G. Kopech:** A bibliographie of the research in tissue culture 1884—1950. New York: Academie Press 1953. — **Murray, M. R.,** and **A. P. Stout:** Schwann cell nervous fibroblast as the origin of the specific nerve sheath tumor. Observation upon normal nerve sheaths and neurolemomas in vitro. Amer. J. Path. **16**, 41—60 (1940). ~ Characteristic of human Schwann cells. Anat. Rec. **84**, 275—293 (1942). Adult human sympathetic ganglion cells cultivated in vitro. Amer. J. Anat. **80**, 225—250 (1947).

Parker, G. H.: The neurofibrill hypothesis. Quart. Rev. Biol. **4**, 155—178 (1929). — **Péterfi, T.:** Das lebende Element. In Handbuch der normalen und pathologischen Physiologie, Bd. 9, S. 79—170. 1929. ~ Elektrische Reizversuche an gezüchteten Gewebezellen. I. Versuche an Nervenzellen. Arch. exper. Zellforsch. **14**, 210—254 (1933). — **Péterfi, T.,** u. **St. C. Williams:** Elektrische Reizversuche an Gewebezellen. III. Versuche an Mischkulturen. Arch. exper. Zellforsch. **16**, 241—254 (1934). — **Pothoven, W. I.:** Het kweken van weefsels in doorstromde cultures. Med. Diss. Groningen. 1936.

Rényi, G. S. de: The structure of cells in tissues as revealed by microdissection. IV. Observations on neurofibrils in the living nervous tissue of the lobster (Homarus americanus). J. Comp. Neur. **48**, 441—457 (1929). ~ The structure of cells in tissues as revealed by microdissection. V. The physical properties of nerve cells of the frog. J. Comp. Neur. **53**, 497—509 (1931).

Speidel, C. C.: Studies of living nerves. III. Phenomena of nerve irritation and recovery, degeneration and repair. J. Comp. Neur. **61**, 1—80 (1935). — **Stöhr jr., Ph.:** Studien zur Degeneration und Regeneration des vegetativen Nervengewebes an Hand eines Grenzstrangtumors. Z. Anat. **118**, 186—222 (1955). — **Szantroch, Z.:** Beobachtungen an den Kulturen des Sympathicus. Ergebnisse der Züchtung des Remakschen Darmnerven. Arch. exper. Zellforsch. **14**, 442—452 (1933).

Vandervael, F.: Contribution à l'étude du tissu nerveux sympathique cultivé in vitro. Archives de Biol. **56**, 383—393 (1945).

Weiss, P.: In vitro experiments on the factors determining the course of the outproving nerve fiber. J. of Exper. Zool. **68**, 393—448 (1934). — **Weiss, P., and Hsi Wang:** Neurofibrils in living ganglion cells of the chick. Anat. Rec. **67**, 105—117 (1936).

VII. Nervenendigung.

Abrahám, A.: Über die Innervierung des Verdauungstraktes einiger Knochenfische. Arb. I. Abt. Ungar. biol. Forsch.inst. **6**, 1—12 (1933). ~ Über die Innervation der Gaumenschleimhaut. C. r. 12. Congr. Internat. Zool. Lisbonne 1935. ~ Über die Nerven in der Vogelkloake. Arb. I. Abt. Ungar. biol. Forsch. inst. **8**, 1—8 (1935/36). ~ Beiträge zur Kenntnis der Innervation des Vogeldarms. Z. Zellforsch. **23**, 737—745 (1936). ~ Über die mikroskopische Innervation der Gaumenschleimhaut der Frösche. Z. Zellforsch. **27**, 745—753 (1938). ~ Über die Innervation von Carcinom. Z. Krebsforsch. **49**, 470—476 (1939). ~ Die Innervation des Darmkanals der Gastropoden. Z. Zellforsch. **30**, 273—296 (1940). ~ Gibt es Nervennetze? Z. Zellforsch. **30**, 321—322 (1940). ~ Die Sinusgegend des menschlichen Herzens und ihr Nervensystem. Z. Zellforsch. **31**, 146—155 (1940). ~ Beiträge zur Kenntnis der sensiblen Endorgane der Sinusreflexe von Hering. Z. Zellforsch. **34**, 208—229 (1949). ~ Receptors in the wall of the bloodvessels. Acta biol. (Budapest) **1**, 157—175 (1949). ~ Die Innervierung der Blutgefäße. Ann. Biol. Univ. Szeged **1**, 219—235 (1951). ~ Die intramuralen Nerven der Kranzgefäße. Acta zool. (Stockh.) **3**, 13—29 (1951). ~ Studies on the location and structure of the receptors of Goltz's clasping reflex. Acta biol. (Budapest) **3**, 365—377 (1952). Die Innervation der Blutgefäße. Acta biol. (Budapest) **4**, 69—160 (1953). — Blood pressure and peripheral nervous system. Acta biol. (Budapest) **4**, 307—365 (1953). — Innervation of the connective tissue. Acta morph. (Budapest) **4**, 125 (1954), Abstr. — **Akkeringa, L. I.:** Die Lage der Neurofibrillen am peripheren Ende der Nervenbahn. Z. mikrosk.-anat. Forsch. **19**, 183—270 (1930). — **Amicis, E. de:** L'innervazione del timpano secondario nell' uomo e nel cane. Boll. Soc. med.-chir. Pavia **64**, 1—20 (1950).

Baud, Ch. A., I. A. Baumann et A. Weber: Aperçu morphologique sur les synapses chez les vertébrés. Arch. internat. Physiol. **54**, 538—543 (1951). — **Bauer, K. F.:** Organisation des Nervengewebes und Neurencytiumtheorie. München u. Berlin: Urban & Schwarzenberg 1953. — **Baumann, I. A.:** Sur l'innervation de la glande parotide chez le cobaye. C. r. Assoc. Anat. **35**, 65—67 (1948). ~ Quelques observations sur les constituants nerveux de la synapse neuro-musculaire. C. r. Assoc. Anat. **36**, 53—56 (1949). ~ L'imprégnation argentique du système nerveux périphérique l'appareil métaterminal de A. Weber et ses variations. Bull. schweiz. Akad. Med. Wiss. **7**, 109—114 (1951). ~ Fibre nerveuse et cartilage: un exemple d'incompatibilité intertissulaire. Arch. d'Anat. **34**, 55—62 (1952). — **Beaufays, I.:** Die Endausbreitung des vegetativen Nervengewebes in der gesunden Tube und seine Veränderungen bei Entzündungen der Tube. Arch. Gynäk. **164**, 624—645 (1937). — **Biscop, G. de:** Über pathologische Veränderungen am Auerbachschen Plexus bei Megacolon. Z. Zellforsch. **34**, 141—159 (1947). — **Blair, D. M., and F. Davies:** Observations on the conducting system of the heart. J. of Anat. **69**, 303—325 (1935). — **Boeke, J.:** Innervationsstudien. I. u. II. Z. mikrosk.-anat. Forsch. **33**, 23—90 (1933). — Innervationsstudien. III. u. IV. Z. mikrosk.-anat. Forsch. **33**, 239—328 (1933). ~ Innervationsstudien. V. Z. mikrosk.-anat. Forsch. **34**, 330—378 (1933). ~ The autonomic (enteric) nervous system of Amphioxus lanceolatus. Proc. Kon. Akad. Wetensch. Amsterdam **36**, 3—7 (1933). ~ Innervationsstudien. VI. Z. mikrsok.-anat. Forsch. **35**, 551—601 (1934). — Innervationsstudien. VII. Z. mikrsosk.-anat. Forsch. **38**, 554—593 (1935). ~ Die periphere Endausbreitung des sympathischen Systems. Nova Acta Leopold., N. F. **2**, 210—257 (1935). ~ Innervationsstudien. VIII. Z. mikrosk.-anat. Forsch. **38**, 594—618 (1935). ~ Innervationsstudien. IX. Z. mikrosk.-anat. Forsch. **39**, 477—520 (1936). ~ Über die Verbindungen der Nervenzellen untereinander und mit den Erfolgsorganen. Anat. Anz., Erg.-H. **85**, 111—141 (1938). ~ Sympathetic groundplexus and reticuline fibres. Anat. Anz. **86**, 129—176 (1938). ~ Innervationsstudien. X. Z. mikrosk.-anat. Forsch. **46**, 488—519 (1939). ~ Innervationsstudien. XII. Acta neerl. Morph. **5**, 131—179 (1943). ~ The sympathetic endformation, its synaptology, the interstitial cells, the periterminal network and its bearing on the neurone theory. Discussion and Critique. Acta anat. (Basel) **8**, 18—61 (1949). ~ Sympathischer Grundplexus contra Terminalreticulum. Acta neurovegetative (Wien) **2**, 32—40 (1951). — **Borri, N.:** Contributo alla conoscenza del contingente nervoso corneale. Z. Zellforsch. **29**, 128—137 (1939). — **Brites, I.:** Sur la tunique musculaire du canal déférent de l'adulte. Fol. anat. Univ. coimbr. **6**. Nr 10, 1—50 (1931). — **Bruno, G.:** L'innervazione del tessuto adiposo considerata alla luce di recenti vedute. Monit. zool. ital. **61**, Suppl., 98—99 (1953). — **Bullón, A., u. E. Stiefel:** Über die efferente Innervation der glatten Muskulatur. Acta neurovegetativa (Wien) **12**, 375—388 (1955). — **Bullón-Ramirez, A.:** Sobre la fina estructura del plexo de Auerbach, del esófago, y sus relaciones con los conductores preganglionicos que tienen su origen en el nervio vago. Trab. Inst. Cajal **37**, 215—258 (1945). — **Busch, E.:** The innervation of the intracranial bloodvessels. Acta psychiatr. (København.) **13**, 131—138 (1938).

Castro, F. de: Sur la structure et l'innervation du sinus carotidien de l'homme et des mammifères. Nouveaux faits sur l'innervation et la fonction du glomus caroticum. Trav. Labor. Rech. biol. Univ. Madrid **25**, 331—380 (1928). ~ Über Struktur und Innervation des Glomus caroticum beim Menschen und bei den Säugetieren. Z. Anat. **89**, 250—265 (1929). ~ Recherches sur la dégénération et la régénération du système nerveux sympathique. Quelques observations sur la constitution des synapses dans les ganglions. Trav. Labor. Rech. biol. Univ. Madrid **26**, 358—456 (1930). ~ Quelques observations sur l'innervation du système nerveux autonome dans l'ossification. Innervation du tissu osseux et de la moelle osseuse. Trav. Labor. Rech. biol. Univ. Madrid **26**, 215—244 (1930). ~ Die normale Histologie des peripheren, vegetativen Nervensystems. Das Synapsenproblem: Anatomisch-experimentelle Untersuchungen. Verh. dtsch. Ges. path. (34. Tagg) **1950**, 1—52. — **Champy, C., R. Coujard** u. **Ch. Coujard-Champy:** L'innervation sympathique des glandes. Acta anat. (Basel) **1**, 233—283 (1945). — **Clara, M.:** Die Anatomie der Sensibilität unter besonderer Berücksichtigung der vegetativen Leitungsbahnen. Acta neurovegetativa (Wien) **7**, 4—31 (1953). ~ Wo steht die Morphologie der neurovegetativen Peripherie? Acta neurovegetativa (Wien) Suppl. **6**, 1—17 (1955). — **Clark, S. L.:** Innervation of the intrinsic-muscles of the eye of the cat. J. Comp. Neur. **66**, 307—320 (1937). — **Conti, G., e R. Bariatti:** L'innervazione del polmone normale e del polmone residuo. Z. Zellforsch. **38**, 148—177 (1953). — **Coujard, R.:** Observations sur le plexus sympathique de l'intestin. C. r. Assoc. Anat. **34**, 122—127 (1947). ~ Degrés de différenciation variable des cellules des plexus intestinaux. C. r. Assoc. Anat. (36. Réun.) 1949, 151—160.

Danon, D.: Variations de la structure des synapses dans les ganglions sympathiques chez l'homme. Acta anat. (Basel) **13**, 163—170 (1951). — **Daubenspeck, K.:** Die Innervation der Synovialmembran und ihre Veränderungen bei der Heine-Medinschen Krankheit. Z. Orthop. **68**, 139—151 (1938). — **Denber, H. C. B.:** Recherches sur l'innervation des capsules surrénales chez l'homme et chez quelques autres mammifères. Thèse Fac. Méd. Genève 1944. — **Dijkstra, C.:** Über die Innervation der Lungen. Beitr. Klin. Tbk. **92**, 445—471 (1939). — **Dun, F. T.:** The terminal arborization of nerve fibres as an important factor in synaptic and neuro muscular transmission. J. Cellul. a. Comp. Physiol. **38**, 133—135 (1951).

Eccles, I. C.: Synaptic and neuromuscular transmission. Erg. Physiol. **38**, 339—444 (1936).

Falin, F. J.: Morphologie und Differenzierung der Nervenelemente in den experimentellen teratoiden Hodengeschwülsten. Z. mikrosk.-anat. Forsch. **49**, 193—224 (1941). — **Fattorusso, V.:** L'innervazione del muscolo involontario e del tessuto specifico e cardiaco (Fascio atrioventricolare) nei mammiferi. Arch. ital. Anat. e Embriol. **48**, 339—380 (1943). — **Fernández-Móran, H.:** Sheath and axon structures in the internode portion of vertebrate myelinated nerve fibres. Exper. Cell Res. **1**, 309—340 (1950). ~ The submicroscopic organization of vertebrate nerve fibres. Exper. Cell Res. **3**, 282—359 (1952). — **Ferreira-Marques, I.:** Un processo de aurificação para impregnar os elementos de Langerhans e os nervos intra-epidérmicos „in vitro" e „in vivo". Arqu. Pat. (port.) **13**, 3—15 (1941). ~ Neuroblastos epidérmicos. Rev. clin. españ. **11**, 112—114 (1943). ~ Systema sensitivum intra-epidérmicum. Die Langerhansschen Zellen als Receptoren des hellen Schmerzes: Doloriceptores. Arch. f. Dermat. **193**, 191—250 (1951). ~ Systema sensitivum intraepidérmicum. Acta neurovegetativa (Wien) **3**, 346—353 (1951). — **Feyrter, F.:** Über den Bauplan der nervösen Peripherie. Virchows Arch. **318**, 1—22 (1950). ~ Die Pathologie der vegetativen, nervösen Peripherie. Verh. dtsch. Ges. Path. (34. Tagg.) **1950**, 86—109. ~ Über die Pathologie der vegetativen nervösen Peripherie und ihrer ganglionären Regulationsstätten. Wien: Wilhelm Maudrich 1951. ~ Die normale und pathologische Anatomie der vegetativen nervösen Peripherie unter besonderer Berücksichtigung der intercalären Elemente (Boeke). Acta neurovegetativa (Wien) **4**, 165—176 (1952). ~ Über die peripheren, endokrinen (parakrinen) Drüsen des Menschen. Wien u. Düsseldorf: Wilhelm Maudrich 1953. — **Field, E. I.:** The nervous component of the atrioventricular bundle. J. of Anat. **85**, 105—112 (1951). — **Fischer-Brügge, E., P. Sunder-Plassmann** u. **K. Röper:** Über die terminale Innervation der Lymphgefäße an der Appendix, sowie Beobachtungen über Zellvorgänge an der Blutlymphschranke bei der menschlichen Appendicitis. Dtsch. Z. Chir. **265**, 120—132 (1950).

Gairns, F. W.: A modified Goldcloride method for the demonstration of nerve endings. Quart. J. Microsc. Sci. **74**, 151—153 (1930). — **Garven, H. S. D.:** The autonomic ground plexus in the connective tissues of the human nipple. Acta neurovegetativa (Wien) Suppl. **6**, 87—100 (1955). — **Gerling, R.:** Neurohistologische Beobachtungen in der Schleimhaut des Processus vermiformis bei einer neuromatösen Appendicitis. Z. Zellforsch. **34**, 124—140 (1947). — **Glimstedt, G.,** u. **N. A. Hillarp:** Über die Innervationsgebiete des Sympathicus und des Parasympathicus bei der Glandula submandibularis. Lunds Univ. Årsskr., N. F. Adv. 2 **38**, 1—38 (1942). — **Greving, R.:** Über die motorische und sensible Innervation der Speiseröhre, zugleich ein Beitrag zum Regulationsmechanismus des peripheren, vegetativen Nervensystems. Dtsch. Arch. klin. Med. **171**, 10—26 (1931). ~ Makroskopische Anatomie und

Histologie des vegetativen Nervensystems. In Handbuch der Neurologie, Bd. I, S. 811—886. 1935. ~ Beitrag zur Gefäßinnervation auf Grund histologischer Untersuchungen. Z. Neur. **167**, 465—475 (1939). ~ Histologische Studien am Plexus myentericus des Magens. II. Das Problem der Ganglienzellfortsätze. Z. Anat. **115**, 541—554 (1951). ~ Histologische Studien am Plexus myentericus des Magens. Acta neurovegetativa (Wien) **3**, 507—532 (1951). — **Grigorjewa, T.:** Histologische Untersuchungen über die Innervation der Hirngefäße. Z. mikrosk.-anat. Forsch. **28**, 418—426 (1931). ~ Über die Innervation der Kapillaren. Ber. Akad. Wiss. USSR. **68**, 589 (1949).

Hagen, E.: Neurohistologische Untersuchungen an der menschlichen Hypophyse. Z. Anat. **114**, 640—679 (1950). ~ Neurohistologische Beobachtungen an Hypophyse und Zwischenhirn des Menschen. Acta neurovegetativa (Wien) **3**, 67—76 (1951). — **Harting, K.:** Über die Beteiligung des Nervus Vagus an der Bildung der intramuralen Nervengeflechte des Oesophagus. Z. mikrosk.-anat. Forsch. **35**, 631—667 (1934). ~ Vergleichende Untersuchungen über die mikroskopische Innervation der Milz des Menschen und einiger Säugetiere. Erg. Anat. **34**, 1—60 (1952). — **Hausberger, F. X.:** Über die Innervation der Fettorgane. Z. mikrosk.-anat. Forsch. **36**, 231—266 (1934). — **Hayasi, S.:** Mikroskopische Studien zur Innervation der Lunge. J. of Orient. Med. **27**, 1—43 (1937). — **Hillarp, N. A.:** Structure of the synapse and the peripheral innervation apparatus of the autonomic nervous system. Acta anat. (Basel) **2**, Suppl. 4, 1—153 (1946). — **Hirano, N.:** Nervöse Innervation des Corpus ciliare des Menschen. Graefes Arch. **142**, 549—559 (1941). — **Hirt, A.:** Zur Innervation der Niere und Nebenniere des Frosches. Z. Anat. **91**, 580—593 (1930). — **Hollwich, F.:** Die „vegetative Dystonie" des Auges und ihre Behandlung. Med. Mschr. **6**, H. 10 (1952).

Jabonero, V.: Études sur le système neurovégétatif périphérique. II. Innervation efférente des vaisseaux sanguins et la musculature lisse. Acta anat. (Basel) **6**, 376—411 (1948). ~ La doble constitucion (neuronal y sincicial) del sistema neuro-vegetativo periferico. Arqu. Anat. e Antrop. (port.) **27**, 75—105 (1949—1951). ~ Observaciones sobre la inervacion de la región carotidea humana. Arch. Méd. expér. et Anat. path. **14**, 59—78 (1951). ~ Études sur la morphologie des cellules interstitielles du système neurovégétatif périphérique. I. Biol. Lat. (Milano) **4**, 323—356 (1951). ~ Estudios sobre la histopatología del sistema neurovegetativo periférico. I. Arch. Méd. expér. et Anat. path. **14**, 31—58 (1951). ~ Morfologia del territorio de acción eficaz del sistema neurovegetativo periferico. V. Inervacion eférente de la piel humana. Arch. Méd. expér. et Anat. path. **14**, 101—130 (1951). ~ Innervation efférente des vaisseaux sanguins. Cardiologia (Basel) **19**, 209—247 (1951). ~ La Synapse plexiforme à distance du système neurovégétatif périphérique. Experientia (Basel) **7**, 471—475 (1951). ~ Études sur le système neurovégétatif périférique. VI. Les synapses. Acta anat. (Basel) **15**, 329—392 (1952). ~ Les fuseaux neuro-bio-musculaires des voies respiratoires et leurs altérations au cours de la tuberculose. Pract. otol. etc. (Basel) **14**, 38—46 (1952). ~ Die Interstitiellen Zellen des vegetativen Nervensystems und ihre vermutliche Analogie zu anderen Elementen. I. Acta neurovegetativa (Wien) **5**, 1—24 (1952/53). ~ Die Interstitiellen Zellen des vegetativen Nervensystems und ihre vermutliche Analogie zu anderen Elementen. II. Acta neurovegetativa (Wien) **5**, 266—280 (1953). ~ Innervation efferente du sein humain. Acta neurovegetativa (Wien) **6**, 243—273 (1953). ~ Le syncytium nerveux distal des voies végétatives efférentes. Acta neurovegetativa (Wien) **8**, 291—324 (1954). ~ Études sur le système neurovégétatif périférique. VIII. Innervation efférente de la musculature lisse. Acta neurovegetativa (Wien) **10**, 136—168 (1954). ~ Die anatomischen Grundlagen der peripheren Neurosekretion. Acta neurovegetativa (Wien) Suppl. **6**, 160—302 (1955). — **Jabonero, V., P. Gomez-Bosque, F. Bordallo y J. Perez Casas:** Organización anatómica del sistema neurovegetativo periferico. Istituto Nacional de Ciencas Medicas. C. S. I. C. 1951. — **Jabonero, V., u. I. Lorente:** The relation of the nerve fibres to the connective cells of the human cornea. Acta anat. (Basel) **16**, 184—190 (1952). — **Jalowy, B.:** Über die Innervation der Gaumendrüsen bei den Vögeln. Z. Zellforsch. **25**, 165—172 (1936). ~ Beitrag zur Innervation der Speicheldrüsen. Z. Zellforsch. **28**, 114—119 (1938). — **John, F.:** Zur mikroskopischen Anatomie der Gefäß- und Schweißdrüsennerven in der menschlichen Haut. Z. Zellforsch. **30**, 297—320 (1940). ~ Carcinom und Nervensystem der Haut. Arch. f. Dermat. **180**, 293—300 (1940). ~ Zur vegetativen Innervation der Talgdrüsen. Arch. f. Dermat. **182**, 402—411 (1941). ~ Zur vegetativen Nervenversorgung der menschlichen Haare und Haarmuskeln. Arch. f. Dermat. **183**, 1—14 (1942). ~ Zur vegetativen Nervenversorgung der menschlichen Epidermis. Arch. f. Dermat. **185**, 341—353 (1944). ~ Sklerodermie und vegetatives Terminalreticulum. Arch. f. Dermat. **188**, 374—415 (1949). ~ Querschnitt durch neurohistologische Ergebnisse an der gesunden und kranken Haut des Menschen. Arch. f. Dermat. **191**, 515—526 (1949). ~ Zur Histogenese des Morbus Recklinghausen an der Haut. Arch. f. Dermat. **192**, 478—508 (1951).

Kadanoff, D.: Über die intraepithelialen Nerven und ihre Endigungen beim Menschen und bei den Säugetieren. Z. Zellforsch. **7**, 553—575 (1928). — **Kimura, Ch.:** The problems of abdominal pain. Arch. Jap. Chir. **22**, 59—66 (1953). — **Kiss, F., u. Á. Láng:** Nerves of the collagen fibres. Acta morph. (Budapest) **4**, 124—125 (1954), Abstr. — **Kleyntjens, F.,** and **O. R. Langworthy:** Sensory nerve endings on the smooth muscle of the urinary bladder. J. Comp. Neur. **67**, 367—380 (1937). — **Knoche, H.:** Über die feinere Innervation der Niere des Menschen. I. Z. Anat. **115**, 97—114 (1950). ~ Über die feinere Innervation der Niere des Menschen. II. Z. Zellforsch. **36**, 448—475 (1951). ~ Über die feinere Innervation der Arteria uterina des Menschen. Zugleich ein Beitrag zum Bau der neurovegetativen Endformation. Z. Zellforsch. **37**, 205—239 (1952). ~ Zum Problem der intercalären Zellen. Acta neurovegetativa (Wien) **4**, 177—178 (1952). ~ Untersuchungen über die Endigungsweise cerebrospinaler u. vegetativer Nervenfasern. Z. Zellforsch. **40**, 162—198 (1954). — **Köhler, H.:** Zum heutigen Stand der Struktur des peripheren, vegetativen Nervensystems. Dtsch. tierärztl. Wschr. **1951**, 17—22. — **Koppen, K.:** Histologische Untersuchungsergebnisse von der Nervenversorgung des Uterus. Arch. Gynäk. **177**, 354—391 (1950). ~ Histologische Untersuchungsergebnisse über die Nervenversorgung des Ovars beim Menschen. Zbl. Gynäk. **72**, 915—920 (1950). ~ Die Nerven im normalen und transplantierten Ovar des Kaninchens. Arch. Gynäk. **179**, 478—486 (1951). ~ Die vegetative Innervation der weiblichen Genitalorgane beim Menschen und ihre psychophysische Problematik. Acta neurovegetativa (Wien) **3**, 333—345 (1951). — **Kostowiecki, M.:** Über die Innervation des Fettgewebes. Zool. Pol. **2**, 27—42 (1937). — **Krümmel, H.:** Die Nerven des menschlichen Ciliarkörpers. Ein Beitrag zur Neurohistologie der glatten Muskulatur. Graefes Arch. **138**, 845—865 (1938). — **Kuntz, A.:** Autonomic neuroeffector formations. Anat. Rec. **118**, 322—323 (1954), Abstr. — **Kuntz, A.,** and **L. M. Napolitano:** Autonomic neuroeffector formations. J. Comp. Neur. **104**, 17—31 (1956).

Landau, E.: Note sur l'innervation périphérique. C. r. Assoc. Anat. **34**, 276—279 (1947). ~ Si puo parlare di una innervazione vegetativa della cellula nervosa? Arch. „De Vecchi" (Firenze) **9**, 365—376 (1948). — **Langworthy, O. R.,** and **E. L. Murphy:** Nerve endings in the urinary bladder. J. Comp. Neur. **71**, 487—505 (1939). — **Langworthy, O. R.,** and **L. Ortega:** Sensory endings on gastric muscle. J. Comp. Neur. **79**, 425—430 (1943). — **Larsell, O.,** and **R. S. Dow:** The innervation of the human lung. Amer. J. Anat. **52**, 125—146 (1933). — **Lassmann, G.:** Der derzeitige Stand unserer histologischen Kenntnisse über die Normologie und Pathologie des Vegetativen Nervensystems. Fortschr. Med. **71**, H. 11 (1933). — **Lawrentjew, B. I.:** Experimentell-morphologische Studien über den feineren Bau des autonomen Nervensystems. I. Die Beteiligung des Vagus an der Herzinnervation. Z. mikrosk.-anat. Forsch. **16**, 383—411 (1929). ~ Experimentell-morphologische Studien über den feineren Bau des autonomen Nervensystems. IV. Weitere Untersuchungen über die Degeneration und Regeneration der Synapsen. Z. mikrosk.-anat. Forsch. **35**, 71—118 (1934). ~ Einige Bemerkungen über Fortschritte und Aufgaben der Erforschung des autonomen Nervensystems. Z. mikrosk.-anat. Forsch. **36**, 651—659 (1934). — **Lawrentjew, B. J.,** u. **A. J. Borowskaja:** Die Degeneration der postganglionären Fasern des autonomen Nervensystems und deren Endigungen. Z. Zellforsch. **23**, 761—778 (1936). — **Lawrentjew, B. J.,** y **A. G. Filatowa:** Histopathologie du nerf laryngé inférieur et de ses terminaisons au cours de la laryngite tuberculeuse. Trav. Labor. Rech. biol. Univ. Madrid **29**, 319—338 (1934). — **Lawrentjew, B. J.,** u. **A. S. Gurwitsch-Lasowskaja:** Zur Frage der Innervation des Atrioventrikularbündels His-Tawaras bei Säugetieren. Z. mikrosk.-anat. Forsch. **21**, 585—596 (1930). — **Leeuwe, H.:** Over de interstitieele cel (Cajal). Een onderzoek van de periphere sympathicus met behulp van de vitale methylenblauw-kleuning. Diss. Med. Fac. Utrecht 1937. — **Legait, E.,** et **A. Dollander:** Innervation des vaisseaux de la base du cerveau chez le cobaye. C. r. Assoc. Anat. **34**, 325—328 (1947). — **Levi, G.,** et **H. Meyer:** Nouvelles recherches sur le tissu nerveux cultivé in vitro. Morphologie, croissance et relations réciproques des neurones. Archives de Biol. **52**, 133—278 (1941). — **Lipp, W.:** Studien zur Herzinnervation. I. Die Innervation der Pulmonalklappen. Acta anat. (Basel) **13**, 30—62 (1951). — **Lubosch, W.:** Die Osteoblasten und ihre Metamorphose. Z. mikrosk.-anat. Forsch. **12**, 279—346 (1928). — **Lucchi, G. de:** L'innervazione del muscolo areolomamillare dell' uomo. Atti Soc. med.-chir. Padova ecc. **1935**, 1—14.

Maggioni, G.: Contributo all'innervazione del tessuto adiposo. Monit. zool. ital. **50**, 133—137 (1939). — **Majer, E. H.:** Histologische Untersuchungen der Nasenschleimhäute bei allergischen Erkrankungen. Acta neurovegetativa (Wien) **3**, 373—398 (1951). — **Martino, L.:** Sull' innervazione della pleura costale. Arch. Ist. biochim. ital. **3/4**, 1—30 (1939). — **Matteucci, P.:** Sur la nature de l'innervation du muscle ciliaire de Brücke-Wallace de l'homme. Ophthalmologica (Basel) **114**, 377—383 (1947). — **Meijling, H. A.:** Bau und Innervation von Glomus caroticum und Sinus caroticus. Acta neerl. Morph. **1**, 193—288 (1938). ~ Structuur en betekins van het periphere autonome zenuwstelsel. Nederl. Tijdschr. Geneesk. **1**, 213—215 (1950). ~ Structure and significance of the peripheral extension of the autonomic nervous system. J. Comp. Neur. **99**, 495—543 (1953). ~ Das periphere Nervennetz und sein Zusammenhang mit den ortho- und parasympathischen Fasern. Acta neurovegetativa (Wien) Suppl. **6**, 35—63 (1955). — **Millen, J. W.:** Observations of the innervation of blood vessels.

J. of Anat. **82**, 68—80 (1948). — **Mitchell, G. A. G.:** A specimen showing unusual arrangements of autonomic nerves. J. of Anat. **73**, 496—498 (1939). — **Mündnich, K.:** Untersuchungen über den Bau der Nervenendigungen im Musculus vocalis und Musculus posticus des Kaninchenlarynx. Z. Hals- usw. Heilk. **41**, 235—243 (1937). — **Muratori, G.:** Ricerche istologiche sull' innervazione del glomo carotico. Arch. ital. Anat. e Embriol. **30**, 573—602 (1933). ~ Contributo istologico all' innervazione della zona arteriosa glomo-carotidea. Arch. ital. Anat. e Embriol. **33**, 421—442 (1934). ~ Contributi morfologici allo studio dei recettori aortico-arteriosi dei riflessi cardio-pressoregolatori. Arch. ital. Anat. e Embriol. **38**, 387—427 (1937).

Nageotte, J.: Sur l'anatomie générale du nerf périférique à propos des nerfs del'iris et de quelques travaux récents. C. r. Assoc. Anat. (32. Réun.) **1937**, 318—331. ~ Considérations sur la théorie du neurone, à propos de travaux récents. Anat. Anz. **87**, 49—53 (1938). — **Nageotte, J., et L. Guyon:** Sur les nerfs de la cornée et au particulier sur ceux, qui viennent de la troisième paire. C. r. Assoc. Anat. (33. Réun.) **1938**, 369—389. — **Napolitano, L. M.:** The terminal neural structure related to smooth muscle. Anat. Rec. **124**, 340 (1956), Abstr. — **Nelemans, F. A.:** Innervation of the smallest blood vessels. Amer. J. Anat. **83**, 43—58 (1948). **Nettleship, W. A.:** Experimental studies on the afferent innervation of the cats heart. J. Comp. Neur. **64**, 115—133 (1936). — **Noel, R.:** Les synapses. C. r. Assoc. Anat. (36. Réun.) **1949**, 525 bis 572. — **Nonidez, J. F.:** The nervous „terminalreticulum". A critique. I. Observations on the innervation of the blood vessels. Anat. Anz. **82**, 321—416 (1936). ~ The nervous „terminalreticulum". A critique II. Observations on the thyroid and the liver. Anat. Anz. **84**, 1—32 (1937). ~ The nervous „terminalreticulum". A critique. III. Observations on the autonomic ganglia and nerves with special reference to the problem of the neuronal synapse. Concluding remarks. Anat. Anz. **84**, 289—336 (1937). ~ Identification of the receptor areas in the venae cavae and pulmonary veins which initiale reflex-cardiac acceleration (Bainbridges reflex). Amer. J. Anat. **61**, 203—224 (1937). ~ Studies on the innervation of the heart. I. Distribution of the cardiac nerves, with special reference to the identification of the sympathetic and parasympathetic postganglionics. Amer. J. Anat. **65**, 361—413 (1939).

Oertel, H.: Innervation of human cancers. J. of Path. **32**, 557—564 (1929). — **Ormea, F.:** Sull' innervazione vegetativa della cute umana. I. I vasomotori della cute umana. Il Dermosifilogr. **24**, 495—504 (1949). ~ Sull innervazione vegetativa della cute umana. Innervazione delle vene e dei capillari della cute umana. Collegamenti nervosi tra capillari, ghiandole sudoripare, sebacee, muscolatura liscia del pelo. Conclusioni. Il Dermosifilogr. **24**, 505—522 (1949). ~ On the problem of the relations between the innervation of the sweatglands and other organs of the human skin. Dermatologica (Basel) **101**, 157—166 (1950). ~ Sull' innervazione vegetativa della cute umana. Generalità sull' innervazione della pelle. Minerva med. (Torino) **41**, 2—23 (1950). ~ Betrachtungen zur nervösen Versorgung der menschlichen Haut. Der Hautarzt **1**, 226—230 (1950). ~ Sistema nervoso cerebro-spinale e sistema nervoso vegetativo nella patogenesi della sclerodermia diffusa. Acta neurovegetativa (Wien) **2**, 386—407 (1951). — **Oshima:** Über die Innervation des Darmes. Z. Anat. **90**, 725—767 (1929). — **Ottaviani, G.:** Osservazioni istoanatomiche e sperimentali sulla innervazione dell' esofago di alcuni mammiferi. Z. Zellforsch. **27**, 393—429 (1937). ~ Histologischanatomische Untersuchungen über die Innervation des Mastdarms. Z. mikrosk.-anat. Forsch. **47**, 151—182 (1940). ~ Osservazioni sulle cellule interstiziali di Cajal. Arch. ital. Anat. e Embriol. **43**, 75—89 (1940). ~ Sulle modalità istologiche di rigenerazione di nervi somatici innostati in alcuni visceri. Quad. Anat. Pratica, Ser. V **1950**, 3—27.

Palumbi, G.: Nuovi dati sulla innervazione recetrice e simpatica del labirinto membranoso dell' orecchio interno dell' uomo. Rend. Ist. lomb. Sci. e Lett. **84**, 3—16 (1951). — **Palumbi, G., e G. Verga:** La fine innervazione del nodo seno-atriale in talpa europaea. Arch. ital. Anat. e Embriol. **43**, 121—138 (1940). — **Parker, G. H.:** What are neurofibrils? Amer. Naturalist **63**, 97—117 (1929). — **Pasqualino, A.:** Contributo allo studio della fine innervazione dell' uretere. Arch. ital. Anat. e Embriol. **48**, 62—83 (1942). ~ Ricerche sulla innervazione degli annessi embrionali-aspetti del contingente nervoso dell' amnios. Com. Accad. Sci. Med. di Palermo 1947. — **Petérfi, T.:** Das leitende Element. In Handbuch der normalen und pathologischen Physiologie, Bd. 9, S. 79—170. 1929. — **Pieper, A.:** Neue Untersuchungsergebnisse über Ganglienzellen, sensible Nervenfasern und vegetative Geflechte in der Wandung des Ureters. Z. Urol. **44**, 576—587 (1951). ~ Vegetative Nervengeflechte in den Schichten des menschlichen Ureters. Z. Urol. **45**, 280—285 (1952). ~ Neurovegetative Gebilde in der Wandung des menschlichen Nierenbeckens und Ureters, sowie ein Beitrag zur neurogenen Theorie der Nierensteinbildung. Z. Urol. **46**, 375—383 (1953). — **Pines, L.:** Allgemeine Ergebnisse unserer Untersuchungen über die Innervation der innersekretorischen Organe. Pflügers Arch. **228**, 373—390 (1931). — **Pines, L., u. B. Schapiro:** Über die Innervation des Eierstockes. Z. mikrosk.-anat. Forsch. **20**, 327—372 (1930). — **Pines, L., u. K. Narowtschatowa:** Über die Innervation der Nebennieren. Z. mikrosk.-anat. Forsch. **25**, 518—538 (1931).— **Pines, L., u. J. Pinsky:** Über die Nervenapparate des Corpus ciliare bei Säugetieren. Anat.

Anz. **75**, 160—168 (1932/33). — **Polykarpowa, G. A.:** Experimentell-morphologische Analyse der autonomen Innervation der Harnblase. Z. Anat. **104**, 378—388 (1935).

Racine, W.: Le système nerveux végétatif et l'oreille interne. Pract. otol. etc. (Basel) **4**, 3—8 (1942). — **Reiser, K. A.:** Der Nervenapparat im Processus vermiformis nebst einigen Bemerkungen über seine Veränderungen bei chronischer Appendicitis. Z. Zellforsch. **15**, 761—800 (1932). ~ Über die Endausbreitung des vegetativen Nervensystems. Z. Zellforsch. **17**, 610—641 (1933). ~ Über die Nerven der Darmmuskulatur. Z. Zellforsch. **22**, 675—693 (1935). ~ Über die Innervation der Hornhaut des Auges. Arch. Augenheilk. **109**, 251—280 (1936). ~ Über die Innervation der menschlichen Sklera. Arch. Augenheilk. **109**, 481—496 (1936). ~ Zur Lehre vom Feinbau der nervösen Substanz. Z. Neur. **175**, 485—651 (1943). ~ Bemerkungen zum Feinbau der vegetativ-nervösen Peripherie. Acta neurovegetativa (Wien) **4**, 179—187 (1952). — **Riegele, L.:** Über das feinere Verhalten der Nerven in der Leber an Mensch und Säugetier. Z. mikrosk.-anat. Forsch. **14**, 73—98 (1928). ~ Über die mikroskopische Innervation der Milz. Z. Zellforsch. **9**, 511—533 (1929). ~ Die Bedeutung des reticuloendothelialen Syncytiums als Scheidenplasmodium des fibrillären, nervösen Endnetzes in Leber, Milz und Nebenniere. Z. Zellforsch. **15**, 311—330 (1932). ~ Beitrag zur Kenntnis des Scheidenplasmodiums im autonomen Nervensystem. Z. Zellforsch. **15**, 374—397 (1932). ~ Histologische Studie zur Innervation des menschlichen Trommelfells. Z. Hals- usw. Heilk. **33**, 239—267 (1933). ~ Über Veränderungen am Nervenapparat des entzündeten Trommelfells. Z. Hals- usw. Heilk. **35**, 139—145 (1933). ~ Die Beziehungen der autonomen Nervenfasern der Nasenschleimhaut zu den Reticuloendothelien und ihre Bedeutung für anaphylaktisch-allergische Prozesse. Z. Hals- usw. Heilk. **35**, 554—559 (1934). — **Röper, C.:** Über die Innervation der Lymphgefäße. Bruns' Beitr. **183**, 436—443 (1951). — **Rossi, F.:** Studii sull'innervazione della tonaca vascolare dell' occhio. Ric. Morf. **14**, 1—66 (1936). ~ Sul comportamento dei nervi peritoneali e sulla questione della sensibilità degli organi interni. Z. Anat. **109**, 33—59 (1938). ~ Considerazioni sul periterminalreticulum, sul terminalreticulum e su altri aspetti nervosi espansionali periferici, anche nei riguardi della teoria del neurone. Riv. Pat. nerv. **53**, 216—248 (1939). ~ Su di un apparecchio nervoso espansionale proprio dell'epitelio pigmentato della retina. Contributo allo studio della funzione dello strato pigmentato retinico. Monit. zool. ital. **50**, 293—302 (1940). ~ Sur l'innervation fine de la capsule articulaire. Acta anat. (Basel) **10**, 161—232 (1950). — **Rossi, F.,** u. **F. Lanti:** Contributo alla conoscenza dell'innervazione delle glandule tiroidea e paratiroidee. Z. Zellforsch. **22**, 659—674 (1935). — **Rossi, F.,** u. **V. Mocchi:** Osservazioni sulla fine distribuzione delle fibre nervose nelle glandule salivari. Z. Zellforsch. **22**, 650—659 (1935). — **Ruland, L.:** Über funktionelle Störungen der menschlichen Harnblase und Beobachtungen an ihrem vegetativen Nerven- und Ganglienapparat. Langenbecks Arch. u. Dtsch. Z. Chir. **271**, 413—435 (1952).

Sakaguchi, Z.: Histologische Beobachtung über die nervöse Innervation des Eierstockes beim Menschen. J. of Orient. Med. **30**, 795—826 (1939). ~ Über die nervöse Innervation des menschlichen Eileiters. J. of Orient. Med. **30**, 827—837 (1939). — **Sarter, J.:** Beitrag zur normalen und pathologischen Histologie der Endausbreitung im vegetativen Nervensystem. Acta anat. (Basel) **1957**. — **Sasybin, N.:** Über die Regeneration der Nervenfasern im mehrschichtigen Plattenepithel. Z. mikrosk.-anat. Forsch. **22**, 1—72 (1930). ~ Zur Frage der Innervation der Speicheldrüsen. Z. Zellforsch. **19**, 681—688 (1933). ~ Über die Innervation der Pigmentzellen bei Säugetieren. Z. Zellforsch. **20**, 476—488 (1934). — **Sauer, M. E.:** A demonstration of nerve fibers in the metaplastic epithelium of vitamin a deficient rats. Anat. Rec. **74**, 223—230 (1939). — **Saupe, M.:** Anatomie und Histologie der Schwimmblase (Perca fluviatilis) mit besonderer Berücksichtigung des Ovals. Z. Zellforsch. **30**, 1—35 (1939). — **Schabadasch, A.:** Studien zur Architektonik des vegetativen Nervensystems. Z. Zellforsch. **21**, 657—732 (1934). — **Schapiro, B.:** Über die Innervation des Plexus chorioideus. Z. Neur. **136**, 539—546 (1931). — **Schartau, O.:** Beiträge zur Innervation der Reptilien. Z. mikrosk.-anat. Forsch. **39**, 172—214 (1936). — **Schartau, O.:** Die periphere Innervation der Vogelhaut. Zoologica (Stuttgart) **35**, H. 95, 1—17 (1938). — **Schimert, J.:** Die Nervenversorgung des Myokards. Z. Zellforsch. **27**, 246—266 (1937). ~ Die „syncytielle Natur" des vegetativen Nervensystems. Z. mikrosk.-anat. Forsch. **44**, 85—118 (1938). — **Seto, H.:** Über zwischen Aorta und Arteria pulmonalis gelegene Herzparaganglien. Z. Zellforsch. **22**, 213—231 (1935). ~ Mikroskopische Studien zur Innervation des menschlichen Herzens. Arb. anat. Inst. Sendai **19**, 1—47 (1936). ~ Über die afferenten Nerven im Aortenbogen und im Herzen beim Menschen im Hinblick auf den Aorten- und Herzreflex. Arb. anat. Inst. Sendai **20**, 1—16 (1937). ~ Über die intraepithelialen Nerven beim Menschen. I. Die afferenten Nervenendapparate in dem Urethralepithel sowie in der der Glans penis, resp. clitoridis und dem Praeputium gemeinsamen Epithelplatte. Arb. anat. Inst. Sendai **22**, 1—25 (1939). ~ Über die intraepithelialen Nerven beim Menschen. II. Die afferenten Nervenendigungen im Analepithel nebst einigen Bemerkungen über den histologischen Feinbau der epithelialen Analgebiete. Arb. anat. Inst. Sendai **23**, 133—164 (1940). — **Seto, H.,** and

U. **Fukuyama:** Zur Innervation der Speicheldrüsen des Igels. J. of Orient. Med. **24,** 177—196 (1936). — **Seto, H., S. Yamamoto** and **T. Fujii:** On the paraganglia in the ganglion of the vagus nerve. Tohoku J. Exper. Med. **52,** 39—42 (1950). — **Sidmann, A. L.,** and **D. W. Fawcett:** The effect of peripheral nerve section on some metabolic responses of brown adipose tissue in mice. Anat. Rec. **118,** 487—507 (1954). — **Simard, L. C.:** Sur les relations des cellules argentaffines de l'intestin avec les nerfs chez l'embryon de veau. Archives Anat. microsc. **30,** 235—248 (1943). — **Spatz, H.:** Neuronenlehre und Zellenlehre. Münch. med. Wschr. **1952,** Nr 23—25. — **Staudacher, V., L. Belli** u. **C. Ghiringhelli:** Indagini sperimentali sulla funzione cardiale. Dimostrazione di dispositivi gastrici di regolazione del cardias e cenni di fisiopatologia delle correlazioni cardiali. Acta neurovegetativa (Wien) **6,** 80—108 (1953). — **Stefanelli, A.:** Indagini comparative sulla natura delle fibre nervose e dei loro apparati espansionali nella cute, cavità orale e muscoli striati volontari. Riv. Biol. **21,** 48—75 (1936). ~ La innervazione somatica ed autonoma dei peli a corpo cavernoso. Riv. Biol. **21,** 5—11 (1936). ~ Considerazioni e ricerche sui terminalreticolo (Stöhr). Boll. Zool. **9,** 131—141 (1938). ~ Considerazioni ed osservazioni sulla struttura microscopica del tessuto nervoso autonomo alla periferia nei vertebrati superiori. Z. Zellforsch. **28,** 485—511 (1938). ~ A proposito dei rapporti delle fibrille nervose con le cellule connettive della cornea. Monit. zool. ital. **49,** 208—215 (1938). ~ Struttura e funzione delle reti e reticoli nervosi espansionali diffusi nei loro rapporti con gli elementi cellulari. Monit. zool. ital. **51,** 303—313 (1941). ~ Sulla questione intracitoplasmatica dei reticolo nervosi. Monit. zool. ital. **52,** 165—170 (1941). — **Stern, W.:** Über nervöse Feinstrukturen im Ulcusmagen. Acta neurovegetativa (Wien) **3,** 533—550 (1951). — **Stöhr jr., Ph.:** Über die Innervation der Harnblase und der Samenblase beim Menschen. Z. Anat. **78,** 555—584 (1926). ~ Mikroskopische Anatomie des vegetativen Nervensystems. Berlin: Springer 1928. ~ Das periphere Nervensystem. In Handbuch der mikroskopischen Anatomie, Bd. IV, S. 202—447. 1928. ~ Beobachtungen und Bemerkungen über die Endausbreitung des vegetativen Nervensystems. Z. Anat. **104,** 133—158 (1935). ~ Zur Innervation der menschlichen Nebenniere. Z. Anat. **104,** 475—490 (1935). ~ Die mikroskopische Innervation der Blutgefäße. Erg. Anat. **32,** 1—62 (1938). ~ Über den Aufbau und die Endausbreitung des vegetativen Nervensystems. Klin. Wschr. **1939 I,** 41—42. ~ Über „Nebenzellen" und deren Innervation in Ganglien des vegetativen Nervensystems, zugleich ein Beitrag zur Synapsenfrage. Z. Zellforsch. **29,** 569—612 (1939). ~ Zusammenfassende Ergebnisse über die normale und pathologische Histologie der sympathischen Ganglienzelle und der Endapparate im vegetativen Nervensystem. Erg. Anat. **33,** 135—284 (1941). ~ Mikroskopische Studien zur Innervation des Magen-Darmkanales. V. Z. Zellforsch. **34,** 1—54 (1947). ~ Studien zur normalen und pathologischen Histologie vegetativer Ganglien. III. Z. Anat. **114,** 14—52 (1948). ~ Beobachtungen zur Histopathologie des Muskel- und Nervengewebes im menschlichen Oesophagus. Z. Anat. **114,** 185—215 (1949). ~ Bemerkungen über die Endigungsweise des vegetativen Nervensystems und über den Aufbau des Organismus. Acta neurovegetativa (Wien) **1,** 74—86 (1950). ~ Lehrbuch der Histologie. Heidelberg-Berlin-Göttingen: Springer 1951. ~ Anatomische Grundlagen der Lehre vom vegetativen Nervensystem. Regensburger Jb. ärztl. Fortbildg **2,** 1—10 (1951). ~ Zusammenfassende Ergebnisse über die mikroskopische Innervation des Magen-Darmkanals. Erg. Anat. **34,** 250—401 (1952). ~ Zusammenfassende Ergebnisse über die Endigungsweise des Vegetativen Nervensystems. I. Acta neurovegetativa **10,** 21—61 (1954). ~ Zusammenfassende Ergebnisse über die Endigungsweise des Vegetativen Nervensystems. II. Acta neurovegetativa (Wien) **10,** 62—109 (1954). ~ Studien zur Degeneration und Regeneration des vegetativen Nervengewebes an Hand eines Grenzstrangtumors. Z. Anat. **118,** 186—222 (1955). — **Sunder-Plassmann, P.:** Untersuchungen über den Bulbus carotidis bei Mensch und Tier im Hinblick auf die „Sinusreflexe" nach H. E. Hering usw. Z. Anat. **93,** 567—622 (1930). ~ Über den Nervenapparat des Musculus vocalis. Z. Hals- usw. Heilk. **32,** 493—499 (1933). ~ Über neuro-vegetative Receptorenfelder im Kreislaufregulationsmechanismus durch deren Ausschaltung experimentell erzeugte, morphologisch faßbare Veränderungen im sympathischen Nervensystem. Z. Neur. **147,** 414—447 (1933). ~ Über nervöse Receptorenfelder in der Wand der intrapulmonalen Bronchien des Menschen und ihre klinische Bedeutung, insbesondere ihre Schockwirkung bei Lungenoperationen. Dtsch. Z. Chir. **240,** 249—268 (1933). ~ Über den Nervenendapparat des menschlichen Glottisöffners, M. cricoarytaenoideus posticus. Z. Hals- usw. Heilk. **32,** 586—598 (1933). ~ Zur Ätiologie des Appendicitisrezidivs. Bruns' Beitr. **163,** 466—480 (1936). ~ Der Nervenapparat der menschlichen Lunge und seine klinische Bedeutung. Dtsch. Z. Chir. **250,** 705—714 (1938). ~ Beobachtungen am Nervenzellplasmodium der Grenzstrangganglien von Hingerichteten usw. Dtsch. Z. Chir. **258,** 133—159 (1943). — **Sunder-Plassmann, P.,** u. **K. Daubenspeck:** Die vegetative Innervation der Synovialmembran des menschlichen Kniegelenkes. Dtsch. Z. Chir. **250,** 158—166 (1938).

Takashi, M., J. Sakai and **H. Usizima:** On the terminal neural apparatus detectable in the retroperitoneum of man. A complex pattern of Pacinian corpuscle. Anat. Rec. **122,**

17—37 (1955). — **Takino, M.:** Die Innervation der menschlichen Haut, besonders über die der M. erectores pilorum, der Talgdrüsen, der Schweißdrüsen und der kleinen Haare. Acta Scholae med. Kioto **12**, 281—294 (1929). ~ Über die Besonderheiten der Arteriae und Venae pulmonales bei verschiedenen Tierarten. Acta Scholae Med. Kioto **15**, 303—354 (1933). — **Takino, M.,** u. **S. Watanabe:** Über die Bedeutung des Ligamentums arteriosum bzw. des Ductus Botalli und der Ansatzstelle desselben an der Pulmonalwand als Blutdruckzügler bei verschiedenen Tierarten. Arch. Kreislaufforsch. **2**, 18—27 (1937). — **Tamponi, M.:** Strutture nervose della cute umana. Bologna: L. Capelli 1940. — **Taxi, I.:** Cellules de Schwann et „cellules interstitielles de Cajal" au niveau des plexus nerveux de la musculeuse intestinale du cobaye: retour aux définitions. Archives Anat. microsc. **41**, 281—304 (1952). ~ Les anastomoses des „cellules interstitielles" de Cajal au niveau du plexus Auerbach de rongeurs. C. r. Assoc. Anat. (40. Réun.) **1954**, 350—353. — **Tcheng, K. T.:** Innervation du myocarde et du faisceau de His chez deux mammifères, le mouton et le chat. Cardiologia (Basel) **15**, 227—265 (1949). ~ Fibres nerveuses momificées dans les corpuscules de Hassall, chez le chat. Bull. Histol. appl. **27**, 100—103 (1950). ~ Synapses interneuronales dans les ganglions cardiaques. Acta anat. (Basel) **11**, 431—443 (1951). — **Tischendorf, F.:** Beobachtungen über die feinere Innervation der Milz. Köln: B. Pick 1948. — **Tsunoda, T.,** u. **I. Kasahara:** Vergleichend-anatomische Studien über die Nervenendigungen des Herzmuskels, sowie über die Nervenversorgung spezifischen Herzmuskelgewebes. Z. Zellforsch. **7**, 177—186 (1928). — **Tusques, I.:** Recherches histologiques sur le sympathique terminal: L'innervation des melanocytes. Thèse d'Aix-Marseille 1943 (imprimée 1949). ~ Recherches histologiques sur le sympathique terminal: L'innervation des mélanocytes. Biol. méd. (Paris) **38**, 121—177 (1949).

Ungar, G.: Sur la mode de terminaison des nerfs sympathiques. Ann. d'Anat. path. **12**, 473—475 (1935).

Wallart, J.: Contribution à l'étude de l'élément nerveux de l'ovaire. L'innervation des corps fibreux. Archives de Biol. **49**, 669—679 (1938). — **Wassermann, F.:** Die Fettorgane des Menschen. Z. Zellforsch. **3**, 325—328 (1926). ~ Die histologischen Grundlagen der Fettspeicherung. Z. Kreislaufforsch. **23**, 665—687 (1931). — **Watzka, M.,** u. **I. H. Scharf:** Die Paraganglien am Ganglion nodosum vagi und deren Umgebung beim erwachsenen Menschen. Z. Zellforsch. **36**, 141—150 (1951). — **Weber, A.:** Recherches sur l'origine du plexus sympathique de la région gastroduodénale chez l'embryon des poules. Bull. Histol. appl. **17**, 149—171 (1940). ~ L'appareil métaterminal prolongement des fibres nerveuses. C. r. Soc. Biol. Paris **137**, 422 (1943). ~ The metaterminal nervous system and its experimental or pathological modification. Bull. Histol. appl. **23**, 41—66 (1946). ~ Different phases of the impregnation of the nervous system. Anat. Rec. **98**, 621—623 (1947). ~ Quelques aspects des terminaisons nerveuses. C. r. Assoc. Anat. **34**, 476 (1947). ~ Innervation des muscles lisses de la narine chez la salamandre noire. C. r. Assoc. Anat. **35**, 416—418 (1948). ~ La structure de certaines terminaisons nerveuses montre des variations cycliques. Experentia (Basel) **4**, 394—395 (1948). ~ Instabilité des synapses sur le parcours des voies nerveuses. Bull. Acad. Méd. Paris **133**, 605—606 (1949). ~ Instabilité de l'appareil métaterminal. C. r. Assoc. Anat. (36. Réun.) **1949**, 732. ~ Régéneration des terminaisons nerveuses à la suite de leur dégénérescence physiologique chez les mammifères. Bull. Histol. appl. **27**, 163—168 (1950). ~ Instabilité des terminaisons nerveuses dans les synapses intracellulaires du système végétatif. C. r. Soc. Biol. Paris **146**, 813—814 (1952). ~ Les terminaisons des fibres préganglionnaires sur les cellules nerveuses du système végétatif. C. r. Soc. Biol. Paris **146**, 883—885 (1952). ~ Les bases morphologiques de la sensibilité artérielle. Acta neurovegetativa (Wien) **7**, 33—39 (1953). ~ Modifications pathologiques de l'appareil métaterminal dans les fibres nerveuses chez l'homme. Gaz. méd. portug. **7**, 201—204 (1954). ~ Différenciation de cellules dites „interstitielles" dans le plexus nerveux intestinaux chez l'embryon de cobaye. Acta neurovegetativa (Wien) Suppl. **6**, 18—30 (1955). — **Weddell, G.,** and **E. Zander:** A critical evaluation of methods used to demonstrate tissue neural elements, illustrated by reference to the cornea. J. of Anat. **84**, 168—195 (1950). — **Wiedmann, A.:** Studien über das neurohormonale System der menschlichen Haut. Acta neurovegetativa (Wien) **3**, 354—372 (1952). **Wilkinson, H. J.,** and **A. N. Burkitt:** Nerve endings in adipose tissue. Med. J. Austral. **1**, 179—181 (1926).

Zeiger, K., u. **H. Harders:** Über vitale Fluorochromfärbung des Nervengewebes. Z. Zellforsch. **36**, 62—78 (1951). — **Zitzlsperger, S.:** Interstitielle Zellen (Cajal) im Papillarmuskel des menschlichen Herzens. Z. mikrosk.-anat. Forsch. **53**, 1—40 (1943). — **Zweifach, B. W.:** The structure and reactions of the small blood vessels in amphibia. Amer. J. Anat. **60**, 473—514 (1937). ~ The character and distribution of the blood capillaries. Anat. Rec. **73**, 475—495 (1939).

VIII. Paraganglien.

Ábrahám, A.: Über das Nervensystem des Glomus caroticum beim Menschen. Acta zool. (Szeged) **1**, 3—50 (1942). — **D'Agostini, N.:** Osservazioni istologiche sul paraganglio succlavio del coniglio. Boll. Soc. ital. Biol. sper. **30**, 922—924 (1954).

Bakay jr., L. v.: Das chromaffine System der Harnblase des Menschen, mit besonderer Berücksichtigung der Denervation. Z. mikrosk.-anat. Forsch. **43**, 131—142 (1938). — **Benoit, A.:** Recherches sur l'origine et la signification du Ganglion carotidien. Archives de Biol. **38**, 219—247 (1928). — **Botár, I.:** Zur Struktur der Nerven des Glomus caroticum. Mitt. anat. Inst. Budapest u. Szeged **5**, 1—12 (1935). ~ Corpuscule paraganglionnaire dans l'orbite. Ann. d'Anat. path. (12. Année) **1935**, Nr 2. — **Boyd, I. D.:** Observations on the human carotid sinus and its nerve supply. Anat. Anz. **84**, 369—410 (1937). ~ Development of the human carotid body. Contrib. to Embryol. **20**, 1—32 (1937). — **Boyd, I. D., and G. P. McCullagh:** Experimental hypertension following carotico-aortic denervation on the rabbit. Quart. J. Exper. Physiol. **27**, 293—306 (1938).

Castro, F. de: Sur la structure et l'innervation du sinus carotidien de l'homme et des mammifères. Nouvaux faits sur l'innervation et la fonction du glomus carotidien. Trav. Labor. Rech. biol. Univ. Madrid **25**, 331—380 (1928). ~ Über die Struktur und Innervation des Glomus caroticum beim Menschen und bei den Säugetieren. Z. Anat. **89**, 250—265 (1929). ~ Sur la structure de la synapse dans les chemocepteurs. Leurs mécanisme d'éxcitation et rôle dans la circulation sanguine locale. Acta physiol. (Stockh.) **22**, 14—43 (1951). — **Chowdary, D. S.:** A note on the carotid body and carotid sinus of Varanus monitor. Anat. Rec. **107**, 235—241 (1950). — **Ciardi-Dupré, G.:** Circa la presenca di cellule nervose in paraganglia. Monit. zool. ital. **47**, 248—252 (1936). — **Costa, C. da:** Paraganglia and carotid body. J. of Anat. **69**, 479—483 (1935). ~ Sur les rapports entre les ébauches du corpuscule carotidien et du sympathique cervical chez les cheiroptères. C. r. Assoc. Anat. (30. Réun.) **1935**, 1—5. ~ Sur le développement comparé du système paraganglionaire chez les mammifères. C. R. XII. Congr. Internat. Zool. 1935, S. 574—588. ~ Les paraganglions cervicaux des embryons de cheiroptères. C. r. Soc. Biol. Paris **122**, 242—244 (1936). ~ Les paraganglions du cœur chez l'embryon. C. r. Soc. Biol. Paris **123**, 628—630 (1936). ~ Nouvelles recherches sur le développement des paraganglions chez certains cheiroptères de la famille des vespertilionidés. Arch. portug. Sci. Biol. **5**, 115—132 (1936). ~ Sur les éléments paraganglionnaires des embryons des mammifères. C. r. Assoc. Anat. (31. Réun.) **1936**, 1—7. ~ Conception unitaire des paraganglions. C. r. Soc. Biol. Paris **133**, 103—109 (1940).

Gellért, A.: Ganglion of the internal carotid plexus. J. of Anat. **68**, 318—322 (1934). — **Goormaghtigh, H.:** On the existence of abdominal vagal paraganglia in the adult mouse. J. of Anat. **71**, 77—90 (1936). — **Goormaghtigh, H., et R. Pannier:** Les paraganglions du cœur et des zones vasosensibles carotidiennes et cardio-aortiques chez le chat adulte. Archives de Biol. **50**, 455—533 (1933). — **Gosses, I.:** The glomus caroticum. Acta neerl. Morph. **1**, 38—42 (1937).

Hammar, I. A.: Konstitutionsanatomische Studien über die Neurotisierung des Menschenembryos. I. Zur Bildungsgeschichte des Glomus caroticum. Z. mikrosk.-anat. Forsch. **35**, 602—630 (1934). — **Handschin, E.:** Zur Kenntnis der Zuckerkandlschen Organe. Beitr. path. Anat. **79**, 728—755 (1928). — **Hollinshead, W. N.:** The innervation of the abdominal chromaffin tissue. J. Comp. Neur. **67**, 133—143 (1937). ~ The origin of the nerve fibres to the glomus caroticum of the cat. J. Comp. Neur. **71**, 417—426 (1939). ~ The innervation of the supracardial bodies in the cat. J. Comp. Neur. **73**, 37—48 (1940). ~ Chromaffin tissue and paraganglia. Quart. Rev. Biol. **15**, 156—171 (1940). ~ A comparative study of the glomus coccygeum and the carotid body. Anat. Rec. **84**, 1—16 (1942).

Iwanow, G.: Das chromaffine und interrenale System des Menschen. Erg. Anat. **29**, 87—280 (1932).

Kock, L. L. de: The intraglomerular tissues of the carotid body. Acta anat. (Basel) **21**, 101—116 (1954). — **Kofmann, V.:** Zur Innervation des Paraganglion aorticum abdominale bei einigen Säugetieren. Z. Anat. **105**, 305—315 (1935). ~ Die Innervationsstruktur des Paraganglion aorticum abdominale. Anat. Anz. **84**, 120—134 (1937).

Legait, E.: Le réseau admirable carotidien. Biol. méd. (Paris) **36**, 139—165 (1947). — **Luna, F.:** Forma e struttura del nervo carotideo e dei plessi carotideo e cavernoso nell uomo. Arch. ital. Anat. e Embriol. **42**, 200—212 (1939).

Martinez, G. M.: Contribución a la histología normal y patologica del glomo carotideo. Boll. Soc. Biol. Concepción **13**, 107—131 (1939). — **Meijling, H. A.:** The glomus caroticum and the sinus caroticus of the horse. Proc., Kon. Acad. Wetensch. Amsterdam **39**, 706—713 (1936). ~ Fortgesetzte Untersuchungen des Glomus caroticum. Nederl. Tijdschr. Geneesk. **1937**, 3773. ~ Bau und Innervation von Glomus caroticum und Sinus caroticus. Acta neerl. Morph. **1**, 193—288 (1938). — **Meyer-Arendt, I.:** Zur Pathologie der Nervenendigungen im Glomus caroticum. Frankf. Z. Path. **59**, 389—397 (1948). — **Muratori, G.:** Conessioni tra sistema del vago e sistema del paraganglio carotico. Boll. Soc. ital. Biol. sper. **6**, 1—3 (1931). ~ Ricerche istologiche e sperimentali sull'innervazione del tessuto paragangliare annesso al sistema del vago (Paraganglio carotico; paragangli iustavagali). Boll. Soc. ital. Biol. sper. **7**, 1—6 (1932). ~ Recherches histologiques et expérimentales sur l'innervation du tissu, paraganglionnaire annexe au système du nerf vague des amniotes (Glomus carotidien Paraganglions extravagaux et intravagaux). C. r. Assoc. Anat. (27. Réun.) **1932**, 409—419. ~ Effetti della estirpazione del ganglio nodoso sulla innervazione di vari organi endocrini: paratiroidi, timo, corpo ultimobronchiale, tiroide. Boll. Soc. ital. Biol. sper. **7**, 1—3 (1932). ~ Contributo all'innervazione del tessuto paragangliare annesso al sistema del vago e all'innervazione del seno carotideo. Anat. Anz. **75**, 115—123 (1932). ~ Ricerche istologiche sull'innervazione del glomo carotico. Arch. ital. Anat. e Embriol. **30**, 573—602 (1933). ~ Sull' esistenza di un riflesso carotideo negli uccelli. Boll. Soc. ital. Biol. sper. **8**, 1—3 (1933). ~ Ricerche sperimentali sulla zona glomo carotidea degli uccelli. Atti e Mem. R. Accad. Padova **49**, 5—20 (1933). ~ Consequenze di lesioni sperimentali del vago sull 'innervazione del glomo carotico. Monit. zool. ital. **43**, Suppl., 87—89 (1934). ~ Contributo istologico all'innervazione della zona arteriosa glomo-carotidea. Arch. ital. Anat. e Embriol. **33**, 421—442 (1934). ~ Contributi morfologici allo studio dei recettori aortico-arteriosi dei riflessi cardiopresso-regulatori. Arch. ital. Anat. e Embriol. **38**, 387—472 (1937). ~ Ricerche anatomiche sulla vascolarizzazione sanguigna del glomo carotico. Arch. Ist. biochim. ital. **2**, 1—27 (1943). — **Muratori, G., e P. Spanio:** Contributo istologico all'importazione di ricerche sperimentali sul glomo carotico. Boll. Soc. ital. Biol. sper. **8**, 1—3 (1933).

Nonidez, J. F.: The presence of depressor nerves in the aorta and carotid of birds. Anat. Rec. **62**, 47—73 (1935). ~ The aortic (depressor) nerve and its associated epitheloid body, the glomus aorticum. Amer. J. Anat. **57**, 259—293 (1935). ~ Observations on the bloodsupply and the innervation of the aortic paraganglia of the cat. J. of Anat. **70**, 215—224 (1936).

Ochoterena, I.: Über Sinus und Glomus caroticum. An. Inst. Biol., México **7**, 379—414 (1936).

Palme, F.: Die Paraganglien über dem Herzen und im Endigungsgebiet des N. depressor. Z. mikrosk.-anat. Forsch. **36**, 391—420 (1934). ~ Über ein verlagertes Epithelkörperchen des Menschen am Paraganglion supracardiale. Anat. Anz. **79**, 288—292 (1935). — **Palumbi, G.:** La fine vascolarizzazione ed innervazione del glomo carotideo dei mammiferi. Acta, Pontific. Acad. Sci. **4**, 31—35 (1940). — **Penitschka, W.:** Paraganglion aorticum supracardiale. Z. mikrosk.-anat. Forsch. **24**, 24—37 (1931).

Riegele, L.: Die Nerven des Glomus caroticum beim Menschen. (Demonstr.) Verh. Anat. Ges. Kiel. Anat. Anz., Erg.-H. **63**, 240—241 (1927). ~ Die Nerven des Glomus caroticum beim Menschen mit kurzer Übersicht über den histologischen Bau des Organs. Z. Anat. **86**, 142—167 (1928). — **Rijnders, H.:** Over de innervatie van de Halsslagaderen. Diss. Amsterdam 1933.

Schneider, R.: Über die Beziehungen zwischen Epithelkörperchen und Glomus caroticum bei verschiedenen Vogelarten. Z. mikrosk.-anat. Forsch. **57**, 104—114 (1951). — **Schwarz-Karsten, H.:** Die Entwicklung des Paraganglion caroticum und der Paraganglien am Herzen des Schweines. Z. Anat. **113**, 39—65 (1944). — **Seto, H.:** Über zwischen Aorta und Arteria pulmonalis gelegene Herzparaganglien. Z. Zellforsch. **22**, 213—231 (1935). ~ Mikroskopische Studien zur Innervation des menschlichen Herzens. Arb. anat. Inst. Sendai **19**, 1—47 (1936). **Seto, H., S. Yamamoto and T. Fujii:** On the paraganglia in the ganglion of the vagus nerve. Tohoku J. Exper. Med. **52**, 39—42 (1950). — **Shimizu, M.:** Paraganglia in the abdominal cavity of the mouse. Cytologic. a. Neurogical. Stud. **11**, 31—40 (1954). — **Smirnowa, N, G.:** Innervation des Glomus caroticum und des Sinus caroticus beim Menschen. Klin. Med. (Moskau) **26**, 69 (1948). — **Stöhr jr., Ph.:** Studien zur normalen und pathologischen Histologie vegetativer Ganglien. III. Z. Anat. **114**, 14—52 (1949/50). — **Strecht-Ribeiro, C.:** Os paragânglios cardiacos do feto umano. Fol. anat. Univ. coimbr. **20**, 2, 1—16 (1945). — **Sunder-Plassmann, P.:** Untersuchungen über den Bulbus carotidis bei Mensch und Tier im Hinblick auf die „Sinusreflexe" nach H. E. Hering. Ein Vergleich mit anderen Gefäßstrecken, die Histopathologie des Bulbus carotidis, das Glomus caroticum. Z. Anat. **93**, 567—622 (1930). ~ Über neurovegetative Receptorenfelder im Kreislaufregulationsmechanismus und durch deren Ausschaltung experimentell erzeugte, morphologisch faßbare Veränderungen im sympathischen Nervensystem. Z. Neur. **147**, 414—447 (1933). ~ Der Nervenapparat des Sinus caroticus und des Glomus caroticum vom Menschen der verschiedenen Altersstufen und Foetus humanus, von verschiedenen Tieren und von Kaninchen vor und nach der Durchschneidung des Sinusnerven. Verh. dtsch. Ges. Kreislaufforsch. (6. Tagg) **1933**, 69—78.

Terni, T.: Il simpatico cervicale degli amnioti (Ricerche di morfologia comparata.) Z. Anat. **96**, 289—426 (1931). — **Truex, R. C.:** Chromaffin tissue of the sympathetic ganglia and heart. Anat. Rec. **108**, 687—698 (1950).

Watanabe, M.: Über die sensible Innervation der Stammgefäße in der Thoraxhöhle. V. Über die Innervation des Glomus aorticum und des Paraganglion aorticum supracardiale sup. Jap. J. Med. Sci., Anat. **9**, 641 (1941), Abstr. — **Watzka, M.:** Über die Verbindungen inkretorischer und neurogener Organe. Verh. Anat. Ges., 39. Verslg Amsterdam. Anat. Anz., Erg.-H. **71**, 185—190 (1931). ~ Vom Paraganglion caroticum. Verh. Anat. Ges. Würzburg. Anat. Anz., Erg.-H. **78**, 108—120 (1934). ~ Über die Entwicklung des Paraganglion caroticum der Säugetiere. Z. Anat. 108, 61—73 (1937). ~ Über freie, chromierbare Paraganglien beim erwachsenen Menschen. Z. mikrosk.-anat. Forsch. 53, 41—45 (1943). — **Watzka, M.,** u. **I. H. Scharf:** Die Paraganglien am Ganglion nodosum Vagi und dessen Umgebung beim erwachsenen Menschen. Z. Zellforsch. 36, 141—150 (1951). — **White, E. G.:** Die Struktur des Glomus caroticum, seine Pathologie und Physiologie und seine Beziehung zum Nervensystem. Beitr. path. Anat. 96, 177—227 (1935). — **Willis, A. G.,** u. **I. H. W. Birrell:** The structure of a carotid body tumor. Acta Anat. (Basel) 25, 220—265 (1955). — **Winiwater, H. de:** Signification du ganglion carotidien. C. r. Soc. Biol. Paris 94, 407—408 (1926). ~ Origine et signification du ganglion carotidien. C. r. Assoc. Anat. (29. Réun.) 1934, 519—528. ~ Origine et développement du ganglion carotidien. Archives de Biol. 50, 67—94 (1939). — **Wiswell, O. B.:** Observations on aortic paraganglia (Zuckerkandl's bodies) in the albino rat. Anat. Rec. 109, 389 (1951), Abstr.

IX. Gefäßsystem.
Herz.

Ábrahám, A.: Die Sinusgegend des menschlichen Herzens und ihr Nervensystem. Z. Zellforsch. 31, 146—155 (1940). ~ Die Innervierung der Blutgefäße. Ann. Biol. Univ. Szeged 1, 135—234 (1950). ~ Die intramuralen Nerven der Kranzgefäße. Acta zool. (Szeged) 3, 13—30 (1951). — **Aiba, K.:** Supplement to the observations on the sensory innervation of human heart. Arch. hist. jap. 6, 213—222 (1954). — **Akkeringa, L. I.:** The nervous system of the Purkinje fibres in the heart. Acta neerl. Morph. 6, 289—299 (1949). — **Allan, F. D.:** Observations on the source of the sympathetic nerves to the ductus arteriosus in the human full term fetus. Anat. Rec. 118, 276—277 (1954), Abstr. — **Alexandrowicz, I. S.:** The innervation of the heart of crustacea. I. Decapoda. Quart. J. Microsc. Sci. 75, 181—249 (1932). ~ The innervation of the heart of crustacea. II. Stomatopoda. Quart. J. Microsc. Sci. 76, 511—548 (1934). ~ Innervation of an amphipod heart. J. Mar. Biol. Assoc. U. Kingd. 33, 709—719 (1954). ~ Innervation of the heart of Pranus Buthus (Mysidacea). J. Mar. Biol. Assoc. U. Kingd. 34, 47—53 (1955). — **Anufriew, W. N.:** Die Herznerven der Katze. Z. Anat. 86, 639—654 (1928). — **Arpino, G.:** Ricerche nuove sul tessuto specifico del cuore. Anat. Anz. 74, 268—279 (1932). ~ Osservazioni sul nodo-seno-atriale e sul nodo di Tawara. Arch. Zool ital. 10, 385—407 (1934). ~ Die Innervation des Sinusknotens bei Delphinus delphis. Anat. Anz. 77, 241—252 (1934).

Baumann, A.: Développement de l'innervation cardiaque primitive chez un batrachien anoure Bombinator pachypus. C. r. Soc. Biol. Paris 113, 1381—1383 (1933). — **Belowa, M.:** Fossula cordis nervina. Z. Anat. 86, 517—531 (1928). — **Blair, D. M.,** and **F. Davies:** Observations on the system of the heart. J. of Anat. 69, 303—325 (1935). — **Boeke, J.:** Innervationsstudie V. Der sympathische Grundplexus und seine Beziehungen zu den quergestreiften Muskelfasern und zu den Herzmuskelfasern. Z. mikrosk.-anat. Forsch. 34, 330—378 (1933). — **Botár, J.:** Les nerfs du coeur de lion. C. r. Assoc. Anat. (34. Réun.) 1947, 79—85. — **Botár, J.,** u. **A. Becker:** Die Faserstruktur der Herznerven beim Maki-Affen. Anat. Anz. 88, 494—500 (1939). — **Braeucker, W.:** Der Brustteil des Vegetativen Nervensystems und seine klinisch-chirurgische Bedeutung. Beitr. Klin. Tbk. 66, 1—65 (1927). ~ Das extrakardiale Nervensystem des Kaninchens. Verh. dtsch. Ges. Kreislaufforsch. 1932, 322. — **Boyd, I. D.:** The nerve supply of the mammalian ductus arteriosus. J. of Anat. 75, 457—468 (1941).

Cataldi, G. M.: Sui gangli nervosi intramurali del cuore in condizioni normali ed in rapporto all' insufficienza cardio-circolatoria. Arch. Pat. e Clin. med. 18, 1—35 (1938). ~ I gangli nervosi intracardiaci nel morbo di Addison. Clin. med. ital. 69, 339—347 (1938). — **Conti, G.:** Sulle trasformazioni strutturali dei neuroni dei gangli simpatici del cuore dell'uomo in rapporto all' età. Boll. Soc. ital. Biol. sper. 22, 603—605 (1946). ~ Études sur la morphologie des cellules des ganglions sympathiques intramuraux du cœur humain. 1. Modifications inhérentes à l'accroissement et à la sénescence physiologique. Acta anat. (Basel) 5, 255—290 (1948). ~ Ulteriori osservazioni sulla struttura dei gangli simpatici del cuore dell' uomo. Boll. Soc. ital. Biol. sper. 23, 337—339 (1947). ~ Sulla presenza di cellule nervose gangliari lungo i vari segmenti dell' apparecchio di conduzione degli eccitamenti cuore dell'uomo. Monit. zool. ital. 57, Suppl., 117—118 (1948). ~ Sur la présence de cellules nerveuses ganglionnaires dans les différents segments du système spécifique du cœur humain. Schweiz. med. Wschr. 1949, 459—460. ~ Cellules ganglionnaires sympathiques du système specifique du cœur humain. Acta anat. (Basel) 10, 315—326 (1950).

Danielopolu, D., J. Marcou et **G. G. Proca:** Sur l'innervation des coronaires. Rôle des filets sympathiques et des filets parasympathiques. C. r. Soc. Biol. Paris 107, 419—421 (1931). — **Davies, F., E. T. B. Francis** and **T. S. King:** Ventricular nerve cells in mammals. Nature (Lond.) 167, 113 (1951). ~ Neurological studies of the cardiac ventricles of mammals. J. of Anat. 86, 130—143 (1952). — **Dirksen, G.:** Mikroskopische Beobachtungen über Altersveränderungen an den Herzganglien des Haus- und Wildschweines. Vet. Med. Diss. Hannover

1953. — **Dumont, L.:** L'innervation cholinergique du tissue nodal. C. r. Acad. Sci. Paris **238**, 1263—1265 (1954). ~ L'innervation cholinergique des régions nodales du coeur. C. r. Assoc. Anat. (41. Réun.) **1955**, 375—380.
Eiger, M.: Les ganglions et les cellules nerveuses sousendocardiaques; leur rôle dans l'automatisme du cœur. Arch. suisse Neur. **13**, 223—232 (1923). — **Eres, B. M.:** Sur le problème de l'innervation intramurale du cœur chez les vertébrés. Arch. Russ. d'Anat. **18**, 461—472 (1938).
Fattorusso, V.: L'innervazione del musculo involontorio e del tessuto specifico cardiaco (Fascio atrio-ventricolare) nei mammiferi. Arch. ital. Anat. e Embriol. **48**, 339—380). — **Fedorow, B. G.:** Essai de l'étude intravitale des cellules nerveuses et des connexions interneurales dans le système nerveux autonome. Trav. Labor. Rech. biol. Univ. Madrid **30**, 403—434 (1935). — **Fedorow, B. G.**, et **S. I. Matwejewa:** La structure des connexions interneuronales dans le système nerveux autonome de la grenouille. Trav. Labor. Rech. biol. Madrid **30**, 374—401 (1935). — **Field, F. J.:** The nervous constituent of the atrioventricular bundle. J. of Anat. **84**, 65 (1950), Abstr. — **Francillon, M. R.:** Zur Topographie der Ganglien des menschlichen Herzens. Z. Anat. **85**, 131—165 (1928). — **Freedman, B.:** Microscopie of synapses of nonexcised frog heart. Proc. Soc. Exper. Biol. a. Med. **80**, 399—400 (1952).
Garcia Aquilera, F.: Topografia ganglionar y proyecciones vagales en el tabique auriculoventricular. An. Anat. (Granada) **4**, 117—129 (1955). — **Gerlach, L.:** Über die Nervenendigungen in der Muskulatur des Froschherzens. Virchows Arch. **36**, 3—39 (1876). — **Glomset, D. I.**, and **A. T. A. Glomset:** A morphologie study of the cardiac conduction system in ungulates, dog and man. I. The sinoatrial node. Amer. Heart. J. **20**, 389—398 (1940). ~ A morphologic study of the cardiac conduction system in ungulates, dog and man. II. The Purkinje system. Amer. Heart J. **20**, 677—701 (1940). — **Gomarasca, P.:** Sull innervazione dell' apparato di conduzione degli eccitamenti del cuore. Boll. Soc. ital. Biol. sper. **14**, 477 bis 478 (1939). — **Greenberg, S. R.:** Studies on cardiac innervation. Anat. Rec. **115**, 312 (1953), Abstr. ~ A fiber analysis of the vagus cardiac rami and the cervical sympathetic nerves in the dog. J. Comp. Neur. **104**, 33—48 (1956). — **Greving, R.:** Makroskopische Anatomie und Histologie des Vegetativen Nervensystems. In Handbuch der Neurologie, Bd. 1, S. 811—886. 1935.
Hamaty, D., and **R. C. Truex:** Vagal stimulation on the distribution of chromatin in the cells of the intracardiac ganglia. J. Comp. Neur. **101**, 459—514 (1954). — **Hausmann, E.:** Über die Anatomie der Herznerven. Z. Anat. **119**, 263—279 (1956). — **Hermann, H.:** Die Herzganglien des Kindes und ihre Veränderungen beim Tetanus. Dtsch. Z. Nervenheilk. **159**, 359—375 (1948). ~ Mikroskopische Beobachtungen an den Herzganglien des Menschen bei Coronarsklerose. Virchows Arch. **316**, 341—372 (1949). ~ Mikroskopische Beobachtungen über Veränderungen an den menschlichen Herzganglien im Alter und bei Coronarsklerose. Dtsch. Z. Nervenheilk. **160**, 137—154 (1949). ~ Mikroskopische Beobachtungen über Altersveränderungen an menschlichen Herzganglien. Z. Anat. **114**, 685—719 (1950). ~ Die menschlichen Herzganglien im 6. Jahrzehnt des Lebens und ihre Veränderungen bei Lues cordis. Virchows Arch. **318**, 688—696 (1950). ~ Mikroskopische Studien an menschlichen Herzganglien. Ein Beitrag zur Individualanatomie. Z. Anat. **114**, 511—524 (1950). ~ Mikroskopische Befunde an menschlichen Herzganglien bei verschiedenen Erkrankungen. Dtsch. Z. Nervenheilk. **165**, 127—141 (1951). — **Hirsch, C. F.**, and **I. F. Orme:** Sensory nerves of the human heart. Arch. of Path. **44**, 325—335 (1947). — **Hirt, A.:** Sympathisches Nervensystem und Nebenniere. I. Die vergleichende Anatomie des sympathischen Nervensystems. In Handbuch der vergleichenden Anatomie von W. Lubosch, Bd. II/1, S. 685—776. Berlin 1934. — **Hosi, T.:** Über die Nervenendigungen in den Herzmuskeln. Jap. J. Med. Sci., Anat. **1**, 50 (1928), Abstr.
Ihdima, K.: Embryonal study of the nervous system of various organs of the human fetus. I. The cardiac nerves of the human fetus. Jap. J. Obstetr. **12**, 234—254 (1929). — **Inada, G.:** Sur la présence de cellules nerveuses dans le noeud sinusal du cœur de bœuf. C. r. Soc. Biol. Paris **120**, 1027 (1935). — **Ionescu, D.**, u. **M. Enachescu:** Untersuchungen bei Säugetieren und beim Menschen über die aus dem Brustgrenzstrang des Sympathicus unterhalb des Ganglion stellatum entsprungenen Herznerven. Z. Anat. **85**, 476—489 (1928).
Kasahara, J.: Nervenendigungen in der Intima des Herzens. Mitt. med. Akad. Kioto **2**, 991—998 (1928). — **Kaylor, C. T.:** Observations on the nerve supply to the atrio-ventricular bundle in the guinea pig heart. Anat. Rec. **94**, 541 (1946), Abstr. — **Khabarova, A. Y.:** The nature of pericapsular nerve endings. Dokl. Akad. Nauk SSSR. **102**, 629—631 (1955). — **King, A. B.:** Nerve endings in the cardiac muscle of the rat. Bull. Johns Hopkins Hosp. **65**, 489—499 (1939). — **Kondratjew, N. S.:** Über Formbildungstypen des kardialen, nervösen Grundgeflechtes bei verschiedenen Gruppen der Wirbeltiere. Z. Anat. **93**, 429—476 (1930). ~ Über Formbildungstypen des kardialen nervösen Grundgeflechtes bei verschiedenen Gruppen der Wirbeltiere. II. Z. Anat. **100**, 712—734 (1933). — **Kondratjew, N.**, u. **B. Eres:** Zur Lehre

von der Herzinnervation in den Klassen der Amphibien und Reptilien. Arch. f. Anat. 17, 446—460, 496—498 (1938). — **Kuntz, A.,** and **A. H. Kerper:** Observations on the occurence of thoracic sympathetic cardiac nerves in man. Anat. Rec. 42, 26 (1929), Abstr. — **Kuntz, A.,** and **A. Morehouse:** Thoracic sympathetic cardiac nerves in man: Their relation to cervical sympathetic ganglionectomy. Arch. Surg. 20, 607—613 (1930). — **Landau, E.:** Quelques notes sur l'innervation du myocarde. Cardiologia (Basel) 14, 243—251 (1949). ~ L'innervation du coeur. Cardiologia (Basel) 15, 222—223 (1949/50). ~ Contribution a l'innervation du coeur. (Fibres myelinisees.) Acta anat. (Basel) 9, 227—235 (1950). ~ L'innervation du coeur (Fibres myelinisees). II. Bull. Histol. appl. 27, 187 (1950). ~ Contribution a l'innervation du coeur. (Fibres myelinisees). Acta anat. (Basel) 13, 119—124 (1951). — **Lasowsky, I. M.:** Normale und pathologische Histologie der Herzganglien des Menschen. Virchows Arch. 279, 464—465 (1930). — **Lawrentjew, B. I.:** Experimentell-morphologische Studien über den feineren Bau des autonomen Nervensystems. I. Die Beteiligung des Vagus an der Herz-Innervation. Z. mikrosk.-anat. Forsch. 16, 383—411 (1929). ~ Einige Bemerkungen über Fortschritte und Aufgaben des autonomen Nervensystems. Z. mikrosk.-anat. Forsch. 36, 651—659 (1934). — **Lawrentjew, B. I.,** u. **A. G. Gurwitsch-Lasowskaja:** Zur Frage der Innervation des Atrioventrikularbündels His-Tawaras bei Säugetieren. Z. mikrosk.-anat. Forsch. 21, 585—596 (1930). — **Lencastre, A. de:** Algunas observacaes sobre a innervacao do coracao humano. Fol. anat. Univ. coimbr. 18, 8, 1—8 (1943). — **Leontowitsch, H. W.:** Zur Frage über die Nervenendkörperchen im Herzen des Frosches. Z. Zellforsch. 9, 277—280 (1929). — **Licata, R. H.:** The human embryonic heart in the ninth week. Amer. J. Anat. 94, 73—125 (1954). — **Lipp, W.:** Studien zur Herzinnervation. I. Die Innervation der Pulmonalisklappen. Acta anat. (Basel) 13, 30—62 (1951). — **Loffredo, C.:** I piccoli gangli nervosi del plesso del cuore e di altri organi (trachea) studiati con il metodo al cloruro d'oro. Boll. Soc. ital. Biol. sper. 25, 997—999 (1944). — **Lucchi, de, G.:** Contributo alla conoscenza della fina innervazione del pericardio. Atti Mem. Accad. Sci. Padova, N. S. 54, 151 (1938). — **Maksudova, M. A.:** Zur Frage über das morphologische Substrat der funktionellen Verbindung der autonomen Vagusfasern mit intramuralen Ganglienzellen des Herzens. Anat. Anz. 83, 19—25 (1936). — **Marmorstein, M.:** Über gewisse topographisch-anatomische Besonderheiten der Herznerven beim Hunde und Kaninchen. Z. Anat. 93, 734—749 (1930). — **Mitchell, G.:** The innervation of the heart. Brit. Heart J. 15, 159—171 (1953). ~ Cardiovascular Innervation. Edinburgh and London: E. & S. Livingstone 1956. — **Mitchell, G. A. G., R. Brown** and **F. B. Cookson:** Ventricular nerve cells in mammals. Nature (Lond.) 172, 812 (1953). — **Mizeres, N. I.:** Isolation of the cardioinhibitory branches of the right Vagus nerve in the dog. Anat. Rec. 123, 437—445 (1955). — **Morin, F., e E. Bonivento:** Richerche sull' innervazione del pericardio. Arch. ital. Anat. e Embriol. 43, 56—74 (1940). — **Muir, A. R.:** The development of the ventricular part of the conducting tissue in the heart of sheep. J. of Anat. 88, 381—391 (1954). — **Muratori, G.:** Il fondamento istologico recettore dei riflessi arteriosi pressocardio regolatori. Significato embriologico della sede dei territori arteriosi in varie classi di Amnioti. Atti Soc. med.-chir. Padova ecc. 14, 1—14 (1936). ~ Recettori degli archi aortici IV e VI, dotto di Botallo e tessuto paragangliare nell' uomo. Boll. Soc. ital. Biol. sper. 11, 1—3 (1936). ~ Osservazioni istologiche e considerazioni embriologiche sui recettori aortici degli Amnioti. Anat. Anz. 83, 367—379 (1937). ~ Contributi morfologici allo studio dei recettori aortico-arteriosi dei riflessi cardio presso-regolatori. Arch. ital. Anat. e Embriol. 38, 387—427 (1937). **Muratori, G., e C. Borelli:** Sull' innervazione del dotto di Botallo nel neonato. Atti Soc. med.-chir. Padova 29, 1—8 (1951). — **Nai, D.:** Ricerche sull' apparato di conduzione dell' eccutamento cardiaco nel pollo. Monit. zool. ital. 48, Suppl., 283—286 (1938). — **Nettleship, W. A.:** Experimental studies on the afferent innervation of the cat's heart. J. Comp. Neur. 64, 115—133 (1936). — **Nevmywaka, G. A.:** Zur Frage über die Innervation des Herzens beim Flußkrebs. Zool. Anz. 79, 209—222 (1928). — **Noback, I.,** and **F. D. Anderson:** On the presence and characteristics of nerve tissue in the human ductus arteriosus in postnatal life. Anat. Rec. 112, 369 (1952), Abstr. — **Noback, I., F. D. Anderson** and **W. G. Cooper:** On the presence of nerve tissue in the media of the human ductus arteriosus. Anat. Rec. 109, 331 (1951), Abstr. — **Nonidez, J. F.:** The presence of depressor nerves in the aorta and carotid of birds. Anat. Rec. 62, 47—74 (1935). ~ Identification of the receptor areas cavae and pulmonary vaines which initiate reflex cardiac acceleration. Amer. J. Anat. 61, 203—231 (1937). ~ The nervous „terminalreticulum". A critique. III. Observations on the autonomic ganglia and nerves with special reference (to the problem of the neuro-neuronal synapse. Concluding remarks. Anat. Anz. 84, 315—330 1937). ~ Studies on the innervation of the heart. I. Distribution of the cardiac nerves with special reference to the identification of the sympathetic and parasympathetic postganglionics. Amer. J. Anat. 65, 361—413 (1939). ~ Studies on the innervation of the heart. II. Afferent nerve endings in the large arteries and veins. Amer. J. Anat. 68, 151—189

(1941). ~ The structure and innervation of the conductive system of the heart of the dog and rhesus monkey or seen with a silver impregnation technique. Amer. Heart. J. **26**, 577—597 (1943).
Obiditsch-Mayer, J.: Nerval gesteuerte Regulationsmechanismen am Coronargefäß-System des Hundeherzens. Acta neurovegetativa (Wien) Suppl. **6**, 122—132 (1955). — **Okada, G.:** Über die motorische Nervenendigung im Herzmuskel beim Kaninchen. Okayama-Igakkai-Zasshi **43**, 397—400 (1931). — **Okamura, Ch.:** Über die Ganglienzellen in der Herzwand. Z. Anat. **89**, 344—366 (1929).
Palumbi, G.: La fine innervazione del nodo seno-atriale in talpa europaea. Boll. Soc. ital. Biol. sper. **15**, 234—235 (1940). — **Palumbi, G.,** e **G. Verga:** La fine innervazione del nodo seno-atriale in talpaj europaea. Boll. Soc. med.-chir. Pavia A **53**, 1—4 (1939). ~ La fine innervazione del nodo seno-atriale in talpa europaea. Arch. ital. Anat. e Embriol. **43**, 119—138 (1940). — **Pannier, R.:** Données générals sur le système ganglionnaire e paraganglionnaire du cœur. C. r. Soc. Biol. Paris **12**, 1350—1353 (1935). — **Papilian, V.,** et **V. Daghie:** Les nerfs cardiaques thoraciques sous-stellaires. C. r. Soc. Biol. Paris **98**, 61 (1928). — **Plechkova, E. K.:** Receptors of the coronary vessels and of the myocardium in mammals. Bull. Biol. et Méd. expér. URSS. **1**, 404 (1936).
Rasario, G. M.: Ricerche istologiche sull' innervazione delle arterie coronarie. Roma 1935. Cuore e Circulazione. 19. — **Riegele, L.:** Über die Innervation der Hals- und Brustorgane bei einigen Affen. Z. Anat. **80**, 777—858 (1926). — **Rossi, L.:** Sistema nervoso settale e conduzione atrio-ventricolare. Biol. Lat. (Milano) **7**, 894—917 (1954). ~ Reizleitungssystem und Nerven des Herzens beim Menschen. Sci. med. ital. **3**, 543—584 (1955). ~ Immagini della periferia neurovegetativa nella regione del nodo di Tawara umano. Atti Soc. ital. Pat. **4**, 617—619 (1955). ~ Il fondamenti anatomo-patologici del blocco atrioventricolare. Biol. Lat. (Milano) **8**, 1—26 (1955).
Santy, P., et **P. Marion:** A propos de l'innervation des artères coronaires. Lyon chir. **46**, 474—477 (1951). — **Sato, H.:** Innervation of heart in dog. Tohoku J. Exper. Med. **59**, 343—356 (1954). — **Scaglia, G.:** L'apparato nervoso contenuto nel sistema atrioventricolare di bos taurus. Arch. ital. Anat. e Embriol. **24**, 658—690 (1927). — **Schimert, J.:** Die Nervenversorgung des Myocards. Z. Zellforsch. **27**, 246—266 (1937). — **Schurawlew, A. N.:** Die Herznerven des Hundes. Z. Anat. **86**, 655—697 (1928). — **Seto, H.:** Mikroskopische Studien zur Innervation des menschlichen Herzens. Arb. anat. Inst. Sendai **19**, 1—47 (1936). ~ Die afferenten Nerven im Aortenbogen und im Herzen beim Menschen im Hinblick auf den Aorten- und Herzreflex. Arb. ant. Inst. Sendai. **20**, 1—16 (1937). — **Shaner, R. F.:** The development of the nerves to the mammalian heart. Anat. Rec. **44**, 256 (1929), Abstr. — **Soler Viñolo, J.:** Apportaciones al estudio comperativo de la inervacion cardiaca. Arch. de Anat. (Granada) **2**, 213—233 (1953). ~ Contribucion al estudio morfologico y topografico de los ganglios intramurales del corazon y sus relaciones con la inervacion extrinseca. An. Anat. **3**, 203—229 (1954). — **Ssinelnikow, R.:** Das intramurale Nervensystem des Vogelherzens. Z. Anat. **86**, 563—578 (1928). ~ Die Herznerven der Vögel. Z. Anat. **86**, 540—562 (1928). ~ **Stefanelli, A.:** Le piastre motrici a grappolo e loro significato con considerazioni sulle espansioni motrici nel miocardio. Arch. ital. Anat. e Embriol. **27**, 180—194 (1929).— **Stienon, L.:** Contribution à l'étude du myocarde specifique chez les vertébrés. Archives de Biol. **40**, 57—82 (1930). — **Stotler, W. A.,** and **R. A. MacMahon:** The innervation and structure of the conductive system of the human heart. J. Comp. Neur. **87**, 57—83 (1947). — **Szantroch, Z.:** L'histogénèse des ganglions nerveux du cœur. Bull. Acad. Pol. Sci. e Lettr., Sér. B. Sci. Nat. **2**, 417—431 (1929). — **Szepsenwol, I.,** et **A. Bron:** L'origine et la nature de l'innervation. primitive de cœur chez les embryons d'oiseaux (canard et poulet). Rev. suisse Zool. **43**, 1—23 (1936).
Takino, M., u. **S. Watanabe:** Über die Bedeutung des Lig. arteriosum bez. des Ductus Botalli und der Ansatzstelle desselben an der Pulmonalwand als Blutdruckzügler bei verschiedenen Tierarten. Arch. Kreislaufforsch. **3**, 18—27 (1937). — **Tcheng, K. T.:** Innervation du faisceau de His chez l'agneau. C. r. Soc. Biol. Paris **143**, 1559—1560 (1949). ~ Innervation sensitive du noeud auriculo-ventriculaire de Tawara chez l'agneau. Cardiologia (Basel) **14**, 290—294 (1949). ~ Caractères des fibres de l'innervation cardiaque chez les mammifères. Arch. Sci., Genève **2**, 368—369 (1949). ~ Innervation du myocard et du faisceau de His chez deux mammifères, le mouton et le chat. Cardiologia (Basel) **15**, 227—265 (1950). ~ Étude histologique de l'innervation cardiaque chez le chien. C. r. Soc. Biol. Paris **140**, 882—883 (1950). ~ Innervation of the dogs heart. Amer. Heart. J. **41**, 512—524 (1951). ~ Synapses interneuronales dans les ganglions cardiaques. Acta anat. (Basel) **11**, 431—443 (1951). — **Truex, R. C.:** Chromaffin tissue of the sympathetic ganglia and heart. Anat. Rec. **108**, 687—697 (1950). — **Truex, R. C.,** and **W. M. Copenhaver:** Histology of the moderator band in man and other mammals with special reference to the conduction system. Amer. J. Anat. **80**, 173—209 (1947). — **Truex, R. C., I. C. Scott, D. M. Lang** and **M. Q. Smythe:** Effect of vagus nerves on heart rate of young dogs; an anatomic-physiologic study. Anat. Rec. **123**,

201—226 (1955). — **Tschernjachiwsky, A.:** Note sur le développement du système nerveux du cœur, la terminaison du nerf dépresseur et l'innervation du sinus carotidien. Trav. Labor. Rech. biol. Univ. Madrid **26**, 75—98 (1929). — **Tsunoda, T.,** u. **I. Kasahara:** Vergleichend-anatomische Studien über die Nervenendigungen des Herzmuskels, sowie über die Nervenversorgung des spezifischen Herzmuskelgewebes. Z. Zellforsch. **7**, 177—186 (1928).

Verga, G.: Osservazioni nella innervazione del sistema di connessione seno-atriale ed atrioventricolare del cuore dei mammiferi. Arch. ital. Anat. e Embriol. **47**, 854—873 (1942). — **Vitali, G.:** Contributo allo studio del sistema muscolare specifico del cuore. Le espansioni nervose nelle fibre di Purkinje in ovis aries. Monit. zool. ital. Suppl. **47**, 89 (1937). ~ Contributo allo studio del sistema muscolare specifico del cuore. Le espansioni nervose nelle fibre di Purkinje in ovis aries. Ant. Anz. **84**, 88—102 (1937).

Wahlin, B.: Das Reizleitungssystem und die Nerven des Säugetierherzens. Sv. Läk. sällsk. Hdb. **62**, 1—106 (1936). — **Weber, A.:** Résultats de différents techniques dans l'étude de l'innervation du cœur des mammifères. Cardiologia (Basel) **15**, 223—226 (1950). — **Wolhynski, F. A.:** Die Herznerven des Kalbes. Z. Anat. **86**, 579—607 (1928). ~ Innervation des Herzkammer- und Vorhofsseptums des Kalbes. Z. Anat. **86**, 608—638 (1928). — **Worobiew, W. P.:** Zur Topographie der Nervenstämme und Ganglien des Herzens beim Menschen. Charkow 1917. ~ Methodik der Untersuchung von Nervenelementen des makro- und makromikroskopischen Gebiets. Rothacker. Berlin 1925. ~ Plica nervina atrii sinistri. Z. Anat. **86**, 509—517 (1928).

Zavalla, I. A.: Contribución al estudio del sistema neuroganglionar del corazón human. Arch. Soc. biol. Montevideo **1**, 262—283 (1929). — **Zitzlsperger, S.:** Insterstitielle Zellen (Cajal) im Papillarmuskel des menschlichen Herzens. Z. mikrosk.-anat. Forsch. **53**, 1—40 (1943).

Gefäße und Milz.

Ábrahám, A.: Über die Innervation der Gaumenschleimhaut. C. r. Congr. internat. Zool. Lisbonne 1936, S. 373—391. ~ Über die mikroskopische Innervation der Gaumenschleimhaut der Frösche. Z. Zellforsch. **27**, 745—753 (1938). ~ Beiträge zur Kenntnis der sensiblen Endorgane der Sinusreflexe von Hering. Z. Zellforsch. **34**, 208—229 (1949). ~ Receptors in the wall of the bloodvessels. Acta biol. (Budapest) **1**, 157—175 (1949). ~ Further investigations on the structure and the endings of the nervus depressor in man. Acta biol. (Budapest) **1**, 165—178 (1950). ~ Die Innervierung der Blutgefäße. Ann. Biol. Univ. Szeged **1**, 137—235 (1950). ~ Die intramuralen Nerven der Kranzgefäße. Acta zool. (Szeged) **3**, 13—30 (1951). ~ The innervation of the blood vessels. Acta morphol. (Budapest) **1**, 250—254 (1951). ~ Az aortaideg szerkezete es végsödésfomai a kutya arteriás törzseiben. Ann. Biol. Univ. Hung. **1**, 325—340 (1952). ~ Über die Stelle und Struktur der Rezeptoren im Aortenbogen des Rindes. Acta biol. (Szeged) **1**, 125—159 (1955). — **Aiba, K.:** Supplement to the observations on the sensory innervation of human heart. Arch. hist. jap. **6**, 213—222 (1954). **Akkeringa, L. I.:** Die Lage der Neurofibrillen am peripheren Ende der Nervenbahn. Z. mikrosk.-anat. Forsch. **19**, 183—270 (1930). — **Allan, F. D.:** The innervation of the human ductus arteriosus. Anat. Rec. **122**, 611—631 (1955). — **Amoroso, E. C., E. R. Bell, A. S. King** and **H. Rosenberg:** The aortic and sinus nerves of the lion and badger. J. of Anat. **85**, 411 (1951), Abstr.

Bakay jr., V.: Über die Nerven der Aorta ascendens. Z. Anat. **111**, 461—469 (1942). — **Beaufays, I.:** Die Endausbreitung des vegetativen Nervengewebes in der gesunden Tube und seine Veränderungen bei Entzündungen der Tube. Arch. Gynäk. **164**, 624—645 (1937). — **Berger, H.:** Zur Innervation der Pia mater und der Gehirngefäße. Arch. f. Psychiatr. **70**, 216—220 (1924). — **Berkelbach van der Sprenkel, H.:** Zur Neurologie des Zahnes. Z. mikrosk.-anat. Forsch. **38**, 1—86 (1935). — **Bersch, A.:** Histologische Untersuchungen über den Ursprung des Nervus depressor in der Intima aortae des erwachsenen Kaninchens. Z. mikrosk.-anat. Forsch. **60**, 289—307 (1954). — **Bertelli, L.:** Sulla presenza di corpuscoli nervosi terminali nella parete dell' arteria e della vena poplitea ed in immediata prossimità di questi vasi e dei loro collaterali. Atti Accad. Fisiocr. Siena **12**, 250—273 (1953). — **Bertelli, L., e R. Magaldi:** Le terminazioni nervose incapsulate tipo Vater-Pacini e la simpaticectomia periarteriosa e perivenosa dei vasi femorali. Atti Accad. Fisiocritici Siena **1**, 249—252 (1954). — **Blair, D. M.:** A peripheral neural mechanism on capillaries of striate mammalian muscle. C. r. Assoc. Anat. (22. Réun.) **1927**, 28. — **Boeke, J.:** Some remarks on the efferent innervation of the blood-vessels. Proc., Kon. Akad. Wetensch. Amsterdam **35**, 812—818 (1932). ~ Innervationsstudien. III. u. IV. Z. mikrosk.-anat. Forsch. **33**, 233—328 (1933). ~ Innervationsstudien. V. Z. mikrosk.-anat. Forsch. **34**, 330—378 (1933). ~ Die periphere Endausbreitung des sympathischen Systems. Nova Acta Leopold., N. F. **2**, 209—257 (1935). — **Bonard, E. Ch:.** Développement de l'innervation des gros vaisseaux chez l'embryon de cobaye. C. r. Soc. Biol. Paris **142**, 1415—1416 (1948). ~ Innervation de la carotide chez un embryon de cobaye. Bull. Histol. appl. **25**, 202 (1948). ~ Les nerfs intrinsèques de la carotide primitive au cœurs du développement de l'embryon de cobaye. Arch. Sci. physiol. 1, 500—503 (1948). — **Bonivento, E.,** u. **J. Morin:** Ricerche anatomiche e sperimentali sull' innervazione delle vene cave. Z. Zellforsch. 31, 345—363 (1941). — **Borowskaja, A. J.:** Versuch einer Erforschung der Innervation der Blutgefäße mit der Methode der Degeneration der postganglionären Fasern des autonomen Nervensystems. Arch. Russ. d'Anat. 14, 474—481 (1935). — **Brown, M. E.:** The morphology of the neurons migrated from the ganglion nodosum of the vagus in birds. J. Comp. Neur. 63, 127—137 (1936). ~ The occurence of arterio-venous anostomoses in the tongue of the dog. Anat. Rec. 69, 287—297 (1937). — **Bruno, G.:** Struttura ed innervazione delle vene in rapporto alle loro differenze funzionali. Monit. zool. ital. 59, Suppl., 129—132 (1950). — **Burns, B. I.:** Observations on the nerve supply of blood vessels. Anat. Rec. 55, Suppl. 9 (1933), Abstr. ~ The distribution of sympathetic nerves to the hind limb of the cat. J. Comp. Neur. 61, 191—219 (1935). — **Burruano, C.:** Contributo sperimentale alla conoscenza della innervazione vasale nel cane. Arch. ital. Anat. e Embriol. 40, 369—378 (1938). ~ Contributo sperimentale alla conoscenza della innervazione vasale. Monit. zool. ital. 48, 184—186, Suppl. (1938). ~ Studio sulla disposizione anatomica normale dei vasi e dei nervi cerebrospinali e simpatici nel cane. Monit. zool. ital. 48, 329—332 (1938). — **Busch, E.:** Studies on the nerves of the blood-vessels with especial reference to periarterial sympathicectomy. Acta path. scand. (København.) Suppl. 2, 1—186 (1929).

Castro, F. de: Neue Beobachtungen über die Innervation der Carotisgegend. Die Chemo- und Pressoreceptoren. Trab. Inst. Cajal 32, 297—384 (1940). ~ Die normale Histologie des peripheren vegetativen Nervensystems. Das Synapsen-Problem. Anatomisch-experimentelle Untersuchungen. Verh. dtsch. Ges. Path. (34. Tagg) 1950, 1—52. — **Chorobski, S.,** and **W. Penfield:** Cerebral vasodilatator nerves and their patway from the medulla oblongata. Arch. of Neur. 28, 1257—1289 (1932). — **Christensen, K.:** Terminal nervous structure in the walls of blood vessels. Anat. Rec. 124, 273 (1956), Abstr. — **Christensen, K.,** and **E. Lewis:** Intercranial vascular nerves from cranial nerve roots. Anat. Rec. 109, 279 (1951), Abstr. — **Christensen, K.,** and **E. H. Polley:** The nerves along the vertebral artery and innervation of blood vessels of the hindbrain of the cat. Anat. Rec. 106, 183—184 (1950), Abstr. — **Christensen, K., E. H. Polley** and **E. Lewis:** The nerves along the vertebral artery and innervation of the blood vessels of the hindbrain of the cat. J. Comp. Neur. 96, 71—91 (1952). — **Christensen, K.,** and **Th. Stuesse:** Vascular nerves and cholinesterase of blood vessel walls. Anat. Rec. 118, 287 (1954), Abstr. — **Clara, M.:** Die arterio-venösen Anastomosen der Vögel und Säugetiere. Erg. Anat. 27, 246—301 (1927). — **Clark, E. L., R. Clark** and **R. G. Williams:** Microscopic observations in the living rabbit of the new growth of nerves and the establishement of nerve-controlled contractions of nervly former arterioles. Amer. J. Anat. 55, 47—77 (1934). — **Clark, R.,** and **E. L. Clark:** Observations of living arterio-venous anastomoses seen in transparent chambers introduced into the rabbits ear. Amer. J. Anat. 54, 229—286 (1934). ~ The new formation of arterio-venous anastomoses in the rabbits ear. Amer. J. Anat. 55, 406—467 (1934). — **Clark, S. L.:** Nerve endings in the chorioid plexus of the fourth ventricle. J. Comp. Neur. 47, 1—21 (1928). ~ Nerve fibres upon vessels of the medulla and spinal cord. Anat. Rec. 42, 11—12 (1929), Abstr. ~ Innervation of the blood vessels of the central nervous system. Anat. Rec. 55, Suppl. 51 (1933), Abstr. ~ Innervation of the chorioid plexus and the blood vessels within the central nervous system. C. Comp. Neur. 60, 21—35 (1934). ~ Innervation of the intrinsic muscles of the eye of the cat. J. Comp. Neur. 66, 307—325 (1937). ~ Die arterio-venösen Anastomosen. Leipzig: Johann Ambrosius Barth 1939. — **Coates, A. E.:** Observations on the distribution of the arterial branches of the peripheral nerves. J. of Anat. 66, 499—507 (1932). — **Cobb, S.,** and **J. E. Finesinger:** The vagal pathway of the vasodilator impulses. Arch. of Neur. 28, 1243—1256 (1932). — **Comparini, L.:** Espansioni nervose incapsulate in rapporto coi vasi degli arti. Fol. angiol. 1, 76—82 (1954). ~ Contributo alla conoscenza dei corpuscoli nervosi terminali situati in rapporto coi vasi arteriosi e venosi dell'arto superiore nell'uomo. Monit. zool. ital. 62, Suppl., 474—478 (1953). — **Courty, A.:** Contribution à l'étude de l'innervation vasculaire du membre inférieur. Déductions anatomiques et chirurgicales. Ann. d'Anat. path. 15, 445—449 (1938).

Daubenspeck, K.: Die Innervation der Synovialmembran und ihre Veränderungen bei der Heine-Medinschen Krankheit. Z. Orthop. 68, 139—151 (1938). — **Devon, M. E.:** Recherches expérimentales sur le régénération du système nerveux vasomoteur. Bull. Acad. roy. Méd. Belg. 13, 16—34 (1948). — **Dowgjallo, N.:** Über die Nerven der harten Hirnhaut des Menschen und einiger Säuger. Z. Anat. 89, 453—466 (1929). ~ Beiträge zur Lehre von der Innervation des peripherischen Blutgefäß-Systems. Z. Anat. 97, 9—54 (1932).

Fedele, M.: Sulla innervazione ed i dispositivi sensitivi periferici del tronco arterioso dei Rettili. Atti R. Accad. Lincei Rend. 12, 464—468 (1930). ~ La innervazione del tronco arterioso nel Batrici anuri. Arch. ital. Anat. e Embriol. 48, 84—121 (1943). — **Ferrero, R.,** e **S. Abeatici:** Sul alcuni aspetti istologici dell'innervazione arteriosa nei monconi d'amputazione. Minerva chir. (Torino) 1953, 525—529. — **Fischer-Brügge, E., P. Sunder-Plassmann** u. **K. Röper:** Über die terminale Innervation der Lymphgefäße an der Appendix, sowie

Beobachtungen über Zellvorgänge an der Blut-Lymph-Schranke bei der menschlichen Appendicitis. Langenbecks Arch. und Dtsch. Z. Chir. **265**, 120—132 (1950). — **Forbes, H. S.,** and **H. G. Wolff:** Cerebral circulation III. The vasomotor control of cerebral vessels. Arch. of Neur. **19**, 1057—1086 (1928). — **Franklin, K. J.:** A monograph on veins. Springfield, Illinois, Baltimore u. Maryland: Ch. C. Thomas p. 1937. 410 S.

Gaudin, P.: Terminaisons nerveuses dans les artérioles chez la salamandre noire. Schweiz. med. Wschr. **1949**, 528. — **Gellért, A.:** Ganglia of the internal carotid plexus. J. of Anat. **68**, 318—322 (1934). — **Gerneck, I.:** Über die Nerven der Synovial-Membran. Arch. f. Orthop. **28**, 599—604 (1930). ~ Über die Innervation der Synovialmembran. Z. Anat. **97**, 515—534 (1932). — **Glaser, W.:** Über die motorische Innervation der Blutgefäße der Milz nebst einigen Bemerkungen zur intramuralen Nervenversorgung der Blutgefäße im Knochenmark. Z. Anat. **87**, 741—745 (1928). — **Greving, R.:** Beitrag zur Gefäßinnervation auf Grund histologischer Untersuchungen. Z. Neur. **167**, 465—475 (1939). — **Grigorjewa, T.:** Histologische Untersuchungen über die Innervation der Hirngefäße. Z. mikrosk.-anat. Forsch. **28**, 418—426 (1932). ~ Über die Innervation der Kapillaren. Ber. Akad. Wiss. USSR. **68**, 589 (1949). — **Guerrier, Mm. Y., et G. Marchal:** Le plexus de la carotide externe chez quelques mammifères. Fol. anat. Univ. coimbr. **22**, 1—11 (1947).

Hadjioloff, A., V. K. Dokov u. **E. L. Tschakaroff:** Contribution à l'étude de l'innervation des capillaires du cerveau. Acta morph. (Budapest) **4**, 525—529 (1954). — **Hagen, E.:** Beobachtungen zur pathologischen Histologie des vegetativen Nervensystems bei verschiedenen Erkrankungen des Gefäßapparates. Z. Anat. **114**, 420—437 (1949). ~ Neurohistologische Untersuchungen an der menschlichen Hypophyse. Z. Anat. **114**, 640—679 (1950). ~ Mikroskopische Beobachtungen über die Innervation der Gefäße in der Substanz des menschlichen Zwischenhirns und in der Pia mater. Z. Anat. **118**, 223—235 (1955). — **Hajakawa, Z.:** Über die zentripetale, autonome Innervation der Brustaorta des Kaninchens. Jap. J. Med. Sci. **7**, 250 (1939), Abstr. — **Hall, J. L.:** Nerve plexuses of the external carotid artery. Anat. Rec. **121**, 433—434 (1955), Abstr. — **Harting, K.:** Bemerkungen über das Vorkommen von Nervennetzen im Endausbreitungsgebiet der intramuralen Nerven. Z. mikrosk.-anat. Forsch. **45**, 104—110 (1930). ~ Vergleichende Untersuchungen über die mikroskopische Innervation der Milz des Menschen und einiger Säugetiere. Erg. Anat. **34**, 1—59 (1944). — **Hashimoto, K.:** Ein Beitrag zur Kenntnis der sogenannten Sinusnerven. Jap. J. Med. Sci. **6**, 230 (1937), Abstr. — **Hassin, G. B.:** The nerve supply of the cerebral blood vessels. A histologic study. Arch. of Neur. **22**, 375—391 (1929). — **Hayasi, S.:** Mikroskopische Studien zur Innervation der Lunge. J. of Orient. Med. **27**, 1—43 (1937). — **Hering, H. E.:** Der Blutdruckzüglertonus in seiner Bedeutung für den Parasympathicustonus und Sympathicustonus. Leipzig: Georg Thieme 1932. — **Herrath, E. v.:** Bau und Funktion der Milz. Z. Zellforsch. **23**, 375—430 (1935). — **Hett, J.:** Zur feineren Innervation der arterio-venösen Anastomosen in der Fingerbeere des Menschen. Z. Zellforsch. **33**, 151—156 (1943). — **Heymanns, C.,** u. **J. J. Bouckaert:** Les chemorecepteurs du sinus carotidien. Erg. Physiol. **41**, 28—55 (1939). — **Hinsey, J. C.:** Some observations on the innervation of skeletal muscle of the cat. J. Comp. Neur. **44**, 87—95 (1928). ~ Observation on the innervation of the blood vessels in skeletal muscle. J. Comp. Neur. **47**, 23—65 (1928). — **Hunter, W.:** On the presence of nervefibrils in the cerebral vessels. J. of Physiol. **26**, 465—469 (1900).

Iwanow, J. F.: Die sympathische Innervation des Verdauungstraktes einiger Vogelarten. Z. mikrosk.-anat. Forsch. **22**, 469—492 (1930).

Jabonero, V.: Inervación del testiculo humano. Trab. Inst. nac. Cienc. méd. Madrid **8**, 287—303 (1946). ~ Morfologiá del teritorio de acción eficaz del sistema neurovegetativo periférico. Trab. Inst. nac. Cienc. méd. Madrid **9**, 237—321 (1947). ~ Études sur le système neurovégétatif périphérique. II. Innervation efférente des vaisseaux sanguins et de la musculature lisse. Acta anat. (Basel) **6**, 376—411 (1948). ~ Innervation efférente des vaisseaux sanguins. Cardiologia (Basel) **19**, 209—247 (1951). ~ Observaciones sobre la inervacion de la region carotidea humane. Arch. Med. exper. **14**, 59—78 (1951). — **Jalowy, B.:** Ein Beitrag zur Innervation der Speicheldrüsen. Z. Zellforsch. **28**, 114—119 (1938). — **John, F.:** Zur mikroskopischen Anatomie der Gefäß- und Schweißdrüsennerven in der menschlichen Haut. Z. Zellforsch. **30**, 297—320 (1940). ~ Zur vegetativen Innervation der Talgdrüsen. Arch. f. Dermat. **182**, 402—411 (1941). ~ Zur vegetativen Nervenversorgung der menschlichen Haare und Haarmuskeln. Arch. f. Dermat. **183**, 1—14 (1942). ~ Sklerodermie und vegetatives Terminalreticulum. Arch. f. Dermat. **188**, 374—415 (1949). — **Jollès, F.:** L'innervation vasculaire somatique. Thèse Med. Montpellier 1938/39. — **Jones, T.:** The structure and mode of innervation of capillary blood vessels. Amer. J. Anat. **58**, 227—257 (1936).

Kawanishi, H.: Experimentelle Studien über die Innervation der Milz. Okayama-Igakkai-Zasshi **46**, 319—368 (1934). — **Knoche, H.:** Über die feinere Innervation der Niere des Menschen. Z. Anat. **115**, 97—114 (1950). ~ Über die feinere Innervation der Niere des Menschen. II. Z. Zellforsch. **36**, 448—475 (1951/52). ~ Über die feinere Innervation der Arteria uterina des Menschen. Zugleich ein Beitrag zum Bau der neuro vegetativen Endformation. Z.

Zellforsch. **37**, 205—239 (1952). ~ Untersuchungen über die Endigungsweise cerebrospinaler und vegetativer Nervenfasern. Z. Zellforsch. **40**, 162—198 (1954). — **Kostowiecki, M.:** Über die Innervation des Fettgewebes. Zool. Pol. **2**, 27—42 (1937). — **Krawarik, F.:** Über Nerven in der Klauen- und Huflederhaut unserer Haussäugetiere. Z. Anat. **108**, 211—244 (1938). — **Kubik, I.,** u. **J. Szabó:** Innervation of the mesenterial lymphvessels. Acta morph. (Budapest) Suppl. **4**, 29 (1954). ~ Die Innervation der Lymphgefäße im Mesenterium. Acta morph. (Budapest) **6**, 25—29 (1955). — **Kuntz, A.,** and **M. W. Jacobs:** Components of periarterial extensions of celiac and mesenteric plexuses. Anat. Rec. **123**, 509—520 (1955). — **Kurusu, M.,** u. **I. Hamada:** Der histologische Nachweis der Gefäßnerven des Gehirns. Mitt. med. Akad. Kioto **3**, 33, dtsch. Zus.fass. (1929). ~ L'innervation des vaisseaux sanguins. Schweiz. med. Wschr. **1942 II**, 1335—1356.

Lapinsky, M.: Über die Gefäßinnervation der Hundepfote. Arch. mikrosk. Anat. **65**, 623—647 (1905). — **Larsell, O.:** Nerve endings in the human pleura pulmonalis. J. Comp. Neur. **61**, 407—411 (1935). — **Laux, G.,** et **V. Guerrier:** Innervation de l'artère vertébrale. Ann. d'Anat. path. **16**, 879—899 (1939). ~ L'innervation de l'artère vertébrale. C. r. Assoc. Anat. Paris (38. Réun.) **1948**, 298—300. — **Lawrentjew, B. I.,** u. **A. I. Borowskaja:** Die Degeneration der postganglionären Fasern des autonomen Nervensystems und deren Endigungen. Z. Zellforsch. **23**, 761—778 (1936). — **Lawrentjew, B. I.,** y **W. W. Lawrenco:** Les fibres sympathiques participent elles à la structure des appareils sensitifs périphériques ? (De la nature de l'appareil de Timofejew.) Trav. Labor. Rech. biol. Univ. Madrid **28**, 187—198 (1933). — **Lazorthes, G.:** Le système neurovasculaire. Paris: Masson & Cie. 1949. — **Legait, E.:** The carotid rete mirabile. Biol. méd. (Paris) **36**, 139—165 (1947). — **Legait, E.,** et **A. Dollander:** Cellules nerveuses intravasculaires situés au voisinage du réseau admirable carotien dans le sinus caverneux chez le veau. C. r. Soc. Biol. Paris **138**, 90—92 (1944). ~ Innervation des vaisseaux de la base du cerveau chez le cobaye. C. r. Assoc. Anat. (34. Réun.) **1948**, 325—328. — **Lentz, H.:** Die Nervenversorgung der Kaninchen-Milz. Z. Zellforsch. **37**, 494—512 (1952). — **Leontowitsch, A. W.:** Über die Ganglienzellen der Blutgefäße. Z. Zellforsch. **11**, 23—45 (1930). — **Liachovetzky, S. M.:** On the innervation of the pia mater of the human brain. Anat. Anz. **20**, 84—99 (1939). — **Lodone, M.:** Contributo alla conoscenza dei corpuscoli nervosi terminali situati in diretto rapporto od in prossimatà dei vasi sanguiferi della gamba. Monit. zool. ital. **62**, Suppl., 490—492 (1953). — **Luna, E.:** Forma e struttura del nervo carotideo e dei plessi carotideo e cavernoso. Monit. zool. ital. **49**, Suppl., 82—86 (1939). ~ Forma e struttura del nervo carotideo e dei plessi carotideo e cavernoso nell'uomo. Arch. ital. Anat. e Embriol. **42**, 200—212 (1939).

McNaughton, F. I.: The innervation of the intracranial blood vessels and dural sinuses. Assoc. Res. Nerv. a. Ment. Dis. **18**, 178—200 (1938). — **Maggioni, G.:** Contributo all'innervazione del tessuto adiposo. Monit. zool. ital. **50**, 133—137 (1939). — **Margorin, E. M.:** Der Plexus lienalis und sein Verbreitungsgebiet beim Menschen. Z. Anat. **97**, 356—375 (1932). — **Masson, P.:** Innervation des glomus cutanés de l'homme. Trans. Roy. Soc. Canada, V. Biol. Sci. III **30**, 31—38 (1936). — **Mawas, J.:** Sur l'innervation vaso-motrice de la chorioide. C. r. Assoc. Anat. (38. Réun.) **1952**, 679—687. — **Meiyling, H. A.:** Structuur en betekenis van het periphere autonome zenuwstelsel. Nederl. Tijdschr. Geneesk. **1/3**, 213—215 (1950). — **Michels, N. A.:** Capillary innervation from filamentous cells. Anat. Rec. **55**, Suppl., 68 (1933), Abstr. ~ The plexus omentalis and its relation to capillary innervation in the omentum of rabbit. Amer. J. Anat. **57**, 205—258 (1935). — **Michelazzi, A. M.:** Sull' innervazione delle vene, le vene cave con particolare riguardo della cava ascendente. Cuore **17**, 121—132 (1933).~ Sull' innervazione delle vene. II. Fisiol. e Med. **4**, 665—690 (1933). ~ Sull' innervazione dei vasi cerebrali. Pathologica (Genova) **26**, 203—205 (1934). ~ Particolare reporto nell' innervazione delle arterie cerebrali. Pathologica (Genova) **26**, 476—477 (1934). — **Millen, J. W.:** Observation of the innervation of blood vessels. J. of Anat. **82**, 68—80 (1948). — **Mitsui, S.:** Studies on the nerves of the blood vessels. J. of Orient. Med. **10**, 49—50 (1929). ~ Über die Innervation der Blutgefäße. Trans. Jap. Path. Soc. **18**, 317—318 (1929). — **Muratori, G.:** Contributo istologico allo studio dei riflessi aortici e della carotide. Boll. Soc. ital. Biol. sper. **8**, 1—4 (1933). ~ Connessioni tra tessuto paragangliare e zone recettrici aortiche in vari mammiferi. Monit. zool. ital. **45**, 300—310 (1935). ~ Sulla struttura e sulla innervazione delle vene sovra-epatiche. Monit. zool. ital. **48**, 257—264 (1937). ~ Contributi morfologici allo studio dei recettori aortico-arteriosi dei reflessi cardiopressoregolatori. Arch. ital. Anat. e Embriol. **38**, 387—427 (1937). ~ Sull' innervazione del dotto di Botallo nel neonato. Atti. Soc. med.-chir. Padova **29**, 1—8 (1951). — **Muylder, Ch. de:** Terminaisons nerveuses intraveneuses dans le rein du foetus humain. Bull. Histol. appl. **25**, 42—48 (1948).

Nelemans, F. A.: Innervation of the smallest blood vessels. Amer. J. Anat. **83**, 43—66 (1948). — Innervatie van bloodvaten in verband met het vegetatieve zenuwstelsel. Nederl. Tijdschr. Geneesk. **1**, 307—311 (1950). — **Nelemans, F. A.,** u. **J. Dogterom:** Structure and function of the peripheral autonomic nervous system. Acta neurovegetativa (Wien) Suppl. **6**, 101—121 (1955). — **Niessing, K.:** Über den histologischen Aufbau der Bluthirnschranke.

Dtsch. Z. Nervenheilk. **168**, 485—498 (1952). — **Noerthen, K.:** Die Nervenversorgung der Katzenmilz. Morph. Jb. **95**, 55—78 (1955). — **Nomura, T.:** Über die Innervation der Milz, insbesondere hinsichtlich ihrer Histopathologie. Mitt. Med. Akad. Kioto **4**, 109 (1930). — **Nonidez, J. F.:** The aortic (depressor) nerve and its associated epitheloid body, the glomus aorticum. Amer. J. Anat. **57**, 259—301 (1935). ~ The nervous „terminal reticulum". A critique. I. Observations on the innervation of the blood vessels. Anat. Anz. **82**, 348—366 (1936). ~ Identification of the receptor areas in the venae cavae and pulmonary veins which initiate reflex cardiac acceleration (Dainbridges' reflex). Amer. J. Anat. **61**, 203—223 (1937).
Ochoterena, L., e **A. Samano:** Die Pacinischen Körperchen. An. Inst. Biol., México **8**, 311—322 (1937). — **Okamura, Ch.:** Über den Nervenapparat der Gefäßwand. Z. Anat. **91**, 528—537 (1930). — **Ooi, H.:** Beiträge zur histologischen Forschung über die vasomotorischen Nerven in den spezifischen Blutgefäßen. I. Über die Innervation vasomotorischer Nerven in den Hirnblutgefäßen. Mitt. med. Akad. Kioto **10**, 729—735 (1934). — II. Über das Verhalten der Nerven in den Nabelschnurgefäßen. Mitt. med. Akad. Kioto **10**, 736—744 (1934).— **Ormea, F.:** Sull' innervazione vegetativa della cute umana. I. Vasomotori della cute umana. Il Dermosifilogr. **24**, 495—504 (1949). ~ Sull' innervazione vegetativa della cute umana. Innervazione delle vene e dei capillari della cute umana. Collegamenti nervosi tra capillari, ghiandole sudoripare, sebacee, muscolatura liscia del pelo. Conclusioni. Il Dermosifilogr. **24**, 505—522 (1949). ~ On the problem of the relations between the innervation of the sweatglands and of other organs of the human skin. Dermatologica (Basel) **101**, 157—166 (1950). ~ Sull' innervazione vegetativa della cute umana. Minerva med. (Torino) **1950**, 3—23. ~ Sistema nervoso cerebro-spinale e sistema nervoso vegetativo nella patogenesi della sclerodermia diffusa. Acta neurovegetativa (Wien) **2**, 386—407 (1951). — **Oshima:** Über die Innervation des Darmes. Z. Anat. **90**, 725—767 (1929). — **Ottaviani, G.:** Osservazioni isto-anatomiche esperimentali sulla innervazione dell'esofago di alcuni mammiferi. Z. Zellforsch. **27**, 393—429 (1937).
Pansini, A.: Le espansioni nervose pericarotidee in fet umani a termine. Quad. Anat. Pratica **7**, 73—84 (1952). ~ Espansioni nervose pericarotidee in feti umani a termine. Monit. zool. ital. **61**, Suppl., 285—287 (1953). — **Pastori, G.:** Ein bis jetzt noch nicht beschriebenes, sympathisches Ganglion und dessen Beziehungen zum Nervus conarii sowie zur Vena magna Galeni. Z. Neur. **123**, 81—90 (1929). — **Penfield, W.:** A technique for demonstrating the perivascular nerves of the pia mater and cerebral nervous system. Amer. J. Path. **11**, 1007 bis 1010 (1935). — **Pines, L.,** u. **K. Narowtschatowa:** Über die Innervation der Nebennieren. Z. mikrosk.-anat. Forsch. **25**, 518—538 (1931). — **Pines, L.,** u. **J. Pinsky:** Über die Nervenapparate des Corpus ciliare bei Säugetieren. Anat. Anz. **75**, 160—168 (1932/33). — **Polley, E. H.:** An analysis of the nerves along blood vessels in skin and striated muscle of the hindlimb of the cat. Anat. Rec. **109**, 338 (1951), Abstr. ~ The innervation of blood vessels in striated muscle and skin. J. Comp. Neur. **103**, 253—267 (1955). — **Poulhes, J.:** Recherches anatomiques à propos de l'innervation des vaisseaux du bassin. Thèse de Méd. Toulouse 1946.
Reiser, K. A.: Der Nervenapparat im Processus vermiformis nebst einigen Bemerkungen über seine Veränderungen bei chronischer Appendicitis. Z. Zellforsch. **15**, 761—800 (1932). — **Riegele, L.:** Über das feinere Verhalten der Nerven in der Leber von Mensch und Säugetier. Z. mikrosk.-anat. Forsch. **14**, 73—98 (1928). ~ Über die mikroskopische Innervation der Milz. Z. Zellforsch. **9**, 511—533 (1929). ~ Die Bedeutung des reticulo-endothelialen Syncytiums als Scheidenplasmodium des fibrillären, nervösen Endnetzes in Leber, Milz und Nebenniere. Z. Zellforsch. **15**, 311—330 (1932). ~ Histologische Studie zur Innervation des menschlichen Trommelfells. Z. Hals- usw. Heilk. **33**, 239—267 (1933). ~ Über Veränderungen am Nervenapparat des entzündeten Trommelfells. Z. Hals- usw. Heilk. **35**, 139—145 (1933). ~ Die Beziehungen der autonomen Nervenfasern der Nasenschleimhaut zu den Reticuloendothelien und ihre Bedeutung für anaphylaktisch-allergische Prozesse. Z. Halsusw. Heilk. **35**, 554—559 (1934). — **Rijnders, H.:** Over de Innervatie van de Hals-slagaderen. Diss. Amsterdam 1933. — **Röper, C.:** Über die Innervation der Lymphgefäße. Bruns' Beitr. **183**, 436—443 (1951). — **Rossi, F.:** Studi sull' innervazione della tonaca vascolare dell' occhio. Ric. Morf. **14**, 1—66 (1936). ~ Sur l'innervazion fine de la capsule articulaire. Acta anat. (Basel) **10**, 161—232 (1950). — **Rossi, F.,** e **D. Scevola:** L'innervazione della dura meninga encefalica. Monit. zool. ital. **45**, Suppl., 173—174 (1935). ~ Contributo alla conoscenza della distribuzione delle fibre nervose nella dura madre encefalica. Monit. zool. ital. **45**, 289—300 (1935). — **Rotter, W.:** Über Bau und Funktion des Glomus coccygicum und seine Beziehungen zum Nervensystem. Verh. dtsch. Ges. Path. **1951**, 118—123.
Sabussow, G. H., u. **A. F. Ssuslikow:** Experimentell-morphologische Analyse der autonomen Innervation der Gallenblase der Säugetiere. Z. Anat. **106**, 739—748 (1937). — **Sakurai, T.:** Beitrag zur Kenntnis der Nervenversorgung der Milz, besonders über die spinalparasympathische Innervation der Milz. Mitt. med. Ges. Tokyo **51**, 1323—1334 (1937). — **Sakuraoka, E.:** On the innervation of posterior abdominal wall in latter stage of human embryo. Arch. hist. jap. **6**, 679—690 (1954). — **Scevola, D.:** Ulteriori contributi alla conoscenza dell

innervazione della dura madre. Anat. Anz. **83**, 205—209 (1936). — **Schabadasch, A.:** Intramurale Nervengeflechte des Darmrohrs. Z. Zellforsch. **10**, 321—385 (1930). — **Schapiro, B.:** Über die Innervation des Plexus chorioideus. Z. Neur. **136**, 539—546 (1931). — **Schmid, H.:** Anatomischer Bau und Entwicklung der Plexus chorioidei in der Wirbeltierreihe und beim Menschen. Z. mikrosk.-anat. Forsch. **16**, 413—498 (1929). — **Schumacher, S. v.:** Über die Bedeutung der arteriovenösen Anastomosen und der epitheloiden Muskelzellen. Z. mikrosk.-anat. Forsch. **43**, 107—130 (1938). — **Seto, H.:** Über die afferenten Nerven im Aortenbogen und im Herzen beim Menschen im Hinblick auf den Aorten- und Herzreflex. Arch. anat. Inst. Sendai **20**, 1—16 (1937). ∼ Histological studies on the sensory terminations distributes in the circulatory system on the urogenital organs. Arch. hist. jap. **6**, 665—678 (1954). — **Seto, H.,** and **U. Fukuyama:** Zur Innervation der Speicheldrüsen des Igels. J. of Orient. Med. **25**, 177—196 (1936). — **Slepkov, J. J.:** Die sensible Innervation der Vasa vasorum der Aorta thoracalis des Menschen. Dokl. Akad. Nauk SSSR. **86**, 1173—1176 (1952). — **Snessarew, P.:** Über die nervösen Elemente der Pia mater im Gebiet der Medulla oblongata des Menschen. Z. Anat. **90**, 768—790 (1929). — **Sommelet, I., P. Hahn** et **I. Grosdidier:** L'innervation des gros troncs veineux de la grande circulation. C. r. Assoc. Anat. (38. Réun.) **1925**, 918—925. — **Spanner, R.:** Der Bauchsympathicus der Blindschleiche und seine Beziehungen zur Innervation der Niere. Z. Zellforsch. **8**, 740—764 (1929). — **Stefanelli, A.:** Indagini comparative sulla natura delle fibre nervose e dei loro apparati espansionali nella cute, cavità ovale e muscoli striati volontari. Riv. Biol. **21**, 48—75 (1936). ∼ Considerazioni ed osservazioni sulla struttura microscopica del tessuto nervoso autonomo alla periferia nei vertebrati superiori. Z. Zellforsch. **28**, 485—511 (1938). — **Stienon, L.:** Sur la contractilité des capillaires sanguins. Arch. internat. Med. expér. **7**, 231—243 (1932). — **Stöhr jr., Ph.:** Mikroskopische Anatomie der Gefäßnerven. Verh. dtsch. Ges. Kreislaufforsch. **1933**, 51. ∼ Zur Nervenversorgung der Blutgefäße. Dtsch. med. Wschr. **1933 II**, 1625. ∼ Observations anatomiques sur l'innervation des vaisseaux sanguins. Bull. Soc. franç. Dermat. **1935**, 1165. ∼ Die mikroskopische Innervation der Blutgefäße. Erg. Anat. **32**, 1—62 (1938). ∼ Mikroskopische Studien zur Innervation des Magen-Darmkanals. V. Z. Zellforsch. **34**, 1—54 (1948). ∼ Innervation der Blutgefäße. Nauheimer Fortbild.lehrg. **15**, 1—4 (1950). — **Sunder-Plassmann, P.:** Untersuchungen über den Bulbus carotidis bei Mensch und Tier im Hinblick auf die „Sinusreflexe" nach H. E. Hering. Ein Vergleich mit anderen Gefäßstrecken; die Histopathologie des Bulbus carotidis; das Glomus caroticum. Z. Anat. **93**, 567—622 (1930). ∼ Über neurovegetative Receptorenfelder im Kreislaufregulationsmechanismus und durch deren Ausschaltung experimentell erzeugte, faßbare Veränderungen im sympathischen Nervensystem. Z. Neur. **147**, 414—447 (1933). ∼ Der Nervenapparat der menschlichen Lunge und seine klinische Bedeutung. Dtsch. Z. Chir. **250**, 705—714 (1938). ∼ Die Raynaud'sche Erkrankung und ihr Formenkreis. Dtsch. Z. Chir. **251**, 125—194 (1938). ∼ Nervensystem und Schilddrüse. Dtsch. Z. Chir. **252**, 1—18 (1939). — **Sunder-Plassmann, P.,** u. **W. H. Richter:** Beobachtungen am Nervenzellplasmodium der Grenzstrangganglien von Hingerichteten und resezierter Grenzstrangganglien bei Endangitis obliterans des Gehirns und der Extremitäten. Dtsch. Z. Chir. **258**, 133—159 (1943). — **Szantroch, Z.:** Untersuchungen über die Struktur der mesenterialen Gefäßganglien. Z. Anat. **104**, 709—715 (1935). ∼ Morphologische Grundlagen für das Zustandekommen intravasculärer Nervenreflexe (Gefäßzwischenreflexe). Pflügers Arch. **237**, 571—575 (1936). ∼ Gefäßsympathicus bei Cottus scorpius. Z. Anat. **107**, 258—273 (1937). ∼ Zur Morphologie der Nervenzellen im Gefäßsympathicus bei Cottus scorpius. Z. Anat. **107**, 672—679 (1937).

Takeyama, K.: Histologische Studien über die peripheren Nervenendigungen in den Lymphknoten Mitt. med. Akad. Kioto **17**, 1034—1046 (1936). — **Takino, M.:** Vergleichende Studien über die Struktur der Arteriae und Venae pulmonales, die Blutgefäßnerven der Lunge und die Nerven der Bronchien bei verschiedenen Tierarten, besonders über die Beziehung der Blutgefäßnerven zu den glatten Muskeln der Blutgefäße. Acta Scholae med. Kioto **15**, 321—354 (1933). — **Telford, E. D.,** and **I. S. B. Stopford:** The distribution of vasoconstrictor fibres in the limb. J. of Anat. **67**, 417—419 (1933). — **Terio, B.:** Reti nervose diffuse nei tessuti e sulle pareti dei capillari sanguini. Boll. Zool. **11**, 129—136 (1940). — **Terni, T.:** Il simpatico cervicale degli Amnioti. (Ricerche di morfologia comparata). Z. Anat. **96**, 289—426 (1931). — **Tischendorf, F.:** Beobachtungen über die feinere Innervation der Milz. Kölner Univ. Verlag 1948. — **Truex, R. C.:** Sensory nerve terminations associated with peripheral blood vessels. Proc. Soc. Exper. Biol. a. Med. **34**, 699—700 (1936). — **Tscharugin, A. J.:** Zur Frage über die Innervation der Gefäße der unteren Extremitäten im Zusammenhang mit der periarteriellen Sympathektomieoperation. Anat. Anz. **62**, 445—451 (1926/27). — **Tower, S.:** Further study of the sympathetic innervation to skeletal muscle: anatomical considerations. J. Comp. Neur. **53**, 177—203 (1951).

Volodko, N. S.: Zur Innervation der vorderen Vena cava bei Hund und Katze. Arch. Anat. (Moskva) **3**, 27—33 (1954).

Watanabe, M.: Über die sensible Innervation der Stammgefäße in der Thoraxhöhle. I. Mitt. Die sensible Innervation der Brustaorta und deren Abzweigungen. Fol. endocrin.

jap. 14, 37—39 (1938). ~ Über die sensible Innervation der Stammgefäße in der Thoraxhöhle. II. Mitt. Über die Innervation, besonders die sensible, des Ductus Botalli bzw. des Ligamentum arteriosum. Fol. endocrin. 14, 39—40 (1938). ~ Über die sensible Innervation der Stammgefäße der Thoraxhöhle. III. Durchschneidungsversuch am Nervus vagus und am Nervus depressor cordis, um festzustellen, welchen Nerven die Nervenfasern und deren Endapparate im Aortenbogen und im Ligamentum arteriosum angehören. Fol. endocrin. jap. 14, 43—45 (1938). — **Weber, A.:** Les bases morphologiques de la sensibilité artérielle. Acta neurovegetativa (Wien) 7, 32—39 (1953). — **Wilkinson, H.:** The innervation of striated muscle. Med. J. Austral. 1929 II, 768—793 (1929). — **Woollard, H. H.,** and **R. Phillips:** The distribution of vascular nerves in the extremities. J. of Anat. 67, 18—27 (1933). — **Woollard, H. H.,** and **G. Weddell:** The composition and distribution of vascular nerves in the extremities. J. of Anat. 69, 165—176 (1935). — **Wolff, H. S.:** The cerebral circulation. Physiologic. Rev. 16, 545—596 (1936). — **Wolter, I. R.:** Die Gefäßnerven in der äußeren, quergestreiften Augenmuskulatur des Menschen. Acta neurovegetativa (Wien) 5, 257—280 (1953).

Yabuki, R.: Histological study on distribution of aortic nerve in human embryo. Tôhoku J. Exper. Med. 57, 145—155 (1953). — **Yoshitoshi, T.:** Experimentelle Untersuchungen über die sekretorischen Verhältnisse des operierten Magens. Über die Einflüsse der Cholezystogastrotomie auf die Sekretion des Magens. J. of Orient. Med. 27, 13—14 (1937), Abstr.

Zweifach, B. W.: The structure and relations of the small blood vessels in amphibia. Amer. J. Anat. 60, 471—514 (1937). ~ A note on the distribution of nerves to the small blood vessels in the mesentery of the frog. Anat. Rec. 70, Suppl., 104 (1938).

Knochenmark.

Castro, F. de: Quelques observations sur l'intervention du système nerveux autonome dans l'ossification. Innervation du tissu osseux de la moelle osseuse. Trav. Labor. Rech. biol. Univ. Madrid 26, 215—244 (1929/30).

Fedoroff, N. A., E. I. Terentyeva, M. L. Garfunkel, T. P. Tsesarskaya and **N. S. Rozanova:** The bone marrow after domage to the sacral plexus and the sympathetic innervation. Arch. Pat. (Moskau) 14, 25—34 (1952). — **Foà, P.:** Sull' innervazione funzionale del midollo delle ossa. Arch. Sci. biol. 21, 113—166 (1935).

Glaser, W.: Über die motorische Innervation der Blutgefäße der Milz nebst einigen Bemerkungen der intramuralen Nervenversorgung der Blutgefäße im Knochenmark. Z. Anat. 87, 741—745 (1928).

Lubosch, W.: Die Osteoblasten und ihre Metamorphose. Z. mikrosk.-anat. Forsch. 12, 279—346 (1928).

Rossi, F.: La distribuzione di fibre nervose nell'uomo e particolarmente nel midollo osseo, studieta con metodi specifici delle neurofibrille. Boll. Soc. ital. Biol. sper. 3, 863—866 (1929). ~ Contributo alla conoscenza comparativa dell' innervazione del midollo osseo. Arch. Zool. ital. 16, 707—710 (1931). ~ L'innervazione del midollo osseo. Arch. ital. Anat. e Embriol. 29, 539—559 (1932).

Takeyama, K.: Morphologische Beobachtungen über die sich im Knochenmark verteilenden, peripheren Nerven. Mitt. med. Akad. Kioto 16, 895—909 (1936). ~ Über die Nerven des Knochenmarks. Jap. J. Med. Sci. 6, 156—157 (1937), Abstr.

X. Innersekretorische Drüsen.

1. Hypophyse.

Bachmann, R.: Zwischenhirn-Studien. Z. Naturforsch. 3 b, 51—55 (1948). — **Bargmann, W.:** Über Kernsekretion in der Neurohypophyse des Menschen. Z. Zellforsch. 32, 394—400 (1942). ~ Über die neurosekretorische Verknüpfung von Hypothalamus und Hypophyse. Z. Zellforsch. 34, 610—634 (1949). ~ Über das Zwischenhirn-Hypophysensystem von Fischen. Z. Zellforsch. 38, 275—298 (1953). ~ Das Zwischenhirn-Hypophysensystem. Berlin-Göttingen-Heidelberg: Springer 1954. — **Bargmann, W.,** u. **W. Hild:** Über die Morphologie der neurosekretorischen Verknüpfung von Hypothalamus und Neurohypophyse. Acta anat. (Basel) 8, 264—280 (1949). — **Bargmann, W., W. Hild, R. Ortmann** u. **Th. H. Schiebler:** Morphologische und experimentelle Untersuchungen über das hypothalamisch-hypophysäre System. Acta neurovegetativa (Wien) 1, 233—275 (1950). — **Bodian, D.:** The opossum neurohypophysis; new evidence on nerve endings, histological structure and lobular organi zation of the pars nervosa. Anat. Rec. 109, 272 (1951), Abstr. ~ Nerve endings, neurosecretory substance and lobular organization of the neurohypophysis. Bull. Johns Hopkins Hosp. 89, 354—376 (1951). — **Brettschneider, H.:** Hypothalamus und Hypophyse des Pferdes. Ein Beitrag zur Verknüpfungsfrage. Morph. Jb. 96, 265—384 (1955). — **Brooks, C. Mc. C.,** and **I. Gersh.:** Pericellular nerve fiber terminations in the pars nervosa and pars distalis of the rats pituitary. Anat. Rec. 70, Suppl. 10 (1938). ~ Innervation of the hypophysis of the rabbit and rat. Endocrinology **28**, 1—5 (1941). — **Bucy, P. C.:** The pars nervosa of the bovine hypophysis. J. Comp. Neur. **50**, 505—520 (1930).

Christ, I.: Zur Anatomie des Tuber cinereum beim erwachsenen Menschen. Dtsch. Z. Nervenheilk. **165**, 340—408 (1951). — **Collin, R.:** L'innervation de la glande pituitaire. Paris: Hermann & Cie. 1937. — **Collin, R.,** et **F. Stutinsky:** Les problèmes posés par la neurohypophyse. J. Physiol. et Path. gén. **41**, 7—118 (1949). — **Contu, P.:** Sulla presenza di elementi gliali nell' adenoipofisi di Erinaceus europeus. Monit. zool. ital. **61**, 33—35 (1953). — **Corona, G. L.:** Contributo alla conoscenza della struttura e della innervazione della neuroipofisi. Z. Anat. **115**, 658—675 (1951). — **Croll, M.:** Nerve fibers in the pituitary of a rabbit. J. of Physiol. **66**, 316—322 (1928). — **Cushing, H.:** The pituitary body. London 1932.

Da Lage, Ch.: Innervation neurosécrétoire de l'adénohypophyse chez l'hippocampe. C. r. Assoc. Anat. (41. Réun.) **1954**, 361—365. — **Dawson, A. B.:** Evidence for the termination of neurosecretory fibers within the pars intermedia of the hypophysis of the frog Rana pipiens. Anat. Rec. **115**, 63—70 (1953). — **Diepen, R.:** Über Lage- und Formveränderungen des Hypothalamus und des Infundibulum in Phylogenese und Ontogenese. Dtsch. Z. Nervenheilk. **159**, 340—358 (1948). — **Drager, G. A.:** The innervation of porpoise pituitary gland with special emphasis on the adenohypophysis. J. Comp. Neur. **99**, 75—89 (1953).

Gaupp, jr. R.: Die histologischen Befunde und bisherigen Erfahrungen über die Zwischenhirnsekretion des Menschen. Z. Neur. **154**, 314—330 (1935). ~ Über sekretorisch tätige Ganglienzellen im Zwischenhirn des Menschen. Dtsch. Z. Nervenheilk. **139**, 219—221 (1936). ~ Die morphologischen Grundlagen zur Theorie einer Neurosekretion des vegetativen Systems. Z. Neur. **165**, 273—278 (1939). ~ Die Beziehungen von Zwischenhirn zur Hypophyse in der morphologischen und experimentellen Forschung. Fortschr. Neur. **13**, 257—280 (1941). — **Gersh, I.:** „Glandular" cells in the pars nervosa and stalk of the hypophysis. Proc. Soc. Exper. Biol. a. Med. **37**, 395—396 (1937). — **Green, I. D.:** Vessels and nerves of amphibian hypophysis. A study of the living circulation and of the histology of the hypophysial vessels and nerves. Anat. Rec. **99**, 21—53 (1947). ~ The histology of the hypophysial stalk and median eminence in man with special reference to blood vessels nerve fibers and a peculiar neurovascular zone in this region. Anat. Rec. **100**, 273—295 (1948). ~ Innervation of the pars distalis of the adenohypophysis studies by phase microscopy. Anat. Rec. **109**, 99—107 (1951). — **Green, I. D.,** and **G. W. Harris:** The neurovascular link between the neurohypophysis and adenohypophysis. J. of Endocrin. **5**, 136—146 (1947).

Hagen, E.: Neurohistologische Untersuchungen an der menschlichen Hypophyse. Z. Anat. **114**, 640—679 (1950). ~ Weitere histologische Befunde an der Neurohypophyse und dem Zwischenhirn des Menschen. Verh. Anat. Ges. 48. Verslg Kiel. Anat. Anz., Erg.-H. **97**, 200—202 (1950). ~ Neurohistologische Beobachtungen an Hypophyse und Zwischenhirn des Menschen (Auszug). Acta neurovegetativa (Wien) **3**, 67—76 (1951). ~ Weitere histologische Ergebnisse an Hypophyse und Zwischenhirn des Menschen. Verh. Anat. Ges. 49. Verslg Heidelberg. Anat. Anz., Erg.-H. **98**, 93—97 (1951). ~ Über die feinere Histologie einiger Abschnitte des Zwischenhirns und der Neurohypophyse des Menschen. I. Acta anat. (Basel) **16**, 367—415 (1952). ~ Zur Frage der afferenten Nervenfasern im Drüsenlappen der Hypophyse. Z. Zellforsch. **41**, 79—88 (1954). ~ Über die feinere Histologie einiger Abschnitte des Zwischenhirns und der Neurohypophyse. II. Acta anat. (Basel) **25**, 1—33 (1955). — **Hair, G. W.:** The innervation of the hypophysis in the cat. Anat. Rec. **67**, Suppl. 21 (1935). ~ The nerve supply of the hypophysis of the cat. Anat. Rec. **71**, 141—160 (1938). — **Hanström, B.:** A comparative study of the pituitary in monkeys, apes and man. Lunds Univ. Årsskr., N. F. Avd. 2, **44**, 5—36 (1948). ~ The pituitary in some south american and oriental mammals. Lunds Univ. Årsskr., N. F. Avd. **46**, 3—20 (1950). — **Harris, G. W.:** The innervation and action of the neurohypophysis; an investigation using the method of remote-control stimulation. Philosophic. Trans. Roy. Soc. Lond. **232**, 385—441 (1949). ~ Neural control of the pituitary gland. Physiologic. Rev. **28**, 139—149 (1948). — **Hild, W.:** Zur Frage der Neurosekretion im Zwischenhirn der Schleie (Tinca vulgaris) und ihrer Beziehungen zur Neurohypophyse. Z. Zellforsch. **35**, 33—46 (1950). ~ Experimentell-morphologische Untersuchungen über das Verhalten der „Neurosekretorischen Bahn" nach Hypophysenstieldurchtrennungen, Eingriffen in den Wasserhaushalt und Belastung der Osmoregulation. Virchows Arch. **319**, 526—546 (1951). ~ Das Verhalten des neurosekretorischen Systems nach Hypophysenstieldurchschneidung und die physiologische Bedeutung des Neurosekrets. Acta neurovegetativa (Wien) **3**, 81—91 (1951). — **Hild W.,** u. **G. Zetler:** Über das Vorkommen der Hypophysenhinterlappenhormone im Zwischenhirn. Arch. exper. Path. u. Pharmakol. **213**, 139—153 (1951). — **Hillarp N. A.,** u. **D. Jacobsohn:** Über die Innervation der Adenohypophyse und ihre Beziehungen zur gonotropen Hypophysenfunktion. Lunds Univ. Årsskr., N. F. Avd. **39**, 1—25 (1943). — **Holzer, W.,** u. **B. Hölscher:** Der Bau des neuralen Teiles der menschlichen Hypophyse. Z. Neur. **181**, 517—530 (1949).

Ingram, W. R.: Nuclear organization and chief connections of the primate hypothalamus. Res. Publ. Assoc. Nerv. a. Ment. Dis. **20**, 195—244 (1940).

Knoche, H.: Über das Vorkommen eigenartiger Nervenfasern (Nodolusfasern) in Hypophyse und Zwischenhirn. Acta anat. (Basel) **18**, 208—223 (1953).
Leonhardt, H.: Die Neurohypophyse, ein Resorptionsorgan. Acta neurovegetativa (Wien) **12**, 41—52 (1955).
Metuzals, J.: Ganglienzellen in der Adenohypophyse des Bitterlings (Rhodeus amarus Bl.). Acta neurovegetativa (Wien) **3**, 109—111 (1951). ~ Neurohistologische Studien über die nervöse Verbindung der Pars distalis der Hypophyse mit dem Hypothalamus auf dem Wege des Hypophysenstieles. Acta anat. (Basel) **20**, 258—285 (1954). ~ Die Innervation der Drüsenzellen der Pars distalis der Hypophyse der Ente. Z. Zellforsch. **43**, 319—334 (1955). — **Morato, X.:** A Neurohipófise. Acta Endocrinol. Iberia **1**, 209—235 (1951). ~ Über eigenartige Nervenzellen in der Hypophyse des Bitterlings (Rhodeus amarus Bl.). Acta anat. (Basel) **14**, 124—140 (1952).
Nowakowski, H.: Infundibulum und Tuber cinereum der Katze. Dtsch. Z. Nervenheilk. **165**, 261—339 (1951).
Oliveira e Silva, I. B.: Une nouvelle glande de sécrétion interne. Le mésodiencephale (diencéphale médian). Vol. Inbil. J. Demoor. **1937**, 455—476. ~ Em redor da neurohipófise. Fol. anat. Univ. coimbr. **19**, 4, 1—18 (1944). — **Ortmann, R.:** Über experimentelle Veränderungen der Morphologie des Hypophysen-Zwischenhirnsystems und die Beziehung der sog. „Gomorisubstanz" zum Adiuretin. Z. Zellforsch. **36**, 92—140 (1951).
Phillips, R. L.: Nerve to the pituitary. Anat. Rec. **44**, 243—244 (1929), Abstr.
Quercy, P., et R. de Lachaud: Sur l'hypophyse de l'homme adulte: Lobe postérieur. Revue neur. **70**, 472—478 (1938).
Rasmussen, A. T.: The nerve fibers of the human hypophysis. Anat. Rec. **70**, Suppl. 64 (1938). ~ Innervation of the hypophysis. Endocrinology **23**, 263—278 (1938). — **Rasmussen, A. T., and Th. Rasmussen:** The hypophysis cerebri of bushman, the gorilla of Lincoln park zoo, Chikago. Anat. Rec. **113**, 325—342 (1952). — **Romieu, M., et A. Stahl:** Contribution à l'étude des terminaisons nerveuses dans la posthypophyse. C. r. Assoc. Anat. **63**, 418—423 (1951). — **Roussy, G., et M. Mosinger:** L'innervation de l'hypophyse. Son importance dans l'interprétation des syndromes dits hypophysaires. Revue neur. **72**, 434—447 (1940). ~ Le système neuro-endocrinien du diencéphale et le complexe hypothalamo-hypophysaire. Fol. anat. Univ. coimbr. **17**, 1—35 (1942). ~ Traité de Neuro-Endocrinologie. Paris: Masson & Cie. 1946.
Sanz-Ibáñez, I.: Sur les éléments dans la neurohypophyse. Trav. Labor. Rech. biol. Univ. Madrid **29**, 235—251 (1934). — **Scharrer, E. u. B.:** Neurosekretion. In Handbuch der mikroskopischen Anatomie, Bd. VI/5, S. 953—1066. Berlin: Springer 1954. — **Scheele, H.:** Beitrag zur Histologie der Hypophyse unter Berücksichtigung des nervösen Gewebes. J. Psychol. u. Neur. **40**, 70—84 (1929). — **Schiebler, T. H.:** Zur Histochemie des neurosekretorischen hypothalamisch-neurohypophysären Systems. I. Acta anat. (Basel) **13**, 233—255 (1951). — **Shanklin, W. M.:** On the presence of clefts, fibroid neuroglia, neuroblast — like cells and nerve cells in the human neurohypophysis. Anat. Rec. **96**, 143—163 (1946). ~ On the presence of nerve cells in the neurohypophysis of the dog. J. of Anat. **77**, 241—242 (1942). — **Spatz, H.:** Neues über die Verknüpfung von Hypophyse und Hypothalamus. Mit besonderer Berücksichtigung der Regualtion sexueller Leistungen. Acta neurovegetativa (Wien) **3**, 1—49 (1951). — **Spatz, H., R. Diepen u. V. Gaupp:** Zur Anatomie des Infundibulum und Tuber cinereum beim Kaninchen. Zur Frage der Verknüpfung von Hypophyse und Hypothalamus. Dtsch. Z. Nervenheilk. **159**, 229—268 (1948). — **Stighiani, R.:** Présence de microglie dans la neurohypophyse. Bull. Histol. appl. **26**, 124—130 (1949). — **Stöhr. jr. Ph.:** Lehrbuch der Histologie. Berlin: Springer 1951. — **Stutinsky, F.:** Sur certaines terminaisons nerveuses de la neurohypophyse des mammifères. Ann. d'Endocrin. **7**, 231—237 (1946). ~ Sur l'existence de cellules ganglionnaires dans la neurohypophyse de bœuf. C. r. Soc. Biol. Paris **142**, 63—65 (1948). ~ Sur l'innervation de la pars tuberalis de quelques mammifères. C. r. Assoc. Anat. (35. Réun.) **1948**, 1—9. ~ Sur les types cellulaires communes à l'hypothalamus et à la neurohypophyse chez le chien. C. r. Soc. Assoc. Anat. (36. Réun.) **1949**, 652—658. ~ Les problèmes posés par la neurohypophyse. J. of Physiol. **41**, 1—118 (1949). ~ Sur l'existence de cellules neurohypophysaires dans la „pars intermedia". C. r. Assoc. Anat. (37. Réun.) **1950**, 485—492. ~ Sur la signification des „Corps de Herring" de la neurohypophyse. C. r. Assoc. Anat. (37. Réun.) **1950**, 493—495. ~ Colloide, corps de Herring et substance Gomori positive de la neurohypophyse. C. r. Soc. Biol. Paris **144**, 1357—1360 (1950). ~ Sur l'origine de la substance Gomori-positive du complex hypothalamo-hypophysaire. C. r. Soc. Biol. Paris **145**, 367—370 (1951). ~ La neurosécrétion chez l'anguille normale et hypophysectomisée. Z. Zellforsch. **39**, 276—297 (1953). ~ Sur la signification des pituicytes. C. r. Assoc. Anat. (41. Réun.) **1954**, 367—374. — **Sugiyama, I.:** Über die Nerven im Vorderlappen der menschlichen Hypophyse. Jap. J. Med. Sci. **7**, 137 (1939), Abstr.
Takeyama, K.: Morphologische Studien über die Innervation der Hypophysis cerebri. Jap. J. Med. Sci. **6**, 263 (1937), Abstr. ~ Morphologische Studien über die Nervenendigungen

in der Zirbeldrüse. Jap. J. Med. Sci. **7**, 138 (1939), Abstr. — **Trocello, E.:** Sulla presenca di fibre mieliniche nella neuroipofisi umana. Riass. Clin. **30**, 303—305 (1931). — **Trossarelli, A.:** Eclaircissements sur l'histologie de la neurohypophyse. Bull. Histol. appl. **12**, 29—44 (1935). **Truscott, B. L.:** The nerve supply to the pituitary of the rat. J. Comp. Neur. **80**, 235—256 (1944).

Valade, P.: Les relations du système nerveux et de la glande hypophysaire. Rev. Méd. Vét. École d'Alfort **118**, 224 (1942). — **Vazquez-Lopez, E.:** Structure of the neurohypophysis with special reference to nerve endings. Brain **65**, 1—33 (1942). ~ Innervation of the rabbit adenohypophysis. J. of Endocrin. **6**, 158—168 (1949).

Weinberg, E.: Über die Beziehung der Nervenfaserverteilung zur Sekretausscheidung in der Pars nervosa und intermedia der Hypophyse. Anat. Anz. **76**, 155—159 (1933).

Zacharias, L.: Further studies of Vidian ganglion as a source of innervation of anterior lobe of hypophysis. Endocrinology **31**, 638—643 (1942).

2. Thyreoidea.

Bachromejew, I. R., u. **N. A. Ter-Ossipowa:** Zur Frage der sekretorischen Innervation des Schilddrüsenapparates. (Eine physiologisch-histologische Untersuchung.) Endokrinol. **15**, 404—415 (1935). — **Bargmann, W.:** Die Schilddrüse. In Handbuch der mikroskopischen Anatomie, Bd. VI/2, S. 1—136. 1939. — **Boeke, J.:** Sympathetic groundplexus and reticuline fibers. An answer to the critique of the nervous „terminal reticulum" by Nonidez. Anat. Anz. **86**, 129—176 (1938). ~ Innervationsstudien. X. Sympathischer Grundplexus und Bindegewebsstrukturen. (Reticulinfasern des Bindegewebes und des Sarkolemmas.) Z. mikrosk.-anat. Forsch. **46**, 488—519 (1939). — **Borell, N.,** u. **H. Holmgren:** Morphologische und experimentelle Untersuchungen über reticuloendotheliale Zellen in der Schilddrüse und deren Bedeutung für die Organfunktion. Z. mikrosk.-anat. Forsch. **53**, 188—282 (1943).

Holmgren, H., and **B. Naumann:** A study of the nerves of the thyroid gland and their relationship to glandular function. Acta endocrinol. (Copenh.) **3**, 215—234 (1949).

Kühne, H.: Transplantation von Schilddrüsengewebe. Reinnervation des Transplantats. Bruns' Beitr. **184**, 190—213 (1952).

Legait, E. et **H.:** Équipement ganglionnaire du corps thyroide chez quelques vertébrés. C. r. Assoc. Anat. (38. Réun.) **1952**, 654—655. ~ Quelle est l'importance de l'équipement ganglionnaire de corps thyroide? Archives d'Anat. **34**, 261—270 (1952).

Maiman, R.: Über die Innervation der Schilddrüse und Nebenschilddrüse. Z. Zellforsch. **22**, 20—28 (1935).

Nonidez, J. F.: Innervation of the thyroid gland. I. The presence of ganglia in the thyroid of the dog. Arch. of Neur. **25**, 1175—1190 (1931). ~ Innervation of the thyroid gland. III. Amer. J. Anat. **57**, 135—169 (1935). ~ The nervous „terminal reticulum". A critique. II. Observations on the thyroid and the liver. Anat. Anz. **84**, 1—32 (1937).

Ottolenghi, M.: Sulla presenza di gangli nervosi nella ghiandola tiroide. Monit. zool. ital. **46**, 157—161 (1935).

Pines, L.: Über die Innervation der innersekretorischen Drüsen. Dtsch. Z. Nervenheilk. **107**, 178—181 (1928). ~ Über die Innervation der Schilddrüse. Z. Neur. **118**, 552—561 (1929). ~ Allgemeine Ergebnisse unserer Untersuchungen über die Innervation der innersekretorischen Organe. Pflügers Arch. **228**, 373—390 (1931). — **Popow, N. A.:** Über die Innervation der Glandula thyreoidea. Z. Neur. **110**, 383—397 (1927). ~ Über die Innervation der Glandula thyreoidea beim Menschen und Säugetier. Z. Neur. **115**, 131—157 (1928).

Rossi, F., e **F. Lanti:** L'innervazione delle glandule tiroidea e paratiroide. Monit. zool. ital. **45**, Suppl., 168—171 (1934). ~ Contributi alla conoscenza dell'innervazione delle glandule tiroidea e paratireoidea. Z. Zellforsch. **22**, 659—674 (1935).

Silvano-Marques: Contribucâo para o estudo da innervaçâo da glandula tiroide. Fol. anat. coimbr. **18**, 1—9 (1943). — **Sunder-Plassmann, P.:** Die nervöse Abhängigkeit von Schilddrüse und Nebenniere. Dtsch. Z. Chir. **245**, 756—769 (1935). ~ Zum Basedowproblem. Dtsch. Z. Chir. **250**, 543—558 (1938). ~ Nervensystem und Schilddrüse. Dtsch. Z. Chir. **252**, 1—18 (1939). ~ Basedow-Studien. Berlin: Springer 1941.

Taniai, M.: Beiträge zur Kenntnis der Nervenversorgung der Schilddrüse. Mitt. med. Ges. Tokyo **52**, 747—778 (1938). ~ Beiträge zur Kenntnis der Nervenversorgung der Schilddrüse. Jap. J. Med. Sci. **8**, 105 (1940)., Abstr. — **Tronconi, V.:** Über die Entnervung der Schilddrüse. Z. mikrosk.-anat. Forsch. **41**, 245—264 (1937).

3. Parathyreoidea.

Florentin, P.: Sur l'existence de corpuscules de Vater-Pacini dans les glandes parathyreoides du cobaye. C. r. Soc. Biol. Paris **98**, 1133—1135 (1928).

Popow, N. A.: Über die Innervation der Parathyreoiddrüsen beim Menschen. Z. Neur. **122**, 337—347 (1929).

Raybuck, H. E.: The innervation of the parathyroid glands. Anat. Rec. **112**, 117—120 (1952).

Schneider, R.: Über die Beziehungen zwischen Epithelkörperchen und Glomus caroticum bei verschiedenen Vogelarten. Z. mikrosk.-anat. Forsch. **57**, 101—114 (1951).

Winiwater, H. de: Terminations sensibles dans les parathyreoides. C. r. Soc. Biol. Paris **104**, 118—119 (1930).

4. Nebenniere.

Alpert, L. K.: The innervation of the human suprarenal glands. Proc. Soc. Exper. Biol. a. Med. **28**, 325 (1930). ~ The innervation of the suprarenal glands. Anat. Rec. **50**, 221—233 (1931).

Bachmann, R.: Die Nebenniere. In Handbuch der mikroskopischen Anatomie, Bd. VI/5, S. 1—769. Berlin: Springer 1954. — **Bardenstein, S.:** Über nervöse Wechselbeziehungen der Nebennieren und des Paraganglion abdominale mit den anderen Organen der Bauchhöhle der Katze. Anat. Anz. **71**, 37—54 (1930/31). — **Botár, J.,** et **L. O'Shaughnessy:** L'innervation de la glande surrénale. Bull. Assoc. Anat. **31**, 77—78 (1936). ~ L'innervation de la glande surrénale. Verh. Anat. Ges. Mailand. Anat. Anz., Erg.-Bd. **83**, 69—90 (1936/37). — **Brauer, A.:** A topographical and cytological study of the sympathetic nervous components of the suprarenal of the chic embryo. J. of Morph. **53**, 277—325 (1932).

Caro, L. G. de: Primi dati sull'innervazione della corteccia della ghiandola surrenale. Monit. zool. ital. **60**, Suppl., 148—150 (1951). ~ Die Innervation der Nebennierenkapsel. Z. Anat. **117**, 295—305 (1953). — **Carrato-Jabanez, A.:** Datos morphologicos sobre la inervacion de las capsulas suprarenales en el cobaya. Arch. portug. Sci. biol. **8**, 128—132 (1945/46). **Celotti, A.:** Sull'innervazione delle capsule surrenali. Atti Soc. med.-chir. Padova **8**, 209—212 (1931). ~ Osservazioni sull'innervazione delle capsule surrenali di alcuni mammiferi. Arch. Zool. ital. **16**, 740—742 (1931). — **Chawát, Z.:** Die sensible Innervation des Nebennierenmarkes bei Ratten und Meerschweinchen. Československ. Morf. **2**, 179—189 (1954). — **Clark, S. L.:** A histological study of the tissues of animals surviving complete exclusion of thoracico-lumbar autonomic impulses. J. Comp. Neur. **58**, 553—585 (1933). — **Corte-Real, E.:** Sobre a inervação da glandula suprarenal. Fol. anat. Univ. coimbr. **21**, 8, 1—9 (1946). — **Coujard, R.:** Le rôle du sympathique dans les actions hormonales. Bull. biol. (Paris) **77**, 193—223 (1943). ~ Ganglions para-surrénaux et cellules médullo-surrénales chez le coq. C. r. Assoc. Anat. (39. Réun.) **1953**, 350—357. — **Coulouma, P.:** L'innervation des glandes surrénales du chien. Bull. Assoc. Anat. **28**, 208—234 (1933).

Danon, D.: Variations de la structure des synapses dans les ganglions sympathiques chez l'homme. Acta anat. (Basel) **13**, 163—170 (1951). — **Denber, H. C. B.:** Recherches sur l'innervation des capsules surrénales chez l'homme et chez quelques autres mammifères. Thèse de l'Univ. Genève 1944. ~ Altérations nerveuses dans le voisinage de tumeurs de la surrénale humaine. C. r. Soc. phys. et d'hist. nat. Genève **61**, 245—249 (1944).

Eichner, D.: Zur Frage der Neurosekretion der Ganglienzellen des Nebennierenmarkes. Z. Zellforsch. **36**, 293—297 (1951). — **Evans, D. H. L.:** Endings produced by somatic nerve fibers growing into the adrenal gland. J. of Anat. **81**, 225—232 (1947).

Gouloube, D. M.: Sur le développement de la glande surrénale et de ses nerfs chez le poulet. Ann. d'Anat. path. **13**, 1055—1066 (1936).

Hillarp, N. A.: Innervation of the adrenal medulla in the rat. Acta anat. (Basel) **3**, 153—161 (1947). — **Hirt, A.:** Zur Innervation der Niere und Nebenniere des Frosches. Z. Anat. **91**, 580—593 (1930). — **Hollinshead, W. H.:** The innervation of the adrenal glands. J. Comp. Neur. **64**, 449—467 (1936). — **Hollinshead, W. H., and H. Finkelstein:** Regeneration of nerves to the adrenal gland. J. Comp. Neur. **67**, 215—220 (1937).

Ito, T.: Neurosecretory phenomena of the ganglion cells in the adrenal medulla of the golden hamster. Okajimas Fol. anat. jap. **26**, 221—226 (1954). — **Iwanow, G.:** Das chromaffine und interrenale System des Menschen. Erg. Anat. **29**, 87—280 (1932).

Jimenez-Castellanos, J.: The phases of development of the paraganglionar suprarenal system. Arqu. Anat. e Antrop. **27**, 279—294 (1949—1951).

Kiss, T.: Experimentell morphologische Analyse der Nebennieren-Innervation. Acta anat. (Basel) **13**, 81—89 (1951). — **Kolossow, N. G.:** Zur Frage der Innervation der Nebennieren. Z. mikrosk.-anat. Forsch. **20**, 107—121 (1930). — **Kura, N.:** Über die Nervenverteilung in der Nebenniere. Trans. Jap. Path. Soc. **16**, 25—28 (1928).

Lever, I. D.: Nerve fibres in the adrenal cortex of the rat. Nature (Lond.) **171**, 882—883 (1953).

MacFarland, W. E.: A comparative study of adrenal innervation with emphasis on the albino rat. Anat. Rec. **79**, Suppl., 44 (1941). — **MacFarland, W. E., and H. E. Davenport:** Adrenal innervation. J. Comp. Neur. **75**, 219—233 (1941). — **Malméjac, I., G. Chardon, G. Neverre** et **A. Gross:** Innervation vasomotrice de la glande surrénale. C. r. Soc. Biol. Paris **149**, 679—681 (1955). — **Maycock, W. D'A., and T. Stewart Heslop:** An experimental investigation of the nerve supply of the adrenal medulla of the cat. J. of Anat. **73**, 551—558

(1939). — **Merland, A.:** Cellules nerveuses sympathiques et cellules névrologiques de la médullo-surrénale. C. r. Assoc. Anat. (32. Réun.) 1937, 307—309.
Okuda, S.: Non existence of the direct nervous connection between the vagal nerves and the suprarenal glands in dogs. Tohoku J. Exper. Med. 50, 363—364 (1949).
Payne, F.: Adrenal ganglia and medullary cells in hypophysectomized and ageing fowl. J. of Exper. Zool. 128, 259—290 (1955). — **Picard, D.:** Neurosécrétion dans les amas ganglionnaires sympathiques intrasurrénaux. C. r. Soc. Biol. Paris 146, 1222 (1952). — **Picard, D., et Mme Chambost:** Images de neurosécrétion dans un ganglion sympathique intrasurrénal chez le cheval. Archives d'Anat. 34, 345—350 (1952). ~ Les cellules de remplacement dans le système nerveux végétatif et les paraganglions. Observations sur le formation nerveuses intrasurrénaliennes. Archives Anat. microsc. 42, 85—101 (1953). — **Pines, L.,** u. **K. Narowtschatowa:** Über die Innervation der Nebennieren. Z. mikrosk.-anat. Forsch. 25, 518—538 (1931).
Riegele, L.: Die Bedeutung des reticulo-endothelialen Synzytiums als Scheidenplasmodium des fibrillären Endnetzes in Leber, Milz und Nebenniere. Z. Zellforsch. 15, 311—330 (1932).
Sarter, J.: Histologische Studien über die Innervation der Nebennierenrinde. Z. Zellforsch. 40, 207—221 (1954). — **Sato, A.:** Innervation of corpus suprarenale in human adult. Tohoku J. Exper. Med. 55, 259—271 (1952). — **Stöhr jr., Ph.:** Zur Innervation der menschlichen Nebenniere. Z. Anat. 104, 475—490 (1935). — **Sunder-Plassmann, P.:** Die nervöse Abhängigkeit von Schilddrüse und Nebenniere. Dtsch. Z. Chir. 245, 756—769 (1935). — **Swinyard, C. A.:** The innervation of the suprarenal glands. Anat. Rec. 68, 417—426 (1937).
Wagenseil, F.: Bemerkungen über den innersekretorischen Apparat der Chinesen. Z. Morph. u. Anthrop. 34, 436—458 (1934). — **Willard, D.:** The innervation of the adrenal glands of mammals. Quart. J. Microsc. Sci. 78, 475—485 (1936).
Young, J. Z.: Partial degeneration of the nerve supply of the adrenal. A study in autonomic innervation. J. of Anat. 73, 540—550 (1939).

5. Thymus.

Bargmann, W.: Der Thymus. In Handbuch der mikroskopischen Anatomie, Bd. VI/4, S. 1—145. Berlin: Springer 1943.
Cabanac, I.: Les nerfs du thymus. Bull. Assoc. Anat. 25, 97—100 (1931). — **Cordier, P., et P. Coulouma:** Les nerfs du thymus. Ann. d'Anat. path. 10, 1104—1113 (1933).
Hammar, I.: Konstitutionsanatomische Untersuchungen über die Neurotisierung des Menschenembryos. IV. Thymus. Z. mikrosk.-anat. Forsch. 38, 253—293 (1935).
Knoche, H.: Zur feineren Innervation des Thymus vom Menschen. Z. Zellforsch. 41, 556—593 (1955). — **Kostowiecki, M.:** Untersuchungen über Nervenendigungen in dem Thymus menschlicher Feten. Anat. Anz. 80, 231—236 (1935). ~ Über die Nervenfasern und Nervenendigungen in der Thymus während der Fetalperiode. Zool. Pol. 3, 23—87 (1938).
Pines, L., and R. Majman: The innervation of the thymus. J. Nerv. Dis. 69, 361—384 (1929).
Rankin, I. I.: An investigation of the innervation of the thymus gland of the common mouse, Mus musculus. Quart. J. Microsc. Sci. 95, 217—230 (1954). — **Rogister, G., E. L. Dumoulin** u. **M. A. Gerebtzoff:** Recherches histochimiques sur les acétylcholine et choline estérases. Acta anat. (Basel) 25, 361—371 (1955).
Sunder-Plassmann, P.: Basedow-Studien. Berlin: Springer 1941.
Tcheng, K. T.: Fibres nerveuses momifiées dans les corpuscules de Hassall chez le chat. Bull. Histol. appl. 27, 100—103 (1950). — **Terni, T.:** Les cellules myoïdes du thymus des sauropsides et leur innervation. C. r. Assoc. Anat. (23. Réun.) 1928, 1—4. ~ Ricerche istologiche sull'innervazione del timo dei sauropsidi. Z. Zellforsch. 9, 377—424 (1929). ~ L'innervazione del timo. Arch. Zool. ital. 16, 714—716 (1931). — **Terni, T.,** e **G. Muratori:** Sulla innervazione del timo, del corpo ultimobranchiale dopo exstirpazione del ganglio nodoso del vago. Monit. zool. ital. 43, Suppl. 85—87 (1933). — **Tesseraux, H.:** Physiologie und Pathologie des Thymus. Zwanglose Abhandlung auf dem Gebiet der inneren Sekretion, herausgeg. von Berblinger. Leipzig: Johann Ambrosius Barth 1953.
Weber, A.: Analyses des phases succesives de l'imprégnation neurofibrillaire par l'argent reduit. Bull. Histol. appl. 24, 49—59 (1947).

XI. Verdauungssystem.
1. Mundhöhle.

Abe, Y., N. Endo and M. Goto: Sensory innervation of the fore part of dorsum linguae in hedgehog. Tohoku J. Exper. Med. 60, 129—134 (1954). — **Ábrahám, A.:** Neue sensible Endorgane in der Zunge des braunen Bären. Z. Zellforsch. 11, 609—614 (1930). ~ Die Innervierung der Gaumentonsille des Menschen. Állattani Közlemények 32, 47—59 (1935). ~ Über die Innervation der Gaumenschleimhaut. C. r. 12. Congr. internat. Zool. Lisbonne

1935, S. 373—392. ~ Über die mikroskopische Innervation der Gaumenschleimhaut der Frösche. Z. Zellforsch. **27**, 745—753 (1938). ~ Gibt es Nervennetze? Z. Zellforsch. **30**, 321—322 (1940). — **Armenio, G.,** e **P. D. Laforgia:** Sulla presenza della componente parasimpatica nella innervazione delle polpa dentale. Boll. Soc. ital. Biol. sper. **31**, 77—78 (1955).

Babkin, B. P.: The innervation of the salivary glands. Trans. Roy. Soc. Canada, Ser. III **25**, 205—211 (1931). — **Baca Puerta, I. J.:** Aportaciones al la inervacion de la lengua y mucosa palatina. Estudio en el gato por degeneracion Walleriana. An. Anat. **3**, 332—342 (1954). — **Barron, D. H.:** A note on the course of the proprioceptor fibres from the tongue. Anat. Rec. **66**, 11—15 (1936). — **Baud, Ch. A.:** La fixation ,,par substitution". Bull. Microscopie appl. **2**, 158—160 (1952). — **Baumann, I. A.:** Sur l'innervation de la glande parotide chez le cobaye. C. r. Assoc. Anat. (35. Réun.) **1949**, 65—67. — **Benedetto, V.:** Sull'innervazione della gengiva. Clin. odontoiatrica **6**, 8—11 (1951). — **Berkelbach van der Sprenkel, H.:** Treten periodontale Nervenfasern in das Dentin über? Z. mikrosk.-anat. Forsch. **36**, 509—515 (1934). ~ Zur Neurologie des Zahnes. Z. mikrosk.-anat. Forsch. **38**, 1—86 (1935). — **Bernick, S.:** Innervation of the human tooth. Anat. Rec. **101**, 81—108 (1948). ~ Innervation of the primary tooth and surrounding supporting tissues of monkeys. Anat. Rec. **113**, 215—237 (1952). — **Bethe, A.:** Gibt es bei Wirbeltieren (insbesondere in der Gaumenschleimhaut der Frösche) Nervennetze? Z. Zellforsch. **28**, 412—413 (1938). — **Boeke, J.:** Innervationsstudien. VI. Der sympathische Grundplexus in seinen Beziehungen zu den Drüsen. Z. mikrosk.-anat. Forsch. **35**, 551—601 (1934). — **Boyd, I. D.:** Nerve supply of the tonsil. J. of Anat. **84**, 79 (1950), Abstr. — **Bradlaw, R.:** The innervation of the teeth. Proc. Roy. Soc. Med. **29**, 507—518 (1936). ~ The histology and histopathology of the dental innervation. Proc. Roy. Soc. Med. **32**, 1040—1053 (1939). — **Brashear, A. D.:** The innervation of the teeth. J. Comp. Neur. **64**, 169—185 (1937). — **Bruno, G.:** Dati comparativi sulle terminazioni nervose della lingua. Monit. zool. ital. **58**, Suppl., 84—86 (1949).

Caballero, V.: Modifications dentaires après exstirpation du ganglion cervical supérieur du sympathique. C. r. Soc. Biol. Paris **97**, 1253—1254 (1927). — **Calderon, L.:** Contribution à la connaissance de l'innervation des dents. Trav. Labor. Rech. biol. Univ. Madrid **26**, 245—262 (1930). — **Carleton, A.:** Observations on the problem of the proprioceptive innervation of the tongue. J. of Anat. **72**, 502—507 (1938). — **Casini, E.:** Le espansioni nervose nella mucosa linguale dei primati. Atti Accad. Fisiocritici Siena **6**, 49—50 (1938). — **Catania, V.:** Nervenendigungen und Nervenzellen in der Pulpa der Milchzähne. Östrr. Z. Stomat. **49**, 363—375 (1952). ~ L'innervazione della polpa dentale nei denti deciduí. Clin. odontoiatrica **9**, 133—140 (1954). — **Chase, S. W.:** The nerve fibers and v. Korffs fibers of the dental pulp. Anat. Rec. **42**, 10 (1929), Abstr. — **Champy, C., R. Coujard** u. **Ch. Coujard-Champy:** L'innervation sympathique des glandes. Acta anat. (Basel) **1**, 233—283 (1946). — **Christ, I.:** Die mediane Oberlippeninnervierung. Pluriinnervation and Morphogenese bei angeborenem Anhydriekomplex. Anat. Anz. **93**, 193—224 (1942). — **Christensen, K.:** Sympathetic nerve fibers in the alveolar nerves of the dental pulp. Anat. Rec. **70**, Suppl., 14 (1938). ~ Sympathetic nerve fibers in the alveolar nerves of the dental pulp. J. Dent. Res. **19**, 227—242 (1940). — **Cocker, R.,** and **J. M. Hatton:** A note on the innervation of human dentine. J. of Anat. **89**, 189—192 (1955). — **Cook, W. A.:** The nerve supply to the maxillary incisors. J. Oral. Surg. **7**, 149—154 (1949). — **Cooper, S.:** Muscle spindels in the intrinsic muscles of the human tongue. J. of Physiol. **122**, 193—202 (1953).

Damiani, N.: Considerazioni sul cosidetto Nervengeflecht di Ábrahám nella tonsilla palatina. Boll. Soc. ital. Biol. sper. **14**, 1—3 (1939). ~ Sull innervazione delle tonsille palatina e faringea. Ricerche su materiale umano e di altri mammiferi. Arch. ital. Anat. e Embriol. **48**, 381—406 (1943). — **Dieck, W.,** u. **T. Fujita:** Die Nerven der Kiefer und des Zahnfleisches beim Menschen mit Vergleichsuntersuchung der Verhältnisse beim Hunde. Morph. Jb. **76**, 570—588 (1935). — **Dumont, L.:** Innervation cholinergique des glandes salivaires. C. r. Acad. Sci. Paris **240**, 240—242 (1955).

Eerelman, I., u. **I. H. P. Jonxis:** Über die Innervation der Papillae vallatae und foliatae der Kaninchenzunge. Proc. Kon. Akad. Wetensch. Amsterdam **33**, 401—404 (1930).

Fearnhead, R. W., and **I. E. Linder:** Observations on the silver impregnation of nerve fibres in teeth. J. of Anat. **90**, 228—235 (1956). — **Friedrich, W.:** Studien über die feinere Innervation der Pulpa des Dentins und der Dentinkanälchen. Dtsch. zahnärztl. Z. **8**, 117 bis 129 (1953). — **Furitano, G.:** Sui raggruppamenti neuro-gangliari della lingua. Monit. zool. ital. **60**, Suppl., 173—176 (1952).

Gairns, F. W.: The sensory nerve endings of the human palate. Quart. J. Exper. Physiol. **40**, 40—48 (1955). — **Girolamo, A. de:** Sulle innervazione delle papille vallate. Ricerche nel Bufalo. Monit. zool. ital. **61**, Suppl., 141—143 (1953). — **Glimstedt, G.,** u. **N. A. Hillarp:** Über die Innervationsgebiete des Sympathicus und Parasympathicus bei der Glandula submandibularis. Lunds Univ. Årsskr., N. F. Avd. 2, **38**, 3—38 (1942). — **Gordon, M. A.,** et **M. E. Jörg:** Innervation normale et pathologique de la pulpe dentaire. Presse méd. **1933**, Nr 24. ~ La innervacion de la dentina humana. Semana méd. **1933**, Nr 2. ~ Die sensible

Innervation des menschlichen Dentins. Bol. Inst. Clín. quir. Univ. Buenos Aires **9**, 18—31 (1933). — **Graf, W.,** and **S. Björlin:** Malmö diameters of nerve fibers in human tooth pulps. J. Amer. Dent. Assoc. **43**, 186—193 (1951). — **Graf, W.,** u. **U. Hjelmquist:** Caliber spectra of dental nerves in dogs and cattle. J. Comp. Neur. **103**, 345—353 (1955).

Held, A. J., and **Ch. A. Baud:** Les terminaisons nerveuses dans les tissus de l'organe dentaire. Acta anat. (Basel) **19**, 392 (1953), Abstr. ~ The innervation of the dentalorgan. Studied by nerv techniques. Oral. Surg., Med a. Path. **8**, 1262—1269 (1955). — **Hermann, H.:** Versuche zur Erzeugung pathologischer Veränderungen an den Nervenzellen des Ganglion Gasseri beim Kaninchen. Anat. Anz. **101**, 229—232 (1955). — **Hillarp, N. A.:** Some critical remarks on the problem of the double innervation of salivary gland cells. Acta anat. (Basel) **8**, 170—200 (1949).

Illyés, L.: Die Innervation des Dentinbestandes. Z. Stomat. **46**, 101—106 (1949). — **Ito, T.,** u. **S. Aoki:** Über den Golgiapparat der Ganglienzellen der Glandula submaxillaris des Hundes. Fol. anat. jap. **17**, 567—573 (1939). ~ Über den Golgiapparat der Ganglienzellen der Glandula submaxillaris des Hundes. Jap. J. Med. Sci., Anat. **9**, 5 (1941), Abstr.

Jalowy, B.: Über die Innervation der Gaumendrüsen bei den Vögeln. Z. Zellforsch. **25**, 165—172 (1936). ~ Beitrag zur Innervation der Speicheldrüsen. Z. Zellforsch. **28**, 114—119 (1938). — **Jurjewa, E.:** Über die Natur der zweiten dünnen Faser, die an die inkapsulierten, sensiblen Nervenapparate herantritt. Arch. Russ. d'Anat. **6**, 319—324 (1927).

Kadanoff, D.: Beiträge zur Kenntnis der intraepithelialen Nerven des Menschen. I. Die Nerven im Epithel der Gaumenschleimhaut. Z. Zellforsch. **5**, 615—619 (1927). ~ Die Innervation des Zahnfleisches beim Menschen. Z. Zellforsch. **6**, 637—646 (1928). ~ Über die typischen Nervenendigungen in den Geschmacksknospen des Menschen. Jb. wiss. Arb. med. Akad. Sofia **1**, 1—14 (1953). — **Kadota, K.:** Morphologische Studien über die Nervenendigungen der Zunge bei Mammalien und Vögeln. Jap. J. Med. Sci., Anat. **9**, 39 (1949), Abstr. — **Kamada, S.:** On the innervation, especially sensory innervation of mucos membrane of the oral cavity of cat. Arch. hist. jap. **8**, 243—260 (1955). — **Kani, I.:** Untersuchungen über die Entwicklung der Zahnnerven. Jap. J. Med. Sci., Anat. **7**, 208 (1939), Abstr. ~ Über die Nervenfasern der Pulpa bei Wurzelresorption der Milchzähne. Jap. J. Med. Sci., Anat. **7**, 208 (1939), Abstr. ~ Die Verteilungen der Nervenfasern im Gaumen und in der Gingiva des Menschen. Jap. J. Med. Sci., Anat. **7**, 208 (1939), Abstr. — **Kawahara, G.:** Studien über die Nervenendapparate in der Mundschleimhaut des Menschen. Arch. hist. jap. **3**, 71—79 (1952). ~ Studien über die in der Mundhöhle und deren Umgebung befindlichen Nervenapparate bei den Schlangen. Arch. hist. jap. **3**, 81—89 (1952). — **King, I. D., W. Lewinsky** and **D. Stewart:** Degenerative changes in the axis cylinders of the dental nerves due to diets deficient in vitamin A and carotene. J. of Physiol. **93**, 206—214 (1938). — **Kokubun, S.:** Über die Nervenversorgung des menschlichen Zahnfleisches. Dtsch. Mschr. Zahnheilk. **47**, 881—892 (1929). —. **Kovacs, G.:** The innervation of the dentine. Clin. odontoiatrica **8**, 386—388 (1953). — **Kuhn, H.:** Der Nachweis von Nerven im Zahngranulom. Diss. Bonn 1939. — **Kuntz, A.,** and **C. A. Richins:** Components and distribution of the nerves of the parotid and submandibular glands. J. Comp. Neur. **85**, 21—32 (1946).

Lewinsky, W., and **D. Stewart:** The innervation of the periodontal membrane. J. of Anat. **71**, 98—102 und 232—235 (1937). ~ The innervation of the human gum. J. of Anat. **72**, 531—534 (1938). ~ Some observations on the publication by Dr. Tiegs entitled: Further remarks on the terminations of the nerves in human teeth. J. of Anat. **72**, 627—628 (1938). ~ An account of our present knowledge of the innervation of the teeth and their related tissues. Brit. Dent. J. **65**, 687—700 (1938). ~ Eine vergleichende histologische Betrachtung der Nervenendigungen der Wurzelhaut. Dtsch. Zahn- usw. Heilk. **6**, 81—88 und 215—219 (1939). ~ The innervation of the gum of Talpa europaea. J. of Anat. **74**, 53—56 (1939). ~ Nerve fibers of the odontogenetic layer of the dentine. J. of Physiol. **93**, 23—24 (1938). ~ A comparative study of the innervation of the epithelium of the gum. Proc. Roy. Soc. Med. **39**, 348—354 (1946).

Manina, A. A.: Zum Problem der Innervation der Zähne des Menschen. Dokl. Akad. Nauk SSSR., N. S. **91**, 655—658 (1953). — **Marcondes-Calasans, O.:** Die Innervation des unteren Schneidezahns bei einigen Waldnagetieren Brasiliens. An. Fac. Med. Univ. São Paulo **26**, 3—22 (1952). — **Martino, L.:** Il significato biologico di alcune particolari espansioni sensitive nella cavità orale dei Pipistrelli. Monit. zool. ital. **44**, 111—119 (1935). ~ Osservazioni sull innervazione della polpa dentaria. Boll. Soc. ital. Biol. sper. **16**, 681—683 (1941). ~ Sulle espansioni nervose della mucosa orale di Caprimulgus europaeus e su particolari cellulette amnese. Monit. zool. ital. **53**, 203—210 (1942). — **Meyer, W.:** Normale Histologie und Entwicklungsgeschichte der Zähne des Menschen. München: Carl Hauser 1951. — **Mohiuddin, A.:** The fate of the nerves of the deciduous teeth. J. of Anat. **84**, 319—323 (1950). — **Mor, F.:** Contributo allo studio del innervazione dell'ipofaringe. Valsalva **18**, 33 (1942). — **Münch, I.:** Untersuchungen über die Innervierung der menschlichen Zahnpulpa und des Dentins. Vjschr. Zahnheilk. **1927**, 503—523. ~ Über die Innervierung des menschlichen Dentins.

Z. Zellforsch. **21**, 596—603 (1934). ~ Sinnesphysiologische und histologische Untersuchungsresultate zur Frage der Innervierung menschlicher Zähne. Dtsch. Zahn- usw. Heilk. **1**, 49—61 (1934). ~ Über den Nachweis von Nervenfasern im Zahnbein des Menschen. Dtsch. zahnärztl. Wschr. **1935**, 671—672.

Ogasawara, N., Y. Abe and **H. Sato:** Innervation of the hard palate in cat and hedgehog. Tohoku J. Exper. Med. **59**, 371—378 (1954). — **Ohgaki, M.:** Innervation, especially sensory innervation of facies inferior linguae in human adult. Tohoku J. Exper. Med. **57**, 157—167 (1953). — **Ohgaki, M.,** and **K. Hotta:** On sensory terminations in oral cavity base in man. Tohoku J. Exper. Med. **57**, 375—378 (1953). — **Ohtomo, N.:** Innervation of radical part of tongue of hedgehog. Arch. hist. jap. **7**, 71—82 (1954). ~ Innervation of pharynx in hedgehog. Arch. hist. jap. **7**, 83—92 (1954). ~ Innervation, especially sensory innervation of soft palate in hedgehog. Arch. hist. jap. **7**, 121—126 (1954). — **Ohtomo, N.,** and **E. Sakuraoka:** Innervation of tonsilla palatina in hedgehog. Arch. hist. jap. **7**, 127—130 (1954). — **Okada, I.:** Über den Einfluß des vegetativen Nervensystems auf das Wachstum der Zähne. Jap. J. Med. Sci., Anat. **9**, 44 (1941), Abstr. — **Okamoto, S.:** Histologische Studien über die Nerven der Tonsillen. Jap. J. Med. Sci., Anat. **7**, 216 (1939), Abstr. — **Okamura, Ch.:** Über den Nervenapparat der Speicheldrüse. Z. Anat. **91**, 633—637 (1930). ~ Zahlreiche Ganglien innerhalb der Muskulatur der Zunge und des Zwerchfells. Z. mikrosk.-anat. Forsch. **39**, 68—78 (1936). — **Okano, S.:** Innervation especially sensory innervation of dog tongue. Tohoku J. Exper. Med. **57**, 169—179 (1953). — **Ortmann, R.:** Über vasosensoriale Funktionseinheiten. Z. Anat. **118**, 279—301 (1955).

Papa, N.: Ricerche sulla innervazione della polpa e dello strato odontoblastico nei denti mammiferi. Stomatologia **27**, 23—41 (1929). — **Paradiso, G.:** Contributo alla questione della origine dell'apparato di Timofeew nelle espansioni nervose di senso. Monit. zool. ital. **49**, 44—49 (1938). — **Pasqualino, A.:** Sull'elemento sensitivo del reticolo espansionale nervoso della mucosa intestinale. Boll. Soc. ital. sper. **23**, 132—134 (1947). — **Pieper, A.:** Über besondere Nervenbildungen im Epithel der beim Saugakt des Säuglings beteiligten Mundpartien. Anat. Anz. **96**, 210—220 (1947/48). — **Pierro, V.:** Ricerche sull'intima struttura del sistema nervoso periferico. Monit. zool. ital. **46**, 365—370 (1935). — **Pirro, A. F.:** Osservazioni istologiche sul plesso nervoso tonsillare. Boll. Soc. ital. Biol. sper. **31**, 1066—1068 (1955). — **Piskun, A. J.:** Über die Innervation der Gaumenmandeln. Arch. Anat. (Moskva) **30**, 45—52 (1953). — **Podestà, E.:** Ricerche sulle espansioni nervose di senso nella mucosa orale dei Rettili. Monit. zool. ital. **42**, 1—7 (1931). — **Powers, M. M.:** The staining of nerve fibers in teeth. J. Dent. Res. **31**, 383—392 (1952).

Rabinowitsch, A.: Über die vegetative Innervation des Paradentiums. Paradentium **4**, 31—42 (1932). — **Riegele, L.:** Beitrag zur Kenntnis der Innervation des menschlichen Dentins. Z. Zellforsch. **20**, 432—441 (1934). — **Rossi, F.,** u. **V. Mocchi:** Osservazioni sulla fine distribuzione delle fibre nervose nelle glandule salivari. Z. Zellforsch. **22**, 650—657 (1935). ~ L'innervazione delle glandule salivari. Monit. zool. ital. **45**, Suppl., 172—173 (1935). **Rossi, O.:** Reperti nuovi in tema di innervazione della fibra muscolare striata. Monit. zool. ital. **45**, 197—203 (1934). — **Rygge, J.:** Undersøkelse av nerver i paradentiet ved trigeminusnevralgi av dental årsak. Sv. Tandläk.tidskr. **3**, 1—20 (1937).

Sabbia, L.: Sulla innervazione del palato della rana. Arch. ital. Anat. e Embriol. **47**, 771—785 (1942). — **Sasybin, N.:** Über die Nervenfasern im mehrschichtigen Plattenepithel. Arch. Russ. d'Anat. **7**, 21—28, 145—151 (1928). ~ Zur Frage der Innervation der Speicheldrüsen. Z. Zellforsch. **19**, 681—688 (1933). — **Sato, M.:** Histological studies on the innervation of pharynx in adult human. Tohoku Igaku Zassi **46**, 517—526 (1952). ~ Innervation of pharynx in 10-months old human embryo. Tohoku Igaku Zassi **46**, 527—531 (1952). — **Seto, H.,** and **N. Fukuyama:** Zur Innervation der Speicheldrüsen des Igels. J. of Orient. Med. **25**, 177—196 (1936). — **Seto, H., T. Fujii** u. **H. Ikui:** Innervation of pars cutanea of the lip in the adult. Arch. hist. jap. **7**, 157—166 (1954). — **Shiraishi, K.:** Histological, especially embryological study of the innervation of the human gum and tooth. Tohoku Igaku Zassi **45**, 92—101 (1950). — **Simonetta, B.:** Sulla presenza di un ganglio nervoso nel ramo linguale del glossofaringeo della pecora. Arch. ital. Anat. e Embriol. **28**, 1—21 (1930). ~ Sulla partecipazione del N. glossofaringeo all'innervazione secretoria delle ghiandole salivari lingua. Arch. ital. Anat. e Embriol. **28**, 253—267 (1930). — **Sokolowski, B.:** Die Innervation der Pulpa. Diss. Würzburg 1935. — **Stefanelli, A.:** Indagini comparative sulla natura (somatica ed autonoma) delle fibre nervose e dei loro apparati espansionali nella cute, cavità orale e muscoli striati volontari. Riv. Biol. **21**, 1—30 (1936). ~ Clavette sensitive nude nella cavità orale di piccoli mammiferi. Monit. zool. ital. **48**, 163—166 (1937). — **Stewart, D.:** Further observations on the innervation of the teeth and the fibres of Mummery. J. of Anat. **63**, 1—6 (1928). — **Stewart, D.,** and **W. Lewinsky:** A comparative study of the innervation of the gum. Proc. Roy. Soc. Med. **32**, 1054—1062 (1939). — **Suga, Y.:** Histological pictures of the lip and its innervation in the human embryo by Setos silver impregnation. Tohoku J.

Med. Exper. **45**, 437—446 (1951). — **Szymonowicz, W.:** Über die Nervenendigungen in der Zunge bei Papageien. Z. Zellforsch. **25**, 160—164 (1936).
Takahashi, T.: On the innervation of glandulae sublingualis et submandibularis and their surroundigs in the earlier stage of human embryo. Arch. hist. jap. **10**, 19—35 (1956). — **Takino, M., S. Okada** u. **S. Watanabe:** Beiträge zur Kenntnis der Zungenmuskelnerven. Acta Scholae med. Kioto **20**, 561—566 (1937). — **Tarkhan, A.:** Ein experimenteller Beitrag zur Kenntnis der proprioreceptiven Innervation der Zunge. Z. Anat. **105**, 349—358 (1936). — **Terasaka, N.:** Beiträge zur Innervation der menschlichen Zähne, insbesondere des Dentins. Jap. J. Med. Sci. **8**, 64 (1940). — **Tiegs, O.:** Nerve endings in human teeth. J. of Anat. **66**, 622—627 (1932). ~ Further remarks on the terminations of nerves in human teeth. J. of Anat. **72**, 234—246 (1938). — **Tojoda, M.:** Die Innervation des menschlichen Zahnbeins. Dtsch. zahnärztl. Wschr. **1934**, 641—645. — **Tokumitsu, Y.:** On the innervation, especially the sensory innervation of the peridental membrane, the dental pulp and the periosteum of the lower alveolus in dog. Arch. hist. jap. **10**, 123—140 (1956). — **Tokumitsu, Y., K. Aiba, T. Takahashi** u. **T. Toyota:** On the sensory innervation of the gum of dog. Arch. hist. jap. **10**, 173—180 (1956).
Volkova, O. V.: Der Ganglien-Apparat der Zunge. Dokl. Akad. Nauk SSSR., N. S. **103**, 313—316 (1955).
Walter, P.: Zur Innervation der Lippe des Pferdes. Z. Zellforsch. **43**, 459—477 (1956). — **Wassermann, F.:** The innervation of the teeth. J. Amer. Dent. **1939**, 1097—1109. — **Weatherford, H.:** The innervation of the teeth in the albino rat with some observations on the finer structure of the dental pulp. Anat. Rec. **74**, 329—347 (1939). — **Weddell, G., I. A. Harpmann, D. G. Lambley** and **L. Young:** The innervation of musculature of the tongue. J. of Anat. **74**, 255—267 (1940). — **Wellings, A. W.:** The entrance of nerves into the dentine. Proc. Roy. Soc. Med. **33**, 563—576 (1940).
Yoshio, I.: Histological investigations of the nerves, especially sensory, of the human tongue root. Tohoku Igaku Zassi **42**, 37—42 (1949). ~ On the innervation of the tonsilla palatina in the adult. Tohoku Igaku Zassi **42**, 43—45 (1949).

2. Darmkanal.

Ábrahám, A.: Über die Innervierung des Verdauungstraktes einiger Knochenfische. Arb. I. Abt. Ungar. biol. Forsch.inst. **6**, 1—12 (1933). ~ Über die Innervierung der Gaumenschleimhaut. C. R. 12. Congr. internat. Zool. Lisbonne 1935, S. 373—391. ~ Über die Nerven in der Vogelkloake. Arb. I. Abt. Ungar. biol. Forsch.inst. **8**, 1—8 (1935/36). ~ Beiträge zur Kenntnis der Innervation des Vogeldarmes. Z. Zellforsch. **23**, 737—745 (1936). ~ Über die mikroskopische Innervation der Gaumenschleimhaut der Frösche. Z. Zellforsch. **27**, 745—753 (1938). ~ Über die Innervation des Darmkanals der Gastropoden. Z. Zellforsch. **30**, 273—296 (1940). ~ Gibt es Nervennetze ? Z. Zellforsch. **30**, 321—322 (1940). — **Alexander, W. F.:** The innervation of biliary system. J. Comp. Neur. **72**, 357—370 (1940). — **Alexandrowicz, J. S.:** Notes sur l'innervation du tube digestif des Céphalopodes. Arch. de Zool. **67**, 69—90 (1928). — **D'Avino, A.,** e **C. Loffredo-Sampaolo:** L'innervazione sensitiva del velopendolo nell'uomo. Boll. Soc. ital. Biol. sper. **27**, 473—476 (1951).
Baumann, I. A.: Distribution du nerf vague dans l'intestin de l'embryon de cobaye. Bull. Histol. appl. **25**, 203—204 (1948). ~ Distribution du nerf vague dans l'intestin de l'embryon de cobaye. Schweiz. med. Wschr. **1949**, 529. — **Becker, R. F.:** The development of the nerve supply to the gastrointestinal tract. Anat. Rec. **106**, 9 (1950), Abstr. — **Benninghoff, F.:** Vermehrung und Vergrößerung von Nervenzellen bei Hypertrophie des Innervationsgebietes. Z. Naturforsch. **6b**, 38—41 (1951). — **Bethe, A.:** Gibt es bei Wirbeltieren (insbesondere in der Gaumenschleimhaut der Frösche) Nervennetze ? Z. Zellforsch. **28**, 412—413 (1938). — **Biscop, G. de:** Über pathologische Veränderungen am Auerbachschen Plexus bei Megacolon. Z. Zellforsch. **34**, 141—159 (1947). — **Bodian, M., M. O. Carter** and **B. C. Ward:** Hirschsprungs Disease. Lancet **1951** 1, 302—309. — **Boeke, J.:** The autonomic (enteric) nervous system of Amphioxus lanceolatus. Proc., Kon. Akad. Wetensch. Amsterdam **36**, 864—868 (1933). ~ Innervationsstudien. VI. Der sympathische Grundplexus in seinen Beziehungen zu den Drüsen. Z. mikrosk.-anat. Forsch. **35**, 551—601 (1934). ~ Innervationsstudien. VII. Der sympathische Darmplexus von Amphioxus lanceolatus und die Bedeutung der Interstitiellen Zellen und der Synapsen für den sympathischen Grundplexus. Z. mikrosk.anat. Forsch. **38**, 554—593 (1935). ~ The autonomic (Enteric) nervous system of Amphioxus lanceolatus. Quart. J. Microsc. Sci. **77**, 623—658 (1935). ~ Über die Verbindungen der Nervenzellen untereinander und mit den Erfolgsorganen. Verh. Anat. Ges. 45. Verslg. Anat. Anz., Erg.-H. **85**, 111—141 (1938). ~ Innervationsstudien. XII. Das Problem der Interstitiellen Zellen in der nervösen Endformation. Acta neerl. Morph. **5**, 131—179 (1943). ~ The sympathetic endformation, its synaptology, the interstitial cells, the periterminal Network and its bearing on the neurone theory. Discussion and critique. Acta anat. (Basel) **8**, 18—61 (1949). — **Borsetto, P. L.:** Relievi sulle reti nervose e sui neuroni intramurali dello stomaco umano.

Boll. Soc. ital. Biol. sper. **26**, 881—884 (1950). ~ Studio su dispositivi nervosi intramurali dello stomaco umano. Quad. Anat. prat. **4**, 99—120 (1950). — **Borsetto, P. L.**, e **P. Cavazzana:** Sull'aspetto microscopico dei plessi di Auerbach e di Meissner lungo i vari tratti dell'intestino dell'uomo in rapporto all'età. Boll. Soc. ital. Biol. sper. **23**, 598—602 (1947). — **Botar, J.:** Sur la terminaison du nerf pneumogastrique antérieur. Ann. d'Anat. path. (10. Année) **1933**, Nr 8. — **Botar, J.**, et **L. Battancs:** Note préliminaire sur les fibres préganglionnaires des plexus intramuraux de l'intestin grêle. C. r. Assoc. Anat. (33. Réun.) **1938**, 47—50. **Botár, I., L. Battavies** u. **A. Becker:** Die Nervenzellen des Dünndarms. Anat. Anz. **93**,138—149 (1942). — **Botár, I.,** et **G. Popjak:** Les fibres nerveuses des muscles striés de l'oesophage. C. r. Assoc. Anat. (33. Réun.) **1938**, 60—63. — **Boyden, E. A.:** An analysis of the reaction of the human gall bladder to food. Anat. Rec. **40**, 147—189 (1928). — **Bradley, F., I. T. Small, I. W. Wilson** and **W. Walters:** Anatomic considerations of gastric neurectomy. J. Amer. Med. Assoc. **133**, 459 (1947). — **Brandt, W.:** Die Innervation des Magens. Z. angew. Anat. **5**, 302—326 (1920). — **Bratianu, S., C. Stefanesco** et **Bratianu:** Contributions à l'étude morphologique du système nerveux intramural de la vésicule biliaire de l'homme et des differents animaux. Bull. Acad. Méd. Roum. **1**, 539—545 (1936). — **Bullón-Ramirez, A.:** Sobre la fina estructura del plexo de Auerbach, del esófago, y sus relaciones con los conductores préganglionicos que tienen su origen en el nervio vago. Trab. Inst. Cajal **37**, 215—258 (1945). ~ Contribucion al concimiento de la citoarguitectomia del plexo de Auerbach del recto. Trab. Inst. Cajal **39**, 253—272 (1949). — **Bullón-Ramirez, A.,** y **F. Lamas-López:** Regeneración de la sinapsis, después de la vagotomia cervical. En el plexo de Auerbach de esófago y estómago. Trab. Inst. Cajal **41**, 277—307 (1949). — **Burkanowa, N. A.:** The detail distribution of the vagi to the oesophagus. Khirugiya **5**, 14—20 (1950). — **Burkl, W.:** Über das Vorkommen von Geschmacksknospen im mittleren Drittel des Oesophagus. Anat. Anz. **100**, 320—321 (1954).

Campenhout, E. van: Contribution to the problem of the development of the sympathetic nervous system. J. of Exper. Zool. **56**, 295—320 (1930). ~ The innervation of the digestive tract in the 6-day, chick embryo. Anat. Rec. **56**, 111—118 (1933). ~ Participation de l'épithelium à la méditation de plexus nerveux intrinsèques de duodénum de l'embryon de vache. Archives de Biol. **52**, 473—508 (1941). ~ Les structures nerveuses du diverticule de Meckel chez l'homme. Bull. Acad. roy. Méd. Belg., Sér. VI **19**, 199—215 (1954). ~ Le système nerveux intrinsèque du diverticule de Meckel chez l'homme. C. r. Assoc. Anat. (41. Réun.) **1954**, 313—318. — **Campenhout, E. van,** et **A. Grenade:** Contribution à l'étude de l'innervation de la vésicule biliaire. Bull. Histol. appl. **13**, 309—318 (1936). — **Campos, R.:** Sui plessi nervosi dell'intestino degli uccelli e sul loro comportamento nella rigenerazione. Arch. Zool. ital. **16**, 459—460 (1931). ~ Sui plessi nervosi dell'intestino degli uccelli e sul loro comportamento nella rigenerazione. Arch. Zool. ital. **16**, 459—460 (1931). ~ Sui plessi dell'intestino degli uccelli e sul loro comportamento nella rigenerazione. Monit. zool. ital. **41**, Suppl., 33—35 (1931). — **Castro F. de:** Contribucion al conocimiento de la inervacion parasimpática y simpatica del estómago. An. Acad. nac. Med., Madrid **67**, 383—450 (1950). — **Cavazzana, P.,** e **P. L. Borsetto:** Sulle modificazioni di forma dei neuroni dei plessi mienterico e sotto mucoso dei vari tratti del intestino umano del corso della vita. Boll. Soc. ital. Biol. sper. **23**, 594 bis 598 (1947). ~ Recherches sur l'aspect mieroscopique des plexus nerveux intramuraux les modifications morphologiques de leurs neurones dans les divers traits de l'intestin humain pendant la vie. Acta ant. (Basel) **5**, 17—41 (1948). — **Christ, N.:** Der Nervus vagus und die Nervengeflechte der Vormägen der Wiederkäuer, speziell der Haube. Z. Zellforsch. **11**, 342—374 (1930). — **Cole, E. C.:** Anastomosing neurons in the myenteric plexus of the human sigmoid flexure. J. Comp. Neur. **50**, 209—215 (1930). — **Conti, G.:** Über die Veränderungen der sympathischen Ganglienzellen der Appendix vermiformis in Abhängigkeit vom Lebensalter und im Verlauf der chronischen Appendicitis. Schweiz. Z. Path. u. Bakter. **15**, 80—101 (1952). — **Corona, G. L.:** Osservazioni sulla gaine dei plessi del sistema nervoso simpatico intramurale dell'intestino. Arch. ital. Anat. **53**, 152—159 (1948). ~ Osservazione sulle guaine dei plessi del sistema nervoso simpatico dell'intestino. Monit. zool. ital. **57**, Suppl., 74—77 (1948). — **Coronini, C.:** Eigentümlichkeiten der Methodik von Nervendarstellungen im Farbeinschluß. Mikroskopie (Wien) **4**, 84—91 (1949). — **Coronini, C., G. Lassmann** u. **E. Skudrzyk:** Intensivierung der Silberimprägnation des Nervengewebes nach Gratzl durch Ultrabeschallung. Acta neurovegetativa (Wien) **1**, 342—352 (1950). — **Coronini, C.,** u. **A. Weiss:** Über Nervenfaserdarstellung mit Einschlußfärbung in sauren Farbstoffen unter besonderer Berücksichtigung der Fundus mucosa des Magens. Mikroskopie (Wien) **3**, 104—112 (1948). — **Coujard, R.:** Degré de différenciation variable des cellules des plexus intestinaux. C. r. Assoc. Anat. (36. Réun.) **1949**, 151—160. — Recherches sur les plexus nerveux de l'intestin. Archives Anat. microsc. **39**, 110—151 (1950). — **Coulouma, P.,** et **E. v. Herrath:** Recherches histologiques sur le plexus gastrique sous-séreux et les ganglions du nerf intestinal chez le poulet. Bull. Assoc. Anat. **1939**, 127—133. — **Courty, A.,** et **G. Marchal:** Le problème de l'innervation parasympathique de colon gauche et du rectum chez l'homme. Semaine Hôp. **25**, 3036—3041 (1949).

Djorup, F.: Untersuchungen über die feinere topographische Verteilung der Arterien in den verschiedenen Schichten des menschlichen Magens. Z. Anat. **64,** 279—347 (1922). — **Dos Santos, E.:** L'innervation gastrique et la terminaison abdominale des pneumogastriques. Fol. anat. coimbr. **6,** 1—32 (1931). — **Eguchi, M.:** Histological study on the innervation of pars pylorica and duodenum of hedgehog. Arch. hist. jap. **6,** 637—652 (1954). — **Esveld, L. W. van:** Über die nervösen Elemente der Darmwand. Z. mikrosk.-anat. Forsch. **15,** 1—42 (1928). ~ Verhalten von plexushaltigen und plexusfreien Darmmuskelpräparaten. Arch. exper. Path. u. Pharmakol. **134,** 347—386 (1938). — **Feyrter, F.:** Über eine eigenartige Geschwulstform des Nervengewebes im menschlichen Verdauungsschlauch. Virchows Arch. **295,** 480—501 (1935). ~ Über Neurome und Neurofibromatose, nach Untersuchungen am menschlichen Magendarmschlauch. Wien: Wilhelm Maudrich 1948. ~ Über den Bauplan der nervösen Peripherie. Virchows Arch. **318,** 1—22 (1950). ~ Die Pathologie der vegetativen nervösen Peripherie. Verh. dtsch. Ges. Path. (34. Tagg) **1950,** 86—109. ~ Über die Pathologie der vegetativen, nervösen Peripherie und ihrer ganglionären Regulationsstätten. Wien: Wilhelm Maudrich 1951. ~ Über die peripheren endokrinen Drüsen des Menschen. Wien u. Düsseldorf: Wilhelm Maudrich 1953. — **Filogamo, G.:** Ricerche sulle cellule del metasimpatico del canale alimentare. Monit. zool. ital. **56,** Suppl., 153—155 (1948). ~ Ricerche sul plesso mienterico. Arch. ital. Anat. e Embriol. **54,** 401—412 (1950). — **Filogamo, G.,** e **F. Vigliani:** Ricerche sperimentali sulla correlazione tra estensione del territorio di innervazione e grandezza e numero delle cellule gangliari del plesso mienterico (di Auerbach) nel cane. Riv. Pat. nerv. **75,** 441—472 (1954). — **Fischer-Brügge, E., P. Sunder-Plassmann** u. **K. Röper:** Über die terminale Innervation der Lymphgefäße an der Appendix, sowie Beobachtungen über Zellvorgänge an der Blut-Lymphschranke bei der menschlichen Appendicitis. Langenbecks Arch. u. Dtsch. Z. Chir. **265,** 120—132 (1950). — **Foster, C. L.:** The use of safranico for the demonstration of cytoplasmic nucleoproteins. J. of Anat. **83,** 101—108 (1949).

Garcia, I. Ch.: Wallerianismo esofagico en la vaguectomia cervical. An. Anat. **3,** 123—133 (1954). — **Geertruyden, J. van:** Anatomie chirurgicale du plexus vagal périoesophagien. Archives d'Anat. **32,** 221—236 (1949). — **Gerling, R.:** Neurohistologische Beobachtungen in der Schleimhaut des Processus vermiformis bei einer neuromatösen Appendicitis. Z. Zellforsch. **34,** 124—140 (1947). — **Glimstedt, G.,** u. **N. A. Hillarp:** Über die Innervationsgebiete des Sympathicus und des Parasympathicus und die Frage bei der Glandula submandibularis. Lunds Univ. Årsskr., N. F. Avd. 2 **1942,** 1—38. — **Gluckmann, H.:** Presence of argentophil ganglion formations in caecum of world monkeys. Argentophil caecal autonomic system. C. r. Acad. Sci. Paris **223,** 517 (1946). ~ Les formations nerveuses géantes de l'appendice du Chimpanzé. C. r. Acad. Sci. Paris **223,** 555 (1946). — **Grasso, D. M.:** Variazioni della concentrazione delle cellule gangliari nell'intestino di alcuni mammiferi. Monit. zool. ital. **61,** Suppl., 203—205 (1953). — **Grenade, A.:** Le développement du système nerveux de la vésicule biliaire. Archives de Biol. **52,** 419—472 (1941). — **Greving, R.:** Über die motorische und sensible Innervation der Speiseröhre, zugleich ein Beitrag zum Regulationsmechanismus des peripherischen, vegetativen Nervensystems. Dtsch. Arch. klin. Med. **171,** 10—26 (1931). ~ Makroskopische Anatomie und Histologie des vegetativen Nervensystems. In Handbuch der Neurologie, Bd. 1, S. 811—886. 1935. ~ Histologische Studien am Plexus myentericus des Magens. I. Der Plexus myentericus und seine Zelltypen. Dtsch. Z. Nervenheilk. **165,** 622—643 (1951). ~ Histologische Studien am Plexus myentericus des Magens. II. Das Problem der Ganglienzellfortsätze. Z. Anat. **115,** 541—554 (1951). ~ Histologische Studien am Plexus myentericus des Magens. III. Über die Kontinuität von Ganglienzellen, das Terminalreticulum und das Synapsen-Problem. Acta neurovegetativa (Wien) **3,** 507—532 (1951). — **Greving, R.,** u. **G. Berg:** Histologische Studien am Plexus submucosus (Meissner) des Magens von Säugetier und Mensch. Dtsch. Z. Nervenheilk. **169,** 1—23 (1952). ~ Histologische Studien am Plexus submucosus (Meissner) des Magens von Säugetier und Mensch. II. Der Plexus muscularis mucosae. Acta neurovegetativa (Wien) **8,** 325—339 (1954). — **Greving, R.,** u. **W. Dressler:** Das plasmoidale nervöse Terminalnetz in der Submucosa des menschlichen Rectums. Acta neurovegetativa (Wien) Suppl. **6,** 64—86 (1955). — **Gunn, M.:** A study of the enteric plexuses in some amphibians. Quart. J. Microsc. Sci. **92,** 55—77 (1951).

Haferkamp, O.: Beobachtungen am vegetativen Nervensystem des Rectums. Acta neurovegetativa (Wien) **8,** 466—479 (1954). ~ Neurohistologische Befunde beim Pylorospasmus des Säuglings. Virchows Arch. **328,** 239—248 (1956). — **Harting, K.:** Über die Beteiligung des Nervus vagus an der Bildung der intramuralen Nervengeflechte des Oesophagus. Z. mikrosk.-anat. Forsch. **35,** 631—667 (1934). — **Herbst, Ch.:** Mikroskopische Untersuchung der intramuralen Magennerven beim Pylorusspasmus. Z. Kinderheilk. **56,** 122—135 (1935). — **Hill, C. I.:** A contribution to our knowledge of the enteric plexuses. Philosophic. Trans. Roy. Soc. Lond., Ser. B **215**, 355—387 (1927). — **Hirt, A.:** Lumineszenzmikroskopische Untersuchungen am Nervensystem des lebenden Tieres. Verh. anat. Ges. **47**, 25—42 (1939). — **Holsti, O.:** On the condition of the intramural ganglia in the stomach in cases of gastritis. Acta med. scand. (Stockh.) **76**, 316—342 (1931). — **Honjin, R.:** Studies on the nerve endings in the small intestine. Cytologic. a. Neurological. Stud. **9**, 1—14 (1951). **Hwang, K.,** and **M. I. Grossmann:** A note on the innervation of the cervical portion of the human esophagus. Gastroenterology **25**, 375—377 (1953).

Ikeda, T.: On the three types of Auerbachs nerve Plexus. J. Comp. Neur. **101**, 311—316 (1954). — **Iljina, W. J.,** u. **B. I. Lawrentjew:** Zur Lehre von der Cytoarchitektonik des peripherischen, autonomen Nervensystems. Z. mikrosk.-anat. Forsch. **30**, 530—542 (1932). — **In Min Lee:** A histological study of sensory nerves in the ascending, transverse and descending colon. Arch. jap. Chir. **25**, 241—261 (1956). ~ The distribution of the myelinated nerves in the colon of the dog. Arch. jap. Chir. **25**, 263—269 (1956). ~ Neuropathological changes in the dilated portion of the congenital megacolon. Arch. jap. Chir. **25**, 270—275 (1956). — **Ingram, W. R.:** The visceral functions of the nervous system. Annual Rev. Physiol. **9**, 163—190 (1947). — **Irwin, D. A.:** The anatomy of Auerbachs plexus. Amer. J. Anat. **49**, 141—166 (1931). — **Ishisawa, M.:** Sur l'existence des cellules nerveuses dans le plexus nerveux sousmuqueux de l'oesophage humain. C. r. Soc. Biol. Paris **121**, 1201—1202 (1936) u. Fukuoka Acta med. **29**, 20 (1936). ~ Sur l'existence des ganglions nerveux dans le chorion de l'intestin grêle humain. Fukuoka Acta med. **32**, 37 (1939) u. Jap. J. Med. Sci., Anat. **1941**, 5, 9. — **Ito, S.,** u. **G. Kawahara:** Neurohistologische Untersuchungen des Ostium iliocaecale (der Valvula coli) der Katze. Arch. hist. jap. **3**, 423—429 (1952). — **Ito, T.:** Zytologische Untersuchungen über die intramuralen Ganglienzellen des Verdauungstractes. Fol. anat. jap. **14**, 621—663 (1936). — **Ito, T.,** u. **K. Nagahiro:** Zytologische Untersuchungen über die intramuralen Ganglienzellen des Verdauungstraktes. Fol. anat. jap. **15**, 609—634 (1937). — **Ito, T., K. Nagahiro** u. **M. Kubo:** Zytologische Untersuchungen über die intramuralen Ganglienzellen des Verdauungstraktes. Cytologia (Basel) **10**, 334—347 (1940). — **Ivanova, T. S.:** Zur Frage der afferenten Innervation des Dünndarms. Dokl. Akad. Nauk SSSR. **85**, 901—904 (1952). ~ Die Endausbreitung der efferenten Nerven in der Wand des Dünndarms beim Menschen. Dokl. Akad. Nauk SSSR. **105**, 170—171 (1955). — **Iwanow, I. F.:** Die sympathische Innervation des Verdauungstraktes einiger Vogelarten. Z. mikrosk.-anat. Forsch. **22**, 469—492 (1930). — **Iwanow, I. F.,** et **T. N. Radostina:** Sur la morphologie du système nerveux autonome du tube digestif chez certains mammifères et quelques oiseaux. Trav. Labor. Rech. biol. Univ. Madrid **28**, 303—329 (1933). ~ Über die Blutversorgung der intramuralen Nervengeflechte des Darms. Anat. Anz. **84**, 354—360 (1937). — **Izumi, I.:** On the innervation, especially sensory innervation of anus in human adults. Arch. hist. jap. **9**, 225—240 (1955).

Jabonero, V.: Études sur le système neurovégétatif périphérique. I. Structure des fibres nerveuses. Acta anat. (Basel) **6**, 14—54 (1948). — Études sur le système neurovégétatif périphérique. II. Innervation efférente des vaisseaux sanguins et de la musculature lisse. Acta anat. (Basel) **6**, 376—411 (1948). ~ Morfologia del territorio de acción eficaz del sistema neurovegetativo periférico. IV. El problema de las células intersticiales y la téoria de las neuronas en el sistema neurovegetativo. Trab. Inst. nac. Cienc. Méd. **12**, 203—244 (1949). ~ Études sur le système neurovégétatif périphérique. III. Innervation de l'estomac humain. Acta anat. (Basel) **11**, 490—532 (1951). ~ Études sur la morphopathologie des cellules interstitielles du système neurovégétatif périphérique. I. Biol. Lat. (Milano) **4**, 323—356 (1951). ~ Estudios sobre la histopatologia del sistema neurovegetativo periférico. I. Arch. Med. exper. **14**, 31—58 (1951). ~ Études sur le système neurovégétatif périphérique. V. Innervation de l'oesophage humain. Acta anat. (Basel) **15**, 105—142 (1952). ~ Études sur les synapses du système neurovégétatif périphérique. II. Les synapses interneuronales dans les ganglions intramuraux du tube digestif. Z. mikrosk.-anat. Forsch. **61**, 549—589 (1955). — **Jabonero, V.,** y **F. Bordallo:** Estudios sobre la inervacion del tubo digestivo. I. Morfologia normal y patológica de los elementos nerviosos del recto y conducto anal humanos. Trab. Inst. nac. Cienc. Méd. **11**, 149—235 (1948). — **Jabonero, V., F. Bordallo** y **A. Pérez Casas:** La existenca de circuitos circulares en los ganglios intramurales del esófago humano. Trab. Inst. nac. Cienc. Méd. **12**, 125—156 (1949). — **Jabonero, V., P. Gomez Bosque, F. Bordallo** y **I. Perez Casas:** Organizacion anatomica del sistema neurovegetativo periferico. Trab. Inst. nac. Cienc. Méd. **1951**. — **Jackson, R. G.:** Anatomy of the vagus nerves of the lower esophagus and the stomach. Anat. Rec. **103**, 1—18 (1949). — **Jianu, A.,** u. **B. Menkes:** Zur Innervation des menschlichen Magens. Z. Zellforsch. **24**, 569—575 (1936). — **Johnson, S. E.,** and **M. Palmer:** Further observations on the components of the myenteric plexus. J. Comp. Neur. **53**, 169—175 (1936). — **Jones, D. S.:** The origin of cardiac and upper digestive tube ganglion cells in the chick. Anat. Rec. **79**, 35 (1941), Abstr. — **Jong, B. I. de,** and **I. de Haan:** Organ and tissue differentiation in perfused cultures of explants from the oesophagus-stomach-trachea complex of young chicken embryos. Acta neerl. Morph. **5**, 26—51 (1943).

Kamada, S.: On the innervation, especially sensory innervation of mucos membrane of the oral cavity of cat. Arch. hist. jap. **8**, 243—260 (1955). — **Katsurashima, T.:** Über Nervenveränderungen im Bereich des Magengeschwürs resp. Ulcuscarcinoms. Mitt. path. Inst. Univ. Sendai **7**, 285—322 (1932). — **Keuning, F. I.:** The developement of the intramural nerve elements of the digestive tract in tissue culture. Acta neerl. Morph. **5**, 237—247 (1944). ~ Over de Histogenese van den autonomen zenuwplexus in den darm wand. Diss. Groningen 1945. ~ Histogenesis and origin of the autonomic nerve plexus in the upper digestive tube of the chick. Acta neerl. Morph. **6**, 1—35 (1948). — **Kimura, Ch.:** The problem of abdominal pain. Arch. jap. Chir. **22**, 59—66 (1953). ~ Einiges über viscerale Sensibilität. Arch. jap. Chir. **24**, 439—442 (1955). — **Kirtisinghe, P.:** The myenteric nerve-plexus in some lower Chordates. Quart. J. Microsc. Sci. **81**, 521—539 (1940). — **Kiss, T.:** Die radikuläre, sensible Versorgung der Baucheingeweide. Anat. Anz. **98**, 291—294 (1951). — **Kofmann, V.,** u. **M. Zimmermann:** Einiges über die Innervation des ileocoecalen Winkels bei Wirbeltieren. Arch. Russ. d'Anat. **24**, 247—253 (1940). Ref. Springers Ber. **56**, 454 (1941). — **Kolmer, W.:** Zur Kenntnis der Darminnervation. Klin. Wschr. **1929** II, 2405—2406. — **Kolosova, S. I.:** Die Entwicklung der afferenten Innervation des Oesophagus des Menschen. Arch. Anat. (Moskva) **31**, 44—49 (1954). — **Kolossow, N. G.:** Observations concernant l'innervation de la voie digestive chez les ruminants. Trav. Labor. Rech. biol. Univ. Madrid **28**, 345—368 (1933). — **Kolossow, N. G.,** u. **I. F. Iwanow:** Zur Frage der Innervation des Verdauungstraktes einiger Fische. Z. mikrosk.-anat. Forsch. **22**, 533—556 (1930). — **Kolossow, N. G.,** et **A. M. Mechteriakow:** Sur la question de l'innervation de rectum. Archives d'Anat. **20**, 396—397 (1939). — **Kolossow, N. G.,** u. **G. A. Polykarpowa:** Experimentell-morphologische Untersuchung der autonomen Innervation des Rectums. Z. Anat. **104**, 716—728 (1935). — **Kolossow, N. G.,** u. **G. H. Sabussow:** Die sympathische Innervation des Verdauungstraktes der Sumpfschildkröte. Z. mikrosk.-anat. Forsch. **15**, 157—190 (1928). ~ Zur Frage über den Bau des autonomen Nervensystems. Anat. Anz. **74**, 417—458 (1932). ~ Zur Frage der Innervation des menschlichen Magen-Darmkanals. Z. mikrosk.-anat. Forsch. **29**, 541—560 (1932). — **Kolossow, N. G., G. H. Sabussow** u. **I. F. Iwanow:** Zur Frage des Verdauungskanals der Vögel. Z. mikrosk.-anat. Forsch. **30**, 257—294 (1932). — **Kolossow, N. G.,** y **D. L. Sapojnikowa:** Observations concernant l'innervation de la voie digestive chez les ruminants. Trav. Labor. Rech. biol. Univ. Madrid **27**, 345—368 (1933). — **Kondratjew, N.:** Zur Lehre von der Mageninnervation beim Menschen. Z. Anat. **86**, 320—347 (1928). ~ Zur Lehre von der Mageninnervation beim Menschen. Z. Anat. **89**, 328—343 (1929). ~ Zur Lehre von der Innervation der Bauch- und Beckenhöhlenorgane beim Menschen. I. Z. Anat. **90**, 178—198 (1929). ~ Zur Lehre von der Mageninnervation beim Menschen. Z. Anat. **93**, 765—774 (1930). ~ Zur Lehre von der Innervation der Bauch- und Beckenhöhlenorgane beim Menschen. II. Z. Anat. **93**, 775—789 (1930). ~ Zur Frage nach der Typengruppierung der Nervengeflechte in der Bauchhöhle der Wirbeltiere. Z. Anat. **101**, 90—120 (1933). — **Kuré, K.:** Experimentelles Studium über die Innervation des Oesophagus. Pflügers Arch. **221**, 367—377 (1929).

Lassmann, G.: Terminale, nervöse Struktur in der neurogenen Appendicopathie. Acta neurovegetativa (Wien) **4**, 22—30 (1952). — **Lawrentjew, B. I.:** Experimentell-morphologische Studien über das feineren Bau des Autonomen Nervensystems. II. Über den Aufbau der Ganglien der Speiseröhre nebst einigen Bemerkungen über das Vorkommen und die Verteilung zweier Arten von Nervenzellen in dem autonomen Nervensystem. Z. mikrosk.-anat. Forsch. **18**, 233—267 (1929). ~ Zur Lehre von der Cytoarchitektonik des peripherischen, autonomen Nervensystems. I. Z. mikrosk.-anat. Forsch. **23**, 527—551 (1931). ~ Einige Bemerkungen über Fortschritte und Aufgaben der Erforschung des autonomen Nervensystems. Z. mikrosk.-anat. Forsch. **36**, 651—659 (1934). — **Lawrentjew, B. I.,** u. **M. L. Sokolowa:** Zur Lehre von der Cytoarchitektonik des peripherischen, autonomen Nervensystems. II. Z. mikrosk.-anat. Forsch. **23**, 552—570 (1931). — **Leeuwe, M.:** Over de interstitielle cel (Cajal). En onderzoek van de periphere sympathicus met behilp van de vitale methylenblaukleuring. Diss. Utrecht 1937. — **Lériche, R.,** et **R. Fontaine:** Quelques faits nouveaux touchant l'anatomie normale du sympathique etc. Presse méd **1929** II, 903—905. — **Li-Pei-Lin:** The intramural nervous system of the smal intestine with special reference to the innervation of the inner subdivision of its circular muscle. J. of Anat. **74**, 348—359 (1950). — **Llombart, A.,** y **V. Jabonero:** Lesiones nerviosas locales en las appendicitis agutas. Trab. Inst. nac. Cienc. Méd. **5**, 141—152 (1945). ~ Morfologia y significación de los celulas intersticiales del sistema neurovegetativo. Trab. Inst. nac. Cienc. Méd. **7**, 359—397 (1946). — **Llombart, A.,** y **F. Broseta:** Morfologia del simpático en la úlcera cronica de estómago. Arch. españ. Morf. **26**, 523 (1949). — **Loffredo-Sampaolo, C.:** Studio istologico sulla fine innervazione sensitiva delle tuniche esofagee. Boll. Soc. ital. Biol. sper. **27**, 479—482 (1951). — **Loutsch, H.:** Étude anatomique et physiologique du système nerveux végétatif du rectum. Ann. d'Anat. path. **11**, 811—826 (1934).

Makino, K.: A histological study of sensory nerves in the small intestines and the coecum. Arch. jap. Chir. **24**, 443—455 (1955). — **Margorin, E. M.:** Plexus mesentericus inferior und Innervation des distalen Dickdarmabschnittes beim Menschen. Z. Anat. **95**, 198—209

(1931). — **Masson, P.:** Carcinoids and nerve hyperplasia of the appendicular mucosa. Amer. J. Path. 4, 181—211 (1928). ~ Contribution to the study of the sympathetic nerves of the appendix. Amer. J. Path. 6, 217—233 (1930). ~ The significance of the muscular „Stroma" of argentaffin tumors. (Carcinoids.) Amer. J. Path. 6, 499—514 (1930). — **Matsuo, H.:** A contribution on the anatomy of Auerbachs plexus. Jap. J. Med. Sci., Anat. 4, 417—428 (1934). — **Matwejewa, S. J.:** Über die Elemente embryonalen Charakters im autonomen Nervensystem des Frosches. Arch. Russ. d'Anat. 14, 111—115 (1935). — **McKenzie, I., H. W. Kosterlitz** and **I. A. Robinson:** The function of the interstitial cells of Cajal in the guinea-pig ileum. J. of Anat. 89, 573 (1955), Abstr. — **Meiyling, H. A.:** Structure and significance of the peripheral extension of the autonomic nervous system. J. Comp. Neur. 99, 495—544 (1953). — **Meyer, G. F.:** Vergleichende Untersuchungen mit der supravitalen Methylenblaufärbung am Nervensystem wirbelloser Tiere. Zool. Jb. 74, 339—400 (1955). — **Michels, N. A.:** Capillary innervation from filamentous cells. Anat. Rec. 55, 68 (1933). ~ The plexus omentalis and its relation to capillary innervation in the omentum of rabbit. Amer. J. Anat. 57, 205—258 (1935). — **Millen, J. W.:** Observations on the innervation of blood vessels. J. of Anat. 82, 68—80 (1948). — **Mitchell, G. A. G.:** The nerve supply of the gastro-oesophageal junction. Brit. J. Surg. 26, 333—345 (1938). ~ A macroscopic study of the nerve supply of the stomach. J. of Anat. 75, 50—63 (1940). — **Miyake, H.:** Veränderungen des intramuralen Nervenapparates bei chirurgischen Magenkrankheiten. Dtsch. Z. Chir. 247, 329—356 (1936). — **Miyake, H.,** u. **M. Oda:** Über die klinische Bedeutung des Ileumdivertikels, mit besonderer Berücksichtigung der Pathologie des intramuralen Nervengeflechtes. Dtsch. Z. Chir. 251, 111—119 (1938). — **Morin, G.:** Sur la disposition du collagène dans le plexus d'Auerbach, capsules périganglionnaires et capsules périneuronales. Bull. Histol. appl. 6, 400—411 (1929). — **Murakami, T.:** Neurohistologische Untersuchungen über das Ostium iliocaecale des Hundes. Arch. hist. jap. 4, 333—338 (1952). — **Murat, V. N.:** Sur la question de la cytoarchitektonique des ganglions nerveux de l'intestin de l'homme. Trav. Labor. Rech. biol. Univ. Madrid 28, 387—401 (1933).

Nawzatzky, I.: Zur Kenntnis der Farbspeicherung im peripherischen Ganglion der Maus. Z. Zellforsch. 20, 229—236 (1933). — **Niizuma, Sh.:** Histological study on the innervation of rectum and anus of bat. Arch. hist. jap. 9, 283—297 (1955). — **Niizuma, Sh., K. Nozaki, M. Komatsu** u. **T. Numata:** On sensory innervation of zona cutana ani in bat. Arch. hist. jap. 9, 343—348 (1955). — **Nolf, P.:** Le système nerveux entérique. Essai d'analyse par la méthode à la nicotine de Langley. Arch. internat. Physiol. 30, 317—492 (1929). — **Nomura, T.:** Histologische Untersuchung über die Innervation des Magens und Darmes. Trans. Jap. Path. Soc. 20, 188—195 (1930). — Histologische Untersuchung der Innervation des Verdauungstractus. Mitt. med. Akad. Kioto 4, 166—170 (1930). — **Nonidez, J. F.:** Afferent nerve endings in the ganglia of the intermuscular plexus of the dogs oesophagus. J. Comp. Neur. 85, 177—189 (1946).

Ohi, K.: Innervation especially sensory innervation of stomach in white rat. Tohoku J. Exper. Med. 60, 289—296 (1954). ~ Innervation especially sensory innervation of duodenum in white rat. Tohoku J. Exper. Med. 60, 297—306 (1954). — **Ohkubo, K.:** Studies on the intrinsic nervous system of the digestive tract. I. The submucous plexus of guinea pig. Jap. J. Med. Sci., Anat. 6, 1—20 (1937). ~ Studien über das intramurale Nervensystem des Verdauungskanals. II. Die Plexus myentericus und Plexus subserosus des Meerschweinchens. Jap. J. Med. Sci., Anat. 6, 21—37 (1937). ~ Studien über das Intramurale Nervensystem des Verdauungskanals. III. Affe und Mensch. Jap. J. Med. Sci., Anat. 6, 219—247 (1937). — **Okamura, Ch.:** Zur Vervollkommnung des Nervenapparates in der Wand des Verdauungstraktus. Z. Anat. 91, 627—632 (1930). ~ Über die Darstellung des Nervenapparates in der Magen-Darmwand mittels der Versilberungsmethode. Z. mikrosk.-anat. Forsch. 35, 218—253 (1934). ~ Über die Darstellung des Nervenapparates in der Speiseröhrenwand mittels der Vergoldungsmethode. Z. mikrosk.-anat. Forsch. 37, 128—150 (1934). — **Okkels, H.:** Altérations pathologiques des nerfs de la paroi gastrique dans ulcère chronique de l'estomac. Arch. path. scand. (Københ.) 4, 89—120 (1927). — **Orlow, I.:** Über den histologischen Bau der Ganglien des Mundmagennervensystems der Crustaceen. Z. Zellforsch. 8, 493—541 (1929). — **Oshima:** Über die Innervation des Darmes. Z. Anat. 90, 725—767 (1929). — **Ottaviani, G.:** Sugli spazi del plesso di Auerbach iniettabili col metodo dei linfatici. Atti Soc. med.-chir. Padova 1934, 6—14. ~ Osservazioni istoanatomiche e sperimentali sulla innervazione dell'esofago di alcuni mammiferi. Z. Zellforsch. 27, 393—429 (1937). — Parasimpatico e simpatico in alcuni distretti del canale digerente. Monit. Zool. ital. 47, Suppl., 52—56 (1937). ~ Histologisch-anatomische Untersuchungen über die Innervation des Mastdarmes. Z. mikrosk.-anat. Forsch. 47, 151—182 (1940). ~ Ricerche isto-anatomiche sulla innervazione del coledoco. Monit. zool. ital. 52, 171—182 (1941). ~ Sulle modalità istologiche di rigenerazione di nervi somatici innestati in alcuni visceri. Quad. Anat. Pratica, Ser. V 1950, 3—27. ~ **Ottaviani, G.,** e. **E. Bonivento:** Contributi istoanatomici alla innervazione della tonaca muscolare dell'intestino di „Tinca vulgaris". Atti Soc. med.-chir. Padova

14, 94—129 (1936). ~ Ricerche istoanatomiche sulla innervazione dell'esofago dei Cheloni. Atti Ist. Veneto Sci. **97**, 541—556 (1937/38). ~ Ricerche istologiche sulla innervazione dell'esofago di „Emys europaea". Monit. zool. ital. **48**, Suppl. 204—205 (1938). — **Otsu, A.:** A histological study of sensory nerve endings in the alimentary canal of human beings and dogs. Acta Scholae med. Kioto **31**, 103—115 (1953). — **Otsuji, S.:** Supplementary studies of the sensory innervation of the parietal peritoneum. Arch. jap. Chir. **24**, 373—376 (1955). **Ottaviani, G., e P. Cavazzana:** Osservazioni istologiche sui cordoni neuroplasmatici del plesso di Auerbach. Monit. zool. ital. **48**, Suppl., 128—134 (1938). ~ Osservazioni sui rapporti fra cellule intestiziali (di Cajal) e reticolo espansionale metasimpatico dell'intestino tenue. Monit. zool. ital. **49**, Suppl., 187—189 (1939). — Osservazioni sulle cellule interstiziali di Cajal. Arch. ital. Anat. e Embriol. **43**, 75—89 (1940).

Palumbi, G.: Differenti aspetti del plesso di Auerbach in ragione dei vari segmenti del l'intestino umano. Ric. Morf. **13**, 537—562 (1934). — **Pasqualino, A.:** Sull'elemento sensitivo del reticolo espansionale nervoso della mucosa intestinale. Boll. Soc. ital. Biol. sper. **23**, 132—134 (1947). — **Peden, I. K., C. F. Schneider and R. D. Bickel:** Anatomic relations of the vagus nerves to the esophagus. Amer. J. Surg. **1950**, 32—34. — **Pera, L.:** Contributo allo studio dell'innervazione vegetativa dell'intestino negli uccelli (il nervo intestinale di Remak). Riv. Neurobiol. **1**, 177—182 (1955). — **Plenk, H.:** Der Magen. In Handbuch der mikroskopischen Anatomie, Bd. V/2, S. 1—234. 1932. — **Pusstilnik, E.:** Zum Problem der Innervation der Beckenorgane der Wirbeltiere. Anat. Anz. **84**, 106—112 (1937).

Reiser, K. A.: Der Nervenapparat im Processus vermiformis nebst einigen Bemerkungen über seine Veränderungen bei chronischer Appendicitis. Z. Zellforsch. **15**, 761—800 (1932). ~ Über die Endausbreitung des vegetativen Nervensystems. Z. Zellforsch. **17**, 610—641 (1933). ~ Über die Nerven der Darmmuskulatur. Z. Zellforsch. **22**, 675—693 (1935). ~ Zur Lehre vom Feinbau der nervösen Substanz. Z. Neur. **175**, 485—651 (1943). ~ Bemerkungen zum Feinbau der vegetativ-nervösen Peripherie. Acta neurovegetativa (Wien) **4**, 179—187 (1952). — **Renzoni, A.:** Il plesso di Auerbach nella doccia esofagea dei ruminanti. Arch. ital. Anat. e Embriol. **61**, 67—33 (1956). — **Rieder, W.:** Pathologische Veränderungen der intramuralen Geflechte beim sogenannten Cardiospasmus. Zbl. Chir. **62**, 130—137 (1935). ~ Mikroskopische Untersuchungen des intramuralen Plexus bei chirurgischen Erkrankungen des Magens. Dtsch. Z. Chir. **244**, 471—490 (1935). — **Riegele, L.:** Die Bedeutung des reticulo-endothelialen Syncytiums als Scheidenplasmodium des fibrillären nervösen Endnetzes in Leber, Milz und Nebenniere. Z. Zellforsch. **15**, 311—330 (1932). ~ Beitrag zur Kenntnis des Scheidenplasmodiums im autonomen Nervensystem. Z. Zellforsch. **15**, 374—397 (1932). — **Röper, K.:** Über pathologische Veränderungen des nervösen Terminalreticulums. Beobachtungen am Beispiel der sog. „Appendicitis neuromatosa". Bruns' Beitr. **183**, 444—453 (1951). ~ Klinische und neurohistologische Studien über den Verlauf der Appendicopathia neuromatosa. Acta neurovegetativa (Wien) **4**, 9—22 (1952). — **Rössle, R.:** Beitrag zur Kenntnis der Pathologie der motorischen Apparate des Wurmfortsatzes. Mitt. Grenzgeb. Med. u. Chir. **42**, 143—165 (1930). — **Rosenberg, D.:** Estûdo anatomico dos nervos vagos na pocao infrabrônquica do esofago. Arch. Chir. Clin. Exper. **12**, 189—259 (1949). — **Rossi, F.:** Sul comportamento dei nervi peritoneali e sulla questione della sensibilità degli organi interni. Z. Anat. **109**, 33—59 (1938). — **Rossi, O.:** Contributo alla conoscenza degli apparati nervosi intramurali del intestino tenue. Arch. ital. Anat. e Embriol. **26**, 632—644 (1929). ~ Ulteriore contributo agli studii sulla innervazione dell'intestino tenue. Jb. Psychiatr. **51**, 214—236 (1934). — **Royster, H. P., A. M. Sloan, L. I. McCain and St. Th. Harrison:** The anatomy of the nerves supplying the common duct and proximal duodenum. Surgery **26**, 413—420 (1949). — **Rubatelli, E.:** Contributo dei nervi laringei all'innervazione dell'esofago e della trachea. Monit. zool. ital. Suppl., **45**, 300—304 (1935). ~ Preminenza del corredo neurovegetativo dell'esofago. Arch. ital. Otol. **65**, 65—71 (1954).

Saguchi, S.: Studies on the minute innervation of the small intestine of the mouse. Suppl. cytological a. neurological Studies **1956**, 1—32. — **Salomon, A.:** Untersuchung der sekretorischen Innervation der Magenschleimhaut mittels Kernvariationsstatistik. Acta morph. (Budapest) **5**, 53—69 (1955). — **Sato, T.:** Über die Verteilung der nervösen Elemente in dem Wurmfortsatz des Menschen. Mitt. path. Inst. Univ. Sendai **8**, 283—298 (1935). ~ Über die Verteilung der nervösen Elemente in dem Wurmfortsatz des Menschen. Jap. J. Med. Sci., Anat. **6**, 293 (1937). ~ On the innervation of the human stomach. Tohoku Igaku Zassi **40**, 1—7 (1950). — **Sauer, M. E., and C. T Rumble:** Number of nerve cells in myenteric and submucous plexus of small intestine of cat. Anat. Rec. **96**, 373—381 (1946). — **Sawitzky, J. G.:** Das sympathische Nervensystem des Wurmfortsatzes bei chronischer Appendictis. Arch. klin. Chir. **168**, 610—634 (1932). — **Schabadasch, A.:** Die Nerven des Magens der Katze. Z. Zellforsch. **10**, 254—319 (1930). ~ Intramurale Nervengeflechte des Darmrohrs. Z. Zellforsch. **10**, 320—385 (1930). ~ Untersuchungen zur Methodik der Methylenblaufärbung des vegetativen Nervensystems. Z. Zellforsch. **10**, 222—234 (1930). ~ Theoretische und experimentelle Studien zur Methylenblaufärbung des Nervengewebes. Staatsverlag Gorki 1935. ~ Studien zur Architektonik des vegetativen Nervensystems. Z. Zellforsch. **21**, 657—732 (1939).

Schak, L.: Der neuromuskuläre Apparat des Wurmfortsatzes bei der sogenannten chronischen Appendicitis (mit einem casuistischen Beitrag zur Frage der Gallenblasen-Neurome). Beitr. path. Anat. **90**, 392—440 (1932/33). — **Scherer, W. J.:** Zur Frage des Zusammenhangs zwischen Neurofibromatose (Recklinghausen) und umschriebenem Riesenwuchs. Virchows Arch. **289**, 127—150 (1933). — **Schmidt, C. A.:** The innervation of the colon in the cat and the dog. An experimentical study. Anat. Rec. **48**, 62 (1931), Abstr. — **Schoffield, G.:** The argentaffin cells of the small intestine of the guinea-pig. Acta anat. (Basel) **11**, 414—430 (1952). — **Sell, W.:** Die Trypanblauspeicherung in verschiedenen peripherischen Ganglien der weißen Maus. Z. Zellforsch. **22**, 310—317 (1935). — **Seto, H.:** Über die intraepithelialen Nerven beim Menschen. II. Die afferenten Nervenendigungen im Analepithel nebst einigen Bemerkungen über den histologischen Feinbau der epithelialen Analgebiete. Arb. anat. Inst. Sendai **23**, 133—164 (1940). — **Shimoda, M.:** Innervation, especially, sensory innervation of caudal part of rectum and mucous part of dog. Arch. hist. jap. **7**, 279—310 (1954). — **Simard, L. C.:** Sur la présence de cellules argentaffines dans les nerfs de l'intestin du Phoque. Trans. Roy. Soc. Canada Biol., Ser. V **27**, 97—98 (1933). — Sur les relations des cellules argentaffines de l'intestin avec les nerfs du plexus periglandulaire. Trans. Roy. Soc. Canada Biol., Ser. V **27**, 99—100 (1933). ~ Sur les relations des cellules argentaffines de l'intestin avec les nerfs chez l'embryon de veau. Archives Anat. microsc. **30**, 235—248 (1934).— **Simard, L. C., and E. van Campenhout:** The embryonic development of argentaffin cells in the chick intestine. Anat. Rec. **53**, 141—159 (1932). — **Slawik, F. F.:** Über das Vorkommen von Muskelspindeln in der Muscularis propria des menschlichen Oesophagus. Anat. Anz. **93**, 133—137 (1942). — **Sokolowa, M. L.:** Zur Lehre von der Cytoarchitektonik des peripherischen, autonomen Nervensystems. II. Die Architektur der intramuralen Ganglien des Verdauungstraktes des Rindes. Z. mikrosk.-anat. Forsch. **23**, 552—570 (1930). — **Solger Viulo, I.:** Apportaciones al estudio morfologico topografico y sistematización de los nervios y plexos intramurales gastricos. Actual. med. Granada **1951**, 27, 316. — **Sotelo, I. R.:** Nerve endings of the walls of the descendent colon and rectum. Z. Zellforsch. **41**, 101—111 (1954). — **Spoerri, R.:** Histological studies on nerve elements and their endings at the epithelial cells of the mucosa. J. Comp. Neur. **90**, 151—169 (1949). — **Staudacher-Dalle Aste, E. V.:** Innervazione dell'ampolla duodenale e della porzione intramurale del dotto coledoco e del dotto pancreatico. Monit. zool. ital. **52**, 207—217 (1941). — **Staudacher, V., E. Belli e G. Ghiringhelli:** Indagini sperimentali sulla funzione cardiale: Dimostrazione di dispositivi gastrici di regolazione del cardias e cenni di fisiopathologia delle correlazioni cardiali. Acta neurovegetativa (Wien) **6**, 81—108 (1953). — **Stefanelli, A.:** Considerazioni ed osservazioni sulla struttura microscopica del tessuto nervoso autonomo alla periferia nei vertebrati superiori. Z. Zellforsch. **28**, 485—511 (1938). ~ Struttura e funzione delle reti e reticoli nervosi espansionali diffusi nei loro rapporto con gli elementi cellulari. Monit. zool. ital. **51**, 303—313 (1941). ~ Sulle speciali cellulette esistenti nelle formazioni nervose espansionali del proctodeum degli uccelli. Monit. zool. ital. **52**, 107—116 (1941). — **Stern, W.:** Über nervöse Feinstrukturen im Ulcusmagen. Acta neurovegetativa (Wien) **3**, 533—550 (1951). — **Stiemens, M. J.:** Anatomische Untersuchungen über die vagosympathische Innervation der Baucheingeweide bei den Vertebraten. Verh. Kon. Ned. Akad. Wetensch. Amsterdam **32**, Nr 2, 1—356 (1934). — **Stöhr jr., Ph.:** Mikroskopische Studien zur Innervation des Magen-Darmkanals. Z. Zellforsch. **12**, 66—154 (1930). ~ Mikroskopische Studien zur Innervation des Magen-Darmkanales. II. Z. Zellforsch. **16**, 123—197 (1932). ~ Mikroskopische Studien zur Innervation des Magen-Darmkanales. III. Z. Zellforsch. **21**, 243—278 (1934). ~ Mikroskopische Beobachtungen am Nervenapparat des Magens beim Ulcus chronicum. Virchows Arch. **292**, 595—626 (1934). ~ Beobachtungen und Bemerkungen über die Endausbreitung des vegetativen Nervensystems. Z. Anat. **104**, 133—158 (1935). ~ Mikroskopische Studien zur Innervation des Magen-Darmkanales. IV. Z. Zellforsch. **27**, 341—392 (1937). ~ Zusammenfassende Ergebnisse über die normale und pathologische Histologie der sympathischen Ganglienzelle und der Endapparate im vegetativen Nervensystem. Erg. Anat. **33**, 135—284 (1941). ~ Mikroskopische Studien zur Innervation des Magen-Darmkanales. V. Z. Zellforsch. **34**, 1—54 (1947). ~ Beobachtungen zur Histopathologie des Muskel- und Nervengewebes im menschlichen Oesophagus. Z. Anat. **114**, 185—215 (1949). ~ Bemerkungen über die Endigungsweise des vegetativen Nervensystems und über den Aufbau des Organismus. Acta neurovegetativa (Wien) **1**, 74—86 (1950). ~ Zusammenfassende Ergebnisse über die mikroskopische Innervation des Magen-Darmkanals. Erg. Anat. **34**, 250—401 (1952). — **Sugamata, G.:** Innervation of inferior oesophagus and pars cardiaca ventriculi in dog. Arch. hist. jap. **7**, 585—596 (1955). — **Sunder-Plassmann, P.:** Zur Aetiologie des Appendicitisrecidivs. Bruns' Beitr. **163**, 466—480 (1936). — **Szantroch, Z.:** Morphologie der Darmnerven beim Hühnchen. Bull. Acad. Polon., Sér. B **1927**, 211—281. ~ Über den feineren Bau der Ganglienknoten des Remakschen Darmnerven. Z. Zellforsch. **20**, 417—422 (1933).

Takahashi, T., T. Numata, G. Sugamata u. Y. Tokumitsu: On the sensory innervation of the rectum in cat. Arch. hist. jap. **10**, 165—171 (1956). — **Takayasu, T.:** Über die nervöse Versorgung des menschlichen Darmes. Mitt. med. Ges. Tokyo **49**, 901—908 (1935). ~ Über die nervöse Versorgung der Darmwand des Menschen. Jap. J. Med. Sci., Anat. **6**, 240 (1937), Abstr. — **Tanaka, N.:** A histological study of the afferent innervation of the esophagus of the dog. Arch. jap. Chir. **24**, 439—445 (1953). — **Taniguki, N.:** Beitrag zur Innervation der Magen- und Dünndarmdrüsen. Mitt. med. Ges. Tokyo **53**, 537—562 (1939). — **Taxi, I.:** Cellules de Schwann et ,,Cellules interstitielles de Cajal" au niveau des plexus nerveux de la musculeuse intestinale de cobaye: retour aux définition. Archives Anat. microsc. **41**, 281—304 (1952). — **Temesrékási, D.:** Die Synaptologie der Dünndarmgeflechte. Acta morph. (Budapest) **5**, 53—69 (1955). — **Thomas, L. B.:** On the distribution and structure of the ganglion in the oesophagus of the cat. Anat. Rec. **48**, 65—66 (1931). — **Thomas, L. B.,** et **J. Debeyre:** Nerfs du duodenum. C. r. Assoc. Anat. **1932**, 500—522. — **Toyota, T.:** On innervation of stomach of hedgehog. Arch. hist. jap. **7**, 573—584 (1955). — **Trostanetzky, M.:** Zur Frage des Baues der sympathischen Ganglien des Darmgeflechtes. Z. Zellforsch. **8**, 458—469 (1929). — **Tusques, I.:** Recherches histologiques sur le sympathique terminal: L'innervation des mélanocytes. Thèse Fac. Sci. D'Aix-Marseille Nr 25 1934. Impr. 1949.

Urakami, Y.: Über die Beziehungen des Auerbachschen Plexus zu den Dünndarmbewegungen. Ber. Biol. **9**, 178—179 (1929). — **Utsushi, S.:** Innervation of duodenum and ductus choledochus in human embryo. Tohoku J. Exper. Med. **60**, 311—321 (1954). —

Vau, E.: Über die subglandulären Ganglienzellen in der Magenwand einiger Haussäugetiere. Anat. Anz. **73**, 380—385 (1932). — **Vincent, G.:** Les nerfs de l'intestin grêle. C. r. Assoc. Anat. (40. Réun.) **1954**, 807—810. ~ Les nerfs de l'arc vasculaire de Treitz. C. r. Assoc. Anat. (40. Réun.) **1954**, 811—817.

Waddel, M. C.: Anatomica evidence for existence of enteric reflex arcs following degeneration of extrinsic nerves. Proc. Soc. Exper. Biol. a. Med. **26**, 867—869 (1929). ~ A histological study of the enteric plexuses in the small intestine following degeneration of the extrinsic nerves. Anat. Rec. **42**, 65 (1929), Abstr. — **Wang Wei Fan:** Histological studies of sensory nerves in the sigmoid and rectum. Arch. jap. Chir. **24**, 567—580 (1955). — **Weber, A.:** Recherches sur l'origine du plexus sympathique de la région gastroduodénale chez l'embryon de poulet. Bull. Histol. appl. **17**, 149—171 (1940). — **Whitear, M.:** The stomatogastric nervous system of Arenicola. Quart. J. Microsc. Sci. **94**, 293—302 (1953). — **Wilkinson, H. I.:** The mechanism of visceral pain. Med. J. Austral. **1937**, 48—59. — **Woiwotka, G.:** Beitrag zur Innervation des Pylorus. Anat. Anz. **84**, 102—105 (1937). — **Woodburne, R. T.:** The sacral parasympathetic innervation of the colon. Anat. Rec. **124**, 67—76 (1956). — **Worobiew, W. P.:** Methodik der Untersuchung von Nervenelementen des makro- und mikromakroskopischen Gebietes. Berlin: O. Rothacker 1925.

Yntema, Ch. L., and **W. S. Hammond:** Origin of intrinsic autonomic ganglia of trunk viscera in the chick embryo. Anat. Rec. **112**, 404 (1952), Abstr. — **Yoshitoshi, T.:** Experimentelle Untersuchung über die sekretorischen Verhältnisse des operierten Magens. J. of Orient. Med. **27**, 753 (1937).

3. Leber, 4. Gallenblase, 5. Pankreas, 6. Peritonaeum.

Alexander, W. F.: The innervation of the biliary system. J. Comp. Neur. **72**, 357—370 (1940). **Alvarado, F.:** Distribution of nerves within the pancreas. An experimental investigation. J. Internat. Coll. Surg. **23**, 675—699 (1955). — **Andrejew, I. D.:** Über den Verlauf der sensiblen Leitungsbahnen in der Bauchhöhle. Z. mikrosk.-anat. Forsch. **24**, 17—23 (1931).

Bargmann, W.: Die Langerhansschen Inseln des Pankreas. In Handbuch der mikroskopischen Anatomie, Bd. VI/2, S. 197—288. 1939. — **Boyden, E. A.:** An analysis of the reaction of the human gall bladder to food. Anat. Rec. **40**, 147—192 (1928). — **Bratianu, S., C. Stefanesco** et **Bratianu:** Contributions à l'étude morphologique du système nerveux intramural de la vésicule biliaire de l'homme et des différents animaux. Bull. Acad. Méd. Roum. **1**, 539—545 (1936).

Campenhout, E. van: Contribution à l'étude de l'histogénèse du pancréas chez quelques mammifères. Archives de Biol. **37**, 121—171 (1927). — **Campenhout, E. van,** et **A. Grenade:** Contribution à l'étude de l'innervation de la vésicule biliaire. Bull. Histol. appl. **13**, 309—318 (1936). — **Carpenter, F. G.:** Histological changes in parasympathetically denervated feline bladder. Amer. J. Physiol. **166**, 692—698 (1951). — **Castro, F. de:** Contribution à la connaissance de l'innervation du pancreas. Trav. Labor. Rech. biol. Univ. Madrid. **21**, 423—457 (1923). — **Champy, C., R. Coujard** et **Ch. Coujard-Champy:** L'innervation sympathique des glandes. Acta anat. (Basel) **1**, 233—283 (1945/46). — **Creutzfeld, W.:** Zur Histophysiologie des Inselapparates. Z. Zellforsch. **34**, 280—336 (1949).

Debeyre, I.: Nerfs du pancréas. Bull. Assoc. Anat. (28. Réun.) **1933**, 251—263.

Ferner, H.: Das Inselsystem des Pankreas. Stuttgart: Georg Thieme 1952. ~ Das hyperglykämische Prinzip des Pankreas sowie über Gefäßverhältnisse und Innervation der Inseln. Acta neurovegetativa (Wien) **9**, 47—60 (1954). — **Feyrter, F.:** Über die peripheren endokrinen (parakrinen) Drüsen des Menschen. Wien u. Düsseldorf: Wilhelm Maudrich 1953. ~ Über das Inselorgan und seine vegetative Innervation. Acta neurovegetativa (Wien) **9**,

44—46 (1954). — **Frankson, C.:** The innervation of the common bile duct. Duodenal function from surgical point of view. Acta chir. scand. (Stockh.) **96**, 163—177 (1947). — **Fujii, M.:** Studien über das Pankreas. Mitt. med. Ges. Tokyo **47**, 1249—1290 (1933).
Grenade, A.: Le développement du système nerveux de la vésicule biliaire. Les complexes neurohépatiques. Archives de Biol. **52**, 419—472 (1941).
Hagen, E.: Über die Innervation der sekretorischen Drüsen und der Langerhansschen Inseln des Pankreas beim Hund. Z. Zellforsch. **43**, 486—500 (1955). — **Harting, K.:** Über die feinere Innervation der extrahepatischen Gallenwege. Z. Zellforsch. **12**, 518—543 (1931). — **Hermann, H.:** Das Nervensystem der menschlichen Gallenblase und seine Veränderungen bei Cholelithiasis. Virchows Arch. **322**, 17—48 (1952).
Inô, S.: Beitrag zur Kenntnis über die Innervation des Pankreas. Mitt. Med. Ges. Tokyo **53**, 659—660 (1939). — **Inoue, H.:** A histological study of sensory nerves in the biliary tract. Arch. jap. Chir. **24**, 257—268 (1955).
Jabonero, V.: Études sur le système neurovégétatif périphérique. IV. Innervation intramurale de la vésicule biliaire humaine. Acta anat. (Basel) **13**, 171—192 (1951). — **Jayle, S. E.:** Les nerfs du foie. Nutrition (Paris) **7**, 57—68 (1937).
Kawahara, G.: Studien über die Lamellenkörperchen im Pankreas der Katze; eine Einteilung der Lamellenkörperchen. Arch. hist. jap. **3**, 190—199 (1952). — **Kawahara, G.,** u. **O. Saito:** Studien über die Nervenendapparate in der Gallenblase des Menschenfoetus. Arch. hist. jap. **3**, 289—301 (1952). — **Kjellgren, K.:** The innervation of the biliary system and the proximal part of the duodenum from surgical aspect. Acta chir. scand. (Stockh.) **107**, 230—243 (1954). — **Kubo, M.:** Studien über die histologischen Veränderungen der Nervenendigung in der Leber. I. Normaler Befund in der Leber. Mitt. med. Akad. Kioto **9**, 783—808 (1933). ~ Studien über die histologischen Veränderungen der Nervenendigungen in der Leber. II. Mitt. med. Akad. Kioto **11**, 363—395 (1934). ~ Studien über die histologischen Veränderungen der Nervenendigungen in der Leber. I. Jap. J. Med. Sci., Anat. **5**, 132 (1935), Abstr. ~ Studien über die peripheren Nervenendigungen des Pankreas. Jap. J. Med. Sci., Anat. **6**, 61 (1936), Abstr. — **Kubo, M.,** u. **R. Miyagawa:** Studien über die Innervation der peripheren Nervenendigungen des Pankreas. Mitt. med. Akad. Kioto **11**, 509—524 (1934). ~ Morphologische Studien über die peripheren Nervenendigungen des Pankreas. Trans. Soc. Path. Jap. **24**, 335—337 (1934).
Laux, G., et **G. Jayle:** Les nerfs du foie. C. r. Assoc. Anat. (26. Réun.) **1931**, 358—360. — **Loeschke, H. H.:** Gefäßapparat und Lymphbahnen der Vater-Pacinischen Lamellenkörperchen des Menschen. Z. mikrosk.-anat. Forsch. **39**, 315—330 (1936). — **López, I. C.:** Aportaciones a la proyeccion walleriana sobre el pancreas. An. Anat. **3**, 135—156 (1954).
Mallet-Guy, P., L. Eicholz et **R. Latreille:** Topographie ganglionnaire de l'innervation sympathique des voies biliaires. Lyon chir. **47**, 75—88 (1952). — **Mosely, R. C.:** The innervation of the pancreas in the cat. Anat. Rec. **70**, Suppl., 58 (1938). — **Mosto, D.:** Über das Vorkommen von Ganglienzellen in den Pankreasinseln. Arch. argent. Enferm. Apar. digest. **5**, 555—568 (1930). — **Murakami, T.,** u. **G. Kawahara:** Untersuchungen über die Nervenendapparate im Gallenwege des Hundes. Arch. hist. jap. **4**, 339—350 (1952).
Ochoterena, I.: Die Innervation des Pankreas. An. Inst. Biol., Mexico **1**, 125—133 (1930). — **Ottaviani, G.:** Ricerche isto-anatomische sulla innervazione del coledoco. Monit. zool. ital. **52**, 171—182 (1941).
Pensa, A.: Osservazione nella distribuzione dei nervi sanguini e dei nervi nel pancreas. Internat. Mschr. Anat. u. Physiol. **22**, 90—125 (1905). — **Pines, L.,** u. **M. Toropowa:** Zur Innervation des Pankreas. Z. mikrosk.-anat. Forsch. **20**, 20—50 (1930). — **Pinto, S.:** A innervacâo segmentar dos vias biliares. Arch. exper. de Morf. **7**, 447—452 (1950).
Raigorodsky, I. L.: Die Nerven der Leberpforte des Menschen. Z. Anat. **86**, 698—729 (1928). — **Riegele, L.:** Über das feinere Verhalten der Nerven in der Leber von Mensch und Säugetier. Z. mikrosk.-anat. Forsch. **14**, 73—98 (1928). — **Ritter, O.:** Étude sur les nerfs du pancréas exocrine et endocrine. Vjschr. naturforsch. Ges. Zürich **91**, 51—57 (1946). — **Rolshoven, E.:** Über die Vater-Pacinischen Körperchen im Mesenterium der Katze. Anat. Anz., Erg.-H. **85**, 182—187 (1938). ~ Morphologische und experimentelle Untersuchungen über die Bedeutung der Vater-Pacinischen Körperchen. Morph. Jb. **81**, 601—652 (1938).
Sabussow, G. H., u. **A. F. Ssuslikow:** Experimentell-morphologische Analyse der autonomen Innervation der Gallenblase der Säugetiere. Z. Anat. **106**, 739—748 (1937). — **Saito, O.:** Nervenendapparate in der Gallenblase der Katze. Arch. hist. jap. **3**, 457—463 (1952). — **Sakata, R.:** Über die Rückenmarkssegmente der zentripetalen Nervenfasern des Peritoneum parietale des Kaninchens. Jap. J. Med. Sci., Anat. **7**, 258 (1939), Abstr. — **Schabadasch, A.:** Untersuchungen zur Methodik der Methylenblaufärbung des vegetativen Nervensystems. Z. Zellforsch. **10**, 221—243 (1930). — **Sergeyewa, M.:** Microscopic changes in the pancreatic gland of the cat produced by sympathetic and parasympathetic stimulation. Anat. Rec. **71**, 319—335 (1938). — **Seto, H.,** u. **S. Utsushi:** Innervation, especially sensory innervation of pancreas in human embryo. Arch. hist. jap. **5**, 283—288 (1953). — **Sheehan, D.:** The cell

station of the Vater-Pacinian corpuscle in retroperitoneal tissue. Brain **55**, 493—498 (1932). ~ The afferent nerve supply of the mesentery and its significance in the causation of abdominal pain. J. of Anat. **67**, 233—249 (1933). ~ The clinical significance of the nerve endings in the mesentery. Lancet **1933 I**, 409—413. — **Simard, L. G.:** Les complexes sympathico-insulaires du pancréas de l'homme adulte. C. r. Soc. Biol. Paris **119**, 27—28 (1935). ~ Les complexes neuro-insulaires du pancréas humain. Archives Anat. microsc. **33**, 49—64 (1937). — **Staudacher-Dalle Aste, E. V.:** Innervazione dell'ampolla duodenale e della porzione intramurale del dotto pancreatico. Monit. zool. ital. **52**, 207—217 (1941).

Takashi, M., I. Sakai and **H. Usizima:** On the terminal neural apparatus detectable in the retroperitoneum of Pacinian corpuscle. Anat. Rec. **122**, 17—37 (1955). — **Tomozawa, T.:** Über die histologische Veränderung des Pankreas nach Durchtrennung der beiderseitigen Nn. Splanchnici majores. Okayama-Igakkai-Zasshi **46**, 265—273 (1934).

Utsushi, S.: Innervation of duodenum and ductus choledochus in human embryo. Tohoku J. Exper. Med. **60**, 311—321 (1954).

Vorobeva, E. A.: Die Innervation der Arterien der Pankreasdrüse. Arch. Russ. d'Anat. **30**, 48—53 (1953).

Wang, H. W.: Recherches sur les terminaisons nerveuses dans le foie. Gastroenterologia (Basel) **79**, 220—226 (1953). — **Wilhelm, F.:** Über die örtliche Verkettung des Inselgewebes mit dem Nervengewebe. Zbl. inn. Med. **61**, 693—716 (1940). — **Wünsche, G., H. Hanfmann** u. **G. Häfner:** Über die Innervation der Leber. Ärztl. Forsch. **4**, 1601—1604 (1950).

Zanobio, B.: Parasimpatico e ortosimpatico nella innervazione del fegato. Rend. Ist. lomb. Sci. e Lett. **84**, 575—578 (1951). ~ Osservazioni sulla innervazione del fegato. Monit. zool. ital. **60**, Suppl., 374—377 (1951).

XII. Respirationsorgane.

Abe, Y.: Fine structure of nasal and oral cavities in dog and their sensory innervation, especially on the intraepithelial fibres. Tohoku J. Exper. Med. **60**, 115—128 (1954). — **Abrahám, A.:** Die Nervenendorgane der Hundeschnauze. Arch. Zool. ital. **16**, 717—731 (1931). ~ Neuere Beiträge zur Kenntnis der Nervenendorgane der Schnauze von Elephas indicus. Budapest 1934. ~ Beiträge zur mikroskopischen Innervation der Atmungsorgane von Reptilien. Arb. I. Abt. Ungar. biol. Forsch.inst. **13**, 320—331 (1941). — **Andrew, B. L.,** and **I. Olivier:** Nerve endings at the joint of the epiglottis. J. of Physiol. **112**, 33—35 (1951). — **Amicis, E. de,** e **M. Negri:** Studi istologici sulle modalità delle rigenerazione nervosa nel ricorrente sperimentalmente leso e trattato col metodo delle suture nervose e considerazioni cliniche sulle possibilità di ripristino della motilità laringea. Biol. Lat. (Milano) **2**, 841—876 (1949/50). — **Arimoto, K.,** u. **R. Miyagawa:** Histologische Studien über die Innervation der Lungen. Mitt. med. Akad. Kioto **4**, 100—103 (1950).

Baumann, A.: Sur l'innervation de l'ébauche pulmonaire au début du développement chez l'homme et le poulet. C. r. Soc. Biol. Paris **128**, 3—5 (1938). ~ Quelques faits concernant le développement de l'innervation poulmonaire chez l'homme. C. r. Assoc. Anat. (33. Réun.) **1938**, 19—26. ~ Remarques sur l'anatomie topographique des nerfs du poumon, au niveau du hile chez l'homme. Schweiz. med. Wschr. **1938**, 1156. ~ Développement et anatomie du système nerveux du poumon chez l'homme et les vertébrés supérieurs. Thèse Nr 1747, Genève 1940. — **Bronkhorst, W.,** u. **C. Dijkstra:** Das neuromuskuläre System der Lunge. Beitr. Klin. Tbk. **94**, 445—503 (1940). — **Burgh-Daly M., de,** and **L. E. Mount:** The origin, course and nature of bronchomotor fibres in the cervical sympathetic nerve of the cat. J. of Physiol. **113**, 43—62 (1951).

Caminiti, F. P.: Sulla fine innervazione della regione respiratoria della mucosa nasale umana. Contributo di osservazioni. Scritti biol. **16**, 90—108 (1942). — **Chasanow, A. T.:** Über Veränderungen des intramuralen Nervensystems der Bronchialwände bei Lungentuberkulose. Arch. de Path. (russ.) **11**, 43—50 (1949). — **Conti, G.,** u. **R. Bariatti:** L'innervazione del polmone normale e del polmone residuo. Z. Zellforsch. **38**, 148—177 (1953).

Dickson, L. M.: The development of nerve-endings in the respiratory muscles of the sheep. J. of Anat. **74**, 268—276 (1940). — **Dijkstra, C.:** Über die Innervation der Lungen. Beitr. Klin. Tbk. **92**, 445—471 (1939).

Elftmann, A.: Afferent and parasympathetic innervation of the lung and trachea in the dog. Amer. J. Anat. **72**, 1—28 (1943).

Feindel, W. H.: The neural pattern of the epiglottis. J. of Anat. **84**, 64 (1950), Abstr. — **Filatowa, A. G.,** u. **B. I. Lawrentjew:** Über die pathologische Histologie der Nerven und Ganglien bei Kehl- und Lungentuberkulose. Virchows Arch. **286**, 1—10 (1932).

Gasparini, F.: Modificazioni strutturali dei neuroni simpatici del polmone in rapporto all' età. Boll. Soc. ital. Biol. sper. **23**, 342—344 (1947). ~ Sulla morfologia delle cellule del metasimpatico polmonare dell'uomo e di alcuni mammiferi con speciale riguardo all'accrescimento ed alla senescenza fisiologica. Arch. ital. Anat. e Embriol. **53**, 78—94 (1948). ~ Modificazioni in rapporto all' età dei neuroni del simpatico del polmone dell'uomo e di altri mammiferi. Monit. zool. ital. **56**, Suppl., 219—220 (1948). — **Gaylor, I. B.:** The intrinsic nervous mechanism of the human lung. Brain **57**, 143—160 (1934). — **Godinov, V.:** Über die Lungeninnervation. Arch. Anat. (Moskwa) **24**, 254—258 (1940). — **Goto, M.:** Histological study on innervation of pars mucosa of vestibulum nasi in human embryo. Tohoku J. Exper. Med. **61**, 67—76 (1954). ~ Innervation of pars cutanea of vestibulum nasi and nasus externus in latter half of human embryonic life. Tohoku J. Exper. Med. **61**, 77—81 (1954). — **Gratcheva, M. S.:** Sympathetic innervation of the larynx. Vestn. Otol. i A. d. **3**, 37—41 (1951). Ref. Excerpta Med. **7**, 23 (1953).

Hagge, D. R.: Anatomy of the recurrent laryngeal nerves in 35 dissected specimens. Harper Hosp. Bull. **13**, 36—38 (1955). — **Hayasi, S.:** Mikroskopische Studien zur Innervation der Lunge. J. of Orient. Med. **27**, 1—43 (1937). — **Hayek, H. v.:** Die menschliche Lunge. Berlin-Göttingen-Heidelberg: Springer 1953. — **Hofer, G.:** Zur motorischen Innervation des menschlichen Kehlkopfes. Mschr. Ohrenheilk. **81**, 57—69 (1947). — **Honjin, R.:** On the ganglia and nerves of the lover respiratory tract of the mouse. J. of Morph. **95**, 263—287 (1954).

Jabonero, V.: La doble constitucion (neuronal y syncicial) del sistema neuro-vegetativo periferico. Arqu. Anat. e Antrop. **27**, 75—105 (1949/51). ~ Les fuseaux neuro-leio-musculaires des voies respiratoires et leurs altérations au cours de la tuberculose. Pract. otol. etc. (Basel) **14**, 38—46 (1952).

Kadanoff, D.: Beiträge zur Kenntnis der intraepithelialen Nerven des Menschen. II. Die Nerven im Epithel der Epiglottisschleimhaut. Z. Zellforsch. **6**, 337—341 (1927). ~ Beiträge zur Kenntnis der intraepithelialen Nerven des Menschen. III. Die Nerven im Epithel der Nasenschleimhaut. Z. Zellforsch. **6**, 342—347 (1927). ~ Über die intraepithelialen Nerven und ihre Endigungen beim Menschen und bei Säugetieren. Z. Zellforsch. **7**, 553—576 (1928). ~ Sur la question d'innervation de la muqueuse de la trachée chez l'homme. Ref. in Springers Ber. **99**, 177. ~ Über die Neuroreceptoren in der Kehlkopfschleimhaut beim Menschen. Ref. in Springers Ber. **99**, 177 (1955). — **Kadanoff, A., u. A. Gürowski:** Über die Nervenendigungen im Perichondrium beim Menschen. Z. mikr.-anat. Forsch. **62**, 16—29 (1956). — **Koizumi, H.:** On sensory innervation of larynx in dog. Tohoku J. Exper. Med. **58**, 199—210 (1953). ~ On innervation of taste buds in larynx in dog. Tohoku J. Exper. Med. **58**, 211—215 (1953). — **Koizumi, H., and S. Mikami:** On innervation of mucous membrane of larynx in canin fetus. Tohoku J. Exper. Med. **58**, 217—221 (1953). — **Kurucz, J., u. J. Osgyani:** Contributions to the pathomorphology of pulmonary innervation. Acta morph. (Budapest) **4**, 227—232 (1954).

Larsell, O.: Nerve endings in the human pleura pulmonalis. J. Comp. Neur. **61**, 407—411 (1935). — **Larsell, O., and R. S. Dow:** The innervation of the human lung. Amer. J. Anat. **52**, 125—146 (1933). — **Laughlin, Mc A.:** Nerve and nerve endings in the visceral pleura of the cat. J. of Physiol. **80**, 101—104 (1933). — **Laschkow, W. F.:** Zur Morphologie der Innervation der Trachealschleimhaut. Z. mikrosk.-anat. Forsch. **61**, 229—245 (1955). — **Laskiewicz, A., et L. Zbyszewski:** Sur l'innervation sympathique du larynx. C. r. Soc. Biol. Paris **99**, 1043—1045 (1928). — **Lawrentjew, B. I., y A. Filatowa:** Histopathologie du nerf laryngé inférieur et de ses terminaisons au cours de la laryngite tuberculeuse. Trav. Labor. Rech. biol. Univ. Madrid. **29**, 319—338 (1934). — **Lemere, F.:** Innervation of the larynx. I. Amer. J. Anat. **51**, 417—437 (1932). ~ Innervation of the larynx. II. Anat. Rec. **54**, 389—407 (1932). ~ Innervation of the larynx. III. Experimental paralysis of the laryngeal nerves. Arch of Otolaryng. **18**, 413—424 (1933). ~ Innervation of the larynx. IV. An analysis of Semons law. Ann. of Otol. **43**, 525—540 (1934).

Magnenat, P.: Étude neurohistologique du poumon. Acta anat. (Basel) **13**, 193—224 (1951). — **Majer, E. H.:** Neue histologische Befunde bei Asthma-bronchiale und allergischer Rhinitis. Pract. otol. etc. (Basel) **13**, 38—45 (1951). ~ Histologische Untersuchungen der Nasenschleimhäute bei allergischen Erkrankungen. Acta neurovegetativa (Wien) **3**, 373—398 (1952). — **Martino, L.:** Sull' innervazione della pleura costale. Arch. Ist. biochim. ital. **11**, 257—284 (1939). ~ Sulla partecipazioni di fibre di diversa provenienza all'innervazione della pleura costale. Boll. Soc. ital. Biol. sper. **14**, 93—95 (1939). — **Matsumoto, K.:** Histological studies on the sensory nerve endings distributed over the mucosa of larynx except of the epiglottis. Tohoku Med. J. **45**, 11—18 (1950). — **Mitchell, G. A. S.:** The autonomic nerve supply of the throat, nose and ear. J. Laryng. a. Otol. **68**, 495—516 (1954). — **Miyake, S.:** Histologische Untersuchungen der Lungengefäße des Fötus. V. Über die Nerven der Lunge des Fötus, besonders über die Lungenblutgefäße. Jap. J. Med. Sci., Anat. **7**, 231 (1939), Abstr. — **Mizukoshi, T.:** Histological studies on innervation of lung of human embryo. Tohoku J. Exper. Med. **58**, 223—233 (1953). — **Momono, T.:** Histological study on the innervation of the larynx of the human embryo. Tohoku Med. J. **46**, 102—109 (1951). — **Mündnich, K.:** Untersuchungen über den Bau der Nervenendigungen im M. vocalis und M. posticus des Kaninchenlarynx. Z. Hals- usw. Heilk. **41**, 235—243 (1937). — **Muratori, G.:** Ricerche istologiche sull'innervazione del pulmone dei rettili. Monit. zool. ital. **41**, Suppl.,

46—48 (1931). ~ Osservazioni istologiche sull'innervazione del polmone. Atti Soc. med.-chir. Padova 8, 137—140 (1931). ~ Ricerche istologiche sull'innervazione del polmone dei sauropsidi. Arch. zool. ital. 16, 711—713 (1931). ~ Contributo istologico alla conoscenza dell'innervazione polmonare. Arch. ital. Anat. e Embriol. 34, 45—71 (1935).

Nozaki, K., I. Izumi, S. Niizuma u. **M. Komatsu:** On sensory innervation of vestibulum nasi in dog. Arch. hist. jap. 9, 307—312 (1955). — **Numata, T.:** Histology and innervation of lung in bet. Arch. hist. jap. 9, 491—506 (1956).

Odachi, R.: Studien und Untersuchungen über die Ursprünge der Kehlkopfnervenfasern. Jap. J. Med. Sci., Anat. 6, 153—206 (1936). — **Okamoto, S.:** Über die Innervation der Schleimhaut der unteren Nasenmuschel. Jap. J. Med. Sci. 7, 231 (1939), Abstr. — **Okamura, Ch.:** Über den Nervenapparat der Respirationsorgane. Z. Anat. 92, 20—26 (1930). ~ Die Ganglien in der Wand der Bronchien und Alveolen von Mammalien und Amphibien. Z. mikrosk.-anat. Forsch. 41, 627—639 (1937). — **Olóriz-Rus, J.:** Aportaciones a la inervacion del laringeo inferior. An. Anat. (Granada) 4, 131—142 (1955). — **Ono, S.:** Histological study on the innervation of the snout and the nasal cavity with their surroundings in cat. Arch. hist. jap. 10, 37—52 (1956).

Podestà, E.: Ricerche sulle terminazioni nervose motrici nella laringe de colombo domestico. Monit. zool. ital. 41, 211—214 (1930). — **Pusterla, F.:** Innervation „vagale" des zones pulmonaires. Bull. Soc. Fribourg, Sci. nat. 43, 131—173 (1953).

Réthi, A.: Die physiologische und histologische Analyse des Vagus und der Kehlkopfinnervation. Mschr. Ohrenheilk. 70, 1159—1169 (1936). — **Riegele, L.:** Die Beziehungen der autonomen Nervenfasern der Nasenschleimhaut zu den Reticuloendothelien und ihre Bedeutung für anaphylaktisch-allergische Prozesse. Z. Hals- usw. Heilk. 35, 554—559 (1934). — **Rjasanskij, A.:** Zur Anteilnahme des Vagus und Sympathicus an der Innervation der Lungen. Ref. Anat. Ber. 20, 78 (1930). — **Rossi, F.:** L'innervazione della pleura studiata con metodi specifici per le neurofibrille. Arch. zool. ital. 16, 701—706 (1931). — **Rubaltelli, E.:** Contributo istologico alla conoscenza del componente simpatico dell'innervazione della laringe. Atti Soc. med.-chir. Padova 11, 469—507 (1934). ~ Contributo dei nervi laringei all'innervazione dell'esofago e della trachea. Monit. zool. ital. 45, Suppl. 300—304 (1935).

Saito, M.: Supplement to the observations on the innervation of lung in dog. Arch. hist. jap. 9, 41—57 (1955). — **Sampaolo, C. L.:** Ricerche istologiche comperative sulle espansioni nervose sensitive della trachea e dei bronchi. Boll. Soc. ital. Biol. sper. 26, 541—544 (1950). — **Sampaolo, L. C.:** Ancora sulla fine innervazione della trachea, dei bronchi dell' esofago e del velopendolo. Monit. zool. ital. 60, Suppl., 195—197 (1951). — **Sato, T.:** On the innervation of the pars respiratoria cavi nasi in man. Tohoku Igaku Zassi 40, 8—10 (1950). — **Seto, H.,** and **T. Sada:** On the innervation of human vestibulum nasi with a few additional observations on the fine structure of the same. Arch. hist. jap. 7, 143—154 (1954).— **Simonetta, B.:** Sui gangli nervosi del ramo interno del laringeo superiore nell uomo ed in altri mammiferi. Valsalva 4, 492—500 (1928). ~ Decorso di tronchi nervosi nella compagine del neuroepitelio dell'organo di Jacobson. Monit. zool. ital. 42, 147—150 (1931). — **Sokolova, E. B.:** Zum Problem der Innervation der Lungenalveolen. Dokl. Akad. Nauk SSSR., N. S. 93, 155—157 (1953). — **Sunder-Plassmann, P.:** Über nervöse Receptorenfelder in der Wand der intrapulmonalen Bronchien des Menschen und ihre klinische Bedeutung, insbesondere ihre Schockwirkung bei Lungenoperation. Dtsch. Z. Chir. 240, 249—268 (1933). ~ Über den Nervenapparat des Musculus vocalis. Z. Hals- usw. Heilk. 32, 439—499 (1933). ~ Über den Nervenapparat des menschlichen Glottisöffners, M.cricoarytaenoideus posticus. Z. Hals- usw. Heilk. 32, 586—598 (1933). ~ Der Nervenapparat der menschlichen Lunge und seine klinische Bedeutung. Dtsch. Z. Chir. 250, 705—714 (1938).

Takino, M.: Über die Innervation der Lungengefäßwand, besonders über das Vorkommen der Ganglienzellen an der Gefäßwand der Venae pulmonales und über die Verbreitungszustände der Lungengefäßnerven bei der Fledermaus. I. Acta Scholae med. Kioto 15, 302—307 (1933). ~ Über die Innervation der Blutgefäße der Lunge beim Vogel (Taube und Haushuhn), besonders über das Vorkommen der Ganglienzellen in oder an der Wand der Venae und Arteriae pulmonales, und über die Verbreitung der Blutgefäßnerven daselbst. II. Acta Scholae med. Kioto 15, 308—320 (1933). ~ Vergleichende Studien über die histologische Struktur der Arteriae und Venae pulmonales, die Blutgefäßnerven der Lunge und die Nerven der Bronchien bei verschiedenen Tierarten, besonders über die Beziehung der Blutgefäßnerven zu den glatten Muskeln der Blutgefäße. III. Acta Scholae med. Kioto 15, 321—354 (1933). — **Takino, M.,** u. **S. Miyake:** Über die Besonderheiten der Arteria und Vena pulmonalis bei verschiedenen Tieren, besonders beim Menschen. V. Die funktionelle Bedeutung der Muskelwülste (sog. Sperrvorrichtung der Vena pulmonalis). Acta Scholae med. Kioto 18, 226—245 (1936). ~ Histologische Untersuchung der Lungenblutgefäße des Foetus. V. Über die Nerven der Lunge des Foetus, besonders über die der Lungenblutgefäße. Fol. endocrin. jap. 13, 1—3 (1937), Ref. — **Takino, M.,** u. **S. Watanabe:** Über das Vorkommen der Ganglienzellen vom unipolaren Typus in der Lunge des Menschen und Schweines. Acta Scholae med.

Kioto **19**, 317—320 (1937). — **Teitelbaum, H. A.,** u. **E. Uhlenhuth:** The mediastinal ganglion and its relation to the innervation of the thoracic viscera. Anat. Rec. **52**, 241—251 (1932). — **Terracol, I.:** L'innervation sympathique du larynx. Acta otolaryng. (Stockh.) **26**, 207—227 (1938). — **Tomasch, J.,** u. **W. A. Britton:** A fibre-analysis of the laryngeal nerve supply in man. Acta anat. (Basel) **23**, 386—398 (1955). — **Tsuchiga, S.:** Über die Nerven in der Schleimhaut der Nasennebenhöhlen. Jap. J. Med. Sci., Anat. **8**, 69 (1941), Abstr.
Vogel, Ph. H.: The innervation of the larynx of man and the dog. Amer. J. Anat. **90**, 427—447 (1952).
Williams, A. F.: The nerve supply of the laryngeal muscles. J. Laryng. a. Otol. **65**, 343—348 (1951). — **Winkler, G.:** Remarques sur l'innervation motrice et sensitive des muscles du larynx. C. r. Assoc. Anat. (35. Réun.) 1948, 424—428.
Yagita, M.: A histological study of sensory nerves in the lung and the visceral pleura. Arch. jap. Chir. **23**, 569—577 (1954).
Ziegelman, E. F.: Laryngeal nerves. Arch. of Otolaryng. **18**, 793—808 (1933).

XIII. Exkretionsorgane.

Alcala Santaella, R.: Innervación del uréter. Arch. españ. Morf. **1**, 105—120 (1941). — **Arimoto, K.:** Mikroskopische Studie über die Innervation der Harnblase. Trans. Jap. Path. Soc. **19**, 481—484 (1929).
Bakay jr., L. v.: Das chromaffine System der Harnblase des Menschen mit besonderer Berücksichtigung der Innervation. Z. mikrosk.-anat. Forsch. **43**, 131—142 (1938). — **Becher, H.:** Über Wirkung und Bedeutung besonderer regulatorischer Einrichtungen an der Arteriola afferens der menschlichen Niere. Anat. Anz., Erg.-H. **83**, 134—138 (1937). ~ Über die Blutzirkulation in der Niere und die Wirkung des Polkissens an den Arteriolae afferentes. Sitzgsber. Ges. Naturwiss. Marburg **71**, 95—109 (1937). ~ Die gestaltlichen Grundlagen der Strombahnsteuerung am Gefäßpol der Malpighischen Körperchen in der menschlichen Niere. Ärztl. Forsch. **3**, 351—367 (1949). — **Braeucker, W.:** Der Bauchteil des Vegetativen Nervensystems mit besonderer Berücksichtigung der Nieren-Innervation. Anat. Nachr. **1**, 217—232 (1950).
Caporale, L.: Au sujet de l'énervation de l'uretère. J. d'Urol. **28**, 28—29 (1929). — **Christensen, K., C. Lewis** and **A. Kuntz:** Innervation of the renal blood vessels in the cat. J. Comp. Neur. **95**, 373—386 (1951). — **Craciun, E. C.,** et **D. Zanne:** Sur L'innervation de l'uretère chez quelques mammifères. Bull. Assoc. Anat. **1936**, 133—144 (1936). ~ Sur l'innervation de l'uretère chez quelques mammifères. Monit. zool. ital. **47**, Suppl., 135—136 (1937).
Dal Zotto, e **E. Zanella:** Sul corredo gangliare del metasimpatico ureterale dell'uomo. Chir. Pat. sper. (Milano) **2**, 303—313 (1954). — **Dambrin, L.:** Les nerfs du rein. Arch. Mal. Reins **7**, 427—464, 565—597 (1933). — **Doležel, S.:** The ramification and termination of nervous fibres in the kidney of the white rat. Československ. Morf. **2**, 20—35, dtsch. Zus.fass. (1954). — **Dumont, L.:** L'innervation cholinergique du muscle vésical. C. r. Acad. Sci. (Paris) **239**, 194—196 (1954).
El-Asfoury, Z. M.: The innervation of the kidney. J. Anat. **85**, 430 (1951), Abstr. ~ Sympathectomy and the innervation of the kidney. Brit. Med. J. **1951**, 1304—1306.
Fischer, K.: Anatomie und Physiologie der Nervi proprii der Nierenkapsel und ihre Bedeutung für die Nierenchirurgie, insbesondere für die Wirkungsweise der Nierenentkapselung. Dtsch. Z. Chir. **222**, 228—273 (1930). — **Fumio, Y.:** On the innervation (especially sensory) of the bladder and the lower part of the ureter in adults. Tohoku Igaku Zassi **42**, 28—36 (1949).
Goormaghtigh, N.: Les segments neuro-myoartériels juxta-glomérulaires du rein. Archives de Biol. **43**, 575—591 (1932). ~ Le cycle glandulaire de la cellule endocrine de l'artériole rénale du lapin. Archives de Biol. **51**, 293—311 (1940). ~ The histogenesis of the contracted kidney in hypertension. Acta neerl. Morph. **4**, 378—383 (1942). — **Gosteeva, M. N.:** Trajet des fibres nerveuses dans le rein du fetus humain. Dokl. Akad. Nauk SSSR., Ser. biol. **4**, 519 (1949).
Harman, P. J., and **H. Davies:** Intrinsic nerves in the mammalian kidney. P. 1. Anatomy in mouse, rat, cat, and macaque. J. Comp. Neur. **89**, 225—243 (1948). — **Hashimoto, T.:** Nervenfasern in den Harnleitern. Jap. J. Med. Sci., Anat. **6**, 79 (1934), Abstr. ~ Nervenfasern in der Harnblase. Jap. J. Med. Sci., Anat. **6**, 79—80 (1934), Abstr. ~ Über die feineren Nervenfasern im Urogenitalsystem. I. (Nierenpapille.) Jap. J. Med. Sci., Anat. **5**, 147 (1935), Abstr. — **Heimburger, R. F.:** The sacral innervation of the human bladder. Arch. of Neur. **62**, 686—688 (1949). — **Hirt, A.:** Zur Innervation der Niere und Nebenniere des Frosches. Z. Anat. **91**, 580—593 (1930).
Ianský, M.: Innervation of the kidneys and adjoing areas in the rat. Československ. Morf. **2**, 96—109 (1954). Ref. Excerp. Med. **9**, 420 (1955). — **Iljina, W. I.,** u. **P. I. Lawrentjew:** Experimentell-morphologische Studien über den feineren Bau des autonomen Nervensystems. III. Über die Innervation der Harnblase. Z. mikrosk.-anat. Forsch. **30**, 543—550 (1932). —

Iwasaki, K.: Histological studies on the innervation of the bladder in the human embryo. Tohoku Med. J. 46, 87—94 (1951).

Kaufmann, I., and **R. Gottlieb:** The innervation of the renal parenchyma. A study to demonstrate nerve endings in renal epithelium. Amer. J. Physiol. 96, 40—44 (1931). — **Kimmel, D. L.:** The course of visceral branches of sacral nerves to the urinary bladder in human fetuses. Anat. Rec. 109, 310 (1951), Abstr. — **Kleyntjens, F.,** and **O. R. Langworthy:** Sensory nerve endings on the smooth muscle of the urinary bladder. J. Comp. Neur. 67, 367—380 (1937). — **Knoche, H.:** Über die feinere Innervation der Niere des Menschen. I. Z. Anat. 115, 97—114 (1950). ~ Über die feinere Innervation der Niere des Menschen. II. Z. Zellforsch. 36, 448—475 (1951). — **Kofmann, V.:** Zur Frage der Existenz der direkten Nervenverbindungen zwischen den Organen des kleinen Beckens bei den höheren Wirbeltieren. Z. Anat. 103, 235—244 (1934). — **Kolmer, W.:** Über die Innervation der Urniere des Menschen. Anat. Anz. 65, 136—139 (1928). — **Kubo, M.:** Morphologische Studien über die Endigung der Nierennerven. Mitt. med. Akad. Kioto 9, 809—822 (1933). ~ Experimentelle Studien über die Endigung der Nierennerven. Mitt. med. Akad. Kioto 13, 121—165 (1935). ~ Morphologische Studien über die Nervenendigungen in der Niere. I. Jap. J. Med. Sci., Anat. 5, 148 (1935), Abstr.

Langworthy, O. R., and **L. C. Kolb:** Histological changes in the vesical muscle following injury of the peripheral innervation. Anat. Rec. 71, 249—263 (1939). — **Langworthy, O. R.,** and **E. L. Murphy:** Nerve endings in the urinary bladder. J. Comp. Neur. 71, 487—509 (1939). — **Laux, G.,** et **G. Marchal:** Participation de l'érecteur inférieur à l'innervation des sphincters striés de l'urètre et de l'anus. C. r. Assoc. Anat. (39. Réun.) 1952, 270—273.

Maillet, M.: L'innervation sympathique du rein chez rana esculenta. C. r. Soc. Biol. Paris 145, 1467—1468 (1951). ~ Le réseau sympathique terminal de rein. C. r. Assoc. Anat. (39. Réun.) 1953, 474—477. — **Mazzella, A.:** Osservazioni sui nervi della vesica sperimentalmente dilatata. Monit. zool. ital. 60, Suppl., 219—220 (1951). — **Mitchell, G. A. G.:** The nerve supply of the kidneys. Acta anat. (Basel) 10, 1—37 (1950). ~ The nerve supply of the kidney. J. of Anat. 84, 70—71 (1950), Abstr. — The renal nerves. Brit. J. Urol. 22, 269—280 (1950). ~ The intrinsic renal nerves. Acta anat. (Basel) 13, 1—15 (1951). — **Mogila, M. T.:** Über die feineren Strukturen der Nerven der Blase beim Frosch und der Schildkröte. Ž. Akad. Nauk USSR. 10, 891 (1940). — **Mori, J.:** Histology and innervation of prostata and pars pelvina urethrae in cat. Arch. hist. jap. 8, 227—241 (1955). — **Muylder, Ch. de:** L'existence des corpuscules nerveux sensitifs dans la paroi des veines rénals. C. r. Soc. Biol. Paris 134, 114—115 (1940). ~ Corpuscules sensitifs dans les veines du rein de la souris. Archives de Biol. 52, 509—521 (1941). ~ Recherches sur le développement de l'innervation du rein. Archives de Biol. 56, 1—70 (1945). ~ Nouvelles observations sur les nerfs du rein humain et sur son appareil juxtaglomérulaire. C. r. Soc. Biol. Paris 139, 189—191 (1945). ~ Terminaisons nerveuses intrareineuses dans le rein du foetus humain. Bull. Histol. appl. 25, 42—48 (1948). ~ Tissue nerveux et pathologie renale. Paris: Masson & Cie. 1950.

Numata, T., Sh. Niizuma, K. Nozaki u. **M. Komatsu:** On the sensory innervation of pars diaphragmatica urethrea of bat. Arch. hist. jap. 9, 349—354 (1955).

Oberholzer, A.: Innervazione della capsula renale e patologiche alterazione dei filamente nervosi nelle affezioni dolorose del rene. Nota prev.: Sulla anatomia normale dei nervi della capsula. Urologia 9, 95 (1942). — **Ojima, S.:** On the innervation, especially the sensory innervation of the bladder and the pars membranacea urethrae of cat. Arch. hist. jap. 10, 1—17 (1956). — **Olper, L.:** Studio istologico sull'innervazione dell'uretere. Atti Soc. med.-chir. Padova 13, 35—48 (1935). — **Ottaviani, G.:** Ricerche istologiche sulle modalità di reazione delle fibre e cellule nervose della vesica urinaria experimentalmente sovra distesa. Rass. Neur. veget. 5, 1—9 (1946). ~ Sopra alcune formazioni delle fibre nervose della vesica urinaria di mammiferi al termine della gravidanza e neonati. Rass. Biol. Umana, Firenze 2/1, 17—23 (1947).

Pasqualino, A.: Sulle fine innervazione dell' uretere. Boll. Soc. ital. Biol. sper. 15, 379—381 (1940). ~ Contributo allo studio della fine innervazione dell' uretere. Arch. ital. Anat. e Embriol. 48, 62—83 (1943). — **Picciono, A.:** Sulla fine innervazione della vesica umana. Boll. Soc. ital. Biol. sper. 27, 238—239 (1951). — **Pieper, A.:** Beitrag zur Nervenversorgung des Ureters. Z. Urol. 44, 17—23 (1951). ~ Neue Untersuchungsergebnisse über Ganglienzellen, sensible Nervenzellen und vegetative Geflechte in der Wandung des Ureters. Z. Urol. 44, 576—587 (1951). — **Polykarpowa, G. A.:** Experimentell-morphologische Analyse der autonomen Innervation der Harnblase. Z. Anat. 104, 378—388 (1935).

Rasmussen, A. T.: Innervation of kidney of toadfish. Proc. Soc. Exper. Biol. a. Med. 30, 1353—1355 (1933). — **Rios Garcia, J.:** Contribucion a la inervacion del ureter. La degeneracion Walleriana proyectada tras secciones postganglionares del sistema neurovegetativo. An. Anat. 3, 317—329 (1954). — **Rossi, F.:** Vergleichende Untersuchungen über den Urachus. Z. Anat. 98, 32—96 (1932). — **Ruland, L.:** Über funktionelle Störungen der menschlichen

Harnblase und Beobachtung an ihrem vegetativen Nerven- und Ganglienapparat. Arch. klin. Chir. 271, 413—435 (1952).

Schabadasch, A.: Die Nerven der Harnblase des Hundes. Z. Anat. 86, 730—775 (1928). ∼ Studien zur Architektonik des vegetativen Nervensystems. I. Neue intramurale Nervengeflechte der Harnblase und des Harnleiters. Z. Zellforsch. 21, 657—732 (1934). ∼ Studien zur Methylenblaufärbung des Nervengewebes. Staatsverlag Gorkij 1935. — **Serebrjakow, P.:** Über die Ganglienzelltypen der Froschharnblase. Z. Zellforsch. 9, 425—441 (1929). — **Seto, H.:** Mikroskopische Beobachtung der Nerveninnervation der menschlichen Eingeweide. Tohoku Igaku Zassi 26, 127—136 (1940). — **Smirnow, A. E.:** Über die Nervenendigungen in den Nieren der Säugetiere. Anat. Anz. 19, 347—359 (1901). — **Spanner, R.:** Der Bauchsympathicus der Blindschleiche und seine Beziehungen zur Innervation der Niere. Z. Zellforsch. 8, 740—764 (1929). — **Stefanelli, A.,** e **L. Martino:** Sulla natura del apparato di Timofeew-Sala. Riv. Biol., N. S. 42, 275—286 (1950). — **Stiemens, M. I.:** Anatomische Untersuchungen über die vago-sympathische Innervation der Baucheingeweide bei den Vertebraten. Verh. Kon. Ned. Akad. Wetensch. Amsterdam, II. Deel 33, 1—356 (1934). — **Stöhr jr., Ph.:** Über die Innervation der menschlichen Nierenkapsel. Z. Anat. 71, 313—316 (1924). ∼ Über die Innervation der Harnblase und der Samenblase beim Menschen. Z. Anat. 78, 555—584 (1926). — **Szabó, E.:** Innervation of the bladder and its practical significance. Acta urol. (Budapest) 1, 188—196 (1947). ∼ Innervation of the kidney and its practical significance. Acta urol. (Budapest) 2, 31—41 (1948). — **Szantroch, Z.:** Über ein vesikales Nervengeflecht bei Hühnerembryonen. J. Psychol. u. Neur. 37, 679—692 (1929).

Tarozzi, G., e **G. F. Gardini:** Osservazioni anatomiche sull' apparato gangliare ipogastrico del piccolo bacino nel bambino e nella vita embrionale specialmente considerato nei suoi rapporti colle vie genito-urinarie. Arch. ital. Urol. 11, 555—630 (1934).

Villalobos, M. M.: Degeneracion Walleriana proyectada sobre el segmento trigono-vesical. Anal. Anat. (Granada) 2, 147—160 (1953).

Watanabe, Y.: Histological study of innervation of dog bladder. Arch. hist. jap. 7, 311 bis 326 (1954). — **Watanabe, Y., M. Yamada** u. **I. Mori:** On innervation of urethra of female dog. Arch. hist. jap. 7, 343—350 (1954). — **Wharton, L. R.:** The innervation of the ureter, with respect to denervation. J. of Urol. 28, 639—673 (1932). — **Wischnowsky jr., A.:** Plexus renalis der normalen und hufeisenförmigen Niere. Z. Anat. 87, 798—809 (1928). — **Wolhynski, F. A.:** Die Nerven der Harnblase des Kaninchens. Z. Anat. 93, 297—352 (1930). — **Wrete, M.:** Über die Nerven der Urniere beim Menschen. Anat. Anz. 77, 273—288 (1933/34).

Zanne, D. D.: Experimentelle Studien zur Dynamik der oberen Harnwege. I. Mitt. Allgemeine physiologische Betrachtungen. Z. Urol. 30, 841—861 (1936). ∼ Die Dynamik der oberen Harnwege. III. Mitt. Z. Urol. 31, 464—472 (1937). ∼ Neue Untersuchungen über die Innervation des Harnleiters. Allgemeines zur Physiologie der glatten Muskelfasern. Z. Urol. 32, 152—157 (1938).

XIV. Genitalsystem.

1. Männliche Genitalorgane.

Abe, R.: Histology and innervation of the cloaca and the penis of snapping turtle. Arch. hist. jap. 10, 351—373 (1956).

Bacq, Z. M., et **L. Brouha:** Recherches sur la physiologie du système nerveux autonome. II. Arch. internat. Physiol. 35, 250—285 (1932). — **Berger, L.:** Coexistence de cellules sympathicotropes et de cellules phéocromes dans un testicule de nouveau-né. Archives Anat. microsc. 31, 101—109 (1935). ∼ The sympathicotropic, interstitial and phaeochrome cells in the human foetal testis. Trans Roy. Soc. Canada 42, 45—49 (1928). — **Bolognesi, G.,** e **G. Brugi:** Prime osservazioni sopra il comportamento dell'innervazione nell'iperplasia sperimentale del sistema interstiziale del testicolo. Boll. Soc. ital. Biol. sper. 15, 365—367 (1940). — **Brites, G.:** Sur la tunique musculaire du canal déférent de l'adulte. Fol. anat. coimbr. 6, 1—50 (1931). — **Bruno, G.:** I recettori nervosi periferici nei genitali esterni di uomo e di cane. Monit. zool. ital. 56, Suppl., 122—124 (1948).

Campbell, B., and **L. L. Larson:** Size and function in peripheral nerves supplying the genitalia. Anat. Rec. 124, 269 (1956), Abstr. — **Campenhout, E. van,** et **Ch. Demuylder:** Contribution à l'étude des cellules sympathicotropes de Berger. Arch. de Biol. 57, 1—11 (1946). — **Corona, G. L.:** Osservazioni sulla innervazione dell'epididimo. Monit. zool. ital. 60, Suppl., 143—147 (1951). ∼ L'innervazione della vaginale propria del testicolo. Z. Anat. 117, 306—314 (1953). — **Coujard, R.:** Effêts sur le testicule et l'épididyme de la phénolisation des fibres nerveuses. C. r. Soc. Biol. Paris 146, 704—706 (1952). ∼ Contribution à l'étude des voies nerveuses sympathiques du testicule. Archives Anat. microsc. 43, 321—364 (1954).

Endo, N.: On innervation of pig penis. Arch. hist. jap. 6, 313—328 (1954). ∼ Innervation especially, sensory innervation of urethra in the distale part of pig penis. Arch. hist. jap. 6, 329—346 (1954).

Gomarasca, P.: L'innervazione della vescichetta seminale e dell'ampulle del condotto deferente. Boll. Soc. ital. Biol. sper. **16**, 132—133 (1941). — **Gray, D. J.:** The intrinsic nerves of the testis. Anat. Rec. **98**, 325—335 (1947).

Hashimoto, T.: Über die feineren Nervenfasern im Urogenitalsystem. II. Die Nervenfaser in der Prostata. Jap. J. Med. Sci., Anat. **5**, 152 (1935), Abstr. ~ Nervenfasern im Samenleiter. Jap. J. Med. Sci., Anat. **6**, 82—83 (1936), Abstr. — **Hermann, H.:** Über eigentümliche nervöse Bildungen in der Praeputialhaut des Menschen. Z. Hautkrkh. **17**, 103—105 (1954). — **Hotta, K.:** Histological study on the innervation of scrotum and perineum in human adult. Arch. hist. jap. **4**, 1—12 (1952).

Jaeger, H.: Recherches histologiques sur les terminaisons nerveuses dans la peau normale des organs génitaux externes humaines. Dermatologica (Basel) **90**, 49—73 (1944).

Kantner, M.: Studien über den sensiblen Nervenapparat in der Glans penis. Anat. Anz. **99**, 159—179 (1952). ~ Studien über den sensiblen Apparat in der Glans penis. II. Z. mikrosk.- anat. Forsch. **59**, 439—462 (1953). — **Kolossow, N. G.,** u. **G. A. Polykarpowa:** Versuch einer experimentell-morphologischen Analyse des Nervenapparates der Prostata. Z. Anat. **106**, 98—106 (1936). — **Kuntz, A.,** and **R. E. Morris:** Components and distribution of the spermatic nerves and the nerves of the vas deferens. J. Comp. Neur. **85**, 33—44 (1946).

Lawrentjew, B. I., et **W. W. Lawrenco:** Les fibres sympathiques, participent — elles à la structure des appareils sensitifs périphériques ? (De la nature de l'appareil de Timofeew.) Trav. Labor. Rech. biol. Univ. Madrid **28**, 187—198 (1933).

Maslov, A. P.: Morphologie der receptorischen Innervation des Corpus cavernosum der männlichen Urethra bei Säugetieren. Arch. Anat. (Moskva) **3**, 34—40 (1954). — **Morandi, G.:** Particolarità strutturali e micrometrici dei Pacini nei genitali umani. Boll. Soc. ital. Biol. sper. **11**, 305—307 (1936). ~ Aspetti dei corpuscoli genitali umani e delle clave di Krause accordantisi con la dottrina del Ruffini sul circuito chiuso. Boll. Soc. ital. Biol. sper. **11**, 307—309 (1936). — **Mori, J.:** Histology and innervation of prostata and pars pelvina urethrae in cat. Arch. hist. jap. **8**, 227—241 (1955). — **Murakami, T.,** u. **G. Kawahara:** Über die Nervenendapparate im Hodensack und Hoden des menschlichen Foetus. Arch. hist. jap. **4**, 351—357 (1952). — **Mitchell, G. A. G.:** The innervation of the ovary, uterine tube, testis and epididymis. J. of Anat. **72**, 508—517 (1938).

Ochoterena, J.: Histologie der feineren Innervation der menschlichen Glans. An. Inst. Biol., Mexico **1**, 265—279 (1930). — **Okkels, H.,** et **K. Sand:** Nerfs du testicule et gland interstitielle. C. r. Soc. Biol. Paris **129**, 807—810 (1938). ~ Morphologische Relation zwischen Nervensystem und Leydig-Zellen in menschlichen Hoden. Endokrinol. **21**, 231—239 (1939). ~ Nerfs du testicule et glande interstitielle. Bull. Histol. appl. **16**, 205—214 (1939). — **Otsuji, S.:** A histological study of the afferent innervation of the testis of the dog. Arch. jap. Chir. **24**, 358—364 (1955). — **Ottolenghi, M.:** Contributo alla conoscenza delle terminazioni nervose degli organi genitali esterni nei bovini. Arch. ital. Anat. e Embriol. **32**, 505—519 (1934).

Pansini, A.: Indagini sui plessi nervosi attorno alle vescichette seminali di cavallo. Boll. Soc. ital. Biol. sper. **25**, 1006—1008 (1949). ~ Aspetti istologici dell'innervazione della prostata nei feti umani. Boll. Soc. ital. Biol. sper. **26**, 551—552 (1950). ~ Nuove ricerche sull'innervazione vegetativa delle vescichette seminali di cavallo. Boll. Soc. ital. Biol. sper. **26**, 552—554 (1950). — **Pasqualino, A.:** Osservazioni morfologiche e considerazioni sulle espansioni nervose genitali nei bovini. Atti R. Accad. Sci. Med. Palermo **1936**, 3—17. ~ Aspetti morfologici e dati micrometrici dei corpuscoli genitali a forma intermedia nel cavallo. Boll. Soc. ital. Biol. sper. **11**, 302—304 (1936). ~ Sulla presenza di „anse di innervazione" nello studio delle espansione genitali di cavallo. Boll. Soc. ital. Biol. sper. **11**, 297—299 (1936). ~ Sui corpuscoli „a medusa" e sulla presenza della rete amielinica subpapillare nel prepuzio e nel glande del cavallo. Boll. Soc. ital. Biol. sper. **11**, 300—302 (1936). ~ Studio sulle espansioni nervose periferiche nei genitali esterni del cavallo. Arch. ital. Anat. e Embriol. **38**, 543—571 (1937). ~ Ricerche sulle espansioni nervose periferiche nei genitali. Monit. zool. ital. **47**, Suppl. 91—93 (1937). — **Peters, H.:** Über die feinere Innervation des Hodens, insbesondere des interstitiellen Gewebes und der Hodenkanälchen beim Menschen. Acta neurovegetativa (Wien) **1957**. — **Pirro, A.:** Osservazioni istologiche sulla topografia dei nervi nei tessuti erettili nei feti umani. Boll. Soc. ital. Biol. sper. **27**, 1342—1343 (1951).

Ricci Bitti, P.: Aspetti strutturali delle espansioni nervose genitali di cavallo interno e castrato. Boll. Soc. ital. Biol. sper. **10**, 558—561 (1935).

Saito, O.: Studien über die Lamellenkörperchen. III. Lamellenkörperchen im Penis des 9—10monatigen Menschenfoetus. Arch. hist. jap. **3**, 445—448 (1952). — **Salomono, G.:** Osservazioni sulla innervazione del testicolo. Monit. zool. ital. **60**, Suppl., 307—308 (1951). — **Seto, H.:** Über die intraepithelialen Nerven beim Menschen. I. Die afferenten Nervenapparate in dem Urethralepithel sowie in der Glans penis resp. clitoridis und dem Praeputium gemeinsamen Epithelplatte. Arch. anat. Inst. Sendai **1939**, H. 22, 1—15. — **Shimizu, H.:** Fine structure and innervation of penis in dog. Arch. hist. jap. **6**, 601—618 (1954). — **Staudacher, E. V.,** e **P. Cavazzana:** Indagini sulle modificazioni di forma dei neuroni simpatic del plesso vescicoprostatico dell'uomo in rapporto all' età. Boll. Soc. ital. Biol. sper. **22**, 619—620 (1946). — **Stefanelli, A.:** Di alcune espansioni libere nel pene dei rosicanti. Riv. Biol. **16**, 503—508 (1934). ~ Le espansioni nervose sensitive nell'organo copulatore di anitra domestica e nel proctodeum di tacchino. Monit. zool. ital. **46**, 1—7 (1935). ~ Ricerche sull' apparato di Timofeew nelle espansioni nervose. Boll. Zool. **8**, 107—115 (1937). ~ Origine e natura dell' apparato di Timofeew nelle espansioni nervose sensitive. Monit. zool. ital. **48**, 244—250 (1937). ~ Considerazioni sulle espansioni nervose nel pene dei mammiferi con particolare riguardo all'apparato del Timofeew. Riv. Biol. **24**, 162—171 (1938). — **Stieve, H.:** Psychisch bedingte Veränderungen an den autonomen Beckenganglien des Mannes. Verh. Anat. Ges. Marburg 1952. Anat. Anz., Erg.-H. **99**, 59—78 (1952).

Tamura, S.: A contribution to the histological study of fine nerve fibres in the male genital organs. Acta dermat. (Kioto) **11**, 448 (1928). ~ A contribution to the histological study of fine nerve fibres in the male genital organs. An experimental study of nerve fibres in the pigeon testicle and epididymis. Acta dermat. (Kioto) **12**, 181—188 (1928).

Vacek, Z.: Die Entwicklung der Nervenendigungen im Parenchyma testis des Menschen. Československ. Morf. **3**, 351—357 mit engl. Zus.fass. (1955).

Watzka, M.: Über das Vorkommen vielkerniger Ganglienzellen in den Nervengeflechten der Samenblase des Menschen. Anat. Anz. **66**, 321—360 (1928). — **Watzka, M.,** u. **W. Penitschka:** Über das Vorkommen von Lamellenkörperchen in chromaffinen Paraganglien des Menschen. Z. mikrosk.-anat. Forsch. **30**, 29—37 (1932). — **Wein, D.:** Die Nervenversorgung des Hodens. Z. Zellforsch. **29**, 227—233 (1939). — **Wentzlick, G.:** Das sympathische Nervensystem im Becken der männlichen weißen Maus. Z. mikrosk.-anat. Forsch. **43**, 1—14 (1938).

Yamashita, K.: Histologische Studien zur Innervation des Hodens und des Nebenhodens beim Menschen. J. of Orient. Med. **30**, 150—152 (1939), Abstr. Sect. ~ Zur nervösen Innervation des menschlichen Samenleiters. J. of Orient. Med. **30**, 153 (1939), Abstr. Sect.

2. Weibliche Genitalorgane.

Beaufays, J.: Die Endausbreitung des vegetativen Nervengewebes in der gesunden Tube und seine Veränderungen bei Entzündungen der Tube. Arch. Gynäk. **164**, 624—645 (1937). — **Belonoschkin, B.:** Ist das Vorkommen von Vater-Pacinischen Körperchen in der menschlichen Tube pathologisch? Zbl. Gynäk. **63**, 890—891 (1939). — **Berger, L.:** Sympathicotrope Zellen im Eierstock und ihre neurokrine Funktion. Virchows Arch. **267**, 433—455 (1928). ~ Cellules sympathicotropes et cellules de la thèque interne dans l'ovaire foetal humain. C. r. Acad. Sci. Paris **199**, 1336—1338 (1934). ~ The sympathicotropic cells in the ovaries of foetuses and newborns. Proc. Roy. Sci. Canada **39**, 23—27 (1945). — **Blotevogel, W.:** Sympathicus und Sexualzyklus. II. Das Ganglion cervicale uteri des kastrierten Tieres. 1. Teil. Z. mikrosk.-anat. Forsch. **13**, 625—668 (1928). ~ Sympathicus und Sexualzyklus. II. Das Ganglion cervicale uteri des kastrierten Tieres. 2. Teil. Z. mikrosk.-anat. Forsch. **33**, 429—466 (1933). — **Blotevogel, W.,** u. **H. Poll:** Ganglion cervicale uteri und Corpus luteum. Med. Klin. **1927**, 1503—1504. — **Brown, W. H.,** and **E. F. Hirsch:** The intrinsic nerves of the immature human uterus. Amer. J. Path. **17**, 731—739 (1941).

Campenhout, E. van: Relations nerveuses de la glande interstitielle de l'ovaire de la truie. C. r. Assoc. Anat. **59**, 680—685 (1950). ~ Organites épithélio-neuraux dans l'ovaire des primates. C. r. Soc. Biol. Paris **145**, 454 (1951). — **Conill, V.:** Über die Tubeninnervation. Mschr. Geburtsh. **97**, 266—268 (1934). **Cordier, P., L. Devos et R. Delacroix:** Origines et terminaisons des nerfs de l'ovaire. Ann. d'Anat. path. **16**, 1115—1131 (1940). — **Coujard, R.:** Quelques considérations sur le système nerveux autonome utérovaginal. Gynéc. et Obstétr. **50**, 270—296 (1951). ~ Altération de l'ovaire par lésions du plexus parautérin. C. r. Assoc. Anat. (40. Réun.) **1954**, 417—420. — **Coujard, R.,** et **H. Daum:** Étude cytologique du ganglion parautérin dans les avitaminoses E. C. r. Assoc. Anat. (41. Réun.) **1954**, 894—898.

Danez, M.: Über die feinere Morphologie der Nabelschnurnerven. Z. Anat. **96**, 543—550 (1931). — **Danesino, V.:** Particolarità strutturali delle espansioni nervose nei genitali esterni di mammiferi. Arch. Obstétr. Ginec. **56**, 158—168 (1951). — **Davis, A. A.:** The innervation of the uterus. J. Obstetr. **40**, 481—497 (1933). — **Dupperoy, G.:** L'innervation du col utérin chez la femme. C. r. Soc. Biol. Paris **147**, 920—921 (1953). ~ L'innervation du col utérin chez la femme. (Quelques particularités morphologiques.) Brux. méd. **1954**, 1964—1975.

Egea-Esteban, A.: Aportaciones a la innervacion vaginal. Anal. Anat. (Granada) **2**, 355 bis 372 (1953).

Feldmann, N. G.: Experimentell-morphologische Studien der Innervation der weiblichen Genitalorgane. Arch. Russ. d'Anat. **14**, 698—699 (1935). — **Ferrer, D.,** y **Jiménez de Anta:** Observaciones complementarias en la inervacion des aparato genital de oveja. Arch. Med. exper. **12**, 87—91 (1949). — **Fleming, A. M.:** The innervation of the uterus. Trans. Roy. Soc. Edinburgh **57**, 473—490 (1932). — **Freeman, A.:** Distribution of the nerves to the adult human uterus. Amer. J. Clin. Path. **16**, 117—122 (1946). — **Fritz, E.:** Ganglien in der Wand der Nabelblutader. Anat. Anz. **78**, 79—81 (1934).

Gasparini, F.: Caratteri morfologici dei pirenofori del ganglio cervicale dell'utero umano con speciale riguardo al periodo dell'attività sessuale. Arch. ital. Anat. **54**, 117—134 (1949). ~ Morphologische Befunde an den Pyrenophoren des Ganglion cervicale uteri unter Berücksichtigung des Alters und des Funktionszustandes der Geschlechtsorgane. Acta anat. (Basel) **15**, 308—314 (1952). — **Gasparini, F., e N. Miani:** Ricerche sui neuroni gangliari simpatici dell'utero di Bos taurus, con speciale riguardo alla modificazione di forma e di volume durante il periodo gravidico. Arch. ital. e Embriol. **55**, 215—227 (1950). — **Goecke, H.:** Die Endausbreitung des vegetativen Nervengewebes im menschlichen Ovarium und ihre Bedeutung für die Funktion des Ovars. Arch. Gynäk. **166**, 187—189 (1938). — **Goecke, H., u. J. Beaufays:** Neurohistologische Untersuchungen am Ovarium. Arch. Gynäk. **160**, 211—217 (1936). ~ Über Degeneration und Regeneration des vegetativen Nervengewebes im transplantierten Ovarium. Arch. Gynäk. **160**, 571—579 (1936). — **Griscenko, V. J.:** Die Nerven der Nabelgefäße in der intrauterinen Entwicklungsperiode. Arch. Anat. (Moskva) **30**, 41—44 (1953). — **Harting, K.:** Über die feinere Innervation der Tube. Z. Zellforsch. **9**, 544—560 (1929). — **Held, E.:** Über die sensible und motorische Uterusinnervation. Gynaecologia (Basel) **124**, 257—277 (1947). — **Hill, R. T.:** The route of the nerves to the ovary in small animals. Anat. Rec. **109**, 304 (1951), Abstr. — **Hillarp, N. A., u. T. Reinand:** Versuch einer Analyse der Einwirkung des Osterons auf transplantierte Plattenepithelien. Gegenbaurs morph. Jb. **86**, 287—334 (1941). — **Horie, Y.:** Studies on the innervation of the pelvic viscera. Cytologic. a. Neurologic. Stud. **11**, 41—75 (1954).

Isidor, P.: Note préliminaire sur la structure de l'appareil sympathique terminal (territoire d'action efficace) de la paroi utérine dans l'espèce humain. Bull. Histol. appl. **27**, 157—162 (1950). ~ Recherches sur l'innervation végétative intramurale de l'utérus de la brebis. Rev. canad. de Biol. **11**, 195—220 (1952).

Jabonero, V.: Études sur le système neurovégétatif périphérique. VII. Le syncytium nerveux intramural de l'utérus humain. Acta anat. (Basel) **18**, 295—325 (1953).

Kaminister, S., and S. R. M. Reynolds: Motility in transplanted denervated uterus. Amer. J. Obstetr. **30**, 395—402 (1935). — **Kantner, M.:** Studien über den sensiblen Apparat in der Glans clitoridis. I. Die Clitoris der Greisin. Z. mikrosk.-anat. Forsch. **60**, 388—398 (1954). — **Kato, M.:** Histology of clitoris in dog and its innervation, especially sensory innervation. Arch. hist. jap. **9**, 21—40 (1955). — **Keiffer, W. H.:** Le système nerveux végétatif de l'uterus humain. Bull. Acad. roy. Méd. Belg. **12**, 40—57 (1932). ~ Le système nerveux végétatif de l'utérus humain. III. comm. Bull. Acad. roy. Méd. Belg. **12**, 319—334 (1932). ~ Les appareils nerveux de l'utérus des mammifères. Ann. Soc. sci. Bruxelles **3/4**, 53—78 (1932). ~ Le système nerveux autonome de l'utérus humain. Bull. Assoc. Anat. **27**, 374—379 (1932). ~ Les appareils nerveux de l'utérus des mammifères. Lec. Clin. Tarnier **9**, 85—105 (1933). ~ Le système nerveux végétatif de l'uterus humain. Dernière pte. La trompe utérine. Bull. Acad. roy. Méd. Belg. **3**, 419—434 (1938). — **Kernbach, M.:** Recherches sur les terminaisons nerveuses dans le placenta de quelques mammifères. Acad. Republ. Romîne Stud. şi cerc. Stiint. **6**, 135—148 u. franz. Zus.fass. (1955). — **Kimura, S.:** Embryological investigation of the nerve endings distributed in the external genitals of the human fetus, especially in the clitoris and the labium minus pudendi. Jap. J. Obstetr. **13**, 90—101 (1930). ~ Changes in the nerve endings distributed in the ovaries in case of pigeon rice disease. Jap. J. Obstetr. **13**, 102—114 (1930). — **Kladetzky, J.:** Über die Innervation des Ovariums. (Nach Untersuchungen an einigen Säugern.) Arch. Gynäk. **179**, 363—384 (1951). — **Knoche, H.:** Untersuchungen über die nervöse Versorgung der Eizellen. Acta neurovegetativa (Wien) **10**, 502—512 (1955). — **Kolossow, N. G., et A. M. Mestcherjakow:** Résultats de l'étude expérimentelle morphologique de l'innervation des organs des génitaux femelles. Arch. Anat. (Moskva) **19**, 430—445 (1938). — **Komo, T.:** Innervation of vasa umbilicalia and proximal adherent part of umbilical cord. Arch. hist. jap. **6**, 335—346 (1954). — **Koppen, K.:** Histologische Untersuchungsergebnisse von der Nervenversorgung des Uterus. Arch. Gynäk. **177**, 354—391 (1950). ~ Histologische Untersuchungsergebnisse über die Nervenversorgung des Ovars beim Menschen. Zbl. Gynäk. **72**, 915—921 (1950). ~ Von der Bedeutung der Innervation für die Funktionen des Ovars und des Uterus. Dtsch. med. Wschr. **1951**, 105—108. ~ Die Nerven im normalen und transplantierten Ovar des Kaninchens. Arch. Gynäk. **179**, 478—486 (1951). ~ Die vegetative Innervation der weiblichen Genitalorgane bei Menschen und ihre psychophysische Problematik. Acta neurovegetativa (Wien) **3**, 333—345 (1952). — **Kukuschkin, A. D.:** Beitrag zur anatomisch-topographischen Charakteristik des Frankenhäuserschen Geflechts. Arch. Gynäk. **159**, 410—421 (1935).

Landau, E.: Contribution à l'étude de l'innervation de l'appareil génital féminin. Gynéc. et Obstetr. **51**, 107—114 (1952). — **Lawrentjew, B. J., et M. S. Naiditsch:** Études expérimentals-morphologiques rélatives à la structure du système nerveux autonome. Trav. Labor. Rech. biol. Univ. Madrid **28**, 223—226 (1933). — **Lehmann, H. J., u. H. Stange:** Über das Vorkommen vakuolenhaltiger Ganglienzellen im Ganglion cervicale uteri trächtiger und nicht trächtiger Ratten. Z. Zellforsch. **38**, 230—236 (1953).

Marchetto, G.: Sulle terminazioni nervose del clitoride di neonata. Monit. zool. ital. 63, 23—30 (1955). — Marley, A., e M. Soldati: Contributo all'innervazione dell'ovario: innervazione delle anastomosi artero-venose. Bull. Soc. ital. Biol. sper. 27, 640—641 (1951). — Matsuda, T.: Untersuchungen über die Nervenendapparate der äußeren Geschlechtsorgane mit Hilfe einer neuen Versilberungsmethode. Jap. J. Med. Sci. 6, 146 (1937), Abstr. — Medowar, J. L.: Die Nerven des Uterus und der Vagina des Hundes. Z. Anat. 86, 776—799 (1928). — Mitchell, G. A. G.: The innervation of the ovary, uterine tube, testis and epididymis. J. of Anat. 72, 508—517 (1938). — Miura, Y.: On the histology and the sensory innervation of the vagina and the sinus urogenitalis of dog. Arch. hist. jap. 10, 101—122 (1956).

Naiditsch, M. S.: Zur Frage der Topographie und der Morphologie der Nervenelemente in der Gebärmutter des Weibes. Arch. Gynäk. 139, 283—299 (1929). — Neumann, H. O.: Histologische Studien zur Frage der sympathicotropen Zellen bez. der Hiluszellen des Ovariums. Arch. Gynäk. 136, 550—599 (1929). — Nishimura, M.: Innervation of uterus in human embryo. Arch. hist. jap. 6, 233—246 (1954). — Nowland, R. E.: The autonomic nervous system with special reference to the innervation of the female pelvic viscera. J. Coll. Surg. Austral. 2, 173—184 (1929). — Nürnberger, L.: Über das Vorkommen von Nerven im Portiokarzinom. Zbl. Gynäk. 73, 585—588 (1951).

Ogawa, M.: Über die Innervation des Uterus der Ratte. Jap. J. Med. Sci. 7, 243 (1939). — Oikawa, M.: Sensory innervation of urogenital organs of fourth month femal embryo. Tohoku J. Exper. Med. 61, 55—66 (1954). — Okamura, Ch.: Die zahlreichen Ganglien in der Uteruswand der Ratte und der Katze, nachgewiesen mittels der Vergoldungsmethode. Z. mikrosk.-anat. Forsch. 45, 539—554 (1939). — Ooi, H.: Über die Nervenverteilung der Nabelschnurblutgefäße. Trans. Jap. Path. Sci. 22, 874—876 (1932). ~ Beiträge zur histologischen Forschung über die vasomotorischen Nerven im spezifischen Blutgefäßsystem. II. Über das Verhalten der Nerven in den Nabelschnurblutgefäßen. Mitt. med. Akad. Kioto 10, 736—744 (1934). — Ozaki, M.: Histologische Studien über die peripheren Nerven in den weiblichen Geschlechtsorganen des Menschen. Jap. J. Med. Sci. 6, 225 (1937), Abstr. ~ Histologische Studien über die peripheren Nerven in den weiblichen Geschlechtsorganen des Menschen. Jap. J. Med. Sci. 7, 90 (1938), Abstr.

Pallie, W., G. W. Corner and G. Weddell: Nerve terminations in the myometrium of the rabbit. Anat. Rec. 118, 789—811 (1954). — Pasqualino, A.: Ricerche sulla innervazione degli annessi embrionali-aspetti de contingente nervoso dell'amnios. Atti Acad. Sci. Med. Palermo 1947, 9 S. ~ Ricerche sull'innervazione dell amnios. Boll Soc. ital. Biol. sper. 23, 940—941 (1947). ~ Sulla innervazione dell'amnios. Monit. zool. ital. 56, Suppl., 102—104 (1948). — Penitschka, W.: Über den Bau des Ganglion cervicale uteri des Menschen mit Berücksichtigung der mehrkernigen Ganglienzellen des chromaffinen Gewebes. Anat. Anz. 66, 417—440 (1929). — Pines, L., u. B. Schapiro: Über die Innervation des Eierstockes. Z. mikrosk.-anat. Forsch. 20, 327—372 (1930). — Pribor, H. C.: Innervation of the uterus. Anat. Rec. 109, 339 (1951), Abstr.

Reynolds, S. R. M., and S. Kaminister: The peripheral motor sympathetic innervation to and within uterus. Amer. J. Physiol. 112, 640—648 (1935). — Rossi, F., e D. Scevola: Variazioni di alcuni caratteri morfologici dell'innervazione dell'utero dallo stato di riposa a quello di gravidanza. C. r. Assoc. Anat. (31. Réun.) 1936, 304—307. ~ Variazioni di alcuni caratteri morfologici dell'innervazione dell' utero dallo stato di riposo a quello di gravidanza. Monit. zool. ital. 47, Suppl., 148—151 (1937).

Sakaguchi, Z.: Histologische Beobachtung über die nervöse Innervation des Eierstocks beim Menschen. J. of Orient. Med. 30, 795—826 (1939). ~ Über die nervöse Innervation des menschlichen Eileiters. J. of Orient. Med. 30, 827—837 (1939). — Sato, H.: A histological study of the afferent innervation of the ovary of the dog. Arch. jap. Chir. 24, 456—469 (1955). — Sauter, H.: Die motorische Innervation des menschlichen Uterus. Basel: S. Karger 1954. — Scalzo, G.: Reperti istologici probativi di un'innervazione del funicolo ombelicale. Boll. Soc. ital. Biol. sper. 14, 91—92 (1939). ~ Ricerche sui nervi del funicolo ombelicale umano. Riv. ital. Ginec. 23, 1—14 (1940). — Schabadasch, A.: Untersuchungen zur Methodik der Methylenblaufärbung des vegetativen Nervensystems. Z. Zellforsch. 10, 221—243 (1930). — Schenk, G., u. W. Walter: Zum Problem der Neurosekretion in peripheren vegetativen Ganglien des Menschen. Dtsch. Z. Nervenheilk. 173, 309—321 (1955). — Seto, H.: Über die intraepithelialen Nerven beim Menschen. I. Die afferenten Nervenendapparate in dem Urethralepithel sowie in der der Glans penis resp. clitoridis und dem Praeputium gemeinsamen Epithelplatte. Arb. anat. Inst. Sendai 22, 1—25 (1939). — Spirito, F.: Il plesso celiaco nella castrazione ed in gravidanza. Pathologica (Genova) 20, 174—182 (1928). — Stange, H., u. J. Drescher: Tierexperimentelle Untersuchungen am Frankenhäuserschen Ganglion zum Problem der peripheren Neurosekretion. Arch. Gynäk. 184, 530—542 (1954). ~ Experimentelle Untersuchungen über das Vorkommen vakuolenhaltiger Ganglienzellen im Ganglion cervicale uteri der Maus. Zbl. Gynäk. 76, 49—54 (1954). — Stöhr jr., Ph.: Anmerkung zu der Arbeit von M. Dancz. Die feinere Morphologie der Nabelschnurnerven. Z. Anat. 97,

661—663 (1932). — **Strecht-Ribeiro, C.:** Os complexas neurocellulares do ovário. Fol. anat. coimbr. **18,** 1—25 (1943). ~ Contribuição do plexo simpático fundamental do ovario humano. J. do médico **8,** 673 (1946). ~ Sobre os gânglios nervosos intramurais do útero humano. Estudios de morfologia. Livro de hon. ao. Prof. Pires de Lima **1947,** 57—65. ~ Contribuição para o estudo da innervação do útero humano. Acta endocrinol. et gynaec. (Porto) **1,** 297 (1948). ~ Novos documentos para o estudo da innervação do útero. Acta endocrinol. et gynaec. (Porto) **2,** 88—100 (1949). — **Suzuki, K.:** Vater-Pacinische Körperchen in der Tube. Zbl. Gynäk. **63,** 57—60 (1939).

Tarozzi, G.: I corpuscoli di Vater-Pacini negli organi del fondo del piccolo bacino e dei genitali esterni nel sesso feminale. Mem. Accad. Sci. Inst. Bologna **7,** 99 (1940). — **Tarozzi, G.,** e **G. F. Gordini:** Osservazioni anatomiche sull'apparato gangliare ipogastrico del piccolo bacino nel bambino e nella vita embrionale specialmente considerato nei suoi rapporti colle vie genito urinari. Arch. ital. Urol. **11,** 555—630 (1934). — **Tello, G. F.:** Contribution à la connaissance des terminaisons sensitives dans les organes génitaux externes et de leur développement. Arch. internat. Neur. **54,** 521—530 (1935). — **Toni, G.:** Osservazioni sul plesso peri-uterino. Comportamento delle grandezza cellulari durante l'accricimenti e la senescenza. Boll. Soc. ital. Biol. sper. **25,** 829—830 (1949). ~ Osservazioni sul plesso peri-uterino. II. Considerazioni sui poligoni frequenza delle cellule. Boll. Soc. ital. Biol. sper. **25,** 830—831 (1949). ~ Osservazioni anatomo-topografiche ed istologiche sui plessi nervosi dell'utero. Monit. zool. ital. **58,** Suppl., 194—196 (1949).

Vinos, A. R.: Sobre el sistema nervioso del utero (inervación intramural). Trab. Inst. Cajal Invest. Biol. **33,** 119—136 (1941).

Wallart, J.: Contribution à l'étude du rete ovarii. Archives de Biol. **45,** 47—69 (1934). ~ Contribution à l'étude des corps fibreux de l'ovaire. Bull. Histol. appl. **11,** 393—403 (1934). ~ Sur l'innervation de l'époophoron. Archives de Biol. **47,** 87—90 (1936). ~ Contribution à l'étude de l'innervation de l'ovaire: les relais nerveux dans le hile. Bull. Histol. appl. **13,** 441—445 (1936). ~ Contribution à l'étude de l'élément nerveux de l'ovaire. L'innervation des corps fibreux. Archives de Biol. **49,** 669—679 (1938). — **Walthard, M.:** Die Beziehungen des Nervensystems zu den normalen Betriebsabläufen und zu den funktionellen Störungen im weiblichen Genitale. München: J. F. Bergmann 1937. — **Wharton, L. R.:** Studies on the innervation of the reproductive organs of Macacus rhesus. Anat. Rec. **68,** 43—61 (1937).

Yamada, K.: Studies on the innervation of clitoris in 10th. month human embryo. Tohoku J. Exper. Med. **54,** 151—157 (1951). ~ On the sensory nerve terminations in clitoris in human adult. Tohoku J. Exper. Med. **54,** 163—174 (1951). ~ Histological study on the innervation of vestibulum vaginae and labia vulvae in dog. Arch. hist. jap. **7,** 407—422 (1954). — **Yamada, M., Y. Watanabe** a. **I. Mori:** On innervation of uterus in dog. Arch. hist. jap. **7,** 343—349 (1955).

XV. Hirnhäute.

Bakay jr., L. v.: Die Innervation der Pia mater, der Plexus chorioidei und der Hirngefäße mit Rücksicht auf den Einfluß des sympathischen Nervensystems auf die Liquorsekretion. Arch. f. Psychiatr. **113,** 412—427 (1941). — **Bruno, G.:** Sulla innervazione dei seni della dura madre. Monit. zool. ital. **60,** Suppl., 111—114 (1951). — **Burton, L.:** Terminaisons nerveuses dans le plexus chorioide du poisson rouge. C. r. Soc. Physique et Hist. natur. Genève **59,** 171—173 (1942). — **Busch, E.:** The innervation of the intracranial blood-vessels. Acta psychiatr. (Københ.) **13,** 131—138 (1938).

Chorobski, I., and **W. Penfield:** Cerebral vasodilatator nerves and their pathway from the medulla oblongata. Arch. of Neur. **28,** 1257—1289 (1932). — **Christensen, K.,** and **E. Lewis:** Intercranial vascular nerves from cranial nerve roots. Anat. Rec. **109,** 279 (1951), Abstr. — **Christensen, K., E. H. Polley** and **E. Lewis:** The nerves along the vertebral artery and innervation of the blood vessels of the hindbrain of the cat. J. Comp. Neur. **96,** 71—92 (1952). — **Clark, S. L.:** Nerve endings in the chorioid plexus of the fourth ventricle. J. Comp. Neur. **47,** 1—16 (1928). ~ Innervation of the blood vessels of the medulla and spinal cord. J. Comp. Neur. **48,** 247—265 (1929). ~ Innervation of the pia mater of the spinal cord and medulla. J. Comp. Neur. **53,** 129—145 (1931). ~ A histological study of the tissus of animals surviving complete exclusion of thoracico-lumbar autonomic impulses. J. Comp. Neur. **58,** 553—591 (1933). ~ Innervation of the chorioid plexuses and the blood vessels within the central nervous system. J. Comp. Neur. **60,** 21—31 (1934). — **Cobb, S.,** and **I. E. Finesinger:** The vagal pathway of the vasodilatator impulses. Arch. of Neur. **28,** 1243—1256 (1932).

Damiani, N.: A proposito dei nervi della dura mater. Boll. Soc. ital. Biol. sper. **16,** 611 (1941). — **Dowgjallo, N.:** Über die Nerven der harten Hirnhaut des Menschen und einiger Säuger. Z. Anat. **89,** 453—466 (1929).

Ernyei, E.: Sur les nerfs de la gaine du nerf optique et les ganglions des nerfs ciliaires. Bull. Assoc. Anat. (29. Réun.) **1934,** 223.

Feindel, W.: The nervi tentorii and intracentral pain. Anat. Rec. 118, 298 (1954), Abstr. — **Forbes, H. S.:** The cerebral circulation. I. Observation and measurement of pial vessels. Arch. of Neur. 19, 751—761 (1928). — **Forbes, H. S., and H. G. Wolff:** The vasomotor control of cerebral vessels. Arch. of Neur. 19, 1057—1086 (1928).

Grigorjewa, T.: Histologische Untersuchungen über die Innervation der Hirngefäße. Z. mikrosk.-anat. Forsch. 28, 418—426 (1932). — **Grzybowski, J.:** L'innervation de la dure mère cranienne chez l'homme. Archives d'Anat. 14, 387—428 (1932). ~ L'innervation de la dure mère cranienne chez le chien domestique. Anthropologie 12, Suppl., 34—42 (1934).

Hagen, E.: Mikroskopische Beobachtungen über die Innervation der Gefäße in der Substanz des menschlichen Zwischenhirns und in der Pia mater. Z. Anat. 118, 223—235 (1955). — **Hassin, G. B.:** The nerve supply of the cerebral blood vessels. A histologic study. Arch. of Neur. 22, 375—391 (1929). — **Humphrey, S. P.:** Anatomic relations of cerebral vessels and perivascular nerves. Arch. of Neur. 41, 1207—1221 (1939).

Kautzky, R.: Die Bedeutung der Hirnhautinnervation. Dtsch. Z. Nervenheilk. 161, 506—525 (1949). ~ Ein Grundplan der cerebrospinalen Innervation der Hirnhäute und Hirngefäße. Z. Anat. 115, 570—583 (1951). — **Kautzky, R., u. R. Wolter:** Leptomeningeale Äste des Nervus Trigeminus. Dtsch. Z. Nervenheilk. 168, 24—29 (1952). — **Koopmans, S.:** The function of the blood vessels in the brain. Effect of sympathetic and vagal fibres of the neck. Arch. néerl. Physiol. 23, 256—270 (1938). — **Kurusu, M., and I. Hamada:** Der histologische Nachweis der Gefäßnerven des Gehirns. I. Mitt. med. Akad. Kioto 3, 33 (1929).

Lause, R.: Über leptomeningeale Ganglienzellen. Z. Zellforsch. 34, 514—519 (1949). — **Legait, E., et A. Dollander:** Innervation des vaisseaux de la base du cerveau chez le cobaye. C. r. Assoc. Anat. (34. Réun.) 1948, 325—328. — **Liachovetzky, S. M.:** On the innervation of the pia mater of the human brain. Arch. Anat. (Moskva) 20, 84—99, engl. Zus.fass. 179—182 (1939).

Metuzals, J.: Neurohistologische Studien über die nervöse Verbindung der Pars distalis der Hypophyse mit dem Hypothalamus auf dem Wege des Hypophysenstieles. Acta anat. (Basel) 20, 258—285 (1954). — **Michelazzi, A. M.:** Sull'innervazione dei vasi cerebrali. Pathologica (Genova) 26, Nr 509 (1934). ~ Particolare reperto nell'innervazione delle arterie cerebrali. Pathologica (Genova) 26, Nr 513 (1934). — **Müller, L. R., u. K. Weidner:** Über die Entstehung des Kopfschmerzes. Münch. med. Wschr. 1936, 1355—1361.

Niessing, K.: Zur funktionellen Histologie der Hirnkapillaren. Verh. Anat. Ges. Kiel 1950. Anat. Anz., Erg.-H. 97, 42—60 (1951).

Ooi, H.: Beiträge zur histologischen Forschung über die vasomotorischen Nerven in dem spezifischen Blutgefäßsystem. Mitt. med. Akad. Kioto 10, 729—735 (1934).

Palumbi, G.: Prime osservazioni sulle connessioni fra il corredo nervoso della leptomeninge e dei vasi encefalici, e la sostanza nervosa cerebrale. Atti Accad. naz. Lincei 16, 368—373 (1954). ~ Rapporti fra corredo nervoso della leptomeninge e dei vasi cerebrali e sostanza nervosa. Monit. zool. ital. 62, Suppl., 501—502 (1953). — **Pastori, G.:** Ein bis jetzt noch nicht beschriebenes sympathisches Ganglion und dessen Beziehungen zum Nervus conarii, sowie zur Vena magna Galeni. Z. Neur. 123, 81—90 (1929). — **Penfield, W.:** Intracerebral vascular nerves. Arch. of Neur. 27, 30—44 (1932). ~ The evidence for a cerebral vascular mechanism in epilepsy. Ann. Int. Med. 7, 303—310 (1933). ~ A contribution of the mechanism of intracranial pain. Proc. Assoc. Res. Nerv. a. Ment. Dis. 15, 399—416 (1934). ~ A technique for demonstrating the perivascular nerves of the pia mater and central nervous system. Amer. J. Path. 11, 1007—1010 (1935). — **Penfield, W., and F. McNaughton:** Dural headache and innervation of the dura mater. Arch. of Neur. 44, 43—75 (1940). — **Putnam, T. J., and E. Ask-Upmark:** The cerebral circulation. Arch. of Neur. 32, 72—80 (1934).

Rossi, F., e D. Scevola: Contributo alla conoscenza della distribuzione della fibre nervose nella dura madre encefalica. Monit. zool. ital. 45, 289—300 (1935). ~ L'innervazione della dura meninge encefalica. Monit. zool. ital. 45, Suppl., 173—174 (1935). — **Ruina, G.:** Sulla presenza e sugli aspetti delle espansioni nervose nella dura meninge di mammiferi. Boll. Soc. ital. Biol. sper. 12, 260—263 (1937). ~ Sulla presenza e sugli aspetti delle espansioni nervose nella dura meninge di mammiferi e di feti umani a termine. Monit. zool. ital. 48, Suppl., 224—226 (1938). — Nuove indagini sulla presenza e sugli aspetti istologici delle espansioni nervose nella dura meninge encefalica della scimmia e dell'uomo. Monit. zool. ital. 50, 137—145 (1939).

Scevola, D.: Ulteriori contributi alla conoscenza dell'innervazione della dura madre. II. Anat. Anz. 83, 205—209 (1936). — **Schaltenbrand, G.:** Plexus und Meningen. In Handbuch der mikroskopischen Anatomie, Bd. IV/2, S. 1—130. 1955. — **Schapiro, B.:** Über die Innervation des Plexus chorioideus. Z. Neur. 136, 539—546 (1931). — **Schmid, H.:** Anatomischer Bau und Entwicklung des Plexus chorioidei in der Wirbeltierreihe und beim Menschen. Z. mikrosk.-anat. Forsch. 16, 413—498 (1929). — **Sinclair, J. G.:** A ganglion in the terminal complex of porpoise, rabbit and man. Anat. Rec. 109, 383 (1951), Abstr. — **Snessarew, P.:** Über die Pigmentzellen Piae matris beim Menschen, ihren Zusammenhang mit den Nervenfasern, ihre Genese und Funktion. Z. Zellforsch. **9**, 683—693 (1929). ~ Über die speziellen Nervenfasern in den Randschichten der Gehirnoberfläche beim Menschen. Z. mikrosk.-anat. Forsch. **19**, 114—138 (1929). ~ Über die nervösen Elemente der Pia mater im Gebiete der Medulla oblongata des Menschen. Z. Anat. **90**, 768—790 (1929). — **Staemmler, M.:** Beiträge zur normalen und pathologischen Anatomie des Rückenmarkes. II. Über markscheidenhaltige Gefäßnervenbündel in Pia und Rückenmark. Z. Neur. **164**, 669—677 (1939). — **Staudacher-Dalle Aste, E. V.:** Sull'esistenza di neuroni Gasseriani destincti alla sensibilità viscerale nell'uomo. Boll. Soc. ital. Biol. sper. **17**, 512—513 (1942). — **Stöhr jr., Ph.:** Über den Bau sensibler Nervenendigungen in der Pia mater des Menschen. Z. Zellforsch. **30**, 78—97 (1939).

Voetmann, E.: On the structure and surface area of the human chorioid plexuses. Acta anat. (Basel) **8**, Suppl., 10—116 (1949).

Weber, A.: Sur l'instabilité des terminaisons nerveuses dans la dure-mère chez le rat. C. r. Soc. Biol. Paris **142**, 868—870 (1948). — **Wolff, H. G.:** The cerebral circulation. Physiologic. Rev. **16**, 545—596 (1936).

XVI. Auge.

Ábrahám, A.: Microscopic innervation of the cornea with reference to the neural connections of the fibrocytes. Acta biol. Acad. Sci. hung. **6**, 31—76 (1955). — **Amprino, R.:** Correlazioni quantitative fra cerebri nervosi e territori di innervazione periferica durante lo sviluppo. Ricerche sperimentali sul ganglio ciliare del pollo. Arch. ital. Anat. **49**, 261 (1943).

Barlow, C. M., and **W. S. Root:** The ocular path between the superior cervical ganglion and the orbit in the cat. J. Comp. Neur. **91**, 195—207 (1949). — **Boeke, J.:** Innervationsstudien. VI. Der sympathische Grundplexus und seine Beziehungen zu den Drüsen. Z. mikrosk.-anat. Forsch. **35**, 551—601 (1934). ~ Zur Innervation der Cornea bei Säugern. Die Innervierung des Bindegewebes der Cornea bei Macacus rhesus. Z. mikrosk.-anat. Forsch. **38**, 594—618 (1935). ~ Zur Nervenversorgung der Augenhäute. Z. mikrosk.-anat. Forsch. **39**, 477—520 (1936). — **Borri, N.:** Contributo alla conoscenza del contingente nervoso corneale. Z. Zellforsch. **29**, 128—137 (1939). — **Botár, J.:** Sur les particularités structurales des nerfs végétatifs de l'oeil. C. r. Assoc. Anat. (30. Réun.) **1935**, 38—50. ~ Die vegetative Innervation des Auges. Szeged 1935. — **Botár, J.,** et **L. Pribék:** Corpuscule ganglionnaire dans l'orbite. Ann. d'Anat. path. **12**, Nr 2 (1935). — **Botár, J.,** et **A. Becker:** Le trajet et les rapports des fibres nerveuses sensitives de l'oeil. C. r. Assoc. Anat. (33. Réun.) **1938**, 51—59. — **Bruni, A. C.:** Sulle prime fasi dello sviluppo del ganglio ciliare del pollo. Monit. zool. ital. **45**, Suppl., 177—178 (1935).

Chervet, N.: Untersuchungen über den trophischen Einfluß des N. Sympathicus auf die Hornhaut der Kaninchen. Z. Biol. **97**, 364—369 (1936). — **Christensen, K.:** Sympathetic and parasympathetic nerves in the orbit of the cat. J. of Anat. **70**, 225—232 (1936). — **Cooper, S.,** and **P. M. Daniel:** Muscle spindles in human extrinsic eye muscles. Brain **72**, 1—24 (1949).

Deery, E. M.: Observations on the development of the ciliary ganglion. Bull. Neur. Inst. New York **1**, 563—578 (1931). — **Devos, L.,** et **R. Marcelle:** Variations morfologiques du ganglion et des nerfs ciliaires. Archives d'Anat. **27**, 277—322 (1939).

Ernyei, E.: Ein Beitrag zur Kenntnis der Nerven der Augenhäute. Graefes Arch. **132**, 140—154 (1934). ~ Sur les nerfs de la gaine du nerf optique et les ganglions des nerfs ciliaires. C. r. Assoc. Anat. (29. Réun.) **1934**, 223—227. ~ Das Verhältnis des Sympathicus zu den Nervi ciliares. Graefes Arch. **136**, 40—44 (1937). — **Evans, L. Th.,** and **J. Minckler:** The ciliary ganglion and associated structures in the gecko Gymnodactylus Kotschyi. J. Comp. Neur. **69**, 303—314 (1938).

Ferner, H.: Über den Bau des Ganglion semilunare Gasseri und der Trigeminuswurzel beim Menschen. Z. Anat. **110**, 391—404 (1940). — **Fischer, F.:** Über die intraskleralen Ciliarnervenschleifen. Z. Augenheilk. **66**, 59—77 (1928). — **Fornès-Peris, E.:** Características de la innervación corneal: su disposicíon, estructura y naturaleza. Arch. exp. de Morf. **6**, 189—241 (1948). ~ Le problème de l'innervation de la cornée. Acta anat. (Basel) **13**, 63—80 (1951).

Genis-Gálvez, J. M.: Contribución al conocimiento de la fina estructura del vegetativo corneal. Arch. Soc. Oftalm hisp.-amer. **14**, 1184—1216 (1954).

Hashimoto, K.: Beitrag zum Studium der Histogenese der Irisnerven, insbesondere über den histologischen Nachweis der Doppelinnervation des M. Sphincter pupillae. Jap. J. Med. Sci. **6**, 244 (1937). — **Hirano, N.:** Nervöse Innervation des Corpus ciliare des Menschen. Graefes Arch. **142**, 549—559 (1941). ~ Histologische Untersuchungen über die nervöse Innervation der menschlichen, äußeren Augenmuskeln. Graefes Arch. **142**, 560—575 (1941). — **Hofe, K. vom,** u. **R. Perwitzschky:** Zur Frage des Verlaufes der oculopupillären Fasern des Sympathicus beim Menschen. Arch. Augenheilk. **99**, 405—416 (1928).

Iwasaki, K., and **J. Azuma:** The innervation of the cornea of the hedgehog. Tohoku Igaku Zassi **46**, 98—101 (1951).

Jabonero, V.: Études sur le système neurovégétatif périphérique. VIII. Innervation efférente de la musculature lisse. Acta neurovegetativa (Wien) **10**, 136—168 (1954). ~ Neurohistologische Beobachtungen an den menschlichen Augenhäuten beim Röntgenglaucoma. Acta neurovegetativa (Wien) **13**, 18—49 (1956). — **Jabonero, V.,** and **J. Lorente:** The relation of the nerve fibres to the connective cells of the human cornea. Acta anat. (Basel) **16**, 184—190 (1952).

Kiss, F.: Die sympathischen Elemente der kranialen und spinalen Ganglien. J. of Anat. **66**, 488—498 (1932). — **Kolmer, W.,** u. **H. Lauber:** Auge. In Handbuch der mikroskopischen Anatomie, Bd. III/2. Berlin: Springer 1936. — **Krümmel. H.:** Die Nerven des menschlichen Ciliarkörpers. Graefes Arch. **138**, 845—865 (1938). — **Kurus, E.:** Über ein Ganglienzellsystem der menschlichen Aderhaut. Klin. Mbl. Augenheilk. **127**, 198—206 (1955).

Langworthy, O. R., L. Ortega and **H. A. Teitelbaum:** The structure and innervation of the rabbit iris. Anat. Rec. **79**, Suppl., 39 (1941). — **Levi-Montalcini, R.,** e **R. Amprino:** Ricerche sperimentale sull'origine dei neuroni del ganglio ciliare nel pollo. Atti Accad. naz. Lincei **1**, 439—442 (1946). — **Lewis, I. T.:** Die sympathische und parasympathische Innervation des Auges. An. argent. Oftalm. **1**, 405—420 (1940). — **Leyko, E.:** Nouvelle conception de l'innervation de l'iris, basée sur l'action des poisons autonomes sur l'iris isolée. C. r. Soc. Biol. Paris **97**, 941—942 (1927). — **Llombart, A.,** and **E. Fornes:** Nota previa sobra la estructura vasculonerviosa del limbo ocular. Arch. Med. exper. **12**, 99—106, 203—210 (1949). ~ Caracteristicas del simpatico del iris. Arch. Soc. hisp.-amer. **13**, 1107—1142 (1953). — **Loewenfeld, I. E.:** Über die Aufzeichnung des Pupillarspiels und die nervöse Steuerung der Pupillenreflexe. Graefes Arch. **157**, 628—655 (1956). — **Lopez-Cardozo, E.:** On the peripheral ending of the cervical sympathetic in the iris of the cat. Besides some remarks on the temperature registration of the ears after sympathicotomy and removal of the sup. cerv. ganglion. Arch. néerl. Physiol. **18**, 193—242 (1933). — **Lowenstein, O.:** Clinical pupillary symptoms in lesions of the optic nerve, optic chiasm and optic tract. Arch. of Ophthalm. **52**, 385—403 (1954). ~ Alternating contraction anisocoria. Arch. of Neur. **72**, 742—757 (1954). ~ Diencéphale et glaucome primitif. Annales d'Ocul. **188**, 981—1024 (1955). ~ Pupillary reflex shapes and topical clinical diagnosis. Neurology (Minneapolis) **5**, 631—644 (1955). ~ Miosis in Argyll Robertson Syndrome and relatet pupillary disorders. Arch. of Ophthalm. **55**, 356—370 (1956). — **Lowenstein, O.,** and **J. E. Loewenfeld:** Rôle of sympathetic and parasympathetic systems in reflex dilatation of the pupil. Arch. of Neur. **64**, 313—340 (1950). ~ Types of central autonomic innervation and fatigue. Arch. of Neur. **66**, 580—599 (1951). ~ Disintegration of central autonomic regulation during fatigue and its reintegration by psychosensory controlling mechanisms. J. Nerv. Dis. **115**, 1—21, 121—145 (1952). ~ Mutual rôle of sympathetic and parasympathetic in shaping of the pupillary reflex to light. Arch. of Neur. **64**, 341—377 (1955).

Marchesani, O.: Die segmentale und nervale Gliederung des Auges. Ber. dtsch. ophthalm. Ges. **1949**, 129—199. — **Martinez, R.:** Étude sur l'innervation de la cornée humaine. Trab. Inst. Cajal Invest. Biol. **32**, 75—109 (1941). — **Martino, L.:** Vascolarizzazione ed innervazione della cornea di geco. Monit. zool. ital. **52**, 198—205 (1941). — **Matteucci, P.:** Sur la nature de l'innervation du muscle ciliaire de Brücke-Wallace de l'homme. Ophthalmologia (Basel) **114**, 377—383 (1947). — **Mawas, J.:** Sympathetic nerve elements in mammalian retina. C. r. Acad Sci. Paris **223**, 691 (1946). ~ Sur les ganglions nerveux sympathiques de la rétine humaine. C. r. Acad. Sc. Paris **223**, 753—754 (1946). ~ Observations sur l'innervation de la cornée. Bull. Soc. Ophtalm. Paris **2**, 162—170 (1951). ~ L'innervation sympathique de la cornée et sur importance clinique. Bull. Soc. franç. Ophtalm. **64**, 238—244 (1951). ~ Sur l'innervation vaso-motrice de la choroide. C. r. Assoc. Anat. (38. Réun.) **1952**, 679—687.

Nagai, M.: Experimental and histological studies on the Müllers muscles. II. Nerve terminations in the Müllers muscles of rabbit. Med. J. Osaka Univ. **3**, 509—513 (1951). — **Nakajima, M.:** Beitrag zur Studie über Irisnerven. Acta Soc. ophthalm. jap. **36**, 1167—1179 (1932). — **Napolitano, L. M.:** Innervation of the ocular blood vessels in the cat. Anat. Rec. **118**, 332 (1954), Abstr. — **Nelemans, F. A.,** u. **J. Dogterom:** Structure and funtion of the peripheral autonomic nervous system. Acta neurovegetativa (Wien) Suppl. **6**, 101—121 (1955). — **Niitani, J.:** Experimentelle Untersuchungen über die Innervation der Pupille. Graefes Arch. **121**, 471—478 (1929).

Palumbi, G.: Osservazioni sulla struttura dei gangli del simpatico dei mammiferi. Z. Anat. **109**, 369—422 (1939). ~ Sulla innervazione della regione sclero-corneale. Ric. Morf. **23—24**, 210—220 (1953). — **Pines, L.:** Zur Morphologie des Ganglion ciliare beim Menschen. Z. mikrosk.-anat. Forsch. **10**, 313—380 (1927). ~ Über die Histologie des Ganglion ciliare. Dtsch. Z. Nervenheilk. **107**, 181—184 (1928). — **Pines, L.,** u. **C. Friedmann:** Zur vergleichenden Histologie des Ganglion ciliare bei Säugetieren. Z. mikrosk.-anat. Forsch. **16**, 259—294 (1929). — **Pines, L.,** u. **J. Pinsky:** Über die Nervenapparate des Corpus ciliare bei Säugetieren. Anat. Anz. **75**, 160—168 (1932).

Reiser, K. A.: Über die Innervation der Hornhaut des Auges. Arch. Augenheilk. **109**, 251—280 (1935). ~ Über die Innervation der menschlichen Sklera. (Zugleich ein Beitrag zur Innervation des Bindegewebes.) Arch. Augenheilk. **109**, 481—496 (1936). ~ Die Veränderungen am Hornhautnervenapparat nach Exstirpation des Ganglion semilunare Gasseri beim Kaninchen. Arch. Augenheilk. **110**, 253—283 (1937). ~ Histologische Studien über die herpetische Impfkeratitis beim Kaninchen. Graefes Arch. **139**, 118—164 (1938). — **Rodger, F. C.:** Source and nature of nerve fibers in cat cornea. Arch. of Neur. **70**, 206—223 (1953). — **Rohen, H.:** Der Bau der Regenbogenhaut beim Menschen und einigen Säugern. Morph. Jb. **91**, 140—181 (1951). ~ Der Ciliarkörper als funktionelles System. Morph. Jb. **92**, 415—440 (1952). — **Rossi, F.:** Studii sull'innervazione della tonaca vascolare dell'occhio. Ric. Morf. **14**. 3—66 (1936). ~ Nuove osservazioni sui nervi dell'uvea. C. r. Assoc. Anat. (31. Réun.) **1936**, 1—6. ~ Nuove osservazioni sui nervi dell'uvea. Monit. zool. ital. **47**, Suppl., 143—148 (1937). ~ Su di un apparecchio nervoso espansionale proprio del epitelio pigmentato della retina. Contributo allo studio della funzione dello strato pigmentato retinico. Monit. zool. ital. **50**, 293—302 (1939).

Sakamoto, K.: Histological study of the innervation of the human cornea. Tohoku J. Exper. Med. **54**, 105—114 (1951). ~ Sensory innervation of conjunctiva sclerae in the human adult. Tohoku J. Exper. Med. **54**, 159—162 (1951). — **Schimert, J.:** Untersuchungen über den Ursprung und die Endausbreitung der Nerven der Iris. Z. Zellforsch. **25**, 245—258 (1936). — **Schornstein, Th.:** Ein Beitrag zur Hornhautinnervation des menschlichen Auges. Arch. Augenheilk. **108**, 601—613 (1934). — **Seto, H.:** Anatomisch-histologische Studien über das Ganglion ciliare der Vögel nebst seinen ein- und austretenden Nerven. I. Mitt. Bei den erwachsenen Hühnern. J. of Orient. Med. **15**, 123—124, dtsch. Zus.fass. (1931). ~ Anatomisch-histologische Studien über das Ganglion ciliare der Vögel nebst seinen ein- und austretenden Nerven. II. Mitt. Z. Anat. **5**, 911—933 (1932). ~ On sensory terminations in eyelid in human adult. Arch. hist. jap. **5**, 275—288 (1953). ~ **Slavich, E.:** Confronti fra la morfologia di gangli del parasimpatico encefalico e del simpatico cervicale con speciale riguardo alla struttura del ganglio ciliare. Z. Zellforsch. **15**, 688—730 (1932). — **Stefanelli, A.:** A proposito dei rapporti delle fibrille nervose con le cellule connettive della cornea. Monit. zool. ital. **49**, 208—215 (1938). — **Szentágothai, J., Á. Donhoffer** u. **K. Rajkovits:** Die Lokalisation der Cholinesterase in der interneuronalen Synapse. Acta histochemica **1**, 272—281 (1955).

Tamai, K., and **T. F. Hwang:** On the pupillary innervation of frogs and toads. J. Osaka City Med. Center **1**, 238—241 (1952). — **Tarkhan, A. A.:** The innervation of the extrinsic ocular muscles. J. of Anat. **58**, 293—313 (1934). — **Terio, B.:** Comportamento delle fibre parasimpatiche in seno ai tessuti. (Osservazioni sull'innervazione dell'iride.) Boll. Zool. **13**, 81—89 (1942). — **Terzuolo, C.:** Mutamenti della struttura del ganglio ciliare degli uccelli per effetto del taglio del nervo oculomotore. Monit. zool. ital. **57**, Suppl., 87—90 (1948). ~ Ricerche sul ganglio ciliare degli uccelli. Connessioni mutamenti in relazione all'età e dopo recisione delle fibre pregangliari. Z. Zellforsch. **36**, 255—267 (1951). — **Tsuda, K.:** On the histology of ductulus lacrimalis in adult, especially on its innervation. Tohoku J. Exper. Med. **56**, 233—243 (1952). — **Tushnova, V. M.:** On the innervation of the striated muscle of the eye. Bull. Biol. et Méd. exper. URSS. **5**, 29—31 (1938).

Vrabec, F.: Considerations on the innervation of the angulus iridis. Československ. Morf. **2**, 151—155 (1954). Ref. Excerpta Med. **9**, 426 (1955). ~ L'innervation du sytème trabéculaire de l'angle irien. Ophthalmologica (Basel) **128**, 359—364 (1954).

Warwick, R.: A note on the nature of the nerve cells of the ciliary ganglion. J. of Anat. **87**, 451 (1953), Abstr. ~ The ocular parasympathetic nerve supply and its mesencephalic sources. J. of Anat. **88**, 71—93 (1954). ~ The peculiarities of ciliary ganglion neurons. J. of Anat. **88**, 555 (1954), Abstr. — **Weber, A.:** Terminaisons nerveuses chez la salamandre noire. Schweiz. med. Wschr. **78**, 466 (1948). — **Weddell, G.,** and **E. Zander:** A critical evaluation of methods used to demonstrate tissue neural elements, illustrated by reference to the cornea. J. of Anat. **84**, 168—195 (1950). ~ The fragility of non-myelinated nerve terminals. J. of Anat. **85**, 242—250 (1951). — **Winkler, G.:** Les nerfs de l'orbite et le ganglion ophthalmique dans la série des mammifères et chez l'homme. Arch. Anat. (Moskva) **14**, 301 (1932). — **Wolff, E.:** Pacchionian-like bodies in the human canal of Schlemm. Brit. J. Ophthalm. **36**, 100—103 (1952). — **Wolter, I. R.:** Über Nervenendigungen in den äußeren Augenmuskeln. Acta neurovegetativa (Wien) **4**, 343—353 (1952). ~ Die Gefäßnerven in der äußeren, quergestreiften Augenmuskulatur des Menschen. Acta neurovegetativa (Wien) **5**, 257—265 (1953). ~ Über zwei verschiedene Nervenfasertypen im Hornhautstroma des Kaninchenauges. (Eine Studie mit Silberkarbonat.) Z. Zellforsch. **41**, 521—531 (1955).

Zander, E., and **G. Weddell:** Neurological techniques in relation to the anatomy of living corneal nerves. J. of Anat. **84**, 78 (1950), Abstr. ~ Observations on the innervation of the conea. J. of Anat. **84**, 79 (1950), Abstr. ~ Observations on the innervation of the cornea. J. of Anat. **85**, 68—99 (1951). ~ Reaction of corneal nerve fibres to injury. Brit. J. Ophthalm. **35**, 61—88 (1951).

XVII. Gehörorgan.

Ábrahám, A.: The endings of the nervus acusticus in the labyrinth of the carp. Z. Zellforsch. **35**, 396—424 (1951). — **Amicis, E. de:** L'innervazione del timpano secundario nell' uomo e nel cane. Boll. Soc. med.-chir. Pavia **64**, 3—20 (1950). — **Andrzejewski, C.:** Über die feinere Histologie des Nervengewebes in der Membrana tympani secundaria und Mucosa der Paukenhöhle von Mensch und Hund. Z. Zellforsch. **39**, 447—469 (1954). ~ Histologische Studien zur vegetativen und cerebralen Innervation des Innenohres und seiner Gefäße beim Menschen und beim Hund. Z. Zellforsch. **42**, 1—18 (1955). ~ Weitere histologische Beobachtungen über die vegetative Innervation des häutigen Labyrinths. Z. Zellforsch. **44**, 427—440 (1956).
Baumann, J. A.: L'innervation végétative du muscle du marteau chez le cobaye. Helvet. physiol. Acta 8, 2 (1950). — **Berends, J.,** u. **G. Schallock:** Zur Frage der Gefäßnerven im Labyrinth. Arch. Ohrenheilk. **163**, 515—517 (1953).
Hirsch, L.: Über die Nerven des Trommelfells und des äußeren Gehörgangs. Beitr. Anat. usw. Ohr usw. **26**, 129—142 (1927).
Kaji, H.: Beitrag zur Kenntnis der Nervengewebe im Trommelfell sowie der sympathischen Nervenzellen des äußeren Gehörganges. Jap. J. Med. Sci., Anat. **1**, 69 (1928). ~ On the nervous system of the membrana tympani and the sympathetic nerve-cells in the outer ear. Jap. J. Med. Sci. ,Otol. **1**, 95 (1931). — **Kiss, F., A. Láng** u. **I. Bálint:** Beiträge zur Anatomie des Glomus tympanicum. Anat. Anz. **103**, 209—220 (1956). — **Kolmer, W.:** Gehörorgan. In Handbuch der mikroskopischen Anatomie, Bd. III/1, S. 250—478. Berlin: Springer 1927. ~ Über die Innervation des Tegmentum vasculosum des Vogellabyrinthes. Anat. Anz. **66**, 42—47 (1928).
Livan, M., et **M. del Bo:** De l'existence d'un plexus nerveux marginal et paramarginal au niveau de la lame spirale et du sillon spiral interne chez l'homme. Acta anat. (Basel) **13**, 16—29 (1951). ~ Osservazioni sulla innervazione perivasale in corrispondenza della zona marginale delle macule nell'uomo. Monit. zool. ital. **60**, Suppl., 193—194 (1951). — **Lorente de Nó, R.:** The neural mechanism of hearing. The sensory endings in the cochlea. Laryngoscope **47**, 373—377 (1937). — **Lovino, M.:** Ricerche sull'innervazione simpatica dell' orecchio interno. Boll. Soc. med.-chir. Modena **50**, 192—219 (1950). ~ Sviluppo del plesso timpanico negli embrioni umani. Boll. Soc. med.-chir. Modena **50**, 220—251 (1950). ~ Ulteriori ricerche sulla topografia e su rapporto del plesso timpanico negli embrioni umani. Boll. Soc. med.-chir. Modena **50**, 612—642 (1950).
Nishigawa, A.: Beiträge zur Kenntnis der normalen Histologie der Trommelnerven. Jap. J. Med. Sci. **7**, 271 (1939).
Palumbi, G.: Nuovi particolari sul comportamento delle fibre nervose nevrassiali e simpatiche nel labirinto umano. Atti Accad. naz. Lincei 8, 629—632 (1950). ~ Particolare apparato nervoso recettore nella regione apicale della chiocciola dell'orecchio umano. Boll. Soc. ital. Biol. sper. **26**, 136—137 (1950). ~ Ulteriori dati sulla innervazione recettrice e vegetativa del labirinto membranoso dell'uomo. Boll. Soc. ital. Biol. sper. **27**, 642—643 (1951). ~ Nouveaux appareils expansionaux récepteurs dans le labyrinthe membraneux de l'oreille humaine. Rev. de Laryng. etc. **1951**, Suppl., 282—289. ~ Nuovi dati sulla innervazione recettrice e simpatica del labirinto membranoso dell'orecchio interno dell'uomo. Rend. Ist. lomb. Sci. e Lett. **84**, 3—16 (1951). ~ Die Innervation des menschlichen Innenohrs im Lichte neuerer histomorphologischen Untersuchungen. Sci. med. ital. **3**, 371—387 (1954). — **Perry, E. T., H. I. Hurley, M. B. Gray** and **W. B. Shelly:** The adrenergic innervation of the apocrine ceruminous gland of the human ear canal. J. Invest. Dermat. **25**, 219—221 (1955). — **Poliak, S. L.:** The human ear. New York 1946. — **Portmann, M.:** Schéma de l'innervation total d'un muscle strié. C. r. Soc. Biol. Paris **144**, 407—409 (1950).
Racine, W.: Le système nerveux végétatif et l'oreille interne. Pract. otol. etc. (Basel) **6**, 3—8 (1942). — **Riegele, L.:** Histologische Studien zur Innervation des menschlichen Trommelfells. Z. Hals- usw. Heilk. **33**, 239—267 (1933). ~ Über Veränderungen am Nervenapparat des entzündeten Trommelfells. Z. Hals- usw. Heilk. **35**, 139—145 (1933).
Smith, C. A.: Capillary areas of the cochlea in the Guinea pig. Laryngoscope **61**, 1073 bis 1095 (1951).
Vitali, G.: Contributo allo studio del plesso tympanico. Internat. Mschr. Anat. u. Physiol. **26**, 410—433 (1908).
Watanabe, Y.: On the innervation of the membrana tympani of man. Arch. hist. jap. **10**, 399—413 (1956). — **Wilson, J. G.:** The nerves and nerve endings in the membrana tympani of man. Amer. J. Anat. **11**, 101—112 (1910/11).

XVIII. Haut.

Akkeringa, L. J.: Die Lage der Neurofibrillen am peripheren Ende der Nervenbahn. Z. mikrosk.-anat. Forsch. **19**, 183—270 (1930).
Barnard, J. W.: The distribution of the autonomic system in the head of rana pipiens. Anat. Rec. **79**, Suppl. 2, 6 (1941). — **Billingham, R. E.:** Dendritic cells. J. of Anat. **82**,

93—109 (1948). — **Boeke, J.:** Innervationsstudien. IV. Die efferente Gefäßinnervation und der sympathische Plexus im Bindegewebe. Z. mikrosk.-anat. Forsch. **33**, 275—328 (1933). ~ Innervationsstudien. VI. Der sympathische Grundplexus in seinen Beziehungen zu den Drüsen. Z. mikrosk.-anat. Forsch. **35**, 551—601 (1934). — **Buño, W.:** Über die Innervation der Talgdrüsen. An. Fac. Med. Montevideo **19**, 58—61 (1934).
 Camaen: Recherches histologiques sur l'innervation du poil humain. Bordeaux 1939. — **Cauna, N.:** Nature and functions of the papillary ridges of the digital skin. Anat. Rec. **119**, 449—468 (1954). — **Chu, C. H. U.:** Nerves and nerve endings in mouse skin. Anat. Rec. **109**, 279 (1951), Abstr.
 Droz, B.: Recherches sur le système nerveux végétatif de la peau: Innervation sympathique des poils. Archives Anat. microsc. **43**, 301—309 (1954). ~ Recherches sur le système nerveux végétatif de la peau: II. Innervation sympathique du derme. Archives Anat. microsc. **44**, 70—88 (1955). ~ III. Innervation sympathique de l'épiderme. Archives Anat. microsc. **44**, 140—149 (1955).
 Ferreira-Marques, J.: Um processo de aurificição para impregnar os elementos de Langerhans e os nervos intraepidérmicos „in vitro" e „in vivo". Arqu. Pat. **13**, 3—15 (1941). ~ Systema sensitivum intraepidermicum. Die Langerhansschen Zellen als Rezeptoren des hellen Schmerzes. Doloriceptores. Arch. f. Dermat. **193**, 191—250 (1951). ~ Systema intraepidermicum. Die Langerhansschen Zellen als Doloriceptores. Acta neurovegetativa (Wien) **3**, 346—353 (1952).
 Guttmann, L.: Die Schweißsekretion des Menschen in ihren Beziehungen zum Nervensystem. Z. Neur. **135**, 1—48 (1931). ~ The distribution of disturbances of sweat secretion after exstirpation of certain sympathetic cervical ganglia in man. J. of Anat. **74**, 537—549 (1940).
 Hagen, E., H. Knoche, D. C. Sinclair and **G. Weddell:** The role of specialized nerve terminals in cutaneous sensibility. Proc. Roy. Soc. Lond., Ser. B **141**, 279—287 (1953). — **Hermann, H.:** Über die feinere Innervation der menschlichen Haut nebst einigen Bemerkungen über die Veränderungen des intradermalen Nervensystems bei der akuten und bei der chronischen Entzündung sowie beim chronischen Ödem. Z. Hautkrkh. **15**, 169—175 (1953). ~ Der Formenkreis der pathologischen Veränderungen des nervösen Terminalreticulums mit besonderer Berücksichtigung des nervösen Endnetzes der menschlichen Haut. Arch. f. Dermat. **198**, 482—506 (1954). ~ Observaciones microscopicas en el sistema nervioso intradermico del hombre en la lepra. Fol. clin. internac. **5**, 1—6 (1955). ~ Über die Innervation der Haut bei der weißen Maus. Anat. Anz. **103**, 198—208 (1956). — **Hermann, H.,** u. **G. Stüttgen:** Über die Histogenese atrophischer Vorgänge am phimotischen Praeputium des Menschen. Arch. f. Dermat. **198**, 601—618 (1954). — **Herrera, J. M.:** Études sur les variations neurologiques du follicule pendant le remplacement du poil. Trav. Labor. Rech. biol. Univ. Madrid. **29**, 187—206 (1934). — **Herzog, F.:** Über vegetative Nervenfasern für die Haut der unteren Extremitäten in den Wurzeln. Dtsch. Z. Nervenheilk. **133**, 136—145 (1934). — **Hett, J.:** Zur feineren Innervation der arterio-venösen Anastomosen in der Fingerbeere des Menschen. Z. Zellforsch. **33**, 151—156 (1943). — **Hoepke, H.:** Die Haut. In Handbuch der mikroskopischen Anatomie, Bd. III/1, S. 1—116. Berlin: Springer 1927. — **Hollinshead, W. H.:** An attempt to innervate sweat glands through preganglionic fibers. J. Comp. Neur. **89**, 193—206 (1948).
 Jabonero, V.: Morfologia del territorio de acción eficaz del sistema neurovegetativo periferico. V. Innervazión eferente de la piel humana. Arch. Med. exper. **14**, 101—130 (1951). — **Jabonero, V.,** u. **H. Hermann:** Neurohistologische Beobachtungen an der menschlichen Haut bei der Lepra. Arch. f. Dermat. **195**, 447—458 (1953). — **Jalowy, B.:** Über die Regeneration der Nervenendigungen in den Tasthaaren des Meerschweinchens (Cavia cobaya). Z. Zellforsch. **21**, 149—168 (1934). ~ Über die Regeneration der Nervenendigungen in den Sinushaaren nach mehrmaliger Durchschneidung des Nervus infraorbitalis. Z. Zellforsch. **26**, 715—727 (1937). ~ Über die heterogene Regeneration von Nervenendigungen in den Tasthaaren. (Regeneration eines zentralen Nerven-Abschnittes mit einem peripheren sensorischen, N. buccolabialis sup.-infraorb.talis.) Bull. internat. Acad. pol. Sci., Cl. Sci. math. et natur., Ser. B **2**, 203—230 (1938). — **John, F.:** Die Haut als vegetativ gesteuertes Organ. Med. Welt **1939**, 985. ~ Studien zur Histogenese der Naevi. Arch. f. Dermat. **178**, 607—672 (1939). ~ Zur mikroskopischen Anatomie der Gefäß- und Schweißdrüsennerven in der menschlichen Haut. Z. Zellforsch. **30**, 279—320 (1940). ~ Über Carcinom und Nervensystem der Haut. Arch. f. Dermat. **180**, 293—300 (1940). ~ Zur vegetativen Innervation der Talgdrüsen. Arch. f. Dermat. **182**, 402—411 (1941). ~ Zur vegetativen Nervenversorgung der menschlichen Haare und Haarmuskeln. Arch. f. Dermat. **183**, 1—14 (1942). ~ Zur vegetativen Nervenversorgung der menschlichen Haut. Arch. f. Dermat. **185**, 341—353 (1944). ~ Sklerodermie und vegetatives Terminalreticulum. Arch. f. Dermat. **188**, 374—415 (1949). ~ Querschnitt durch neurohistologische Ergebnisse an der gesunden und kranken Haut des Menschen. Arch. f. Dermat. **191**, 515—526 (1949). ~ Die Stalagmozyten der menschlichen Epidermis.

Z. Zellforsch. **36**, 79—91 (1951). — **John, F.,** u. **F. Ormea:** Zur Histogenese des Morbus Recklinghausen der Haut. Arch. f. Dermat. **192**, 478—508 (1951). ~ Über pathologische Veränderungen vegetativer Ganglien bei Dermatosen. Hautarzt **2**, 14 bis 18 (1951).

Kadanoff, D.: Über die Regeneration der hypolemmalen Nervenendigungen der Sinushaare nach Nervendurchschneidung. Verh. Anat. Ges. 37. Verslg Frankfurt a. M. Anat. Anz., Erg.-H. **66**, 259—263 (1928). ~ Über die Nerven in der äußeren Wurzelscheide der Haare des Menschen. Z. Zellforsch. **6**, 631—636 (1928). — **Kamide, I.:** On the findings of skin nerves supravitality stained with methylene blue, especially on the Haarscheibe of the human skin. Jap. J. Dermat. **65**, 339—355 (1955). — **Karásek, F.:** Die Innervation der Melanophoren beim Frosch. Biol. generalis (Wien) **9**, 403—416 (1933). — **Kawamura, T.:** Über die menschliche Haarscheibe unter besonderer Berücksichtigung ihrer Innervation und subepidermalen, perineuralen Pigmenthülle. Hautarzt **5**, 106—109 (1954). — **Knoche, H.:** Degenerative Veränderungen des vegetativen Nervensystems in der Glatzenhaut. Arch. f. Dermat. **197**, 505—512 (1954). — **Kreutzberg, B.:** Über das Verhalten des peripheren Nervensystems in der Haut bei Mycosis fungoides. Arch. f. Dermat. **1957**. — **Kuntz, A.,** and **J. W. Hamilton:** Afferent innervation of the skin. Anat. Rec. **70**, Suppl., 49 (1938).

Laidlaw, G. F., and **M. R. Murray:** Melanoma studies. Amer. J. Path. **9**, 827—838 (1933). — **Lopez Prieto, R.,** et **V. Jabonero:** Innervation des glandes sudoripares. Acta neurovegetativa (Wien) **8**, 1—26 (1953).

Maggioni, G.: Contributo all'innervazione del tessuto adiposo. Monit. zool. ital. **50**, 133—137 (1939). — **Martinez-Perez, R.:** Contribution à l'étude des terminaisons nerveuses dans la peau de la main. Trav. Labor. Rech. biol. Univ. Madrid **27**, 187—226 (1931). — **Martino, L.:** Sulla innervazione dell'apparato ungueale. Boll. Soc. ital. Biol. sper. **17**, 488—489 (1942). — **Masson, M. P.:** Recklinghausens neurofibromatosis, sensory neuromas and motor neuromas. Contrib. Med. Sci. in honor of E. Libman. Internat. Press. New York **2**, 793—802 (1932). ~ Les glomus cutanés de l'homme. Bull. Soc. franç. Dermat. **1935**, 1174—1245. ~ Histogénèse des neurofibromes cutanés diffus. Bull. Soc. franç. Dermat. **1935**, 1278—1293.

Nelemans, F. A., and **J. Dogterom:** Structure and function of the peripheral autonomic nervous system. Acta neurovegetativa (Wien) Suppl. **6**, 101—121 (1955). — **Netsky, M. G.:** Studies on sweat secretion in man. I. Innervation of sweat glands of the upper extremity; nerves methods of studying sweating. Arch. of Neur. **60**, 279—287 (1948). — **Niebauer, G.:** Histochemische Darstellungsmethoden von Hautnerven mittels Schiffs Reagens. Acta neurovegetativa (Wien) Suppl. **6**, 133—143 (1955). — **Nödl, F.:** Über neurogene Nebenzellen in der menschlichen Haut. Acta neurovegetativa (Wien) **2**, 205—209 (1951).

Okano, S.: On sensory terminations in dorsum manus in man. Tohoku J. Exper. Med. **57**, 379—382 (1953). — **Ormea, F.:** Sull'innervazione vegetativa della cute umana. I. Vasomotori della cute umana. Il Dermosifilogr. **24**, 495—504 (1949). ~ Sull'innervazione della cute umana. Innervazione delle vene e dei capillari della cute umana. Collegamenti nervosi tra capillari, ghiandoli sudoripare, sebacee, muscolatura liscia del pelo. Conclusioni. Il Dermosifilogr. **24**, 505—522 (1949). ~ Studi sull'innervazione del pelo umano. I. La componente cerebrospinale dell'innervazione del pelo. Il Dermosifilogr. **25**, 235—249 (1950). ~ Studi sull'innervazione del pelo umano. II. La componente vegetativa dell'innervazione del pelo. Il Dermosifilogr. **25**, 250—260 (1950). ~ Sull'innervazione vegetativa delle cute umana. Generalità sull'innervazione della pelle. Minerva med. (Torino) **1950**, 1—23. — Pemfigo e sistema nervoso. Osservazioni neuroistologiche su alterazioni dei gangli del simpatico in un caso di pemfigo volgare. Dermatologica (Basel) **100**, 137—148 (1950). ~ On the problem of the relations between the innervation of the sweat glands and of other organs of the human skin. Dermatologica (Basel) **101**, 157—166 (1950). ~ Betrachtungen zur nervösen Versorgung der menschlichen Haut. Hautarzt **1**, 226—230 (1950). ~ Sistema nervoso cerebrospinale e sistema nervoso-vegetativo nella patogenesi della sclerodermia diffusa. I. Ricerche neuroistologiche su ganglii sympatici e spinali. Acta neurovegetativa (Wien) **2**, 41—73 (1951). ~ Sistema nervoso cerebro-spinale e sistema nervoso vegetativo patogenesi della sclerodermia diffusa. II. Ricerche neuroistologiche sulla cute. Acta neurovegetativa (Wien) **2**, 386—407 (1951). ~ Zur Pathogenese der diffusen Sclerodermie. Hautarzt **3**, 301—304 (1952). — **Ormea, F.,** e **M. Depaoli:** Un nuovo tipo di cellule epidermiche? Gli stalagmociti di John. Minerva dermat. **26**, 1—8 (1951).

Pasqualino, A.: Osservazioni sulla rete amielinico subpapillare. Monit. zool. ital. **49**, Suppl., 213—215 (1939). ~ Particolarità strutturali e significato del reticolo amielinico subpapillare. Monit. zool. ital. **50**, 1—10 (1939). — **Pospischil, M.:** Beitrag zur Innervation der Haut des Kaninchens. Československ. Morf. **4**, 63—68 mit engl. Zus.fass. (1956).

Richter, R.: Über die Brauchbarkeit der Einschlußfärbung nativer Gefrierschnitte in Ehrlichs saurem Hämatoxylin nach Feyrter zur Darstellung der Nervenelemente der Haut. Z. Hautkrkh. **18**, 33—39 (1955). — **Ring, J. R.,** and **W. C. Randall:** The distribution and histological structure of sweat glands in the albino rat and their response to prolonged nervous stimulation. Anat. Rec. **99**, 7—19 (1947). — **Rubino, M.:** Squardo sintetico sulla innervazione dei pedi con ricerche originali. Boll. Zool. **13**, 37—49 (1942).

Sasaki, J.: Innervation of human back skin. Tohoku J. Exper. Med. **60**, 105—114 (1954). — **Sasybin, N.:** Über die Regeneration der Nervenfasern im mehrschichtigen Plattenepithel. Z. mikrosk.-anat. Forsch. **22**, 1—71 (1930). ~ Über die Innervation der Pigmentzellen bei Säugetieren. Z. Zellforsch. **20**, 476—488 (1934). — **Schartau, O.:** Beiträge zur Innervation der Reptilien. I. Allgemeine morphologische Verhältnisse des Rückenmarkes; Innervation der Haut, der Unterhaut und des in der Verknöcherung befindlichen Wirbelkörpers der Blindschleiche. Z. mikrosk.-anat. Forsch. **39**, 172—214 (1936). ~ Die periphere Innervation der Vogelhaut. Zoologica (Stuttgart) **35**, H. 95, 1—17 (1938). — **Schavarsch, G.:** Über den Einfluß der ultravioletten Strahlen auf die Nerven der Haut. Z. mikrosk.-anat. Forsch. **28**, 269—295 (1932). — **Schörcher, F.:** Die Innervation der Schweißdrüsen und die Bedeutung des peripheren, sympathischen Zellnetzes. Arch. klin. Chir. **197**, 614—627 (1940). — **Stefanelli, A.:** Indagini comparative sulla natura (somatica ed autonoma) delle fibre nervose dei loro apparati espansionali nella cute, cavità orale e muscoli striati volontari. Riv. Biol. **21**, 3—30 (1936). ~ La innervazione somatica ed autonoma dei peli a corpo. Riv. Biol. **21**, 401—407 (1936). ~ Considerazioni ed osservazioni sulla struttura microscopica del tessuto nervoso autonomo alla periferia nei vertebrati superiori. Z. Zellforsch. **28**, 485—511 (1938). ~ Considerazioni e ricerche sui terminalreticoli. Boll. Zool. **9**, 131—141 (1938). — **Szymonowicz, W.:** Vergleichende Untersuchungen über die Innervation der Sinushaare bei den Säugern. I. Z. Anat. **105**, 459—490 (1936). ~ Vergleichende Untersuchungen über die Innervation der Sinushaare bei den Säugern. II. Z. Anat. **106**, 85—97 (1936).

Takino, M.: Die Innervation der menschlichen Haut, besonders über die der Musculi erectores pilorum, der Talgdrüsen, der Schweißdrüsen und der kleinen Haare. Acta Scholae med. Kioto **12**, 281—294 (1929). ~ Über die Recklinghausensche Krankheit, besonders ihre Beziehung zu Hautnerven. Acta Scholae med. Kioto **14**, 1—15 (1931). — **Tamponi, M.:** Ricerche di colorazione sopravitale della cute. I. Osservazioni sulla fine innervazione de Haarscheibe (Disco del pelo) di Pinkus con particolare riguardo all'esistenza in corrispondenza di esso di una espansione nervosa terminale non ancora descritta. Arch. ital. Dermat. **14**, 500—536 (1938). ~ Nota preliminare su alcuni nuovi contributi allo studio della innervazione cutanea. Giorn. ital. Dermat. **2**, 2—12 (1939). ~ Nuovo contributo alla conoscenza del „disco del pelo" (Haarscheibe di Pinkus) con particolare riguardo alla sua iconografia macroscopica. Arch. ital. Dermat. **15**, 378—394 (1939). ~ Strutture nervose della cute umana. Monografia. Bologna: L. Capelli 1940. ~ Rilievi comparativi fra innervazione della cute umana ed innervazione della cute di nottola. L'Atteneo Parmense **17**, 160—164 (1946). ~ Questi di fisiopatologia della cute. Il Dermosifilogr. **24**, 2—3 (1949). — **Tschernjachiwsky, A.:** Zur Frage über die Nervenendigungen des Haares. Anat. Anz. **75**, 169—174 (1932).

Vilter, V.: Les rapports entre les mélanophores et les terminaisons nerveuses „pigmentomotrices". C. r. Soc. Biol. Paris **110**, 1286—1288 (1932). ~ La nature sympathique du contrôle neurohumoral de la pigmentation mélanique chez l'axolotl. C. r. Soc. Biol. Paris **112**, 1207—1209 (1933). ~ Les rapports entre le contrôle hormonal et neuro-humoral de la pigmentation mélanique chez l'axolotl. C. r. Soc. Biol. Paris **112**, 1655—1656 (1933). ~ La nature sympathique de l'inhibition de la mélanogénèse chez les oiseaux. C. r. Soc. Biol. Paris **117**, 425—427 (1934).

Weddell, G.: The pattern of cutaneous innervation in relation to cutaneous sensibility. J. of Anat. **75**, 346—367 (1941). ~ The multiple innervation of sensory spots in the skin. J. of Anat. **75**, 441—446 (1941). ~ Somethesis and the chemical senses. Annual Rev. Psychol. **6**, 119—136 (1955). — **Weddell, G., W. Pallie** and **E. Palmer:** The morphology of peripheral nerve terminations in the skin. Quart. J. Microsc. Sci. **95**, 483—501 (1954). ~ Studies on the innervation of skin. I. The origin, course and number of sensory nerves supplying the rabbit ear. J. of Anat. **89**, 162—174 (1955). — **Weddell, G., and W. Pallie:** The value of „spreading factors" in the demonstration of tissue neural elements. Quart. J. Microsc. Sci. **95**, 389—397 (1954). ~ Studies on the innervation of skin. II. The number, size and distribution of hairs, hair follicles and orifices from which the hairs emerge in the rabbit ear. J. of Anat. **89**, 175—188 (1955). — **Weddell, G., D. A. Taylor** and **C. M. Williams:** Studies on the innervation of skin. III. The patterned arrangement of the spinal sensory nerves to the rabbit ear. J. of Anat. **89**, 317—342 (1955). — **Wiedmann, A.:** Über das Vorkommen von „neurohormonalen" Zellen in der menschlichen Haut. Acta neurovegetativa (Wien) **1**, 617—623 (1950). ~ Studien über das neurohormonale System der menschlichen Haut. Acta neurovegetativa (Wien) **3**, 354—372 (1952). — **Woollard, H. H., G. Weddell** and **J. A. Harpman:** Observations on the neurohistological basis of cutaneous pain. J. of Anat. **74**, 413—440 (1940).

Zimmermann, K. W.: Über einige Formverhältnisse der Haarfollikel des Menschen. Z. mikrosk.-anat. Forsch. **38**, 503—553 (1935). — **Zorzoli, G. C., e G. Maggi:** Contributo allo studio del parasimpatico spinale dei palmipedi. Monit. zool. ital. **57**, 73—76 (1950).

Brustdrüse.

Belonoschkin, B.: Physiologisch-anatomische Untersuchung über die Empfänger der Kaltempfindung. Z. Zellforsch. 18, 555—572 (1933).
Cathcart, E. P., F. W. Gairns and **H. S. D. Garven:** The innervation of the human quiescent nipple. J. of Anat. 84, 67 (1950), Abstr.
Eggeling, H. v.: Die Milchdrüse. In Handbuch der mikroskopischen Anatomie, Bd. III/1, S. 117—153. Berlin: Springer 1927.
Garven, H. S. D.: The autonomic ground plexus in the connective tissues of the human nipple. Acta neurovegetativa (Wien) Suppl. 6, 87—100 (1955).
Jabonero, V.: Innervation efférente du sein humain. Acta neurovegetativa (Wien) 6, 243—272 (1953).
Lassmann, G.: Über die Verwendbarkeit der Silbermethoden zur Darstellung des peripheren, vegetativen Nervensystems. Acta neurovegetativa (Wien) Suppl. 6, 144—152 (1955).— **Linzell, J. L.:** The blood and nerve supply to the mammary glands of the cat and other laboratory animals. Brit. Vet. J. 109, 427—433 (1953). — **Lucchi, G. de.:** L'innervazione del musculo areolo-mammillare dell'uomo. Atti Soc. med.-chir. Padova 13, 6—14 (1935).
Morozowa, M. G.: Zur Morphologie der sensorischen Innervation der weiblichen Brustdrüse. Arch. Anat. (Moskva) 31, 50—55 (1954).
Ottolenghi, M.: Contributo alla conoscenza dell'innervazione della ghiandola mammaria nella capra. Monit. zool. ital. 48, 111—118 (1937).
Seki, H.: Innervation, especially sensory innervation of mamma of female dog. Arch. hist. jap. 6, 501—512 (1954). — **Stello Capuro, G. M., e N. Spolidoro:** Primi contributi allo studio delle fibre nervose del capezzolo in diverse condizioni funzionali della ghiandola mammaria. Boll. Soc. ital. Biol. sper. 25, 1—4 (1949). — **Suga, J.:** Histological studies on the innervation of the papilla and areola mammae (especially on the sensory terminations in the adult male.) Tohoku Med. J. 45, 327—336 (1951).

XIX. Bewegungsapparat.
Bänder und Knochen.

Baumann, J. A., u. **G. Masson:** Der Nachweis von Nervenfibern in einem Discus articularis durch A. Webers Silberimprägnation. Verh. Anat. Ges. Marburg. 50. Verslg. Anat. Anz., Erg.-H. 99, 190 (1952).
Comparini, L.: Contributo alla conoscenza dei corpuscoli nervosi terminali situati in rapporto coi vasi arteriosi e venosi dell'arto superiore nell'uomo. Monit. zool. ital. 62, Suppl., 474—478 (1934).
Daubenspeck, K.: Die Innervation der Synovialmembran und ihre Veränderungen bei der Heine-Medinschen Krankheit. Z. Orthop. 68, 139—151 (1938). — **Drager, G. A.:** Nerve fibers within the cranio-pharyngeal canal. Anat. Rec. 88, 235—239 (1944).
Gardner, E. D.: Nerve terminals associated with the knee joint of the mouse. Anat. Rec. 83, 401—419 (1942). ~ The innervation of the knee joint. Anat. Rec. 101, 109—130 (1948). ~ The innervation of the hip joint. Anat. Rec. 101, 353—371 (1948). ~ Nerve supply of diarthrodial joints with particular reference to possible functions in locomotion. Anat. Rec. 103, 453—454 (1949). ~ Nerves and nerve endings in joints and associated structures of monkey (Macaca mulatta). Anat. Rec. 124, 393 (1956), Abstr. — **Gerneck, J.:** Über die Nerven der Synovialmembran. Arch. f. Orthop. 28, 599—604 (1930). ~ Über die Innervation der Synovialmembran beim Menschen. Z. Anat. 97, 515—534 (1932).
Hurrel, D.: The nerve supply of bone. J. of Anat. 72, 54—61 (1937).
Igari, T.: Histological study on innervation of joints, especially of knee joint of adult man. Arch. hist. jap. 8, 657—665 (1955).
Jeletzky, A. G.: Über die Innervation der Kapsel und der Epiphysen des Kniegelenkes. Arch. klin. Chir. 158, 237—275 (1930). — **Jung, A., et A. Brunschwig:** Recherches histologiques sur l'innervation des articulations des corps vertébraux. Presse méd. 1932, 316—317.
Kuntz, A.: On the occurence of sympathetic nerve fibers in muscles of the extremities following experimental degeneration of the spinal nerves. J. Comp. Neur. 43, 357—370 (1927).
Laudicella, V.: Sulla innervazione dei menischi del ginocchio. Riass. Biol. Uman. Firenze 2, 195—202 (1947). — **Loffredo, C.:** Sulle espansioni nervose del menisco articolare del ginocchio (1). Monit. zool. ital. 56, Suppl., 292—294 (1948). ~ Le espansioni nervose sensitive periarticolari del ginocchio nell'uomo. Boll. Soc. ital. Biol. sper. 25, 999—1003 (1949).
Malato, G.: Terminazioni nervose nella membrana interossea della gamba dell'uomo. Monit. zool. ital. 45, Suppl., 304—305 (1935).
Nozaki, K.: On the innervation, especially the sensory innervation of the periosteum and the area surrounding it in the earlier stage of human embryo. Arch. hist. jap. 9, 269—282 (1955).
Oda, M.: Über die Nervenendigungen, die sich in Gelenkkapsel und Synovialhaut verteilen, und über die Nerven in den Knorpelgeweben. Mitt. med. Acad. Kioto 14, 589—596 (1935). ~ Über die Nervenendigungen in der Gelenkkapsel und in der Synovialhaut. Jap.

J. Med. Sci. **6**, 149—150 (1937), Abstr. ~ Über die Nerven in der Gelenkkapsel und im Knorpelgewebe. Jap. J. Med. Sci. **6**, 236 (1937), Abstr.
Roofe, P. G.: Innervation of annulus fibrosus and posterior longitudinal ligament. Arch. of Neur. **44**, 100—103 (1940). — **Rossi, F.:** Sur l'innervation fine de la capsule articulaire. Acta anat. (Basel) **10**, 161—232 (1950).
Samuel, E. P.: An histological and sensory investigation to determine the role of the articular capsel in joint sensation. J. of Anat. **84**, 77, 408—409 (1950), Abstr. ~ The autonomic and somatic innervation of the articular capsule. Anat. Rec. **113**, 53—70 (1952). — **Sasybin, N.:** The innervation of cartilago tissue. Arch. russ. Anat. **21**, 327, 372 (1939). — **Schartau, O.:** Beiträge zur Innervation der Reptilien. I. Allgemeinere morphologische Verhältnisse des Rückenmarkes; Innervation der Haut, der Unterhaut und des in der Verknöcherung befindlichen Wirbelkörpers der Blindschleiche. Z. mikrosk.-anat. Forsch. **39**, 172—214 (1936). **Shimoda, F.:** Innervation, especially sensory innervation of the kneejoint and the motor organs around it in early stage of human embryo. Arch. hist. jap. **9**, 91—107 (1955). — **Stefanelli, A.:** Su di alcune espansioni nervose nel periostio e nel pericondrio dei rettili. Monit. zool. ital. **45**, 115—120 (1934). — **Sunder-Plassmann, P., u. K. Daubenspeck:** Die vegetative Innervation der Synovialmembran des menschlichen Kniegelenkes. Dtsch. Z. Chir. **250**, 158—166 (1938).
Tsukada, K.: Histologische Studien über die Zwischenwirbelscheibe des Menschen; histologische Befunde des Foetus. Mitt. med. Akad. Kioto **24**, 1172—1174 (1938). ~ Histologische Studien über die Zwischenwirbelscheibe des Menschen; Altersveränderungen. Mitt. med. Akad. Kioto **25**, 207—209 (1939).

Skeletmuskulatur.

Baumann, J. A.: Quelques observations sur les constituants nerveux de la synapse neuromusculaire. C. r. Assoc. Anat. (36. Réun.), **1949**, 53—55. — **Boeke, J.:** Some remarks on the papers by H. J. Wilkinson on the innervation of the striped muscle fibers. J. Comp. Neur. **51**, 299—309 (1930). ~ Quelques remarques à propos de l'article de H. J. Wilkinson sur l'innervation du muscle strié. Bull. Histol. appl. **8**, 100—109 (1932). ~ Innervationsstudien. V. Der sympathische Grundplexus und seine Beziehungen zu den quergestreiften Muskelfasern und zu den Herzmuskelfasern. Z. mikrosk.-anat. Forsch. **34**, 330—378 (1933).
Coates, A. C., and O. W. Tiegs: The influence of the sympathetic nerves on skeletal muscle. Austral. J. Exper. Biol. a. Med. Sci. **5**, 9—46 (1928).
Hines, M., and S. Tower: Studies on the innervation of skeletal muscles. II. Bull. Johns Hopkins Hosp. **42**, 264—307 (1928).
Kuré, Ken: Histologische Studien über die extrapyramidalen Bahnen. II. Z. Zellforsch. **13**, 276—289 (1931). — **Kuré, Ken, u. S. Okinaka:** Histologische Studien über die extrapyramidalen Bahnen. IV. Z. Zellforsch. **17**, 467—470 (1933).
Nakanishi, M.: Über den Einfluß des regulatorischen (autonomen) Nervensystems auf die Skeletmuskeln. Keijo J. Med. **2**, 578—584 (1931). — **Nicolai, L.:** Die Beziehung des Sympathicus zur quergestreiften Muskulatur. Schr. Königsberg. gelehrte Ges. **11**, 1—29 (1934). — **Notter, H.:** Die Aktionsströme sympathischer Impulse in den Muskeln während natürlicher, reflektorischer Tätigkeit. Z. Biol. **97**, 343—351 (1936).
Okamura, Ch.: Die drei Arten der Muskelspindeln. Z. mikrosk.-anat. Forsch. **39**, 394—408 (1936).
Ploegsma, W.: Autonomes Nervensystem und quergestreiftes Muskelgewebe. Diss. Amsterdam 1940.
Rasanowa, V. D.: Die sympathische Innervation der Skeletmuskulatur in der Ontogenese. Fiziol. Ž. **25**, 391—401 (1938). — **Rossi, O.:** Reperti nuovi in tema di innervazione della fibra muscolare striata. Monit. zool. ital. **45**, 197—203 (1934).
Spadafina, L.: Sul significato anatomico e funzionale delle espansioni placoidi nei fusi neuro-muscolari. Monit. zool. ital. **42**, 96—101 (1931). — **Stefanelli, A.:** Chiarimenti alle osservazioni del Prof. J. Boeke (1) sulle mi ricerche intorno alla doppia innervazione dei muscoli striati. Monit. zool. ital. **41**, 215—222 (1930).
Tiegs, O. W.: The innervation of the striated musculature in python. J. Exper. Biol. a. Med. Sci. **9**, 191—201 (1932). — **Tower, S.:** A study of the sympathetic innervation to skeletal muscle. Amer. J. Physiol. **78**, 462—493 (1926). ~ Further study of the sympathetic innervation to skeletal muscle. Anatomical considerations. J. Comp. Neur. **53**, 177—203 (1931). — **Tsunoda, T.:** Morphologische Studien über die Innervation der willkürlichen Muskeln. Virchows Arch. **267**, 413—420 (1928). — **Tushnova, V. M.:** On the sympathetic innervation of striated muscles. Bull. Biol. et Med. exper. URSS. **5**, 32—33 (1938).
Wilkinson, H. J.: The innervation of striated muscle. Austral. Med. J. **2**, 768—793 (1929). ~ Experimental studies on the innervation of striated muscle. J. Comp. Neur. **51**, 129—151 (1930). ~ Further experimental studies on the innervation of striated muscle. J. Comp. Neur. **59**, 221—238 (1934). — **Woollard, H. H.:** The innervation of voluntary muscle. C. r. Assoc. Anat. (22. Réun.) **1927**, 256—257.

Nachtrag zur Literatur.

Ábrahám, A.: Über die Struktur und die Endigungen der Aorticusfasern im Aortenbogen des Menschen mit Berücksichtigung der Cholinesterase-Aktivität der Pressoreceptoren. Z. mikrosk.-anat. Forsch. 62, 194—228 (1956). — **Boss, J.,** and **J. H. Green:** The histology of the common carotid baroceptor areas of the cat. Circulation Res. 4, 12—17 (1956). — **Bullón Ramírez, A.:** Experimentelle Studien über die Innervation der kleinen Blutgefäße. Acta neurovegetativa (Wien) 14, 133—148 (1956). — **Calabrisi, P.:** The nerve supply of the erectile cavernous tissue of the genitalia in the human embryo and fetus. Anat. Rec. 125, 713—725 (1956). — **Campenhout, E. van:** L'innervation des vaisseaux sanguins de l'intestin. Acta neurovegetativa (Wien) 14, 34—48 (1956). — Contribution a l'etude de l'innervation du poumon chez la poule adulte. Archives de Biol. 67, 1—19 (1956). — **Cauna, N.:** Nerve supply and nerve endings in the Meissner's corpuscules. Amer. J. Anat. 99, 315—350 (1956). — **Causy, G.,** and **H. Hoffman:** The ultrastructure of the synaptic area in the superior cervical ganglion. J. of Anat. 90, 502—507 (1956). — **Côrte-Real, E.,** e **A. Coimbra:** Estroma conjuntivo e innervação do córtex suprarenal. Fol. anat. Univ. coimbr. 30, 10, 1—11 (1956). — **Damiani, R.,** e **U. Filippini Battistelli:** Studio sullo sviluppo embriologica del sistema nervoso intramurale dell'esofago. Arch. ital. Anat. e Embriol. 61, 253—277 (1956). — **Gerebtzoff, A. M.:** Recherches sur l'innervation cholinergique comparée du coeur de mammifère et de tortue. Ann. d'histochim. 1, 166—175 (1956). — **Graf, W.,** and **U. Hjelmquist:** Caliber spectra of dental nerves in dogs and cattle. J. Comp. Neur. 103, 345—353 (1955). — **Honjin, R.:** The innervation of the pancreas of the mouse, with special reference of the structure of the peripheral extension of vegetative nervous system. J. Comp. Neur. 104, 331—371 (1956). — **Iwaki, K.:** Über die Innervation der Nebenniere von Meerschweinchen. Kurume Med. J. 2, 204—217 (1955). — **Jabonero, V.:** Efferente Innervation der Blutgefäße. Acta neurovegetativa (Wien) 14, 16—32 (1956). — **Kimura, Ch.:** Vascular sensitivity. Acta neurovegetativa (Wien) 14, 170—189 (1956). — **Kuntz, A., H. H. Hoffman** and **M. W. Jacobs:** Nerve fiber components of communicating rami and sympathetic roots in man. Anat. Rec. 126, 29—41 (1956). — **Lassmann, G.,** u. **P. Fuchsig:** Histologische Untersuchungen an der Haut des Fußrückens nach lange zurückliegenden Erfrierungen. Acta neurovegetativa (Wien) 14, 49—66 (1956). — **Lindgren, P., A. Rosén, P. Strandberg** and **B. Uvnäs:** The sympathetic vasodilator outflow — a cortico-spinal autonomic pathway. J. Comp. Neur. 105, 95—109 (1956). — **Mulligan, J. H.:** Nerfs des articulations intervertébrales. VI. Congrès Fédératif International d'Anatomie, Paris 1955. — **Murakami, M.:** Mikroskopische Studien zur Innervation des Thymus der Ratte. Kurume Med. J. 2, 191—203 (1955). — **Muratori, G.:** Paragangli. Enciclopedia Med. ital. 7, 948—953 (1955). — **Otsuji, S.:** A histological study of the afferent innervation of the testis of the dog. Arch. jap. Chir. 24, 358—364 (1955). — **Renzoni, A.:** Il plesso di Auerbach nella doccia esofagea dei ruminati. Arch. ital. Anat. e Embriol. 61, 17—33 (1956). — **Sato, H.:** A histological study of the afferent innervation of the ovary of the dog. Arch. jap. Chir. 24, 456—469 (1956). — **Skoglund, St.:** Anatomical physiological studies of knee joint innervation in the cat. Acta physiol. scand. (Stockh.) 36, Suppl. 124, 3—101 (1956). — **Sol Bernick:** The innervation of the teeth and periodontium of the rat. Anat. Rec. 125, 185—205 (1956). — **Stilwell, D. L.:** The nerve supply of the vertebral column and its associated structures in the monkey. Anat. Rec. 125, 139—169 (1956). — **Tischendorf, F.:** Die Innervation der Säugermilz. Biol. Lat. (Milano) 9, 307—342 (1956). — **Webber, R. H.:** The lumbar nerves in a body with six lumbar vertebrae. Anat. Rec. 126, 123—126 (1956).

Namenverzeichnis.

Die *kursiv* gedruckten Zahlen weisen auf das Literaturverzeichnis hin.

Abe, R. *597*
— Y. 291, 292, 425, *592*
— N. Endo u. M. Goto 294, *578*
— s. Ogasawara, N. 292, *581*
Abeatici, S. s. Ferrero, R. *568*
Ábrahám, A. 78, 84, 86, 87, 115, 133, 135, 139, 145, 153, 166, 168, 170, 173, 177, 179, 186, 187, 191, 198, 204, 206, 209, 210, 213, 215, 216, 217, 223, 293, 294, 304, 306, 345, 351, 405, 429, 498, *532*, *543*, *553*, *560*, *563*, *567*, *578*, *582*, *592*, *604*, *607*, *613*
— u. L. Sin *532*
Adrion 298, 300
Afra, D. s. Botár, J. 103, *549*
Agababow 144, 147
Agduhr 6, 221
D'Agostino, N. *560*
Aiba, K. 194, 196, 198, 292, *563*, *567*
— s. Tokumitsu, Y. *582*
Akagi 458
Akkeringa, L. I. 135, 161, 194, 195, 204, 222, 383, 517, 518, *553*, *563*, *567*, *607*
Akulinin, A. A. 75, *543*
Alcala-Santaellá, R. 2, *530*, *595*
Alexander, W. F. 74, 410, 411, *541*, *582*, *590*
— A. Kuntz, W. P. Henderson u. E. Ehrlich 74, *541*
— s. Kuntz, A. *546*
— s. Mehler, W. R. 75, *547*
Alexandrowicz, I. S. 187, *563*, *582*
Allan, F. D. 200, *563*, *567*
Allison, I. E. 41, *536*
Alpert, L. K. 31, 270, 272, 277, 278, 280, *577*
— s. Foley 105
— s. Ranson, S. W. 93, 95, 102, *551*
Altmann 353
Altschul, R. 38, *536*
Alvarado, F. *590*
Alvim Dias Costa, C. A. de *543*
Alzheimer-Mann 78
Amell, N. *541*
Amicis, E. de 507, 509, *532*, *553*, *607*

Amicis, E., u. M. Negri 428, *592*
Amikura, H. s. Higashigo, S. 104, *550*
Amoroso, E. C., E. R. Bell, A. S. King u. H. Rosenberg *567*
Amprino, R. 53, 55, *536*, *604*
— s. Levi-Montalcini, R. 479, *531*, *605*
Anderson, F. D. s. Noback, I. 200, *565*
Andrejew, I. D. 421, *590*
Andres, K. H. u. R. Kautzky 6, 7, 88, 89, 91, *530*, *543*
Andrew, B. L., u. I. Olivier 428, *592*
Andrzejewski, C. 89, 135, 217, 480, 481, 482, 483, 484, 486, 503, 504, 505, 506, 507, 508, 509, 510, 511, 512, 513, *607*
Anraku, E. 38, 49, 56, *536*
Anson, B. I. s. Jamieson, R. W. 545
Anufriew, W. N. 183, 201, *563*
Aoki 39
— s. Ito, T. 297, *538*, *580*
Arimoto, K., u. R. Miyagawa 429, 432, 447, 451, *592*, *595*
Armenio u. Laforgia 302, *579*
Arndt 77
Arnstein s. Kollmann 77
Arpino, G. 191, 194, 196, *563*
Arnulf, G. 87, 88, *543*
Aros, B. T. Barka, Z. Pósalaky u. G. Gerecze 41, 87, *536*, *543*
Asai, S. 88, *543*
Aschieri, F. s. Mazzella, A. *534*
Ask-Upmark, E. s. Putnam, T. J. *603*
Auerbach 9, 11, 23, 24, 32, 54, 60, 63, 66, 118, 244, 305, 306, 307, 308, 309, 310, 311, 312, 313, 314, 316, 320, 322, 323, 324, 325, 326, 327, 328, 329, 330, 335, 336, 337, 338, 339, 340, 341, 342, 343, 344, 345, 346, 347, 351, 357, 358, 359, 360, 361, 362, 363, 364, 365, 366, 368, 369, 370, 371, 372, 373, 374, 375, 377, 380, 381, 382, 385, 386, 387, 388,

389, 391, 392, 393, 394, 395, 399, 401, 402, 403, 404, 406, 410, 412, 414
Auriti, G. *549*
D'Avino, A. u. C. Loffredo-Sampaol *582*
Axford, M. 70, 74, *542*
Azan 78
Azuma, J. s. Iwasaki, K. 498, *604*
Azzali, G. s. Mazzella, A. *534*

Babkin, B. P. *579*
Baca Puerta, I. J. *579*
Bachmann, R. 271, *573*, *577*
Bachromejew, I. R. u. N. A. Ter-Ossipowa *576*
Bacq, Z. M., u. L. Brouha *597*
— s. Coppée, G. 86, *537*, *544*
Bacsich, P. 63, *536*
— s. Blair, D. M. 64, *536*
— s. Kiss, F. 62, *538*
Bänder, A. 39, *536*
Bakay jr., L. v. 181, 216, 448, 473, 478, *561*, *567*, *595*, *602*
Baker, J. R. s. Casselmann, W. G. B. 40, *536*
— s. Edwards, L. F. *544*
Balfour 2
Bálint, I. s. Kiss, F. 509, *607*
Barbey-Gampert, M. 84, *543*
Barboni 40, *536*
Bardenstein, S. 270, *577*
Bargmann, W. 244, 245, 257, 258, 261, 264, 266, 419, *573*, *576*, *578*, *590*
— u. W. Hild *573*
— — R. Ortmann u. Th. H. Schiebler *573*
Bariatti, R. s. Conti, G. 166, 429, 430, 432, *554*, *592*
Barka, T. s. Aros, B. 41, 87, *536*, *543*
Barlow, C. M., u. W. S. Root 498, *604*
Barnard, J. W. *607*
Baron, H. 30, 45, 47, 48, 86, *536*, *543*
Barr, M. L. *536*
— u. E. G. Bertram 46, *536*
— L. F. Bertram u. H. A. Lindsay 46, *536*

Barr, M. L. s. Prince, R. H. 539
Barron, D. H. 295, *579*
Basedow 269
Battancs, L. s. Botar, J. *583*
Battavies, L. s. Botár, J. *583*
Baud, Ch. A. 65, *540, 579*
— I. A. Baumann u. A. Weber *553*
— u. E. Pernoux 65, *540*
— s. Held, A. J. 298, 301, 302, *580*
Bauer 22, 86, 352
— K. F. 11, 108, 118, 157, *529, 530, 551, 553*
Baumann, A. 9, 186, 429, 434, *530, 563, 592*
— I. A. 145, 296, 297, *553, 579, 582*
— s. Baud, Ch. A. *553*
— J. A. 513, 528, *607, 612*
— u. G. Masson 528, *611*
Beaufays, J. 144, 164, 204, 461, 462, *553, 567, 599*
— s. Goecke, H. 458, 460, 461, *600*
Beaton, L. E., C. A. Holmes u. W. F. Windle *536*
Becher, H. 439, 440, *595*
Becker, A. s. Botár, J. 183, 487, *563, 583, 604*
— R. F. 9, 303, *530, 582*
— u. J. Grunt 74, *543*
Bell, E. R. s. Amoroso, E. C. *567*
Belli, L. s. Staudacher, V. 164, 354, *559, 589*
Bellone, A. 87, *543, 549*
Belonoschkin, B. 462, 524, *599, 611*
Belowa, M. *563*
Benedetto, V. 292, *579*
Benedikt 478
Bennett, H. S. s. Robertis, E. D. P. de 65, *541*
Benninghoff, F. 373, *582*
Benoit, A. 173, 174, *561*
Berends, J., u. G. Schallock 505, *607*
Berg, G. s. Greving, R. 351, *584*
Berger, H. 231, *567*
— L. 454, 460, *597, 599*
— u. J. Vaillancourt *532*
Berkelbach van der Sprenkel, H. 217, 298, 299, 301, 302, 303, *567, 579*
Bernick, S. 298, 299, 300, 302, *579*
Bersch, A. 216, *567*
Berselli, L. u. G. Mattioli 86, *543*
— u. G. Rossi 86, *543*

Bertelli, L. *567*
— u. R. Magaldi *567*
Bertram, E. G. s. Barr, M. L. 46, *536*
— L. F. s. Barr, M. L. 46, *536*
Bertrand, I. u. J. Guillain *536*
Bethe, A. 293, *536, 579, 582*
— u. M. Fluck 36, *536*
Bickel, R. D. s. Peden, I. K. 324, *588*
Bidder 185
Bielschowsky, M. 11, 14, 15, 16, 17, 18, 19, 20, 21, 22, 24, 25, 26, 28, 37, 41, 42, 44, 47, 49, 50, 51, 55, 56, 58, 59, 60, 61, 62, 63, 64, 66, 67, 68, 69, 70, 76, 77, 80, 81, 82, 83, 84, 89, 90, 91, 92, 93, 94, 95, 96, 97, 98, 99, 100, 101, 102, 104, 111, 112, 113, 114, 116, 117, 118, 119, 120, 121, 122, 124, 129, 130, 131, 132, 133, 134, 135, 136, 137, 138, 139, 140, 141, 142, 143, 144, 145, 146, 147, 150, 151, 152, 153, 154, 155, 156, 158, 159, 160, 161, 162, 163, 164, 165, 166, 167, 168, 169, 170, 171, 174, 175, 176, 177, 178, 180, 182, 187, 188, 189, 190, 191, 192, 193, 194, 195, 196, 197, 199, 202, 203, 204, 205, 207, 208, 210, 211, 212, 213, 214, 215, 216, 218, 219, 220, 223, 224, 225, 226, 227, 229, 230, 232, 233, 234, 236, 237, 238, 239, 240, 241, 245, 246, 247, 248, 249, 250, 251, 252, 253, 254, 255, 256, 257, 258, 259, 260, 261, 262, 263, 264, 265, 268, 269, 271, 272, 273, 274, 275, 276, 277, 278, 279, 280, 281, 282, 284, 285, 286, 287, 288, 289, 292, 295, 301, 305, 306, 307, 308, 309, 310, 311, 312, 313, 314, 315, 316, 317, 318, 319, 320, 321, 325, 326, 327, 329, 330, 332, 333, 340, 341, 343, 344, 345, 346, 347, 348, 349, 350, 352, 353, 354, 355, 356, 359, 362, 363, 364, 365, 366, 367, 368, 369, 370, 371, 372, 375, 376, 377, 378, 379, 380, 381, 383, 384, 385, 387, 388, 389, 390, 394, 395, 396, 397, 398, 399, 400, 402, 403, 404, 405, 407, 408, 409, 410, 411, 412, 413, 414, 415, 416, 417, 418, 419, 420, 421, 422, 423, 424, 426, 427, 428, 430, 431, 432, 433, 437, 438, 439, 440, 441, 442, 443, 444, 445, 446, 451, 453, 458, 460, 461, 462, 463, 465, 466, 468, 469, 470, 471, 474, 475, 476, 477, 480,

481, 482, 483, 486, 488, 489, 490, 492, 493, 494, 495, 496, 497, 499, 501, 502, 504, 505, 506, 507, 508, 510, 511, 512, 514, 515, 517, 518, 519, 520, 521, 522, 525, 527, 528, *532, 536*
Bielschowsky-Gros 293, 299, 358, 524
Billingham, R. E. *607*
Billingsley s. Wilson 173, 179
Birrell, I. H. W. s. Willis A. G. 173, 174, *535, 563*
Biscop, de 54, 58, 119, 169, 359, 401, *532, 553, 582*
Björlin, S. s. Graf, W. *580*
Blair, D. M. *567*
— P. Bacsich u. F. Davies 64, *536*
— u. F. Davies 153, 191, 194, *553, 563*
Blotevogel, W. 31, 464, *599*
— u. H. Poll *599*
Bo, M. del s. Livan, M. 505, *607*
Bocca, E. *544*
Bochdalek 228
Bodian, D. 27, 29, 107, 145, 157, 245, 257, 484, *536, 573*
— M., M. O. Carter u. B. C. Wardt *582*
Boeke, J. 22, 28, 110, 112, 115, 116, 118, 121, 123, 125, 127, 136, 137, 138, 139, 144, 147, 151, 153, 156, 157, 159, 160, 161, 169, 173, 195, 204, 217, 218, 222, 269, 272, 278, 296, 315, 351, 383, 420, 427, 473, 487, 488, 491, 492, 493, 494, 495, 496, 497, 498, 501, 502, 503, 517, 519, 520, 529, *532, 553, 563, 567, 576, 579, 582, 604, 608, 612*
Bondray, O. s. Savay, G. 87, *548*
Bonivento, E. s. Morin, F. 200, *565*
— s. Ottaviani, G. 54, 145, 164, 306, 308, 309, 325, 329, 331, *587*
Bontoux, Y. s. Mosinger, M. 36, *538*
Bordallo, F. s. Jabonero, V. 326, 401, 403, 405, *529, 538, 555, 585*
Borell, N. u. H. Holmgren *576*
Borelli, C. s. Muratori, G. 200, 201, *565*
Börger, G. *532*
Bollack 211
Bolognesi, G., u. G. Brugi *597*
Bonard, E. Ch. 209, 215, *567*
Bonivento, E. u. J. Morin 219, *568*
Boros, A. 70, *542*

Borowskaja, A. J. *568*
— s. Lawrentjew, B. I. 69, 145, 150, 228, *541*, *556*, *570*
Borri, N. 222, 498, *553*, *604*
Borsetto, P. L. *582*
— u. P. Cavazzana 306, 308, *583*
— s. Cavazzana, P. 338, 357, 368, 372, 373, 375, 380, 399, *583*
Bosque, P. Gomez s. Jabonero, V. *529*, *538*, *555*, *585*
Boss, J., u. J. H. Green *613*
Botár, G. *532*
— J. 57, 70, 75, 87, 104, 106, 173, 306, 487, *536*, *542*, *544*, *549*, *561*, *563*, *583*, *604*
— D. Afra, P. Moritz, E. Schiffmann u. M. Scholtz 103, *549*
— u. L. Battancs *593*
— L. Battavies u. A. Becker *583*
— u. A. Becker 183, 487, *563*, *604*
— u. G. Popjak 324, *583*
— u. L. Pribék 182, *604*
— u. G. Sere 70, 72, *542*
— u. L. O'Shaughnessy 270, *577*
— Világhi, M. u. G. Sere 70, 72, *542*
— s. Kiss, F. *546*
— s. Orts Llorca 75, *547*
Bouckaert, J. J. s. Heymanns, C. *569*
Bowman 441
Boyd, I. D. 73, 174, 180, 200, 215, 303, 304, *542*, *561*, *563*, *579*
— u. G. P. McGullagh *561*
Boyden, E. A. *583*, *590*
Bradlaw, R. *579*
Bradley, F., I. T. Small, I. W. Wilson u. W. Walters 334, *583*
Braeucker, W. 183, 201, 283, 323, 435, *563*, *595*
Brandt, W. 334, 343, *583*
Brashear, A. D. *579*
Bratianu 410
— s. Bratianu, S. *583*, *590*
— S., C. Stefanesco u. Bratianu *583*, *590*
Brauer, A. 270, *577*
Braus 109, 414, 435
Bremer 222
Brettschneider, H. 245, 249, 251, *573*
Bright, E. M. s. Cannon, W. B. *544*
Brites, G. 455, *597*
— I. 144, *553*
Britton, W. A. s. Tomasch, J. 426, *595*

Brizzee, K. R. 3, *530*
— u. A. Kuntz *530*
Bron, A. s. Szepsenwol, I. 186, *566*
Bronk, D. W. 86, *536*, *544*
Bronkhorst, W., u. C. Dijkstra 432, *592*
Brooks, C. Mc. C., u. I. Gersh 245, 261, *573*
Broseta, F. s. Llombart, A. *586*
Brouha, L. s. Bacq, Z. M. *597*
Brown, M. E. 101, 103, 221, 369, *549*, *568*
— G. L., u. W. Feldberg *536*
— R. s. Mitchell, G. A. G. 186, *565*
— W. H., u. E. F. Hirsch *599*
Browne, M. J. 9, *530*
Brücke, H. v. 86, *544*
Brugi, G. s. Bolognesi, G. *597*
Bruni, A. C. 480, *604*
Bruno, G. 159, 473, *553*, *568*, *579*, *597*, *602*
Brunschwig, A. s. Jung A., 528, *611*
Bucciante, L., u. E. de Lorenzi *536*
— s. Levi, G. *552*
Bucy, P. C. 245, 251, *574*
Budge 478
Bueker, E. D. *544*
— u. S. Leeper *530*
Bülbring, E. *532*
Bullón-Ramirez, A. 154, 326, 328, 401, *553*, *583*, *613*
— u. F. Lamas-López 326, *583*
Bullón u. Stiefel 144
Buño, W. 519, *608*
Burgh Daly, M. de u. D. H. L. Evans 105, *549*
— u. L. E. Mount *592*
Burkanowa, N. A. 326, *583*
Burkhardt, E. G. 62, *536*
Burkitt, A. N. s. Wilkinson, H. J. *560*
Burkl, W. 334, *583*
Burns, B. I. 209, 228, *568*
Burrows 109
Burruano, C. *568*
Burton, L. 478, *602*
Busch, E. 213, 473, *553*, *568*, *602*
— W 70, *542*
Butson, A. R. C. *532*

Caballero, V. *579*
Cabanac, I. 283, *578*
Cajal, R. y. 20, 30, 47, 54, 96, 110, 113, 119, 121, 122, 151, 243, 319, 326, 327, 328, 373, 382, 512, *532*, *536*
Calabrisi 9, *530*
— P. *613*
Calderon, L. 298, 301, *579*

Camaen *608*
Caminiti, F. P. 425, *592*
Campbell, B., u. L. L. Larson *597*
Campenhout, E. van 3, 4, 8, 9, 385, 405, 406, 417, 460, *530*, *583*, *590*, *599*, *613*
— u. Ch. Démuylder 454, *597*
— u. A. Grenade 412, *583*, *590*
— s. Simard, L. C. 352, *589*
Campos, R. 362, 372, *583*
Cannon, W. B., H. F. Newton, E. M. Bright, V. Menkin u. R. M. Moore *544*
— u. A. Rosenblueth 86, *544*
Caponetto, A. 74, *536*, *544*
Caporale, L. *595*
Cardillo, I. A. F. *544*
Cardoso, H. *544*
Carleton, A. 295, *579*
Caro, L. G. de 270, 279, *577*
Carpenter, F. G. *590*
Carrato-Jabanez, A. *577*
Carter, M. O. s. Bodian, M. *582*
Casini, E. 294, *579*
Casselmann, W. G. B. u. J. R. Baker 40, *536*
Castro, F. de 15, 30, 38, 48, 53, 55, 58, 61, 70, 79, 85, 86, 87, 88, 97, 99, 122, 133, 134, 135, 159, 166, 169, 171, 173, 177, 178, 179, 180, 213, 215, 217, 222, 242, 243, 317, 326, 327, 357, 359, 415, 419, *532*, *536*, *544*, *554*, *561*, *568*, *573*, *583*, *590*
Cataldi, G. M. 191, *533*, *563*
Catania, V. 90, 302, *544*, *579*
Cathcart, E. P., F. W. Gairns u. H. S. D. Garven 524, *611*
Cauna, N. *608*, *613*
Causey u. Hoffmann 104, *549*
Causy, G., u. H. Hoffmann *613*
Cavazzana, P. *533*
— u. P. L. Borsetto 338, 357, 368, 372, 373, 375, 380, 399, *583*
— s. Borsetto, P. L. 306, 308, *583*
— s. Ottaviani, G. 121, 122, 204, *588*
— P. s. Staudacher, E. V. 447, 452, *598*
Ceccherelli 205, 222
Celotti, A. 277, 280, *577*
Chambost, G. s. Picard, D. 43, 55, *539*
— s. Seite, R. 46, 47, *539*, *548*
— Mmme, s. Picard, D. 270, *578*
Champy 138
— C., R. Coujard u. Ch. Coujard-Champy 122, 127, 140, 295, 296, 297, 418, *554*, *579*, *590*

Chardon, G. s. Malméjac, I. 577
Chasanow, A. T. 592
Chase, S. W. 579
Chawát, Z. 577
Chervet, N. 604
Chlopin, N. S. 110, 551
Chodos, Ch. G. 31, 58, 536
Chorobski, S., u. W. Penfield 228, 229, 473, 568, 602
Chowdary, D. S. 561
Christ, I. 30, 248, 574
— N. 343, 344, 345, 583
Christensen, K. 209, 302, 568, 579, 604
— u. E. Lewis 568, 602
— C. Lewis u. A. Kuntz 435, 595
— u. E. H. Polley 209, 217, 568
— — u. E. Lewis 217, 473, 568, 602
— u. Th. Stuesse 568
Chu, C. H. U. 608
Ciardi-Dupré, G. 174, 178, 561
Clara, M. 36, 162, 219, 536, 554, 568
Clark 491
— E. L., R. Clark u. R. G. Williams 568
— s. Clark, R. 221, 568
— R., u. E. L. Clark 221, 568
— s. Clark, E. L. 568
— S. L. 31, 33, 86, 144, 147, 228, 231, 235, 280, 283, 473, 478, 537, 544, 554, 568, 577, 602
— E. H. Pearson u. H. Hollinshead 537
— s. Hollinshead, W. H. 33, 537
— s. Ranson, S. W. 530
— s. Windle, W. F. 81, 540, 549
Coates, A. C., u. O. W. Tiegs 528, 612
— A. E. 201, 568
Cobb, S., u. J. E. Finesinger 228, 568, 602
Cocker, R., u. J. M. Hatton 301, 579
— H. I. s. Reiser, K. A. 531
Coimbra, A. s. Côrte-Real, E. 613
Cole, E. C. 537, 583
Colin Nicol, I. A. 544
Collin. R. 261, 574
— u. F. Stutinsky 574
Collucci, G. 54, 541, 542
Colmant 12
Corner, G. W. s. Pallie, W. 466, 601
Comparini, L. 213, 568, 611
Conill, V. 599
Conti, G. 55, 188, 191, 194, 391, 533, 537, 563

Conti, G., u. R. Bariatti 166, 429, 430, 432, 554, 592
Contu, P. 574
— u. G. Mattioli 544
Cook, W. A. 579
Cookson, F. B. s. Mitchell, G. A. G. 186, 565
Cooper, S. 295, 579
— u. P. M. Daniel 604
— W., G. s. Noback, I. 200, 565
Copenhaver, W. M. s. Truex, R. C. 194, 566
Coppée, G., u. Z. M. Bacq 86, 537, 544
Coppo, M. 74, 542
Cordier, P., u. P. Coulouma 103, 283, 549, 578
— L. Devos u. R. Delacroix 457, 599
Corona, G. L. 245, 251, 368, 454, 574, 583, 597
Coronini, C. 360, 583
— G. Lassmann u. E. Skudrzyk 583
— u. A. Weiss 351, 583
Côrte-Real, E. 273, 274, 577
— u. A. Coimbra 613
Costa, C. da 5, 8, 9, 173, 180, 530, 561
Cotte, G., u. R. Noel 549
Coujard, R. 87, 121, 126, 127, 149, 277, 278, 280, 315, 352, 405, 406, 454, 461, 464, 469, 537, 544, 554, 583, 597, 599
— u. H. Daum 464, 465, 467, 599
— s. Champy, C. 122, 127, 140, 295, 296, 297, 418, 554, 579, 590
Coujard-Champy, Ch. s. Coujard, R. 122, 127, 140, 295, 296, 297, 418, 554, 579, 590
Coulouma, M. 103, 106, 549
— P. 270, 549, 577
— u. E. v. Herrath 583
— s. Cordier, P. 103, 283, 549, 578
Courty, A. 568
— u. G. Marchal 391, 583
Courvoisier 77
Cracium, E. C., u. D. Zanne 445, 595
Crampton 492
Creutzfeld, W. 416, 420, 590
Crevatin 222
Croll, M. 245, 258, 574
Csillik, B. s. Savay, G. 87, 548
Custing, H. 574

Daghie, V. s. Papilian, V. 183, 566
Dahl 457

Dahlström, G., u. A. Swensson 65, 72, 541
Da Lage, Ch. 574
Dale, H. H., u. W. Feldberg 86, 544
Dal Zotto u. E. Zanella 445, 595
Dambrin, L. 435, 438, 442, 595
Damiani, N. 304, 579, 602
— R., u. U. Filippini Battistelli 613
Dancz, M. 472, 599
Dandy 260
Danesino, V. 471, 599
Daniel, P. M. s. Cooper, S. 604
Danielopolu, D., J. Marcou u. G. G. Proca 199, 563
Danon, D. 9, 127, 277, 278, 280, 530, 542, 544, 554, 577
Dass, R. 70, 542
— u. D. Sheehan 542
Daubenspeck, K. 524, 528, 554, 568, 611
— s. Sunder-Plassmann, P. 161, 524, 527, 559, 612
Daum, H. s. Coujard, R. 464, 465, 467, 599
Davenport. H. E. s. MacFarland, W. E. 270, 577
— K. H. s. Ranson, S. W. 66, 74, 542
Davhurst, D. I. s. Shaw, P. H. 539
Davies, F. s. Blair, D. M. 64, 153, 191, 194, 536, 553, 563
— E. T. B. Francis u. T. S. King 152, 186, 196, 563
— H. s. Harman, P. J. 595
Davis, A. A. 599
Dawson, A. B. 574
Debeyre, I. 414, 590
— J. s. Thomas, L. B. 590
Deery, E. M. 604
Delacroix, R. s. Cordier, P. 457, 599
Delmas, A. 542
— J., u. G. G. Jayle 106, 549
— I., u. G. Laux 201, 334, 529
Delorenzi, E. 55, 537
— s. Levi, G. 108, 109, 552
Demuylder, Ch. s. Campenhout, E. van 454, 597
Denber, H. C. B. 127, 270, 271, 275, 277, 278, 280, 282, 554, 577
— M. D. s. Herman, C. B. 545
Depaoli, M. s. Ormea, F. 609
Dependorf 298
Dereymaker, A. 9, 530
Desoille, H. s. Lapique, L. 541
Desoille-Merlhes, P. s. Lapique, L. 541
Detwiler, S. R. 4, 530
Dévényi, I., u. J. Holzinger 533
Devon, M. E. 568

Devos, L. s. Cordier, P. 457, *599*
— u. R. Marcelle 479, *604*
Diamare 77
— V., u. M. de Mennato 4, *530*
Dickson, L. M. *592*
Diebold, O. *533*
Dieck, W., u. T. Fujita 291, *579*
Diepen, R. *574*
— s. Spatz, H. *575*
Dijkstra, C. 54, 125, 128, 138, 144, 429, 430, 431, 432, 433, *554, 592*
— s. Bronkhorst, W. 432, *592*
Dikshit, B. B. 86, *544*
Dirksen, G. *563*
Djorup, F. 337, *584*
Dogiel 1, 30, 79, 89, 90, 159, 187, 188, 198, 208, 217, 244, 270, 273, 277, 280, 304, 306, 308, 310, 325, 342, 345, 347, 369, 370, 373, 377, 380, 388, 392, 397, 401, 402, 410, 411, 416, 429, 449, 455, 463, 471, 480, 481, 501, 505, 509
— u. Schemetkin 215
Dogteron, J. s. Nelemans, F. A. 498, 517, *570, 605, 609*
Dokov, V. K. s. Hadjioloff, A. 231, *569*
Doležel, S. *595*
Dolgo-Saburoff, B. 97, 103, 369, *549*
Dollander, A. s. Legait, E. 143, 145, 149, 209, 229, 231, 473, *556, 570, 603*
Donhoffer, A. s. Szentágothai, J. 483, *606*
Dos Santos, E. 334, *584*
Dow, R. S. s. Larsell, O. 145, 148, 432, 434, *556, 593*
Dowgjallo, N. 201, 209, 212, 228, 323, 472, *568, 602*
Drager, G. A. 528, *574, 611*
Drasch 373
Drescher, J. s. Stange, H. *601*
Dressler, W. s. Greving, R. 403, *584*
Droz, B. *608*
Du Bois, F. S. s. Foley, I. O. 87, 101, 105, *545, 550*
Dumont, L. 194, *564, 579, 595*
Dumoulin s. Rogister 283, 286, *578*
Dun, F. T. *554*
Duncan, D. *549*
Dupperoy, G. 465, 469, *599*

Eccles, I. C. 86, *537, 544, 554*
Edwards, L. F., u. R. C. Baker *544*

Eerelman, I., u. I. H. P. Jonxis 295, *579*
Egea-Esteban, A. 470, *599*
Eggeling, H. v. 523, *611*
Eguchi, M. 306, 345, 351, 354, 380, 382, *584*
Ehlers, P. 55, *537*
Ehrlich 451
— E. 115, 116, *544*
— s. Alexander, W. F. 74, *541*
Eicholz, L. s. Mallet-Guy, P. 412, *591*
Eichner, D. 43, 280, *537, 577*
Eiger, M. *564*
Einarson, L. 31, 33, 34, *537*
El-Asfoury, Z. M. *595*
Eletto, L. 87, *544*
Elftmann, A. 148, 428, 429, 430, 432, 434, *592*
Elze 426
Enachescu, M. s. Ionescu, D. 183, *564*
Endo, N. 456, 457, *597*
— s. Abe, Y. 294, *578*
Engelbrecht, W. 31, *537*
Eres, B. s. Kondratjew, N. 184, *564*
— B. M. *564*
Ernyei, E. 473, 478, 479, 480, 487, 491, 493, 494, 498, *602, 604*
Esaki, S. 108, *551*
Esveld van, L. W. 121, 145, 361, 372, 373, 383, *584*
Evans, D. H. L. 104, 105, 277, 283, *550, 577*
— s. Burgh Daly, M. de 105, *549*
— u. I. G. Murray 104, 105, 106, *550*
— s. Murray, J. G. *550*
— L. Th., u. J. Minckler 479, *604*

Falin, L. 62, 69, *541*
— F. J. 168, 170, *554*
— L. I. 12, *530*
Farnsworth, I. s. Kuntz, A. 74, *542*
Fattorusso, V. 125, 143, 147, 152, 153, 194, 195, 199, 222, *554, 564*
Favero, A. s. Toni, G. *548*
Fawcett, D. W. s. Sidmann, A. L. 159, *559*
Faworsky, B. A. 87, *544*
Fearnhead, I., u. I. H. P. Jonxis *579*
Fedele, M. *568*
Fedoroff, N. A., E. I. Terentyeva, M. L. Garfunkel, T. P. Tsesarskaya u. N. S. Rozanova 243, *573*

Fedorow, B. G. 86, 191, 193, *533, 544, 564*
— u. S. J. Matwejewa 87, *544, 564*
Feindel, W. *603*
— W. H. 428, *592*
Feldberg, W. 86, *537, 545*
— u. J. H. Gaddum 86, *545*
— s. Brown, G. L. *536*
— s. Dale, H. H. 86, *544*
Feldmann, N. G. 467, 468, 470, *599*
Fernández-Morán, H. 65, *541, 554*
Ferner, H. 415, 416, 417, 419, 478, *590, 604*
— W. 90, *545*
Ferreira-Marques, I. 129, 523, *554, 608*
Ferrer, D., u. Jiménez de Anta 469, 471, *599*
Ferrero, R., u. S. Abeatici *568*
Feyrter, F. 115, 116, 117, 118, 123, 125, 127, 143, 151, 158, 352, 359, 360, 391, 415, 416, 417, 419, 420, 515, *533, 554, 584, 590*
Field, E. I. 153, *554*
— F. J. 194, 198, *564*
Filatowa, A. G., u. B. I. Lawrentjew 61, 95, 428, *533, 550, 592*
— s. Lawrentjew, B. I. 154, 156, 168, 427, *534, 556, 593*
Filippini Battistelli, U. s. Damiani, R. *613*
Filogamo, G. 306, 401, *584*
— u. F. Vigliani 373, *584*
Finesinger, J. E. s. Cobb, S. 228, *568, 602*
Fink, W. 9, *530*
Finkelstein, H. s. Hollinshead, W. H. 283, *577*
Fischel, A. 4, *530*
Fischer, E., u. H. Kaiserling *533*
— F. 500, *604*
— I. C. s. Mehler, W. R. 75, *547*
— K. *595*
Fischer-Brügge, E., P. Sunder-Plassmann u. K. Röper 244, 391, *533, 554, 568, 584*
Fleming, A. M. 465, *599*
Florentin, P. 270, *576*
Fluck, M. s. Bethe, A. 36, *536*
Foà, P. *573*
Foley u. Alpert 105
— I. O. *545*
— u. F. S. Du Bois 87, 101, 105, *545, 550*
— J. O., u. H. N. Schnitzlein *545*
— S. O. s. Ranson, S. W. 93, 95, 102, *551*

Fontaine 211
— R. s. Lériche, R. 369, *586*
Forbes, H. S. *603*
— u. H. G. Wolff 569, *603*
Fornes, E. s. Llombart, A. 494, 497, 498, *605*
Fornès-Peris, E. 498, *604*
Foster, C. L. 344, *584*
Francese, A. 10, *530*
Francillon, M. R. 184, 185, 186, *564*
Francis, E. T. B. s. Davies, F. 152, 186, 196, *563*
Frankenhäuser 462
Franklin, K. J. 219, *569*
Frankson, C. *591*
Freedmann, B. 193, *564*
Freeman, A. *599*
Friedmann, C. s. Pines, L. 480, *605*
Friedrich, W. 298, 301, *579*
Fritsch 298
Fritz, E. 472, *599*
Fromme, A. 28, *533*
Fuchsig, P. s. Lassmann, G. *613*
Fujii, M. *591*
— T. s. Seto, H. 102, 133, 181, 291, *559, 562, 581*
Fujita, T. s. Dieck, W. 291, *579*
Fukutake 153
Fukuyama, U. s. Seto, H. 138, 140, 207, 296, 297, 420, *558, 572, 581*
Fumio, Y. *595*
Funaoka, S. 88, 103, *545, 550*
— u. S. Uchida 2, 4, 5, *530*
Furitano, G. 294, *579*
Furusawa, T. *545*

Gaddum, J. H. s. Feldberg, W. 86, *545*
Gaetani, L. de 90, *545*
Gagel, O. *537*
Gairns, F. W. 292, *554, 579*
— u. S. D. Garven *545*
— s. Cathcart, E. P. 524, *611*
Garcia Aquilera, F. *564*
— I. Ch. *584*
Gardini, G. F. s. Tarozzi, G. *597, 602*
Gardner, E. D. 524, 525, *611*
Garfunkel, M. L. s. Fedoroff, N. A. 243, *573*
Garven, H. S. D. *554, 611*
— s. Cathcart, E. P. 524, *611*
— S. D. s. Gairns, F. W. *545*
Gask, G. E., u. I. P. Ross *529*
Gasparini, F. 429, 463, 464, *592, 600*
— u. N. Miani 463, 464, *600*

Gaston, E. A., u. G. C. Tedeski *550*
Gatenby, I. B. *551*
— u. T. A. A. Moussa 35, 36, *537*
— u. I. Leslie-Ellis 36, 39, *537*
— s. Moussa, T. A. 39, *539*
Gaudin, P. *569*
Gaupp, jr. R. 43, 80, *537, 545, 574*
— V. s. Spatz, H. *575*
Gaylor, I. B. 144, 429, *593*
Geertruyden, J. van 324, *584*
Gehry, B. M. *537*
Gellért, A. 90, 91, *545, 561, 569*
— s. Kiss, F. 62, *538*
Genis-Gálvez, J. M. 498, *604*
Georgiewsky, I. W. 48, 74, *537, 545*
Gerebtzoff s. Rogister 283, 286, *578*
— A. M. *613*
— M. A. s. Malaise, E. 87, *547*
Gerecze, G. s. Aros, B. 41, 87, *536, 543*
Gerlach, L. 119, 121, 151, 153, 512, *564*
Gerling, R. 25, 150, 151, 391, *533, 584*
Gerneck, I. 222, 524, 527, 528, *569, 611*
Gersh, I. *574*
— s. Brooks, C. Mc. C. 245, 261, *573*
Ghiringhelli, C. s. Staudacher, V. 164, 354, *559, 589*
Giannuzzi 42
Gieson van 17
Girgolaff, S. S. *533*
Girolamo, A. de 87, *545, 579*
Giroud 36
— u. Leblond 352
Glaser, W. 206, 208, 212, 215, 217, 238, 240, 242, *569, 573*
Glees, P. 4, 31, 48, *531, 537*
Glimstedt, G., u. N. A. Hillarp 110, 140, 296, 297, *554, 584*
Glomset, A. T. A. s. Glomset, D. I. 191, 194, *564*
— D. I., u. A. T. A. Glomset 191, 194, *564*
Gluckmann, F. *584*
Godina, G. 37, 43, 55, 56, *537*
Godinov, V. 429, *593*
Goecke, H. *600*
— u. J. Beaufays 458, 460, 461, *600*
Göthlin 65
Goland, Ph. G. s. Morgan, L. O. 105, *550*
Goldby, F., u. A. Mohiuddin 105, *550*
Goldner 36
Golgi 39, 40, 41, 54, 55, 57, 106, 267, 269, 353, 389

Golgi-Mazzoni 434, 471
Gomarasca, P. 455, *564, 598*
Gomez Bosque, P. *545*
Gomori 257
Goncarenko, E. J. *550*
Goormaghtigh, H. 173, 181, *561*
— u. R. Pannier 180, 181, *561*
— N. 436, 440, *595*
— V. 106, *550*
Gordon, M. A., u. M. E. Jörg 217, 298, 301, *579*
Gorodinskaja, R. 103, 369, *550*
Goslar, H. G., u. F. Tischendorf *537*
Gosses, I. 177, *561*
Gosteeva, M. N. 443, *595*
Goto, M. *593*
— s. Abe, Y. 294, *578*
Gottlieb, R. s. Kaufmann, I. 438, *596*
Gouloube, D. M. 270, *577*
Graf, W., u. S. Björlin *580*
— u. Hjelmquist, U. *580, 613*
Graham, M. A. s. Prince, R. H. *539*
Grandry 293
Grasso, D. M. 392, *584*
Gratcheva, M. S. 426, *593*
Gratzl 145, 360
Gray, D. J. 453, *598*
— M. B. s. Perry, E. T. 513, *607*
Green, I. D. 258, 261, *574*
— u. G. W. Harris 258, *574*
— J. H. s. Boss, J. *613*
Greenberg, S. R. 183, 186, *564*
Greeven, R. 4, *531*
Grenade, A. 412, 414, *584, 591*
— s. Campenhout, E. van 412, *583, 590*
Greving, R. 53, 146, 148, 183, 204, 217, 222, 233, 248, 306, 308, 324, 325, 326, 328, 329, 330, 331, 343, 344, 345, 410, 523, *537, 545, 554, 564, 569, 584*
— u. G. Berg 351, *584*
— u. W. Dressler 403, *584*
Grigorieff, L. M. 108, *551*
Grigorjewa, T. 228, 231, 234, 473, *555, 569, 603*
Grimm, U. *537*
Griscenko, V. J. *600*
Gros s. Bielschowsky 293, 299, 358, 524
Grosdidier, I. s. Sommelet, I. 219, *572*
Gross, A. s. Malmèjac, I. *577*
Grossmann, M. I. s. Hwang, K. *585*
Grünstein 451
Grunt, J. s. Becker, R. F. 74, *543*
Gruss, W. 73, *542*

Grzybowski, J. 472, *603*
Guenin, R. 71, *542*
Günther, B. s. Herzog, E. *545*
Gürowski, A. s. Kadanoff, A. 428, *593*
Guerrier 70, *542*
— Mm. Y., u. G. Marchal *569*
— V. s. Laux, G. 217, *570*
— Y. s. Laux, G. 74, *546*
Guillain, J. s. Bertrand, I. *536*
Gunn, M. 306, 319, *584*
Gurwitsch-Lasowskaja, A. G. s. Lawrentjew, B. I. 152, 153, 191, 194, 195, 196, *556*, *565*
Guttmann, L. 520, *608*
Guyon, L. s. Nageotte, J. *557*

Haan, de, u. Keuning 149, 157
— I. de s. Jong, B. I. de *551*, *585*
Hadjioloff, A., V. K. Dokov u. E. L. Tschakaroff 231, *569*
Häfner, G. s. Wünsche, G. 407, *592*
Haferkamp, O. 12, 360, 405, *531*, *533*, *584*
Hagen, E. 15, 17, 21, 42, 43, 47, 48, 49, 50, 51, 58, 61, 63, 106, 125, 134, 135, 136, 137, 141, 142, 177, 204, 209, 210, 222, 227, 228, 229, 230, 231, 232, 233, 234, 245, 246, 248, 249, 250, 251, 252, 254, 255, 256, 257, 258, 259, 260, 261, 262, 263, 264, 265, 359, 415, 416, 417, 418, 419, 420, 473, 474, *533*, *545*, *555*, *569*, *574*, *591*, *603*
— H. Knoche, D. C. Sinclair u. G. Weddell *608*
Hagge, D. R. *593*
Hahn, P. s. Sommelet, I. 219, *572*
Hair, G. W. 245, 260, 265, *574*
Hajakawa, Z. 206, *569*
Hall, J. L. *569*
Hamada, I., s. Kurusu M. 228, 231, 473, *570*, *603*
Hamaty, D., u. R. C. Truex *564*
Hamilton, J. W. s. Kuntz, A. 517, *609*
Hamlyn, L. H. 87, *545*
Hammar, I. 283, 284, 286, *578*
— I. A. 173, 174, *561*
Hammond, W. S. *531*
— u. Ch. L. Yntema 3, *531*
— s. Yntema, Chr. L. 3, 4, 5, *532*, *590*
Handschin, E. 174, 178, *561*
Hanfmann, H. s. Wünsche, G. 407, *592*
Hanström. B. *574*

Hard, W. L., u. A. C. Peterson 87, *545*
Harders, H. s. Zeiger, K. 31, 39, 40, *540*, *560*
Hare, K. s. Hinsey, I. C. 87
Harman, P. J., u. H. Davies *595*
Harpman, J. A. s. Woollard, H. H. 217, 517, *610*
Harpmann, I. A. s. Weddell, G. 295, *582*
Harris, A. I. 88, *545*
— G. W. 260, 261, *574*
— s. Green, I. D. 258, *574*
Harrison, R. G. 109, *531*, *551*
— St. Th. s. Royster, H. P. *588*
Harting, K. 45, 47, 95, 143, 144, 154, 158, 164, 217, 238, 239, 240, 241, 325, 328, 331, 410, 411, 412, 461, 462, *537*, *550*, *555*, *584*, *591*, *600*
Hashimoto, K. 215, 494, 497, *569*, *604*
— T. 446, 455, *595*, *598*
Hassall 284, 286, 291
Hassin, G. B. 228, 231, 478, *569*, *603*
Hatton, J. M. s. Cocker, R. 301, *579*
Hausberger, F. X. 159, *555*
Hausmann, E. 183, *564*
Havers 242
Hayasi, S. 54, 128, 129, 138, 144, 148, 204, 217, 222, 429, 430, 431, 432, 433, 434, *555*, *569*, *593*
Hayek, H. v. 429, *593*
Hayer 528
Hedenström, I. v. 65, *541*
Heidenhain 318
Heimburger, R. F. *595*
Hein, D. v. s. Köhler, H. 15, *534*
Heinbecker, P., u. I. O'Leary 95, 102, *537*, *550*
Heine-Medin 528
Held 157, 353, 383
— A. J., u. Ch. A. Baud 298, 301, 302, *580*
— E. *600*
— H. 11, 22, 108, *551*
Hellauer, H. s. Loewi, O. 86, *546*
Henderson, W. P. *545*
— s. Alexander, W. F. 74, *541*
Henle 346, 351, 362, 374
— u. Merkel 53
Herbst, Ch. 43, 58, 360, *533*, *584*
Hering, H. E. 166, 213, 215, 228, *569*
Herman, C. B., u. M. D. Denber *545*

Hermann, H. 17, 30, 36, 43, 47, 55, 58, 75, 88, 94, 96, 101, 102, 103, 186, 187, 188, 189, 190, 191, 192, 193, 369, 410, 413, 457, 515, 517, *533*, *537*, *545*, *550*, *564*, *580*, *591*, *598*
— u. G. Stüttgen *608*
— s. Jabonero, V. 523, *608*
— K. *545*
Herrath, E. v. 238, *569*
— s. Coulouma, P. *583*
Herrera, J. M. 518, *608*
Herringa 383
Herzog, E. 78, *533*, *545*
— u. B. Günther *545*
— F. *608*
Hess, A., u. A. I. Lansing 65, *541*
— W. R. *529*
Hett, J. 221, *569*, *608*
Heymanns, C., u. J. J. Bouckaert *569*
Higashigo, S., u. H. Amikura 104, *550*
Hild, W. 245, 257, *574*
— u. G. Zelter *574*
— s. Bargmann, W. *573*
Hill, C. I. 110, 129, 145, 308, 361, 373, 380, 382, *584*
— R. T. 458, *600*
Hillarp, N. A. 116, 145, 270, 272, 277, 278, 280, 297, *555*, *577*, *580*
— u. D. Jacobsohn 258, 260, 261, 265, *574*
— u. T. Reinand 470, *600*
— s. Glimstedt, G. 110, 140, 296, 297, *554*, *584*
Hines, M., u. S. Tower 529, *612*
Hinsey, J. C. 217, 222, 228, *569*
— I. C., K. Hare u. G. A. Wolf, jr. 87, *545*
Hintzsche, E. 94, *550*
Hirano, N. 147, 491, 492, 493, 494, 502, 503, 529, *555*, *604*
Hirsch 206, 212
— C. F., u. I. F. Orme *564*
— E. F. s. Brown, W. H. *599*
— L. 511, *607*
Hirt, A. 40, 75, 182, 183, 201, 204, 217, 275, 365, 435, 438, *537*, *545*, *555*, *564*, *577*, *585*, *595*
Hjelmquist, V. s. Graf, W. *580*, *613*
Hölscher, B. s. Holzer, W. *574*
Hoepke, H. *608*
Hoerr, N. L. *541*
Hörstadius, S. *531*
Hofe, K. vom, u. R. Perwitzschky 498, *604*
Hofer, G. *593*
Hoffmann s. Causey 104, *549*
— H. s. Causy, G. *613*

Hoffmann, H. H. 104, *550*
— s. Kuntz, A. *613*
Hollinshead, H. s. Clark, S. L. 53, *537*
— W. H. 270, 520, *577*, *608*
— u. S. L. Clark 33, *537*
— u. H. Finkelstein 283, *577*
— W. N. 180, *561*
Hollwich, F. *555*
Holmdahl, D. E. 8, *531*
Holmes, C. A. s. Beaton, L. E. *536*
Holmgren 54
— H., u. B. Naumann 266, 269, *576*
— s. Borell, N. *576*
Holsti, O. *585*
Holtz, P. 86, *537*, *545*
Holzer 78
— W., u. B. Hölscher *574*
Holzinger, J. s. Dévényi, I. *533*
Honjin, R. 428, *585*, *593*, *613*
Horie, Y. *600*
Hortega 38, 54, 55, 77, 78, 79, 318, 357
Hosi, T. 152, *564*
Hotta, K. 456, *598*
— s. Ohgaki, M. 291, *581*
Hovelacque, A. 201, 334, *529*
Hryntschak 447
Hsi Wang s. Weiss, P. 31, 107, 540, *553*
Huber 451
Hülsberg 43, 58
— E. 15, 17, *533*
Hughes, A. *537*
Humphrey, S. P. 473, *603*
Hunter, W. 231, *569*
Hurley, H. I. s. Perry, E. T. 513, *607*
Hurrel, D. 528, *611*
Hurtado, A. J. 10, *531*
Hwang, K., u. M. I. Grossmann *585*
— T. F. s. Tamai, K. *606*

Iansky, M. *595*
Igari, T. 528, *611*
Ihdima, K. 186, *564*
Ikeda, T. *585*
Ikui, H. s. Seto, H. 291, *581*
Iljina s. Lawrentjew 401
— W. I., u. B. I. Lawrentjew 54, 308, 401, 402, 404, 447, *538*, *585*, *595*
Illyés, L. 298, *580*
Inacio, H. C. 74, 75, *545*
Inada, G. 191, 194, *564*
Ingersoll, E. H. 31, 33, 47, *538*
Ingram, W. R. *574*, *585*
In Min Lee 401, *533*, *585*
Inô, S. *591*
Inoue, H. 413, *591*

Ionescu, D., u. M. Enachescu 183, *564*
Irwin, D. A. 338, 342, 362, 364, 386, 394, 401, *585*
Ishisawa, M. 325, 380, 382, *585*
Isidor, P. 465, *600*
Ito, S., u. G. Kawahara 386, *585*
— T. 31, 54, 315, 387, 389, *538*, *577*, *585*
— u. S. Aoki 297, *538*, *580*
— u. M. Kubo 31, 313 *538*
— u. K. Nagahiro 31, 35, 39, 46, 55, 314, 318, *538*, *585*
— — u. M. Kubo *585*
Ivanova, T. S. 370, *585*
Iwaki, K. *613*
Iwanow, G. 139, 173, 178, 270, 280, *561*, *577*
— I. F. 306, 308, 309, 325, 328, 333, 345, 380, 405, *569*, *585*
— u. T. N. Radostina 145, 306, 319, 361, 368, 380, *585*
— s. Kolossow, N. G. 54, 306, 308, 325, 328, 329, 345, 351, 361, 380, 405, *586*
Iwasaki, K. 448, *596*
— u. J. Azuma, 498, *604*
Izumi 404, *585*
— l. s. Nozaki, K. 425, *594*

Jablonski 15
— W. s. Meyer, H. 107, *552*
Jabonero, V. 54, 58, 78, 84, 86, 115, 116, 118, 121, 124, 125, 126, 127, 128, 129, 135, 138, 145, 146, 147, 148, 159, 164, 166, 204, 215, 217, 223, 306, 308, 317, 319, 325, 326, 331, 343, 357, 358, 359, 383, 390, 403, 412, 428, 432, 466, 467, 491, 494, 496, 497, 500, 515, 517, 519, 524, *529*, *533*, *545*, *555*, *569*, *585*, *591*, *593*, *600*, *605*, *608*, *611*, *613*
— u. F. Bordallo 401, 403, 405, *585*
— — u. A. Perez Casas 326, *585*
— P. Gomez Bosque, F. Bordallo u. I. Perez Casas *529*, *538*, *555*, *585*
— u. H. Hermann 523, *608*
— u. J. Lorente 161, 498, *555*, *605*
— s. Llombart, A. 110, 150, 391, *534*, *586*
— s. Lopez Prieto, R. 519, *609*
Jackson, R. G. 324, *585*
Jacobs, M. W. s. Kuntz, A. 208, 570, *613*
Jacobsohn, D. s. Hillarp, N. A. 258, 260, 261, 265, *574*

Jaeger, F. s. Sunder-Plassmann, P. *535*
— H. *598*
Jansky 435
Jayle, G. s. Laux, G. *591*
— G. G. s. Delmas, J. 106, *549*
— S. E. 407, *591*
Jalowy, B. 137, 207, 293, 294, 351, 518, *555*, *569*, *580*, *608*
Jamieson, R. W., D. B. Smith u. B. I. Anson *545*
Jansen, J. 71, *542*
Jeletzky, A. G. 524, *611*
Jerme, R. *545*
Jianu, A., u. B. Menkes 339, *585*
Jimenez-Castellanos, J. 270, *577*
Jiménez de Anta s. Ferrer, D. 469, 471, *599*
Job, C., u. A. Lundberg *546*
Jörg, M. E. s. Gordon, M. A. 217, 298, 301, *579*
John, F. 129, 138, 140, 141, 144, 150, 151, 162, 163, 204, 217, 222, 514, 515, 517, 518, 519, 521, 523, *534*, *555*, *569*, *608*
— u. F. Ormea 523, *534*, *609*
Johnson, R. J. 74, *546*
— S. E., u. M. Palmer 318, *585*
Jollès, F. *569*
Jonas, F. J. 45, *538*
Jones, D. S. 4, 338, *531*, *585*
— R. L. 102, 104, 105, *550*
— T. 223, *569*
Jonesco, D., u. A. Teitel-Bernard 65, *541*
Jong, B. I. de, u. I. de Haan *551*, *585*
Jonxis, I. H. P. s. Eerelman, I. 295, *579*
— s. Fearnhead, I. *579*
Juba, A. 2, 7, 70, 71, 72, 73, 74, *531*, *542*
Jung, A., u. A. Brunschwig 528, *611*
Jurjewa, E. 294, *580*

Kadanoff, A., u. A. Gürowski 428, *593*
— D. 129, 292, 421, 424, 425, 428, 518, *555*, *580*, *593*, *609*
Kadota, K. 294, *580*
Kahlson, G., u. F. C. McIntosh 86, *546*
Kai, T. *538*
Kaiserling, H. s. Fischer, E. *533*
Kaji, H. 509, 511, 513, *607*
Kalberg, W. *546*
Kamada, S. 294, *580*, *586*
Kamide, I. *609*

Kaminister, S., u. S. R. M. Reynolds *600*
— s. Reynolds, S. R. M. *601*
Kani, I. 292, 302, *580*
Kantner, M. 457, 471, *598, 600*
Karásek, F. 523, *609*
Kasahara, J. *564*
— s. Tsunoda, E. 152, 153, 191, 194, *560, 567*
Kato, M. 471, *600*
Katsurashima, T. 69, *586*
Kaufmann, I., u. R. Gottlieb 438, *596*
Kautzky, R. 472, 478, *603*
— u. R. Wolter *603*
— s. Andres, K. H. 6, 7, 88, 89, 91, *530, 543*
Kawaguzi s. Ken Kure 529
Kawahara, G. 293, 294, 420, *580, 591*
— u. O. Saito 410, 411, *591*
— s. Ito, S. 386, *585*
— s. Murakami, T. 411, 414, 453, *591, 598*
Kawamura, T. 518, 523, *609*
Kawanishi, H. 569
Kaylor, C. T. 194, *564*
Kedrowski, B. *552*
Keiffer, W. H. 464, 466, 467, *600*
Keith 338
Ken Kuré *612*
— u. S. Okinaka 529, *612*
— u. F. Sakurasawa 89, *546*
— Shiba, Kawaguzi, Okinaka 529
Kernbach, M. *600*
Kerper, A. H. s. Kuntz, A. 183, *565*
Kessel 512
Keuning, F. I. 28, 108, 109, 110, 149, 157, *552, 586*
— s. Haan, de 149, 157
Khabarova, A. Y. 193, *564*
Kimata, H. *546*
Kimmel, D. L. 70, *542, 596*
Kimura, Ch. 149, 164, 171, 354, 382, 404, *555, 586, 613*
— O. 69, *541*
— u. B. Matsumoto 106, *550*
— s. Matsumoto, B. *550*
— S. 458, 461, 471, *600*
King, A. B. *564*
— A. S. s. Amoroso, E. C. *567*
— I. D., W. Lewinsky u. D. Stewart *580*
— T. S. s. Davies, F. 152, 186, 196, *563*
Kirgis, H. D. *546*
Kirsche, W. *546*
Kirtisinghe, P. *586*
Kiseleva, E. S. *546*
Kiss, F. 64, 75, 93, 480, *538, 546, 550, 605*
— u. J. Botár *546*

Kiss, F.. A. Gellért u. P. Bacsich 62. *538*
— u. A. Láng 555
— — u. I. Bálint 509, *607*
— u. P. v. Mihálik 65, 70, 71, 88, *541*
— u. L. O'Shaugnessy 63, *538*
— u. Zádory 72, 74, *542*
— T. 270, 272, 276, 405, *577, 586*
Kitaoka, N. *541*
Kjellgren, K. *591*
Kladetzky, J. 458, 460, *600*
Klein 211
Kleyntjens 149
— F., u. O. R. Langworthy 145, 452, *556, 596*
Knoche, H. 64, 112, 114, 115, 120, 125, 128, 129, 130, 139, 141, 161, 204, 210, 217, 218, 220, 222, 249, 252, 257, 265, 266, 283, 284, 285, 286, 287, 288, 289, 290, 436, 437, 438, 439, 440, 441, 442, 443, 458, 459, 464, 466, 515, 517, 518, 519, 521, 522, 523, *538, 556, 569, 575, 578, 596, 609*
— s. Hagen, E. *608*
Knoth, W., A. Taupitz u. H. Zimmermann 110, *552*
Kock, L. L. de 173, 174, 177, 178, *561*
Köhler, H. 17, 30, 36, 37, 43, 47, 50, 55, 58, 61, *534, 538, 546, 556*
— u. D. v. Hein 15, *534*
Kölliker 231, 235, 243, 330, 362, 408
Körner, F. 39, 53, *538*
Kofmann, V. 181, 447, *561, 596*
— u. M. Zimmermann 380, *586*
Kogan, M. M. s. Lasowsky, I. M. *534*
Kohn, A. 10, 47, 75, 79, 172, 173, 179, 276, 277, 278, 316, 448, *531*
Koizumi, H. 428, *593*
— u. S. Mikami 428, *593*
Kokubun, S. 292, *580*
Kolb, L. C. s. Langworthy, O. R. 447, 451, *596*
Kolda, J. *546*
Kolessnikov, V. V. 103, *550*
Kollmann u. Arnstein 77
Kolmer, W. 6, 139, 144, 147, 277, 278, 280, 443, 491, 496, 500, 501, 503, 507, 509, 511, *531, 586, 596, 607*
— u. H. Lauber 487, 491, 493, 497, 498, *605*
Kolosova, S. I. 334, *586*
Kolossow, N. G. 154, 228, 277, 280, 309, 328, 343, 401, *577, 586*

Kollossow, N. G., u. I. F. Iwanow 54, 308, 329, 345, 361, *586*
— u. A. M. Mechteriakow 404, *586*
— u. A. M. Mestcherjakow 468, *600*
— u. G. A. Polykarpowa 145, 225, 228, 404, 455, *542, 586, 598*
— u. G. H. Sabussow 39, 53, 87, 121, 139, 145, 209, 325, 328, 329, 330, 338, 343, 345, 351, 361, 395, *546, 586*
— u. I. F. Iwanow 306, 325, 328, 345, 351, 380, 405, *586*
— u. D. L. Sapojnikowa *586*
Komatsu, M. s. Niizuma, Sh. 404, *587*
— s. Nozaki, K. 425, *594*
— s. Numata, T. 452, *596*
Komo, T. 472, *600*
Kondratjew, N. 323, 334, 335, 336, 337, 338, 339, 346, 355, 385, 386, 391, 392, 393, *586*
— u. B. Eres 184, *564*
— N. S. 183, 201, 204, 409, *564*
Koopmans, S. *603*
Koppen, K. 138, 141, 142, 143, 160, 217, 458, 459, 460, 461, 466, 467, 468, 469, *556, 600*
Kopech, G. s. Murray, M. R. *552*
Kopsch, F. 39, *538*
Kornmüller, A. E. 65, 86, *529, 546*
Kose 77
Kosterlitz, H. W. s. McKenzie, I. *587*
Kostowiecki, M. 159, 283, 286, 288, *556, 570, 578*
Kovacs, G. *580*
Krause 98, 102, 166, 212, 213, 270, 289, 291, 292, 294, 295, 297, 404, 425, 451, 452, 462, 470, 471, 473, 475, 528
Krawarik, F. 217, *570*
Kreibich 522
Kreutzberg, B. 523, *609*
Krogh 224
Krokhina, E. s. Stepanova, S. S. 87, *540*
Krümmel, H. 144, 147, 491, 492, 493, 495, *556, 605*
Kubik, I., u. J. Szabó 244, *570*
Kubo, M. 407, 438, *591, 596*
— u. R. Miyagawa 415, 419, 420, *591*
— s. Ito, T. 31, 313, *538, 585*
Kühne, H. *576*
Kuhn, H. 303, *534, 580*
Kuhlenkampff, H. 34, *534, 538*
Kukuschkin, A. D. 462, *600*

Kuntz 529
— u. Napolitano 145, *556*
— A. 3, 9, 70, 71, 75, 87, 88, 201, 361, *529, 531, 534, 542, 546, 556, 611*
— u. W. F. Alexander *546*
— u. I. Farnsworth 74, *542*
— u. J. W. Hamilton 517, *609*
— H. H. Hoffmann u. M. W. Jacobs *613*
— u. Jacobs, M. W. 208, *570*
— u. A. H. Kerper 183, *565*
— u. A. Morehouse 183, *565*
— u. R. E. Morris 454, 455, *598*
— u. R. L. Mosely 75, *531, 546*
— u. H. C. Pribor 41, *538*
— u. C. A. Richins 297, *580*
— u. N. M. Sulkin 78, 81, *534, 546*
— s. Alexander, W. F. 74, *541*
— s. Brizzee, K. R. *530*
— s. Christensen, K. 435, *595*
— s. Pribor, H. C. 39, *539*
— s. Sulkin, N. M. 35, 36, 39, 40, 41, *540*
Kupffer 158, 225, 409
v. Kupffer-Hiss 109
Kura, N. *577*
Kuré, K. *586*
Kurucz, J., u. J. Osgyáni 15, 430, *534, 593*
Kurus, E. 479, 491, *605*
Kurusu, M., u. I. Hamada 228, 231, 473, *570, 603*
Kytmanof 244

Labbok, A. I. 70, *542*
Lachaud, R. de s. Quercy, P. *575*
Laforgia s. Armenio 302, *579*
Laidlaw, G. F., u. M. R. Murray 523, *534, 609*
Lamas-López 328
— F. s. Bullón-Ramirez, A. 326, *583*
Lambley, D. G. s. Weddell, G. 295, *582*
Landau, E. 152, 154, 184, 196, 211, 469, *538, 556, 565, 600*
Láng, A. s. Kiss, F. 509, *555, 607*
Lang, D. M. s. Truex, R. C. *566*
Langerhans 415, 416, 419, 420, *523*
Langley, I. N. 80, 86, 328, *529*
Langworthy 149
— O. R. u. L. C. Kolb 447, 451, *596*
— u. E. L. Murphy 145, 452, *556, 596*
— u. L. Ortega 145, *556*
— — u. H. A. Teitelbaum *605*

Langworthy, O. s. Kleyntjens, F. 145, 452, *556, 596*
Lannon, I., u. E. Weller 74, *546*
Lansing, A. I. s. Hess, A. 65, *541*
Lanti, F. s. Rossi, F. 266, 267, 269, 270, *558, 576*
Lapicque, L. *538*
— L., H. Desoille u. P. Desoille-Merlhes *541*
Lapinsky, M. 231, *570*
Larsell u. Mason 430
— O. 148, 217, 434, 435, *546, 570, 593*
— u. R. S. Dow 145, 148, 432, 434, *556, 593*
Larson, L. L. s. Campbell, B. *597*
Laruelle, L. *541*
Laschkow, W. F. 428, *593*
Laskiewicz, A., u. L. Zbyszewski *593*
Lasowsky, I. M. 30, 36, 54, 55, 58, 183, 188, *534, 565*
— u. M. M. Kogan *534*
— s. Lawrentjew, B. I. 84, *546*
Lassmann, G. 66, 524, *534, 541, 556, 586, 611*
— u. P. Fuchsig *613*
— s. Coronini, C. *583*
Latreille, R. s. Mallet-Guy, P. 412, *591*
Lauber 479, 480, 494, 500, 501
— H. s. Kolmer, W. 487, 491, 493, 497, 498, *605*
Laubmann, W. 74, *546*
Laudicella, V. 528, *611*
Laughlin, Mc A. 435, *593*
Lause, R. 478, *603*
Laux, G., Y. Guerrier, G. Marchal u. I. Olivier 74, *546*
— u. V. Guerrier 217, *570*
— u. G. Jayle *591*
— u. G. Marchal *596*
— s. Delmas, I. 201, 334, *529*
Lawrenco, W. W. s. Lawrentjew, B. I. 225, 457, *570, 598*
Lawrentjew 212, 222, 228
— u. Iljina 401
— u. Maksudowa 193
— A. P. 244
— B. I. 31, 54, 81, 86, 115, 121, 145, 154, 191, 196, 197, 306, 308, 309, 325, 326, 328, 343, 344, 345, 348, 373, 380, 383, 392, 395, 401, 452, *538, 546, 556, 565, 586*
— u. A. J. Borowskaja 69, 145, 150, 228, *541, 556, 570*
— u. A. G. Filatowa 154, 156, 168, 427, *534, 556, 593*
— u. A. G. Gurwitsch-Lasowskaja 152, 153, 191, 194, 195, 196, *556, 565*

Lawrentjew, B. I., u. I. M. Lasowsky 84, *546*
— u. W. W. Lawrenco 225, 457, *570, 598*
— u. M. S. Naiditsch 462, 470, *600*
— u. G. I. Nessonow 86, *538*
— u. M. L. Sokolowa 343, *586*
— s. Filatowa, A. G. 61, 95, 428, *533, 550, 592*
— s. Iljina, W. I. 45, 308, 401, 402, 404, 447, *538, 585, 595*
Lazorthes, G. 529, *570*
Leblond 36
— s. Giroud 352
Leeper, S. s. E. D. Buecker *530*
Leeuwe, H. 110, 121, 126, *556*
— M. *586*
Legait, E. 178, 266, 269, *561, 570*
— u. H. *576*
— u. A. Dollander 143, 145, 149, 209, 229, 231, 473, *556, 570, 603*
Lehmann, H. J., u. H. Stange 43, 464, *600*
Lemere, F. 426, *593*
Lencastre, A. de *565*
Lenhossék 483
Lennette, E. D., u. E. Scharrer 40, *538*
Lentz, H. 238, *570*
Leonhardt, H. 257, *575*
Leontowitsch, A. W. 201, 208, 209, *570*
— H. W. 198, *565*
Lériche, R., u. R. Fontaine 369, *586*
Leslie-Ellis, I. s. Gatenby, I. B. 36, 39, *537*
Lever, I. D. 272, *577*
Levi, G. 54, 64, 106, 108, 109, *538, 552*
— u. L. Bucciante *552*
— u. E. Delorenzi 108, 109, *552*
— E. Delorenzi u. H. Meyer *552*
— u. H. Meyer 30, 31, 106, 107, *538, 552, 556*
— R., u. E. Sacerdote *552*
Levi-Montalcini, R. *531, 534*
— u. R. Amprino 479, *531, 605*
Lewinsky, W. s. King, I. *580*
— u. D. Stewart 292, 302, *580*
— s. Stewart, D. *581*
Lewis 109
— C. s. Christensen, K. 435, *595*
— E. s. Christensen, K. 217, 473, *568, 602*
— I. T. *605*
Leydig 54, 55, 453, 454
Leyko, E. *605*

Li 121
Liachovetzky, S. M. 473, 478, 570, 603
Licata, R. H. 186, 565
Lieberkühn 352, 398
Lindgren, P., A. Rosén, P. Strandberg u. B. Uvnäs 613
Lindsay, H. A. s. Barr, M. L. 46, 536
Lindström, B. L. 546
Linzell, J. L. 611
Li-Pei-Lin 586
Lipp, W. 123, 199, 200, 556, 565
Livan, M., u. M. del Bo 505, 506, 607
Llombart, A., u. F. Broseta 586
— u. E. Fornes 494, 497, 498, 605
— u. V. Jabonero 110, 150, 391, 534, 586
Lodone, M. 213, 546, 570
Loerbroks, E. 534
Loeschke, H. H. 420, 591
Loewenfeld, I. E. 498, 605
— s. Lowenstein, O. 498, 605
Loewi, O., u. H. Hellauer 86, 546
Loffredo, C. 565, 611
Loffredo-Sampaolo, C. 586
— s. D'Avino, A. 582
López, I. C. 591
Lopez-Cardozo, E. 605
Lopez-Prieto, R., u. V. Jabonero 519, 609
Lorente de Nó, R. 86, 505, 538, 546, 607
Lorento, J. s. Jabonero, V. 161, 498, 555, 605
Lorenzi, E. de s. Bucciante, L. 536
Loutsch, H. 404, 586
Lovino, M. 503, 507, 511, 607
Lowenstein, O. 498, 605
— u. J. E. Loewenfeld 498, 605
Lubosch, W. 159, 556, 573
Lucchi, G. de 144, 149, 200, 524, 556, 565, 611
Lucheroni, A. s. Sorcetti, F. 106, 551
Ludwig 185
Luján, M. A. 9, 531
Luna, E. 74, 204, 547, 570
— F. 103, 550, 561
— S. 53, 538
Lundberg, A. s. Job, C. 546
Luschka 173

Maccafferi, A. s. Toni, G. 540
McCain, L. I. s. Royster, H. P. 588

MacCallum, M. s. Shaw, P. H. 539
McCullagh, G. P. s. Boyd, I. D. 561
MacFarland, W. E. 577
— u. H. E. Davenport 270, 577
McIntosh, F. C. s. Kahlson, G. 86, 546
McKenzie, I., H. W. Kosterlitz u. I. A. Robinson 587
MacMahon, R. A. s. Stotler, W. A. 194, 566
McNaughton, F. s. Penfield, W. 472, 473, 603
— F. I. 570
Magaldi, R. s. Bertelli, L. 567
Maggi, G. s. Zorzolli, G. 551, 610
Maggioni, G. 159, 556, 570, 609
Magnenat, P. 434, 593
Maillet, M. 438, 442, 596
Maiman, R. 269, 576
Mainland, I. F. s. Shaw, P. H. 539
Majer, E. H. 425, 534, 556, 593
Majman, R. s. Pines, L. 283, 286, 578
Makino, K. 381, 386, 586
Maksudova, M. A. 191, 193, 565
Maksudowa s. Lawrentjew 193
Malaise, E., u. M. A. Gerebtzoff 87, 547
Malato, G. 611
Mallet-Guy, P., L. Eicholz u. R. Latreille 412, 591
Mallory 317
Malméjac, I., G. Chardon, G. Neverre u. A. Gross 577
Malpighi 242, 439, 440, 441
Manina, A. A. 298, 580
Mannu 101, 550
Marchal, G. s. Courty, A. 391, 583
— s. Guerrier, Mm. Y. 569
— s. Laux, G. 596
Marchesani, O. 605
Marcelle, R. s. Devos, L. 479, 604
Marchetto, G. 471, 601
Marcondes-Calasans, O. 580
Marcos, F. s. Walter, W. 15, 58, 535
Marcou, J. s. Danielopolu, D. 199, 563
Margorin, E. M. 201, 235, 236, 570, 586
Marion, P. s. Santy, P. 566
Marley, A., u. M. Soldati 458, 601
Marmorstein, M. 183, 565
Marques, S. 547
Martinez, G. M. 177, 561
— R. 498, 605

Martinez-Perez, R. 523, 609
Martino, L. 128, 291, 297, 302, 434, 498, 556, 580, 593, 605, 609
— s. Stefanelli, A. 451, 597
Maslov, A. P. 457, 598
Mason s. Larsell 430
Massig, E. 93, 550
Masson, G. s. Baumann, J. A. 528, 611
— M. P. 517, 523, 609
— P. 144, 150, 219, 221, 352, 391, 412, 534, 570, 587
Matsuda, T. 471, 601
Matsui 47
Matsumoto, B., u. O. Kimura 550
— s. Kimura, O. 106, 550
— K. 428, 593
Matsuo, H. 342, 362, 364, 386, 392, 587
Matsushima, S. 74, 547
Matteucci, P. 491, 556, 605
Mattioli, G. s. Berselli, L. 86, 543
— s. Contu, P. 544
Mattuschka, S. 87, 547
Matwejewa, S. J. 38, 191, 209, 316, 538, 587
— s. Fedorow, B. G. 87, 544, 564
Mawas, J. 487, 491, 498, 570, 605
Maximow 10, 11
Maycock, W. D'A. u., T. Stewart Heslop 577
Mayer, S. 48, 77
Mazzella, A. 596
— F. Aschieri u. G. Azzali 534
Mazzoni s. Golgi 434, 471
Mechteriakow, A. M. s. Kolossow, N. G. 404, 586
Meckel 385
Medowar, J. L. 462, 466, 601
Mehler, W. R. 87, 547
— I. C. Fischer u. W. F. Alexander 75, 547
Meijling, H. A. 110, 121, 125, 126, 127, 134, 135, 173, 174, 177, 179, 380, 382, 556, 561, 587
Meissner 9, 24, 25, 67, 118, 145, 166, 244, 292, 294, 308, 313, 314, 315, 319, 321, 322, 323, 328, 329, 330, 331, 338, 345, 346, 347, 348, 349, 350, 351, 357, 358, 360, 368, 373, 374, 375, 376, 377, 378, 379, 380, 381, 382, 386, 387, 388, 390, 391, 395, 396, 397, 398, 399, 401, 402, 403, 406, 412, 413
Meiyling 79
Menkes, B. s. Jianu, A. 339, 585

Menkin, V. s. Cannon, W. B. 544
Mennato de, M. s. Diamare, V. 4, *530*
Merkel s. Henle 53
Merland, A. *578*
Mestcherjakow, A. M. s. Kolossow, N. G. 468, *600*
Metuzals, J. 258, 260, 261, 262, 265, 266, 473, *575, 603*
Meyer 15
— E. R. 36, 43, *538*
— G. F. 373, *587*
— H., u. W. Jablonski 107, *552*
— s. Levi, G. 30, 31, 106, 107, *538, 552, 556*
— W. *580*
Meyer-Arendt, I. *561*
Meyling, H. A. 204, 222, 357, *570*
Miani, N. *534*
— s. Gasparini, F. 463, 464, *600*
Michailow, S. 151, 152, 188, 451
Michelazzi, A. M. 219, 228, 473, *570, 603*
Michels, N. A. *570, 587*
Mihálik, P. v. 5, *531*
— s. Kiss, F. 65, 70, 71, 88, *541*
— s. Ranson, S. W. 102, 104, *551*
Mikami, S. s. Koizumi, H. 428, *593*
Millen, J. W. 145, 205, 209, 357, *556, 570, 587*
Minckler, J. s. Evans, L. Th. 479, *604*
Mitchell, G. 183, *565*
— G. A. G. 88, 334, 435, 453, 457, 461, *529, 547, 557, 587, 596, 598, 601*
— R. Brown u. F. B. Cookson 186, *565*
— u. E. L. Patterson *529*
— G. A. S. *593*
Mitsui, S. 212, *570*
Miura, Y. 469, *601*
Miyagawa, R. s. Arimoto, K. 429, 432, *592*
— s. Kubo, M. 415, 419, 420, *591*
Miyake, H. 43, 61, 308, 343, 358, 360, *534, 587*
— u. M. Oda 54, 306, 308, *534, 587*
— S. 429, 434, *593*
— s. Takino, M. *594*
Mizeres, N. I. 75, 183, *547, 565*
Mizukoshi, T. 429, 432, 434, *593*

Mocchi, V. s. Rossi, F. 137, 296, 297, *558, 581*
Mogila, M. T. *596*
Mohiuddin, A. 102, 105, 302, *550, 580*
— s. Goldby, F. 105, *550*
Momono, T. 426, 428, *593*
Monro, D. A. G. 73, *542*
Moore, R. M. s. Cannon, W. B. *544*
Mor, F. *580*
Morandi, G. 456, *598*
Morato, X. *575*
Morehouse, A. s. Kuntz, A. 183, *565*
Morgan, L. O., u. Ph. G. Goland 105, *550*
Mori, I. s. Watanabe, Y. 452, *597*
— s. Yamada, M. 463, 466, 467, *602*
— J. 452, 455, *596, 598*
Morin, F. 9, 89, *531, 547*
— u. E. Bonivento 200, *565*
— G. *587*
— J. s. Bonivento, E. 219, *568*
Moritz, P. s. Botár, J. 103, *549*
Morris, R. E. s. Kuntz, A. 454, 455, *598*
Moseley, R. L. s. Kuntz, A. 75, *531, 546*
Mosely, R. C. 415, 416, 420, *591*
Mosimann, W. *550*
Mosinger, M. *547*
— H. Ollivier u. Y. Bontoux 36, *538*
— s. Roussy, G. 245, 258, 260, 261, *575*
Mosto, D. 420, *591*
Mount, L. E. s. Burgh-Daly, M. de *592*
Moussa, T. A. 35, *538*
— u. I. B. Gatenby 39, *539*
— T. A. A. s. Gatenby, I. B. 35, 36, *537*
Müller 208, 233, 235
— E. 3, 405
— H. *550*
— L. R. 53, 71, 87, 90, 308, 369, 387, 410, 480, 481, 505, 523, *529*
— u. K. Weidner 473, 478, *603*
— R. 330, *343*
— W., u. W. Walter 43, *539*
— s. Zeiger, K. *540*
Münch, I. 217, 298, 300, *580*
Mündnich, K. 156, 426, 427, *556, 593*
Muir, A. R. 194, *565*
Mulligan, J. H. *613*
Murakami, M. *613*
— T. 386, *587*
— u. G. Kawahara 411, 414, 453, *591, 598*

Murat, V. N. 306, *587*
Muratori, G. 133, 166, 173, 175, 177, 180, 181, 200, 206, 215, 219, 429, 430, *557, 561, 565, 593, 613*
— u. C. Borelli 200, 201, *565*
— u. P. Spanio *562*
— s. Terni, T. 70, 103, *543, 551, 578*
Morozowa, M. G. *611*
Murphy 149
— E. L. s. Langworthy, O. R. 145, 452, *556, 596*
Murray, I. G. s. Evans, D. H. L. 104, 105, 106, *550*
— J. G., u. D. H. L. Evans *550*
— M. R., u. G. Kopech *552*
— s. Laidlaw, G. F. 523, *534, 609*
— u. A. P. Stout 29, 30, 106, 107, 110, *534, 552*
Muylder, Ch. de 219, 437, 440, 443, *570, 596*

Näätänen, E. K. 87, *547*
Nagahiro, K. s. Ito, T. 31, 35, 39, 46, 55, 314, 318, *538, 585*
Nageotte, J. 20, 64, *539, 557*
— u. L. Guyon *557*
Nagai, M. 503, *605*
Nai, D. 194, *565*
Naiditsch, M. S. 54, 462, 463, 464, 467, *601*
— s. Lawrentjew, B. I. 462, 470, *600*
Nakajima, M. 494, 497, *605*
Nakanishi, M. *612*
Nakasawa, U. *542*
Napolitano s. Kuntz 145, *556*
— L. M. 503, *557, 605*
Narowtschatowa, K. s. Pines, L. 90, 133, 209, 272, 277, *547, 551, 557, 571, 578*
Naumann, B. s. Holmgren, H. 266, 269, *576*
Nauta 127
Nawzatzky, I. 78, 81, 317, *539, 547, 587*
Negri, M. s. Amicis, E. de 428, *592*
Nelemans, F. A. 127, 225, *557, 570*
— u. J. Dogterom 498, 517, *570, 605, 609*
Nemiloff 54, 451
Nessonow, G. I. s. Lawrentjew, B. I. 86, *538*
Netsky, M. G. 520, *609*
Nettleship, W. A. 198, 199, *557, 565*
Neumann, H. O. 461, *601*

Neverre, G. s. Malméjac, I. 577
Nevmywaka, G. A. 187, 565
Newton, H. F. s. Cannon, W. B. 544
Nicolai, L. 529, 612
Niebauer, G. 609
Niederhausern, W. v. 106, 551
Niero, G. 539
Niessing, C. 531
— K. 570, 603
Niitani, J. 605
Niizuma, Sh. 587
— K. Nozaki, M. Komatsu u. T. Numata 404, 587
— s. Nozaki, K. 425, 594
— s. Numata, T. 452, 596
Nishigawa, A. 511, 607
Nishimura, M. 463, 464, 466, 467, 468, 601
Nissl 1, 31, 32, 33, 34, 36, 43, 44, 79, 106, 208, 257, 312, 313, 389, 464, 482, 484
Noak 343
Noback, I., u. F. D. Anderson 565
— F. D. Anderson u. W. G. Cooper 200, 565
Nödl, F. 515, 609
Noel, R. 80, 142, 547, 557
— s. Cotte, G. 549
Noerthen, K. 238, 571
Nolf, P. 547, 551, 587
Nomura, T. 306, 387, 571, 587
Nonidez, J. F. 153, 166, 173, 177, 180, 181, 192, 194, 198, 215, 217, 219, 266, 269, 328, 547, 557, 562, 565, 571, 576, 587
Notter, H. 612
Nowakowski, H. 245, 248, 251, 261, 575
Nowland, R. E. 601
Nozaki, K. 528, 611
— I. Izumi, S. Niizuma u. M. Komatsu 425, 594
— s. Niizuma, Sh. 404, 587
— s. Numata, T. 452, 596
Nürnberger, L. 468, 601
Numata s. Takahashi 404, 589
— T. 594
— Sh. Niizuma, K. Nozaki u. M. Komatsu 452, 596
— s. Niizuma, Sh. 404, 587
Nussbaum, F. 547

Oberholzer, A. 596
Obiditsch-Mayer, J. 566
Ochoterena, I. 173, 415, 562, 591
— J. 457, 598
— L., u. A. Samano 212, 571
Oda, M. 524, 528, 611
— s. Miyake, H. 54, 306, 308, 534, 587

Odachi, R. 426, 427, 594
Oertel, H. 170, 534, 557
Ogasawara, N., Y. Abe u. H. Sato 292, 581
Ogawa, M. 466, 601
Ohgaki, M. 294, 581
— u. K. Hotta 291, 581
Ohi, K. 343, 347, 378, 381, 587
Ohkubo, K. 121, 338, 339, 342, 344, 346, 347, 360, 362, 364, 373, 380, 386, 392, 396, 398, 399, 587
Ohtomo, N. 292, 294, 581
— u. E. Sakuraoka 303, 304, 581
Oikawa, M. 468, 469, 471, 601
Ojima, S. 451, 452, 596
Okada, G. 152, 566
— I. 581
— S. s. Takino, M. 294, 295, 302, 582
Okamoto, S. 303, 425, 581, 594
Okamura, Ch. 121, 139, 187, 294, 296, 297, 306, 325, 329, 343, 345, 361, 372, 373, 429, 466, 467, 566, 571, 581, 587, 594, 601, 612
Okano, S. 294, 581, 609
Okinaka, S. s. Ken Kuré 529, 612
Okkels, H. 368, 587
— u. K. Sand 453, 598
Okuda, S. 270, 578
O'Leary, I. s. Heinbecker, P. 95, 102, 537, 550
Oliveira e Silva, I. B. 575
Olivier, I. 547
— s. Andrew, B. L. 428, 592
— s. Laux, G. 74, 546
Ollivier, H. s. Mosinger, M. 36, 538
Olóriz-Rus, J. 594
Olper, L. 446, 596
Ono, S. 425, 594
Ooi, H. 228, 231, 472, 473, 571, 601, 603
Orlov, G. A. 75, 547
Orlow, I. 306, 345, 587
Orme, I. F. s. Hirsch, C. F. 564
Ormea, F. 129, 138, 140, 144, 150, 151, 162, 204, 217, 222, 515, 517, 519, 522, 523, 534, 557, 571, 609
— u. M. Depaoli 609
— s. John, F. 523, 534, 609
Orsós, F. 534
— I. 31, 34, 64, 539
Ortega 149
— L. s. Langworthy, O. R. 145, 556, 605
Ortmann, R. 295, 534, 575, 581
— s. Bargmann, W. 573
Orts Llorca, F., u. J. Botár 75, 547

Osgyáni, J. s. Kurucz, J. 15, 430, 534, 593
O'Shaughnessy, L. s. Botár, J. 270, 577
— s. Kiss, F. 63, 538
Oshima 121, 129, 139, 306, 313, 361, 373, 374, 380, 382, 557, 571, 587
Otsu, A. 345, 354, 382, 404, 588
Otsuji, S. 454, 588, 598, 613
Ottaviani, G. 115, 149, 154, 164, 171, 326, 328, 331, 368, 401, 402, 403, 405, 413, 414, 557, 571, 587, 591, 596
— u. Bonivento, E. 54, 145, 164, 306, 308, 309, 325, 329, 331, 587
— u. P. Cavazzana 121, 122, 204, 588
Ottolenghi, M. 269, 456, 524, 576, 598, 611
Otuka, I. 88, 547
Ozaki, M. 466, 467, 468, 601

Pacini 166, 270, 297, 420, 423, 452, 455, 457, 462, 471, 525
Palade, G. E. s. Palay, S. L. 34, 35, 36, 539
Palay, S. L., u. G. E. Palade 34, 35, 36, 539
Pallie, W., G. W. Corner u. G. Weddell 466, 601
— s. Weddell, G. 517, 518, 519, 523, 610
Palme. F. 178, 180, 181, 215, 562
Palmer, E. s. Weddell, G. 517, 518, 519, 523, 610
— M. s. Johnson, S. E. 318, 585
Palumbi, G. 30, 86, 87, 89, 90, 173, 174, 177, 362, 364, 381, 478, 480, 482, 500, 503, 505, 539, 547, 557, 562, 566, 588, 603, 605, 607
— u. G. Verga 153, 187, 191, 192, 194, 557, 566
Pannier, R. 566
— s. Goormaghtigh, H. 180, 561
Pansini, A. 213, 455, 571, 598
Papa, N. 298, 301, 581
Papilian, V., u. V. Daghie 183, 566
Paradiso, G. 291, 581
Parker, G. H. 31, 539, 552, 557
Pasqualino, A. 129, 143, 164, 222, 380, 444, 456, 472, 522, 539, 557, 581, 588, 596, 598, 601, 609
Pastori, G. 31, 47, 78, 228, 233, 312, 478, 547, 571, 603
Patterson, E. L. 75, 547
— s. Mitchell, G. A. G. 529

Payne, F. 283, *578*
Pearson, A. 74, 298, *547*
— E. H. s. Clark, S. L. *537*
Peden, I. K., C. F. Schneider u. R. D. Bickel 324, *588*
Penfield, W. 97, 99, 173, 231, 529, 535, *571*, *603*
— s. Chorobski, S. 228, 229, 473, *568*, *602*
— u. F. McNaughton 472, 473, 476, *603*
Penitschka, W. 48, 179, 180, 181, 462, 464, *539*, *562*, *601*
— s. Watzka, M. 178, 452, 464, *599*
Pensa, A. 296, 415, 419, 519, *541*, *591*
Pera, L. 88, *547*, *588*
Pérez Casas, A. s. Jabonero, V. 326, *585*
— I. s. Jabonero, V. *529*, *538*, *555*, *585*
Perman 334, 338, 341
Pernoux, E. s. Baud, Ch. A. 65, *540*
Perry, E. T., H. I. Hurley, M. B. Gray u. W. B. Shelly 513, *607*
Perwitzschky, R. s. Hofe, K. vom 498, *604*
Péterfi, T. 31, *539*, *552*, *557*
— u. St. C. Williams *552*
Peters 453
— H. 453, 454, *598*
Peterson, A. C. s. Hard, W. L. 87, *545*
Petry 43
Pflüger 55, 77
Pfuhl 528
Phillips, R. s. Woollard, H. H. 228, *573*
— R. L. *575*
Picard u. Stahl 45, *539*
— D. *578*
— u. Mme Chambost 270, *578*
— u. G. Chambost 43, 55, *539*
— s. Seite, R. 46, 47, *539*, *548*
Picciono, A. *596*
Pick, J. *547*
— u. D. Sheehan 70, 72, 75, 87, *541*, *542*, *547*
— s. Sheehan, D. 72, 73, *543*
Pieper, A. 128, 129, 164, 165, 291, 443, 444, 445, 446, *557*, *581*, *596*
Pierro, V. 294, 304, *581*
Pilipenko, V. I. *539*
Pines, L. 53, 245, 251, 260, 266, 269, 283, 479, 480, 481, 482, *557*, *576*, *605*
— u. C. Friedmann 480, *605*
— u. R. Majman 283, 286, *578*

Pines, L., u. K. Narowtschatova 90, 133, 209, 272, 277, *547*, *551*, *557*, *571*, *578*
— u. J. Pinsky 144, 147, 491, *557*, *571*, *605*
— u. B. Schapiro 142, 458, 459, 460, *557*, *601*
— u. M. Toropowa 415, 416, 419, 420, *591*
Pinkus 518
Pinsky, J. s. Pines, L. 144, 147, 491, *557*, *571*, *605*
Pinto, S. *591*
Pirro, A. 456, *598*
— A. F. *581*
Piskun, A. J. 303, *581*
Pitzorno, M. *547*
Planner 452
Plechkova, E. K. 198, *566*
Plenk, H. 55, 78, 335, *588*
Ploegsma, W. *612*
Podestà, E. 427, *581*, *594*
Podhradszky, L. 73, 87, *542*, *547*
Polak, M. *547*
Poliak, S. L. 503, *607*
Poll, H. s. Blotevogel, W. *599*
Polley, E. H. *571*
— s. Christensen, K. 209, 217, 473, *568*, *602*
Polykarpowa, G. A. 150, 447, 451, *558*, *596*
— s. Kolossow, N. G. 145, 225, 228, 404, 455, *542*, *586*, *598*
Popjak, G. s. Botár, J. 324, *583*
Popow, N. A. 270, *576*
Porsio, A. *539*, *547*
Portmann, M. 513, *607*
Pósalaky, Z. s. Aros, B. 41, 87, *536*, *543*
Pospischil, M. *609*
Pothoven, W. I. *552*
Poulhes, J. *571*
Powers, M. M. 298, 301, *581*
Pribék, L. s. Botár, J. 182, *604*
Pribor, H. C. 462, 467, *601*
— u. A. Kuntz 39, *539*
— s. Kuntz, A. 41, *538*
Prince, R. H., M. A. Graham u. M. L. Barr *539*
Proca, G. G. s. Danielopolu, D. 199, *563*
Puente Dominguez, J. 71, *542*, *547*
Puglisi-Allegra 501
Pusateri, jr. S. 72, *542*
Pusstilnik, E. 405, *588*
Pusterla, F. *594*
Putnam, T. J., u. E. Ask-Upmarck *603*

Quercy, P., u. R. de Lachaud *575*

Rabinowitsch, A. 302, *581*
Racine, W. 505, *558*, *607*
Radostina, T. N. s. Iwanow, I. F. 145, 306, 319, 361, 368, 380, *585*
Raigorodsky, I. L. 407, 408, *591*
Rajkovits, K. s. Szentágothai, J. 483, *606*
Randall, W. C. s. Ring, J. R. 520, *609*
Rankin, I. I. *578*
Ranson 105
— S. W., u. S. L. Clark *530*
— u. H. K. Davenport 66, 74, *542*
— S. O. Foley u. C. D. Alpert 93, 95, 102, *551*
— u. P. Mihálik 102, 104, *551*
Rasanowa, V. D. *612*
Rasario, G. M. *566*
Rasmussen, A. T. 260, 442, 443, *575*, *596*
— u. Th. Rasmussen *575*
— Th. s. Rasmussen, A. T. *575*
Raven, Chr. P. 4, *531*
Raybuck, H. E. 4, 270, *531*, *577*
Raynaud 17, 42, 227
Recklinghausen 69, 151
Reed, A. F. 74, 87, *548*
Reinand, T. s. Hillarp, N. A. 470, *600*
Reiser, K. A. 12, 58, 113, 115, 117, 121, 123, 125, 143, 145, 146, 159, 160, 161, 164, 204, 207, 209, 210, 212, 217, 218. 306, 308, 309, 319, 343, 345, 351, 372, 383, 386, 387, 388, 389, 391, 401, 498, 499, 500, *558*, *571*, *588*, *606*
— u. H. I. Colmant *531*
Remak 2, 4, 9, 10, 185, 330, 405, 412
Rényi, G. S. de 107, *552*
Renzoni, A. 325, *588*, *613*
Réthi, A. 105, *551*, *594*
Retzius 89, 243, 333, 408
Reynolds, S. R. M., u. S. Kaminister *601*
— s. Kaminister, S. *600*
Ricci Bitti, P. 456, *598*
Richins, C. A. s. Kuntz, A. 297, *580*
Richter, C. P. s. Tower, S. S. *548*
— R. *609*
— W. H. s. Sunder-Plassmann, P. 535, *572*
Rieder, W. 43, 58, 306, 325, 328, 343, 360, *535*
Riegele, L. 54, 67, 121, 125, 133, 144, 157, 158, 166, 173, 174, 176, 177, 178, 183, 204, 217, 224, 225, 226, 236, 237,

40*

238, 240, 272, 298, 299, 301, 323, 367, 383, 407, 408, 409, 423, 425, 510, 511, 512, 513, *535, 541, 558, 562, 566, 571, 578, 581, 588, 591, 594, 607*
Rijnders, H. 173, 215, 562, *571*
Ring, J. R., u. W. C. Randall 520, *609*
Rios Garcia, J. 446, *596*
Ritter, O. 415, 420, *591*
Rjasanskij, A. 429, *594*
Robertis, E. de 46, *539, 541, 548*
— E. D. P. de, u. H. S. Bennett 65, *541*
Robin 77
Robinson, I. A. s. McKenzie, I. *587*
Robson, I. T. 65, *541*
Rodger, F. C. *606*
Röper, C. 244, *558, 571*
— K. 391, *535, 588*
— s. Fischer-Brügge, E. 244, 391, *533, 554, 568, 584*
Rössle, R. 391, *588*
Rogister, Dumoulin u. Gerebtzoff 283, 286, *578*
Rohde 55
Rohen, H. 491, 496, *606*
Rojas, P., u. J. Szepsenwol 4, *531*
Rolshoven, E. 423, *591*
Romanes 428
Romankevič, V. 70, *543*
Romeis 244, 245, 247, 248, 251, 253, 257, 258, 261
Romieu, M., u. A. Stahl *575*
Roofe, P. G. 528, *612*
Root, W. S. s. Barlow, C. M. 498, *604*
Rosén, A. s. Lindgren, P. *613*
Rosenberg, D. 324, *588*
— H. s. Amoroso, E. C. *567*
Rosenblueth, A. s. Cannon, W. B. 85, *544*
Ross, I. P. s. Gask, G. E. *529*
Rossi, F. 9, 87, 115, 128, 144, 147, 161, 162, 204, 205, 222, 242, 243, 369, 421, 422, 434, 479, 480, 487, 489, 490, 491, 493, 494, 496, 524, 525, 526, 527, *531, 548, 558, 571, 573, 588, 594, 596, 606, 612*
— u. F. Lanti 266, 267, 269, 270, *558, 576*
— u. V. Mocchi 137, 296, 297, *558, 581*
— u. D. Scevola 466, 467, 468, 473, *571, 601, 503*
— G. s. Berselli, L. 86, *543*
— L. *566*
— O. 294, 306, 311, 374, 380, 529, *581, 588, 612*
Rotter, W. 222, *571*

Roussy, G., u. M. Mosinger 245, 258, 260, 261, *575*
Rouvière, H. *539*
Rozanova, N. S. s. Fedoroff, N. A. 243, *573*
Royster, H. P., A. M. Sloan, L. I. McCain u. St. Th. Harrison *588*
Rubatelli, E. 426, *588, 594*
Rubin, S. 72, 73
Rubino, M. 518, *610*
Ruffini 205, 225, 235, 291, 292, 326, 327, 331, 381, 456, 471, 516, 522
Ruina, G. 473, *603*
Ruland, L. 447, 449, 451, *558, 596*
Rumble, C. T. s. Sauer, M. E. 364, *588*
Rychter, Z. *548*
Rygge, J. 303, *581*

Sabbia, L. 292, *581*
Sabussow, G. H. s. Kolossow, N. G. 39, 53, 87, 121, 139, 145, 209, 306, 325, 328, 329, 330, 338, 343, 345, 351, 361, 380, 395, 405, *546, 586*
— u. A. F. Ssuslikow 228, 411, *571, 591*
— N. P. 154, 328, 333
Sacerdote, E. s. Levi, R. *552*
Saccomanno, G. 74, 75, *548*
Sada, T. s. Seto, H. 425, *594*
Saguchi, S. *539, 588*
Saito, M. 429, 431, 432, *594*
— O. 411, 456, *591, 598*
— s. Kawahara, G. 410, 411, *591*
Sakaguchi, Z. 128, 141, 142, 144, 160, 217, 218, 458, 459, 460, 461, 462, 463, *558, 601*
Sakai, I. s. Takashi, M. 423, *559, 592*
Sakamoto, K. 498, *606*
Sakata, R. 423, *591*
Sakurai, H. s. Takino, M. *535*
— T. *571*
Sakuraoka, E. 206, 212, 215, *571*
— s. Ohtomo, N. 303, 304, *581*
Sakurasawa, F. s. Ken Kuré 89, *546*
Sala y Ginabreda, I. M. 5, *531*
Salkan, D. M. *543*
Salomon, A. *588*
Salomone, G. 453, *598*
Samano, A. s. Ochoterena, L. 212, *571*
Sampaio-Tavares, A. 87, *548*
Sampaolo, C. L. 428, *594*
— L. C. *594*
Samuel, E. P. 87, 524, *548, 612*
Sand, K. s. Okkels, H. 453, *598*

Sandri 194
Santy, P., u. P. Marion *566*
Sanz-Ibáñez, I. 245, 260, *575*
Sapojnikowa, D. L. s. Kolossow, N. G. *586*
Sarter 465
— J. 271, 272, 273, 275, 276, 279, 280, 282, *535, 558, 578*
Sasaki 428
— J. 517, *610*
Sasybin, N. 137, 160, 170, 292, 294, 296, 297, 523, 528, *535, 581, 610, 612*
Sato 139
— A. 277, 278, 279, *578*
— H. 187, 194, 195, 198, 461, *566, 601, 613*
— s. Ogasawara, N. 292, *581*
— M. 86, 303, *539, 581*
— T. 387, *588, 594*
Sauer, M. E. 130, *558*
— u. C. T. Rumble 364, *588*
Saupe, M. 145, *558*
Sauter, H. *601*
Sávay, G. B. Csillik u. O. Bondray 87, *548*
— M. Szegvári u. B. Csillik 64, *539*
Sawatori, T. 74, *543*
Sawitzky, J. G. *588*
Scaglia, G. 194, 196, *566*
Scalzo, G. 471, 472, *601*
Scevola, D. 473, *571, 603*
— s. Rossi, F. 466, 467, 468, 473, *571, 601, 603*
Schabadasch, A. 115, 116, 121, 129, 145, 183, 201, 204, 209, 217, 222, 324, 334, 335, 336, 337, 338, 339, 342, 344, 346, 347, 355, 360, 361, 362, 364, 373, 374, 375, 377, 383, 386, 392, 402, 448, 449, 450, 452, 465, 467, 469, *558, 572, 588, 591, 597, 601*
Schack, L. 391, *589*
Schaffer 335
Schallock, G. s. Berends, J. 505, *607*
Schaltenbrand, G. 478, *603*
Schapiro, B. 235, 478, *558, 572, 603*
— s. Pines, L. 142, 458, 459, 460, *557, 601*
Scharapow, B. I. *535*
Scharf, I. H. s. Watzka, M. 102, 133, 179, 181, *560, 563*
— J. H. 65, *541*
Scharrer 257
— E. *539*
— u. B. 244, *539, 575*
— s. Lennette, E. D. 40, *538*
Schartau, O. 129, 144, 145, 159, 517, 523, 528, *558, 610, 612*
Schavarsch, G. *610*
Scheele, H. *575*

Schemetkin s. Dogiel 215
Schenk, G., u. W. Walter 464, *601*
Scherer, H. J. 25, *535*
— W. J. 391, *589*
Schiebler, T. H. *575*
— Th. H. s. Bargmann, W. *573*
Schiffmann, E. s. Botár, J. 103, *549*
Schilf, E. 86, *548*
Schimert, J. 65, 144, 153, 226, 494, *541, 558, 566, 606*
Schlemm 496, 500
Schmid, H. 235, 478, *572, 603*
Schmidt, C. A. *589*
Schmitz, M. s. Stöhr, jr. Ph. 15, 17, 43, 50, 58, *535*
Schneider, C. F. s. Peden, I. K. 324, *588*
— R. 179, *562, 577*
Schnitzlein, H. N. s. Foley, J. O. *545*
Schörcher, F. 520, *610*
Schoffield, G. 351, *589*
Scholtz, M. s. Botár, J. 103, *549*
Schornstein, Th. 498, *606*
Schümmelfeder 41, *539*
Schultze, O. 12, 65
Schumacher, S. v. 212, *572*
Schurawlew, A. N. 183, 184, 201, *566*
Schurmann, B. K. *539*
Schwann 4, 8, 10, 12, 22, 23, 27, 28, 54, 65, 66, 67, 68, 69, 70, 76, 78, 97, 103, 104, 106, 109, 110, 112, 117, 118, 119, 122, 123, 124, 125, 126, 127, 128, 137, 138, 139, 143, 149, 152, 155, 160, 164, 165, 169, 170, 171, 172, 195, 199, 204, 209, 211, 218, 222, 224, 225, 226, 230, 232, 234, 238, 239, 242, 262, 266, 272, 273, 278, 285, 293, 295, 296, 315, 316, 319, 320, 329, 331, 333, 336, 341, 342, 345, 348, 349, 351, 352, 354, 355, 358, 363, 365, 366, 381, 382, 383, 384, 385, 389, 410, 411, 417, 418, 419, 432, 433, 434, 436, 441, 442, 453, 463, 465, 466, 487, 488, 495, 500, 504, 507, 509, 510, 511, 512, 513, 514, 515, 521, 523, 524, 527
Schwarz-Karsten, H. 173, 180, *562*
Schwarzacher, H. G. 104, *551*
Scott, I. C. s. Truex, R. C. *566*
Seite, R. 46, *539*
— G. Chambost u. D. Picard 46, 47, *539, 548*
Sell, W. 78, 318, *539, 548, 589*

Seki, H. 524, *611*
Sere, G. s. Botár, J. 70, 72, *542*
Serebrjakow, P. 201, 209, 447, *539, 597*
Sergeyewa, M. *591*
Seto, H. 97, 115, 129, 133, 134, 151, 152, 153, 166, 177, 180, 181, 186, 187, 188, 194, 195, 196, 197, 198, 199, 204, 212, 216, 308, 319, 401, 403, 404, 451, 452, 456, 471, 479, 480, *551, 558, 566, 572, 589, 597, 598, 601, 606*
— T. Fujii u. H. Ikui 291, *581*
— u. U. Fukuyama 138, 140, 207, 296, 297, 420, *558, 572, 581*
— u. T. Sasa 425, *594*
— u. S. Utsushi 415, 420, *591*
— S. Yamamoto u. T. Fujii 102, 133, 181, *559, 562*
Shaner, R. F. 186, *566*
Shanklin, W. M. 245, 257, *575*
Shaw, P. H., M. MacCallum, D. I. Davhurst u. I. F. Mainland *539*
Sheehan, D. 66, 423, *541, 591*
— u. J. Pick 72, 73, *543*
— s. Dass, R. *542*
— s. Pick, J. 70, 72, 75, 87, *541, 542, 547*
Shelly, W. B. s. Perry, E. T. 513, *607*
Shiba s. Ken Kuré 529
Shimizu, H. 456, 457, *598*
— M. 106, 182, *551, 562*
Shimoda, F. 525, *612*
— M. 401, 403, *589*
Shiraishi, K. 292, 302, *581*
Sidmann, A. L., u. D. W. Fawcett 159, *559*
Siegmund, H. *541*
Silva, C. 10, *531*
Silvano Marques 103, *576*
Simard, L. C. 352, 384, *559, 589*
— u. E. van Campenhout 352, *589*
— L. G. 415, 416, 417, *592*
Simeone s. White *530*
Simonetta, B. 294, 295, 426, *581, 594*
Sin, L. s. Ábrahám, A. *532*
Sinclair, D. C. s. Hagen, E. *608*
— J. G. 91, *548, 603*
Siwe 70, 71
— Sture. *543*
Sjöstrand, F. S. 86, *548*
Skoglund, St. *613*
Skoog, T. 70, 71, *543*
Skudrzyk, E. s. Coronini, C. *583*

Slavich, E. 36, 38, 55, 57, 75, 89, 90, 480, 481, 482, 485, *540, 548, 606*
Slawik, F. F. 154, 328, *589*
Slepkov, J. J. 206, *572*
— J. u. I. 87, *548*
Sloan, A. M. s. Royster, H. P. *588*
Small, I. T. s. Bradley, F. 334, *583*
Smirnova, S. N. *531*
Smirnow, A. E. 77, 330, 333, 442, 443, *597*
Smirnowa, N. G. *562*
Smith, C. A. 503, *607*
— Jones, D. 106, *551*
— S. W. 45, *540*
— D. B. s. Jamieson, R. W. *545*
Smithwick s. White *530*
Smythe, M. A. s. Truex, R. C. *566*
Snessarew, P. 55, 228, 231, 235, 474, 478, *572, 603*
Sobotta 53, 373
Sokolova, E. B. *594*
— M. L. 306, 325, 328, 345, 401, *589*
— s. Lawrentjew, B. I. 343, *586*
Sokulowski, B. *581*
Sol Bernick *613*
Soldati, M. s. Marley, A. 458, *601*
Soler Viñolo, J. 193, *566*
Solervicens, S. *548*
Solger Viulo, I. *589*
Solnitzky, O. s. Thyreadgill, F. D. *548*
Sommelet, I., P. Hahn u. I. Grosdidier 219, *572*
Sorcetti, F., u. A. Lucheroni 106, *551*
Sotelo, I. R. 396, 401, *589*
Spadafina, L. 529, *612*
Spanio, P. s. Muratori, G. *562*
Spanner, R. 217, 435, 438, *572, 597*
Spatz, H. 245, 257, *559, 575*
— R. Diepen u. V. Gaupp *575*
Speciale, F. 74, *548*
Speidel, C. C. *552*
Spiegel, E. A. *530*
Spielmeyer 238, 313
Spirito, F. *601*
Spoerri, R. 351, *589*
Spolidoro, N. s. Stello Capuro, G. M. 524, *611*
Ssinelnikow, R. 183, 201, *566*
Ssnessarew 78
Ssuslikow, A. F. s. Sabussow, G. H. 228, 411, *571, 591*
Staemmler, M. *604*
Stämpfli, R. 65, *541*

Stahl, s. Picard 45, *539*
— A. s. Romieu; M. *575*
Stange, H., u. J. Drescher *601*
— s. Lehmann, H. J. 43, 464, *600*
Staudacher, E. V. 4, *531*
— u. P. Cavazzana 447, 452, *598*
— V., L. Belli u. C. Ghiringhelli 164, 354, *559, 589*
Staudacher-Dalle Aste, E. V. 414, 473, *589, 592, 604*
Stefanelli, A. 115, 125, 152, 154, 159, 161, 162, 204, 205, 222, 225, 292, 294, 319, 325, 326, 327, 328, 331, 381, 405, 456, 457, 498, 515, 516, 518, 522, 528, *559, 566, 572, 581, 589, 599, 606, 610, 612*
— u. L. Martino 451, *597*
Stefanesco, C. s. Bratianu, S. *583, 590*
Stello Capuro, G. M., u. N. Spolidoro 524, *611*
Stepanova, S. S., u. E. Krokhina 87, *540*
Stern, W. 145, 159, 360, *535, 559, 589*
Stewart, D. *581*
— u. W. Lewinsky *581*
— s. King, I. *580*
— s. Lewinsky, W. 292, 302, *580*
Heslop, T. s. Maycock, W. D'A. *577*
Stiefel s. Bullón 144
Stiemens, M. L. 75, 334, 405, 435, *530, 589, 597*
Stienon, L. 185, 191, 222, 225, *566, 572*
Stieve, H. *599*
Stighiani, R. *575*
Stilwell, D. L. *613*
Stoeckenius, W., u. K. Zeiger 64, *541*
Stöhr 43, 45, 47, 51, 58, 101, 141, 195, 420, 455, 480, 523
— jr. Ph. 119, 123, 125, 212, 217, 228, 245, 247, 253, 277, 470, 473, 478, 529, *530, 535, 540, 548, 551, 552, 559, 562, 572, 575, 578, 589, 597, 601, 604*
— u. M. Schmitz 15, 17, 43, 50, 58, *535*
Stopford, I. S. B. s. Telford, E. D. *572*
Stotler 196
— W. A., u. R. A. MacMahon 194, *566*
Strecht-Ribeiro, C. 180, 466, 467, *540, 562, 602*
Stout, A. P. s. Murray, M. R. 29, 30, 106, 107, 110, *534, 552*

Strandberg, P. s. Lindgren, P. *613*
Streckfuss, H. 87, 369, *548*
Stricker 55, 77, 512
Stuesse, Th. s. Christensen, K. *568*
Stüttgen, G. s. Hermann, H. *608*
Stutinsky, F. 245, 247, 251, 257, 265, *575*
— s. Collin, R. *574*
Suga, J. 524, *611*
— Y. 291, *581*
Sugamata, G. 325, 326, 329, 331, *589*
— s. Takahashi 404, *589*
Sugiyama, I. 261, *575*
Sulkin, N. M. 35, 39, 40, 41, 57, *540*
— u. A. Kuntz 35, 36, 39, 40, 41, *540*
— s. Kuntz, A. 78, 81, *534, 546*
— s. Weatherford, T. *535*
Sunder-Plassmann, P. 31, 43, 58, 61, 115, 121, 125, 128, 129, 133, 144, 145, 148, 154, 155, 161, 163, 166, 173, 179, 204, 206, 207, 213, 215, 217, 218, 222, 227, 266, 268, 269, 278, 283, 306, 329, 391, 426, 427, 429, 432, 433, 434, 440, 503, 515, 529, *530, 535, 548, 559, 562, 572, 576, 578, 589, 594*
— u. K. Daubenspeck 161, 524, 527, *559, 612*
— u. F. Jaeger 17, *535*
— u. W. H. Richter *535, 572*
— s. Fischer-Brügge, E. 244, 391, *533, 554, 568, 584*
Suzuki, K. 462, *602*
— M. *548*
— S. 103, 106, *551*
Swensson, A. s. Dahlström, G. 65, 72, *541*
Swinyard, C. A. 270, 272, 280, 282, *578*
Szabó, E. 435, *597*
— J. s. Kubik, I. 244, *570*
Szantroch, Z. 48, 55, 57, 75, 86, 108, 186, 208, 405, *540, 548, 552, 566, 572, 589, 597*
Szegvári, M. s. Sávay, G. 64, *539*
Szentágothai, J., Á. Donhoffer u. K. Rajkovits 483, *606*
Szepsenwol, I., u. A. Bron 186, *566*
— J. s. Rojas, P. *531*
Szymonowicz, W. 294, 518, *582, 610*

Takagi, J. *543*
Takahashi, Numata, Sugamata, Tokumitsu 404, *589*

Takahashi, T. 90, 292, 297, *582*
— s. Tokumitsu, Y. *582*
Takashi, M., I. Sakai u. H. Usizima 423, *559, 592*
Takayasu, T. 372, 395, *589*
Takeyama, K. 242, 243, 245, 258, *572, 573, 575*
Takino, M. 137, 144, 212, 217, 429, 433, 517, 519, 523, *535, 560, 572, 594, 610*
— u. S. Miyake *594*
— S. Okada u. S. Watanabe 294, 295, *582*
— u. H. Sakurai *535*
— u. S. Watanabe 200, 201, 429, *560, 566, 594*
Tamai, K., u. T. F. Hwang *606*
Tamponi, M. 117, 129, 138, 162, 513, 518, 519, 522, *560, 610*
Tamura, S. 453, *599*
Tanaka, N. 330, *590*
Taniai, M. 266, 269, *576*
Tanida, T. *535*
Taniguki, N. *590*
Tarkhan, A. 295, *582*
— A. A. *606*
Tarozzi, G. *602*
— u. G. F. Gardini *597, 602*
Taupitz, A. s. Knoth, W. 110, *552*
Taxi, I. *560, 590*
Taylor, D. A. s. Weddell, G. *610*
Tcheng, K. T. 127, 136, 152, 153, 193, 194, 195, 196, 283, 286, *560, 566, 578*
Tedeski, G. C. s. Gaston, E. A. *550*
Teitelbaum, H. A. 106, *551*
— u. E. Uhlenhuth 74, *548, 595*
— s. Langworthy, O. R. *605*
Teitel-Bernard, A. s. Jonesco, D. 65, *541*
Telford, E. D., u. I. S. B. Stopford *572*
Tello, G. F. 471, *602*
— J. F. 3, 7, 251, 255, *532*
Temesrékási, D. 306, 319, 362, *590*
Terasaka, N. 298, *582*
Terentyeva, E. I. s. Fedoroff, N. A. 243, *573*
Terio, B. 222, 225, 494, *572, 606*
— D. 66, *541*
Terni, T. 2, 3, 4, 6, 8, 9, 55, 75, 101, 173, 283, 286, *532, 540, 543, 548, 551, 562, 572, 578*
— u. G. Muratori 70, 103, *543, 551, 578*
Ter-Ossipowa, N. A. s. Bachromejew, I. R. *576*

Terplan 97, 99, 101, 102
Terracol, I. *595*
Terzuolo, C. 480, 482, *606*
Tesseraux, H. *578*
Thomas, L. B. 306, 325, 330, *590*
— u. J. Debeyre *590*
— O. L. 45, *540*
Thyreadgill, F. D., u. O. Solnitzky *548*
Tiegs, O. 298, 301, *582*
— O. W. 529, *548*, *612*
— s. Coates, A. C. 528, *612*
Timofeew 291, 452, 457, 476
Timofjew 244
Tinel, I. 31, 33, 36, 38, 201, 362, 373, 382, *530*
Tischendorf, F. 143, 158, 217, 238, 241, *560*, *572*, *613*
— s. Goslar, H. G. *537*
Tojoda, M. 298, 299, 300, 301, 302, *582*
Tokumitsu s. Takahashi 404, *589*
— Y. 292, 298, 302, *582*
— K. Aiba, T. Takahashi u. T. Toyota *582*
Toldt 77
Tomasch, J., u. W. A. Britton 426, *595*
Tomonaga, T. 104, *551*
Tomozawa, T. *592*
Toni, G. 463, 464, *602*
— u. A. Favero *548*
— u. A. Maccafferri *540*
Tonkoff 243
Toropowa, M. s. Pines, L. 415, 416, 419, 420, *591*
Tower, S. 529, *612*
— s. Hines, M. 529, *612*
— S. S. 217, *548*, *572*
— — u. C. P. Richter *548*
Toyota, T. 292, 345, 354, *590*
— s. Tokumitsu, Y. *582*
Trocello, E. 245, *576*
Tronconi, V. *576*
Trossarelli, A. 245, *576*
Trostanetzky, M. 53, 78, 318, *590*
Truex, R. C. 80, *535*, *549*, *562*, *572*
— u. W. M. Copenhaver 194, *566*
— I. C. Scott, D. M. Lang u. M. A. Smythe *566*
— s. Hamaty, D. *564*
Truscott, B. L. 245, 251, 258, 261, *576*
Tschakaroff, E. L. s. Hadjioloff, A. 231, *569*
Tscharugin, A. J. 202, *572*
Tschernjachiwsky, A. 31, 47, 48, 215, 518, *540*, *567*, *610*
Tschetschujewa, T. *540*

Tsesarskaya, T. P. s. Fedoroff, N. A. 243, *573*
Tsuchiga, S. 425, *595*
Tsuda, K. 502, *606*
Tsukada, K. *612*
Tsunoda, E., u. I. Kasahara 152, 153, 191, 194, *560*, *567*
— T. 529, *612*
Tufano, A. *549*
Tushnova, V. M. 503, 529, *606*, *612*
Tusques, I. 159, *560*, *590*

Ubisch, v. 48
Uchida, S. 70, *543*
— s. Funaoka, S. 2, 4, 5, *530*
Ueda, T. *535*
Uenae, F. 75, *549*
Uhlenhuth, E. s. Teitelbaum, H. A. 74, *548*, *595*
Ungar, G. *560*
Unger, K. H. 55, *540*
Urakami, Y. *590*
Usizima, H. s. Takashi, M. 423, *559*, *592*
Utsushi, S. 381, 413, *590*, *592*
— s. Seto, H. 415, 420, *591*
Uvnäs, B. s. Lindgren, P. *613*

Vacek, Z. *599*
Vaillancourt, J. s. Berger, L. *532*
Valade, P. *576*
Valentin 76
Vandervael, F. 55, 56, 108, *540*, *552*
Vater-Pacini 244, 331, 420, 422, 451
Vau, E. 351, *590*
Vazquez-Lopez, E. 258, 261, 265, *576*
Veratti 39
Verga, G. *567*
— s. Palumbi, G. 153, 187, 191, 192, 194, *557*, *566*
Vigliani, F. s. Filogamo, G. 373, *584*
Világhi, M. s. Botár, J. 70, 72, *542*
Villalobos, M. M. 447, *597*
Vilter, V. 523, *610*
Vincent, G. *590*
Vinos, A. R. *602*
Vitali, G. 89, 153, 194, 195, 196, 509, *549*, *567*, *607*
Voegtli, I. 65, 72, *541*
Voetmann, E. 478, *604*
Vogel, Ph. H. 426, *595*
Volkova, O. V. 296, *582*
Volodko, N. S. *572*
Vorobeva, E. A. *592*
Vrabec 496, *606*

Waddel, M. C. *590*
Wagenseil, F. 280, *578*
Wagner 77
Wahlin, B. 194, *567*
Walkhoff 297
Wallart, J. 458, 460, 461, *560*, *602*
Walter, P. 291, *582*
— W. 87, *549*
— u. F. Marcos 15, 58, *535*
— s. Müller, W. 43, *539*
— s. Schenk, G. 464, *601*
Walters, W. s. Bradley, F. 334, *583*
Walthard, M. 460, 471, *602*
Wang, H. W. 409, *592*
— Wei Fan 401, 404, *590*
Ward, J. W. 62, *535*, *540*, *549*
Wardt, B. C. s. Bodian, M. *582*
Warwick, R. 33, 480, 487
Wassermann, F. 159, *560*, *582*
Watanabe, M. 180, 181, 206, 210, 216, *562*, *572*
— S. s. Takino, M. 200, 201, 294, 295, 429, *560*, *566*, *582*, *594*
— Y. 447, 451, 511, 512, *597*, *607*
— M. Yamada u. I. Mori 452, *597*
— s. Yamada, M. 463, 466, 467, *602*
Watzka, M. 30, 39, 47, 48, 50, 172, 174, 175, 177, 178, 179, 455, *540*, *562*, *599*
— u. W. Penitschka 178, 452, 464, *599*
— u. I. H. Scharf 102, 133, 179, 181, *560*, *563*
Weatherford, H. 298, *582*
— T., u. N. M. Sulkin *535*
Webber, R. H. *549*, *613*
Weber 275, 278, 296, 528
— A. 9, 11, 65, 66, 115, 122, 127, 136, 144, 145, 152, 193, 195, 211, 212, 351, 360, 405, 473, *532*, *541*, *560*, *567*, *573*, *578*, *590*, *604*, *606*
— s. Baud, Ch. *553*
— H. K. 23
Weddell, G. 518, 523, *610*
— I. A. Harpmann, D. G. Lambley u. L. Young 295, *582*
— u. W. Pallie *610*
— W. Pallie u. E. Palmer 517, 518, 519, 523, *610*
— D. A. Taylor u. C. M. Williams *610*
— u. E. Zander 162, 498, *560*, *606*
— s. Hagen, E. *608*
— s. Pallie, W. 466, *601*
— s. Woollard, H. H. 201, 217, 228, 517, *573*, *610*

Weddell, G. s. Zander, E. 498, 499, *606*
Weidner, K. s. Müller, L. R. 473, 479, *603*
Weigert 43, 44, 78
Weigert-Pal 65, 72, 73
Wein, D. 20, 453, *535*, *599*
Weinberg, E. 245, *576*
Weiss, A. s. Coronini, C. 351, *583*
— P. *553*
— u. Hsi Wang 31, 107, *540*, *553*
Weller, E. s. Lannon, I. 74, *546*
Wellings, A. W. *582*
Wentzlick, G. *599*
Westphal-Edinger 483, 487
Wharton, L. R. 444, 462, *597*, *602*
White, E. G. 173, *563*
— Smithwick u. Simeone *530*
Whitear, M. *590*
Wiedmann, A. 161, 515, *560*, *610*
Wilhelm, F. *592*
Wilkinson, H. J. 222, 529, *573*, *590*, *612*
— u. A. N. Burkitt *560*
Willard, D. 270, 272, 277, *578*
Williams, A. F. 221, *595*
— C. M. s. Weddell, G. *610*
— R. G. s. Clark, E. L. *568*
— St. C. s. Péterfi, T. *552*
Willis, A. G., u. I. H. W. Birrell 173, 174, *535*, *563*
Wilson u. Billingsley 173, 179
— I. W. s. Bradley, F. 334, *583*
— J. G. *607*
Windle, W. F. s. Beaton, L. E. *536*
— u. S. L. Clark 81, *540*, *549*
Winiwarter, H. de 173, 270, *563*, *577*
Winkler, G. *595*, *606*

Wischnowsky jr. A. 435, *597*
Wiswell, O. B. *563*
Witt, de 330, 333
Wohlwill 61
Woiwotka, G. 334, *590*
Wolf jr. G. 87, *549*
— jr. G. A. s. Hinsey, I. C. 87, *545*
Wolff, E. *606*
— H. G. *604*
— s. Forbes, H. S. 569, *603*
— H. S. *573*
Wolhynski, F. A. 183, 186, 191, 201, 213, 451, *567*, *597*
Woollard 212
— H. H. 529, *612*
— u. R. Phillips 228, *573*
— u. G. Weddell 201, 228, *573*
— G. Weddell u. J. A. Harpman 217, 517, *610*
Wolter, I. R. 498, 503, *573*, *606*
— R. s. Kautzky, R. *603*
Woodburne, R. T. *590*
Worobiew, W. P. 183, 184, 201, 334, 335, 338, 341, 344, *567*, *590*
Wrete, M. 6, 66, 70, 73, 369, 443, *532*, *543*, *597*
Wünsche, G., H. Hanfmann u. G. Häfner 407, *592*

Xavier-Morato, M. J. *532*, *549*

Yabuki, R. 215, *573*
Yagita, M. 431, 435, *595*
Yamada, K. 471, 472, *602*
— M., Y. Watanabe u. I. Mori 463, 466, 467, *602*
— s. Watanabe, Y. 452, *597*
Yamamoto, S. s. Seto H. 102, 133, 181, *559*, *562*

Yamasaki, N. *543*
Yamashita, K. 64, 128, 144, 453, *599*
Yano, K. 71, *543*
Yntema, Chr. L., u. W. S. Hammond 3, 4, 5, *532*, *590*
— s. Hammond, W. S. 3, *531*
Yoshio, I. 303, *582*
Yoshitoshi, T. 54, 218, 308, 343, 344, 353, 357, 360, *573*, *590*
Young, I. Z. 270, *549*, *578*
— L. s. Weddell, G. 295, *582*

Zacharias, L. *576*
Zádory s. Kiss, F. 72, 74, *542*
Zander, E., u. G. Weddell 498, 499, *606*
— s. Weddell, G. 162, 498, *560*, *606*
Zanella, E. s. Dal Zotto 445, *595*
Zanne, D. s. Cracium, E. C. 445, *595*
— D. D. *597*
Zanobio, B. 409, *592*
Zavalla, I. A. *567*
Zbyszewski, L. s. Laskiewicz, A. *593*
Zeiger, K., u. H. Harders 31, 39, 40, *540*, *560*
— — u. W. Müller *540*
— s. Stoeckenius, W. 64, *541*
Zelter, G. s. Hild, W. *574*
Ziegelman, E. F. *595*
Zimmermann, H. s. Knoth, W. 110, *552*
— K. W. 518, *610*
— M. s. Kofmann, V. 380, *586*
Zitzlsperger, S. 153, *560*, *567*
Zorzolli, G., u. G. Maggi *551*, *610*
Zotto 89, *549*
Zweifach, B. W. 225, *560*, *573*

Sachverzeichnis.

Abdomen, Aufteilung der Vagusfasern 106
—, Nervengeflechte im 106
Abkunft des primären Grenzstranges 3
— — Sympathicus 2
Abnutzungspigment 37
Abstammung der Sympathicoblasten 3, 4
Acetylcholin 86
—, Paraganglien 179
Acetylcholinesterase, Thymus 286
Achsenzylinder 23, 60
— bei Degeneration 69
—, körniger Zerfall 68
—, Quellung 69
—, Varicositäten der 67
—, Zerfall 69
Acridinorange 40
Adenohypophyse s. Hypophysenvorderlappen
Adrenalin 128
—, Abgabe 278, 279
Adventitia 200, 202
— der Arterien, sensible Endorgane 212
— —, Terminalreticulum 207
—, der Arteriolen, sensible Innervationszone 211
—, marklose Nervenfasern 206
— der pialen Arterien, Plexus in der 228
—, Sympathicusfasern 206
— der V. cava, sensible Endbäumchen 219
— der Venen, Nervengeflechte 217, 218
Adventitielles Bindegewebe, nervös-vegetatives Endgebiet 206
Äquivalentbild 1, 31
Affe, Auerbachscher Plexus des Caecum 386
—, — — des Dünndarms 362
—, — — im Duodenum 364
—, — — im Ileum 364
—, — — im Jejunum 364
—, Clitoris 163
—, Ganglienzellen im Hypophysenhinterlappen 257
—, — im Plexus mucosus des Colon 398
—, Ganglienzellzahl im Auerbachschen Plexus des Colon 392
—, — — — des Magens 342
—, Ganglion ciliare 479
—, — craniale impar 88
—, Herznervengeflecht 183
—, Innervation der Eizelle 141
—, —, Gehirngefäße 231
—, —, Milchzähne 302
—, intermediäre vegetative Ganglien 73
—, Meissnersche Körperchen in der A. basalis 229
—, Meissnerscher Plexus 346, 347, 377

Affe, Mundschleimhaut mit Krauseschen Endkolben 291
—, Neurofibrillen im Ooplasma 459
—, neurofibrilläre Endapparate in der Adenohypophyse 264
—, neurosekretorische Granula 40
—, Oesophagusinnervation 323
—, Pars tuberalis der Hypophyse 265
—, Plexus submucosus im Colon 392
—, — — im Dünndarm 360
—, — — utero-vaginalis 462
—, Rami communicantes 72
—, sensible Innervation des Larynx 428
—, Submucosa des Darms 381
—, Terminalreticulum an glatten Muskelfasern 114
—, Tränendrüse 501
—, Zungenpapille 204
Afferente Elemente der Bronchien 431
— — im Nebennierenmark 278
— — der Venenwand 218
— Endapparate in Gefäßwänden 212
— — der V. pulmonalis 219
— — der Vv. cavae 219
— Endigungen 166
— — in der Aortenwand 216
— Endorgane der A. labyrinthi 503
— — im Aortenbogen 216
— — im Epikard 217
— — der Gesichtsarterien 198
— — der Hülsenarteriolen der Milz 241
— — der Lungenarterien 217
— — des Paraganglion caroticum 217
— — im Plexus prostaticus 455
— Nervenapparate der Talg- und Schweißdrüsenausführungsgänge 519
— Nervenendigungen, Aorta 205
— —, A. pulmonalis 205
— —, Bulbus caroticus 205, 235
— —, Submucosa des Oesophagus 331
— —, Vv. cavae 205
— Nervenfasern der A. carotis 215
— — in arteriovenösen Anastomosen 221
— — im Caecum 386
— — der Nebenniere 276
— — der Niere 440
— — des Uterus 468
Akkommodation 482
Akzessorische Nervenfasern 529
Alkalische Phosphatase 41
— — im Hüllplasmodium 87
Alkoholabusus, pericelluläre Faserkörbe 17
Alter 13
—, Ganglienzellen 15, 55, 358

Alter, Ganglienzellen im Auerbachschen Plexus des Magens 344
—, — des Colons 399
—, — der Lunge 429
—, — des Plexus uterovaginalis im 463
—, — im Plexus vesicoprostaticus 447
—, Ganglion ciliare 482
—, Grenzstrangganglion 55
—, Herzganglien 188, 190
—, histochemische Veränderungen 57
—, intrakardialer Nervenplexus 55
—, intramurale Ganglien des Darmrohres 372
—, intramurales Nervengeflecht des Processus vermiformis 55
—, nervöses Geflecht des Darmkanals 368
—, Plexus myentericus 313
—, Rückbildung des sensiblen Nervenapparates der Glans penis 457
—, sympathische Ganglienzellen des Processus vermiformis 391
—, Vagusganglien 94
—, vegetative Ganglien 188
Alveolarepithel 434
—, subepitheliales Nervennetz 128
Alveolarperiost 302
—, sensible Nervenendigungen 302
Amblystoma 4
Amitose 47, 48, 51
Amnion 472
—, Schlingenterritorien 164
Amnioten 6
—, Primitiventwicklung des Halsgrenzstranges 9
—, Vagus- und Sympathicusentwicklung 8
Amphibien 4
—, Bauchfell 422
—, Capillaren 225
—, Embryonen, Darmnervensystem 406
—, Herznervensystem 184
—, Zahnfleisch 292
Amphicyten 53, 78
Ampulla, receptorische Endapparate 505
Amsel, Retroorbitalganglion 89
Analregion, intraepitheliale Nerven 135
Analring, sensible Innervation 404
Ansa subclavia 8, 9
Anulus fibrosus der Zwischenwirbelscheibe 528
Aorta 211
—, afferente Nervenendigungen 205
—, Lamellenkörperchen 212
—, Innervation der Vasa vasorum 206
—, Plexus aorticus 202
—, Vagusfasern 186
Aortenbogen, afferente Endorgane 216
—, N. depressor 206, 216
—, sensible Nervenenden beim Rind 216
—, Verästelung des Endbäumchens 167
Aortendruck und N. depressor 215
Aortengeflecht und Oesophagus 324
Aortenwand, afferente Endigungen 216
—, markhaltige Nervenfasern 206
Appareil métaterminal 65, 127, 278, 473
— —, cyclische Veränderungen 127
— — der Muscularis der Gehirnarterie 144

Appareil métaterminal im Sarkoplasma der Herzmuskelfasern 152
Appendicite neurogène 391
Appendicitis acuta, Veränderungen des peripheren Nervennetzes 150
— und Auerbachscher Plexus 391
—, Ganglienzellen 391
—, Meissnerscher Plexus 391
— neuromatosa 67, 144, 150
Appendicopathia neuromatosa, Terminalreticulum bei 391
Appendix, Neurofibrillennetz der glatten Muskulatur 143
—, Terminalreticulum und Ganglienzelle 140, 146
—, Versorgung der glatten Muskulatur 145
Arcus aortae, N. depressor 215
Areola mammae, Innervation der glatten Muskulatur der 524
— —, sensible Endkörperchen 524
Argentaffine Zellen, Duodenum 406
Argentophile Zellen der epithelialen Gewebe des Magen-Darmkanals 352
— —, Lieberkühnsche Krypten 352
— — beim Magenulcus 352
— — im mukösen Bindegewebe des Colons 352
— —, Processus vermiformis 391
Argentum nitricum 368
Argyrophile Bindegewebszellen, Myometrium 465
— Fäserchen 55
— Granula 36, 37
— Ringbildungen 70
Artefakte 1, 67
Arterenol 86
Arteria basalis, Meissnersche Körperchen 229
— basilaris 503
— carotis communis 202
— —, afferente Fasern 215
— —, efferente Fasern 215
— —, Endapparate nach Durchschneidung des N. glossopharyngicus 215
— —, Endbäumchen beim Neugeborenen 215
— — interna, Nervengeflecht 228
— — — —, Verästelung des Endbäumchens 167
— carotis, Nervenfasern der, beim Meerschweinchen 215
— cerebralis 217
— coeliaca 421
— —, Ganglienzellen im Nervengeflecht um die 208
— —, gangliöse Geflechte um die 9
— cochleae 503
— coronaria 198
— corticalis radiata 435
— femoralis 211, 213
— —, Innervation der Vasa vasorum 206
— iliaca 202, 211
— intercostalis 523
— interlobularis, Nervenplexus 435
— labyrinthi 503
— lienalis, Ganglien 240

Arteria linealis, Plexus lienalis 235
— mammaria interna 523
— mesenterica caudalis, Nervenzellen im Nervengeflecht um die 208
— — cranialis, Ganglienzellen im Nervengeflecht um die 208
— pulmonalis 201
— —, afferente Nervenendigungen 205
— subclavia 202
— —, Faserbündel des N. depressor 216
— thoracica longa 523
— tibialis 202
— uterina 464
— —, Terminalreticulum 112
— vertebralis 217, 228, 503
— vestibuli 503
Arterien, Corpus mammilare 231
— der Gehirnbasis, Innervation 206f., 217
—, — beim Meerschweinchen 231
— des Gesichtes, afferente Endorgane 217
— der großen Körperhöhlen, Ganglienzellen in 208
—, Milz 240
—, Terminalreticulum 210
— des Unterschenkels, Pacinische Körperchen 213
Arterienwand, markhaltige Fasern 206
—, Nervengeflechte 206
Arteriolae rectae 441
Arteriolen 203, 211
— der Pia mater, Nn. proprii 232
Arteriovenöse Anastomosen 219
— —, afferente Nervenfasern 221
— —, sensible Innervation 181
Arterio-venular bridges 225
Aschenbild der Nervenzellen, Ganglion nodosum 94
Ascorbinsäure 39, 40, 41
Assoziationszellen im Magen 357
Asthma bronchiale, Endplättchen im Ganglion nodosum 95
— —, pericelluläre Faserkörbe bei 17
Atrioventricularbündel 153
—, Ganglienzellen 185
—, Terminalreticulum 196
— und vegetatives Nervensystem 153
Atrioventrikularklappe 199
Atrioventrikularknoten 153, 194
Atrophie 62
Auerbachsche Ganglien des Magens, Größenzunahme 342
Auerbachscher Plexus 11, 24, 32, 54, 116, 244, 306, 320, 323, 339, 406
— — des Caecum 385, 386
— — des Colon 385, 394
— — —, Altersveränderungen der Ganglienzellen 392, 395, 399
— — des Duodenum 338
— — des Dünndarms 361, 362
— — —, Ganglienzellanhäufungen 368
— — —, Ganglienzellen 361, 362, 364
— — —, Hüllplasmodium 361
— — —, Kaninchen 361
— — —, Katze 361

Auerbachscher Plexus des Dünndarms, nach Ligatur 373
— — —, Lymphscheiden 368
— — —, Maschen 363, 364
— — — und Meissnerscher Plexus 374, 375
— — —, Mensch 361
— — —, Nervenfasern 361
— — —, Nervenzellzahlen 364
— — —, N. vagus 364
— — — und Plexus muscularis profundus 373
— — — und Plexus subserosus 360
— — —, Sekundärgeflecht 362, 363, 365
— — —, Sympathicus 364
— — —, Tertiärgeflecht 363, 365, 366, 367
— — —, Volumenveränderung der Ganglien 368
— — —, Wachstumszunahme 368
— — —, Zahl- und Größenunterschiede der Ganglien 364
— —, Fortsatzwucherung 169, 170
— —, Ganglienzellen 209, 310, 314, 340, 341, 342, 343, 345, 357
— —, Ganglienzellzahlen 392
— —, gestaltliche Entwicklung 339
— —, Hüllplasmodium 340
— —, Hyperplasie 22
— —, des Magens 23, 335, 337, 338f.
— — —, Affe 338, 342
— — —, degenerierende pericelluläre Apparate 343
— — —, Flußkrebs 345
— — —, Formveränderungen 338
— — —, Ganglienzellen 339
— — —, Ganglienzellzahl 341, 342
— — —, Gans 345
— — —, Hahn 345
— — —, Hammel 343
— — —, Helix pomatia 345
— — —, Hüllplasmodium 343
— — —, Hund 342, 343, 345
— — —, Igel 345
— — —, Kalb 345
— — —, Kaninchen 338, 342
— — —, Katze 338, 342, 343
— — —, Knochenfische 345
— — —, Kuh 345
— — — bei Magenulcus 358
— — —, Maus 345
— — —, Meerschweinchen 338, 339, 342, 344
— — —, Mensch 342
— — — und N. vagus beim Neugeborenen 340
— — —, Neugeborener 343
— — —, Ratte 342, 343, 344
— — —, Rind 343
— — —, Schlange 343
— — —, Sterlet 345
— — —, Sumpfschildkröte 345
— — —, Taube 345
— — —, unipolare Ganglienzellen 344
— — —, Waldkauz 345

Auerbachscher Plexus des Magens, Wiederkäuer 344
— —, Massenentwicklung im Magen 341
— —, Neurofibrillen 341
— —, Nissl-Substanz in Ganglienzellen 312
— — des Oesophagus 308, 324, 326, 329, 338
— — —, Degeneration 328
— — — und glatte Spiralmuskulatur 329
— — —, markhaltige Fasern 328 —
— —, Parasympathicus 357
— — und Plexus entericus internus 374
— — im Processus vermiformis 386, 387, 388, 391
— — — — bei Appendicitis 391
— — der Pylorusgegend 339
— —, Rectum 401, 403
— — des Rectum und Durchschneidung der Nn. pelvici 404
— — — —, Ganglienzelltypen 401
— —, Schwannsches Leitplasmodium 341
— —, Sympathicus 357
— — der Valvula coli bei der Katze 386
— —, Winterfrosch 316
— —, Zelltypen im, vom Neugeborenen 308
Auge 478
—, Innervation der glatten Muskelfasern 144
—, sympathische Innervation der glatten Muskulatur 503
Augenmuskeln, akzessorische Nervenfasern 529
—, äußere 502
Ausführungsgänge der Talg- und Schweißdrüse, afferente Nervenapparate 519
Axolotl, Beeinflussung der Melanophoren der Haut 523

Bänder und Gelenkskapsel 524
Bär, Krausesche Endkolben in der Zunge 294
Bandapparat der Gelenke, sensible Nervenenden 525
Baroreceptor, Paraganglion caroticum 179
—, Meissnersche Körperchen in der Zunge 294
Basedow-Struma 269
Baucheingeweide 105, 405
—, Vagusinnervation 106
Bauchgrenzstrang, Exstirpation 74
Bauchraum, Entwicklung der sympathischen Nervengeflechte 9
Beckengeflecht beim Hühnchenembryo 10
—, mehrkernige Ganglienzellen 48
—, vegetatives 4
Beckenorgane, Innervation der 9
Beckenregion, vegetatives Nervengeflecht in der 9
Belegkerne 53
Bewegungsapparat, vegetative Innervation 524f.
Bielschowsky-Methode 162, 326
—, Gefäßnerven 205
—, Schilddrüse 269
Bindegewebe, Innervation 202
—, interstitielles, und Neurofibrillen 161

Bindegewebe, neurovegetatives Endnetz im 12
—, reticuläres s. reticuläres Bindegewebe
—, Terminalreticulum im 157
Bindegewebszellen, Neurofibrillen 157, 349
Bipolare Ganglienzelle 30
— — der Chorioidea 491
— — im Meissnerschen Plexus des Dünndarms 378, 380
— — — — des Magens 347
— — im Pankreas 416
Bitterling, Hypophysenvorderlappen 265
Blase, chromaffine Paraganglien in der Muskulatur der 181
—, Ganglion 445
Blutbildung und Nerven im Knochenmark 243
Blutcapillaren 157
Blutcapillare, Nervennetz 139, 146
Blutgefäßinnervation 201
—, Haut 516
—, —, Terminalreticulum 516, 517
—, intracerebral 232
— der Pia mater der Medulla oblongata 235
— — — des Rückenmarks 235
— des Thymus 288
Blutregulation 455
— und Lamellenkörperchen 212
Bodian-Methode 27
Bogengänge 507
—, sympathische Ganglienzellen 505
Bombinator-Larven 4
—, primärer Grenzstrang 4
Bombinator pachypus, Histogenese der Herzganglien 186
— —, Ganglien der Intestinalwand 405
Braunes Fettgewebe 159
Bronchialdrüsen, nervöses Syncytium 138
—, Terminalreticulum 431
Bronchialepithel, Neurofibrillen 432
Bronchialganglien 431
— und N. vagus 430
Bronchialmuskulatur, Mensch 148
—, nervöse Gebilde 148
Bronchialsystem, intraepitheliale Neurofibrillen 129
Bronchien, glatte Muskulatur 144
—, Nervengeflechte 430, 431, 432
—, nervöse Faserelemente 129
—, neurovegetatives Receptorenfeld 432
—, sensible, neuromuskuläre Endigungen 432
—, Vagusäste 105
Bronchioli respiratorii, Endnetze 434
Brustdrüse 523, 524
—, interstitielle Zellen 524
—, Schwannsche Kerne 524
Brustgrenzstrang 71
Brustsympathicus, Blastem des 159
Brustwarze des stillenden Meerschweinchens 524
—, Versorgung der glatten Muskulatur 145
—, weiblich 524
Bufo marinus, Neurosekretion sympathischer Ganglienzellen 45

Bulbus caroticus, Endkörperchen 166, 213
— —, afferente Nervenendigungen 205, 235
— oculi, intrasklerale Schleifen 500
— —, neurovegetatives Endnetz 479
— —, sensible Endorgane der Tunica media 479

Caecum 385f.
—, afferente Nervenfasern beim Menschen 386
—, Auerbachscher Plexus 385, 386
—, Ganglienzellzahl 396
—, intramuraler Nervenapparat 381
—, Plexus myentericus des Macacus rhesus 386
—, Plexus submucosus des Macacus rhesus 386
Cajal-Methode 326
Canalis craniopharyngeus der Katze, Nervenfasern im 528
Capillaren 203, 222f., 220
— bei Amphibien 225
—, Begleitnerven 222, 225
—, Froschzunge 225
— der Haut, Neurofibrillen 162
— des Herzens 199
—, interstitielle Zellen 224, 226
—, Leber 225
—, Mesenterium 225
— der Nebenniere 158, 225
—, nervöse Endformationen 203
—, Neurofibrillen 224, 225, 226
—, Omentum 225
— der Pia, Nervenversorgung 234
—, Schwannsches Leitplasmodium 224, 226
—, Terminalreticulum 222, 226, 521
—, Trommelfell 225
Capillarnerven und Capillarwand 224
— im Darm von Platydactylus mauretanicus 225
—, Herkunft der 225
Capsula fibrosa der Niere 442
Caput epididymidis 453
Carcinom der Haut 523
—, intramurales Nervensystem des Magens 360
—, Nervenbildungen im Bindegewebe 170
— der Portio vaginalis uteri 468
Carcinoma colli 464
Caudale Kopfganglienleiste, Entfernung der 3
Cavia s. Meerschweinchen
—, Ganglion cervicale superius beim Embryo 9
—, Ganglion am N. petrosus superficialis major 89
—, Pulmonalisklappe 200
Cellulärer Reizzustand 15
Centrum ciliospinale 479
— — und M. dilatator pupillae 496
— — und vegetative Augeninnervation 478
Cervicalnerven, Thymusinnervation 283
Cervicalregion, intermediäre Ganglien 73
Cervix uteri, Drüsen 138, 468
— —, Ganglienzellen 467

Ceruminaldrüsen 513
Chemische Vermittlersubstanz im M. ciliaris 148
Chemoreceptor, Niere 437
Chemoreceptorische Organe 179
— —, Paraganglion caroticum 178
Cholelithiasis, Ganglienzellen der Gallenblase 413
Cholinesterase 87
—, Ganglion ciliare 483
Chondriokonten, Hüllplasmodium des Magen-Darmkanals 357
Chorda tympani und Ganglion submandibulare 297
— —, Speicheldrüsen 296, 297
— —, Zungendrüsen 295
Choriocapillaris, Nervenreichtum 490
Chorioidea 487f., 495
—, Ganglienzellen 491
—, Schwannsches Leitgewebe 487
—, Synapse 491
—, Terminalreticulum 489, 491
Chromaffine Paraganglien 172
— — im Beckengeflecht 455
— — in der Harnblase 181, 448
— — des Plexus prostatico-deferentialis 452
— Zellen 80, 181
— — des Nebennierenmarkes 277, 278
— — im Paraganglion supracardiale inferius 180
Chromatinstrukturen 45
Chromatolytische Zellen 33
Ciliarganglion 33
Cisternae 34
Clasmatocyten 110
Clitoris, neurovegetative Endformation 130
—, sensible Endkörperchen und Terminalreticulum 163
—, subepitheliales Nervennetz 128
Cochlea, Nervengeflecht in der Lamina spiralis 506
—, receptorische Endapparate 505
Colon 391f.
—, argentophile Zellen im mukösen Bindegewebe 352
— ascendens 385
—, Auerbachscher Plexus, Plexusbildungen 394
— descendens 385
— —, sensible Endigungen 396
—, Ganglienzellen im Auerbachschen Plexus 394
—, Ganglienzellgestalten im Auerbachschen Plexus 392
—, Ganglienzelltypen 392
—, — im Auerbachschen Plexus 395
—, Ganglienzellzahl 392
—, intramuraler Nervenapparat 381
—, Meissnerscher Plexus 315, 396
—, multipolare Ganglienzellen 393
—, Plexus mucosus 398, 399, 400
—, Plexus muscularis profundus 394
—, — — —, Ganglienzellen 395
—, Plexus myentericus 386, 392, 393, 394

Colon, Plexus subserosus 391, 392
—, Schlingenterritorien 164, 165
—, sensible Nerven 401
—, Terminalreticulum 111
Columnae rectales, intraepitheliale Nervenfasern 403
— —, Nervenplexus 402
Complexes neuroinsulaires 416, 417
Contiguität 127
Corium, sympathische Elemente im 523
Cornea 498f.
—, Nervenzelle 499
—, sympathische Fasern 498, 499
—, Terminalreticulum 498
Coronararterien, Innervation der Vasa vasorum 206
Coronargefäße, Ganglien 186
—, sensible Enden 198
Coronarsklerose, Herzganglien bei 191
Corpus albicans 460
— ciliare 487, 491, 495
— —, Ganglienzellen 493
— —, motorische Endigungsformen 148
— —, Neurofibrillenendigungen 148
— luteum 141, 460
— — menstruationis, Neurofibrillenstränge 460
— — —, Terminalreticulum 460
— mammilare, Arterieninnervation 231
— pancreatis und Plexus lienalis 235
Corpuscules sympathiques 48
Cottus scorpius, Nervenzellen des Gefäßsympathicus 208
Cramptonscher Muskel der Vögel 492
Crista ampullaris 505
— —, N. vestibuli 135
— galli, Ganglion an der 91

Darm, Capillarnerven bei Platydactylus mauretanicus 225
—, intramurale Ganglienzellen 35, 306
—, — Nerven 406
—, Nervenverlauf 421
—, Neurofibrillen 319
—, — im Darmepithel 129
—, Plexus 320
—, Terminalreticulum 319, 320
—, — der glatten Muskulatur 143
Darmdrüsen, Innervation der 139
Darmkanal 304f.
—, Arterieninnervation 217
—, Ganglienzellen 9, 304f.
—, Ganglienzelltypen 304
Darmkrypten, Nervensystem und Epithel der 139
Darmnervensystem 11, 406
—, Amphibienembryonen 406
—, Entwicklung 405f.
Degeneration 69
— der Herzganglienzellen 190
— von Herznervenfasern nach Vagusdurchschneidung 192
— der motorischen Endplatten des N. vagus 154

Degeneration, Vorgänge im intramuralen Nervensystem 360
Degenerative Atrophie 58
— Erscheinungen an Ganglienzellen 359
— Merkmale 57
— Veränderungen 67, 68
— —, interstitielle Zellen 149
— —, Schwannsches Leitplasmodium 149
— — des Terminalreticulum 150
— Vorgänge am intramuralen Nervensystem des Magens 357f.
— —, motorische Endplatte 156
Degenerierende Zellen des Ganglion ciliare 481
Dendritenlamellen 308
Dentin 298, 299, 301
—, Nervenendigungen 297
— der Zahnwurzel, Nervenfasern 302
Dentinkanälchen, Neurofibrillen 299, 300
Dichroismus der Nervenfasern 65
Dickdarm 385f.
— und Dünndarm, Beziehungen des intramuralen Nervenapparates 380
—, Ganglienzellen 372
—, Ganglienzellzahlen des Auerbachschen Plexus 392
—, Hühnerembryo 405
Diencephalon-Hypophysensystem 244
Differenzierung, intraplasmatische, des Nervengewebes 22
— der Sympathicoblasten 2
Discus articularis des Kniegelenkes vom Meerschweinchen, Nervenfasern 528
— des Schultergelenkes, sensible Nervenenden 528
Distales, nervöses Syncytium 124, 125, 128
Dogielsche Zelltypen 30
— Genitalkörperchen 471
Doloreceptoren 523
Doppelbrechung der Nervenfaser 65
Druckregulatorische Organe 179
Drüsen der Haut, Neurofibrillen 162
Drüsenausführungsgang 296
Drüsenendstücke 296
Drüsenepithel, freie Nervenenden 137
Drüsengewebe, Endnetz 12, 145
—, endokrines 131
—, exokrines 136f.
Drüseninnervation 202
Drüsennerven, Glandula thyreoidea 266
Drüsenzellen, Neurofibrillen zwischen oder in 137
Ductuli efferentes 454
— lacrimales 502
Ductus alveolaris, Endnetze 434
— arteriosus Botalli 200, 201
— — —, Hühnchen 201
— — —, Hund 201
— — —, Kaninchen 201
— — —, Katze 201
— — —, Meerschweinchen 201
— — —, Mensch 201
— — —, Ratte 201
— — —, Vagusfasern im 186
— choledochus 412, 413

Ductus choledochus, Ganglienzellen 413
— —, intraepitheliale Neurofibrillen 414
— —, Schlingenterritorien der Ampulle des 414
— cysticus 412, 413
— —, intraepitheliale Neurofibrillen 414
— deferens 454, 455
— —, Ganglienzellen 454
— —, glatte Muskulatur 144
— —, intraepitheliale Neurofibrillen 454
— epididymidis, intraepitheliale Nerven 454
— hepaticus 413
— semicircularis lateralis, receptorische Endapparate 505
— thoracicus 244
Dünndarm 360
—, Auerbachscher Plexus 361, 362
—, — — der Katze 32
—, — —, Lymphscheiden 368
—, Endapparate 382
—, Ganglien 368
—, Ganglienzellen in der Ringmuskulatur 372
—, Ganglienzellzahlen des Auerbachschen Plexus 392
—, Hühnerembryo 405
—, Meissnerscher Plexus 373
—, N. vagus 360
—, Plexus mucosus 382f.
—, — muscularis profundus 363, 373
—, — subserosus 360
—, Schwannsche Kerne der Submucosa 382
—, — Leitgewebe der Submucosa 381
—, sympathische Nerven 360
—, Synapsen im intramuralen Nervensystem 371, 372
—, Terminalreticulum 120, 145, 367, 384
—, Verbindungen zwischen Meissnerschem und Auerbachschem Plexus 374, 375
Duodenum, Auerbachscher Plexus 11, 338, 364
—, argentaffine Zellen 406
—, Differenzierung von Vagus- und Sympathicuselementen 9
—, Ganglienzelltypen 373
—, Hühnerembryo 405
—, intramurales Nervensystem des Rinderembryo 385
—, Plexus 412
—, Schlingenterritorien in der Submucosa 380
—, sensible Nerven in der Submucosa 381
—, subseröser Plexus 337
—, Sympathicus 8
Dura mater 472, 473
— — des N. opticus 473
— —, sensible Endkörperchen 473
— —, sympathische Fasern 472
Durchmesser sympathischer Ganglienzellen 30
Durchschneidung des N. vagus 105
— des N. accessorius 105
— des N. splanchnicus 88
— der Vago-Accessoriuswurzel 106

Efferente Elemente der Bronchien 431
— Nerven der Media der Arterien 209
— — der Piagefäße 235
— Neurofibrillen in Arteriolen 211
Eidechse, Nervennetz der Zungenpapille 294
Eifollikel 458
Eingeweide, Neurofibrillen in den Epithelien 129
Eingeweidemuskulatur, quergestreift 153
Einschlußfärbung 116
Eireifung, nervöser Einfluß 460
— und vegetatives Nervensystem 458
Eiweißvacuolen 36
Eizelle 141
Ektodermale Abkunft der primitiven Sympathicoblasten 3
Elektronenmikroskop 1
—, sympathische Nervenfasern im 65
Elektronenmikroskopie markhaltiger Nervenfasern 65
— markloser Nervenfasern 65
Elektronenphotogramm 34
Emys, Ganglienzellen im Verdauungstract 209
—, — der Lunge 429
—, — im Oesophagus 329
—, — im Plexus myentericus des Colon 395, 396
Endapparate, Dünndarm 382
— in der Glans penis 456, 457
— in der Mundschleimhaut der Nachtschwalbe 291
—, Nebenniere 280
—, Oesophagus 327, 328
—, — nach Vagusdurchschneidung 328
— der Pia mater 473
—, Plexus mucosus des Colon 401
—, receptorische, in der Ampulla 505
—, —, Cochlea 505
—, —, im Ductus semicircularis lateralis 505
—, —, Utriculus 505
—, sensible, in der Kloake des Haushuhns 405
—, Tunica propria des Oesophagus 333
—, Ureterwand 446
Endbäumchen, Sinus caroticus 166
Enddarm, Vögel 405
Endformationen 112, 123
— der Capillarwand 203
— an den chromaffinen Nebennierenmarkzellen 278
— in der Submucosa des Oesophagus 331
—, Zona glomerulosa 272
Endgebilde, kolbige 83
Endigungen, afferente 166
—, motorische 148
—, sensorische 149
Endigungsweise des N. vestibuli 135
— des vegetativen Nervensystems 110f., 171
Endknöpfchen im Nervennetz des Oesophagus 327
Endkörperchen im Ganglion nodosum 102
—, Pia mater 478
—, sensible 166
—, —, der Dura mater 473

Endkörperchen, sensible, im Gaumen 292
—, —, der Gelenkkapsel 524, 527
—, —, der Pars cavernosa urethrae 457
—, —, der Vaginalwand 409
—, —, im Vestibulum nasi 425
—, —, der Zungenschleimhaut 294
—, sensorische, der Herzklappen 199
—, —, im Plexus chorioideus 478
— in der Tonsille 304
Endkolben 70, 83, 84
— an Ganglienzellen der Nebenniere 281, 282
Endnetze des Drüsengewebes 145
—, Entwicklung 168
—, glatte Muskulatur 145
—, M. ciliaris 147
Endösen in Paraganglien 131
Endokard, afferente Endorgane 198
—, Krausesche Endkolben 197
—, Nervenenden 152
—, Schlingenbildungen 198
Endokarditis, Herzganglien 191
Endokrines Drüsengewebe 131 f.
Endometrium 467 f.
Endoplasmatisches Reticulum 34
Endorgane, afferente, im Oesophagus 330
—, —, der Niere 437
—, —, im Plexus prostaticus 455
—, —, in der Wand der A. labyrinthi 503
— afferenter Natur am Übergang vom Sigmoid zum Rectum 404
—, A. femoralis 213
—, Bulbus oder Sinus caroticus 213
—, Extremitätengefäße 213
— an Ganglienzellen der Nebenniere 281
—, Herzarterie 213
—, Lungenarterie 213
— der Nebennierenkapsel 270
—, Nierenarterie 213
— in der Magenschleimhaut 354
— der Pia mater 476
—, Piaarteriolen 232
—, receptorische, in der Tunica vaginalis testis 454
—, sensible, der Klitoris 471
—, —, Kniegelenkkapsel 525
—, —, in der Pharynxschleimhaut 303
—, —, der Schilddrüse 269
—, —, Trommelfell 512
—, —, in der Tunica media des Bulbus oculi 479
—, Skleralgefäße 213
—, der Urethra 452
— in der Trachea 428
Endothelhülle der Nervenfaserbündel 66
Endplatten 51
—, degenerierende, im Oesophagus 168
— im Ganglion nodosum 95
Endringe im M. ciliaris 147
Ente, nervöses Endnetz im Hypophysenvorderlappen 265
Entenembryo, Herzinnervation 186
Entwicklung des Darmnervensystems 405 f.
— des gastroduodenalen Nervengeflechtes 9
— des Nervengewebes in der Niere 443

Entwicklung der sympathischen Nervengeflechte im Bauchraum 9
— des vegetativen Nervensystems der Herzregion 9
— — —, Lunge 9
— — — im Thorax 9
Eosin-Orange-Toluidinblau 80
Epahis, afferente Nervenendorgane im Periost 528
Epidermis, Innervation der Pigmentzellen 523
Epidermisfunktion und vegetatives Nervensystem 129
Epididymis 454
Epiglottis, Geschmacksknospen 428
—, intraepitheliale Nerven 129, 428
Epikard 152
—, afferente Endorgane 198
—, Krausesche Endkolben 197
Epiphyse, Ganglion 233, 478
Epithel 202
— der Eingeweide, Neurofibrillen 129
— der Haarwurzelscheide, Neurofibrillen 162
—, Terminalreticulum 128
Epithelkörperchen 269
—, Nervenendformationen 270
Epithelzelle und Neurofibrillennetz 128
Epoophoron 461.
Equiden, Ganglion submandibulare 90
Erbfaktoren 75
Erregungsstoffe 167
Esteraseaktivität sympathischer Ganglien 87
Exkretionsorgane 435 f.
Exkretorische Drüsen, Terminalreticulum 139
Exokrines Drüsengewebe 136 f
— —, freie Nervenenden 138
— —, nervöses Syncytium 138
Extremitätengefäße und Grenzstrang 227
—, Nervenendigungen 213

Farbstoffspeicherung 81
Faser, markhaltig 64
—, marklos 64
Faserkörbe 17, 18, 19, 20, 49, 51, 59, 62
—, Ganglion ciliare 485
—, Hyperplasie 57, 64, 83
—, Neubildung 17
—, neuromartige 24
—, pericelluläre 85
—, —, im Ganglion nodosum 96
— der Vagusganglien 93
—, zerfallend 62
Fenestra vestibuli cochleae 509
Fet, Harnblasenganglien 447
Fettgewebe 112, 159, 218
—, braunes, Veränderung nach Denervierung 159
— der Submucosa des Magens 351
—, Terminalreticulum 159
Fettgranula 36
Fettzellen 159
— der Haut, Neurofibrillen 162

Sachverzeichnis.

Fettzellen, Terminalreticulum an 114
Fibrae aberrantes 12
— — im Ganglion nodosum 103
Fibres protoplasmiques 383
Fibrilläre Verbreiterung der kurzen Fortsätze 54, 308
Fibrilläres Korbgeflecht 16
Fibrillengeflechte 51
Fibrillengerüst, Homogenisierung 101
—, Schwellung 101
—, Zerfall 101
Fibrillensystem, vacuolisiert 63
Fibrocyten und Neurofibrillen 125, 157, 161, 348
Fibula, Innervation des Knochenmarks 243
Fingerbeere, arteriovenöse Anastomose 221
—, Glomus cutaneum 517
Fische, Ganglienzelle und Hüllplasmodium 55
—, Ganglienzellen im Hypophysenhinterlappen 257
—, — im Hypophysenvorderlappen 264
—, Plexus myentericus im Oesophagus 329
Fixierung 1
Fledermaus, sensible Nervenfasern in der Harnblase 452
Fluorescenz 40
Flußkrebs, Nervensystem des Magens 345
Follikel des Ovars, Nervensystem und 141
Foramen nutricium, Nerven im 242
Form und Funktion 1, 30, 212
Fortsätze, fibrilläre Verbreiterung der kurzen 308
—, gequollen 63
—, Längenwachstum der 20
— der Nervenzellen im Ganglion ciliare 481
— der Vagusganglien 93
Fortsatzdisharmonie 14, 15, 16, 19, 20, 42, 57
Fortsatzgebilde der Vagusganglien 93
Fortsatzhyperplasie 20, 21
Fortsatzknäuel 22, 56, 57
— der Vagusganglien 94
Fortsatzneubildung 20, 30
Fortsatzveränderung 62, 101
Fortsatzverästelung 30
Fortsatzverklumpung 51
Fortsatzvermehrung 21, 57
Fortsatzwucherung 100, 169
Fossula fenestrae cochleae 507
Frankenhäusersches Ganglion 462
Freie Endigungen 84
— — in der glatten Muskulatur 142
Frosch, Auerbachscher Plexus 316
—, Chromatophoren und Sympathicus 523
—, Degeneration von Herznervenfasern nach Vagusdurchschneidung 191
—, Ganglienzellen im Auerbachschen Plexus 209
—, — der Harnblase 209, 447
—, — des Herzens 185
—, Gaumenschleimhaut 208, 293
—, Nervengeflecht der Submucosa des Oesophagus 330
—, Pankreas 418
—, Pigment in Ganglienzellen 38

Frosch, Plexus myentericus im Oesophagus 329
—, sympathische Nervenfasern 65
—, Synapse in Herzganglien 87
Froschembryo, Abstammung des Plexus intestinalis 405
Froschherz, Ganglienzellen 185
—, Krausesche Endkolben 198
—, Vagus und Herzganglien 193
Froschlarve, Nervennetz in der Schwimmblasenhaut 159
Froschzunge, Capillaren 225
Fundusdrüsen des Magens 353

Gallenblase 409f., 410
—, afferente sympathische Nervenfasern 412, 413
—, Ganglienzellen in der 146, 410, 412
—, Ganglion coeliacum 409
—, glatte Muskulatur 144
—, interstitielle Zellen 413
—, intraepitheliale Neurofibrillen 411
—, intramurales Nervensystem 412
— und N. phrenicus 412
—, N. vagus 409, 411
—, Plexus mucosus 410
—, — muscularis 410
—, Rind 412
—, Sympathicus 411, 412
—, Terminalnetz 411
—, Terminalreticulum 146, 410
Gallengänge, Nerven 409
Ganglien des Darmrohres, Alterserscheinungen 372
— —, Neugeborener 373
— der Darmwand 323
— des Dünndarmes, Neurofibrillen 372
— des Grenzstranges 74
— der Harnblase 446, 447, 449
— des Larynx 426
— der Lunge 429
— —, sympathische Fasern in 430
— der Lungengefäße 429
— im Lungenhilus 429
— in Nebenhodennähe 454
— im Nervengeflecht der A. lienalis 240
— im Pankreas 416
— des Plexus renalis 435
— im Plexus tympanicus 509
— der Samenblase 455
— in der Tonsillengegend 304
— im Ureter 44, 445
—, V. pulmonalis 219
Ganglienkette, thorako-lumbale 2
Ganglienleiste 3, 7, 8
Ganglienzelldegeneration, Herz 190
Ganglienzellen 14, 30f., 358, 359
— in der Adenohypophyse 264
— in der Adventitia der Herzkranzgefäße 198
— im adventitiellen Nervengeflecht des Oesophagus 324
—, Altersveränderungen 358, 359
—, —, Lunge 429
—, Amitosen 47

Ganglienzellen, Atrophie 62
—, Auerbachscher Plexus 310, 340, 341, 342, 343, 345, 357, 406
—, — — des Colon 394
—, — — des Dünndarms 361, 362
—, — — des Kalbes 345
—, — —, Nissl-Substanz 312
—, — — des Oesophagus 324, 326, 329
—, bipolare 30
—, Blasenwand 450
—, Bogengänge 505
— der Chorioidea 491
— im Corpus ciliare 493
— im Darmkanal 304 f.
— der Darmnerven 9
— der Darmwand, Bindegewebskapsel 318
—, degenerierende 60, 62, 94, 359
— des Dickdarms 372
— im Ductus choledochus 413
—, Ductus deferens 454
—, Durchmesser, sympathischer 30
—, erkrankte 21
—, Farbstoffspeicherung 81
—, Faserkörbe 62
—, Fortsätze der sympathischen 13, 14
—, Fortsatzveränderung 62
— der Gallenblase 146, 410, 412
—, Ganglion ciliare 487
— im Ganglion oticum 90
— des Ganglion pterygopalatinum 89
— der Gaumendrüsen 294
— in der Gefäßwand 208
—, Gestaltänderung sympathischer 316
— der Harnblase 146, 447, 449
—, Herz 184, 185, 187, 189
—, —, Wachstum 189
— in der Hornhaut des Kaninchens 499
— und Hüllplasmodium 23, 64
—, humorale Einwirkung 86
— im Hypophysenhinterlappen 257
— im Inselgewebe 240
—, intramurale, Golgi-Apparat 314
—, —, Mitochondrien 314
—, —, Nissl-Substanz 313
—, — und Terminalreticulum 146
—, Iris 497
—, Kern 45 ff.
—, Kerndegeneration 18
—, Kernumfang 13
— in der Kloake des Haushuhns 405
—, Kugelphänomen 380
— in Kultur 30
—, Leber 408
— der Lunge 429
—, Magen 336, 357
— des Magen-Darmkanals 146
— — von Katzenembryonen 9
—, mehrkernige 18, 47
—, —, im Plexus prostaticus 455
—, —, — seminalis 455
—, —, Meissnerscher Plexus 357
—, — — des Colon 315, 397, 398
—, — — des Dünndarms 377, 378, 379
—, — — des Magens 345, 346, 347, 348, 351

Ganglienzellen, Meissnerscher Plexus des Rectum 401
—, minderwertige 44
—, multipolare 14, 30, 62
— in der Nebenniere 279, 280
— —, pericelluläre Faserkörbe 282
— —, Synapsen 282
— im N. oculomotorius 486
— im N. tympanicus 509
— im N. vagus 15, 369
— in den Nn. ciliares breves 479
— in den Nn. hypogastrici 463
—, Netzhülle 78
—, Nierenbecken 443
— des Oesophagus 323
— —, Vagusfasernetz um die 327
—, ödematöse 62, 63
—, Pankreas 416
—, Paraganglion caroticum 174
—, Paraganglion supracardiale 181
—, pathologische Merkmale 13, 42
— in der Pharynxschleimhaut 303
—, Pigment 60, 94, 373
— der Pia 478
—, plasmatische Einschlüsse 46
—, — Verbindungen 86
— der Pleura parietalis 434
—, Plexus entericus internus 374, 377
— im Plexus mucosus des Colon 398
— — muscularis profundus des Colon 395
— — myentericus des Rectum 401
— — ovaricus 447
— — prostaticus 455
— — subserosus des Colon 392
— — vesico-prostatitus 452
—, Processus vermiformis 372, 387, 388, 389
—, — — bei Appendicitis 391
—, pyknotische, Processus vermiformis 389
—, Raynaudschen Gangrän 227
—, Reizzustand 97
— in der Ringmuskulatur des Dünndarms 372
— in der Schilddrüse 269
—, Schwellungserscheinung 62
—, sekretorische Leistung der 46
— mit sensibler Funktion 310
— in Speicheldrüsen 297
—, Speicherungsvermögen der, im Plexus myentericus 317
— der Submucosa des Oesophagus 330
— der Subserosa des Magens 338
— des Sympathicus 15
—, synaptische Verbindung vegetativer Ganglienzellen 23
— im Thymus 286
—, Typeneinteilung der intramuralen 306
—, unipolare 30
— und unreife Zellen 209
— der Uteruswand 467
— im Utriculus 505
— mit Wachstumshyperplasie 310
— der Zona reticularis 274
— in der Zunge 294
—, zweikernige 43

Ganglienzellfortsätze, Herz 187, 189
—, regenerativ-hyperplastische Wachstumsprozesse 171
Ganglienzellgestalt, Auerbachscher Plexus des Colon 392
Ganglienzelloberfläche, Neurofibrillen an der 85
Ganglienzelltypen 369, 370
— im Auerbachschen Plexus des Rectum 401
— im Colon 392
—, Darmkanal 304
— der Lunge 429
— im Meissnerschen Plexus des Dünndarms 377, 378, 379, 380
—, Plexus tympanicus 509
—, Processus vermiformis 388
Ganglienzellzahlen des Auerbachschen Plexus 392
— im Caecum 386
— im Colon 392
Ganglion aortico-renale 435
— Bidder 185
— cervicale, Terminalreticulum 145
— — craniale 334
— — —, Herzinnervation 183
— — —, Wucherungen 171
— — impar beim Affen 89
— — inferior 37
— — — nach Schilddrüsenexstirpation 269
— — —, siebenkernige Ganglienzellen 50
— — —, zweikernige Ganglienzellen 47
— — mediale 71
— — —, Exstirpation 106
— — medium, Herzinnervation 183
— — stellatum 71
— — superius 9, 16, 17, 18, 19, 20, 36, 37, 87, 105, 498
— — —, Exstirpation beim Hund 106
— — —, Ganglienzellen der Herzwand 186
— — —, gefensterte Ganglienzellen im 56
— — —, Hund 39
— — —, Larynxinnervation 426
— — —, mehrkernige Ganglienzellen 48, 51
— — — und M. dilatator pupillae 496
— — —, Nasenschleimhaut 423
— — —, Nissl-Granula 32
— — —, pathologische Veränderungen im 101
— — —, Pigmentgranula 38
— — — nach Schilddrüsenexstirpation 269
— — —, Speicheldrüseninnervation 296
— — — und Timofeewscher Apparat 457
— — —, Verbindungen zwischen Ganglion nodosum und 103
— — — und Zahnentwicklung 302
— — supremum 83, 479
— — —, Exstirpation 71
— — —, Paraganglion caroticum 173
— — uteri 462
— — —, Nervenzellen im, und Gravidität 464
— ciliare 37, 88, 89, 147, 479f., 485
— —, Cholinesterase 481

Ganglion ciliare und Ciliarmuskel 483
— —, degenerierende Zellen 481
— —, Dural- und Piascheide des N. opticus 485
— —, Erscheinungen des Alters 482
— —, Faserkörbe 485
— —, Genese des, beim Hühnchen 479
— —, Hüllplasmodium 485, 487
— — und M. sphincter iridis 496
— —, Nervenzellen 480, 481, 485, 487
— —, Nervenzelltypen 480, 481, 482
— —, Nissl-Granula der Nervenzellen 482
— —, Pigmentgranula der Nervenzellen 482
— —, Sympathicus 485
— —, Synapse 483
— — der Vögel 483
— coeliacum 33, 40, 75, 235
— —, Alterserscheinungen an Nervenzellen des 57
— — und Dünndarminnervation 360
— —, Exstirpation und Gallenblaseninnervation 411
— —, Gallenblase 409, 411
— —, Lamellenkörperchen 421
— — und Leberinnervation 407
— —, Milzinnervation 235
— —, Nebenniereninnervation 270
— —, Nervenzellen im 87
— —, Nierennerven 435
— — und Pankreasinnervation 414
— extracraniale und Plexus tympanicus 509
— Gasseri 15, 64, 479
— — und Dura mater 472
— —, Exstirpation und Degeneration der Hornhautnerven 499
— —, multipolare Ganglienzellen im 62
— geniculi 64, 500
— — und Plexus tympanicus 509
— jugulare 15, 91
— —, Zelltypen im 426
— Ludwig 185
— mesenterium inferius 181
— — — und Plexus utero-vaginalis 462
— — —, sensible Endapparate im 87
— — —, Uterusinnervation 444
— — superius, Nebenniereninnervation 270
— — — und Plexus ovaricus 457
— — —, Uterusinnervation 444
— nodosum 7, 18, 20, 64, 91, 92, 103, 105
— —, afferente Fasern zur A. carotis 215
— —, Altersveränderungen 94
— —, bäumchenartige Gebilde 100, 170
— —, bindegewebige Kapsel 102
— —, efferente Zellen 102
— —, Endplättchen 95
— —, Entfernung des, bei der Katze 216
— —, Fortsatzwucherung 169
— —, Hund 41
— —, hyperplastischer Faserkorb 101
— —, Katze 101
— —, Knäulchenbildung am Fortsatz 100
— —, Leitungsrichtung in den Nervenfasern 102
— —, markhaltige Nervenfasern im 102
— —, marklose Fäserchen 102

Ganglion nodosum, marklose Fäserchen in der Kapsel 103
— —, multipolare Ganglienzellen im 62
— —, Nervenzellen im 92
— —, Paraganglion im 102, 133, 181
— —, Pathologie 96, 101, 428
— —, pericelluläre Faserkörbe 95
— —, pseudounipolare Elemente 102
— — nach Schilddrüsenexstirpation 269
— —, sensible Endkörperchen 102
— —, — Endorgane 97
— —, sympathische Nervenfasern im 102
— —, Synapse 95
— — und Thymusinnervation 103, 283
— —, Trachealinnervation 428
— —, Verbindungen zwischen Ganglion cervicale superius und 103
— —, Zahl der Nervenzellen 105
— —, Zahl der marklosen Nervenfasern 102
— —, Zelltypen im 426
— oticum 37, 88, 90, 509
— — und Gl. parotis 296
— —, Plexus tympanicus 509
— paraoticum 91
— parapterygopalatinum 91
— am Plexus caroticus 478
— pterygopalatinum 37, 88, 89
— — und Nasenschleimhaut 423
— Remak 185
— solare 14, 76, 82, 106, 181
— —, Entwicklung des 9
— —, Exstirpation 71
— sphenopalatinum 304, 500
— stellatum 71, 75, 105, 106, 426
— —, sensible Nervenenden in der Kapsel des 87
— —, Trachealinnervation 428
— submandibulare 88, 90, 297
— supracardiale inferius, chromaffine Zellen 180
Ganglioneurom 29
Glangliosîde der Nervenfasern 65
Gans, Auerbachscher Plexus im Oesophagus 329
Gastritis, argentophile Zellen 352
Gastroduodenales Nervengeflecht, Entwicklung des 9
Gastroduodenalregion, Genese des sympathischen Geflechtes beim Hühnchen 405
Gaumen 292
—, Frosch 293
—, Geschmacksknospen 292
—, intraepitheliale Nervenfasern 292
—, Schlange 293
—, sensible Endkörperchen 292
Gaumendrüsen 294
—, Ganglienzellen 294
—, Terminalreticulum 294
Gaumenschleimhaut, Innervation der Arterien 217
—, sensible Nervenfasern 292
—, sympathische Nervenfasern 292
Gecko, Endformation in der Submucosa des Oesophagus 331
—, Ganglienzellen der Pleura parietalis 434

Gecko, Nervennetz der Submucosa des Dünndarms 381
Gefäße 64, 182, 201, 221
—, afferente Endapparate 212
—, Ganglienzellen 208
— im Gehirn 228
— der Halsganglien 75
— des Hypophysenhinterlappens 252
—, intracerebrale 231
— des Knochenmarks 243
—, Magen 355f.
—, motorische Endnerven 205
—, nervöses Maschenwerk 201
—, Paraganglion caroticum 178
— der Pia 228
—, sympathische Nervengeflechte 201
—, Terminalreticulum 206
Gefäßmuskulatur und Nervengewebe 357
Gefäßnerven, Methoden 204
— und Organnerven 203, 204
—, sensible Elemente 201
—, Verlauf 226
Gefäßregulation und Sekretion 139
Gefensterte Zellen 56
Geflecht, Definition 320
Gehirnarterie, Neurofibrillennetz der Muscularis 143
Gehirngefäße 228f.
Gehirnnerven und Innervation der Piagefäße 228
Gehörorgan 503f.
Gelenke, Bandapparat, sensible Nervenenden 525
Gelenkkapsel und Bänder 524f.
—, Gelenkkörperchen 524
—, neurovegetative Formation 527
—, sensible Endkörperchen 524, 527
—, Stratum fibrosum, Nervengeflecht 524
—, — synoviale 525
Genese des sympathischen Geflechtes der Gastroduodenalregion beim Hühnchen 405
Genitalnervenkörperchen 471
— am Perineum 455
— beim Pferd 457
— am Scrotum 455
— im Vestibulum nasi 425
Genitalregion, Pacinische Lamellenkörperchen 457
—, Timofeewscher Apparat 457
Genitalsystem 452f.
Geschmacksknospen, Epiglottis 428
—, Gaumen 292
—, Kaninchen 295
— in der Mucosa des Mundes 291
— im Oesophagus 334
— der Pharynxschleimhaut 303
Gewebekultur s. Kultur
Glandula lacrimalis 500f.
— parathyreoidea 269f.
— parotis 137
— —, sekretorische Fasern 296, 509
— sublingualis, sekretorische Nerven 296
— submandibularis, parasympathische Fasern 140

Glandula submandibularis, Schwannsches Leitplasmodium 140
— —, sympathische Fasern 140
— submaxillaris, sekretorische Nerven 296
— thyreoidea 266f.
— —, sekretorische Drüsennerven 266
Glans clitoridis 9, 470
— penis 9
— —, Altersrückbildung des sensiblen Nervenapparates 457
— —, Endapparate 456, 457
— —, Terminalreticulum 457
Glatte Muskelfasern 309
— — der Haut, Neurofibrillen 162
— — und nervöse Plasmastränge 143
— —, Neurofibrillen 145, 348
— —, neuromuskuläre Spindeln 149
— Muskulatur 142, 149
— — des Darmes, Terminalreticulum 143
— —, Endnetz 12, 145
— —, freie Endigungen 142
— —, Neurofibrillen 143
— —, — im Appendix 143
— —, —, Milz 143
— —, —, Muscularis der Gehirnarterien 143
— —, —, M. ciliaris 143
— —, —, Ureter 143
— —, —, Uterus 143
— —, Synapse 143
— —, Terminalreticulum 143, 145
Glatze, Kopfhautnerven 523
Glia 86
Gliazellen im sympathischen Ganglion 78
Gliocyten 53, 78, 86, 357
Gliocyten-Syndesme, Oesophagus 327
Glioplasma 86
Glomerulus 56, 100, 438, 439
Glomus coccygicum 222
— cutaneum 517
— tympanicum 509
Glykogen 41
Goldchloridmethode 102
Goldhamster, Ganglienzellen der Nebenniere 280
Golgi-Apparat 28, 32, 39, 40, 41, 57
— der Ganglienzellen des Meissnerschen Plexus des Dünndarms 379
— — des Processus vermiformis 389
— intramuraler Ganglienzellen 314
—, sympathischer Nervenzellen in der Kultur 106
Golgi-Mazzonische Körperchen 471
Golgi-Methode 122, 137, 222
—, Gefäßnerven 204
—, Milznerven 235
Gomori-Färbung 257
Goormaghtigsche Zellhaufen 440
Grandysche Tastkörperchen im Gaumen der Schlange 293
Granula sympathischer Ganglienzellen 44
Gravidität 41
—, Alkaliphosphatase im sympathischen Ganglion 87
— und Ganglienzellen des Plexus uterovaginalis 464

Gravidität, intramurales Nervengewebe 468
—, Nervenzellen im Ganglion cervicale uteri 464
Grenzstrang 3, 4, 9
—, afferente Fasern der A. carotis 215
—, Altersveränderungen 75
—, Bau 74
—, Degeneration nach Vagotomie 106
— und Ductus arteriosus Botalli 200
—, erstes Sichtbarwerden des, im Halsgebiet 9
— und Extremitätengefäße 227
—, Farbstoffspeicherung in Ganglienzellen und Hüllplasmodium 81
—, Ganglion submandibularis 297
—, Gefäßinnervation der Pia mater 235
—, Glandula thyreoidea 266
— des Hundes 41
—, Kernformen 45
—, Lymphgefäße 75
—, markhaltige Fasern aus dem Vagusstamm 102
—, Nervenfasern im, des Hundes 65
—, neurosekretorische Leistungen 43
—, primärer 2
—, —, Abkunft 3
—, —, der Bombinator-Larven 4
—, Primitiventwicklung 2
—, — bei Säugern 4
—, primitiver 7
—, Rami internodiales 74
—, — viscerales 74
—, sekundärer 2
—, —, der Bombinator-Larven 4
—, thorakolumbale Segmente des 9
—, Umfang sympathischer Ganglienzellen 49
—, Verbindung zwischen thorakalem Phrenicus und 71
—, zweikernige Ganglienzellen 47
Grenzstranganlage 6, 10
— bei Säugerembryonen 4
Grenzstrangdurchschneidung und Nervengewebe der Nebenniere 283
Grenzstrangexstirpation, Nebenniereninnervation nach 283
Grenzstrangganglien 74
—, Alterserscheinungen 55
—, chromaffine Zellen 80
— bei chronischer Dermatose 523
—, sensible Endigungen 97
—, Zahl 74
Größenwachstum des Zellkörpers 56

Haarbalg, sensible Nervengeflechte 518
Haare 517
— der Regio pubica, plexusartige Nervenformationen 456
Haarmuskeln 517
Haarscheibe 518
Haarwurzel 517, 518, 519
Haarwurzelscheide, Neurofibrillen 162
Hahn, Ganglienzellen in Hodenteratomen 62
—, multipolare Ganglienzellen im Auerbachschen Plexus des Magens 345
Halsarterien, Versorgung der großen 9

Halsganglien 8
—, Gefäßversorgung 75
Halsgrenzstrang 6
— und Adenohypophyse 260
—, Anlage 7, 8
—, metamere Gliederung 7, 8
—, Primitiventwicklung 9
—, Rami communicantes 70
—, Vagusfasern 87
—, Verbindung zwischen Thorakalganglien und 71
Halsschlagader beim Hund, Innervation 215
Halssympathicus 8
— und Ductus arteriosus Botalli 200
—, Herkunft 4
—, Versorgung des Paraganglion caroticum 9
Hammel, multipolare Ganglienzellen im Auerbachschen Plexus des Magens 343
Hämorrhoiden und intramurales Nervensystem 405
Harnblase 446f.
—, arterielles Nervengeflecht 209
—, chromaffine Paraganglien 448
—, degenerative Erscheinungen am vegetativen Nervennetz 451
—, Endapparate 452
—, Ganglien 446, 447
—, Ganglienzellen 146, 147
—, —, Frosch 209
—, —, Säugetier 209
—, glatte Muskulatur und Nervennetz 149
—, hypoepithelialer Plexus 452
—, Innervation der Arterien 217
—, — und experimentelle Eingriffe 451
—, intraepitheliales Nervennetz 450
—, Nebenzellen in Ganglien der 464
—, Nervenfasern 447
—, Neuroblasten 447
—, Plexus hypoepithelialis 450
—, —, interstitielle Zellen 450
—, — intraepithelialis 129, 452
—, — mucosus 450
—, — retromuralis 447
—, — utero-vaginalis 462
—, Regenerate 171
—, sensible Enden 149, 451
—, sensorische Endbäumchen 452
—, Terminalreticulum 146, 469
—, Topographie des gangliösen Systems 447
—, Vater-Pacinische Körperchen 451
—, zweikernige Ganglienzellen 47
Harnblasenmuskulatur, Ganglien 449
—, Ganglienzellen 449
—, Nervengeflecht 448, 449
Harnkanälchen 441f.
—, Terminalreticulum 442
Hassallsche Körperchen 136, 286, 291
Haushuhn, sympathische Ganglienzellen in der Kloake 405
Haussäugetier, gefensterte Zellen 56
—, Pigment in sympathischen Ganglienzellen 37
Haut 513f.

Haut, degenerative Vorgänge im Terminalreticulum bei Morbus Recklinghausen 150
—, — — Sklerodermie 150
—, Endkörperchen 523
—, Geflechtbildung 513
—, Innervation der Arterien 217
—, — der Blutgefäße 516
—, — der Capillaren am Kopf 517
—, intercaläre Zellen 515
—, interstitielle Zellen 515
—. Nervennetz 162
—, Neurofibrillen 522
—, — und Fibrocyten 161
—, neurogene Nebenzellen 515
—, neurohormonale Zellen 515
—, neurovegetatives Nervennetz 523
—, Schwannsches Leitgewebe 513
—, sensible Endorgane 523
—, subepidermoidale Ganglienzellen bei Vögeln 523
—, subepitheliales Nervennetz 129, 523
—, — Terminalreticulum 128
—, Submucosa 513, 514, 515
—, sympathische Fasern 513
—, Terminalreticulum 513, 523
—, — bei Metastasen 141
—, vegetatives Endnetz 163
Haversche Kanäle 242, 528
Heine-Medinsche Krankheit, Nervenfasern in der Synovialhaut des Kniegelenkes 528
Helix pomatia, Magennerven 345
Helle Zellen der epidermalen Basis 128
Heringscher Sinusreflex 228
Herkunft des Halssympathicus 4
— der Sympathicoblasten 4
Herz 153, 182, 183, 186
—, Endkörperchen 166
—, Ganglienzellfortsätze 187
—, interstitielle Zellen 151
—, —, intramurale Ganglienzellen 36
—, marklose Nervenfasern 152
—, Nervenhyperplasie 191
—, Nervennetz in der Venenwand 199
—, nervöse Verbindung zwischen Vorhof und Ventrikel 197
—, N. vagus 152
—, Reticularen 152
—, Sympathicus 152, 183
—, Terminalreticulum 152
—, Vagusäste 105
Herzarterien, nervöse Endorgane 212
—, sensible Endapparate 166
Herzcapillaren 199
Herzfrequenz und N. depressor 215
Herzganglien 186, 192
—, Alter 188
— bei Coronarsklerose 191
—, Hissches Bündel 191
—, Histogenese 186
— bei Hypertonie 191
— bei Lues 191
— bei Myokarditis 191
— und N. vagus 192
—, — beim Frosch 193

Herzganglien, pathologische Histologie 191
—, Sinusknoten 191
—, Synapsen 87, 193
—, Tawarascher Knoten 191
—, topographische Verteilung 185
— bei tuberkulöser Perikarditis 191
—, Typen 187
Herzgefäße, große 201
Herzklappen, interstitielle Zellen 123
—, Nerven 199
—, sensorische Endkörperchen 199
Herzkranzarterien, Ganglienzellen in der Adventitia 198
Herzmuskel, Neurofibrillen im Sarkoplasma 152
Herzmuskulatur 151 f.
—, spezifische 194, 196
Herznerven, Entwicklung 186
—, Geflechte 183
— und Schilddrüsennerven 266
Herznervenfasern, Degeneration nach Vagusdurchschneidung 192
Herznervengeflecht, Hund 183
—, Kalb 183
—, Kaninchen 183
—, Katze 183
—, Mensch 183
—, Vögel 183
Herznervengewebe bei Crustaceen 187
Herzregion, Entwicklung des vegetativen Nervensystems in der 9
Herzvenen, sensible Endapparate 166
Herzwand, Verteilung der Ganglienzellen 184
Hilusgeflechte der Lunge 429
Hilus ovarii, Nervengeflecht 457
Hintere Wurzel 6
— —, Durchschneidung 74
Hirngefäße 235
Hirnhäute 472 f.
Hissches Bündel 194
—, Anpassung des Nervengewebes an die Differenzierung 195
—, Ganglien 191
—, markhaltige Nervenfasern 154
Histiocyten der sympathischen Ganglien 87
Histochemische Reaktionen im Neuroplasma 39
— Veränderungen an sympathischen Ganglienzellen 57
Hoden 452 f.
—, subepitheliales Nervennetz 128
—, sympathicotrope Zellen 454
—, Terminalreticulum 453
Hodenkanälchen, Neurofibrillen 454
Hodenteratom 12, 62
—, Nervenregenerat 168
Homarus americanus, Neurofibrillen im lebenden Nervengewebe 107
Hornhaut 498 f.
Hortega-Methode 78, 357
Hufeisenniere 435
Huflederhaut, Innervation der Arterien 217
Huftiere, Hissches Bündel 195
Huhn, Ganglienzellen in der Gallenblase 412
—, — der Pleura parietalis 434

Huhn, Innervation des Knochenmarks 243
—, multipolare Ganglienzellen der Lunge 429
Hühnchen, Abkunft des Sympathicus 2
—, Endbäumchen im Ductus arteriosus Botalli 201
—, Entfernung der Neuralleiste 4
—, Entwicklung des N. vagus 106
—, Genese des Ciliarganglion 479
—, — des sympathischen Geflechtes der Gastroduodenalregion 405
—, Histogenese der Herzganglien 186
—, intramurales Darmnervensystem 8
—, Nebennierenentwicklung 270
—, Neurofibrillen 31
—, Plexus pulmonalis 430
—, Sympathicoblasten 2, 3
—, — in der Darmwand 9
Hühnchenembryo, Entwicklung des gastroduodenalen intramuralen Nervengeflechtes 9
—, Herzinnervation 186
—, Nervenfasern am Knorpel des Fußgelenkes 528
—, nervöse Entwicklung im Verdauungskanal 405
—, Neuroblasten in Kulturen 108
—, Neurofibrillen in lebenden Spinalganglienzellen 107
—, Sympathicuskulturen 107, 108
Hüllgewebe sympathischer Nervenzellen 78
Hüllplasmodium 8, 16, 17, 18, 19, 20, 22, 51, 59, 60, 75, 78, 79, 81, 82, 85, 97, 100, 101, 169
—, alkalische Phosphatase im 47, 87
—, Auerbachscher Plexus 340
—, — — des Dünndarms 361
—, — — des Magens 343
—, — — des Oesophagus 326
—, Beziehungen zwischen Neuroplasma und 54
—, chemische Zusammensetzung 53
—, Cholinesterase 87
—, Colon 393
—, Farbstoffspeicherung 81
—, faserige Elemente 53
— und fibrilläre Verbreitung der kurzen Fortsätze 308
—, Fibrillen 82
— der Ganglienzellen des Darmkanals 319
— — der Nebenniere 280
—, Ganglion ciliare 481, 485
— im Ganglion nodosum 93
—, gewuchert 20, 64
— der Herzganglienzellen 189
—, humorale Wirkung 86
—, Hyperplasie 54, 81
— der intramuralen Ganglienzellen 318
—, Kernformen 52
—, Magen-Darmtractus 316
—, —, Chondriokonten 357
—, pericelluläre Neurofibrillen 82
—, pericelluläres 10
—, Produktion 86
—, Strukturdichte 52

Hüllplasmodium und sympathische Ganglienzelle 86
—, Trypanblauspeicherung im, des Plexus myentericus 317
— der vegetativen Ganglienzelle des Dünndarms 372
—, Wucherung des 20
Hülsenarteriole der Milz, Faserkörbe 241
Hund, A. femoralis 211
—, A. iliaca 211
—, Alter 57
—, Alveolarperiost 302
—, Aorta 211
—, Arterieninnervation der Medulla oblongata 231
—, — des Rückenmarks 231
—, Auerbachscher Plexus des Magens 343, 345
—, — — des Oesophagus 308, 326
—, —, — und Vagus 326
—, Baucheingeweide, sensible Fasern 405
—, Blasenschleimhaut 449
—, Bronchialschleimhaut 432
—, Colon 392, 395
—, Corpus cavernosum urethrae 457
—, Ductus arteriosus Botalli 201
—, Dünndarm 360, 361
—, Dünndarmligatur und Auerbachscher Plexus 373
—, Durchschneidung der Accessoriuswurzel 105
—, — des N. pudendus 404
—, — des N. vagus und Herznerven 191
—, — der Nn. hypogastrici und Harnblase 451
—, — der Nn. pelvici und Auerbachscher Plexus des Rectum 404
—, Epiphysenganglion 233
—, Fundusdrüsen des Magens 353
—, Gallenblase 411
—, Ganglienzellen 40, 62
—, —, alkalische Phosphatase 41
—, —, Ascorbinsäure 40
—, — des Darms 306
—, — im Hypophysenhinterlappen 257
—, — in der Nebennierenkapsel 279
—, — im N. splanchnicus 369
—, — im N. vagus 103
—, — im Oesophagus 206
—, — im Pankreas 416
—, — im Plexus myentericus des Rectum 401
—, — in der Schilddrüse 269
—, Ganglienzellzahl im Auerbachschen Plexus 342, 392
—, Ganglion cervicale 103, 106
—, — coeliacum 33, 411
—, — pterygopalatinum 89
—, Gehirngefäße 231
—, Glandula parathyreoidea 269
—, Gliazellen, sympathischer Ganglien 79
—, Golgi-Apparat in Nervenzellen 39
—, Halsschlagader 215
—, Harnblase 149, 447, 451
—, —, sensible Endapparate 451

Hund, Harnröhre 452
—, Herz 183, 191
—, Hoden 454
—, Hypophyse 249, 257, 258, 259, 265
—, —, Pars intermedia 258
—, —, — tuberalis 265
—, Hypophysenzwischenlappen 259
—, intraepitheliale Neurofibrillen der Gallenblase 411
—, — — der Nasenschleimhaut 411
—, Knochenmark 243
—, Larynx 426, 428
—, Lunge 430
—, Magen 335, 343, 345, 353, 357, 360
—, Magengefäß 357
—, Milz 241
—, mucoproteinhaltige Granula in Nervenzellen 41
—, Mundhöhlenschleimhaut 291
—, Muscularis mucosae des Jejunum 149
—, — — Pylorus 216
—, N. depressor 216
—, N. splanchnicus 88, 369
—, N. vagus 104
—, —, Durchschneidung 105
—, —, — und Gallenblase 411
—, —, — und Oesophagus 328
—, Nebenniere 270, 276, 279
—, Nervenfasern 65
—, — der Nebenniere nach Grenzstrangexstirpation 283
—, Oesophagus 308, 323, 326, 328, 329, 331, 333
—, Ovar 461
—, Pankreas 416, 418
—, Paraganglion aorticum abdominale 181
—, — caroticum 173, 178
—, pericelluläres Nervennetz 419
—, Piagefäße 231
—, Plexus myentericus der Valvula coli 386
—, — subserosus des Dünndarms 360, 361
—, — — des Magens 335
—, Prostata 455
—, Rami communicantes 72
—, — grisei 74
—, — internodiales 87
—, Rectum 401, 404
—, Recurrensdurchschneidung 428
—, Schilddrüse 269
—, Schlingenterritorien im Oesophagus 331
—, sensible Endorgane 434
—, — — der Vagina und im Sinus urogenitalis 469
—, Sinusnerv 215
—, Speicheldrüsen 297
—, Tonsilla palatina 303
—, Ureter 444, 445, 449
—, Vagina 469
—, Vestibulum nasi 425
—, Zahnentwicklung und Ganglion cervicale superius 302
—, Zahnfleisch 291
—, Zerfall neurofibrillärer Substanz 249
—, Zunge 294
—, —, arterio-venöse Anastomosen 221

Hund, Zwischenhirn 249
Hydropic alteration 61
Hyperopie 483
Hyperplasie 51
— der Fortsätze 20
— des Hüllplasmodium nach faradischer Reizung 81
Hyperplastischer Faserkorb 83
Hypertonie, Herzganglien 191
Hypertrophie 51
Hypertrophische Faserknäuel 15
Hypophyse 244f.
—, Pars infundibularis 265
—, — tuberalis 265
Hypophysenhormon und Melanophoren der Haut 523
Hypophysenhinterlappen 135f., 244f., 257
—, degenerativer Zerfall der Neurofibrillen 252
—, Endformationen 246
—, Ganglienzellen 257
—, Gefäßnerven 247
—, Inseln 248, 251
—, interfibrilläre Substanz 253
—, kolbig-fibrilläre Auftreibungen 254
—, Nervenfasern 244
—, Nervengeflecht der Inseln 251
—, nervöse Endkolben 251
—, neuroblastenähnliche Zellen 257
— und Nucl. supraopticus 245
—, physiologische Degeneration 255
—, Produktion bestimmter Stoffe 256
—, terminales Netzwerk der Venen 250
Hypophysenhinterlappengefäße 249, 250
Hypophysenlappen, Nervenverbindungen 262
Hypophysenmittellappen 136, 245
—, Terminalreticulum 137
Hypophysenvorderlappen 260f.
—, auffallend gebaute Nervenfasern 263
—, Drüsenzellinnervation 264
—, Ganglienzellen 264
—, hypothalamische Neurofibrillennetze 177
—, korbartiges Neurofibrillennetz 134
—, Nervengeflecht 262
—, Nervenplexus in der Kapsel 260
—, nervöse Bildungen 134f.
—, Neurofibrillen 262
—, Schwannsches Leitplasmodium 262
—, sympathische Nerven 260
—, terminales Netzwerk 262
Hypophysenzwischenlappen 258
—, Neurofibrillen 262
—, Neurofibrillenkorb um Drüsenzelle 259
—, sympathische Fasern 259
—, terminales Netz 259
Hypothalamus 257, 265
— und Adenohypophyse 261
— und Hypophyseninnervation 244
— und Pars tuberalis der Hypophyse 266

Igel, Auerbachscher Plexus des Magens 345
—, Ganglienzellen im Plexus myentericus des Rectum 401

Igel, Ganglienzellen in der Submucosa des Duodenum 380
—, Magendrüsen 351
—, multipolare Ganglienzellen in der Pylorusregion 345
—, Nervenfasern der Gaumenschleimhaut 292
—, Paraganglion caroticum 175
—, Schlingenterritorien in der Submucosa des Duodenum 380
—, Sympathicus der quergestreiften Muskulatur 157
—, Terminalreticulum der Cornea 498
Ileum, Auerbachscher Plexus 343, 364, 381
—, Plexus myentericus 386
Individualität der sympathischen Ganglien 75
Infundibulargeflecht der Neurohypophyse 258
Infundibularnerven 248
—, Gefäßregulation in der Neurohypophyse 250
Infundibulum 244, 245
Innenohr, Sympathicus 503, 505
Innersekretorische Drüsen, intracelluläre Neurofibrillen 134
Innervation der A. cerebralis 217
— der A. femoralis beim Hund 211
— — beim Menschen 211
— der A. iliaca beim Hund 211
— der Aorta beim Hund 211
— der Arterien 206f.
— des Atrioventricularbündels 153
— des Atrioventricularknotens 153, 194
— der Beckenorgane 9
— der Blutgefäße 201
— der Brustdrüse 523
— des Caecum 385f.
— der Capillaren 226
— des Colon 391f.
— der Cornea 498f.
— des Dentin 391
— des Dickdarms 385f.
— des Ductus choledochus 413
— — cysticus 413
— — deferens 454
— — hepaticus 413
— — thoracicus 244
— des Dünndarms 360
— der Eizelle 141
— des Endometrium 468
— der Epithelkörperchen 269
— der Exkretionsorgane 435f.
— des Fettgewebes der Submucosa des Magens 351
— der Gallenblase 409f.
— der Gaumendrüsen 294
— der Gaumenmucosa 292
— des Gefäßsystems 182f.
— der Gehörorgane 503f.
— des Genitalsystems 452f.
— der Glandula lacrimalis 500f.
— der Glans clitoridis 9
— der glatten Muskulatur des Auges 144

Innervation der glatten Muskulatur des
    Bronchus 144
— — —, Ductus deferens 144
— — —, Gallenblase 144
— — —, Magen-Darmkanal 144
— — —, Milz 144
— — —, M. areomammillaris 144
— — —, Mm. arrectores pilorum 144
— — —, Schwimmblase 145
— — —, Tube 144
— — —, Vogelhaut 145
—, Halsschlagader beim Hund 215
— der Harnblase 446f.
— der Harnkanälchen 441
— der Haut 513f.
— der Hirngefäße 235
— der Hirnhäute 472f.
— des Hisschen Bündels 194
— des Hodens 452f.
— der Hypophyse 244f.
— des Hypophysenvorderlappens 260
— der intracerebralen Gefäße 231, 232
— des Keith-Flackschen Knotens 153
— der Klitoris 470f.
— des Knochenmarks 242
— —, Huhn 243
— —, Hund 243
— —, Kaninchen 243
— —, Katze 243
— —, Meerschweinchen 243
— —, Mensch 243
— —, Ratte 243
— —, Taube 243
— der Langerhansschen Inseln 419
— des Larynx 425f.
— der Leber 407f.
— der Lippe 291
— der Lunge 429f.
— der Lungengefäße 433
— der lymphatischen Organe 243
— der Lymphgefäße 244
— des Magens 334f., 357
— des Meckelschen Divertikels 385
— der Milz 238
— des Myometrium 465f.
— der Nasenschleimhaut 423f.
— des Nebenhodens 454
— des Nebennierenmarkes 270
— der Niere 435
— des Nierenbeckens 443
— des Oesophagus 323
— des Ovars 457
— des Pankreas 414f.
— der Paraganglien 172
— des Paraganglion supracardiale 180
— des Penis 9 456f.
— des Perikards 200
— des Peritonaeum 421
— der Pharynxschleimhaut 303
— der Pituicyten 247
— der Pleura parietalis 434
— des Plexus chorioideus 235, 478
— der Primärfollikel 161
— des Processus vermiformis 386, 390
— der Prostata 455f.

Innervation der Pulmonalisklappe 199
— des Rectum 401f., 403
— der Respirationsorgane 423f.
— der Schilddrüse 266
— des Sinusknotens 183, 194
— der Speicheldrüsen 296
— des spezifischen Herzmuskelgewebes 194
— des Thymus 283
— der Trachea 428
— der Tube 461f.
— des Unterkiefers 291
— des Ureters 444
— des Uterus 462
— der Vagina 469
— der Vasa vasorum 206
—, vegetative, des Bewegungsapparates
    524f.
— der V. cava 219
— der V. ilica 219
— der V. portae 219
— der V. renalis 219
— der Venen 217
— der Vesicula seminalis 455
— der Zähne 297
—, Zahnfleisch 291
— der Zunge 294
— der Zungendrüsen 295
Inseln des Pankreas 417
— der Neurohypophyse 248
Intercaläre Zellen 125, 360
Intercostalnerven 434
Interfibrilläre Substanz des Hinterlappens
    253
Intermediäre Ganglien 6, 73
— —, Affe 73
— —, Kaninchen 73
— —, Katze 73
— —, Mensch 73
— —, Ratte 73
Interneurales Gitterwerk 86
Interstitielle Zellen 11, 110, 119, 125, 126,
    163, 172, 209, 383
— —, Absonderungen neurohormonaler
    Wirkstoffe 127
— — im Auerbachschen Plexus 315
— —, — — des Dünndarms 365
— —, Brustdrüse 524
— —, Capillaren 224, 225, 226
— —, Cytoplasma 320
— — im Darmplexus 320
— — der Darmwand beim Meerschweinchen 122
— — bei degenerativen Veränderungen 149
— —, Entdeckung 119
— —, Funktion 126
— —, Gallenblase 410, 413
— — der Gefäßwand 209
— —, Golgi-Methode 122
— — der Haut 515
— —, Herz 151
— —, Herzklappe 123
— — an der Membrana propria der Nierenkanälchen 139
— — in der Milz 239
— — der Niere 120, 442

Interstitielle Zellen des Nierenbeckens 443
— —, Nissl-Schollen 126
— —, Neurofibrillen 122
— — im Oesophagus 329
— —, Osmiumsäure 122
— — der Pars tuberalis der Hypophyse 266
— — der Piaarterien 230
— — des Plexus hypoepithelialis der Harnblase 450
— — im Plexus intraepithelialis der Harnblase 129
— — — mucosus des Colon 400
— — — — des Dünndarms 382
— — — — des Magens 351
— — — — des Oesophagus 333
— — — muscularis profundus des Magens 344
— — des Processus vermiformis 389, 390
— — in der Pulmonalisklappe 199
— — und Schwannsches Leitplasmodium 123
— —, sekretorische Funktion 126
— — im subepithelialen Nervennetz 128
— — in der Submucosa des Oesophagus 331
— —, Trommelfell 512
— — der Uteruswand 467
Interstitielles Bindegewebe, Neurofibrillen und Fibrocyten 161
Intima der Arterien 210, 211
— der Arteriolen, sensible Innervationszone 212
— der Venen, Neurofibrillen 210
Intracelluläre Neurofibrillennetze in der Wurzelscheide 135
Intracelluläres Grundgeflecht 159
Intraepitheliale Nerven in der Analregion 135
— — im äußeren weiblichen Genitalapparat 471
— — im Bronchialepithel 432
— — im Ductus epididymidis 454
— — des Gaumens 292
— —, Larynx 428
— — in der Mucosa der Lippe 291
— - — des Mundbodens 291
— — — des Mundes 291
— — in der Nasenschleimhaut 425
— — in der Pars analis des Rectum 403
— —, Pferd 446
— —, Pharynxschleimhaut 303
— — der Trachea 428
— —, Trommelfell 513
— —, Zahnfleisch 292
— — der Zungenschleimhaut 294
— Neurofibrillen 129
— — im Analring 129
— — im Bronchialsystem 129
— — im Ductus choledochus 414
— — — cysticus 141
— — — deferens 454
— —, Epiglottis 129
— — in der Gallenblase 411
— — im Oesophagus 333
— — in der Pars cavernosa urethrae 457
— — im Ureter 129
— — in der Urethra 129

Intrakardialer Nervenplexus, Alterserscheinungen 55
Intrakranieller Druck, Regulation 478
Intramurale Ganglienzellen 313, 314
— — des Darms, Kaninchen 306
— — — —, Katze 306
— — — —, Mensch 306
— — — —, Säugetier 306
— — — —, Typeneinteilung 306
— —, Hüllplasmodium 318
— —, Nervenfasern 319
— —, Neurofibrillen 319
— — und präganglionäre Fasern 318
— — und Terminalreticulum 146
— Nervenbündel 66
— Nervengeflechte des Dünndarms, Gefäßversorgung 368
— Nervenmassen des Darmrohres 406
— Reflexe des Magens 358
— Systeme, Ganglienzellokalisation 369
Intramuraler Nervenapparat des Dünn- und Dickdarms 380
— — des Rectum 401
— Plexus 8, 9
Intramurales Darmnervensystem 11, 323
— Nervengewebe und Gravidität 468
— Nervensystem des Dünndarms, Synapsen 371, 372
— — des Magens 358
— —, Plexusbildung 406
Intranucleäre Einschlüsse 46
Intrasclerale Schleifen 500
Iridektomie 487
Iris 159, 160, 487, 493, 494
—, Ganglienzellen 497
—, Innervation der Pigmentzellen 523
—, interstitielle Zellen 497
—, Neurofibrillen 495
—, — und Fibrocyten 161
—, Schwannsches Leitgewebe 495
Irismuskulatur, Innervation 496
— und Stroma iridis, Nervennetze der 497

Jejunum, Auerbachscher Plexus 364

Kalb, Auerbachscher Plexus des Magens 345
—, Entwicklung der Herznerven 186
—, Ganglienzellen an der Spitze des Papillarmuskels 186
—, Herznervengeflechte 183
—, Hissches Bündel 195
—, Histologie der Grenzstrangganglien 87
—, Nerven im Ligamentum arteriosum 201
—, Neurofibrillen im Ovar 161
—, sympathische Herznerven 183
Kammerwinkel des Auges, Nervennetz 496
Kaninchen, alkalische Phosphatase in sympathischen Ganglienzellen 41
—, Altersveränderungen im Grenzstrang 75
—, Ascorbinsäure im Neuroplasma 40
—, Auerbachscher Plexus des Dünndarms 361, 366
—, — — des Magens 338

Kaninchen, Blasenschleimhaut 449
—, Bronchialmuskulatur 148
—, Darmepithel 129
—, Ductus arteriosus Botalli 201
—, Dünndarmganglien 369
—, Eizellinnervation 141
—, Endapparate 333
—, Faserdicke des N. vagus 104
—, Ganglienzellen 40, 41, 378, 401, 499
—, — im N. vagus 103
—, — der Ventrikelwand 186
—, Ganglienzellzahl im Auerbachschen Plexus des Magens 342
—, Ganglion cervicale superius 47, 302
—, — nodosum 94
—, Geschmacksknospen 295
—, Gehirngefäße 231
—, Golgi-Apparat in Ganglienzellen 39
—, Grenzstrang 47
—, Harnblase 451
—, Herz 183
—, Hornhaut 499
—, Hypophyse, Pars tuberalis 265
—, Hypophysenzwischenlappen 258
—, intermediäre vegetative Ganglien 73
—, intramurale Ganglienzellen des Darms 306
—, Kastration und Ganglienzellen des Plexus uterovaginalis 464
—, Knochenmark 243
—, Kugelphänomen 95
—, Larynx 156, 428
—, Leber 408
—, Magen 348
—, — Gefäßinnervation 357
—, marklose Nervenfasern 65
—, Meissnerscher Plexus des Dünndarms 378
—, Meniscus des Kniegelenks 528
—, Mitochondrien in Schwannschen Zellen 65
—, motorische Endplatten im M. vocalis 427
—, Mundhöhlenschleimhaut 291
—, Muskelspindeln der Zunge 295
—, N. depressor 216
—, N. recurrens 105
—, N. splanchnicus 88
—, N. vagus 103, 104, 105, 106, 110
—, —, Durchschneidung 105
—, — und Lunge 430
—, Nissl-Substanz 32, 312
—, Oesophagus 331, 333
—, Ooplasma 459
—, Pankreas 418
—, Peritonaeum 423
—, Pia-Gefäße 231
—, Rami communicantes 70
—, — internodiales 87
—, Rectum 401
—, regenerierende Vagusfasern 106
—, Schilddrüsennerven 269
—, Schlingenterritorium im Oesophagus 331
—, Schwannsche Zellen 65
—, — — in vitro 110
—, Sinus cavernosus 91
—, Tränendrüse 501

Kaninchen, Ureter 449
—, Vena interlobularis 217
—, Zahnentwicklung 302
—, Zunge 295
Kaninchenohr, arterio-venöse Anastomosen 221
Kapselgeflecht des Paraganglion caroticum 172
Kapselwucherungen 17
Kardia, Ganglienzellzahl des Auerbachschen Plexus 342
—, Meissnerscher Plexus 347
Kastration und Ganglienzellen des Plexus utero-vaginalis 464
Kätzchen, sensible Endigungen im Colon descendens und Rectum 396
Katze 20, 191
—, alkalische Phosphatase in sympathischen Ganglienzellen 41
—, Altersveränderungen 75
—, Arterien der Medulla oblongata 231
—, — des Rückenmarks 231
—, Auerbachscher Plexus 310, 312, 392
—, — — des Dünndarms 361, 364
—, — — des Magens 338, 342, 343
—, — —, Nervenzellzahlen 342, 364, 392
—, — — der Valvula coli 386
—, Baucheingeweide 405
—, Blasenschleimhaut 449
—, Bronchialganglien 430
—, Brustfell 435
—, Canalis craniopharyngeus 528
—, Colon 396
—, Crista ampullaris 505
—, Darm 306
—, Ductus arteriosus Botalli 201
—, — epididymidis 454
—, Dünndarm 120, 360, 361, 364, 368, 372, 378, 380
—, Durchschneidung der Nn. hypogastrici 404, 451
—, — des N. pudendus 404
—, — des N. vagus 105, 191
—, Exstirpation des Bauchgrenzstranges 74
—, Gallenblase 411
—, Ganglien in Nebenhodennähe 454
—, Ganglienzellen 41, 62, 306, 347, 372, 401
—, — nach Lobektomie 430
—, — in der Nebenniere 280
—, — im Pankreas 416
—, — im Vagusstamm 103
—, Ganglion cervicale superius 73, 87, 426
—, — nodosum 101, 102, 105, 216
—, Gaumenschleimhaut 292
—, Gehirngefäße 231
—, glatte Muskulatur 149
—, Harnblase 129, 449, 452
—, Hassallsche Körperchen 286
—, Herz 152, 183, 193
—, Herzklappen 199
—, Hisches Bündel 195
—, Hypophyse, Pars tuberalis 265
—, Hypophysenvorderlappen 261
—, intermediäre vegetative Ganglien 73
—, intraepitheliale Nerven des Ductus epididymidis 454

Katze, intraepitheliale Neurofibrillen in der Gallenblase 411
—, Knochenmark 243
—, Krausesche Endkolben 291
—, Lamellenkörperchen im Mesenterium 423
—, — des Pankreas 420
—, Lymphgefäße im Mesenterium 244
—, M. arytaenoideus transversus 427
—, M. cricothyreoideus 427
—, Macula utriculi 505
—, Magen 335, 337, 342, 347
—, Magengefäße 357
—, Magen-Darmtrakt des Embryo 9
—, Meissnerscher Plexus 346, 347
—, — — des Dünndarms 378, 380
—, Mitochondrienveränderungen 35
—, Mundhöhlenschleimhaut 291
—, Muskelspindeln im Oesophagus 149
—, N. splanchnicus 87
—, N. vagus 97, 102, 103, 104, 105, 191
—, — —, Faserdicke 104
—, — —, Halsgrenzstrang 87
—, — — und Nn. laryngei 426
—, Nebenhöhlen 425
—, Nebenniere 276, 280
—, — nach Grenzstrangdurchschneidung und Exstirpation 283
—, Nervendurchschneidungen 74
—, Nervenfasern 65
—, Neurosekretion 46
—, Nissl-Substanz 32
—, Nucleolus 47
—, Oesophagus 149, 329, 330, 331, 333
—, — denervation 328
—, Pankreas 416, 420
—, Paraganglion caroticum 178, 217
—, Pars prostatica 452, 455
—, pericelluläre Faserkörbe im Vagusstamm 97
—, Plexus entericus internus 346, 374
—, — intraepithelialis der Harnblase 129
—, — submucosus des Oesophagus 330
—, — subserosus des Dünndarms 360
—, postganglionäre Fasern 65, 87
—, Prostata 455
—, Rami communicantes 72
—, — internodiales 87
—, Rectum 396, 401
—, Schwannsche Kerne 65
—, Sympathicus 65
—, — und äußere Augenmuskeln 503
—, — der quergestreiften Muskulatur 157
—, Terminalreticulum im Dünndarm 120
—, Thymus 136
—, Trachea 428
—, Ureter 445, 446, 449
Kehlkopf s. Larynx
—, sensible Innervation 428
—, sympathische Nerven 225
Kehlkopfnerven, motorische Endigungen 426
—, Ursprung 426
Keimepithel 458
Keimmaterial 2
Keith-Flackscher Knoten 153, 191

Kern 45ff.
—, Kristalloid im 46
— und Zellgröße 45
Kernformen des Grenzstranges 45
Kernmembran 34, 45
Kernnester 77
Kind, multipolare Ganglienzellen 62
—, Nerven im Ligamentum arteriosum 201
Klappen der großen Herzarterien, Nerven 199
Kleinkind, Harnblasenganglien 447
Klitoris 470f.
—, Neurofibrillenstränge 522
—, neurovegetative Endformationen 523
—, sensible Endorgane 471, 472
—, sympathische Innervation 472
Knäuelbildung, hypertrophische 42
Kniegelenk, Nervenfasern im Discus articularis beim Meerschweinchen 528
Kniegelenkkapsel 524
—, sensible Endorgane 525
Knochen 528
Knochenfisch, multipolare Ganglienzellen im Auerbachschen Plexus des Magens 345
Knochenmark 242, 243
Knorpel 528
Knorpelzellen 528
Kopfganglien 88f.
Kopfganglienleiste 3
Kopfhaut, Innervation der Capillaren 517
Kopfneuralleiste 10, 12
Kopfschmerz, duraler 472
Kotentleerung 403
Krankheit 75
Krausesche Endkolben 166, 471
— — in der Adventitia der Gefäße 212
— — im Endo- und Epikard 197
— — in der Harnblasenwand 451
— — in der Mundschleimhaut 291
— —, Nebennierenkapsel 270
— —, Paraganglion caroticum 178
— —, Sinus caroticus 213
— — in Speicheldrüsen 297
— — und Terminalreticulum 163
— —, Thymus 289, 291
— —, Tube 462
— —, Urethra 452
— — im Vestibulum nasi 425
— — in der Zunge 294, 295
— Körperchen, Zahnfleisch 292
Kreislauforgane, sensibles Überwachungssystem 205
Kreuzotter, Herkunft des Sympathicus 4
Kristalloid im Kern sympathischer Ganglienzellen 46
Krötenfisch, Niereninnervation 443
Kugelphänomen 84, 94
— der Ganglienzellen des Meissnerschen Plexus im Dünndarm 380
Kuh, Auerbachscher Plexus des Magens 345
Kultur embryonaler sympathischer Ganglien 108
— — Vagusganglien 109
— — sympathischer Ganglien 106
— — Nervengewebe 106, 107
— — — von Hühnerembryonen 108

Kultur, Terminalreticulum 149
Kupffersche Sternzellen, Neurofibrillen 158, 225, 226
— — und Terminalreticulum 409

Labia minora, sensible Endorgane 472
Labyrinth, häutiges 503f.
—, Innervation der Arterien 217
Lamellenkörperchen, Gelenkkapsel 524
—, Mesenterium 423
—, Paraganglion caroticum 178
—, Peritonaeum 422, 423
—, Plexus prostaticus 178
—, — prostatico-deferentialis 452
—, uterovaginalis 178, 464
—, Retroperitoneum 423
— s. Vater-Pacinische Lamellenkörperchen und Pacinische Lamellenkörperchen
Lamina spiralis der menschlichen Cochlea 506
Lamm, spezifische Herzmuskelfasern 195
Langerhanssche Inseln 419
— —, Ganglien 416
— —, Ganglienzellen 420
— —, Terminalreticulum 419
— Zellen der Haut 129
Laryngitis, tuberkulöse 427
Larynx 129, 154, 425f., 428
—, Endkörperchen 166
—, Ganglien 426
—, Ganglienzellen 426
— s. Kehlkopf
—, Ramus anastomoticus 426
—, regenerative Leistungen von Vagusfasern 168
—, sensible Innervation 428
—, Ursprung des Nerven 426
Larynxmuskulatur 105
Lebensalter 75
Leber 407f.
—, Capillarinnervation 225
—, Ganglienzellen 408
—, interlobuläres Nervengeflecht 408
—, Nerveneintritt 408
—, Nervenverlauf 421
—, Neurofibrillen 408
—, Synapsen 408
—, Terminalreticulum 409
Lebernerven, Nerven 219
Leberzelle, Neurofibrillen 408
Lecithin der Nervenfaser 65
Leitplasmodium 66
— und Neurofibrillen 119
— der Nierenvenen 218
Leitung nervöser Impulse 126
Lepra 69, 523
Leydigsche Zellen 454
Lieberkühnsche Krypten, argentophile Zellen 352
Ligamentum arteriosum, Nerven im 201
— collaterale mediale, sensible Nervenenden 527
— gastrolienalis, Plexus lienalis 235
— longitudinale anterius 528
— — posterius 528

Ligamentum patellae, Nervenendapparate 528
— pectinatum des Auges 500
— teres 528
Limbus spiralis 506
Lipofuscingranula 39
Lipofuscinpigment 36, 43
Lipoide der Milznerven 65
Lipoidgranula 40
Lippe 291
—, Endapparate bei der Schlange 293
—, intraepitheliale Nerven in der Mucosa 291
—, Terminalreticulum 291
Lobektomie, Ganglienzellen nach 430
Löwe, Beckenabschnitt des N. splanchnicus 87
Löwitsche Vergoldungsmethode 222
Lues, Herzganglien 191
— cordis, pericelluläre Faserkörbe 17
Lumbosacralnerven 10
Lumbosacrales Nervengeflecht 4
Luminescenzmikroskop 39
Lunge 429f.
—, Altersveränderungen an den Ganglienzellen 429
—, embryonal 434
—, Endkörperchen 166
—, Entwicklung des Nervengewebes 9, 434
—, Ganglien 429, 430
—, — nach Vagusdurchschneidung 430
—, Ganglienzellen 429
—, Ganglienzelltypen 429
—, N. phrenicus 429
—, N. vagus 429
—, Paraganglien 420
—, peribronchialer Nervenplexus 429
—, perivasaler Nervenplexus 429
—, sensible Endorgane 434
—, Sympathicus 429
—, Terminalreticulum 434
—, Vagusäste 105
Lungenarterien 217
—, nervöse Endorgane 212
Lungengefäße 433
—, Ganglien 429
Lungengeflecht und Oesophagus 324
Lungenhilus 429
—, Ganglien 429
—, Ganglienzellen 429
—, Plexus anterior 429
—, — posterior 429
Lymphadenose, pericelluläre Faserkörbe 17
Lymphatische Organe 243f.
Lymphgefäße 244
— am Grenzstrang 75
— im Mesenterium 244
—, Terminalreticulum 244
Lymphgefäßklappen 244
Lymphgefäßversorgung im Processus vermiformis 391
Lymphknoten, Terminalreticulum 244
Lymphscheiden, Auerbachscher Plexus im Dünndarm 368

Macacus, Kastration und Ganglienzellen des Plexus uterovaginalis 464
— rhesus, Ganglienzellen in der linken Ventrikelwand 186
— —, Plexus myentericus des Caecum 386
— —, — submucosus des Caecum 386
Macula densa 440
— sacculi 505
— utriculi 505
Magen 159, 334f., 357
—, Assoziationszellen 357
—, Auerbachscher Plexus 23, 335, 337, 338
—, degenerative Vorgänge des intramuralen Nervensystems 357f., 360
—, degenerierendes Terminalreticulum 150
—, Ganglienzellen 336, 337
—, — der Subserosa 338
—, Gefäßnerven 355f.
—, Hühnerembryo 405
—, Hund 335
—, Innervationsschema 403
—, intramurale Reflexe 358
—, intramurales Nervensystem 358
—, Katze 335
—, Meissnerscher Plexus 145, 345f.
—, Mensch 335
—, Muscularis mucosae 145
—, N. vagus 9, 334
—, Neurofibrillen 145, 358
—, Neurone 360
—, Plexus mucosus 351f.
—, — subserosus 334, 335, 336, 337
—, Schlingenterritorien 164, 347
—, — in der Submucosa 353f.
—, sensible Nervenenden 149
—, Sympathicus 9, 357
—, Terminalreticulum 344, 358
Magen-Darmkanal, argentophile Zellen des epithelialen Gewebes 352
— —, Ganglienzellen 146
— —, glatte Muskulatur 144
— —, Hüllplasmodium 316
— —, Terminalreticulum 146
— —, Venen 218
Magendrüsen und Plexus mucosus 351
Magenfundus, Gangliengröße 342
—, Ganglienzellzahl im Auerbachschen Plexus 342
—, Meissnerscher Plexus 347
— und Plexus lienalis 235
—, Schlingenterritorien 164
Magengefäße, Terminalreticulum 357
Magenkorpus, Ganglienzellzahl im Auerbachschen Plexus 342
—, subseröses Nervengeflecht 336
Magenulcus 70, 96, 358, 360
—, argentophile Zellen 352
—, degenerative Vorgänge am Nervennetz 151
Magenwand, Nervenzellfortsätze und Terminalreticulum 146
Maki-Affe, extrakardiale Geflechte 183
Malpighische Körperchen der Milz, Nervenfäserchen 242
Mamma, cystische Hyperplasie 524

Mammalia, Ganglienzellen in der Nebenniere 279
—, Nervengeflecht der Submucosa des Oesophagus 330
Mantelzellen 53
Markarme Fasern der Rami communicantes 71
Markhaltige Fasern 64, 65, 74
— — der Adventitia 206
— — im Hisschen Bündel 154
— — der Milz 242
— — im N. vagus 103, 104
— — der Rami communicantes 71, 73
— —, Silberimprägnation 65
— —, Verhältnis zu marklosen Fasern 87
Marklose Fasern 64, 65
— — der Adventitia 206
— — im Herzen 152
— —, Kernabstände und Faserdicke 65
— —, Milznerv 235
— — im N. phrenicus 71
— — im N. vagus 103, 104
— — und Radix dorsalis 74
— — in den Rami communicantes 73
— — in den Rami dorsalis 74
— —, sensible 74
— —, Silberimprägnation 65
— —, Verhältnis zu markhaltigen Fasern 87
Markscheide 65
—, Bildung 65
Materialverschiebung 4
Maulwurf, Ganglienzellen im Plexus myentericus des Rectum 401
Maus, afferente Endorgane der Niere 437
—, Auerbachscher Plexus im Dünndarm der lebenden 365
—, — — des Magens 345
—, braunes Fettgewebe 159
—, Darmganglien 40
—, Entwicklung des Nervengewebes in der Niere 443
—, Ganglienzellen im Plexus myentericus des Rectum 401
—, Gaumenschleimhaut 292
—, Golgi-Apparat in sympathischen Ganglienzellen 39
—, Innervation der Fettzellen 159
—, intermediäre vegetative Ganglien 73
—, Kastration und Ganglienzellen des Plexus utero-vaginalis 464
—, neuromuskuläre Spindeln 149
—, nicht chromaffines Vagusparaganglion 181
—, Paraganglion 182
—, Rectum 164, 401
—, Reticulum zwischen sympathischen Ganglienzellen 78
—, sensible Endapparate in der Trachea 428
—, Speicherungsvermögen der Ganglienzellen des Plexus myentericus 317
—, unipolare Ganglienzellen der Lunge 429
—, Vagotomie 106
—, Vorderhornzelle 34
Meckelsches Divertikel 385
Media der Arterien, Terminalreticulum 209, 211

Media der Arterien der Nebenniere 209
— —, Vasomotoren 209
— der pialen Arterien 229
Mediastinum testis 453
Medulla oblongata 104
— —, Arterieninnervation 231
— —, Blutgefäßinnervation der Pia mater 235
— —, Kehlkopfnerven 426
— —, Plexus chorioideus 478
— —, Vaguswurzeln 102
Meerschweinchen, A. carotis 215
—, Auerbachscher Plexus des Caecum 386
—, — — im Duodenum 364
—, — — des Magens 338, 339
—, Discus articularis des Kniegelenks 528
—, Fettgewebe 159
—, Follikelatresie nach Kauterisation des Plexus utero-vaginalis 461
—, Ganglienzellen im Plexus myentericus des Rectum 401
—, — des Auerbachschen Plexus 392
—, Ganglienzellzahl im Auerbachschen Plexus des Magens 342
—, Ganglienzellzahl im Colon 392
—, Gehirnbasisarterien 231
—, Glandula parotis 296
—, Kastration und Ganglienzellen des Plexus utero-vaginalis 464
—, Knochenmark 243
—, Leberinnervation 409
—, Meissnersche Körperchen in der A. basalis 229
—, — — Plexus 346
—, Mitochondrien in Schwannschen Zellen 65
—, M. stapedus 513
—, Nebennierenmarkentwicklung 270
—, nervöse Endapparate der Nebenniere 280
—, Niere, afferente Endorgane 437
—, Nucleoproteine im Auerbachschen Plexus des Magens 344
—, Pacinische Lamellenkörperchen der Epithelkörperchen 270
—, Plexus mucosus des Dünndarms 382
—, — solaris 36
—, — subserosus des Dünndarms 360
—, Pulmonalisklappe 199
—, Rami internodiales 87
—, receptorische Endorgane im Ductus arteriosus Botalli 201
—, Schilddrüse 269
—, stillend, Brustwarze 524
—, sympathische Ganglienzellen, alkalische Phosphatase 41
—, — —, Ascorbinsäure 40
—, V. cava 219
—, Vitamin C im Plexus solaris des Fetus 9
—, Zungenpapille 294
Megacolon 67, 401
—, degenerative Vorgänge am Nervennetz 151
—, Nervenregenerat 169
Megacystis 451

Mehrkernige Ganglienzellen 47, 49, 57
— —, degenerative Prozesse 50
— —, Unreife 49
Mehrkernigkeit als mindere Leistung 51
— sympathischer Ganglien in der Kultur 106
Meissnersche Körperchen 222
— — in der A. basalis 229
— —, Zahnfleisch 292
— — in der Zunge 294
Meissnerscher Plexus 24, 244, 323, 406
— — der Appendix bei Appendicitis 391
— — —, Faserhyperplasie 391
— —, Caecum 386
— —, Colon 315, 396
— —, —, Altersveränderungen der Ganglienzellen 399
— —, —, Ganglienzellen 397, 398
— — des Darms, pericelluläres Fibrillenwerk der Ganglienzellen 319
— — des Dünndarms 373, 375, 381
— — — und Auerbachscher Plexus, Verbindungen 374, 375
— — —, Ganglienzellen 377, 378, 379
— — —, Ganglienzelltypen 377, 378, 379, 380
— — —, Ganglienzellzahl 377
— — —, Igel 380
— — —, Kaninchen 378
— — —, Katze 378, 380
— — —, Mensch 380
— — —, Nervenfaserdicke 376
— — —, N. vagus 385
— — —, Ratte 379, 380
— — —, Schweineembryo 380
— — —, Sympathicus 385
— — —, Unterschiede zwischen Auerbachschen Plexus und 375
— — —, Vögel 380
— — —, Wachstumszunahme 368
— —, Etagenbau 376
— —, Ganglienzellen 357
— — des Magens 345 f.
— — —, Affe 346, 347
— — —, Ganglienzellen 345, 346, 347, 348, 351
— — —, Kaninchen 348
— — —, Katze 346, 347
— — —, Mensch 351
— — —, Neurofibrillennetz 145
— — —, Ratte 347
— — —, Säugetier 351
— — —, Terminalreticulum 347
— — —, Verbindungsweise der Ganglienzellen 347
— — bei Magenulcus 358
— — des Oesophagus 328
— — im Processus vermiformis 386
— —, Rectum 401, 402, 403
— — —, Ganglienzellen 401
— —, reticuläre Fibrillenbildungen 349
— —, Schwannsche Kerne 348
— —, Terminalreticulum 350
— —, Zelltypen im, von Neugeborenen 308

Melaninbildung und Sympathicus 160
Melaningranula in sympathischen Nervenzellen der Kultur 106
Melanocyten 159
Melanophoren beim Axolotl und Hypophysenhormone 523
Membrana tympani 511
— — secundaria 507
— — —, neuroide Zellen 509
— — —, sympathische Fasern 511
— — —, Terminalreticulum 507, 508
Meniscus 528
— des Kniegelenkes 528
Menopause, Nervenzellen des Plexus uterovaginalis 464
Mensch, Abstammung der Sympathicoblasten 4
—, afferente Endorgane im Aortenbogen 216
—, alkalische Phosphatase in Ganglienzellen 41
—, A. femoralis 211
—, arteriovenöse Anastomose der Fingerbeere 221
—, Auerbachscher Plexus im Dünndarm 361
—, — — im Oesophagus 325
—, Baucheingeweide 405
—, Bildung des Beckengeflechtes beim Embryo 10
—, der sympathischen Nervengeflechte im Bauchraum beim Embryo 9
—, Caecum 386
—, chromaffine Zellen im Grenzstrangganglion 80
—, Corpus ciliare 148
—, Ductus arteriosus Botalli 201
—, Durchmesser sympathischer Ganglienzellen 30
—, Gallenblase beim Embryo 411
—, Ganglien der Lunge 429
—, — im Sinus cavernosus 91
—, Ganglienzellen im Auerbachschen Plexus des Magens 342
—, — im Corpus ciliare 493
—, — im Hypophysenhinterlappen 257
—, — im Hypophysenvorderlappen 264
—, — der Lunge 429
—, — im Oesophagus 325
—, — im Plexus myentericus des Rectum 401
—, — im Vagusstamm 103
—, Ganglienzellgestalten im Auerbachschen Plexus des Colon 392
—, Ganglienzelltypen im Colon 392, 393
—, Ganglienzellveränderungen am Plexus vesico-prostaticus 452
—, Ganglienzellzahl im Auerbachschen Plexus des Magens 341
—, Ganglion cervicale superius 36
—, — Gasseri 64
—, — mesent. inf. 87
—, — nodosum 101, 170
—, — pterygopalatinum 89
—, — stellatum 87
—, — im Sulcus terminalis des Herzens 186
—, gefensterte Zellen 56

Mensch, Herzganglien, topographische Verteilung 185
—, Herznerven 183, 184
—, —, Histogenese 186
—, histochemische Veränderungen während des Alterns 57
—, Histologie der Grenzstrangganglien 87
—, Inseln der Neurohypophyse 249
—, intermediäre Ganglien 6, 73
—, intracerebrale Arterien 231
—, intraepitheliale Neurofibrillen des Oesophagus 333
—, intramurale Ganglienzellen des Darms 306
—, — Nervenapparate des Rectum 401
—, intranucleäre Gebilde 46
—, Knochenmark 243
—, Lungennerven der Hilusregion beim Embryo 429
—, M. cricoarytaenoideus posterior 427
—, Meissnerscher Plexus 351, 377
—, — — des Dünndarms 380
—, Milz 158
—, Muskelspindeln im M. areomammillaris 149
—, — im Oesophagus 329
—, — in der Zunge 295
—, Myokard 195
—, N. depressor 182
—, N. phrenicus und Grenzstrang 71
—, N. splanchnicus 87, 369
—, — — major 87
—, — — — und Nebenniere 270
—, N. vagus beim Embryo 9
—, Nn. laryngei 426
—, Nebenniere 280
—, Nebennierenentwicklung 270
—, Nebenzellplasmodium 80
—, Neurofibrillen in der Leber 408
—, — im Ooplasma 459
—, — im Primärfollikel 142
—, — in der Tränendrüse 501
—, neurovegetative Receptorenfelder der Bronchialmuskulatur 148
—, Nierenbecken 165
—, Nissl-Substanz 32
—, Oesophagus 323, 328, 331
—, Paraganglion caroticum 173, 175
—, —, nicht chromaffines 181
—, Pars infundibularis der Adenohypophyse 249
—, — tuberalis der Hypophyse 265
—, Peritonaeum 422
—, Pigment in sympathischen Ganglienzellen 37
—, Plexus subserosus des Colon 391
—, Pulpa 302
—, Purkinjesche Fasern 195
—, Rami communicantes 70, 72, 369
—, Rectum 403
—, Schlingenterritorien im Oesophagus 331
—, Sinusnerv 215
—, spezifisches Herzmuskelgewebe 195
—, subseröses Magengeflecht 335
—, Sympathicoblasten 11

Mensch, Sympathicuselemente beim Embryo 9
—, sympathische Ganglienzellen 33
—, — — in der Kultur 106
—, — — im N. splanchnicus 87
—, Tawarascher Knoten 194
—, Terminalreticulum der Cornea 498
—, — im Herzen 195
—, — in der Milz 242
—, ulcuskranke Mägen 360
—, Zahnfleisch 291, 292
—, Zunge, Nervennetz der 294
—, Zwischenhirn 249
Mesencephalon, Oculomotoriuskern 483
— und vegetative Augeninnervation 478
Mesenchym 11
—, Neurofibrillen 157
Mesenterialarterien 421
Mesenterialganglien 75
Mesenterium, Capillarinnervation 225
—, Lamellenkörperchen 423
—, Lymphgefäßinnervation 244
Mesovarium 461
Metastasen, Terminalreticulum 141
Metaterminale Gebilde der Herzganglien, cyclische Veränderungen 193
Methoden 1, 6
Methylenblau 1, 31, 79, 110, 122, 123, 129, 145, 159, 162, 177, 201, 202, 208, 225, 231, 293, 296, 323, 334, 339, 344, 357, 361, 368, 380, 432, 449, 465
—, Gefäßnerven 205
Milchzähne, sensible Innervation 302
Milz 235f., 238, 241
—, Arterieninnervation 217, 240
—, glatte Muskulatur 143, 144
—, Hilusnerven 238
—, Hülsenarteriolen 241
—, interstitielle Zellen 239
—, Neurofibrillen 157
—, Schwannsches Leitgewebe 239
—, Terminalreticulum 158, 240, 241, 242
—, Veneninnervation 240
—, Zentralarterie 241
Milzkapsel, subseröser Plexus 238
Milznerven 65, 236
—, Lipoide 65
—, Plasma 65
Milztrabekel 237, 239, 241
Mikroganglienzellen 126
Mikrosystem 23
Mischkulturen 108
Mitochondrien 35, 39, 40
— der Ganglienzellen des Meissnerschen Plexus des Dünndarms 379
— in intramuralen Ganglienzellen 314
— im Plasma Schwannscher Zellen 65
Mitosen in explantierten sympathischen Nervenzellen 106
Mittelohr und pupillodilatatorischeFasern 498
Mittelschmerz 469
Morbus Recklinghausen 523
— —, Terminalreticulum 150
Morphogenese des vegetativen Nervensystems 12

Motorische Endapparate der Gefäße 205
— Endigungen 148
— —, Kehlkopf 426
— Endplatte 529
— —, degenerative Vorgänge 156
— —, Kehlkopf 154, 427
— —, Kernveränderungen 119
— —, M. cricoarytaenoides post. 427
— —, M. vocalis 154
— — des N. vagus, Degeneration 154
— — —, Regeneration 154
— — im Oesophagus 154, 328
— —, Sympathicus 156
Multipolare Ganglienzellen 14, 30
— — im Auerbachschen Plexus des Oesophagus 325
— — — des Magens 343, 345
— — — — —, Hahn 345
— — — — —, Knochenfische 345
— — — — —, Sumpfschildkröte 345
— — — — —, Waldkauz 345
— — im Colon 393
— — in der Gallenblase 410
— — in Ganglien des Larynx 426
— — im Ganglion ciliare 480
— — — Gasseri 62f.
— — — nodosum 62
— — der Harnblase 447
— — im Herzen 187
— — beim Hund 62, 444
— — bei der Katze 62
— — beim Kind 62
— — der Lunge 429
— — im Meissnerschen Plexus des Colon 397
— — — — des Dünndarms 378, 380
— — im Oesophagus 329
— — im Pankreas 416
— — im Plexus myentericus des Colon 396
— — — muscularis profundus des Colon 395
— — — ovaricus 457
— — — prostaticus 455
— — — tympanicus 509
— —, Processus vermiformis 390
— — beim Rind 62
— — in den Spinalnerven 62
— — in der Trachea 428
— Nervenzellen des Plexus utero-vaginalis 463
— Zellen 101
Mund, intraepitheliale Nerven in der Mucosa 291
Mundboden, nervöse Endknäuel 291
—, Geschmacksknospen 291
Mundhöhle 291f.
Mundschleimhaut 291
— der Nachtschwalbe 291
Musculi arrectores pilorum 144, 517
Musculus areomammilaris 144
— —, Muskelspindeln 149
— arytaenoideus transversus 426
— ciliaris 143, 147, 148, 482, 483, 487, 491, 492
— —, Terminalreticulum 148

Musculus cricoarytaenoideus, Kaninchen 156
— — dorsalis, motorische Endplatten 154
— — —, Terminalreticulum 154
— — posterior 426
— — —, motorische Endplatten 427
— — —, Terminalreticulum 427
— cricothyreoideus 425, 503
— dilatator pupillae 487, 494, 496, 497
— quadriceps, sensible Nervenenden in der Sehne des 527
— rectus superior des Auges, Terminalreticulum 503
— sphincter iridis 483, 494, 496, 497
— — pupillae 487
— stapedius 513
— tensor tympani 513
— vocalis 155
— —, Kaninchen 156
— —, motorische Endplatten 154, 427
Muskelfasern, quergestreift, sympathische Innervation 503
—, Terminalreticulum 114
Muskelinnervation 202
Muskel- und Nervengewebe, Verbindungsweise 142
Muskelspindeln im M. areomammillaris 149
— im Oesophagus 154, 330
— — der Katze 149
— in der Trachea 428
—, Zunge 295
Muskulatur, glatte 142f.
Mycosis fungoides 523
Myoepithelzellen der Schweißdrüsen 138
— und Terminalreticulum 139
— der Tränendrüse 501
Myoide Zellen im Thymus der Sauropsiden 286
Myokard 195
—, Nervenendigungen 152, 198, 199
—, Neurofibrillen 151
— der Vorhöfe, Ganglien 186
— —, Ganglienzellen 185
Myokardialer Plexus 187
Myokarditis, Herzganglien 191
Myoma uteri 468
Myometrium 465f.
—, argyrophile Bindegewebszellen 465
—, Schlingenterritorien 164
—, sympathische Ganglienzellen 467
—, Terminalreticulum 467
Myopie 482

Nabelschnur 472
Nachtschwalbe, Mundschleimhaut 291
Naevi der Haut 523
Nagetiere, Grenzstrang 47
Nasenscheidewand, sensible Endigungen 428
Nasenschleimhaut 158, 423f., 425
— bei allergischen Erkrankungen 425
—, intraepitheliale Nervenfasern 425
— und N. trigeminus 425
—, sekretorische Fasern 423
—, sympathische Fasern 423
—, Terminalreticulum 424, 425

Nebenhoden 454
—, sympathische Ganglien in der Nähe des 454
Nebenhöhlen 424
Nebenniere 82, 83, 84, 176, 270, 275
—, afferente Fasern 276
—, Capillaren 158, 225, 226
—, Ganglienzellen 47, 279, 280
—, Nervenfasern im Mark 132
Nebennierenkapsel 270
—, Ganglienzellen 279
Nebennierenmark 270, 276
—, afferente Elemente 278
—, chromaffine Zellen 277
—, Genese 270
—, Terminalreticulum 278
Nebennierenrinde 274, 276
—, Ganglienzellen 279
—, Terminalreticulum 275
Nebenzellen 10, 13, 179, 464
— im Magen-Darmtractus 316
— und unreife Neuroblasten 464
Nebenzellgewebe 97
Nebenzellplasmodium 14, 75, 77, 78, 79, 82, 85
—, Bindegewebsfibrillen 77
—, degenerative Vorgänge 80
—, Granula 79
— in sympathischen Ganglien 316
—, Wucherung 171
—, Zellgrenzen 77
Nebenzellstränge 54, 86
Nerv, hyperplastisch 70
Nervea 347
Nerven, Milz 235
Nervenbahnen, Neubildung von 12
Nervendurchschneidung 69, 228
— und degenerative Vorgänge am peripheren Nervennetz 151
— der Schilddrüsennerven 269
Nervenenden, sensible s. sensible Nervenenden
Nervenendigungen, Dentin 297
—, Odontoblastenschicht 297
—, Prädentin 297
Nervenfasern 7, 64f.
— des Auerbachschen Plexus des Dünndarms 361
—, Auswachsen freier 22
—, dichroitische 65
—, Endigung im Myokard 152
— der Eingeweide 9
—, Faserdicke 65
—, funktionelle Bedeutung der markhaltigen, der Rami communicantes 73
—, — — der marklosen, der Rami communicantes 73
—, Ganglioside 65
—, Ganglion oticum 90
—, Hund 65
—, Hypophysenzwischenlappen 258
—, Intermicellarlücken 65
—, intramurale Ganglienzellen 319
—, Lecithin 65
—, Magengefäße 355

Nervenfasern, markhaltig 65
—, marklose 65
—, — Milz 65
—, N. vagus 104
—, Odontoblastenschicht 298
—, Paraganglien 131
—, Primitiventwicklung der peripheren 157
—, proteotrop 65
—, regenerative Wucherungen 69
—, regenerierte 70
— der spezifischen Herzmuskulatur 196
—, sympathische, im Elektronenmikroskop 65
—, unsegmentierte bei der Katze 65
—, Unterscheidung markhaltiger und markloser 71
—, Zerfallserscheinungen an marklosen 69
Nervenfaseraustausch 118
Nervenfaserdicke und Kernabstände 65
Nervenfortsatzdurchschneidung 94
Nervengeflecht um die Aorta, Entwicklung der 9
— des Hypophysenvorderlappens 262
—, lumbosacrales 4
— in der Oesophagusanlage 109
— der Venenwand 12
Nervengewebe, Degeneration 69
—, formgestaltender Einfluß auf wachsendes 12, 13
— und Gefäßmuskulatur 357
—, intraplasmatische Differenzierung 22
—, regenerative Leistung 70
—, Unterscheidung vom Bindegewebe 67
Nerven- und Muskelgewebe, Verbindungsweise 142
Nervenhyperplasie, Herz 191
Nervenmarklipoide 65
Nervennetz der Arteriolen 211
—, degenerative Vorgänge 151
— in Drüsen 127
— und glatte Muskulatur 149
—, M. ciliaris 147
—, subepitheliales 128
Nervenplexus, peritonsillärer 304
— der Venenwand 217
Nervenzelle, bindegewebiges Hüllgewebe im sympathischen Ganglion 78
—, Ganglion ciliare 480, 481, 485
—, — nodosum 92
—, Gefäßsympathicus 208
—, Plexus uterovaginalis 463, 464
—, — der Vögel 101
—, vegetatives Beckengeflecht 4
—, zweikernige 39
Nervi accelerantes 105
— ciliares breves 33, 478, 485, 487, 491
— — — und Chorioidea 487
— — — und Cornea 498
— — — und Plexus caroticus 479
— — —, Schädigung 487
— — — und Sklera 500
— — —, sympathische Ganglienzellen 479
— — longi 478

Nervi ciliares longi, Verbindungen zwischen Nn. ciliares breves und 479
— dorsales penis 456
— erigentes 447, 455, 456, 457
— — und Vagina 469, 470
— hypogastrici, Durchschneidung 404
— —, — und Uterusgewebe 468
— —, — und Prostatanerven 455
— —, Ganglienzellen 463, 468
— —, Harnblase 446, 451
— — und Plexus uterovaginalis 462
— intercostales und Brustdrüse 524
— laryngei 425, 426
— —, Herz 182
— —, Lungentuberkulose 428
— mesenterici 323
— — craniales, Pankreas 414
— nasales posteriores 423, 424
— palatini 423
— — anteriores 291
— pelvici 9
— —. Durchschneidung und Auerbachscher Plexus des Rectum 404
— —, Darmkanal 343
— —, Harnblase 446
— —, Rectum 401
— perinei, Penis 456
— sacrales 391
— sphenopalatini 500
— splanchnici lumbales 87
— supraclaviculares, Brustdrüse 524
Nervös-vegetative Endausbreitungen 114
— — Endigungen, physiologische Bemerkungen 126
— — —, Nomenklaturfrage 125
— vegetatives Endgebiet im adventitiellen Bindegewebe 206
Nervöse Endformationen 112
— Endkolben des Hypophysenhinterlappens 251
— Geflechte des Darmkanals, Altersveränderungen 368
— Keimzentren 25
— Plasmastränge 125
Nervöses Endnetz in Paraganglien 131
— Maschenplasmodium 117
— Plasmasyncytium 115
— Terminalreticulum 125
Nervus accessorius 106
— —, Durchschneidung der intrakranialen Wurzel 105
— —, Innervation der Dura mater 472
— auriculotemporalis 90, 509
— — und Gl. parotis 296
— — und Membrana tympani 511
— caroticus internus 6, 8
— ciliaris, Terminalreticulum 491
— coeliacus, Nervenfasern des, in vitro 110
— depressor 166, 206, 215
— —, degenerierende Fasern im 106
— —, beim Hund 216
— —, Kaninchen 216
— —, Paraganglion supracardiale superius 179
— ethmoidalis ant. 423

Nervus facialis 503
— — und Speicheldrüsen 296
— — und Glandula lacrimalis 500, 501
— femoralis 228
— glossopharyngicus 129, 130, 166, 215, 509
— —, Bronchien 129
— —, Dura mater 472
— —, Durchschneidung und Endapparate der Carotiswand 215
— —, extrakraniale Ganglien 7
— —, Larynx 129
— —, Membrana tympani 511
— —, Oesophagus 129
— —, Paraganglien 172
— —, Paraganglion caroticum 133, 173, 178, 179
— —, — cervicale 9
— —, Pharynx 129, 303
— —, Plexus chorioideus 478
— —, Sinus caroticus 213
— —, Sinusnerv 215
— —, Speicheldrüsen 296
— —, Tonsilla palatina 303
— —, Trachea 129
— —, Zunge 294
— —, Zungendrüsen 295
— hypoglossus 294
— —, Ansa und Schilddrüseninnervation 266
— —, Dura mater 472
— —, Paraganglion caroticum 173
— —, Zungendrüsen 295
— ilioinguinalis, Hodeninnervation 452
— —, Penisinnervation 456
— infraorbitalis 291
— intermedius 503
— —, Nasenschleimhaut 423
— —, Speicheldrüsen 296
— ischiadicus 228
— laryngeus inferior 426
— — —, Schilddrüseninnervation 266
— — —, Trachealinnervation 428
— — superior 103, 425, 426
— — —, degenerierende Fasern 106
— — —, Läsion 426
— — —, Oesophagusinnervation 426
— — —, Paraganglion caroticum 173
— — —, Schilddrüse 266
— lingualis 90, 291, 294
— — und Speicheldrüsen 296
— maxillaris 89
— mentalis 291
— nasociliaris 147, 423, 478, 485, 486
— —, Cornea 498
— — und Ganglion ciliare 479
— —, Glandula lacrimalis 500
— —, Plexus ciliaris 491
— nasopalatinus 423
— oculomotorius 147, 485, 486
— —, Dura mater 472
— — und Ganglion ciliare 479
— —, Ganglienzelle 486
— —, M. ciliaris 491, 492
— —, M. sphincter iridis 496
— —, Plexus ciliaris 491

Nervus oculomotorius und vegetative Augeninnervation 478
— opticus, Dural- und Piascheide 485
— —, Pia mater 478
— petrosus superficialis major 8, 423, 500
— — — —, Innervation der Hirngefäße 228
— — — minor 509
— — — —, Gl. parotis 296
— — — —, Speicheldrüsen 297
— phrenicus 71, 428
— — und Gallenblase 412
— — und Grenzstrang 71
— —, Leber 408
— —, Lunge 429
— —, Nebenniere 270
— —, Perikard 200
— —, Pleura parietalis 434
— —, Thymus 283
— pudendus, Durchschneidung 404
— —, Hoden 452
— — und sensible Endorgane der Klitoris und Labia minora 472
— —, sensible Penisinnervation 456
— recurrens 103, 105, 425, 426
— —, Durchschneidung und Regeneration 426, 428
— —, Faserdegeneration 106
— —, Kaninchen 105
— —, Oesophagus 323, 426
— —, Trachea 426
— spinalis 6
— —, Durchtrennung 74
— splanchnicus 65, 87, 270, 360, 406, 407
— —, Anlage 9
— —, Beckenabschnitt 87
— —, Dicke 88
— —, Durchschneidung 88
— —, Gallenblase 412
— —, ganglienartige Verdickungen 369
— —, Ganglienzellen 369
— —, Hund 88
— —, Kaninchen 88
— —, Lamellenkörperchen des Peritoneum 423
— —, Magen 334
— —, Markgehalt 88
— —, Nebennierenmark 270
— —, Nebennierenkapsel 271
— —, Nervenfasern des, in vitro 110
— —, Niere 435
— —, Urniere 443
— — bei Vögeln 88
— —, zentripetale Nervenfasern 88
— — major 87
— — —, Degenerationen nach Vagotomie 106
— — —, Ganglion coeliacum 235
— — —, Lamellenkörperchen des Pankreas 421
— — —, Nebennierenmark 270
— — minor, Ganglion coeliacum 235
— statoacusticus 503
— trigeminus, Dura mater 472
— —, M. ciliaris 492
— —, Nasenschleimhaut 423, 425

Nervus trigeminus, Nebenhöhlen 424
— —, Periodontium 302
— —, Pia mater 473
— —, Tonsilla palatina 303
— —, Tränendrüse 501
— —, vegetative Augeninnervation 478
— —, Zähne 298, 301
— trochlearis, Dura mater 472
— tympanicus 507, 509
— —, Ganglienzellen 509
— vagus 9, 12, 91, 103, 104, 105, 129, 130, 166, 426
— —, A. renalis 168
— —, Anastomose zum Sympathicus 103
— —, Aorta 183, 206
— —, Auerbachscher Plexus 326
— —, — — des Dünndarms 364
— —, — — des Magens 339
— —, Bronchien 129, 431
— —, Bronchialganglien 430
— —, Colon 391
— —, Darm 321, 343, 406
— —, Dickendurchmesser markhaltiger Fasern 104
— —, Ductus arteriosus Botalli 200
— —, Dünndarm 360, 364, 370, 385
— —, Dura mater 472
— —, Durchschneidung 103, 104, 105, 169
— —, — und Auerbachscher Plexus 345
— —, — und Gallenblaseninnervation 411
— —, — und Ganglienzellen der Lunge 430
— —, — und Herz 192, 193
— —, — und Lamellenkörperchen 422
— —, Entwicklung 8, 106
— —, Epithelkörperchen 269
— —, Faserdicke 104
— —, Faserzahl im abdominalen Teil 105
— —, Gallenblase 409, 411
— —, —, Terminalnetz 411
— —, Ganglienzellen 103, 369
— —, — des Oesophagus 327
— — und Ganglienzelltypen der Ganglien des Dünndarms 370
— —, Ganglienzellzahl 103
— —, Ganglion coeliacum 235, 270
— —, — submandibulare 297
— — des Halsgebietes, sympathische Fasern 334
— —, Herz 152, 182, 186, 192, 193
— —, Herzganglien 192
— —, — beim Frosch 193
— —, Herzwandgefäße 198
— —, Kaninchen 105
— —, Katze 105
— —, Larynx 129, 425
— —, Leber 408
— —, Lunge 429, 430
— —, Magen 164, 334, 339, 353
— —, Magen-Darmkanal 149
— —, markhaltige Fasern 103
— —, — — der Milz 239
— —, marklose Fasern 103
— —, — — des Hundes 104
— —, — — der Katze 104

Nervus vagus, Markscheiden 105
— —, Markscheidenverlust 104
— —, mehrkernige sympathische Zellen 103
— —, Meissnerscher Plexus des Dünndarms 385
— —, metaplastisches Trachealepithel 130
— —, motorische Endplatten 154
— —, — Fasern 105
— —, multipolare Zellen in der Bauchregion 103
— —, Muskelspindeln im Oesophagus 328
— —, Nebenniere 270
— —, Niere 435
— —, Oesophagus 129, 154, 323, 324, 326, 327, 328
— —, — und Magen beim Hühnerembryo 405
— —, Pankreas 414
— —, Paraganglien 172
— —, Paraganglion cardiale 180
— —, — caroticum 9, 133, 173, 178
— —, Peritonaeum 422
— —, Pharynx 129, 303
— —, Pleura parietalis 434
— —, Plexus chorioideus 228, 478
— —, pseudounipolare Zellen in der Thoraxregion 103
— —, Rectum 149
— —, Regenerat 106, 171
— —, Resektion und Innervation der Fundusdrüsen des Magens 353
— —, Schilddrüse 260, 269
— —, Schlingenterritorien des Magens 164
— —, Sinus caroticus 215
— —, spezifische Herzmuskulatur 196, 197
— —, sympathische Zellen 103
— —, thorakaler Anteil nach Vagotomie 105
— —, Thymus 9, 283, 284, 289, 291
— —, Tonsilla palatina 303
— —, Trachea 129, 428
— —, Wurzel 105
— —, Zahl der Achsenzylinder im Stamm 105
— —, Zählungsergebnisse 105
— —, Zerfall neurofibrillärer Substanz 253
— vertebralis 9, 73
— —, Endigung in der Crista ampullaris 135
— zygomaticus 500
Neubildung von Fortsätzen 20
Neugeborener, A. carotis 215
—, Auerbachscher Plexus des Magens 343
—, Ganglien des Darmrohres 373
—, Ganglienzellen im Ganglion nodosum 94
—, — im Herzen 189
—, — im Plexus uterovaginalis 463
—, Ganglion cervicale superius 48
—, Harnblasenganglien 447
—, Nervenzellen des Plexus uterovaginalis 464
—, N. vagus und Auerbachscher Plexus des Magens 340
—, Uterusinnervation 462
—, Zelltypen im Meissnerschen und Auerbachschen Plexus 308

Neuralleiste 3, 4, 5, 8, 9, 10, 12, 13
—, Entfernung 4
—, sympathischer Grenzstrang 4
Neuralrohr 3, 4
—, Entfernung des dorsalen Teils 4
—, primärer Sympathicus 4
Neurencytium 11, 108, 383
Neurilemm 53, 118
Neurit 307
Neuroblasten 27, 109
—, Harnblase 447
—, Kulturen von Hühnchenembryonen 109
— des Plexus pelvicus 9
—, Sympathicoblasten 29
—, unreife und Nebenzellen 464
—, Tumoren 25, 27, 28
—, Vagus 12
Neuroektoderm 11
Neurofibrillen 1, 15, 17, 24, 31, 34, 40, 59, 65, 66, 68, 86, 117, 118, 123, 126, 128
—, Atrioventricularbündel 105
—, Auerbachscher Plexus 341
—, — — des Magens 343
—, Bronchialepithel 432
—, Bindegewebszellen 157, 349
—, Capillaren 222, 224
—, — der Haut 162
—, — der Nebennieren 158
—, Capillarwandzellen 225
—, Chorioidea 487
—, Corpus luteum 460
—, cyclische Phänomene 127
—, Darm 129, 319
—, Degeneration 117
—, —, Hypophysenhinterlappen 249, 252
—, Dentin 300
—, Drüsen 137, 145
—, — der Haut 162
—, Eizelle 141
—, Epithelgewebe der Darmkrypten 139
—, — Eingeweide 129
—, Fettzellen der Haut 162
—, Fibrocyten 124, 125, 157, 348
—, —, Cornea 161
—, —, Haut 161
—, — des interstitiellen Bindegewebes 161
—, —, Iris 161
—, Gallenblase 410
—, Gallengänge 409
—, Ganglien des Dünndarms 372
—, Ganglienzellen 82, 85, 312
—, Gefäßmuskulatur 209
—, glatte Muskulatur 143, 145, 398
—, — — der Haut 162
—, Haarwurzelscheide 162
—, Haut 162
—, Herzmuskel 152
—, Hodenkanälchen 454
—, Hypophysenvorderlappen 262
—, intercelluläre 129
—, interstitielle Zellen 122
—, Intima der Venen 120
—, intracelluläre, bei innersekretorischen Drüsen 134
—, intraepitheliale 128, 129

Neurofibrillen, intraepitheliale, der Gallenblase 411
—, —, des Ganglion caroticum 134
—, intramurale Ganglienzellen 318, 319
—, intraplamatischer Verlauf 82
—, Iris 161, 495
—, Kupffersche Sternzelle 158, 225, 226
—, Langerhanssche Inseln 419
— im lebenden Nervengewebe 31
— — Zellen 107
—, Leber 408
— und Leitplasmodium 119
—, Magen 358
—, Magengefäße 355
—, Meissnersches Geflecht 348, 349
—, Membrana tympani secundaria 507
—, Mesenchym 157
—, Milz 158
—, —, Schwein 236
—, Muscularis mucosae des Dünndarms 385
—, Myokard 151
—, Nasenschleimhaut 425
—, Nebennierenrinde 271
—, —, Zona reticularis 224
—, Nervenzellen 106
—, Ooplasma 459
—, Osteoblasten 159
—, Ovarium 160, 458
—, Pankreas 417
—, Paraganglien 131
—, Paraganglion caroticum 176
—, pericelluläre 82
—, Pharynx 131
—, Pia, Arterien 230
—, —, Venen 233, 234
—, Plexus mucosus des Colon 401
—, — — des Dünndarms 382, 385
—, — — des Magens 351
—, Plexus tympanicus 509
—, Primärfollikel 141, 142
—, Schwannsches Leitplasmodium 118
—, Sinusknoten 153
—, spezifische Herzmuskelfasern 195
—, subepitheliale 128
—, Synovialhaut der Gelenke 527
—, Tränendrüse 501
—, Trommelfell 512
— im Thymus 285, 287
—, Trachealepithel 130
—, Varicositäten 67
—, Venenwand 218
—, Veränderungen 129
Neurofibrillenentstehung 28
Neurofibrillenkörbe, pericelluläre, an Ganglienzellen der Nebenniere 282
Neurofibrillennetz 85
— im Meissnerschen Plexus des Magens 145
—, terminales 111
Neurofibrillenzerfall im Hypophysenhinterlappen 252
— im Trommelfell 224
Neurogene Nebenzellen 75
Neurogenese 22, 109
Neurohormonale Wirkstoffe 127
— Zellen 125, 163

Neurohormonale Zellen, Haut 115
— —, Schilddrüse 269
Neurohumorale Substanzen im vegetativen Nervennetz der Brustwarze 524
Neurohypophyse 245
— s. Hypophysenhinterlappen
—, terminales Netzwerk 248
Neuroide Zellen des Trommelfelles 509, 513
Neuromatöse Wucherung des Terminalreticulum 25
Neuromartige Gebilde 24
Neuromartiger Faserkorb 24
Neuromuskuläres System 144
Neuron 55
—, Ganglion nodosum 99
—, Magen 360
Neuronenlehre 28, 80, 85, 108, 113, 142, 145, 308, 320, 321
Neuronentheorie 22, 52
Neuronophagie 61
Neuroplasma 1, 31
—, Durchmischung 118
—, Granulierung 40
—, histochemische Reaktionen 39
— und Hüllplasmodium 54
—, saure Phosphatase 87
—, Vacuolen 41f., 170
—, Vagusganglien 93
Neurosekretion 44
—, periphere 127, 128
— sympathischer Ganglienzellen 44f., 46
— — —, Katze 46
Neurosekretorische Bahn 257
— Granula 40
— Leistung des sympathischen Grenzstranges 43
Neurovegetative Formation, Haut 515
Neurovegetativer Präterminalplexus 125
Neurovegetatives Endnetz 12
— —, Bulbus oculi 479
— —, Klitoris 523
— —, Parametrium 464
— —, Tränendrüse 501
— Receptorenfeld 148, 179
— —, Bronchien 432
— —, Sinus caroticus 166, 215
Nichtchromaffine Paraganglien 181
Nicotin 80
Nicotinabusus, pericelluläre Faserkörbe 17
Niere 435f.
—, afferente Endorgane 437, 440
—, — Fasern 440
—, Arterieninnervation 217
—, Chemoreceptoren 437
—, Entwicklung des Nervengewebes 443
—, interstitielle Zelle 120, 442
—, Krötenfisch 443
—, N. vagus 435
—, periglomeruläres Nervennetz 439
—, Schwannsche Kerne 442
—, — Leitplasmodium 441
—, Spinalnerven 435
—, subepitheliales Nervennetz 128
—, Sympathicus 435, 437
—, Synapse 439

Niere, Terminalreticulum 139, 141, 436, 439, 440, 441, 442
Nierenarterie, nervöse Endorgane 213
Nierenbecken 443
—, Ganglienzellen 443
—, Faserschlingen 165
—, interstitielle Zellen 443
—, sensible Endorgane 443
—, Terminalreticulum 443
Nierenkapsel 442
Nierennerven, Ganglion coeliacum 435
—, Leitplasmodium 218
—, Nervenast 435
Nierenvenen, sensible Nervenenden 219
Nissl-Granula 34
— — der Ganglienzellen des Ganglion ciliare 482
— — im Hüllplasmodium 179
— — im Paraganglion caroticum 179
— — in sympathischen Nervenzellen der Kultur 106
— -Schollen in interstitiellen Zellen 126
— -Substanz 31, 79
— —, Elektronenmikroskop 34
— — in Ganglienzellen des Auerbachschen Plexus 312
— — der Ganglienzellen des Auerbachschen Plexus des Magens 344
— — — des Meissnerschen Plexus des Dünndarms 379
— — des Processus vermiformis 389
Nodulusfasern 249, 250, 257
— der Neurohypophyse 252
— der Pars tuberalis der Hypophyse 266
Nucleolus 45, 47, 50
—, Verdoppelung 47
Nucleolusvolumen 46
Nucleoproteine im Auerbachschen Plexus des Magens 344
Nucleus-Nucleolusrelation 45
— ambiguus 426
— dorsalis vagi 105
— paraventricularis 244
— supraopticus 244, 257
— —, Verbindung zum Hypophysenhinterlappen 245

Ochse, Pituicyteninnervation 247
Ochsenfrosch 46
Ödematöse Schwellung 62
Odontoblasten 297, 298
Oesophagus 105, 129, 154, 159, 323, 403
—, Adventitia 324
—, Affe 323
—, afferente Fasern 330
— und Aortengeflecht 324
—, Auerbachscher Plexus 308, 324, 326, 338
—, degenerierende Endplatten 168
—, Denervation 328
—, Emys 329
—, Endapparate 326, 333
—, — nach Vagusdurchschneidung 328
—, Endkörperchen 166

Oesophagus, Fisch 329
—, Frosch 329
—, Ganglienzellen 319, 323, 324, 326, 327, 328
—, — der Submucosa 330
—, Gans 329
—, Gecko 331
— und Geflecht der V. cava cranialis 324
—, Geschmacksknospen 334
—, glatte Spiralmuskulatur 329
—, Hühnerembryo 405
—, Hund 323, 326, 328, 329, 331
—, intermuskulärer Nervenplexus 324
—, intraepitheliale Neurofibrillen 333
—, Katze 328, 329, 330, 331
—, Kaninchen 331
—, Lungengeflecht 324
—, Mammalia 330
—, markhaltige Fasern des Auerbachschen Plexus 328
—, Mensch 323, 325, 328, 331, 333
—, motorische Endplatte 328
—, Muskelspindeln 149, 328
—, Muskulatur 328
—, N. laryngeus sup. 426
—, N. recurrens 426
—, N. vagus 324, 327
—, Perikardgeflecht 324
—, Plexus mucosus 332
—, — myentericus 329
—, — submucosus 330
—, Ratte 326
—, regenerierende Endnetze 169
—, Rind 328
—, Säugetiere 331, 332, 333
—, Schildkröte 330
—, Schlingenterritorien 164
—, sensible Endigungen 332, 406
—, Sperling 329
—, Taube 329, 333
—, Terminalreticulum 329
—, Vögel 328, 329
Oesophagusganglien 326
Oestron und Nervenfasern von transplantiertem Vagusepithel 470
Omentum, Capillarinnervation 225
— majus, Plexus licnalis 235
Ooplasma, Nervenfasern im 458
Orang, sympathische Herznerven 183
Orbiculus ciliaris, Nervenplexus 487
Orbita, sympathische Innervation der glatten Muskulatur der 503
Organnerven und Gefäßnerven 203, 204
Ösen 83
—, Corpus ciliare 148
Osmiumsäure 1, 34, 64, 122
Osteoblasten, Neurofibrillen zwischen 159
Osteogenese 2ff.
Ostium arteriosum dextrum, Ganglienzellen 185
— — sinistrum, Ganglienzellen 185
Ovar 160, 161, 457, 458
—, Arterien 217
—, Corpus luteum 141
—, Follikel 141

Ovar, Mensch, Primärfollikel 142
—, Paraganglien 460
—, Terminalreticulum 458
Ovarialnerven, Herkunft 457

Pacinische Endkörperchen 471
— Lamellenkörperchen, Epithelkörperchen 270
— —, Genitalregion 457
— —, Pankreas 166
— —, Pleura parietalis 434
— —, Prostatakapsel 455
— —, Speicheldrüsen 297
— — und Timofeewscher Apparat 457
— —, Tube 462
— —, Urethra 452
— — s. Vater-Pacinische Lamellenkörperchen und Lamellenkörperchen
Pankreas 412, 414f., 417, 420, 421
—, Ganglien 416
—, Hühnerembryo 405
—, Pacinische Lamellenkörperchen 166
—, Plexus coeliacus 420
—, Schwannsches Leitplasmodium 417
—, Terminalreticulum 418
—, Vagus und Sympathicuselemente 9
—, Vater-Pacinische Lamellenkörperchen 420
Papagei, Zunge 294
Papilla duodeni 360, 414
— mammae, glatte Muskulatur 524
— —, sensible Endkörperchen 524
— Vateri, Sympathicoblasten 9
Papillae foliatae 294, 295
— vallatae 294, 295
Papillen der Zunge 294
Paraganglien 8, 11, 13, 106, 131, 172, 273, 277
—, argentophile 182
—, chromaffine 172
—, — Beckengeflechte 455
—, Endnetz 131
—, Endösen 131
—, freie 172
—, Ganglion nodosum 102, 133
—, Lunge 430
—, Neurofibrillen 131
—, nicht chromaffine 172, 181
—, Ovar 460
— des Plexus uterovaginalis 464
—, Reticularen 131
—, sekretorische Leistung 179
—, Terminalreticulum 132
Paraganglion aorticum abdominale 181
— cardiale, N. vagus 180
— —, Sympathicus 180
— caroticum 9, 79, 132, 133, 172f.
— —, afferente Endorgane 217
— —, Baroreceptor 179
— —, chemoreceptorisches Sinnesorgan 178
— —, Endkörperchen 166
— —, freie Nervenenden 177
— —, Funktion 135, 178
— —, Ganglienzellen 174
— —, Gefäßnerven 178

Paraganglion caroticum, Igel 175
— —, internodiales Geflecht 175
— —, intracelluläres Neurofibrillennetz 177
— —, Kapselgeflecht 173
— —, Krausesche Endkolben 178
— —, Lage 172
— —, Lamellenkörperchen 178
— — und Paraganglion supracardiale 180
— —, Parenchymzellen 176, 177, 178
— —, Pressoreceptoren 178
— —, Schwein 178
— —, Terminalreticulum 176, 177, 178
— —, Vögel 175
— in der Orbita 182
— suprakardiale 172, 179, 180
— — inferius, Lage 180
— —, intracelluläre Neurofibrillennetze 177
— — und Paraganglion caroticum 180
— — superius, Lage 179
Parametrium 464
Paraportale Zellgruppen 439, 440
Parasympathicus, Auerbachscher Plexus 357
—, Ganglion submandibulare 297
—, Speicheldrüsen 140, 296
— und Sympathicus 172
Paravasculäre Zellgruppen 439, 440
Parotis s. Glandula parotis
—, Innervation der Arterien 217
Pars cavernosa urethrae 457
— infundibularis der Hypophyse 265
— intermedia der Hypophyse 257, 258f.
— prostatica der Urethra, sensible Endorgane 452, 455
— tuberalis der Hypophyse 265
— — —, Affe 265
— — —, Hund 265
— — — und Hypothalamus 266
— — —, Kaninchen 265
— — —, Katze 265
— — —, Mensch 265
— — —, Pferd 265
— — —, Ratte 265
— — —, Sympathicus 266
— —, Terminalreticulum 260
Pathologie der nervösen Peripherie 151
Pathologische Histologie der Herzganglien 191
— Neubildungen im Ganglion nodosum 96
Pemphigus, Grenzstrangganglien 523
Penis 456f.
Perca fluviatilis, Schwimmblase 145
Periadventitia 207
Periadventitielles Bindegewebe, Vater-Pacinische Lamellenkörperchen 212
Periarterielles Nervennetz 202
Pericelluläre Apparate 81
— Faserknäuel 22
— Faserkörbe 15, 16, 17, 18, 20, 22, 81, 82, 86, 101
— —, Entwicklung 20
— —, Ganglion nodosum 96
— —, Genese der 16
— Neurofibrillen 82
— — im Hüllplasmodium 82
Pericelluläres Hüllplasmodium 10, 13
Pericyten 224, 225, 439

Perikard 200
Perikardgeflecht und Oesophagus 324
Perikarditis tuberculosa, Herzganglien 191
Perineum 456
Periodontium 302
Periost von Epahis, afferente Nervenendorgane 528
—, neurovegetative Endformationen 528
Peripher, nervöses Syncytium 116
Peripheres Nervengewebe 1
Periterminales Netzwerk 123, 125, 127
Peritonaeum 421f.
—, afferente Nerven 423
—, efferente Nn. proprii 423
—, Lamellenkörperchen 422
—, N. vagus 422
—, Sympathicus 422
Peritonsillärer Nervenplexus 304
Perivasculäres Mesenchym 3
Perlschnurfasern 257
Pferd, Ganglienzellen im Plexus myentericus des Rectum 401
—, — der Ureterwand 445
—, Genitalnervenkörperchen 457
—, Hypophyse 245, 262, 265
—, — Pars intermedia 258
—, — — tuberalis 265
—, Hypophysenvorderlappen 262
—, Hypothalamus und Hypophysenhinterlappen 245
—, Lippe 291
—, Milz 241
—, N. splanchnicus 87
—, Nebennierenentwicklung 270
—, Paraganglion caroticum 134, 179
—, Pia mater 473
—, Pigment in Ganglienzellen 37
—, Purkinjesche Fasern 195
—, Rectum 401
—, sympatische Zellen im Vago-sympathicus 101
—, Ureter 445, 446
—, Zahnpulpa 302
Phagocytose 61
Phäochrome Zellen 8, 55
Pharynx 129, 303
—, Endkörperchen 166
—, intraepitheliale Neurofibrillen 131, 303
Pharynxschleimhaut, sensible Endorgane 303
Phosphatase, alkalische, im Hüllplasmodium 87
—, saure, im Neuroplasma 87
Pia mater 473
— —, Arterien 230, 231
— —, Arteriolen 232
— —, Capillaren 234
— —, Endigungen 452, 473, 475, 476, 478
— —, Ganglienzellen 478
— —, Ganglion an der Epiphyse 478
— —, Gefäße 228, 235
— — der Medulla oblongata, Blutgefäßinnervation 235
— — des N. opticus 478
— — des Rückenmarks, Blutgefäßinnervation 235

Pia mater, Terminalplasma 473
— —, Timofeewscher Apparat 476
— —, Venen 233, 234
Pigment 32, 35, 42, 51, 59
—, Ganglienzellen des Processus vermiformis 389
—, gelbes 36
— in intramuralen Ganglienzellen des Darmrohres 373
— sympathischer Ganglienzellen 57
Pigmentbildung 38
Pigmentepithel der Retina, Neurofibrillennetz 490, 491
Pigmentgranula 38, 59, 94
Pigmentzellen der Epidermis 523
—, Iris 523
—, Pia mater 478
Pituicyten 247
Plasma der Milznerven 65
Plasmastränge 119
— der Drüsennerven 137
Plasmatische Einschlüsse, Histochemie 46
— Membranen 55
Plasmodium 77
Plastokonten 32
—, Ganglienzellen des Processus vermiformis 389
Plättchen 83
Platydactylus mauretanicus, Darmcapillaren 225
—, Perichondrium 528
Pleura, Innervation der Arterien 217
— costalis 434
— parietalis 434
— —, Ganglienzellen 434
— —, Golgi-Mazzonische Körperchen 434
— —, N. phrenicus 434
— —, N. vagus 434
— —, Pacinische Lamellenkörperchen 434
— pulmonalis 434, 435
Pleuraepithel, subepitheliales Nervennetz 128
Plexus aortico-abdominalis 435
— aorticus 8, 10, 202
— —, Hodeninnervation 452
— —, Keimmaterial 2
— — und Plexus uterovaginalis 462
— —, Ureter 444
— brachialis 71
— —, Brustdrüse 524
— cardiacus 8
— caroticus 247, 259, 478, 479, 503
— — und Adenohypophyse 260
— — communis und Schilddrüseninnervation 266
— —, Ganglien am 478
— — internus 528
— — und Nn. ciliares breves 479
— — und Plexus tympanicus 509
— — und vegetative Augeninnervation 478
— cavernosus penis 456
— chorioideus 235, 478
— — und N. vagus 228
— —, sensorische Endkörperchen 478
— ciliaris 491
— —, Corneainnervation 498

Plexus ciliaris und Iris 493
— coeliacus 8, 405, 435
— —, Exstirpation und Pankreas 420
— —. Hoden 452
— —, Keimmaterial 2
— —, Pankreas 420
— — und Plexus ovaricus 457
— deferentialis, Hoden 452
— — und Vesicula seminalis 455
—, Definition 320
— dentalis inferior 291
— — superior 291
— diaphragmaticus 235
— entericus internus 346, 351, 374, 377
— — — und Auerbachscher Plexus 374
— — —, Ganglienzellzahl 377
— — —, Processus vermiformis 338
— — — im Rectum 402
— gangliosus uterovaginalis 462
— haemorrhoidalis und Vesicula deferentialis 455
— hypogastricus 8, 9, 446
— —, Klitoris 472
— —, Penis 456
— —, Plexus ovaricus 457
— — und Plexus prostaticus 455
— — und Rectuminnervation 401
— —, Ureter 444
— —, Vesicula seminalis 455
— intervilleux 382
— intestinalis, Froschembryo 405
— intraepithelialis der Harnblase 129
— lienalis der A. lienalis 235
— —, Pankreas 415
— mesentericus 8
— — caudalis 360
— — —, Colon 391
— — cranialis 360
— — —, Colon 391
— mucosus 320, 323, 406
— —, Appendix, neuromähnliche Wucherungen 391
— —, Colon 398, 399, 400, 401
— —, —, Ganglienzellen 398
— —, —, interstitielle Zellen 400
— —, Dünndarm 382f.
— —, —, interstitielle Zellen 382
— —, —, Meerschweinchen 382
— —, —, Schwannsches Leitplasmodium 382
— —, Gallenblase 410
— —, Magen 351f.
— —, —, Terminalreticulum 351
— —, Oesophagus 332
— muqueux 382
— muscularis, Gallenblase 410
— — mucosae 351
— — superficialis 323
— — profundus 323
— —, Colon 394
— —, —, Ganglienzellen 395
— —, —, Dünndarm 363, 373
— —, —, Magen 344
— myentericus 307, 323
— — s. Auerbachscher Plexus

Plexus myentericus, Colon 386, 392, 393, 394, 396
— —, —, Ganglienzellen 396
— —, Dünndarm 361 f.
— —, Ganglienzellen 314, 317, 396
— —, Ileum 386
— —, Magen 338
— —, Oesophagus 329
— —, Pyknose 313
— —, Rectum, Ganglienzellen 401
— —, Speicherungsvermögen der Ganglienzellen 317
— — in der Valvula coli beim Hund 386
— ovaricus 457
— —, Ganglienzellen 457
— —, Tubeninnervation 461
— —, Ureter 444
— paramarginalis der Cornea 498
— pelvicus, Entwicklung 4
— —, Genese 9
— praesacralis, Ureter 444
— prostatico-deferentialis, chromaffine Paraganglien 452
— — seminalis, Kernzahl 48
— prostaticus 455
— —, afferente Endorgane 455
— —, Ganglienzellen 48, 455
— —, Lamellenkörperchen 178
— pudendus und Vagina 469
— pulmonalis 8
— —, Hühnchen 430
— —, Sperling 430
— renalis 8, 435, 435 f.
— —, Ganglien im 435
— —, Hodeninnervation 452
— —, Nebenniere 270
— — und Plexus lienalis 235
— — — ovaricus 457
— —, Uterusinnervation 444
— seminalis, mehrkernige Ganglienzellen 48, 455
— solaris 36
— —, Gallenblase 412
— —, Leber 407
— —, Milz 235
— —, Nebenniere 270
— — und Plexus uterovaginalis 462
— —, Vitamin C im, von Meerschweinchenfeten 9
— sousglandulaire 382
— spermaticus 435
— —, Hodeninnervation 452
— —, Ureterinnervation 444
— submucosus 320, 323
— —, Magen 345 f.
— — s. Meissnerscher Plexus
— — des Oesophagus 330
— —, Processus vermiformis 389
— —, Schildkröte 351
— subserosus 323
— —, Colon 391, 392
— —, —, Ganglienzellen 392
— —, Dickdarm 385
— —, Dünndarm 360
— —, —, Affe 360

Plexus subserosus, Dünndarm, Auerbachscher Plexus 360
— —, —, Hund 360, 361
— —, —, Katze 360
— —, —, Meerschweinchen 360
— —, Magen 334, 335
— suprarenalis 181, 270, 435
— — und Plexus lienalis 235
— tonsillaris 304
— tympanicus 8, 507, 509
— —, Entwicklung 511
— —, Ganglien 509
— —, Ganglienzelltypen 509
— —, Membrana tympani 511
— —, sensible Endigungen 510
— — und Sympathicus 509
— uterovaginalis 8, 462, 464
— —, Follikelreifung 461
— —, Lamellenkörperchen 178, 464
— —, mehrkernige Ganglienzellen 48
— —, Nervenzellen 463, 464
— —, — Menopause 464
— —, — beim Neugeborenen 464
— —, — während der Schwangerschaft 464
— —, Ovar 457
— —, Paraganglien 464
— —, Tube 461
— —, Uterus 462
— —, Vagina 469
— vesicalis, chromaffine Zellen 448
— vesico-prostaticus 446
— — —, Altersveränderungen der Ganglienzellen 447
— — —, Ganglienzellen 452
— — seminalis 447
Polkissen 439
Polypose des Colon 67
Polyposis recti 405
Portio vaginalis 468
Postganglionäre Fasern des Ganglion pterygopalatinum 89
— — der R. communicantes grisei 72
Prädentin 297, 298, 299
Präganglionäre Fasern 4, 6, 80, 81, 83
— —, Durchschneidung 86
— —, Endigungen 83, 84, 85
— —, Faradische Reizung 81
— —, in den Rami communicantes grisei 72, 73
— —, — — sacrales 72
Praeputium clitoridis 470
— penis 457
Präsumptives Vagusmaterial 3
Präterminale Stränge 125
Pressoreceptoren, Paraganglion caroticum 178
Primärfollikel 141, 161, 458, 459
Primärer Grenzstrang 2
— — der Bombinator Larven 4
— — Sympathicus, Ursprungsstelle 4
Primitiventwicklung des Grenzstranges 2, 4, 9
— der peripheren Nervenfaser 157
Primitiver Grenzstrang 7
Processus ciliaris 492

Processus ciliaris, Terminalreticulum 492
— vermiformis 386, 390, 391
— —, Alterserscheinungen im intramuralen Nervengeflecht 55
— — bei Appendicitis, Ganglienzellen 391
— —, argentaffine Zellen 391
— —, Auerbachscher Plexus 386, 387, 388, 391
— —, Ganglienzellen 315, 372, 387, 388, 389, 390
— —, — und Lebensalter 391
— —, Ganglienzelltypen 388
— —, Ganglienzellzahl 387
— —, interstitielle Zellen 389, 390
— —, Lymphgefäßversorgung 244, 391
— —, Meissnerscher Plexus 387, 388, 390
— —, neuromartige Wucherungen im Plexus mucosus 391
— —, pericelluläres Fibrillenwerk der Ganglienzellen 319
— —, Plexusbildung 388
— —, Plexus entericus internus 388
— —, — submucosus 389
— —, pyknotische Ganglienzellen 389
— —, Terminalreticulum 113, 389, 390
Proctodaeum bei Vögeln 405
Proportionen von Ganglienzellkörper und Fortsatz 13, 14
Prostata 455 f.
—, sensible Nervenfasern 455
—, Sympathicus 455
Prostataganglien 455
Prostatakapsel, Pacinische Körperchen 455
Protagongranula in Schwannschen Zellen sympathischer Fasern 65
Proteotrope Nervenfasern 65
Protopterus, neuromuskuläre Spindeln 149
Pseudounipolare Elemente im Ganglion nodosum 102
Pulmonalisklappe 199
—, interstitielle Zellen 199
Pupillenspiel 497, 498
Pupillenweite, Regulation der 496
Pupillo-dilatatorische Fasern und Mittelohr 498
Purkinje-Faser, Neurofibrillen 195
Pyknosen im Plexus myentericus 313
Pylorus 338
—, Auerbachscher Plexus 339
—, Ganglien in der Submucosa 347
—, Ganglienzellen 345
—, — im Auerbachschen Plexus 343
—, Ganglienzellzahl des Auerbachschen Plexus 342
—, Meissnerscher Plexus 347
—, Regenerat des N. vagus 171
—, Terminalreticulum 345
Pylorospasmus und intramurales Nervensystem des Magens 360
Python, Sympathicus der quergestreiften Muskulatur 157

Quellung 62
Quergestreifte Eingeweidemuskulatur 154 f.
— Muskelfasern, Sympathicus 503

Rachenschleimhaut, Timofeewscher Apparat 457
Radiumeinwirkung und intramurales Nervensystem des Rectum 405
Radix dorsalis, marklose Nervenfasern 74
— mesosteni 421
Rami cardiaci, degenerierende Fasern 106
— coeliaci dextri, Pankreasinnervation 414
— communicantes 2, 6, 9, 70
— —, Affe 72
— — albi 6, 7, 71, 72
— —, Durchschneidung und vasomotorische Lähmung 228
— —, Faserverteilung 72
— —, funktionelle Bedeutung 74
— —, gemischt 72
— — grisei 6, 71, 72
— — —, markhaltige Nervenfasern der, beim Hund 74
— —, Hund 72
— —, intermediäre Ganglien 369
— —, Katze 72
— —, markarme oder marklose Fasern 71
— —, markhaltige Fasern 71
— —, Mensch 72
— — sacrales 72
— internodiales 6, 87
— —, Hund 87
— —, Kaninchen 87
— —, Katze 87
— —, Meerschweinchen 87
— mesenterici craniales, Caput pancreatis 414
— nasales posteriores 423
Ramus alveolaris superior posterior 291
— auricularis n. vagi, Membrana tympani 511
— retromolaris 291
— saccularis 505
Rana palustris 4
— pipiens 4
Rand-Tigroid 32
Ratte 11
—, alkalische Phosphatase 41
—, Ascorbinsäuregehalt der Ganglienzellen 41
—, Atrioventricularbündel 153, 195
—, Bogengänge 507
—, braunes Fettgewebe 159
—, Dünndarmligatur und Plexus myentericus 373
—, Ganglienzellen im Auerbachschen Plexus des Magens 343
—, — der Darmwand 46
—, — der Lunge 429
—, — des Meissnerschen Plexus 378
—, — — — des Dünndarms 379
—, — der Nebenniere 280
—, — im Plexus myentericus des Rectum 401
—, — der Submucosa des Magens 347
—, Ganglienzellzahlen des Auerbachschen Plexus 392
—, — im Auerbachschen Plexus des Magens 342

Ratte, Ganglion coeliacum 33
—, — cervicale uteri 464
—, Glandula submandibularis 140
—, Golgi-Apparat intramuraler Ganglienzellen 314
—, Hypophyse, Pars intermedia 258
—, Hypophysenkapsel 260
—, intermediäre vegetative Ganglien 73
—, Knochenmark 243
—, Meissnerscher Plexus des Dünndarms 380
—, Meniscus des Kniegelenkes 528
—, Mitochondrien 35
—, Nebennierenmark 270
—, neuromuskuläre Spindeln 149
—, Nucleoproteine im Auerbachschen Plexus des Magens 344
—, Pars tuberalis der Hypophyse 265
—, receptorische Endorgane im Ductus arteriosus Botalli 201
—, sensible Innervation des Larynx 428
—, — Nerven der Harnblasenwand 451
—, — — in der Submucosa des Duodenum 381
—, Speicheldrüsen 297
—, sympathische Nervenfasern 65
—, Terminalnetz in der Pleura costalis 434
—, Trachealepithel 130
—, Vagusfasern im Oesophagus 326
—, Zunge 295
Rattenembryo, Bildung des Beckengeflechtes 10
Raynaudsche Gangrän 227
— —, pericelluläre Faserkörbe 17
Receptorische Endapparate im Innenohr 505
— Nervenenden im Corpus cavernosum urethrae 457
— —, M. vocalis 155
Recklinghausensche Krankheit 69
Rectum 401f., 403
—, afferente Endorgane am Übergang vom Sigmoid 404
—, Auerbachscher Plexus 401, 403, 404
—, Capillarnerven 226
—, Ganglienzellen im Auerbachschen Plexus 343
—, — im Plexus myentericus 401
—, Ganglienzelltypen 373
—, intraepitheliale Nervenfasern 403
—, Meissnerscher Plexus 401, 402
—, N. vagus 149
—, Plexus entericus internus 402
—, — uterovaginalis 462
—, Radiumeinwirkung 405
—, Schlingenterritorien 164, 402
—, sensible Endigungen 396, 403, 406
—, — Innervation 403, 404
—, Sympathicus 404
Rectumcarcinom und intramurales Nervensystem 405
Reduzierende Substanzen 36
Reflexzentren 75
Regenerat des N. vagus im Pylorus 171
Regenerate, Harnblase 171
Regeneration der motorischen Endplatten des N. vagus 154

Regenerative marklose Vagusfasern 106
— Vorgänge im vegetativen Nervenendgebiet 168f.
— Wucherungen 69
Regio sclero-cornealis 500
— pubica, Haare 456
— trigonalis 447
Reizzustand von Ganglienzellen 97
Remakscher Nerv 4, 10, 405
Renale Hypertrophie, pericelluläre Faserkörbe 17
Reptilien 4
—, Grenzstrangganglien 87
—, Herznervensystem 184
—, Krausesche Endkolben der Harnblasenwand 451
—, Peritonaeum 422
—, Sympathicus der quergestreiften Muskulatur 157
—, Zahnfleisch 292
Reptilienembryo, Knorpelzellen 528
—, Wirbel 528
Respirationsorgane 106, 423f.
Reticularen 112
— im Leberzellcytoplasma 408
— im M. ciliaris 147
—, Paraganglion 131, 133
—, — caroticum 113, 177, 178
Reticuläres Bindegewebe, Dünndarm 368
— —, nervöse Abhängigkeit 157
Reticulingewebe 78
Retina, Stäbchenzellen 86
—, subepitheliales Nervennetz 128
Retroorbitalganglien 89, 91
Retroperitonaeum, Lamellenkörperchen 423
Rhombencephalon und vegetative Augeninnervation 478
Ringbildungen 83, 84
Rind, Ganglienzellen in der Gallenblase 412
—, — in der Nebennierenkapsel 279
—, — im Plexus myentericus des Rectum 401
—, — in der Schilddrüse 269
—, gefensterte Zellen 56
—, multipolare Ganglienzellen 62
—, — — im Auerbachschen Plexus des Magens 343
—, Oesophagus 328
—, Pigment in Ganglienzellen 37
—, sensible Nervenenden im Aortenbogen 216
—, subglanduläre Ganglienzellen des Magens 351
—, Zahnpulpa 302
Rinderembryonen, Gallenblase 412
—, intramurales Nervensystem 406
—, — — des Duodenum 385
Röntgenglaukom 500
Rongalitweißmethode 162, 522
Rückenmark, Arteriennerven 231
—, Blutgefäßinnervation der Pia mater 235
—, sympathische Kerngebiete 6
Ruffinische Goldmethode 225, 326
— —, Gefäßnerven 205
— Körperchen 222, 471

Sacculus 507
Saccus alveolaris 434
— lacrimalis 502
Sacralnerven 9
—, Penis 456
—, Plexus uterovaginalis 462
—, Vagina 463, 469
Salamander 77
Samenblase 48
—, intraepitheliale Neurofibrillen 130
Satelliten 53, 78
Säugerembryonen, Grenzstranganlage 4, 9
Säugetier, Beckengeflechte 10
—, Darm 306
—, Follikel 142
—, Ganglienzellen 30, 33, 40
—, — des Darms 306
—, — der Harnblase 209
—, — in der Schilddrüse 269
—, — im Vagusstamm 103
—, Ganglienzellzahl im Auerbachschen Plexus des Magens 341
—, Harnblase 209
—, Herznerven 184
—, intermediäre Ganglien 6
—, intraepitheliale Neurofibrillen 333
—, Magen 341
—, Meissnerscher Plexus 351
—, Milznerven 65
—, N. depressor 182
—, N. vagus 103
—, Nervenfasern 65
—, Nierenbecken 443
—, Oesophagus 331, 332
—, Paraganglien 8
—, Paraganglion aorticum abdominale 181
—, — caroticum 9
—, quergestreifte Muskulatur 157
—, Rami communicantes 70
—, Rectum 401
—, Schilddrüse 269
—, Schlingenterritorium im Oesophagus 331
—, Sinneshaare 518
—, Sympathicoblasten 4
—, sympathische Faser 74
—, Sympathicus der quergestreiften Muskulatur 157
—, Zahnfleisch 292
Saure Phosphatase 41
— — im Neuroplasma 87
Sauropsiden, Ganglienzellen der Lunge 429
—, Paraganglion caroticum 9
—, Thymus 286
Schaf, Ganglion oticum 90
—, Ganglienzellen in der Gallenblase 412
—, Hissches Bündel 195
—, Niere 437, 443
—, Purkinjesche Fasern 195
—, Terminalreticulum im Herzen 195
Schaltstück 296
Scheidenzellen 53
Schilddrüse 266f.
—, Drüsennerven 269
—, Ganglienzellen 260
—, —, Hund 269

Schilddrüse, Ganglienzellen, Rind 269
—, —, Säuger 269
—, —, Vögel 269
—, Herznerven und Nerven der 266
—, neurohormonale Zellen 269
—, sensible Endorgane 269
—, Terminalreticulum 268, 269
Schilddrüsenexstirpation, Hund 269
Schildkröte, Herz 152
—, Nebenniere 280
—, Oesophagus 330
—, Plexus mucosus 351
—, Rami communicantes 70
Schimpanse, Paraganglion in der Orbita 182
Schlange, Endapparate in der Oberlippe 293
—, Ganglienzellen im Auerbachschen Plexus des Magens 343
—, Gaumen, GrandryscheTastkörperchen 293
—, Zunge 294
Schlemmscher Kanal 496, 500
Schlingen 83
Schlingenterritorien 164, 323, 406
— in der Ampulla des Ductus choledochus 414
—, Duodenum 380
—, Magen 347, 380
—, Oesophagus 331
—, Rectum 402
— und sensible Endigungen 354
Schnürringe in Nervenfasern des Sympathicus 65
Schrumpfung 64
Schultergelenk, sensible Nervenenden im Discus 528
Schwangerschaft, Nervenzellen des Plexus uterovaginalis 464
Schwannsche Elemente 4
— — der Haut 129
— — Kerne 118, 122, 125
— —, Abstand zwischen 65
— —, Brustdrüse 524
— —, Dünndarm 382
— —, Magengefäße 355
— —, Meissnerscher Plexus 348
— —, Membrana propria der Nierenkanälchen 139
— —, Niere 139, 442
— —, Plexus mucosus des Oesophagus 333
— —, Pulmonalisklappe 199
— —, Septula testis 453
— — Scheide 4, 172
— —, Stofftransport 65
— — Zellen 10
— — — in vitro 110
— — —, Mitochondrien 65
— — —, Protagongranula 65
— — —, Oesophagus 331
— — —, Vagusfasern 103
Schwannsches Leitgewebe 23, 28, 169, 171, 383
— —, Adventitia der Venen 218
— —, Chorioidea 487
— —, Dünndarm 381
— —, Haut 513
— —, Iris 495

Schwannsches Leitgewebe, Membrana tympani secundaria 507
— —, Milz 239
— —, Plexus tympanicus 509
— —, Sklera 500
— —, Trommelfell 512
— —, Zona glomerulosa 272
— Leitplasmodium 8, 12, 66, 120, 125, 126, 164, 172
— —, Auerbachscher Plexus 341
— —, — — des Dünndarms 365
— —, Capillaren 224, 225, 226
— —, Darmplexus 320
— —, Degeneration 69, 70, 149
— —, Drüsentubuli 137
— —, Dünndarm 382, 384
— —, Gallenblase 410
— — der Gefäßwand 209
— —, Glomus coccygicum 222
— —, Harnblase 129
— —, Hypophyse, Pars tuberalis 266
— —, Hypophysenvorderlappen 262
— —, interstitielle Zellen 123
— —, Kernveränderungen 119
— —, Meissnerscher Plexus des Magens 348
— —, Neurofibrillen im 117, 118
— —, Neurohormonale Wirkstoffe 127
— —, Niere 441
— —, Oesophagus 329
— —, Pankreas 417
— —, Piaarterien 230
— —, Plexus intraepithelialis der Harnblase 129
— —, — mucosus des Dünndarms 382, 384
— —, Regeneration 70
— —, Speicheldrüsen 296
Schwein, Ganglienzellen der Lunge 429
—, Ganglion oticum 90
—, Milz 158, 239, 241
—, Paraganglion caroticum 178, 179
Schweineembryo, Meissnerscher Plexus des Dünndarms 380
Schweißdrüsen 137, 138, 519f.
—, Ausführungsgang 128, 519, 520
—, —, Terminalreticulum 124
—, cholinergische Nerven 140
—, Myoepithelzellen 139
—, Terminalreticulum 519, 521
—, — bei Sklerodermie 140
Schweißsekretion 520
Schwimmblase von Froschlarven 159
—, Perca fluviatilis, glatte Muskulatur 145
Scrotum 456
Segmentale Gliederung 5
Sehne des M. quadriceps, sensible Nervenenden 527
Sekretion 36, 296
— und Gefäßregulation 139
Sekretorische Fasern für die Nasenschleimhaut 423
Sekretrohr 296
Sekundärer Grenzstrang 2
— — der Amphibien 4
Selachier, Grenzstrangganglien 87
—, Mehrkernigkeit 48

Senium, Veränderung der alkalischen Phosphataseaktivität 41
Sensible Apparate im Thymus 289
— Endapparate, arteriovenöse Anastomosen 221
— —, Harnblase 451
— —, Lippe 291
— —, Sinus caroticus 213
— — in der Trachea 428
— Endbäumchen, Adventitia der V. cava 219
— —, Sinus caroticus 214
— Endigungen 170, 171
— — im Colon descendens 396
— — im Darm 406
— — im Ganglion nodosum 97
— — in Grenzstrangganglien 97
— —, Plexus tympanicus 510
— —, Rectum 396
— Endknäuel an einer Arterienwand der Rückenhaut 517
— Endkörperchen 97, 166
— — der Dura mater 473
— —, Entwicklung der, im äußeren weiblichen Genitale 471
— — im Gaumen 292
— —, Gelenkkapsel 527
— —, Magen-Darmkanal 354
— —, Papilla und Areola mammae 524
— —, Piaarterien 229
— —, Rectum 403
— — der Vaginalwand 469
— — im Vestibulum nasi 425
— —, Zungenschleimhaut 294
— Endorgane, Adventitia der Arterien 212
— —, Bulbus oculi 479
— —, Klitoris 471
— —, Nierenbecken 443
— —, Pars prostatica der Katze 452, 455
— —, Piabindegewebe 235
— —, Sinus caroticus 215
— —, Trommelfell 512
— —, Urethra 452
— —, Zunge 434
— Fasern der Baucheingeweide 405
— —, Rectum 403
— Innervation, Arteriolen 211, 212
— —, Milchzähne 302
— —, Rectum 404
— —, Zahnfleisch 292
— —, Zungenschleimhaut 294
— Nerven im Colon 401
— —, Duodenum 381
— —, Speicheldrüsen 297
— Nervenenden im Aortenbogen vom Rind 216
— —, Nierenvenen 219
Sensibles Überwachungssystem der Kreislauforgane 205
Sensorische Endigungen 149
— — in der Muscularis mucosae des Jejunum 148
— — — — des Pylorus 149
— Endkörperchen, Herzklappen 199
— —, Plexus chorioideus 478

Sensory nerve ending 164
Septula testis 453
Septum atriorum, Ganglienzellen 185
— fibrosum atrioventriculare, Ganglienzellen 185
— nasi 423
Sigmoid, afferente Endorgane 404
Sinneshaare 518
Sinnesreceptoren, epidermale 129
Sinus caroticus 179, 228
— —, Endbäumchen 167
— —, Krausesche Endkolben 213
— —, neurovegetatives Receptorenfeld 215
— —, — — nach Schilddrüsenexstirpation 269
— — und Schilddrüsennerven 266
— —, sensible Endigungen 166, 168, 213, 214, 215
— —, Terminalplasma 214
— cavernosus 8
— —, Ganglien im 91
— ethmoidalis 425
— frontalis 425
— maxillaris 424, 425
— rectalis, intraepitheliale Nervenfasern 403
— urogenitalis 469
Sinusknoten 153, 183, 194
—, Ganglienzellen 185, 191
—, Talpa 194
—, Terminalreticulum 196
Sinusnerv 166, 179, 215
— beim Hund 215
Sinusreflex 213
Silbergranula 352
Silberimprägnation markhaltiger Nervenfasern 65
— markloser Nervenfasern 65
Silbermethode nach WEBER 152
Silbermethoden 1, 31, 68, 110, 117, 119, 145, 339, 352, 377
—, Herz 151
Skeletmuskel, Arterieninnervation 217
Skeletmuskulatur 156, 528
—, akzessorische Nervenfasern 529
—, Grundplexus 529
—, Sympathicus 156
—, Terminalreticulum 165, 529
Sklera 487, 500
—, Gefäße 212
—, Schwannsches Leitgewebe 500
—, Terminalreticulum 159, 500
Sklerodermie 69, 523
—, Terminalreticulum 150
—, — in Schweiß- und Talgdrüsen 140
Speicheldrüsen 296f.
—, Ganglienzellen 297
—, intraepitheliale Neurofibrillen 296
—, Krausesche Endkolben 297
—, Pacinische Lamellenkörperchen 297
—, parasympathische Neurofibrillen 296
—, sensible Nervenelemente 297
—, sympathische Neurofibrillen 296
—, Terminalreticulum 138, 140, 296

Sperling, Plexus myentericus im Oesophagus 329
—, — pulmonalis 430
Spermiogenese 454
Sphincter pylori 339
Spinalganglien 13
—, Anlage 5
—, Entfernung 74
—, multipolare Ganglienzellen 62, 101
Spinalganglienzelle 78
—, Neurofibrille in kultivierter 31
Spinalnerv, Niereninnervation 435
— und Sympathicus 70
Spinalsympathicus der Katze 66
Spiralfaser 83, 85
Stapes 510
Sterlet, Ganglienzellen des Auerbachschen Plexus 345
Stratum fibrosum der Gelenkkapsel 524
— synoviale der Gelenkkapsel 525
Stroma iridis und Irismuskulatur 497
— ovarii und Terminalreticulum 141, 160
Subepitheliales Nervennetz 128
— —, Alveolarepithel 128
— —, clitoris 128
— —, Hoden 128
— —, Niere 128
— —, Pleura 128
— —, Retina 128
— —, Schweißdrüsenausführungsgang 128
— —, Tube 128
— —, Ureter 128
— Terminalreticulum der Haut 128
Submucosa der Haut 513, 514
— des Magens, Innervation des Fettgewebes 351
— —, Schlingenterritorien 353
— —, Terminalreticulum 351
— des Oesophagus, Ganglienzellen 330
Subseröser Plexus des Duodenum 337
— — des Magens 337
Substanzaustausch zwischen Keim- und Neuroplasma 46
Sudanophile Granula 36
Sulcus coronarius, Ganglienzellen 185
— terminalis des Herzens, Ganglienzellen 185
Sumpfschildkröte, Auerbachscher Plexus des Magens 345
Sympathicoblasten 2, 3, 4, 5, 6, 7, 8, 9, 11, 12, 29, 34, 51, 58, 67
—, Abstammung 3, 4, 9, 10
—, — beim Menschen 4
—, — bei Säugetieren 4
—, Differenzierung 2
—, Genese 5
—, Lageverschiebung 6, 8
Sympathicotrope Zellen des Hodens 454
Sympathicus 15, 147
—, Abkunft 2
—, —, Kreuzotter 4
—, Adventitia 206
—, Anastomosen zum N. vagus 103
—, Auerbachscher Plexus 339
—, — — des Dünndarms 364

Sympathicus, Augen 478
—, äußere Augenmuskeln 502
—, Bronchien 431
—, Brustdrüse 524
—, Chromatophoren der Froschhaut 523
—, Colon 391
—, Cornea 498, 499
—, Darmwand 321
—, Differenzierung 9
—, Duodenum 8
—, Dünndarm 385
—, Endkörperchen 166
—, Entwicklung 8, 9
—, Epithelkörperchen 269
—, Gallenblase 411, 412
—, Ganglienzellen 47
—, — im Plexus tympanicus 509
—, Ganglienzelltypen der Ganglien des Dünndarms 370
—, Ganglion, fibrae aberrantes 170
—, —, Wucherungen 171
—, — ciliare 479, 485, 486
—, — submandibulare 297
—, Gaumenschleimhaut 292
—, Genese 28
—, Glandula lacrimalis 500
—, Haut 513
—, Herz 152, 182
—, Hühnerembryo 405
—, Hypophyse, Pars tuberalis 266
—, Hypophysenhinterlappen 248
—, Hypophysenhinterlappengefäße 250
—, Hypophysenkapsel 260
—, Hypophysenvorderlappen 260
—, Innenohr 503, 505
—, Larynx 425
—, Leber 408
—, Lunge 429
—, M. ciliaris 491, 492
—, Magen 357
—, Magen-Darmkanal 149
—, Meissnerscher Plexus des Dünndarms 385
—, Melaninbildung 160
—, N. phrenicus 71
—, Nervenfasern der Katze 65
—, Niere 435, 437
—, Oesophagus 323, 328
—, Ovar 457
—, Paraganglion cardiale 180
—, — caroticum 133, 175, 178
—, Parasympathicus 172
—, Perikard 200
—, Periodontium 302
—, Peritonaeum 422
—, Pharynxschleimhaut 303
—, Piagefäße 228
—, Plexus tympanicus 509
—, Prostata 455
—, quergestreifte Muskelfasern 503
—, — —, Oesophagus 328
—, Rectum 404
—, Schilddrüse 266, 269
—, Selachier 48
—, Sinus caroticus 215
—, Skeletmuskulatur 156

Sympathicus, Speicheldrüsen 140, 296, 297
— und spezifisches Herzmuskelgewebe 194, 197
— und Spinalnerv 70
—, Thymus 9, 283, 284, 289, 291
—, Timofeewscher Apparat 457
—, Tonsilla palatina 303
—, Trommelfell 511
—, Ursprungsstelle des primären 4
—, Uterus 463
—, Zahn 301, 302
—, Zerfall neurofibrillärer Substanz 283
—, Zunge 294
—, Zungendrüsen 295
Sympathicustumoren 23, 43, 80
Sympathin 128
Sympathische Fasern des Plexus brachialis 71
— Ganglien, Gliazellen 70
— — in der Kultur 106
— — in der Nabelschnur 472
— —, versprengte 90
— Ganglienzellen 14, 30
— —, alkalische Phosphatase 41
— —, Cholinesterase 87
— —, Darmwand 35
— —, Durchmesser 30
— —, Erregung 86
— —, Faserkorbhyperplasie 57
— —, Fortsätze 13
— —, Fortsatzdisharmonie 57
— —, Fortsatzneubildung 20
— —, Fortsatzvermehrung 57
— —, Funktionszustand 32
— —, Gestaltänderung 316
— —, Größenwachstum des Zellkörpers 56
— —, histochemische Veränderungen 57
— —, Hüllplasmodium 86
— —, Kernumfang 13
— — in der Kultur 106
— — —, Golgi-Apparat 106
— — —, Melaningranula 106
— — —, Mehrkernigkeit 106
— — —, Neurofibrillen 106
— — —, Nissl-Substanz 106
— —, Mehrkernigkeit 57
— —, Mitochondrien 35
— —, Nissl-Substanz 31, 32
— —, N. splanchnicus 87
— —, Pigment 35, 57
— —, Umfang 49
— —, Vacuolisierung 57
— —, Verspannung der Hüllen 78
— —, Zunge 294
— —, zweikernige 39
— Kerngebiete im Rückenmark 6
Sympathischer Grenzstrang 3, 4
— —, Primitiventwicklung 2
— Grundplexus 116, 123, 125
Sympathisches Geflecht der Gastroduodenalregion beim Hühnchen, Genese 405
Synapse 18, 80, 82, 84, 85, 86, 113, 127, 128, 172, 177, 232
—, chemische 127
—, Chorioidea 491
— in der Darmwand 322

Synapse, Ganglion ciliare 483
—, — nodosum 95
—, glatte Muskulatur 143
—, Gefäßwand 209
—, Herzganglien 193
—, — vom Frosch 87
—, intracelluläre 86
—, intrakardiale Ganglienzellen 192
—, intramurales Nervensystem des Dünndarms 371, 372
— der intramuralen Ganglienzellen 318
—, Leber 408
—, Milz 240
—, Nebenniere 281, 282
—, Niere 439
—, neurofibrilläre 127
—, Oesophagus 328
—, plexiforme 128
— — à distance im Appendix 145
— — — in der Brustdrüse 524
— — — in der Brustwarze 145
— — — in der Muscularis mucosae des Magens 145
—, Regeneration 86
—, sensitive 148
—, Speicheldrüsen 296
—, Thymus 288, 291
Synaptische Verbindung 15, 52
— — vegetativer Ganglienzellen 23
Syncytiales Nervennetz 145
Syndesmie 79
Synovialhaut 161, 162
— der Gelenke 526
— —, Schwannsche Kerne 527
— —, Terminalreticulum 527

Talgdrüsen 137, 138, 517, 518, 519
—, Ausführungsgang 519
—, Terminalreticulum 518
—, — bei Sklerodermie 140
Talpa europaea, Sinusknoten 153, 194
— —, Zahnfleisch 292
Tastmenisci 292
Taube, Auerbachscher Plexus im Oesophagus 329
—, — — des Magens 345
—, Knochenmark 243
—, Larynx 427
—, Lunge, Ganglienzellen 429
—, Magendrüsen 351
—, Oesophagus 333
—, Pia-Gefäße 231
Tawarascher Knoten 194, 196
— —, Ganglien 191
Tentorium cerebelli 472
Teratom, Nervenbildungen im Bindegewebe 170
Terminales Netz 111, 112
— —, Hypophysenvorderlappen 262
— —, Mm. arrectores pilorum 144
— —, Nasenschleimhaut 424
— Netzwerk, Zona glomerulosa 272
Terminalnetz, Gallenblase 411
Terminalplasma, Arterien 212

Terminalplasma, Pia mater 473
—, Sinus caroticus 214
Terminalreticulum 82, 111f., 117, 123, 125, 145, 172, 401
—, Adventitia einer Arterie 207
—, afferente Elemente 166
—, Appendicopathia neuromatosa 391
—, Arterie und Vasa vasorum 209, 210, 211
—, arterio-venöse Anastomosen 221
—, Atrioventriculärbündel 197
— im Bindegewebe 157f.
— der Blutgefäße der Haut 516, 517
— der Bronchialdrüsen 431
— der Capillaren 222, 226
—, cerebrospinale Fasern 159
—, Chorioidea 489, 491
—, Cornea 498
—, Corpus luteum menstruationis 460
— der Darmwand 319, 320
—, degenerative Veränderungen 141, 149 150
— im Dünndarm 120, 145, 367, 373, 384
— im Epithel 128f.
— — der Darmkrypte 139
—, exkretorische Drüsen 139
— im Fettgewebe 159
— an Fettzellen 114
—, Ganglion cervicale 145
— um Ganglienzellen in Speicheldrüsen 297
—, Gaumendrüsen 294
— der Gefäße 206
— an den Gehirnbasisarterien 231
— in der Gewebekultur 149
—, Glans penis 457
— der glatten Muskulatur 114, 143, 145
—, Harnblase 449
—, Harnkanälchen 442
—, Haut 128, 513, 523
—, Herz 152, 195
—, Hoden 453
—, Hypophyse, Pars tuberalis 256
— und intramurale Ganglienzellen 146
— im Knochenmark 242
— und Kupffersche Sternzellen 409
—, Langerhanssche Sternzellen 409
—, Langerhanssche Inseln 419
— der Leber 409
— in der Lippe 291
— der Lunge 434
— der Lungenganglien 430
—, Lymphknoten 244
— im M. ciliaris 148, 491
—, — — dorsalis 154
—, M. rectus superior des Auges 503
—, Mm. arrectores pilorum 517
— des Magens 146, 344, 351, 358
— — und degenerative Vorgänge 360
— der Magengefäße 357
—, Media der Arterien 209, 211
—, Meissnerscher Plexus 350
—, — — des Magens 347
—, Membrana tympani secundaria 507, 508
— bei Metastasen 141
— der Milz 158, 240, 242
— und Myoepithelzellen 139

43*

Terminalreticulum, Myometrium 467
—, Nasenschleimhaut 425
—, Nebennierenmark 278
—, Nebennierenrinde 275
—, neuromatöse Wucherung 25, 151
—, — Wucherungen der Appendix 391
—, Niere 139, 141, 436, 440, 441, 442
—, Nierenbecken 443
—, Oesophagus 329
—, Ovar 141, 160, 458
—, Pankreas 418
—, Paraganglien 132
—, Paraganglion caroticum 176, 178
—, Plexus mucosus des Magens 351
—, Processus ciliaris 492
—, — vermiformis 113, 389, 390
—, Pylorusmuskulatur 345
—, Schilddrüse 268
—, Schweißdrüsen 519
—, Schweißdrüsenausführungsgänge 124
— und sensible Endkörperchen 163
—, Sinusknoten 197
—, Skeletmuskulatur 156, 529
—, der Sklera 159, 500
—, Speicheldrüse 138, 140, 296
—, Synovialhaut 161
—, — der Gelenke 527
—, Talgdrüsen 518
—, Tawarascher Knoten 197
—, Thymus 285, 291
—, Trommelfell 513
—, Tube 462
—, Tunica dartos 456
—, Venen 218, 220
—, Wucherungen 150
—, Zungendrüsen 295
Terplansche Knötchen 100, 101, 102
Testudo, multipolare Ganglienzellen der Lunge 429
Thalamus und Innervation des Plexus chorioideus 479
Thoraco-lumbale Ganglienkette 2
— — Segmente des Grenzstranges 9
Thorakalganglien 71
— und Ductus arteriosus Botalli 201
—, Halsgrenzstrang 71
Thorakalnerv 71
Thorax, Entwicklung des vegetativen Nervensystems im 9
Thymus 9, 136, 283, 284
—, Blutgefäßinnervation 288
—, Entwicklung des Nervengewebes 283
—, Ganglienzellen 286
— und Ganglion nodosum 103
—, Krausesche Endkolben 289, 291
—, markhaltige Endkolben 289, 291
—, marklose Fasern 289
—, Markschicht 284
—, nervöse Faserfelder 289, 290, 291
—, Rinde 286, 287
—, —, Synapse 288
—, sensible Apparate 288
—, Synapse 291
—, Terminalreticulum 285
— und Thyreoidea 283

Thyreoidea, Arterieninnervation 217
— s. Schilddrüse
—, Veneninnervation 218
Tibia, Innervation des Knochenmarks 243
Timofeewscher Apparat 291, 457
— — und Pacinische Köperchen 457
— —, Pia mater 476
Trigeminusfasern 89
Tigroid 32, 34, 36
— intramuraler Ganglienzellen 313
— sympathischer Ganglienzellen nach Faserdurchschneidung 87
Toluidinblau 79, 313
Tonsillen 303f.
—, Endkörperchen 304
—, Nervenzellen 304
—, peritonsillärer Nervenplexus 304
—, subepithelialer Nervenplexus 304
Trachea 105, 129, 428
—, Endkörperchen 166
—, N. recurrens 426
Tractus hypothalamo-hypophyseus 257
— solitarius, Larynx 426
— supraoptico-hypophyseus 266
Tränendrüse 137, 138, 139, 500f.
—, Myoepithelzellen 501
—, Neurofibrillen 501
Transplantate, Nervenbildungen im Bindegewebe 170
Triton 4
—, Innervation des Pankreas 418
—, Zellnester in sympathischen Ganglien 77
Trommelfell 512f.
— s. Membrana tympani
—, Arterieninnervation 217
—, Capillarinnervation 225
—, interstitielle Zellen 512
—, intraepitheliale Nerven 513
—, Neurofibrillen 512
—, Neurofibrillenzerfall 224
—, neuroide Zellen 513
—, Pericapillarplexus 512
—, Schwannsches Leitgewebe 512
—, sensible Endorgane 512
—, Terminalreticulum 513
Trophische Nerven 141, 459
True capillaries 225
Truncus brachiocephalicus 202
— sympathicus 7, 10
Trypanblauspeicherung 317
Tuba pharyngotympanica 509
Tube 128, 416f., 462
—, Arterieninnervation 217
—, glatte Muskulatur 144
—, Krausesche Endkolben 462
—, Pacinische Lamellenkörperchen 462
—, Terminalreticulum 462
—, Veneninnervation 218
Tubuli contorti des Hodens 453
— — der Niere 437, 442
Tumorgewebe, Neuroblasten 25, 28
Tunica dartos 456
— muscularis mucosae des Dünndarms 385
— — — des Jejunum 149
— — — des Magens 145

Tunica muscularis mucosae des Pylorus 149
— vaginalis testi, receptorische Endorgane 454

Überträger 86, 118
Übertragung nervöser Impulse, chemische 128
Ulcus cruris 69
Unipolare Ganglienzellen 30
— —, Auerbachscher Plexus des Magens 344
— —, Herz 189
— —, Magen 347
— —, Plexus myentericus des Colon 396
Unterkiefer 291
Ureter 444, 446
—, Faserschlingen 165
—, Ganglien 444
—, glatte Muskulatur 143
—, Hund 444
—, intraepitheliale Nervenfasern 129, 446
—, Katze 446
—, multipolare Ganglienzellen 444
—, Pferd 445, 446
—, Plexus der Muskelschicht 445
—, Schlingenterritorien 164
—, subepitheliales Nervennetz 128
Urethra 452
—, intraepitheliale Neurofibrillen 129
—, Krausesche Endkolben 452
—, Pacinische Lamellenkörperchen 452
—, Pars cavernosa 457
—, sensible Endorgane 452, 457
Urethraldrüsen 452
Urniere, Nerven 443
Ursprungsstelle des primären Sympathicus 4
Uterus 462 f.
—, Arterieninnervation 217
—, Durchschneidung der Nn. hypogastrici 468
—, Ganglienzellen 467
—, Ganglion und Avitaminose E 464
—, glatte Muskulatur 143
—, interstitielle Zellen 467
—, Neugeborener 462
—, sensible Endorgane 468
—, Sympathicus 463
Uterusdrüsen, nervöser Einfluß 468
Uterusentfernung und Ganglienzellen des Plexus uterovaginalis 464
Utriculus 507
—, receptorische Endapparate 505
—, sympathische Ganglienzellen 505

Vacuolen im Neuroplasma 41
—, Sympathicustumoren 43
— in Zellfortsätzen 42
Vacuolisierung 51, 57
Vagina 463, 469 f.
—, Ganglien 469
—, Nn. erigentes 470
—, sensible Endkörperchen 469
Vagotomie 105, 106
Vagus s. N. vagus
Vagusfasern 120
— im Halsgrenzstrang 87
Vagusganglien 93

Vagusganglien, Altersveränderungen 94
—, Fibrae aberrantes 170
—, multipolare Zellen 101
—, Vögel 101
—, Wucherungen 171
Vagusmaterial, präsumptives 3
Vagussystem 91 f.
—, Paraganglien 181
Vaguswurzeln bei der Katze 102
Vaguszellen, Herkunft 10
— in der Kapsel des Ganglion cervicale superius 87
Valvula coli, Plexus myentericus 386
— Thebesi, Ganglienzellen 185
Varanus, Sympathicus der quergestreiften Muskulatur 157
Varicositäten 67, 69
—, M. ciliaris 147
Vasa afferentia der Nierenkörperchen 437
— vasorum 206, 207
— —, Terminalreticulum 210
Vasoconstrictoren 228
Vasomotoren 201, 209, 226, 227
—, Nebennierenrinde 275
Vasoregulatoren 201
Vater-Pacinische Endkörperchen 222
— — Lamellenkörperchen, Arterie des Unterschenkels 213
— — —, Blutregulation 212
— — —, Harnblase 451
— — — s. Pacinische Lamellenkörperchen und Lamellenkörperchen 434
— — —, Lymphgefäße 244
— — —, Pankreas 420
— — —, periadventitielles Bindegewebe 212
Vegetative Endausbreitung 82, 118, 125, 126
— —, Adventitia 209
— —, Produktion chemischer Stoffe 127
— Endnetze 117, 118, 119
— —, Darmwand 319
— —, Haut 163
— —, Magengefäße 356
— —, Nasenschleimhaut 425
— —, Pankreas 420
— Ganglienzellen, synaptische Verbindungen 23
— Kopfganglien 88
Vegetatives Beckengeflecht 4
— Nervenendgebiet, regenerative Vorgänge 168 f.
— Nervengewebe 1, 2, 13
— —, Verhalten in der Kultur 106
— Nervennetz, degenerative Vorgänge 151
— Nervensystem, Endformationen 123
— —, Endigungsweise 110, 115, 171
— —, — im Myokard 152
— —, Entwicklung des, in der Herzregion 9
— —, —, in der Lunge 9
— —, —, im Thorax 9
— —, Epidermisfunktion 129
— —, Genese 12
— —, Hypertrophie 435
— —, Paraganglien 8
Vena cava 205, 219

Vena cava cranialis, Geflecht der, und Oesophagus 324
— — inferior 219
— — superior 219
— cerebri magna 233
— iliaca 219
— interlobularis 217
— portae 219
— pulmonalis 219
— renalis 219
Venen 12, 217, 219
— des Herzens 199
— des Magen-Darmkanals 218
— der Milz 240
— der Neurohypophyse 250
— der Pia mater 233
—, Terminalreticulum 218, 220
— der Thyreoidea 218
— der Tube 218
Verdauungssystem 291f.
—, Ganglienzellen im, vom Emys 209
Vermittlerstoffe in interstitiellen Zellen 209
Versilberungsmethode nach Gratzl 360
Versprengte sympathische Ganglien 90
Vesicula seminalis 455
Vestibulum nasi 425
Vitale Fluorochromfärbung 39
Vitamin A-Mangel 130
— B_2 40
— C 36
— — im Plexus solaris 9
— — Granula 352
Vögel, Auerbachscher Plexus im Darm 372
—, — — im Oesophagus 329
—, Auge 496
—, Ductus cochlearis 507
—, Enddarm 405
—, Ganglienzellen im Meissnerschen Plexus des Dünndarms 380
—, — der Pia 478
—, — in der Schilddrüse 269
—, — im Vagusstamm 103
—, Ganglion ciliare 479, 483
—, — nodosum und Thymus 103
—, Genitalapparat 87
—, Grenzstrangganglien 87
—, Haut 515, 523
—, —, glatte Muskulatur 145
—, —, Terminalreticulum 518
—, Herz 183, 184
—, M. ciliaris 492
—, Nebennierenmarkzellen 283
—, N. splanchnicus 88
—, Oesophagus 328
—, Paraganglion 181
—, — caroticum 175
—, Proctodaeum 405
—, Sacculus 507
—, Utriculus 507
—, Vagusganglion 101
Vordere Wurzel 6
— —, Durchschneidung 74
Vorderhornzelle der Maus 34
Vorhof, Ganglienfeld 186
—, Ganglienzellen 185

Wachstum 13ff., 64, 310
Waldkauz, Magen 345, 351
Warmblüter, Paraganglion caroticum 178
—, Zungenschleimhaut 294
Webersche Silbermethode 152
Weibliches Genitale, Sinnesqualitäten im äußeren 472
Westphal-Edingerscher Oculomotoriuskern 483
Wiederkäuer, Vormagen 344
Winterfrosch, Auerbachscher Plexus 316
Wirbel, Reptilienembryo 528
Wirbellose, Darmmuskulatur 373
—, Ganglienzelle und Hüllplasmodium 55
Wirbeltiere, Baucheingeweide 405
—, Ganglien der Lunge 429
—, Grenzstrang 75
—, Harnblase, sensible Endapparate 451
—, Herz 186
—, spezifische Herzmuskulatur 195
Wucherungen des Terminalreticulum 150
Wurzelscheide der Haare 517
—, intracelluläre Neurofibrillennetze 135

Zahn 291, 297f.
—, sensible Innervation 302
—, vegetative Innervation 301
Zahnentwicklung und Ganglion cervicale superius 302
Zahnfaser 298
Zahnfleisch 291, 292
Zahngranulom 303
Zahnpulpa 297
—, Arterieninnervation 217
—, markhaltige Fasern 302
Zahnzement, Nervenfasern 302
Zehenkuppe, Glomus cutaneum 517
Zellfortsätze mit Vacuolen 42
Zellgröße und Mehrkernigkeit 48
Zellzahl, Abnahme in Ganglien 57
Zerfall neurofibrillärer Substanz 253
— — — in der Neurohypophyse 255
Ziege, Diaphragma 71
—, Ganglion submandibulare 90
—, Milchdrüse 524
Zona fasciculata 272
— glomerulosa 270, 272
— —, terminales Netzwerk 272
— reticularis 273
— —, Ganglienzellen 279
— —, nervöse Endgebiete 273
Zotten der Synovialhaut der Gelenke, nervöse Endformationen 527
Zunge 294f.
—, Arterieninnervation 217
—, Ganglienzellen 294
—, Muskelspindeln 295
—, propriozeptive Bahnen 295
—, sensible Innervation 294
Zungendrüsen 295
—, Terminalreticulum 295
Zungenschleimhaut 294
Zungenpapillen 294
Zweikernigkeit 30

GPSR Compliance

The European Union's (EU) General Product Safety Regulation (GPSR) is a set of rules that requires consumer products to be safe and our obligations to ensure this.

If you have any concerns about our products, you can contact us on

ProductSafety@springernature.com

In case Publisher is established outside the EU, the EU authorized representative is:

Springer Nature Customer Service Center GmbH
Europaplatz 3
69115 Heidelberg, Germany